U0222900

现代肾脏病学

李顺民　主编

中国中医药出版社

·北　京·

图书在版编目（CIP）数据

现代肾脏病学 / 李顺民主编 . —北京：中国中医药出版社，2019.2
ISBN 978-7-5132-5149-5

Ⅰ.①现… Ⅱ.①李… Ⅲ.①肾疾病—诊疗 Ⅳ.① R692

中国版本图书馆 CIP 数据核字（2018）第 176455 号

中国中医药出版社出版

北京市朝阳区北三环东路 28 号易亨大厦 16 层
邮政编码　100013
传真　010-64405750
三河市同力彩印有限公司印刷
各地新华书店经销

开本 787×1092　1/16　印张 60.5　字数 1348 千字
2019 年 2 月第 1 版　2019 年 2 月第 1 次印刷
书号　ISBN 978 - 7 - 5132 - 5149 - 5

定价　288.00 元
网址　www.cptcm.com

社 长 热 线　010-64405720
购 书 热 线　010-89535836
维 权 打 假　010-64405753

微信服务号　zgzyycbs
微商城网址　https：//kdt.im/LIdUGr
官方微博　http：//e.weibo.com/cptcm
天猫旗舰店网址　https：//zgzyycbs.tmall.com

《现代肾脏病学》编委会

作者简介

李顺民（1955— ），男，医学博士，二级教授、主任医师、博士生及博士后导师。享受国务院政府特殊津贴专家，第五批全国老中医药专家学术经验继承工作指导老师，国家、省、市中医肾病重点专科（学科）带头人。从事中医药医教研工作40年，在医、教、研各个方面都取得了显著成绩，主持国家自然科学基金和国家重点基础研究发展计划(973计划)子课题及省市科研项目20多项，主编《李顺民医学文选》等著作12部，在国内外期刊上发表学术论文200余篇。获得国家科技进步二等奖等省市级奖励13项。

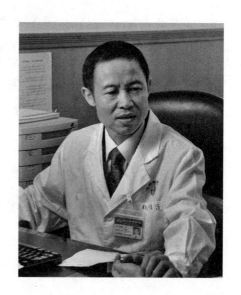

内容简介

《现代肾脏病学》分为上、下两篇。上篇为总论，系统介绍了肾脏病防治体系的形成与发展、肾脏病的中西医基本理论、肾脏病中西医防治的研究现状及前景展望；下篇为各论，分别介绍了原发性、继发性肾脏疾病及其他肾脏疾病、并发症的辨病辨证诊断、中西医治疗方案、专家诊疗经验、研究现状等内容。本书内容丰富，资料翔实，实用性强，充分展示了中医药和中西医结合在诊治肾脏病方面的独特优势，实为广大肾病科临床医师、医学院校学生学习必备的参考书。

张 序

我与李顺民教授相识不到 10 年。2007 年 11 月在深圳大梅沙召开了第二十次全国中医肾病学术年会，在那次大会上我当选为中华中医药学会肾病分会主任委员，他当选为副主任委员，从此结缘至今。我在天津，他在深圳，相知无远近，万里为近邻。2014 年深圳市实施医药卫生"三名工程"建设项目，我被聘为深圳市中医院国家临床重点专科（中医肾病）首席科学家和学术导师，这样我与顺民同志就走得越来越近。

我感受到他对中医事业发自心底的热爱，爱专业、爱同事、爱患者、爱国家，因此获得了广东省劳模、广东省名中医、鹏城杰出人才奖、全国名老中医和国务院特殊津贴等众多荣誉。他有追求卓越的视界和目标，践行自强自立，坚守"大医精诚"，笃信"拼搏争高下，品质定人生"。

在长期繁忙的医院行政管理工作的同时，他坚持专业、坚持钻研、坚持梦想，带领学科团队取得一系列的科研成果，出版了大量的学术专著，培养了众多的硕士、博士和博士后。"不积跬步，无以至千里；不积小流，无以成江海。"强大必经积累，厚积始能薄发。

清代叶天士《临证指南医案·华序》曰："良医处世，不矜名，不计利，此其立德也；挽回造化，立起沉疴，此其立功也；阐发蕴奥，聿著方书，此其立言也。"我看顺民三善咸备，堪称大医也。

按照全国名老中医药专家传承工作室建设的要求，顺民同志及其学生和同事们，将他的学术专著和文稿进行重新分类整理和修订，并将分期出版发行。这是有利于中医发展，有利于民众健康和有利于学术传承的好事和实事，我乐为之序。

国医大师
中央文史馆馆员　　张大宁
国际欧亚科学院院士

2018 年 7 月 20 日

黎 序

　　由于中西医所处的时代背景和临床方法学上的差异，两种医学对肾脏的生理和病理的认识不尽相同，但研究对象和临床疗效依然是二者的共同落脚点。继承中医，学习西医，在两种不同的医学理论指导下派生的具有中国特色的肾脏病研究，为中医和中西医结合工作提供了更加广阔的平台，也丰富了肾脏病学的诊断治疗。

　　近年来，中医和中西医结合肾脏病学的专家，通过临床与实验研究，在肾脏病的诊疗方面积累了丰富的技术和经验。李顺民教授和他的同事们参考近 10 年来国内外文献资料，并结合长期从事中医和中西医结合肾脏病基础与临床工作的宝贵经验编写了《现代肾脏病学》一书，这本书的出版对促进中西医结合肾脏病学的发展具有现实意义。

　　该书以临床实用为主线，从基础知识到临床诊疗，涵盖了从传统中医中药到现代医学的重要内容，内容丰富，易读易懂，为近年来中西医结合肾脏病学中的一部有代表性的著作，特为之序。

中国工程院院士

2003 年 8 月

邓 序

肾为先天之本，是人体的重要器官。肾之阳气为生命之根。肾与心、肺、脾在生理和病理上的关系十分密切。历代医家十分强调肾脏病防治在保障人体健康和延年益寿中所发挥的重要作用。

中医肾病学体系的形成源远流长。早在公元前 3 世纪末湖南省马王堆出土的《五十二病方》中就有关于"癃闭"的症状分类及治疗药物的记载。《黄帝内经》则奠定了中医肾病学的理论与辨证基础。医圣张仲景的《伤寒杂病论》论述了常见肾病辨证论治思维方法与具体治疗方药。孙思邈、朱丹溪、张景岳、赵献可等不断完善与发展了中医肾病理论，提高了临床诊疗水平。今天中医、中西医结合肾病学之研究有了更大的发展。

肾脏病是临床常见病，也是疑难病，严重危害人民的生命健康。中医治疗肾病有自己独特的优势。近 10 多年来，运用现代科学方法和手段研究中医肾病理论，中西医结合方法诊断治疗和抢救疑难重症患者，以及中药调养、康复和延缓慢性肾病患者病情进展方面都取得了日新月异的成绩。及时总结整理肾脏病防治经验是一项十分有意义的工作。

李顺民主任医师等中青年专家学者，发扬不断探索科学的精神，根据中医、中西医结合肾脏病学的临床特点，旁征博引，参以己见，发皇古义，融会新知，编写了《现代肾脏病学》一书。该书以临床治疗为主体，对其相关诊断思路、治疗方法、研究进展等进行了较为系统全面的整理和阐述。内容丰富、分类新颖，治法实用，说理明晰，是中医、中西医结合肾病临床工作者良好的参考书，故乐为之序。

邓铁涛

2003 年 8 月 23 日

修订说明

西医从实验学方法入手，强调微观诊断和共性治疗；中医从临床证候的分析、辨证用药和疗效检验入手，强调整体把握和个性化治疗。中医认为肾为先天之本，肾阳为命门之火，为生命之根。中医在临床诊治的思维方法学上有其独特的优势，有丰富的自然中草药资源。中西医取长补短，以求取得更好的临床疗效，进而更好地保障人民的健康。以黎磊石院士、叶任高教授为代表的中西医结合肾病学家开创的具有中国特色的中西医结合肾病学研究，取得了源于中医、西医，又高于中医、西医的学术成就，给我国的肾脏病学研究开辟了崭新的领域。

在长期的医疗实践中，我们坚持"一个宗旨"，即一切为了肾脏病患者；努力实现"二个目标"，即消除患者的自觉症状和恢复异常的理化指标；弘扬"三气学说"，即用中医邪气学说、精气学说和元气学说指导肾脏病的临床诊治；做到"五个结合"，即中西、病证、防治、身心与医患相结合。本着互相学习、共同提高的精神，我们收集了大量有关中西医结合肾脏病学新知识、新技术、新经验和新成果的文献资料，根据心得经验分类整理，编辑成册。该书突出临床实用，兼顾基础理论；强调基本方法，鼓励融会新知，把传统的中医学与现代诊疗技术相结合。全书内容较全，知识较新，方法较多，特别是诊断思路与误诊防范、中西医结合治法示例、治疗难点与对策等栏目较有特色，是一部较为完整、系统、新颖、实用和启迪思路的肾病学专著。

本书出版 13 年来，医学科学及肾病学科的理论、技术和方法都有很多的创新与发展，精准医疗和大数据思维对肾脏病诊疗提出了新的机遇与挑战。

承蒙同行和读者的厚爱和要求，我们对该书进行修订再版。在此，特别对张大宁国医大师的首肯与作序表示衷心的感谢！对参与和支持本书编写、出版及再版的同志们表示诚挚的谢忱！

由于水平和时间有限，书中不足之处在所难免，诚恳地希望同道们批评指正。

李顺民

2018 年 7 月 25 日

目 录

上篇 | 总论

下篇 | 各论

上　篇
总　论

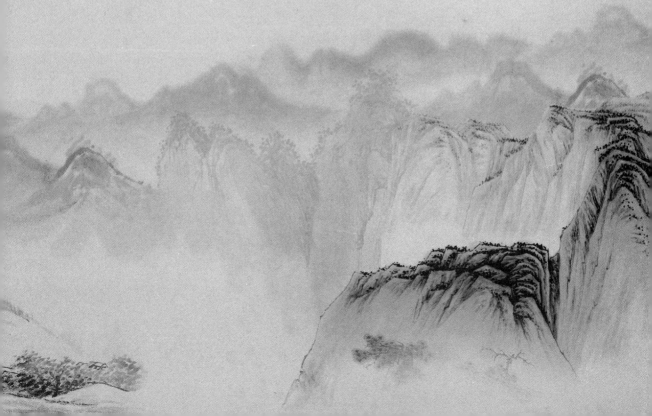

第一章 肾脏病防治体系的形成与发展

第一节 中医肾脏病学的历史回顾

肾为五脏之一，在中医五行中属水，在五脏阴阳中属阴中之阴。其位居膈下腹腔之内，以胸、腹腔相比，则膈上属阳，膈下为阴，故称之为"阴中之阴"；肾藏精，主水液，主纳气，为人体脏腑阴阳之本，生命之源，故称为"先天之本"。肾与膀胱、骨、髓、脑、发、耳及二阴等构成肾系。人之身生源于肾，生长发育基于肾，生命活动赖于肾。以上构成中医肾脏病学的基本内容。在中医学的历史发展长河中，中医肾脏病学也随着中医学的发展而逐渐形成一门独立的学科。本章从中医肾脏病学的初期、发展、完善系统理论三个阶段做一大概回顾。

一、中医肾脏病学的萌芽

早在春秋战国时期，中医经典《内经》中对肾的阴阳五行特性、生理功能、病因病机、证候特点以及辨证治则均做了概要的论述。根据五脏不同的生理功能，《素问·六节藏象论》曰："肾者，主蛰，封藏之本，精之处也，其华在发，其充在骨，为阴中之少阴，通于冬气。"《素问·上古天真论》则曰："肾者主水，受五脏六腑之精而藏之。"对于肾的阴阳五行属性，《素问·五运行大论》曰："北方生寒，寒生水，水生咸，咸生肾，肾生骨髓，髓生肝。其在天为寒，在地为水，在体为骨，在气为坚，在脏为肾。"肾为寒水之化，故与五气中的寒、时令中的冬、五色中的黑、五味中的咸等皆有着同气相求的内在联系。肾的另一特性为喜湿恶燥，《素问·宣明五气》篇曰："五脏所恶……肾恶燥。"五脏所恶，主要指六淫之邪而言，肾恶燥，即恶六淫之中的燥气。喜湿者非六淫之中的湿气，而是六气中的滋润万物生长之津液。《素问·阴阳应象大论》说："人有五脏化五气，以生喜怒悲忧恐。"而肾"在志为恐"，"精气并于肾则恐"，"恐伤肾"，故"肾主恐"。

《素问·水热穴论》云:"肾者至阴也。"至,极也,肾者,阴之极也,《素问·阴阳应象大论》曰:"水火者,阴阳之征兆也。"根据阴阳互根的理论,肾既为至阴之地,亦当为至阳之地。故认为肾为水火之宅,也就是说肾为人体水火的发源地,水火一阴一阳,一为物质,一为功能,二者都是生命的基础,均根源于肾。根据这一理论,《难经》提出"左肾右命门"之说,《难经·三十九难》认为"命门者,其气与肾通"。《难经·三十六难》曰:"命门者……原气之所系也。"原气即元气,它是先天之精所化,先天之精藏于肾,可见肾精是元气作用发生的物质基础。肾为水火之宅有两种临床意义:其一,一身之水火由肾所主,故全身水火失调的病变,多为肾之水火失调,故重视对肾的治疗是根本的治疗方法;其二,水火失调的病变以寒热为表现,所以对寒热的辨证治疗应究其水火之本。如《素问·至真要大论》曰:"诸寒之而热者,取之阴,热之而寒者,取之阳。"

肾的主要生理功能是藏精,主生长、发育、生殖,主水液,主纳气,主骨、生髓、通脑,藏志。如《素问·六节藏象论》曰:"肾者主蛰,封藏之本,精之处也。"精气是构成人体的基本物质,也是人体生长发育及各种功能活动的物质基础。《素问·金匮真言论》曰:"夫精者,生之本也。"《灵枢·本神》曰:"生之来,谓之精。"故肾为先天之本。肾中精气,具有促进机体生长、发育,并逐步具备生殖能力的作用。《素问·上古天真论》曰:"女子七岁,肾气盛,齿更,发长;二七而天癸至,任脉通,太冲脉盛,月事以时下,故有子;三七,肾气平均,故真牙生而长极;四七,筋骨坚,发长极,身体盛壮;五七,阳明脉衰,面始焦,发始堕;六七,三阳脉衰于上,面皆焦,发始白;七七,任脉虚,太冲脉衰少,天癸竭,地道不通,故形坏而无子也。丈夫八岁,肾气实,发长齿更,二八,肾气盛,天癸至,精气溢泻,阴阳和,故能有子;三八,肾气平均,筋骨劲强,故真牙生而长极;四八,筋骨隆盛,肌肉满壮;五八,肾气衰,发堕齿槁;六八,阳气衰竭于上,面焦,发鬓颁白;七八,肝气衰,筋不能动,天癸竭,精少,肾脏衰,形体皆极;八八,则齿发去。"明确指出,机体生、长、壮、老的自然规律与肾中精气的盛衰密切相关。肾主水液,《素问·上古天真论》明确指出:"肾者主水。"《素问·逆调论》曰:"肾者水脏,主津液。肾主纳气。"《内经》未明确提出,但却多次论及肾与呼吸的关系,《素问·逆调论》曰:"肾者……主卧与喘也。"《素问·经脉别论》曰:"是以夜行则喘出于肾,淫气病肺……渡水跌仆,喘出于肾与骨。"《难经·四难》指出:"呼出心与肺,吸入肝与肾。"肾主纳气的功能,首先是通过经络的作用而实现的。《灵枢·经脉》曰:"肾足少阴之脉……其直者,从肾上贯肝膈,入肺中。"《灵枢·本输》曰:"肾上连肺。"肾藏志是指人的一部分精神意识活动和肾的功能密切相关。如《灵枢·本神》云:"意之所存谓之志。"《素问·灵兰秘典论》称:"肾者,作强之官,伎巧出焉。"《灵枢·本神》又谓:"肾,盛怒而不止则伤志,志伤则喜忘其前言……""肾藏精,精舍志,肾气虚则厥,实则胀,五脏不安。"肾主骨最早见于《素问·宣明五气》,而《素问·阴阳应象大论》又有"肾生骨髓"之说。"髓者,骨之充也""脑为髓之海"则见于《灵枢·海论》篇,《素问·五脏生成》篇则指出:"诸髓者,皆属于脑。"均明确指出髓与脑的关系。《灵枢·海论》中提到,"髓海不足,则脑转耳鸣,胫酸眩冒,目无所见,懈怠安卧",则说明脑失所养的症状是因肾精不足，髓海空虚所致。

肾与唾、耳、发、腰、二阴及天癸密切相关。《素问·宣明五气》篇说："肾为唾。"《灵枢·九针十二原》则说："肾主唾。"《素问·阴阳应象大论》曰："肾主耳……在窍为耳。"《灵枢·五阅五使》曰："耳者，肾之官也。"《灵枢·脉度》曰："肾气通于耳，肾和则耳能闻五音矣。"《灵枢·本脏》根据耳郭的颜色、形状、大小来判断肾脏疾病："黑色小理者肾小，粗理者肾大，高耳者肾高，耳后陷者肾下，耳坚者肾坚，耳薄不坚者肾脆。"《难经·四十难》曰："耳者肾之候。"《素问·六节藏象论》曰："肾……其华在发。"《素问·五脏生成》篇曰："肾……其荣发也。"说明了肾与发的关系。《灵枢·背俞》曰："肾俞在十四焦之间，背夹脊相去三寸所。"《素问·脉要精微论》明确指出："腰者，肾之府，转摇不能，肾将惫矣。"《素问·标本病传论》曰："肾病，少腹、腰脊痛，骭酸。"《灵枢·本脏》曰："肾下则腰尻痛，不可以俯仰……肾偏倾，则苦腰尻痛也。"说明腰与肾之关系，腰病多责之于肾，其中肾虚最为重要。《素问·五常政大论》曰："肾畏湿，其主二阴。"《灵枢·刺节真邪》曰："茎垂者，身中之机，阴精之候，津液之道也。"说明肾与二阴的关系。《素问·上古天真论》中最早提出"天癸"的概念，认为"天癸"与肾气的盛衰相关。天癸旺盛，女子则"月事以时下，故有子"；男子"精气溢泻，阴阳和，故能有子"。天癸竭，女子则"地道不通，故形坏而无子也"；男子则"精少，肾脏衰，形体皆极"。

肾与其他脏腑的关系，《内经》中亦有许多论述。肾与心的关系则强调"心肾相交"，"水火既济"。《素问·六微旨大论》曰："升已而降，降者谓天，降已而升，升者谓地。天气下降，气流于地；地气上升，气腾于天。"肾与肝的关系被指为"乙癸同源"。而肾与肺者则认为"肺为气之主，肾为气之根"，是气与水的关系。肾与脾胃者则强调先天与后天。肾与三焦膀胱的关系，《灵枢·本脏》指出："肾合三焦、膀胱，三焦膀胱者，腠理毫毛其应。"《难经·三十一难》曰："三焦者……气之所络也。"《难经·三十八难》曰："三焦也，原气之别使焉，主持诸气。"《素问·灵兰秘典论》曰："三焦者，决渎之官，水道出焉。"《素问·经脉别论》："饮入于胃，游溢精气，上输于脾，脾气散精，上归于肺，通调水道，下输膀胱。"《灵枢·本输》云："三焦者……入络膀胱，约下焦，实则闭癃，虚则遗溺。"说明肾与三焦的关系，主要表现在气机和气化两个方面。《内经》没有明确提出"命门"为何物，《难经·三十六难》提出"命门"的概念："肾两者，非皆肾也，其左者为肾，右者为命门。"《难经·三十九难》云："命门者，精神之舍也，男子以藏精，女子以系胞，其气与肾通。"这一概念虽不成熟，或有谬误，但在当时的条件下提出这一观点是很不容易的。

从春秋至三国时期的文献中，概要阐述了肾病的病因多为房劳多产，六淫伤肾，恐惧伤肾，久病及肾以及禀赋不足。《灵枢·百病始生》曰："用力过度，若入房，汗出浴，则伤肾。"《伤寒论·辨少阴病脉证并治》曰："少阴病，下利清谷，里寒外热，手足厥逆，脉微欲绝，身反不恶寒，其人面色赤，或腹痛，或干呕，或咽痛，或利止，脉不出者，通脉四逆汤主之。"这是寒邪伤肾，虚阳格拒于外或格拒于上的真寒假热之戴阳证。《素问·水热穴论》曰："勇而劳甚则肾汗出，肾汗出逢于风，内不得入于脏腑，外不得越于皮肤，客于玄府，行于皮里，传为胕肿，本之于肾，名曰风水。"指出风水（肾水）的病因与感受风邪有关。《素问·痿论》曰："肾气热，则腰脊不举，骨枯而髓减，发为骨萎……""热舍于肾……则骨枯而髓虚，故足不任身，发为骨痿。骨痿者，生于大热也。"热邪伤肾，还会引起肾系病变，如《灵枢·热病》："热病身重骨痛，耳聋而好瞑。"《素问·刺热论》："肾热病者，先腰痛胻酸，苦渴数饮，身热，热争，则项痛而强，胻寒且酸，足下热，不欲言。"恐为肾志，《素问·宣明五气》篇曰："精气……并于肾则恐。"《素问·举痛论》又曰："恐则气下。"意指恐惧过度，可使肾气不固，气泄而下。

肾病的病机，《内经》中可概括为肾不固藏和开阖不利两方面。《素问·上古天真论》曰："肾者主水，受五脏六腑之精而藏之，故五脏盛乃能泻。"《素问·生气通天论》则说："凡阴阳之要，阳密乃固，两者不和，若春无秋，若冬无夏……故阳强不能密，阴气乃绝，阴平阳秘，精神乃治，阴阳离决，精气乃绝。"说明肾精不得秘藏，阳气随之亏虚。肾脏开阖不利，则水液代谢失调，从而可导致水肿，小便不利等各种病症。

春秋至三国时期，各医家对肾病证候的描述尚未形成规律性。各证候特点散见各医学经典之中。如"肾热病"，《素问·刺热论》篇描述为："肾热病者，先腰痛胻酸，苦渴数饮身热，热争则项痛而强，胻寒且酸，足下热，不欲言，其逆则项痛员员澹澹然。"华佗在《中藏经·论肾脏虚实寒热生死逆顺脉证之法》中描述肾的实热证候为："肾者……实则烦闷，脐下重，热则口舌干焦而小便涩黄。"《素问·至真要大论》认为肾寒实证的病机特点是"诸寒收引，皆属于肾"。《素问·调经论》描述其证候特点为"志有呆则腹胀，飧泄"。汉代张仲景《金匮要略》更记载了有关"肾著""肾水""奔豚气"等肾阴有余的内容。肾气虚证的证候，《素问·上古天真论》简要描述为"丈夫……五八肾气衰，发堕齿槁"，"七八……天癸竭，精少，肾脏衰，形体皆极"。而《素问·生气通天论》则描述为"固而强力，肾气乃伤，高骨乃坏"。《灵枢·本神》则为"肾气虚则厥"。对肾阳虚证候的描述，《素问·厥论》曰："阳气衰于下，则为寒厥。"《素问·脏气法时论》曰："肾病者，腹大胫肿，喘咳身重，寝汗出憎风；虚则胸中痛，大腹小腹痛，清厥意不乐。"汉·张仲景的记载较为详备，《伤寒论·辨少阴病脉证并治》篇云："少阴病，二三日不已，至四五日，腹痛，小便不利，四肢沉重疼痛，自下利者，此为有水气，其人或咳，或小便利，或下利，或呕者，真武汤主之。"《金匮要略·血痹虚劳病脉证治》："虚劳腰痛，少腹拘急，小便不利者，八味肾气丸主之。"而肾阴虚的证候，《内经》中也有描述，如《素问·厥论》："阴气衰于下，则为热厥。"《素问·痿论》载："肾者，水脏也。今水不胜火，则骨枯而髓虚，故足不任身，发为骨痿。"肾精不足者，《灵枢·经脉》曰："人始生，先成精。"《素问·六节藏象论》曰："肾者主蛰，封藏之本，精之处也。"《灵枢·海论》曰："髓海不足，则脑转耳鸣，胫酸眩冒，目无所见，懈怠安卧。"《素问·痿论》曰："骨枯而髓减，发为骨痿。"《灵枢·决气》曰："精脱者耳聋。"肾虚水泛证是肾虚导致水液代谢障碍而引发疾病，如《素问·水热穴论》曰："肾者，胃之关也，关门不利，故聚水而从其类也。上下溢于皮肤，故为胕肿。"《灵枢·水胀》则描述其症状为："水始起也，目窠上微肿，如新卧起之状，其颈脉动，时咳，阴股间寒，足胫肿，腹乃大，其水已成矣。"《伤寒杂病论》较详细地描述了肾虚水泛证的病因病机及治则方药。《金匮要略·水气病脉证并治》："肾水者，其腹大，脐肿，腰痛，不得溺，阴下湿如牛鼻上汗，其足逆冷，面反瘦。"《伤寒论·辨少阴病脉证并治》："少阴病，二三日不已，至四五日，腹痛，小便不利，四肢沉重疼痛，自下利者，此为有水气，其人或咳，或小便利，或下利，或呕者，真武汤主之。"真武汤有温阳化气利水之功，主治肾阳虚衰，不能制水的阴水证，至今仍为临床上治疗水肿等病证的主要方剂之一。肾不纳气证是指肾虚气不归元，肾失纳气所产生的一系列症状的概称。早在《内经》中，对肾不纳气证的症状特点就有所描述。如《灵枢·经脉》中写道："肾，足少阴之脉……是动则病饥不欲食，面如漆柴，咳唾则有血，喝喝而喘。"《素问·经脉别论》曰："是以夜行则喘出于肾，淫气病肺。"对脾肾阳虚证的论述，《素问·诊要经论》曰："少阴终者，面黑，齿长而垢，腹胀闭，上下不通而终矣。太阴终者，腹胀闭不得息，善噫，善呕，呕则逆，逆则面赤，不逆则上下不通，不通则面黑，皮毛焦而终矣。"《内经》对心肾不交的认识，如《灵枢·大惑论》曰："上气不足，下气有余，肠胃实而心肺虚，虚则营卫留于下，久之不以时上，故善忘也。"认为肾中之精气，不能上交于心，可引起健忘。汉代张仲景《伤寒论·辨少阴病脉证并治》中曰："少阴病，得之二三日以上，心中烦，不得卧，黄连阿胶汤主之。"所创黄连阿胶汤为治少阴真阴被耗，心阳上亢而成心肾不交，水火不济的心烦、不寐之症，至今仍是临床治疗心肾不交证之有效方剂。

古云肾无实证，其实不然，仅指肾多虚证，而临床上确有肾实证。如肾气盛为十二盛之一，《灵枢·淫邪发梦》云："肾气盛，则梦腰脊两解不属。"又肾邪乃肾脏之气失其正而为邪也。《难经·十难》云："心脉沉甚者，肾邪干心也。"又如肾风，《素问·风论》云："以冬壬癸中于邪者为肾风……肾风之状，多汗恶风，面庞然浮肿，脊痛不能正立，其色炲，隐曲不利，诊在肌上，其色黑。"再如肾胀，《灵枢·胀论》云："肾胀者，腹满引背央央然，腰髀痛。"又有肾雍肾气壅滞也。《素问·大奇论》云："肾雍，脚下至少腹满。"肾著，带脉病也。《金匮要略·五脏风寒积聚病脉证并治》："肾著之病，其人身体重，腰中冷，如坐水中，形如水状，反不渴，小便自利，饮食如故，病属下焦，身劳汗出，衣里冷湿，久久得之，腰以下冷痛，腹重如带五千钱，甘姜苓术汤主之。"又如肾满，乃肾气满实也。《素问·大奇论》亦指出"肝满、肾满、肺满皆实即为肿"。肾热证的描述，《素问·刺热论》篇云："肾热病者，颐先赤。""肾热病者先腰痛，骱酸，若渴、数饮、身热，热争则项痛而强，骱寒且酸，足下热，不欲言，其逆则项痛员员澹澹然。"《素问·痿论》云："肾热者，色黑而齿槁。"以上皆为肾之实证。

肾病虚证的辨证治疗方法有许多，如滋肾法、温肾法、固肾法等。但先秦至三国时期的医典文献中记载较少。如肾著汤（《金匮要略》）治疗寒湿下侵之肾著，金匮肾气丸温补肾阳，治疗肾阳不足所致的腰痛膝软，下半身常有冷感，少腹拘急，小便不利，或小便反多，尺脉沉细，舌质淡而胖，苔薄白不燥，以及脚气、痰饮、消渴、转胞等证。另有针灸治肾病者，如《素问·刺热》："肾热病者……戊己甚，壬癸大汗，气逆则戊己死，刺足少阴太阳。"此言肾病不论虚实，皆可取足少阴肾经和足太阳膀胱经穴刺之，盖二经相为表里，脏腑之气相通故也。《素问·脏气法时论》："肾病者，腹大胫肿，喘咳身重，寝汗出憎风。虚则胸中痛，大腹小腹痛，清厥意不乐。取其经少阴太阳血者。"亦言肾与膀胱相表里，治疗时可同时取穴或刺血。《灵枢·五邪》："邪在肾，则病骨痛阴痹。阴痹者，按之而不得，腹胀腰痛，大便难，肩背颈项痛时眩。取之涌泉、昆仑，视有血者，尽取之。"此言肾病阴痹，取足少阴井穴涌泉，足太阳经穴昆仑，以针刺之以泻病邪之意，也是表里两经同时取穴。

二、中医肾脏病学的发展时期

自两晋时期始，至明清两代，中医肾脏病理论发展较为缓慢，尚未发现一部有关中医肾脏病学的专著，所有理论均散见于各医家的综合性专著之中。虽然如此，但在中医整体观念和辨证论治理论指导下，中医肾脏病理论也得到了很大的发展，无论是对肾的解剖结构、部位，还是对生理功能、病因病机、主要症状的描述以及辨证论治、治则方药，都较先秦三国时期丰富和完备。

肾为五脏之一。肾的外形椭圆弯曲，状如豇豆，位于腰部脊柱两侧，左右各一，右微下，左微上。明代赵献可《医贯》中说："肾有二，精之居也，生于脊齐十四椎下，两旁各一寸五分，形如豇豆，相并而曲附于脊外，有黄脂包裹，里白外黑。"清代林珮琴《类证治裁》中更明确指出："肾有两枚，附脊第十四椎。"

对于肾脏生理功能及特征的描述，主要是对《内经》《难经》等经典著作中描述的阐释和延伸。如对命门学说的阐释，可对这一时期肾脏病学的发展窥见一斑。《内经》称肾为"水脏""牝脏""至阴之脏"，未见有属阳或火的论述。《难经》首次提出"左肾右命门"之说，然而直至宋代许叔微在《普济本事方》中论述"二神丸"的作用时，才将"肾气"比作真元、火力。他在《普济本事方·心与小肠脾胃病》中说："有人全不进食，服补脾药皆不验，予授以此方（指温补肾阳之'二神丸'）服之，欣然能食，此病不可全作脾虚……譬如鼎釜之中，置诸米谷，下无火力，虽终日米不熟，其何能化。"宋代严用和发展了许氏之论，其用《易经》中"坎卦"的理论来认识肾的属性。肾为"水脏"，水中之火，既是"坎火"，也是"真火"；肾为"至阴"之脏，阴中之阴，是为"真阴"。严氏在《济生方》中说："人之有生，不善摄养，虚劳过度，真阳虚衰，坎火不温，不能上蒸脾土，冲和失布，中州不运，是致饮食不进……此皆真火虚衰，不能熏蒸脾土而然。"虽未明确提出"命门火"或"肾阳"之名称，但在理论上已奠定了基础。元代朱丹溪《格致余论·相火论》之"命门火衰，不能生脾土"，明代赵献可《医贯》将命门喻为"走马灯"之灯火，皆与严氏"坎火"之论有关。

明代张景岳对命门学说及真阴真阳理论的发展做出了突出贡献。他在《类经附翼·求正录》中称命门为"水火之府，为精气之海，为生死之窦"。在《景岳全书·传忠录》中又称："命门为元气之根，为水火之宅，五脏之阴气非此不能滋，五脏之阳气，非此不能发。"他认为肾中精气是可分不可离的物质基础，肾阴肾阳是以肾中精气为物质基础的两类功能活动的表现。景岳制"左归丸""右归丸"诸方，以"补气以生精""补精以化气""阳中求阴""阴中求阳"，集中地体现了他的学术观点。由于命门学说的兴起与争鸣，逐渐明确了肾与命门的关系，"两肾系于命门"，命门不仅是火，而且也是水，逐渐形成了真阴、真阳为全身阴阳之本的理论，为肾阴、肾阳的理论奠定了基础。

　　对于肾脏病诸多证候的描述，主要分为肾实证与肾虚证两个方面，但亦有所偏重，往往对肾实证描述较少而肾虚证描述较多，以致宋代名医钱乙提出了肾无实证之论，他在《小儿药证直诀·五脏所主》中提出："肾主虚，无实也。"但肾实证临床确实存在。唐代孙思邈在《千金方》中对肾实热做了专门论述，对其症状表现及治法方药阐述比较详细。他说："左手尺中神门以后脉阴实者，足少阴经也。病若舌燥咽肿，心烦嗌干，胸胁时痛，喘咳汗出，小腹胀满，腰脊强急，体重骨热，小便赤黄，好怒好忘，足下热痛，四肢黑，耳聋，名曰肾实热也。"在治疗方面，他倡导泻肾，并创立泻肾汤，为以后肾阳有余证的治疗奠定了基础。宋徽宗敕编的《圣济总录》在前人认识的基础上有进一步发展，对症状的认识基本同于孙思邈，但在治疗方面有所发挥，提出了泻肾大黄汤治疗肾实热证。金元时期，对肾阳有余的认识有了进一步提高，李东垣提出了泻命门相火法，制大补丸、滋肾丸。朱丹溪继承了东垣之法，并有所发挥，认为火旺阳盛，莫不涸水灼阴，故自制大补阴丸，以甘寒辅苦寒，清泻为主，补泻兼施，使肾阳有余证的泻法更趋于完善。明代张景岳在《景岳全书·传忠录》中明确指出邪气壅闭下焦时可出现肾实证："肾实者，多下焦壅闭，或痛，或肿，或热，见于二便。"晚清张锡纯在《医学衷中参西录》中指出："小便频数涩痛，遗精白浊，脉洪滑有力，肾经确有实热也。"这是从临床的角度对肾阳有余证的症状及脉象的阐述，并创造清肾汤以治之。药用知母12g，黄柏12g，生龙骨12g，生牡蛎9g，海螵蛸9g，茜草6g，生杭芍12g，生山药12g，泽泻4.5g。还列举病案以证实清肾汤之功效："一叟，年七十余，遗精白浊，小便频数，微觉痛涩。诊其六脉平和，两尺重按有力，知其年虽高，而肾经确有实热也。投以此汤，五剂痊愈。""一人，年三十许，遗精白浊，小便时痛如刀割，又甚涩数。诊其脉滑而有力，知其系实热之证。为其年少，疑兼花柳毒淋，遂投以此汤加没药9g，鸦胆子40粒，数剂而愈。"清代谢映卢在《谢映卢医案》中还有肾实热所致阳痿之记载：陈春初乃郎将婚，服补养丸剂半月，反致双足无力，阳痿不举。医谓当用大补，加附子、鹿茸，服之无效，渐至两足难移，玉茎尽缩。诊得肾脉独大，右尺尤甚，与滋肾丸（黄柏、知母、肉桂、蜜丸）一斛，服至一半，阳事已举，药毕，步履如旧，此孤阳不生之义也。前医误用补法，致元阴元阳失衡，附子之辛热、鹿茸之壮阳，犹如火上浇油，其肾脉独大，右尺尤甚，乃肾实热也。故予黄柏、知母直泻肾火而获效。

　　而肾虚证的描述主要又分为本证和兼证两个方面。本证不外于肾气虚、肾血虚、肾阴虚、肾阳虚和肾精不足、阳虚水泛、肾不纳气等方面；兼证的范围较广，如肝肾阴虚、脾肾阳虚、肺肾阴虚、心肾不交、心肾阳虚等。以下列举本证的肾气虚证和兼证的肝肾阴虚证做一概要回顾。肾气虚证的临床表现多种多样，如晋代王叔和《脉经》曰："肾气虚则厥逆，实则胀满，四肢正黑，肾气虚则梦见舟船溺人，得其梦伏水中，若有畏怖……"隋代对肾气虚证的病因病机、症状表现及治法上有了较深的认识。如《诸病源候论·虚劳候》："肾候于耳，劳伤则肾气虚，风邪入于肾经，则令人耳聋而鸣。"《诸病源候论·肾病候》："肾气不足则厥，腰背冷，胸内痛，耳鸣若聋，是为肾气之虚也，则宜补之。"又如《诸病源候论·小便不禁候》："小便不禁者，肾气虚，下焦受冷也。"《诸病源候论·虚劳候》："肾主水，劳伤之人，肾气虚弱，不能藏水……故小便后水液不止而有余沥。""肾主骨髓而藏于精，虚劳肾气虚弱，故精液少也。""肾气虚弱，不能藏精，故精漏失……"元代朱丹溪《丹溪心法·腰痛附录》曰："肾气一虚，凡冲寒、受湿、伤冷、蓄热、血涩、气滞、水积、堕伤，与失志，作劳，种种腰痛，叠见而层出矣。"朱氏认为腰痛的发病原因很多，其中以肾气虚最为重要。明代张景岳《景岳全书·遗精》说："有素禀不足，而精易滑者，此先天元气之单薄也。"清代医家，在继承前人理论的基础上，对其病因病机有了进一步的认识，如清代陈世铎《石室秘录》："凡久病后小便点滴不出，乃肾气不行于膀胱也。补肾气，则小便自出。"清代李用粹《证治汇补》："新聋多热，少阴阳明火盛也；旧聋多虚，少阴肾气不足也。"兼证中肝肾阴虚的证候，在宋代《圣济总录》中对其症状表现这样描述："肾水既亏，肝木无以滋养，故见于目者，始则眩眩不能瞩远，久则昏暗，时见黑花飞蝇，其证如此，肾虚可知也。"明代对肝肾阴虚证的病因病机及症状表现认识更加深刻。李梴《医学入门·诸虚》曰："五劳六极七伤，积虚成损，积损成伤，经年不愈者，谓之久虚。肝劳，尽力谋虑，则筋骨拘挛，极则头目昏眩；肾劳，矜持志节，则腰骨痛，遗精白浊，极则面垢脊痛。"张景岳《景岳全书·胁痛》云："内伤虚损胁肋疼痛者，凡房劳过度，肾虚赢瘦之人，多有胁肋间隐隐作痛，此肝肾精虚，不能化气，气虚不能生血而然。"说明劳损及情志所伤皆可损及肝肾，引起相应的临床表现。清代医家在前人理论的基础上，对肝肾阴虚证的认识进一步深化，无论是病因病机、症状表现，还是治法方面都有较为详细的论述。如李用粹《证治论补·目疾》曰："……肝血不足，眼昏生花，久视无力；肾水欠盈，神光短少，看一成二，俱属阴虚。当壮水之主，以镇阳光。"陈士铎《辨证录·燥症门》曰："肝燥必当润肝，然肝燥由于肾亏，滋肝而不补肾，则肝之燥只可少润于日前，而不能久润于长久，必大滋乎肾，肾濡而肝亦濡也。"江涵暾《笔花医镜》曰："肝之虚，肾水不能涵木而血少也。脉左关必弱或空大。其症为胁痛，为头眩，为目干，为眉棱骨眼眶痛，为心悸，为口渴，为烦躁发热。"叶天士《临床指南医案·中风》云："肝血肾液内枯，阳扰风旋乘窍。"说明对肝肾阴虚的认识更为系统化。

三、中医肾脏病学理论的完善

回顾清末至现代的中医发展历史，中医肾脏病的学科形成已经日趋成熟。这是内科领域向纵深发展的重要分支。特别是从1949年新中国成立以来，由于现代肾病专家的不懈努力，在总结前人经验的基础上，从肾脏病理论研究、临床实验研究、动物实验研究、临床研究等各方面，逐渐完善了中医肾脏病学的内容。1994年10月，我国第一部中医肾脏病专著《中医肾脏病学》问世，标志着我国中医肾脏病学已经形成了一门专门的学科，该书由全国著名中医肾病专家时振声教授任总编审。编写人员由国内从事肾脏病专业的医、教、研人员为主组成。该书内容丰富翔实，既吸取了传统中医治疗肾脏病之精华，又反映出现代科学技术对肾脏病的研究成果；既有内科肾病，又有外、妇、儿科等相关肾病证治，既有中药内服、中药灌肠的治疗方法，又有饮食疗法、自我疗法、气功疗法、针灸疗法等辅助手段，荟萃了古今历代大量的治疗肾脏疾病的经验。著名中医专家董建华教授称该书为"上稽《内经》，博采诸家，荟萃古今，阐微抉精，理论方药，罔不备集，突出传统中医之辨证施治，且寓现代科学之研究成果"。

同年 12 月，由张天、陈以平主编，上海中医药大学出版社出版的《实用中医肾病学》问世，它对临床各级中西医师都有重要的参考价值，尤其为中医肾病专科医师提供了不少行之有效、能经得起推敲的经验方药。该书具有如下几个特点：①具有系统的理论，汇集了比较完整的中西医肾病的诊治内容，反映了近年来肾病范围的研究水平。②该书以中医藏象为主体，从其生理、病理、诊断、治疗和预防方面进行了详细论述，同时又结合分析与现代医学肾脏的关系，从临床病证诊治上予以总结，为肾病的专科研究提供了重要条件。③该书以临床病证为重点，主要论述了泌尿和生殖两大系统的疾病表现、诊断和辨证论治，加强了辨证论治内容的分析，增加了现代医学诊断和鉴别诊断的内容，增强了实用性。

由中华中医药学会内科肾病专业委员会集体编写，沈庆法执行主编的《中医临床肾脏病学》于 1997 年 2 月正式出版发行，标志着我国临床肾脏病学已日趋成熟，形成了自身独特的临床理论体系。该书系统阐述了肾脏疾病的中医理、法、方、药的临床应用，在中医理论研究上注重一定深度的发展，特别是通过对肾虚、湿热、瘀血病理方面的阐述，将传统理论的分析与现代临床检验、实验观察、治疗用药结合起来，为寻找有效的治疗方法确立重要依据。该书突出临床治疗，以辨证论治为主要内容，结合西医内容，将肾脏病的研究上提高到一个新的水平，既不同于单纯的西医药的编撰，也不同于单纯的中医药的研究。该书系统介绍了肾脏病的临床治疗，并在此基础上，概括了实验研究方面的进展，为今后的研究开辟了一条新的途径。该书既有较丰富的各地医家经验总结的资料，又不是一般性的综合。

1983 年 12 月，在云南省昆明市召开了第一次全国中医肾病学术交流会议，标志着中国中医肾脏病学组织的成立，中医肾脏病学成为一个独立学科。会议选举张天教授为中医内科学肾病学组主任，时振声教授为副主任。根据大会收到论文的内容和代表们对原发性肾小球肾炎的讨论，会后由学术秘书组沈庆法执笔整理成《慢性肾炎诊断、疗效评定标准草案》。这是中医肾病学史上第一次对慢性肾炎病证治规范化。1986 年 6 月，在江苏南京举行了第二次全国中医肾病学术交流会。此次会议的代表来自全国 25 个省、市、自治区，共 161 人，共收到论文 160 篇。著名中医专家董建华教授和张镜人主任医师出席了大会并主持了大会的学术交流。会议由全国中医肾病学组主任张天教授汇报了昆明会议以来中医肾病学组的工作情况。代表们分 5 个专题，即慢性肾炎辨证论治方案的研究、尿毒症的非透析疗法、激素撤减后综合征、湿热证与泌尿系感染、慢性肾盂肾炎的中医药治疗的研究进行深入的讨论。不少代表还提出应该在全国范围内成立中医肾病专业委员会，各省市可以成立相应的组织，这样更加有利于学术活动的展开。会议通过了慢性肾小球疾病的辨证论治研究方案。1987 年 9 月，在天津举行了第三次中医肾病（肾衰专题）学术会议，就慢性肾功能衰竭的辨证分型和临床疗效判定标准草案进行了广泛的讨论，并提出了修改的意见。会议还决定将肾病学组研究范围扩大为泌尿系和生殖系疾病。1988 年 8 月，在甘肃省兰州市举行了第四次全国中医肾病学术会议。内容有慢性肾炎、慢性肾功能衰竭、男子性功能障碍，以及方药、动物的研究等。大会进行了肾病学组的换届改选工作，正式成立了中华全国中医内科肾病专业委员会，这对团结中医肾病医师、中西医结合肾病医师，提高肾病的研究水平等，将起到更好的推动作用。会议还对之后的中医肾病工作进行了研究，除了在科研协作方面外，全国性的肾病会议将以专题和全会相结合的方式进行。1989 年 10 月，在浙江省杭州市举行了第五次全国中医肾病学术会议。会议希望在中医肾病专业委员会委员所在省、市积极开展工作。没有建立省、市一级肾病专业委员会的，可以先成立筹备组，在所在省、市、自治区的中医学会、中西医结合学会的协助下，创造条件，尽快成立。已经成立的各省、市肾病专业委员会应该经常进行学术交流，也可以几个省联合一起进行地区性的学术交流会议。1990 年 11 月，在安徽省黄山市举行了第六次全国中医肾病学术会议，内容以肾盂肾炎的辨证分型、疗效标准为主。同年，在天津市召开了首届国际中医肾病学术会议。1992 年 1 月，在四川省成都市举行了中华中医药学会内科肾病工作会议及第七次交流会，商定全国中医肾病分六个协作区的学术交流内容的分工和牵头人。1993 年 4 月，在广东省深圳市举行全国中医肾病专题（慢性肾炎及尿路感染）学术研讨会。会议期间，广东省中医肾病专业委员会宣布成立，并且正式通过了主任委员、副主任委员和委员的推荐名单。同年 8 月，在哈尔滨市召开第八次全国中医肾病学术会议。1994 年 10 月，在湖北省武汉市举行第九次全国中医肾病学术交流会。大会内容丰富，颇具特色，使肾病学术水平得到提高。2000 年 8 月 14 日～8 月 18 日，第十四次全国中医肾病学术交流会在贵州省贵阳市举行，会议收到了来自全国 24 个省、市、自治区约 140 篇稿件。从临床总结、实验研究、个案分析、流行病学调查的内容来看，这些稿件均颇有新意和新的见解。大会对全国中医肾病专业委员会的换届工作结果做了宣布，还对今后在各省、市和地区如何开展学术活动和会议及有关 2001 年的工作安排进行了讨论。2002 年 9 月，在河南省郑州市召开第十五次全国中医肾病学术交流会。本次会议是一次团结的、激励中医奋进的大会，为中医肾病学术交流做出了贡献。2008 年 10 月 31 日～11 月 2 日在北京召开第二十一次全国中医肾病学术会议。会议将近年来该领域的研究进展进行广泛的学术交流，同时邀请著名肾脏病学专家做专题报告。会议更好地继承了名老中医治疗肾脏病的宝贵经验，发扬中医中药在肾脏病治疗中的优势特色。时值新中国 60 华诞前夕，由中华中医药学会肾病分会第三届（第二十二次）学术会议于 2009 年 9 月 12 日在天津盛大召开。本次大会规模大、层次高、范围广、形式新，场面热烈，学术氛围浓厚，在很大程度上促进了中医药在肾脏病治疗中的作用，提高了中医药在肾脏病治疗中的地位。2010 年 8 月 7 日上午，中华中医药学会肾病分会第二十三次学术会议在哈尔滨举行。会议的主题为"继承经验、提高疗效"。中华中医药学会肾病分会主任委员张大宁教授在开幕式上致辞，黑龙江省卫生厅厅长赵忠厚出席开幕式并讲话。本次会议为国内规格最高、范围最广的中医肾病学术交流会议，旨在更好地继承名老中医治疗慢性肾脏病的经验，进一步提高慢性肾脏病的疗效水平。2011 年 7 月 30 日，世界中医药学会联合会第五届肾病学术大会在山东省青岛市召开。会议专题重点讨论了如何提高中医中药治疗慢性肾衰的疗效。中国中西医结合学会肾脏疾病专业委员会学术年会于 2012 年 8 月 31 日～9 月 3 日在湖北省武汉市召开。本次会议的主题是"中西医结合治疗慢性肾脏病及血液净化并发症"，内容包括 IgA 肾病、膜性肾病、复杂性尿路感染、慢性肾衰竭的一体化治疗（包括血液净化）等肾脏病的各个领域。会议邀请国内外著名学者进行报告，注重中西医结合，推动肾脏病中西医临床及基础研究，为广大医护人员相互交流及共同提高提供了一个很好的机会。2013 年 5 月，在江苏省南京市召开世界中医药学会联合会肾病专业委员会换届大会暨第七届学术年会，会议主题为加快做好治肾名老中医学术经验的继承抢救工作，进一步提升中医药治疗肾脏疾病的疗效和优势。2016 年 11 月 25 日，中华中医药学会肾病分会 2016 年学术年会在河北省石家庄市召开，会议针对近年来肾脏病领域中医及中西医结合的研究进展进行了学术交流，并邀请包括中医、中西医结合肾病界的国医大师、名老中医、学科带头人等多位专家莅临讲座。会议取得圆满成功，推进了中医药治疗肾脏病的发展。

（熊国良　彭立生）

第二节　西医肾脏病学的创立与发展

虽然在几千年前人们已经认识到肾脏及其功能，但肾脏病学则是一门相对年轻的学科。由于 20 世纪最后几十年科学技术的迅猛发展，特别是分子遗传学、细胞生物学、分子生物学、免疫学、医学工程学等学科的兴起，有力地带动了肾脏病专业的不断进步，并使之逐渐形成了一门独立的学科。

国际肾脏病学会成立于 1960 年，我国肾脏病学的创立也随着国际步伐，经过老一辈肾脏病学家如王叔咸、李士梅等教授的辛勤耕耘，后又有一大批著名专家如王海燕、钱桐荪、叶任高、黎磊石等教授，为我国的肾脏病专业建立起丰功伟绩，才逐渐发展壮大起来。1977 年 10 月，在北戴河召开了全国第一次肾脏病座谈会，为我国肾脏病专业学会的创建奠定了基础。1980 年，我国中华医学会肾脏病学会正式成立，标志着我国的肾脏病学在组织上、形式上已经独立成为一门新兴学科。

我国肾脏病学术组织已经融入国际学术界，国际肾脏病学学会（ISN）及亚太地区肾脏病学会（APSN）机构中均有我国的成员，而且成功地组织了包括第四届亚太地区肾脏病学术会议在内的多次国际性肾脏病学术会议。自 1995 年以来，每年与 ISN 联合组织肾脏病继续教育课程，既提高我国年轻医生的国际学术交流能力，也加速了我国肾脏病事业与国际的接轨，反响很好。目前全国已经有 17 所医院的肾脏病科与国外的学术机构结成肾脏病姊妹单位，与国际肾脏病学界的交流已经形成了一定的规模。

我国肾脏病专业委员会成立以后，跟随着世界科学技术迅猛发展，电子技术、分子生物学、生物医学工程、信息技术等各个领域的新成就正推动着临床医学朝着美好未来迈进，与之同步的肾脏病学同样取得令人瞩目的成就。主要标志是肾脏病学的研究已经进入分子时代，分子生物学的技术已经应用于临床诊断及治疗等各方面。所应用的技术包括基因克隆、DNA探针和 PCR 等。

肾脏活组织检查在临床上应用已有九十余年的历史。1923 年 Gwyn 首先给一名肾病综合征的患者做了直视下肾活检。1944 年 Alwall 对肾脏病患者做了经皮肾穿刺。在我国，1958年赵魁丹、周惠英等即已报道。随着电子显微镜的应用和免疫病理学的发展，目前肾活检在肾脏病诊断、治疗、病情演变的随访以及发病机制的研究等方面已成为不可缺少的一项措施。国内外许多报告做了肾活检前后的对比分析，证实活检后的诊断修正率为 39% ～ 63%，治疗方案修正率达 11% ～ 36%，预后估计修正率达 17% ～ 36%。这些修正在肾病综合征和急性肾功能衰竭病例尤为突出，说明病理与临床相结合的诊断与治疗正确率，远远高于单纯的临床诊断和治疗。

尿分析仪的使用减小了劳动强度，并使工作效率大幅度提高。传统的肾脏病检查方法只能笼统反映总的肾功能指标，而用敏感的方法检测常规方法未能检出的微量蛋白变化检测方法的应用，不仅能够早期发现肾功能的损害，而且可以鉴别肾脏的损害程度及部位。如血、尿 β_2- 微球蛋白，尿白蛋白，转铁蛋白，免疫球蛋白等检测，可发现早期的、亚临床的肾脏损害情况，检测病情变化，并指导治疗和判断预后。尿淀粉酶的检测则可以检测药物肾毒性，早期发现肾移植排异反应，并可区分上、下泌尿系感染及监测肾实质病变的进展等。采用相差显微镜分析尿红细胞形态，进行血尿定位诊断业已广泛应用于临床，在此基础上，应用光镜的尿红细胞形态学分析，血细胞自动分析仪检测血尿患者尿红细胞容积分析曲线和平均红细胞容积及尿蛋白测定等无创性血尿定位诊断技术亦取得明显进展，对于辨别是否为肾小球性血尿，并加以定位及提供进一步的诊断思路很有意义，既可以指导临床治疗，判断预后，又可以避免不必要的检查，减轻患者的经济负担。

随着细胞生物学及分子生物技术的引入，肾脏病基础研究也在不断深入，并逐步与国际接轨。

在发病机制的研究方面，各种细胞因子、生长因子、黏附因子、趋化因子和细胞凋亡在肾炎发病中的作用得到比较深入的阐明。通过系膜细胞、内皮细胞的体外培养以及动物实验和临床观察，包括对系膜增殖性肾炎、新月体性肾炎、IgA 肾病、狼疮性肾炎等病种研究，对各种肾炎的免疫发病机制已有更深入的了解。在小管间质疾病的发病机制方面，对各种促炎性因子、抗炎症因子、黏附因子、生长因子、血管活性因子（包括 TGF-α 受体、IFN γ、IL-8、IL-6、TGF-β、EGF、bFGF、ICAM-1、MCP-1、骨桥蛋白、内皮素、一氧化氮等）与病理及临床表现之间的关系已做了不少观察。对影响慢性肾脏病进展的各种因素特别是TGF-β、PDGF-β、ACE 活性与肾脏肥大的关系，以及精氨酸加压素、内皮素及其受体、一氧化氮等与血流动力学的变化等问题进行了观察。

乙型肝炎在我国人群中的感染率较高。在我国小儿病例中通过在肾组织中检出 HBV-Ag 及 HBV-DNA，已确证儿科的膜性肾病及增殖性肾炎中，乙型肝炎相关性肾炎在发病机制中有一定重要性。有关遗传性肾脏病的研究也已经有了良好的开端。

对疾病基因多态性的研究，同一种肾脏病的临床表现及预后常存在着明显差异，在中国人和西方人之间其表现可以很悬殊。以往常笼统地归咎于个体遗传体质的不同，而疾病基因多态性（gene polymorphism）的研究为我们提供了新的认识。近几年来，在肾脏病领域，这方面的工作较活跃，取得了初步成就，所观察的疾病以最常见的 IgA 肾病、狼疮性肾炎（LN）和糖尿病肾病为重点，围绕血管紧张素转换酶基因、白介素 -1 受体拮抗剂基因、TNF-α、葡萄糖转运蛋白（$GLUT_1$）和胰岛素受体底物 -1 基因，重点观察了上述病因的不同基因型与 IgAN、LN 及糖尿病肾病临床表型之间的联系，阐明了上述疾病一些临床表型的基因背景，并从功能上论证了基因型对于临床表型的影响，为临床上从基因水平认识疾病的内因特点及有针对性地采取干预治疗提供了论据。例如发现 IgA 肾病患者表现为反复发作性肉眼血尿者，其 IL-1ra 基因 IL-2RN^2 等位基因的携带率明显高于其他临床类型，而且与紫癜性肾炎很相似，从而论证这二者不仅在临床上相似，事实上也存在着相同的基因背景。对慢性肾脏病 ACE 基因多态性的研究进一步证实了 ACE 基因 DD 和 DI 型能够加速肾脏疾病病程的进展，在此基础上又就 ACE 基因和 IL-1ra 基因多态性对其功能的影响进行了研究，证明不同多态性对其临床表型有实质性的功能影响，不同基因型个体血清中 ACE 水平存在着差异，从而为临床有针对性地选用 ACE 抑制剂提供了科学依据。

有关肾脏病基因多态性的研究虽然尚处于初期阶段，但已可看出，这一研究工作将对临床更好地认识疾病的本质，阐明其机制，以及为指导临床治疗提供科学依据。

运用Ⅳ型胶原 $\alpha_{1,3,4,5}$ 链 NC1 片段的特异性单克隆抗体家庭性出血性肾炎患者皮肤和肾脏基底膜上述成分的分布进行检测后发现，X 伴性显性遗传患者与Ⅳ型胶原 α_5 链异常有关，提示皮肤及肾组织Ⅳ型胶原 α 链成分的检测对这类患者的诊断具有重要的意义。抗肾小球基底膜抗体并非仅局限于肺出血 - 肾炎综合征和原发性急进性肾小球肾炎，在继发性急进性肾小球肾炎中，可有 7% 左右的患者为阳性而且预后较差。

氨甲酰化血红蛋白是氰酸盐与血红蛋白分子中 α、β 链上 N- 末端的缬氨酸进行甲酰化反应而形成的。对 45 例急、慢性肾功能不全患者进行比较分析后发现，它对诊断慢性肾功能衰竭有较高的特异性和敏感性。

肾脏病的治疗方面，近二十年来有了突飞猛进的发展，特别是对肾性贫血、难治性肾病综合征、IgA 肾病、狼疮性肾炎、肾性高血压、糖尿病肾病、尿路感染、急慢性肾功能衰竭等治疗，临床上取得了显著疗效。

在药物治疗上，免疫抑制剂的种类不断增多，疗程不断改进。基因工程药物如促红素（EPO）、G-CSF、干扰素等不断进入临床应用。除采用激素及环磷酰胺的冲击疗法外，环孢霉素及霉酚酯酸均已应用于重型狼疮性肾炎及顽固性肾病综合征的治疗，后者的应用为自身免疫性肾病的治疗开辟了一条新途径。不论是 IgA 肾病或狼疮性肾炎，我国学者所积累的临床经验都很丰富，在治疗上强调分型处理，明显地提高了疗效。将传统药物应用于现代医学是我国肾脏病治疗中的重要特色，特别是雷公藤、黄芪、冬虫夏草等的应用使肾炎的疗效及预后大为改善，在多种肾炎的治疗中取得了比单纯使用西药治疗更好的疗效。

一、肾性贫血的治疗

生物学技术的应用在肾脏病的治疗上开辟了一条新道路。在临床上已经取得令人满意效果的合成药物重组人类红细胞生成素（recombinant human erythropoietin, rHuEPO），是利用 DNA 重组技术人工合成的激素，它的生物活性、免疫学特征与自然 EPO 完全相同。它对红细胞生成有特异性刺激作用。rHuEPO 的产生，标志着肾性贫血治疗的一个新时代的到来。目前 rHuEPO 已成为治疗肾性贫血的首选药物和标准替代疗法。经过该药治疗后，慢性肾性贫血患者的血红蛋白上升，对输血的依赖减少 75%，降低了因输血而带来的各种并发症，生活质量明显改善。目前大家普遍感兴趣的是 EPO 治疗中所产生的副作用及其机理。最新研究发现，EPO 能刺激人内皮细胞增生及内皮素 –1（ET–1）的产生，降低 NO 浓度。一般认为这是患者接受 rHuEPO 所引起的高血压副作用的原因。治疗肾性贫血的新药如刺激红细胞生成蛋白 160aa（NESP）、类促红素多肽（EMP–1）等不久也将上市。肾性贫血治疗的最终途径可能是基因疗法，现已成功地将大鼠 EPO 基因转染到大鼠平滑肌细胞内，再将这些细胞移植而出现红细胞增多，如果基因疗法能应用于临床，可大大减少医疗费用。

二、难治性肾病综合征的治疗

虽然激素是目前治疗肾病综合征（NS）的常用药与首选药，但仍有一部分病例对激素无效，或激素依赖、反复发作或有禁忌证，这类患者是临床医生的难题之一。近几年来，有人从以下几方面对难治性 NS 进行探索：①使用细胞毒药物治疗难治性 NS 患者，除病理改变为局灶节段性肾小球硬化外，对其他类型难治性 NS 患者大多有效，部分患者可完全缓解，或者减少复发。临床常用的药物以环磷酰胺（CTX）和苯丁酸氮芥疗效最可靠。②甲泼尼龙加细胞毒药物的使用可提高难治性 NS 的治愈率。此种方法的优点是能充分发挥甲泼尼龙的免疫抑制功能，又可最大限度减少副作用。③环孢素（CsA）是一种有效的免疫抑制剂，其作用已在器官移植中获得充分肯定，同时此药对儿童及成人难治性 NS 均有较好的近期疗效。病理类型以微小病变、膜性肾病及膜增殖性肾炎的疗效肯定。与激素和细胞毒药物相比，应用 CsA 的最大优越性是减少蛋白尿及改善低蛋白血症的疗效可靠，不影响生长发育也不降低白细胞。但长期用药有依赖性，并应密切注意肾毒性。④非类固醇抗炎药（NSAID）可明显减少蛋白尿已为多年临床实践所证实，但应用中也应注意到它的肾毒性。目前临床上应用的有吲哚美辛、甲氯芬那酸、双氯芬酸钠等。⑤血栓素 A_2（TXA_2）合成酶抑制剂可降低患者的尿蛋白，提高血浆白蛋白。因为在非免疫机制中，花生四烯酸 - 前列腺素代谢失调起重要作用，研究表明此类患者 TXA₂ 升高与蛋白尿有一定关系。它对高脂血症及凝血纤溶的治疗也是非常重要的。⑥骁悉（mycophenolatemofetil，MMF）是一种新型免疫抑制剂。近来国内外已有不少医院应用 MMF 治疗难治性肾病综合征。初步认为该药可作为上述各类药物的替代品，有助于较快撤减激素。短期应用（半年）尚未见严重的副作用。也有报道 MMF 对激素无效的局灶节段性肾小球硬化性肾炎也无效。

三、IgA 肾病的治疗

对 IgA 肾病目前仍然没有很好的治疗办法，近年来从以下几个方面努力，使 IgA 肾病的治疗有了一些希望：①阻断引起 IgA 肾病的抗原，如可引起 IgA 肾病的食物中的面筋、大米中的特殊蛋白、酪蛋白、大豆蛋白等。②抗过敏制剂如色甘酸钠的使用，可减少某些类型 IgA 肾病的蛋白尿。③苯妥英钠有降低血清 IgA 水平的作用，而且肉眼血尿也相应减少。丹那唑有提高补体水平，清除免疫复合物，减少尿中 M 蛋白及改善组织学的作用。尿激酶有减少尿蛋白、增加清除率的作用。环孢素具有可使 IgA 肾病尿蛋白减少，血清白蛋白增加的作用，但作用不持久，而且毒副作用较大。④皮质激素对肾功能正常、尿蛋白 < 2g/24h 的 IgA 肾病是有效的，对尿蛋白 > 2g/24h 的 IgA 肾病可有 50% 的疗效，对肌酐清除率 < 70mL/min 的 IgA 肾病是无效的。为发挥皮质激素的最大疗效，最好将皮质激素与硫唑嘌呤联合使用，有人观察证实，治疗一年后不仅蛋白尿不断减少，新月体及系膜上的免疫复合物也比以前减少。⑤有人用血浆置换来治疗 IgA 肾病获得比较满意的效果，但是在治疗时，有时往往要加上皮质激素及环磷酰胺，其疗效有待进一步证实。⑥甲泼尼龙冲击疗法对 IgA 肾病有效，甚至对 50% 以上的肾小球新月体者也可获得较好的疗效。有人采用激素冲击治疗，与口服激素相比，随访 5 年，认为激素冲击疗法比口服更有效。⑦控制血压是治疗 IgA 肾病的前提，存在高血压的 IgA 肾病将很快进入终末期肾衰。转换酶抑制剂可改善有高血压的 IgA 肾病的预后。目前认为，ACEI 在治疗 IgA 肾病高血压方面优于 β 受体阻滞剂及钙离子拮抗剂，宜首选 ACEI 治疗 IgA 肾病的高血压。一般主张血压应控制 < 130/80mmHg。⑧近来有人试用骁悉治疗 IgA 肾病，初步提示 MMF 对于降低 IgA 肾病患者的尿蛋白及血脂水平有短期疗效，且未见明显副作用。但其长期作用有待进一步证实。

四、狼疮性肾炎（LN）的治疗

既往认为系统性红斑狼疮患者一旦发现肾脏受累后，主要死亡原因为尿毒症。随着正确诊断、分型及治疗手段的改进，LN 5 ～ 10 年的存活率由 20% ～ 40% 提高到 74.6% ～ 81.1%。LN 发生尿毒症，并不单纯是由于病理学上的改变，有时可能是由于功能性异常如肾组织供血减少造成，若给予积极的治疗，有可能使功能性异常恢复，从而使病情迅速好转，避免进展至肾小球硬化等不可逆的病变。在下列情况下应予积极的治疗：①患者短期内进展至肾功能衰竭者；②影像学显示肾脏仍未缩小者；③LN 病史未超过 2 年；④LN 在透析中有活动表现者。近年来应用 MMF 治疗 LN，初步显示其有良好的前景，可改善患者的免疫学指标及组织学表现，改善肾脏功能，减少尿蛋白，减少激素用量，对常规治疗无效的 LN 患者仍有效，且耐受性良好，无明显肝、肾毒性。中国狼疮性肾炎协作组（南京军区南京总医院、上海华山医院等 9 家医院）应用 MMF 联合激素治疗Ⅳ型 LN 共 75 例，MMF 初始剂量 0.5～2.0（1.26±0.3）g/d，治疗 3 个月、6 个月时平均剂量分别为 1.21±0.3g/d 和 0.95±0.33g/d。MMF 治疗疗程均≥6 个月。结果治疗后尿蛋白＜0.5g/d 的比例：3 个月时达 18.5%，6 个月时达 31.3%；尿蛋白下降达 50% 以上的比例：3 个月时达 58.5%，6 个月时达 73.5%。副反应：胃肠道症状 8 例（70.7%），感染 12 例（16.0%，其中肺炎 2 例，皮肤疮疹 6 例，尿路感染 2 例，结核感染 2 例），多毛 5 例（6.7%），白细胞下降 1 例，轻度肝酶升高 2 例。本研究显示：MMF 能有效地控制难治性或初治Ⅳ型的 LN 活动（AI 由 13.3±5.51 降至 3.38±1.98，$P < 0.01$），近期副反应小。重复肾活检（38 例经 MMF 治疗 3～6 个月时行重复肾活检）证明：MMF 能明显减轻肾脏活动性病变，减少肾组织免疫球蛋白及补体沉积。

五、肾性高血压的治疗

高血压是加重肾脏疾病的重要决定因素，是最终引起肾功能衰竭的危险因素。将血压控制在理想水平将延缓患者病情及肾功能衰竭的进程。治疗肾性高血压的药物，20 世纪 60 年代用利尿剂、肼苯达嗪、甲基多巴和胍乙啶等，仅仅可使 35%～40% 患者的血压得到满意的控制。70 年代加用 β 受体阻滞剂后，50%～80% 的患者血压可控制。80 年代血管转换酶抑制剂与利尿剂合用，使 85%～95% 的患者血压得到控制。目前药物治疗肾性高血压的原则是：①从低剂量开始，根据患者的反应调整剂量，以减少不良反应。如果患者对单一药物有较好反应，但血压未能达到目标，应当在患者能够很好耐受的情况下增加该药物的剂量。②合理的联合用药，以最大程度降低血压，同时使不良反应减少至最低程度。通常宜加用小剂量的第二种抗高血压药物，而不是加大第一种药物的剂量，目的是使两种药物都使用小剂量，而尽可能减少不良反应。③如果一个药物的疗效反应很差，或是耐受性差，可换另一类型药物，而非加大第一个药物剂量或加用第二个药物。④使用一天一次、具有 24 小时降压疗效的长效药物，将血压波动减低到最小范围。⑤不同的肾性高血压患者群的降压目标及用药方法是不同的。

转换酶抑制剂（ACEI） ACEI 对肾小球疾病和 2 型糖尿病肾病效果最好。对尿蛋白多的患者疗效更好，如果没有 ACEI 使用的禁忌证，对肾衰患者应该尽早使用 ACEI 治疗，能明显延缓肾衰患者恶化到透析的时间。治疗越早，效果越好。但血肌酐≥4mg/dL 时应慎用 ACEI。如用 ACEI 治疗后，血压控制仍不满意，可联合应用其他抗高血压药物，首选利尿剂，次选血管扩张剂。ACEI 所致的咳嗽，患者一般可以忍受，如确实无法忍受的可以换为

血管紧张素 Ⅱ（Ang Ⅱ）受体拮抗剂。

Ang Ⅱ受体拮抗剂　研究证实 Ang Ⅱ有两种受体，其中主要是 AT1 受体在血压控制方面起极其重要的作用，血管紧张素受体拮抗剂与 AT1 受体结合，阻断 Ang Ⅱ的作用，从而降低血压。虽然 ACEI 可以通过抑制 Ang Ⅱ的合成所需要的 ACE 而间接控制血管紧张素的效应，然而这种非特异性的方式存在着一些问题。ACEI 不是惟一使 Ang Ⅰ转换为 Ang Ⅱ的酶，组织蛋白酶 G 和胃促胰酶都能产生 Ang Ⅱ。ACEI 有助于缓激肽和 P 物质的降解。当抑制 ACE 时，这些物质在肺中聚集，引起服用 ACEI 的患者中约 20% 出现持续性的干咳。而 Ang Ⅱ拮抗剂无咳嗽等副作用，且在肾功能不全患者的血浆中没有明显的蓄积现象，即使在有严重肾功能损害的患者中，其降血压的作用仍稳定、可靠。氯沙坦（losartan，又称科素亚）对高血压伴高尿酸血症患者，不仅有降压作用，还有降尿酸作用，新近研究显示还有降低尿蛋白和保护肾脏作用。因此 Ang Ⅱ拮抗剂与 ACEI 相比有它较好的一面。直接在 AT1 受体水平抑制 Ang Ⅱ的作用代表了一种先进的控制血压的疗法。

钙离子拮抗剂　新一代二氢吡啶类药物氨氯地平、乐卡西平为长效制剂，24 小时用药一次，临床上常用。钙离子拮抗剂也是目前血液透析高血压患者应用最多的降压药物。

钙离子拮抗剂与 ACEI 的联合用药　由于钙离子拮抗剂和 ACEI 不同的降压机制和肾脏保护作用，联合应用这两类药物，可以叠加降压效果，减少各自的副作用。如钙离子拮抗剂可以抑制前列腺素的合成而减轻 ACEI 咳嗽的副作用，而 ACEI 可减少钙离子拮抗剂引起的踝部水肿。

rHuEPO 相关性高血压的治疗　接受 rHuEPO 治疗的患者，约 30% 发生高血压或使原有的高血压加重。Boehringer Mannheim 领导了 22 个临床试验单位在 1987 ～ 1994 年进行了 8 年的 rHuEPO 安全性研究，发现其对重症高血压事件的发生率无影响，但是在 ESKD 患者中心血管并发症的死亡率占 50% 以上。因此以预防为主的治疗措施仍然是需要的。应用抗血小板治疗有可能防止高血压的发生和发展。采用皮下注射及初始应用小剂量，以后逐渐增加剂量的方法，可减少高血压的发生机会。血透患者使用 ACEI 降压时会对 EPO 的生成产生抵抗作用，常需较大剂量的 EPO 才能达到 Hct 靶值。其机制可能为 ACEI 抑制血管紧张素介导 EPO 的产生及抑制骨髓对 EPO 的反应。

内皮素受体拮抗剂　内皮素是最强有力的血管收缩剂。ET-1 拮抗剂分为非选择性（即对 ETAR 和 ETBR 都有拮抗作用）和选择性（即只对 ETAR 或 ETBR 具有拮抗作用）两类。这些药物的使用正处于实验研究阶段，说明非选择性拮抗剂已开始进行临床研究。有可能成为未来抗高血压的新一代药物。

六、尿路感染的治疗

尿路感染的治疗目前采用分型治疗，即将尿路感染分为膀胱炎、急性肾盂肾炎、男性尿路感染、复杂性尿路感染、复发性尿路感染等，并给予相应治疗。年轻女性单纯性尿路感染，有典型尿路刺激征并有脓尿，可诊断并给予短程抗生素治疗，无须尿培养，但停药后需追踪观察，如症状持续或复发，可能是急性肾盂肾炎，应继续给予抗生素治疗 10 ～ 14 天。膀胱炎疗程一般为 3 天，单剂疗法治愈率比 3 天低，复发率较高，可能与单剂疗法不能很好清除寄居于阴道致病菌有关。7 天疗法疗效与 3 天相似，费用和副作用都增加。虽然有人认为急性肾盂肾炎抗菌治疗 7 天即可，但多数认为以 10 ～ 14 天为宜。治疗 72 小时发热不退，应注意排除尿路梗阻和脓肿形成。

氨苄西林、阿莫西林和头孢唑林等不宜单独作为治疗急性肾盂肾炎的一线用药，可合用氨基糖苷类。SMZ/TMP（百炎净）仍是治疗尿路感染的较好药物。喹诺酮类对大部分尿路感染细菌敏感，是治疗尿路感染特别是复杂性尿路感染的良药，第 3 代头孢类、亚胺培南等对绿脓杆菌等疗效好，可作为复杂性尿路感染的经验用药，但价格较贵。

抗菌疗效不佳者，应注意细菌耐药性和是否存在复杂因素。近年来 TMP 耐药株也有所增加，新近由于喹诺酮类抗生素大量应用，诱发对第 2 代喹诺酮类耐药菌株，部分地区较为严重。主要见于老年人、复杂性尿路感染、长期保留尿管和先前用过喹诺酮类抗生素者。因此，对于这类患者，喹诺酮疗效不佳应注意耐药株的存在，另外治疗前尽可能做尿培养，针对敏感菌选择抗生素。口服喹诺酮类不宜同时服用制酸剂，以免降低其吸收，诱发耐药株产生，达不到杀菌浓度时更易诱发耐药性。近年发现有些肠道细菌如肺炎克雷白杆菌、大肠杆菌和绿脓杆菌等可产生超广谱 β - 内酰胺酶，这是一种质粒传导的 β - 内酰胺酶，能水解第 3 代头孢抗生素，并对庆大霉素、SMZ/TMP、环丙沙星、阿莫西林 / 棒酸等抗生素有交叉耐药性，仅对亚胺培南敏感，有关报道有增多之趋势，应予重视。

七、急性肾功能衰竭（ARF）的治疗

ARF 在临床上十分常见，其发病率多年来居高不下，病死率仍高达 50% 以上。ARF 死亡率的高低与少尿期持续的长短密切相关。因此，如何加速坏死肾小管的恢复，缩短病程，减少并发症的发生，对提高本病的治愈率有现实意义。按照 ARF 病理生理特点，血流动力学异常、细胞受损后的转归、细胞间的生物学作用参与了 ARF 的发生与发展过程。治疗上可应用血管扩张剂——多巴胺、心房肽；利尿剂——呋塞米、甘露醇；抗阻塞制剂——抗整合素等，来改善血流动力学异常（肾血管收缩、肾小球滤过异常、肾小管阻塞、尿液反漏等）。应用生长与分化因子如胰岛素样生长因子 -1（IGF-1）、肝细胞生长因子（HGF）、上皮细胞生长因子（EGF）等，促进小管上皮细胞再生与修复、减轻细胞受损。血液净化不仅是替代治疗，还可通过弥散、对流、吸附清除细胞因子。因此，常规血液透析仍是 ARF 治疗十分关键的措施。近年来连续性肾脏替代治疗（CRRT）用于复杂性 ARF，取得了较好的疗效已被广泛推广应用。

八、慢性肾功能衰竭（CRF）的治疗

目前认为，CRF 的防治一般分为三级。

所谓一级预防，是指对已有的肾疾患（如肾炎）或可能引起肾损害的疾患（如糖尿病、高血压病等）进行及时有效的治疗，防止 CRF 的发生；所谓二级预防，是指对早、中期 CRF 及时治疗，防止尿毒症的发生；所谓三级预防，是指对早期尿毒症患者的及时治疗，防止尿毒症并发症的发生，提高存活率和患者的生活质量。

为了提高 CRF 三级防治水平，应重视对 CRF 及尿毒症发病机理的研究。近十几年来，肾小球高滤过、肾小管高代谢、钙磷代谢紊乱、脂质代谢紊乱、尿毒症毒素、营养缺乏、某些细胞因子和生长因子的增多等，在 CRF 和尿毒症发生、发展中的作用已受到人们的重视。这些研究不仅有重要的理论意义，而且对加强 CRF 早期防治、延缓 CRF 的进展都具有很大的实用价值。

对 CRF 急剧加重的危险因素，如原发病的加重或复发、血容量不足、创伤、尿路梗阻、大出血、严重感染、肾毒性药物、严重高血压、严重高钙血症、高黏滞状态等应十分警惕，尽量避免，及时发现，积极救治。

继续加强对 CRF 非透析治疗的研究。非透析治疗的目的包括两个方面：①缓解 CRF 症状，减轻或消除患者痛苦。②延缓 CRF 病程的进展。非透析治疗原理包括：①减少尿毒症毒素的蓄积，并利用肾外途径增加尿毒症毒素的排出，如饮食治疗，吸附疗法。②避免或消除 CRF 急剧恶化的危险因素。③控制 CRF 渐进性发展的各种因素。④针对各系统症状和并发症予以治疗。

延缓 CRF 病程进展的措施包括：①消除 CRF 恶化危险因素。②坚持对 CRF 病因的治疗，如慢性肾炎、狼疮性肾炎、糖尿病肾病等。③饮食治疗，包括应用低蛋白、低磷饮食等。饮食治疗延缓 CRF 进展的作用，在不同病因、不同阶段的 CRF 患者中有所不同。要有适当的动物蛋白和植物蛋白比例，一般应保证足够的动物蛋白（50% ～ 60%），对应用必需氨基酸（EAA）α-酮酸（α-KA）的患者来说，动物蛋白和植物蛋白的比例则不必限制；植物蛋白可能具有减轻肾小球高滤过的作用，应予重视。应用适当的动物蛋白和植物蛋白加 EAA-α-KA，可能是个较好选择。④减轻肾小球高滤过，及时控制高血压，对延缓 CRF 发展有着重要意义（详见肾性高血压的治疗）。近来上海医科大学华山医院、中山医院、仁济医院等 8 家医院多中心临床研究，在应用倍他洛克、双氢克尿噻和硝苯地平控制血压基础上，加用长效 ACEI 制剂西拉普利治疗轻至中度 CRF6 个月。结果显示西拉普利具有良好的降血压和减少尿蛋白的作用，能明显延缓轻至中度 CRF 的进展，对慢性肾炎、尿蛋白 < 2g/d 的患者具有显著的肾保护作用，副作用小，患者耐受性好。⑤减轻肾小管－间质钙磷沉积，如低磷饮食、α-KA、磷结合剂等。⑥减轻肾小管高代谢，如碱性药、低蛋白饮食、大黄制剂、冬虫夏草制剂（如虫草肾康胶囊、金水宝、百令胶囊）等。⑦纠正高脂血症，应用不饱和脂

肪酸、降脂药等，可能有减慢肾小球硬化之作用。⑧减少尿毒症毒素蓄积，如低蛋白饮食，吸附疗法，肠道透析等。⑨抗血小板药的应用，可能有减少肾微循环血栓形成，减慢肾小球硬化之作用，但仍需进一步研究。⑩其他，包括活血化瘀药、抗氧化剂等，也可能有减慢肾小球硬化或肾间质纤维化之作用，有待进一步深入研究。总之，应加强综合治疗，从各方面减轻 CRF 症状，改善患者生活质量，延缓 CRF 的进程。

九、腹膜透析（PD）

连续性不卧床腹膜透析（CAPD）为慢性肾功能衰竭提供了理想的治疗方法。随着 PD 技术、方法的不断改进，尤其是 Baxter 双联系统的推广应用，主要并发症腹膜炎的发生率逐步下降。目前，全球进行 PD 治疗的患者已超过 272000 人，其中 CAPD 占 73.9%，自动化腹膜透析（APD）占 26.1%。据 1999 ～ 2013 年统计，全球 PD 以年增长率 8% 的速度不断发展，由于 PD 较血液透析（HD）能更好地保护残存肾功能（RRF），尤其在透析的前 2 年，PD 的生存率明显高于 HD。5 年生存率 PD 与 HD 基本相似。因此，PD 将在终末期肾脏病的替代疗法中占愈来愈重要的地位。CAPD 的新观点是：CAPD 不再是一成不变的每天 4 次透析，尚需要进行个体化处方。临床工作的重点由提高 APD 的使用率，转为努力实现透析的充分性。提倡早期透析（early start）和健康透析（healthy start）。早期透析是指当每周肾脏 Kt/Vurea 降至低于 2.0 或当每周肌酐清除率低于 50L 时开始透析。早期开始透析选用 PD 的临床优势有：①更好地保护残余肾功能。②延缓血管通路的使用。③易于增加透析剂量以维持肾脏和腹膜 Kt/Vurea 目标值。④以较低的费用开始，适应剂量渐增的透析。⑤生活方式上的优势。

十、血液透析（HD）

血透疗法的不断进展，2015 年全球接受透析的人数约 250 万，中国透析患者人数约 25 万人；到 2020 年，这个数字将超过 350 万。目前对血透研究的重点是如何减少它的并发症，HD 的急性并发症除与 HD 过程的弥散与对流有关外，也与补体的激活、C_{3a}、C_{5a} 的释放、MAC（C_{5b-9}）的形成；中性粒细胞的激活、脱栓、蛋白酶的释放、ROS 的产生、增加黏附受体的表达以及白三烯（LTD_4）与 RAF 的增加以及单核细胞的激活（增加 IL-1β 及 TNF_α 的转录）有关。经研究证实纤维膜中多糖结构，特别是羧基与补体激活程度有关，而膜与 H 因子结合不与 B 因子结合则补体激活减少。另外具有负电荷的透析膜（如 PAN 膜）易激活 XⅡ因子导致激肽产生。

理想 HD 的治疗应该是：①在较短的时间内能达到理想的疗效并去除大、小分子溶质；②改善生物相容性；③去除液体及电解质后不影响心血管的稳定性以适合老龄及高危患者；④经济上能够承受。目前认为只有 HPHD 及 HDF 较为理想，两者均需要供给超净碳酸氢盐透析液。

十一、血浆置换和免疫吸附疗法

应用膜式血浆分离法在临床上治疗疾病逐渐增多，而且可以收到意想不到的效果，日本几乎每个透析中心都有血浆分离设备，美国每年血浆分离 2～3 万次。使用血浆分离可以治疗 200 多种疾病。现代血浆分离技术不但可分离出全血浆，还可以选择性地分离出血浆中的某一种成分，在临床治疗上开辟了一条新的道路。1979 年开始的免疫吸附技术显示了比血浆置换更大的优越性，它更有效，更具有特异性、有效性。它是将血浆或全血通过某种吸附材料除掉内源性和外源性的致病因子而净化血液，达到治疗的目的。

十二、血液滤过（HF）

HF 是 HD 的进一步发展。经过近 40 年的临床实践证实，HF 在控制顽固性高血压、纠正心功能不全、清除过多的液体、清除中分子物质、改变尿毒症引起的神经病变等方面均优于HD。1978 年，Leber 等人首次介绍了血液透析滤过（HDF）方法。HDF 是 HD 和 HF 的联合，兼有两者的优点。

十三、连续性肾脏替代治疗（CRRT）

1977 年，Kramer 等首次将连续性动静脉血液滤过（CAVH）用于临床，很大程度克服了间歇性血液透析（IHD）的缺点，从而衍生出多种连续性血液净化技术。目前将这一技术统称为连续性肾脏替代治疗（continues renal replacement therapy，CRRT）。CRRT 是通过透析、超滤、吸附来达到治疗作用。

CRRT 包括连续静静脉血液滤过（CVVHF）、连续静静脉血液透析（CVVHD）、连续动静脉血液透析（CAVHD）和连续动静脉血液透析滤过（CAVHDF）。CRRT 与 IHD 相比，前者的优点在于：①维持稳定的体液和循环血容量，从而避免发生低血压和心排血量降低；②代谢废物的清除量明显增加；③水分的清除，特别是在低血压患者中更为有效；④维持肾灌注量，促进肾功能恢复；⑤稳定地纠正酸中毒可以保持细胞代谢和蛋白转换的生理调节，有利于防止脑水肿，⑥连续治疗使间歇治疗时尿素动力学的"双室"模型转为"单室"模型；⑦有利于败血症中免疫介质的清除；⑧有利于营养补充。

（熊国良　彭立生）

第三节　中西医结合肾脏病学体系的确立

　　我国开展中西医结合肾脏病学的研究已有近 70 年的历史，尤其是近年来，中西医结合治疗肾脏病的诊疗研究取得了较为明显的进展，逐渐形成了一整套既不同于中医，又不同于西医，具有自身特色的理论体系。在诊断方面，不仅找出了一些西医疾病的中医证候规律，而且研究了西医肾脏疾病分型与中医证候的关系，同时对某些疾病进行了微观指标与中医证候规律的研究。在治疗方面，不仅开展了中药对某些肾脏病的临床与实验研究，而且开展了对其作用机制的研究。这些研究成果赋予了中西医结合肾脏病学新的内容，也逐渐形成了我国中西医结合肾脏病学的一大优势。

　　中医肾实质本质的研究是中西医结合肾脏病学的理论基础。近年来，我国学者从理论基础研究、临床实验研究、动物实验研究和临床研究四个方面进行了广泛的探讨。

一、理论基础研究

　　近年来对肾脏病本虚标实证候的研究有了较大发展，认为在肾脏病中，本虚虽然有肺、脾、肾三脏功能失调及气血、阴阳的亏损，但以肾虚为重点与内分泌功能、免疫功能、肾功能的改变有显著相关性；标实虽有外感六淫、水湿、湿热、瘀血及热毒等，而以湿热、瘀血为重点，湿热、瘀血广泛存在于肾脏病的各个病变类型和病理阶段中，湿热与瘀血的胶结、阻滞，在肾脏病的发生发展过程中居重要地位，是导致肾脏病缠绵难愈、发展恶化的关键。湿热内蕴，瘀阻肾络的病理变化贯穿于肾脏病发生发展的整个过程，肾脏病的治疗及转归的关键亦在于此。

　　将传统的中医宏观辨证方法和现代医学的定性定量指标结合起来，微观地认识疾病过程中人体结构、代谢和功能特点，进而阐明慢性肾小球疾病本虚标实证候的物质基础。在慢性肾小球疾病本虚证候的研究方面，根据中医肾实质的研究成果，以肾虚为重点进行深入研究，揭示慢性肾小球疾病肾虚证与其他疾病如慢性支气管炎、支气管哮喘等表现的肾虚证有共同的病理基础，如下丘脑－垂体－三靶腺轴功能紊乱及免疫功能改变等，为异病同治的佐证提供了依据。同时又结合现代肾脏的功能特点，对肾虚的物质基础与慢性肾小球疾病的相关性进行探讨，揭示了同为肾虚证，但在不同系统疾病中又具有特异性病理改变、肾功能异常等。在慢性肾小球疾病标实研究方面，以血液流变学、纤维蛋白原及其降解产物、前列腺素、肾小球内外补体成分沉积、血脂和尿 N－乙酰－β－葡萄糖苷酶含量等作为瘀血和湿热微观辨证的客观指标，对认识慢性肾小球疾病瘀血证和湿热证的客观性和广泛性提供了依据和手段。从微观角度的研究已发现本虚与标实的相互关系，诸如从病理角度反映阴虚易兼湿热的理论；

从微循环及血凝障碍指标角度反映气阴两虚易兼瘀血；从血脂代谢异常揭示气虚易夹湿热等。对深入认识慢性肾小球疾病的中医病机特点，把握病证实质，提出扶正祛邪、标本兼治的治疗原则以及确定补肾活血清湿热为主的治疗方法等具有重要意义。

二、临床实验研究

近年来对肾脏病学的临床实验研究主要包括以下方面。

1. 肾主骨

中医的肾包括多种内分泌腺及肾脏的部分功能，后者与骨有多种联系。垂体的作用包括：①生长激素促进成骨细胞增多，胶原和硫酸软骨素沉积等；②促靶腺激素的作用；③抗利尿素保 Na^+ 作用。肾上腺皮质的作用：①糖皮质激素抑制骨吸收，形成负钙、负氮平衡；②醛固酮保 Na^+ 作用。甲状腺和甲状旁腺的作用：①甲状腺素有协助生长激素作用，可促进骨吸收；②降钙素有抑制骨吸收作用；③甲状旁腺有促进破骨细胞形成和保 Ca^{2+} 作用等。

2. 性腺

①睾酮促进蛋白合成，有利骨折愈合；促进 Ca^{2+}、P^{3+} 在骨质沉着；②雌激素使骨骺端闭合，故女性闭经后骨质疏松症增多。

3. 肾脏

①分泌促红细胞生成因子，刺激骨髓红细胞生成；②分泌 1，25（OH）$_2$D$_3$，通过肠道、肾小管和骨回吸收，调节 Ca^{2+}、P^{3+} 代谢；③使垂体生长素变为生长间素，从而发挥作用。此外，肝脏、cAMP、焦磷酸盐也有一定作用。肾旺于亥子，其时为小鼠骨髓细胞 DNA 合成率高峰。血液中红细胞和血色素降低与肾阳虚程度成正比。

4. 肾开窍于耳

肾脏与内耳中一些细胞在功能、结构、酶含量和分布方面相似，如有共同的毒性药物和功能抑制剂，先后天功能常同时障碍。豚鼠实验表明肾上腺皮质分泌的醛固酮有对抗利尿酸对听神经电位和内耳微音电位的抑制作用，原理可能在于其调节肾和内耳的电解质代谢而拮抗利尿酸的效用。进一步用同位素示踪技术研究表明，耳蜗特别是血管纹为醛固酮的靶组织。肾脏缺血后可通过肾素 – 血管紧张素Ⅱ – 醛固酮系统，升高血压，刺激内耳感受器，造成耳鸣眩晕。肾主骨生髓，脑为髓海，高级神经中枢的病变如脑供血不足等也可致耳疾。感觉神经性耳聋血清 Fe^{2+} 显著降低，生理节律波动变小，肾虚者更甚。说明肾虚时血清 Fe^{2+} 降低，皮质醇节律异常，含铁酶参与的内耳细胞功能障碍。

5. 病理形态学

长期服用激素的患者多表现为肾虚。1964 年，上海第一医学院解剖 14 例生长激素治疗 2 个月以上的患者，肾上腺重量平均减少 1/3，垂体前叶嗜碱性细胞呈玻璃样变性，与另 12 例未用激素治疗者显著不同。1973 年，重庆医学院对符合一定疾病、年龄条件的生前属阳虚或阴阳两虚的患者共 24 例进行尸检，发现 5 个内分泌腺体呈明显退行性病变，但多属可逆的变性范围。脑垂体以嗜碱性细胞变化最明显；肾上腺皮质变薄，索状带细胞类脂质丧失；甲状腺滤泡大小不一，上皮细胞萎缩；睾丸病变有精子成熟受阻、支持细胞增生、间质细胞萎缩三类；卵巢卵泡成熟受阻，如绝经后状态。1976年，解放军157医院解剖10例生前脾肾阳虚患者，发现肾上腺、甲状腺、睾丸、卵巢均呈功能低下或静止状态。1980年，福建中医研究所报道肾虚型肝炎、慢性胃炎、慢性支气管炎病理解剖多呈变性萎缩纤维化。1981年，陈泽霖解剖19例肝肾阴虚者大多有几个内分泌腺包括甲状腺不同程度萎缩退行病变，似可提示阴虚患者也有甲状腺功能减退。1984年，陈克忠等报道4例（肾）阴阳虚证患者头发扫描电镜观察，近根及中间部毛小皮密度均小于正常，排列紊乱，毛小皮破损，似可说明肾其华在发。

6. 下丘脑 – 垂体 – 肾上腺皮质轴功能

基于中医肾的生理病理有关理论，推测其与肾上腺、垂体前叶、间脑机能有关。1957年开始，上海第一医学院发现7种不同疾病（支气管哮喘、红斑性狼疮、神经衰弱、冠心病、功能性子宫出血、妊娠毒血症、硬皮病）凡有肾虚者均可以调整肾阴肾阳获效，1960年又首次对61例肾虚患者测定尿24小时17-羟皮质类固醇（17-羟）排泄量，发现肾阳虚者显著低于正常值，从而将其从十几个指标中筛选出来作为肾虚证的特异性指标。1961年制定了肾虚证统一辨证标准（1978年重订）。研究表明，尿17-羟类固醇低下程度肾虚＞脾虚＞肺虚，并与肾虚程度成正比。说明肾虚证尿17-羟类固醇的变化是十分明显的。测定日全食时阳虚患者尿17-羟类固醇，日食前基数低，日食时最低，与中医日食时"阴盛阳衰"说法一致。慢性肾炎虽无肾虚见症但有尿17-羟类固醇降低者，用益肾治疗后有良效，反证了肾虚与尿17-羟类固醇关系。用药过偏，阴阳转化时尿17-羟类固醇也随之转化。总之，从尿17-羟类固醇排量看，肾阳虚可能有肾上腺皮质功能低下或肝脏皮质激素灭活功能减退，肾阴虚则有相反趋势。肾阳虚患者血液嗜酸性细胞增多，皮质素水试验尿量减少。肾（阳）虚尿17-羟类固醇排量减少，但血中皮质醇基本正常，反映肾上腺皮质合成激素能力无大的损害。1979年，上海第一医学院首次用血浆ACTH和皮质醇相伴放射免疫测定法测定4例肾阳虚患者，血浆ACTH显著低下，并伴有皮质醇的降低。说明肾阳虚之肾上腺皮质功能低下继发于下丘脑、垂体功能低下和紊乱。用温肾法治疗阿狄森氏病和顽固性哮喘撤去激素，获得成功反证。肾阴虚患者ACTH试验、血浆17-羟昼夜节律、甲吡酮试验基本正常。1979年沈自尹提出阴阳常阈调节理论，认为肾阳虚是下丘脑 – 垂体 – 肾上腺皮质轴处于低水平平衡状态，按中医理论兼顾阴阳扶植机体自身能力可使之恢复高水平平衡（正常阈）。1983年叶展等研究了肾虚与下丘脑 – 垂体 – 肾上腺皮质轴关系的数学模型。

7. 下丘脑 – 交感 – 肾上腺髓质系统功能

1961年俞昌正推测肾气与肾上腺素有关。有人发现，33例阴虚火旺患者有的尿CA（儿茶酚胺）升高，有的尿17-羟类固醇升高，有的同时升高。进一步发现心火旺则尿CA升高，肝火旺则尿17-羟类固醇升高，心肝火旺则同时升高，肾阴虚心火旺（心肾不交）则尿17-羟类固醇降低而CA升高，从而推测阴虚心火旺为下丘脑 – 交感 – 肾上腺髓质系统机能亢进，阴虚肝火旺为下丘脑—垂体—肾上腺皮质系统机能亢进，心肝火旺兼有之，心肾不交为前者亢进后者低下。对尿 CA 升高而 17- 羟下降者用交通心肾法可使之恢复正常。认为两个系统各自功能亢进可互相影响致共同亢进。1980 年，上海中医学院发现阴虚心火旺者在日全食时尿 CA 不增加，非阴虚心火旺者则相反，认为是前者一直处于高度兴奋状态所致。

8. 下丘脑 – 垂体 – 甲状腺轴功能

俞昌正推测巢元方"肾风水"与甲减有关，临床甲减多肾阳虚，甲亢多肾阴虚。肾阳虚患者血清蛋白结合碘（PBI）降低，内分泌和其他病组基础代谢率降低。甲状腺吸 ^{131}I 率下降。慢性支气管炎肾阳虚患者血清三碘甲腺原氨酸（T_3）下降，甲状腺素（T_4）无变化，称低 T_3 综合征。肾阳虚患者血清促甲状腺素腺（TSH）正常，促甲状腺素释放因子（TRH）兴奋试验呈延迟反应（称下丘脑型病变），认为下丘脑 – 垂体 – 甲状腺轴提前 15 年衰老，但与老年人之 T_4 下降，TRH 低弱反应又有不同。病变主要在下丘脑。

中医认为年老肾气衰。老年人睾丸褐色素颗粒出现；因性激素紊乱而发生骨质疏松症；血浆睾酮（T）降低，黄体生成素 – 绒毛膜促性腺素（LH–HCG）反馈性升高，黄体生成素释放因子（LRH）兴奋试验延迟且曲线异常。尿 17- 酮排量除反映肾上腺皮质功能外，也反映睾丸和卵巢功能。肾阳虚则尿 17- 酮下降。尿 17- 酮排量，青年＞壮年＞老年。肾阳虚无排卵性功能性子宫出血和闭经，阴道涂片和尿激素测定雌激素水平低落，孕二醇偏低，子宫内膜增生，酚固醇周期正常但曲线不规则。肾阴虚患者血浆 T 降低或正常；E_2 稍低、正常或升高；E_2/T 比值上升，说明机体内分泌代谢紊乱对外界的适应能力低下。肾阳虚血清 LH–HCG 反馈性升高，LRH 试验半数呈延迟反应，与单纯性功能低下不同，而与性激素受体缺损和老年人相似，说明下丘脑 – 垂体 – 性腺轴有提前衰老现象。闭经肾阳虚尿促卵泡成熟素（FSH）低下，LRT 试验基本正常。男性肾虚老人血清 FSH 反馈性升高。肾阴虚者尿 17- 酮在正常范围。

9. 免疫功能

慢支和慢阻肺表现为肾阳虚患者体外细胞免疫指标如淋转（LBT），E- 玫瑰花环形成（E-RFC），总花环（Et），活性花环（Ea），T 细胞比值等下降。ANAE 阳性淋巴细胞率及网状内皮系统吞噬功能均下降。体内细胞免疫指标双氢链酶试验（SK-SD），植物血凝素试验（PHA）阳性率也下降。胸腺发育与肾气盛衰平行。肾阳虚血清 IgA、IgG、IgM，γ – 球蛋白较不规则，有报道下降、不变、上升，与体液免疫力下降，自身免疫有关。血清补体升高，提示潜在感染。呼吸道局部免疫机能（痰 IgA）下降，且发作期也不升高。肾虚型支气管哮喘季节性发作者血清 IgE 基值升高。上述变化可能与肾上腺皮质功能低下有关。细胞和体液免疫水平，健康人＞肺气虚＞脾阳虚＞肾阳虚，与临床疾病轻重和进程一致。肾阴虚证细胞、体液免疫水平与肾阳虚证近似或略高，血清 IgA、IgG、IgM 波动较大。

10. 自主神经功能

有人推测命门即交感神经节。肾阳虚为副交感神经兴奋，肾阴虚为交感神经兴奋。里虚寒证皮肤电位低下，Lee 氏将中枢和外周具有交感神经作用的神经元称阳神经元，相反称阴神经元，强调二者应在足够数量的基础上平衡，并以之解释全压试验。日全食时阴虚肝火旺和阳虚者唾液淀粉酶活性下降，副交感神经受抑制。自主神经功能紊乱和副交感偏亢的程度肾阳虚＞脾阳虚＞肺气虚。

11. 能量代谢、物质代谢

肾与胰岛、命门与代谢有关。肾阳虚红细胞糖酵解率显著降低，糖氧化率略低，肾阴虚则相反。两种途径消耗糖比率无变化，反映肾虚体内糖分解供能情况。滴注 ACTH 后，肾阳虚红细胞糖酵解受抑制较少，提示与皮质激素有关。肾阳虚红细胞钠泵活性下降，肾阴虚正常，阴虚火旺小儿升高，反映体内 ATP 分解产热情况。肾虚红细胞 ATP 含量下降，肾阳虚血浆柠檬酸含量下降，肾阴虚血浆乳酸也同时下降。提示前者能量代谢障碍由微循环障碍慢性缺氧所致，后者由脂肪动用过度影响三羧酸循环。肾阳虚者热量和蛋白质摄入不足，阴虚者糖耐量降低。阴虚火旺者尿羟脯氨酸排量增加并与尿 17-羟类固醇、CA 成正相关，提示胶原蛋白分解增强与肾上腺皮质轴或髓质系统有关。总之，肾阳虚代谢下降，肾阴虚则相反。

12. 肾排泄功能和内分泌功能

中医中的肾与现代肾脏有关，《医学入门》中肾的重量与今同，《医宗金鉴》的描述类似肾脏与输尿管。以尿比重、酚红排泄、尿素廓清试验为指标，慢性肾炎肾功能随肾阳虚的加重及最后热化而由正常→小部代偿→代偿与失代偿之间→失代偿，肾小球滤过率和有效肾血浆流量也有同样趋向肾虚可出现肾功能障碍。肾病肾阴虚、肾阳虚、阴阳两虚各型尿蛋白无差别。作为能量代谢的指标，阴虚者尿肌酐清除率、肌酐系数、尿素、尿素氮量明显升高，火旺者更高；阳虚则相反，怕冷者更低。且与尿 CA 排量显著正相关。说明分解代谢前者旺盛，后者低下，并与肾上腺髓质系统有关。肾素－血管紧张素－醛固酮系统有升压作用（醛固酮为肾上腺皮质所分泌），前列腺素有降压作用。肾素中 PGA$_2$、PGE 降压，PGF$_2\alpha$ 升压。肾阴虚或兼火旺者血浆 PGE 显著升高，PGF$_2\alpha$ 显著下降，或无变化，PGE/PGF 升高，血浆肾素活性升高，血管紧张素Ⅱ（ATⅡ）升高。肾阳虚 PGE$_1$ 升高，PGF$_2\alpha$ 无变化，PGE/PGF 升高，PGA$_2$ 升高，ATⅡ降低，醛固酮降低，反应性低下，日食时更低下。阴阳两虚 PGE$_1$、PGF$_2\alpha$ 与阴虚阳虚相同，肾素释放与 PGF$_2\alpha$ 最为密切，肾素与尿钠排泄有明显负相关。肾虚型高血压、哮喘可能与前列腺素缺乏有关。肾素系统与肾上腺髓质系统可互相影响。

13. 微量元素

主生殖发育的肾精与锌、锰关系密切。头发中锶、锰、钙含量和血清锌含量随年龄的变化与肾气年龄曲线和胸腺盛衰曲线相似，说明肾气衰与上述微量元素在免疫系统所起作用有关。肾（阳）虚骨质增生、克汀患者或单纯肾虚者头发锌、镁、钙含量下降，肾虚克汀病头发铜、铬下降，肾虚骨质增生头发铁下降，锰无变化。肾虚者头发铬、钴、钙下降，钼升高，铜、锌、锰、铁未见差异。上述研究说明"肾主骨，其华在发"。肾虚或兼感觉神经性耳聋、骨质增生者血清锌、铬、镁、铁、钙下降，锰、钼无变化。阴虚阳虚血清铜升高，锌/铜比值下降；阳虚血清镍下降。头发与血清微量元素无相关关系。血清锌量健康人＞脾阳虚者＞肾阳虚者＞脾肾阳虚者。发铬血锌下降是虚证共同表现，发钙血铬下降是肾虚特异指征，发钴下降是虚证共同表现且与虚损程度有关。微量元素有广泛的生理功能，如含锌酶参与核酸代谢；锌、锰与内分泌功能密切相关；钴是维生素 B_{12} 的重要组分；钴作为胰岛素的辅因维护糖代谢；铜参与许多酶的合成和激活等。

14. 环核苷酸

肾阳虚有两种类型：①血浆 cAMP 低，cGMP 高，cAMP/cGMP 低；② cAMP、cGMP 均高，cAMP/cGMP 低。肾阴虚则 cGMP 高。在肾虚研究中发现，cAMP 和 cGMP 不一定互为消长。肾虚者尿 cAMP 和血 cGMP 平行。肾阴虚环核苷酸波动较肾阳虚大。cAMP 升高则免疫功能下降，cGMP 相反。副交感神经功能偏亢，则细胞内 cAMP 下降，cGMP 上升。cAMP 与尿 CA 有平行变化。细胞内 cAMP 与 PGE、cGMP 与 PGFs 也有平行关系，或认为无此关系。

15. 血清蛋白、血脂

肾阳虚血钠有潴留，血清白蛋白下降与肾虚程度成正比，热化则上升，α_2 及 β 球蛋白上升，热化下降。血总胆固醇上升，热化下降。冠心病肾阴虚者三酸甘油酯、胆固醇升高。肝肾阴虚者高、低、极低密度脂蛋白均升高，高密度脂蛋白胆固醇和它与总胆固醇的比值均下降，肾炎和肾病综合征肾虚多继发高脂蛋白血症，肾阴虚以 IIa 型为主，肾阳虚多 IV 型，阴阳两虚多 IIb 型。三种肾虚血浆蛋白无显著区别。

三、动物实验研究

（一）肾上腺皮质功能改变肾虚证的模型

邝安堃、施玉华等多人以肾上腺皮质激素应用法在小鼠、大鼠、兔、豚鼠等多种动物上建立肾虚证模型。丘脑下部视上核及旁室核甲细胞（静止型）数量减少，乙细胞（分泌型）数量增加；下丘脑单胺类神经递质 NA 含量减少，A 含量增加；垂体部分嗜碱性细胞肿胀，胞浆匀质化，胞核模糊、固缩或消失；肾上腺重量减轻，肾上腺皮质变薄，皮质束状带变狭，束状带细胞体积缩小，核浓染，固缩，少数见核碎裂，核面积减少。肾上腺皮质各带细胞有脱脂改变，束状带细胞线粒体变形，嵴由囊泡状变为管状，进而嵴数量减少，细胞质内出现致密螺旋膜状体，有认为束状带细胞内脂滴增多。非特异性酯酶活性降低。血浆皮质酮含量降低，应激后皮质酮含量降低。血浆皮质醇含量除应用地塞米松者外均升高，肾上腺内皮质酮含量降低，过氧化脂质含量升高。皮质细胞培养液中皮质酮含量降低，在 Cortrosyn 刺激下反应能力下降。肝胞液糖皮质激素受体数量减少，Kd 值增大。

睾丸大部分曲细精管内无精子形成，精子活动速度降低。血清睾酮浓度降低。卵巢中生长卵泡数量减少，血浆雌二醇（E2）浓度无变化，子宫胞浆液雌激素受体数量减少，E2 与雌激素受体 Kd 值升高，垂体催乳素诱发分泌减少。雌性大鼠性周期延长，性欲降低，蓝斑中去甲肾上腺素能神经元自发放电频率减少，刺激下丘脑侧视前区后，多数蓝斑中去甲肾上腺素能神经元不出现放电变化。胸腺重量显著减轻，镜下见明显萎缩性改变。过氧化脂质含量增高。肾脏重量增加，有报道称重量不变。近曲小管中度颗粒变性。全血及脾脏 T、B 淋巴细胞淋转率下降，脾脏抗羊红细胞空斑形成细胞数减少。血清 IgG 水平降低，抗体形成细胞功能严重低下。小肠固有膜含 IgG 浆细胞数量减少。腹膜细胞总数减少，I 型细胞（小淋巴细胞）比例下降，Ⅲ 型细胞比例上升。腹腔巨噬细胞数量减少，RNA 含量降低，糖原、多糖、酯酶（ANAE）活性、ACP 活性、ATPase 活性均下降，吞噬指数降低。脾细胞悬液及血浆内溶菌酶含量降低。

舌尖 HE 染色无明显组织学变化，舌尖组织中肥大细胞显著减少，RNA 含量及舌上皮 ACP、AKP 活性无明显变化。舌尖组织毛细血管减少，舌肌糖原含量增加。颌下腺浆液腺泡增多，黏液腺泡减少。RNA 含量及 ACP、AKP 活性降低，PAS 反应增强。牙龈上皮水肿，固有层纤维组织水肿、充血及局灶性出血，牙周膜内纤维组织明显水肿、充血、局灶性出血及炎细胞浸润。牙髓血管极度扩张、充血或出血。牙骨质吸收波及牙本质，吸收窝内可见破骨细胞，牙槽骨吸收。豚鼠耳蜗电位波型低钝，微音器电位呈丛状或有切迹，听神经动作电位也很不一致，波幅低，刺激阈强度增加，电位持续时间缩短。耳微循环、肝脏微循环、肾脏微循环在细动脉、细静脉、分枝毛细血管、集合毛细血管、网状毛细血管管径无明显变化，毛细血管开放数减少，流态呈虚线状流动，流速减慢。光镜下各脏器有不同程度的瘀血水肿。ADP 诱导血小板聚集率下降，凝血功能增强。

沃兴德等建立肾上腺切除肾阳虚大鼠模型。病理研究见：下丘脑视上核神经元 G-6-P 活性下降，第Ⅲ脑室管膜上皮内 N-Ease 活性下降，室旁核 G-6-P、ACP、N-Ease 反应阳性细胞减少。对痛阈无影响。血糖、血清胰岛素，脑组织氧耗量、血 cAMP、cGMP 含量均显著降低，血清游离脂肪酸、T_4、肝组织氧耗量均升高。

（二）甲状腺功能改变肾虚证的模型

杨梅香等用甲状腺素应用法建立小鼠、大鼠、兔、豚鼠肾阴虚模型，结果显示：机体氧耗量及肝组织氧耗量均增高，心率加快，红细胞钠泵活性增加；下丘脑促甲状腺激素释放激素（TRH）分泌减少，下丘脑中 NA 含量减少；甲状腺重量减轻，血清 T_3、T_4 浓度增高；肾上腺重量增加，肾上腺中维生素 C 含量减少，皮质球状带厚度减少，血浆皮质醇水平升高，尿 17- 羟皮质类固醇排量增加；肝胞液糖皮质受体最大结合容量下降；血清雌激素水平降低，子宫雌激素受体数量增加，亲和力有下降趋势。

任宏义等建立甲状腺切除大鼠、兔飞豚鼠肾阳虚模型，结果显示：下丘脑神经元变性，垂体重量增加，血清 TRH 及促甲状腺激素（TSH）含量增加，总 T_3、总 T_4 减少；肾上腺 cAMP 及维生素 C 含量增加，血浆皮质醇水平降低，性周期消失，子宫内膜腺上皮细胞体积增大，胞浆变空，内膜菲薄，间质水肿；机体氧耗量及肝组织氧耗量均减少，心率下降；肾脏间质多有灶性炎细胞浸润，肾小管上皮细胞变矮，近曲小管上皮细胞萎缩，近曲小管细胞外基膜增厚，胞浆内可见较多空泡；肾脏 β–受体最大结合容量减少。

邝安堃等建立药物（硫氧嘧啶，甲巯咪唑）损伤法甲状腺功能低下大鼠肾阳虚模型，结果显示：下丘脑神经元变性，血清 T_4 水平降低，性周期紊乱，子宫内膜菲薄，间质水肿，腺上皮细胞变性；大脑皮层海马内 β 受体减少；部分心肌纤维变性；肾小管上皮细胞高度变矮，近曲小管上皮细胞外基膜增厚。

（三）抑制 DNA 合成致肾虚证模型

刘福春等建立以羟基脲抑制 DNA 合成导致肾虚证小鼠、兔模型，病理研究见：消瘦，弓背，毛枯或脱毛，眼不睁，尾巴凉，皮温下降，体重下降，耐冻力下降，死亡率增高。研究发现，肝脾 DNA 合成率下降，DNA 中 Zn^{2+} 含量减少，Cu^{2+} 含量增加，Zn^{2+}/Cu^{2+} 比值下降。睾丸重量减轻，血清 T、E2 含量减少，尿 17- 羟皮质类固醇、17- 酮皮质类固醇排量减少。白细胞减少，血清抗体滴度降低，抗体形成细胞数量减少。血清 Mg^{2+} 含量减少。左心室收缩力及收缩速率降低，舒张功能明显减弱，快速增加前负荷状况下进一步下降。动脉收缩压、舒张压、平均动脉压降低。

（四）老年性肾虚证的模型

赵伟康等建立老年小鼠、大鼠自然肾阳虚模型，病理研究见：老年或老年前期动物，与青年期动物比较，脑组织 MAO 含量增加，海马内 MAOB 活性增强，大脑皮层 NA 含量增加。下丘脑 NA 含量升高，下丘脑视上核、旁室核甲细胞数量增多，乙细胞数量减少。垂体前叶生长激素（GH）细胞、促性腺激素（LH）细胞、FSH 细胞数量减少，嫌色细胞增多，并有性别差异。雄性以 LH 细胞变化明显，同时细胞的形态变化也明显，而雌性动物的 GH 细胞、嫌色细胞变化较雄性更为明显。生殖器官萎缩退化，睾丸曲细精管明显萎缩，曲细精管缩小，边缘呈锯齿状，管腔内生殖上皮层次减少，有的部分甚至全部消失，曲细精管之间的结缔组织增多，间质细胞缩小，核浓缩。睾丸间质细胞 $\delta^5 3\beta$ – 羟基类固醇脱氢酶（3β–HSD）反应减弱，精原细胞、精母细胞、间质细胞 SDH 反应，前者仍较强，后二者减弱。凝结腺腺腔增大，腔内有大量分泌物，在黏膜皱襞内有较多前列腺凝结物，分泌物及前列腺凝结物均呈不均匀的着染，上皮细胞内山梨醇脱氢酶反应显著降低。精囊腺山梨醇脱氢酶反应较弱。卵巢中卵泡数量显著减少，而成团或散在的间质腺较多，黄体数量亦少，髓质中血管稀少。结缔组织增生较为明显，或间质有纤维化。卵巢 3β–HSD 反应减弱，卵巢内多数黄体 20α – 羟基类固醇脱氢酶（20α–HSD）均为阴性反应。卵巢 G-6-PDH 反应减弱。子宫内膜上皮退化，细胞核固缩，有的动物局部上皮见鳞化，固有膜内细胞和腺体数量均见明显减少，特别是基底层的结缔组织内含有较粗的胶原纤维和发生玻璃样病变。内膜上皮 PAS 反应阴性，固有膜内基质及胶原纤维增多并呈强阳性反应。

胸腺萎缩，重量减轻，大部分为脂肪组织及纤维组织所替代，只残留少数胸腺组织，其中淋巴细胞也显著减少，胞浆内蛋白质及 RNA、DNA 含量减少，淋巴细胞线粒体变性，胞浆 E2 及 DHT 受体数量减少，核 E2 及 DHT 受体数量增加。胸腺内有大量浆细胞和巨噬细胞。

肾上腺皮质细胞培养液及 Cortrosyn 刺激后皮质酮水平降低。小脑 γ- 氨基丁酸（GABA）受体特异性结合力下降。肝脏过氧化脂质含量明显升高。脾脏重量减轻。耐寒力降低。血浆皮质酮无明显变化。

四、临床研究

（一）肾的病理特点研究

1989 年，龚一萍等论证肾的病理特点，提出：肾病多虚；易阴阳两虚；久病及肾。

（二）肾脏病证诊断标准的研究

1982 年，中国中西医结合学会制定了包括肾虚证在内的虚证诊断标准；1986 年，对此标准加以修订。

2010 年，李炜弘等向全国 23 所中医药院校的中医诊断学专家发出邀请，请专家对 40 个辨证因子在肾阳虚证诊断中的权重进行排序，得到一个较为公知公认的肾阳虚证诊断标准。

（三）肾系病证从肾论治的研究

1991 年，沈连熊分析傅青主从肾调经经验，提出：经水先期量少宜滋肾；经水先期量多宜清肾；经水后期量多当温肾；经水先后无定期须开肾。

2014 年，滕秀香总结柴松岩提出月经产生的基本条件，指出：冲脉充盛为月经之本，冲脉无所继则无所溢；肾气盛，地道通；五脏六腑功能乃阴血充盛所需之大环境；提出"肾之四最"之学术观点，即肾生最先，肾足最迟，肾衰最早，肾最需护；形成对与女性生理相关疾病之总体治疗原则，即不同年龄阶段，同一疾病之病理改变的生理基础不同，辨证、用药须具针对性。

（四）他脏病从肾论治研究

1991 年，高想等用补肾健脾法治疗慢性原发性血小板减少性紫癜 35 例有明显疗效。

2013 年，王阶等经过多年临床实践，在病证结合、方证相应理论指导下，发现以补肾降压治则治法治疗高血压病具有较好的疗效。

2014 年，常学辉等提出失眠主要病机为心肾不交，肝肾阴虚，主张在临床从肾论治失眠。治法上，通过滋肾水降心火，交通心肾；滋补肝肾，养血填精等治肾之法对不寐患者进行治疗，取得了良好的临床疗效。

2016 年，马丽等提出在实际应用中运用补肾固本治疗抑郁症能取得较好疗效。

（五）补肾药物研究

1. 补肾药物对器官、组织、细胞、亚细胞各层次病理形态的作用

温补肾阳药能使因久病或外源激素而萎缩的肾上腺增加重量。蛤蚧（尾）、淫羊藿等温肾药和冬虫夏草使动物垂体前叶、精囊、前列腺、提肛肌、卵巢、子宫重量增加。六味地黄丸、冬虫夏草、淫羊藿、巴戟天使小鼠肝脾重量增加，胸腺萎缩。滋阴助阳药对健康小鼠肝脾结构无影响。众多实验表明，以附子、肉桂、肉苁蓉、仙灵脾等温阳药为代表的温肾药对肾阳虚皮质激素、肾上腺再生、甲减模型的垂体、肾上腺、肝、脾、舌尖、颌下腺、牙周、胸主动脉的光镜、电镜像有显著改善。但加重皮质激素模型胸腺萎缩，如切除动物肾上腺则此作用消失，说明其有皮质激素样作用，且须通过肾上腺或其以上系统。对地塞米松大鼠先予滋

阴药、后予温肾药可起保护作用。另有报道，益气滋阴助阳药对氢化可的松小鼠胸腺有保护作用，但对肾上腺无明显影响。益气养阴泻火药能减轻小鼠肾上腺重量。

2. 补肾药物对下丘脑－垂体－肾上腺皮质轴功能的作用

温肾阳对重症肌无力和肾病综合征有疗效，皮质激素治疗机制与峻补命门相似，温肾阳能使激素依赖患者撤去激素。以上均说明温肾药有类皮质激素样作用。

温肾药能使肾阳虚多种疾病的尿 17- 羟类固醇升高，降低肾上腺内维生素 C、胆固醇含量或无影响，改善摘除肾上腺动物之体重下降和其他皮质机能低下表现，但不能延长其生存期。可对抗化疗或外源性皮质素引起的血浆皮质酮降低。温肾药能使肾阳虚、外源性激素、阿狄森氏病所致 ACTH 延迟或低下反应恢复正常。滋肾阴药或地黄使肾阴虚者尿 17- 羟皮质类固醇升高，但仍波动较大，对席汉氏病也有效，说明作用部位在下丘脑－垂体。滋阴降火药使阴虚火旺者尿 17- 羟皮质类固醇降低。生地黄、知母、甘草能拮抗地塞米松对血浆皮质醇、皮质酮的抑制，知母作用最强，各药在不同环节抑制肝脏皮质激素分解代谢。滋阴降火药对血浆皮质醇无影响。冬虫夏草对肾上腺维生素 C 含量无影响，可升高血浆皮质酮，拮抗外源性可的松对血浆皮质酮的抑制。六味地黄丸能提高血浆皮质醇。

温肾药及生地黄、熟地黄对皮质激素或肾上腺再生肾阳虚动物能降低肾上腺中维生素 C、皮质酮含量，升高血浆皮质酮，增强对 ACTH 的反应。也有报道称温肾药对血浆皮质酮无影响，对甲减大鼠则反使肾上腺维生素 C 含量增高。

肾阴虚 T_3 小鼠服益气滋阴泻火药后肾上腺维生素 C 含量升高。

3. 补肾药物对下丘脑－交感－肾上腺髓质系统功能的作用

附子肉桂煎剂使肾阳虚者尿肾上腺素、去甲肾上腺素、多巴胺增加。淫羊藿对内源性儿茶酚胺有拮抗作用，具有肾上腺素能 β－受体的兴奋效应。滋阴降火使阴虚火旺者尿 17- 羟皮质类固醇、儿茶酚胺均降低。交泰丸使心肾不交者尿 17- 羟皮质类固醇升高，儿茶酚胺降低。肾阳虚甲减大鼠温肾后肾上腺 CA 含量和尿 CA 排量均显著增加。

4. 补肾药物对下丘脑－垂体－甲状腺轴功能的作用

温肾药使甲减和低 T_3 综合征患者 BMR/ 血清 T_3、游离 T_3、总 T_3、总 T_4 升高，TSH 反馈性降低，TRH 兴奋试验恢复正常。对严重甲减患者，不能使其激素分泌增加，但使游离激素增加而发挥作用。有报道称温肾后 T_3 仍低下而 BMR 恢复，可能有其他途径。滋阴降火能使甲亢患者 BMR 下降，其他指标改善。甲减大鼠温肾后血清总 T_4 仅略提高，认为非其主要治疗途径。

5. 补肾药物对下丘脑－垂体－性腺轴功能的作用

海狗肾含雄性激素。鹿茸精含雌酮和雄性激素，但动物实验马鹿茸无性激素和促性腺激素作用。淫羊藿对动物有催淫、促精液分泌以间接兴奋性欲作用，并提高人尿 17- 酮类固醇排量。川断有催淫作用。紫河车含生殖性激素、动情素、黄体酮。蛤蚧使幼鼠阴道口开放时间延长，但雄蛙排精及蛋白同化试验阴性。补骨脂干粉有极弱的雌激素样作用。吴茱萸对子宫有强收缩作用。川牛膝收缩兔子宫，松弛豚鼠子宫，使猫子宫未孕松弛，怀孕收缩，对狗子宫无规律。附子、肉桂能调整性腺功能。

温肾阳或补肾化痰治疗功能性子宫出血、多囊卵巢综合征、闭经，能升高雌激素水平，促进排卵，升高 FSH 水平，推测作用于下丘脑 - 垂体，另排卵组 FSH、E_2 升高，LH/FSH、T/E_2 比值下降，与无排卵组显著不同。温肾阳使卵巢 HCG/LH 受体特异性结合力增加，使去卵巢大鼠垂体对 LH 分泌反应增强，认为主要在于提高垂体对 LRH 的反应性和卵巢对 LH 的反应性。补肾燮理阴阳治疗排卵功能失调，能提高雌激素水平。黄精能延缓老年小鼠卵巢、子宫、睾丸衰老。归芍地黄丸能提高雌激素水平，补肾养血，临床能提高排卵率，使兔卵巢大卵泡数增加，外周血 E_2、P_0 增加，补肾阴使去势小鼠雌激素水平提高。温肾阳可使地塞米松大鼠血浆 E_2、子宫胞浆中 E–R、E_2 与 E–R 亲和力升高。

6. 补肾药物对免疫功能的作用

补肾法能治疗与免疫缺陷、免疫失调有关的疾病如慢性肾炎、呼吸道易感、慢性喘息型支气管炎等。

多数温肾阳滋肾阴药物和方剂能提高 E–RFC、Et、Eu、淋转率、T 细胞比值；提高 SK–SD、PHA、OT 试验阳性率，促进网状内皮系统或单核、巨噬细胞系统吞噬能力。使荷瘤动物脾脏淋巴小结生发中心增生活跃，延长体外脾细胞存活率和 RFC 检出率。促进胸腺萎缩，增强迟发性足垫反应，抗炎和抑制实验性肉芽肿。调整血清 IgA、IgG、IgM，使抗体产生提前，存活时间延长，提高痰 IgA 和溶菌酶。提高脾细胞介导红细胞溶血的分光光度计测定值和血凝抗体滴度测定值，提高血清溶血素水平，促进溶血空斑试验，抑制自身抗体。温阳片治支气管哮喘季节性发作，可升高抑制性 T 淋巴细胞（Ts），防止血清 IgE 的季节性升高，与疗效成正比。益寿片也有提高老年人 Ts 作用。淫羊藿、肉苁蓉低溶度升高 Ea，高浓度降低 Et，两种浓度均降低 ANAE 阳性淋巴细胞率，认为两药作用与胸腺素相似。冬虫夏草能提高小鼠血中炭粒清除速度，对大鼠蛋清性足肿或甲醛性足肿有保护作用。六味地黄丸能抑制食管中杂菌。淫羊藿有抑菌和抑制脊髓灰质炎病毒、肠道病毒作用。巴戟天有抑制枯草杆菌作用。

中药调节免疫一般是通过肾上腺皮质轴，通过 cAMP/cGMP 系统（快速调节），通过 DNA 合成（慢速调节），通过提高 T 细胞数量和功能等完成。温肾阳可使皮质素等阳虚动物淋转率提高，腹膜细胞总数增加，分类中淋巴、单核细胞增加，抗体形成提前，小肠固有膜中含 IgG 浆细胞显著增加。

7. 补肾药物对能量代谢和物质代谢的作用

补肾能调整肾虚患者红细胞糖酵解值及其对 ACTH 的反应，滋阴泻火药使红细胞钠泵活性降低，温肾药则相反。六味地黄汤能降低血清极谱值，即降低蛋白分解。养阴泻火药则使胶原蛋白分解减少，而降低尿羟脯氨酸排量。补肾药如淫羊藿、地黄、枸杞子等能降低血糖而使肝、心肌糖原增加。巴戟天对去肾上腺饥饿小鼠肝糖原无影响。生地黄、知母、甘草使家兔血浆游离脂肪酸增多。补肾药使红细胞中 ATP 含量增多，脾肝 AKP、ACP 活性反应增强。黄精促进老年小鼠的能量代谢。淫羊藿、肉苁蓉促进肝脾 DNA 合成。或认为补肾药使心肌 RNA 含量下降。黄精促进老年小鼠核酸、蛋白质合成。温肾、滋阴或益气药可使氢化可的松及羟基脲模型肝脾颌下腺、舌肌细胞 RNA、DNA 合成增加，糖原减少，但对舌尖 RNA 和颌下腺糖原则例外。对 DNA 合成率来说，肉苁蓉、淫羊藿较附子、肉桂有效。使肝脏和肾上腺、舌肌、颌下腺的多种酶异常得到调整。对氢化可的松小鼠肝、脾各种指标的异常，滋阴药在第 5 天、温阳药在第 19 天起作用，反映了模型的时效性。甲减动物温肾后氧耗量明显升高。甲状腺素模型服滋阴药后饮水量、肝肾氧耗量均降低，服知母后肝、肾、小肠黏膜中钠泵活性降低。服附子、肉桂者相反。养阴清热药对热性中药小鼠小肠黏膜上皮细胞合成 DNA 有促进作用。滋阴药对 T_4 利血平模型早期（阴虚阳亢）DNA 合成率增高，后期（阴阳两虚）降低有双向调节作用。

8. 补肾药物对肾脏排泄和内分泌功能的作用

温肾药经动物和临床实验证明能增加肾有效血流量和肾小球滤过率，降低肾小管回吸率，配合利水药则更显著，并可能增加尿石症合并肾盂积水征患者输尿管平滑肌的张力和蠕动。六味地黄丸能增加肾血流量。补肾泌浊汤能降低尿素氮，滋补肝肾活血化瘀治疗肾性高血压，使肾素、血管紧张素降低，前列腺素增高，动脉压差下降。肾上腺再生大鼠附子、肉桂治疗后尿醛固酮排泄量明显减少。六味地黄汤等滋阴药治神经型和肾型高血压大鼠能显著改善肾功能，并减少肾脏 β - 受体。附子、肉桂和六味地黄丸对双肾动脉 8 字结扎肾小动脉狭窄法大鼠肾素活性无影响，对血管紧张素 I 转换酶活性均明显降低；前两者可使尿醛固酮浓度升高，六味地黄丸则无影响。

9. 补肾药物与"肾主骨"

淫羊藿注射液使试管内鸡胚股骨长度及干重均明显增加，^{35}S 掺入强度试验表明蛋白多糖合成活性提高。补肾化瘀能提高骨痂质量。补肾药通过性激素对骨的发育起作用。大菟丝子饮能显著改善骨髓微循环，女贞子促进红系祖细胞生长，竞争性抑制粒系祖细胞，锁阳等相反。对补肾促进骨髓造血机能，改善外周血象等还多有报道。淫羊藿对阳虚动物体外培养骨髓细胞增殖及 ^3H-TdR 掺入率均有显著作用。

10. 补肾药物对矿质元素的作用

研究证实，补血药含钙多，补阳、补阴药含铁、锰多，补气、补阳、补阴药锌 / 铜比值逐次上升，与病者规律相反。巴戟天含锰多，何首乌含铜多。巴戟天含铁、铜多，黄精、枸杞子、女贞子含锌多。用淫羊藿冲剂治白细胞减少症，血清锌、镁降低，锌 / 铜比值下降。说明锌、镁向细胞内转移，利用率提高，而非简单替代疗法。

11. 补肾药物其他作用的研究

临床补肾后自主神经功能好转。服附子、肉桂大鼠全血胆碱酯酶活性无显著变化。

六味地黄汤能提高肿瘤小鼠血清白蛋白 / 球蛋白比值。温肾利水对实验性肾炎家兔血清白 / 球蛋白代谢紊乱无明显作用。淫羊藿、何首乌、桑椹、黑芝麻等能降低血清胆固醇和甘油三酯。六味地黄方治食管上皮重度增多有效，对诱发肿瘤小鼠能降低肿瘤发生率，增加体重，延长存活时间。冬虫夏草提取物能抑制多种肿瘤，延长艾氏腹水癌小鼠生存期。桑寄生等多种补肾药物有直接或间接抗癌作用。

补肾药能改善脑电图。温肾药促进神经细胞再生，冬虫夏草有一定镇静作用，肉桂能抑制神经中枢，淫羊藿可增强巴比妥对神经中枢的抑制作用，何首乌有兴奋神经、麻痹肌肉作用。

肉桂能缓解胃肠痉挛，何首乌可促进肠蠕动，黄精和枸杞子均能保护肝细胞。补骨脂能改善哮喘患者第一秒时间肺活量，对抗组织胺引起的豚鼠离体气管收缩。冬虫夏草有祛痰、调节气管舒缩作用。

八味丸能增加眼球弹性，减轻晶体混浊。补肾药普遍有强壮作用，增强动物耐低温、耐缺氧能力。

温肾药可改善皮质激素、去甲肾上腺、羟基脲各种阳虚动物的宏观指标，但对氢化可的松动物死亡率有时不降低反而升高。附子、肉桂降低肾上腺再生大鼠血压，升高各脑区脑啡肽。

滋阴药改善肾阴虚动物各客观指标，升高各脑区脑啡肽。温阳药则进一步恶化。

参考文献

1 王阶，熊兴江，刘巍.补肾法治疗高血压病 [J].中国中药杂志，2013，38，（9）：1278-1279.

2 滕秀香.首都国医名师柴松岩女性月经生理理论及"肾之四最"之学术思想 [J].中华中医药杂志（原中国医药学报），2014，29（11）：3397-3399.

3 马丽，黄世敬.补肾固本法抗抑郁机制研究进展 [J].辽宁中医杂志，2016，43（6）：1323-1326.

4 李炜弘，严石林，汤朝晖，等.肾阳虚证辨证诊断标准的专家评价 [J].辽宁中医杂志，2010，37（7）：1194-1196.

5 常学辉，杜萌萌.浅议"失眠从肾论治" [J].时珍国医国药，2014，25（2）：419.

（熊国良　彭立生）

第二章 肾脏生理功能及现代研究概况

第一节 中医之肾的生理功能

中医学认为，肾是人体极其重要的器官，为五脏之一。其功能主要表现在三个方面：一主藏精；二主水；三主纳气。肾在五行中属水，通于冬气，有"水脏"之称。《素问·上古天真论》曰："肾者主水，受五脏六腑之精而藏之。"肾主水，是指在肾的主持下，与肺、脾、膀胱、三焦等脏器协作完成人体水液代谢的任务。明代随着命门学说的兴起，肾在人体中的重要作用更是日益受到重视。张景岳提出，肾为水火之脏、寓真阴真阳，为五脏六腑阴阳的根本，"五脏之阴气非此不能滋，五脏之阳气非此不能发"。肾有"阴阳之本"之称，因此阐述肾的生理功能离不开肾的精气阴阳学说。李中梓又提出"肾为先天之本，脾为后天之本"，更强调肾为生命的关键所在。肾在体合骨，其华在发，在志为恐，在液为唾，开窍于耳及前后二阴。在此我们着重讨论肾的生理功能、肾的精气阴阳学说、肾与其他脏器的关系，尤其是在水液代谢方面的作用。

一、肾的主要生理功能

（一）肾主水

"肾主水"是指肾有主持和调节人体水液代谢的作用。"肾主水"之说源于《内经》。《素问·上古天真论》曰："肾者主水。"《素问·逆调论》曰："肾者水脏，主津液。"

机体水液代谢是一个复杂的生理过程，它在肺、脾、胃、肾、肠、膀胱、三焦等的综合作用下完成，其中肾起着主宰作用。肾主水的功能通过肾的气化作用而实现，具体表现在以下三个方面。其一，肾的气化功能是津液代谢的动力。《素问·水热穴论》曰："肾者牝脏也，地气上者属于肾，而生津液也。"肾位于下焦，接纳肺通调水道输送来的津液，将清者蒸腾于上，再输送到肺及全身，发挥其滋养濡润作用；浊者下输膀胱，化为尿液排出体外。其二，肾为肺脾气化之根。肾藏精，为元气化生之源。元气具有激发、促进各脏腑功能的作用。其中肺对津液的宣肃，脾对津液的传输，其动力皆源于肾。其三，肾是调节尿液排泄、维持机体津液代谢平衡的重要器官。正常情况下，机体津液排泄正常与否是决定津液代谢是否平衡、协调的关键因素。津液排泄有呼吸、汗液分泌、排尿三条途径，主要与肺、肾相关。《灵枢·五癃津液别》曰："天暑衣厚则腠理开，故汗出……天寒则腠理闭，气涩不行，水下流于膀胱，则为溺与气。"尿液排泄作为机体津液排泄的主要途径，它在维持津液代谢平衡中起着极其关键的作用。尿液生成与排泄均有赖肾的气化调控作用。人体排尿，一是排除机体必须清除的废浊之液，二是排除人体剩余水液，后者是肾调节、维持体内津液平衡的功能体现。当机体摄水量多或天冷无汗、少汗，体内剩余津液增加时，肾通过气化作用，将多余的水分输注膀胱，与废浊之液一道排出体外，此时尿多色淡；当机体摄水少或天暑多汗时，肾有效地控制津液排泄，故此时表现为尿少色浓。肾的这一作用不仅能维持体内津液的代谢平衡，而且在一定程度上能够有效缓解因汗、吐、泻等因素造成津液丧失过多所致的不良影响。由此，前人有"肾主津液""肾主开阖"之说。二阴，即前阴（外生殖器）和后阴（肛门）。前阴是排尿和生殖的器官，后阴是排泄粪便的通道。尿液的排泄虽在膀胱，但须依赖肾的气化才能完成。因此尿频、遗尿、尿失禁、尿少或尿闭，均与肾的气化功能失常有关。粪便的排泄，本是大肠的传化糟粕功能，但亦与肾的气化有关。如肾阴不足时，可致肠液枯涸而便秘；肾阳虚损时，则气化无权而致阳虚便秘或阳虚泄泻；肾的封藏失司时，则可见久泄滑脱。故说肾开窍于二阴。

病理情况下，肾中精气虚衰，气化功能失常，不仅可影响肺、脾、三焦等脏腑的气化功能，而且可直接导致肾对津液调控功能发生障碍或紊乱，表现为开阖失调。如既可出现尿少、尿闭、水肿，又可出现尿多、尿清长。故《素问·水热穴论》指出："肾者，胃之关也，关门不利，故聚水而从其类也。"

（二）肾藏精

肾藏精，主生长发育与生殖。肾藏精是指肾有摄纳、贮存精气的生理功能。《素问·六节藏象论》说："肾者主蛰，封藏之本，精之处也。"肾主闭藏的主要生理作用在于将精气藏之于肾，使肾中精气不断充盈，防止其无故流失，为精气在体内充分发挥正常的生理效应创造必要条件。"肾藏精"是中医藏象理论的重要组成部分，在临床实践中起着重要的指导作用，临床各科诸多疾病均可"从肾论治"。

精，是构成人体、维持人体生命活动的基本物质。《素问·金匮真言论》强调说："夫精者，身之本也。"精有广义、狭义之分。广义的精，泛指一切精微物质，机体气血津液以及水谷精微皆属"精"的范畴；狭义之精仅指生殖之精。生殖之精的一部分直接禀受于父母，与生俱来，属于"先天之精"。如《素问·上古天真论》所说："二八，肾气盛，天癸至，精气溢泻，阴阳和，故能有子。"即指机体自身形成的生殖之精。

藏于肾脏之精，叫作肾精。肾所藏的精气有先、后天之分。"先天之精"禀受于父母，是构成人体胚胎的原始物质。"后天之精"是出生后机体摄取的水谷精气及脏腑生理活动过程中所化生的精微物质。一方面，后天之精的化生有赖先天之精的支持；另一方面，先天之精也须依赖后天之精的培补。脏腑精气充盈，经脾之运化输布全身，其剩余部分通过肾气的作用与先天之精相结合，闭藏于肾。当机体发育到一定阶段，生殖机能成熟时，肾之精气又可化为生殖之精。生殖之精涵养化生命火，命门之火温养全身各脏腑组织，维持人体的生命活动，且为脏腑经络化生的原动力，正所谓"阳在外阴之使也，阴在内阳之守也"。可见，先、后天之精亦可相互资生、相互转化。

肾中精气的主要生理作用在于促进机体的生长、发育和具备生殖能力。《素问·上古天真论》记述了肾中精气由未盛到逐渐充盛，由充盛到逐渐衰少，继而耗竭的演变过程，曰："女子七岁，肾气盛，齿更发长。二七而天癸至，任脉通，太冲脉盛，月事以时下，故有子。三七，肾气平均，故真牙生而长极。四七，筋骨坚，发长极，身体盛壮。五七，阳明脉衰，面始焦，发始堕。六七，三阳脉衰于上，面皆焦，发始白。七七，任脉虚，太冲脉衰少，天癸竭，地道不通，故形坏而无子也。"认识到随着肾中精气的逐渐充盛，人体出现"齿更""发长"等生长发育的现象。当精气充盈到一定程度，又产生了一种名为"天癸"的精微物质（天癸，古人认为肾属水，癸在天干中也属水，所以叫作"天癸"。天癸是由肾精充盈衍生而来，而肾精的发育以至充盈是一个渐进的、由量到质的积累过程。可以认为"天癸"是古人提出的一个性生理概念，天癸是源于先天，藏之于肾，专门作用于生殖系统，促进性发育和维持性、生殖机能的一种精微物质）。可见人体生、长、壮、老、已过程与肾中精气盛衰有关。

（三）肾主纳气

肾主纳气是指肾有摄纳肺气，促进其吸清呼浊、防止呼吸表浅的作用。《素问·逆调论》指出："肾者……主卧与喘。"说明咳、喘等症与肾有关。肾主纳气源于《内经》，后世医家有诸多发展。《难经·四难》曰："呼出心与肺，吸入肝与肾。"这就是说，呼吸功能与心、肺、肝、肾均有关，而肾与气吸入有关。张仲景继承了这一学术思想，将补肾法用于呼吸异常的治疗。《金匮要略》指出："夫短气有微饮，当从小便去之，苓桂术甘汤主之；肾气丸亦主之。"南宋杨士瀛在前人的基础上，明确提出"肾主纳气"的理论。张景岳将其扩展到虚喘病论治，将肾不纳气病状特点概括为"劳动则甚而惟气促似喘"。李士材从《内经》肾"主卧与喘"引申出"肾主纳气"，"得静而卧，乃动而喘也"。林珮琴在《类证治裁·喘证》中进一步阐发道："肺为气之主，肾为气之根。肺主出气，肾主纳气，阴阳相交，呼吸乃和。若出纳升降失调，斯喘作矣。"肾主纳气的机理可从以下几方面来认识：①人体气机升降运动与自然界天地上下交感相应。肺为脏腑之华盖，人体之精气借肺之肃降，下纳于肾。肾为脏腑之基，肾之精气须上达于肺。②从肾与呼吸的关系来看，肾为元气之根，肾通过潜藏于内的原气对肺进行激发、推动和摄纳而参与呼吸过程，以保证肺能有效地呼浊吸清。明代孙一奎指出："呼吸者，根于原气，不可须臾也。"（《医旨绪余·原呼吸》）因此，肾所纳之气也包括"肺气"，而并非仅指通常所理解的"清气"。③从金水相生的关系来看，肾、肺为子母之脏，一主水，一主气，金水相生，水天一所，水气通调，百脉和调，呼吸乃得顺畅。

肾主纳气的病理称"肾不纳气"。肾不纳气临床多表现为咳嗽、呼多吸少、气短不续，兼肾虚见症，治疗当以补肾为主。现代研究证实，补肾治疗不仅可改善患者的呼吸功能和体内氧代谢，而且能增强体质，提高机体免疫力，减少发病；补肾能够维护气道稳定性，从而维护肺的通气功能，减轻哮喘的发作。

二、肾的精气阴阳

（一）肾精

肾精即"肾藏精"，"受五脏六腑之精而藏之"。肾精，是一身之精分布于肾的部分，由禀受于父母的先天之精，加之部分水谷之精的充养而生成。肾藏的部分先天之精在后天水谷之精的资助下合化为生殖之精，藏于肾而为胚胎生成之本，生命产生之原。故《素问·上古天真论》有"肾者主水，受五脏六腑之精而藏之，故五脏盛乃能泻"之论，《医宗必读》称肾为先天之本。肾精生髓充骨填脑，是促进和维持人体正常发育的物质基础之一。肾精不足时，其病理表现为两个方面：①发育障碍：小儿可见发育迟缓，出现"五迟"、"五软"、身材矮小、智力呆钝等症；成人则早衰，发脱齿落、记忆力减退。②生殖障碍：男子表现为精少不育，女子表现为不孕、月经失调等。治疗宜用填精补髓之品，如河车大造丸等。

（二）肾气

肾气与元气、真气的内涵类同，在人体生命活动中起着极为重要的作用。肾气是肾精所化之气，是肾的生理功能活动的物质基础。"肾气"一词，在《内经》中多次出现。《素问·上古天真论》描述了肾气由盛、实到平均、衰老的自然变化过程以及这一过程所引起的人体生、长、壮、老、已的生命现象，因此肾气可被视作维持生命活动的基本动力。其生理作用可概括为：推动胎儿形成发育、纳气助肺呼吸、充耳助听觉以及气化水液形成小便并控制二阴开阖等。病理上，肾气虚可出现肾失闭藏、失固摄、不化水、不纳气等表现，如遗精、滑泄、大便滑脱、小便清长或遗尿或不利、动辄气喘等。治疗当于补肾之中，加以收敛固涩之品。

（三）肾阴

宋代医家钱乙创制六味地黄丸以治肾虚，启滋补肾阴之源头。然肾阴概念的真正确立则是在明代。随着明代命门学说的形成与发展，人们逐渐认识到肾内藏阴阳，肾阴、肾阳为一身阴阳之本。《医贯·血症论》指出："人得以生者，是立命之门，谓之元神，无形之火，谓之元气，无形之水，谓之元精，寄于两肾中间，故曰五脏之中，惟肾为真，此真火真水、真阴真阳之说也。"《医贯·水火论》进而提出"肾阴"之名，曰："六味丸……又治肾阴虚弱，津液不降，收浊为痰，或致咳嗽。"张景岳立左归丸，以治真阴真水不足，并指出"五脏之阴气非此不能滋"（《景岳全书·传忠录·命门余义》），强调了肾阴的重要作用。

肾阴，又称元阴、真阴，是人体阴液之本，对各脏腑组织器官起着滋养、濡润作用。此外，肾阴能够制约肾中阳气，防止其过亢妄动。肾阴不足则有两方面的病理表现：一为滋润不足，症见眩晕耳鸣、视力减退、形体消瘦、咽干舌燥；二为阴不制阳，虚热内扰，症见五心烦热、潮热颧红、盗汗不寐、梦遗等。其治疗，虚热不甚者可滋补肾阴为主，可用左归丸、六味地黄丸等品；虚火较为明显者，当以滋阴降火为大法，当以知柏地黄丸、大补阴丸治之。

（四）肾阳

明代命门学说的形成为肾阳概念的确立创造了必要条件。赵献可提出："人身五行之外，另有一无形之火、无形之水，寄于两肾中间，故曰五脏之中，惟肾为真。"（《医贯·血症论》）张介宾也提出了无形水火的概念，并在八味地黄丸基础上创立右归丸，在补阴精的基础上伍以补阳药以期阳中求阴。稍晚的李中梓、喻嘉言等则不提命门之水火，而直以"肾中之火""肾中真阳"名之。

肾阳又称真阳、元阳，是人体阳气的根本，所谓"五脏之阴气，非此不能滋；五脏之阳气，非此不发"。肾阳具有温机体，促进气化以及制约肾阴等作用。其病理方面表现为温煦失职，症见神疲倦怠、畏寒肢冷、腰膝冷痛、阳痿、宫寒等；另一方面表现为气化无权，水液代谢失常，出现尿少、水肿等症。治疗以温补肾阳为基本法则，若有水停之患，当利尿行水以兼顾其标。

（五）肾中精气阴阳的关系

肾的精气阴阳为肾中不同种类的精微物质，仔细推敲肾的生理功能及其病症表现，可以看出肾中精气阴阳具有各自独立的生理特性及其不同的病理表现，然而四者又彼此相关，难以截然分开。肾精、肾气为人体生命活动最基本的物质，两者形态不同，精散而为气，气聚而为精，此即"精气相生"，故常"精气"并称。肾阴、肾阳是肾中具有不同功能状态的两种成分。肾阴、肾阳相对而言，前者对全身脏腑组织器官起滋润、濡养作用，后者起激发、温煦和推动作用。两者相互制约、相互协调，共同维持人体阴阳的相对平衡。从阴阳属性而论，肾精、肾阴同属于阴；肾气、肾阳同归于阳，由于属性相同的物质具有协同作用，所以肾阴与肾精有相似处而易被混淆，肾阳、肾气也常被相提并论。

目前，关于肾中精气阴阳学说观点很多，归纳起来，大致有以下几点：①阴是物质、阳是功能。认为肾精即肾阴，是肾的物质；肾气即肾阳，是肾的功能。②肾精为物质，肾阴、肾阳是肾精的两类功能表现，肾气是肾阴、肾阳在体内维持平衡的状态。③肾精、肾气、肾阴、肾阳均作为共存于肾的精微物质，各有其特殊功能。④肾精、肾气为物质基础，肾阴、肾阳为肾中精气功能活动的两类表现。

分析以上分歧的原因，主要是将肾中物质的属性阴阳与肾中物质本体阴阳混淆为一谈。按事物的阴阳属性对肾精、肾气、肾阴、肾阳进行归类，则肾阴、肾精属阴，而肾阳、肾气属阳，故肾阴、肾精可统称"肾中阴精"，肾阳、肾气可统称"肾中阳气"，但决不能以"阳"代气，以"阴"代精。从病理角度而言，肾精亏和肾气虚均可无明显的阴阳失调，故治疗当以补益肾中精气为大法。肾阴虚、肾阳虚则在肾中精气亏虚的基础上，又有阴阳不足的表现，故其治疗在补精益气的同时应注意"益火之源以消阴翳，壮水之主以制阳光"。也有仅表现为单纯肾阴虚、肾阳虚者，治疗时只需滋肾阴或温肾阳，而不必涉及精气。

三、肾与他脏的关系

（一）心与肾

心肾相交是中医学中解释心肾之间生理关系的一个重要概念，交通心肾是临床治疗的一种重要方法。心在五行属火，位居于上而属阳；肾在五行属水，位居于下而属于阴。从阴阳、水火的升降理论来说，位于下者，以上升为顺；位于上者，以下降为和，心火必须下降于肾，肾水必须上济于心，这样，心肾之间的生理功能才能协调，称为"心肾相交"，也即"水火既济"。反之，若心火不能下降于肾而独亢，肾水不能上济于心而凝聚，那么，心肾之间的生理功能就会失去协调，而出现一系列的病理表现，即称为"心肾不交"，也就是"水火失济"。例如：在临床上出现的以失眠为主症的心悸、怔忡、心烦、腰膝酸软，或见男子梦遗、女子梦交等症，多属"心肾不交"。由于心肾阴阳之间亦有密切的关系，在心或肾的病变时，亦能相互影响。例如：肾的阳虚水泛，能上凌于心，而见水肿、惊悸等"水气凌心"之证候；心的阴虚，亦能下及肾阴，而致阴虚火旺之证。心肾相交需要其他脏腑的协调配合，如肺主宣发肃降，肝主条达升散，脾主运化主升，胃主降下，胆和大肠主降，小肠以升为主，三焦和膀胱以降为主。其中心肾气机的升降尤与脾胃的枢纽作用密切相关。正如朱丹溪《格致余论》所说，脾主运化，"能使心肺之阳降，肝肾之阴升，而成天地交泰"。

（二）肺与肾

肺与肾的关系，主要表现于水液的代谢和呼吸运动两个方面。肾主水脏，肺为"水之上源"，肺的宣发肃降和通调水道，有赖于肾的蒸腾气化。反之肾的主水功能，亦有赖于肺的宣发肃降和通调水道。因此，肺失宣肃，通调水道失职，必累及肾，而至尿少，甚则水肿；肾的气化失司，关门不利，则水泛为肿，甚则上为喘促，咳逆倚息而不得平卧。即如《素问·水热穴论》所说："其本在肾，其末在肺，皆积水也。"肺主呼气，肾主纳气，肺的呼吸功能需要肾的纳气作用来协助。肾气充盛，吸入之气方能经肺之肃降而下纳于肾，故有"肺为气之主，肾为气之根"之说。若肾的精气不足，摄纳无权，气浮于上；或肺气久虚，久病及肾，均可导致肾不纳气，出现动则气喘等症。

此外，肺与肾之间的阴液也是相互资生的，肾阴为一身阴液之根本，所以肺阴虚可损及肾阴；反之，肾阴虚亦不能上滋肺阴。故肺肾阴虚常同时并见，而出现两颧嫩红、骨蒸潮热、盗汗、干咳音哑、腰膝酸软等症。

（三）脾与肾

脾为后天之本，肾为先天之本。脾之健运，化生精微，须借助于肾阳的温煦，故有"脾阳根于肾阳"之说。肾中精气亦有赖于水谷精微的培育和充养，才能不断充盈和成熟，它们相互资助，相互促进。肾主水，脾主运化水湿，在病理上亦常相互影响，互为因果。如肾阳不足，不能温煦脾阳，则可见腹部冷痛，下利清谷，或五更泄泻，水肿等症。若脾阳久虚，进而可损及肾阳，而成脾肾阳虚之病证。

（四）肾与膀胱

肾与膀胱通过经脉互为络属，构成表里关系。膀胱的贮尿和排尿功能，依赖于肾的气化。肾气充足，则固摄有权，膀胱开阖有度，从而维持水液的正常代谢。若肾气不足，气化失常，固摄无权，则膀胱之开阖失度，即可出现小便不利或失禁，或遗尿、尿频等病症。例如，老年人常见的小便失禁、多尿等，即多为肾气衰弱所致。

（五）肝与肾

肝、肾之间关系极为密切，有"肝肾同源"之说。"肝肾同源"源于《内经》。《素问·五运行大论》说："北方生寒，寒生水，水生咸，咸生肾，肾生骨髓，髓生肝。"用五行理论作为肝、肾两脏的桥梁将二者联系起来。"肝肾同源"是指肝、肾两脏虽然在结构、功能上有差异，但却在中医生理中有相同的起源和密切的联系。肝藏血，肾藏精，藏血与藏精之间的关系，实际上即是精和血之间存在着相互滋生和相互转化的关系。血的化生，有赖于肾中精气的气化；肾中精气的充盛，亦有赖于血液的滋养。所以说精能生血，血能化精，称之为"精血同源"。在病理上，精与血的病变亦常相互影响，如肾精亏损，可导致肝血不足；反之，肝血不足，也可引起肾精亏损。另外肝、肾阴阳之间的关系极为密切，息息相通，相互制约，协调平衡。病理上也常相互影响。如肾阴不足可引起肝阴不足，阴不制阳而导致肝阳上亢，称之为"水不涵木"；如肝阴不足，亦可导致肾阴的亏虚，而致相火上亢。反之，肝火太盛也可下劫肾阴，形成肾阴不足的病理变化。

参考文献

1 印会河.中医基础理论［M］.北京：人民卫生出版社，2006：1.

2 吴敦序.中医基础理论［M］.上海：上海科技出版社，1995：6.

3 王新华.中医基础理论［M］.北京：人民卫生出版社，2005：7.

4 沈庆法.中医临床肾脏病学［M］.上海：上海中医药大学出版社，2007：12.

5 黄泰康.中医肾病学［M］.北京：中国医药科技出版社，2002：3.

6 叶海丰，莫芳芳，张国霞."肾主水"理论及临床研究进展［J］.时珍国医国药，2010，21（7）：1842-1843.

7 王剑，郑洪新，杨芳."肾藏精"藏象理论探析綦［J］.中国中医基础医学杂志，2011，17（2）：119-121.

8 吕爱平.论肾精"司外主里"之双重生理功效［J］.辽宁中医杂志，2011，38（2）：198-199.

9 李瀚."肾藏精"的科学内涵［J］.中医杂志，2009，50（12）：1061-1064.

10 杨婉，王兆林，王盖昊，等."肝肾同源"理论在慢性乙型病毒性肝炎发病机制中的应用分析［J］.中国中医基础医学杂志，2016，22（11）：1499-1500.

11 杜金行，李春岩，贺琳.试论心肾相交、水火既济［J］.中华中医药杂志，2007，22（2）：77-80.

12 孙广仁.脏腑精气阴阳的概念及其逻辑关系［J］.中华中医药学刊，2008，26（10）：2099-2101.

13 谭朝坚，李里，张泓．从经络学基础考辨肾主封藏的生理特性［J］．中医药导报，2008，14（5）：15-16.

（陶加平）

第二节　西医肾脏的生理功能

一、肾脏结构

泌尿系统由肾脏、输尿管、膀胱和尿道组成，肾脏是泌尿系统中最重要的脏器。肾脏为实质性脏器，外形似蚕豆，位于腹膜后脊柱两侧，左右各一。左肾上极平第十一胸椎，下极平第二腰椎，右肾比左肾低半个至一个椎体，女性低于男性，儿童低于成人，新生儿位置更低。肾脏的体积各人有所不同，长 10～12cm，宽 5～6cm，厚 3～4cm；重量为 120～150g；两肾的形态、大小、重量大致相同，女性肾脏体积和重量均略小于同龄男性。40 岁以后，肾脏的重量开始逐渐减轻，体积缩小，到 70～80 岁时，肾脏的重量下降20%～30%，总体积也下降 20% 左右。肾脏分为上下端、内外侧缘和前、后面。上端宽而薄，下端窄而厚；前面较凸，后面较平；外侧缘隆起，内侧缘中间凹陷，称为肾门，是肾脏血管、输尿管、神经和淋巴管出入的部位，这些出入肾门的结构合称为肾蒂。肾蒂主要结构排列顺序由前向后依次为肾静脉、肾动脉和输尿管；从上向下依次为肾动脉、肾静脉和输尿管。肾门向内延续为一较大的腔，称为肾窦，该腔隙为肾动脉及肾静脉分支、肾小盏、肾大盏、肾盂和脂肪组织所填充。

肾脏表面有三层被膜包绕，从外到内分别是肾筋膜、脂肪囊和肾纤维膜。肾筋膜与膈下筋膜相连，故肾脏可随呼吸而上下稍移动，肾筋膜、肾血管、邻近器官、腹内压、腹膜等对肾脏起固定作用，如这些固定因素不健全，可导致游走肾或下垂肾。肾实质分为肾皮质和肾髓质两部分。其外层为肾皮质，占肾实质的 1/3，主要由血管及肾小球构成，颜色较肾髓质深，为红褐色。深层为肾髓质，占肾实质的 2/3，血管较少，主要由肾小管结构组成。每个肾脏有一百多万个肾单位，肾单位包括肾小体和肾小管两部分，是肾脏的结构与功能的基本单位。肾小体由肾小球和肾小囊组成；肾小管可分三部分，由近端小管、细段（髓祥）、远端小管构成。集合管上端由连接小管连于远端小管，亦分为三段：弓形集合管、直集合管、乳头管。下端由乳头管开口于肾小盏。由数个肾小盏组成 1 个肾大盏，数个肾大盏集合成肾盂，肾盂在肾门附近逐渐变小，出肾门移行于输尿管。输尿管起于肾盂，终于膀胱，是一对细长的 20～30cm 的管道，有三个狭窄部位，分别位于肾盂和输尿管移行处、越过小骨盆入口处和膀胱的壁内部。尿道起始于膀胱的尿道口内，男性尿道较长，全长 16～22cm，管径为 0.5 ～ 0.7cm，分为壁内部、前列腺部、腹部和海绵体部；女性尿道短而直，易于扩张，长 3 ～ 5cm，直径约为 0.6cm。

肾上腺位于两肾的上方，二者虽共为肾筋膜包绕，但其间被疏松的结缔组织分隔。故肾上腺位于肾纤维膜之外，肾下垂时，肾上腺可不随肾下降。左肾前上部与胃底后面毗邻，中部与胰尾和脾血管接触，下部邻接空肠和结肠左曲。右肾前上部与肝毗邻，下部与结肠右曲相接触，内侧缘与十二指肠降部相邻。两肾后面的上 1/3 与膈相邻，下部自内侧向外侧分别与腰大肌、腰方肌及腹横肌相毗邻。肾脏解剖结构的特点决定了它的生理功能，熟悉肾脏的解剖结构和生理功能对了解各种肾病的发病机制、临床表现及诊断和治疗均有重大意义。

二、肾脏的血液循环

肾脏血流量与肾功能有着十分密切的关系。在成年人，双肾重量约占体重的 0.4%，在安静状态下，每分钟有 1000 ～ 1200mL 血液流经肾脏，相当于心输出量的 1/4。随着年龄的增长，肾脏血浆流量（RPF）开始减少，40 岁以后 RPF 约每 10 年下降 10%，至 90 岁时仅有青年人的一半，以每克组织计算，肾脏是全身血流量最多的器官，高于心脏、肺脏、脑组织等器官的血供量。肾脏血液供应很丰富，其大部分都分布在含有肾小球的肾皮质内，皮质外层约占肾总血流量的 80%；皮质内层和髓质外层约占肾总血流量的 15%；髓质内层和乳头部血流量最少，仅占肾总血流量的 5%，其中又以乳头部最少，约占肾总血流量的 2%，所以乳头部最容易发生缺血、坏死。另外，皮质和髓质的血流速度也不一样，皮质血流速度快，髓质血流速度慢，血液通过皮质需 2.5 秒，通过髓质则需 27.7 秒。

肾脏是血流量最多的组织，但肾循环中动脉、静脉血液的氧含量差很小，肾脏的氧需要量是由肾血流量决定，而不是氧需要量决定血流量。肾血流量大，肾小球滤过多，钠的重吸收也多，肾脏的耗氧量也大。肾血流量及其分布特点对于代谢产物的排泄，机体电解质的调节，酸碱平衡和渗透压的相对稳定有重要意义。

三、肾小球的滤过及其调节

肾由肾单位、近血管球复合体以及肾间质、血管、神经等组成。肾单位是制造尿液的场所，每肾各有肾单位约 100 万个，每个肾单位由肾小体及肾小管组成。肾小体由肾小球和肾小囊构成，通过过滤作用形成原尿。肾小体中央是肾小球，肾小球外面由肾小囊包绕，入球小动脉经反复分支形成毛细血管球，再汇集成出球小动脉。其一端是小动脉出入处称为血管极，另一端与其相对，和近端小管相连称为尿极。肾小囊是包绕在肾小球外的双层囊，内侧为脏层，外侧为壁层，中间的腔隙称为囊腔。肾小球是由内皮、上皮、系膜细胞等构成的一个特殊微血管结构，两端和入球、出球小动脉相连。肾小球的滤过膜由含有窗孔的毛细血管内皮细胞、非细胞性的基膜层和肾小囊的上皮细胞及其足突等三层结构组成，具有高度的通透性。肾小球滤过膜的滤过屏障由机械屏障和电荷屏障所组成，其机械屏障与滤过膜上的孔径大小及构型有关，而电荷屏障是由滤过膜所带的负电荷颗粒对带负电荷的蛋白分子及其他物质的阻拦作用所形成。可以认为肾小球滤过膜是分子大小和分子电荷的选择性过滤器。因此，血浆中除大分子物质外，几乎所有小分子物质均可自由通过。血液流经肾小球时，血浆经肾小球滤过膜滤出，形成肾小球滤液，这就是原尿。滤液中除不含血浆蛋白外，其余成分与血浆相似，这是一种超滤过程，所以肾小球滤液又称为超滤液。肾小球是个强大的滤过单位，每天形成的滤液总量高达180L。正常成人每分钟流经肾脏的血液量为1200～1400mL，其中血浆量为600～800mL/min，有20%的血浆经肾小球滤过，产生的滤过液为120～160mL/min。在单位时间内肾小球滤液的形成量称为肾小球滤过率；肾小球滤过率和肾血浆流量的比值称为滤过分数，这两个数值可作为衡量肾功能的重要指标。

（一）影响与决定肾小球滤过的因素

1. 肾小球超滤的决定因素

血浆在肾小球毛细血管膜超滤而成为滤液的过程与在其他毛细血管处一样，主要由跨毛细血管膜的静水压差（ΔP）和胶渗压梯度（$\Delta \pi$）的共同作用所决定。任何部位的肾小球毛细血管的超滤力，相当于该部的净超滤压（PuF）大小，即由（$\Delta P - \Delta \pi$）而定。此外，毛细血管的通透情况或超滤系数（Kf）也是决定滤过的重要因素。后者又由两个因素所决定，一是毛细血管有效静水通透性（K值），二是可供超滤的表面积（S），Kf=K·S。而单个肾小球滤过率（SNGFR）=Kf·PuF。

肾血浆流量（Q_A）、跨毛细血管净水压、肾小球超滤系数、胶体渗透压，这四种因素的改变很大程度受到肾小球入球和出球小动脉阻力（Ra、Re）的影响。Ra降低或升高，不仅可使Q_A上升或下降，同时使系统的动脉血压传入到肾小囊内的程度发生变化，使ΔP值发生一定程度改变。Re改变对于ΔP影响也较明显，在Re增高时，如果Q_A和kf值不变，单个肾小球滤过率可因ΔP的增高而增加，此时单个肾单位滤过分数（SNFF）值上升。但是通常情况下，Ra和Re常常同时变化，不过变化程度不一定一致，因此SNGFR和SNFF的改变不一定是同方向的。例如当Ra、Re同时增加，而Re增加的程度又较Ra值下降，同时SNGFR下降，但由于Re增加程度较大，相对SNFF值却上升。目前已知许多神经、体液因子可以对Ra、Re起作用，而且作用程度及部位不同，同时这些因素中，许多又直接或间接地对Kf值产生影响。由于这些原因，许多病理生理过程发生肾小球滤过情况的改变，是通过对Ra、Re以及Kf等影响的综合结果而致。

2. 激素及各种血管活性物质对肾小球滤过率的影响

许多激素和血管活性物质可以影响肾小球滤过状态。它们可能是从肾外产生，通过血液循环到达肾脏，并作用于肾脏血管，例如血管紧张素Ⅱ（ANGⅡ）、抗利尿激素（ADH）、心钠素（ANP）、缓激肽等；也可由肾脏直接合成，以后对肾小球前或肾小球后小动脉发生作用，例如ANG、内皮素、缓激肽等。在这些激素或血管活性物质中，许多还可以直接作用于肾小球内系膜细胞，通过影响kf值而改变滤过率。上述这些激素或血管活性物质释放，往往和体液平衡情况密切相关，因此，通过它们对肾脏的作用改变了肾小球的滤过。此外，它们中许多还能影响肾小管对水、盐的重吸收。这些激素及血管活性物质通过对肾小球及肾小管的综合作用，从而对体液平衡状况进行调节。

（二）肾小球滤过作用的调节

1. 肾小球滤过的自我调节

肾小球滤过作用受到许多因素调节，如神经、体液等因子，在机体液体平衡发生改变时，都可以反射性被激活或抑制，从而尽量使肾小球的滤过达到相对恒定，如此肾脏仍可以代偿性地使体液平衡获得维持。除上述机制外，实验发现肾脏在离体灌注情况下，即使动脉血压波动于相当范围内，肾血流量和肾小球滤过率仍可维持相对稳定。这种在去神经及全身体液因子相对隔离情况下仍能保持相对稳定的肾血流量和肾小球滤过率，称之为肾小球滤过率的自我调节。造成肾小球滤过的这种自我调节作用的机制目前尚不清楚，主要有下列学说：①肌原性学说：认为肾血管平滑肌存在有压力感受器，可以感受到各方面压力的改变，随着压力的改变，平滑肌可比例性改变其张力，从而使阻力相应改变，肾血流量仍相对活动恒定。由于这种压力感受器在血管内，故离体肾灌注时仍可保持自我调节。②血管活性因子学说：认为压力改变可以反馈性导致某些血管活性物质的释放。既往曾有人认为这些活性物质主要是肾素－血管紧张素系统，或前列腺系统，但是实际上使用药物阻断该两系统作用后，上述自我调节仍存在。另外，还有代谢性学说与机械学说。

2. 肾小管、肾小球反馈（TGF）

肾小管、肾小球反馈是指肾小球的滤过可根据肾小管内滤过液的情况（包括流速、成分等）而相应调节的现象，既改变到达远端肾小管的液体情况，又可以反馈性地影响肾小球的滤过率。近年来，有人用声视记录系统分别直接记录出、入球小动脉血流量，证实 TGF 主要通过对出、入球小动脉，特别是对入球小动脉的影响使 Q_A 下降而完成。另外，肾小管内液成分 Cl^- 是激起本反馈作用的关键，凡是可能阻断 Cl^- 转运的利尿剂均可以抑制 TGF。此机制不仅使肾小球的滤过与肾小管对滤液的重吸收可以相互协调，使肾脏更有效地维持内环境的稳定，同时，它对肾单位滤过率也起着决定作用。

另外，近年来有关致密斑对 TGF 讯号的感受的研究揭示：致密斑上离子的转运与髓袢上升支厚段的转运相当近似。在管腔侧，该袢细段也存在 $3Na^+-6Cl^--3K^+$ 协同转运系统，而在基底侧也可有毒毛花苷所阻断的 Na^+-K^+ATP 酶，后者由 ATP 供能所转运。在该泵驱动下，细胞内 Na^+ 浓度下降造成细胞内、外 Na^+ 梯度，使 $3Na^+-6Cl^--3K^+$ 协同进入细胞内。另外，在管腔侧跨膜电位差为 +67mV，而基底侧为 -56mV，这种电位梯度不但能驱使 Na^+ 通过上述协同转运方式转入到细胞内，而且能通过细胞旁路进入到血管侧。管腔侧膜对 K^+ 通透性很高，转运入胞内的 K^+ 又可透出到管腔内；而基底侧则对 Cl^- 通透性高，而且又有 K^+-Cl^- 协同转运系统，Cl^- 一方面通过转运系统转运出，另一方面被动直接从细胞内透出。现代肾脏生理研究也已证实：致密斑与出、入球小动脉及球外系膜细胞间隙体积相当小，凡经过上述机制转运出的 Na^+、Cl^-，可在该部或因压力的改变，或因离子浓度的改变而激发 TGF。过多肾小球滤过液或过高 NaCl 浓度到达致密斑，也可以诱发该转运系统，从而激发 TGF。

全身情况特别是体液容量情况改变时，可以明显影响 TGF 的敏感性。这些影响不仅在生理情况时有重要意义，例如慢性摄盐过多所造成的血容量过多，可以因为抑制 TGF 的敏感性，使 SNGFR 相对增高，从而过多的水钠可以排出。在引起 TGF 敏感性过高的情况时，如果再合并影响肾血流等因素，有可能使 SNGFR 明显下降，从而甚或可诱发急性肾功能衰竭。

（三）肾小球对大分子溶质的滤过

肾小球超滤过程，主要将血浆中较小物质滤过，而对大分子物质，特别是对分子较大的一些蛋白质基本不能滤过。肾小球毛细血管对不同大小分子物质的滤过具有不同滤过率的特点，称为选择性滤过作用。

肾小球毛细血管对大分子物质的滤过屏障有孔径屏障和电荷屏障两种。

肾小球血流动力学对大分子滤过产生影响，如选择性改变 Q_A、ΔP、C_A 及 kf 等。Q_A 增加时，净溶质清除率增加，但由于血流量率的增加较溶质流量率的增加为高，故大分子物质廓清与菊糖廓清的比值 CM/Cin 反而下降；Q_A 下降时正好相反。选择性地将 ΔP 下降到正常值即 35mmHg 以下，CM/Cin 值增加，但当 ΔP 值上升超过正常值时，由于溶质在管腔内外弥散交换增加与滤液流速增高相平行，从而对滤过分数影响相互抵消。C_A 与 ΔP 对 SNGFR 的影响正好相反，因此 C_A 对 Q_A 值的影响，正好与 ΔP 对 CM/Cin 影响相反。kf 改变对滤过分数影响呈同向性。

大分子溶质的构型和变形能力对滤过也有一定的影响。辣根过氧化酶的等电点与血浆非常相似，因此在血中带电为中性，其分子体积与 28nm 的中性葡聚糖相类似，但在同一组动物实验中，二者清除分数之比却为 1:8。这是因为辣根过氧化酶为蛋白质，在体内呈球形，因此经过滤孔时，只要半径较滤孔大即不能通过，而中性葡聚糖则为长椭圆形，虽然其分子大小与辣根过氧化酶相同，但当其较小半径部分经过滤孔时都可能通过。由此说明分子构形不同，可以影响大分子溶质的清除。另外，分子变形能力情况也有影响，例如硫酸盐葡聚糖与中性葡聚糖的清除分数不同，一方面由于其带不同电荷，另一方面还由于后者在生理溶液中呈松散的长椭圆形，因此具有较大变形能力，而前者三维结构甚为稳定，变形能力相对差，不易通过。

四、肾小管与集合管的转运

肾小球的滤过液称为原尿，经肾小球滤入肾小球囊腔之后，在肾单位两端滤压差的作用下经各段肾小管流向集合管，进入肾小管的原尿称为小管液。每天经过肾小球形成的原尿量可达 180L，最终形成尿液排出的量为 1.5L 左右，而且其所含的各种溶质浓度与原尿亦有很大差异，这一过程除了肾小球的滤过作用外，主要是通过肾小管与集合管的重吸收和分泌与排泄从而完成水和代谢产物的排泄，维持机体水、电解质和酸碱的平衡。

肾单位的近端小管、髓袢、远端小管、连接管和集合管的总长度为 5～6cm，各部位管壁的上皮细胞形态有差别，功能也不完全一样。其重吸收的方式有被动重吸收和主动重吸收两种。被动重吸收是指小管液中的水和溶质，依靠物理和化学机制通过其上皮细胞而进入细胞外组织间液的过程，渗透压之差与电化学差（浓度差和电位差）是水和溶质被动重吸收的动力。主动重吸收是指其上皮细胞逆电化学差将溶质主动转运到小管外组织间液的过程。被动重吸收不需要消耗能量，而主动重吸收则需要消耗能量。分泌和排泄是其上皮细胞通过新陈代谢将其所产生的物质分泌到小管液中或将血液中某些物质直接排入小管液中的过程，均是通过肾小管细胞进行的。

（一）肾脏对 Na^+、Cl^- 代谢的调节

Na^+ 是细胞外液中的主要阳离子，与水的代谢有密切关系，尤其是对细胞外液量的多少起关键性作用。机体需要通过维持一定量的细胞外液容量来保证有效循环血容量，从而保证各组织、器官的灌注。肾脏每日滤过的 NaCl，其总量可达 25000mmol 左右，相当于全身可交换 Na^+ 量的 10 倍。但是，肾脏可以根据机体钠平衡的情况进行精确而灵敏的调节。Na^+ 主要随尿液排出，其次是由汗腺，粪便中则极少。因此，当体内 Na^+ 的含量过高时，尿中排泄量增多；过少时，则尿中排泄量减少。肾脏可通过改变肾小球的滤过率而改变 Na^+ 的滤过量，但主要是依靠调节肾小管对 Na^+ 的重吸收而达到新的平衡。肾小球滤液中所含的 Na^+ 几乎全部被肾小管和集合管重吸收，各端肾小管对 Na^+ 的重吸收率各不相同，经历过多次调整且吸收特点亦不尽相同。

1. 近端肾小管对 NaCl 的转运

近端肾小管指紧接肾小囊下端的小管。在哺乳类动物分弯曲部或 S_1 段，直部，包括与弯曲部直接相连的 S_2 段，以及直接与髓袢相连并占据髓质一部分的 S_3 段。这些段小管管腔侧上皮折叠成多层，成为绒毛，从而使吸收面积大大增加。其中以 S_1 段最明显，S_2、S_3 段渐减少，到 S_3 仅为 S_1 的 25%。上述细胞间的间隙阻力很小，因此比较有利于离子的通过。另外，该段细胞膜对水通透性很强。正由于上述特点，经肾小球滤过的液体虽然为量甚巨，但大量（60% ～ 80%）可在该段被重吸收。

Na^+ 在近端肾小管的重吸收基本上可以分为两种时相。其中第一时相是跨上皮细胞重吸收，主要在近端小管的 S_1 段，以及 S_2 段的起始部。第二时相除跨上皮细胞重吸收外，还有经细胞旁路重吸收。后者主要在 S_2 段及 S_3 段。

（1）细胞与管腔间存在 Na^+ 浓度差及电位差

近端小管内的 Na^+ 浓度远低于肾小管腔内浓度；另外，细胞内与管腔有一电位差，其中细胞内与管腔相比，相差约为 +70mV。上述浓度（即化学）与电位的差别，均有利于 Na^+ 从管腔中顺化学及电位梯度差运到细胞内。

（2）Na^+ 与葡萄糖、氨基酸，以及其他有机酸的协同转运

Na^+ 在转运入近端肾小管细胞内的过程中，实际上是和许多其他物质相互耦合在一起，在近曲小管的刷状缘的膜上有许多特殊载体蛋白，Na^+ 和许多物质可以特异地通过与这些载体蛋白相互结合，以后通过 Na^+ 转运到细胞内的驱动力，协同地将葡萄糖、氨基酸、有机酸

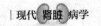

等转运到细胞内。

（3）Na$^+$、H$^+$逆向转运

Na$^+$、H$^+$逆向转运，为近端肾小管极重要的一种转运，其结果是使 Na$^+$ 进入细胞内，H$^+$ 转运到管腔外。近年来已在滤泡中分离出这对逆向转运的蛋白质，并对其空间构型、受体蛋白及 DNA 序列进行了大量研究，并有重要发现。Na$^+$、H$^+$ 逆向转运的结果，促使 HCO$_3^-$ 重吸收，为维持机体酸碱平衡主要机制之一，同时还和细胞分裂等有密切关系。

（4）Cl$^-$在近端肾小管重吸收

大多数人认为，部分 Cl$^-$ 与 Na$^+$ 共同转运而吸收，另一部分与 H$^+$ 以 HCl 形式，或以 Cl$^-$–HCO$_3^-$ 逆转运而重吸收。

2. Na$^+$、Cl$^-$ 在髓袢重吸收

髓袢分下降支及上升支，上升支又分薄段及粗段。髓袢下降支对 Na$^+$、Cl$^-$ 通透性极低，因此只有 H$_2$O 在该处重吸收，而 Na$^+$、Cl$^-$ 基本上不吸收，因此肾小球滤过液中的 NaCl 浓度在髓袢返折部位达到最高；长袢肾单位髓袢上升支薄段对于 Na$^+$、Cl$^-$ 有极高通透性，但该段细胞 Na$^+$–K$^+$–ATP 酶的活力也极低，因此 Na$^+$、Cl$^-$ 仅能被动地析出到间质。而上升支厚段则含有极丰富的 Na$^+$–K$^+$–ATP，可以大量将小管中 Na$^+$、Cl$^-$ 转运出。近年来对其转运情况有了新发现，在管腔侧有一特殊转运蛋白，在转运过程中可将 3Na$^+$–6Cl$^-$–3K$^+$ 共同转运到胞内，其能量来源于基底侧部的 Na$^+$ 泵，造成胞内和管腔内 Na$^+$ 浓度的梯度差而完成。髓袢总吸收占肾小球滤过 Na$^+$ 总量的 30%。

3. Na$^+$、Cl$^-$ 在远端肾小管重吸收

远端肾小管以微穿刺可穿刺到的部位分为分布于皮质浅部的弯曲部分的远端曲管和连接它们到集合管的连接小管两部分。这些肾小管均含丰富的 Na$^+$–K$^+$–ATP 酶，依靠基底侧的 Na$^+$ 泵所造成的化学梯度，使 Na$^+$ 从管腔经通道进入细胞内。另外，跨膜管腔相对负电位，使 Cl$^-$ 从细胞旁路进入细胞内。阿米洛利可以抑制该处 Na$^+$ 的重吸收。呋塞米并不影响该段的 Na$^+$、Cl$^-$ 的重吸收。噻嗪类则可以抑制连接小管中大约 25% NaCl 的重吸收，因此认为该段小管有一 Na$^+$、Cl$^-$ 协同转运系统。

4. 集合管对 NaCl 的重吸收

集合管由皮质部集合管（CCD）、外髓部集合管（OMCD）以及内髓部集合管（IMCD）三大部分组成。集合管为控制 Na$^+$ 排泄的最后节段，在调节 Na$^+$ 重吸收的同时，又与 K$^+$ 排泄、H$^+$ 的分泌等有密切关系。CCD 的管腔侧有 Na$^+$ 通道，基底侧有 Na$^+$ 泵可将进入细胞内的 Na$^+$ 泵出。该处 Na$^+$ 泵的特点为每泵出 3Na$^+$，同时转入细胞 2K$^+$。由于无论管腔侧或基底侧膜对 K$^+$ 通透性均很高，因此进入细胞内的 K$^+$ 很快从两侧进入管腔或间质。阿米洛利可以抑制 Na$^+$ 通道。OMCD 对 Na$^+$、Cl$^-$ 转运不明显。IMCD 可以对 Na$^+$、Cl$^-$ 重吸收，但 K$^+$ 的转运不明显，其管腔侧有 Na$^+$ 通道，可以为阿米洛利所抑制。基底侧也是通过 Na$^+$ 泵将 Na$^+$ 泵出细胞外。

5. 影响 Na^+、Cl^- 等在肾小管各段重吸收的因素及作用机制

（1）近端肾小管

NaCl 在该段重吸收受许多神经、体液以及其他因素等影响，可分为主动影响及被动影响两大类。

主动影响 NaCl 重吸收因素：①交感神经活性：低频刺激肾交感神经，可使 NaCl 吸收明显增加，其作用机制尚未完全阐明。α_1 受体阻滞剂可使该作用明显减弱，α_2 受体阻滞剂也有一定作用，但不如 α_1 明显。近年免疫组化实验证实，交感神经有许多纤维直接与近端肾小管基底侧膜相接触。刺激以后，一方面可以通过干扰 Na^+-K^+-ATP 酶的活性而调节 NaCl 的重吸收。另外，可能还可通过刺激肾素及影响血管紧张素再影响 NaCl 重吸收。②管周蛋白浓度：通过影响胶体渗透压而起效，管周蛋白的浓度受肾小球滤过情况而改变，后者与出、入球小动脉的收缩情况有关。③ CO_2 分压：动脉 CO_2 分压过高，可直接抑制 NaCl 的转运，可能有利于 HCO_3^- 的排泄。④胰岛素：可直接刺激 Na^+ 泵使 NaCl 重吸收增加。

被动影响 NaCl 重吸收因素：主要是通过影响对 HCO_3^- 的重吸收而间接影响 Na^+ 的重吸收，有滤过过多及血管紧张素 II 水平过高等。血管紧张素 II 促进 HCO_3^- 在近端肾小管的重吸收，是通过兴奋特殊受体，促使细胞内 cAMP 含量的增加，而使 Na^+、HCO_3^- 重吸收增加。

有效循环血量对近端肾小管 NaCl 重吸收影响甚为重要，其机制是综合性的。主要包括：改变肾小球滤过率（GFR）而影响滤过液量；影响管周蛋白浓度；影响肾素、血管紧张素作用；影响其他体液因子如心房肽（ANP）等作用。另外滤过液中含有过多的不可被重吸收的溶质也可影响 NaCl 在近端肾小管的重吸收。

（2）髓袢

髓质血流降低、交感神经活力增加、血管紧张素 II 水平过高可刺激上升支薄段 NaCl 被动转运出管腔，从而使 NaCl 吸收增加；到达上升支厚段的 NaCl 过多，交感神经兴奋性受刺激、抗利尿激素（ADH）水平增高等，均可促使 NaCl 在该部位重吸收；前列腺 E 则抑制 NaCl 重吸收。

（3）远端肾小管及集合管

到达远曲小管的 NaCl 量增多或流经该段小管液流速加快时均可刺激 NaCl 的重吸收。集合管各段 NaCl 的重吸收受到许多体液因子影响。主要有：①盐皮质激素　主要为醛固酮，其主要作用于 CCD，为控制 NaCl 重吸收的最主要激素。其作用机制：促使管腔侧上的 Na^+ 通道数目增加，Na^+ 进入细胞内增加；其后造成管腔电负性增加，促使 Cl^- 一起被吸收；刺激 Na^+-K^+-ATP 酶，使 Na^+ 泵运转加速；增加基底侧膜 K^+ 的通透性，使排 K^+ 增加；促进邻近的间介细胞内的 H^+-ATP 酶，使 H^+ 分泌增加。当 Na^+ 通道被阻断、抑制肾素 - 血管紧张素 - 醛固酮轴，或使用阻断醛固酮与其受体相结合的药物时，醛固酮的作用可被去除。② ANF 主要作用于 IMCD，可以直接或间接抑制该处 Na^+ 的重吸收，其作用机制：通过抑制 Na^+ 通道，抑制 Na^+ 转运到细胞内；通过影响 $3Na^+-6Cl^--3K^+$ 协同转运系统，使 NaCl 分泌增加。③ ADH 除参与 H_2O 的重吸收外，还可促使 CCD 对 Na^+ 的重吸收。在 IMCD，大多数人认为 ADH 可使管腔侧膜对 Na^+ 通透性增加，而使 Na^+ 重吸收增加。④前列腺素 E_2（PGE_2）可由许多肾细胞产生，包括髓质间质细胞、小动脉内皮细胞、肾小球上皮、系膜细胞及集合管上皮细胞等，其中以 IMCD 及其附近间质细胞产生为主。PGE_2 可以影响 Na^+ 的重吸收，使排 Na^+ 增加。另外，表皮生长因子（EGF）对正常 Na^+ 排泄的调节可能有重要意义，但也尚待进一步研究。其他如阿米洛利、噻嗪类、呋塞米等利尿剂也对 CCD、OMCD 或 IMCD 有作用。

（二）肾脏对 K^+ 代谢的调节

K^+ 是体内相当重要的阳离子，对许多细胞代谢活动起作用，包括细胞的兴奋、生长、分裂，以及细胞容量的维持等。体内总钾含量约 50mmol/kg 体重，其中约 98% 分布在细胞内；约 2% 分布在细胞外。正常血浆浓度约为 4mmol/L。血清钾并不代表总体钾，但由于细胞内、外 K^+ 的分布决定了细胞膜的电位，对神经肌肉细胞的兴奋、收缩有很大作用。因此任何因素改变细胞内、外 K^+ 绝对含量或改变细胞内、外钾的比值，均可影响上述细胞活动，严重时甚至可使生命停止。其中胞外 K^+ 的变化影响更大。

人体 K^+ 来源于饮食，每天摄入量为 $50\sim100$mmol，主要在胃肠道吸收，其中约 10% 从肠道排出体外，2% 从汗腺排出，剩下的几乎都从肾脏排出。但肾脏完成上述工作需要较长时间，在开始的 $4\sim6$ 小时，只有摄入量的一半的钾从尿中排出，另一半暂时从细胞外液中转运入细胞内，从而有效地防止了血钾在短期内急剧升高。

K^+ 在体内的调节受两大因素控制，即肾外调节及肾脏调节。前者主要参与急性钾平衡的调控，后者则参与慢性钾的平衡。肾外、肾内 K^+ 的调节都与体内 K^+ 正常代谢的维持有密切关系，许多情况下二者同时进行，且许多参与肾外调节的机制，实际上也直接或间接参与肾内的调节。

1. K^+ 的肾外调节

肾外因素主要控制和影响 K^+ 在细胞内与细胞外之间的转运。在肾脏还没来得及起反应以前，将血钾含量控制在正常生理范围内。由于细胞内 K^+ 的浓度远远大于细胞外，K^+ 从细胞外转运入细胞内为逆浓度梯度的主动耗能过程，主要依靠位于细胞膜上镁相关的 Na^+-K^+-ATP 酶完成。钾从细胞内转运到细胞外则主要为被动渗漏过程。Na^+-K^+-ATP 酶的转运是非对等转运，即转运入细胞内 2 个 K^+ 的同时，将 3 个 Na^+ 从细胞内转运出，因而产生细胞内为负的电位差，其数值约为 -90MV，此即为静息电位。该电位对维持神经肌肉细胞及心肌细胞的正常功能有很重要的生理意义。肾外主要调节因素包括某些激素、酸碱状态及血浆的渗透压。

2. K^+ 在肾脏的排泄

和许多其他电解质不同，K^+ 在肾脏的排泄主要由肾小管分泌所决定。肾脏的各个节段对 K^+ 的转运都不相同。

（1）肾小球滤过

血钾在通过肾小球时完全为自由滤过，尽管血浆蛋白可结合少量的血钾，滤液中 K^+ 浓度基本上和血浆中相同。肾小球滤过率的变化可在一定程度上影响 K^+ 的滤过，但对 K^+ 的排泄影响不大。

（2）近端肾小管

$40\% \sim 50\%$ 滤过的 K^+ 在近曲小管和 Na^+、H_2O 一起被重吸收。因此小管液中 K^+ 的浓度基本保持不变。近端小管也重吸收一定量的 K^+。近端小管对 K^+ 的重吸收由被动和主动转运两部分组成。前者是因为肾小管内的正电位驱动，使 K^+ 通过细胞旁路而重吸收。后者的确切机制尚不清楚。

（3）髓袢

最重要的作用是参与 K^+ 的再循环，其下降支将从上升支及集合管重吸收回间质的 K^+ 重新分泌入管腔内，该过程为被动弥散。上升支继续重吸收 K^+ 使到达远曲小管的 K^+ 仅为肾小球滤过的 $10\% \sim 15\%$。髓袢上升支的重吸收主要由管腔膜上的 $3Na^+-6Cl^--3K^+$ 同向转运完成，该转运的动力来自基底侧的 Na^+-K^+-ATP 酶。此外，由于管腔膜对 K^+ 通透、对 Cl^- 不通透，以及基底侧同时对 K^+ 及 Cl^- 通透，综合效应为形成管腔的正电位差，可进一步驱动 K^+ 从细胞间渗透回间质。至于通过 $3Na^+-6Cl^--3K^+$ 共同转运入细胞内的 K^+，则通过基底侧膜的传导进入间质，也有部分 K^+ 通过管腔膜上的钾传导重新返回管腔，形成管腔与细胞间的再循环。

（4）远端肾小管和集合管

远端小管包括远曲小管（DCT）和连接小管（CNT），前者在功能上和髓袢上升支相似，主要仍为重吸收 Na^+、K^+、Cl^-。但重吸收能力远低于髓袢上升支厚段。CNT 主要为分泌 K^+。泌钾机制主要通过 K^+ 在管腔侧的传导，该过程可为钡（Ba^{2+}）所抑制；另一途径可能是通过存在于管腔侧的 K^+、Cl^- 同向转运。在低氯时（如代谢性碱中毒），K^+、Cl^- 同向转运明显增强。

在 K^+ 代谢中，皮质集合管（CCD）所起的作用是泌钾，主要由主细胞完成，由基底侧膜上的 Na^+-K^+-ATP 酶将 3 个 Na^+ 泵出胞外，2 个 K^+ 泵入胞内，进入胞内的 K^+ 可通过管腔膜和基底侧膜离开细胞，前者将 K^+ 泌入管腔，后者使 K^+ 重新进入间质和血循环。正常情况下，通过管腔侧转运的 K^+ 要远远超过通过基底侧膜的转运，主要因为管腔对 K^+ 通透性较高，电化学梯度高于基底侧膜。上述泌钾机制依赖于管腔侧 Na^+ 的重吸收，后者可被阿米洛利所抑制。当应用阿米洛利或毒毛花苷（可抑制 Na^+-K^+-ATP 酶）后，钾的分泌相应受到抑制。此外钡（Ba^{2+}）还可特异抑制钾通道。CCD 的另一种细胞为间介细胞，具有 K^+ 的重吸收作用。正常情况下，主细胞的泌 K^+ 作用远远大于间介细胞吸收 K^+ 的作用，当 K^+ 的分泌受到抑制时，重吸收功能便显现出来。间介细胞重吸收 K^+ 可能通过位于管腔侧的 H^+-K^+-ATP 酶来完成。

髓质集合管的功能和 CCD 并不一致，外髓集合管（OMCD）管腔侧没有 K^+、Na^+ 的主动转运，只有在低钾时，可出现由 H^+-K^+-ATP 酶介导的钾主动重吸收。所吸收的 K^+ 主要来自皮质集合管的分泌，被转运到间质中，并和从髓袢上升支所吸收回间质的 K^+ 一起重新分泌到髓袢的下降支管腔，参与 K^+ 的再循环。

3. 肾脏排 K^+ 的影响和调节因素

（1）管腔因素

管腔流量增加可使远端小管及皮质集合管泌钾增加，流量增加时使管腔中 K^+ 的浓度相对减少，从而提高细胞与管腔的 K^+ 浓度梯度差，刺激泌钾；可促进通过钠通道的 Na^+ 重吸收增加，提高管腔的负电位，从而使 K^+ 的电化学梯度增加，促进 K^+ 分泌，反之，则泌钾下降。此外 Na^+ 浓度下降，尚可影响胞内 Na^+ 浓度，从而影响基底侧膜上的 Na^+–K^+–ATP 酶，使泌钾下降；伴随 Na^+ 的阴离子特性，在 Na^+ 重吸收的同时，所伴随的阴离子重吸收性的不同决定了管腔负电位的产生，使泌钾增多或减少。

（2）激素

①醛固酮 可使泌钾增加，相反，血钾升高可促进肾上腺球状带分泌更多的醛固酮。因此醛固酮在 K^+ 代谢中起负反馈机制的作用。醛固酮的分泌受到血管紧张素 II 及高钾本身双重作用。影响肾素 – 血管紧张素系统的各种因素均能对醛固酮的分泌起作用。醛固酮对肾脏排 K^+ 的急性作用可能不明显，此时降血钾的作用可能是其肾外作用所致。醛固酮分泌过多时，远端小管的泌钾虽然增加，但同时由于 Na^+ 的重吸收增加，小管流量减低，肾脏排 K^+ 并不明显增加。醛固酮的慢性作用可使尿钾排泄明显增加，如果不充分补 K^+，最终可导致体内 K^+ 缺乏。同时，醛固酮的钠潴留作用可出现逃逸现象，使小管流量减少的负作用消失，直接泌钾作用增强。醛固酮对 K^+ 进行调节的同时，也对 Na^+ 的排泌有很重要的作用，后者又可影响 K^+ 的排泄。三者之间相互作用及影响，起到对正常血钾的维持。例如在钠摄入增加时，排钠增加，可使泌钾增加，而钠摄入增加的同时，又抑制 R-A 系统，使醛固酮下降，减少泌钾，从而使排钾基本维持不变，不致引起钾的过度丢失。因此钠饮食的变化在醛固酮反应存在时，对钾的排泄影响不大。醛固酮对泌钾影响的主要作用部位是远端小管。其细胞机制包括：影响基底侧的 Na^+–K^+–ATP 酶活性，使 K^+ 摄入增加；影响管腔侧的钠通道，Na^+ 重吸收增加，增加管腔负电位，从而使泌钾的电化学梯度增加；直接作用于管腔侧的钾通道，使泌 K^+ 增加等。②糖皮质激素 给予糖皮质激素可使肾脏排钾增加。和盐皮质激素不同，前者可同时提高 GFR，使尿钠排泄增加，起效时间要比后者快，且不被醛固酮受体抑制剂（螺内酯）所阻断，也不受低钠饮食的影响。大多数人认为糖皮质激素的排钾作用是间接通过影响肾脏血流动力学而致，但如和盐皮质激素同时存在时，排 K^+ 的作用可明显增强。③抗利尿激素（ADH） 外源性 ADH 可使肾排 K^+ 有所增加。ADH 的泌 K^+ 作用机制尚不清楚，可能激活管腔膜的 K^+ 通道。近来研究表明，ADH 可激活集合管上皮细胞 Ca^{2+} 依赖的 K^+ 通道，通过 cAMP 及调钙蛋白所致的磷酸化起作用。ADH 上述作用的生理意义尚不清楚。在某些病理状态下可能有一定意义，如在各种原因所致的抗利尿激素分泌异常综合征患者中常常可出现尿钾丢失过多，出现低钾。另外，在袢利尿剂所致的排 K^+ 增加中，ADH 的上升可能也起一定作用。④儿茶酚胺 肾上腺素具有通过 β_2– 受体使肾外组织（包括肌肉、肝脏、脂肪等）摄钾增加。此外，还可通过 β_1– 受体的直接肾小管作用抑制肾脏 K^+ 的排泄，其细

胞机制尚不清楚，可能通过 cAMP 起作用。该抑制作用的生理意义可能是防止组织摄入 K^+ 过度时出现的低血钾。

4. 酸碱平衡的影响

酸碱平衡的改变对肾脏泌钾的影响较大。当血钾恒定时，输注氯化铵可使 pH 下降，使泌钾减少，而输注碳酸氢钠，可使 K^+ 的排泄增加。在一般情况下，酸中毒使血钾增加，碱中毒则使血钾下降。酸中毒所致的排钾减少和血钾水平无关。

酸碱平衡改变对肾脏泌钾影响的确切机制尚不很清楚。在近端肾小管，基底侧的 pH 下降可影响基底侧膜上钡敏感的钾通道，而对管腔侧 Ca^{2+} 敏感的钾通道则无影响，从而导致泌钾增加。酸碱变化对髓袢的影响大多认为可能影响很小。排钾的最后调节部位是远端小管（包括集合管）。许多影响肾脏排钾的调节因素大都通过对远端小管的作用而致。

总之，钾在体内的代谢主要有两大机制，即肾外及肾脏的调节。前者主要对急性的 K^+ 变化起反应，控制和影响 K^+ 在细胞内外的分布，使血钾控制在非常狭窄的正常范围内。调节因素包括激素（胰岛素、儿茶酚胺、醛固酮等）、体内酸碱平衡状态、血浆渗透压等。细胞机制主要作用在细胞膜上的 Na^+–K^+–ATP 酶。在钾的急性变化中，肾脏本身也出现一定的反应，但肾脏主要是调节和影响慢性 K^+ 负荷所致的变化。血钾在肾小球自由滤过，其中 50%～55% 在近端肾小管重吸收，髓袢继续重吸收 30%～35%，并参与钾的再循环。远端小管具有泌钾功能，对 K^+ 的排泄起最终、也是最主要的调节作用。许多影响肾脏泌钾的因素均通过作用于远端小管而起调节作用，包括管腔因素（流量、K^+、Na^+ 浓度及伴随阴离子的特性）、激素（主要为醛固酮）、体内酸碱平衡以及血钾本身。

由于钾的排泄受多因素调节，最终结果取决于各个因素之间的综合效应。在某些情况下，一些独立调节因素起同样作用，在另外一些情况下，所起的作用则正好相反。例如：高钾饮食可以刺激远端小管泌钾，但同时又刺激醛固酮分泌，从而抑制近端小管水钠重吸收，使到达远端的流量增加，综合效应是加强肾脏排 K^+。在细胞外液容量下降的时候，远端小管重吸收增加，使到达远端小管的流量减少，泌钾下降，而细胞外液容量下降的另一作用则又能兴奋 R–A 系统，使醛固酮增加，促进泌钾，其最终效应是钾的排泄可能不受影响。

（三）肾脏对 Ca^{2+}、P^{3+}、Mg^{2+} 的调节

1. 肾对 Ca^{2+} 的调节

（1）正常 Ca^{2+} 分布

60kg 正常成年人共含 Ca^{2+} 约 1000g，其中 99% 在骨，其余的 0.6% 在细胞内，0.1% 在细胞外。血钙指血浆钙，测定时用血清，即血清钙，正常人血清钙为 2.25～2.75mmol/L，含量相当稳定，儿童较高，常处于正常值的上限。正常人钙主要由饮食摄入，其量根据食物种类及年龄性别等而有差异，一般统计多认为女性较男性摄入钙略低，老年人较青年人亦低。摄入 Ca^{2+}30%～40% 即 350mg/d 左右在肠道被吸收。

（2）肾脏各部位对 Ca^{2+} 的排泄

在正常血 Ca^{2+} 浓度时，肾小球滤过 Ca^{2+} 约为 54mg/L，即 8g/d，但真正从尿中排泄 Ca^{2+}

量仅为 250 ～ 300mg/d，因此 98% ～ 99%Ca^{2+} 经肾小管重吸收。其中大约 70% 滤过 Ca^{2+} 在近端肾小管、20% 在髓袢上升支、5% ～ 10% 在远端肾小管以及 < 5% 在集合管系统重吸收。①近端肾小管对 Ca^{2+} 重吸收微穿刺资料显示，在近端肾小管的 S_1 段，管腔液中与滤过液中的 Ca^{2+} 比例与 Na^+ 的比例相似，约为 1.0 左右，证明 Ca^{2+} 在该处为被动重吸收。在 S_2 段，该比例略为升高，可达 1.2 左右，可能因为该段对 H_2O 的通透性较 Ca^{2+} 通透为高，而使管腔中的 Ca^{2+} 浓度相对略高。Ca^{2+} 在 S_1、S_2 两段重吸收的机制尚未完全阐明，大多数认为，是因为近端肾小管（特别 S_1、S_2 段）对 Cl^- 的转运特点，形成管腔的跨膜正电位差，从而驱使 Ca^{2+} 主要从细胞旁路而被重吸收。部分 Ca^{2+} 通过管腔液与细胞内液 Ca^{2+} 的浓度差所形成的化学电势而被驱使入细胞内。而在基底侧，可能存在有 $3Na^+$–Ca^{2+} 逆向转运系统，通过该系统而转运出。②髓袢升支粗段由管腔膜 $3Na^+$–$6Cl^-$–$3K^+$ 协同转运，结果所形成的管腔正电位差（大约为 +6.2MV），为驱使 Ca^{2+} 从细胞旁路被重吸收的最主要机制。有人认为可能还有跨细胞的 Ca^{2+} 主动转运机制存在。根据不同实验，该段总的 Ca^{2+} 转运范围相差 0.8 ～ 7.4PEQ/mm.MIN。根据转运流率比值计算，在髓质部 Ca^{2+} 转运为被动性，但在皮质部，部分研究结果可能有主动性转运。PTH 主要促使皮质部、降钙素促使髓质部 TALH 对 Ca^{2+} 的转运，cAMP 则对皮质及髓质部的 TALH 对 Ca^{2+} 转运有促进作用。髓袢薄段基本不参加对 Ca^{2+} 转运。③远肾小管包括远端曲管、连接小管及集合管的起始部分，负责 55% ～ 10% 滤过 Ca^{2+} 的重吸收，但却是控制尿 Ca^{2+} 量的最重要部分。Ca^{2+} 从管腔侧膜顺浓度及电梯度而进入细胞内，管腔侧则有 $3Na^+$–Ca^{2+} 逆向转运系统，可将 $3Na^+$ 转移到细胞内，使 Ca^{2+} 转运出细胞外。噻嗪类利尿剂可抑制 NaCl 从管腔转运到细胞内，从而使细胞内 Na^+ 浓度下降。因此，基底侧 $3Na^+$–Ca^{2+} 交换加速，Ca^{2+} 进入血液增加。集合管其他部分除极个别情况下几乎没有 Ca^{2+} 的重吸收。

（3）影响肾对 Ca^{2+} 平衡调节的因素

①血 Ca^{2+} 浓度 血 Ca^{2+} 浓度过高可能使滤过游离 Ca^{2+} 相应增多，但 Humes 等发现与血钙升高的同时，肾小球毛细血管球的滤过系数（kf）降低，使真正滤过 Ca^{2+} 不致过多；另外，肾小管各段对 Ca^{2+} 重吸收也相对降低，其中远端肾小管的这种反应与 PTH 水平改变有关。②高镁血症可抑制 Ca^{2+} 在近端肾小管和 TALH 的重吸收。③磷缺乏也可降低近端和 TALH 对 Ca^{2+} 的重吸收。④细胞外液容量状况 细胞外液量扩张使尿 Na^+、Ca^{2+} 排出均增加；容量减少则二者排出也减少。这些改变除通过影响 GFR 而影响滤过情况以外，还与其对肾小管（主要对近端肾小管）的直接作用有关。⑤酸碱平衡状况 急性或慢性代谢酸中毒可促使尿 Ca^{2+} 排出，主要通过抑制 Ca^{2+} 在近端肾小管重吸收而致，代谢性碱中毒则减少 Ca^{2+} 的排出。⑥PTH 可促使近端、TALH、以及远端肾小管 Ca^{2+} 的排泄，但对 GFR 作用则为降低，这主要是因为降低 kf 值的结果。⑦维生素 D 一般认为维生素 D 通过影响 PTH 而影响肾脏对 Ca^{2+} 的排泄，但也有实验提示维生素 D 可以直接影响肾小管对 Ca^{2+} 的转运。⑧降钙素 大剂降钙素可促使尿 Ca^{2+} 排泄增加，可能主要通过影响 TALH 对 Ca^{2+} 重吸收而致，但生理剂量对是否有该作用尚不清楚。⑨其他 胰岛素可减少近端肾小管 Ca^{2+} 的吸收；胰高血糖素可促

使尿 Ca^{2+} 排泄的增加，可能主要通过肾血流量及 GFR 增加的结果；生长激素缓慢注射可使尿 Ca^{2+} 排泄增多，可能是继发于细胞外液扩张的结果；甲状腺激素、雌激素以及糖皮质激素等对 Ca^{2+} 排泄也有影响，可能主要是通过影响对骨钙吸收机制而致。

2. 肾对 P^{3+} 的调节

（1）正常磷分布

机体含 P^{3+} 量约 10g/kg 体重，其中绝大多数（85%）在骨骼，14% 在细胞内，1% 在细胞外，仅极少量（约总体重 0.03%）在血浆中。摄入 P^{3+} 中 80% 从肠胃道吸收，也以空肠、十二指肠为主，P^{3+} 在胃肠吸收时通过与 Na^+ 相耦合而后进入细胞内，以后被动转运到细胞外。维生素 D 为刺激肠道吸收 P^{3+} 的最主要因子，H^+ 一般对 P^{3+} 吸收无直接作用，但因为它可促进维生素 D 的产生，因此仍具间接影响。

（2）肾对 P^{3+} 的排泄

正常每日肾小球滤过非蛋白结合 P^{3+} 为 5g 左右，其中 80% ～ 90% 从肾小管被重吸收。应用微穿刺研究发现，肾小球滤过液中的 P^{3+} 浓度与血 P^{3+} 浓度基本相等。肾小管对 P^{3+} 重吸收主要在近端肾小管，其中近端曲小管负责滤过 P^{3+} 的 65% 重吸收，其他 10% 在近端小管直部重吸收。吸收的机制为：HPO_4^{2-} 及 HPO_4^{2-} 先与 Na^+ 相结合，而后进入细胞内，在基底侧，P^{3+} 则顺电化学梯度进入间质以后吸收入血。PTH 水平升高，可以明显抑制上述肾小管对 P^{3+} 的重吸收，当其作用时细胞内 cAMP 水平上升；细胞外液量增加时，P^{3+} 重吸收减少，此时并不伴 cAMP 的升高，因此主要是与 Na^+ 排泄增多有关。另外，维生素 D、降钙素、糖皮质激素、甲状腺激素等也影响 P^{3+} 的重吸收。代谢性酸中毒时，P^{3+} 重吸收减少，其机制尚欠详。髓袢各段基本上对 P^{3+} 重吸收无影响，远曲小管重吸少量（约 4%），而集合管则完全不吸收。

3. 肾对 Mg^{2+} 的调节

（1）正常 Mg^{2+} 分布

正常成人含 Mg^{2+} 量为 21 ～ 25g，其中 2/3 在骨骼，其余绝大多数在细胞内，细胞外 Mg^{2+} 仅占有 1% ～ 2%，细胞内 Mg^{2+} 主要与细胞内各种内器以及细胞膜相结合，并组成各种金属的酶、磷脂、核酸等。Mg^{2+} 对神经活动的控制、神经肌肉兴奋性的传递、肌肉收缩及心脏激动性等方面均具有重要作用。正常血浆 Mg^{2+} 浓度为 0.70 ～ 1.11mmol/L（1.7 ～ 2.7mg/dL），其中 60% 为游离性，15% 与其他阴离子（主要为碳酸盐）相结合，25% 与白蛋白结合。摄入 Mg^{2+} 主要从肠道吸收，有证据证明维生素 D 可能可以促进 Mg^{2+} 在肠道的吸收。

（2）肾对 Mg^{2+} 的排泄

肾小球滤过液中，Mg^{2+} 为总血浆中 Mg^{2+} 的 70% ～ 80%，97% 滤过 Mg^{2+} 均从肾小管重吸收，主要为髓袢上升支厚段及近端肾小管所吸收。近端肾小管 Mg^{2+} 重吸收量较 Na^+、Ca^{2+} 少，为 20% ～ 30%，但与 Na^+ 重吸收间基本上呈平行状态，其所以重吸收率低，可能是因管腔膜对 Mg^{2+} 通透性有关。由于 Mg^{2+} 与 Na^+、H_2O 重吸收相平行，因此与细胞外液的情况关系较密切。髓袢由 Na^+、K^+、Cl^- 协同转运造成管腔电正性，而促使 Mg^{2+} 沿细胞旁路重吸收，

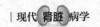
髓祥可重吸收滤过 Mg^{2+} 的 50% ~ 65%。远端肾小管 Mg^{2+} 的重吸收极少，仅为滤过 Mg^{2+} 的 2% ~ 5%。

（3）影响肾小管 Mg^{2+} 重吸收的因素

①高钙血症，主要减少近端及 TALH 的重吸收，但对远端小管无影响。②高镁血症，可促进近端肾小管 Mg^{2+} 重吸收，但对 TALH 无影响。③失磷，主要影响 TALH 及远端肾小管，对近端无影响。④容量扩张，降低近端 TALH 重吸收。⑤酸中毒降低，而碱中毒增加近端及远端 Mg^{2+} 重吸收，但对 TALH 重吸收情况无影响。⑥ PTH，主要增加 TALH 重吸收。

（四）肾脏对有机物质的转运和清除

有机物质可由机体内部生成，也可由外源而来，例如各种药物等。它们能以有机阴离子或阳离子的形式存在于体内。肾脏对它们的清除效率取决于它们在肾小球的滤过，以及肾小管的分泌和重吸收的综合效应。此外，尚和它们在体内的分布容积、血浆蛋白结合力的高低以及是否参与肾脏本身的代谢有关。

大部分有机物质的清除是在近端小管完成，其机制是通过有机阴离子或阳离子的跨基底侧膜的转运来实现。近端小管损害时，或有两种或数种以上有机物质同时需要在肾脏排泄时，可出现相互的竞争抑制，影响到它们本身或体内其他代谢产物的清除，导致在体内的积聚，产生毒副反应。各种有机物质在近端小管的转运效率不尽一致，这和各物质的电荷性、分子结构及与转运系统的亲和力等有关。

1. 有机阴离子的转运

目前已比较明确的有机阴离子转运系统有三类：对氨基马尿酸（PAH）转运系统；硫酸盐 – 草酸盐交换系统；Na^+– 二羧酸同向转运系统。三个转运系统之间有一定的联系，并且存在一定的互相重叠现象。

其中，在 Na^+– 二羧酸同向转运系统中，肾脏小管液中二羧酸或三羧酸的浓度远远大于肾小球滤液中的浓度，提示小管细胞具有主动排泌这些物质的能力。

而在对氨基马尿酸（PAH）转运系统中，PAH 为马尿酸的一种衍生物，一般不存在于身体内。早在多年以前，该物质就已被用来作为测定肾血流量的一个标记物。PAH 的肾脏清除（即尿中 PAH 的量）远比单由肾小球滤过的要多，小管腔内的浓度比血中高数倍，表明除肾小球滤过外，相当量的 PAH 通过小管主动分泌从肾脏排出。

有机阴离子转运的影响因素有：① pH 值的变化；②尿流量的变化；③细胞外液量的变化；④ Na^+ 转运情况的变化；⑤血中电解质的改变；⑥激素；⑦某些重吸收很差的有机物；⑧饥饿状态下。

2. 有机阳离子的转运

除了有机阴离子外，有机阳离子的转运目前仅发现存在一个系统。和有机阴离子的转运一样，对于许多外源性药物和内源性代谢产物从肾脏排出体外起了很大作用。有机阳离子的化学结构差异很大，但都具有一个基本特征，即在生理 pH 条件下，都具有携带一个正电荷的氮原子。由于其等电点高于血 pH，在生理范围内大多以离子形式存在。有机阳离子在肾小球也有滤过，而主要在近端肾小管分泌。

3. 尿酸的转运

尿酸为嘌呤代谢产物，溶解度相对较小。体内浓度升高时，可超出其溶解度，形成尿酸结晶，沉积在组织中，造成损害，产生各种症状。尿酸从肾脏的滤过分数在人类也相当小，只占10%。人类生活在尿酸结晶的危险边缘。当各种不同原因导致尿酸合成增加、排泄下降时，都可能会产生严重的临床问题。

尿酸的排泄和其他有机物的排泌相似，由肾小球滤过、肾小管的分泌和重吸收以及分泌后的再吸收四部分共同完成。在人类，尿酸的排泄分数为7%～12%，尿酸在小球滤液中的浓度几乎和血浆相同，表明全部为自由滤过。其重吸收全部在远端小管以前的小管中进行，其中近端小管起主要作用。由于同时存在重吸收和分泌，前者的比例有时很难确定。采用抑制尿酸分泌的药物如吡嗪酰胺后，发现小管液中尿酸几乎全被重吸收，表明终尿中的尿酸是肾小管分泌的产物。在某些遗传性疾病，尿酸的重吸收机制受到损害，其排泄分数可＞100%；在尿毒症患者中，排泄分数也相应提高。

尿酸转运的影响和调节因素包括钠梯度、细胞外液溶量（ECF）、pH、激素、药物及其他。

五、肾脏稀释浓缩功能

肾脏稀释浓缩功能是维持机体内环境渗透压恒定的一个重要因素。一般哺乳动物的血浆渗透压为280～290mOsm/kg·H_2O，而肾脏可以将尿液稀释和浓缩50～1500mOsm/kg·H_2O。肾脏通过改变制造不同渗透浓度的尿液，不仅可以在机体水分相对过多（低渗状态）时将水分排出体外，又可以在机体内水分相对过少（高渗状态）时将不带溶质的水分从肾小管重吸收回血，从而血浆得以稀释，血浆渗透压再得以上升到正常，水平衡又获得恒定。当然，机体水平衡即渗透压的平衡的稳定，除了依靠肾脏的稀释、浓缩能力来加以调节以外，还有赖于口渴中枢和垂体后叶分泌的激素——抗利尿激素（ADH）起作用，其中抗利尿激素主要通过对肾脏的直接作用而维持血渗透压。

（一）肾脏稀释、浓缩功能形成的基础

1. 肾脏各部位渗透浓度情况

在肾脏组织中，髓质部渗透值远较皮质部高，其中内髓又较外髓高，而肾乳头部最高；外髓渗透值较皮质部高，但在近皮质部即交界处，基本上与皮质相似。上述各部位，无论哪一个部位，凡是离开皮质深处的渗透值总是越高，而同一平面各个部位则几乎相同。因此肾脏的髓质间质实际上有一个由低到高的渗透梯度，在皮质部该渗透梯度则不甚明显。整个皮质间质的渗透值几乎与血浆渗透压相等。上述这种梯度在抗利尿情况下甚为明显，但在水利尿情况下也仍同样存在，只不过各段渗透值的绝对值此时较抗利尿情况下略低。

2. 肾小管各段内液渗透值情况

在近端肾小管的 S_1、S_2 部位，渗透值与血浆甚为近似，约 $290mOsm/kg \cdot H_2O$ 左右。从 S_3 开始，随着髓襻下降支逐步向髓质深部伸延，渗透值逐渐加大，在长襻肾单位，到达内髓部转折处达到 $1200mOsm/kg \cdot H_2O$ 左右；从髓襻上升支开始，渗透值开始渐渐降低，但与同等平面的下降支内液相比，仅相差 $5 \sim 10mOsm/kg \cdot H_2O$。随着肾小球滤过液到达髓襻上升支厚段，此时渗透值明显下降，而且越向表面走行，越降低，到达远端曲管的起始部时，可低到 $50 \sim 100mOsm/kg \cdot H_2O$。上述各段的渗透值情况，无论在抗利尿或水利尿情况下基本相类似。因此，可以认为从髓襻上升支开始，为制造稀释尿液的关键部位。远端肾曲管以后的各段，其渗透值则依据是水利尿或抗利尿情况的不同而异。在水利尿时，在集合管起始部的内液仍然可保持低值且还可进一步下降，而终尿的渗透值可低至 $50 \sim 60mOsm/kg \cdot H_2O$；相反，在抗利尿情况下，经过髓襻上升支制造的低渗液则又可进一步浓缩，此时在远曲小管渗透值与血浆渗透值相似，而终尿的渗透值可达 $1200mOsm/kg \cdot H_2O$。因此，可以认为浓缩尿液的形成，一方面需要髓襻进行与稀释尿制备的同等过程，但更需要在远端曲管后，特别是各段集合管对相对低渗的滤过液继续进行加工。

3. 肾髓质间质渗透值梯度的形成和维持

髓质间质从表浅到深部逐步增加的渗透梯度的形成，是由于髓襻、肾小管各段以及直血管解剖上的特殊排列，小管各段对水、NaCl 通透情况不同，以及髓襻上升支厚段对 NaCl 的主动吸收等因素而完成。上述各个因素形成逆流倍增（连续单次效应可以使在靠近转折部分的液体明显升高，此即逆流倍增）交换，从而使上述的渗透梯度可以建立并维持。

水和溶质在髓襻各段通透情况如前所述，髓襻下降支内液渗透值越向浅部走越低，这可能是溶质吸收的结果，也可能是水下不断渗入到管腔的结果。但是，根据在体微穿刺或离体微灌注实验结果，均未发现小管液中的菊糖浓度与血中葡萄糖浓度的比值（TF/P）有任何变化。因此可以除外水份从间质直接渗入到管腔的可能。同样，测定渗透性水通透系数值（P）也证实，该值无论在上升支薄段，或髓质及皮质上升支厚段均十分低，说明这些段小管对 H_2O 的通透性十分低，仅为 $10 \sim 20\mu m/s$。相反，在近端肾小管或髓襻下降支，渗透性水通透系数值均十分大，可达到 $3000\mu m/s$ 以上；而 Na^+ 的通透性在 S_1、S_2 段虽然很高（通透系数分别为 $5.8 \times 10\mu m/s$ 和 $65 \times 10\mu m/s$），但在髓襻下降支则很低，仅为 $3.5 \times 10\mu m/s$。在长襻肾单位的 ATL，Na^+ 的通透性极高，达到 $88 \times 10\mu m/s$，mTALH 则又明显降低。由此可见，髓襻下降支与上升支，特别与厚段相比，前者对 H_2O 通透性高，但对 Na^+ 通透性低。而髓襻上升支恰好相反，即该段对 H_2O 通透性极低，而对 NaCl 通透性极高。

髓襻上升支厚段细胞的基底侧含有大量 Na^+-K^+-ATP 酶，可以提供大量 ATP 以供离子泵转动，将细胞内 Na^+ 转运到细胞外。NaCl 不断地从管腔转运到间质，同时 H_2O 未能同时排出，使管腔内液的渗透浓度不断下降。转运到间质的 NaCl，又使该处渗透压上升。由于在外髓部以及内髓浅层的间质容量很小，主要为凝胶样基质（含有丰富高度聚化的透明质酸）所组成，此基质可使溶质及水分较慢向外周扩散；又由于髓襻下降支与上升支平行走向，同

时对 H_2O 通透性特别高，因此增高的渗透压可以有效地将下降支内的水分排出，而腔内的 NaCl 则由于该段管壁对其通透性特别差，其浓度因此不断上升。由于髓袢上升与下降支呈 U 形排列，而且肾小球滤过液在两段逆向流动，因此不断产生单次效应（由相邻管道间热量传递而造成的热梯度效应），使得髓质间质得以形成由深到浅部的渗透梯度。

除上述髓袢的逆流倍增机制外，直血管的排列及血供特点为维持髓质渗透梯度的重要机制之一。直血管由近髓部肾单位的出球小动脉延伸而来，其解剖结构在动物种类以及个体之间有很大差异。在肾髓质的各段都有许多毛细血管丛，由直血管的下降支直接供应血液。其中在外髓部的毛细血管丛比内髓部所得血供明显丰富。内髓部的毛细血管丛的血液汇聚在一起形成直血管的上升支，这些上升支与下降支的直血管与髓袢的上、下升支，以及集合管等紧密平行走向，其中外髓部分的直血管上升及下降支的血流快，有利于溶质和水分的快速吸收，而内髓部分则虽然血供也丰富，但流速较慢，因此有利于高渗透值的维持。髓质各段间质内溶质和水分，经毛细血管丛和直血管上升支重吸收以后，大部分又可经下降支循环而返，因此维持了髓质的渗透梯度。

4. 尿素再循环

实验分析结果显示，形成肾髓质间质渗透梯度的重要溶质固然是 NaCl，但实际上仅占 55% 左右；另外，根据组织学特点观察，髓袢上升支的薄段结构甚为简单，很难想象能有大量 NaCl 的主动转运。而大多数髓袢上升支的厚段又分布在外髓部。根据数学公式计算，从该段的 ATP 酶消耗情况可能形成的渗透梯度来看，也难以说明所有渗透梯度的形成是单纯继发于该段 NaCl 的转运结果。实际上，除 NaCl 以外，髓质渗透梯度的溶质成分是由尿素所组成。尿素在肾小管各段的循环已被公认为逆流倍增交换得以完成的重要机制。

血液中的尿素经肾小球滤过以后，其中 40% ～ 50% 在近端小管特别是 S_1、S_2 段被重吸收。该两段对尿素的重吸收能力略小于对水的重吸收。因此，尿素得以被浓缩，到达髓袢起始部时，实际上已浓缩 50% 左右。髓袢上升支厚段虽然对 NaCl 通透性很高，但对尿素通透性却很低，因此虽然滤过液在上行时渗透浓度下降，但尿素的浓度却并不下降。远曲小管的末端、皮质部及外髓部集合管对尿素的通透性也很差。另外，这些段的水的重吸收，在抗利尿激素（ADH）作用下却可以明显加强，但尿素的重吸收却不受 ADH 的影响。因此，在抗利尿情况下，在集合管中的尿素，因为水的大量重吸收，其浓度明显上升。与外髓部集合管相反，深部髓质对尿素的通透性极高，从而尿素可以在该处大量透出而进入深部髓袢的下降支及上升支，为组成该部高渗透溶质的重要内容。上述尿素在肾小管各段的不断循环除了参与髓质高渗透梯度的形成以外，还有下列生理意义：①可减少水分的排出。由于肾脏在排出溶质时，必须与水一起排出，因此如果没有尿素再循环，势必会导致大量水分排出。②可节省能量。由于尿素参与了肾间质渗透梯度的形成，因此 NaCl 在髓袢上升支厚段泵出不必过多，从而耗能减少。由于大量尿素在肾内再循环，可使血中的尿素浓度不至于过高。

（二）抗利尿激素的作用

ADH 由下丘脑的视上核所分泌，对肾脏以及一些肾外组织均有作用。机体中 ADH 有 V_1

和 V_2 两大类受体。V_1 受体主要分布在血管平滑肌、肝脏、肾小球系膜细胞、直血管以及肾髓质间质细胞；V_2 受体主要在 mTALH 及集合管上皮细胞。

ADH 是多肽激素，作用时首先与受体结合，集合管上皮细胞的基底侧有 ADH 的 V_2 受体，经与 ADH 结合以后，可以活化膜结合的腺苷酸环化酶，后者催化生成环—磷酸腺苷（cAMP）。cAMP 可再作用于细胞质内的一种特异性蛋白激酶，从而使管腔侧的细胞膜对水的通透性明显增加。在肾脏髓质间质由逆流倍增及尿素再循环等因素造成的髓质间质高梯度的背景下，大量水分得以从该处重吸收。

近年来对 ADH 促使管腔侧膜对水通透性详细机制虽然有许多研究，但仍然未完全清楚。大多数人认为蛋白激酶被活化以后，使管腔面上的一些蛋白质成分磷酸化，经过构形上的变化，改变了对水的通透性。

ADH 的作用可为前列腺素所对抗。应用前列腺素 E2（PGE2）以后，ADH 作用明显减弱，使用阻断前列腺素产生的环氧化酶抑制剂如吲哚美辛等后，ADH 作用加强。许多实验证实，ADH 本身可以刺激集合小管部位合成 PGE2，主要通过刺激磷酸肌醇通路而完成。此外，心钠素、钙等也可对抗 ADH 的作用。

综上所述，尿液浓缩机制以 NaCl 在髓袢上升支厚段的主动转运为起点，以髓袢各段对水、Na^+ 通透性不同的特点为基础，通过逆流倍增机制使髓质建立高渗透梯度，直血管的作用使该梯度得以维持，尿素循环则使渗透梯度加强。在 ADH 的作用下，大量水分进入肾脏间质，而后被直血管等重吸收，使尿液得以浓缩。

六、肾脏对酸碱平衡的调节

人体的体液环境必须具有适宜的酸碱度才能维持正常的代谢和生理功能，正常人体血浆的酸碱度在范围很窄的弱碱性环境内变动，用动脉血 pH 表示是 $7.35 \sim 7.45$，平均值为 7.40。虽然在生命活动中，机体不断生成酸性或碱性的代谢产物，并经常摄取酸性食物和碱性食物，但是正常生物体内的 pH 总是相对稳定，这是依靠体内各种缓冲系统以及肺和肾的调节功能来实现的。机体这种处理酸性物质的能力和含量，以维持 pH 值在恒定范围内的过程称为酸碱平衡。人体主要通过体液缓冲系统调节、肺调节、肾调节和离子交换调节等四组缓冲对来维持及调节酸碱平衡。酸碱平衡的维持是生物体内环境稳定中一个重要方面，在各种生命活动中，各种酶反应、激素的效应、信息的传递、细胞器的功能等均需要有与之相适应的 pH 范围。另外，细胞的代谢过程可以产生许多酸性物质，它们的量远远超出细胞内本身缓冲系统可以缓冲的能力。为维持细胞内稳定的 pH 范围，细胞通过各种转运机制将氢离子泌出细胞外。这些机制包括 Na^+-H^+ 交换、氢泵、乳酸 $-H^+$ 的同向转运以及 H^+-K^+ 的交换等。泌出细胞外的 H^+ 首先与细胞外液中的缓冲系统起作用。该系统起效快，但作用能力仍然有限。而另外两个系统，即肺与肾则具有强大能力。肺可将许多酸性物质在缓冲液中产生的 CO_2 持续不断地呼出体外，该部分酸又称可挥发性酸。肾脏虽然起效没有上述两系统快，但作用最强、最彻底，维持时间也最长久。它可以把几乎除 CO_2 外所有的酸性产物从尿液排出体外，这部分酸即为非挥发性酸或固定酸。

肾脏的排酸由三个部分组成：即铵的排泄、可滴定酸的排泄及碳酸根的重吸收，三者的代数和称之为净排酸。肾脏的排酸功能主要在近端肾小管及远端肾单位完成，但近来发现髓袢也起了相当大的作用。此外，许多因素包括全身因素，如身体酸碱平衡改变、容量变化等；局部因素，如小管流量、小管液成分改变、pH 变化等；以及某些体液因子、多肽激素等都对肾脏的酸化功能有一定的影响。它们可以保证在各种内环境稳定可能遭到改变时，相应地调节上述各系统的酸碱平衡稳定的功能，从而使生命活动得以正常进行。

（一）近端肾小管在肾脏酸化中所起的作用

正常肾小球滤液中 HCO_3^- 的含量和血浆中一样，约为 24mmol/L，表明全部从肾小球滤过，滤液 pH 为 7.25 通过近曲小管后，有 60% ～ 70% 的 HCO_3^- 被重吸收，此时小管液 pH 降至于 6.7 左右。目前已知，HCO_3^- 在近端小管的重吸收是通过泌 H^+ 来实现，其重吸收效率在 S_1 段最大。

1. 近端小管上皮细胞的泌 H^+ 机制

（1）Na^+–H^+ 交换

近端小管的泌 H^+ 相当大部分依赖腔膜上 Na^+–H^+ 的交换。该转运系统存在于许多细胞膜上，对调节细胞内的 pH 起关键作用。此外，它还可能参与控制细胞容量，以及对生长因子和其他有丝分裂因子所致的细胞生长和增殖的调控起作用。在肾小管上皮细胞中，该系统主要为转运 H^+，起泌 H^+ 的作用。Na^+–H^+ 交换过程呈电中性，即在转运过程中不产生电位差，也不受电位变化的影响。交换过程的能量来源于管腔与小管上皮细胞之间的 Na^+ 浓度差，表明为钠依赖。Na^+ 浓度差的产生和维持则依赖于上皮细胞基底侧膜上的 Na^+–K^+–ATP 酶系统。后者将细胞内 Na^+ 通过基底侧膜转运出去，从而使胞内 Na^+ 浓度维持在低值，由此产生和维持足够的跨上皮细胞 Na^+ 梯度。从这种观点出发，Na^+–H^+ 交换和许多其他转运系统一样，为继发性的主动转运过程。

（2）H^+–ATP 酶（氢泵）

微灌注实验中发现，在去除 Na^+ 状态下，近端小管的 HCO_3^- 重吸收仍有 20%；用阿米洛利抑制 Na^+–H^+ 交换后发现 HCO_3^- 的重吸收仅下降 60%。上述两个独立的试验均表明，近端小管上皮细胞的泌 H^+，除 Na^+–H^+ 交换外，尚存在一种不依赖 Na^+ 的机制。当阿米洛利和非粒体性氢泵抑制剂同时存在时，泌 H^+ 过程完全被抑制。由此提示，除 Na^+–H^+ 交换外，氢泵也参与泌 H^+ 机制。大多数实验表明，大鼠 H^+–ATP 酶分布在整个肾小管各段，各部分的活性基本相似，其含量在近端小管可能稍高一些，都位于管腔侧。该泵可产生电位差，并受跨膜上的泵电位的变化影响。

2. HCO_3^- 从管侧吸收入上皮细胞内的过程——碳酸酐酶的作用

通过泌 H^+ 机制排泌到管腔液中的 H^+ 与滤液中的 HCO_3^- 反应，生成 H_2CO_3，在碳酸酐酶（CA）的作用下生成 CO_2 和 H_2O。前者通过刷状缘弥散入上皮细胞内，与留在胞内的碱基，在胞浆内 CA 作用下形成 HCO_3^-，随后从基底侧膜离开细胞，重吸收回血循环。该过程的关键是位于刷状缘和胞浆内的 CA 作用。位于管腔膜的 CA 为 IV 型，和小管液直接接触，主要抑制 HCO_3^- 在管腔内的积聚，减少泌 H^+ 所致的跨上皮 H^+ 梯度，从而加速 HCO_3^- 的重吸收。位于细胞内的 CA 为 II 型，主要作用是将细胞内不能转运的碱基 OH^- 转变成 HCO_3^-，间接增加 HCO_3^- 的排出。

3. HCO_3^- 从细胞内排出的机制

近端小管上皮细胞基底侧膜存在着 SITS 及电压敏感、能产生电荷的 $OH^--HCO_3^-$ 转运系统。近来已明确，该转运系统的底物是 HCO_3^-，而不是 OH^-。尽管对 SITS 敏感，但用碳酸根替代氯离子后，HCO_3^- 的重吸收无明显变化，提示并非为 $Cl^--HCO_3^-$ 交换。HCO_3^- 在基底侧部的电化学梯度很高，当基底侧膜电位改变时，HCO_3^- 的重吸收也相应改变，表明排出为电位依赖的传导过程。目前已明确，该传导过程与 Na^+ 耦合。各种结果综合在一起，表明 HCO_3^- 通过 $Na^+-HCO_3^-$ 同向传导过程离开细胞。

4. 近端肾小管酸化功能的影响和调节因素

（1）管腔 HCO_3^- 浓度和 pH

HCO_3^- 浓度变化和管腔 HCO_3^- 负荷成正比。当肾小管内 HCO_3^- 浓度小于 45mmol/L 时，HCO_3^- 的重吸收与管腔浓度呈线性关系。管腔 pH 提高，可增强肾小管酸化功能。在正常生理水平 HCO_3^- 的增加可刺激泌 H^+（主要影响 Na^+-H^+ 交换）。当 HCO_3^- 超出一定水平时，泌 H^+ 不再受管腔 HCO_3^- 及 pH 的影响，此时 HCO_3^- 的重吸收达到极限。

（2）肾小球滤过率（GFR）及小管流量

肾小球滤过率增加可相应提高小管流量，后者可促进 HCO_3^- 重吸收，其原因可能有二：一是滤液流速增加时，HCO_3^- 的浓度下降将延缓，其浓度相对提高，使泌 Na^+-H^+ 增加。二是管腔存在流量依赖的弥散，屏障附近 Na^+-H^+ 交换的 pH 较管腔液低，使泌 H^+ 减慢。当流速增加时，屏障减弱，局部 pH 上升，泌 H^+ 增加。值得一提的是，当管腔 HCO_3^- 浓度达极值时，流量改变所致 HCO_3^- 重吸收变化不再存在；而在大多数情况下，管腔内 HCO_3^- 的浓度远远小于极值，此时 HCO_3^- 的重吸收完全为流量依赖。在慢性碱中毒，GFR 较低时，HCO_3^- 浓度小于极值，此时尿中的 HCO_3^- 排泄不增加；当 GFR 增加时，HCO_3^- 在管腔中的浓度即超过极值，此时尿 HCO_3^- 含量明显增加。

（3）管周 HCO_3^- 浓度、PCO_2 及 pH

管周 HCO_3^- 上升或 PCO_2 下降，都可通过影响泌 H^+ 从而减少 HCO_3^- 的重吸收。其机制可能为改变细胞内的 pH，进而影响 Na^+-H^+ 交换。

（4）细胞外液变化（ECF）

自由流量微穿刺研究表明，ECF 增加可影响 HCO_3^- 的重吸收。但 Cogan 的研究则认为，和 NaCl 的重吸收不一样，扩容对近端小管 HCO_3^- 的重吸收没有大的影响。尽管扩容可增加约 50% 的 HCO_3^- 跨细胞间的通透性，但由于后者的绝对值相当小，因此实际上扩容对 HCO_3^- 的重吸收作用很小。

（5）激素及交感神经

能促进 HCO_3^- 在近端小管重吸收的激素有糖皮质激素、生长激素。近来 Liu 和 Cogan 研究表明，血管紧张素 Ⅱ（A Ⅱ）也具有促进 HCO_3^- 重吸收的作用。甲状旁腺激素（PTH）则可抑制重吸收，在甲状旁腺功能低下患者中，HCO_3^- 的重吸收有所增加。上述激素的作用可能通过 cANP，后者的增加可抑制 HCO_3^- 的重吸收，其机制可能通过减少 Na^+-H^+ 交换，而使 HCO_3^- 重吸收减少。近端小管受到交感神经的支配，存在许多肾上腺素能受体。当肾神经去除时，HCO_3^-、Na^+、Cl^- 及 H_2O 的重吸收都下降，但 GFR 没有相应改变，提示交感神经对 HCO_3^- 的重吸收为直接作用，不依赖肾脏血流动力学改变。

（6）其他全身因素

代谢性酸中毒、低钾（或钾缺乏）可刺激近端小管 HCO_3^- 的重吸收，但血钾急性变化并无影响。单侧肾切除也促进健侧肾近端小管的酸化功能，机制尚不清，可能为代偿反应。

（二）髓袢在肾脏酸化中所起的作用

髓袢在肾脏酸化过程中的作用近年来已越来越为人们所认识。离体灌注小管试验发现，髓袢上升支厚段（TALH）至少具备两个重要的酸化功能：HCO_3^- 的重吸收以及 NH_4^+ 的重吸收，在所有的髓袢节段中，TALH 段研究最多。

1. HCO_3^- 在髓袢的重吸收机制

在体自由流量微穿及离体微灌注实验中表明，髓袢能重吸收 15% 左右溶液中的 HCO_3^- 量，其主要的吸收部位是在 TALH 段。该段对水不通透。HCO_3^- 在此重吸收后可使管腔 HCO_3^- 及 pH 值进一步下降。HCO_3^- 在 TALH 的重吸收为逆电化学梯度，故属主动过程，重吸收也为 CA 依赖。和其他肾单位一样，TALH 对 HCO_3^- 的重吸收是由管腔侧的泌 H^+ 及基底侧膜碱基排出两个不可分割的过程来完成。抑制管腔侧 Na^+-H^+ 交换可使 HCO_3^- 的重吸收明显被抑制，表明通过 Na^+-H^+ 交换过程实现泌 H^+。当管腔中加入呋塞米，HCO_3^- 的重吸收非但不被抑制，反而得到加强，提示 TALH 管腔侧的 $3Na^+$-$6Cl^-$-$3K^+$ 同向转运并不参与 HCO_3^- 的转运。除管腔侧 Na^+-H^+ 交换外，抑制 H^+-ATP 酶也可使 HCO_3^- 重吸收减少，表明同时存在氢泵作用。

2. HCO_3^- 在髓袢重吸收的影响和调节因素

和近端小管 HCO_3^- 重吸收情况受全身许多因素及局部因素影响一样，髓袢也受它们影响。其中，下列因素影响较明显。

（1）酸碱平衡变化

急性碱性负荷可抑制 HCO_3^- 的重吸收，酸性负荷则产生相反的变化。这种代偿机制也和近端小管相似，可能也通过对 Na^+-H^+ 交换及氢泵的影响。代谢性碱中毒时，管周 HCO_3^- 浓度上升，抑制了 HCO_3^- 从细胞向基底侧膜的转运也是机制之一。

（2）钠摄入变化

可以影响髓质 TALH 段 HCO_3^- 的重吸收。慢性增加钠摄入可以促进 HCO_3^- 的重吸收，给予等量的 NaCl 或 $NaHCO_3$，HCO_3^- 的重吸收效应并无两样，表明该作用只和钠有关。限制钠饮食，HCO_3^- 的重吸收明显下降。该效应和醛固酮无关，而仅仅与钠饮食本身所致的管腔钠浓度及细胞钠摄入变化有关，从而改变钠依赖的泌 H^+ 机制，影响 HCO_3^- 的重吸收。该作用对维持全身酸碱平衡有一定的代偿作用。

（3）皮质激素

髓袢上也存在丰富的皮质类固醇激素受体。皮质激素除影响髓袢 Na^+、K^+、H_2O 转运外，尚可调节 HCO_3^- 的重吸收。肾上腺切除可使 HCO_3^- 的重吸收明显减少，生理剂量皮质激素替代后，HCO_3^- 吸收障碍明显得到纠正。上述作用可能通过刺激 Na^+-H^+ 交换或氢泵。

（4）ADH

ADH 可抑制髓质 TALH 段 HCO_3^- 的重吸收，其程度可达 40% ～ 50%。这种抑制作用在不同的细胞内 pH 值（6.7 ～ 7.1）时存在。该作用可能通过激活 V_2 受体及 cAMP 依赖的蛋白激酶 A（PKA）使 cANP 合成增加，后者可抑制管腔膜上的 Na^+-H^+ 交换。

（5）血浆渗透压

体外微灌注表明，提高渗透压可抑制 HCO_3^- 的重吸收，当 ADH 存在时抑制作用更强，提示两者之间有叠加作用。

（6）其他

主要包括一些通过 cANP 起作用的多肽激素，如胰高血糖素、肠促胰腺素及部分肠道血管活性多肽等。

（三）远端肾单位在肾脏酸化过程中的作用

经过近端小管及髓袢重吸收后，流经远端小管的 HCO_3^- 含量已很少，因此 HCO_3^- 的重吸收在酸化过程中的作用已不是太大，远端肾单位对 HCO_3^- 的重吸收效率只及近端肾小管的 1/10。和近端肾小管不同之处是，远端小管上皮细胞的通透性较差，管腔液中无 CA 存在，因此可在上皮细胞及管腔液之间建立起很高的 pH 梯度，尿液 pH 最低可降至 4.4。最后，远端小管尚可在一定条件下，具有分泌 HCO_3^- 的功能。由于绝大部分的可滴定酸已在近端小管形成，HCO_3^- 的重吸收又相对减少，远端小管主要通过泌 H^+ 使 NH_4^+ 形成增多来排泄体内的酸性物质。

1. 远端小管的组成及酸化功能的非均一性

远端肾单位由不同的节段所组成，各节段的细胞形态不同，转运功能有差别，在酸化过程中所起的作用也有所不同。其中，集合管在酸化功能中起主要作用。在正常情况下，远曲小管并无 HCO_3^- 的重吸收。只有在预先酸处理才会出现 HCO_3^- 重吸收。皮质集合管除 HCO_3^- 重吸收外，还具有 HCO_3^- 的分泌功能。而髓质集合管无 HCO_3^- 分泌作用，但相对其他部位，该段对尿液的酸化起的作用也较大。和近端肾小管不同的是，并非所有远端小管上皮细胞都参与酸化功能，只有富含线粒体的细胞，称之为间介细胞才具备该功能。这种细胞内含有大量的 CA。在皮质集合管，存在两种类型的间介细胞：一种与泌 H^+ 有关，另一种与泌 HCO_3^- 有关。

2. 远端小管上皮细胞泌 H^+ 机制——A 型插入细胞功能

A 型插入细胞常见于 OMCD，在 CCD 占 14% 左右。现在已知的是，A 型插入细胞的泌

H^+ 功能与 Na^+ 无直接相关，而主要是受管腔负电位的影响，因而 Na^+ 对该处泌 H^+ 的影响，主要是通过改变电位差而间接影响。在无氧条件下，该处泌 H^+ 完全依赖葡萄糖的存在。因此与能量代谢密切相关。泌 H^+ 过程可产生管腔差，乙酰唑胺能抑制该处泌 H^+。A 型插入细胞膜可与胞内滤泡融合使管腔扩张，相反胞膜也可收缩，使胞内形成滤泡。细胞内含有大量 CA，使泌 H^+ 后产生的 HO^- 与 CO_2 结合形成 HCO_3^-。A 型插入细胞的管周侧存在 Cl^-–HCO_3^- 交换，胞内形成的 HCO_3^- 通过转运系统被吸收。

3. 远端小管 HCO_3^- 分泌机制——B 型插入细胞功能

早在 20 世纪 50 年代就已发现肾小管存在 HCO_3^- 的分泌功能。以后越来越多的研究均表明，在皮质集合管（CCD）、海龟膀胱上皮等均存在胞内含碳酸酐酶的分泌 HCO_3^- 细胞，即 B 型插入细胞。该细胞 HCO_3^- 的分泌和 Cl^- 的重吸收相等且不依赖钠转运，表明位于管腔侧的 Cl^-–HCO_3^- 的交换机制起作用。在基底侧膜上存在着 H^+ 泵，当 H^+ 泌向间质后，细胞内形成的 HCO_3^-（在 CA 作用下）通过 Cl^-–HCO_3^- 交换泌入管腔。该交换过程呈电中性进入细胞内的 Cl^- 通过基底侧膜上的氯通道排出。尽管作用和 A 型插入细胞截然相反，但二者并不是简单的镜像关系。例如，抗 3 带蛋白的抗体和 B 型插入细胞管腔侧的 Cl^-–HCO_3^- 交换没有反应，表明该系统和红细胞上的阴离子交换系统不一样，而且和 A 型插入细胞也不同，SITS 对 B 型插入细胞的 Cl^-–HCO_3^- 交换系统的抑制作用较弱，对 Cl^- 的 Km 值高于细胞。B 型插入细胞另一个特点是：在管腔侧能与花生植物凝血素结合。酸中毒时，管腔侧出现 H^+ 泵，管周出现 Cl^-–HCO_3^- 交换，加快 HCO_3^- 的重吸收，而具备 A 型插入细胞功能。在碱中毒时，出现 HCO_3^- 的分泌，类似 B 型插入细胞功能。

4. 远端小管酸化功能的影响和调节因素

远端小管和泌 H^+ 主要由氢泵完成，受电化学梯度改变的影响，发生于 A 型插入细胞（或类似 A 型插入细胞的 OMCD 细胞）。分泌 HCO_3^- 则通过管腔侧 Cl^- 交换及基底侧的氢泵共同完成，发生于 B 型插入细胞。许多全身及局部因素以及激素均可影响上述功能。

（1）管腔 pH 改变与 H^+ 的分泌呈线性关系

管腔 pH 由管周 HCO_3^- 浓度及 PCO_2 所决定。

（2）管腔液中的 Na^+ 离子及伴随阴离子

管腔中 Na^+ 的改变可以影响跨上皮细胞电位差，远端小管 Na^+ 重吸收增加，可提高管腔中负电位，间接促进泌 H^+。如在容量不足及应用盐皮质激素时，Na^+ 重吸收明显增加，同时出现泌 H^+ 增强。影响管腔电位的各种阴离子增加可以促进泌 H^+，脂溶性低的阴离子作用更明显。

（3）钾离子

钾代谢与酸碱平衡关系相当密切，两者相互联系，相互影响。钾对肾脏酸化功能的影响有两方面：一是影响 HCO_3^- 的重吸收；二是影响肾脏 NH_4^+ 的代谢和转运（后者将在后文详细阐述）。K^+ 对 HCO_3^- 转运的作用又有直接和间接之分，两者的结果正相反。其直接作用是影响泌 H^+，K^+ 缺乏可刺激 HCO_3^- 的重吸收。间接作用是通过影响醛固酮分泌被抑制，从而抑制

远端小管的泌 H^+。其最终结果取决于两者之间的共同作用。

（4）激素的作用

①盐皮质激素　醛固酮（ALD）主要作用于远端小管，特别是皮质集合管。ALD 通过以下三种方式影响酸化功能：促进 Na^+ 的重吸收，从而影响管腔电位差，促进泌 H^+；直接影响远端小管的泌 H^+，特别是在髓质集合管，其内在机制尚不清楚；通过对 K^+ 代谢的影响，间接影响酸化功能。②甲状旁腺素（PTH）与抗利尿激素（ADH）　PTH 可刺激 H^+、促进净排酸增加。该泌 H^+ 作用增强可能是通过改变管腔中磷酸根含量，增加缓冲物，因此尽管 PTH 作用时，尿 HCO_3^- 无改变，但尿 pH 值明显下降。ADH 的鼻吸入可使泌 H^+ 增加，酸化功能增强。ADH 的该作用可能在 CCD，主要抑制了 HCO_3^- 的分泌。

上述激素的作用目前认为都通过 cAMP 依赖的蛋白激酶 A（PKA）起作用。主要作用是提高 Cl^- 的传导，使 A 型插入细胞基底侧膜 $Cl^- - HCO_3^-$ 交换增加，从而使泌 H^+ 增加。在 B 型插入细胞上，cAMP 则作用于 $Cl^- - HCO_3^-$ 交换，使 HCO_3^- 分泌增加。因此，在两种细胞都存在的节段（如 CCD），cAMP 的作用取决于二者的综合。

（四）NH_4^+ 在肾脏的代谢、转运以及肾脏酸化功能中的作用

和尿液中其他主要离子相比，NH_4^+ 从尿中的排泄具有非常特殊的地位。首先，NH_4^+ 主要从肾脏代谢产生，而不是通过肾小球的滤过；其次，NH_4^+ 在肾脏的产生主要来自谷氨酸的代谢，后者在产生 NH_4^+ 的过程中，产生相同量的 HCO_3^-，通过基底侧膜转运回血循环，以补充中和体内代谢所产生的酸的消耗。产生的 NH_4^+ 必须从尿中排出，因为如果和 HCO_3^- 一样被吸收回循环中，则 NH_4^+ 可在肝脏或其他器官重新合成谷氨酸或尿素，并产生 H^+，使肾脏产生 NH_4^+ 过程中所产生的 HCO_3^- 全部丧失。最后，当体循环酸碱平衡出现紊乱时，肾脏净排酸的相应变化大部分是 NH_4^+ 的排泌改变。例如在酸中毒时，肾脏约 90% 的代偿改变是 NH_4^+ 排泌增加，而在碱中毒时 40% 是通过 NH_4^+ 排泌的减少。可滴定酸的排泌在酸碱平衡紊乱时变化很小，而 HCO_3^- 只在碱中毒时出现排泌增加。由此可见，NH_4^+ 在肾脏的产生、排泌及其调节在系统酸碱平衡的维持中发挥着重要意义。

1. NH_4^+ 在肾脏的产生

绝大部分的 NH_4^+ 是在肾脏近端小管上皮细胞内产生，在髓袢及远曲小管也有少量的合成，而在集合管则几乎完全不生成。NH_4^+ 的生成需先有谷氨酸，后者通过有机阴离子的转运系统进入近端小管上皮细胞内，以后在谷氨酸酶的作用下脱酰，生成 NH_4^+、H^+ 及 α - 酮戊二酸（α -KG），α -KG 在代谢过程中均生成 HCO_3^-，新生成的 HCO_3^- 通过基底侧膜上与钠耦合的传导进入血循环。由于 NH_4^+ 的等电点（PKA）为 9.0，胞内 pH 值为 7.2，所生成的 NH_3 和 H^+ 结合，反应式偏向 NH_4^+ 的形成（$NH_3 + H^+ = NH_4^+$）。其中 NH_4^+ 的形成主要在线粒体内进行。

2. Na^+ / NH_4^+ 在不同肾单位的转运

（1）肾小球滤过

由于血循环中 NH_4^+ 的浓度 < 0.1mmol/L，肾小球滤液中的 NH_4^+ 很少，只占尿中排泄量的 10% 左右。

（2）近端小管

近端小管可以将胞内生成的 NH_4^+ 分泌入管腔中，该过程可能为 NH_4^+ 跨管腔膜的弥散，也可能通过直接转运 NH_4^+。有人认为可能为通过管腔膜的 $Na^+-NH_4^+$ 交换（即 NH_4^+ 替代了 Na^+-H^+ 交换的 H^+）；也有人认为可能通过有机阳离子的分泌过程。NH_4^+ 的分泌过程在整个近曲小管均存在，但起始部分大于最后部分。最近有人发现，正常情况下，起始部分的近端肾小管分泌 NH_4^+，而后面部分则重吸收 NH_4^+。当在酸中毒时，两者虽然均分泌 NH_4^+，但前者远远超出后者。此外，在近端直管的研究中发现，NH_4^+ 的分泌过程是由主动分泌 H^+ 及被动分泌 NH_3 所致。泌 H^+ 使管腔中的 NH_3 减少，NH_4^+ 形成增加，从而提高 NH_3 跨上皮的浓度差。

（3）髓袢

髓袢的粗升支（TALH）可以主动重吸收 NH_4^+，其中皮质及髓质 TALH 均有重吸收作用。实验证实，在这些小管段 NH_4^+ 在管腔内的浓度小于管周侧，因此重吸收过程不是单纯 NH_4^+ 的弥散，而是 NH_4^+ 的主动重吸收。近来进一步研究表明，NH_4^+ 的主动重吸收可被呋塞米抑制。提高 K^+ 可使 NH_4^+ 重吸收减少，但当用 NH_4^+ 替代 K^+ 后，TALH 段的 Cl^- 主动吸收并不受影响。由此表明 NH_4^+ 在 TALH 的重吸收是通过替代 $3Cl^--6Cl^--3K^+$ 同向转运系统中的 K^+ 而完成。此外，也有人证实尚有细胞旁路的被动 NH_4^+ 转运。TALH 对 NH_3 的通透性和近曲小管相比要小得多，这种特性有效地阻止了重吸收回的 NH_3 返漏到管腔中，具有很重要的生理意义。

（4）远端小管

远端小管存在一定的 NH_4^+ 分泌功能，该过程不受酸中毒和缺钾的影响。目前尚不清楚是通过跨上皮的转运过程还是由于谷氨酸依赖的 NH_4^+ 合成所致。

集合管具有将 NH_4^+ 从间质分泌入管腔的作用，从而将 NH_4^+ 最终排泌入尿中。在皮质、外髓以及内髓三个不同的节段中进行，其中髓质部位占 30%～60% 的作用。集合管本身不具备产生 NH_4^+ 的功能。泌入管腔中的 NH_4^+ 主要来源于间质，由髓袢重吸收所致。

集合管分泌 NH_4^+ 的过程是由管腔侧的氢泵主动泌 H^+ 及 NH_3 跨浓度梯度差的被动弥散所致。二者的调节互不依赖。除 H^+ 泵外，泌 H^+ 过程可能还通过 H^+-K^+-ATP 酶，和近端小管不同，集合管的管腔侧缺乏碳酸酐酶（OMCD-IS 除外）形成所谓的不平衡 pH，使管腔中的 $NH_4^+-NH_3$ 缓冲的反应由于不断泌 H^+ 而向 NH_4^+ 方向生成，从而维持较高的跨上皮 NH_3 浓度差。另一个维持较高 NH_3 浓度差的因素是逆流倍增效应，使间质的 NH_3 浓度提高。

间质中的 NH_3 如何进入小管细胞尚不清楚，可能为 NH_4^+ 的直接转运或 NH_3 的弥散。与氢离子进入细胞（基底侧膜上的 Na^+-H^+ 交换）及碱基离开细胞相平行。最近有人提出基底侧膜上的 Na^+-K^+-ATP 酶可能参与了 NH_4^+ 的转运，特别是在内髓集合管部位。

3. NH_4^+ 的逆流倍增效应

肾脏髓质 NH_4^+ 的浓度远远超出皮质部及血循环。早在 20 世纪 60 年代就有人提出，NH_4^+ 在髓质的积聚可能是逆流倍增效应所致。20 年后，当发现鼠肾 TALH 存在逆浓度差的 NH_4^+ 重吸收时才认识到此现象。和 NaCl 的逆流增效应一致，整个过程是由髓袢上升支的 NH_4^+ 重吸收及再将分泌入下降支而形成的反复循环完成。

NH_4^+从尿中排泄在很大程度上受集合管的NH_3分泌所影响,后者受髓质NH_3的浓度决定。近端小管NH_4^+的生成和分泌以及TALH对NH_4^+的重吸收可影响到NH_4^+在肾髓质的积聚,从而可影响和调节NH_4^+的排泄,对体内酸碱平衡紊乱起代偿作用。在盐皮质激素缺乏所致的代谢性酸中毒时,肾髓质不能积聚NH_4^+是酸中毒无法纠正的原因。

肾脏同时存在的Na^+及NH_4^+逆流倍增效应可以使水的排泄变化不至影响到NH_4^+的排泄。事实表明,当从利尿阶段转到抗利尿阶段时,尽管尿量出现明显变化,但NH_4^+在尿中的排泄量并无明显变化。其原因是髓质NH_3的浓度和尿流量呈反向变化,尿中NH_4^+浓度出现相应改变,使终尿中的总NH_4^+排泄保持不变。

4. NH_4^+转运的调节和影响因素

许多全身因素及局部因素可以影响NH_4^+在肾脏的生成和转运,从而影响和调节全身酸碱平衡。

(1)管腔流量

管腔流量增加和流经近曲小管的NH_4^+浓度增加直接相关。许多研究均证实,当流量增加时,近曲小管分泌NH_4^+也增加,该过程并不是由于流量增加导致管腔离子浓度(包括NH_4^+)下降所致,而是近端小管NH_4^+的生成增加。

小管流量的增加可促进TALH段NH_4^+的重吸收,其影响因素可能和管腔内NH_4^+浓度变化有关。流量增加,NH_4^+下降的幅度减缓,从而使重吸收增加。此外,流量增加使管腔pH下降减缓,pH的增加可以提高NH_3在管腔内的浓度,使NH_3反流入管腔减少,增加NH_4^+的净吸收。当酸碱平衡变化时,髓袢的管腔流量和血浆中HCO_3^-浓度成反比。酸中毒时,流量增加,TALH的NH_4^+重吸收增加,从而使髓质急剧增加,促进集合管NH_4^+的排泄增加。

(2)管腔及管周pH

近端小管NH_4^+的分泌在急、慢性代谢性酸中毒时明显增加,主要因为促进了生成NH_4^+的酶活性所致。管周pH改变主要影响胞内pH起作用。

(3)钾离子

K^+的变化对NH_4^+的转运和生成有很重要的影响。缺钾可刺激近端小管分泌NH_4^+,钾过多时则相反。和酸中毒一样,钾的上述作用大部分是影响NH_4^+的生成。慢性低钾除刺激近端小管生成NH_4^+外,尚有促进分泌的作用。急性钾缺乏直接刺激近曲小管NH_4^+的生成,机制可能是钾的直接作用,也可能是钾影响胞内pH后所致。高血钾则抑制近端小管NH_4^+的生成和分泌。

髓袢TALH段重吸收NH_4^+的过程也与钾变化关系密切:高钾可以抑制NH_4^+的重吸收,低钾时作用相反。其机制可能是K^+与NH_4^+之间的竞争抑制而致。已知在TALH段的NH_4^+重吸收通过$3Na^+-6Cl^--3K^+$同向转运,K^+与NH_4^+在管腔内可竞争该转运系统。值得注意的是,通过改变TALH对NH_4^+的重吸收,K^+的变化可以最终影响到尿NH_4^+的排泄。如高钾时,NH_4^+的重吸收在TALH段减少,髓质的逆流倍增效应下降,从而抑制集合管分泌NH_3。低钾时通过上述作用,可使尿NH_4^+增加。除竞争机制外,钾尚可通过影响细胞pH、跨膜电压及Cl^-的转

运而间接影响 NH_4^+ 的重吸收。

（4）其他

管周渗透压的改变，前列腺素、ADH 及盐皮质激素可能通过影响 TALH 对 NaCl 的重吸收而间接影响 NH_4^+ 的重吸收。胰岛素可以刺激近端小管 NH_4^+ 的生成，从而促进酸排泄。其机制可能是胰岛素促进了谷氨酸等氨基酸转运入细胞内。当 pH < 7.0 或 pH > 7.5 时，胰岛素的上述作用消失，其意义及内在机制尚不清。

综上所述，可见肾脏在机体对酸碱平衡的调节及对于维持内环境稳定均发挥重要意义。肾脏的酸化功能主要在肾小管完成，具体包括：近端小管泌 H^+ 及重吸收 HCO_3^-，形成可滴定酸，以及上皮细胞生成和分泌 NH_4^+；髓袢继续重吸收 HCO_3^-，以及重吸收 NH_4^+ 形成逆流倍增效应；远端小管重吸收或分泌 HCO_3^-，分泌 NH_4^+，及可滴定酸形成等。各个节段的细胞转运机制均不相同，近端小管主要以 Na^+–H^+ 交换为主，而远端小管以 H^+–ATP 酶作用为主，且尚存在许多目前还不太清楚的其他转运机制。肾脏酸化功能受许多因素影响，如全身酸碱平衡改变、电解质的改变（钾等）、管腔流量及许多多肽激素等均能影响肾脏净排酸。到目前为止，尚存在许多问题还未解决，特别是在整体状态下，肾脏各个不同节段之间的相互联系和影响以及调节因素等，有待进一步研究。

参考文献

1 王海燕.肾脏病学［M］.第 3 版.北京：人民卫生出版社，2008：1.

2 张琳琪.肾脏病诊疗全书［M］.上海：上海科技出版社，2000：10.

3 黄泰康.中医肾病学［M］.北京：中国医药科技出版社.2002：3.

4 沈庆法.中医临床肾脏病学［M］.上海：上海科技出版社，1997：2.

5 CARMINES P，INSCHO EW，et al.Determinants of renal microvascular autoregulatory behavior in normal and hypertensive rats［J］.Kidney Int，1991，39（Suppl 32）：S89.

6 TO S，CARRETERO OA.Macula densa control of glomerular hemodynamics［J］.Kidney Int，1991，39（Suppl 32）：S83.

7 KUDA T，NARUSE M，et al.Mesangial cell function and chloride ions［J］.Kidney Int，1991，39（Suppl 32）：65.

8 PERSSON AEG，SALOMONSSON M，et al.Macula densa cell function［J］.Kidney Int，1991，39（Suppl 32）：S39.

9 BLANTY RC，THOMSON SC，et al.Physiologic adaptations of the tubuloglomerular feedback system［J］.Kidney Int，1990，38：577.

10 RECTOR FC Jr.Sodium，bicarbonate and chloride absorption by proximal tubule［J］.Am J Physiol，1983，244：F461.

11 HOWLIN KJ，ALPERN RJ，et al.Evidence for electroneutral sodium chloride transport in rat proximal convoluted tubule［J］.Am J Physiol，1986，250：F644.

12 LIU FY, COGAN MG.Axial heterogeneity of bicarbonate, chloride and water transport in the rat proximal convoluted tubule: Effects of change in luminal flow rate and aldalemia [L] .JClin Invest, 1986, 78: 1547.

13 GREGER R.Ion transport mechanisms in thick ascending limb of Henle'sloop of mamalian nephron[J]. Physiol Rev, 1985, 65: 760.

14 GREGER R, et al.Na-2Cl-K-cotransport in thick ascending limb of Henle' sloop of and mechanism of action of loop diuretic [M] //HOSHI T.Coupled Transport in Nephron.Tokyo: Miura Found, 1984: 94.

15 IMAI M, NAKAMURA R.Function of distal convoluted and connecting tubules studied by isolated nephron segments perfused in vitro [J] .JClin Invest, 1988, 82: 721.

16 LIGHT DB, et al.Amiloride-sensitive cation channel in apical membrane of inner medullart collecting duct [J] .Am J Physiol, 1988, 255: F78.

17 LIU FY, GOGAN MG.Angiotensin II stimulation of htdrogan ion secretion in rat early proximal tubule [J] .JClin Invest, 1988, 86: 601.

18 WRIGHT FS, GIEBISCH G.Regulation of Potassium Excreiton[M]//SELDIN DW, GIEBISCH G.The Kidney: Physiology and Pathophysiology.New York: Raven Press, 1985: 1224-1249.

19 STOKES JB.Sodium and potassium transport by the collecting duct [J] .Kidney Int, 1990, 38: 697.

20 STANTON BA.Renal potallium transport, morphological and functional adaptations [J] .Am J Physiol, 1989, 257: R989.

21 OHNO-SHOSAKU T, KUBOTA T, et al.Regulation of K$^+$ Channels in Proximal Tubules: Studies in Opossum Kidney Cells [M] //HATANO M.Nephrolhgy, Proceedings of the XIth International Congress of Nephrology.Tokyo: Springer-Verlag, 1990: 1677-1684.

22 GUGGINO WB. Regulation of K$^+$ Channels on the Thick Ascending Limb [M] //HATANO M.Nephrology, Proceedings of the XI th International Congress of Nephrology.Tokyo: Springer-Verlag, 1990: 1685-1697.

23 PERAINO RA, SUKI WN.Influence of Calcium on Renal Handling of Phosphate [M] //MASSRY SG, FLEISCH H.Renal Handling of Phosphate.New York: Plenum Medical Book Co, 1980: 287.

24 SCOBLE JE, MILLS S, et al.Calcium transport in canine renal basolateral membrane vesicles.Effect of parathyroid hormone [J] .JClin Invest, 1985, 75: 1096.

25 GOLIGORSKY MS, HRUSKA KA.Humoral modulation of cytoplasmic calcium concentrateon in rinal tubular epithelium [J] .Mineral Electrolyte metab, 1988, 14: 58.

26 BOURDEAU JE.Calcium transport across the pars recta of cortical segment 2 proximal tubules [J] . Am J Physiol, 1986, 251: F718.

27 GMAI P, MURRER H.Cellular mechaisms of inorganic phosphate transport in kidney [J] .Physiol Rev, 1986, 66: 36.

28 HAMMERMAN MR.Phosphate transport across renal proximal tubular cell membranes [J] .Am J

Physiol，1986，251：F38.

29 GREGOR R，LANG F，et al.Site of renal phosphate reabsorption：Micro-puncture and microinfusion studt［J］.Pflugers Arch，1977，396：111.

30 FLATMAN PW.Magnesium transport across cell membranes［J］.J Membr Biol，1984，80：1.

31 GUNTHER T，VORMAN J.Characterization of Na^+/Mg^{2+} autiport by simultaneous $25Mg^{2+}$ influx［J］. Biochem Biophys Res Comm，1987，148：1069.

32 SHARGHI R，GOLDFARB S，et al.Characterization of Mg transport in medullary thick ascending limb of Henle［J］.Clin Rrs，1983，31：441A.

33 IMAI M，TANIGUCHI J，et al.Function of loops of Henle［J］. Kidnet Int，1987，31：565.

34 HEHBERT SC，REEVES WB，et al.The medullary thick limb：function and modulation of the singleeffect multiplier［J］. Kidney Int，1987，31：580.

35 GREGAR R，Velazquez H.The cortical thick ascending limb and early distal convoluted tubule in the urinary concentrating mechanism. Kidney Int，1987，31：590.

36 KOKKO J.The role of the collecting duct in urinary concentration［J］.Kidney Int，1987，31：606.

37 KNEPPER MA，ROCH-RAMEL F.Pathway of urea transport in the mammalian kidney［J］.Kidney Int，1987，31：629.

38 KNEPPER MA，SANDS JM，et al.Independence of urea and water transport in rat inner medullary collecting duct［J］.Am J Phyliol，1989，256：F610.

39 HAYS RM，FRANKI N，et al.Effect of antidiuretic hormone on the collecting duct［J］. Kidney Int，1987，31：530.

40 ALPERN RJ.Cell mechanisms of proximal tubule acidification［J］. Physiol Rev，1990，70：79.

41 COGAN MG.Extracellular volume expansion pridominantly inhibits NaCl rather than $NaHCO_3$ reabsorption in the rat proximal convoluted tubule［J］. Am J Physiol，1983，245：F272.

42 LIU FY，COGAN MG.Angiotensin Ⅱ：A potent regulator of acidification in the rat early proximal convoluted tuble［J］.JClin Invest，1987，80：272.

43 LIU FY，COGAN MG.Angiotensin Ⅱ stimulation of hydrogen ion secretion in the rat early proximal tubule.Modes of action，mechanism and kinetics［J］.JClin Invist，1988，82：602.

44 GOOD DW.Regulation of bicarbonate and ammonium absorption in the thick ascending limb of the rat ［J］.Kidney Int，1991，40（Suppl 33）：S36.

45 STEIMNETZ PR.Cellular organization of urinary acidification［J］.Am J Physiol，1986，251：F173.

46 KNEPPER MA.NH4+ transport in the kidney［J］.Kidney nt，1991，40（Suppi 33）：S95.

47 KNEPPER MA，et al.Ammonium transport in the kidney［J］.Physiol Rev，1989，69：179.

48 李广然，钟先阳.肾脏的解剖结构和生理功能［J］.新医学，2005，36（7）：379-380.

49 程庆砾.老年人肾脏解剖生理学特点与肾脏疾病［J］.中华老年医学杂志，2006，25，（1）：

74-76.

50 金惠铭，王建枝．病理生理学［M］．第7版．北京：人民卫生出版社，2008：1.

51 陈灏珠，林果为，王吉耀，等．实用内科学［M］．第14版．北京：人民卫生出版社，2013：9.

52 李玉林，文继舫，唐建武．病理学［M］．第7版．北京：人民卫生出版社，2013：5.

53 柯凌，胡坤，张清华．肾脏病专业知识800问［M］．广州：广东科技出版社，2015：12.

54 张文武．急诊内科学［M］．第3版．北京：人民卫生出版社，2012：8.

55 陈灏珠，钟南山，陆再英，等．内科学［M］．第8版．北京：人民卫生出版社，2013：3.

56 邹万忠，王海燕．肾活检病理学［M］．第3版．北京：北京大学医学出版社，2014：7.

57 刘友章．中西医结合内科学［M］．广州：广东高等教育出版社，2007：9.

58 陈孝平，汪建平．外科学［M］．第8版．北京：人民卫生出版社，2013：3.

59 万学红，卢雪峰．诊断学［M］．第8版．北京：人民卫生出版社，2013：3.

60 柏树令，应大君．系统解剖学［M］．第8版．北京：人民卫生出版社，2013：3.

61 陈香美．临床肾脏疾病经典问答800问［M］．北京：人民卫生出版社，2015：1.

（陶加平）

第三节　肾的中西医结合研究

一、中医肾本质及其与神经内分泌免疫网络关系研究

藏象学说是中医生理学与病理学的集中体现，在整个中医理论体系中占有极其重要的地位。中医学既通过解剖分析的直接观察方法认识脏腑的形态和机能，又运用哲学思维，以整体观察的方法认识脏腑的生命活动规律，并以脏腑精气的储藏、运动和代谢来解说脏腑机能。因此，中医学的脏腑，不仅仅是形态学结构的脏器，而且是在其形态学结构的基础上，赋予了某些特殊机能的生理病理学系统。"藏居于内，形见于外，故曰藏象。"藏，是藏于体内的脏腑；象，是形见于外的生理病理现象。心、肝、脾、肺、肾五脏和小肠、胆、胃、大肠、膀胱、三焦六腑及脑、髓、骨、脉、胆、女子胞奇恒之腑各有专职，产生并维持机体的生命现象。这种脏腑名称虽与现代解剖学的脏器名称相同，历代医家大多认为心是五脏调控中心，但是明代医家赵献可、张景岳则指出机体的调控中心不在心而在肾/命门。《医贯》说："人身别有一主非心也。命门为真君真主，乃一身之太极无形可见，两肾之中是其安宅。命门为十二经之主，肾（指主水之肾）无此则无以作强而技巧不出矣，膀胱无此则三焦之气不化而水道不行矣，脾胃无此则不能蒸腐水谷而五味不出矣，肝胆无此则将军无决断而谋虑不出矣，大小肠无此则变化不行而二便闭矣，肺无此则相傅不能而治节乱矣，心无此则神明昏而

万事不能应矣，正所谓主不明则十二官危也。"在明确肾中命门调控十二官功能活动的主导地位后，赵献可进一步强调了命门之火的重要性。张景岳对肾/命门调控中心的认识更加全面，所著《三焦包络命门辨》《大宝论》《真阴论》《命门余义》等详尽阐述了肾/命门水火对机体各脏腑的重要调节作用："命门之火谓元气，命门之水谓精，五脏之本，本在命门；命门之水火即十二脏之化源，五脏之阴气非此不能滋，五脏之阳气非此不能发。"非常清楚地阐明了五脏乃至全身阴阳受控于肾/命门阴阳的学说。针对肾/命门阴阳是元阴元阳宜补不宜泻的特点，张氏发展前人"壮水之主以制阳光，益火之源以消阴翳"的理论，提出著名的"善补阴者，必于阳中求阴；善补阳者，必于阴中求阳"观点，有极其重大的理论与临床意义。他创制的左归饮/丸与右归饮/丸不仅在理论上发展了六味地黄丸与桂附八味丸，更重要的是在治疗上将肾/命门调节理论落实到实处，厥功甚伟。张介宾晚年尤重视补益阴精，因大剂量用熟地而得"张熟地"之绰号。水火命门学说的理论，也为他驳斥朱丹溪的"阳常有余，阴常不足"提供了补充论据，他又据水火命门学说而将其概括为"阳常不足，阴本无余"。肾/命门调控中心学说由于其本身的科学价值与确切的临床疗效，被越来越多的学者所接受。滋水涵木的杞菊地黄丸与滋水清肝饮，补肾纳气的黑锡丹与七味都气丸，补北泻南的黄连阿胶汤与知柏地黄丸，温肾健脾的四神丸与附子理中汤等方剂在临床实践的广泛应用，都证明了肾/命门理论有现实的科学价值。"万病穷必及肾"，因而温补肾阳方药在临床应用相当广泛。肾病综合征、系统性红斑狼疮等都可通过调补肾/命门达到较好的治疗效果。

从中医肾/命门角度看，既然肝、心、脾、肺之阴阳受控于肾/命门之阴阳，那么通过调节肾/命门阴阳就能有效改善肝、心、脾、肺的不足之阳，从而达到治疗目的；从西医角度看，调节肾/命门阴阳可能改善了紊乱的神经内分泌免疫网络而对各系统疾病发挥治疗作用。为了从实验角度科学论证肾/命门与神经内分泌免疫网络相关的事实，阐明肾–神经内分泌免疫网络学说的新观点、新理论，蔡定芳等以外源性糖皮质激素复制中医肾阳虚大鼠模型，观察右归饮及根据右归饮组方原则自拟的命门合剂的调节作用。结果表明，外源性糖皮质激素在反馈抑制下丘脑–垂体–肾上腺轴的同时，激活下丘脑单胺类递质的生物合成和代谢，NE、多巴胺（DA）、3，4-二羟基苯乙酸（DOPAC）、5-羟色胺（5-HT）、5-羟基吲哚乙酸（5-HIAA）等含量增高；体重下降，每日饮食摄水量减少，垂体、肾上腺、胸腺重量减轻；室旁核的促肾上腺皮质激素释放激素神经元与正中降起的促肾上腺皮质激素释放激素神经纤维、垂体前叶的 ACTH 细胞等明显减少；下丘脑促肾上腺皮质激素释放激素 mRNA 表达明显抑制；血浆 ACTH、皮质酮（CORT）含量下降，肾上腺及胸腺萎缩，脾脏淋巴细胞数减少，T 淋巴细胞增殖反应及自然杀伤细胞活性下降，T 淋巴细胞诱生 IL-2 和 g-IFN 能力减退。"肾"本质的研究是在取得临床疗效，按照"异病同治"必有其共同的物质基础的思路，循序探索、步步求证，得到肾阳虚证患者的下丘脑–垂体及其所属三个靶腺（肾上腺、甲状腺、性腺）轴功能紊乱，主要发病环节在下丘脑的初步结论。进一步以药测证，比较补肾、健脾、活血 3 类复方对皮质酮大鼠（模拟肾阳虚）下丘脑促肾上腺皮质激素释放激素的基因表达及下丘脑–垂体–肾上腺–胸腺（HPAT）轴的影响，结果证明温补肾阳药是直接提高促肾上腺皮质激素释放激素基因的转录与表达水平，从而改善了 HPAT 轴的受抑状态，说明肾阳虚证的调控中心定位在下丘脑，而且涵盖着神经内分泌免疫网络。另外，将肾虚与老年人的神经内分泌指标做对比研究，以科学的证据认定衰老是生理性肾虚。沈自尹通过一系列研究总结了肾阳虚证与各轴系统的关系：肾阳虚证具有多靶腺（三轴都累及）功能紊乱，两轴平行观察未见轴间相互影响证据，温补肾阳法治后各轴均有一定程度的恢复，故可推论肾阳虚证的主要发病环节为下丘脑（或更高中枢）的调节功能紊乱。老年人组在两轴上的异常表现和肾阳虚组甚为类似，因此，肾阳虚证的外象又意味着下丘脑 – 垂体及其某个靶腺轴上有一定程度的未老先衰。1996 年免疫衰老研究权威 Miller 指出，衰老时 T 细胞凋亡可能是重要的因素，以后的研究证实了衰老时 T 细胞是过度凋亡，这为研究者们从 T 细胞凋亡的角度研究补肾延缓衰老以及肾虚证提供了重要的切入口。郑振等观察到两种补肾复方组对老龄大鼠的 T 细胞凋亡率都比活血复方组以及未服药的对照组明显降低，并接近于年轻大鼠的细胞凋亡水平。同时，补肾复方都能够使老年大鼠的 FasL 基因表达下调。T 细胞凋亡受到基因表达的严密调控，免疫衰老与 FasL 系统关系最引人注目，其中 FasL 被称为 T 细胞死亡因子，衰老时"上调"从而加速 T 细胞凋亡。

二、肾主生殖与神经内分泌免疫网络关系研究

中医学理论包括了脏腑和经络两大内容，但均是以阴阳五行理论为基础而实现其整体观与辨证观的，这是在中西医结合中要掌握的总则，也是自己在思路方法上的指路牌。"肾主生殖"是《内经》对男、女生殖生理的高度概括。从《素问·上古天真论》"女子七岁肾气盛……二七天癸至……五七阳明脉衰……七七肾气衰的……"的理论中，认识到中医脏腑理论在妇女一生中只有"肾"有这样的盛衰理论。现代医学中，7 岁是肾上腺初现之时，已发现肾上腺初现对性激素的代谢反馈可影响性腺轴的调控；14 岁左右性中枢成熟，月经来潮出现排卵；35 岁开始卵巢内卵泡明显减少，生育力显著下降，目前一般绝经年龄是 49～50 岁，这为"肾主生殖"的认识提供了很好的中西医结合基础。在实践中发现了肾阴虚者血 FSH 常偏高或很高，肾阳虚者血 FSH 常较低。有人采用补肾为主方法以针灸、中药治疗 16 种神经生殖内分泌疾病取得一定疗效，并从研究中发现，针刺、中药对性腺轴从中枢到卵巢水平的调节，又从动物实验中发现中药在调节性腺轴时，对其他内分泌系统如肾上腺及免疫系统、代谢系统方面也有一定影响。俞瑾等在补肾化痰法治疗多囊卵巢综合征（PCOS）时，发现中药可提高血 FSH 水平，使 LH/FSH 与 T/E 比值正常而排卵。在针刺促排卵中，发现针刺通过中枢 β – 内啡肽（β-EP）的耗竭促成促性腺激素释放激素从而引起排卵，而血雌激素（E2）水平可预测中枢 β-EP。另外，发现针刺可通过降低高血皮质醇和升高血 FSH 与 LH 水平，而使神经性厌食患者情绪改变、进食和体重增加，并诱发排卵，使月经来潮。这提示了中药、针刺调节神经内分泌，促排卵的同时可能与摄食中枢和代谢调节相关。周丽蓉等发现，用补肾化痰中药治疗某些对氯米芬无效的 PCOS 高胰岛素血症患者效果不佳，因其表现

为阴虚血瘀征象，而以养阴活血的天癸方为主的治疗，可出现 40% ~ 60% 的排卵率，比国外用抗胰岛素效果（10%）明显提高，且治疗中患者血胰岛素（INS）、睾酮（T）下降，卵巢 T 与雄烯二酮下降，血 E2 上升，肥胖改善和血 leptin 下降。为了进一步研究，又使用具备高 T、高 INS、无排卵、摄食增加、肥胖、高 leptin 特征改良的 9d-ASR 大鼠模型，喂给天癸方后逆转了这些现象而出现排卵和减肥作用，于是产生了中药对神经内分泌代谢网络调节的设想。从血高睾酮出发，发现了其可以上调胰腺上的 AR mRNA，伴发胰腺内 C 肽和胰岛素分泌增加。接着又发现了下丘脑 β-EP 神经元上有雄激素受体，高睾酮可上调下丘脑 AR mRNA，而引起 POMC mRNA 的升高，抑制了中枢 GnRH 和血 LH、FSH 水平。相对升高的 E2 也可通过降调其下丘脑弓状核的雌激素受体（ER），伴发中枢调节摄食和抑制 GnRH 的神经肽 Y（NPY）增加，而天癸方却可逆转这个连锁过程，使血 E2 ↓→下丘脑弓状核 ER ↑→局部 NPY ↓→ GnRH ↑→ FSH ↑ LH ↑→卵巢 T ↓ E ↑→排卵。

女性 35 岁后卵巢内卵泡减少，雌激素水平逐渐下降，负反馈作用的削弱必然引起中枢神经系统功能失调，在 40 岁进入围绝经期后这种现象日益明显，在 40 ~ 50 岁绝经前后出现了围绝经期综合征，表现为烘热、汗出、心烦、健忘、便秘等阴虚内热现象。综合多年来临床名家中药治疗经验，从阴阳五行的总则，有人结合临床症状做出了肾阳虚为主，伴发肝火、心火的辨证，采用补肾清肝泻心的更年春方，发现其对主症治疗效果在 90% 以上，同时治疗中血 T_H 细胞和白细胞介素 -2（IL-2）明显上升。患者的血 E2 水平无明显上升，而血 FSH、LH 有所下降，提示了 E_2 的生物作用有所加强。通过动物实验，发现以哺乳期新生的雌性大鼠和 12 月龄卵巢功能衰退时雌性大鼠比较，两者血 E2 水平相似，但下丘脑、垂体、卵巢的 ER 及 ER mRNA 水平和脾细胞的 ER 水平，12 月龄时极显著减少，提示内在性 E2 对 ER 的正向调节明显下降。故在 12 ~ 21 月龄的老年雌性大鼠中，内在性雌激素对中枢的负反馈作用明显减退，GnRH、LH、FSH 水平的明显升高，引起下丘脑内参与 GnRH 作用的 P 物质（SP）代偿性增加，下丘脑内 β-EP 与中脑中缝背核内 5- 羟色胺（5-HT）水平明显下降，这可能用以解释人在围绝经期出现烘热、烦躁、忧郁、健忘现象的部分原因。以上老年大鼠灌服中药更年春方后，并未发现其有血 E2 水平的增加，但却出现下丘脑、垂体、卵巢的 ER 与 ER mRNA 的明显增加，伴随出现下丘脑 SP 水平下降，β-EP 水平和中缝背核 5-HT 活动上升的显著变化。超生理剂量到极小剂量的雌激素，均使上述 ER、ER mRNA 明显下降，但由于引起血 E2 升高，因此其中枢递质也都有类似变化。在脾细胞上，更使其 ER 及诱生的 IL-2 及 TNF 活性均明显升高。用雌激素组则 ER 下降，诱生的 IL-2 与 TNF 水平也下降，这提示了更年春方有通过提高 ER 水平而上调神经 - 内分泌 - 免疫网络的作用。滋补肾阴中药可显著抑制下丘脑促性腺激素释放激素（GnRH）的合成与释放，温肾填精中药可促进其合成与释放，提示下丘脑 GnRH 分泌水平异常与肾阳虚证相关。

三、肝肾本质研究

"肝肾同源"论是中医学体系中五脏相关理论之一。"肝肾同源",即肝、肾的结构和功能虽有差异,但其起源相同,生理病理密切相关,可采用"肾肝同治"的治疗法则。在先天,肝、肾共同起源于生殖之精;在后天,肝、肾共同受肾所藏的先后天之精的充养,"肾生骨髓,髓生肝",肾为肝之"母",肝为肾之"子",肾通过"髓"生养肝而发生"母子"联系。"源"是相关联的中心环节,故"肝肾同源"又即肝、肾的结构和功能体系通过某些中心环节而密切相关。肝肾同源于何处?中医历来有"肝肾同源于精血"的认识,意即肝、肾的结构和功能体系通过"精血"这一环节密切相关。但精血同源于何处?除"精血"外,肝、肾是否还有其他相关联的中心环节?一般未予深究。回答这些问题,首先应从中医理论探讨"肝肾与脑相关"的认识,然后运用肝肾本质的现代研究成果,将"肝肾同源于精血"的认识推进到"肝肾同源于脑","肝肾同源于下丘脑-垂体-肝轴"以及"肝肾同源于神经-内分泌-免疫网络"。

1. "肝肾与脑相关"的理论探讨

中医对"肝肾与脑相关"的认识由来已久,《素问·阴阳应象大论》就有"肾生骨髓,髓生肝"之说,是"肝肾同源"的理论基础和核心内容,一直科学地指导着中医药临床实践。骨髓,《素问·脉要精微论》有云:"骨者髓之府。"《素问·解精微论》云:"髓者骨之充也。"另据《素问·奇病论》载:"髓者,以脑为主。"《灵枢·海论》又谓:"脑为髓之海。"张景岳对此解释说:"凡骨之有髓,唯脑最巨,故脑为髓之海。"由于"肾生骨髓","脑为髓之会合",所以脑和髓的名称虽然不同,而实际上是同出一源的。此处的"髓"是"骨髓""脊髓"和"脑髓"的总称。此三者均由肾精化生,故《素问·五脏生成》篇指出:"诸髓者,皆属于脑。"说髓生肝,即肾生肝,"水生木也"。可见《内经》认为,"肾"是通过"髓"生养"肝"而体现"母子"联系的。"脑为髓海","肾生肝"的生理功能,必然受到"脑髓"的调控。不但"肝肾"生理联系如此,而且病理影响亦然。《灵枢·本神》篇曰:"肝藏血,血舍魂,肝气虚则恐。""恐惧不解则伤精,精伤则骨酸痿厥","肾藏精,精舍志,肾气虚则厥",故有"恐伤肾"之说。正因为肝肾通过"脑髓"而发生联系,故明代著名医家李中梓根据《内经》理论,并结合自己的临床经验提出著名的"乙癸同源,肝肾同治"的理论观点。"肾应北方壬癸","肝应东方甲乙",肾藏精,肝藏血,精聚为髓,精髓化生为血("精血同源"),由于肝肾同源于精血,故曰"乙癸同源"(即"肝肾同源")。赵献可在《医贯》中论及命门中水火的产生及功能时认为:"其右旁有一小窍,即三焦。三焦者,是其臣使之官,禀命而行,周流于五脏六腑之间而不息,名曰相火……其左旁有一小窍,乃真阴,真水气也,亦无形。上行夹脊至脑中为髓海,泌其津液,注之于脉,以荣四支,内注五脏六腑,以应刻数,亦随相火而潜行于周身。"可见赵献可已将肾与脑之髓海联系起来。程文囿在《医述》中引用《医参》也论述了脑与肾的关系:"脑为髓海……髓本精生,下通督脉,命火温养,则髓益充……精不足者，补之以味，皆上行至脑，以为生化之源，安可不为之珍惜！"钱镜湖在《辨证奇闻》中则论述了"脑气不足治在肝"的观点，"盖目之系，下通于肝，而上实属于脑。脑气不足，则肝之气应之，肝气太虚，不能应脑……治之法，必须大补其肝气，使肝足以应脑，则肝气足而脑气亦足也"。由此可见，中医理论历来有"肝肾与脑相关"的认识。

2. 肝肾本质定位于脑的中西医结合研究

肝肾本质定位于脑的相关性研究始于国内学者对肾本质和肝本质的研究，不少学者从肾虚、肾虚与衰老关系以及补肾法等方面围绕下丘脑 – 垂体靶腺轴进行了大量的研究工作，主要一致性结论是将肾虚定位于下丘脑。对肝本质的研究，主要从肝郁、肝郁脾虚、肝阳上亢、肝阳化风、肝火、肝胆湿热、肝血虚、肝气虚等证候入手，研究它们与神经 – 内分泌 – 免疫网络功能紊乱的相关性，认为以上肝病证候的出现与肝主疏泄情志，情志变化引起大脑皮层功能紊乱密切相关。《内经》言"年四十而阳气自半"，提示生理性肝肾亏虚之时每易发生本病。陈杰等在回顾肾、肝和脑与中风的关系，以及中西医对肝肾同源于脑的理论认识中，认为：肝肾亏虚导致瘀血阻络，进一步成痰，阻碍气机，久之则生热，引动肝风，犯于脑，是中风病急性期的核心病机，痰、瘀、热等病理因素结聚脏腑，进而影响到全身各个脏腑。为了深入研究"肝肾同源于脑"，我们首次建立了"左旋谷氨酸单钠 – 肝再生 – 大鼠模型"，并观察了左归丸对该动物模型的影响及机理。

（1）肾本质与脑的中西医结合研究

国内肾本质的研究以沈自尹等为代表，通过对肾虚患者进行有关神经及体液方面十几项指标的测定，结果发现，不论何病种，只要符合肾阳虚的见证，其 24 小时尿 17 羟皮质类固醇（简称尿 17 羟）含量普遍低于正常值。尿 17 羟是肾上腺皮质的代谢产物，肾上腺皮质受脑下垂体的管制，而垂体又受制于下丘脑。通过研究，先是发现肾阳虚患者垂体功能低下，进而又发现下丘脑功能紊乱。进一步通过选择符合典型肾阳虚证患者与正常组、同病无特殊见证组（或同病异证组）进行下丘脑 – 垂体及其所属三个靶腺（肾上腺、甲状腺、性腺）轴的全套测定对比观察，结果显示肾阳虚证不仅表现为肾上腺皮质轴功能紊乱，而且在不同靶腺轴、不同环节、不同程度上呈现隐潜性变化，采用温补肾阳法治疗后，靶腺功能明显恢复。下丘脑 – 垂体调节并控制各所属靶腺的功能，正常或病理情况下各靶腺之间也相互影响，发现肾阳虚证具有多靶腺功能紊乱，并通过两组肾阳虚患者的轴间平行观察，均见有不同环节的散在变化，未见一轴对另一轴的明显影响，因此可推论此肾阳虚证多靶腺功能紊乱系源于靶以上的中枢，亦就是说肾阳虚证的主要发病环节在下丘脑（或更高中枢）。在将肾阳虚定位于下丘脑的研究基础上，近年来，他们转入将肾阴虚定位于下丘脑的研究。1990 年，Belluardo 等报道左旋谷氨酸单钠（monosodium glutamate，MSG）毁坏大鼠下丘脑弓形核（arcuate nucleus，ARC）后免疫功能出现抑制性改变，骨髓 NK 细胞生成明显延迟，NKCC 活性依赖于下丘脑 ARC 功能的成熟。ARC 是下丘脑重要核团，广泛参与神经 – 内分泌 – 免疫网络的调节。新生期大鼠给予 MSG 损害 ARC，成年后大鼠除表现生长发育迟缓外，还可见到胸腺体积缩小、重量减轻，脾脏 T 淋巴细胞对 Con-A 诱导的增殖反应减弱。滋补肾阴代表方左归丸能明显改善 MSG- 大鼠的胸腺及淋巴细胞增殖反应异常，即能改善 ARC 损害对细胞免疫的抑制。他们并认为 MSG- 大鼠是一种肾阴虚的动物模型。蔡定芳等在研究 ARC 毁坏后下丘脑－垂体－肾上腺－胸腺（HPAT）轴的变化以及与肾阴、肾阳的内在联系时发现，MSG- 大鼠下丘脑室旁核促肾上腺皮质激素释放激素（CRH）阳性细胞及垂体前叶促肾上腺皮质激素（ACTH）分泌细胞明显多于生理盐水组，染色较深；肾上腺束状带紊乱不齐细胞数量增多，血窦扩张充血明显；胸腺萎缩，淋巴细胞增殖反应明显低于生理盐水组；血浆皮质酮及血浆 ACTH 和下丘脑 CRH 等浓度高于生理盐水组。左归丸组上述病理生理变化得到明显改善，右归丸则无此作用。提示 HPAT 轴功能亢进伴细胞免疫功能低下的病理生理过程可能属肾阴虚范畴。临床研究中，沈自尹等主要观察了肾虚与下丘脑－垂体－睾丸轴功能的关系，而另外一些医家则着重探讨肾虚与下丘脑－垂体－卵巢轴功能的关系。通过研究发现，女性肾虚时性激素水平降低或紊乱。通过对不同年龄阶段各种生殖系统疾病和其他疾病中肾虚与卵巢轴功能的关系及补肾中药的疗效和作用原理的临床研究，证实中医肾与下丘脑－垂体－卵巢轴的功能活动有密切关系。与睾丸轴相同，肾虚时也存在卵巢轴各环节不同程度的功能紊乱，补肾中药对卵巢轴各水平的功能具有调节作用。动物实验从性腺轴（包括睾丸轴和卵巢轴）对中医肾的研究是基于"肾主生殖"与下丘脑－垂体－性腺轴调控生殖机能原理相吻合的认识，选用正常动物、性激素绝育雌鼠、去势动物和老年动物等模型，借助于组织形态学观察、放射免疫和放射受体测定等技术，通过补肾药和补肾全方与拆方对比治疗研究，更为深入和系统地揭示了肾与性腺轴的结构与功能的密切关系，初步得出了"肾虚证的本质主要是下丘脑机能紊乱"的结论。

（2）肝本质与脑的中西医结合研究

国内对肝本质的研究所得出的主要一致性结论是：无论是肝郁、肝郁脾虚、肝阳上亢、肝阳化风、肝火、肝胆湿热，还是肝血虚、肝气虚证，它们均或多或少表现为神经－内分泌－免疫网络的功能紊乱。这也许是因为肝主疏泄与情志关系密切，情志变化引起大脑皮层功能改变进而导致神经－内分泌－免疫网络功能的失调所致。黄柄山等对肝郁气滞及其相关证候进行了现代病理生理学基础的临床观察，认为肝脏功能与大脑皮层的兴奋及抑制以及自主神经（特别是交感神经）功能等多种因素有很密切关系。陈国桢等认为，肝郁脾虚证主要变化之一是自主神经功能失调。金益强等认为，情感精神异常是肝郁脾虚证的重要发病环节；并且又分别对肝阳上亢证、肝阳化风证患者进行多项指标的实验研究，结果表明此类证候的病理生理学基础是外周交感－肾上腺髓质功能偏亢。李凤文等对高血压病、冠心病、胃溃疡病等辨证为肝郁证的患者，进行了血内 5- 羟色胺（5-HT）含量、细胞免疫功能的多项实验指标的观察，结果显示：肝郁是高级神经活动紊乱而表现出的一组症候群，情志异常（伴 5-HT 增高）是主要病因；同时，肝郁证患者免疫功能明显降低。鄢东红等发现，肝火证、肝胆湿热证等两证的共同病理生理学基础是：①机体处于应激状态，肾上腺皮质、髓质机能增强；②炎症介质增加，血管内皮细胞损伤；③调节血管舒缩的活性物质变化，呈血管扩张，毛细血管通透性增加。此外，肝火证还存在过敏反应、代谢旺盛、能量消耗增加和储备减少；

肝胆湿热证炎症损伤较重，脂质过氧化自由基损伤明显的特点。石林阶等发现，辨证属肝血虚证的缺铁性贫血和慢性再生障碍性贫血患者具有白细胞介素 I 受体淋巴细胞阳性率明显低下，即细胞免疫反应低下的特点。陈家旭等发现，肝气虚证主要分布于慢性肝病及自主神经功能紊乱性疾病之中；肝病肝气虚证主要兼夹脾气虚，反映肝脏器质性病变；非肝病肝气虚证主要兼夹原发病见证，反映肝脏功能性病变。

（3）"肝肾同源于脑"的实验研究

为了给"肝肾同源于脑"的认识提供科学的实验依据，有人采用"肾生髓，髓生肝"思路去研究"肝肾同源"，用 MSG 特异性破坏下丘脑弓状核（MSG 大鼠），Westar 新生大鼠于出生后第 2、4、6、8、10 天皮下注射 MSG，每次 4mg/g 体重，对照组皮下注射等体积 0.9%NaCl。6 周时开始予左归丸灌胃，对照组和模型组予等体积蒸馏水灌胃。连续 2 周，至第 8 周时，实验各组在乙醚麻醉下，按肝标准切除法，切除肝的左叶和右叶（约占全肝的 68%）；从而建立"MSG-肝再生-大鼠模型"。该模型的建立对于研究肝再生与高级神经中枢、"下丘脑-垂体-肝轴""神经-内分泌-免疫网络"的相关机理很有价值。实验结果表明，"MSG-肝再生-大鼠模型"的肝再生受到显著抑制，左归丸能显著促进该模型大鼠的肝再生；"MSG-肝再生-大鼠模型"的"神经-内分泌-免疫网络"功能紊乱，左归丸治疗后得到一定程度的纠正。实验还初步探讨了"MSG-肝再生-大鼠模型"的受损下丘脑调控肝再生的紊乱，以及左归丸改善这一紊乱的可能作用机理。实验结果表明，"MSG-肝再生-大鼠模型"的肝再生受抑的可能机制是受损下丘脑导致 $TGF-\alpha$、β_1 及其受体的基因表达紊乱所致，而左归丸可以通过影响这些基因的表达而起对肝再生双向调节的作用，即对受抑的肝再生过程起促进作用，表现为"生"；对过亢的肝再生过程起抑制作用（抑制肝细胞的增生和诱导肝细胞凋亡），表现为"克"。由此可见，《内经》"肾生骨髓，髓生肝"的"生"具有"调控"的含义，也就是"生克制化"的调控机制。"肾"通过髓（下丘脑）不仅能"生肝"，而且能"克肝"。"肾"正是通过这种髓（下丘脑）的"生克制化"（生中有克，克中有生）的非平衡转化机制以维持肝再生的"稳态"。从而提供了高级神经中枢（下丘脑）对肝再生调控作用的实验依据，初步揭示了左归丸通过"下丘脑-垂体-肝轴"和"神经-内分泌-免疫网络"调控肝再生的作用，将"肝肾同源于精血"的认识推进到"肝肾同源于脑"，"肝肾同源于下丘脑-垂体-肝轴"，"肝肾同源于神经-内分泌-免疫网络"。同时，也将肾本质研究从围绕下丘脑-垂体及其所属 4 个靶腺（肾上腺、甲状腺、性腺、胸腺）轴的范围扩展到下丘脑-垂体的第 5 个靶腺轴，即"下丘脑-垂体-肝轴"，为"肝肾同源于脑"的认识提供了更直接的科学依据。

参考文献

1 沈自尹.再从证的研究探讨中、西医的互补性［J］.中国中西医结合杂志，1999，19（3）：180-182.

2 郑振，沈自尹，黄辉.补肾与活血复方调节老年鼠 T 细胞凋亡的对比研究［J］.中国中西医结合杂志，1999，19（10）：610-612.

3 陈家旭，杨维益.肝气虚证的临床诊断及辨证规律研究［J］.中国医药学报，1994，（1）：12-14.

4 陈家旭，杨维益，梁嵘.肝气虚证临床证型的病理生理学初步研究［J］.中国中西医结合杂志，1995，15（2）：67-70.

5 张亭栋.癌细胞诱导分化、凋亡的新途径［J］.中国中西医结合杂志，1999，19（5）：261-262.

6 吴志奎，黄有文，王荣新，等.益髓生血灵治疗 β-地中海贫血症 29 例临床观察［J］.中医杂志，2000，41（2）：90-91.

7 俞瑾，孙月丽，邵公权，等.补肾化痰治疗多囊卵巢综合征中对下丘脑 - 垂体 - 卵巢功能的调节［J］.中国中西医结合杂志，1986，6（4）：218-221.

8 俞瑾，郑怀美，陈伯英，等.电针促排卵和血 β-EPIS、手部皮肤温度变化的研究［J］.针刺研究，1986，2：86-90.

9 俞瑾，郑怀美，邴圣民，等.电针促排卵和血 FSH、LH 水平及滤泡生长的观察［J］.中国中西医结合杂志，1989，9（4）：199-201.

10 周丽蓉，俞瑾.补肾阴药治疗高胰岛素高雄激素无排卵症的临床观察［J］.中国中西医结合杂志，1996，16（9）：515-518.

11 侯璟玫，俞瑾.肥胖、瘦素与多囊卵巢综合征［J］.生殖医学杂志，1999，8（3）：135-138.

12 张月萍，俞瑾.雄激素致不孕大鼠发病机制及滋肾阴药对其促排卵的作用［J］.中华内分泌代谢杂志，1994，10（2）：98-127.

13 孙斐，俞瑾.中药"天癸方"对雄激素致不孕大鼠血 leptin 及垂体促性腺激素的影响［J］.中国中西医结合杂志，1999，19（6）：350-352.

14 孙斐，俞瑾，笪翠娣，等.雄激素致不孕大鼠肥胖——无排卵机制及滋肾阴药减肥和促排卵作用的探讨［J］.中华内分泌代谢杂志，1999，15（5）：259-262.

15 曹玲仙，毛秋芝.更年春治疗更年期综合征的临床研究［J］.上海中医药杂志，1997，2：33-35.

16 步世忠，俞瑾，孙梅，等.中药对老年雌性动物 ERmRNA 的上调作用［J］.中国中西医结合杂志，1998，18（9）：121-124.

17 步世忠，孙梅，俞瑾，等.雌二醇对老年雄性大鼠下丘脑雌激素受体表达和 β- 内啡肽的影响［J］.中国神经科学杂志，1998（2），16：81-84.

18 步世忠.更年健上调老年雌性大鼠下丘脑雌激素受体 mRNA 表达对 P 物质和 β- 内啡肽的影响［J］.中国中西医结合杂志，1998，18（1）：28-31.

19 步世忠，孙梅，张沅，等.更年健对老年雌性大鼠下丘脑、垂体和卵巢雌激素受体 mRNA 的影响［J］中国中西医结合杂志，1998，18（S1）：182-185+382.

20 王文君，俞瑾，李大金.雌性大鼠老化过程中脾细胞雌激素受体含量及白细胞介素 -2、肿瘤坏死因子活性的变化［J］.中华内分泌代谢杂志，1999，15（4）：225-228.

21 何清湖.历代医学名著全书［M］.海口：海南国际新闻出版社，1996：9.

22 上海第一医学院藏象专题研究组.对中医学"肾"本质的探讨［J］.中华内科杂志，1976，1（2）：80.

23 沈自尹，王文健，陈响中，等.肾阳虚证的下丘脑 - 垂体 - 甲状腺、性腺、肾上腺皮质轴功能的对比观察 [J].医学研究通讯，1983，10：21-22.

24 石林阶，刘俊凡，张自强，等.肝血虚证患者红细胞膜 ATP 酶活性和红细胞耗氧率变化 [J].中国中西医结合杂志，1996，16（10）：593-595.

25 蔡定芳，陈晓红，刘彦芳.探讨阴中求阳与阳中求阴对谷氨酸单钠大鼠下丘脑 - 垂体 - 肾上腺 - 胸腺轴的影响 [J].中国中西医结合杂志，1999，19（7）：415-417.

26 司富春.从下丘脑 - 垂体 - 性腺轴研究中医肾的现状及对策 [J].中医研究，1994，7（3）：2-5.

27 黄柄山，李爱中，范隆昌，等.肝郁气滞证及其实质的研究 [J].黑龙江中医药，1989，（5）：1-5.

28 陈国桢.肝郁脾虚证的本质探讨 [J].中国中西医结合杂志，1985，5（12）：732-735.

29 金益强，黎杏群，陈国林，等.肝阳上亢证本质研究 [J].中国中西医结合杂志，1988，8（3）：136-140.

30 金益强，黎杏群，胡随瑜，等.肝风内动证三亚型的病理生理学基础研究 [J].中国中西医结合杂志，1993，13（7）：391-396.

31 李凤文，须惠仁，张问渠，等.肝郁气滞血瘀的临床和实验研究 [J].中医杂志，1991（10）：46-48.

32 鄢东红，金益强.五脏证候实验指标及病理生理学基础研究述评（Ⅱ）[J].湖南中医杂志，1996，12（1）：39-41.

33 石林阶，刘俊凡，张自强，等.肝血虚证患者红细胞膜 ATP 酶活性和红细胞耗氧率变化 [J].中国中西医结合杂志，1996，16（10）：593-595.

34 郑海生，蒋健，贾伟.中医学肾阳虚证的现代研究概述 [J].辽宁中医杂志，2007，34（7）：1014-1016.

35 沈皓，蔡德培，陈伯英.补肾中药对下丘脑 - 垂体促性腺机能的影响 [J].中西医结合学报，2004，2（1）：53-57.

36 陈杰，谭峰.靶向"肾 - 肝 - 脑"轴系统探讨督脉取穴对脑梗死跨神经元变性的影响 [J].辽宁中医杂志，2011，38（12）：2352-2354.

37 孙广仁.中医基础理论 [M].第 2 版.北京：中国中医药出版社，2007：2.

38 李瀚旻，高翔."肾生骨髓，髓生肝"的科学内涵 [J].中医杂志，2006，2（47）：6-8.

39 俞瑾.肾主生殖与生命网络研究中的启示 [J].中国中西医结合杂志，2000，20（6）：409-411.

40 孟庆云.命门学说的理论源流及实践价值 [J].中国中医基础医学杂志，2006，12（7）：483-485.

41 李瀚旻."肝肾同源"的理论探讨 [J].中国中医基础医学杂志，2000，6（7）：5-9.

42 王耀光."肝肾同源"论初探 [J].中医杂志，2008，49（1）：5-7.

43 周安方，陈刚，黄琼霞.肾主生殖的理论与肾性不育不孕的机理探讨 [J].中国中医基础医学杂志，2004，10（9）：4-6.

（周小舟　李顺民）

第三章　肾脏病的病因病理

第一节　中医病因病机

一、常见病因

（一）外感因素

人与自然是一个有机整体，自然界各种气候的异常变化超过了人体的调节能力，或人体的调节功能降低，不能适应自然界的变化，就会引起疾病。此时，自然界正常的风、寒、暑、湿、燥、（火）热六气就成为致病的病因——六淫。肾脏病以风寒、寒湿、湿热相兼致病最为多见。

1. 风寒之邪

冬春之交，或遇气候异常变化之际，风邪夹寒，或者寒邪夹风而成风寒之邪，若遇阳虚阴盛之体则可引起肾风等病症。《素问·风论》说："以冬壬癸中于邪者，为肾风。""肾风之状，多汗恶风，面庞然浮肿，脊痛不能正立近之，其色炲，隐曲不利。"《素问·奇病论》说："有病痝然如水状，切其脉大浮，身无痛者，形不瘦，不能食，食少，一病生于肾，名曰肾风。"显然，肾风的发病，皆由肾气虚而风寒之邪外乘，病成之后反过来客脾犯心，终致水火具困，病情渐重。从肾风的表现来看，显然是包括了现代医学急性肾小球肾炎、慢性肾小球肾炎呈急性发作等疾患。

风为百病之长，又为百病之始，故风邪侵犯人体每见变化多端。肾风迁延不愈，遂成肾劳，这就是由急性肾小球肾炎转成慢性肾炎的变化。寒为阴邪，寒邪伤阳，以致阳虚者更虚，阴邪盛者更盛，造成水湿弥漫，泛滥成肿。寒邪直中少阴，而见身寒肢厥、战栗以及阳痿、缩阳症等表现。如《素问·至真要大论》所说："诸寒收引，皆属于肾。"风寒邪气侵犯人体，不仅是一些肾脏病的发生原因，也是肾脏病严重时转变成危症的重要诱发因素。最终，由于加速了阴阳离决，导致生命的终止。

2. 寒湿之邪

寒邪夹湿，或者湿从寒化而成寒湿之邪，易致阳虚阴盛，造成一些肾脏病的产生。汪蕴谷的《杂症会心录》说："湿化寒而阳愈虚，阳虚则真火内败，寒湿更积蓄而不消。"寒湿之邪伤肾，以致肾阳衰惫，遂成肾著、肾泄、肿胀、痰饮、痞满等病变。吴鞠通在《温病条辨》中说到："其人身体重，腰冷如坐水中，剧状如水，反不渴，小便自利，饮食如故，病属下焦，身劳汗出，衣里冷湿，久久得之，腰以下冷痛，腹重如带五千钱。辨证求因，寒湿已无疑义。当然，肾主水，脾主湿，水湿同类，湿久则脾阳消乏，肾阳亦惫。"

寒邪阴凝，诸病水液，澄沏清冷，阳气虚衰，气不化水，可见小便清长、尿后余沥等症；湿为阴邪，其性重浊。故寒湿之邪入于肾阳虚惫之体，而见阳气更虚，水湿停滞，肿胀难消。

3. 湿热之邪

夏秋之交，雨湿恒多，每多湿热之邪侵犯人体，或由于水湿作业，湿邪袭人，入里化热而成湿热之邪，常常导致一些肾脏病的发生。《医方考》说："下焦之病，责于湿热。"《宣明论方》亦说："湿气先伤人之阳气，阳气伤不能通调水道，如水道下流淤塞，上流泛滥必为水灾。一旦水退，干旱从之，亦能使人真阴不能生长，而耗阴液。"在一些肾脏病的病变过程中，先由湿热之邪入侵，或感风邪夹湿，一旦风邪离去，湿邪化热即留恋为患，此时体内水液代谢受到障碍，则饮食水谷不化而内聚成湿浊，郁结化热，内外相合，久则伤阴，这样湿热伤阴就会表现较长一段时间。

下焦之病，大多数属于肾脏病一类。如淋、浊、肿胀等，都可以表现上述之病因病理。有些疾病还以病因命名，如湿热淋。与淋浊、肿胀密切相关的一些肾脏疾病如泌尿系统感染、肾小球肾炎等，其发病过程由湿热之邪所致。在急性肾盂肾炎的病变过程中，及时施以清利湿热之邪的方药，未见湿热伤阴之象，则病情易于控制。而一旦湿热伤及气阴，湿热之邪在体内就不易祛除，如慢性肾盂肾炎患者的表现就是如此。大多数肾小球肾炎患者因湿热之邪入里与内生之湿浊相合，故极易转成慢性。而开始时，湿热之邪常常表现十分明显，然后转成气阴亏损，病情缠绵不解，及至后期，湿热伤及气阴之象仍然十分突出。一旦阴损及阳，水湿泛滥即成危症。因此，有的医家认为湿热存于肾小球肾炎的始终。

4. 燥热之邪

燥在自然界中属于秋金肃杀之气，故燥邪袭人先伤及肺。因肾主水液而恶燥，故燥邪又易伤肾。特别是燥邪入里，化热以后更易灼伤阴液，导致肾之真阴亏损。《赤水玄珠》记载：因燥致病，可见"燥于外则皮肤皱结，燥于内则经血枯涸，燥于上咽鼻焦干，燥于下便溺闭结"。诚然燥邪袭人，表现为温燥、凉燥之证，一般地说，病情不重，病程亦短，很少伤及肾阴。但是燥邪入里，一旦化热而成燥热之邪，或由偏食燥剂等致使阴伤而见内燥，此时，可见筋燥、骨萎、爪枯、大便燥结等症，无不伤及肾而为病。沈金鳌《杂病源流犀烛》说："喘、咳、痿、厥、三消、噎嗝之萌，总由此致。"

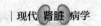

（二）内伤因素

1. 先天不足

先天不足为肾脏病的重要原因，常由精气禀赋不足和妊娠调养失宜两个方面引起。由于"人之生，先成精"，肾为先天之本，以藏先天之精，父母精血不足，多致子女肾虚而致病。明·绮石说："因先天者，指受气之初，父母或年已衰老，或乘劳入房……精血不旺，致令所生之子夭弱。"

精气禀赋不足，如后天喂养得法，将息调补适宜，尚可以用后天饮食水谷之精，补其先天精气之不足，亦不至于造成肾脏病。如精气禀赋不足，后天失调，则易多见形体瘦弱，发育迟缓，内则脏腑失养，生机不荣，外则肌肤失温，卫阳失煦，卫气不固，易为外邪侵袭，甚则生长发育迟缓，以致产生筋骨痿软、鸡胸、龟背、遗尿等小儿肾脏病症。精气禀赋不足，亦可因父母之肾阴虚或肾阳虚的体质影响后代。素体肾阴不足者，其子女常偏于肾阳不足而见虚热内生，性急好动；素体肾阳不足者，其子女常偏于肾阳不足，而见虚胖不荣，其性厌烦，卫外不固，不耐劳作。

其次，先天不足尚可由妊娠调养失宜而引起。妊娠期间，胎儿失养，其母常因虚弱多病，阴血不充，胎气不足，或因房劳过度，操劳太甚，或因未足月而早产，以致胎儿失养，婴儿出生以后形体虚弱，脏腑不荣，遂见先天不足之象。

2. 七情内伤

由于情志活动是以内脏精气作为物质基础的，故情志失调常常引起肾的功能障碍。《素问·阴阳应象大论》曰："人有五脏化五气，以生喜怒悲忧恐。"又云："……在志为恐……恐伤肾。"

具体分析，情志失调与肾脏病发生的关系主要表现在两方面：一是肾藏志，志需精之充养，肾精衰则意志消沉，临事健忘。长期恐惧，以致肾气损伤，造成遗精阳痿、胆怯等症；反之，肾精不足，也可发生心中时时恐惧，甚而成栗不能自持。《素问·举痛论》说："恐则气下。"这就是说，恐惧可以使人的思想和全身处于抑制状态。另一方面，情志失调，造成气机逆乱，气郁化火，损耗真阴，因此，情欲过度，常致相火妄动，终成肾虚的表现。

情志失调不仅是一些肾脏病发生的一个因素，也是诱发肾脏病趋向严重的原因。在慢性肾功能衰竭中，由于肾精亏损，浊邪弥漫，凌心射肺，若遇情志失调，则使正虚邪盛的表现更为严重。

3. 劳逸过度

劳逸相宜，则形体壮实，脏腑协调，精神健旺；劳逸过度，常常可以导致一部分肾脏病的产生。《素问·举痛论》说："劳则气耗。"劳逸过度可以损其肾脏，耗散肾气，肾精亏损，虚火上炎，久则常见脑髓失充、心肾阴虚、肺肾阴虚、肝肾阴虚、任督俱损。说明肾病易累及他脏，但总不外伤阴和伤阳两大类。

4. 饮食不节

恣食膏粱厚味，也是一些肾脏病发生的重要因素。《金匮要略·脏腑经络先后病》提到

"食伤脾胃"，"脾能伤肾"。饮食失宜可致脾虚，脾虚日久又可致肾虚。如张景岳所言："……脾虚则土不制水而反克，肾虚则水无所主而妄行。"有些急性肾炎迁延不愈，水湿停滞体内，耗气伤阴，致使正气日衰，尤其是脾、肾两脏阳气虚损，从而引发慢性肾炎。糖尿病肾病的发生更是与饮食失节、脾肾功能紊乱等因素密切相关。

（三）病理产物

1. 水湿痰饮

肾的功能失调可以导致水湿痰饮内生。《景岳全书·痰饮》说："脾主湿，湿动则为痰，肾主水，水泛亦为痰。故痰之化无不在脾，而痰之本无不在肾……若肾家之痰，则无非虚耳。"赵养葵也认为，非水泛为痰，即水沸为痰。因此，这些病理产物在肾的功能失调以后形成，而反过来，又可导致一些肾脏病产生或者加剧原有的肾脏病病情。《素问·水热穴论》说："肾者胃之关也，关门不利，故聚水而从其类也。"《景岳全书·肿胀》说："肾虚则水无所主而妄行，水不归经，则逆而上泛。"《医门法律》说："肾司开阖，肾气从阳则开，阳太盛则关门大开，水直下而为消，肾气从阴则阖，阴太盛则关门常阖，水不通而为肿。"李中梓《病机沙篆》说："火盛水亏则病燥，水盛火衰则病湿。"皆说明水湿痰饮内生聚而成肿。

2. 瘀血

在肾脏病的发生发展过程中，或因其他脏器病变，常常可因气滞、气虚而导致血瘀，或因脉络损伤，离经之血留而不去导致血瘀，或因湿热郁久不解导致血瘀。血瘀的形成，一方面导致肾病的病情更为复杂，如血瘀与水湿互结，肿胀消除更难；另一方面，可以产生一些并发症，从而使整个病情日趋严重。如瘀伤脉络，造成各种出血，在肾病水肿后期则较难痊愈。

瘀血影响肾脏病的发生发展可以表现在病变的各个阶段。在病变的初、中期阶段，其形成一是由其他疾病或外伤所致，二是病变本身损伤血络而造成瘀血，瘀血可以使病情反复不愈，甚至加重；在病变后期，瘀血大多是由其自身病变严重而造成，像肾病水肿久久不退，影响气机升降，气滞而致血瘀，最终可导致阴阳气血衰竭。

（四）药源性致病因素

对于肾脏病的发生发展，误用药物，或某些药物的副作用而致病，称为药源性致病因素，也称药邪致病因素。古代医家的著作中早有记载。张从正《儒门事亲》说："老人肾虚无力，夜多小溲。肾主足，肾水虚而火不下，故足痿；心火上乘而不如脬囊，故夜多小溲。若峻补之，则火亦上行，脬囊亦寒矣。"

这些药邪多为一些有肾毒副作用的中、西药物，能诱发或加重肾脏病。

二、病机特点

（一）五脏相关，以肾为主

肾脏疾病是由各种致病因素作用于肾脏，导致肾脏功能失常及实质的损害。其病机关键在于肾主水功能失常和肾的封藏失司，其病变部位当以肾脏为中心。同时肾主水液和职司封藏功能的正常发挥，有赖于肺、脾、肝、三焦、膀胱等脏腑能够正常地行使其各自功能。肾与上述诸脏在生理上相互依赖、密切合作；在病理上相互转变、相互影响。肾脏功能失调，常进一步累及他脏，而他脏有病也易波及肾。从而使肾脏在发生、发展和预后转归的全过程中，明显表现出其病位非及一脏，病机非为一端之五脏相关、以肾为主的病机特点。

（二）阴阳失调

阴阳失调是指阴阳失去平衡协调的状态，而出现了偏胜偏衰。对于人体来说，五脏皆有阴阳，而以肾中阴阳为其根本。古有"肾为水火之宅，阴阳之根"之说。张介宾说："五脏之阴气非此不能滋，五脏之阳非此不能发。"由此可见，肾中阴阳不仅关系到自身阴阳，而且与五脏阴阳的盛衰也有很大关系。故肾脏病以阴阳的失调为其病的实质和关键。阴阳失调在肾脏病的病理上主要表现在病位的深浅、病性的寒热和肾关开阖的失度等方面。其一，所谓病位的深浅是一个反映疾病阶段性的概念，病位一般多是由表入里、由浅入深，随着病位的内移，病情也逐渐加重。病位的表里、浅深反映了疾病的早、中、晚不同阶段，而与阴阳失调程度密切相关。病位较浅者，阴阳失调的程度相对较轻，病情亦因之较轻；反之则阴阳失调较重，也相应加重。一般认为，肾居下焦，五脏之中，病位最深。因此，肾病以里证为主。但肾虽居里，其经脉则走行于外，且足太阳膀胱与之表里相合，而太阳主一身之表，肾中精气蒸腾，借太阳经脉敷布于体表，发挥其抗邪卫外的作用，肾中精气不足，常导致太阳表气亦虚，则易于感受外邪，故许多肾脏病的发生，多与外邪相关。其二，肾脏病病性的寒热也是阴阳失调的表现之一。肾脏阴精和阳气的正常关系混乱，出现阴阳的偏盛偏衰，从而产生的病理性亢奋或衰退而致表现为寒热的性质。其三，肾关的正常开阖启闭亦靠阴阳的协调维系。诚如《医门法律》所说："肾气从阳则开，阳太盛则关门大开，水直下而为消；肾气从阴则阖，阴太盛则关门常阖，水不通则为肿。"可见肾关的开阖失常主要责之于肾中阴阳的失调。其在病理上常常表现为关门不利。《素问·水热穴论》云："肾者，胃之关也。关门不利，故聚水而从其类也，上下溢于皮肤，故为胕肿。胕肿者，聚水而生病也。"关门不闭，与关门不利相反，若关门失阖则水液由肾直趋膀胱而出现多尿，烦渴。正如《医门法律·消渴论》所说："关门不闭，则水无底止而为消渴。"

（三）实邪内蕴贯穿始终

实邪内蕴贯穿始终的病机，对疾病的演变和预后也具有重要的意义。所谓实邪是指有形之邪，举凡饮、水、湿、浊、瘀血等皆属于此类。他如风、火、燥、寒，因其无形质可征，叶天士谓之"虚邪"。实邪之中，除湿邪既可内生外受外，其他皆为脏腑组织功能在致病因素作用下产生的病理产物。一经形成，又反过来直接或间接作用于脏腑组织，导致脏腑气血阴阳的进一步损伤，使脏腑功能的失调进一步加重。叶天士认为，在肾脏病的临床上，尤其以水湿、溺浊和瘀血之邪恶为害最为常见。而水湿、溺浊、瘀血对脏腑功能和形质的损害，虽各具其特点，但亦具有共性，主要表现为以下几个方面：①阻滞气机，使气化障碍，进一步导致脏腑功能的失调；②滞塞经络，壅滞气血，是引起和加重血瘀证的重要因素；③蕴积日久，化热生毒，同时具备毒、热致病的特点；④相互滋生，使病情更加复杂。实邪内蕴是肾脏病不断进展，肾功能迅速恶化的重要因素，并贯穿于肾脏病发生、发展和恶化的全过程。

（四）虚实互见

虚实是邪正盛衰在临床上的反映。在肾脏病发生发展过程中，邪气的存在与正气的不足并不是孤立的。一方面，正气的不足是邪气外袭或内生的条件，即《内经》所谓"邪之所凑，其气必虚"。另一方面，邪气的存在又可导致正气的损伤。邪正双方的相互作用贯穿于肾脏病的全部病程。因而虚实互见成为其显著的病理特点而出现在疾病的不同时期和不同阶段。此外，虚实互见之病理在肾脏病的表现极为复杂，每因患者的体质状态的迥异，病邪的性质和所在部位不同，正气受损的具体内容有别，疾病的阶段性和邪正对比力量的变化而表现不同。在虚实夹杂的病变中不仅有表虚里实、表实里虚、上虚下实、上实下虚等质的差异，还有虚中夹实、实中夹虚的主次之分，以及虚实参半、虚多实少，实多虚少等复杂多变的临床病理特征。

（熊益群）

第二节　西医病因病理

一、肾脏病的病因学

肾有许多疾病可引起相同的肾功能障碍，大体可归纳为以损害肾小球为主、损害肾小管为主、损害肾间质为主及损害肾血管为主等几类疾病。

（一）肾小球肾炎

肾小球肾炎是以肾小球损害为主的变态反应性炎症，可分为原发性和继发性两种。原发性肾小球肾炎指原发于肾的独立性疾病；继发性肾小球肾炎是其他疾病引起的，或肾病变是全身疾病的一部分，如红斑狼疮性肾炎、过敏性紫癜性肾炎等。此外，血管病变如高血压，代谢性疾病如糖尿病等均可引起肾小球病变。

（二）肾小管坏死

肾小管坏死的原因主要有二：缺血性损害和肾毒性损害。如发生严重或持续时间过长的低血压，由于肾灌流量不足，则可发展为急性肾小管坏死。有不少化学制品和药物具有肾毒性，如某些抗生素、止痛剂、血管和肾造影剂，以及灭菌剂等。

（三）肾间质损害

其中典型的间质性肾炎包括以下两类：①肾盂肾炎，这是由细菌感染引起的肾疾患；②止痛剂性肾炎，是由于滥用止痛剂所致的间质性肾炎。

（四）肾动脉原发性器质性病变所致的肾疾患

肾动脉原发性器质性病变所致的肾疾患由部分肾动脉系统的狭窄或闭塞使肾实质灌流量减少所致。如动脉粥样硬化累及肾动脉主干及其大分支，以老年和糖尿病患者发病率为高。栓塞是肾动脉急性闭塞、肾梗死的最常见原因。肾的血管内凝血主要发生在小动脉和肾小球毛细血管，可引起肾皮质梗死或坏死等。

二、肾脏病的发病机理

（一）肾功能障碍

1. 肾小球功能障碍

肾小球功能障碍主要表现为滤过功能障碍和肾小球滤过膜通透性的改变。

（1）肾小球滤过率（GFR）下降

肾血流量减少是滤过率下降的主要原因。凡能使有效循环血量减少，心输出量下降以及引起肾血管收缩的因素，均会导致肾灌流量不足，从而使肾小球滤过率下降，导致少尿或者无尿。

（2）肾小球有效滤过压降低

肾小球滤过系数（Kf）代表肾小球的通透能力，它与肾小球毛细血管对水的通透性（LP）和肾小球毛细血管总面积（A）有关（Kf=LP×A）。超滤系数降低也影响肾小球的滤过压。

肾小球毛细血管压一方面受全身血压变化的影响，在失血、脱水时肾小球毛细血管压随全身血压下降而下降，原尿形成减少；另一方面又受入球小动脉和出球小动脉阻力变化的影响。入球小动脉收缩，肾小球毛细血管压减低，肾小球滤过下降；反之，入球小动脉舒张会使滤过率增加。出球小动脉口径的变化通常会出现相反的结果。如当致热原刺激可引起发热时肾血流量增多2倍，但由于出球小动脉扩张，滤过压下降，肾小球滤过率无明显变化，甚至可以减少。

血浆胶体渗透压下降时，组织间液形成增多，可使有效循环血量减少，进而通过肾素－血管紧张素系统增强而使肾入球小动脉收缩，肾小球毛细血管压降低，故血浆胶体渗透压的变化对肾小球的有效滤过压影响并不明显。

在尿路梗阻、管型阻塞肾小管以及肾间质水肿压迫肾小管时，则会引起囊内压升高，致使肾小球有效滤过压下降，原尿形成减少。

（3）肾小球滤过面积减少

肾小球广泛破坏（如慢性肾炎、慢性肾盂肾炎等）引起肾小球滤过面积极度减少，可使肾小球滤过率明显减少而导致少尿。在急性肾小球肾炎时，由于肾小球毛细血管腔狭窄或完全阻断，以致活动的肾小球数目减少，有效滤过面积缩小，肾小球滤过率降低，结果出现少尿或无尿。

2. 肾小球滤过膜通透性改变

血浆蛋白通过肾小球毛细血管壁进入肾小球囊腔，要通过毛细血管内皮细胞、基底膜和肾小球囊的脏层上皮细胞（足细胞）三层结构。在肾炎、肾病综合征、肾血管病变时，由于炎症及免疫损害作用，可使基底膜及上皮足细胞破坏，微孔增大，加之糖胺多糖减少，可使血浆蛋白滤出增多，而出现蛋白尿。

（二）肾小管功能障碍

肾小管可由于缺血、缺氧、毒素作用引起上皮细胞变性坏死，发生功能障碍，也可由于醛固酮和抗利尿激素等体液调节因素的作用导致功能改变。

1. 重吸收障碍

近曲小管重吸收功能障碍可导致肾性糖尿、磷酸盐尿、氨基酸尿、肾小管性蛋白尿以及因碳酸氢钠重吸收障碍所引起的近曲小管性酸中毒。

2. 尿液浓缩和稀释障碍

在慢性肾盂肾炎患者，由于髓袢升支重吸收 Cl^-、Na^+ 功能减弱，髓质高渗环境破坏，使肾浓缩功能的障碍尤为显著。如果集合管管壁有病变，如肾淀粉样变性的患者，其集合管可被淀粉样物质环绕，影响到集合管对水的重吸收，因而尿的浓缩功能降低。又如由于神经垂体病变，抗利尿激素释放减少或缺乏，造成集合管管壁对水的通透性显著降低，尿液的浓缩可显著下降。

3. 酸碱平衡紊乱

肾功能障碍时往往出现代谢性酸中毒。在代谢性酸中毒的发生中肾小管尤为重要。远曲小管分泌 H^+、K^+、NH_4^+ 与 Na^+ 交换并保留碱储备而使尿液酸化。这些分泌功能障碍可导致酸中毒。

（1）肾小管分泌 NH_3 减少

可能由于肾血流量减少，使得肾小管合成 NH_3 的原料（谷氨酸）供应不足，或对谷氨酸利用发生障碍所致。也有人认为，系肾小管摄取谷氨酰胺发生障碍所致。

（2）肾小管重吸收碳酸氢盐障碍

慢性肾病患者常有尿中丢失碳酸氢盐的现象。这种现象在原发性甲状旁腺功能亢进时也可出现。故可能是由于甲状旁腺分泌 PTH 过多，抑制近曲小管上皮细胞碳酸酐酶的活性，使之对 HCO_3^- 重吸收降低所致。

（3）肾小管泌 H^+ 减少，致使 Na^+ 和 HCO_3^- 随尿排除

此外，各种原因导致肾血流量减少（大量失血、脱水等），或由于滤过面积极度缩小（如慢性肾小球肾炎肾单位纤维化）致使肾小球滤过率明显下降，使体内酸性代谢产物（如硫酸根、磷酸根及有机酸等）蓄积体内。

由于肾或全身性疾病引起肾小管重吸收 HCO_3^- 减少或分泌 H^+ 功能降低，可发生肾小管性中毒（RTA）。此时并不伴有肾小球滤过率明显下降，临床上常伴有低钾血症和高氯血症。根据肾小管病变部位不同，主要可分为远曲小管性酸中毒（Ⅰ型）和近曲小管性酸中毒（Ⅱ型）

两类。其中，前者以分泌 H^+ 能力降低为主要缺陷，后者主要系重吸收 HCO_3^- 缺陷所致。

（三）肾的内分泌功能障碍

现已证明肾可以产生和分泌或降解十余种激素和生物活性物质。它们在维持血压，保持水、电解质平衡，红细胞生成与钙磷代谢中均起着重要作用。肾受损而发生的内分泌功能障碍可使机体多个系统发生病理变化，如高血压、贫血、骨营养不良等表现。

1. 肾素分泌增多

肾素主要由近曲小管分泌，它是一种蛋白水解酶，能催化血浆中的血管紧张素原生成血管紧张素 I，在经肺等部位的转化酶作用而生成血管紧张素 II，后者具有使血管收缩与增加醛固酮分泌的作用。全身平均动脉压降低、脱水、肾动脉狭窄、低钠血症、交感神经紧张性增高等因素，均可引起肾素释放增多，从而可提高平均动脉血压，促进钠水潴留，因而具有代偿意义。

2. 肾激肽释放酶 - 激肽系统（RKS）障碍

肾含有激肽释放酶，其中 90% 来自皮质近曲小管细胞。分泌的激肽释放酶可以作用于激肽原生成激肽。激肽可以对抗血管紧张素的作用，扩张小动脉，使血压降低，同时还可作用于肾髓质乳头部的间质细胞，引起前列腺素释放。如果 RKS 发生障碍，则易促使高血压发生。

3. 前列腺素合成不足

近年已知道肾髓质乳头部的间质细胞和髓质集合管上皮细胞合成前列腺素 E_2 和 A_2，具有扩张血管和利尿作用，因而是很强的降压物质。肾实质损害时，前列腺素生成可能减少，引起高血压，但尚待进一步证实。

4. 促红细胞生成素（促红素）减少

促红素是由近球细胞、肾小球上皮细胞，或肾髓质产生一种多肽类激素。促红素能刺激骨髓干细胞分化为原红细胞，且能缩短红细胞成熟时间，并促进骨髓内网质红细胞释放入血，使红细胞生成增多。慢性肾病患者，由于肾组织进行性破坏，促红素明显减少是引起贫血的原因。另外，肾功能不全时，骨髓对促红素的反应也减弱，它可能与肾功能不全时存在一种抑制物质（红细胞生成抑制因子）有关。此抑制物质可能是雌激素类物质，对两性均能抑制其红细胞的生成，但对女性作用更强。

5. 1-α 羟化酶生成障碍

现已证明，维生素 D 发挥其生理作用前必须经过代谢转变。维生素 D_3 必须先在肝细胞微粒体内经 25- 羟化酶的作用形成 25-（OH_2）-D_3 后，再经肾皮质细胞腺粒体的 1-α 羟化酶催化为 1，25-（OH_2）-D_3 的合成，1-α 羟化酶生成障碍时，使钙在肠内的吸收明显减少，这是造成肾性骨营养不良的重要原因。

6. 对甲状旁腺激素（PTH）灭活减弱

PTH 主要在肾内灭活。肾严重损伤时，对该激素灭活减弱，致使在血内的浓度升高。体内 PTH 过多则出现：①高血钙与低血磷的作用，是由于动员骨钙入血，并影响肾小管钙磷重吸收而实现的。②PTH 可激活肾内 1-α 羟化酶活性，使 D_3 转化成其活性形式的 1，25-$(OH)_2$-D_3，而促进钙在肠内的吸收。③PTH 通过加强破骨细胞的活动，一方面从溶酶体释放蛋白水解酶，使骨的有机质溶解，另一方面分泌枸橼酸和乳酸等酸性物质，促进钙盐溶解，骨钙入血而发生骨质疏松和硬化。

7. 对胃泌素的灭活减弱

扩张刺激幽门部，通过壁内神经丛，或化学刺激（氨基酸和肽类）作用于幽门部的 G 细胞均可释放胃泌素。后者经过血液循环刺激胃腺分泌，在正常情况下，肾可将部分胃泌素灭活，而肾严重受损时，由于胃泌素灭活障碍而使血液内胃泌素浓度升高，致使盐酸分泌增多，超过一定浓度，如 pH < 4 时，胃黏膜就易受蛋白酶的水解而产生溃疡。

近年来，有关肾脏病的病因病理，通过长期的临床实践、动物实验、国内外的交流，都有一些新的认识，涉及肾脏病的各个方面，具体包括：细胞和转运病理生理、临床肾脏病、血流动力学及血管调节、遗传、生殖和发育、介质、信号传导、细胞生长和肿瘤形成、免疫、炎症、病理、矿物质代谢等。

（四）细胞和转运

近年来，包括酸、碱、水、尿素和加压素、无机离子、组织溶质、渗透压和肾脏代谢、蛋白质分子和上皮细胞极性、非肾上皮等在肾脏病的病理作用中受到广泛的关注。有人用 NHE_3 基因敲除小鼠直接研究 NHE_3 在介导甲酸刺激 NaCl 吸收中的作用，发现 NHE_3 基因缺乏的小鼠近端小管甲酸刺激 NaCl 的转运功能丧失。NHE_2 在介导 NHE_3 敲除小鼠 HCO_3^- 转运研究，提示 NHE_3 敲除小鼠存在于远端小管的 NHE_2 上调近端小管 Na^+ 和 HCO_3^- 重吸收，而使 $NaHCO_3$ 增加。通过增加细胞外蛋白的插入，研究 Ang Ⅱ 刺激 NHE_3 活性及蛋白激酶 Ca 作用，发现 Ang Ⅱ 在 MKCC 中，刺激 NHE_3 活性的作用，至少部分是通过细胞外蛋白插入细胞顶膜，且通过 PK Ca 介导和需要完整的肌动蛋白细胞骨架。Hu 等研究发现，慢性多巴胺刺激培养能减少细胞 NHE_3 的总量，它通过抑制 NHE_3 蛋白翻译和刺激 NHE_3 蛋白降解而实现。这一机制的重要性在于能很好说明通过多巴胺的钠平衡的慢性调节。小鼠 UT-A 基因的结构和调节研究，成功分离了小鼠 UT-A 基因并发现其包含 2 个促进子。糖皮质激素抑制小鼠 UT-A 尿素转运子的转录和表达研究，显示糖皮质激素减少 UT-A1 和 UT-A3 尿素转运子在肾脏的表达是由于 UT-A 促进子 1 转录受抑制所造成。Yingst 等研究提示 Ang Ⅱ 改变磷酸化能直接介导刺激 Na-K-ATP 酶活性。

有资料提示，子宫珠蛋白 G38A 基因多态性是 IgAN 由肾功能不全快速进展为 ESRD 的重要预报因子之一。Kovacs 等回顾分析 20 年来扁桃体切除对 IgAN 的影响，发现扁桃体切除既不能终止也不能预防本病的进展。另有资料显示，高糖增加糖尿病患者纤维蛋白溶酶原活性抑制剂（PAI-1）在近端小管细胞和皮质成纤维细胞（CF）的表达，PAI-1 处于静止水平和暴露于高糖状态能使糖尿病发展为糖尿病肾病。限制蛋白摄入可防止早期糖尿病发生和进展为 DN 得到支持。原位免疫复合物形成是 V 型 LN 的主要病理机制。报道显示，英国 50 万人口中，急性肾衰发病率为 4331/100 万人，其中严重肾衰（SCr > 500mmol/L）者占 17%。在

ICU 及需要肾替代治疗的 ARF 患者严重影响预后。资料还显示，婴儿和少年儿童腹泻和脓毒血症以及较大儿童的肾小球疾病是儿童中 ARF 最常见病因。

（五）血流动力学及血管调节

1. 肾素 - 血管紧张素系统与肾脏病

血管紧张素 II（A II）是肾素 - 血管紧张素系统（RAS）最主要的生物活性物质，在肾脏损害中有重要作用。A II 与肾脏细胞膜上的血管紧张素 I 型受体结合后，既可通过增加肾小球毛细血管内压这一间接途径引起肾脏的损害，也可通过其他途径，如刺激肾脏细胞分泌 TGF-β 等各种淋巴因子，直接造成肾脏损害。

血管紧张素受体（AT 受体）A II 在体内主要通过 AT 受体介导后发挥广泛的作用。由于选择性受体拮抗剂的应用和分子生物学方法的介入，现已鉴别清楚的 AT 受体主要有 AT_1 受体和 AT_2 受体两种类型。其中能被 Losartan 和 DDT 阻断的受体为 AT_1 受体，AT_1 受体又分为 AT_{1A} 受体和 AT_{1B} 受体两种亚型。

AT_1 受体，尤其 AT_{1A} 在肾脏表达最丰富。A II 的主要功能，如调节血压、肾血流量、肾小球滤过率、水和电解质代谢以及刺激组织细胞增生等主要是由 AT_1 受体介导。有研究表明，肾脏局部的 RAS 活化可引起肾小球硬化及系膜细胞肥大，而此作用亦是通过 AT_1 活化实现的。AT_1 受体还与肾小管间质病变有关，肾间质成纤维细胞上也有丰富的 AT_1 受体的表达，与 A II 结合后，可刺激肾间质细胞产生胶原 III。

而 AT_2 受体介导的生理、病理功能尚未完全清楚。AT_2 受体在胚胎的各组织中均有广泛和丰富的表达，出生后大多数组织器官的 AT_2 受体迅速减少或消失。最近的一些研究发现，在肾包膜、肾血管、球旁器以及肾小球系膜细胞也有少量 AT_2 受体存在，AT_2 受体在成年人体肾组织中的含量，占肾组织中 A II 受体总量的 5%。研究则发现，AT_2 受体也可以介导 A II 引起的部分肾血管收缩作用，不过这种收缩作用较微弱，正常情况下被内源性一氧化氮（NO）的舒血管作用所抵消；只有用 NO 合成酶抑制剂（L-NAME）抑制内源性 NO 的产生后，才可以显露出来。但也有不一致的结论，Arima 等在体外用微灌注法研究兔离体肾脏的入球小动脉时却发现，在用 AT_1 受体拮抗剂（CV11974）拮抗 A II 引起的血管收缩时，随灌注液 A II 浓度的升高，入球小动脉反而扩张，这种扩张可被 AT_2 受体拮抗剂抵消。结果提示 AT_2 受体介导舒血管作用。因此，大多数学者认为 ATL 受体和 AT_2 受体对血管收缩和细胞生长的作用是相互拮抗的，但通常 ATL 受体起主导作用。AT_2 受体的研究，有助于进一步明确 A II 的作用机制及其对肾脏的影响。

研究还发现，$AngAT_2$ 受体与 AT_1 受体共同调控蛋白多糖的产生，AT_2 受体通过 $G\alpha_{i/0}$ 依赖机制调节细胞外基质蛋白多糖的生成，它们参与血管的重建，这一结果有助于了解 Ang 受体拮抗制的长期保护作用。过氧化物在内皮细胞损伤中起着重要作用，它的积聚促进内皮细胞死亡，增加内皮细胞粘连，炎症和趋化性并干扰血管调节机制，进而造成血管硬化。有关胰岛素拮抗与血管疾病的关系研究表明，胰岛素抑制血管平滑肌细胞的移行，是通过 cGMP 和钙调素依赖蛋白激酶 II 而起作用。这就提供了胰岛素拮抗与血管疾病之间新的联系。

2. 血管内皮细胞生长因子与肾脏病

血管系统由于其提供氧和养料、运走代谢废物等功能，对于整个机体起着至关重要的作用。20 世纪 80 年代末，一种高度特异性血管内皮细胞生长因子被分离纯化，这就是血管内皮细胞生长因子（vascular endothelial growth factor，VEGF）。在生理状态下，无论是成年人，或是成年小鼠和大鼠的肾脏组织，都能检测到 VEGF 在足突细胞和集合管上皮细胞持续表达。VEGF 在足突细胞的持续表达可能是通过旁分泌作用，穿过肾小管基底膜，作用于内皮细胞，发挥其强大的扩张血管及促进血管通透性增加的功能，从而调节肾小球滤过膜的通透性。既往的研究中，人们对于足突细胞对滤过膜通透性的调节作用知之甚少。而足突细胞能持续表达 VEGF 这一发现提示人们，足突细胞可能通过 VEGF，对于肾小球滤过膜的通透性起着重要的调节作用。已有研究报道，在慢性高灌注型肾脏损伤模型中，足突细胞的损伤与蛋白尿和肾小球硬化的发生明显相关，而损伤的足突细胞能大量释放胞内储存的 VEGF 分子，使得 VEGF 局部水平显著升高，肾小球滤过膜通透性一过性升高，最终导致蛋白尿的发生。VEGF 上述作用特点提示其在蛋白尿的发生中可能起重要的作用，而 VEGF 特异性抗体或抑制物有可能成为治疗蛋白尿的措施之一。VEGF 在集合管上皮细胞的持续表达可能也是通过旁分泌的作用，增加管周毛细血管的通透性，从而调节髓质渗透压。当然，这些尚处于假说阶段，还有待更深入的研究。

（六）遗传、生殖和发育

Newby 等在肾小管细胞表面分离出新的多囊素，它们的相互作用是常染色体显性遗传性多囊肾（ADPKD）形成的主要原因。许多资料显示，亚麻油能减少实验性多囊肾疾病的肾组织损伤。薄基底膜病（TBMD）有时伴有常染色体隐性遗传性 Alport 综合征的关系。常染色体隐性遗传性 Alport 综合征常有肾功能衰竭、耳聋、眼异常伴有 COL4A3 和 COL4A4 基因突变，而 TBMD 病也以持续血尿为特点常伴有上述相同的基因突变。

（七）介质、信号传导、细胞生长和肿瘤形成

Poncelet 等报道在人类系膜细胞由 SPI 调节并通过 TGF-β_1 激活 PI3K 和 PKC 而增加胶原表达，从而促肾纤维化。有丝分裂活化蛋白激酶（MAPK）和结缔组织生长因子（CTGF）在小鼠足细胞 TGF-β 引导下 FN 表达中作用的研究，小鼠足细胞经 TGF-β 处理可使 ERK、P38MAPK 和 JNK 磷酸化，提出小鼠足细胞经 TGF-β 处理可引起 ERK 和 P38MAPK 依赖的 FN 表达上调，且可能通过 CTGF 引导而出现。Sahai 等发现骨桥联蛋白（OPN）基因敲除小鼠在培养的 MC 缺氧时导致细胞增殖和胶原增加，认为 OPN 在缺氧导致 MC 增殖和基质增加中起着主要的作用，这说明肾脏病时伴有慢性局部缺氧。研究表明，过氧化酶增生活化受体（PPARα）和 PPARγ 共同调控 ATP 结合转运子 A1（ABCA-1）介导的胆固醇分泌而防止脂质沉着，另一方面，SCr-A 过度表达通过明显增加 PPARγ 和 LXRα、抑制 PPARα 和 ABCA-1 基因表达而使 PPARα 和 PPARγ 比例失衡。因此，PPARα 激动剂看来能更好地提供保护对抗脂质积聚，即使在细胞增加 SCr-A 表达的情况下也如此。

C-myc、bcl-2 基因对细胞凋亡的调控及其在肾脏病中的意义：C-myc 基因对正常细胞

的生长和分化有重要的调节作用，同时也能诱导细胞凋亡，bcl-2基因对机体的发育形成和功能维持有突出的作用，同时还能抑制细胞凋亡。故，C-myc、bcl-2基因在启动及抑制细胞凋亡中具有重要意义。C-myc、bcl-2基因对细胞凋亡的调控作用与肾脏疾病的关系密切。

1. 原发性肾小球肾炎

（1）实验性肾小球肾炎

肾小球系膜细胞增多，预示着肾小球疤痕形成，肾小球硬化及肾功能丧失。在体外实验中发现，培养中的肾系膜细胞在缺乏存活因子或接触放线菌酮（通过抑制蛋白合成诱导细胞凋亡），系膜细胞出现凋亡现象。利用Thy1.1鼠模型研究是否增生的系膜细胞可通过细胞凋亡机制清除。结果显示细胞凋亡数比增殖数高5~10倍，且凋亡细胞数超过正常基线的持续时间比细胞增殖长，提示细胞凋亡与增殖的消长关系使Thy1.1肾炎具有自限性。有实验表明，在小鼠的肾小管及系膜细胞均有bcl-2表达，但bcl-2基因在Thy1.1肾炎中的调节作用尚不清楚。在HIV-1转基因小鼠的肾脏组织中发现HIV-1gp160蛋白，推测此蛋白与HIV相关性肾病的病理进展有关。为了进一步了解HIV-1gp160蛋白对小鼠及人系膜细胞增殖及凋亡的影响，Singhal等在体外实验研究发现，小鼠肾系膜细胞（MMC）与gp160蛋白孵育后24~48小时，MCC增殖明显，当继续孵育至72小时，MMC增殖减少，凋亡增高，同时还发现高浓度的gp160蛋白诱导MMC凋亡率增高。gp160蛋白对人系膜细胞（MMC）有同样的刺激凋亡作用。gp160蛋白可下调bcl-2mRNA表达，提示HIV-gp160蛋白下调bcl-2的表达，且与系膜细胞凋亡增加有关。

（2）人类原发性肾小球肾炎

在人类肾小球疾病中，有些处于持续增殖状态的肾小球肾炎机理不清。人们试图用细胞凋亡机制解释这一现象。Szaboles等发现增殖性肾小球疾病细胞凋亡数较高。急性感染后肾炎患者急性期肾组织细胞凋亡数和增殖数均明显增高，但恢复期细胞凋亡数显著高于增殖细胞数。这提出了一个值得研究的问题，处于持续增殖状态病变的慢性肾小球病变，是否由于增殖细胞不能及时发生凋亡所致？是否与某些基因调节有关？在正常人肾Bowman囊壁bcl-2蛋白高水平表达，而肾小球毛细血管祥及大多数近曲小管呈阴性。系膜细胞及肾组织内的细胞也表达bcl-2蛋白。Takemura等在人类IgA肾病与局灶性肾小球硬化的肾小球内发现bcl-2阳性细胞数量增多，C-myc表达水平亦增高，且与PCNA阳性细胞、系膜细胞及基质增生的程度及蛋白程度相关，但与血尿程度无关。双标记技术证实这些bcl-2阳性细胞为系膜细胞及浸润的白细胞。细胞外基质过度沉积，引起肾间质纤维化是导致终末期慢性肾衰的主要原因之一。有研究表明，促进肾脏炎症，导致细胞外基质堆积的重要因素是缺乏通过细胞凋亡途径有效清除淋巴细胞。在人肾间质成纤维细胞的体外实验中发现，成纤维细胞凋亡减少，甲泼尼龙及丹参可促进人肾间质成纤维细胞凋亡，后者通过使C-myc蛋白高水平表达而促进细胞凋亡过程，以上资料表明，bcl-2及C-myc基因及其产物调控着细胞凋亡的增加与减少，并参与肾小球疾病的发病过程。

（3）狼疮性肾炎

目前对狼疮性肾炎（LN）发病机理的研究表明，由于一些基因突变、缺失或表达失控，造成细胞凋亡过程失调，使自体免疫细胞堆积所致。Fas 受体发生突变造成 MRL-Ipr 小鼠发生 SLE，Fas 配基发生突变使 GLD 小鼠同样出现 SLE 变化，将可溶性 Fas 注入小鼠体内，引起 LN 样病理改变。bcl-2 表达过度的转基因小鼠，其 B 淋巴细胞明显增多，产生针对自身抗体，出现免疫复合物 LN。这可能与 bcl-2 基因过度表达，使自身免疫记忆细胞生存延长有关。狼疮患者外周血淋巴细胞 bcl-2mRNA 表达明显增高，活动性狼疮的患者 T 细胞 bcl-2 表达明显高于正常人。但亦有实验表明，LN 肾组织 C-myc 表达明显增高，且这种 C-myc 过度表达导致 LN 系细胞增生及外基质扩张。提示狼疮患者的淋巴细胞可能逃脱，C-myc 诱导的细胞凋亡，而处于活化、增殖状态，造成自身免疫细胞堆积。但 bcl-2 及 C-myc 基因在 LN 发病过程的作用有待进一步研究。

2. 肾囊性疾病

多囊肾（PKD）是临床上较为常见的遗传性肾病。近年研究表明，多个基因，如 bcl、bcl-2 及 p53 基因相互作用并调节细胞凋亡，参与了 PKD 的发病机理。bcl-2 基因参与肾脏的形态发育和功能维持。纯合子 bcl-2 小鼠的肾脏出现多囊肾病理改变。另外，在去除 bcl-2α 与 bcl-2β 转录因子的 bcl-2 突变小鼠模型中发现小鼠出生后一周近曲小管扩张，肾小球数目减少，出生后 2 ～ 4 周则出现较明显的肾囊性病变。但亦有研究显示将人 bcl-2cDNA 制造的转基因鼠的肾脏表型正常。在胚胎肾发育早期，C-myc 在肾组织内有较高的表达，随着胚胎肾组织的生长和发育，C-myc 表达渐下降，出生时肾组织内无 C-myc 表达。将 C-myc 基因特定靶向肾组织，造成转基因 SBM 小鼠，发现 SBM 小鼠的肾小管囊状上皮细胞有强烈 C-myc 转基因信号，并出现多囊肾表型。SBM 小鼠子代出生后，肾组织仍继续表达 C-myc。提示由于 C-myc 表达失控，诱导 SBM 小鼠肾上皮细胞囊性化改变。将与 C-myc 相似结构的原癌基因 c-fos 替代 C-myc 制造转基因 c-fos 小鼠，发现这种转基因鼠肾组织发育正常，表明 SBM 小鼠 PKD 表型特异地依赖 C-myc 功能。在 SBM 小鼠体内，由于 C-myc 过度表达，细胞凋亡指数较正常对照组增加 10 ～ 100 倍。但从 SBM 小鼠出生直至进入终末期肾病，其肾组织内 bcl-2 及 P53 表达水平始终无变化，提示 C-myc 通过不依赖 bcl-2、P53 机制诱导肾上皮细胞凋亡。Lanoix 等在人多囊肾中亦发现肾组织持续高表达 C-myc，伴肾小管上皮细胞明显增生及细胞凋亡率增高。以上资料表明 C-myc 过度表达引起细胞凋亡增加，导致肾囊性病变的产生，认为 SBM 小鼠 PKD 及人 PKD 的分子和细胞发病机制极为相似。

3. 人类肾脏肿瘤

肾胚胎瘤 WT1 基因是一种肿瘤抑制基因，可抑制 bcl-2 与 C-myc 增强子（enhancer）的转录。当 WT1 基因发生缺失，或变异时，这种变异的 WT1 基因编码的蛋白不能与该特异性 DNA 序列结合，失去阻抑转录的作用，引起 bcl-2 与 C-myc 表达失调，从而引起细胞恶变，而有助于肾肿瘤的形成。应用免疫组化技术研究发现，乳头状肾细胞癌与肾癌瘤细胞 bcl-2 蛋白表达强阳性，认为 bcl-2 在肾癌组织阳性率明显高于正常组织，使细胞凋亡受抑，促进肾癌细胞生长及增殖。在新建立的 4 种永久性人肾肿瘤细胞株 RCC-A、RCC-B、RCC-C、

RCC-D 细胞中发现，C-myc 只在 RCC-A、RCC-B、RCC-D 细胞表达。而肿瘤抑制基因 P53 只在 RCC-C 细胞表达。Wang 等研究了 22 例经临床病理证实为原发性嗜铬细胞瘤的切片标本，发现 22 例中有 18 例（82%）bcl-2 阳性，20 例（90%）C-myc 阳性，用 Western blot 方法检测发现，有 5 例同时表达 26KD bcl-2 及 64KD C-myc 蛋白，提示 bcl-2 和 C-myc 基因同时失控表达与人嗜铬细胞瘤形成有关。

（八）免疫、炎症、病理

Takaya 等提出过量白蛋白可引起 MCP-1 表达，认为 dBSA 刺激近端小管可通过活化 NF-KB 引起 MCP-1 表达，同时部分累及 ERK1/2 信号传导。经体外实验发现 IL-13 对系膜增殖性肾炎有一定的保护作用。IL-4 和 IL-13 在改变肾小球通透性方面起着一定的作用。应用 FSGS 患者血浆刺激体外培养足细胞，发现 FSGS 血浆可使细胞骨架肌动蛋白破坏以及使 nephrin 和 Podcin 重排，这将提供进一步探索本病发病机制的一种模式。Kim 等发现获得性蛋白尿病 CAPD 时 nephrin 从裂隙膜向脏层肾小球上皮细胞（VGEC）异常积聚。nephrin 表达异常出现在 APD 伴蛋白尿。Hampel 等研究提出：① OPN 对 3T3/ 细胞是一种生存因子；② OPN 的抗凋亡作用需要它的分泌；③它大大地依赖于 RGD 的存在。

细胞因子与肾脏病的关系尤为重要。

1. 白细胞介素（IL）

IL-6、IL-8、IL-10 是由多种细胞产生，包括肾小球系膜细胞及肾小管上皮细胞合成、分泌，它们具有多种生物学功能，参与了肾小球疾病的病理生理过程。研究显示，IL-6 作为系膜细胞自分泌生长因子可明显刺激系膜细胞的增生，在肾小球病变时肾组织 IL-6 表达增强，与肾小球细胞数目的增加有关，IL-6 还可刺激系膜细胞产生血小板活化因子（PAF）及其他炎症介质释放，如 TNF-α 等，引起肾脏免疫损伤，但这一作用可被 IL-10 所调节，抑制性 T 细胞所控制。IL-8 作为趋化因子，促使中性粒细胞、嗜碱性粒细胞及 T 细胞在肾内聚积，并被激活。激活的中性粒细胞脱颗粒，产生白三烯，释放溶酶体酶产生呼吸爆发，加重肾脏病理损伤；趋化嗜碱性粒细胞释放组胺；趋化 T 细胞释放细胞因子，使正常肾组织受损，引起肾脏急性炎症损伤，并可影响肾小球基底膜（GBM）硫化物代谢，改变其阴电荷屏障，而引起尿蛋白的产生。IL-10 对 Th1、Th2 细胞的抗原特异性增殖、细胞因子的分泌有下调作用，抑制单核、巨噬细胞抗原递呈功能及产生 IL-1、IL-6、TNF-α 等炎症介质，因此 IL-10 可抑制细胞免疫与炎症介质的产生。免疫功能紊乱与肾小球疾病的发生有着密切关系，由于细胞、体液免疫功能紊乱导致肾小球系膜改变，基底膜静电屏障、分子屏障受损，在肾病综合征的发病机制中，T 细胞的调节功能紊乱起着极其重要的作用。

2. 转化生长因子 β（TGF-β）

不同病因的多种慢性肾病最终都会进展为终末期肾病（ESRD），ESRD 的主要形态学改变是肾小球及肾小管间质的纤维化，其直接原因是多种细胞外基质（ECM）成分的积聚，如纤黏蛋白（FN），Ⅰ、Ⅲ、Ⅳ型胶原，硫酸表皮素蛋白多糖（Biglycan）等多种蛋白多糖的积聚。一系列生长因子与细胞因子的改变与这些 ECM 成分的合成及代谢的调节密切相关，转化生长因子β（TGF-β）是其中最重要的细胞因子之一。慢性肾病的许多形态学改变可由TGF-β被诱导来理解，但也有一些特征性病理生理改变，如肾小球血流动力学改变及蛋白尿的产生等不能完全由TGF-β来解释。早已发现血管紧张素-2（AⅡ）在慢性肾病中有重要作用，血管紧张素转化酶抑制剂（ACEI）的肯定护肾作用也是间接的旁证。近年发现TGF-β与AⅡ之间有极紧密的相互作用，这使人们进一步认识到，在慢性肾病过程中血流动力学改变和局部形态学改变是紧密联系的统一体，共同促进着疾病的进展。不管病因如何，在以进行性肾纤维化为特征的肾脏疾病，TGF-β常是导致纤维化的最后的、共同的中介物。

3. 肿瘤坏死因子（TNF）

TNF是由激活的巨噬细胞和单核细胞、淋巴细胞产生的一种具有广泛生物学活性的多肽介质。TNF最早因其具有抗肿瘤活性而被发现，并由此命名。过量的TNF可导致多种病理改变，TNF在肾脏病中起着十分重要的作用。

（1）促进内皮细胞的损伤

TNF通过内皮细胞TNF-R损伤肾小球、肾小管及肾内血管的内皮细胞。实验表明，体外培养的血管内皮细胞经TNF处理后，形态发生明显变化，表现为重叠，肌动蛋白丝重新排列，纤维连接蛋白丢失。应用原位分子杂交技术（LSH）和免疫组织化学方法（IHC）对肾综合征出血热（HFRS）尸检肾组织中近曲小管上皮细胞胞浆中可检测到TNF-α阳性，且伴有肾小管上皮细胞肿胀，胞浆空化，甚至出现小管细胞坏死，其病变程度与TNF-α阳性强度相一致，表明TNF-α很可能参与了肾小管的损伤。

（2）对肾小球基底膜通透性的改变

肾小球基底膜通透性的增加是造成肾病综合征、慢性肾炎患者形成蛋白尿的原因。动物实验表明TNF与尿蛋白形成有关。研究发现，给大鼠注射阿霉素后第7天，尿蛋白增加，且TNF与尿蛋白形成高峰一致，TNF可通过改变肾小球上皮细胞足突融合及断裂、阴离子点位减少，使肾小球基底膜通透性改变。

（3）促进肾脏纤维化

肾脏疾病发展到慢性肾功能衰竭的晚期时，均会出现肾脏的纤维化，TNF能刺激成纤维细胞增生。动物实验中，持续皮下灌注TNF，结果发现局部点成纤维细胞增殖及胶原沉积，证实TNF在肾脏病变中可能有促纤维化作用。

（4）促进肾小球内微血栓形成

药物或毒剂引发急性肾功能衰竭，常存在肾小球内微血栓的形成。这与肾血管内皮细胞表面凝血与抗凝系统平衡失调有关，TNF可通过抑制纤溶反应，下调血栓调节素的表达，抑制具有抗凝作用的蛋白C的激活，导致微血栓的形成。此外，TNF可通过抑制体内NO合成，使其抗凝和抗血小板黏附能力下降，以及通过刺激IL-1的生成，加重凝血功能。

（5）加重肾脏的缺血

TNF介导了肾脏早期血流动力学的改变，除直接作用于肾脏外，还可通过激活其他介质的释放，如NO、ET、PGI2、TXA2等的释放，进一步加剧肾脏缺血，肾功能的损害，可使肾小球滤过率降低，尿量减少，血 BUN、Cr 升高，肌酐清除率下降，滤过分数降低。给动物注射 rHu TNF 可使肾脏中肾素分泌增加，进一步加重肾脏缺血，肾功能损害。

（6）TNF 与其他细胞因子的相互诱生和协同作用

各细胞因子具有高度协同作用，在体内形成细胞因子网络。在内毒素引起的休克兔肾脏发病机理中，TNF 是主要的致病介质，它的释放早于其他细胞因子。以大量细菌注射动物后，首先出现 TNF 增加，继而出现 IL-1、IL-6 也增多，注射 TNFMcAb，不仅中和了 TNF，也抑制了 IL-1、IL-6 的产生。IL-1 本身不能诱导致死性休克，但与小剂量 TNF 合用时，可使小鼠休克死亡。此外，一些细胞因子如 IL-4、IL-6 和 IL-10 均能抑制单核巨噬细胞分泌 TNF-α。

（九）花生四烯酸与肾脏病

环加氧酶代谢产物与肾脏病：花生四烯酸经环加氧酶代谢后的生物活性产物包括前列腺素 E_2（PGE_2）、前列腺素 $F_{2\alpha}$（$PGF_{2\alpha}$）、前列腺素 D_2（PGD_2）、前列环素（PGI_2）以及血栓素 A_2（TXA_2），这些产物统称为前列腺类化合物（PGs）。大量研究显示，前列腺素类化合物在肾脏起着重要的作用。

生理情况下，前列素类化合物在肾脏的主要功能是介导或调节激素或自身有效物质的作用，包括调节肾脏血管张力、系膜和肾小球的功能以及水盐代谢。当有关激素如血管紧张素 Ⅱ 或血管加压素（AVP）不存在时，抑制环加氧酶活性并不明显改变肾脏功能。在一些病理情况下，如血管紧张素大量分泌时，环加氧酶抑制（如 NSAIDs）可以改变肾功能，另外如炎症时，肾脏细胞或浸润细胞产生大量环加氧酶，造成功能或形态的改变。

急性肾功能不全：在由各种原因导致有效动脉压下降（包括失血、休克、充血性心力衰竭、肝硬化腹水等）时，体内产生大量血管收缩物质（包括去甲肾上腺素、血管紧张素 Ⅱ 以及血管加压素等）以维持血压。肾脏为了保证其血流量以维持肾功能而产生大量前列腺素。大鼠研究显示，前列腺素合成抑制可以明显加重外源性血管紧张素 Ⅱ 或由刺激肾脏神经所致的肾血管阻力的增加。因此，前列腺素在由各种原因导致有效动脉压下降时，起着重要的维护肾脏功能的作用，此时如果不当使用环加氧酶抑制制剂，非常容易导致急性肾小管坏死。

在肾毒性药物所致的肾功能衰竭（由氨基糖苷类抗生素、两性霉素 B、甘油等所致）时，TXA_2 的产生明显增加，很多研究认为 TXA_2 与肾血流下降以及肾小球滤过下降有关。

慢性肾功能不全：在慢性肾功能不全动物模型，无论是肾小球前列腺素和 TXA_2 的产生还是尿前列腺素及 TXA_2 的排除均明显增加，但前列腺素类化合物合成的增加在慢性肾功能不全发病中的意义目前尚未明了。在肾大部切除慢性肾功能不全模型，环加氧酶抑制剂可以减少残留血流量以及肾小球 Kf 值。有研究发现，在肾大部切除的大鼠，高蛋白饮食可使扩血管性前列腺素合成增加，提示前列腺素可能与残留肾小球的代偿性增生，进而导致肾功能恶化有关。当饲以鱼油以减少环加氧酶催化产物的合成时，则出现蛋白尿以及肾小球硬化的加重。选择性抑制 TXA_2 合成，则可以使 GFR 增加，减轻蛋白尿和肾脏组织学改变。

最新研究表明，5/6 肾切除大鼠 2 周后其肾脏致密斑及皮质升支粗段的 COX-2 表达明显增加，使用 COX-2 抑制剂 SC-58236 可有效减少蛋白尿，延缓肾小球硬化的进展。

在由各种肾小球肾炎所致慢性肾功能不全的患者，有研究认为 TXA_2 与肾功能的恶化有关。

糖尿病肾病：环加氧酶产物在糖尿病肾病中的意义目前还不清楚，有人认为 PGI_2、PGE_2 与糖尿病早期肾脏高灌注有关，而 TXA_2 则与以后的白蛋白尿以及基底膜病变有关。

肾小球疾病：大量动物及人体研究提示，在炎症性肾小球病变，由肾脏内产生的 TXA_2 在肾血管收缩、肾小球滤过率下降的病理过程中起重要作用。在该类肾小球病变时，前列腺素类化合物产生于浸润的炎性细胞，也可来源于肾内的巨噬细胞以及系膜细胞。

在没有明显炎症的肾小球病变，如各种原因造成的膜性肾病变，前列腺素类化合物的产生亦明显增加。实验发现，阳离子颗粒在引起肾小球上皮细胞足突融合的同时，使 PGE_2 及 PGI_2 的产生明显增加。但关于前列腺素类化合物增加的机制以及其增加在该类肾小球疾病发病中的意义尚有待进一步研究。

尿路梗阻：在慢性输尿管梗阻时（24 小时以上），肾脏前列腺素以及 TXA_2 的合成明显增加。TXA_2 产生增加可能与该病变时肾脏血管阻力增加有关，而 PGE_2 等合成增加则与 FE_{Na} 的增加有关，后者与髓袢升支粗段髓质部、皮质集合管以及内髓集合管 Na^+ 重吸收减少有关。大量实验证实，PGE_2 可以抑制上述各段小管 Na^+ 的转运。尿路梗阻时肾脏前列腺素类化合物除可以来自肾脏间质细胞、巨噬细胞外，大量单核细胞等浸润也为产生前列腺素类化合物的重要来源。

花生四烯酸脂氧酶代谢产物在免疫性肾小球肾炎中的作用：在免疫性肾炎模型如抗 GBM 肾炎、抗 ThY1 肾炎、被动 HeyMann 肾炎、小鼠狼疮性肾炎中，肾小球 LTC4、LTD4、LTB4 产生增加，这些改变与多形核白细胞（PMN）和巨噬细胞浸润增多有关，并可使 GFR、RPF、Kf 下降，蛋白尿增多，系膜与 PMN 黏附增加。应用 LTD4 受体阻滞剂则可使下降的 GFR、Kf 上升，尿蛋白减少。而在动物实验及临床观察中发现，15-脂氧酶产物 15-S-HETE 可减轻炎症反应，减少 PMN 相关的呼吸爆发作用，并能减少 LTB4 的产生，减轻 LTB4 的化学趋化因子效应及对 PMN 的活化。LXA4 对 LTC4、LTD4、LTB4 的效应也有抑制作用。

（十）内皮素与肾脏疾病

与内皮素有关的肾脏疾病可以分为四大类：1）与毒素相关的肾脏损害，如环孢素 A 引起的急性肾血管收缩、造影剂肾病、细菌毒素肾损害等；2）缺血引起的肾功能衰竭；3）与细胞增生、纤维化有关的肾脏疾病（如增生性肾小球肾炎、糖尿病肾病及肾脏损害的慢性进展等）；4）慢性肾功能衰竭过程中出现的高血压。

环孢素的肾毒性：环孢素 A 能直接刺激肾脏血管内皮细胞产生内皮素。在体外培养的内皮细胞中，环孢素 A 可引起培养上清液中内皮素水平的上升，prepeoET 的 mRNA 表达明显增加；若将该上清液加入培养的系膜细胞或平滑肌细胞中，可观察到细胞收缩、两种细胞内钙离子浓度明显上升及有丝分裂减少等现象，应用钙通道阻滞剂可减轻上述改变。

人体及动物肾移植后使用环孢素 A，可以见到肾血管发生明显收缩、GFR 下降，严重者可导致急性肾功能衰竭，此时血中内皮素水平常有明显增加。在离体灌注肾中灌注环孢素 A，也观察到相似的肾脏血流动力学改变，应用 ET 受体拮抗剂后可明显减轻。在培养的近端小管上皮细胞株 LLC-PK1 中也证实，环孢素 A 的病例中，也可发现不少患者的尿中 ET 水平明显升高，若有肾功能减退者则更明显。在动物实验中如同时使用抗内皮素抗体，则病变可以减轻。若肾脏健康但接受心脏移植的患者长期使用环孢素 A 后，其肾脏也可出现血管增生等改变，尿中 ET 水平也增高。这些均提示 ET 与环孢素肾毒性之间存在相关性。

最近研究发现，应用 ET 受体拮抗剂可以阻断环孢素 A 所致的血流动力学异常，但不能阻止血管增生及纤维化等，而血管紧张素转换酶抑制剂对后者具有较明显的抑制作用，提示 ET 可能参与了环孢素 A 引起的急性肾血管收缩，而血管紧张素 Ⅱ 则参与了环孢素 A 的慢性肾毒性作用。另外，使用 ET 受体拮抗剂也不能阻断环孢素 A 所致的高血压。

急性肾功能衰竭：许多类型急性肾功能衰竭（ARF）患者血中内皮素水平明显上升，尤以败血症休克、肝肾综合征患者最显著。

在甘油所致 ARF 动物模型中血 ET 明显上升，可达正常值数倍；若事先予以 ET 受体拮抗剂 Bosentan 治疗后，这类动物蛋白尿程度、肌酐清除率的下降以及肾组织中肾小管坏死程度均有明显减轻，但血和尿中肌蛋白水平并无改变。

在缺血所造成的 ARF 模型中，若事先肾动脉注射抗 ET 抗体，则缺血所致的 GFR 下降可明显减轻。应用 ET 受体拮抗剂也可起到明显的肾脏保护作用。有人认为缺血造成的 ET 改变主要是由于缺氧会减少扩血管物质 NO 等的产生，从而使 ET 作用无法获得对抗。在肾移植后因手术缺血所造成急性肾小管坏死者，血内皮素水平不一定升高，从而提示除 ET 外血管舒张因子障碍可能起重要作用。

感染性休克也可造成 ET 水平升高。大鼠肾动脉内注射内毒素可导致 GFR 显著下降，若同时注射 ET 抗体，可明显改善肾脏血流动力学的状况。但在内毒素所致的感染性休克模型中，又发现使用 ETA/ETB 受体拮抗剂后动物病死率增高，且肾功能损害更加严重，同时肝功能损害也更明显，因此认为在感染性休克时内皮素可能具有维持血压以及保持器官灌注的作用。

应用造影剂后可以使尿中 ET 排出明显增加，并出现明显的肾血管收缩，肾血流下降，加用 ETA 受体拮抗剂后上述影响明显改善。

慢性肾功能衰竭时血 ET 水平常有上升，其意义难以明确。有不少关于血液透析后血中 ET 水平可呈一定程度下降的报道，有人认为是因 ET 在透析时被清除，也有人认为是由于透析后细胞外液量减少，导致 ET 产生下降。

（十一）红细胞免疫与肾脏病

自 1981 年 Siegel 提出红细胞免疫系统新概念以来，红细胞的免疫功能及其在诸多疾病中的作用日愈引起广泛关注，其中肾脏疾病与红细胞免疫之间的相互关系尤为密切。

1. 参与肾炎的发病过程

C_{3b} 受体数目减少或活性降低时，血液中红细胞携带、清除免疫复合物的功能即发生障碍，循环中增多的免疫复合物则沉积在肾脏组织内，导致肾脏发生免疫炎性损害。红细胞也通过调节某些体液因子和免疫活性细胞的功能而间接参与肾炎的发生发展过程。

2. 加重肾小球肾炎的炎症损伤

正常人 C_{3b} 受体可抑制经典和旁路途径中 C_3 转化酶的活性，使补体失去炎性致病能力，红细胞 C_{3b} 受体活性下降可能会削弱这一保护机制。另外，慢性肾炎患者红细胞免疫功能降低也会使 CIC 的清除受阻，导致 CIC 在体内蓄积，从而加重肾小球的炎症损伤。

3. 导致肾脏疾病患者抗病能力低下

目前，虽然红细胞免疫在机体免疫调节中的作用尚未完全明了，但其清除异物，抵抗外来微生物及促进吞噬细胞吞噬，增强 T 淋巴细胞和 B 淋巴细胞的免疫作用已明确。故红细胞免疫功能低下可导致慢性肾衰患者抗病能力下降。

（十二）一氧化氮（NO）与肾脏病

NO 对肾脏有明显的双重作用，其原因是 NO 就是一种双重作用的细胞因子，cNOS 低水平、持续合成 NO 可抗御炎症，抑制血小板和白细胞黏附，抑制 GMC 增生，但 iNOS 短期大量合成 NO 则导致急性组织损伤，引发急性炎症反应。

1. 慢性肾小球肾炎及尿毒症

已有研究表明慢性肾炎与急性免疫性肾小球疾病不同，呈现出内源性 NO 合成不足，IgA 肾病高血压患者尿 NO_2^-/NO_3^- 低于正常的 IgA 肾病患者，尿 NO_2^- 等的下降程度与血压升高程度呈反比，GFR 在 35 ~ 65mL/min 的轻 - 中度肾功能不全伴高血压患者，静滴 L-arg（160μmol/min）3 小时后尿蛋白下降，推测 NO 可以抑制 GMC 和内皮细胞增生，在 NO 合成不足时加速肾小球硬化的形成。

尿毒症时尽管血管内细胞合成 NO 能力正常，但由于血管胍啶等产物蓄积，竞争性抑制 NO 合成，升高血压，抑制巨噬细胞分泌 NO，降低免疫功能。此外慢性肾衰残余肾局部合成 L-arg 升高，但其合成量仅为正常 60%，因此为维护正常 L-ary，则必然大量分解骨骼肌，但由于产生的大量氨基酸不能在肾内经尿素转换排出，只能以乳酸 Oroticacid 消化，而后者则可刺激细胞增生，导致肾脏增生和肥大。现认为高蛋白饮食导致肾脏肥大也是该机制。

2. 肾小球内微血栓形成

近年认为顽固性感染性休克可使用 NOS 拮抗剂升高血压，但却带来病死率未下降和急性肾衰发生率升高的现象。这是由于内皮细胞 NO 合成受抑制，抗凝和血小板黏附能力下降，加以感染性休克可能并存血管内凝血，最终导致肾小球内血栓形成的后果。妊娠中毒症时的肾损害也存在小球内微血栓形成。妊娠过程中，母体为维持胎儿血 L-arg 的正常水平，血 L-arg 处于相对不足状态，若同时出现感染则极易发生肾衰，动物实验表明补充 L-arg 或硝酸甘油有较好防治效果。

3. 免疫性肾小球疾病急性肾损害

已发生多种免疫性肾小球疾病的动物存在着肾内 NO 产生亢进。其来源不仅包括肾实质，还包括肾内浸润的巨噬细胞。1994 年 JANSEN 等首次用肾组织原位杂交等技术证实原位免疫复合物肾炎大鼠肾内 iNOS 表达与体外肾球产生 NO_2 是一致的。NO_3 抑制剂可抑制 NO_2 产生。此外 NOS 抑制剂还能抑制肾毒性血清性肾炎大鼠尿蛋白和 NO_2 排出。

抗胸腺血清性肾炎早期肾内 iNOS mRNA 表达呈阳性，NOS 抑制剂不仅显著降低尿蛋白和 NO_2，而且抑制系统细胞坏死和溶解，但肾内炎症细胞浸润未减少。提示抑制剂并非干扰抗体作用，而是抑制 NO 合成，阻止系膜区病变发生，补充 L-arg 也有同样作用。NO 的损伤作用本身是其细胞毒作用，既可直接抑制 DNA 和能量合成有关的酶，又可与 NO_2 产生过氧亚硝酸发挥继发性破坏作用。

此外，矿物质在肾脏病发病机制中的作用、基因多态性分析研究等也已成为国内肾脏病学界的热点之一。

（熊益群）

第三节　中西医结合研究概况

中西医结合肾脏病病因病理的研究近年来有了长足的进步，国外不少学者也进行了深入的研究。

一、中西医结合病因研究

毒邪是肾脏病发病中较受重视的一种致病因素，包括能对机体产生毒害（或毒性）作用的各种致病物质。"毒"有内毒与外毒之分。外毒是指由外而来，侵袭机体并造成毒害的有毒物质，内毒系因脏腑功能和气血运行失常使机体内的生理或病理产物不能及时排除，蓄积体内而化生。内毒之特点是：多在疾病过程中产生，一方面为原有疾病的病理产物，另一方面又是新的病因，既能加重原有的病情，又能产生新的病证。肾脏病中的毒邪，主要是脏腑功能失调和气血运行失常产生的"内毒"，同时也有部分"外毒"在内。此外，根据毒邪致病的证候属性，毒邪可概括为热毒、火毒、湿毒、痰毒、瘀毒、浊毒、温毒、疫毒等。毒性火热、秽浊，致病性强，有的具有一定的传染性和流行性。毒可致热，耗气伤阴，毒能致郁，郁热夹杂；毒能生痰，痰热胶结，毒能蕴湿，缠绵难愈；毒能瘀血，动血腐肉，损伤脏腑器官。

随着临床上对抗生素、激素、免疫抑制剂、雷公藤等的广泛应用，由此而引起药物副反应即表现为"药源性湿热证"日益引起关注。有研究表明，马兜铃酸纯品注射可诱发动物发生肾脏慢性间质纤维化，首次发现马兜铃酸单一成分可直接诱发动物慢性肾衰竭，其机理为诱导肾小管上皮细胞表达 α-平滑肌肌动蛋白（α-SMA）和波形蛋白，诱导肾小管上皮细胞转变为肌成纤维细胞，而缬沙坦和肝细胞生长因子对某些因素诱导的肾小管细胞转分化具有显著的抑制作用。有学者研究了关木通的肾毒性，表明关木通水提物具有肾毒性，而关木通经醇提和配伍生地黄、甘草后其肾功能几乎正常。有学者治疗了 7 例马兜铃酸引起的肾衰竭，结果为肾上腺皮质激素治疗可能具有一定疗效，ACEI 应用可能有利于延缓肾衰竭进展。主流专家、学者一致认为，不宜笼统地将比利时学者报道的含马兜铃酸的中草药致肾脏损害称为"中草药肾病"，称为"马兜铃酸肾病"较为合适。

急、慢性肾衰竭在急性肾衰竭方面，对 ARF 的发病率、病因等的分析研究较多。203 例 ARF 患者中，发现 ARF 发生率总体较前无明显上升，老年高龄患者的发生率明显升高。肾前性 ARF 应该是 ARF 的突出原因，但常为临床医师所忽视。小管间质病变仍是 ARF 的主要原因，药物因素所致 ARF 明显上升，过去认为较少见的疾病如 RM，近来报道增多，外科大手术后 MODS 发生率上升，肾小球病变所致 ARF 病理类型以 RPGN 和血管炎为主。有人研究得出高胆固醇血症加重造影剂所致的肾损害，NO 的减少可能介导了高胆固醇血症环境下造影剂所诱导的急性肾衰竭的发病。原发性肾小球疾病是近年来关注的热点之一。在肾小球肾炎的发病机理和肾小球肾炎的中医和中西医结合治疗方面均进行了大量的工作。在发病机理研究中，焦点是细胞趋化因子、黏附分子，以及缺氧状态下促红细胞生成素、细胞代谢和血管再生，重点是 hypoxiain-ducible factor-1 系统的病理作用。结合中医的整体观，有关人员从事了肾炎发病过程中趋化因子表达谱及其作用的研究，发现实验性肾炎和 IgA 肾病患者的 C 族趋化因子 Ltn 与 $CD8^+T$ 细胞的肾浸润与左右疾病预后的新月体形成密切相关，证实强烈抑制趋化因子是冲击量糖皮质激素治疗肾炎的机理之一。有学者发现，IgA 肾病患者肾小球内纤维蛋白相关抗原的沉积与肾小球硬化和肾功能损伤有关，纤维蛋白与血栓在肾小球损伤中扮演重要角色，成为肾脏慢性不可逆损害的先兆。

慢性肾炎是原发于肾小球的一组免疫性疾病，其发病机制不仅与抗体、补体参与的体液免疫有关，也与 T 细胞介导的细胞免疫、细胞因子的作用明显相关，还与红细胞免疫相关。免疫因素的异常在慢性肾炎的发病过程中起着重要作用。有人观察到慢性肾小球肾炎患者存在免疫功能紊乱，IL-8、IL-13 参与炎症过程，并在疾病的发展中起一定作用。在继发性肾小球肾炎的研究中，主要研究方向为狼疮性肾炎和糖尿病肾病。

二、中西医结合病机研究

中西医结合病机研究，多集中在对证的研究方面，成果颇丰。

有学者对原发性肾小球疾病临床病理类型和中医分型的关系进行了研究，结果发现系膜增生型、局灶性节段性肾小球硬化、膜增生性肾炎中医辨证多属肝肾阴虚和气阴两虚；脾肾气虚多见于微小病变。提示以气虚为主的证型，其病理损害较阴虚和气阴两虚轻。有人对 67 例肾病综合征患者分析后发现，其中属肝肾阴虚为多，其次为气阴两虚，而脾肾阳虚型最少，分析原因可能与激素等药物使用有关。

另外一些学者研究认为，西医学关于肾炎的发生机理是由于病毒或细菌感染，使外源性抗原增加，免疫复合物在肾脏的不断沉积，直接损伤肾小球，并通过免疫系统如补体的活化，吸引白细胞，激活吞噬细胞或凝血因子、细胞因子等，使肾小球的损伤加重。而在中医学的理论里，认为急、慢性肾炎的形成与外邪侵犯人体，肺、脾、肾三脏的水液代谢功能紊乱有关。内外合邪，一方面导致湿浊郁久化热，形成湿热之邪，另一方面正气虚弱，不能运化水湿。这种湿热之邪在体内逗留不去和免疫复合物在肾脏的不断沉积，正气虚弱不能运化水湿与免疫功能失常使肾小球损伤逐渐加重的病变过程，其意义是一致的。自20世纪70年代中期开始，各地临床医师对肾脏病的认识不断深入，而有关湿热理论对肾脏病的发生发展以及预后转归起到的重要作用更引起中医、中西医结合医师的普遍关注。有的医家已把湿热证从肾小球疾病的一种夹杂证、并发症，列为主要证型之一。资料显示，应用清利湿热方药为主进行治疗以后，使一些难治性肾病也得到缓解，中西医结合治疗氮质血症时运用清利湿热的方法对于稳定病情、控制症状、延缓病情进展等方面，均取得一定的疗效。

在肾脏病的各个阶段，如原发性肾小球肾炎的急性阶段、慢性阶段、肾功能不全阶段以及尿毒症的早期、中期、终末期阶段，又如继发性肾病中，湿热证的形成机理、病理作用越来越受到重视。多位著名学者研究认为，不论急性或慢性肾功能不全，其病邪离不开湿和热，病位离不开脾和肾。一方面是湿热扰攘，脾肾受累，气阴俱虚，影响了营血的生化与肾阳的蒸腾；另一方面是脾肾衰弱，湿热困扰，清浊蒙混，引起了阴阳的乖乱与开阖的失序。慢性肾病迁延不愈，常损伤肾脏功能，导致肾衰。究其发病之端，莫不起因于风邪湿热。客风易散，湿热难除，稽留的湿热，中侵伤脾，下注伤肾，累及脾肾气伤，日久气损及阳，阴损及血。脾愈虚则运化无权，肾愈虚则开阖失司，水湿困聚，浊阴不从下窍而出，凌逆上冲，多见面色萎黄晦滞，口气秽臭，纳呆呕恶，嗜睡神昏，小溲不利等症。正虚邪实，切忌滋腻壅补，泄利攻逐。对于肾功能不全的病理变化，前期多由湿热蕴阻，耗伤气阴；后期则为心气亏损，邪毒内盛。在病变过程中，由于内蕴之湿积久，渐以热化，无形之邪热和有形之湿相合，湿热逗留三焦，损伤脾肾气阴，升降开阖失常，当藏不藏，当升不升，当降不降，当泄不泄，精微（蛋白）不摄而漏出，水浊（血中废物）反而滞留，更由于癸损及乙，热灼伤阴，可以出现一系列虚阳上扰的高血压及血尿等症。临床可见头晕耳鸣，口干唇燥，咽嗌疼痛，面目浮肿，腰疼脊楚，夜寐欠安，溲少色赤，舌苔薄黄或黄腻，质偏红，脉象濡数或细弦滑，尿检蛋白增多，尚有管型及红细胞，肾功能检查已有中度减退。病情进一步发展，迁移不愈，或失治误治，脾肾功能损害严重，湿浊得不到排泄，充斥中焦，清浊相干，于是肌酐及尿素氮升高。

慢性肾脏病相当于中医水肿、淋证、癃闭、尿浊、尿血、腰痛、关格等病症，这些疾病初始以邪实为主，反复发作、迁延不愈，最终耗伤正气，形成虚劳或关格，感受外邪、内生邪气、病理产物蓄积等可进一步损伤正气，正虚邪实逐渐加重，最终导致正虚邪盛。

对于慢性肾炎在重视脾肾气虚基础上，尤为注重湿邪和湿热致病因素。肾虚不能宣通水气，脾虚不能制水，由于脾肾气虚，气不布津，湿邪内滞，久郁化热，或由于素体阳旺，或由于药过温燥，或激素助阳蕴热，湿与热交蒸，而蕴结不解，或更伤气，或可损阴，常促使脾肾气虚证向气阴两虚证转化或使病程久延。清气不升日久，则浊气不降，与湿相合，湿转化为湿浊之邪，郁久而易化热。湿性重浊腻滞，往往比水气更为缠绵，临床治疗取效较为缓慢。邹老认为慢性肾衰患者肾气衰败，湿热毒邪蕴于胃腑致气逆不降。

根据原发性肾病湿热证的临床特点，其临床表现概括为三种类型：第一类为"肾炎湿热证"，以腰胀痛、尿黄赤、尿少、口干苦、舌苔黄腻或白腻而干为主症，常有感染病灶，重者可见腹胀、水肿，检查可见血尿、高血压或肾功能减退等肾炎综合征的特征及血清 C3 下降，IgG 升高。但"肾炎湿热证"不可与肾炎综合征等同。肾炎综合征，特别是急性肾炎综合征，常表现为中医的风水证（风热、风寒或寒湿）。肾炎湿热证的实际含义是指在肾病综合征时出现的湿热证。第二类为"痰湿热郁证"，一般出现在原发性肾病或肾炎性肾病长期用激素治疗后，以舌苔黄腻、汗多、向心性肥胖、痤疮等为主症。这类湿热的产生主要归于激素引起体内阴阳、脏腑失调，阳热内盛，胃纳过强，脾运不及，痰湿内壅所致。第三类是"湿浊化热证"，以口臭尿气、恶心呕吐、大便稀溏、口干苦、出血、皮肤瘙痒、舌苔黄腻或白腻而干为主症，检查可见肾功能衰竭、氮质滞留等尿毒症表现，主要由于肾气衰败，湿浊内留化热所致。

湿热证的产生是以水湿为基础的。水湿证以水湿泛滥、阻滞气机、脾失健运为病机特点，临床以水肿、困重、胸闷、腹胀、便溏等为辨证要点。临床表现可见面肢浮肿，甚至伴有胸水、腹水和阴部水肿；肢体困重、酸楚；胸闷腹胀；纳呆便溏；舌淡胖苔白腻，脉濡或缓。作为对人体有害的水湿是一种致病物质，而作为有益人体的水液是一种营养物质，为肾所主。水湿可以自外而入，亦可以由内伤而生，及至水温蕴蓄不化，日久化热，热与湿合，则成湿热之证。由于外感风寒或风热之邪，治不及时或者体质虚弱，造成正常的水液代谢功能失常，均可导致水湿的产生。"水有真水，有客水，肾气温则客水亦摄而归真水，肾气寒则真水亦从而为客水"（《古今名医汇粹》），水液以其存在状态及性质，又有"真水""客水"之分。一身津液皆为机体所需，称为真水；而代谢后的浊水及因代谢障碍产生的水湿痰饮，称为客水，亦称邪水。真水必不可少，客水则势不可存。真水和客水处于对立统一中，如肾气充沛，气化正常，则不但真水有源，而且水浊得排，邪水得化，所谓"邪水退一分，则真水增一分"，而肾气不足，气化无权，则真水不生，客水不化，为痰为饮，即"邪水旺一分，则真水亏一分"。而"藏真水而行客水"，关键仍在于肾。从现代研究来看，中医提出的肾主水液功能失常，表现为人体内的水液代谢动态平衡失常，这时排出体内水分和各种溶于水的代谢废物、某些毒物和异常产物，保持机体内环境的相对恒定性受到破坏、渗透压破坏、酸碱平衡以及排泄代谢产物和解毒等的功能紊乱，使代谢废物蓄积，最终导致肾损害。肾脏的泌尿功能是通过肾小球滤过作用和肾小管的重吸收及分泌功能来完成的，而人体一旦感受水湿之邪，水液代谢功能失常，泌尿功能受到影响，肾脏也就产生病变。综合临床肾脏疾病的产生，归因于外邪侵袭、脏腑功能失常以及脏气亏损，反映了脏腑的气化功能失常即肺气不能通调水道、脾气不能转输津液、肾气不能蒸腾水液、膀胱气化不利、三焦决渎不行，以致水湿聚而产生各种病症。可见，水湿的致病是以脏腑本虚为基础。由此可见，肾脏病中湿热之邪产生，出现湿热证的表现，有外感所致，有内生而成，还有内外合邪以及药物饮食等原因，像清代医家薛生白所说"太阴内伤，湿饮停聚，客邪再至，内外相引，故病湿热"。这是对湿热病形成的病因病机最简洁的概括，也同样适用于肾脏病的发生发展过程中，说明在脾虚不运，水湿停留的基础上，如果外感湿热毒邪，是完全可以形成湿热证的。而反映在临床上，肾脏病患者发生咽喉肿痛或皮肤疮疡等症时，其表现为湿热证，多因脾虚不运，再由湿热毒邪侵犯人体所致。夏秋季节，天暑下逼，地湿上腾，人处于气交之中，因感受湿热之邪则成湿热之病，为临床所常见。但从肾脏病形成来看，由单纯外感引起者少，若见于急性者易愈，而内外合邪者为多，大多数慢性肾炎患者都属于这种表现。另外，应该引起注意的是药源性损害是肾脏病形成的又一重要原因。在大量应用类固醇药物以后，肾病未愈而继发医源性皮质酮过多症或者继发感染，为典型的湿热证候表现，有时表现出热毒现象很明显。

在肾脏病的过程中，由于水湿存在，湿热证的形成就有了基础。资料显示，在肾脏病的某一阶段或整个过程中，以湿热为主要表现是经常存在的。有学者认为湿热这一基本病理因素贯穿于肾脏病的全过程，甚至有人提出没有湿热就没有慢性肾炎的看法。从急性肾炎的发病看，其病理可谓外感风邪，内蕴湿热，乃至肺之宣发受闭，肺之肃降受阻，雾露之溉失司，水津无水四布，肾失气化，三焦决渎无权，通调水道失职，泛滥肌肤，损及脉络而见水肿、血尿等症。如《素问·水热穴论》指出：勇而劳甚，则肾汗出，肾汗出逢于风，内不得入于脏腑，外不得越于皮肤，客于玄府，行于皮里，传为胕肿，本之于肾，名曰风水。从慢性肾炎的发病看，水湿入里，蕴而化热则机体渐见脏腑虚损之象，其浮肿则为水湿运化失常，主要责之于脾肾两虚。如《丹溪心法》所说："夫人之所以得其命者，水与谷而已，水则肾主之，谷则脾主之，惟肾虚不能行水，惟脾虚不能制水，肾与脾合，胃为水谷之海，又因虚不能传化焉，故肾水泛滥反得以浸渍脾土，于是三焦停滞，经络壅塞，水渗于皮肤，注于肌肉而发水肿矣。"肾主水，司开阖之机，为全身气化之根；脾主运化，主升清降浊之能，脾肾亏损，即见脾气统摄失常而为水精不敛，又见肾气不固，而为气化失常，于是浮肿、蛋白尿、血尿等表现缠绵不断。慢性肾炎初期，湿渐化热，热象尚不显时，湿热之邪壅结，复由脾肾之气亏损，久则伤及脾肾，导致脾精不敛，肾精不固，精微外漏而成蛋白尿。肾的气化功能失常，反映在肾单位中生理性滤过功能和回吸收功能平衡失调，此时滤过减少，回吸收正常。如果湿热之邪未能得到彻底的清除，在继发感染下，又容易导致肾的气化功能失常，这就见于肾病型阶段了。从肾功能损害及至衰竭来看，表现在湿热之邪留于三焦，逐渐产生以脾胃功能失调为主的症状。由于湿热之邪损及脾胃之气，脾气不升，水谷精微无以健运，胃气不降，湿浊之邪得以上逆，所以临床表现以呕吐、恶心、纳食减少症状明显。随着尿中蛋白增多，同时又不能得到口服饮食的补充，遂使体内血浆蛋白下降，进一步造成组织间隙水液积聚，终致氮质滞留。如果湿热之邪蕴久，肾气损伤渐见严重，肾不固精，精失封藏，进一步造成肾单位损失过多，肾萎缩纤维化，人体的热量平衡、水液平衡、电解质平衡、酸碱平衡都出现紊乱，水液升降失司，清浊不分，水湿泛滥，浊阴弥漫，凌心射肺，凌心则悸，射肺则咳。另一方面肾气虚衰，乃至内外之气不固，反复感染，即使到了晚期，湿热浸淫之象呈现高度水肿，呕吐、恶心、心悸怔忡等表现仍然不解，常可因并发心衰而死亡。

与此同时，有些学者对证的客观指标也做了一些有益的研究。分别从常规、生化、内分泌代谢、免疫指标、血液流变及甲皱微循环改变等方面与肾脏病证的关系进行了探讨。肾小球疾病中医病因病机多属本虚标实，本虚有肺肾气虚、脾肾阳虚、肝肾阴虚、气阴两虚，肾衰另有阴阳两虚；邪实有血瘀、湿热、风水等。急性肾炎多认为以邪实为主。

慢性肾病肺肾气虚证表现介于脾肾阳虚、肝肾阴虚之间，其检查最明显的特征为 CAMP 上升，C_3 明显降低。脾肾阳虚者，尿肌酐、尿尿素氮降低明显，血磷、血钾、尿素氮、肌酐 17-羟、17-酮降低，血浆黏度增高，血液流速滞缓；肝肾阴虚者，尿液渗透压增高明显，血总蛋白降低，尿蛋白增高明显，血中雌二醇（E2）增高，睾酮（T）降低，火旺者儿茶酚胺增高，血浆黏度降低明显，管襻畸形，迂曲明显。

常规、生化检查与肾脏病证型 许多资料表明，常规、生化指标不同，肾小球疾病的中医证型也不尽相同。不少人认为，慢性肾炎阳虚型的尿肌酐量、尿素氮量、肌酐系数等显著低于阴虚组及正常人。因而从理论上推断阳虚和阴虚证决定于患者的营养状况及能量代谢。有人观察小儿肾脏病患者的尿红细胞、白细胞、肾小管上皮细胞形态、数量及出现的管型，发现风水型，尤其是湿热型上述改变明显，脾肾阳虚证改变不大。丁氏认为，慢性肾病肾阳虚型血总蛋白、钙、钠、血色素显著高于阴虚证。肾功能检查指标中，肾衰脾肾阳虚证血尿素氮、血肌酐明显增加；尿尿素氮、尿肌酐量明显减少，故认为阴虚型尿渗透压明显高于阳虚证，气虚证介于二者之间。

内分泌代谢与肾脏病证型 肾炎患者尿 17-羟类固醇、17-酮类固醇排泄量均低于正常人，前者更为显著，且肾虚证下降最显著，脾虚证次之，肺热证再次之。阳虚证肾炎 17-羟类固醇显著低于阴虚证。阴虚火旺证尿儿茶酚胺明显增高。通过测定性激素发现血 E_2 增高多属肾阴虚证，T 降低多属肾阳虚，阳虚证 E_2、E_2/T 显著低于阴虚组。

免疫指标与肾脏病证型 一般普遍认为肾小球病虚证患者体液免疫中 IgG 明显下降；多数人认为阳虚、阴阳两虚 IgG 最低，脾肾阳虚 IgM 明显升高。肾炎、肾衰虚证患者补体 C_3 降低，阴阳两虚组血 C_3 降低明显。细胞免疫方面，肾气阴两虚证 Ea 花环率低于正常；脾肾阳虚及阴阳两虚证 PHA 皮试均低于正常。多数人认为细胞免疫低下为肾炎虚证的共性。

血流变、甲皱微循环与肾脏病证型 慢性肾病的血流变学特点为全血黏度、红细胞压积较正常人低，血浆比黏度高于正常，而急性肾炎患者全血黏度、红细胞压积较正常人高，血浆比黏度低于正常。慢性肾炎肺脾气虚证全血黏度下降非常显著；肝肾阴虚证血浆黏度非常显著地降低；脾肾阳虚证全血黏度降低，血浆黏度增高，红细胞压积降低。血液微循环改变特点为：肾炎阳虚组血液流速明显滞缓，阴阳两虚组均有管襻畸形、迂曲；阳虚和气虚组微血管水肿，形态模糊更明显。

参考文献

1 邹和群，赖德源，张欣洲.实用临床肾脏病学［M］.北京：中国医药科技出版社，2001：9.

2 林善锬.当代肾脏病学［M］.上海：上海科学技术教育出版社，2001：1.

3 张天，陈以平.实用中医肾病学［M］.上海：上海中医药大学出版社，1990：12.

4 申志强.中医肾脏病学［M］.郑州：河南科学技术出版社，1990：10.

5 王海燕.肾脏病学［M］.第3版.北京：人民卫生出版社，2008：1.

6 钱桐荪.肾脏病学［M］.第3版.北京：华夏出版社，2001：7.

7 刘志红，黎磊石.基因多态性分析在肾脏病中的应用［J］.中华医学杂志，2000，80（9）：652-654.

8 张鑫志，张美玲.实验指标与肾脏病中医分型的关系［J］.甘肃中医，1999，12（3）：44-45.

9 张俊，付文如.肿瘤坏死因子在肾脏病中的作用［J］.安徽中医学院学报，1998，17（5）：62-64.

10 黄燕萍，韦俊，罗树舫.细胞因子在小儿肾脏病发病机制中的作用［J］.安医科大学学报，2001，22（1）：67-69.

11 沈庆法.肾脏病湿热证的研究［J］.江中医学院学报，2000，24（1）：39-42.

12 范吴强，李红.TGF-β 和 ANG Ⅱ 的相互作用在肾脏病中的意义［J］.国外医学（泌尿系统分册），2000，（5）：213-214.

13 陈孝文，刘华锋.肾脏病的新进展—2001年国际肾脏病会议综述［J］.国外医学.泌尿系统分册，2002（03）：129-131.

14 徐虹.肾素-血管紧张素系统与肾脏病［J］.中华儿科杂志，2001，39（12）：761-762.

15 马娜.血管内皮细胞生长因子及其与肾脏病的关系［J］.肾脏病与透析肾移植杂志，1999，11（4）：367-370.

16 关广聚，王凌.红细胞免疫与肾脏病［J］.山东医药，1999，39（15）：48-49.

17 邱红渝，屈燧林.白细胞介素-10及其在肾脏病学中的意义［J］.国外医学（泌尿系统分册），1997，17（1）：37-39.

18 张肇，陈孝文.C-myc、Bcl-2基因对细胞凋亡的调控及其在肾脏病中的意义［J］.国外医学（泌尿系统分册），1999，19（3）：102-104.

19 黎磊石，刘志红.我国肾脏病学近年来的研究进展［J］.中华内科杂志，1999，38（9）：607-609.

20 郭聂涛，杨进，李燕林，等.中医药对慢性肾炎免疫指标影响的研究进展［J］.辽宁中医杂志，2009，36（10）：1820-1821.

21 毕礼明，朱冬云，马济佩，等.中西医对慢性肾脏病进展机制的共同认识及思考［J］.辽宁中医杂志，2011，38（10）：2041-2043.

22 中国中西医结合学会肾脏疾病专业委员会.慢性肾衰竭中西医结合诊疗指南［J］.中国中西医结合杂志，2015，35（9）：1029-1033.

（熊国良　李雨彦　曾又佳）

第四章　肾脏病的中医辨证要点及治疗法则

第一节　辨证概要

凡以中医学肾与膀胱脏腑功能失常为主要表现的病证均属肾脏病证。它涵盖了泌尿生殖系及与泌尿生殖有关的内分泌系，即肾、输尿管、膀胱、尿道、前列腺、睾丸、卵巢、子宫、生殖道、肾上腺、垂体、甲状腺等组织器官的疾病。

肾脏病证的内涵十分丰富。《素问·六节藏象论》云："肾者主蛰，封藏之本，精之处也。"《素问·上古天真论》又云："肾者主水，受五脏六腑之精而藏之。"说明"藏精"为肾的主要功能之一。现代临床与实验研究，说明中医的"肾"除具有西医的泌尿和维持体内水、电解质平衡，以及调节血压、刺激造血、影响钙磷代谢的功能外，尚具有更加广泛的作用；人体的生长、发育、生殖，直至呼吸、消化、内分泌、免疫以及脑的部分功能等无不与肾有关。"久病及肾"之"久病"，实际上包括了多个系统的一些严重病变。所以肾脏病证的内涵是十分广泛的，当然主要的还是水液代谢、藏精及生殖功能异常所导致的病证。

"心肾相交""水火相济""乙癸同源""肺为气之主，肾为气之根""脾为后天之本，肾为先天之本"等说明了肾与心、肝、肺、脾等器官有十分密切的关系。肾脏病一方面造成其本身的病变，影响人体之根本；另一方面因其与其他脏腑关系密切，病理上也会互相影响。因此，肾脏病的辨证要注意以下几个方面。

1. 古论"肾无表证与实证"，故肾病以虚证居多

肾中精气，内寓真阴真阳，称为"先天之本"，故肾阴肾阳乃是全身阴阳之根。张景岳《类经附翼·求正录·真阴论》中说："水亏其源，则阴虚之病迭出；火衰其本，则阳虚之证迭出。"故肾病以虚证居多。肾的虚证大多表现在肾精亏虚、肾气不固、肾阴不足、肾阳虚衰四个方面。

（1）肾精亏虚

肾精亏虚多见于老年精亏或先天不足，也可因久病耗损，后天失养所致。肾精不足，在婴幼儿时可影响生长发育；在青年时可影响"天癸"之至，而阻碍性腺的发育成熟；在壮年时期，则可导致早衰，性功能减退，而见滑泄、阳痿等表现。肾精不足而致脑髓空虚时，可见智力减退，动作迟钝，两足痿弱等病理现象。

（2）肾气不固

肾气不固常见于幼年精气未充，或因老年肾精衰退，或因早婚性生活不节而耗伤肾气，或因久病肾虚失于固摄所致。肾气不固则肾失封藏之职，表现在二便失于固摄，大便滑脱，小便清长，或遗尿，或尿有余沥，或二便失禁等表现；精气易于流失，而见遗精、滑泄；影响肾的纳气，则见气浮于上，动辄气急等病理表现。

（3）肾阴不足

肾阴不足多由久病伤阴所致。五脏之火，五志过极化火，邪热久留化火，不仅可损耗各脏之阴，日久必耗肾阴而致肾阴不足。肾阴不足，则肾阳（命门之火）失制，相火亢盛，以至阴虚内热，阴虚火旺。也可由于失血耗液，或过服温燥壮阳之品，或房劳过度而致相火妄动，进而耗损肾阴，而致阴虚火旺。当阴虚内热和阴虚火旺时，可见形体消瘦，五心烦热，骨蒸潮热，颧红，盗汗以及舌红少苔，脉虚细而数等病理表现。

（4）肾阳虚衰

肾阳虚衰实际上即是命门火衰。临床上有轻有重，大多由心脾阳虚，进一步发展及肾，损耗肾阳所致；也可由房劳过度，肾阳损耗导致。阳虚则阴寒内生，出现寒象。主要表现在生殖功能的减退或水液代谢的紊乱，出现阳痿、精冷不育，或水肿等病理表现。阳虚火衰，无以温煦脾阳，脾肾阳虚，则运化功能失常，可见下利清谷、五更泄泻等现象。

2. 肾也有实证，虽少但也不可不知

肾之实证，主要表现有二：一为肾的火热之气太盛，即肾阳有余证；一为肾的寒水之气太盛，即肾阴有余证。《备急千金要方·卷十九·肾脏》中提到："左手尺中、神门以后，脉阴实者，足少阴经也。病苦舌燥咽肿，心烦嗌干，胸胁时痛，喘咳汗出，小腹胀满，腰背强急，体重骨热，小便赤黄，好怒好忘，足下热疼，四肢黑，耳聋，名曰肾实热也。"《杂病源流犀烛·卷八·肾病源流》有云："肾家本有水火两病，火病者，龙火腾炽，上烁为害也，其证有口热咽干，烦心，心如悬，喝喝而喘，面如漆紫，咳唾有血等类；水病者，寒湿之淫，所胜为灾也，其证有跗肿骨痛阴痹，时眩清厥，腹大胫肿，喘咳身重，寝汗，头项痛，饥不欲食，寒气自伤，意不乐等类，是则肾之病有可指数者。"当然，也有人认为，肾之热，属于阴虚之变，肾之寒，属于阳虚之变，故肾无实证。然有余之证，也可谓之实也。

肾与膀胱互为表里，膀胱病变属虚寒者，多由肾阳虚衰，气化失职所致。但当实热癃闭不利，出现尿血、尿热、尿频、尿急、淋沥、涩痛等症时，既可由他脏移热而致，也可由膀胱本腑之湿热蕴结而致，临床不可不知。

3. 肾病虚中夹实，往往本虚标实，治当权衡轻重

肾病以虚居多，但也有实证。尤其是因虚而致邪实为病者，不为少见。《内经》曰："邪之所凑，其气必虚。"近代研究，慢性肾小球肾炎、慢性肾盂肾炎以及慢性肾功能衰竭等病的表现，往往为正虚邪实之证。第二次全国中医肾病会议制订的"慢性肾衰中医辨证分型方案"，就以正虚为纲，邪实为目。正虚分脾肾气（阳）虚、脾肾气阴两虚、肝肾阴虚、阴阳两虚，邪实有湿浊、水气、血瘀等。说明了肾病虚实夹杂，本虚标实的病理改变。为此，针对这种病情，治疗当权衡正邪之轻重，扶正祛邪孰轻孰重，以谁为主，还是两者兼顾，当以病情之辨证而加以取舍。

4. 肾虚往往是人体根本虚弱的表现

古代医家往往把肾阴虚和肾阳虚作为人体阴虚和阳虚的代表来认识。清·章虚谷《医门棒喝·体质论》指出："治病主要，首当察人体质之阴阳强弱，而后方能调之使安。"肾阴和肾阳，是全身阴阳之根本。肾阴，即真阴，又称元阴，亦即是命门之水；肾阳，即真阳，又称元阳，亦即是命门之火。故肾阴、肾阳在一定程度上代表人体整体的阴阳。肾虚（肾阴虚，或肾阳虚，或肾阴阳两虚）常常是人体根本虚弱的表现。

综上所述，肾脏病的辨证主要以肾与膀胱病变的证候为主。肾的病变虽以虚证为多，但也有因虚而邪聚造成以实为主的病变。肾的证候有肾阴虚证、肾阳虚证、肾阴阳两虚证、肾不纳气证、肾气不固证、肾精不足证、阳虚水泛证、肾虚毒泛证等，称为肾脏病本证。因腰为肾之府，膝为骨之属，肾主骨，故肾的病变多有腰膝酸痛等症。肾病常可累及其他脏腑，其他脏腑的病变亦常影响及肾，故肾病常与他脏同病，如肝肾阴虚、心肾阴虚、肺肾阴虚、脾肾阳虚、心肾不交等证。膀胱为肾之府，又称寒水之府，为贮存及排泄尿液的重要器官，膀胱与肾互为表里，有经脉相互络属。膀胱病证有膀胱失约证、膀胱蓄水证、膀胱湿热证等，以上称为肾脏病兼证。

一、本证

1. 肾阴虚证

主症：腰膝酸软，眩晕、耳鸣，五心烦热，失寐多梦，咽干发燥，形体消瘦，盗汗，颧红，午后潮热，尿黄便干，男子阳强、遗精、早泄，女子经少经闭、崩漏不育，舌红苔少而干，脉细数。

分析：腰为肾之府，膝为骨之属，肾主骨，肾虚多见腰膝酸软。肾阴虚则精血脑髓俱不足，故见眩晕耳鸣。肾阴虚则水火失济，心火烦扰则五心烦热，失寐多梦，咽干舌燥。形体失于滋养而消瘦。虚热内扰而见盗汗，颧红，午后潮热。肾主二便，肾阴不足故尿黄便干。肾阴不足，相火妄动而见男子阳强或遗精早泄，阴虚血少而见女子经少经闭，虚火迫血妄行而出现崩漏，肾阴亏虚，不能养胎故不育或易流产。舌红少津，脉细数皆为阴虚内热之象。

2. 肾阳虚证

主症：面色苍白，眩晕，精神萎靡，形寒肢冷，腰膝酸冷，软弱无力，阳痿，男女不育，大便完谷不化或五更泄泻，舌淡苔白，脉沉细无力。

分析：肾阳虚衰，气血运行无力，不能上荣头面故面色苍白。清阳不升则眩晕，阳气不足则精神萎靡不振，不能温煦肢体而现形寒肢冷。命火不足，无以鼓舞生育则阳痿、不育。肾阳亏虚不能温煦脾运而完谷不化，五更为肾经气所主之时，故肾阳不足易致五更泄泻。下元虚衰不能温养腰膝筋骨，故腰膝酸冷无力。舌淡苔白，脉沉细无力乃肾阳不足之象。

3. 肾阴阳两虚证

主症：腰膝酸软，眩晕乏力，但觉内热形寒，月经失调，阳痿不育，舌光质淡而紫暗，脉细无力。

分析：肾虚无以充养腰膝筋骨，故腰膝酸软，阴阳两虚，髓海失充而眩晕，元气不足则乏力，阴虚则内热，阳虚则外寒，阴阳两虚而见内热外寒之症。阴阳两虚则精气亦虚，故月经失调、遗精、带下、阳痿、不育等症均可见。舌光质淡而紫暗，脉细无力为阴阳两虚，气血不足之象。

4. 肾不纳气证

主症：喘促短气，动则尤甚，不能平卧，呼多吸少，声音低怯，面青肢冷，劳则自汗，腰酸，遗溺，舌淡，脉虚浮无根。或烦躁不安，面赤咽干，舌红，脉细数。

分析：肾气虚，肺气亦虚，故喘促短气，动则气耗，故喘促更剧。肾不纳气，故呼多吸少而不能平卧。肺肾气虚，宗气亦虚，故声音低怯，阳气不运则面青肢冷，卫气虚弱而劳则自汗。

肾虚膀胱失约而现遗溺。舌淡为阳气虚衰，脉虚浮无根乃气浮于外之征。肾气不足久延损阴或素体阴虚，皆可出现气阴两虚之证，阴不敛阳则烦躁不安，面赤咽干为虚火上炎，舌红脉细数为阴虚内热之象。

5. 肾气不固证

主症：面色苍白，神疲倦怠，耳聋失聪，腰膝酸软，尿频而清长，或小便失禁，或遗溺，淋沥不净，男子滑精早泄，女子带下清稀，胎动易滑，舌淡苔白，脉沉细弱。

分析：肾气亏虚，气血不能充于上故面色苍白，耳聋失聪。肾气为生身之本，肾气虚，一身皆虚，故神疲倦怠。肾虚则腰膝酸软无力，肾气虚则膀胱失约，故尿频而清长或小便失禁，或遗溺，或淋沥不净。肾气不足，藏精功能减退，则见精关不固，男子遗精、滑精、早泄，女子带下清稀。肾气虚则冲任失养，胎元不固而易流产、早产。舌淡苔白，脉沉弱皆为肾气虚衰之象。

6. 肾精不足证

主症：小儿发育迟缓，囟门迟闭，身材短小，智力低下，动作迟钝，骨骼酸软，早衰，男子精少阳痿，女子经少经闭，男女性欲减退，不孕不育，耳鸣耳聋，腰酸眩晕，发脱齿摇，健忘，足痿无力，精神呆钝。舌体瘦瘪，脉细无力。

分析：肾为生长发育之本，肾精不足则无以化生而发育迟缓。肾主骨，精亏髓少，故囟门迟闭，身材矮小。精少无以育脑，则智力低下，动作迟钝。灵机失运则健忘，精神呆钝，骨骼失养而疲软无力。肾藏精，精亏故男子精少阳痿，女子经闭不育，性欲减退，精为身之基，精亏故早衰。肾开窍于耳，无精充养清窍则耳鸣耳聋。精少则血虚，发为血之余故发脱，齿为骨之余故齿摇。精亏无以充养舌本，故舌体瘦瘪，脉细无力者乃肾精不足之象。

7. 阳虚水泛证

主症：小便短少不利，肢体水肿，腰以下为甚，按之没指，腹胀满，腰酸肢冷，畏寒，舌淡胖苔白滑，脉沉细。

分析：肾阳虚衰，肾气不足，膀胱气化无权，气机阻塞，水液停滞故小便不利。肾阳虚弱，水无所主，泛滥肌肤而肢体水肿，水湿之性下流且下焦虚冷，故腰以下更甚，气虚水液稽留故按之没指。水停则气机阻滞而腹胀满。肾阳虚腰膝无以温养，阳虚而寒盛，故腰酸肢冷畏寒。舌淡胖为阳虚之象，苔白滑为寒水之征，阳虚而有水，故脉沉细。

8. 肾虚毒泛证

主症：面色苍白或晦暗，形寒肢冷，腰膝酸冷，尿少或多尿，肢体水肿，消瘦，头痛，纳呆，恶心呕吐，便秘，倦怠乏力，嗜睡或烦躁不安，精神恍惚，甚则昏迷，失血，或心悸喘急，口唇青紫。脉虚大或微细，舌淡紫，苔白腻润滑。

分析：肾阳虚衰，阴寒内盛故面色苍白或晦暗，形寒肢冷，腰膝酸冷。肾虚气化无权则尿少，甚至无尿，阳虚蒸化无力则多尿。肾虚无以主水，水邪泛滥则肢肿，上攻颠顶则头痛，水毒停聚，气机不利，胃气上逆则纳呆，恶心呕吐，腑气不降则便秘。肾虚毒聚则倦怠乏力，水毒上犯神明则嗜睡或烦躁不安，精神恍惚。毒盛则闭塞心窍而昏迷。损伤脉络则失血，上攻心肺而心悸喘急。毒气凝滞，气血不畅则口唇青紫。舌淡紫苔白腻润滑，脉虚大或微细皆为阳虚毒盛之象。

二、兼证

1. 肝肾阴虚证

主症：腰膝酸软，胁痛，头晕目眩，两目干涩，面部烘热，咽干口燥，耳鸣健忘，失寐多梦，胁痛，五心烦热，盗汗，男子遗精，女子经少或崩漏，舌红少苔，脉细数。

分析：肾阴不足故腰膝酸软，肝阴受损，筋脉失养，故肝经所过胁部灼痛。肝肾阴虚，肝阳上亢或虚火上扰则头晕目眩，面部烘热。肝开窍于目，人之精华上注于两目，肝肾阴虚故两目干涩。津不上承而咽干口燥。肝肾阴虚，心火失制而耳鸣健忘，失寐多梦。阴虚内热故五心烦热，盗汗。虚火扰动精室则遗精，阴血亏虚则经少，虚火损及阴络则崩漏。舌红少苔，脉细数者皆为阴虚内热之象。

2. 心肾阴虚证

主症：心悸，怔忡，健忘，失寐多梦，五心烦热，腰膝酸软，盗汗，颧红，口咽干燥，尿黄便干，遗精带下，舌红少津，脉细数。

分析：手少阴心与足少阴肾，经脉相通，水火相济。心肾阴虚，心失所养故心悸怔忡，健忘，失寐多梦。肾虚故腰膝酸软。心肾阴虚，津液无以上承故口咽干燥，虚热内扰而五心烦热，盗汗，颧红，尿黄便干。火扰精室故遗精带下。舌红少津，脉细数为阴虚内热之象。

3. 肺肾阴虚证

主症：咳嗽痰少或干咳无痰，或痰中带血，口燥咽干，形体消瘦，骨蒸潮热，颧红盗汗，或咽痛音哑，或遗精，经少。舌红少苔，脉细数。

分析：肺金肾水互相滋养为金水相生。上因肺阴不足，虚热上扰，清肃失职故咳嗽痰少，甚至干咳无痰，虚热灼伤肺络则痰中带血。下因肾阴亏虚，筋骨失养而腰膝酸软。津不上承故口燥咽干，虚火耗伤，肌肉失养则形体消瘦。虚火蒸腾而骨蒸潮热，阴虚相火上炎则颧红，内逼营阴则盗汗。火扰精室则遗精，阴血亏虚则经少，虚火损伤阴络则崩漏。舌红少苔，脉细数皆为阴虚内热之象。

4. 脾肾阳虚证

主症：下利清谷或久泻滑脱或五更泄泻，少腹冷痛，腰膝酸软，小便不利，面目肢体浮肿，甚则腹胀如鼓，形寒肢冷，面色苍白。舌淡胖苔白滑，脉沉细。

分析：脾肾阳虚则脾失健运，不能腐熟水谷而下利清谷，甚则脾气下陷而滑脱不禁，肾阳虚可见五更泄泻。下焦虚寒故少腹冷痛，腰膝酸软。肾阳虚气化不利而水无所主，脾阳虚则水无所制故小便不利而肢体浮肿，甚则水聚腹中则腹胀如鼓。肾为先天之本，脾为后天之本，脾肾阳虚则全身脏腑无以温养，气血无以滋生故形寒肢冷，面色苍白，舌淡胖苔白滑，脉沉细亦为阳虚之表现。

5. 心肾阳虚证

主症：心悸怔忡，胸闷气短，小便不利，面目肢体浮肿，形寒肢冷，唇甲青紫，神疲欲睡，舌质深紫苔白滑，脉沉微。

分析：心失温养故心悸怔忡，神疲欲睡。心阳衰微则胸闷气短。肾阳亏虚，气化不利，水气内停则小便不利，面目肢体浮肿。不能温煦肢体则形寒肢冷。心肾阳虚则气血运行无力而唇甲青紫，舌质淡紫。阳虚水泛故苔白滑。脉沉微乃心肾阳虚温运无力之象。

6. 膀胱失约证

主症：小便频数，淋沥不尽，遗尿，形寒肢冷，舌淡苔白，脉沉细。

分析：膀胱虚冷，气化失司，约束无力，故小便频数，淋沥，遗尿。下焦虚寒故形寒肢冷。舌淡苔白，脉沉细亦为虚寒之象。

7. 膀胱蓄水证

主症：小便不利，小腹胀满急迫，微发热，口渴，或水入则吐。苔薄，脉浮数。

分析：外邪入里，三焦水道失调，水蓄膀胱故小便不利，小腹胀满急迫。水饮停蓄津不上承故口渴。饮入之水不化而上逆则吐。微发热，苔薄，脉浮数者为表邪未尽之象。

8. 膀胱湿热证

主症：尿频，尿急，尿短赤涩痛，淋沥不畅，小腹胀或兼有发热，腰痛，或尿血如注，或尿有砂石，或尿浊如膏。舌红苔黄腻，脉滑数。

分析：湿热蕴结膀胱，下迫尿道，故尿频、尿急。湿热阻滞，内灼尿道，故尿短赤而涩痛。热盛则尿赤，湿盛则尿浊。湿热伤及阴络则尿血。湿热蕴结，气化不利则淋沥不畅。热灼湿聚，经久煎熬而成砂石。湿热郁蒸则可发热，湿热侵袭肾府而见腰痛。舌红苔黄腻，脉滑数为湿热内蕴之象。

（张忠　欧阳郴生）

第二节　辨证要点

辨证是治疗的前提，辨证的准确与否及辨证水平的高低在肾脏病临床治疗中占有十分重要的地位，本章将着重就有关这一方面的内容做一介绍。证候是疾病所处一定阶段的病因、病位、病性、病势等的病理概括。在疾病的进退变化过程中，它是动态变化的。虽然是同一证候，但不同的肾脏疾病，临床表现也不尽相同；即使是同一疾病的同一证候，但因人、因时、因地的不同，也会表现出千差万别的情况。鉴于此，本章只能就有关肾脏病的辨证要点予以概要介绍。

肾脏病的定性证候，从虚的方面而言，不外气虚、血虚、阴虚、阳虚；从实的方面而言，主要是外感、湿热、瘀血、水湿、浊毒等。肾脏病的定位证候虽不外乎心、肝、脾、肺、肾的有关证候表现，但尤以肺、脾、肾三脏为中心。由于肾脏病的临床证候往往表现为虚实寒热错杂，本虚标实互见，所以为使肾脏病的辨证准确地定性、定位，掌握其辨证要点就显得格外重要。

一、辨阴阳

人生有形，不离阴阳，然而，贵在"阴平阳秘，精神乃治。阴阳离决，精气乃绝"。对于人体来说，五脏皆有阴阳，而以肾中阴阳为其根本。肾之阴阳，又名元阴元阳，或真阴真阳，真水真火，古有"肾为水火之宅，阴阳之根"之说。肾中元阴乃一身阴液之源，肾中元阳乃一身阳气之主，故张介宾说"五脏之阴气非此不能滋，五脏之阳气非此不能发"。疾病之发生、发展，正邪之消长进退，人之寿夭刚柔皆与肾中阴阳之盛衰盈亏有关。也就是说肾中阴阳不仅关系到自身阴阳，而且与五脏阴阳的盛衰也有很大关系，所以五脏之病，穷必及肾，易影响肾脏的阴阳；而肾之阴阳失调也可引起他脏的阴阳失调。故肾脏病辨证当首辨阴阳，并要在肾脏病的病位深浅、病性寒热和肾关开阖失度等方面辨别病性之阴阳。

1. 病位层次

病位层次是一个反映疾病阶段性的概念，病位一般多是由表入里，由浅入深，即由较浅的层次向较深层次发展，随着病位推移，病情也逐渐加重。病位的表里、浅深反映了疾病的早、中、晚不同阶段，与阴阳的失调程度密切相关。病位较浅者，阴阳失调的程度相对较轻，反之则阴阳失调较重，病情也相应加重。如张仲景在水肿的辨治上将其分为风水、皮水、正水和石水四个方面，说："风水其脉自浮，外证骨节疼痛、恶风；皮水其脉亦浮，外证胕肿，按之没指，不恶风，其腹如鼓，不渴当发其汗；正水其脉沉迟，外证自喘；石水其脉沉迟，外证腹满不喘。"从中不难看出，风水、皮水、正水、石水代表着水肿病表里内外，浅深轻重四个不同层次。其中风水、皮水之证，肾脏虽已受累，但其阴阳未发生严重的失调，邪入尚浅，病势偏表，证属阳水，故可因势利导，以汗法取效。如若二证失治或误治，导致邪胜正衰，病深入里则可酿成正水、石水之患，证属阴水。鉴于此，我们在临床上要注重研究疾病的不同阶段、不同层次上的阴阳失调的变化规律，以利于辨别阴阳，及时调节阴阳的偏颇，使其归于协调和平衡。

2. 病性寒热

肾脏病病性的寒热是其阴阳失调最常见的临床反应。阴阳失调导致寒热病变的机理，是肾脏阴精和阳气的正常关系紊乱，出现阴阳的偏盛偏衰，寒属阴，热属阳，辨别寒热可以区分阴阳。

（1）阴盛则寒，属阴证

因感受寒邪，或因过食生冷，或药用寒凉太过，阳气为寒邪阻遏所致。"寒喜中肾"，临床上寒邪致病，最易犯肾，以致肾中阳气被遏，不能发挥其正常的气化温煦作用，甚则损伤肾中阳气。临床上可出现恶寒喜暖、四肢不温、筋脉拘急、腹中冷痛、水肿尿少或小便清长、脉象沉迟等一派阴寒之象。

（2）阳虚则寒，属阴证

多见于禀赋不足，素体阳虚或大病久病之后，或因寒邪久羁，损伤肾阳，以致阳虚火衰，则外不能敷布于太阳之表以温分肉，抗外邪；内不能蒸腾于形廓之里以煦脏腑，助气化。临床常表现出形寒肢冷、面色苍白、神疲乏力、气短纳少、下利清谷、舌淡而胖、脉迟弱无力或微细等一派阳虚证象，以及肾脏病患者最常见的小便不利甚至尿闭、肢体浮肿等水液代谢失常，三焦水道阻塞，痰饮水湿内聚的临床表现。而水湿痰饮等病理产物反过来影响肾中阳气作用的发挥，促使阳虚进一步加重。因痰饮水湿为有形之阴邪，故其为患亦称阴盛。其与外感寒邪均具备"阴盛则寒"的共性，但外感寒邪，邪从外受，其致病以寒邪作为原始因素；而痰饮水湿等病理产物，则属害从内生，其发生在阳虚的基础之上，属继发性病因。

（3）阳盛则热，属阳证

阳热之气偏盛，中医称之为壮火。所谓壮火是非生理性的火，是肾阳（亦称少火）对温（热）邪等致病因素的一种抵抗反应，是正邪相争的结果，表现为脏腑功能的亢奋状态。临床上呈现发热、烦渴、脉数、小便短赤涩痛、大便干结等一派阳盛之象。"壮火食气""壮火散气"，可见壮火非但不具有温煦气化功能，反而损伤人体的正气，更主要的是易耗伤人体的阴液，就是所谓的"阳盛则阴病"。故临床上常见肾脏病患者因热邪客于肺（呼吸道感染）、湿热蕴结于大肠（肠道感染）以及热毒窜入溺窍（泌尿系感染）而导致阴伤、气耗，使其原有的证候向着阴虚火旺或气阴两虚的方面转化。

（4）阴虚则热，属阳证

阴虚所致之热是由于阴液亏损不能制约阳气，导致阳热之气偏盛的结果。肾脏病阴虚的形成与以下几方面有关。一是体质因素，因先天禀赋不足，加上后天饮食起居失调，往往导致机体处于阴虚质燥的状态。二是疾病因素，每因大病久病，真阴亏耗，如尿血与尿蛋白的长期流失，必然伤耗阴精。或因客邪久羁；或反复受邪；或水湿、湿热、瘀血留滞不去，津液耗损而致阴虚。其次是由疾病治疗不当所致，如因阳虚过用温燥而损伤阴精；或因水肿而久用渗透利尿，致阴液流失，以及激素类药物的乱用、滥用也可耗伤阴津。三是生活因素，多由不恰当的生活方式导致阴液亏损。如恣情纵欲，房事不节，损精败肾；或劳累过度，精血亏虚；或七情过度，脏腑气机紊乱，化火伤阴；或饮食失节，损伤脾胃，阴血生化乏源，以及嗜食肥甘，醇酒厚味，从而滋生湿热，导致阴津受损。四是环境因素，因自然气候的日趋变暖，生活空间的噪音污染以及废气、废水和生活垃圾对人体的危害亦可导致阴液亏损，又如社会环境的改变，诸如社会观念的变更、工作节奏的加快以及人际关系的复杂化使人经常处于精神紧张、情绪躁动状态，可导致阳气弛张而阴精亏耗。临床表现为潮热颧红、口干咽燥、五心烦热、头晕耳鸣、失眠盗汗、舌质红少苔、脉细数等一派阴虚火旺之象。肾脏病临床上肾阴虚除见上述症状外，亦可出现肢体水肿，甚至胸腹腔积液的临床表现。对此，早在东汉时期的张仲景即创立了千古名方"猪苓汤"，以治疗阴虚水肿，开育阴利水之先河。我们认为，肾脏总司人体水液代谢，然而，"肾主水"功能的发挥离不开肾气的气化作用。其肾气是由肾阳蒸腾肾阴而产生的，若肾阴不足必然影响到肾气的化生，从而进一步殃及肾脏对水液的气化功能，导致水液蓄积，发为水肿。此外，水液内停反过来阻碍肾脏的气化及肺的宣发与脾的升清功能，甚至伤及肾中阳气，使津液不能正常地转输、敷布，肿势更趋加重，从而形成病理上的恶性循环，在病性上形成阴证阳证错杂的情况，辨证当分清主次，综合分析。

3. 开阖失常

肾关的开阖失常是水液代谢失调的重要方面。尿液排出的多少，主要靠肾脏的气化职司肾关的开阖启闭来进行调节、控制。肾脏气化的正常发挥与肾中阴阳的平衡协调有密切关系，肾关的开阖失常主要责之于肾中之阴阳。肾关的开阖失常主要表现为以下两个方面。

（1）关门不利

"肾者，胃之关也。关门不利，故聚水而从其类也。"多因肾阳衰微，气化不及州都，从而导致"关门不开，则水无输泄而为肿满"。有时肾阴不足，"阴虚则无气"，或肾阳偏盛，水热互结也可导致肾关不开。若肾关门不利也会导致人体精气、津液过度下泄而虚，所以，人体精气之充足，有赖于后天脾胃化生水谷精微的不断充养，同时又必须依赖于肾的藏精功能，使脾胃化生的精气留于体内，胃与肾协同作用，相互为用，方能保持人体的精气充足。

（2）关门不闭

若关门失阖，则水液由肾直趋膀胱而出现多尿、烦渴。多系肾中阳热偏盛，上灼肺金，肺燥叶萎，则"上虚不能制下"；或热盛逼液下趋，肾关开而无阖，以致津液直走溺窍。此外，肾阳不足，津液失于气化蒸腾，肾关失约，亦可导致关门不闭。由上可见肾关的开阖主要依靠肾中阴阳的平衡协调来进行调节，关门不利或关门不闭皆是肾脏阴阳失调在临床上的反映。肾中阴阳的偏胜偏衰在不同的个体、不同疾病以及同一疾病的不同阶段或表现为关门不利或表现为关门不闭等截然不同的病症，或为阴证，或为阳证，不可拘泥于"阳太盛则关门大开""阴太盛则关门常阖"之说。

二、辨虚实

精气夺则虚，邪气盛则实。在肾脏病辨证中，分辨虚实尤为重要。肾脏病在正虚方面多以肺、脾、肾亏虚为主，在邪实方面以外邪侵袭、湿热、瘀血、浊毒为核心。至于肺、脾、肾三脏亏虚方面，又多以肾虚为中心。一般情况下，肾虚主要表现为肾阴虚、肾阳虚、肾精不足及肾气亏虚。在肾虚辨证中应注意以下几个方面的问题。

首先，肾脏病肾虚中以肾阴虚证最为常见，且肾阴虚者，常见虚而有热。其证可见面部烘热、潮热盗汗、失眠遗精等这一类证候表现，应注意其发热为虚象，因虚而有其热。特别是在虚象不太明显，而热象或湿热之象突出时，应注意到已有肾阴虚存在的可能。

其次，肾虚复夹外邪入里而见虚实夹杂表现者，最难分辨。在肾脏病过程中，虚实夹杂有两种情况，一是肾虚证候兼有外邪入里的表现；另一种是外邪入里与内生邪气相合导致肾虚，既有肾虚，又有邪盛两方面的证候表现结合在一起。这种虚实夹杂的表现，究竟是以虚为主，还是以实为主，在临床辨证时也应具体辨析清楚。

另外，肾脏病正虚除肾阴虚证最为常见外，其次便是气阴两虚证，特别是脾肾气阴两虚证，当然也有肺肾气阴两虚、肺脾肾气阴两虚等。在临床辨证时注意肾脏病虚实夹杂中，以邪实为主，在虚的方面以肾虚为主，肾虚中又以肾阴虚及气阴两虚证最为常见。注意掌握这些辨证纲领，在临床上就能执简驭繁，即使在错综复杂的肾脏病临床表现面前，也不难做到准确辨证。

肾脏病邪实证候方面虽以外感证、湿热证、瘀血证、浊毒证为主，但从临床实际来看尤以湿热证、瘀血证最为常见，甚至这两种证候往往贯穿于肾小球疾病的始终。临床上单纯的邪实壅盛证常常不难辨别，但在肾脏病临床实际中又多以虚实夹杂证为主，即使是单纯的邪实证日久难免有耗伤正气的一面，甚至是某一治疗方法的运用，也会使肾脏病由实转虚或因虚致实，从而使肾脏病表现出更为错综复杂的虚实互见的局面。

三、辨脏腑

肾脏疾病，是由各种致病因素作用于肾脏，导致肾脏功能失常及实质的损害。其临床表现多以水肿、蛋白尿为特点，其病机关键在于肾主水功能失常和肾的封藏失职所致。肾与他脏在主水和藏精之生理功能的发挥和病理变化的形成上具体表现为：肾主水液主要是指肾通过其精气的气化功能，对于体内津液的输布排泄，体液的代谢协调平衡，起着极其重要的调节作用。"肾者水脏，主津液。"肾脏在行使"主津液"之职时有赖于肺、脾等脏的参与。在正常生理状态下，水液的代谢是通过胃的受纳、脾的转输、肺的敷布、肾的气化，通过三焦的通调，其清者化为津液，运行于脏腑膀胱；浊者化为汗、尿而排出体外，从而维持正常的人体水液代谢的相对平衡。这种生理上的密切配合必然会导致病理上的相互影响。如"脾气散精上归于肺"是津液代谢的首要环节，若脾气虚弱，不能为胃行其津液，则水失转输布化，蓄积于内，浸淫于下，进而阻碍肾脏气化，及至脾肾皆衰，水气无制，则肆虐为患。又如肺在水液散布过程中是继"脾气散精"之后，而行使"通调水道，下输膀胱"之功能，是保证"水津四布'的重要环节之一。如果肺气膹郁，气化受阻，水津失布，清浊相混，充塞三焦，阻碍肾脏气化，以致肺肾俱病，水邪空盛，发为水肿。然而，他脏对水液代谢的作用，亦与肾关系密切。如脾对水液的运化，有赖于肾的温煦、推动；肺对水液的宣发敷布，赖于肾的蒸化协助；三焦水道的循环流通，更以肾气通行其间为前提，尤其肾的气化作用直接影响到膀胱气化的职司。肾的主水功能失职，每常出现水寒射肺之咳喘、气急；水湿困脾之纳呆、腹泻等。如此，在生理上构成了以肾脏为主体的水液代谢调控系统，在病理上形成了以肾脏为重点的水液代谢失常（中医称为水气病）的病因病机说。

肾的封藏是指肾对精气具有闭藏作用，也是肾脏的主要生理功能之一。"肾者主蛰，封藏之本，精之处也。"肾藏精气而不使其无故外漏，为精气在体内充分发挥其应有的生理效应创造了良好的条件。肾精是构成人体的基本物质，也是人体生长发育及各种功能活动的物质基础。故《素问·金匮真言论》说："夫精者，生之本也。"肾所藏的精气包括生殖之精和脏腑之精，前者禀受于父母而化生于肾，是构成胚胎形成和发育的原始物质。后者来源于饮食水谷而化生于五脏，主要依赖于脾胃的运化而成，从而和调于五脏，洒陈于六腑，对五脏六腑、四肢百骸发挥其充养、濡润作用。脏腑精气充盛则归藏于肾，"肾者主水，受五脏六腑之精而藏之"。肾脏疾病之蛋白尿即是肾关不固，封藏失职所致脏腑之精随尿漏泄的结果。肾之闭藏有赖于肾气充足，才能发挥其藏精之作用。如肾气虚损，失其固藏之用，则精微物质易于流失。久漏不止，进而导致脏腑形骸失养，可引起五脏虚损之候。同时，肾之藏精功能，又依赖于其他脏腑的功能正常，肾关方能稳固。如若肺失宣散，精微不布；脾失升清，精微下注每可导致藏精失守而外泄。他如心肝君相之火内动，或湿热内生之邪下流以及风热六淫之邪外侵，常可扰动肾关影响肾之封藏功能，以致封藏失职而精微外泄。故肾脏病蛋白尿的形成亦与五脏相关，以肾为主之病理特点。

故肾脏病变的部位当以肾脏为中心，抓住了这一病变中心，自然会达到纲举目张的效果。同时肾主水液和职司封藏功能的正常发挥还有赖于肺、脾、肝、三焦、膀胱等脏腑能够正常地行使其各自功能。肾与上述诸脏在生理上相互依赖、密切合作；在病理上相互传变，互相影响。临床上肾脏的功能失调，常进一步累及他脏，而他脏有病也易于波及肾。从而使肾脏病在发病之初即具备了其病位非及一脏，病机非为一端之复杂的病理特点。故在抓纲的同时不可忽视对目的探究。诚如明代医家张景岳在水肿的辨证上所强调的"凡水肿等病证，乃肺脾肾三脏相干之病。盖水为至阴，故其本在肾，水化于气，故其标在肺，水唯畏土，故其制在脾。今肺虚则气不化精而化水，脾虚则土不制水而反克，肾虚则水无所主而妄行……虽分而言之，而三脏各有所主，然而合言之……而病本皆归于肾"，高度概括了水液代谢失常的发病特点为关乎三脏，权重在肾。据于此，我们对肾脏病的辨证强调以肾为主，五脏相关。

四、辨标本

在肾脏病过程中，辨标本又是其辨证的一个重要方面。本是指根本，一般脏腑虚损为本，邪实为标，但在肾脏病临床实践中，脏腑的虚损往往是因为邪实导致的。急则治其标，缓则治其本，在肾脏病临床上辨标本缓急当注意以下几种情况。

1. 病急为标

在肾脏病过程中，常常可以见到某种较急或者较重的标实证，这时标实证为主要矛盾，本虚证为次要矛盾，在这种情况下要权衡其缓急，分清其轻重，在治疗上应急则治其标，及时阻止病情的发展。如慢性肾炎、肾病综合征蛋白尿日久不消，虽然肾阴亏虚证候相当明显，但患者同时又兼有湿热证候表现，且肾阴虚是湿热内蕴，日久伤及肾阴所致，所以这时对蛋白尿的治疗不可专事滋补肾阴，而应以清利湿热为主。因为湿热不除，不但尿蛋白难以转阴，而且还有进一步耗伤肾阴的危险，使病情更加错综复杂，甚至变证丛生。又如尿毒症心包炎患者已经表现出寒水射肺凌心、肾不纳气的严重局面，此时复感外邪而见肺卫症状，而外感表证不除就会进一步加剧病情的发展，变证莫测。为此解表治标为急，这一点在肾脏病辨证上必须认识清楚。

2. 正虚为本

在肾脏病过程中，有的症情不明显，仅表现为少数虚弱症状，或者有的仅在化验单上看出一些异常，例如慢性肾炎隐匿型患者，仅见神疲乏力，腰部轻度酸软，劳则为甚，在小便常规中见蛋白（+～++）或轻度血尿，多证属脾肾气虚，精微不固，一般无明显标实证。慢性肾衰患者，脾肾已亏，脾虚运化无权，肾虚气化无力，致水湿浊邪蕴积体内；邪实内蕴，更损脾肾，使病情进一步加重。因此，祛湿泄浊法旨在通畅腑气，使水湿浊毒从大便排出，是减缓疾病进展的关键。另外，急性肾炎或慢性肾炎恢复期全身症状轻微，仅尿检偶有轻度异常，这也多是属于本虚为主的表现。

3. 本虚标实

由于肾脏病多病程较长，在其发生发展中大多表现为本虚标实的证候。在临床上对肾脏病本虚标实证一定要辨清楚究竟是以本虚为主，还是以邪实为主；究竟是因虚致实，还是因实致虚，只有在辨清了本虚标实的主次及前后因果关系后，才能为准确地治疗肾脏病提供依据。另外，从临床实际来看，正如前所述，肾脏病本虚标实一般多以邪实为主，邪实中又以湿热、瘀血为最常见，即使肾脏病到了慢性肾衰阶段也不例外。如肾性贫血患者虽有明显的脾肾精气亏虚的证候表现，但患者往往同时又兼有湿热、瘀血、浊毒内蕴之象，且肾性贫血是湿浊毒瘀内蕴，日久伤及脾肾精气所致，所以这时对肾性贫血的治疗不可专事滋补脾肾，而应以清热化湿、活血泄浊为主。因为湿热浊毒瘀血不除，不但肾性贫血难以改善，而且还有进一步耗伤正气的可能，难免使病情更加错综复杂。

参考文献

1 陈建，郭立忠，谢福安.临床辨病专方治疗丛书——肾脏病辨病专方治疗［M］.北京：人民卫生出版社，2000：5.

2 张伯臾.中医内科学［M］.上海：上海科学技术出版社，1994：10.

3 罗仁，成玉斌，李静.肾虚病症的诊断与治疗［M］.北京：人民军医出版社，1999：4.

4 张振忠，张喜奎，赵明君.慢性肾炎中西医防治［M］.北京：中国中医药出版社，1997：4.

5 田维君，魏桂芝.中医虚证全书［M］.南昌：江西科学技术出版社，1997：12.

6 焦克德.论"肾为胃之关"［J］.实用中医内科杂志，2011，25（12）：43-44.

7 丁宁，王圣治.刘明治疗慢性肾功能衰竭经验［J］.山西中医，2008，（5）：8-9.

（张忠　欧阳郴生）

第三节　治疗法则

治疗，是诊治疾病的最终目的和归宿，也是辨证论治的重要环节之一。中医肾病治疗的历史悠久，内容十分丰富，包括治疗的基本原则、治疗大法和具体治法等。早在《内经》等古典医籍中就有论述，如《素问·脏气法时论》中提到"肾苦燥，急食辛以润之，开腠理，致津液，通气也""……肾欲坚，急食苦以坚之，用苦补之，咸泻之"等。东汉张仲景在《金匮要略·水气病脉证并治》中论述了"风水"等十一类水肿的症状，提出了"诸有水者，腰以下肿，当利小便；腰以上肿，当发汗，乃愈"的治疗方法，并创制了越婢汤等治疗水肿的有效方药。

治疗原则又称治则、法则，治则是治疗疾病时所必须遵守的总的法则。它是在中医基本理论和辨证论治精神指导下制定的，辨证是确立治则的前提和基础，在辨证过程中，通过辨析症状、体征等来探求病因、病位、病性和邪正斗争的消长盛衰等，从而确立指导治疗疾病的总原则，对于临床治疗的立法、处方、用药等具有指导性意义。

治则在临床上的运用，体现了高度的原则性与灵活性。疾病是一个发生、发展变化的病理过程，因而对任何疾病均应力求做到早期诊断、早期治疗，中止其病情的发展变化。疾病过程中的症状、体征等，是疾病本质的外在反映，因而在治疗疾病时必须寻求出疾病的本质，并针对其本质而治疗。疾病的过程是邪正相搏消长盛衰的动态过程。机体的阴阳失调是疾病发生发展的根本原因，因而，祛邪泻实与扶正补虚，调整阴阳的偏盛偏衰是必然遵循的指导性原则。若病在脏腑，气血失调时，则须调整脏腑气血，并根据天时气候、地域环境和患者的年龄、性别、体质等不同特点而制定与之相适宜的治法与措施等，均体现了高度的原则性。

对于单纯的病证的某一阶段，可独立使用一种治则，而复杂的病证，又常须将两种或两种以上的治则联合应用。一种疾病过程的不同阶段，因其本质不同，因而应确立不同的治则，又体现了治则的灵活性。

治法是在一定治疗原则指导下制定的针对证候的具体治疗方法，又可有两层含义：一是指在治疗原则指导下制定的基本治疗大法；二是指在治疗原则指导下制定的对疾病的具体治法。例如，"治病求本""整体论治""因势利导"等是治疗原则；"汗、吐、下、和、温、清、补、消"可称为治疗大法；解表发汗、清热化湿、理气止痛等则为具体治法。又如，活血化瘀可称为治疗一切血行不畅或瘀血内停病证的基本治疗大法，而行气活血、温经活血、益气活血等则为治疗不同血瘀病证的具体治法。治法较具体，灵活多样。不同的疾病，或同一疾病过程中的不同阶段，治法有所不同；不同疾病的病变阶段中，如果出现了相同的证候，又可采用相同的治法。治法总是从属于一定的治疗原则的，治则与治法同样体现了根据不同质的矛盾采用不同的方法去解决的法则。

一、标本缓急

标本，是指疾病的主次本末和病情轻重缓急的情况。一般认为，标是疾病表现于临床的现象和所出现的证候；本是疾病发生的机理，即疾病的本质，或者相对地指先病的脏腑及其病理表现。

标本是一个相对的概念，常用来概括说明事物的本质和现象、因果关系，以及病变过程中矛盾的主次关系等。标本的相对性主要体现为标本相移，即标本在一定条件下可以相互转化，在矛盾中的地位不是固定不变的。就其在治疗中的运用而言，它常随疾病过程中的具体情况而区分：就正邪关系来说，则正气为本，邪气为标；以病因与症状而言，则病因为本，症状为标；以先后病而言，则先病为本，后病为标，原发病为本，继发病为标；就表里病位言，则脏腑病为本，肌表经络病为标等。《素问·阴阳应象大论》曰："治病必求于本。"疾病之所以发生、发展和变化，都有其根本原因，有其主要矛盾。治病求本，就是要求从疾病的本质入手，从根本上加以治疗。只要解决了疾病的主要矛盾和关键环节，一切复杂问题都会迎刃而解。正如《类经·论治》所说："澄其源而流自清，灌其根而枝乃茂，无非求本之道。"什么是疾病的本呢？本即根本，求本就是求阴阳，《素问·生气通天论》有云："生之本，本于阴阳。"本也可以说就是病机，所谓"审察病机，无失气宜，此之谓也"(《素问·至真要大论》)。治疗疾病，应求其属"必伏其所主，而先其所因"(《素问·至真要大论》)。

标本的区分和标本治法的运用，有利于从复杂的疾病矛盾中找出和处理其主要矛盾或矛盾的主要方面。从治病而言，总以治本为要务。但是，在疾病过程中的不同阶段，病症有先后，矛盾有主次，病情有缓急。因而，有的当先治其标，有的又宜先治其本，有的又以标本兼治为宜。这是处理疾病过程中不同矛盾的灵活方法，同样也是针对疾病的本质而治的。

《素问·至真要大论》说："病有盛衰，治有缓急……病有远近，证有中外，治有轻重。"

缓急有两义：一为病证缓急，指病证的发展速度和危害性；二为治疗缓急，指治疗的先后步骤。治疗有缓急原则，何病急治，何证缓治，何方先施，何药后用，是施治前须综合考虑的问题。"否则前后不循缓急之法，虑其动手便错"（《温热经纬·叶香岩外感温热篇》）。缓急先后治则的掌握，以"急则治标，缓则治本，标本俱急，标本同治"为原则。

根据病变的过程，一般"从内之外者调其内，从外之内者治其外，从内之外而盛于外者，先调其内而后调其外，从外之内而盛于内者，先治其外而后调其内"（《素问·至真要大论》）。但根据病变程度，一般应遵循表急先治表，里急先治里的原则。

（一）病证急重时的标本取舍

在六淫、疫疠致病的初、中期阶段，或慢性病急性发作，或其他疾病的病程中出现了严重的并发症或继发病症时，由于病证急重，影响到患者的安危时，就必须先行解决危重证候，而后再治疗其本的原则，应先治、急治。

1. 标急则先治其标

就新旧病证而言，新病为标，旧病为本。旧病为时已久，治疗非一时之功，一般宜先治新病，后治宿疾。例如，肾虚喘咳，复兼感冒新病，则当先治感冒，再治虚喘。正如《金匮要略·脏腑经络先后病脉证》所说："夫病痼疾，加以卒病，当先治其卒病，后乃治其痼疾也。"若从并发症言，如：阴水患者复感外邪而病感冒，则应先治疗其感冒，以免加重本病，为治本创造条件。以表里同病言，若体表经络病变急重，则应先治其表病，后治脏腑里证，以免病邪复从五体、经络内传脏腑，加重脏腑病证。如果在病程阶段中出现若干危重的症状，如：高热、剧烈呕吐、剧痛、大出血、尿闭、抽搐、喘促、昏迷、虚脱等，这些症状虽然属标，但是，若不及时解救就会危及生命，故均应先治、急治。

2. 本急则先治其本

对于虚实病证来说，正为本，邪为标。一般虚证较轻时，宜先攻后补，祛邪可以扶正；虚羸较甚时，宜先补后攻，扶正有利于祛邪。如《金匮要略》所说："病，医下之，续得下利清谷不止，身体疼痛者，急当救里。"其身体疼痛乃经络受邪，下利清谷不止系脾阳衰微，两者相较，里证为急，故急当救里。说明表里同病者，本急者急当治其本。

3. 标本俱急则宜标本兼治

标本俱急则宜标本兼治，是指标本俱急的情况下，必须标本同治，以及标急则治标、本急则治本的原则。如见咳喘、胸满、腰痛、小便不利、一身尽肿等症，其病奉为肾虚水泛，病标为风寒束肺，乃标本均急之候，所以就必须用发汗、利小便的治法，表里双解。如标证较急，见恶寒、咳喘、胸满，而二便通利，则应先宣肺散寒以治其标；如只见水肿腰痛、二便不利，无风寒外束而咳嗽轻微，则当以补肾通利水道为主，治其本之急。若以邪正关系言，热性病过程中，大便燥结不通，邪热里结为本，阴液受伤为标，前人多主张泄热攻下与滋阴通便同用，即属于标本兼治。

（二）病证缓和时的标本取舍

在急性病的恢复期，或一起病就表现为慢性经过者，病证常较缓和，亦宜区别情况灵活运用标本治法，可以先治其本。如风热表证出现头痛，可发散风热而解表，表解则头痛自除。亦可先治其标，如脾虚失运，易致食滞，可先理气消导，后补益脾气。亦可标本兼治。如素体气虚，抗病能力低下，反复感冒，治宜益气解表。又如，表证未除，里证又现，可表里双解，均属于标本兼治。当然，在标本同治时，又当根据标病与本病的主次，在治疗用药时应有所侧重。

缓急轻重治则的掌握和组方用药还应以病情的缓急，病证的部位为标准。根据病情，病情缓者方药宜轻，病情急者方药宜重。所谓"间者并行，甚者独行"（《素问·标本病传论》）即是此意。病情轻缓，组方不妨多用一点药物，药多则势缓，可以标本兼顾；病情危急，组方用药只能少而精，如独参汤、参附汤、大承气汤，药少而力专势猛，可以挽危亡于万一。根据病位，"补上治上制以缓，补下治下制以急"（《素问·至真要大论》）。因缓药气味较薄，易达上部，而峻药气味较厚，易至下部。所以补下治下多用急药，因急药可以直达病所，如用缓药，反易贻误病情。

总之，由于病证之变化，有轻重缓急先后主次之不同，区分标病与本病，有利于从复杂的疾病矛盾中抓住主要矛盾或矛盾的主要方面。因而，标本的治法运用也就有先后与缓急，单用或兼治的区别。

二、扶正祛邪

疾病的过程，在某种意义上可以说成是正气与邪气相争的过程，是正邪斗争的过程。正邪斗争的消长盛衰决定着疾病的发生、发展变化及其转归，邪胜于正则病进，正胜于邪则病退。因此扶正祛邪就是改变邪正双方力量的对比，使之有利于疾病向痊愈转化。因而，治疗疾病的一个基本原则，就在于扶助正气，祛除邪气，使疾病早日向好转、痊愈的方面转归，使机体早日康复。

（一）扶正祛邪的基本概念

1. 扶正

扶正即是补法，是扶助机体的正气，增强体质，提高机体抗邪、抗病能力的一种治疗原则。扶正主要适用于虚证，即所谓"虚则补之"。益气、滋阴、养血、温阳，以及脏腑补法等，均是在扶正指导下确立的治疗方法。

2. 祛邪

祛邪即是泻法，是祛除邪气，排除或削弱病邪侵袭和损害的一种治疗原则。祛邪主要适用于实证，即所谓"实则泻之"。在祛邪治则指导下确立的治疗方法很多，如：发汗、攻下、清热、利湿、活血化瘀等。

扶正与祛邪，两者又是相辅相成的，扶正有助于抗御病邪，而祛邪则有利于保存正气和正气的恢复。

（二）扶正祛邪的临床运用

1. 运用原则

扶正祛邪治则的临床运用应遵循的原则主要有三。其一，虚证宜扶正，实证宜祛邪。补虚、泻实为其临床运用的特点。其二，应根据邪正盛衰及其在疾病过程中矛盾斗争的地位，决定其运用方式的先后与主次。其三，应注意扶正不留（助）邪，祛邪勿伤正。以扶正与祛邪的关系言，若运用得当，祛除邪气，邪去正自安；扶助正气，正足邪自去。若运用不当，则祛邪可致伤正，扶正可致助邪或留邪。

2. 运用方式

扶正祛邪治则的具体运用方式有以下几种。

（1）单独使用

扶正适用于纯虚证，真虚假实证，以及正虚邪不盛等以正虚为矛盾主要方面的病证。祛邪适用于纯实证，真实假虚证，以及邪盛正不虚等以邪盛为矛盾主要方面的病证。在具体运用时，还应掌握用药的峻缓量度。如病重药轻，则不能胜病，药过病所，则可酿成"药害"致病。补阳太过可增内热，滋阴太过可腻膈伤中，补气太过可致气滞，攻下太过必伤脾胃，发汗太过易伤津气等。总之，补泻之峻缓，药量之重轻，总以适合病情为度。

（2）合并使用

扶正与祛邪的合并使用，体现为攻补兼施，适用于虚实夹杂的病证。由于病理矛盾有主次之分，因而，在其合并使用时亦有主次之别。

扶正兼祛邪，即以扶正为主，佐以祛邪。适用于以正虚为主（或正虚较急重）的虚实夹杂证。

祛邪兼扶正，即以祛邪为主，佐以扶正。适用于以邪实为主（或邪盛较急重）的虚实夹杂证。

（3）先后使用

扶正与祛邪的先后使用，也主要适用于虚实夹杂证。通常有以下两种使用方式。

先祛邪后扶正，此亦即先攻后补。它的适应证一般认为以下列两种具体情况前提：其一，邪盛为主，兼扶正反会助邪，或虽有正虚但尚能耐攻者；其二，正虚不甚，邪势方张，或微实微虚者，此时可先行祛邪，邪气速去则正亦易复。

先扶正后祛邪，此亦即先补后攻。它的适应证也通常有两种情形：其一，正虚为主，机体不能耐受攻伐；其二，病情甚虚甚实，而病邪胶痼不易扩散者。此时，可先扶正补虚，以助正气，正气尚能耐受攻伐时再予以祛邪，则不致有正气虚脱之虞。

三、脏腑补泻

由于人体是有机的整体，脏腑之间在生理联系上存在着互济互制互用的关系。在病理上常互为影响和传变，一脏有病往往影响到他脏，而他脏的情况有了改变，也会反过来影响原发病的脏腑，因而在治疗上应注意调理脏腑之间的关系。临床上就应用脏腑之间的生克表里关系，作为补泻治法的原则。这些原则可概括为虚则补其母，实则泻其子；壮水制阳，益火消阴；泻表安里，开里通表，清里润表三个方面。

（一）根据五行生克规律确立治则治法

1. 根据五行相生规律确立治则治法

虚则补其母，这是将脏腑生克关系运用于临床的治疗原则。所谓虚则补其母，就是当某脏虚弱时，除了直接对该脏进行补法治疗外，也可间接补益它的母脏。如脾与肺是母子相生的关系，脾为肺之母，肺为脾之子。若肺气不足，就可影响其母脏。如患者久咳肺虚，会出现脾胃不振，见食少便溏等症，此时就可按照虚则补其母的方法进行治疗，俟脾胃健全，食欲增进，便溏自止，而且因肺得谷气之滋养，久咳等症状也能减轻或痊愈。这就是常用的"培土生金"法。如滋水涵木、益火补土、生金资水等均从属于"虚则补其母"。

实则泻其子，就是某脏之病由于子实而引起时，可泻子之实以治母病，如肝火偏盛，影响肾的封藏功能，而致遗精梦泄，在治疗上就应清泄肝火之实，使肝火得平，则肾的封藏功能也就恢复，遗精梦泄可随之而愈。如肝实泻心属于"实则泻其子"。

2. 根据五行相克规律确立的治则治法

其治则主要有抑强和扶弱两个方面：木火刑金者，采用佐金平木法来泻肝清肺，此属抑强；肝虚影响脾胃，此为木不疏土，治以和肝健脾，以加强双方之功能，此为扶弱。至于抑木扶土、泻南补北等，又属于二者兼施，并根据其在病理矛盾中的地位而有主次之别。

（二）根据脏腑关系确立治则治法

根据脏腑相合关系确立治则治法，肺合大肠、心合小肠、肝合胆、脾合胃、肾合膀胱，在病理上常反映出其互为影响。因而，在临床治疗上，除针对脏腑本身病变治疗外，还可采用下述方法施以间接治疗。

1. 脏病治腑与腑病疗脏

脏病治腑，如心火上炎者，前贤每用导赤散来通利小肠而心火自降，此即治脏先治腑之法。

腑病疗脏，膀胱功能障碍，水液代谢失常，"实则闭癃，虚则遗溺"。遗溺则补之，临床上常从补肾固涩着手，亦即腑病疗脏之法。

2. 实则泻腑与虚则补脏

由于脏腑的生理功能与特性不同，五脏主藏精气而不泻，以藏为贵。邪客于五脏，祛邪泻实，须经腑而去，邪方有去路。六腑主传化物而不藏，以通为用，以降为和。如六腑病属虚证，则又不宜通泻，当着眼于补脏。此外，脏腑病情属性亦各有特点："阳道实，阴道虚。""阳受之则入六腑，阴受之则入五脏。"外邪易袭阳分而传入六腑，外邪多病有余，故阳、热、实证常系于六腑；内伤性致病因素易伤阴分而传入五脏，内伤病多不足，阴、寒、虚证多关系五脏。

实则泻腑：五脏六腑病变皆可表现为实证，可泻其相合之腑而令邪有去路，在实际运用中，泻腑主要是从胃、胆、膀胱中求之。如"小便不通，由膀胱与肾俱有热也"，故清利膀胱即是泻肾。

虚则补脏：由于养脏资于谷气，脾为后天之本；肾为先天之本，肾阴肾阳乃人一身阴阳之根本，在慢性病中，四脏相移，穷必归肾。因而脏腑之虚证，在临床应用时常以调补脾、肾为重点。如膀胱虚寒证，温补肾阳则虚寒自除。

3. 泻表安里、开里通表和清里润表

这是将脏腑的表里关系运用于治疗上的方法，适用于脏与腑之间表里俱病的情况。如肺与大肠互为表里，当阳明实热，大便燥结而致肺气壅阻时，只从肺治很难见效，就可采用凉膈散泻表（大肠）而安里（肺）。又如因肺气壅阻不宣，致大便燥结者，只从大肠施治，亦难见效，在治疗上就可采用瓜蒌桂枝汤加减以开里（肺）通表（大肠）。再如肺阴虚而生燥，津液被耗所致大便秘结，在治疗上就可采用二冬汤加减以清里（肺）润表（大肠）。

（三）根据阴阳消长确立治则治法

1. 壮水制阳

这是从脏腑病机上着手的一种重要治法。壮水制阳，适用于肾之真阴不足的证候，以峻补肾之真阴来消除因肾阴不足不能制阳所引起的一系列阳亢之症。如头晕目眩，舌燥喉痛，虚火牙痛等症，可用六味地黄丸滋肾水以制虚阳。滋水涵木以抑肝阳上亢的治法，也是由此而推行的。

2. 益火消阴

益火消阴适用于肾之真阳不足的证候，以峻补肾之真阳来消除因肾阳不足、无力温化所引起的一系列阴凝之症。如腰痛腿软，腰以下不温，少腹拘急，小便频多，或小便不利，水肿等，可用金匮肾气丸益肾中之阳以消阴翳。

四、三因制宜

三因制宜，包括因时制宜、因地制宜和因人制宜。由于天时气候因素、地域环境因素及患病个体的性别、年龄、体质、生活习惯等因素，对于疾病的发生、发展变化与转归，都有着不同程度的影响。因而，在治疗疾病时，就必须根据这些具体因素，区别对待，从而制定出适宜的治法与方药等，治疗应遵循"个体化的原则"。"医之治病也，一病而治各不同皆愈何也……（盖）得病之情，知治之大体也。（《素问·异法方宜论》）虽治法各异，而具体的患者皆得其所宜。这是治疗疾病所必须遵循的一个基本原则。

（一）因时制宜

根据不同季节的天时气候特点，来制定适宜的治法与方药等，这种原则称为"因时制宜"。一年之中，由于日照时间长短不同的周期变化，从而形成了一年中春夏秋冬的时序变化，并伴随着温热凉寒的气候特点和不同的物候特点，对人体的生理活动与病理变化带来一定的影响。因而，要注意在不同天时气候条件下的治疗宜忌。要求治疗用药应结合年岁、五运、六气、季节、气候等因素，四时气候的变化，对人体的生理功能、病理变化均产生一定的影响。如春夏季节，阳气升发，人体腠理疏松发散，应避免开泄太过，耗伤气阴；而秋冬季节，阴盛阳衰，人体腠理致密，阳气敛藏于内，此时若病非大热，应慎用寒凉之品，以防苦寒伤阳。

《素问·六元正纪大论》说："用寒远寒，用凉远凉，用温远温，用热远热。"在大寒之年，或寒冷冬季，或深秋初春之时，阳气敛藏，若非大热之疾者，应慎用寒凉药物，以防寒凉伤阳，此即"用寒远寒，用凉远凉"之旨；在大热之年，或暑热之季，阳气升发，腠理开泄，即使阴寒之病者用温热药物治疗时，也勿太过，以免耗伤阴液，此即"用温远温，用热远热"之旨。因时制宜之"时"，强调以就诊期间的气候特征为准，而不能机械地按年岁运气、时令用药。如冬季应寒而反温，治疗用药应以温为参考标准，而不是以冬寒之寒为参考标准。

（二）因地制宜

我国地域辽阔，不同的地域，地势有高下、气候、水质、土质等各异，因而，在不同地域长期生活的人们，其生活、工作环境，生活习惯与方式各不相同，其生理活动与病理变化亦各有特点，患病后的病证演变也有差异。根据不同的地域环境特点，来制订适宜的治法和方药等，这种原则称为"因地制宜"。

即使是同一种疾病，地域不同，亦常可采用不同的治法，这种原则在《内经》中被概括为"异法方宜"。前人认为江南两广一带土地潮湿，气候温暖，人们腠理开疏，感受风邪而致感冒，多为风热，甚或夹湿，主张以辛凉之剂，如桑叶、薄荷、菊花之类辛凉解表。而关中河北一带，天寒地燥，人们腠理闭实，感受风邪而致感冒，则多为风寒，宜采用辛温之剂发汗，如麻黄、桂枝、羌活之类解表。四川、湖南、贵州一带居民喜食辛辣食物，对药性辛温太热者耐受力强，故若用附子、川椒等温药时，往往需要较大剂量，否则不易取效。

此外，由于地域环境因素的不同，某些疾病的发生与地域密切相关。因而，在治疗时就必须针对疾病不同的本质而实施适宜的方法与治疗手段。

（三）因人制宜

《医学源流论·病同人异论》说："天下有同此一病，而治此则效，治彼则不效，且不惟无效，而反有大害者，何也？则以病同而人异矣。夫七情六淫之感不殊，而受感之人各殊，或气体有强弱，质性有阴阳，生长有南北，性情有刚柔，筋骨有坚脆，肢体有劳逸，年力有老少，奉养有膏粱藜藿之殊，心情有忧和乐之别，更加天时有寒暖之不同，受病有深浅之各异，一概施治，则病情虽中，而于人之气体迥乎相反，则利害亦相反矣。"临床根据患者的年龄、性别、职业、体质等不同特点，来制订适宜的治法与方药，这种原则称为"因人制宜"。

1. 年龄

小儿生机旺盛，但脏腑娇嫩，气血未充，罹病后易寒易热，易虚易实，病情变化较快。因而，治疗小儿疾患，忌用竣剂，药量宜轻。青壮年阶段，正气旺盛，体质强健，病邪一旦侵袭后，致病多表现为实证，可侧重于攻邪泻实，方药量亦可稍重。对于脑力劳动者或体弱者，方药剂量宜轻，若不效可以再剂。老年阶段，生机减退，脏腑气血已衰，生理性衰退与老年病相杂，从而呈现出多病性，易表现为虚证，或虚中夹实。因而，要注意扶正补虚，补益时应注意保护脾胃，攻邪时应注意免伤正气。并应抓住主要病理矛盾，实施针对性治疗。患病多虚证或正虚邪实，虚证宜补，而邪实须攻者亦应慎重，以免损伤正气。

2. 性别

男女性别不同，各有其生理、病理特点，治疗用药亦各有不同。例如：妇女有经带胎产诸疾。对于妇女，在应用峻下、破血、清利等法时，应考虑其是否处在经期、妊娠期等，以免动血伤胎。

男子有精室疾患及性功能障碍等特有病症，如阳痿、早泄、遗精、滑精，以及精液异常等疾患，实证应注意祛邪，虚证当补肾或调补相关的脏腑。

3. 体质

由于先天禀赋与后天因素的不同，人群中的个体，其体质有强弱、阴阳、寒热等的区别，或表现为不同的病理性体质，因而，患病之后，机体的反应性不同，病证的属性有别，治法方药也应当有所不同。

一般说来，体质强壮者，或偏阳热之体质者，患病后多表现为实证、热证，其体耐受攻伐，泻实清热，药量稍重亦无妨。体质虚弱者，或偏阴寒之体质者，患病后多表现为虚证、寒证或虚中夹实，其体不耐攻伐，因而，应注意采用补益或温补之剂，即令有邪而夹实，也只宜选用气味较薄，毒性较小的药物来治疗。若阳虚之体患热证时，法应清凉，然清凉到十分之六七即可，不可过于寒凉，恐热去阳气亦衰；阴虚之体患寒证时，宜选用温润之法，或温经之中佐以养阴之品。

此外，人感受同一种病邪，因个体体质因素不同，病证的性质可以有从寒化、从热化、从实化、从虚化的不同，名为病理"从化"。"从化"即与体质因素密切相关。由于"从化"后证候性质各有不同，因而治法方药也应不一样。所以虽患同一疾病，治疗用药亦应有所区别，阳热之体慎用温补，阴寒之体慎用寒凉等。

这种因人、因时、因地三因制宜的治疗原则，是针对具体问题进行具体分析，反映出辨证论治的原则性与灵活性相结合，体现了中医学的整体观念。只有全面地看问题，把天时气候、地域环境，以及患者的年龄、性别、体质等因素，同疾病的病理变化结合起来具体分析，用不同质的适宜方法去解决，方能提高诊疗水平。

（欧阳郴生）

第四节　主要治法

在具体临床中，肾脏病治疗方法多种多样，其主要的治法总结为如下八个方面。

一、益气法

气虚为肾系病证患者最常见的表现之一，且各有不同的病证特点，治法亦多种多样。总的而言，气虚证宜补气。由于气的生成来源主要是先天之精气、水谷之精气和自然界中的清气，除了先天禀赋、饮食因素、环境因素外，还与肾、脾、胃、肺等的生理功能状态有关。因而，在益气时应注意调补上述脏腑的生理功能。其中，调补脾胃为治理气虚证的重点。故治疗时要注意顺应脏腑气机的升降规律，调理气机紊乱的病理状态。"异病同治"是中医学的重要特色之一，其实质是"异病同证同治"，即同法所治之不同疾病，均有相同的证型。补肾益气法是运用较为广泛的"异病同治"之法，补肾益气之法对多种疾病和状态均具有较好疗效，其部分机理可能与从整体上调动了 HPA 轴功能及改善了免疫等，从而对局部病变达到了"调节整体，改善局部"的治疗效果。常用的益气方法如下。

1. 益气补中法

本法主要用于脾胃气虚，中气不足，运化乏力之证。凡急性肾炎、慢性肾炎急性发作、肾病综合征、慢性肾功能衰竭中医辨证属于中气不足者，均可采用本法治疗。代表方为四君子汤、补中益气汤等。

2. 益气渗湿法

本法用于脾胃气虚，升降失调，湿浊内停者。代表方如参苓白术散等。

3. 益气利水法

本法用于气虚外感之风水证及急性肾炎、慢性肾炎急性发作等病证，表现为恶风、颜面浮肿、小便不利、脉浮等。代表方为防己黄芪汤等。

4. 益气固表法

本法用于气虚卫阳不固，营阴不守，易感风邪者，以恶风自汗为主症。代表方如玉屏风散等。

5. 益气活血法

本法用于正气亏虚，血行不畅，瘀血阻络之证。代表方为补阳还五汤等。

6. 益气敛阴法

本法用于正气亏虚，阴津耗伤之气阴两虚证。代表方为生脉散等。

7. 益气生血法

本法用于劳倦内伤，元气不足，阴血亏虚之证。本证常见于慢性肾病晚期。代表方为当归补血汤、归脾汤等。

二、温阳法

《素问·生气通天论》曰："阳气者，若天与日，失其所则折寿而不彰。"肾阳虚日久累及脾阳，则使脾阳不能为胃运化津液，胃气呆滞而呈胀满，脾肾阳虚则不能运化水湿，不能蒸腾气化则水湿、痰浊内停，脾主四肢，脾不运水，则水气归于四肢而见浮肿。在肾病中，由于阳气不足引起的病证不少，常用的温阳法主要有以下几种。

1. 温补肾阳法

本法主要用于肾阳不足而见腰痛腿软、畏寒肢冷、少腹拘急、小便不利或小便反多、舌淡胖、脉虚弱者。以金匮肾气丸为代表方。

2. 温肾填精法

本法用于肾阳不足、命门火衰、年老久病而出现气衰神疲、畏寒肢冷、阳痿遗精、腰膝冷痛者。代表方为右归丸之类。

3. 温肾利水法

本法用于肾阳衰微，不能化气行水，水湿停聚之证。症见肢体浮肿、小便不利、四肢重痛、恶寒腹泻、苔白脉沉者。代表方为真武汤、济生肾气丸等。

4. 温阳通腑法

本法主要用于脾肾阳虚，阳气不行，冷积阻于肠间而表现为便秘腹痛、手足不温、脉沉弦者。代表方为温脾汤、大黄附子汤等。

5. 温阳止泻法

本法用于脾肾虚衰，命火不温脾土，运化不利所致之五更泄泻、食不消化、腰酸肢冷、神疲乏力、舌淡脉沉迟无力之证。代表方为四神丸等。

6. 回阳救逆法

本法用于元气大亏，阳气暴脱之危重症，以四逆汗出、呼吸微弱、脉微欲绝为主症。代表方为参附汤等。

7. 温肾纳气法

本法用于肺肾气虚所致喘促短气、动则尤甚，呼多吸少，声低气怯，咳则遗溺，尿频，舌淡苔白，脉沉弱者。代表方为人参蛤蚧散。

三、滋阴法

"肾者主水，受五脏六腑之精而藏之"，故阴精不足是肾系病证最常见的证候之一。因虚损程度不同，影响脏腑有异，治疗方法亦因之有所不同。

1. 滋阴补肾法

本法主要用于急性肾小球肾炎恢复期有肾阴不足，或慢性肾小球肾炎肝肾阴虚，或糖尿病肾病的治疗。症见腰膝酸软、头晕目眩、耳鸣耳聋、遗精盗汗、手足心热、小便淋沥等症者。代表方为六味地黄丸等。

2. 滋补肾精法

本法用于肾精亏虚证。以形体瘦弱、憔悴、腰膝酸软、反应迟钝、健忘、遗尿、成人早衰、小儿发育迟缓为主症。可以左归丸为代表方加减治疗。

3. 滋补肝肾法

本法用于肝肾阴虚见有头晕目眩、耳鸣耳聋、腰膝酸软、胁痛、五心烦热、舌红少苔、脉细数等症者。代表方如左归饮、二至丸等。

4. 滋阴降火法

此法用于肝肾阴虚，虚火上炎而以骨蒸盗汗、咳血梦遗、烦热易饥、足膝痛热、舌红少苔等为主症者。代表方为大补阴丸、知柏地黄丸等。

5. 滋阴壮骨法

此法用于肝肾有热，阴血不足，筋骨失养所致之腰膝酸楚、筋骨痿软、腿足酸弱、步履不便等症。代表方为虎潜丸等。

6. 滋肾纳气法

此法用于肾阴亏虚而见气喘、面赤呃逆、舌红少苔、脉细数者。以七味都气丸为代表方以滋肾纳气平喘。

7. 滋阴敛肺法

此法用于肺肾阴虚之证，见有潮热盗汗、喘咳带血、梦遗滑精等症者。代表方为麦味地黄丸等。

8. 滋阴潜阳法

此法用于肝肾阴虚，肝阳上亢甚或虚风内动以致头晕目眩、面红目赤、心烦作恶、舌红少苔、脉细弦，甚或见有痉厥等症者。代表方如三甲复脉汤、镇肝息风汤、天麻钩藤饮等。本法尚可用治肾性高血压或高血压肾病。

9. 滋阴理气法

本法用于肝肾阴虚，肝气不舒而致胸脘胁痛、吞酸吐苦、咽干口燥少津、脉虚弦者。代表方为一贯煎等。

10. 养阴利水法

本法用于湿热蕴结，邪热伤阴之证，以浮肿、口干欲饮、心烦不寐、小便不利等为主症。代表方为猪苓汤等。

11. 交通心肾法

本法用于心肾阴虚，水火不能相济所致之心悸健忘、失眠多梦、五心烦热、腰膝酸软、颧红盗汗、口咽口燥之证。代表方如黄连阿胶汤等。

四、固涩法

现代认为涩精法，收涩精微之义也，即以收敛固涩药物为主，结合辨证用药，使蛋白质、红细胞等精微物质不再进一步下泄损耗的治疗方法。在肾脏病治疗中，如何益肾固摄，收涩肾精，早日使尿蛋白彻底转阴，是不少慢性肾小球肾炎、肾病综合征患者病情能否控制的一个重要关键环节。

1. 固肾涩精法

本法主要用于肾脏病过程中，由于肾虚精关不固而致的肾炎蛋白尿、遗精滑泄、神疲乏力、腰痛耳鸣、四肢酸软、舌淡脉细弱之症。水陆二仙丹、金锁固精丸等为其代表方。

2. 固肾缩尿法

本法用于肾元亏虚，失其统摄之小便频数、小儿遗尿、舌淡苔白、脉细弱等症。代表方为缩泉丸、桑螵蛸散等。

五、利水法

利水法主要用于急慢性肾小球肾炎、肾病综合征、慢性肾功能衰竭等以水肿为主的患者。由于水肿有肺、脾、肾虚损的不同，以及湿热、瘀血、浊毒阻滞之区别，因此，在肾脏病临床中，利水法常常与其他治法合用居多。

1. 芳香化湿法

此法用于湿困脾胃，气机阻滞，症见脘腹胀满、不思饮食、口淡无味、呕吐恶心、倦怠嗜卧、舌苔白腻等。方以平胃散为代表。若因外感风寒、内伤湿滞者，则以藿香正气散治疗。临床上常用于肾性水肿以湿热蕴结中焦为主要表现者。

2. 清热利湿法

此法主要用于湿热内蕴，症见胸脘痞闷、口渴不欲饮、小便短赤、舌红苔黄腻等，方以二妙散、四妙散、四妙丸等为代表方。若因肝经湿热导致之小便淋浊，则以龙胆泻肝丸治疗。

3. 淡渗利水法

此法用于水湿内停，膀胱气化不利所致之水肿、淋浊、癃闭等症，用于肾脏病水湿困于下焦为主者。以五苓散、胃苓汤、五皮饮等为代表方。

4. 温化水湿法

此法用于脾肾阳虚，阳不化水，水气内停或脾阳不足，脾失健运，水湿内停之水肿，小便量少、手足不温等症。以实脾饮、苓桂术甘汤等为代表方。

5. 利湿分清法

此法用于肾气虚弱，失其固摄，清浊不分之膏淋、白浊之证。方以丹溪萆薢分清饮为代表。若为湿热下注之膏淋、白浊，则用《医学心悟》之萆薢分清饮。

6. 祛风胜湿法

此法用于寒湿邪阻滞经络或着于筋骨所致之腰身疼痛、畏寒喜温、舌淡苔白等症。方以独活寄生汤等为代表。

7. 疏风利水法

本法用于风邪犯肺，阻遏卫气，肺失宣降，通调失常而见水肿、小便不利等症。越婢加术汤为其代表方。此法主要用于急性肾小球肾炎或慢性肾小球肾炎急性发作阶段。

8. 泻下逐水法

本法用于全身严重水肿，体实病急，二便不通之时。代表方如十枣汤、舟车丸等。

9. 养心泻水法

本法用于水湿停聚，水气上凌心肺，见有咳逆喘气、心悸气短、难于平卧、全身水肿等症。常见于较严重的肾病或疾病晚期。方用生脉散合葶苈大枣泻肺汤加减治疗。

10. 化湿利水法

本法用于肾脏病由肺气不能宣化而导致水湿不行的，症见面目浮肿，小便少，胸脘痞闷，发热起伏，汗出不解，纳呆，舌红苔白腻，脉濡缓。临床多用于肾性水肿、小便不利等症的治疗。方用三仁汤加减。

六、清热法

清热法在临床上运用相当广泛，除急慢性肾小球肾炎、肾病综合征、肾盂肾炎外，狼疮性肾炎、糖尿病肾病、痛风性肾病等各种继发性肾脏病，甚至慢性肾功能衰竭在其发展的某一阶段都常有湿热毒邪内停的证候，都有应用该法治疗的必要。

1. 清热解毒法

本法用于治疗热毒壅盛三焦之证，症见烦热、咽干口燥、皮肤疮疡或吐衄发斑、舌红苔黄、脉数有力者。常用方剂为黄连解毒汤、五味消毒饮等。本法多用于因热毒炽盛、皮肤疮疡而导致之肾病，且患者体质不虚者。

2. 清热通淋法

本法用于湿热下注，蓄于膀胱，水道不利之淋证，以尿频涩痛、淋沥不畅，甚或癃闭不能、小腹胀满、舌红苔黄等为主症。本法主要用于急慢性肾盂肾炎、膀胱炎、尿道炎等证属湿热下注者。代表方为八正散。若因肺热壅盛，失于清肃，水道不通而见小便点滴不爽或点滴不通等症，则以清肺饮治之。

3. 清心利水法

本法用于心经有热，移于小肠所致之口渴面赤、渴欲冷饮、口舌生疮或小便短赤涩痛、舌红脉数等症。以导赤散为其代表方。

4. 清肝止呕法

本法用于肝经火旺，肝火犯胃，胃失和降之证。以胁肋胀痛、呕吐吞酸、口苦嗳气、舌红苔黄、脉弦数等为主症。方以左金丸等为代表。

5. 清暑利湿法

本法用于感受暑湿而见身热、心烦口渴、小便不利或呕吐泄泻及暑湿或湿热之邪下注膀胱而致之小便赤涩淋痛及砂淋。代表方为六一散等。

6. 清热凉血法

本法用于热入血分、迫血妄行之吐衄、尿血、发斑等治疗。若为热伤阴络之血淋实证，则以小蓟饮子治之。

七、活血法

肾脏病之初，因三焦气化功能失常，即有肾络痹阻，瘀血内生。加之湿邪内停，阻滞气机，而使血行不畅，瘀血更甚。又肾脏病迁延日久，久病入络，又必有瘀滞。另外，肾小球本身就属毛细血管丛，小球一旦发生病变，当多有瘀阻，故肾脏病临床中应特别注重活血法的运用。

1. 行气活血法

本法用于瘀血阻滞，经脉不通，气机失畅之证。症见腰身疼痛，痛有定处而如针刺，舌有瘀斑瘀点，唇暗，两目暗黑等。方用血府逐瘀汤、活络效灵丹、桂枝茯苓丸等。

2. 活血利水法

本法用于阳气不足，血脉瘀阻，气化行水失权所致之水肿、气短咳逆、胁下痞块、口唇发绀、舌暗有瘀等症。以桃红四物汤合四苓散治之。

3. 行瘀通闭法

本法用于瘀血败精阻滞于内或瘀结成块，阻塞于膀胱、尿道，导致小便不通、小腹胀痛、舌质紫暗或有瘀点等。以代抵当丸为代表方。

4. 益气活血法

本法用于正气亏虚，血行不畅，瘀血阻络之证。代表方为补阳还五汤等。该法可广泛应用于各种急慢性肾小球肾炎、肾病综合征，也可用于狼疮性肾炎、高血压肾病等继发性肾病。

八、通腑法

该法有改善肾功能，促进排泄尿素和肌酐的作用。

1. 通腑泄浊法

本法用于浊毒内停、腑气不通之证，以促进浊邪毒物的排出。故对于浊毒停聚者，可用本法治疗。常用方剂如调胃承气汤等。

2. 灌肠通腑法

此为一种较常用的治疗关格、肾衰竭的辅助方法。用以促进浊毒从肠道的排泄，从而改善全身状况。

参考文献

1 王永炎.临床中医内科学［M］.北京：北京出版社，1994：12.

2 戴京璋.实用中医肾病学［M］.北京：人民卫生出版社，2002：10.

3 吴敦序.中医基础理论［M］.上海：上海科学技术出版社，1995：6.

4 钱桐荪.肾脏病学［M］.第3版.北京：华夏出版社，2001：7.

5 陈建，谢福安，郭立中.临床辨病专方治疗丛书——肾脏病辨病专方治疗［M］.北京：人民卫生出版社，2000：5.

6 董竞成，吴金峰，张红英，等.从补肾益气法的理论研究及临床应用浅释中医"异病同治"［J］.中国中西医结合杂志，2013，33（5）：695-700.

7 雍晓婷，童安荣，史俊波.浅析扶阳法治疗慢性肾功能衰竭［J］.现代中医药，2015，35（2）：41-42.

8 王维治.神经病学［M］.第5版.北京：人民卫生出版社，2006：1.

（欧阳郴生　孙惠力　宋高峰）

第五章　肾脏病中西医防治的研究现状及前景展望

中医药学有着3000多年的辉煌历史，自《内经》成书至新中国成立前，中医药主要对肾脏病的证候、症状及其治疗进行了大量的临床探索和研究，提出实脾、温肾、利尿、发汗、攻逐、行瘀和风药胜湿等有效的治则和方药，主张水肿期必须忌盐，内容丰富翔实，是我国宝贵的医药文化遗产。20世纪50年代以来，在我国政府的大力扶持下，中医药事业得到迅猛发展。从肾病辨证规范化入手，开展辨证与辨病相结合和分阶段中西医结合的治疗方案，重视应用现代科技研究和拓宽中医传统的理法方药，开发了雷公藤、大黄、冬虫夏草、海藻、川芎等治疗肾病的新制剂，并参与肾脏替代疗法，使肾脏病的治疗学开拓了新的领域。21世纪，为肾脏病中医药学的研究和发展带来新的机遇和挑战。新技术、新理论的广泛应用，多学科紧密配合将成为肾脏病中医药研究和迅速发展新的平台；新的基本概念、基本模型和理论体系的建立将赋予中医肾脏病学全新的面貌。同时，我们也应清醒地认识到21世纪对中医肾脏病学发展提出的挑战。完善中医肾脏病学理论体系，深化基础及临床研究，提高其科学化、规范化、标准化水平，从而真正提高中医肾脏病学在世界科学技术领域的地位。

一、肾脏病中医古籍研究概况

1. 名称与分类

以水肿为例。《内经》称之为水、水气、肿胀。《金匮要略》设"水气病脉证并治"进行专篇论述，将水肿分为风水、皮水、正水、石水以及五脏水。《诸病源候论》又分十水：青水、赤水、黄水、白水、黑水、悬水、风水、石水、暴水、气水等。但因分类过繁，缺乏客观规律，对临床治疗难以显示其指导意义，故宋代严用和的《济生方》执简驭繁，由博返约，提出"肿满最慎于下，当辨其阴阳"，首次按阴阳属性把水肿分为阴水和阳水。元代朱震亨，明代李梴、李士材等均宗严氏的阴水、阳水立论，并不断完善，认为"若遍身肿、烦渴、小便赤涩、大便闭，此属阳水……若遍身肿、不烦渴、大便溏、小便少、不赤涩，此属阴水"，为以后水肿病的证候分类奠定了总原则。当肾病发生肉眼血尿，《内经》称为"溺血""溲血"，《金匮要略》谓"尿血"，并以痛或不痛与血淋相鉴别。若疾病发展至尿闭呕吐，则称"关格"。按"关格"一词在《内经》本以脉体而言阴阳离决之危象，至张仲景始以"不得小便、吐逆、食不得入"为关格证。以后王叔和、李东垣皆以仲景之说相传。至清代《证治汇补·关格》及《类证治裁·关格》，进一步认为"关格者……必小便不通，且夕之间陡增呕恶……所以关应下而小便闭，格应上而生呕吐，阴阳闭绝，一日即死，最为危候"，"下不得出为关，二便俱闭也，上不得入为格，水将吐逆也……乃阴阳离决之危候"。清末何廉臣的《重订广温热论》更提出溺毒的证候："溺毒入血，血毒攻心，甚至血毒上脑，证见头痛而晕、视力朦胧、耳鸣耳聋、恶心呕吐、呼气带有溺臭，间或猝发癫痫状，甚或神昏痉厥，不省人事，循衣摸床撮空，舌苔起腐，间有黑点，其症极危。"虽然原书记述的溺毒是指温热病或伤寒坏证（痉厥闭脱）时因尿毒不能从溲溺排出所引起的一种急危重症，或者说现代的感染性休克伴急性肾衰竭，但是"溺毒"这一名称及所描述的入血、攻心、上脑等症状特性，与原发性肾小球疾病发展而致的肾功能衰竭在有些方面是值得互相参考、借鉴和印证的。

2. 病因与病机

中医的病因、病机是以症状和证候作为基础的。《内经》谓"三阴结谓之水"，"肾者，谓之关也。关门不利，故聚水而从其类也。上下溢于皮肤，故为胕肿。胕肿者，聚水而生病也"，"其本在肾，其末在肺，皆聚水也"，"诸湿肿满，皆属于脾"，阐述了肺、脾、肾气化失衡是水肿发病的内在因素。张仲景的临床实践发展了《内经》的理论，并充实"血不利则为水"的瘀血病机，受到后世重视。华佗《中藏经》云："人中百病难疗者，莫过于水也……有因嗽而发者，有因劳而生者，有因凝滞而起者，有因虚乏而成者，有因五脏而出者，有因六腑而来者。"提出了多因素致病的观点。直至宋代确立阴水、阳水的分类以后，才进一步认识到，"大抵阳证必热，热者多实；阴证必寒，寒者多虚……凡诸实证，或六淫外客，或饮食内伤，阳邪急速，其至必暴，每成于数日之间；若是虚证，或情志多劳，或酒色过度，日积月累，其来有渐，每成于经月之后"（《医宗必读》）。还发现"又有年少，血热生疮，变为肿满，烦渴，小便少，此为热肿"（《济生方》）；"阴水，身凉，小便利……又夹湿热者"（《医学入门》）；"湿热身肿之因，或湿热行令，袭人肌表，或先伤于湿，湿气久留，郁而化热，则湿热肿作矣"（《症因脉治》）；"瘀血化水，亦发水肿"（《血证论》）。从而对脏气虚乏所致的水肿、六淫外客所致的水肿，以及热毒疮痈的水肿、湿郁化热的水肿、阴水兼夹湿热的水肿、瘀血水肿等，进行了多方面的论述，使肾病水肿的中医病因、病机分析逐步成熟。肾病尿血的病机主要是阴虚、络热、瘀血，但亦有"尿血久不愈，阳陷于阴者"（《慎斋遗书》）。关格、溺毒则系"浊邪壅塞三焦，正气不得升降"（《证治汇补》）所致，多数呈虚实夹杂、寒热混淆的繁复危笃的证候。

3. 治则与方药

《内经》对水肿的治疗原则，提出"开鬼门""洁净府""去菀陈莝"的原则。所谓"开鬼门"即是发汗，"洁净府"是利小便，"去菀陈莝"是下瘀浊，但如何应用这三条原则却没有明确的说明。汉代张仲景在《内经》的基础上指出，"诸有水者，腰以下肿，当利小便；腰以上肿，当发汗乃愈"，"病水腹大，小便不利，脉沉绝者，可下之"，并且及时总结前人经验，结合自己的实践，创制了发汗消肿的麻黄连翘赤小豆汤、越婢汤，利水消肿的五苓散、猪苓汤、柴苓汤，下瘀浊消肿的大黄甘遂汤、下瘀血汤等。此外可辨证用于水肿及关格的著名方剂还有真武汤、八味肾气丸、苓桂术甘汤、防己黄芪汤、防己茯苓汤、小柴胡汤、牡蛎泽泻散、当归芍药散、越婢加术汤、己椒苈黄丸、十枣丸、附子泻心汤等，其作用涉及实脾温肾、滋阴和阳、益气活血、调中散痞、逐水消肿等多个方面，其在学术上的影响是很深远的，某些处方及药物，直至目前，仍被国内外的肾病专家深入研究和应用。唐代孙思邈的重要贡献是在《千金要方》中，不仅介绍了内服方药，还十分重视食疗和外治法（灸、摩膏、外洗），首先提出水肿必须忌盐的正确主张，还认为"大凡水病难治，瘥后特须慎于口味，又复病水人，多嗜食不廉，所以此病难愈也"。以后在一段漫长的岁月中，各代医家对水肿应该首选何种主要治法，宜攻还是宜补，曾经历过艰苦的探索。如《千金要方》云："此病百脉之中，气水俱实，治者皆欲令泻之使虚……所以治水药，多用牵牛子诸药。"《景岳全书》曰："诸家治水肿，只知导湿、利小便……用诸去水药，往往多死。又用导水丸、舟车丸、神佑丸之类大下之，此速死之兆。"《石室秘录》曰："今人一见牵牛、甘遂，视为必死之品，过矣。"至李中梓著《医宗必读》，取各家之长而融会贯通，强调施治必须以辨证的虚实为依据，主张："察其实者，直清阳明，反掌吸功；苟涉虚者，温补脾胃，渐次康复；其有不大实亦不大虚者，先以清利见功，继以补中调摄。"并细微地观察了阴水、阳水的病情属性、病程经过及治疗反应后，总结出"治实颇易，理虚恒难"的诊治规律，最为后人所推崇。至清康熙年间，李中梓在《证治汇补》中概括前人治水经验，指出宜"随表里、寒热、上下，因其势而利导之，故宜汗、宜下、宜渗、宜燥、宜温"。以及"治分阴阳""治分汗渗""湿热宜清""寒湿宜温""阴虚宜补""邪实宜攻"等治则。清乾隆间何梦瑶著《医碥》，在研究了湿与水肿的因果关系和"治湿不利小便，非其治也"的经典治则基础上，提出了"风能胜之，风动而地干也"的见解。同时期的著作《临证指南医案》介绍了叶天士治湿，"以苦辛寒治湿热，以苦辛温治寒湿，概以淡渗佐之，或加风药"。以后的《重订通俗伤寒论》《全国名医验案类编》均重视"风能胜湿""治湿之道非一……亦有用羌、防、白芷等风药以胜湿者，譬如清风荐爽，湿气自清也"，这为我们借用治风湿痹病药以及虫类药研究肾病水肿的治疗开了先河。可见当时水肿治法主要有：发汗、利尿、攻逐、行瘀、实脾、益肾，以及加用风药。其著名方剂除前述仲景方外，应用频率较高的尚有《儒门事亲》的神佑丸；《济生方》的济生肾气丸、实脾饮、疏凿饮子；《仁斋直指方》的调荣饮（莪术、川芎、当归、延胡索、白芷、槟榔、陈皮、赤芍、桑白皮、大腹皮、茯苓、葶苈子、瞿麦、大黄、细辛、肉桂、甘草）；《兰室秘藏》的中满分消汤；《丹溪心法》的舟车丸；《普济方》的导水茯苓汤；《通俗伤寒论》的麻附五皮饮；以及《袖珍方》的无碍丸（大腹皮、三棱、莪术、木香、槟榔、郁李仁）等。至于尿血的治疗，宜滋肾、清络、散瘀，如《张氏医通》用六味地黄汤加阿胶、童便，或加土牛膝，亦有川牛膝一味煎膏频服者。此外尚有《千金要方》的犀角地黄汤、《济生方》的小蓟饮子、《圣济总录》的车前叶汤（车前草、茜草、浙贝母、侧柏叶、羚羊角、瓜蒌、红花、生地黄）等。尿血"阳陷于阴者"用补中益气汤。水肿及尿血发展至晚期产生的关格证，其治疗宜宗《证治准绳》"治主当缓，治客当急"的原则，因此补不宜峻，泻勿伤正，即使在"浊邪壅塞三焦，正气不得升降"时，亦宜先祛其邪浊，或兼顾其正气，如用温脾汤、附子泻心汤温肾泄浊，若仅见湿浊中阻者，可用黄连苏叶饮、左金丸、黄连温胆汤等，以辛开苦降，斡旋中气治之。亦有用大承气汤的个案报告（《鸡鸣普济方·关格》）。总之，关格是一个补泻两难的证候，正如《景岳全书》所说："病若此者，阳自阳而阳中无阴，阴自阴而阴中无阳，上下痞隔，两顾勿能，补之不可，泻之又不可，是亦关格之证也，有死而已。"可知在没有透析、移植的古代，对于肾性水肿、尿血发展而成的关格证，在非替代治疗方面已进行了各种探索，积累了经验和教训。

追溯自《内经》成书至清末，直至新中国成立前夕，历代中医药前辈在条件十分困难的情况下，对肾脏病的症状学和证候学，亦即对肾脏病的主要症状水肿、尿血、关格等，在辨证论治方面进行了反复细致的观察、归纳、分类、对比，并苦苦地探索着治则、治法和方药，逐步认识到对这些症状及证候的处理，应分清外感、内伤，判断水肿的阴阳和寒热虚实属性。其中虚证多与脾、肺、肾及三焦的气化失衡有关，而肾气的盛衰起着尤为关键的作用；实证缘由六淫外邪的侵袭，其中水湿、湿热以及与之相关的瘀血，对疾病的证型演变和干扰关系至大，治疗必须分别轻重、缓急、标本，才能提高疗效。这些朴实的理论来源于实践，又进而指导着中医临床实践，推动着中医药的发展。

仅仅对一个疾病进行症状学和证候学方面的研究是不可能深入到疾病的本质以认识其全貌的。何况肾病可以缺乏水肿、尿血、关格等症状和证候，而有水肿、尿血、关格等症状的又不一定都是肾病。但是不管如何评价，中医对肾病研究的过去是中华民族古代医药文化的一部分，内容丰富、翔实、绚丽、多彩，是应该值得自傲的。我们的先辈在当时的历史和科学条件下，已经竭尽全力，用他们的智慧和劳动给我们留下了一笔十分宝贵的医药文化遗产。

二、肾脏病中西医结合临床研究

1. 病证结合的诊断模式及辨证规范化和客观化的研究

中西医是在不同的历史条件下和不同的文化背景下发展起来的两种不同的医学体系。辨病和辨证分别是这两种医学理论体系的精髓。辨病和辨证，一是从机体对致病因子反映的复杂性，深刻地揭示了疾病的千变万化；一是从病原因子致病特点和病理损害的多样性具体地区别了疾病的千差万别。辨病和辨证的结合，既善于宏观的抽象与综合，又精于微观的还原和分析，在整体和局部结合的基础上，全面掌握疾病发生发展的规律。因此，叶任高于1961年在国内率先提出先辨病后辨证的中西医结合诊断思维，即先用现代医学方法，明确是什么疾病，然后按中医辨证分型论治。无"证"从病，无"病"从证。在积累大量临床实践经验的基础上，1977年北戴河肾炎会议，讨论肾病的中医证候诊断，结果形成了中医分型初步方案：急性肾炎多属实证，分风寒、风热、湿热（毒）三型；慢性肾炎与肾病属正虚邪实，正虚指气虚（气阴不足）、阳虚（脾肾阳虚）、阴虚（肝肾阴虚）；病邪有水湿、湿热、血瘀。并建议将一般常见病（不包括肾衰）分为五型：气虚型、阳虚型、阴虚型、湿热型、血瘀型，以求简明和统一。1986 年全国中医肾脏病南京会议讨论认为，慢性肾炎在诊治上具有一定的复杂性，主要表现在疾病危重时往往标本虚实互见，证候重叠混合，建议分本证与标证。本证指外感（风热、风寒）、水湿、湿热、血瘀、湿浊。辨治宜分清标本缓急。王永钧等对 505 例患者进行临床研究，发现肾失封藏、精微下泻的肾虚病机基本贯穿于所有慢性肾病患者整个病程的始终，故在 1989 年全国第五届中医肾病学术会议上提出以肾虚为中心的四证（无症状性肾虚证、肾虚证、肝肾阴虚证、脾肾阳虚证）为本，五候（风寒、风热、湿热、瘀阻、溺毒）为标的辨证方案。

慢性肾小球肾炎（简称慢性肾炎）是多种病理类型的原发性肾小球疾病在病程经过中的一个共同表现。中医学无慢性肾炎之名，其症状的描述，散见于中医的水肿、虚劳、腰痛等范畴。叶任高等在 50 例慢性肾炎临床资料的基础上，首次将慢性肾炎分为阳虚水壅、脾虚湿盛、阴虚肝旺、脾肾两虚和肾脾亏损五型。然而，慢性肾炎水肿消退后，往往病变仍然存在，部分患者无水肿表现而以高血压或其他症状为主要表现，甚至表现为无症状性血尿或蛋白尿。并根据临床主证，结合实验室检查结果，进一步完善了慢性肾炎的中医辨证分型，将慢性肾炎分为肝肾阴虚、气阴两虚、脾肾气虚、脾肾阳虚。如此辨病和辨证相结合，既能掌握疾病的内在规律、严重程度及预后，又能选择适当的治疗时机和方法，从而弥补了单纯西医辨病和中医辨证的不足，扬长避短，相得益彰。

中医肾病研究的发展，与引进现代医学"病"的概念，深入探求辨病与辨证的结合点，进而掌握肾病的证候演变规律和治疗对策关系十分密切。以肾病综合征为例，临床与实验资料表明中医中药能缓解症状，逆转某些病理过程。采用既辨病、又辨证的分阶段中西医结合治疗方案，则能获得既高于西医、又高于中医的治疗效果。目前肾病综合征的西医治疗仍然首选肾上腺皮质激素，此药近期疗效较好，但较难巩固，且因其对下丘脑－垂体－肾上腺皮质轴（HPA 轴）的反馈抑制，长程应用可致肾上腺萎缩与血浆皮质醇下降，进而导致疾病复发及诸多副反应。王永钧等观察到肾病综合征在接受激素治疗前均存在肾阳虚的证候，如水肿、尿少、腰酸、乏力、畏寒、面色无华、舌淡等，此时皮质醇多数在正常范围。经足量激素诱导治疗，肾阳虚证候逐渐好转，继而出现口干、食欲亢进、面色红润、兴奋多言、舌质红、脉转滑等肾水不足、阴虚火旺的证候，但血皮质醇值及 ACTH 刺激后血皮质醇实际增长值均明显降低，提示大剂量外源性激素已导致肾上腺皮质功能受抑制。当激素撤减至半量或维持量后，上述阴虚火旺证候减轻，乃至消失。此时原先降低了的血皮质醇开始逐步回升。其中部分病例血皮质醇水平仍低，回升困难者，可致肾阳虚证复现，甚至疾病复发。因此根据肾病综合征患者服激素前后的阴阳转化规律，可以认为激素治疗前的肾阳虚证，除疾病的病理改变外，还与外源性激素导致 HPA 轴的反馈抑制有关。

中医证型客观化研究是中医诊断现代化研究的重要内容之一。运用现代医学手段，对慢性肾炎证候实质进行了初步探索。结果发现，慢性肾炎的血尿、蛋白尿、高血压和肾功能减退的程度与中医证型有一定的关系。肝肾阴虚型见于慢性肾炎高血压患者；脾肾阳虚型以蛋白尿为突出表现，多有中重度水肿，多见于慢性肾炎肾病综合征（以下简称肾综）；脾肾气虚型以轻度蛋白尿为主要表现，常见于慢性肾炎浮肿消退或恢复治疗阶段；气阴两虚型多见于有血尿、蛋白尿、高血压及氮质血症患者。近年来对原发性肾小球疾病临床病理类型与中医分型的关系进行了研究，结果发现系膜增生、局灶性节段性肾小球硬化、膜增生性肾小球肾炎中医辨证多属肝肾阴虚和气阴两虚；脾肾气虚型多见于微小病变。对67例肾综患者中医证型分析，发现肾综属肝肾阴虚型多见（37例），其次为气阴两虚型（18例），而脾肾阳虚型仅3例。并注意到药物性因素对中医证的影响，发现长期大剂量应用外源性激素可使阳虚内寒证向阴虚火旺证转化。还发现，慢性肾炎病理损害，多为增生性及硬化性病变，实验室检查血液多有高凝现象，尿中纤维蛋白降解产物（FDP）升高。故认为瘀血存在于慢性肾炎病程始终，且病程越长瘀滞越显著。

2. 激素对肾小球疾病中医证候变化的影响及激素不同用药阶段中西医结合治疗研究

糖皮质激素是目前治疗肾病综合征的首选药物，国内常采用泼尼松。叶任高等于1984年在国内首先提出关于肾病综合征患者使用激素的标准方案，提出使用激素的3大方针，即首始剂量要足，减量要慢，维持时间要长。激素的标准方案提高了肾病综合征的治疗效果，但是副作用及复发仍然不可避免。为了最大限度地减少激素的副作用，提高疗效，推迟或减少复发时间，采用中西医结合的治疗方法，取其所长，补其不足，形成了一整套创新的中西医结合治疗方案。

在激素的首始治疗阶段，通常激素剂量为每日1mg/kg，一般用药8周。如此大剂量长时间服用激素，可出现医源性肾上腺皮质功能亢进症的表现。从中医角度看，激素为阳刚之品。阳热之品久服，势必损伤阴液，导致阴虚，阴虚则生内热，结果出现阴虚火旺的证候。临床表现为精神亢奋、面红耳赤、失眠、盗汗、五心烦热、口干咽红、舌红脉细数等症状。此时配合中药，用滋阴降火之法，我们选用旱莲草、生地黄、女贞子、枸杞子、龟甲、知母、黄柏等治疗。兼见湿热表现者，加栀子、石韦等。中西药合用既能减少大剂量激素的副作用，又能提高机体免疫力，从而提高缓解率。

在减量治疗阶段，激素每周减量一般为5mg，一直撤减至小剂量，每日0.5 mg/kg。在此阶段，可出现不同程度的皮质激素撤减综合征，且可能出现反跳现象。此时患者常有腰膝酸软，头晕耳鸣，倦怠乏力，易感冒，口干咽燥，舌质逐渐由红转淡，脉由细数转为沉弱，中医证型由阴虚向阳虚转化而呈气阴两虚或阴阳两虚证。此时则在继续使用滋阴补肾药的基础上，适当加入补气温肾药物如菟丝子、仙灵脾、锁阳、巴戟天、肉苁蓉等，或加补气药如党参、黄芪等。加用这些中药，可促进体内肾上腺皮质分泌激素和减轻激素撤减综合征，能减少反跳现象和帮助巩固疗效。

在维持治疗阶段，即泼尼松隔日凌晨顿服0.4mg/kg。在此治疗阶段，中医治疗重点在益气、补肾、健脾。用大补元煎（党参、熟地黄、山茱萸、山药、枸杞子、杜仲、当归、甘草）或用自拟方"肾特康"加减（党参、白术、茯苓、北芪、补骨脂、肉苁蓉、山茱萸、菟丝子、熟地黄）。

此外，肾内瘀滞是肾综病程中的重要病理因素，因此应配合使用活血化瘀通络药物，特别是虫类如全蝎、水蛭等。治疗过程中如出现疖肿、痤疮等表现，中医辨证为兼夹热毒，治疗宜清热解毒，用金银花、板蓝根、蒲公英等加入上述辨证方药中。对于易于伤风感冒使病情反复的肾综患者，用玉屏风散配合治疗，对预防感冒，巩固疗效，减少部分患者复发有一定帮助。

曾报道原发性肾综 134 例，其中西医组 66 例，主要用激素治疗；中西医组 68 例，用上述方案即中药配合激素治疗。结果表明，中西医组有效率达 85.3%，而西医组仅 56.1%。中西医组不良反应发生率为 14.8%，而西药组为 48.4%。无论在增加疗效或减少不良反应上，用上述方案均有相得益彰之效。

常复发性肾病综合征是难治性肾病综合征之一，叶任高等自创了一套治疗本病的方案，即在上述标准方案的基础上，在激素减至小剂量时，持续治疗 6 个月，然后逐渐减量，减至维持剂量时（隔日 0.4mg/kg），持续服药 1 年。此时中医药治疗方面，小儿着重补脾，成人重在补肾，以巩固疗效，防止其复发。有报道一组常复发性原发性肾病综合征在缓解后随访 6 个月、12 个月、47 个月时，中西医组复发率（0、3.3%、13.9%）显著低于西医对照组（11.8%、23.5%、35.3%）。中西医结合组平均缓解期为（35.9±3.7）个月，而西医对照组平均缓解期为（12.4±3.2）个月。中西医结合组平均缓解期显著长于西医对照组（$P < 0.01$）。中西医结合组激素不良反应发生率仅 33.3%，而西医对照组则高达 68.8%（$P < 0.01$）。

在肾上腺皮质功能受外源性激素抑制的早期，多数表现为肾阴虚证，在后期才表现为肾阳虚证。基于肾病综合征在激素治疗过程中出现分阶段的阴阳转化规律，王永钧等设计了在激素撤减至半量后加用温补肾阳药物的用药方案。研究证实，此方案能提高临床缓解率；促使部分激素依赖型患者脱离依赖现象；改善肾阳虚的证候及症状；加速血皮质醇水平回升。表明分阶段加用温补肾阳中药的中西医结合治疗，具有保护自身肾上腺皮质，拮抗外源性激素反馈抑制，减轻肾病综合征患者对激素的依赖，并减少其复发。

3. 狼疮性肾炎（LN）中西医结合治疗研究

系统性红斑狼疮（SLE）是常见病，其发病率占人群数 10/10 万。而 SLE 患者在病理上几乎都有肾脏病变，故 LN 是 SLE 最常见和最严重的内脏损害，直接影响 SLE 的预后。LN 的治疗是一个公认的临床治疗上棘手的问题。1983 年叶任高等在国内最先提出大剂量环磷酰胺冲击配合激素标准疗程治疗 LN。随后发现，在西药治疗的基础上，结合中医辨病辨证论治，不但可提高西药的疗效，而且可以降低激素、细胞毒药物的副作用。提出在 LN 病程中，热毒内蕴、瘀血停滞是贯穿疾病始终的特征性病机，是导致疾病发生发展的主要因素。在 SLE 早期或活动期，多以热毒和瘀血等邪盛为主要表现，治疗以祛邪为主，重用清热解毒和活血祛瘀之品；而在疾病晚期或稳定期，多以肾虚、阴阳气血不足等正虚为主要表现，治疗应以扶正培本、补益肝肾为主，辅以祛邪，而祛邪重点在于清热解毒和活血祛瘀。认为在治疗 LN 时，应针对热毒内蕴、瘀血停滞这一特有的病因病机，进行阻断或消除性治疗，如仅仅对症或单纯辨证治疗，则难以取得满意疗效。据此以清热解毒、活血祛瘀为基本治疗原则，选用白花蛇舌草、半枝莲、紫草、丹参、全蝎等组成"狼疮方"作为 SLE 治疗的基本中药处方。在狼疮方的基础上，按常规中医辨证施治方法处方用药。有报告总结在 CTX 冲击治疗的基础上，用狼疮方配合辨证施治治疗狼疮性肾炎的疗效。74 例患者中，临床表现为隐匿性肾炎 6 例，慢性肾炎 14 例，肾病综合征 48 例，急进性肾炎 6 例。按中医辨证分型，热毒壅盛型 28 例（37.82%），脾肾阳虚型 27 例（37.70%），阴虚内热型 16 例（21.62%），肝肾阴虚型 3 例（4.05%）。结果中西医结合组总有效率（95.9%）明显高于单纯西药组（80.3%），复发率（4.1%）显著低于单纯西药组（21.2%），副作用发生率（37.9%）亦显著低于单纯西药组（77.3%），其结果表明疗效明显高于单纯西药治疗组。采用中西医结合方法治疗 LN 的经验已被国外著名专著《系统性红斑狼疮》（Dubuis Lupus Erythrametosis）引用。

狼疮性肾炎用环磷酰胺冲击治疗后，易发生周围白细胞减少。此时，在辨病和辨证施治的基础上，加用补气养血的中药，如当归、鸡血藤、何首乌、桑椹等，在防止白细胞减少的不良作用方面有一定效果。用此方法治疗超过 60 例，与对照组比较，效果颇为满意。在 LN长期治疗过程中，偶有出现带状疱疹者，用六神丸治疗。方法是六神丸 5 粒，醋 1g，按比例配制，研末调和，涂擦患处，1 日 3 次。同时内服六神丸 5～10 粒，1 日 3 次。报道用中西医结合方法治疗 LN 并发带状疱疹 30 例，治疗组水泡干枯结痂平均（7.0±2.0）d，病程平均（9.0±1.0）d；对照组水泡干枯结痂平均（17.0±3.0）d，病程平均（19.3±3.0）d。治疗组疗效显著优于对照组。LN 引起的肾功能衰竭，并不等于终末期肾脏病。曾对 LN 病程不长、肾功能恶化较快，而双肾未缩小，特别是经肾活检还有较显著活动病变者，用中西医结合治疗，取得了较好的疗效。蒋炜等对 LN 进行的随访发现，雷公藤、激素的综合疗效远较国外报道为优。其中弥漫增殖性肾炎 2.5 年的混合死亡率（肾衰及死亡）为 10%，而国外应用激素和（或）细胞毒药物治疗 2.5 年混合死亡率则为 22%～40%。

4. 慢性肾功能衰竭中西医结合研究

慢性肾功能衰竭（以下简称慢性肾衰）是各种原因引起肾脏损害和进行性恶化的结果，目前尚无有效方法阻断其病程进展。对于慢性肾衰早、中期的治疗，国内主要靠中西医结合治疗。研究发现，慢性肾衰中医病机主要是脾肾虚衰，浊毒瘀血内停。早期以脾肾气阴两虚为主，晚期则表现为脾肾阳气虚衰。叶任高等根据慢性肾衰早期脾肾气阴两虚的病机特点，研制了肾衰方。方中党参、麦冬益气养阴，丹参、当归、赤芍活血祛瘀，大黄泄浊解毒，白术运脾祛湿，生牡蛎降逆潜阳。用肾衰方配合依那普利及低蛋白饮食治疗慢性肾衰氮质血症，治疗后血清肌酐（SCr）及血尿素氮（BUN）显著降低，且 SCr 下降幅度显著高于对照组，Ccr 较治疗前极显著增高。以血肌酐倒数与时间做回归分析，治疗组斜率 b 值呈正值，显著高于对照组。有效率（93.8%）也显著高于对照组（76.7%）。

终末期肾衰主要依靠替代疗法。有人针对腹膜透析或血液透析并发症开展研究。肾性贫血是慢性肾衰常见并发症，西医常给予促红细胞生成素。由于该药价格昂贵，多数患者不能长期接受治疗。为此，拟益气生血的方剂（党参、黄芪、当归、阿胶等），对比了 60 例中西医结合治疗与单纯西医治疗对持续性不卧床腹膜透析（CAPD）患者贫血的影响。两者采用的西药相同，但治疗组加用自拟方剂。结果表明，中西医结合组无论在改善贫血症状、提高血细胞比容和血红蛋白及改善生活质量方面，疗效均优于单纯西药组。慢性肾衰特别是终末期尿毒症营养不良目前引起广泛重视，目前尚无有效方法进行纠正。根据慢性肾衰晚期脾肾阳气虚衰的病机特点，研制了具有温补脾肾作用的肾特康胶囊。用肾特康配合腹膜透析或血液透析，可加速患者症状消退，改善营养状况和生活质量，在提高血浆蛋白和血红蛋白方面明显优于对照组。皮肤瘙痒是终末期尿毒症最常见的皮肤并发症。采用养血止痒汤为主治疗CAPD 合并皮肤瘙痒患者，取得了明显的治疗效果，总有效率达 86%。此外运用中医药辨证治疗腹膜透析其他的并发症如食欲不振、腹痛、腹泻、骨痛等，也取得满意疗效。

近年来，开展了中药单体川芎嗪加入到腹膜透析液中对腹膜透析效能的影响的研究。结果发现，含川芎嗪腹膜透析液可显著提高患者和模型动物的出超量，提高腹膜透析效能。该研究为新型中西医腹透液研究奠定了基础。

5. 隐匿性肾炎中西医结合研究

隐匿性肾炎又称无症状性蛋白尿和（或）血尿，临床以轻至中度蛋白尿（< 2g/d）和（或）肾小球性血尿，不伴有水肿、高血压和氮质血症为特征，病情缠绵，反复发作，是治疗中的一大难题。西医对于隐匿性肾小球肾炎的治疗目前尚无有效的治疗方法，主要是预防和积极治疗感染以及严禁使用肾毒性药物。因此寻找有效方法治疗隐匿性肾小球肾炎具有重要意义。肾病工作者在长期临床中观察到用中医辨证施治为主治疗隐匿性肾小球肾炎能收到较好疗效。隐匿性肾小球肾炎蛋白尿的形成主要与脾肾亏虚，摄精和藏精功能失司，精微下泄有关，而血瘀、湿热、风邪也是致病的重要因素。而血尿的形成则多由热扰血分，伤及脉络所致。曾报道对 45 例 IgA 肾病以隐匿性肾小球肾炎为表现者进行系统研究，将患者随机分为对照组和中西医结合治疗组。两组均用双嘧达莫等同样西药治疗，而中西医结合治疗组则在西药治疗基础上将患者分为肝肾阴虚、气阴两虚、脾肾气虚三型辨证施治。结果中西医结合治疗组有效率（86.36%）显著优于对照组（13.04%）。

隐匿性肾小球肾炎本虚证以肾阴亏虚证最为常见，其产生原因有素体阴虚、邪热（风热、湿热、热毒）伤阴、情志过极、郁而化热伤阴、误服或过用温补之品。而标实中应重视血瘀兼证，肾实质内的瘀滞是各种肾病发展过程中的重要一环，且病程越长，瘀滞越显著。肾特灵是叶任高团队研制的中成药，其主要药物有生地黄、女贞子、旱莲草、地骨皮、全蝎、丹参等，具有滋阴补肾、活血祛瘀的功效。主要用于治疗慢性肾小球疾病证属肾阴亏虚、瘀血阻滞者。从免疫角度来说，肾脏病发生与免疫稳定功能失调有关，而补肾药、活血祛瘀药有稳定机体免疫功能的作用。研制肾特灵的目的，是想通过此来调整免疫功能，改善微循环，使机体一些病理过程逆转，从而达到治疗和修复的目的。研究结果显示，肾特灵治疗隐匿性肾小球肾炎证属肾阴亏虚者总有效率为 86.27%，显著优于单纯西医对照组。其中以表现为单纯血尿者疗效最好，病理类型中以 IgA 肾病疗效较好，提示肾特灵对隐匿性肾小球肾炎具有较好的治疗作用。

三、肾脏病中西医结合实验研究

雷公藤作为祛风止痛中药使用已有 2000 年历史。现代药理研究表明，雷公藤具有抑制免疫、抗炎、抗生殖、抗肿瘤、抗菌等多方面作用，目前已被临床多个专业用以治疗多个系统的疾病，尤其在肾脏病领域已被广泛应用并取得瞩目的疗效。早在 1982 年，黎磊石在 Masugi 肾炎动物模型上发现，雷公藤不仅能影响实验动物蛋白尿的程度和持续时间，而且也减轻肾功能损伤以及肾组织病理变化的严重性。在对同种异体移植肾急性排异反应作用的实验研究中，接受 Lou/MN 为供体的 Wistar/F 大鼠运用 $T_{10}200\mu g.kg^{-1}.d^{-1}$，移植肾成活时间（$29.1\pm7.6$）d，长于 $CsA20mg.kg^{-1}.d^{-1}$ 组（26.7 ± 7.0）d，而应用 $T_{10}50$ 或 $100\mu g.kg^{-1}.d^{-1}$ 联合 $CsA5mg.kg^{-1}.d^{-1}$ 后，其移植肾成活时间分别为（17.8 ± 3.5）d 及（25.2 ± 5.0）d，高于单用 T_{10} 或单用 CsA 组；国外的研究也有同样的发现。目前已有多项动物实验研究显示，雷公藤能通过改善肾小球电荷屏障、抑制免疫复合物沉积、抑制系膜细胞增生以及抗氧化作用等从而起到减少蛋白尿、血尿作用。1988 年，王海燕等在嘌呤霉素引起大鼠微小病变型肾病实验中发现，雷公藤也可能具有组织或修复嘌呤霉素所致肾小球滤过膜涎蛋白破坏的作用，维持其电荷屏障的完整性，减少尿蛋白滤过；在原位免疫复合物肾炎模型中，吴志英等发现，TH 组病理显示肾小球体积和细胞数均明显低于模型对照组，荧光见 IgG、C_3、BSA+ 带负电荷辣根过氧化酶在肾小球沉积不明显；在马杉肾炎以及柔红霉素肾病实验中，发现 T II 能显著降低大鼠尿蛋白、肾皮质 MDA、血清 MDA，减轻肾病理组织学改变；张丽华等运用 T_4 作用于体外培养系膜细胞，发现 T_4 能明显抑制其增殖，且抑制作用的强弱呈剂量和时间依赖关系。最近研究显示，T_{10} 可以抑制 IFN-γ 及 TNF-α 联合刺激下的人近端肾小管上皮细胞合成单核细胞趋化因子（MCP-1-1），并可抑制 TNF-α 诱导的肾小管上皮细胞补体 C_3 mRNA 表达及 C_3 蛋白的合成，且与时间、剂量呈正相关，提示这可能是雷公藤减少肾间质炎细胞浸润及减轻小管间质损伤的机制之一。

大黄是治疗肾脏病的有效中药。大黄可通过以下 3 个环节影响氮质代谢：①减少尿素合成原料；②抑制尿素生成；③增加尿肌酐和尿素排泄量。对肾代谢的影响：肾代谢性肥大和高代谢状态是肾衰竭进行性恶化的重要机制。慢性肾衰竭动物模型用大黄治疗，观察发现大鼠血肌酐和尿素氮上升速度明显降低，肾组织中 RNA 和蛋白质含量也明显降低，RNA/DNA 比值下降，说明大黄能抑制肾代偿肥大，抑制残余肾的高代谢水平。还发现大黄素有抑制成纤维细胞增殖和促进细胞凋亡的作用。

全蝎也是治疗肾炎的常用中药。大鼠 C-BAS 原位性肾炎类似人类膜性肾病。陈双华等用全蝎注射液干扰大鼠 C-BAS 原位性肾炎。结果发现，全蝎可减少大鼠膜性肾炎蛋白尿，抑制白细胞介素 -1 活性，并扩张肾毛细血管，抑制血栓形成及炎症细胞因子释放，从而影响肾炎的发生与发展，减轻肾脏病理变化。

肾间质纤维化是导致终末期肾病的主要原因之一。寻找药物促进成纤维细胞凋亡，可能是防治肾间质纤维化、延缓尿毒症的有效途径。三七在临床上治疗肝纤维化及慢性肾功能衰竭常有良效。叶任高等观察了三七总甙对培养的人肾间质纤维化成纤维细胞凋亡及有关调控蛋白的影响。结果表明，三七总甙明显促进细胞凋亡，导致细胞数量减少；细胞 C-Myc 蛋白表达水平升高，而 Fas 蛋白的表达不受三七总甙的影响。提示三七总甙通过诱导 C-Myc 蛋白表达上调，促进人肾成纤维细胞凋亡，使细胞生存数量下降，可能是治疗间质纤维化的有效药物。

狼疮性肾炎（LN）肾间质病变突出，肾脏疤痕是决定预后的重要因素。丹参是防治 LN 的有效药物。有人观察了丹参对 LN 成纤维细胞增殖、凋亡及 C-myc 蛋白表达的影响。结果显示，丹参对人肾成纤维细胞增殖有抑制作用，并通过使 C-myc 蛋白高水平表达而诱导细胞凋亡。提示患者长期大剂量使用丹参治疗，可能对 LN 的间质纤维化病变有一定疗效。

冬虫夏草是传统的名贵中药材，具有保肺益肾等补益功能。研究发现，在 5/6 肾切除所致大鼠慢性肾功能衰竭（CRF）模型中，冬虫夏草与海藻、莪术配伍，具有降尿蛋白、血肌酐和尿素氮作用。它可以阻抑肾小球的代偿性肥大，明显减轻肾脏的病理改变，尤其是对肾小管间质的病变有较明显的防治作用。另外，给大鼠预防性灌服冬虫夏草水提液，然后使用卡那霉素造成急性肾衰，其肾功能损害程度较对照组轻，尿蛋白量较少，死亡率降低，表明冬虫夏草对卡那霉素肾毒性损害有良好的预防作用。冬虫夏草还可减轻庆大霉素的肾毒性损害。冬虫夏草可减轻实验性缺血性急性肾功能衰竭大鼠肾皮质线粒体钙离子内流和保护 ATP 酶的活性，从而改善肾功能。

桃红四物汤是中医活血化瘀的经典方剂。在大鼠加速型抗肾小球基底膜（GBM）肾炎模型上观察了该方对肾内血小板活化因子（PAF）和血栓素 B2（TXB2）的影响。结果显示，桃红四物汤能明显减少尿蛋白量，减轻肾脏病变，延缓疾病进展而降低 SCr 水平。该方能显著降低肾皮质 PAF、TXB2，提示该方治疗 GBM 肾炎模型有效，其机制可能是通过减少肾内 PAF、TXB2 等多条途径。

中西医结合治疗肾脏病，"源于西医，而高于西医；源于中医，而高于中医"。正确处理肾脏疾病西医辨病和中医辨证的关系，注意西药运用过程中，特别是激素对中医证候的影响，辨病组方，辨证施治，以临床疗效为前提，从实验角度深入探讨中药作用环节及其与西药协同作用的机理，是中西医结合方法治疗肾脏病取得成功的重要手段。

四、展望 21 世纪肾脏病中西医结合发展前景

目前我国医学发展已进入到中医、西医与中西医结合的三支力量并存的阶段。中医学具有中华民族固有的传统文化与哲理基础，它和国画、诗词、音乐都属于具有中国特色的文化体系。这些都是我们祖先代代相传而积累的宝贵文化的重要内容，我们应当倍加爱护并将之发扬光大。由于历代思想的变更，某些部分自应淘汰，某些部分更应发扬更新。西医学在国内已成为我国现代医学的主力，随着社会的发展，西医学也必将随着现代科学技术之革新与

生命科学的深入而大力向前推进。在其发展过程中，西医学仍会受到其自身的机械唯物论的思想束缚而限于难以克服的局限性。人的生命和疾病都是受宇宙自然法则与规律的制约。生命科学在 21 世纪中终将会有更大的发展，但发展毕竟是有限度的。如果把中医的哲理与宇宙观和现代医学的科学唯物论，宏观思维与微观实体结合起来，一个新的医学思想体系必将诞生。它的基础就是我们现在实际存在而且正在发展的中西医结合的新医学。

在中西医结合的临床基础上，我们认为当前的中医药学对肾病防治中心研究课题之一是将传统的中医辨证与辨病的思想与方法用现代医学与科学技术方法加以深入研究，以期能使二者结合成为既有主观又有客观指标的综合体，既有现代生理科学基础，又有临床生理病理学的论证。中医的"辨证"是中医临床实践与医学的核心，如能尽早取得新的论证，这将是一项重大进展。

在治肾方药的研究中，单味药以及一些组织严谨、结构简洁、疗效可靠的经方或经验方，可能被研究者优先考虑。补益肾气、化瘀消癥、祛风胜湿、清热解毒及一些有毒中药，可能在筛选中会发现其对肾病的特异作用。为了使中医药现代化，有必要采用现代药物化学、实验药理学与临床药理学的知识与方法逐步说清其性能，即明确中药所含的有效治疗或调理功能的化学成分的性能与化学结构，同时用实验药理学方法进行分析与综合有效成分的作用性质，以说明中药方剂或单味药调节身体各种功能活动的机理。中药成分不同于西药单体，西药寻求具有对特定局部的作用。虽然中药亦有一定的局部作用，但其治疗的机理主要在调节全身某些生理生化功能系统的水平使之回到正常范围，如功能偏高时可使之下调，功能偏低时可使之上调，从而使全身气血和阴阳维持在适合个人生理水平之内。由此可见，中药的功能是在整体功能水平上进行调节。深入研究肾脏病中药方剂就可能初步理解肾脏病辨证用药的基础与中医理论的"归经"（脏腑经络）相联系，从而说明"同病异治与异病同治"的思路。由于肾病的慢性过程，患者需要长期坚持服药，因此治肾中成药的剂型必将发生革新，中药汤剂的大部分将逐步被其他剂型所替代，给药途径将会多样化。治肾中成药在体内的吸收、分布、代谢、排泄将被更多地研究。从中药中提取天然有效成分，继而进行结构改造、半合成、合成等，将会被研究者列入议题。人类有可能从中医药宝库中获取高效、低毒的理想治肾药物。

科技发展必将对中医药防治肾脏病带来前所未有的机遇，诸如中药对致炎、致硬化性细胞因子的作用，对各类炎症介质的干扰，对细胞凋亡的影响，都将成为研究者的课题。临床研究仍将是中医肾脏病研究的主要手段，但实验研究方法将被广泛采用。如整体与离体实验相结合的方法，以及建立"病"和"证"的动物模型进行实验性治疗的方法。同时期望有一批实验室研究成果，将被逐步运用于临床，经受实践的考验。

参考文献

1 曾炎，张磊，徐三丰，等.慢性肾炎中医证型的探讨［J］.中西医结合研究，2012，4（5）：271-273.

2 黄玉玺，叶任高，吴礼木，等.原发性肾小球疾病临床病理类型与中医辨证分型关系探讨——附116例分析［J］.中西医结合临床杂志，1991，1（3）：4-6.

3 陈严文.叶任高教授中西医结合临床经验［J］.实用中西医结合杂志，1997，4（11）：1061-1062.

4 张彤.试论叶任高对中西医结合的观点［J］.中国中医药信息杂志，1998，5（3）：6-7.

5 叶任高.对中医辨证论治理论临床应用的再探讨［J］.中国中医药报，1998（7）：1.

6 张岩.中西医治疗慢性肾小球肾炎研究述要［J］.实用中医内科杂志，2009，23（12）：45-47.

7 吴斌，孙伟.慢性肾小球肾炎中医研究进展［J］.江苏中医药，2014，46（6）：79-81.

8 万雪英，叶任高，罗甜仪，等.肾炎合剂治疗原发性慢性肾小球肾炎61例报告［J］.广东医学，1985，6（11）：26.

9 魏练波，刘冠贤.叶任高肾脏病临床备要［M］.北京：人民卫生出版社，1997：6.

10 吴金玉，叶任高.辨证论治配合肾上腺皮质激素治疗原发性肾病综合征临床对照观察［J］广西中医药，1999，22（3）：1-4.

11 叶任高，等.中西医结合治疗肾病综合征［M］.广州：广东人民出版社，1999：69-70.

12 叶任高，江英能，梁辉.中西医结合治疗常复发性肾病综合征的现状（专家讲座）［J］.浙江中西医结合杂志，1999，8（1）：1-2.

13 吴金玉，鲍华英.叶任高教授治疗肾病综合征经验［J］.现代中医，1998，12（3）：3-5.

14 赵力，叶任高.从肾病综合征治疗看中药配合激素有机运用［J］.实用中西医结合杂志，1997，10（21）：2078.

15 任国辉，叶任高.中西医结合治疗原发性膜性肾炎肾病综合征30例临床观察［J］.广东医学，1995，18（11）：761-763.

16 曹斌.中西医结合治疗原发性肾病综合征60例疗效观察［J］.中医药学报，2014，42（2）：142-144.

17 李桂明.叶任高的学术思想兼谈肾病综合征［J］.中国中医药报，1998（1）：7.

18 陈双华，叶任高，李惠群.中西医结合治疗肾炎性肾病综合征的临床观察［J］.中华肾脏病杂志，1995，11（6）：357-360.

19 叶任高，张芸菁，余俊文.中西医结合治疗成人原发性肾病综合征134例观察［J］.中国中西医结合杂志，1993，13（2）：84-85.

20 任国辉，叶任高.活血化瘀方干扰实验性大鼠肾炎的疗效观察及机理探讨［J］.血栓与止血杂志，1995，2（4）：160-162.

21 陈仲勤，康建华，梁景强.肾病综合征的中西医结合治疗疗效观察［J］.中国医药导报，2010，7（18）：57-58.

22 叶任高，任国辉，李惠群，等.中西医结合治疗成人常复发性原发性肾病综合征疗效观察［J］.中国中西医结合杂志，1995，15（1）：15-17.

23 叶任高，等.中药配合激素治疗原发性肾病综合征的管见［J］.中西医结合临床杂志，1991，1（4）：4.

24 叶任高，张素梅，张琳，等.中药与激素在治疗肾病中的相辅关系探讨［J］.广东医学，1991，7（2）：34-36.

25 叶任高.乌柏树皮治疗肾变性综合征24例的初步报告［J］.广东医学，1961，（3）：127.

26 徐洪波.叶任高教授治疗常复发性肾病综合征临证经验［J］.中华实用中西医杂志，1998，12（17）：853.

27 赵力.叶任高治疗狼疮性肾炎的临床经验［J］.北京中医，1999，18增刊：11.

28 孙美娟，熊佩华，费梅，等.中西医结合治疗狼疮性肾炎20例临床研究［J］.江苏中医药，2014，46（1）：28-30.

29 叶任高，阳晓.论狼疮性肾炎的全科治疗［J］.中国全科医师杂志，1999，2（3）：169-170.

30 阳晓，叶任高，裴超成，等.狼疮方配合免疫抑制剂治疗狼疮性肾炎的临床疗效观察［J］.中国医刊，2000，36（6）：45.

31 金劲松.叶任高教授中西医结合治疗狼疮性肾炎50例经验分析［J］.实用中西医结合杂志，1998，11（8）：730.

32 顾左宁，钟卓衡.叶任高中西医结合治疗狼疮性肾炎的经验［J］.江苏中医，1998，19（12）：10-11.

33 向彩春，王起航，谢丽萍，等.中西医结合治疗重症狼疮性肾炎40例临床疗效观察［J］.辽宁中医杂志，2009，36（7）：1173-1174.

34 叶任高，孙林.进一步开展中西医结合对狼疮性肾炎的研究［J］.中国中西医结合杂志，1997，17（3）：177-178.

35 叶任高，任国辉，李海坚，等.中西医结合治疗狼疮性肾炎尿毒症28例疗效观察［J］.中国中西医结合肾病杂志，2001，2（9）：518-522.

36 叶任高，孙继红，孙林.中西医结合治疗狼疮性肾炎并发带状疱疹30例［J］.中国中西医结合杂志，1996，16（9）：551.

37 张秋霞，汤水福.中西医结合治疗狼疮性肾炎的临床观察［J］.四川中医，2006，24（1）：51-52.

38 任国辉，等.桃红四物汤对实验性肾炎肾内血小板活化因子、血栓素 B2 的影响［J］.中国中西医结合杂志，1996，16（S1）：91-93.

39 梁兰青，黎磊石，周虹.冬虫夏草对肾毒性损伤大鼠尿及肾组织中 EGF 变化的影响［J］.中华肾脏病杂志，1994，10（4）：233-235.

40 叶任高，余俊文，周霞等.中药对环磷酰胺治疗狼疮性肾炎引起白细胞减少症的影响［J］.中国中西医结合杂志，1994，14（1）：43.

41 阮劲，叶任高，梁萌.中药配合环磷酰胺冲击治疗狼疮性肾炎41例疗效观察［J］.中国中西医结合杂志，1994，14（5）：276-278.

42 WELLACE D J. Dubois lupus erythrametosis.3rd ed［M］.Batimore：Williams，1997：1180-1181.

43 阳晓，等.肾衰方配合依那普利治疗慢性肾衰临床疗效观察［J］.中华实用中西医杂志，2000，

13（16）：71.

44 徐大龙，卢祖礼，左莹莹等.中西医结合治疗慢性肾衰疗效观察［J］.山西中医，2008，24（9）：30-31.

45 阳晓.叶任高教授治疗慢性肾衰的临床经验［J］.中国中医药报，1999（2）：24.

46 叶任高，任国辉.慢性肾功能衰竭的中西医结合治疗［J］.浙江中西医结合杂志，1994，4（1）：27-28.

47 叶任高.慢性肾功能衰竭的中西医结合治疗（专家讲座）［J］.中国中西医结合杂志，1993，13（2）：122.

48 马天寿，梁友军.复方大黄煎剂在慢性肾衰竭患者治疗中的应用［J］.中国中医急症，2013，22（11）：1960-1961.

49 陈豪.中西医结合治疗肾性贫血60例临床观察［J］.浙江中医杂志，2012，47（9）：661.

50 李小庭，叶任高.肾特康合剂配合高流量血液透析治疗慢性肾功能衰竭的临床研究［J］.实用中西医结合杂志，1998，11（3）：197.

51 叶任高，任国辉，杨永铭，等.肾特康配合腹膜透析治疗30例慢性肾功能衰竭观察［J］.中国中西医结合杂志，1995，15（3）：170-171.

52 傅卓，叶任高.中药配合血液透析治疗28例慢性肾功能衰竭观察［J］.现代中医，1997，9（3）：155-156.

53 王红军，张瑞华，傅文录.升阳泄火汤加减治疗尿毒症皮肤瘙痒40例［J］.光明中医，2016，31（6）：825-827.

54 魏练波，叶任高，李惠群，等.慢性肾功能衰竭腹膜透析并发症的中医治疗［J］.中医杂志，1997，38（4）：222-224.

55 曲晓璐，叶任高，王丽.中西医结合治疗腹膜透析患者腹泻的疗效观察［J］.中国中西医结合杂志，1997，17（12）：748.

56 WEI L B，Ye R G，Li H Q，et al. The TCM treatment on complication of peritoneal dialysis in chronic renal failure［J］.J of Trad Chin Med，1997，38（4）：222.

57 阳晓，叶任高.川芎嗪对大鼠腹膜超滤功能影响的实验研究［J］.中国中西医结合杂志，2000，20（9）：682-684.

58 陆才生，叶任高.含川芎嗪腹膜透析液对腹膜透析效能的影响［J］.中国中西医结合杂志，1998，18（12）：709-711.

59 YANG X，et al. Effect of Ligustrazine-containing peritoneal dialysis fluid on peritoneal transport［J］. Perit Dia Int，2000，20（1）：155.

60 XU H P，et al. Treatment of primary latent glomerulonephritis with simple hematuria using Chinese herbal and western medicines［J］.Am J Compr Med，1999，1（5）：322.

61 刘冠贤，叶任高.中西医结合治疗原发性隐匿性肾炎血尿［J］.中国中医药信息杂志，1999，6（4）：39-40.

62 沈实现，王振杰.中西医结合治疗隐匿性肾炎130例［J］.中国实用内科杂志，2004，24（6）：369.

63 徐洪波，叶任高.中西药配合治疗单纯性血尿的原发性隐匿性肾小球肾炎58例临床观察［J］.中医杂志，1998，39（4）：222-224.

64 叶任高，毛晓玲.无症状性蛋白尿和／或血尿综合征的治疗［J］.中国医师进修杂志，1993，16（6）：8-9.

65 黄玉玺，叶任高.隐匿性肾炎蛋白尿的辨证和治疗［J］.中华肾脏病杂志，1991，7（4）：245-247.

66 黄新艳.中西医结合辨证治疗原发性隐匿性肾炎血尿58例［J］.中医研究，2001，14（3）：26-28.

67 阳晓，叶任高.中西医结合治疗原发性隐匿性肾炎51例疗效观察［J］.新中医，2000，32（4）：13-15.

68 季曙明，王庆文.雷公藤防治异体肾移植术后急性排斥反应作用的临床研究［J］.肾脏病与透析肾移植杂志，1998，7（5）：415-420.

69 杨俊伟，樊忠民，戴春笋，等.雷公藤内酯醇抗同种异体移植物急性排异反应作用的实验研究［J］.肾脏病与透析肾移植杂志，1997，6（3）：214-301.

70 WANG J, et al. Immunosppressive activity of the Chinese medicinal plant Tripterygium wilfordii.I. Prolongation of rat cardiac and renal allograft survival by the PG27 extract and immunosuppressive synergy in combination therapy with cyclosporine［J］. Transplantation, 2000, 70（3）: 447-455.

71 李惊子，朱世乐，于宏.雷公藤及黄芪、当归对微小病变肾病鼠肾小球滤过膜通透性的影响［C］.中华医学会全国肾小球疾病学术会议，1987-10：116-117.

72 刘珊，刘伦志，覃智慧，等.雷公藤多苷对老年大鼠肾小球肾炎的疗效及炎症指标的影响［J］.中国免疫学杂志，2014，30（5）：627-629.

73 张丽华，毕增祺，李学旺.雷公藤T_4单体对体外培养的肾小球系膜细胞增殖及白介素-1产生的影响［J］.中国医学科学院学报，1994，16（4）：270-274.

74 刘志红，戴春笋，李恒，等.雷公藤内酯对人近端肾小管上皮细胞单核细胞趋化因子合成的影响［J］.肾脏病与透析移植杂志，2000，9（5）：431-435.

75 杨俊伟，陈朝红.雷公藤内酯通过细胞凋亡阻止人T细胞增殖［J］.肾脏病与透析移植杂志，1997，6（3）：205-209.

76 HO LJ, et al. Mechanism of imunosuppression of the antirheumatic herb 雷公藤 in human T cells［J］. J Rheumatol, 1999, 26（1）: 14-24.

77 宁英远，王俭勤，屈遂林.大黄素对人肾成纤维细胞增殖的影响［J］.中国中西医结合杂志，2000，20（2）：105-106.

78 张景红，黎磊石.大黄对慢性肾衰病人脂质代谢的影响［J］.中华肾脏病杂志，1993，9（3）：133-135.

79 INOKUCH J I.Inhibtions of Angiotersin-Converting Enzyme in Crude Druge，Ⅱ［J］.Chem Pharm Ball，1985，33（1）：264.

80 郑智华，叶任高，李幼姬，等.全蝎注射液对大鼠原位性肾炎病理变化及血清 IL-1 的影响［J］.中国中西医结合杂志，1993，13（8）：481-482.

81 张国强，叶任高，孔庆瑜，等.三七总甙诱导间质纤维化人肾成纤维细胞凋亡及其分子机理初探［J］.中华肾脏病杂志，1998，14（2）：93-95.

82 张国强，叶任高.丹参对培养中狼疮性肾炎成纤维细胞的影响［J］.中国医药学报，1997，12（5）：19-21.

83 张国强，叶任高.丹参对狼疮性肾炎成纤维细胞增殖，凋亡及 c-myc 蛋白的表达的影响［J］.中国中西医结合杂志，1997，17（8）：473.

84 李冬梅，孙禄，刘巍，等.大黄素对肾纤维化大鼠肾组织中基质金属蛋白酶组织抑制物 -1 表达的影响［J］.齐齐哈尔医学院学报，2010，31（17）：2689-2691.

85 陈梅芳，丁钰熊，王家冲，等.大白鼠 5/6 肾切除所致慢性肾衰动物模型的中药治疗观察［J］.中国医药学报，1988，3（6）24-27.

83 程庆瓅，于力方，师锁柱，等.5/6 肾切除大鼠肾脏病理的改变以及冬虫夏草的治疗作用［J］.解放军医学杂志，1993，18（5）：374.

87 陈香美.冬虫夏草对慢性肾功能不全大鼠细胞免疫机能的调节作用［J］.中华医学杂志，1992，73（1）：27-29.

88 柴文华，闫顺章，刘辉.冬虫夏草制剂对慢性肾功能衰竭患者肾功能的影响［J］.中国当代医药，2009，16（17）：28-29.

89 郑丰，黎磊石.人工虫草对庆大霉素致大鼠急性肾毒性损伤的影响［J］.中国中药杂志，1994，19（8）：494-497.

90 郑丰，黎磊石.冬虫夏草治疗肾毒性急性肾功能衰竭的疗效机制探讨［J］.中华肾脏病杂志，1993，9（6）：354.

91 Ren G H, et al. Lupus nephritis treated with impact therapy of CTX and TCM［J］.Chin Integ Med，1994，14：276.

92 YE R G, et al. Therapy of integrated traditional Chinese medicine and Western medicine on 74 lupus nephritis［J］.Chin Integ Med，1994，14（6）：343.

93 YE R G, et al. 134 Patients with adult primary nephritic syndrome treated with combined traditional medicine and western medicine［J］. Chinese Chung Kuo Chuang Huai Chieli Ho Tsa Chih，1993，13（2）：84.

（周小舟　李顺民）

下 篇

各 论

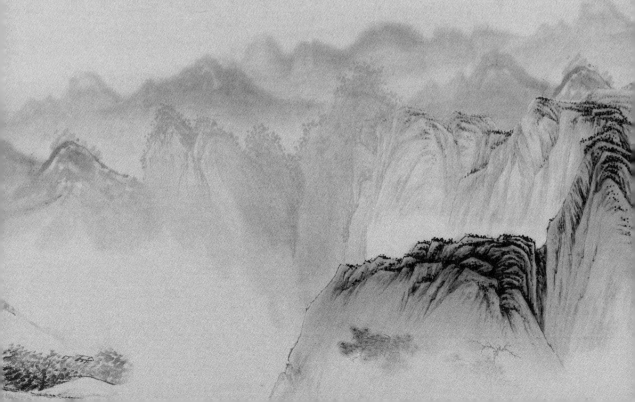

第一章　原发性肾脏疾病

第一节　急性肾小球肾炎

急性肾小球肾炎简称急性肾炎（acute glomerulonephritis，AGN），是临床常见的肾脏疾病。急性起病，以血尿、蛋白尿、高血压、水肿、少尿及氮质血症为常见临床表现。这是一组临床综合征，又称之为急性肾炎综合征（acute nephritic syndrome）。临床上绝大多数属急性链球菌感染后肾小球肾炎（acute poststreptococcal glomerulonephritis）。急性肾炎常出现于感染之后，以链球菌感染最为常见。此外，亦可发生于其他细菌、病毒、寄生虫、立次克体、支原体、螺旋体、霉菌和原虫等感染之后。

此外，不少原发性肾小球肾炎临床可表现为急性肾炎综合征，如膜增生性肾小球肾炎、IgA 肾病和系膜增生性肾小球肾炎。许多全身性疾病如红斑狼疮、过敏性紫癜、感染性心内膜炎、血管炎等，亦可表现为急性肾炎综合征。某些药物引起的急性过敏间质性肾炎可有类似急性肾炎的表现。链球菌感染后肾炎多数为散发，但可呈流行性发病，于学校、集体或家庭中集中发病。本病主要是儿童疾病，是小儿时期最常见的一种肾脏病。多于 5 ～ 12 岁发病，以男性多见，男女比例约为 2：1，2 岁以下罕见，可能与儿童进入集体生活环境后，第一次接触 β 链球菌致肾炎株，又尚未产生特异性免疫力有关。本病很少累及中、老年人。目前在发达国家中如欧美等国，发病率已明显下降，该病已属少见，但在生活及工作环境等卫生条件较差的国家，发病情况未见好转。我国北方患者约 90% 以上发生于呼吸道链球菌感染之后，故春、冬季多见；南方不少患者发生于脓疱疮之后，多见于夏季。

中医文献无急性肾炎这一名称，属于中医学"水肿"中的"风水""阳水"和"溺血"等范畴。"水肿"一词最早见于《素问·水热穴论》"肺为喘呼，肾为水肿"。此外，根据本病尿血的证候，《素问·气厥论》云："胞移热于膀胱，则癃、溺血。"而《金匮要略·五脏风寒积聚病》篇中"热在下焦则尿血"即是急性肾炎血尿证候的记载。

一、病因病理

（一）中医

人体的水液有赖于肺之通调、脾之传输以及肾之开阖来共同完成。所以，本病主要病变在肺、脾、肾三脏，以肾为根本，同时与三焦、膀胱亦有关系。

1. 病因

（1）外感

感受风邪：肺为一身之气，外合皮毛，又为水之上源，主通调水道，下输膀胱。风邪外袭，客于肺卫，肺失宣降，通调失职，风遏水阻，不能下输膀胱而为风水相搏，流溢肌肤，发为水肿，是为风水。

疮毒内侵：肌肤患疮疖疡痈，邪毒内攻，归于脾肺，外遏肌表，内阻水道，水气与邪毒并走于内，泛于肌肤，而引起水肿。

湿气内侵：脾主运化，喜燥恶湿。如久居湿地或冒雨涉水，以致水湿之气内侵，或平素酒食不节，生冷太过，湿蕴于中，脾为湿困，健运失司，不能升清降浊，以致水湿不得下行，泛于肌肤而成水肿。或湿郁化热，湿热壅滞三焦，膀胱输化无权，亦可致水肿。

（2）内伤

饮食劳倦，伤及于脾：饮食不节，劳倦太过，以致脾气亏虚，水湿不运，脾虚则土不制水而反克，水不归经而横溢皮肤，渗于脉络而发为水肿。

劳欲太过，久病及肾：生育不节，房劳过度，以及久病及肾，均致肾气亏虚，不能化气行水，肾不能行五液之水而发为水肿。

营养不足，脾肾亏虚：生活饥馑，饮食不足，或脾失健运，摄取精微物质功能障碍，生化之源不足，以致脾肾亏虚，水液代谢障碍而发为水肿。

2. 病机

肾的气化失常是急性肾炎的主要病机。肾主一身之阴液和一身之阳气，为阴液之本，阳气之根。在人体水液代谢中，肾气起着决定性作用。对于肾气的生理功能，在《素问·阴阳应象大论》中有一段形象的描述："地气上为云，天气下为雨，雨出地气，云出天气。"又说"雨气通于肾"。此处的雨气和天气，恰是肾气的蒸腾和肺气的输布清肃，而肺气的输布是依赖和从属于肾之蒸腾的，古人善假万物以类比人体。正是由于肾气之蒸腾，而使"清阳发腠理，浊阴走五脏，清阳实四肢，浊阴归六腑"。清阳者，谓"出于下焦"之卫气也。前一个"浊阴"言水谷之精微，后一个"浊阴"言水谷之糟粕。由于肾气的作用，一方面，通过三焦通路，升腾卫气，借肺之宣发而行"肥腠理，司开阖"之用，保证水液代谢的重要通道之一——皮肤玄府开阖有度，保证了肺的宣发功能正常，从而使通调水道的肃降之功得以实现。另一方面，温化与肾相表里的"州都之官，津液藏焉"的膀胱之水液，使之"气化则能出矣"。同时又因肾司二便的功能，赖肾气使前、后二阴开阖有度，保证体内正常津液量。肾气还可温助脾气，使其制水之权得以平衡。使水行其常道，不致泛滥为患。尿、汗同赖肾气之化而上出下注。

《灵枢·五癃津液别》云："天暑衣厚则腠理开，故汗出……天寒则腠理闭，气湿不行，水下留于膀胱，则为溺与气。"人体水液代谢主要通道乃腠理玄府与膀胱水道。而二者皆为肾所主，皆赖肾的气化功能。肾主腠理玄府，是因"五脏六腑……肾为之主外"（《灵枢·五癃津液别》），"卫出于下焦"（《灵枢·营卫生会》）。《类经·经络二十三》云："卫气……其气自膀胱与肾，由下而出，故卫气出于下焦。"又说："卫气属阳，乃出于下焦，下者必升，故其气自下而上，亦犹地气上为云也。"因此，肾的气化失常，是导致水液代谢失常，发生水肿的主要病机。仲景将其命之曰"水气病"，大有深意，可作两解：一为水中之气（肾气）之病也；二为水与气（肾气）之病也，皆通，言其病机也。水赖气动，所谓"气行一寸，水即行一寸，气行周身，水即行周身"（《医理真传》）。故肾的气化失常而致水停，水停又碍其气化，使三焦受滞，水、气俱受其阻，结而为病。因气无处不到，故肿亦无处不在也。经谓："诸有水气者，微肿先见于目下。"此之谓也。肾的气化失常为急性肾炎发生之关键，然肾之气化失常，主要是因"肾气实"和"肾阴虚"所致。

（二）西医

1. 病因

绝大多数急性肾炎与 β-链球菌 A 族有关。链球菌致病作用有以下几个方面的证据：①肾炎起病前先有链球菌前驱感染，对未经青霉素治疗的急性肾炎患者，早期做咽或皮肤感染灶细菌培养，约 1/4 以上为 β-溶血性链球菌阳性，急性肾炎患者血清抗链球菌溶血素"O"滴度大于 1：200 者可达 70%～80%，说明患者近期有链球菌感染史；②没有链球菌直接侵犯肾脏的证据；③自链球菌感染至肾炎发病有一间歇期，此期相当于抗体形成所需时间；④患者血中可检出对链球菌及其产物的抗体、免疫复合物；⑤血中补体成分下降；⑥在肾小球基膜上有 IgG 和补体成分的沉积。

2. 病理

（1）发病机理

链球菌感染后肾小球肾炎（PSGN）为一类免疫介导性疾病，迄今多项研究致力于揭示该病的致病抗原性质、作用部位及其在自身免疫反应中所起的作用，但尚不明确。

①链球菌抗原　目前研究较多的两种抗原是链球菌肾炎相关纤溶酶受体（NAPlr）和链球菌致热外毒素 B（SPEB），两种抗原均可活化补体的旁路途径。NAPlr 是一种有 3-磷酸甘油醛脱氢酶活性的纤溶酶连接蛋白，为链球菌胞浆抗原。在 APSGN 患者早期肾活检组织中可检测到 NAPlr 沉积，92% 的 APSGN 恢复期血清中及 60% 的单纯链球菌感染者血清中可检测到 NAPlr 的抗体。NAPlr 与肾小球结合，激活血纤溶酶及补体的旁路途径，从而导致肾小球基底膜（GBM）的损伤，使免疫复合物沉积于上皮侧，吸引循环中的炎症细胞，炎症细胞及肾小球细胞释放多种生物活性产物，引起免疫损伤和炎症。体外试验也证实，NAPlr 可诱导趋化因子及 IL-6 至系膜细胞，促进黏附分子的表达，产生炎症反应。

SPEB 由化脓性链球菌产生，是一种带阳电荷的胞外纤溶酶连接蛋白受体，它的前体酶原（zSPEB）由致肾炎菌株分泌。在 APSGN 患者血清中可检测到高滴度的 SPEB 抗体，在这些患者的肾小球中也可检测到 SPEB 沉积。最近有学者研究了 SPEB 产生细胞因子的作用，发现 SPEB 可增加小鼠系膜细胞培养上清液的 IL-6 的水平。Viera 等进一步研究发现，在加入了 SPEB 及其前体的人单核细胞培养上清液中，IL-6、TNF-α、IL-8 及 TGF-β 水平显著增加，这些细胞因子的产生可由注射 SPEB 多克隆抗体所阻断。这些研究表明，SPEB 可与白细胞相互作用，从而触发一系列反应，例如产生细胞因子、促进白细胞增殖和黏附分子的表达，因此在免疫复合物形成之前即导致炎症反应。

②自身免疫　如下发现证实，本病患者存在自身免疫现象：a. 疾病第 1 周，32%～43% 患者血清中检出高滴度类风湿因子，其中 IgG 型高出 IgM 型 2 倍；b. 患者肾活检组织中，30% 可见抗 -Ig 沉积；c. 本病死亡患者肾活检组织洗脱液抗体类型以 IgG 为主，抗链球菌抗性弱或无，而呈显抗 -IgG 性。

抗 -Ig 产生机制尚有争论。实验表明，链球菌神经氨酸酶可致自身 Ig 脱氨酸化，从而诱发自身免疫反应和肾炎。由此，神经氨酸酶在 PSGN 发病机制中的作用仍在探索之中。多种致肾炎的链球菌菌株中均可分离出神经氨酸酶，而人免疫球蛋白是此酶较敏感的底物。此外，本型患者血清中可见活性神经氨酸酶和游离唾液酸。近来，肾活检组织中亦示有花生凝集素结合位点，提示可能 Ig 沉积处唾液酸丢失致游离半乳糖基暴露。综上所述，高度提示神经氨酸酶可能参与抗免疫球蛋白反应。除此之外，自身免疫亦可能系 IgG Fc 段与链球菌细胞壁 II 型受体相结合的结果，其与 IgG 自身抗原性显著升高相关联。需要强调指出，目前所有资料均无法证实自身免疫在发病中占核心地位或只是疾病偶发表现。

③免疫反应部位和电荷依赖效应　传统认为，APSGN 是一类循环免疫复合物沉积所致疾病，起病急。2/3 患者于疾病第 1 周内经由 C_{1q} 结合法可检出高水平循环免疫复合物，亦支持这一观点。然而越来越多的证据倾向于多种肾小球肾炎类型中发病机制主要为抗原 - 抗体原位反应，PSGN 亦不例外。实验表明，注射中的中性或阴离子性循环免疫复合物无法透入肾小球基膜，故难以用传统发病机制解释本病特征性病理改变即上皮下沉积物的聚集。而前所提及的蛋白酶中阳离子电荷可诱发上皮下沉淀，即阳离子性抗原易于固定和通过 GBM。抗体电荷性质同样具有重要意义，净电荷强阳性（pI ＞ 9）的免疫球蛋白亚型可种植于净电荷呈阴离子性的基膜上，成为抗原的靶抗体。阳离子性免疫球蛋白和链球菌神经氨酸酶作用下唾液酸减少，在 Ig 等电点（pI）的阳离子化过程中起修饰作用。

抗原 - 抗体反应通过补体终末产物激活的化学趋化特性引起炎性细胞，尤其是中性粒细胞聚集，造成组织损伤。此外，目前逐渐认识到在 PSGN 急性期患者血清中，细胞免疫亦可能对发病起关键作用。实验模型中，单核细胞浸润与蛋白尿间存在时间关系，且抗巨噬细胞血清和环孢素治疗可消除蛋白尿。本型早期，CD_4 淋巴细胞和单核细胞在肾小球和肾间质的浸润提示免疫细胞的参与。总之，体液免疫和细胞免疫机制共同参与急性 PSGN 的发病。

（2）病理改变

肾脏较正常增大，被膜下肾组织光滑，早期行肾穿刺，可见典型的肾小球病变。发病4～6周后，病理不典型。

①光学显微镜检查　基本病变为弥漫性毛细血管袢及系膜区细胞增生（主要是内皮及系膜细胞）及细胞浸润（中性粒细胞、单核细胞、嗜酸性粒细胞等）。有以下几种类型。急性增生性病变，最常见。肾小球细胞成分增多，血管袢肥大，充满肾小囊，毛细血管有不同程度的阻塞，偶有小血栓形成。以内皮及系膜细胞增生为主，故病理上又称为毛细血管内增生性肾小球肾炎（endocapillary proliferateive GN）。此外，常伴有渗出性炎症，部分患者甚至以渗出性病变为主，主要是中性白细胞浸润，称为"急性渗出性肾小球肾炎"。少数患者肾小球病变严重，毛细血管袢断裂，小血栓形成，红细胞自毛细血管内逸出，为坏死性炎症或出血性炎症。增生、渗出的程度在不同的病例可有很大的差别：最轻的病变仅有部分系膜细胞增生；重者内皮细胞也增殖，并可部分甚至全部阻塞毛细血管袢；更严重者形成新月体。

少数患者呈肾小球系膜细胞及基质增生为主。严重时将肾小球分隔成若干小叶，小叶中心有嗜酸样物质沉积，即中心小叶区透明样变。有些患者既有弥漫而严重的细胞增生及渗出，又有明显的系膜基质增生，并形成肾小球伪叶。至病程后期（数月至半年后）则多呈系膜病变，甚至局灶性硬化。另有个别呈膜性肾病病变的报告。

肾小囊中小新月体（毛细血管外增生）并不少见。有个别报告在原病理证实为急性弥漫性增生性肾炎的基础上，于数天至数周内大部分肾小球有大新月体形成，属于急进型肾炎。

肾小管改变不突出。上皮细胞变性，近端曲管上皮细胞内含有吸收的蛋白质小滴，肾间质水肿，偶有中性白细胞、单核细胞及淋巴细胞的灶性浸润。虽然肾小球毛细血管袢病变严重，但大部分无小动脉病变。

②免疫荧光检查　可见以 IgG 及 C_3 为主的颗粒状沉着，C_3 沉着强度大于 IgG。常有备解素及纤维蛋白相关抗原（FRA）节段状沉着。偶可见 IgM、IgA、C_{1q}、C_4 等轻微沉着。按颗粒状沉积物分布可分为三型。

星天型：约见于 30% 患者。较小的免疫球蛋白及 C_3 呈弥漫、不规则分布于毛细血管袢及系膜区。毛细血管袢上的大沉积物较少见。此型之光镜下病理改变多为内皮系膜增生性肾炎。临床上见于起病的前几周内。

系膜型：约见于 45% 患者。免疫沉着物主要见于系膜区，特别是蒂部。光镜下多呈系膜为主病变。见于青少年病情较轻者，或疾病恢复期，星天型的恢复期可转变为本型，持续存在数月、数年而痊愈。

花环型：约见于 25% 患者。沉着物沿毛细血管袢连续排列，系膜区沉着物相对较少。光镜下肾小球呈小叶改变。常见于成年男性，临床呈持续的大量蛋白尿，预后较差。而且 5 例重复肾穿刺可发现肾小球系膜增生硬化、节段的纤维性新月体。肾脏小血管及肾小管上很少见免疫沉着物。

③电子显微镜检查　疾病早期可见电子致密物沉积及细胞增生、浸润。上皮下电子致密物形成驼峰为本病电镜表现的特点，其常在上皮细胞裂隙孔上，为不规则的团块状沉积，与

基底膜外稀疏层之间有一分离层，于起病 4 ~ 8 周后逐渐淡化而成为一透明区。如驼峰样沉着物多而不规则弥漫分布并有中性白细胞附着于其上，称为"不典型驼峰"，此时免疫荧光显微镜下常呈花环型病变，临床常有持续性大量蛋白尿，预后不好。

电子致密物分布与荧光显微镜下沉积类型有关，星天型以内皮下沉积为主，伴有上皮下、系膜区及基膜内沉积；系膜型以系膜区及近系膜的内皮下沉着为主，毛细血管祥很少沉着物；花环型则以大量上皮下沉着为特点，也伴有较少的其他部位沉积。

（3）免疫病理

①本病属于免疫复合物型肾炎。用免疫荧光方法可在肾小球上查见不规则的颗粒状沉积物（内含 IgG、C_3、备解素及微量 C_{1q} 和 C_4）。电镜下可见此免疫复合物呈驼峰状沉积于基底膜外，均从组织学证实了免疫复合物的存在。

抗原（链球菌某种成分）、抗体（免疫球蛋白）形成免疫复合物。本病患者急性期时，常可测到血循环中免疫复合物（CIC），但已知 CIC 的出现没有特异诊断意义。在抗原、抗体量接近平衡，而且抗原量稍过剩时即形成大小适度的可溶性免疫复合物，在通过肾小球基底膜时滞留并沉积下来。另有作者认为链球菌抗原成分能与血液中的纤维蛋白原相结合，从而形成较大分子量的可溶性复合体沉积于肾小球系膜区，引起该细胞炎症反应。

链球菌抗原的某些带阳电荷成分，可通过电荷反应与肾小球结构相结合而形成"种植抗原"；NSAP 可通过与肾小球上链激酶 C 受体相结合而"种植"；这些种植抗原均可导致原位免疫复合物形成。

②极少数患者呈抗肾抗体型肾炎，这些患者肾小球基底膜上有线状沉积物。可能链球菌菌膜抗原与肾小球基底膜有交叉抗原性，但这一交叉抗原性仅由个别研究工作所证实。

③细胞介导免疫机理在本病中的作用　患者肾小球系膜区常可见单核细胞浸润，可提示肾脏局部细胞免疫反应，但细胞介导免疫在本病中的确切作用仍不清楚。

④自体免疫在急性肾炎发病中的可能作用　这一可能性一直被人们关注，但缺乏有力证据。有报告指出，在 2 例具有本病典型临床及病理诊断的急性肾炎患者中，查到血清 DNA 与抗 DNA（单链及双链）免疫复合物，且抗 DNA 抗体滴度升高。又有报告本病患者血中链球菌神经氨酸酶活性及游离神经氨酸酶（即游离唾液酸）水平均升高，表明致病链球菌的神经氨酸酶可使唾液酸从血液免疫球蛋白或组织（包括肾小球）中释放，导致自身免疫，或使正常 IgG 的抗原决定簇暴露，进而形成抗自身 IgG 的抗体。

⑤低补体血症　早在 1914 年，Gunn 已发现 4 例急性肾炎患者呈低补体血症。1935 年，Kellet 进一步指出，急性肾炎时的低补体血症是抗原、抗体反应的结果；此外，链球菌的菌体外毒素可以直接通过旁路途径激活补体，引起炎症过程。

急性肾炎起病后，血液中 CH_{50}、C_3 及 C_5 均明显下降，于 6 ~ 8 周恢复正常；C_{1q} 及 C_4 稍有下降，其下降程度较 C_3 轻，且很快恢复正常；B 因子正常；备解素水平明显而持久地下降，恢复亦比 C_3 慢。应用免疫荧光技术证实急性肾炎患者肾小球上有较大量的 C_3 及备解素沉积，因此，大部分作者认为本病补体主要是按旁路途径激活，称之为"旁路疾病"

（alternative pathway disease）。但亦有人认为两种激活途径均可能存在于不同患者中。本病患者血清中含有激活并消耗补体的物质，引起低补体血症。研究工作证实 C_3NeF 是 C_3 转化酶的抗体，故与本病补体旁路途径激活的启动有关。

补体系统激活后引起一系列免疫病理改变，特别是上皮下免疫复合物激活补体后形成的 C_{3b-9}（膜攻击复合物），在急性肾炎的发病中起着重要作用。但有报道少数急性肾炎患者（20/182 例，11%）的血清 C_3 正常，其链球菌感染病史、临床表现、实验室检查、病理改变及预后均与低补体血症的患者相同，不同之处仅是患者的血浆白蛋白下降，胆固醇升高，免疫荧光检查可见较多的 IgG 在肾小球上沉积。因此，作者认为低补体血症与急性肾炎的发生和发展关系不大。

⑥免疫介导的炎症反应　免疫复合物，特别是沉着在内皮下及系膜区、能与循环中的细胞相接近的免疫复合物可以通过免疫及化学的机制吸引循环中的炎症细胞（中性粒细胞、单核细胞），这些炎症细胞及病变的肾小球细胞又可以产生一系列炎症介质，如细胞因子、蛋白酶及活化氧代谢产物等引起肾小球炎症病变。一次致肾炎链球菌菌株感染后形成的免疫复合物沉着，肾小球尚有能力清除（主要通过系膜细胞吞噬作用），中断上述免疫 – 炎症的恶性循环，使急性肾炎病变呈自限性。

（三）中西医结合

近年来，部分医家对急性肾小球肾炎的中医辨证与微观检测指标的关系进行了初步研究，并有所发现。

1. 血液凝固机制紊乱对原发性肾小球疾病的发生、发展有重要影响

刘宝厚等报道该病各型间存在着不同程度与不同特点的高血黏状态，其中肺脾气虚型、肝肾阴虚型的全血、血浆黏度均较健康人明显增高；肺脾气虚型以全血黏度增高最为明显，肝肾阴虚型以血浆黏度增高为显著，脾胃阳虚型表现为全血黏度降低，血浆黏度增高，与健康人相比有明显差异，提示血浆黏度测定可作为本病辨证分型的参考指标。同时认为肺脾气虚者表现为全血黏度增高，主要是红细胞表面电荷减少引起，与中医"气虚而血滞"或"气弱而血不行"理论相吻合。肾阴虚者血浆黏度增高，主要是血脂增高所致，符合中医的阴液亏损、血脉不充、血液运行不畅而致瘀滞的阴虚血瘀理论，而脾肾阳虚血浆黏度增高、全血黏度降低则主要是代谢毒物在体内蓄积而成。

2. 急性肾炎与免疫的关系

北京中医医院报道在急性肾炎病例中，热毒型的血液补体多明显下降，血清免疫球蛋白 IgA 多增加，淋巴细胞转化率无明显变化。脾肾两虚型淋巴细胞转化率及血清免疫球蛋白 IgA 下降，而血液补体 C_3 多无变化。福建省人民医院报道湿重于热的病例，其血清免疫球蛋白 IgA 值高于其他证型，风热型的病例则血清免疫球蛋白 IgM 多增加。施赛珠认为，脾肾阳虚型患者往往容易感冒，感冒后易诱发肾炎反复发作，可能与血浆免疫球蛋白降低有关，血浆免疫球蛋白 IgG、IgM、IgA 在各型间均有差异，可作为参考，且 IgG 降低对脾肾阳虚型辨证参考价值高。她认为免疫功能低下，中医辨证属正虚。

二、临床表现

（一）症状

1. 血尿

血尿常为起病的第一个症状，几乎所有患者均有血尿，其中肉眼血尿为 50% ～ 70%，尿色呈混浊深茶色或洗肉水样，无血凝块，酸性尿中红细胞溶解破坏，故常使尿呈酱油样棕褐色。约数天至一二周即消失，肉眼血尿消失后一般仍有镜下血尿。严重血尿患者排尿时尿道有不适感及尿频，但无典型的尿道刺激症状。

2. 蛋白尿

几乎全部患者尿蛋白阳性（常规定性方法），尿蛋白一般不重，为 0.5 ～ 3.5g/d，常为非选择性蛋白尿，主要为白蛋白，伴有大量红细胞管型。仅约不到 20% 的患者尿蛋白在 3.5g/d 以上，表现为肾病综合征。部分患者就诊时尿蛋白已阴转呈极微量，因而无尿蛋白阳性的记录。蛋白尿多在几周内消失，很少延至半年以上。

3. 水肿

起病初始即有水肿，出现率为 70% ～ 90%，呈疾病主要表现的占 60% 以上。轻者为早起眼睑水肿，呈所谓"肾炎面容"。严重者有全身性水肿，但指压凹陷不明显，体重可较病前增加 5kg 以上。大部分患者于 2 ～ 4 周内自行利尿、消肿，如水肿或肾病综合征持续发展，常提示预后不佳。

水肿主要是肾小球滤过率下降，而肾小管特别是远曲小管重吸收能力上升，球管功能失衡所致。全身毛细血管病变引起毛细血管通透性增加，低蛋白血症及心力衰竭等因素均可加重水肿。目前由于注意对患者限盐、利尿，故水肿程度一般较轻。

4. 高血压

高血压见于 80% 左右病例，老年人更多见。多为中等度的血压增高，具有重要的诊断价值。亦可见严重高血压，甚至高血压脑病。高血压与水肿程度平行一致，并随利尿治疗而恢复正常。高血压的原因也主要与水钠潴留、血容量扩张有关。血浆肾素水平一般不升高，醛固酮分泌率正常或下降，所以高血压与水肿程度平行一致，并且随着利尿而恢复正常。如血压持续升高 2 周以上无下降趋势者，表明肾脏病变较严重。而且持续性高血压亦加重肾功能损害，应予及早治疗。

5. 少尿

大部分患者起病时尿量少于 500mL/d。可由少尿引起氮质血症，2 周后尿量渐增，肾功能恢复。只有少数患者（不足 5%）由少尿发展成为无尿，表明肾实质病变严重。

6. 肾功能损伤

常有一过性氮质血症，血肌酐及尿素氮轻度升高。较严重者（血肌酐 > 352μmol/L，尿素氮 > 21.4mmol/L）应警惕出现急性肾衰。经利尿数日之后，氮质血症即可恢复正常。少数老年患者虽经利尿后肾功能仍不能恢复，预后不佳。

肾小球滤过功能一过性受损，而肾血流量正常，所以肾脏滤过分数相应下降，这是急性肾炎的典型改变。肾小管功能的受累较轻，肾小管最大重吸收葡萄糖（TmG）和肾小管对PAH最大排泌量TmGPAH轻度下降或正常，尿钠及尿钙下降，钠排泄分数小于1%，肾衰指数小于1，尿浓缩功能多正常。

7. 全身表现

患者常有疲乏、厌食、恶心、呕吐（与氮质血症不完全成比例）、嗜睡、头晕、视力模糊（与高血压程度及脑缺血、脑水肿有关）及腰部钝痛（因肾实质肿大，撑胀肾被膜、牵扯感觉神经末梢所致）。偶有个例与风湿热并存。

（二）体征

1. 水肿

此为最常见的体征，轻者仅见于眼睑，重者可波及全身，按之凹陷不明显。

2. 眼底改变

此征为高血压引起，可见视网膜小动脉痉挛，偶有火焰状出血及视神经盘水肿。

三、实验室检查及辅助检查

（一）尿液

1. 尿常规

尿常规中除可见红细胞及蛋白尿外，尚可见红细胞管型、颗粒管型及少量肾小管上皮细胞及白细胞。白细胞可达每个高倍视野10个左右，其中有时中性白细胞占75%以上，偶可见白细胞管型，但这并不表明有尿路感染存在。如有大量透明和颗粒管型，多提示肾炎加重或存在系统性疾病，如SLE或血管炎。无蜡样管型及宽大的透明管型。尿常规改变较其他临床表现恢复得慢，常迁延数月。大部分儿童患者、一半左右成人患者尿蛋白在4～6个月后阴转，少数拖至1年后才阴转。少量镜下细胞可迁延数月甚至一两年。

2. 尿细胞形态检查

尿细胞形态检查提示多为严重变形细胞，但应用袢利尿剂时可暂为非肾小球性细胞。

3. 其他

尿纤维蛋白降解产物增多。

（二）血液

1. 血常规

红细胞计数及血红蛋白可稍低，系因血容量扩大，血液稀释所致，但亦与红细胞生成减少、红细胞存活期缩短有关。白细胞计数可正常或增高。此与原发感染灶是否继续存在有关。

2. 血沉

血沉常增快，为30～60mm/h（魏氏法）。

3. 血生化

血清白蛋白轻度下降，主要与血液稀释有关，仅较长时期大量蛋白尿才引起严重的低蛋白血症。可有一过性高脂血症，与低蛋白血症并不一致。血容量明显增大者可呈现稀释性低钠血症，少尿患者常有高钾血症，开始利尿则可出现轻度高氯性酸中毒。

4. 补体测定

一过性的血清补体降低是本病最重要的诊断依据之一。疾病早期大部分患者血清总补体 CH_{50}、C_3、C_4 和备解素下降，C_{1q} 正常或轻度下降。随后 C_4 上升很快并恢复正常，而 C_3 和 CH_{50} 在 1 个月后上升，一般 6～8 周恢复正常水平。当毛细血管内增生明显时，CH_{50} 明显下降。如存在持续性低补体血症，则应疑为膜增生性肾小球肾炎或其他系统性疾病（如红斑狼疮等），此病 1/3 患者表现可类似 AGN，肾组织学检查有助于鉴别诊断。有人认为感染后的急进性 GN 中，C_3 亦可呈持续性降低。血清 C_3 水平的改变与本病临床及组织学严重性无相应关系。

5. 其他

血液中纤维蛋白原、第Ⅷ因子及大分子纤维蛋白原复合物、纤溶酶增加，第 13 因子（纤维蛋白稳定因子）下降，尿中出现纤维蛋白降解产物（FDP），表明急性肾炎时肾脏存在着小血管内凝血及纤溶作用，这些检查结果与病情的严重性一致。

（三）细菌学和血清学检查

在急性肾炎患者未使用青霉素治疗之前，早期做病灶（咽部或皮肤等）细菌培养，约 1/4 患者可获得阳性结果。

进入人体后的链球菌的菌体外抗原成分，能刺激机体产生相应的抗体。这种抗体对人体抵抗链球菌感染虽无什么作用，但可作为近期（数月内）链球菌感染的证据。常用的检查为抗链球菌溶血素 "O"（ASO），已在临床广泛应用。于链球菌感染后 3 周滴度上升（> 1：200），3～5 周达高峰，以后逐渐下降，6 个月内恢复正常者约 50%，一年以内者约 75%，少数人需 2 年。ASO 滴度上升只表明近期有链球菌感染史，不能确定目前是否存在链球菌感染，其滴度高低与链球菌感染的严重性相关，但与肾炎的严重性及预后无关。

在使用青霉素之前，有 70%～80% 急性肾炎患者 ASO 阳性，但疾病早期即用青霉素治疗的肾炎患者，ASO 只 10%～15% 阳性。此外，也有一些 A 族 12 型致肾炎菌株不产生溶血素，故机体亦不产生链球菌溶血素 "O" 抗体，一些皮肤感染灶的链球菌株，因皮脂与溶血素相结合，而使抗链球菌溶血素 "O" 反应呈阴性。所以急性肾炎时，ASO 阴性不能否定有链球菌前驱感染史。此外，在患者有明显高胆固醇血症时，胆固醇可干扰链球菌溶血素与红细胞之间的反应，而出现假阳性抗 "O" 反应。目前主张只有对以上各种菌体外的抗原抗体综合测定才较有意义。

（四）双肾 B 超

B 超提示肾皮质回声增强，外形轮廓可无改变，肾体积稍有增大。

（五）肾活检

典型病例一般不需肾活检，但当有急进性肾炎的可能时，或起病后 2～3 个月仍有高血压、持续低补体血症或伴有肾功能损害者应进行活检，以便明确诊断及治疗。光镜下大多数呈急性增殖性、弥漫性病变，肾小球内皮细胞增生、肿胀，系膜细胞增生，致使毛细血管管腔狭窄，甚至闭塞。肾小球系膜、毛细血管及囊腔均有明显的中性粒细胞及单核细胞浸润，严重时毛细血管内发生凝血现象。电镜下可见到肾小球基膜的上皮侧有驼峰状沉积物，有时也见到微小的内皮下沉积物。免疫荧光镜检可见到沉积物内含免疫球蛋白，主要是 IgG 和 C_3。亦有少数呈肾小球系膜细胞及基质增生。

四、诊断

（一）诊断要点

（1）起病前 1～3 周有链球菌（或其他细菌）感染的佐证。

（2）表现为急性肾炎综合征，或有少尿及氮质血症。

（3）血清 C_3 下降，发病 6～8 周内可恢复正常。

（二）鉴别诊断

1. IgA 肾炎

急性肾炎主要与 IgAN 中临床表现为发作性肉眼血尿者相鉴别。该病潜伏期短，常与上呼吸道感染同时发生，或感染后 2～3 天即出现肉眼血尿、蛋白尿，多无高血压、水肿、少尿，链球菌培养阴性，抗"O"滴度不升高，血清补体多正常，1/3 患者血清 IgA 增高。该病多有反复发作史，与 AGN 截然不同，肾脏病理免疫荧光示 IgA 弥漫沉积于系膜区。

2. 非 IgA 系膜增生性肾小球肾炎

该型病理上光学显微镜和免疫荧光改变与 AGN 消散期的病理表现（系膜增生，IgG 和 C_3 或仅 C_3 系膜区沉积，且可持续数年）相同。临床表现为肉眼血尿、蛋白尿，发病前亦可有上呼吸道感染史，但潜伏期短，急性肾炎综合征的表现不多见，疾病病程演变、转归不同。于发病 6 周内肾穿刺，该病与典型的 AGN 不难鉴别，但 AGN 于发病 8 周后肾脏病理上仅见单纯系膜增生，而无"驼峰"和白细胞浸润，如既往病史不清者，有时很难与系膜增生性GN 鉴别。

3. 系膜毛细血管性肾炎（膜增生性肾小球肾炎）

约 1/3 患者呈典型的急性肾炎综合征表现，伴持续性低补体血症，临床与 AGN 急性发作期很难鉴别。但此型 GN 无自愈倾向，两者肾脏病理改变截然不同，以此可鉴别诊断。故对以急性肾炎综合征起病，短期水肿不消退者应尽早肾穿刺。

4. 系统性疾病肾脏受累

某些系统性疾病可引起急性肾炎综合征，例如系统性红斑狼疮、过敏性紫癜、感染性细菌性心内膜炎、原发性混合性冷球蛋白血症、结节性多动脉炎等。上述疾病常伴有肾外多系统受累的表现，疾病本身未经治疗不会自行缓解。详细的病史采集、体格检查和相应的实验室检查，尤其肾穿刺，有助于与经典的 AGN 进行区别。

（三）诊断思路与误诊防范

典型的急性肾小球肾炎根据其病史、体征、临床表现及理化检验结果即可做出诊断，一般不容易误诊，但对部分重型或以肾外症状为主的患者如不能认真检查，易导致漏诊、误诊。

1. 诊断思路及程序

（1）急性起病、血尿、蛋白尿，常有高血压和水肿，或伴有少尿及氮质血症，偶可发生左心衰、肺水肿或高血压脑病。具备以上特征即可诊断本病。

（2）在上述急性肾炎综合征的基础上，如有以下各点中的 2 点即可确诊为急性链球菌感染后肾小球肾炎：①在皮肤病灶或咽部检出致肾炎链球菌菌株；②对链球菌及酶的免疫试验阳性；③血清补体 C_3 短暂性下降。如无上述链球菌感染证据，应注意为其他病原体感染后急性肾炎，如急性病毒感染后肾炎，发病前有前驱病毒感染，潜伏期数日至数周，可有全身多系统器官受累，无低补体血症，病情轻。

（3）注意应与其他原发性肾小球肾炎和全身系统性疾病肾脏受累等鉴别。

2. 误诊防范

（1）急性肾炎并发症（如心衰、肺水肿、高血压脑病）严重而表现突出时，常会掩盖急性肾炎综合征的临床表现；如心力衰竭时，易与原发性心肌病及冠心病相混；青少年合并高血压脑病时，出现头痛、呕吐，甚至昏迷，易与各种脑炎高颅压症状相混，容易引起误诊。故应全面掌握急性肾炎临床特点，注意链球菌感染史，重视尿液检查，注意颜面水肿、高血压等典型表现，注意监测血压，往往可以避免误诊。

（2）重症急性肾炎因严重内皮细胞和系膜细胞增生导致肾小球毛细血管祥闭塞也可合并少尿、无尿和尿毒症，与急进性肾炎导致的急性肾衰相似。急性肾炎综合征遇上述情况，2 周以上不见缓解时，需及时行肾活检明确诊断。

（3）部分患者缺乏典型的肾脏病表现，而以肾外症状为主，对于这类患者，应仔细检查。临床上对长期反复出现链球菌感染的患者应常规尿检，以免漏诊。另一方面，对于有典型链球菌感染病史，临床表现有水肿、高血压，但尿常规检查阴性的患者，不应轻易排除急性肾炎诊断，而应进一步做血清补体等免疫功能检查。

五、治疗

（一）辨证论治

辨证论治是急性肾炎中医治疗的主要方法之一，在本病的治疗中发挥着重要作用。目前，较为统一的认识是根据本病不同的发展时期分别进行辨证组方用药进行施治。因此，急性肾炎的辨证治疗包括了发展期、恢复期以及急性并发症的辨证治疗等内容。

1. 发展期

（1）风水泛滥

临床表现：眼睑及头面先肿，后可及四肢与全身，来势迅速，小便不利，伴有发热，微恶寒，肢节酸楚，或有咽喉肿痛，舌质稍红，苔薄白或微黄，脉浮数。

辨证分析：风邪袭表，肺失宣降，水道不通，故见发热恶寒，肢节酸楚，小便不利，全身浮肿。风为阳邪，风水相搏，故水肿起于头面，迅即遍及全身。风邪兼热，故咽喉肿痛，舌质偏红，苔薄黄，脉浮数皆为风热之象。

治法：祛风行水。

方药：越婢加术汤加减。麻黄6g，石膏18g，甘草6g，生姜9g，白术12g，桔梗9g，连翘12g，桑白皮12g，茯苓皮15g，白茅根15g，荆芥6g^(后下)，金银花12g。

加减：若恶寒无汗脉浮紧者，为风寒外束肌表皮毛，宜去石膏，加紫苏、羌活、防风、桂枝以加强疏风散寒，宣肺解表，发汗之功，寓"开鬼门"之意；恶风有汗者，加白芍敛阴，麻黄量酌减以防过于伤阴；呕恶不欲食者加藿香、紫苏以和胃降逆止呕；若肿而兼胀者，加陈皮、大腹皮以加强行气利水消肿；小便热涩短少，加上玉米须、益母草、白花蛇舌草清热祛湿，利尿消肿；若咳甚、咳喘不得卧者，加杏仁、苏子、前胡、葶苈子以宣肺降气，止咳平喘。

方解：方中麻黄、荆芥、生姜、桑白皮宣肺，发汗解表，以去在表之水气；石膏、连翘、金银花、桑白皮清热宣肺利水；白术健脾化湿；甘草、生姜和诸药，调营卫。诸药合用，共同发挥疏风清热、宣肺利水的功效。

（2）湿毒浸淫

临床表现：眼睑浮肿，延及全身，尿少色赤，身发疮痍，甚则溃烂，或伴恶风发热，舌质红，苔薄黄或黄腻，脉浮数或滑数。

辨证分析：肌肤湿毒未能及时消散，内归脾肺，脾失运化，肺失通调，故小便不利而浮肿。风为百病之长，此证初起多兼风邪，故浮肿先起于面目，继及全身，并有恶风发热之象。舌质红，苔黄腻或薄黄，脉浮数或滑数为风邪夹湿毒，或热毒内蕴之征。

治法：宣肺解毒，利湿消肿。

方药：麻黄连翘赤小豆合五味消毒饮加减。麻黄6g，连翘12g，赤小豆30g，桑白皮12g，杏仁9g，生姜皮9g，金银花12g，野菊花12g，蒲公英12g，紫花地丁12g，紫背天葵9g。

加减：若皮肤糜烂，加苦参、土茯苓清热祛湿解毒；风盛，皮肤瘙痒不已者，加白鲜皮、地肤子疏风清热，祛湿止痒；大便不通者，加芒硝、大黄以通腑泄热；若肿热甚，加茯苓皮、大腹皮以加强健脾渗湿、利水消肿之功；血热而红肿甚者，加牡丹皮、赤芍、紫草以清热解毒，凉血活血。

方解：麻黄连翘赤小豆汤源于《伤寒论》，方中麻黄、杏仁、桑白皮宣肺利水，连翘清热解毒散结，赤小豆利水消肿。后方源于《医宗金鉴》，方中以金银花、紫花地丁、紫背天葵、蒲公英、野菊花清热解毒，配合使用，作用尤强，并能凉血散结，以消肿痛。两方合用，可加强清解湿毒之力。

（3）水湿浸渍

临床表现：多为风水进一步发展为皮水，或水湿内困为患。症见肢体浮肿，延及全身，按之没指，身重困倦，胸闷纳呆，泛恶，舌质淡，舌体胖大，苔白腻，脉沉缓。

辨证分析：风水失治，伤及脾阳，或素体脾虚，水湿内盛，脾为湿困，运化失司，故见浮肿延及全身、身重困倦、胸闷纳呆、泛恶诸症，舌质淡，舌体胖大，苔白腻，脉沉缓为水湿内盛之征。

治法：健脾化湿，通阳利水。

方药：五皮散合胃苓汤加减。茯苓皮15g，桑白皮12g，生姜皮9g，陈皮6g，大腹皮12g，泽泻15g，猪苓15g，厚朴12g，白术12g，桂枝6g，大枣5枚。

加减：若小便短少不利，加冬瓜皮以加强利水消肿之功；肿甚咳喘者，加麻黄、杏仁、葶苈子以宣肺止咳，降气平喘，利水消肿；若身寒肢冷、脉沉迟者，加熟附子、干姜以温阳散寒。

方解：五皮散以茯苓皮利水消肿渗湿，兼以补脾助运化；生姜皮辛散水饮；桑白皮肃降肺气，以通调水道；大腹皮行水气，消胀满；陈皮和胃气，化湿浊。五药合用，共奏理气健脾、利湿消肿之效。胃苓汤中泽泻甘淡性寒，直达膀胱，利水渗湿，辅以茯苓、猪苓之淡渗，增加利水蠲饮之功；加白术健脾而运化水湿。桂枝一药二用，既外解太阳之表，又内助膀胱气化，厚朴理气，使气机条达，有助于水行气化，大枣调和药性，全方共奏祛湿和胃之功。二方合用，健脾化湿，通阳利水。

（4）湿热内壅

临床表现：遍体浮肿，皮肤绷急光亮，小便短赤，烦热口渴，胸脘痞闷，大便秘结或黏滞不爽，舌红苔黄腻，脉滑数。

辨证分析：水湿之邪，郁而化热，湿热之邪阴滞三焦，壅于肌肤经隧之间，故遍身浮肿而皮肤绷急光亮，胸脘痞闷。烦热口渴，小便短赤，便秘或黏滞不爽，舌红苔黄腻，脉滑数均是湿热壅盛之征。

治法：分利水湿，导水下行。

方药：疏凿饮子加减。秦艽12g，羌活12g，大腹皮12g，茯苓皮15g，生姜皮10g，泽泻15g，椒目6g，赤小豆30g，槟榔9g，川木通10g。

加减：若腹部胀满，大便不通者，可加大黄；尿血、尿痛者，加大蓟、小蓟、白茅根以清热凉血止血。

方解：方中羌活、秦艽疏风解表，使在表之水从汗而疏解；大腹皮、茯苓皮、生姜皮协同羌活、秦艽以去肌肤之水；泽泻、川木通、椒目、赤小豆利水泄浊，并协同槟榔通利二便，使在里之水邪从下而夺。全方合用，疏表通里，相辅相成，相得益彰，上下表里分消走泄，使湿热之邪得以清利，则水肿渐消。

（5）下焦热盛

临床表现：尿色鲜红或呈洗肉水样，小便频数有灼热感，常无尿痛，心烦口渴，腰酸腿软，或伴有浮肿，舌红少苔，脉沉数或细数。

辨证分析：热邪盛于下焦，灼伤血络，血渗膀胱，故见尿色鲜红，小便频数有灼热感，湿热毒盛则为呈洗肉水样血尿，热邪伤阴，阴虚瘀阻而见心烦口渴，腰酸腿软。舌红少苔，脉沉数或细数皆为阴虚血热之象。

治法：清热泻火，凉血止血。

方药：小蓟饮子加减。生地黄 15g，小蓟 12g，淡竹叶 10g，滑石 15g，藕节炭 10g，栀子 9g，生甘草 6g，炒蒲黄 12g。

加减：血尿甚者可加三七末、琥珀末以活血止血；口渴加天花粉、石斛以养阴生津；腰酸腿软加太子参、黄精、杜仲、菟丝子等健脾补肾；心烦少寐者，加黄连、麦门冬、夜交藤清热养阴安神。

方解：方中以小蓟凉血止血，为君药。辅以藕节炭、炒蒲黄助君药凉血止血，并能消瘀，可使血止而不留瘀；滑石清热利水通淋；淡竹叶、栀子炭清泄心、肺、三焦之火热从下而解；生地黄养阴清热、凉血止血，以防热邪伤阴，共成清热泻火、凉血止血之剂。

2. 恢复期

主要为余邪未清，正气耗伤，一般认为湿热内蕴伤阴，故阴虚、气阴两虚、湿热不清或兼血瘀。

（1）阴虚湿热

临床表现：水肿消退，肉眼血尿消失，病情进入恢复期，症见身倦乏力，腰背酸胀，面红烦热，口干咽痛，小便色黄，镜下血尿，大便不畅，舌红，苔薄黄或少苔，脉细数。

辨证分析：病程日久，正气耗伤，故见身倦乏力，腰背酸胀；湿热稽留见面红烦热，大便不畅，小便色黄，口干咽痛。舌红少苔、脉细数为阴虚湿热之象。

治法：滋阴益肾，清热利湿。

方药：知柏地黄汤加减。黄柏 12g，生地黄 15g，知母 12g，茯苓 15g，山药 15g，泽泻 15g，牡丹皮 12g。

加减：若腰酸乏力，加怀牛膝、杜仲、川断、桑寄生之类以补肾壮腰。

方解：方中黄柏清热利湿；生地黄养阴清热，凉血止血；知母清热泻火；山药补肾健脾，并可利湿；茯苓淡渗利湿，与山药配伍而渗脾湿；泽泻利尿消肿，与生地黄相合泻肾降浊；牡丹皮清解血中之热。全方合用，可滋阴益肾，清热利湿。

（2）脾肾阴虚

临床表现：水肿已退，口干或有低热盗汗，腰酸，小便黄，大便干，舌红少苔，脉细数。

辨证分析：病程日久，阴液耗伤，故见口干、低热盗汗、腰酸等症。舌红少苔、脉细数为阴虚内热之征。

治法：滋阴补肾，养阴健脾。

方药：六味地黄汤加减。生地黄 15g，牡丹皮 10g，泽泻 15g，太子参 8g，茯苓 15g，石斛 12g，地骨皮 15g，旱莲草 15g，女贞子 12g，甘草 6g。

加减：有低热者，加银柴胡、青蒿、白薇养阴清热；咽干痛者，加玄参、牛蒡子清热利咽。

方解：方中生地黄养阴清热，凉血止血；太子参、山药、石斛、茯苓健脾阴；泽泻利尿消肿，与生地黄相合泻肾降浊；牡丹皮、地骨皮清虚热；旱莲草、女贞子滋养肾阴。诸药合用，具有补肾、养阴、健脾之功效。

（3）脾肾气虚

临床表现：水肿已退，或晨起面部稍肿，神疲乏力，腰酸冷，夜尿频数，腹胀纳呆，口淡不渴，舌淡红，苔薄白，脉微细。

辨证分析：病程日久，损耗脾肾，脾不运化，肾不温养，故见神疲乏力，夜尿频数，腹胀纳呆等症。舌淡红，苔薄白，脉微细是脾肾气虚之象。

治法：培本固元，补益脾肾。

方药：参芪肾气汤加减。党参 15g，黄芪 18g，山药 15g，熟地黄 18g，山茱萸 12g，泽泻 10g，牡丹皮 12g，肉桂 1.5g$^{(焗)}$，炙甘草 6g，熟附子 10g$^{(先煎)}$。

加减：腰酸痛者，加杜仲、续断以补肾壮腰；镜下血尿不止者，加小蓟、白茅根凉血止血；尿蛋白不除者，加芡实、覆盆子健脾固摄。

方解：方中党参、黄芪补气固本；茯苓、山药、甘草健脾；金匮肾气丸补肾培元。诸药合用，有培元固本、补益脾肾之效。

3. 并发症

（1）水气凌心

临床表现：全身水肿，腹胀满，小便短少，胸闷气急不能平卧，咳嗽，舌暗红而胖，苔薄白，脉沉细数。

辨证分析：水湿泛滥，水气上凌心肺，阻滞气机，故见腹胀满，胸闷气急，不能平卧，咳嗽诸症。舌暗红而胖，苔薄白，脉沉细数为水气凌心之征。

治法：温通心阳，泻肺利水。

方药：真武汤合葶苈大枣汤加减。熟附子 15g$^{(先煎)}$，茯苓皮 30g，葶苈子 12g，白术 20g，紫苏子 15g，泽泻 15g，猪苓 15g，肉桂 3g$^{(焗)}$，生姜 3 片，大枣 5 枚。

加减：有外感风寒，咳嗽痰多者，加炙麻黄、杏仁宣肺散寒、化痰止咳；外感风热咳喘者，去附子、肉桂、白术，加炙麻黄、生石膏、杏仁、黄芩、鱼腥草清宣肺热、化痰止咳。病情危重者，中西医结合抢救，病情缓解后可用中药调理。

方解：真武汤方中以熟附子、肉桂为主药，大辛大热，温肾暖土，以通心阳；以茯苓、白术健脾渗湿；猪苓、泽泻利水；生姜辛温，既助附子之温阳祛寒，又伍茯苓以温散水气；葶苈子、大枣泻肺行水，下气平喘；紫苏子降气平喘。诸药合用，有温通心阳、泻肺利水之效。

（2）痰浊上蒙清窍

临床表现：头晕或头痛剧烈，恶心呕吐，或嗜睡，或神志昏迷，甚则惊厥，面浮肢肿，或肿不明显，小便短少，舌苔薄黄，脉弦或数。

辨证分析：水湿不化，聚而生痰，蒙蔽清窍，故见头晕、头痛、嗜睡、神昏、惊厥等症，水邪闭阻三焦而见恶心呕吐。

治法：涤痰降浊，开窍醒神。

方药：半夏白术天麻汤加减。天麻 12g，钩藤 15g^{（后下）}，白术 12g，法半夏 12g，陈皮 10g，石菖蒲 10g，泽泻 15g，车前子 15g。

加减：大便秘结者，加生大黄、芒硝以通腑泄浊；口干舌红者，加生地黄、玄参、麦门冬以养阴清热；神志不清而惊厥者，加安宫牛黄丸 1 粒，研末服以开窍醒神，并针刺风池、百会、太冲等穴。危重者，中西医结合抢救。

方解：方中法半夏燥湿化痰，降逆止呕；以天麻、钩藤息风而止头眩；白术健脾燥湿，与法半夏、天麻配伍，祛湿化痰，加强止眩之功；陈皮理气和胃；石菖蒲涤痰、开窍、醒神；泽泻、车前子利水除湿。全方合用，共奏涤痰降浊、开窍醒神之功。

（3）浊邪壅滞三焦

临床表现：全身浮肿，小便少甚至无尿，恶心呕吐，嗜睡，或神志不清，四肢抽搐，舌暗红苔腻，脉弦细。

辨证分析：水湿之邪壅塞三焦，气机升降失常，水毒内闭，故见恶心呕吐、嗜睡、神志不清、四肢抽搐诸症。

治法：化浊降逆，通腑利水。

方药：黄连温胆汤、千金温脾汤加减。黄连 3g，法半夏 12g，生大黄 6g^{（后下）}，枳实 10g，陈皮 6g，茯苓 15g，半枝莲 15g，白茅根 15g，丹参 15g，熟附子 12g^{（先煎）}。

加减：恶心呕吐甚者，加玉枢丹 3g，分 2 次吞服以降逆止呕；呕吐不能服药者，将中药做保留灌肠，每 6 小时一次；嗜睡或神志不清者，加至宝丹 1 粒，研末服以开窍醒神；肢体抽搐者，加天麻、钩藤、石决明以平肝息风解痉。

方解：方中黄连清热燥湿解毒；大黄苦寒，通腑泄浊，活血化瘀，与黄连相伍，共制熟附子辛热之性；法半夏降逆止呕；枳实理气和胃通便；陈皮理气和胃，与枳实相和，使三焦气机舒展，升降有序；茯苓利水渗湿；半枝莲清热解毒；白茅根凉血止血；丹参活血化瘀；熟附子温肾助阳，温化寒饮，并可防苦寒太过。全方寒温并用，化浊降逆，通腑利水。

（4）阳虚水泛

临床表现：全身浮肿，腰部酸痛，小便短少，畏寒肢冷，口淡纳呆，或便溏，腹胀，舌淡红较胖，苔白腻或薄白，脉沉细。

辨证分析：水湿之邪为阴邪，日久损耗真阳，命门火衰，不能温煦，故见畏寒肢冷，腰部酸痛，脾虚运化无力，故见口淡纳呆、便溏、腹胀等症。

治法：温肾助阳，利水消肿。

方药：真武汤加减。熟附子 12g^{（先煎）}，茯苓 15g，白术 12g，泽泻 15g，桂枝 6g，淫羊藿 12g，黄芪 15g，生姜 10g，汉防己 10g。

加减：血尿多者，加小蓟、仙鹤草以凉血止血。

方解：方中以附子为君药，大辛大热，温肾暖土，以助阳气；以茯苓之甘淡渗利，健脾渗湿，以利水邪；生姜辛温，既助附子之温阳祛寒，又伍茯苓以温散水气；汉防己利水消肿；淫羊藿温阳补肾；黄芪补脾益气，利水消肿。诸药合用，温肾健脾，利水消肿。

（二）辨病治疗

1. 专方专药

（1）康肾汤

黄芪 20g，当归 15g，川芎 10g，白术 15g，白茅根 25g，汉防己 10g，知母 20g，黄柏 20g，茯苓 15g，生地黄 20g，地龙 15g。发热重加知母、黄柏；血尿者，重用白茅根、生地黄；蛋白尿明显者，重用黄芪、地龙；血压高者，重用黄芪，加夏枯草。该方具有补气养血、活血行气作用，用于急性肾炎恢复期。

（2）麻桂苏蝉白水汤

麻黄 10g，桂枝 10g，苏叶 10g，蝉衣 6g，白术 30g，生姜 3g。发热、咽红肿痛，加生石膏、知母、牛蒡子、射干，咳嗽喘促，加陈皮、厚朴、葶苈子，腹胀纳呆，加枳壳、槟榔、木香，气虚加黄芪、党参，小便不利，尿色黄浊，加二妙散、滑石，尿蛋白不消，加生黄芪、山药、芡实，血压上升而眩晕者，加天麻、地龙、夏枯草。该方具有"开鬼门，洁净府"作用，用于急性肾炎初起。

（3）宣肺解毒汤

麻黄 3g，杏仁 9g，桑白皮 12g，金银花 15g，连翘 15g，冬葵子 30g，河白草 15g，石韦 50g。腰痛加续断、杜仲；水肿较甚，加车前子、汉防己、路路通；瘀血加丹参；肉眼血尿加白茅根、牡丹皮、仙鹤草、旱莲草；尿蛋白多者，加党参、生黄芪。该方具有宣肺解毒、利水消肿作用，用于急性肾炎有热毒者。

（4）乌梢蛇饮

乌梢蛇 30g，蝉蜕 30g，浮萍 30g，西河柳 30g，白鲜皮 12g，地肤子 12g，蛇床子 12g，麻黄 6g，晚蚕沙 30g。身热甚者，加鸭跖草、车前草、芦根；伴有感染者加金银花、连翘、野菊花。本方具有疏风宣肺、清热解毒、利水消肿作用。

（5）益蜕合剂

益母草 15g，蝉蜕 6g，连翘 10g，赤小豆 30g，茯苓皮 10g，生姜皮 10g，汉防己 10g。发热咽喉红肿，加板蓝根、黄芩；皮肤感染化脓者，加紫花地丁、金银花；血尿严重者，加白茅根、茜草、栀子；水肿严重者，加薏苡仁、冬瓜皮、车前子。本方具有利湿消肿、疏表宣肺作用，用于急性肾炎。

2. 中成药

（1）肾炎清热片　每次 4～5 片，每天 3 次，口服，10 天为 1 疗程，连用 3 疗程。用于急性肾炎早期风热为患者。

（2）肾复康片 每次 4 ~ 6 粒，每日 3 次，口服。用于急性肾炎和慢性肾炎急性发作。

（3）肾宁散 每次 20 粒，早晚各 1 次，口服。用于急性肾炎属于阳水证有热象者。

（4）百令胶囊和金水宝 每次 2 粒，每日 3 次，口服。用于急性肾炎有正虚征象者。

（5）六神丸 每次 5 ~ 10 粒，每日 1 ~ 3 次，口服。用于急性肾炎有热象者。

3. 中药针剂

（1）复方丹参注射液 8 ~ 16mL 加入 5% 的葡萄糖注射液 250mL，静脉滴注，每日 1 次。

（2）川芎嗪注射液 2 ~ 4mg/kg 加入 10% 的葡萄糖注射液 100mL，静脉滴注，每日 1 次。

（三）西医治疗

本病无特效药物治疗，且又是一种自限性疾病。因此，基本上以对症治疗为主，主要环节为预防水、钠潴留，控制循环血容量，从而达到减轻症状、预防致死性并发症（心力衰竭、高血压脑病）、保护肾功能，以及防止各种诱发加重因素，促进肾脏病理组织学及功能上的修复的作用。

1. 一般治疗

（1）休息

急性起病后应卧床休息，直至肉眼血尿消失、水肿消失、高血压和氮质血症恢复正常，然后逐渐进行室内活动。尿蛋白和红细胞常迁延数月持续存在，此时患者可以下床活动，逐步增加活动量，但仍不能从事重体力、脑力劳动，学生则不要复学。同时定期检查尿常规，对遗留的轻度蛋白尿及镜下血尿应加强随访观察，而无须无限地延长卧床期，但如有尿改变的加重，病情加重，则应再次卧床休息。

（2）饮食

一般饮食原则以低盐、高维生素、高热量饮食为主。蛋白入量保持 40 ~ 70g/d（约 1g/kg），不加分析地控制蛋白质入量，对于肾单位的修复不利，过高的蛋白质摄入会促使肾小球硬化。有水肿及高血压者，应用无盐或低盐饮食（食盐摄入量 2.0 ~ 3.0g/d），直到利尿开始。水肿严重，少尿者，应限制液体入量，量出定入（以尿量加不显性失水计）。对于少尿严重，持续时间长而发生氮质血症，肾功能不全者，此时应限制蛋白质摄入，仅予优质高蛋白饮食为主（含必需氨基酸的蛋白质，如牛奶、鸡蛋、鱼肉、瘦猪肉、鸡肉等），成人大约每日 20g，小儿以 0.5g/kg 计，以达到既减轻肾脏排泄氮质的负担，又保证一定营养的目的，还可能促进非蛋白氮的利用，以减轻氮质血症。且同时限制高钾食物的摄入。少数患者蛋白尿严重，出现肾病综合征时，则应增加蛋白质的摄入量以补充蛋白质的丢失。

2. 对症治疗

（1）利尿

急性肾炎时，主要病理生理变化为水钠潴留，细胞外液量增大，因而导致临床上出现水肿、高血压，甚至发生循环负荷过重乃至引起心力衰竭等并发症，故利尿剂的应用不仅能达到利尿消肿作用，且有助于防止并发症。

经控制水、盐的入量后，水肿仍明显及少尿、有高血压的患者，应加用利尿剂。常用噻嗪类利尿剂，但当肾小球滤过率（GFR）< 25mL/min/1.73m³时，常不能产生利尿效果，此时常需强有力的袢利尿剂如呋塞米和利尿酸钠等。此外，还可应用各种血管解痉药，以达到利尿的目的。如利尿合剂静脉滴注。通过利尿达到消肿、降压、预防心脑并发症的目的。急性肾炎时一般不用汞利尿剂、渗透性利尿剂及贮钾性利尿剂，因其有严重的毒副作用。

（2）降压

积极而稳步地控制血压对于增加肾血流量，改善肾功能，预防心、脑并发症是很有必要的。因此，凡经休息、控制水盐摄入、利尿等治疗，血压仍高者应予降压。常用药物为噻嗪类利尿药、血管扩张药，必要时可用神经节阻滞药，或加用钙通道阻滞剂。目前对发生高血压脑病需紧急降压者可选用硝普钠，剂量为 5 ～ 10mg，用 5% 葡萄糖 100mL 临用前配置，以黑色纸包好滴瓶，以 1 ～ 8μg/kg·min 速度点滴，监测血压，以决定流速的调节，注意易过量而出现低血压。本药可使张力血管和容量血管扩张且不增加心肌工作量，故对严重高血压伴心功能不全肺水肿者尤宜。也可选用压宁定等。

（3）高钾血症的治疗

通过限制含钾高饮食的摄入，应用排钾利尿剂均可防止高钾血症的发生。而对于尿量极少，导致严重高钾血症，尤其是急性肾衰时，则应及时运用透析疗法以超滤脱水，缓解病情。

3. 并发症的治疗

（1）控制心力衰竭

急性肾炎时因水钠潴留，高血容量所致的循环充血状态，与真正心肌收缩力不足、泵衰竭患者虽症状上相似，但发病机理不同。故本病治疗重点应放在纠正水钠潴留、恢复血容量，而不是应用加强心肌收缩力的洋地黄类药物，即主要措施为利尿、降压。必要时可应用酚妥拉明或硝普钠静点，以减轻心脏前、后负荷。如经限钠、利尿、扩血管等保守治疗仍不能控制心力衰竭时，可应用血液滤过或腹膜透析治疗。

（2）高血压脑病

发生高血压脑病时，应迅速降压，可静脉滴注硝普钠、压宁定等药。此外，抽搐者可使用安定 10mg 静脉注射，必要时可重复使用安定或可用苯妥英钠注射。

（3）尿毒症

参考"急性肾功能衰竭"章节。

4. 治疗感染灶

在急性肾炎治疗中，对于应用青霉素或大环内酯类等针对链球菌的抗生素控制感染病灶、消除残存抗原的作用，至今仍有争议。大部分学者观察到，在肾炎起病之后开始应用抗生素，对于肾炎的病情及预后没有作用。

目前主张在病灶细菌培养阳性时，应积极应用抗生素治疗，常用青霉素或大环内酯类抗生素控制感染病灶，并有预防病菌传播的作用，为期 2 周左右或直至治愈。此外，不少学者主张，不管培养结果如何，均应使用青霉素等抗生素。更有人主张治愈后继续用药，其目的在于，一方面控制一些隐蔽的感染病灶，另一方面可预防其他细菌或链球菌非肾炎菌株引起新的感染，使肾炎加重影响肾功能。一般用法为青霉素 40 万单位肌注，每日 2 次。

扁桃体切除术对急性肾炎的病程发展无肯定效果。对于急性肾炎迁延 3 个月至半年以上，或病情常有反复而且扁桃体病灶明显者，可以考虑行扁桃体切除术。手术时机以肾炎病情相对稳定，无临床症状及体征，尿蛋白少于（＋），尿沉渣红细胞少于 10 个 / 高倍镜视野及扁桃体无急性炎症时为宜。术前和术后抗生素应用不少于 2 周。

5. 透析治疗

急性肾炎出现下列情况时应使用透析治疗。

（1）严重水、钠潴留者。此时利尿效果不佳，对血管扩张剂及洋地黄类药物反应亦不好，唯一有效措施是通过透析超滤脱水治疗，可使病情迅速缓解。

（2）急性肾功能衰竭，少尿 2 天以上，出现高血钾、急性左心衰、严重酸中毒等情况，则可以透析治疗维持生命，配合对症治疗及恰当的中医治疗，疾病仍有治愈的希望。

6. 注意事项

（1）急性链球菌感染后肾炎一般不主张用激素治疗。文献报道一致认为激素治疗无效。用激素后能抑制抗体的形成，可能导致抗原过剩，以致病情迁延不愈。但个别大量蛋白尿持续时间较长、肾小球炎症进展的患者亦可使用激素，多主张短疗程，一般以 3 个月为佳，以免招致激素的副作用和并发症。

（2）本病急性期预后良好，但长期预后各家报道不一。一般来说，影响预后的因素主要有：散发者较流行者差；成人比儿童差，老年人更差；急性期伴重度蛋白尿且持续时间长，肾功能减低者差；肾组织增生病变重，伴有较多新月体形成，驼峰不典型（融合或过大）预后差。

（3）重视追踪观察与巩固治疗，以免治疗不彻底或病情反复者演变成慢性，最终导致肾功能衰竭。巩固治疗的重点是消除感染因素，慎防感冒导致病情复发。因此锻炼身体增强体质、避免或减少呼吸道及皮肤感染、注意卫生，有可能降低急性链球菌感染后肾炎的发病。如一旦发生感染应及时彻底治疗，虽不一定能避免肾炎发生，但可及时消灭致肾炎株的流行扩散。对链球菌感染患者应于 2 ～ 3 周内常规尿检，以及时发现早期病例和进行早期合理的治疗。

（四）中西医结合治疗

1. 结合要点

（1）辨证与辨病相结合

充分发挥中西医的特长，进行有机结合。如活血化瘀药是治疗急性肾炎不可缺少的药，临床辨证无瘀血表现者适当选用活血化瘀药，亦可以增强疗效。

（2）中药与西药合用

充分应用中西医有效的治疗方法，以期取得最佳疗效。对有感染灶者，可选用抗生素，严重水肿者用利尿药等，特别是有并发症时。

2. 方案选介

（1）银翘散合西药

常规使用青霉素肌注 10 ～ 14 天，对青霉素过敏者用红霉素，血压高按病情轻重选药，对浮肿、尿少明显者选用氢氯噻嗪或呋塞米。中西医结合组在常规应用西药的基础上加用中药，以银翘散为主加减。有脓疱疮加用黄芩、生地黄；蛋白尿明显者加苏叶、蝉衣、益母草；水肿明显者加用猪苓；血尿不消以及气滞血瘀，舌有瘀斑点者加赤芍、丹参、琥珀末。治疗结果显示西医治疗组总有效率 73.1%，中西医结合组总有效率 92.5%，两组对照有显著差异。结论：对于急性肾炎，首先选用了有效抗生素，对肾炎本身无治疗作用，可在清除感染病灶、预防感染等方面，仍具有积极作用，加之利尿降压的应用，为急性期治疗与调节所必须。中医将急性肾炎列入"风水"病范畴，运用中药疏散水湿，清热利尿解毒，随证加减，因此中西医结合，辨病辨证相结合，收到满意效果。

（2）越婢加术汤合青霉素、吲哚美辛

急性肾小球肾炎多与湿热之邪有关，所以在治疗上以清热解毒利湿为原则；方剂以越婢加术汤加减。早期以青霉素 80 万单位一日二次肌注，口服吲哚美辛 25mg，一日三次饭后口服，卧床休息低盐饮食。临床用药随证加减变化：偏于风热加金银花、连翘；偏于湿热加萆薢、泽泻，偏于寒湿加细辛、防风；偏于湿重加白术、猪苓；尿常规红细胞多加大小蓟、白茅根；浮肿消退后蛋白高加黄芪、党参、白术。治疗 46 例，临床治愈 41 例，好转 3 例，无效 2 例；治愈病例中最短 42 天，最长 68 天。

（五）其他治疗

1. 穴位注射

（1）当归注射液

用 20% 当归注射液（自制），选取肾俞、中极、涌泉穴，先在穴位及其附近寻找阳性的反应物或明显压痛点，消毒后用 4 号半针头刺入 10 ～ 30mm，注入药液 0.1 ～ 0.3mL，每日 1 次，随病情好转而减少穴位数目。

（2）板蓝根注射液

取中极、足三里、涌泉等穴，将消毒后的 4 号半针头刺入，轻轻提插，得气后注入药液 0.3 ～ 0.5mL，每日 1 次，随病情好转而减少穴位数目。

2. 针刺疗法

（1）阳水

选肺俞、偏历、外关、合谷、三焦、阴陵泉等穴。功能表里分消，疏风散水。其中，肺俞、偏历、外关、合谷用泻法，三焦、阴陵泉用平补平泻。留针 15 ～ 20 分钟。

（2）危症

水肿后期如水毒射肺凌心，出现喘促、紫绀、昏谵等症，可辨证选用内关、人中、十宣、太冲、中脘、气海、血海等穴中的部分穴位进行抢救，除十宣放血外，余穴皆用泻法。

3. 贴敷法

（1）甘遂末敷脐中，内服甘草水。用于急性肾炎水肿。

（2）田螺 4 个，大蒜 5 个，车前子 10g，研饼贴脐（可用一层纱布包敷，如刺激大时去之）。用于急性肾炎水肿。

（3）紫皮独头大蒜 1 枚去皮，蓖麻子 60～70 粒去壳，共捣糊（忌久放），分二等分敷两涌泉穴。用于急性肾炎水肿。

4. 沐浴疗法

（1）鲜浮萍药量不拘煎洗，得汗为佳，忌受凉，用于急性肾炎初起以头面为主的浮肿。

（2）麻黄、紫苏、防风、羌活、浮萍、生姜各 15g，煎汤遍身擦浴，用于无汗尿闭的风水浮肿。

5. 推拿疗法

选肾俞、三焦俞、京门、风池、阴陵泉等穴，宜根据证型选取。患者俯卧位或仰卧位，用一指禅法、掌根或鱼际揉法，选取合适穴位进行推拿，每穴推拿 2～5 分钟。或用掌根揉法，在腰部肾区反复推拿 5～10 分钟（稍重按慢揉法）。每天可推拿 1～2 次。

（六）专家诊疗经验

1. 徐小洲认为清热解毒法为治疗急性肾炎之关键

水肿期以开鬼门，洁净府为主，佐以清热，常用药物如麻黄、桔梗、甘草、桑白皮、冬瓜皮、大腹皮、车前子、蒲公英等。初中期血尿治用清热解毒、凉血止血之法，常用药有蒲公英、桔梗、甘草、玄参、赤芍、大青叶、三七粉、仙鹤草。若邪热未尽，正气受损兼有瘀滞者，用清热解毒、益气利水、活血祛瘀法，药用黄芪、汉防己、茯苓、甘草、蒲公英、桔梗、玄参、赤芍、穿山甲、皂角刺。恢复期小便正常仍用保和丸消食理滞，调理脾胃，继之用六君子汤收功。

2. 余瀛鳌提出急性肾炎法当发表祛风利水

余老常用风水三方评选施治。

风水第一方：主治急性肾炎，遍身水肿，头痛，小便短赤等症。以祛风利水法为主。药用：麻黄 6g（先煎），紫苏 9g（后下），汉防己 9g，防风 9g，炙桑皮 9g，大腹皮 9g，猪苓 9g，木通 5g，牡丹皮 12g，茯苓 12g，车前子 12g。

风水第二方：主治急性肾炎水肿，兼有咳逆上气等呼吸道感染症状。宗前法祛风利水为治，兼以宁嗽。药用：麻黄 6g（先煎），杏仁 9g，紫苏 9g（后下），防风 9g，陈皮 9g，茯苓 9g，猪苓 9g，牡丹皮 9g，法半夏 6g，车前子 12g。

风水第三方：用于急性肾炎诸症缓解，水肿消退而尿液、血液检查仍未完全恢复正常者。法当扶脾益肾。药用：炙黄芪 15～20g，熟地黄 12g，茯苓 9g，山药 9g，山茱萸 9g，牡丹皮 6g，附子 5g（先煎）。

3. 陆鸿滨提出对急性肾炎当谨守病机，分型论治

他认为急性肾炎水肿期的病机是处于由表入里、由气及血、由寒化热的动态变化之中，为使治法谨守病机，必须分型论治，并将水肿期分四型论治。

（1）风水型

本型以上呼吸道感染后突然面部浮肿、少尿、无汗为主证。治以宣肺祛风利水法，用麻黄连翘赤小豆汤加减（麻黄3～10g，连翘10g，赤小豆30g，桑白皮15g，地肤子15g，川木通10g，石韦30g，益母草30g）。

（2）湿毒型

本型以皮肤感染为诱因，并以少尿、全身浮肿、舌质暗红、舌苔黄腻等为主证。治以清热凉血、化瘀利水，用五味消毒饮加减（金银花30g，野菊花30g，紫花地丁30g，蒲公英30g，赤芍15g，牡丹皮10g，桃仁10g，红花10g，川木通10g，石韦30g，益母草30g）。

（3）湿热瘀阻型

本型见于少尿期较长，全身浮肿，高血压合并肾功能受损者。治以清热化瘀利水，用三仁汤加减（白豆蔻6g，杏仁10g，薏苡仁30g，半夏10g，厚朴10g，川木通10g，滑石20g，大腹皮15g，桑白皮10g，车前子30，石韦30g，益母草30g，郁金10g，桃仁10g，红花10g）。

（4）寒湿壅滞型

本型多见于中年以上，浮肿较重，心脏扩大有心衰征兆的患者。治以通阳化湿，宣肺健脾利水，用麻黄汤合胃苓汤加减（麻黄6g，桂枝6～10g，杏仁10g，苍术10g，厚朴10g，陈皮10g，茯苓30g，猪苓15g，泽泻10g，车前子30g，石韦30g，益母草30g）。如血尿明显，去桂枝，加紫苏、藿香。

4. 郁祖祺主张重视原发病因的治疗

他认为本病当着重于病因的治疗，同时注意维护肾气，先标后本，标本兼顾。根据急性肾炎临床症状，如水肿、尿少、发热等，治以清热利水解毒，常用药物有猪苓10g，泽泻10g，萹蓄10g，瞿麦10g，赤小豆12g，薏苡仁12g，白金丸6g（包煎），金钱草15g，六一散10g（包煎），天花粉10g等。取其通利水道，清利湿热，解毒消肿等功效。

他还着重对原发病因的治疗。如外感风寒湿毒之邪，均可从表入里，传之于肾而致肾病。常见有形寒发热、咽喉肿痛、浮肿、尿少等症，尿检有蛋白、红细胞等，苔多薄黄、脉浮滑数。治以疏表利水，表里双解。常用荆芥10g，防风10g，浮萍10g，硼砂5g，黄芩10g，蒲公英15g，海金沙6g（包煎），汉防己10g，白蒺藜10g，野菊花10g，土茯苓10g，旱莲草12g，槐角12g等。

此外，对于本病的治疗，他还主张增加肾气。他指出，急性肾炎一般都因肾气不足，外感六淫之邪所致，临床有水肿、尿少等症状，多伴有恶寒、发热、恶风等，一般治疗都从实证入手，运用发汗、利尿、逐水等法。但在运用此法施治时，当注意维护肾气，标本兼顾，扶正祛邪。在发汗利水之药中适当选用一些益气温肾之药，如黄芪、五加皮、牛膝、菟丝子、金狗脊、熟地黄等。肾主气，为先天之本，元阴元阳为人体阴液、阳气的根本，对各脏腑组织起濡润、温煦作用。投入少量温肾药物，可取得满意疗效。但此类药物不宜占多。

5.叶传蕙强调将息得宜，祛邪清解活血治法

对于急性肾小球肾炎的治疗，叶教授强调应从以下几方面着手进行。

（1）将息得宜

外避邪侵，内悦情志，卧床休息，调节饮食以生养正气，促使正邪交争向着正胜邪却方面转化。

（2）祛邪为先

本病总以标实邪盛为主，初期突出表现在风水相搏或湿毒浸淫，以邪气盛实为病机特点。后期则表现正虚邪恋，虚实错杂。其邪气羁留仍然是病机的重要方面。对此，叶教授认为当以祛邪为当务，以期邪祛则正安，并且强调祛邪重在因势利导。如急性肾炎初期、风邪从外袭或疮毒内发，病变重心在脾、肾二脏，水肿偏于身半以下，故当渗利于前或攻逐于后，以因势利导，就近除之。堪称深悟仲景"腰以下肿当利小便，腰以上肿当发汗乃愈"之水肿病治疗大法要旨。

（3）清解为要

清热解毒是治疗急性肾炎之关键，不仅为风热之邪犯表或肌表疮毒浸淫肺脾所必须，即使是寒邪侵袭而引发水肿者，也因久郁化热，则寒从热变而出现湿热或湿毒内盛之病机。清热解毒亦所当必用。临床上叶教授常用的清热解毒药有金银花、鱼腥草、蒲公英、紫花地丁、白花蛇舌草、蚤休、千里光、败酱草等，其中多数药物的用量常在30g以上，意在大剂清解，迅速控制病情，扭转病势。并且依据病情或伍以疏风宣肺法，或合以运脾燥湿法或参以利水渗湿法，或配以活血化瘀法等。

（4）活血为重

急性肾炎初期，风邪犯肺或肌肤疮毒浸淫肺脾，导致肺气郁闭。因于肺主一身之气，而朝百脉。肺气不畅必致百脉之气失其畅达，气滞而致血瘀；又因病程中肺、脾、肾三脏功能失调，水液代谢失常而致水液内停，进一步阻滞气机，使血行不畅，此即所谓水病及血。本病后期，阴虚湿热羁留是其常见的病机，其阴虚则血少脉涩；湿热羁留则气机受阻，血行迟滞，亦是瘀血形成之由。可见急性肾炎的不同阶段均可导致瘀血的产生。临床研究也表明，急性肾炎的舌微循环、甲皱微循环等有改变，符合中医"瘀血"的临床特点。因此，叶教授在急性肾炎的治疗过程中常酌情加入活血化瘀之品。对于血尿、蛋白尿经久不除；水肿久治难消的患者，叶教授更以活血化瘀作为主法，常选用丹参、赤芍、益母草、川芎、地龙、僵蚕、全蝎、三七等药以增加肾血流量，减轻变态反应性炎症，促进纤溶，减轻肾脏病理损害。

（七）研究现状

1.治法研究

中医治疗急性肾炎的治法主要可分为解表发汗、清热解毒、活血化瘀、利水消肿等四法。

（1）解表发汗

常用麻黄连翘赤小豆汤、越婢加术汤、越婢汤加减。主要用于急性肾炎水肿，颜面先肿，肿在腰以上，头面特别突出，及有脉浮等外感症状的。如脉不浮，但肿势急骤，腰以上为甚，亦为风邪郁遏之象，亦当用此法。急性肾炎多由外邪诱发，其病因为外邪与内湿相合，太阳经腑并病，营卫不和，其病位多偏于肺卫，故当用解表法治疗。

解表药中荆芥、西河柳等能改善循环，扩张血管，尤其是扩张皮肤血管；荆芥、防风、紫苏、羌活、白芷、牛蒡子等有抑菌、抗病毒作用；葛根、蝉蜕、白僵蚕等有解痉作用；麻黄等有一定的抗变态反应作用。不少解表发汗药还具有利尿作用，如麻黄、浮萍、西河柳既有发汗作用又有利尿作用，其利尿作用可能是改善肾血流量，含利尿成分，影响肾血管吸收，抗变态反应，改善内分泌调节等。

（2）清热解毒

常用方有五味消毒饮、小蓟饮子等。小儿为纯阳之体，外邪易从阳化热，加之抵抗力弱，易发生感染，故急性肾炎以实证、热证为主。因此本法贯穿于急性肾炎急性期。

现代中药药理研究表明，清热解毒药有抗菌消炎作用，并能抗变态反应性炎症和增强单核细胞系统作用，抑制体液免疫，提高机体细胞免疫功能，增强肾上腺皮质功能等。常用药中金银花对多种细菌均有抑制作用；白花蛇舌草有刺激单核 – 吞噬细胞系统增生，增强白细胞和单核 – 吞噬细胞的吞噬功能，从而达到抑菌消炎目的；黄芩、连翘等也有抑菌和抗变态反应作用。

（3）活血化瘀

急性肾炎的不同阶段均可导致瘀血的产生，临床研究也表明，急性肾炎的舌微循环、甲皱微循环等有改变，符合中医"瘀血"的临床特点。因此在急性肾炎的治疗过程中常酌情加入活血化瘀之品，常用药物有丹参、赤芍、益母草、川芎、地龙、僵蚕、三七等药。

研究表明，活血化瘀药物具有以下几方面作用：①具有保护血管内皮细胞，消除微血管炎症及狭窄，并预防再发生的作用，对已形成的微血栓起到溶解作用，并防止新血栓形成，使病灶组织血液循环得到改善，从而避免了因缺氧引起的水肿及坏死。②降低血脂及抑制动脉粥样硬化形成。③改善机体的免疫功能。④抑制血小板聚集，增加纤溶酶系统的活性作用。⑤能减轻炎症反应，减少渗出，促进炎症吸收和炎症局限化，有利于炎症的恢复。

（4）利水消肿

水肿是急性肾炎的主症，利水消肿是急性肾炎水肿期的重要疗法，常用方有五苓散等。现代中药药理研究表明，利水药能增加尿量。常用药物有茯苓、汉防己、滑石、泽泻、车前子、猪苓、白茅根、玉米须等。

汉防己、桑白皮、玉米须能增加尿量，并有降血压作用，其利尿作用主要是抑制肾小管的重吸收，或增加肾滤过率。泽泻、猪苓、茯苓能促进钠、钾、氯的排出。车前子能使尿素、尿酸及氯化物的排泄量增加。

2. 单味药研究

（1）川芎其活血化瘀的主要成分是川芎嗪，它通过激活血小板腺苷酸环化酶，使血小板内 CAMP 水平升高，降低血小板对 ADP 等诱导剂的敏感性，从而抑制血小板聚集。同时还有提高红细胞和血小板表面电荷密度的作用，降低血液黏度，改善血液流变性。此外，川芎嗪具有抑制纤维蛋白形成，防止血栓，增加肾脏血流量，改善肾功能作用，并且能通过降低肾小球系膜细胞白细胞介素 6 而抑制系膜细胞增殖。

（2）实验证明，丹参能够增加肾脏血流量，提高肾脏对肌酐和自由基的清除，不仅能改善微循环，防止血栓形成，并能抑制血小板聚集。丹参对人肾成纤维细胞增殖有抑制作用，且呈剂量依赖性，提示丹参抑制成纤维细胞生长和促其凋亡的作用。

六、调护与预防

（一）饮食调养

一般饮食原则以低盐、高维生素、高热量饮食为主。蛋白入量保持 40 ～ 70g/d（约 1g/kg）。有水肿及高血压者，应用无盐或低盐饮食（食盐摄入量 2.0 ～ 3.0g/d），直到利尿开始，同时限制高钾食物的摄入。但有时由于利水药物的使用，会出现低钾血症，可给予含钾较高的食物，如香蕉、香菇等。少数患者蛋白尿严重，出现肾病综合征时，则应增加蛋白质的摄入量以补充蛋白质的丢失。

食物疗法在急性肾炎治疗中有重要意义。利用食物的五味偏盛可以调节机体脏腑的太过、不及，根据病情的不同、脏腑的盛衰，有目的地增加或减少某种食物，有助于调整体内脏腑气血阴阳的偏盛、偏衰。常用药膳有以下几种。

1. 冬瓜赤小豆粥

冬瓜 450g，赤小豆 30g，加水适量，加糖少许，喝粥吃瓜。适用于急性肾炎患者水肿期及水肿消退后。

2. 鲤鱼赤小豆汤

鲤鱼 1 条（约 100g），赤小豆 50g。先将赤小豆加水适量煮至熟透，然后将鲤鱼放入，再煮一会，喝汤吃肉。适用于急性肾炎尿少、水肿患者。

3. 荔枝草汁

荔枝草 50g，加水 500mL。将荔枝草洗净切碎后加水煎汁。每日 3 次，服时加白蜜 10mL。适用于急性肾炎有热象者。

4. 鲜白茅根饮

鲜白茅根 50g，玉米须 50g。将白茅根、玉米须洗净后用水煎汁，或单味白茅根 60g 煎水。代茶饮，每日 3 ～ 5 次，适用于急性肾炎颜面浮肿、恶寒发热、小便不利者。

5. 蛙蝼葫芦散

青蛙（干品）2 只，蝼蛄 7 个，陈葫芦 15g，微炒，研成细末或作丸剂，以温酒送服，每次服 6g，日服 3 次。适用于急性肾炎患者服食。

6. 鲜荠菜汤

鲜荠菜 200 ～ 240g 洗净，加水 3 大碗，煎至 1 碗水时加鸡蛋 1 个（去壳打匀），煮熟，加盐少许，饮汤吃菜和蛋，每日 1 ～ 2 次。治急性肾炎水肿血尿。

7. 金银花茶

金银花 15 ~ 30g，菊花 15 ~ 30g，绿茶少许，代茶饮。适用于急性肾炎风热犯肺，咽喉肿痛者。

8. 猪肾汤

猪肾 1 个，剖开去筋膜，洗净后与党参 15g、黄芪 20g、芡实 20g 共同煮汤。适用于急性肾炎水肿、高血压等症已消退，但尚残留蛋白尿者。

9. 乌鱼汤

乌鱼 1 条（约 500g），赤小豆 60g，黄酒 1 匙，小火慢煨至酥烂，每日食 2 次。适用于急性肾炎水肿消退后的调理。

10. 冬虫夏草炖鸡

冬虫夏草 3 ~ 5g 或山药 3 ~ 5 片，枸杞子 12g，鸡肉 75 ~ 100g，蜜枣 1 枚，水 180mL，放入炖熟，加少许油盐调味。适用于急性肾炎水肿消退后的调理。

（二）预防外感

肾炎的发病与复发都与受凉、受湿及上呼吸道感染有关，且寒冷可刺激皮肤，使肾小动脉发生反射性痉挛，加重肾脏缺血，从而加重病情。故指导家长及患儿或患者注意气候变化，及时增减衣服，防止受凉；在流行性感冒、呼吸道感染等的高发季节，应避免或尽量减少到人群密集的场所，以避免发生感染，加重病情，一旦发生感染后应及早就医。

（三）皮肤清洁

注意个人卫生，预防皮肤感染，一旦发生感染后及早给予敏感抗生素治疗，能否预防或减轻急性肾炎尚无定论。有人观察到链球菌感染后 24 小时内应用青霉素，亦未能阻止肾炎的发生，但充分的青霉素或敏感抗生素治疗能阻止肾炎菌株的流行，对降低肾炎发病率有一定作用。

（四）劳逸结合

肾脏患者肾阴阳精气有不同程度的虚弱，应避免过劳。若房劳后更伤肾，使肾病缠绵难愈或加重。水肿期的休息对疾病恢复是很有好处的。肾脏的血流量卧位时是站立的 4 倍，所以肾脏病人，适当地卧床休息以增加肾脏的血供，可改善肾脏的缺血状态，有利于肾脏病的恢复。

（五）皮肤清洁

肾炎患者保持皮肤清洁极为重要。若皮肤不洁，又继发疮疖，可使水肿加重，故要经常用温水擦洗，不要用酒精或肥皂。剪短指甲，以免抓破皮肤。保持衣服干净，勤换衣服，保持床铺被褥整洁、干燥、平整。

（六）精神调养

患者大多数为学龄期儿童，病后住院会使患儿在学习上受到一定影响，造成患儿一定的心理负担。平时护理上应根据患儿不同年龄的生理特点进行心理护理，消除他们的心理负担，使他们能积极配合治疗。急性肾炎病程较长，特别是镜下血尿，持续时间迁延数月至一二年，患者或其家长常有恐惧、忧虑、急躁等情绪，往往对治疗缺乏信心。因此，需要对这些患者多加解释，让他们了解病情，配合治疗。

（七）辨证施护

急性肾炎是临床常见疾病，属中医"水肿"等范畴，对于此类病证在药物治疗的同时，强调病后调养一直受到重视，特别是预防复发、提高疗效有显著效果。在临床护理中，需要对患者的饮食起居给予必要的指导，也要根据患者不同的证型采取辨证施护，以饮食之五味偏盛调节五脏之太过、不及。如阳虚水停，中焦受困，患者脾胃呆滞，此时应给予清淡饮食，不要因强调营养而给予肥腻之品，以免重伤脾胃，影响治疗效果。偏阳虚者，饮食可以适当偏温，汤药宜热用，增强药力。

（八）谨慎用药

肾炎患者，要谨慎用药，以防药物伤肾，如庆大霉素、卡那霉素、多黏霉素等药对肾脏有损害，中药川木通等可造成肾伤害，要避免使用。服药时应少量多次，频频饮下，有恶心、呕吐时，可用生姜擦舌，以和胃降逆。

（九）预后

本病近期预后良好，21世纪初期急性肾炎5%～10%死于急性期并发症，如心衰、肺水肿等，近十年因诊治水平的提高，住院患者的死亡率已大幅下降，某些城市已消灭了急性期死亡，其死因主要是肾功能衰竭，多见于老年组。

根据长期临床及病理活检追踪，对于急性肾炎的长期预后，至今尚难以下结论。对于急性肾炎的长期预后存在着不同的观察结果。目前认为下列因素可影响本病的预后：①流行发病组预后较散发病例好，可能因流行发病时易于发现一些轻型病例并给予认真治疗及追踪。②少年儿童患者预后好。对一般成年人预后报告不一致，但总的预后还是好的。老年人的预后普遍认为不好，急性期并发症（心衰、肺水肿）及慢性进展性肾小球疾病的发生率均高。③血尿的严重程度多认为与预后无关。④临床上呈严重而持续的高血压和（或）肾病综合征和（或）肾功能损害者，预后差。⑤病理方面，呈广泛大新月体、荧光呈花环状沉着、电镜下呈不典型驼峰者预后差；反之，轻度系膜增生、荧光呈系膜型者预后好。⑥血补体水平下降程度、ASO滴度上升程度与预后均无关。

七、问题与对策

（一）如何及早确诊本病

临床尚有部分缺乏典型的肾脏病表现，而以肾外症状为主，对于这类患者，如不仔细检查，容易引起误诊、漏诊。另一方面，对于有典型链球菌感染病史，临床表现有水肿、高血压但尿常规检查阴性的患者，不应轻易排除急性肾炎诊断，而应进一步做血清补体等免疫功能检查。因为此类患者的确诊，有赖于C_3检测，若血清补体C_3呈典型的急性期下降，6～8周恢复正常，有助于确诊。另一部分，急性肾炎并发症（如心衰、肺水肿、高血压脑病等）

严重而表现突出时，常会掩盖急性肾炎综合征的临床表现，如心力衰竭时，易与原发性心肌病及冠心病相混；青少年合并高血压脑病时，出现头痛、呕吐，甚至昏迷，易与各种脑炎高颅压症状相混，容易引起误诊。故应全面掌握急性肾炎临床特点，注意链球菌感染史，重视尿液检查，注意颜面水肿、高血压等典型表现，注意监测血压，往往可以避免误诊，及早得出正确诊断。

（二）高危人群如何防止发展成为慢性肾炎

部分急性肾炎患者经过 10～20 年，发展成为慢性肾炎，最终发生慢性肾功能衰竭，其原因除了失治、误治外，反复的呼吸道感染是导致疾病持续进展的主要根源。因此，避免、消除呼吸道感染的反复发生是防止急性肾炎发展至慢性肾炎的重要措施，主要可从以下两个方面进行。

1. 彻底消除感染病灶

对于反复发生呼吸道感染患者，应找到感染病灶，及时选择敏感、有效的抗生素进行治疗。抗生素用药要系统，强调足量、中疗程，以期最大程度控制感染。同时，要尽量避免使用具有肾毒性的药物，防止引起药物性肾损害，对于反复发作以及顽固的扁桃体炎，可在急性感染控制情况下，行扁桃体摘除术。中医中药方面，遵循辨证论治的基础上，综合评价正虚与余邪之间的关系，制订适宜的扶正祛邪、标本兼治的用药原则，力求扶正不留邪，祛邪不伤正。辨证与辨病相结合，参合现代中药药理成果，衷中参西，加入具有抗链球菌感染作用的药品，提高疗效。

2. 提高自身的抵抗力

"邪之所凑，其气必虚""正气存内，邪不可干"。历代医家重视自身调摄，提高机体抵抗力，增强抗病能力，使之能够抗御外邪的侵袭，是预防疾病发生的最简单、有效的手段。因此，鼓励患者从事适当的体育锻炼、文体活动，增强体质。根据个体情况，选用适当的食膳调节机体偏盛、偏衰，有目的地"补其不足"。如脾虚不运者可用山药、薏苡仁、扁豆等健脾药健脾助运，培补"后天之本"；肾精不足，可用冬虫夏草、核桃仁、芝麻等补肾药以补肾填精，充养"先天之本"。顺应天时气候变化，及时穿衣保暖，选择适宜的起居习惯，避免劳欲太过。

参考文献

1 程庆砾，赵明辉，唐政.临床思维指南——肾脏内科疾病误诊误治与防范［M］.北京：科学技术文献出版社，2003：9.

2 王刚.中西医结合专科病诊疗大系——肾脏病学［M］.太原：山西科学技术出版社，1999：2.

3 陈建，郭立中，谢福安.临床辨病专方治疗丛书——肾脏病辨病专方治疗［M］.北京：人民卫生出版社，2000：5.

4 杨霓芝，刘旭生.专科专病中医临床诊疗丛书——泌尿科专病中医临床诊治［M］.第2版.北京：人民卫生出版社，2005：2.

5 孙艳萍，陈金和，吴基良.复方丹参注射液对小儿急性肾小球肾炎的影响［J］.咸宁医学院学报，2001，（4）：260-262.

6 王凤春，张秀俗.川芎嗪治疗小儿急性肾小球肾炎50例［J］.中国中西医结合杂志，2000，（9）：670.

7 李德成，鲁统德.麻黄连翘赤小豆汤治疗急性肾小球肾炎随机平行对照研究［J］.实用中医内科杂志，2015，（5）：43-45.

8 何文兵，刘光陵.急性肾小球肾炎中医诊疗指南［J］，中医儿科杂志，2011，7（2）：1-3.

9 吴美珍，周馥英.急性肾小球肾炎相关因素的探讨［J］.浙江实用医学，2000，（3）：3-4.

10 刘玉宁，郭立中，关明智.叶传蕙教授对急性肾小球肾炎的中医治疗［J］.中医函授通讯，2000，（5）：12-14.

11 朱喜斌，韩秀丽，战文举.中西医结合治疗急性肾小球肾炎72例临床观察［J］.黑龙江医学，2000，（2）：35.

12 许培培.中西医结合治疗急性肾小球肾炎的疗效观察［J］.中西医结合心血管病杂志，2015，（13）：89-90.

13 李艳，周莉.中西医结合治疗小儿急性肾小球肾炎临床观察［J］.中华中医药杂志，2007，22（8）：576.

14 白建一，吴玲.活血化瘀法为主治疗急性肾炎42例［J］.山西职工医学院学报，2000，（2）：35.

15 孙治平.解表法在急性肾炎中的运用［J］.江西中医药，1996，（S2）：56.

16 李云萍.清热解毒法治疗急性肾炎65例［J］.天津中医，2000，17（1）：50.

17 崔建强，张凡，王涛，等.清热解毒活血化瘀治疗小儿急性肾炎恢复期血尿［J］.四川中医，2000，（8）：44.

18 罗春雷，唐政.急性链球菌感染后肾小球肾炎研究进展［J］.江苏医药，2010，36（15）：1811-1812.

（杨曙东　廖颖钊）

第二节　慢性肾小球肾炎

慢性肾小球肾炎简称慢性肾炎（chronic glomerulo nephritis，CGN），是由多种原因引起的原发于肾小球的一组免疫性疾病，病理类型多样，预后不尽相同。临床特点为起病隐匿，可有一段时间的无症状期，但尿常规检查有不同程度的蛋白尿、红细胞及管型尿。病程长，呈缓慢性进展，多数患者有程度不等的腰酸、疲乏、水肿、高血压及肾功能损害。随着病情的进一步发展，少则2～3年，多则20～30年，健存肾单位越来越少，纤维组织不断增生，肾脏萎缩。其病顽固，反复发作，迁延不愈，最终导致肾功能衰竭，预后很差。

慢性肾炎是内科多发病之一，任何年龄均可发病，但好发于青少年。1982 年全国 13 个省市自治区中 188，697 人接受尿检普查，泌尿系统疾病的检出率是 2.25%，其中肾小球肾炎患者占 21.63%，以 14 ～ 20 岁组织最高。对 1398 例慢性肾病导致死亡病因进行分析，发现慢性肾炎占首位，为 64.10%，就肾脏病而言，慢性肾炎的发病率仅次于肾盂肾炎。

中医文献中虽无慢性肾炎这一名称，但可以找到类似慢性肾炎临床表现的一些病证。水肿是该病的主要临床症状，故慢性肾炎的大部分内容可归于"水肿"的范围。当水肿不明显，而以疲乏无力、腰痛、头晕、蛋白尿及血尿等为主要表现时，可归于"虚劳""腰痛""眩晕""尿血"等范围内。慢性肾炎晚期，肾功能衰竭出现少尿、恶心、呕吐等尿毒症症状时，可归于中医"关格""癃闭""肾风""溺毒""肾劳"等范围。

一、病因病理

（一）中医

水不自动，赖气以动，水行则为气，气滞化为水，人体水气代谢是在肺的通调、肃降，脾的运化、转输，肾的温化、蒸动等生理功能协调下完成的。所以，慢性肾炎与肺、脾、肾三脏关系最大，同时与三焦、膀胱亦有关系。

1. 病因

（1）外感

①劳汗当风：风湿外袭，邪客玄府，肺失开阖，通调失司，水溢肌肤，而成水肿（阳水）。肺合皮毛，功主宣化气机，通调水道，为水之上源。寒湿之邪外袭，则肺气失宣，皮毛开阖失常，汗液不得外泄，而肺气不能肃降，水气下行受阻，泛于肌肤，产生水肿。应当知道，风湿之邪，虽先袭肺，阻碍水气的通调，但必与肾的虚实有关，《素问·水热穴论》指出："勇而劳甚，则肾汗出，肾汗出，逢于风……传为胕肿，本之于肾。"

②疮毒内攻：凡咽喉肿烂，身患疮痍，未知表解宣透，或误行洗浴、凉遏等，以致热毒不得外散，内陷入肾，小便不利，变为肿满。本型多起于青少年。热毒伤肾而成水气。

③水湿浸渍：居处卑湿，涉水冒雨，冲犯雾露，衣着冷湿，汗出渍衣，以致水湿渗注经络，壅塞三焦，浸淫脏腑，脾受湿困，不能制水输布，水气独归于肾，肾失渗泄，水溢肌肤，产生水肿。水湿浸渍之证，也可能由内伤健运，脾气受困，内外相召为病。

以上都是外感引起的水肿，虽然病因不同，偏伤各异，但肺、脾、肾功能的某一环失调，都势必导致三焦水道壅塞而成为水肿。

（2）内伤

①饮食失节：长期恣啖酒醴膏粱，或饥饿，或饮冷太过，以致脾失健运，湿热内蕴，津液不化，聚留为水，水邪渍肾，引起关门不利，产生水肿。《景岳全书·水肿》云："大人小儿素无脾虚泄泻等证，而忽尔通身浮肿，或小便不利者，多以饮食失节，或湿热所致。"

②久病劳伤：李梴《医学入门·水肿》云："阴水多因久病或产后，久病者盖谓久病喘、咳、疟、痢，或误服凉药以致肿者，危证也。"劳伤指饥饿、劳役、营养不良，脾胃元气损伤，土不制水或房劳色欲太过，真元暗损，命门火衰，不制阴寒，水邪泛滥，产生水肿。

2. 病机

（1）三脏相干，以肾为主

《内经》中提到水肿病机"其本在肾，其末在肺"（《素问·水热穴论》），"诸湿肿满，皆属于脾"（《素问·至真要大论》），"三阴结，谓之水"（《素问·阴阳别论》）。大意是认为与肺、脾、肾三脏功能失调有关，此说历代一脉相承，并有发挥。明·李中梓《医宗必读·水肿》曰："脾土主运行，肺金主气化，肾水主五液。凡五气所化之液悉归于肾，五脏所化之气悉属于肺，转输二脏，以制水生金者悉归于脾，故水肿不外此三经也。"可见水肿之病或可表现为荣卫运行不畅，三焦壅塞不利，膀胱气化不行，但它们都是脾、肺、肾三脏失调而后气滞为水之殃害所及。其病机在于三脏失调。

三脏中无论哪一环节失调，便可成肿。但就病情而论，所伤一脏者轻，二、三脏并失者重；新病伤肺为标，发病急，较易治；脾肾旧病为本，发病缓，较难治。

阳水之病，多由脾、肺二脏气结不行，输布失常，水气日蓄，浸灌表里，无所不到；阴水多由脾肾虚衰、输泄蒸化无权，水不化气，气滞为水。

（2）水肿以阳气损伤为主

《景岳全书·水肿》曰："凡欲辨水气之异者，在欲辨阴阳耳，若病在气分（阳水），则阳证阴证皆有之；若病在水分（阴水）则多为阴证。盖水之与气，虽为同类，但阳旺则气化水，即为精；阳衰则气不化，而精即为水……此水肿之病，所以多属阳虚也。"所以从病机属性而论，阳水（水分）诸证，多伤外感风寒水湿之邪，肺失通调，脾因湿困，湿热壅结等，以气滞不行为主。阴水（气分）则多为阳用不敷，水浊内聚，盖脾阳不振则气失输布，肾阳不足则水失蒸化，所致气不化水之证，总以阳虚为多。所以，水肿病与饮证一样，病机以水为阴邪、伤害阳运为多见。

（3）阳水也可能转阴

阳水、阴水亦可转化，阳水转阴为比较常见的转归。阳水表证，误治失治，或不守禁忌，病情发展，脾肾元气损耗，致水液排泄功能日见低下，津液不能化为精气，反而凝为水浊，以致水肿久稽，而成阴水。

（4）脾虚肾败，本虚标实

水肿证以精血皆化为水，多属虚败之证，而水精之所以不化，责归脾、肾。《济生方·水肿》认为，分而言之，病因三脏相干，合而言之，总由"阴脏之害，而病本皆归于肾"。脾肾虚败，而精不化气，气不化水的结果，必然更加重水浊内瘀。所以，水肿后期，多数转归成为脾肾虚弱，水精内败为瘀浊，不能排泄，本虚标实之夹杂证候。

此外，脾肾虚败，则收摄蛰藏功能失职，也常见有水肿既退，而水精下泄，久之未摄固补虚，而成为慢性劳损之候。

（二）西医

1. 病因

慢性肾小球肾炎的病因尚无明确定论，少数患者发病前有链球菌感染，但大部分患者找不到明确的病因。一般认为慢性肾炎的起病有以下几条途径。

（1）急性肾炎迁延不愈，病史超过 1 年以上者，临床上可认为已进入慢性肾炎期。据统计，由急性肾炎直接迁延发展而来者，占慢性肾炎总数的 15% ～ 20%。

（2）急性肾炎病史，经数周或数月治疗，临床症状及尿异常消失，肾功能正常，被认为已经"痊愈"，但炎症仍继续缓慢进行，若干年后，可能因上呼吸道感染或其他感染，或劳累过度，临床症状又复出现，而成为慢性肾炎。

（3）患者无明显肾炎表现，但炎症缓慢发展，经若干年后成为慢性肾炎，这一类可称为原发性肾小球肾炎。据报告，此类慢性肾炎最多，占总数的 50% ～ 70%。

（4）其他细菌及病毒感染，特别是乙型肝炎病毒感染可引起慢性肾炎。

2. 病理

（1）发病机理

自从 1827 年英国医师 Richard Bright 首先比较系统地描述了肾炎的临床表现以来，不少学者对这种常见病进行了广泛研究。到 20 世纪初，证明了肾炎的发病与甲种溶血性链球菌感染有关，但并非由于细菌或其产物直接侵犯肾脏而致病。1917 年，Esherich 与 Schick 提出，免疫反应是产生肾炎的根本原因。1928 年前后，日本学者 Masugi 在 Linderman 研究的基础上，深入探讨了动物试验性肾炎（Masugi 肾炎），为肾小球肾炎发病的免疫学原理提供了重要证据。Kay 等人于 1940 ～ 1942 年经过进一步研究，提出了抗原、抗体的免疫反应问题，认为 Masugi 肾炎是由于肾小球肾炎基膜（GBM），抗原与抗 GBM 抗体结合而产生的抗抗体性肾炎。至 20 世纪 50 年代始，随着免疫学的发展，电子显微镜和免疫荧光技术被应用于肾脏疾病的检查，发现很多类型的肾小球肾炎组织学改变伴有多种免疫球蛋白、补体和纤维蛋白在肾小球不同部分以及在肾小管和间质内沉积，其沉积物的形态可表现为线条状或颗粒状。在 20 世纪 60 年代初，Germuth 和 Dixan 进行了一些开拓性的探讨，在动物急性和慢性血清病的肾脏内发现有免疫球蛋白的颗粒状沉积物，它代表着由抗原和抗体组成的免疫复合物。在某些人类肾小球疾病的肾脏中也发现有类似的沉积物。20 世纪 70 年代末至 80 年代初期，Heymann 成功地在大鼠身上制造了一种表现为肾病综合征的动物膜性肾病，与人类的膜性肾病极为相似。Hoedemacker 等证实这种类型的肾小球免疫沉积物是由游离的抗体与存在于肾小球内的肾小管上皮细胞刷状缘之间的免疫反应而产生的，由于这种抗原是肾小球内固有的，所以这种与抗体形成的免疫复合物是在肾小球"原位"产生的。后来进一步发现，原位免疫复合物的抗原既可以是肾脏固有的（如抗 GBM 肾炎和 Heymann 肾炎的抗原），也可以是来自体外的抗原"种植"在肾小球上，形成"植入性"抗原，与抗体结合形成免疫复合物而致病。由于"原位"免疫复合物理论的出现，目前认为导致肾小球肾炎的起始原因是免疫反应所产生的肾小球内免疫沉积物，这些免疫沉积物可分为：1）肾小球抗原所致的原位免疫沉积物，其抗原为 GBM（抗 GBM 肾炎）或肾小球内的肾小管上皮细胞刷状缘抗原成分（Heymann 肾炎）；2）由种植在肾小球上外来的"植入性"抗原在肾小球原位与抗体形成的免疫沉积物；3）循环免疫复合物在肾小球内滞留。肾炎的发病虽起始于免疫反应，但免疫沉积物本身并不一定致病，还需要一些介质的参与，因此，它的发病是一个复杂的过程。

由于慢性肾炎不是一个独立的疾病，其发病机理各不相同。大部分是免疫复合物疾病，可由循环内可溶性免疫复合物沉积于肾小球，或由抗原（肾小球固有抗原或外源性种植抗原）与抗体在肾小球原位形成免疫复合物，激活补体，引起组织损伤。也可不通过免疫复合物，而由沉积于肾小球局部的细菌毒素、代谢产物等通过"旁路系统"激活补体，从而引起一系列的炎症反应而导致肾小球肾炎。

非免疫介导的肾脏损害在慢性肾炎的发生与发展中亦可能起很重要的作用。根据目前研究结果，这种非免疫机理可能包括下列因素。

①肾小球病变能引起的肾内动脉硬化：肾内动脉硬化加重肾实质缺血性损害。据报道，相当大数量的肾脏病理检查显示，肾脏病患者在肾功能正常、血压正常或轻微升高时，肾小动脉血管硬化的发生率已明显高于正常肾。这种硬化的小动脉可进一步引起肾脏缺血而加重肾小球的损害。

②肾血流动力学代偿性改变所引起的肾小球损害：近年来肾脏生理及形态学研究提示，肾动脉大部分切除后，其健存肾单位的肾小球入球小动脉阻力下降，毛细血管静水压代偿性升高，引致其跨膜静水压明显升高，单个肾小球的滤过率增高，此种高灌注、高滤过状态久之则引起健存肾小球硬化，终至肾功能衰竭。另一方面，健存肾小球分子筛及电荷的性状均异常。

③高血压对肾小球结构与功能的影响：慢性肾炎时，长期的高血压状态，必然影响肾脏。早在 1941 年，就有人通过动物实验提出，高血压引起的缺血性改变，导致肾小动脉狭窄、闭塞，加速了肾小球硬化。近年的研究工作表明，高血压对肾小球的影响，亦主要是通过提高肾小球毛细血管静水压，引起肾小球高滤过，进而导致及加速肾小球硬化。

④肾小球系膜的超负荷状态：正常肾小球系膜具有吞噬、清除免疫复合物及其他蛋白质颗粒的功能，这本是一种正常保护性作用。但当负担过重（超负荷状态）则可引起系膜区（基质及细胞）增殖，终至硬化。

（2）病理改变

慢性肾炎的病变是两肾一致性的肾小球病变。长期持续进展及反复发作，必然使肾小管和肾间质出现继发病变，久之肾皮质变薄、肾脏的体积逐渐变小。如上所述，由于慢性肾炎是临床表现相似的一组肾小球疾病，病因和发病机理不尽相同，所以，其病理类型以及病变轻重也不一样。肾活检病理检查对诊断具有意义，甚至终末肾时仍有 48% 病例可明确基础病诊断，但对肾功能差者做肾活检需要慎重。慢性肾炎根据大部分肾小球的主要病变，可分为如下几型。

①系膜增殖性肾炎　可见于儿童和成人。多数隐匿起病，无明显的先驱感染史。临床表

现多样，可呈肾炎综合征或肾病综合征表现。不少患者也可无自觉症状，而呈无症状性蛋白尿或反复发作性血尿。

②局灶性肾小球硬化　也称局灶性硬化性肾炎，可发生于任何年龄，以 30～40 岁较为多见。临床表现以肾病综合征多见，蛋白尿为非选择性，对激素不敏感。部分患者可伴有血尿、高血压和肾功能不全表现。病情常呈进行性加重，预后较差。

③膜增殖性肾炎　又称系膜毛细血管性肾炎，多见于儿童和青年。半数患者于症状出现前有上呼吸道感染史，临床表现为肾炎综合征，少数呈肾病综合征，化验中常呈持续性补体过低，故又可称为低补体血症性肾炎，对激素和细胞毒性药物治疗无效。

④膜性肾炎　又称膜性肾病，发病前通常无前驱感染史，多数缓慢起病，可发生于任何年龄，以青年为多。疾病早期就有大量蛋白尿，1/3 病例发生镜下血尿（少数有肉眼血尿），肾病综合征为主要表现。此型是成人肾病综合征最常见的类型之一，占 30%～40%。病程常呈缓慢进展，对激素和细胞毒性药物的疗效不佳。

⑤硬化性肾小球肾炎　发生于各型病变的末期，患者主要表现为慢性肾功能衰竭，少尿、夜尿多，血肌酐、尿素氮升高，体重减轻，贫血，乏力，精神不集中，以致出现尿毒症昏迷而死亡。

据国内统计，本病以系膜增殖性肾炎为最多，其次为局灶性肾小球硬化、膜增殖性肾炎及膜性肾病。早期慢性肾炎的病变继续发展，导致肾组织严重破坏，形成终末性固缩肾，由于病变继续发展，肾小球毛细血管逐渐破坏，系膜基质和纤维组织增生，导致整个肾小球纤维化、玻璃样变。由于肾小球血流受阻，相应肾小管萎缩，间质炎症细胞浸润，纤维组织增生。病变较轻的肾单位发生代偿性肥大，致使肾脏体积缩小的同时，表面呈现细颗粒状，称颗粒性固缩肾。有一种特殊类型的慢性肾炎，在完全硬化、闭锁的肾小球间有正常甚至肥大的肾小球，称之为特发性（非特异性）硬化性慢性肾炎。部分可见到节段硬化，受累较轻的肾小球可有非特异的 IgM 和（或）C_3 沉积。这种病变常见于持续性蛋白尿和链球菌感染后数年，轻度肾功能减退患者。

3. 免疫病理

肾小球肾炎的发病绝大多数与免疫复合物（IC）致病有关，是在机体免疫调节功能异常，形成大量 IC，当机体排除 IC 功能低下时沉积肾脏而致病的。在疾病的发展过程中，又有众多的因素影响着病情的好转与恶化。随着免疫学进展，国内外学者进行了大量基础实验和临床研究，有了许多新的认识。

范兴忠等检测了 39 例慢性肾炎患者的可溶性白细胞介素 –2 受体（SIL-2R），结果发现，肾功能代偿期 SIL-2R 水平高于健康人，而氮质血症期的 SIL-2R 水平高于代偿期，即使是在免疫细胞功能处于低潮（缺陷）的尿毒症期，SIL-2R 水平虽低于氮质血症期，但仍高于正常人。毕柳等通过实验检测了慢性肾炎患者血清中 SIL-2R 水平，结果显示患者组 SIL-2R 明显地高于正常人。IL-8 是中性粒细胞趋化因子，能促进肾炎炎症进展，加重肾脏局部炎症损伤与纤维化。毕柳等研究表明，患者组 TNF 与 IFN 两种指标均显著地高于正常对照组。TNF

可促使肾脏血流动力学及炎症免疫反应的改变，加重肾小球系膜增生硬化。Affress 报道，去铁胺可抑制 MC 释放 TNF 和延缓 TNF 抑制剂的衰减，从而减少了肾小球损坏。IFN 可分为 IFN-α、IFN-β 与 IFN-γ，其中 IFN-γ 是重要的免疫调节因子，能促进 T、B 细胞的分化，增强各种细胞表达 MHC 分子，从而加强免疫应答。

红细胞具有携带免疫复合物和吞噬等多种免疫功能，红细胞 C_{3b} 受体活性表示红细胞免疫功能状态。血液中 95% 以上 C_{3b} 受体存在于红细胞膜表面，免疫复合物与红细胞相遇的机会比白细胞大 500 ～ 1000 倍。因此，红细胞在携带、清除免疫复合物的过程中起到非常重要的作用。

有研究结果表明，红细胞免疫功能异常与疾病发生、发展过程及其预后有密切关系。有研究结果显示，慢性肾炎患者红细胞 C_{3b} 受体花环率明显低于对照组，两组相比有显著差异（$P < 0.01$）；而免疫复合物花环率与对照组无显著差异（$P > 0.05$），提示慢性肾小球肾炎患者红细胞免疫功能低下或功能减退。80% 以上免疫复合物黏附于红细胞表面，由其携带至网状巨噬细胞系统裂解。由于慢性肾小球肾炎患者 C_{3b} 受体活性降低，血液中红细胞携带、清除免疫复合物功能障碍，致使循环中免疫复合物增多，并在肾脏组织内沉积，导致肾脏发生炎症性病理损害。曾有人对红细胞免疫功能进一步研究表明：红细胞参与干扰素、白细胞介素 I、白细胞介素 II 及免疫球蛋白生成的调控，促进 T、B 淋巴细胞转化，对自然杀伤细胞、淋巴因子激活杀伤细胞的活性有增强作用。当红细胞免疫功能低下时，这些体液因子和免疫活性细胞参与慢性肾小球肾炎的发生、发展过程，构成了肾炎发病的重要因素之一。至于红细胞免疫功能低下是原发性抑或继发性尚须进一步探讨。

（三）中西医结合

随着免疫学的发展，肾小球肾炎的发生与免疫反应的密切相关性日益受到人们的重视。在中西医结合领域，中医证型与免疫学指标相关性研究倍受关注。

1. 与体液免疫指标的关系

毛良发现慢性肾炎患者中，阳虚证患者的 IgG、IgA 含量明显低于阴虚证患者，IgM、C_3 含量在阳虚证与阴虚证两组间无差异。刘宝厚对 130 例慢性肾炎患者血清 Ig 测定分析发现，肺脾气虚和脾肾阳虚患者 IgG、IgA 含量明显低下，IgM 值明显升高，与正常人相比有显著差异；肝肾阴虚证 IgM 值明显降低；IgM 值在三证之间均有明显差异，但阳虚与阴虚证之间差异更为显著。血清 C_3 低下和尿 C_3 阳性者以脾肾阳虚最多，肝肾阴虚次之，肺脾气虚最少，三证之间差异显著。

2. 与细胞免疫指标的关系

吴正治等运用细胞化学方法及显微分光度技术，对慢性肾炎患者外周血淋巴细胞及单核细胞的 α-醋酸萘脂酸（ANAE）定性定量检测，结果表明细胞免疫功能低下的肾虚证的共性，且肾阳虚与肾阴虚各自特点主要表现在 T 细胞亚群的变化上，肾阳虚证辅助性 T 细胞降低，而肾阴虚突出表现为抑制性 T 细胞低下。肾阳虚者单核细胞 ANAE 活性显著低于肾阴虚，提示在整体上肾阳虚的细胞免疫状态、单核吞噬细胞的免疫活性均低于肾阴虚。据此可认为免疫调节的异常似可作为肾阳虚和肾阴虚的佐证。戴勇等通过对 40 例肾虚患者 NK 活性和 IL-2 活性及表达的研究，指出肾虚者不管肾阳虚或肾阴虚，其外周血 NK 活性和 IL-2 及 IL-2R 活性均低于正常对照组，尤其以肾阳虚更为显著。并发现正常对照组 NK 活性与 IL-2 活性呈直线相关，而肾虚患者则无明显相关，表明免疫调节网络紊乱，此构成肾虚患者细胞免疫紊乱的特征。

3. 与红细胞免疫及其他的关系

莫穗林等对慢性肾炎中医分型与外周血 C_{3b} 受体活性相关性研究发现，$E-C_{3b}-R$ 下降顺序依次为肺肾气虚、气阴两虚、肝肾阴虚、脾肾阳虚，表明不同证其红细胞免疫功能状态不同。而欧阳永红等对 87 例慢性肾炎患者进行中医辨证，探讨慢性肾炎同病异型红细胞免疫的改变，发现 $RBC-C_{3b}$、$RBC-ICR$、IgG、IgM、C_4 均降低，改变有自肾气虚、肾阳虚、肾阴虚逐渐加重的趋势，并认为气阴两虚是慢性肾炎的终末阶段。

刘慰祖等测定 200 例慢性肾炎患者补体旁路激活途径的活性（AP-H50），发现 42.5%AP-H50 低于正常，以湿热证明显低下，指出 AP-H50 可作为判断外邪和预后的参考指标。刘宏伟等测定了 81 例原发性肾小球疾病肾小球内补体成分 C_3 和 C_{1q} 的沉积情况，并探讨其与中医分证的关系，结果显示肾小球补体 C_3 沉积阳性者与中医阴虚和气阴两虚密切相关，而与阳（气）虚关系不密切，同时肾小球内沉积的 C_3 和 C_{1q} 与中医之湿热密切相关，湿热组与非湿热组有非常显著的差异，从而提示 C_3 和 C_{1q} 在肾小球内沉积情况可作为湿热的一项客观指标。

二、临床表现

（一）症状

1. 水肿

大多数患者有不同程度的水肿，轻者仅表现在面部、眼部和组织松弛部，重则遍及全身，并可有胸水、腹水。

2. 腰痛腰酸

轻者腰部酸软，重者腰痛，劳累后加重，部位以脊肋角为主。

3. 尿异常改变

尿异常改变是慢性肾炎患者必有的症状。尿量变化与水肿程度及肾功能状态有关，少尿、无尿致水钠潴留，临床上可出现水肿。尿蛋白含量不等，一般在 1 ～ 3g/d，亦可呈大量蛋白尿（＞ 3.5g/d）。尿沉渣中常有颗粒管型和透明管型，伴有轻至中度血尿，偶有肉眼血尿。

4. 高血压

大多数患者迟早会出现高血压，可持续性升高，亦可呈间歇性，表现为头胀、关晕、头痛、失眠、记忆力减退。持续性血压增高不仅可加速肾功能恶化，还可使心肌受损。

5. 肾功能不全

慢性肾炎的肾功能损害主要表现为肾小球滤过率下降，肌酐清除率减低，但由于多数患者就诊时未降到正常值的 50% 以下，因此血清肌酐、尿素氮可在正常范围内，临床不出现氮质血症等肾功能不全的症状。继之，则出现肾小球功能不全，如尿浓缩功能减退。到慢性肾炎的后期，被损毁的肾单位增多，肾小球滤过率下降至正常值的 50% 以下，此时在应激状态下（如外伤、出血、感染、手术或药物损害等），肾脏负担加重，则可发生尿毒症症状。

6. 贫血

慢性肾炎可有轻到中度以上贫血，多数与肾内促红细胞生成素减少有关，至终末期肾炎，则出现严重贫血。

此外，慢性肾炎的患者易有急性发作倾向，每在疾病相对稳定的情况下，由于呼吸道感染或其他突然的恶性刺激，在短期内（3～5 天甚至 1～2 天内）病情急骤恶化。这时患者出现大量蛋白尿，甚至肉眼血尿、管型增加，明显水肿和高血压，以及肾功能恶化。经相应的处理，病情可以缓解，基本上恢复到原来水平，但亦可能因此导致疾病进展，进入尿毒症阶段。

（二）体征

患者可有贫血貌，唇甲苍白，眼睑及颜面甚至双下肢浮肿，严重者可有胸水、腹水。

三、诊断

（一）实验室检查

1. 尿

（1）尿量

无水肿尿量可正常，水肿期间尿量减少，在 1000mL/d 以下。随病情的发展，尿量可由多尿、夜尿多又到少尿，甚至尿闭，此时肾功能往往已极度衰竭。

（2）尿比重

尿比重偏低，多在 1.020 以下，在疾病晚期常固定在 1.010 左右。

（3）尿蛋白

尿中最重要的发现是尿蛋白，可以说慢性肾炎都有蛋白尿。尿蛋白的量多少不一，一般 1～3g/d，亦可呈大量蛋白尿（＞3.5g/d）。患者尿蛋白的多少对预后并无意义，在出现肾功能衰竭时，尿蛋白反而减少。慢性肾炎引起的蛋白尿是肾小球对蛋白质的通透性增高和肾小管对蛋白质的重吸收能力降低所引起的。

（4）尿红细胞

尿沉渣中常见红细胞增多，通常为 3～5 个/HP，有时没有，但在急性发作期可有明显的血尿，甚至肉眼血尿。尿中红细胞增多反映疾病处于活动期。尿沉渣中还常见白细胞、多数颗粒和透明管型。尿红细胞位相以畸形为主，比例一般占 80% 以上，总数＞8000 个/mL。

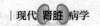

（5）尿 C_3 测定

尿 C_3 测定以膜增殖性肾炎及新月体肾炎的阳性率最高，可达 90% 以上，其次为局灶节段性肾小球硬化、膜性肾病、系膜增殖性肾炎（包括 IgA 肾病）。以微小病变型及局灶节段性肾炎阳性率最低。

（6）尿圆盘电泳

尿圆盘电泳呈现高分子蛋白尿者多见于膜增殖性肾炎、系膜增殖性肾炎及局灶节段性肾小球硬化。

（7）尿蛋白选择性指数

尿蛋白选择性指数的临床意义与尿圆盘电泳相似，膜增殖性肾炎、局灶性节段性肾小球硬化及 IgA 肾病多数为非选择性蛋白尿，选择性指数（SPI）> 0.2。微小病变、IgM 肾病、系膜增殖性肾病及膜性肾病等病例半数以上 SPI ≤ 0.2。

（8）其他

尿纤维蛋白降解产物可增高或阳性；尿 β_2 微球蛋白可正常或升高。

2. 血

（1）血常规检查

血常规可示轻至中度贫血。

（2）纤维蛋白降解产物测定

纤维蛋白降解产物可正常或升高。

（3）β_2- 微球蛋白含量测定

β_2- 微球蛋白含量可正常或升高。

（4）免疫功能检查

部分患者可见 IgA 或 IgM 升高，IgG 降低，C_3、CH_{50} 降低。

（5）肾功能检查

部分患者的肾功能检查可见正常，部分患者尿素氮、肌酐升高，二氧化碳结合力下降。

（6）肝功能检查

严重蛋白尿持续较久的患者，可见白蛋白下降，白蛋白 / 球蛋白比例倒置。

3. 双肾 B 超检查

双肾 B 超示双肾体积正常或稍有缩小。

4. 双肾肾小球滤过率（BCT）检查

此项检查部分患者正常，部分可降低。

5. 肾活检

通过肾活检，可以确定慢性肾小球肾炎病理改变类型，对诊断、指导治疗和估计预后有着积极意义。按照病因及组织学检查，其病理类型及疾病常有以下几种。

（1）原发性慢性肾小球肾炎

具体包括：①系膜增生性肾小球肾炎；②系膜毛细血管性肾小球肾炎；③IgA 肾病；

④膜性肾病；⑤局灶节段性肾小球硬化性肾炎；⑥硬化性肾炎。

（2）继发性慢性肾小球肾炎

具体包括：①狼疮性肾炎；②类风湿性关节炎相关性肾炎；③紫癜性肾炎；④糖尿病肾病；⑤淀粉样变性；⑥遗传性肾炎。

（二）诊断要点

1.起病缓慢，病情迁延，时轻时重，肾功能逐步减退，后期可出现贫血、电解质紊乱、血尿素氮、血肌酐升高等情况。

2.有不同程度的蛋白尿、血尿、管型尿、水肿及高血压等表现。

3.病程中可因呼吸道感染等原因诱发急性发作，出现类似急性肾炎的表现。

（三）鉴别诊断

1.原发性高血压继发肾损害

肾炎多发生在青壮年，而高血压继发肾损害发生较晚。病史对鉴别的非常重要。是高血压在先，还是蛋白尿在先，对鉴别诊断起主要作用。故临床上发现血压高的患者，应常规做尿检查，必要时做肾功能检查。在高血压继发肾脏损害者，尿蛋白量较少，一般 $< 1 \sim 1.5g/d$，罕见有持续性血尿和红细胞管型，肾小管功能损害一般早于肾小球。肾穿刺常有助鉴别，有人发现临床上诊断为原发性高血压的患者中 20% 经肾穿刺确诊为原发性肾小球疾病。

2.慢性肾盂肾炎

慢性肾盂肾炎晚期，可有较大量的蛋白尿和高血压，有时与慢性肾炎很难鉴别。慢性肾盂肾炎多见于女性患者，详细询问常有尿路感染的病史。多次尿沉渣镜检和尿细菌培养，对有活动性感染的慢性肾盂肾炎的诊断是必要的。慢性肾盂肾炎患者，肾功能的损害多以肾小管损害为主，可有高氯酸中毒、低磷性肾性骨病，而氮质血症和尿毒症较轻，且进展很慢。静脉肾盂造影和核素检查（肾图及肾扫描等）如发现两侧肾脏损害不对称，则更有助于慢性肾盂肾炎的诊断。

3.红斑狼疮性肾炎

狼疮肾炎的临床表现与肾脏组织学改变均可与慢性肾炎相似。但红斑狼疮好发于女性，且为一系统性疾病，可伴有发热、皮疹、关节炎等多系统受损表现。可出现血细胞下降，免疫球蛋白增加，可查到狼疮细胞，抗核抗体阳性，血清补体水平下降。肾脏组织学检查可见免疫复合物广泛沉着于肾小球的各部位，免疫荧光检查常呈"满堂亮"表现。

4.急性肾炎

慢性肾炎急性发作应与急性肾炎相鉴别。慢性肾炎急性发作多见于成人，多于感染后 $2 \sim 3$ 天内出现临床症状，可有肾炎史或曾有较明显血尿、水肿、高血压等症状，病情多迁延，且常伴有程度不同的贫血、肾功能不全等表现。急性肾炎往往有前驱感染，$1 \sim 3$ 周以后才出现血尿、蛋白尿、水肿、高血压等症状，血中补体 C_3 降低（8周内恢复），肾穿刺活体组织检查可作鉴别。

（四）诊断思路与误诊防范

由于慢性肾小球肾炎的临床表现、病理类型及疾病种类的多样化，给疾病的诊断及鉴别诊断带来一定的困难，因此对于慢性肾炎的诊断思路与误断防范应从以下几方面入手。

1. 排除继发性慢性肾小球肾炎

常见继发性慢性肾炎较多，如为自身免疫性疾病，多见于育龄期妇女，常伴多系统损害、实验室检查具有特异性的自身抗体，临床不难鉴别；如为过敏性紫癜，患者多有过敏史，临床出现特征性的皮肤紫癜，肾脏病变多在紫癜发生后数周内出现，因而临床诊断较易；如为糖尿病肾病，患者都存在糖代谢异常病史，常合并视网膜病变等糖尿病微血管病变，临床具有糖尿病特征表现，因此容易做出诊断；如为淀粉样变，患者血清和（或）尿液可检测到异常的轻链，肾脏病理上的特异性改变及刚果红染色阳性，便可确立诊断；如为遗传性肾炎，根据患者常有肾炎家族史，临床出现神经性耳聋及电镜下特征性基底膜病变，常可确诊。

2. 明确是进展性还是非进展性的慢性肾小球肾炎

在临床上弄清楚这个问题非常重要，可根据患者的临床症状、是否合并高血压及肾功能减退、肾功能减退的速度怎样来判断。通常进展性慢性肾小球肾炎患者，临床症状相对较重，常合并高血压，肾功能减退速度快，病理病变重，预后相对较差。如能及时地做出诊断、有效地进行治疗，则可缓解患者的临床症状及病理损害，改善预后。

3. 强调行肾活检进一步明确诊断

如无特殊禁忌证，应强调对所有慢性肾小球肾炎患者行肾穿刺活体组织检查。一方面以肾脏作为窗口明确肾小球病变的组织学类型，做出正确的临床病理诊断；另一方面清楚病理损害的程度及活动性如何，指导临床采取正确积极的治疗措施，延缓慢性肾功能不全的进展。此外，肾活检病理改变对判断预后是一个不可缺少的重要指标。

四、治疗

（一）辨证论治

在临床中，慢性肾小球肾炎往往正虚与邪实并存，多以正虚为本，邪实为标，临床辨证分型颇为不易，故多采用以正虚为主、兼顾邪实的临床分型。目前临床多采用本证及标证的辨证方法。

1. 本证

（1）肺肾气虚

临床表现：面浮肢肿，面色萎黄，少气无力，易感冒，腰脊痛，舌淡苔白润，边尖有齿印，脉细弱。

辨证分析：肺主肃降，通调水道，肾主水之气化，肺肾气虚则三焦水道失于通调，水之气化不利，水湿内停，溢于肌肤而见面浮肢肿；肺肾之气无以上承，故见面色萎黄；肺主气，职司卫外，肾主纳气，肺肾气虚故少气乏力而易感冒；肾主骨，腰为肾府，肾气不足故腰府失荣，不能主骨，故见腰脊酸软而疼痛。至于舌淡、苔白润，有齿痕以及脉细弱等，皆为肺肾气虚而有水湿内停之象。

治法：补益脾肾。

方药：益气补肾汤加减。人参、白术、山茱萸各 10g，黄芪 15g，茯苓 20g，炙甘草 6g，大枣 2 枚。

加减：兼有外感表证者，宜先解表，兼风寒者可用麻黄汤加减，兼风热者可用银翘散加减；若患者头面肿甚，咽干咽痛者，可用麻黄连翘赤小豆汤；若水气壅滞，遍及三焦，水肿甚，尿少，大便干结者，应通阳泻肺利水，可用己椒苈黄丸合五苓散加减，尿蛋白多者可加芡实、金樱子，尿中红细胞多，加旱莲草、白茅根、茜草。

方解：方中以人参、黄芪为主药，补益肺肾之气，抗御外邪侵袭，防止感冒发生；取山药、山茱萸平补肾气为辅，以助主药补肾乏力；佐以白术、茯苓、大枣补益后天脾胃之气，以化生气血，培补肺肾之气，是取培土生金，补后天以养先天之意；使以炙甘草，既可助主药以补肺肾之气，又可调和诸药。诸药合方，共奏补肺益肾之功，可使正气坚固，邪不侵袭，适用于慢性肾小球肾炎患者肺肾气虚，易受外感六淫之邪侵袭，而使水肿等证发作或加重者。

（2）脾肾阳虚

临床表现：浮肿明显，面色㿠白，畏寒肢冷，腰脊酸痛或腿软，足跟痛，神疲，纳呆或便溏，性功能失常（遗精、阳痿、早泄）或月经失调，舌嫩淡胖，有齿印，脉沉细或沉迟无力。

辨证分析：人体的水液代谢要靠肾阳的蒸腾气化，脾阳的运化敷布来完成。脾肾阳气虚弱，则水湿不运，气化失常，从而导致水湿停聚，流溢周身，故周身高度浮肿；阳气不能温煦，故见畏寒肢冷，面色㿠白；肾主骨，腰为肾之府，脾为后天之本，气血生化之源，主肌肉四肢，脾肾阳虚则化源不足，腰失所养，四肢不充，故见神疲倦怠，腰脊酸痛或胫酸腿软，足跟疼痛；脾主运化，脾阳不足，运化乏力，故见纳食呆滞，大便溏薄；肾主生殖，肾阳不足，精失固摄，故见遗精、阳痿、早泄，女子月经不调等，舌脉之象均为脾肾阳虚不足所致。

治法：温补脾肾。

方药：附子理中丸加减。党参 15g，附子、白术各 10g，干姜、炙甘草各 6g。

加减：若肾阳虚甚，形寒肢冷、大便溏薄明显者，可加肉桂、补骨脂以助温补肾阳之力；水肿明显者，可用实脾饮合真武汤以温阳利水；伴有胸水而咳逆上气不能平卧者，可加用葶苈大枣泻肺汤，泻肺行水，下气平喘；若伴腹水者，可加用五皮饮以利其水，甚则可加牵牛子、甘遂以逐肠间水邪；若脾虚甚者，可加生黄芪以补气行水。

方解：本方为理中丸加附子而成，方中用党参甘温入脾，补中益气，强壮脾胃是为君药；由虚致寒，寒者热之，干姜辛热，温中而扶助阳气，故以为臣；脾虚则生湿，故以甘苦温之白术为佐，燥湿健脾；三药一补一温一燥，配合甚当；再用炙甘草为使，补中扶正，调和诸药，共奏温中祛寒、补气健脾之功；更入附子大辛大热，温补肾阳，则成温补脾肾之方，用治慢性肾小球肾炎脾肾阳虚，水湿不得阳气，难能气化者，可获治病求本之效。

（3）肝肾阴虚

临床表现：目睛干涩或视物模糊，头晕耳鸣，五心烦热，口干咽燥，腰脊酸痛，梦遗或月经不调，舌红，少苔，脉弦细或细数。

辨证分析：肝开窍于目，肾开窍于耳，肝肾阴虚，耳目失养，肝阳上亢，上扰清宫，故见目睛干涩或视物模糊，头晕耳鸣；肝肾阴虚，阴津不能上承，故见口干咽燥；阴虚则虚火内扰，故见五心烦热，肝肾阴虚，虚火内扰，精关不固，肾精外泄，腰府失养，故见腰脊酸痛，梦遗或月经不调。至于舌红，少苔，脉弦细或细数等，皆为肝肾阴虚，虚火内扰之象。

治法：滋养肝肾。

方药：杞菊地黄丸加减。熟地黄 24g，山茱萸、山药各 12g，泽泻、牡丹皮、白茯苓各 9g，枸杞子 20g，菊花 10g。

加减：肝阳虚甚者，可加当归、白芍以加强养肝阴之力；兼心阴虚者，可加柏子仁、炒枣仁、五味子以养心安神；兼肺阴虚者，可加天门冬、麦门冬、五味子以养肺滋阴；兼有肝阳上亢者，可加天麻、钩藤、僵蚕等以平肝潜阳；兼有下焦湿热者，可加知母、黄柏、石韦等以清热利湿；伴血尿者，可去熟地黄，加生地黄、大蓟、小蓟、白茅根以清热凉血止血；若大便干结者，可加生大黄以泄热通便。

方解：方中以熟地黄滋肾填精为主；辅以山茱萸养肝肾而涩精，山药补益脾阴而固精，三药合用，以达到并补三阴之功，这是补的一面。又配茯苓淡渗脾湿，以助山药之益脾，可收补后天以益先天之功；泽泻清泄肾火，并防熟地黄之滋腻；牡丹皮清泄肝火，并制山茱萸之温；三药共为佐使，这是泻的一面；各药合用，使之滋补而不留邪，降泄而不伤正，补中有泻，寓泻于补，相辅相成，是通补开阖之方剂。更用枸杞子滋补肝肾，菊花清肝明目；合而成方，共奏滋养肝肾之功，适用慢性肾小球肾炎病久伤阴，肝肾之阴不足者。

（4）气阴两虚

临床表现：面色无华，少气乏力或易患感冒，午后低热或手足心热，口干咽燥或长期咽痛、咽部暗红，舌质偏红，少苔，脉象细或弱。

辨证分析：患者久病耗气，阴血亦伤，气虚则无以充达周身，抗御外邪，故见少气乏力而易患感冒；血虚则无以荣华其面，故见面色无华，阴虚不足，不能制阳，故生内热而见阴虚火旺之证，因其热来自阴分，故见午后低热而手足心热；肾之经脉喉咙夹舌而行，肾阴不足，肾之经脉失濡，故见口干咽燥或长期咽痛，咽部暗红等症；至于舌、脉，乃为气阴两虚营血不足，舌脉失养之象。

治法：益气养阴。

方药：参芪地黄汤加减。人参、山茱萸、牡丹皮各 10g，黄芪 30g，生地黄 24g，山药、泽泻、茯苓各 20g。

加减：若大便干者，可加玄参、柏子仁、生大黄等，以清热润肠通便；若口干咽燥、干咳少痰、小便短赤、大便干者，可改用人参固本丸加减；若咽痛日久，咽喉暗红者，可加沙参、麦冬、桃仁、赤芍等，以活血养阴；若兼见纳呆腹胀者，可加砂仁、木香等，以理气和胃；若兼心气虚者，可加麦冬、五味子等，以养心气；若肾气虚甚者，可加菟丝子、覆盆子等，以养肾气。

方解：本方即六味地黄汤加人参、黄芪而成，取六味地黄汤补益肝肾之阴，加人参、黄芪大补元气以培元固本，合而成方，共奏气阴双补之效。适用于慢性肾小球肾炎后期，水肿极轻或无水肿，表现出一派虚弱之象者。

2. 标证

（1）兼外感证

临床表现：兼风寒者可见微恶风寒，或伴发热，骨节酸痛，舌质淡，苔薄白，脉浮紧等；夹风热者可见发热恶风，咳嗽，咽喉肿痛，口干而渴，小便短赤，舌边尖微红，苔薄黄，脉浮数等。

辨证分析：风寒之邪袭于太阳之表，卫阳被遏，经气不舒，正邪交争于肌表，故见发热而微恶寒，骨节酸痛，舌质淡、苔薄白，脉浮紧等，均为风寒袭表之象。风热之邪性属温邪，风热郁表则恶风发热；温邪上受，首先犯肺，肺气被扰，失于清肃，故见咳嗽；肺热伤津，肺之门户失润，热毒壅结咽喉，故有口干而渴，咽喉肿痛，热盛伤津损络，津液匮乏而肾络受伤，故见小便短少而赤；至于舌尖边红，苔薄黄，脉浮数等，皆属风热外袭，邪在肌表之征。

治法：宣肺解表。

方药：麻黄汤加减。麻黄、杏仁各9g，桂枝6g，炙甘草3g。

加减：患者若为风热表证，可改用银翘散加减治疗；若头面部水肿甚者，可改用越婢加术汤以宣肺、利水、消肿。

方解：方中以麻黄发汗解表以散风寒，宣利肺气以通水道，为君药；辅以桂枝发汗解肌，温经散寒，既助麻黄发汗解表，又除肢体疼痛，杏仁宣畅肺气，助麻黄通利水道，为佐药；炙甘草调和诸药，为使药。四药配伍，共奏宣肺解表之效，可解在表之寒，开郁闭之肺气，使表邪得散，肺气宣通，自然邪去而气道通，诸证悉除。

（2）兼水湿证

临床表现：全身中度以上水肿或有胸水、腹水。

辨证分析：慢性肾小球肾炎水肿的发生主要与脾、肾二脏有关，外感六淫伤肺可以使之加重；肾主水之气化，脾主运化水湿，肺主肃降通调水道，各种原因导致肺、脾、肾功能失调，均可使水道不通，水湿不运，气化不行，终致水湿内聚为患，溢于肌肤而为水肿，甚则流注胸腹而为胸水、腹水。

治法：利水消肿。

方药：五皮饮加减。生姜皮6g，桑白皮15g，陈皮10g，大腹皮15g，茯苓皮30g。

加减：若腰以上肿甚兼风邪者，当加防风、羌活以散风除湿；腰以下肿甚为水湿下注者，当加防风、生薏苡仁以利水消肿；兼寒者，酌加制附子、干姜以温阳行水；兼热者，酌加木通、滑石以利湿清热。

方解：方中以茯苓皮为君，利水渗湿，兼以健脾以助运化；以生姜皮辛散水饮，桑白皮肃降肺气，通调水道，共为臣药，可助主药以增利水之力；水湿阻滞，则气机不畅，故再加大腹皮、陈皮理气兼以除湿为佐使。五药相合，共奏利水消肿之效。

（3）兼湿热证

临床表现：皮肤疖肿、疮疡，咽喉肿痛，脘闷纳呆，口干不思饮，小便黄赤，灼热或涩痛不利，舌苔黄腻，脉濡数或滑数。

辨证分析：湿热之邪壅滞肌肤、咽喉，血腐肉败，经络阻滞，故见皮肤疖肿、疮疡，咽喉肿痛；湿热蕴积于中，脾胃气机受阻，运化失常，津不上承，故见脘闷纳呆，口干而不思饮；湿热之邪流注下焦膀胱，气化不利，肾络受伤，故见小便黄赤，灼热或涩痛，不利。湿热蕴积于内，外象于舌、脉，故见舌苔黄腻，脉濡数或滑数。

治法：清利三焦湿热。

方药：龙胆泻肝汤加减。龙胆草^{（酒拌炒）}、柴胡、甘草各 6g，泽泻 12g，车前子^{（炒）}、木通、生地黄^{（酒拌炒）}、栀子^{（炒）}、黄芩^{（酒炒）}各 9g，当归尾 3g。

加减：方中木通用治慢性肾小球肾炎时多用通草代之，以清利湿热而不伤肾功能；湿热蕴积上焦，见咯吐黄痰甚者，可用杏仁滑石汤加减；湿热中阻，以痞满腹胀为主者，可用黄连温胆汤加减；湿热蕴结下焦，以尿频、尿急、尿痛、尿灼热为主者，可用八正散加减；热毒较甚，咽喉肿痛明显者，可用银蒲玄麦甘桔汤加减。

方解：方中以龙胆草清泻肝胆实火，除下焦湿热，为君药；黄芩、栀子苦寒泻火，助龙胆草以清利湿热，共为臣药；泽泻、木通、车前子协助君药清利湿热，使之从小便而出，湿热中阻，易伤阴血且能滞血，故用当归活血，生地黄养血益阴，柴胡疏畅气机，更以甘草调和诸药，共为佐使；各药合用，泻中有补，清中有养，既能清湿热，又能养阴血，湿热自清，则诸证可解。

（4）兼血瘀证

临床表现：面色黧黑或晦暗，腰痛固定或呈刺痛，肌肤甲错或肢体麻木，舌质紫暗或有瘀斑、瘀点，脉象细涩。

辨证分析：瘀血阻滞、血液运行不畅，面部及肢体皮肤不能得到血液的正常营养，故见面色黧黑或晦暗，肌肤甲错或肢体麻木；腰为肾府，瘀血阻滞于肾或腰部，气血运行受阻，不通则痛，故见腰痛固定或刺痛；至于舌、脉皆为瘀血之象。

治法：活血化瘀。

方药：血府逐瘀汤加减。柴胡、当归、生地黄、牛膝各 10g，川芎、桔梗各 5g，赤芍、枳壳、桃仁、红花各 6g，甘草 3g。

加减：患者虚实皆重，可按正虚辨证中加入丹参、赤芍、泽兰、红花等活血化瘀之品；若兼气虚、阳虚者，可改用桂枝茯苓丸加味，以益气活血。

方解：本方是桃红四物汤合四逆散加味而成，方中当归、川芎、赤芍、桃仁、红花活血祛瘀；牛膝祛瘀血、通血脉且能引瘀血下行，为方中之主要组成部分；柴胡疏肝解郁，升达清阳，桔梗、枳壳开胸行气，使气行则血行；生地黄凉血清热，配当归又能养血润燥，使祛瘀而不伤阴血，甘草调和诸药，为方中次要组成部分。本方不仅可行血分之瘀滞，又能解气分之郁结，活血而不耗血，祛瘀又能生新，合而用之，使瘀去气行，则瘀血兼证可除，适用于慢性肾小球肾炎兼有瘀血且阴虚血虚者，临床多与扶正之剂配合使用。

（5）兼湿浊证

临床表现：纳呆、恶心或呕吐，身重困倦或精神萎靡，舌淡红，苔白腻，脉濡。

辨证分析：久病水湿不化，酿生湿浊，湿浊中阻，困遏脾土，脾失健运，气血生化不足，不能充身，故见纳呆，身重困倦，精神萎靡；湿浊阻滞，气机逆乱，脾胃升降反常，胃气上逆，故恶心、呕吐。

治法：温阳泄浊。

方药：温脾汤加减。大黄10g，人参6g，干姜6g，附子6g，甘草3g。

加减：若恶心呕吐较甚者，可加姜半夏、陈皮、姜竹茹以和胃降逆；若血肌酐、尿素氮升高明显者，可配合生大黄、蒲公英、六月雪、煅牡蛎等保留灌肠，也可于方中加六月雪等以泻湿降浊。

方解：方中附子温壮脾阳以散寒凝，大黄荡涤泻下而祛湿浊，共为主药，以温阳泻浊；干姜、人参、甘草，共为辅佐，以助附子温补阳气；甘草并能调和诸药，又为使药。诸药合用，共奏温补阳气、化湿泄浊之剂，尤其适用于慢性肾小球肾小球肾炎后期有湿浊之证者，可与扶正之剂配合使用。

（二）辨病治疗

1. 专方专药

（1）健脾益肾汤

生地黄或熟地黄、黄芪、黄精、丹参、益母草、淮山药、芡实各15～30g，白术、茯苓、地龙各10g。腰膝酸软明显者，加牛膝、杜仲；夜尿多，加桑螵蛸、益智仁；形寒肢冷，加菟丝子、锁阳；咽喉疼痛，加连翘、木蝴蝶；血尿明显者，加旱莲草、田七；持续大量蛋白尿，加金樱子、覆盆子；顽固性蛋白尿，加蜈蚣、全蝎；湿浊明显，加薏苡仁、泽泻。本方具有益气、补肾、活血作用，可作为基础方，通治各型慢性肾炎。

（2）黄芪川芎南星汤

黄芪45g，仙灵脾、鹿衔草、川芎、胆南星、白术、芡实、桑螵蛸、炒三仙各15g，忍冬藤20g，丹参30g，水蛭、地龙各12g。腰酸痛明显者，加杜仲、续断；浮肿明显者，加芦荟、车前子；纳呆、便溏者，加薏苡仁、山药；血尿明显者，加白茅根、小蓟炭；血压高者，加石决明、钩藤；伴肾功能不全者，加大黄；贫血者，加鸡血藤、当归。本方具有健脾、活血、通络、固精作用，可作为基础方，通治各型慢性肾炎。

（3）芪母健肾汤

北黄芪、益母草、丹参、白茅根各30g，当归10g，薏苡仁15g。脾气虚者，加党参、白术、淮山药；肾阴虚者，加生地黄、首乌、旱莲草；肾阳虚者，加制附子、淫羊藿、杜仲；

水肿甚者，加猪苓、玄参、车前子；瘀血明显者，加桃仁、红花、川芎；湿热明显者，加甘露消毒丹^{（包煎）}；肝阳上亢者，加石决明，夏枯草；热毒者明显者，加金银花、白花蛇舌草；血尿加小蓟、仙鹤草；蛋白尿加金樱子、芡实。本方具有益气、活血作用，可作为基础方，通治各型慢性肾炎。

（4）二至丸合小蓟饮子加减

生地黄、蒲黄炭、藕节、竹叶、地骨皮各 12g，女贞子、旱莲草各 15g，小蓟 30 ～ 60g，白茅根 30g，牡丹皮、栀子各 10g。若风热外感，鼻塞咽痛，加菊花、连翘 12g，金银花 15g，荆芥 6g；湿热留恋，小便时有灼热感，加石韦 12g，木通、黄柏各 10g；咽喉、扁桃体、皮肤感染，加金银花、蒲公英、大青叶各 15g，紫花地丁 15 ～ 30g；伴腰痛为主且较久，加忍冬藤、鸡血藤各 30g，牛膝 12g，全蝎 3g；阴虚夹瘀，久治不愈，加丹参 15g，当归、赤芍、川芎各 6g，红花 5g。本方具有滋阴清热、凉血化瘀作用，用于治疗以血尿为主的慢性肾炎。

（5）大补元煎加减

太子参 30g，怀山药、枸杞子各 15g，生地黄、地骨皮、当归、牡丹皮、地榆各 12g。若乏力、面色萎黄、纳少，加党参 12g，白术、茯苓各 15g，若慢性咽炎口干喜饮，舌红少苔，加沙参、五味子各 15g，玄参、麦门冬各 12g。本方具有益气、养阴、摄血作用，用于治疗以血尿为主的慢性肾炎。

（6）无比山药饮加减

黄芪、枸杞子、桑寄生各 15g，党参、山药、菟丝子、白术、芡实、金樱子各 12g，三七粉 3 ～ 6g^{（冲服）}。若肺卫气虚，反复感冒恶风，加防风 6g，黄芪 30g；脉虚舌淡贫血，加熟地黄、阿胶^{（烊服）}各 12g；伴恶寒肢冷脉沉迟，加艾叶、血余炭各 12g；气虚夹瘀，加红花、当归各 10g。本方具有培补脾肾、固涩敛血作用，用于治疗以血尿为主的慢性肾炎。

（7）叶传惠经验方

金银花、大青叶、板蓝根、白茅根、仙鹤草各 30g，连翘 15g，淡竹叶 10g，生地黄、大蓟、小蓟各 20g。若外邪入里，里热盛者，加黄连 6g，黄芩、黄柏各 15g；津亏口干者，加北沙参 30g，麦门冬、芦根各 20g。本方具有疏风清热、凉血止血作用，用于治疗慢性肾炎血尿。

（8）小蓟饮子加味

大蓟、小蓟、藕节、滑石、生地黄、茜草各 20g，炒蒲黄、栀子、淡竹叶各 15g，白茅根 30g。若胸闷、纳呆、腹胀、舌苔黄腻，加薏苡仁、法半夏各 15g；若心烦少寐，加黄连 6g，夜交藤 30g。本方具有清心泻火、凉血止血作用，用于治疗慢性肾炎血尿。

（9）知柏地黄丸加味

知母、黄柏、女贞子、牡丹皮、茯苓、大蓟、小蓟各 15g，旱莲草、白茅根各 30g，生地黄、茜草各 20g。若有低热者，加白薇、地骨皮各 15g；若心烦失眠者，加夜交藤 30g，酸枣仁 15g；若头晕目眩者，加钩藤、菊花各 15g，夏枯草 30g。本方具有滋阴降火，凉血止血作用，用于治疗慢性肾炎血尿。

（10）固精汤（陆佩琚等）

黄芪、党参、桑寄生、金樱子各 15g，葛根、山茱萸、菟丝子、枸杞子各 12g，升麻、墨旱莲、白茅根各 10g，薏苡仁 30g。大量蛋白尿，经久不愈者，加玉米须 30g，蝉蜕 10g，罂粟壳 3g。本方具有益气、补肾、固涩作用，用于以蛋白尿为主的慢性肾炎。

（11）加味猪苓汤（斯建中）

猪苓、茯苓、泽泻、滑石、萆薢、鹿衔草、土茯苓、重楼、白花蛇舌草各 15 ～ 30g，阿胶、黄柏各 12g，石韦 15 ～ 60g。兼气虚，加黄芪 30 ～ 50g，党参 20 ～ 40g，白术 12 ～ 15g；兼阴虚，加生地黄 15 ～ 30g，天冬、麦冬、知母各 12g；发热、咳嗽、咽痛者，加金银花、连翘、桑白皮各 12 ～ 15g，板蓝根 15 ～ 30g；皮肤瘙痒者，加地肤子、白鲜皮各 12 ～ 15g，小便短浑者，加萹蓄、瞿麦、淡竹叶各 12 ～ 15g，木通 10g；血尿者，加茜草、白茅根、旱莲草、仙鹤草各 15 ～ 30g。本方具有清热祛湿作用，用于治疗慢性肾炎血尿。

（12）清平方（余承惠）

白花蛇舌草、藤梨根、生牡蛎各 30g，半枝莲、何首乌各 15g，山慈菇 10g，生黄芪 20g。若兼风热，加银花、连翘、防风；有瘀滞，加丹参、牡丹皮、赤芍；有痰浊，加决明子、泽泻、郁金；气虚者，加党参、白术；阴虚者，加生地黄、女贞子；湿浊者，加苍术、藿香、佩兰；蛋白尿明显者，加雷公藤多苷片或火把花根片。本方具有清除湿热瘀浊，散结解毒作用，用于治疗各型慢性肾炎。

2. 中成药

（1）火把花根片

成人每次 3 ～ 5 片，每日 3 次，饭后服用，1 ～ 2 月为 1 疗程，可连续服用 2 ～ 3 疗程。

（2）雷公藤总苷片

按 1 ～ 1.5mg/kg·d，分 2 ～ 3 次口服，1 ～ 2 月为 1 疗程。

（3）黄葵胶囊

每次 5 粒，1 日 3 次口服，8 周为 1 疗程。

（4）保肾康片

每次 100 ～ 200mg，每日 3 次。

（5）金水宝

每次 0.33×3 粒，每日 3 次，用于治疗蛋白尿。

（6）百令胶囊

每次 0.2g×5 粒，每日 3 次，用于治疗蛋白尿。

3. 中药针剂

（1）黄芪注射液

将黄芪注射液 40mL 加入 5% 的葡萄糖注射液 250mL，静脉滴注，每日 1 次。

（2）丹参注射液

将丹参注射液 10 ～ 20mL 加入 5% 葡萄糖注射液 250mL，静脉滴注，每日 1 次。

（3）川芎嗪注射液

将川芎嗪注射液 120 ～ 160mg 加入 5% 葡萄糖注射液 250mL，静脉滴注，每日 1 次。

（三）西医治疗

1. 利尿消肿

（1）双氢克尿噻

每次 25mg，每日 3 次口服。

（2）呋塞米

每次 20mg，每日 3 次口服，水肿严重者可静脉给药。

（3）螺内酯

每次 20mg，每日 3 次口服。

（4）氨苯蝶啶

每次 50mg，每日 3 次口服。

2. 积极控制高血压

慢性肾炎时，剩余的和（或）有病变的肾单位处于代偿性高血流动力学状况，全身性高血压无疑加重这种病变，导致肾小球进行性损伤加重。故对慢性肾炎患者应积极控制高血压，防止肾功能恶化。

（1）血管紧张素转换酶抑制剂（ACEI）

近年来通过大量动物试验和肾炎患者有对照的临床观察已证实，该药物除有肯定的降压疗效外，还可降低肾小球内压，有肯定的延缓肾功能恶化、降低尿蛋白（20% ～ 40%）和减轻肾小球硬化的作用。临床上常用的 ACEI 有卡托普利（captopril），一般剂量为 25 ～ 50mg/次，每日 1 次；不含巯基的依那普利（enalapril），其作用时间长，常用剂量用 5 ～ 10mg/ 次，每日 1 次。ACEI 降低球内压，保护或稳定肾功能的主要机理为：①扩张肾小球动脉，因出球小动脉扩张较入球小动脉扩张更为显著，故而降低球内压，减轻肾小球高血流动力学。双盲法的研究报道，服用 enalapril 组和服用安慰剂的对照组慢性肾功能不全患者，接受 2 年治疗，明显显示 enalapril 能延缓肾功能恶化和减少尿蛋白。②血管紧张素Ⅱ刺激近端肾小管铵的产生，而 ACEI 降低 ATII 水平和（或）升高血钾而降低铵的产生，有利于减轻肾脏肥大和避免过多铵产生后，通过旁路径激活补体而诱发肾小管间质病变。

（2）血管紧张素Ⅱ受体（AT1 型）拮抗剂

血管紧张素Ⅱ受体抑制剂可以阻断内源性及外源性的血管紧张素Ⅱ所产生的各种药理作用，包括促使血管收缩和醛固酮释放等。本品可选择性作用于 AT1 受体，不影响其他激素受体或心血管中重要的离子通道的功能，并不抑制降解缓激肽的血管紧张素转化酶（激肽酶Ⅱ），不影响血管紧张素Ⅱ及缓缴肽的代谢过程。临床应用科素亚 50 ～ 100mg，每日 1 次，治疗 4 周后，结果表明，该药对肾脏病患者的高血压有显著的降压作用（SBP 和 DBP 均下降，$P < 0.05$）。其机制是科素亚高选择性作用于血管紧张素Ⅱ AT1 型，对全身血管有扩张作用和抗醛固酮分泌，从而发生降压作用。研究结果还显示，科素亚对肾脏病的尿蛋白有降

低作用，治疗前后有显著性差异（$P < 0.05$）。其作用机制是科素亚抑制 Ang Ⅱ AT2 型，可使肾小球出球小动脉扩张，降低肾小球毛细血管压力，减低蛋白尿而延缓肾脏病进展。研究还显示，科素亚具有一定的降血尿酸作用，该药能抑制近曲小管对尿酸的重吸收，致血尿酸水平下降。

（3）钙离子拮抗剂

不少的临床研究证实，钙离子拮抗剂如硝苯地平（5 ～ 15mg/ 次，每日 3 次）等治疗高血压和延缓肾功能恶化有较为肯定的疗效。研究认为，钙离子拮抗剂尽管有轻微的扩张入球小动脉作用，但因它明显降低全身血压的作用，使未受累或仅部分受累的肾小球高血流动力学状况得到改善，高代谢状况得到改善。此外，钙离子拮抗剂减少氧消耗，抗血小板聚集，通过细胞膜效应减少钙离子在间质沉积和减少细胞膜过度氧化，从而达到减轻肾脏损伤及稳定肾功能作用。临床报道短期（4 周）或长时间（1 ～ 2 年）用钙离子拮抗剂治疗慢性肾功能不全的肾炎患者，并未发现任何肾小球损伤作用，却清楚证明它与血管紧张素转换酶抑制剂有十分类似的延缓肾功能恶化的疗效。与血管紧张素转换酶抑制剂不同之处为它一般无降尿蛋白作用。应该指出，部分学者认为钙离子拮抗剂对肾功能的影响仍有必要做更长期的观察。

（4）β- 受体阻滞剂

β- 受体阻滞剂，如美托洛尔（metoprolol，50mg/d）、阿替洛尔（atenolol，50mg/d），对肾素依赖性高血压有较好的疗效。β- 受体阻滞剂有减少肾素作用，该药虽降低心排血量，但不影响肾血流量，故也用于治疗肾实质性高血压。应该注意，某些 β- 受体阻滞剂，如阿替洛尔和纳多洛尔（nadolol），脂溶性低，自肾脏排泄，故肾功能不全时应注意调整剂量和延长用药时间。

3. 抗凝和血小板解聚药物

近年来多数研究表明，抗凝和血小板解聚药物对某些类型肾炎（如 IgA 肾炎）的临床长期随访和动物实验肾炎模型研究显示有良好的稳定肾功能、减轻肾脏病理损伤的作用。对于慢性肾炎应用抗凝和血小板解聚治疗并无统一方案，一般认为有明确高凝状态和某些易引起高凝状态病理类型（如膜性肾病、系膜毛细血管增生性肾炎）可较长时间应用。主要药物有以下两种：

（1）双嘧达莫

每次 25 ～ 50mg，每日 3 次。

（2）阿司匹林肠溶片

每次 100mg，每日 1 次。

4. 激素和细胞毒药物

国内外对慢性肾炎是否应用激素和（或）细胞毒药物尚无统一看法，一般不主张应用。认为如患者肾功能正常或仅轻度受损，肾脏体积正常，尿蛋白 ≥ 2.0g/24h，病理类型为轻度系膜增殖性肾炎，轻微病变等病变较轻者，如无禁忌证可试用激素和细胞毒药物，无效者逐步撤去。

（1）糖皮质激素

微小病变和轻度系膜增生性肾炎患者对糖皮质激素的治疗反应比小儿要差，一般疗程为6～20周，有效率在80%左右。目前多应用泼尼松或泼尼松龙。后者较前者昂贵几倍，而且在肝功能正常者，前者都变成后者而起作用，所以一般用前者即可。用量用法很不一致，有的分次服用，有的一次服用，有的隔日顿服。国内常用法为开始剂量40～60mg/d，分3～4次或清晨1次顿服，维持8～12周。有效者（在用药后1周左右出现利尿，2周左右尿蛋白明显减少，甚至消失）逐渐减药，每2～3周减少原用药量的5%～10%。减至每日量10～15mg时，可以改为隔日顿服（即将2日总量隔日晨1顿服用），继续减量至最小有效量，维持6～12个月。本药治疗成功的关键在于开始用量要足够，大剂量诱导用药时间要充分，有效者减药速度要慢。

此类疾病治疗中的主要难点是复发率高，按上述经典疗法随访36个月，复发率高达31%，而且有报告完全缓解出现快者复发也早，而6个月内复发者就会有反复发作的可能。为此，建议应缓慢撤药，延长疗程可减少复发。有报告称40岁以上患者足量用药需持续16～20周才能取得缓解。

（2）细胞毒类免疫抑制剂

此类药物单独用于治疗慢性肾炎疗效逊于糖皮质激素。但对于"激素依赖型"和"激素抵抗型"者与糖皮激素联合治疗将有辅助作用。常用药物：①环磷酰胺，每日量100～150mg，分2～3次口服；或200mg，每日或隔日静脉注射1次。总量为6～8g。超过此总量并不能提高疗效，但明显增加副作用。②环孢素A，首始剂量为每日3～5mg/kg·d，然后调整剂量达到该药血药浓度在100～200ng/L，一般疗程为3～6个月，长期使用有肝肾毒性。

5. 注意事项

（1）降压治疗时，血压降得不宜过快，以免肾血流量骤降。忌用胍乙啶，因其可影响肾血流量。

（2）应用利尿剂时要以"小量、间歇、联合"应用为宜，并应注意水、电解质平衡；如遇血浆蛋白低于25g/L时，往往达不到消肿的目的，必须适当补充白蛋白和血浆，即提高胶体渗透压才能促进利尿、消肿。

（3）应用抗凝剂时，要注意监测凝血时间和凝血酶原时间，观察出血倾向。

（4）慢性肾炎系慢性虚损性疾病，病程长，缠绵难愈，且容易反复，医患要有信心，坚持治疗，有方有守，少则半年，多则1～2年，才可望告愈。

（5）激素要遵循"首量要足，减药重慢，维持要长"的原则，服药期间要观察胃肠反应，必要时可与复方氢氧化铝或雷尼替丁等药物同服。

（6）口服雷公藤多苷片要定期观察肝、肾功能。

（四）中西医结合治疗

1. 结合要点

（1）辨证与辨病结合

这方面的结合是充分发挥中西医学的各自长处，所以在临床实用中，不应偏重一方，关键在于有机结合。如慢性肾炎的病因病理与免疫反应、炎症、微循环障碍有关，所以往往选用清热解毒、活血化瘀的中药，但辨证却并不完全属于热毒或血瘀证，所以临床在辨证基础上结合辨病加用部分清热解毒或活血化瘀药，而不宜脱离辨证，单纯根据辨病选用中药治病。

（2）中药与西药合用

合用时应清楚中药、西药各自的优缺点，优势互补，相得益彰。对于慢性肾炎，单纯用中药治疗，如果效果不好，或患者尿中查出 C_3、α–巨球蛋白等大分子物质，就选择中西药结合。在用西药泼尼松、免疫抑制剂治疗时，中药的目的是在治疗的同时减轻副作用，保证治病病程完成，在有效后帮助撤减西药和巩固疗效，在无效时，就以中药治疗为主，保护肾功能，延缓病程进展。

2. 方案选介

（1）火把花根片合贝那普利

治疗组火把花根片 5 片，每月 3 次，贝那普利 10mg，每日 1 次，对照组饭后单纯服用火把花根片 5 片，每日 3 次，疗程均为 6 周。51 例患者随机分成治疗组 31 例，对照组 20 例。结果显示：联合应用火把花根片和贝那普利治疗慢性肾炎在降低尿蛋白方面，二者有叠加作用；在对肾功能方面，二者有互补作用，且对肝功能及血象无明显影响。说明联合使用火把花根片和贝那普利治疗慢性肾炎在减少蛋白尿及保护肾功能方面明显优越于单纯使用火把花根片。

（2）雷公藤多苷合双嘧达莫和卡托普利

雷公藤多苷每日 1.5mg/kg；双嘧达莫每次 50mg，每日 3 次；卡托普利每次 25mg，每日 3 次，平均疗程（2.1±1.1 月），对有感染、酸碱及水电解质失衡的患者，给予相应治疗。经三联治疗后，患者血清肌酐清除、平均血压均较治疗前显著降低（$P < 0.001$），24h 尿蛋白定量亦显著下降（$P < 0.01$），而贫血明显改善，血红蛋白上升（$P < 0.05$），表明患者的肾小球炎症活动得到有效的控制。疗程结束时 3 例患者（其中 2 例 B 超示双肾萎缩）的 24h 尿蛋白定量及肾功能与治疗前无明显改善，表明该方案对肾脏病变严重者的疗效欠理想。治疗过程中 2 例患者发生粒细胞下降，经短暂停用雷公藤多苷，加用升白细胞药物治疗后恢复正常。5 例出现胃痛、恶心，加用多潘立酮及硫糖铝治疗后缓解。无 1 例发生皮疹、肝功能损害及出血。雷公藤多苷合双嘧达莫加卡托普利三联治疗慢性肾小球肾炎，兼顾了抑制淋巴系统异常的免疫反应，减轻肾小球炎症活动，改善肾小球血流灌注状况，降低肾小球基底膜通透性，防止或减少肾小球内微血栓形成等作用。表明了慢性肾小球肾炎发展机理的多因素性及协同治疗的重要性，亦表明了一些学者单独应用三联中之一药物未能取得理想疗效的可能原因。故该方案不失为现阶段治疗有明显肾炎活动（如伴大量蛋白尿等）而双肾实质尚未萎

缩的慢性肾小球肾炎较为有效、安全的方法。

（3）依那普利合黄芪注射液

氨氯地平组予口服氨氯地平 5～10mg/d；依那普利组口服依那普利 10～20mg/d，均为早晨 1 次顿服；联合治疗组给予依那普利 10～20mg/d 及静脉注射黄芪注射液 20mL（每 mL 相当于黄芪生药 4g），每日 1 次。全部病例以 1 月为 1 疗程。结果显示：依那普利组及联合治疗组综合疗效优于氨氯地平组，尤以依那普利加黄芪疗效更为显著。联合组明显减少尿蛋白排出量，促进蛋白合成，提高血清白蛋白，利尿消肿，在尿蛋白减少的同时，体重指数也有所改善。提示依那普利联合黄芪治疗慢性肾小球肾炎可进一步提高临床疗效。

（4）三子三草汤合西药

西药治疗方法两组基本相同，均给予依那普利每次 5mg，每天 2 次，必要时根据血压变化情况调整剂量；维生素 E 每次 100mg，每天 3 次，多烯康每次 1.35g，每天 3 次，雷公藤多苷 1.5mg/kg·d，分 3 次服用，最大疗程 6 个月。治疗组加用自拟三子三草汤，方用菟丝子、女贞子、金樱子各 20g，益母草、夏枯草、仙鹤草各 30g，黄芪 60g，桑螵蛸、泽兰各 15g。血肌酐、尿素氮升高者加用大黄、砂仁各 6g，生牡蛎 20g；大黄用量以每日排 2～3 次稀软便为宜，具体用量应随症加减。尿红细胞在（++）或更多时加用白茅根 30g，生地榆、旱莲草各 12g。血压高于 165/105mmHg，面色潮红、脉弦紧者加用怀牛膝、天麻、钩藤各 12g，生牡蛎、泽泻各 20g。贫血者加用当归、太子参各 15g，枸杞子 12g。每日 1 剂煎服，服药 7 天后停药 3～5 天。平均疗程为 8～12 个月。

疗效观察：对照组显效 5 例（18%），有效 9 例（32%），无效 12 例（43%），恶化 2 例（7%），总有效率 50%；治疗组显效 18 例（35%），有效 23 例（45%），无效 8 例（16%），恶化 2 例（4%），总有效率 80%。两组差异明显（$P < 0.05$）。治疗组患者经 1 年治疗后，血红蛋白、甘油三酯、胆固醇、尿蛋白排出量及肌酐清除率的指标均优于采用相同西药治疗的对照组患者，提示在目前情况下运用中西医结合的方法治疗慢性肾小球肾炎是一种值得推荐的方法。

（5）中药合泼尼松

中药基本方：黄芪、赤小豆各 30g，白茅根 20g，生地黄、泽泻、益母草、丹参各 15g，枣皮 12g、车前子、大腹皮、茯苓、淮山药、牡丹皮各 10g，蝉蜕 6g。兼肾阳虚者，加熟附子、肉桂；兼脾阳虚者，去生地黄加干姜、鸡内金；兼肝肾阳虚，肝阳上亢者，加钩藤、菊花、牛膝、首乌、枸杞子、女贞子等；兼血虚者，加当归。若有外感，须辨证以散邪解表之品治疗，表证解后再用基本方加减治疗，每日 1 剂，20d 为 1 疗程，一般用 1～3 个疗程，以后用六味地黄丸或肾气丸善后调理。激素：不管接诊前曾用过多大量，入院后一般用 30～40mg 泼尼松，于每天上午 8～10 时饭后顿服，当尿蛋白持续 1 周阴性时开始减量，每周递减 5mg 后维持治疗持续 3 个月以上。抗感染：用青霉素 320 万 U 加入 5% 葡萄糖盐水 250mL 静脉滴注，每天 2 次，1 周为 1 疗程，一般用 2～3 个疗程，体质差并反复感染或合并有其他感染如肺炎等，可适当延长用药时间。结果显示，15 例中有 13 例完全缓解，其中 12 例停药后 2 年无复发，1 例停药 3 年无复发，基本缓解 2 例。住院时间最短 42d，最长 88d，平均住院 62d，尿蛋白转阴最快 8d，最慢 32d，平均 25d。

（6）多种中西药合用

对照组：采用减低免疫反应，扩管抗凝为主综合治疗，对患有高血压者可酌用卡托普利、尼群地平或硝苯地平。①泼尼松，30 ～ 50mg/d，有效后减量，10 ～ 15mg/d，口服维持。②雷公藤多苷，30 ～ 60mg/d，分 3 次口服。③藻酸双酯钠，200 ～ 300mg/d，分 3 次口服。④维生素 E，200mg，每日 3 次口服。治疗组在对照组的基础上加用中药汤剂，运用扶正固本、活血祛瘀的治法组方：益母草、黄芪各 30g，党参、丹参、白术各 15g，川芎、红花、山茱萸各 12g。每日煎服 1 剂，连续服用汤剂或改用丸散剂，维持用药 2 ～ 6 个月，以巩固疗效。若脾肾阳虚者，可加用茯苓、菟丝子、仙灵脾、制附子；肺脾气虚者，可加用山药、茯苓、百合、升麻；肝肾阴虚者，可加用首乌、旱莲草、龟甲、女贞子；气阴两虚者，可加用玄参、生地黄、麦冬、黄精；急性发作者，可不用或减量用黄芪、党参、山茱萸，并加用白茅根、蒲公英、金银花、白花蛇舌草；尿少肿甚者，可酌用车前子、猪苓、大腹皮、泽泻等。疗程最短的 2.6 个月，最长的 18 个月，平均 5.85±1.96 个月。结果治疗组缓解率为 77.96%（46/59），对照组为 51.00%（25/49）；总有效率治疗组为 93.22%（55/59），对照组为 79.59%（39/49），经统计学处理，均有显著性差异。治疗组临床观察未发生明显的毒副作用，仅个别患者有轻度消化道症状。对照组服药期间出现消化道症状的有 12 例，柯兴氏征与月经不调各 2 例，白细胞减少和转氨酶升高 1 例。

从本组病例疗效结果可以看出，运用中西医结合治疗慢性肾炎，它们不仅在治疗上有协同作用，充分发挥药物的临床效益，而且可标本兼顾，扬长避短，既增强体质，提高抗病能力，又减少某些药物的毒副作用。

（五）其他治疗

1. 穴位注射

黄芪注射液穴注足三里穴（双）、肾俞穴（双）、脾俞穴（双），并根据不同的症状进行辨证及施穴。尿白细胞增高者，用鱼腥草注射液中极穴位注射；尿红细胞增高者，用当归注射液血海穴（双）穴位注射。

治疗时患者取卧位，于穴位处进行常规消毒后，用装有 5 号短针头的注射器抽取药液，快速垂直刺入穴位，直到穴位得气后，抽无回血，再将药液徐徐注入每穴 3mL，隔天治疗 1 次，10 次为 1 个疗程。需第 2 个疗程治疗者，间歇 5 天后再进行。一般需治疗 2 个疗程。

2. 针刺疗法

选穴足三里、复溜、关元、水分、水沟、解溪、中脘、上巨虚、石门、气海、照海。功能利水消肿，主治慢性肾炎。每次取 3 ～ 5 穴。关元、中脘、气海、水分、石门采用灸法，着肤灸 3 ～ 7 壮。余穴针刺，采用泻法或平补平泻之法，留针 15 ～ 20 分钟。体质虚弱者，宜补中有泻。

3. 灸疗法

选穴水分、阴陵泉、膀胱俞、三焦俞。功能温阳利水，主治慢性肾炎。取生附子为细末，过筛，除去杂质，以沸水或黄酒适量调制为饼，约厚 5mm，放于穴位，上置艾炷灸之。饼干更换。以内部温热、视局部肌肤红活为度。每穴 5～10 分钟，日灸 1 次，以愈为度。药饼灸疗法采用的附子饼，其厚度不宜过薄，也不宜过厚。过厚则热力不达肌肤，药饼的作用也就无法掺入；过薄则热力传递过快，药效作用尚未全部发挥，患者皮肤就会出现烧灼样疼痛。

4. 激光治疗

DJS-208 型得邦电脑激光肾病治疗仪根据我国传统的中医经络理论，用预先设置好的适合于每个患者的不同强度的编程脉冲和激光刺激人体的有效穴位，使之和人体内的生物电流相互作用，促进尿蛋白消退和尿量增加。该治疗仪克服了中医针灸治疗时，手工刺激强度不一、疼痛等缺点。

穴位选择关元、水道（右）、肾俞（左、右）、膀胱俞（右）、足三里（右）、三阴交（右）、涌泉（左，为公共穴），每个穴位用电脑激光肾病治疗仪的激光、电脉冲刺激，每次 20 分钟，每日 1 次，每周 5 次，20 次为 1 个疗程。此法对慢性肾炎蛋白尿有一定疗效。

5. 沐浴疗法

方选二冬沐浴方，组方为黄芪、防风、川断、桂枝、苍术、白术各 60g，浮萍 100g，忍冬藤、冬瓜皮各 120g，泽泻 45g。功能补肾利水。将上药洗净，切碎，倒入锅中，加水 10kg，浸泡 30 分钟。然后加热至 45℃左右，过滤，取药液 9kg，将药液倒入浴盆或浴池中，将身体浸泡在水中洗浴 30 分钟。若需长时间沐浴，要不断调节水温。功能补肾利水，主治慢性肾炎。

6. 拔罐疗法

选穴：1）志室、胃仓、京门、大横穴。2）天枢、气海、腰阳关、足三里、三阴交及第 11～12 胸椎棘突间、第 1～2 腰椎棘突间、17 椎下。取 1）组穴，采用单纯拔罐法或毫针罐、刺络罐、温水罐法，吸拔穴位，均留罐 10 分钟，每日 1 次。或取 2）组穴，采用单纯拔罐法或温水罐法，吸拔穴位，均留罐 10～15 分钟，每日或隔日 1 次。亦可每次选穴 2～3 个穴位，先施行挑罐法，然后在其余穴位上再施以单纯拔罐法，吸拔穴位，留罐 10～15 分钟，每隔 2～3 日 1 次。本病要坚持治疗，并适当休息，加强身体锻炼，以提高免疫力。功能补肾利水，主治慢性肾炎。

7. 推拿疗法

患者端坐，取双侧下腰部，按摩者以一手固定患者腰部，以另一手水平横搓双侧下腰部各 60 次，搓擦时宜用力由重逐渐轻，如此轮流按摩两侧下腰部。该法能健脾肾、利水肿，主治慢性肾炎。

（六）专家诊疗经验

1. 时振声提出发病三因论，倡导脾肾虚损学

慢性肾炎的病因，时老认为有素因、主因及诱因三个方面。风、寒、湿外邪侵袭为其外因，内伤脾肾、脾肾虚损为其内因，其诱因与情志、酒色、劳累有关。虽言慢性肾炎的发病与此三因有关，但又强调了外因必须通过内因而起作用。因此，脾肾虚损实为导致本病发生的关键。时老认为，慢性肾炎的病机是错综复杂的，多为本虚标实、虚实夹杂，但其脾肾虚损始终是本病发生的内在基础。时老根据慢性肾炎临床表现，对其发病机制和治疗做以下分析。

（1）水肿

时老认为，慢性肾炎水肿的发病机制与肺、脾、肾三脏及三焦对水液代谢功能失调有关。但临床上还要注意水、气、血的关系，气行则水行，气滞则水停，《金匮要略》有"血不利则为水"之说，说明了血能病水、水能病血。因此，肝气郁结，瘀血阻滞，损伤三焦水道，往往可使水肿顽固不愈。

（2）蛋白尿

蛋白尿是肾炎的一种常见临床表现，中医学没有对蛋白尿的专门论述。但由于蛋白的大量丢失，血浆蛋白低，可出现面浮肢肿、气短、腰痛、乏力等一派虚损之象，故可把蛋白认为是一种精微物质，是由脾生化又由肾封藏。如章虚谷所说："脾胃之能升化者，实由肾中元阳之鼓舞，而元阳以固密为贵，其所以能固密者，又赖脾胃生化阴精以涵育耳。"说明了脾的作用能帮助肾的封藏。脾主升清，肾主闭藏，若脾虚不能升清，谷气下流，精微下注；肾虚封藏失司，肾气不固，精微下泄，皆可导致蛋白尿的产生。因此，时老认为，蛋白尿发生的机制，可以从脾肾气虚，即脾气下降，肾气不固来理解。

（3）高血压

临床上肾性高血压的发病机制，时老认为，虽以肝肾阴虚，肝阳上亢者居多，但也有少数肾性高血压是在脾肾阳虚、水湿泛滥的基础上产生时，这是由于痰湿上扰清窍以致引起眩晕。临床治疗则以健脾益气为治则，佐以化痰通瘀之剂可以收效。也有的肾性高血压加入活血化瘀药物治疗，可使血压稳定或下降，这是由于肝气郁滞、疏泄失畅的缘故，通过养肝活血、通滞行血，以增强肾气，故可取得满意效果。

（4）血尿

血尿是肾炎主要症状之一，部分肾炎患者浮肿并不明显，主要是持续性显微镜下血尿或肉眼血尿为其临床特征，经久不愈。究其病理变化，时老认为，一是由于肝阴虚，阴虚生内热，以致血热妄行而出血，随精微下泄而见血尿；二是脾肾气虚，脾不统血，气不摄血以致血不归经而出血，随精微下流出现血尿。总由脾肾不固、阴虚火旺及气虚不摄所致，多属虚证。对于肾炎血尿的治疗，忌见血止血，否则愈止愈瘀，血愈外流，造成恶性循环。应处理好止血与活血的关系，有助于血尿的治疗。

（5）贫血

时老认为，血液生成之源，皆由于"中焦受气取汁，变化而赤是为血"。血化生于脾，来源于中焦，当慢性肾炎经久不愈，脾气进一步虚损时，则致运化失职，生化无权，肾失脾后天之精的资助，从而造成肾精亏耗；肾伤则有肾精不能内藏，以致骨髓失充，髓不生血，久之其血必虚。因此，慢性肾炎出现贫血者，在一定程度上反映了脾肾亏损的情况。

（6）氮质血症

时老认为，氮质血症通常是由脾肾功能失常、湿浊内停而不能排出所致，多属本虚标实、虚实夹杂。本虚为脾肾虚损、气血阴阳皆虚，标实主要为湿浊邪毒及瘀阻。脾虚不能运化水湿，湿浊大量产生；肾虚不能排泄，湿浊得以内留。脾肾虚损，开阖失常，当藏不藏，当升不升，当降不降，当泄不泄，精微（蛋白）不摄而漏出，湿浊（血中废物）反而滞留，溺毒入血而导致本病发生。故临床治疗在温补脾肾的同时，必须配合化湿浊，利水毒，泄浊瘀之品，才能降低蛋白氮，有利于危机的逆转。

时老在长期临床实践中认识到，紧紧抓住补脾益肾这一大法，因为它是治疗慢性肾炎取得疗效的关键，应贯彻到整个治疗过程，然后兼顾他法。即使邪实标急，在治疗实邪时仍需注意顾护脾肾。但又强调，在补虚扶正的同时，亦不可忽视祛邪的作用，因为慢性肾炎大部分患者在其整个病程中都有不同程度的邪实症状存在。因此，临证治疗应结合病因病机，详辨其虚实，或扶正培本，或标本同治，辨治正确，可望病情稳定，或促其好转，否则可使五脏俱虚，预后险恶。

2. 张志坚提出精泄在肺郁，水肿缘于风遏

蛋白尿在中医范畴中尚无恰当的病名，张老认为，蛋白为人体的精微物质，来源于人体消化吸收之精微物质，由中焦受气取汁，经脾气升清，上归于肺，通调水道，入肾封藏。由于风邪外袭或蕴伏肺系，风激水浊，肺失宣肃，精微下漏，故小便混浊、尿检出现蛋白。另如脾气下陷，肾气不固，精微物质下泄，尿中亦可出现蛋白。但是，脾、肾二虚所致的蛋白尿与劳累、活动有关。此外，血瘀、气滞亦可出现蛋白尿。临床上常可见血络受损或肌肤甲错、疼痛，舌有瘀斑、瘀点等表现；可是，风邪外袭、肺气膹郁所出现的蛋白尿，常与劳累、活动等无关，而多见外感者，临床当予细察。

水肿是慢性肾炎的常见症状，水肿的病机虽错综复杂，但不离乎肺、脾、肾及三焦对水液代谢功能的失调。张老认为，无论急、慢性肾炎的水肿都与风邪有关。其急性期为风邪外袭，肺的治节、宣肃失司，乃至面肢浮肿，或加重原本脾肾二虚的程度。如《景岳全书》说："凡水肿等症，乃肺、脾、肾相干之病。盖水为至阴，故其本在肾；水化在气，故其标在肺；水唯畏土，故其制在脾。"故脾肾二虚所致水肿，临床较为多见；三焦气化失常，肝郁、气滞、血瘀等为患亦可引起水肿。但是，慢性肾炎引起的水肿，临床上以风邪外袭，上焦壅遏，水道不利所引起最为多见。

3. 管竟环诊治慢性肾炎血尿重视舌诊，善用药对

管老强调，"症有真假，舌不欺人"。慢性肾炎无症状的血尿患者，一般医师往往无从下手，因其少症可辨。每遇此时，管老详于辨舌，对舌质、舌苔、舌态辨证最为精细。常说，辨舌验齿乃温热病之重要依据，早已遍为人知，其实无论外感内伤，辨舌查齿均有重要意义。舌胖大边有齿痕为气虚；舌瘦瘪主阴虚；舌质红为有热；舌暗红为有瘀热；舌绛红少苔或无苔为阴虚有热；舌苔腻为有湿邪为患。慢性肾炎血尿虚者为多，治之本当以补虚为主，然在补虚时应注意舌诊，当分清补阴补阳、注意掌握好补虚和泻实的分寸。如舌淡红苔薄白无临床症状的血尿患者当平补为主，但治疗中出现舌苔由白转黄或由薄转厚多提示有潜在感染，当以补中有清或以清利为主兼顾扶正；若舌暗红当以化瘀为主兼以补益。

管老认为，对于肾炎血尿的治疗，应以"平"为期，虽有邪实，但不可攻伐过甚，既有本虚，亦应慎用温补，忌大温大补、大寒大下之品，否则攻甚则伤正，补过则亦邪盛。特别是无症状的血尿，更不可滥用温补之品，以免病情反复。管老善以六味地黄丸为补肾平剂，患者若明显表证或实证都可服用，并可长期服用。该方加党参、黄芪而成参芪地黄丸，治疗血尿兼气血亏虚；加五味子、水陆二仙丹（金樱子、芡实）治疗血尿伴夜尿频多；合五皮饮治疗血尿兼肢肿；合参苓白术散治疗血尿兼脾肾双亏；合知母、黄柏、二至丸（女贞子、墨旱莲）治疗血尿属阴虚血热等，临床运用十分广泛。

此外管老临证善用药对，强调药物经过配对后疗效将会大大提高，拆开用效果就差，并认为对于慢性肾炎所致血尿要专病专药，在辨证的基础上加1～2味活血止血、益气补血之药，这样会明显提高疗效。常用药对有黄芪、太子参，治疗气虚血尿；女贞子、墨旱莲，治疗阴虚血热血尿；半边莲、半枝莲，治疗热毒血尿；仙茅、淫羊藿，治疗肾阳气不足血尿；金银花、连翘，治疗血尿兼头面部感染；山药、山茱萸，治疗脾肾双亏血尿；蝉蜕、地肤子，治疗血尿兼大量蛋白尿；蒲黄、五灵脂，治疗血尿属瘀；荆芥炭、防风，治疗血尿兼外感；金樱子、芡实、桑螵蛸，治疗血尿兼夜尿频多。

4. 皮持衡重在肺脾肾卫，着眼湿热瘀虚

皮持衡教授诊治慢性肾炎，重肺、脾、肾，临床始终着眼于"湿、热、瘀、虚"这一症结，采取清利、补虚、化瘀之法以扶正祛邪。据病情之不同阶段及病情缓急，分别采用治本、标本同治之法。补脾肾益肺气常用药如黄芪、白术、党参、云茯苓、淮山药、薏苡仁等；滋补肝肾用药如生地黄、熟地黄、鳖甲、当归、鸡血藤、龟甲、玉竹、旱莲草、女贞子等；温补肾阳用药如肉桂（或肉桂末）、仙灵脾、巴戟天、冬虫夏草、菟丝子、金毛狗脊等；清热解毒利湿药如蒲公英、紫花地丁、白花蛇舌草、金银花、连翘、半枝莲、草河车、土茯苓等；芳香燥湿药如苍术、佩兰、藿香、厚朴、石菖蒲等；利水渗湿药如茯苓、猪苓、泽泻、车前子、大腹皮、玉米须等。至于临床上活血化瘀药的选择与应用，根据"久病入络、久病致瘀"之病机，治疗重视"祛瘀生新"，药列当归、桃仁、赤芍、红花、丹参、泽兰叶、牛膝、益母草等。遵照"风能胜湿之理"，在慢性肾炎的用药治疗中，善用祛风之药如蝉蜕、雷公藤、徐长卿、刺蒺藜、羌活、防风、秦艽等。

此外，对于慢性肾炎的调护，要注重病患结合，做到：①节盐；②防感冒；③防过劳过逸。节盐既免伤肾又能防水湿滞留；防感冒可免病情复发不已；防过劳过逸，则利正气振复，如此医患相合，病可使安。

5. 李炳文治疗慢性肾炎和解少阳，疏理枢机

李老认为，慢性肾炎或因治疗不当，或因将息失宜，或因反复感染等因素，均可使病情进一步向正虚邪实方面转化，而出现水肿、眩晕及小便不利等症。少阳三焦为水液运行之道路，三焦不利，不能化气行水，则水聚而为肿。此证之治，多选用小柴胡汤合当归芍药散化裁，前方和解少阳枢机法还用以治疗肾功能不全甚至尿毒症者。此时，脏腑功能衰惫，邪毒积聚，壅滞三焦，气机逆乱，上下格阻而成"关格"。大虚大实交结并存，攻邪则伤正，扶正则滞邪，实属攻补两难。权衡八法，唯和法可行，治以小柴胡汤合参芪生脉饮再加黄连、苏叶、大黄等，以和解少阳，益气养阴，并清热、解毒、和胃、通便。其中大黄用量以保持大便通畅，日行 1～2 次为宜。临床证明，此法多能缓解症状，改善化验指标，从而达到使患者提高生活质量，带病延年的目的。

（七）研究现状

1. 证型客观化研究

霍保利等通过对 402 例中医辨证分型与西医分型的分析，初步可以看出慢性肾炎普通型多数为气阴两虚、水湿内停型；而高血压型临床多表现以阴虚、湿热内壅、血瘀型为主；肾病综合征 I 型、II 型以阳虚、水湿内停型更为明显，这与国内文献报道是一致的，由此可以考虑上述西医分型可作为中医辨证分型的依据之一。中医辨证分型与实验室检查结果说明以下几点。

（1）阳虚型与蛋白尿

阳虚患者诸多证候如形寒肢冷、面浮肢肿、面色㿠白等与大量蛋白尿、低蛋白血症有关，由此提示大量蛋白尿时，当注意温阳化水、温补肾阳等法的应用。但值得一提的是，在应用上述治法时，尚需注意温阳之品多偏温燥，长期使用易耗损阴精。

（2）辨证分型与免疫

经免疫指标的测定，各型之间有显著差异，尤以阳虚型与阴虚型差异更为突出，阳虚型在 IgG、IgA 下降较为明显，这可能与阳虚者小便清长，而使 IgG、IgA 渗漏于尿有关。免疫循环复合物的形成与沉积是导致肾小球疾病的主要原因之一。因此，清除或减少其沉积和生成亦成为临床治疗指标之一，阴虚型与阳虚型相比较 $P < 0.01$，则可说明阴虚型 IC 的形成与沉积较多，故此提示阴虚型病程较长，更为难治。

（3）辨证分型与凝血、纤溶

在肾脏病的发病过程中存在着凝血与纤溶功能失调，有关文献报道亦较多，本文的检验结果与之一致。阳虚型血纤维蛋白原升高较明显，同时，还伴有尿 FDP 升高，说明阳虚型患者肾脏局部同时存在着高凝状态和纤溶亢进，这一结果与本文前面所述阳虚型多表现为肾病综合征是一致的。

（4）辨证分型与肾功能损害预后估计

从资料统计来看，Ccr 阴虚型在正常范围之内，其余证型均有所下降，尤以阳虚明显。阳虚型 Ccr 下降机理可能为"阳虚则寒""寒凝血瘀"，故提示：由于"阳虚血瘀"而致肾有效血流量下降，使 Ccr 降低。故此，温阳通络、活血化瘀等方法可使全身及肾脏局部血运得以改善，从而提高肌酐清除率，改善肾功能。

2. 治法研究

（1）从肺论治

水肿是慢性肾炎的一个常见症状，在治疗方面多从脾肾诊治。黄启金认为从肺诊治慢性肾炎水肿是不可忽视的治法之一。

①宣肺利水：方选麻黄连翘赤小豆汤加减，主要药物：麻黄9g，黄芩、木瓜各12g，连翘、茯苓、金樱子各15g，石韦、大腹皮、冬瓜皮、赤小豆、薏苡仁、芡实各30g。本方以麻黄宣肺利水，石韦、大腹皮、冬瓜皮、赤小豆、薏苡仁均利水消肿。《本草新编》曰："苡仁最善利水，不至耗损真阴之气。"黄芩、连翘清热燥湿散结，木瓜化湿。二仙丹补脾益肾，固精缩尿，防利水太过而伤及正气。

②泻肺逐水：方选防己黄芪汤、己椒苈黄丸、神效葶苈散加减，主要药物：连皮苓、车前子各30g，白术、泽兰、防己各12g，木瓜、益母草、山药、猪苓、泽泻、牵牛子、葶苈子各15g，大腹皮、黄芪各20g。方中取猪苓、茯苓、泽泻清热利水，合车前子利水而不伤阴。大腹皮利水消肿，善治胸腹窒闷胀满之水肿。泽兰、防己、益母草活血祛瘀，行水消肿；牵牛子泻下逐水，使水湿从二便排出。《本草纲目》曰："牵牛治水气在肺，喘满肿胀。"《名医别录》曰："（葶苈子）下膀胱水，伏留热气，皮间邪水上出，面目浮肿。"以上为治标急之药。生黄芪、白术、山药益气健脾利水；木瓜可化湿和胃，舒筋活络，以防利水太过，耗气伤阴。

③补肺利水：方选玉屏风散、参芪地黄汤、实脾饮化裁，主要药物：生黄芪、白茅根、车前子、薏苡仁、石韦各30g，苍术、白术各12g，防风9g，党参、茯苓、山药各15g，牛膝20g，甘草6g。本方以玉屏风散益气固表，党参、茯苓、白术、山药补气健脾利水；车前子利水清肺而不伤阴；苍术燥脾利水。白茅根，《神农本草经》曰："主劳伤虚羸，补中益气，除瘀血，血闭寒热，利小便。"牛膝活血祛瘀，利尿通淋。全方共奏补气行水之功。

（2）从脾论治

根据"诸湿肿满，皆属于脾""脾肾为生化之源"的理论，对慢性肾炎、肾病综合征不同阶段，从脾入手进行辨证治疗，能较快地消除临床症状，改善理化指标。

①健脾理气，利水消肿：其水肿是全身性的，严重时出现腹水、胸水。同时常伴有神疲乏力、肢体倦怠、纳谷不馨，甚至出现四肢不温、呕吐、腹泻等症状。其病机主要是脾运失常，土不制水，水液不循常道而泛溢肌肤，故全身浮肿；湿浊中阻，脾阳受困，则运化无权，故水肿反复发作，甚者出现胸水、腹水。湿阻则气滞，中焦枢机不利，清阳不升，浊阴不降，则呕吐、腹泻；脾运失健，则胃纳呆滞，故纳谷不馨，神疲肢倦；湿阻久之，气血会出现瘀阻。故治疗宜健脾理气，利水化浊，佐以活血。方用理脾利水汤（苍术、白术、猪苓、茯苓、泽泻、桂枝、木香、大腹皮、陈皮、枳壳、厚朴、益母草、地龙、车前仁）。方中苍术、白术、茯苓、陈皮、木香健脾理气；猪苓、泽泻、车前仁、大腹皮利水消肿；厚朴、枳壳、益母草、地龙行气活血；用小量桂枝（一般3～6g）通阳化气行水，使受困之脾阳得以恢复。若兼呕吐纳呆者，宜五苓散合五皮饮加厚朴、法半夏；兼腹泻者，宜五皮饮合参苓白术散加

车前仁，车前仁利小便而实大便，且利水不伤阴，宜重用，一般 15 ～ 30g。

②健脾化浊，补肾固精：水肿容易消退，但尿蛋白常常长期存在，难以消除。这是因为，一方面脾虚失运，升降失常，气不摄精，精气不泄；另一方面病久及肾，肾虚不固，精气亦可外泄；还有一个不容忽视的原因，就是湿浊瘀阻，气机不利，而精气外泄，三者之中，以脾之运化功能为主。故治疗蛋白尿，应始终以健脾化浊、补肾固精为大法。尿蛋白消失后的巩固治疗亦应紧扣这三个环节。方选化浊保精汤（黄芪、白术、茯苓、淮山药、芡实、菟丝子、山茱萸、生地黄、泽泻、石韦、地龙、益母草、生槐米、白花蛇舌草）。方中黄芪、白术、山药健脾升阳，益气摄精，使精微物质不致下流；黄芪宜重用，一般 30 ～ 50g，或研粉服；山茱萸、菟丝子、生地黄、芡实补肾固精；茯苓、泽泻、石韦、槐米、白花蛇舌草利湿化浊；地龙、益母草活血利水，使郁滞之气机得畅，而精气得固。对于慢性肾小球肾炎，经治疗后症状基本消失，唯尿蛋白长期不除者，不仅要固肾，关键还是要健脾利湿。可选用邓氏消蛋白饮：黄芪 15 ～ 30g，淮山药、薏苡仁各 15g，龟甲、玉米须各 30g，临床应用有较好疗效。

③健脾益气，统血止血：表现为持续性镜下血尿，或经常有肉眼血尿出现。临床所见大多属脾气亏虚，气不摄血，其次为阴虚内热，而湿热内蕴者较少见。这是因为此类患者，病程都较长，湿浊停滞，毒郁中焦，造成脾胃功能失调，进而损伤脾气，气虚不能摄血，血行无所约束而溢于脉外，造成出血，此即《内经》所云"阴络伤血内溢"。故治疗当着重补益脾气，以摄血止血。方以补中益气汤加味，药用黄芪、党参、白术、升麻、柴胡、当归、白茅根、生地黄、小蓟、阿胶、蒲黄、三七、甘草。方中黄芪、党参宜重用，一般 30 ～ 50g，或改党参为人参。偏血虚者归脾汤加减；阴虚内热者，用知柏地黄汤加减。

④健脾益气，气旺血生：贫血是慢性肾炎主要并发症之一。造成贫血的原因主要是病久正气亏虚，湿浊停滞，溺毒中阻，致脾胃运化功能失调，水谷精微化生无源。治疗当着重于健脾益气，方选当归补血汤、八珍汤、归脾汤、圣愈汤等。此类患者由于湿浊、溺毒中阻，气机不利，脾胃运化无权，故用药宜大剂量。益气健脾方药中选用当归等补血之品，不能使用阿胶之类滋补之品，因此类药有滞脾碍胃之弊，通过临床观察，使用阿胶之类滋腻补血药，不但不能改善贫血状况，反而会使患者的 BUN、SCr 升高。

⑤和胃泄浊，降逆止呕：慢性肾炎（即肾功能衰竭期），往往出现呕恶吐逆，小便短少或尿闭等，属于中医"关格"的范畴。下关则小便短少或尿闭；上格则呕恶吐逆，因为病到晚期，肾气衰惫，气化无力，关门不利，故出现下关；湿浊内阻，溺毒蕴结，上干脾胃，使其纳运、升降功能失调，清气不升，浊气不降，故出现呕恶、吐逆等上格症状，倘若呕恶严重，谷药难进者，乃胃气将绝之征象。此时，病情往往错综复杂，既有本虚，又有邪气。故治疗应慎之又慎，以调理脾胃、固护胃气、调畅气机为主，采用辛开苦降、寒热并用、攻补兼施的方法，选方遣药务求精当，方可奏效。若脾胃虚弱，湿浊中阻，见呕恶纳呆，乏力便溏，舌质淡胖，边有齿痕，舌苔白腻者，用香砂六君子汤加减，方中以人参为主，半夏用量宜重，可加藿香、厚朴等芳香化浊之品；大便不爽者加制大黄。若湿热中阻、脾胃不和，见呕恶纳

呆，口渴不欲饮，舌苔黄腻，脉滑数者，选用黄连温胆汤、半夏泻心汤、苏叶黄连汤等，大便秘结者加生大黄 3～10g；正气衰急者加西洋参 6～10g。其中，苏叶黄连汤浓煎频频呷服，对呕恶频频，谷药难进者效果显著。半夏泻心汤辛开苦降、寒热并投，最宜于伴有心下痞满者，若湿热中阻伴血压偏高，见头晕目眩者，用半夏天麻白术汤加夏枯草、地龙、水蛭等。如胃气上逆急重者，可配用小半夏加茯苓汤、旋覆代赭汤等，以调理气机，使升降功能复常。

（3）从咽论治

临证中发现上感、扁桃体炎、咽炎是慢性肾炎的常见兼证，而且肾炎的发病与复发，以及病情的加重和外感、咽部炎症密切相关。在辨证治疗中注意病因，从咽论治，往往收到较好疗效。

从咽论治肾炎基本方的组成：金银花、赤芍、蝉衣各 10g，全蝎 5g，黄芩 12g，制僵蚕、白花蛇舌草各 30g。若辨证为风热型，治拟疏风散邪，清热解毒，以基本方加连翘、蚤休、射干、山豆根、牛蒡子等；热毒壅盛者酌配蒲公英、荔枝草、七叶一枝花等；阴伤型治拟滋肾养肺，兼以清利，常以基本方加玄参、桔梗、麦冬、南沙参、生甘草等。临床随症加减，水肿者加生黄芪、防己、茯苓皮、生薏苡仁、车前子、泽泻、玉米须。血尿者加大小蓟、白茅根、茜草根、紫珠草。以 2 周为 1 个疗程，一般治疗 2～3 个疗程。

咽为肺之门户，肺虚卫外不固，反复感受外邪，循经至肾，可致病情迁延反复。研究表明，肾炎在免疫学分型中以免疫复合物肾炎为主，外感后侵入人体的病毒或细菌具有抗原性而成为抗原，作用于机体免疫系统形成抗体，抗原抗体复合物沉积到肾小球不同部位，激活补体系统，从而导致肾炎的发生。同时，慢性肾炎患者由于体质虚弱，低蛋白血症，免疫功能低下，加之应用西药免疫抑制剂，抑制了细胞免疫能力，导致抵抗力下降，亦容易外感，以致肾炎迁延不愈。这同中医学是相吻合的。因此慢性肾炎从咽论治，以杜绝其诱因，阻止其复发，从而收到较好的疗效。

治疗时强调初起外感风热，邪热蕴结咽喉，治宜疏风清利。久病热毒伤阴或气阴两虚，阴虚患者，虚火循经上扰，治宜养阴清利。因此清利法是慢性肾炎从咽论治的重要方法。在辨证的同时结合辨病用药，选择既清利咽喉，又可降蛋白尿、血尿之品，如僵蚕、蝉衣、黄芩、白茅根等。研究还提示风热型效果优于阴伤型，这也说明早期预防，积极控制咽部炎症，有助于缩短疗程，提高疗效。同时从咽论治慢性肾炎要取得远期疗效，还应结合辨证重视补脾气，养肾阴，或气阴兼顾，肺脾肾同治。

（4）从毒论治

慢性肾炎病机特点是本虚标实，虚实夹杂。对于标实之邪，除了近些年已得到广泛重视的湿热和血瘀外，毒邪在整个肾炎病程中都有不同程度的存在，亦为不可忽视的病理因素。毒邪表现有热毒、瘀毒、浊毒、溺毒等形式，其产生或因于外感，或因于内生，或因于药源性毒，毒邪蕴结于肾，常致使病情反复、加重，甚至危及生命。因此，慢性肾炎从毒论治有着重要的临床意义。

①清肺利咽解毒：慢性肾炎病程较长，迁延难愈，脏腑亏损，抵抗力下降，虚则不耐邪

侵，风湿热毒邪乘虚而蕴结于肾，致使反复感染而急性发作。据统计，慢性肾炎患者伴有上呼吸道感染者占72%。临床常表现有发热、咽喉肿痛、扁桃体肿大、表浅淋巴结肿大扪痛、浮肿、溲少而黄、苔黄、脉数等症。毒侵肺卫，肺经热毒偏盛，祛邪方可安正，治须清肺利咽解毒，取银翘散合玄麦柑橘汤加减。常用药物有金银花、连翘、牛蒡子、芦根、蒲公英、麦冬、桔梗、山豆根、黄芩。浮肿明显，伴咳喘者，宜加麻黄、杏仁、鱼腥草、赤小豆、桑白皮、甘草。尿蛋白明显，合升降散。升降散具升清降浊、散火解毒功效，其中蝉蜕、僵蚕经临床证实有较好的降蛋白作用，宜重用。蝉蜕、僵蚕各用20～30g，姜黄、大黄各用3～6g为佳。血尿明显，宜加紫草、侧柏叶、白茅根。若慢性肾炎每因皮肤湿毒疮疡而复发者，应拟诊为疮毒内攻性肾炎，治以清宣热毒、祛风利湿，取麻黄连翘赤小豆汤加紫草、土茯苓、地肤子，或合五味消毒饮，皆能获效。

②清热除湿解毒：湿热毒邪是肾炎迁延难愈的重要病理因素。特别是慢性肾炎患者，在长期大量应用类固醇药物以后，肾病未愈而继发医源性皮质醇过多或继发感染，出现面红体肿，头胀头痛，心悸失眠，烦热多汗，怕热，或咽部干痛，流浊涕，痤疮感染，大便秘结，小便短赤，舌红，苔黄腻，脉濡数或滑数等。这是典型的湿热毒表现，应运用清热除湿解毒法，取甘露消毒丹加减。常用药物有茵陈、滑石、黄芩、石菖蒲、川贝母、藿香、连翘、薄荷、白豆蔻、金银花、野菊花、白花蛇舌草、冬葵子。在运用足量皮质激素的同时，辨证加减运用甘露消毒丹，不但水肿、蛋白尿等症状消失快，而且能减轻甚至避免激素不良反应的产生。

③清利化瘀解毒：研究表明，慢性肾炎病程中普遍存在着凝血机制的障碍而处于高凝状态，从而使血液黏稠度增高，且慢性肾炎的病理性肾小球阻塞、肾组织缺血与缺氧及纤维组织增生等改变，同瘀血病机基本相同。从临床看，这种瘀血又常常与湿热交织在一起，积蕴化毒，形成"瘀毒"，影响着慢性肾炎的病理进程。症状表现为面色黧黑或晦暗，腰痛固定或呈刺痛，肌肤甲错或皮肤瘙痒，时有呕恶，鼻衄，咽痛，紫癜，脉细涩，舌质偏紫。治疗须采用清利解毒、活血祛瘀法。方用肾炎化瘀解毒汤，药用当归、赤芍、川芎、红花、桃仁、益母草、泽兰、金银花、虎杖、六月雪、半边莲、白茅根、白花蛇舌草。

④和解升降解毒：部分慢性肾炎患者，蛋白尿、管型尿持续不退，或伴有高血压、浮肿。虽病程迁延，但虚象并不明显，湿热、瘀血表现亦不著。常表现腰酸腰痛，心烦口苦，咽干而痛，头昏目眩，纳食不馨，胸胁胀满，情绪多不稳定，舌质红，苔薄黄或薄黄腻，脉弦细。此辨为少阳瘀滞，枢机不利，郁久化毒。治以和解少阳、升降枢机、清热解毒法，取小柴胡汤合升降散加减。常用药有柴胡、黄芩、半夏、太子参、甘草、香附、蝉蜕、僵蚕、姜黄、大黄、蒲公英、六月雪、菝葜。血尿明显者，宜加侧柏叶、茜草、马鞭草；浮肿者，宜加猪苓、茯苓、益母草；腰酸痛不适者，宜加生地黄、熟地黄、桑寄生、续断。运用本法，宜守方加减，坚持服用，效果方著。对于部分慢性肾炎，虽按临床辨证反复更方而蛋白尿、血尿持续不消退者，可另辟蹊径，若取和解升降解毒法，可获得意想不到的治疗效果。

⑤和中化浊解毒：慢性肾炎病程中，若湿热浊毒侵犯中焦，则妨碍中焦的气机升降。特

别是在慢性肾炎肾功能不全期，脾肾亏虚，水湿停留，聚而化毒，血尿素氮、肌酐等毒类物质蓄积，浊毒蕴阻中焦，临床可见呕恶厌食，口气秽臭，胸闷脘痞，神情萎靡，面色晦滞，浮肿，尿少或尿闭。治须和中化浊解毒，取黄连温胆汤加减。常用药物有黄连、半夏、陈皮、茯苓、竹茹、枳壳、土茯苓、六月雪、黑大豆、甘草。呕恶甚者，合左金丸；大便秘结者，加生大黄。

（5）活血化瘀法

慢性肾炎病程较长，病情复杂，病涉瘀血者为数不少，且见证各异。临床对气虚血滞者采用益气活血法，对水病及血者采用温阳化瘀法，对久病瘀入络者采用疏肝和血法，对邪热入血者采用解毒化瘀法，均取得显著的疗效。慢性肾炎多由急性肾炎发展而致，湿热热毒日久不已，致使血瘀络阻。朱丹溪云："血受湿热，久病凝浊。"叶天士说："初病湿热，久则瘀血入络。"盖因湿热水液停聚，久则阻遏气机，致血行不利，络脉瘀阻。正如《内经》所说："病久入深，营卫之行涩，经络时疏，故不通。"慢性肾炎，病久则脾肾虚损，气阳不足，致血行乏力，络脉瘀阻。王清任谓："元气既虚，必不能达于血管，血管无气，必停留而瘀，以致气虚血瘀之证。"可见，水湿、气虚均可致瘀，成为慢性肾炎应用活血化瘀法的物质基础。血行不利，络脉瘀阻，又可使气化不利，水液停聚，水肿加重，即《金匮要略》所云"血不利则病水"。这使临床用活血化瘀法治疗慢性肾炎成为必要。

临床慢性肾炎患者出现某些血瘀标象，即有瘀血，长期血尿不止者，必有瘀血阻络，所谓久病入络，久漏宜通。"但见一证便是，不必悉具"，即可应用活血化瘀之药。即使未见瘀象，笔者体会，在治疗中适当加入化瘀活血药，往往也能取得意想不到的疗效。在领悟"治血即治水"的深意以后，将活血化瘀法作为慢性肾炎的重要治法，便是自然的事情了。

临床常用活血药，如益母草、六月雪、丹参、泽兰、红花、桃仁等，多兼具活血化瘀、清热解毒、利水消肿功效，在消炎、活血、止血，治疗蛋白尿、血尿方面具有奇特之功。临证时当须辨证施治，脾虚者加茯苓、白术，气虚者加黄芪、党参，肾阳不足则用附子、肉桂，肺失宣肃用浮萍、麻黄、杏仁、枇杷叶，肝失疏泄用郁金、柴胡，利水消肿选猪苓、泽泻、木通、滑石，行气加大腹皮、广陈皮，清热解毒选栀子、连翘、蒲公英、半枝莲、白花蛇舌草等。

现代研究表明，活血化瘀药、益气补肾药、利湿清热药均可提高机体免疫力，促进免疫球蛋白生成，促进淋巴细胞转化，从而增强吞噬细胞吞噬功能。而活血化瘀药与其他类药合用又可起协同作用，提高机体抑制以至杀灭病原体的防御功能，起到较强的抗感染作用。活血化瘀药可改善血液循环，特别是微循环，从而增加肾脏血氧供应，促进坏死组织吸收，加快损伤组织的修复和再生；抑制肾小球纤维化，软化或吸收增生性病变，加快肾功恢复；活血化瘀药亦能使小血管收缩，降低毛细血管的通透性，因而毛细血管的渗出减少，使慢性肾炎蛋白尿、血尿长期不消者能得以尽快消除。

（6）补肾清泻法

从 404 例慢性肾炎的临床辨证分析中发现，肾虚湿热证发病率为 66.96%，这表明肾虚湿热证在慢性肾炎病程中相当常见。其成因是直接感受湿热之邪，或感受热毒之邪与水湿互结，湿从热化，形成湿热。临床上，亦常见慢性肾炎患者先就诊于西医，长期使用激素，每易导致阴虚阳亢，水湿热化；亦有对肾虚湿热证辨认不清，沿用已往使用温补药物治疗肾炎的套路，导致阴伤，湿热更甚。湿热与热毒常兼夹为患，且深蕴于肾，肾之气化不利，久而血行涩滞，瘀阻肾络。湿热伤肾，故腰痛。开阖失司，水湿泛溢故水肿；"血不利则为水"亦水肿。封藏失司，精气外泄，故出现蛋白尿；伤及血络，故见血尿。

湿热或热毒伤肾，总以伤肾阴为要，故肾虚湿热证的"肾虚"之本质是肾阴虚。肾虚湿热证的病机为虚实夹杂，本虚标实。

本证的治疗宜采用补肾清泄法，基本药物：女贞子、旱莲草、蒲公英、车前草各15g，黑大豆、薏苡仁、牡蛎各20g，泽泻、赤芍各10g，茯苓12g，大黄4g，白茅根30g。主药女贞子入肾，为一味清补之品，补而不腻，补肾阴而清虚热，与白茅根同用，滋阴凉血止血尿。黑大豆入肾，煮后偏凉，补阴利水，解毒，临床证明有纠正低蛋白血症的功效。蒲公英、白花蛇舌草清热利湿解毒。泽泻入肾与膀胱，既利水渗湿、泄热利尿，又补益肾水。茯苓入肾，利水渗湿健脾治水肿。薏苡仁利水渗湿、健脾，清利湿热。车前草甘寒渗利。白茅根清热利尿，凉血止血尿。赤芍清热凉血、祛瘀，治热淋、血淋。牡蛎入足少阴，补肾固涩控制蛋白尿，利水化湿消水肿。大黄苦寒降泄，能清泄湿热、活血祛瘀，还可降非蛋白氮并排毒。

（7）消炎逐瘀散结法

基本方药为白芥子、瓦楞子、三棱、莪术、姜黄等。辨证加减：伴水肿者酌加猪苓、车前子、牵牛子、商陆；伴高血压加天麻、钩藤、珍珠母；咽部感染症状明显者加玄参、牛蒡子、蚤休、射干。每日1剂，水煎，取药汁450mL，分3次服用。该法治疗32例，疗程最短2个月，最长6个月，治疗2个月无明显变化者视为无效。结果32例中临床痊愈21例，好转9例，无效2例，总有效率93.75%。

肾小球疾病血尿、蛋白尿的出现，与肾小球的损伤密切相关，目前尚缺乏有效消除顽固性蛋白尿、血尿的治疗方法与药物。肾脏病理学研究证实，肾小球疾病的主要病理改变为系膜细胞增生，基底膜增殖增厚、足突融合、管腔闭塞、肾小球彼此粘连甚至玻璃样变等，此与中医学"痰瘀互结"之病机吻合。持续存在或反复出现的血尿、蛋白尿，与顽症多痰、久病入络之论相符。故从肾小球局部的病理变化入手，着眼于痰、瘀、结，以消痰逐瘀散结之法施治。方中白芥子祛痰散结，瓦楞子消痰化瘀，三棱、莪术破血行气，姜黄、土鳖虫破瘀散结。诸药合用，共奏消痰逐瘀散结之功。药证相符，故获佳效。

3. 方药研究

（1）组方配伍

中医药治疗慢性肾炎疗效确切，且较少毒副作用，古今文献有大量报道，但大多侧重于治疗方剂的个体研究。任建素等收集了古今与本病相关的方剂，进行筛选与分析，对治疗慢性肾炎的组方、配伍方法进行了探讨，这对于该病临床用药的准确性具有重要意义。经统计439首方剂，补益药与活血化瘀药的使用频率分别为238.0%和91.3%。补益药分类使用频率中补气药＞补阳药＞补血药＞补阴药。其中补气药是以补气健脾为主，而补阳药则以补肾助阳为基础，慢性肾炎方中补益药应用是以健脾气，益肾阳为主流。可以认为治疗慢性肾炎的方剂当是以健脾益肾、化瘀通络药物为其基本组成药物，常用的健脾益肾药有白术（41.0%）、黄芪（37.1%）、党参（27.3%）、山药（17.5%）、菟丝子（7.3%）、仙灵脾（4.3%）、补骨脂（3.2%）、杜仲（3.2%）等。常用活血化瘀药有益母草（27.3%）、丹参（22.6%）、川芎（9.3%）、桃仁（5.9%）、红花（5.9%）、牛膝（5.0%）、泽兰（3.2%）等。常配伍以下药物联合使用。

①配伍利水渗湿药：茯苓（51.5%）、泽泻（28.7%）、车前子/草（14.6%）、猪苓（14.4%）、薏苡仁（8.9%）、石韦（4.3%）、赤小豆（4.1%）、瞿麦（3.0%）等。

②配伍清热药：生地黄（11.6%）、赤芍（7.5%）、牡丹皮（6.6%）、白花蛇舌草（6.2%）、黄芩（5.2%）、连翘（3.7%）、知母（2.3%）、鱼腥草（2.3%）等。

③配伍理气药：陈皮（23.0%）、木香（14.8%）、大腹皮（10.3%）、青皮（4.1%）、枳壳（3.7%）、枳实（3.2%）等。

④配伍温里药：肉桂（13.4%）、附子（11.9%）、干姜（5.2%）、椒目（3.2%）、小茴香（2.5%）、吴茱萸（2.3%）等。

⑤配伍解表药：生姜皮（5.5%）、蝉蜕（5.2%）、防风（4.3%）、桂枝（4.1%）、紫苏（3.2%）、柴胡（1.6%）、升麻（1.6%）等。

⑥配伍泻下药：大黄（6.6%）、牵牛子（4.6%）、郁李仁（3.2%）、甘遂（3.0%）、商陆（2.1%）、大戟（2.1%）等。

⑦配伍收涩药：山茱萸（10.3%）、芡实（5.7%）、莲子（2.1%）、金樱子（1.8%）、五味子（1.4%）、肉豆蔻（1.1%）等。

⑧配伍其他类药物：慢性肾炎病程较久，临床症状变化多端，因此除配伍上述药物外，还需根据具体症状变化适当配伍。如以湿浊为主者，临床常表现为纳呆、恶心或呕吐、身体困倦或精神萎靡，血尿素氮、血肌酐偏高，此多为久病水湿不化，酿生湿浊，湿浊中阻，困遏脾土所致，当配以芳香化湿药，如厚朴（8.7%）、苍术（7.3%）、砂仁（4.1%）等。慢性肾炎往往引起高血压，而高血压又会加重疾病发展，因此控制血压也是阻止慢性肾炎发展的一个措施。如属肝阳上亢者，患者出现头晕、头痛、血压升高，则当配以平肝药，如地龙（2.1%）、牡蛎（1.8%）、僵蚕（1.4%）、全蝎（1.1%）等。若慢性肾炎血尿突出时可配以止血药，如白茅根（7.8%）、三七（1.6%）、茜草（1.1%）、蒲黄（1.1%）等。若有湿聚成痰者则当配以化痰药，如桑白皮（10.0%）、半夏（3.7%）、桔梗（1.8%）、海藻（1.4%）等。另，祛风湿药如防己（8.9%）、木瓜（3.7%）、桑寄生（2.7%）、五加皮（2.3%）等根据辨证情况亦可选用。

（2）单味药研究

①全蝎：全蝎色青、褐、黑，味辛甘、性平，有毒，为临床常用的息风镇痉药。现代研究用于治疗慢性肾炎也能收到很好疗效。方法为：清水全蝎、肉桂共研细面，每日1次，每

次 5g（小儿及体弱者减量），温开水送下，连服 10 天为第 1 疗程。1 个月后水肿全消，尿常规正常，停药，若症状有缓解，仍有水肿及蛋白尿，再做第 2、3 个疗程后，症状无改变者为无效，不再用药。服药期间禁生冷、油腻、同房等。该药是大毒之品，用于内服者，初次不宜多用，借以探取消息，药合病机，方能放手投之，中病即止。

②土茯苓：异名山遗粮、土萆薢、冷饭团等，味甘淡、性平，具有利湿解毒功用，临床用于治疗慢性肾炎能获满意疗效。其基本方为：土茯苓、生黄芪、益母草各 30g，生地黄、山药各 20g，枸杞子、赤芍、石韦各 15g，牡丹皮 10g。土茯苓除了中医传统习惯作利湿解毒药处方用于其适应证外，现代研究认为，该药具有抗病菌、抗病毒、抗过敏、消炎症等作用，对其适应证范围，并不拘泥于利水渗湿、解毒，而仅治于尿路感染及妇科带下诸症。由于其有甘淡性平的药性特点，具有"利水不伤阴"的效用，所以，不论对实证、虚证、虚实兼夹等病证，只要辨证明确，用药配伍井然，临床使用恰当，均能获得确切疗效。

③益母草：辛微苦、微寒，入心、肝、肾、膀胱经，具有活血化瘀、利尿解毒之功，临床上常取上述功能，而广泛用于妇科疾患。现代药理学研究表明，益母草的作用有：1）对心血管系统作用；2）对血液流变性影响；3）对子宫作用；4）明显的利尿作用。其中利尿作用主要体现为：益母草注射液对甘油生理盐水引起的家兔急性肾功能衰竭有明显增加肾皮质血流量作用，可改善肾功能；减轻或恢复肾小管细胞的空泡变性、混浊肿胀等病理改变。据临床观察且结合益母草的上述药理作用，一般认为，大剂量是体现益母草上述作用的关键，也是改善和恢复肾功能、体现利尿作用的关键，这也符合现代医学治疗慢性肾炎的原则。

从中医学观点看，机体内存在着"气－血－津液"循环体系。当内外因素影响其动态平衡时，就会产生水、痰饮、瘀血等病理产物，产生出各种病证。所以，治疗中一要祛除病理产物，二要恢复脏腑功能，以达"阴平阳秘，精神乃治"的正常状态。通过临床观察，提示了益母草大剂量时体现出祛瘀、利水之功，适用于"血不利，则为水"之慢性肾炎的病证，为其临证选药提供了理论依据。益母草常用剂量为 10～15g，大剂量可至 30～100g，但近年来有大剂量益母草引起肾小管间质损害的临床报道，结果显示：大剂量益母草连续用 30 天，大鼠出现明显的蛋白尿，尿 N-乙酰-β-葡萄糖苷酶（NAG）、尿 Tamm-Horsfall Protein（THP）、尿 β_2-MG 都明显升高，提示肾小管、肾间质有损伤，并伴有轻度的血清肌酐及血尿酸的增高；肾脏病理显示肾间质有炎细胞浸润及纤维组织增生，肾小管上皮细胞有空泡变性；而尿糖、尿比重、尿 pH 值以及肝功能无明显变化。中剂量益母连续用 45 天，大鼠未出现蛋白尿、尿比重、尿 pH 值、尿糖、尿 NAG、尿 THP 及 SCr、BUN、UA 与正常对照组比较均无显著差异，而尿 β_2-MG 及 ALT 有显著升高，但尿 NAG 较大剂量组显著降低；肾组织形态检查提示肾间质有轻度炎细胞浸润及纤维组织增生，肾小管有空泡变性，但病变程度较大剂量组明显减轻。小剂量益母草连续用 60 天，大鼠尿蛋白阴性，尿 pH 值、尿比重、尿糖、尿 NAG、尿 THP 及 SCr、BUN、UA 与正常对照组比较均无显著差异，而尿 β_2-MG 及 AST 有显著升高，但尿 NAG 较大剂量组显著降低；肾组织形态检查提示肾间质有轻度炎细胞浸润及纤维组织增生，而肾小管空泡变性与正常对照组比较无差异。

实验结果提示，随着益母草剂量的增大以及用药时间的延长，肾间质、肾小管损伤呈逐渐加重趋势，符合以往的临床报道，因此，在临床上不宜大剂量长时间单独使用益母草，小剂量应用也应注意配伍，并适当减少用药时间。

④黄芪、丹参：黄芪具有补中益气、升阳益表等功能，也有很好的免疫增强作用，对肾炎等引起的蛋白尿尤为有效。临床用量每剂 6 ～ 90g 不等，甚至更多。为了探索黄芪治疗蛋白尿的量效关系和黄芪与丹参配伍的疗效，苏励等用大鼠原位性免疫复合物肾炎模型进行了实验研究。通过动物实验的各项指标观察，结果显示黄芪 60g+ 丹参的效果最显著，黄芪 60g 的效果次之，而黄芪 15g 及黄芪 120g 的效果则较差。故从动物实验的结果看，黄芪治疗蛋白尿的合理剂量在人应是 60g/d 左右，即约每公斤体重 1g/d，与丹参合用则效果更佳。黄芪与丹参配伍后在改善 24h 尿蛋白，增加清蛋白，改善肾功能，减轻肾脏病理损害等方面优于单用黄芪，说明丹参在治疗中的协同作用是不可忽视的。这可能与其活血化瘀作用可改善肾脏血液循环，减轻肾性水肿有关。另外，黄炯明等研究证实，丹参对人肾成纤维细胞增殖有抑制作用，使用丹参治疗有可能对肾脏的间质纤维化病变有一定疗效，从而防止或减少疤痕的形成，延缓尿毒症的发生。在临床应用益气活血法治疗肾炎蛋白尿时，一般采用黄芪＋丹参静脉给药。通过临床摸索，益气药（黄芪）与活血药（丹参）的剂量之比以 5：1 为佳，实验证实黄芪＋丹参组中以同样的剂量之比配伍，结果显示确有较好效果。

五、调护与预防

（一）饮食调养

慢性肾炎患者原本脾胃功能不足，饮食稍有不慎，即可重伤脾胃，诱发或加重病情，因此应该节制饮食，做到饥饱适宜，寒热适度。因为过饥则气血精微来源不足，暴饮暴食易内伤脾胃，寒凉过度可伤脾阳，燥热过度易伤胃阴，还要养成不偏食的习惯。食物有酸、苦、甘、辛、咸五味之偏，五味归五脏，饮食五味有所偏，脏腑则有所盛与不及，从而成为疾病发生的内在条件。对于已病患者，还可据病情的不同，脏腑的盛衰，有目的地增加或减少某种食物，以助于纠正体内脏腑气血阴阳的偏盛、偏衰。

饮食方面宜选择优质低蛋白饮食（每日 0.6 ～ 1.0g/kg），同时控制饮食中磷的摄入，低磷可减轻肾小球的高灌注、高压差、高滤过状态，从而防止肾小球硬化。应根据高血压的控制情况，调节钠的摄入，严格限钠并不必要。一般不需要限制钾的摄入。在进食低蛋白饮食时，应适当增加碳水化合物的摄入，以满足机体生理代谢所需要的热量，防止负氮平衡。可在低蛋白饮食 2 周后使用必需氨基酸或 α‑酮酸（每月 0.1 ～ 0.2g/kg）。极低蛋白质饮食者，应适当增加 α‑酮酸或必需氨基酸的摄入（8 ～ 12g/d）。常用药膳如下：

1. 鲤鱼汤

鲜鲤鱼 1 条，重约 0.5kg，去肠杂，加生姜 15g、葱 15 ～ 30g、米醋 30mL，共炖，不放盐，喝汤吃鱼。适用于慢性肾炎水肿不消者。

2. 绿豆附子汤

绿豆、制附子各 30g，水煎煮熟后吃豆，次日仍可再加绿豆 30g 煮熟食豆，第 3 天则换用制附子与绿豆同煮如前。忌食生冷、烟酒 60 日。适用于慢性肾炎水肿偏于阳虚者。

3. 山药粥

取生山药 30g，粳米适量，加水煮熟成粥，放入白糖适量服之。具有健脾补肾之功。适用于慢性肾炎水肿不甚而蛋白持续不消者。

4. 鲜芹菜汁

每服 1 小杯，每日 3 次。具有平肝利尿镇静作用。用于慢性肾炎肝阳上亢者。

5. 荠菜粥

荠菜 60g，洗净切碎，与粳米同煮成粥，每日 1 次。有清热止血功用。适用于慢性肾炎尿血者。

6. 菊楂决明茶

菊花 30g，生山楂、草决明（打碎）各 10g，同煎，去渣调入冰糖，代茶饮。有降压降脂、减少尿蛋白功用。

7. 虫草炖老鸭

老鸭 1 只，去毛和内脏，冬虫夏草 15g，加水适量，炖烂，喝汤吃肉。有提高血浆蛋白，利尿消肿作用。

8. 黄芪炖甲鱼

用甲鱼 1 只（500g 左右），先放甲鱼于水中游动，使其排尿后，杀死切开洗净，去内脏，将甲鱼与黄芪 60g，加水适量，同煮，可分 2～3 天服。具有提高血浆蛋白、降压利尿作用。适用于慢性肾炎气阴两虚病者。

9. 莲子芡实猪肉汤

莲子、芡实各 30g，瘦猪肉 100～150g，加水适量煮汤，可分 2～3 天服。具有提高血浆蛋白、减少尿蛋白的作用。

10. 乌龟肉煲猪肚

乌龟肉、猪肚各 200g，切成小片，放砂锅内加水适量，共炖，加食盐少许调味，早晚分服。适用于慢性肾炎脾肾亏虚、气血虚弱之尿蛋白不消者。

（二）劳逸结合

过劳和过度安逸者对身体有害。劳累包括劳力、劳心和房劳三个方面。劳力，指体力劳役，劳力可伤形，耗伤气血。劳心，指思虑太过，思虑过度可劳伤心脾，暗耗气血。房劳，指性生活不知节制，房事太频。房劳太过可耗伤肾精。三劳之中尤以房劳需引起注意，许多慢性肾炎患者只知体力之劳为劳，却不知房劳亦为劳。临床常见患者因不节制性生活而使病情加重，或反复发作而难以治愈，甚至可见竭精败肾，不可救药者。过度安逸，完全不参加劳动和体育锻炼，也会使气血运行不畅，脾胃功能呆滞，机体抵抗力降低，易于外感和引起复发。正确的态度应该是根据自己的体力和病情，在不感到疲劳的情况下，尽可能多地参加一些劳动和体育锻炼，并随体力的增加而逐渐增加活动量。

但当患者处于以下情况时，应绝对卧床休息：1）由于急性感染、高热，以致水、电解质失调时；2）严重水肿、血浆蛋白低下，特别是白蛋白持续低下；3）出现严重的并发症，如心力衰竭、缩窄性心包炎等；4）慢性肾炎晚期，由于肾功能明显衰竭而引起严重尿毒症症状时。

（三）精神调养

人的精神状态对慢性肾炎的发生、发展和治疗都有很大的影响，对于有浮肿、高血压、肾功能衰竭，治疗日久不见好转的患者的治疗尤其重要。中医认为，人的精神意识与内脏功能活动有密切的关系。良好的精神状态，有利于脏腑气血功能的调畅；不良的精神状态，可使气血紊乱，脏腑功能失调，而导致疾病的复发及加重。临床所见，慢性肾炎患者看到自己的病缠绵难愈，或由于病痛的折磨、病情的危重等常对治疗失去信心，表现为意志消沉、低落、悲观失望等情绪，甚至不思饮食，夜不能眠。医护人员应与患者的亲戚、朋友一起共同做好患者的思想工作，解除其不必要的思想负担，让其以正确的态度对待自己的疾病，并体谅其苦楚，激发起患者与疾病斗争的勇气。中医学十分重视精神因素的影响，正如《素问·汤液醪醴论》所言："精神不进，志意不治，故病不可愈。"

（四）皮肤清洁

皮肤不洁易生疮疖，成为引发慢性肾炎的间接因素。慢性肾炎患者因水肿，抵抗力降低，或尿毒症时湿毒浊邪不能由尿排出而经皮肤泌出，刺激皮肤产生瘙痒等原因又极易引起皮肤感染，致使病情易于复发，难以治疗。因此慢性肾炎要保持皮肤的清洁，做到经常洗澡，勤换内衣内裤，尤其要保持前阴部的清洁，预防泌尿系感染的发生。当患者因尿素沉积引起皮肤瘙痒时，可每日用温水擦洗，以减轻毒素对皮肤的刺激，尽可能不用指甲搔抓。患者水肿明显时，要尽量注意不要划、擦破皮肤，针灸、注射时要严格消毒。重症患者，长期卧床时，要经常翻动身体，以防褥疮的产生。

（五）辨证施护

慢性肾炎是临床常见疾病，属中医"水肿""虚劳"等范畴，对于此类病证在药物治疗的同时，强调摄生调养为历代医家所重视，且被认为与疗效密切相关。在临床护理中，不但要对患者的饮食起居给予必要的指导，更注意结合患者的饮食起居给予必要的指导，还应注意结合患者的不同证型采取辨证施护的方法。如阳虚型患者多用温补之品，汤药宜热用，可增强药力，由于阳虚水停，中焦受困，患者往往脾胃功能呆滞，此时饮食宜清淡，不可过于强调营养而给予肥甘油腻之品，以免重伤脾胃，影响治疗效果。阴虚型患者多用滋阴清热之品，药性偏寒凉，汤药宜温服，该类患者病情大多较重，脾胃虚弱，宜少食多餐，以顾护胃气。有报道统计 136 例慢性肾炎患者，其中 52 例 CRF 中肝肾衰败 19 例，肝肾阴虚 17 例，而阳（气）虚型 95 例患者中，CRF 仅有 16 例，说明肝肾衰败、肝肾阴虚患者病情要较阳虚型为重，由此提示在护理中对慢性肾炎辨证为肝肾衰败、肝肾阴虚两型的患者应加强巡视，重点护理，密切观察病情变化。

（六）预防外感

外感既是慢性肾小球肾炎发病的一个重要外因，也是引起慢性肾炎复发的主要因素。据统计，慢性肾炎发展过程中，大约有 1/5 的患者可出现 1 次或数次症状明显加重，称为急性发作，而急性发作多数是在上呼吸道感染后几小时或数日后引起，出现浮肿、血压升高、蛋白尿加重、血尿增加，有时会出现肉眼血尿，从而引起肾功能的进一步损害。预防感受外邪，首先要保持居室空气清新，定时通风换气，排除室内秽浊之气。其次要慎起居，避寒热。春夏之季，天气由寒转暖变热，不要过早地脱去棉衣，养成早睡早起的习惯，尽可能地做些户外活动，增强对天气变化的适应能力。秋冬之时，气候转凉变寒，应适时增加衣被，防寒保暖，并调整作息时间，以顺应四时的变化。在流感流行时期，要避免和患者接触。此外，对于体虚易感者，可常服玉屏风散。玉屏风散有增强机体抵抗力，提高机体抗御外邪的作用。如陈梅芳以玉屏风散治疗 24 例慢性肾小球肾炎易于感冒者，取得较好疗效，并通过实验证实，原来免疫指标正常者无变化，原来免疫功能不良者大多得到纠正和恢复。这说明玉屏风散对免疫功能低下者有调节作用。

（七）防治炎性疾病

各种感染性病灶是引起慢性肾炎发病的一个因素，也是影响其治疗效果的一个重要因素。病灶是各种各样的，有在体表显而易见的，也有深在体腔的；有症状明显的，也有隐匿无症状的，最常见的有扁桃腺炎、咽炎、鼻炎、牙周炎，有慢性阑尾炎、腹膜炎、肝炎、盆腔炎，有丹毒、皮肤疮疖，也有慢性前列腺炎、肛门周围炎等。对于这些炎症病灶，一经发现就应积极彻底地治疗。对于易于复发、难以治疗、而又找不到其他原因的患者，要仔细寻找是否有感染病灶存在。治疗时也应尽可能地采用中药治疗，因为患者长期服用抗生素，不但可以使细菌产生耐药性，而且还会带来许多副作用，使病情更加复杂难治。

有的报道认为皮疹和慢性肾炎发病有一定关系，当慢性肾炎与皮疹并存时，积极地治疗皮疹可以起到预防肾炎复发的作用。如王福兴报告 1 例慢性肾炎患者肾炎与皮疹交替发作，经久不愈，最后通过防治湿疹入手而治愈。

（八）预防肾功能不全

一般临床见到血压高、尿中常有红细胞，中西医结合治疗无效的患者提示此类患者易演变为肾功能不全，当然最好根据肾穿刺的病理类型，采取积极措施保护肾功能。

应非常谨慎使用或避免肾毒性和（或）易诱发肾功能损伤的药物，如庆大霉素、磺胺药及非固醇类消炎药等。尤其应该注意的是防疫注射，因为任何防疫注射都可以加重肾小球肾炎。

对有高脂血症、高血糖、高钙血症和高尿酸血症患者，应及时予以适当治疗，防止上述因素加重肾脏损害。

（九）预后

CGN 可因它的根底病理损害的性质及是否有并发症（特别是高血压）等的不同，其预后有明显的差异。据此，可以对 CGN 的预后做出推测。目前，人们已经知道膜增生性肾炎可迅速发展为严重肾衰。合并高血压、感染、血容量不足、使用肾毒性药物等可加快发展成慢性肾衰。一般从首次发现尿异常到发展至慢性肾衰，可历时 10 ～ 20 年或更长一些时间。为了确定 CGN 的肾小球病损的性质，需要做肾活检，这对于估计预后有好处。

六、问题与对策

（一）临床疗效的评定

傅文录报道慢性肾炎 71 例经过中医药为主治疗后，临床完全缓解率只有 36.5%。而对完全缓解的患者进行随访，发现 26 例随访 6 个月，复发者占 7 例（26.4%）。表明在 1/3 的完全缓解的患者之中，又有 1/4 者复发，显然对慢性肾炎不能轻易地下"痊愈"的结论。在 46 家的研究报道中，没有一家是对别的医家方药进行重复运用的。这既表现出中医药治疗的多样性优势，但也恰恰反映出疗效虽高的经验但不能重复的弱点。这固然与地区差异或慢性肾炎类型的不同等因素有关，但关键是在于慢性肾炎有共性规律，而中医药治疗却尚无可循之规范。虽然慢性肾炎是一组病因、病理变化和预后不尽相同的肾小球疾病，但从一个疾病自身发展规律来看，处在同一时期，中医的认识和治疗不可能相差太远，因此全国性协作研究就显得十分重要。由于慢性肾炎常以隐蔽的方式起病，其肾小球功能亦以十分隐蔽的方式减损，当患者肾功能开始衰退，直至衰退到相当程度，但肾小球滤过率还相当于正常的 25% 以上，因此临床上常无明显的症状，甚至尿蛋白、血尿常规在正常范围以内。这时易给患者、医者造成一种虚伪的"安全感"。为此，不能轻率地给慢性肾炎下治愈的评价，以免延误病情。故制定恰当的临床疗效评定标准显得尤为必要。

（二）顽固性蛋白尿和血尿

西医学认为，慢性肾炎蛋白尿的产生主要是由于肾小球毛细血管基底膜因变态反应性损害引起的肾小球通透性增强。中医学认为，肾脏疾病时蛋白尿的病机十分复杂。除和脾肾不固、精微下泄有关，还和湿热、瘀血、风邪等有着密切的关系，治疗上以辨证论治为原则，结合现代药理研究选择用药。如气虚兼有蛋白尿者可选用太子参、党参、黄芪、山药等；阳虚兼有蛋白尿者可选用仙茅、淫羊藿、肉桂等；血虚兼有蛋白尿者可选用熟地黄、何首乌等；阴虚兼有蛋白尿者可选用龟甲、黄精、生地黄、女贞子等；兼有湿浊者可选用利湿类药如石韦、车前子、鹿衔草、赤小豆等；兼有血瘀者可选用活血化瘀类药如三棱、莪术、桃仁、水蛭等；另外收涩类药如金樱子、芡实、乌梅、煅龙牡；祛风类药如羌活、防己、浮萍、蝉蜕等亦具有降低蛋白尿的作用。患者蛋白尿表现为单纯虚证或实证的较为少见，临证之时可结合患者的实际辨证情况灵活选用。慢性肾炎蛋白尿较顽固，治疗必须长时间才能收效，不能急于求成以致半途而废。

西医学认为血尿的产生主要是肾小球基底膜系膜损伤后肾小球通透性增强引起的。中医学认为血尿产生的原因较多，要辨证论治，不能单纯止血。治疗原则是标本同治，可采用益气摄血法、清热凉血法、活血止血法三大法则。常用治本药物如补气摄血类有黄芪、党参、太子参、山药：清热凉血类有栀子、车前草、石韦、珍珠草等；活血止血类有牡丹皮、紫草、泽兰、琥珀末等。常用治标药物，宜在辨证论治的基础上选用对症的止血药，如白茅根、茜草、仙鹤草、三七、蒲黄、侧柏叶、阿胶、荆芥炭等。

（三）如何延缓肾功能衰竭

慢性肾炎是一种慢性进展性疾病，其病程长短不等，多数患者最终发展成慢性肾功能衰竭而需要透析治疗。因此如何延缓慢性肾炎进展具有十分重要的意义。目前研究已经证实，积极降低血压尤其是降肾小球内压、降低血脂、消除肾小球内凝血及免疫复合物、清除氧自由基及降低血糖，都很有必要。中药在延缓肾衰、保护肾功能方面起着关键的作用。许多报道证明，中药可以抑制肾小球系膜细胞和系膜基质增生，改善患者体内高凝状态，清除氧自由基，防止钙超载，减轻肾脏损害等，长期口服中药治疗的患者病情相对稳定也是一个见证。比较肯定的具有保护肾功能作用的中草药有大黄、冬虫夏草、昆明山海棠、黄芪、丹参等。即使在病情稳定期坚持服用健脾益肾之品也可以保护肾功能、延缓肾衰的发生。

参考文献

1 周小梅.慢性肾炎中医本虚标实证候与免疫学的关系探讨［J］.北京中医，1999，（2）：55-56.

2 李顺民.邓铁涛教授肾病从脾论证经验探讨［J］.中华实用中西医杂志，2001，14（18）：1431.

3 康路，马济佩.慢性肾炎中医病因病机研究回顾［J］.河南中医，2012，32（4）：520-522.

4 毕柳，李晓哲.复合型肾小球肾炎病人免疫学发病机制实验研究［J］.哈尔滨医科大学学报，1997，31（4）：281-283.

5 贾长绪，张怡玲，尹永红.慢性肾小球肾炎患者红细胞免疫功能研究（附24例临床分析）［J］.中国实用内科杂志，1996，16（11）：684-685.

6 毛良，宋菊敏，徐嵩年，等.慢性肾炎患者血清免疫球蛋白、C_3 的测定及与中医辨证分型的关系［J］.辽宁中医杂志，1985，5：43-44.

7 余熹.慢性肾炎中医辨证分型治疗［J］.江西中医药，2014，45（6）：8-10.

8 吴正治，郭振球.慢性肾炎患者外周血细胞化学 ANAE 变化与中医辨证关系的研究［J］.中国中西医结合杂志，1990，3（7）：399-401.

9 赵宗亮.黄芪川芎南星汤治疗慢性肾炎72例［J］.湖北中医杂志，2000，22（12）：18.

10 张国琼，陈德磊.健脾益肾汤治疗慢性肾炎24例临床研究［J］.亚太传统医药，2015，11（10）：119-121.

11 王钢.中西医结合专科病诊疗大系——肾脏病学［M］.太原：山西科学技术出版社，1997：1.

12 戴勇，余瑛，蔡体育.肾虚病人 NK 活性和 IL-2 活性及 IL-2 受体表达的研究［J］.中医研究，1993（1）：19-20.

13 莫穗林，李俊彪，罗致强.慢性原发性肾小球肾炎患者外周血 C_{3b} 受体活性与中医辨证分型相关性的初步研究［J］.浙江中医杂志，1996，（10）：459-460.

14 刘慰祖，陈以平，徐嵩年，等.慢性肾炎患者补体旁路激活途径的活性的测定及中药治疗前后的变化［J］.中国中西医结合杂志，1986，（4）：210-212.

15 闵惠.中药穴位注射治疗慢性肾小球肾炎蛋白尿35例［J］.中国中医药信息杂志，2004，11（5）：449-450.

16 胡北明，魏祝儿.自拟清蛋白尿方治疗慢性肾炎蛋白尿［J］.上海中医药杂志，1996（4）：20-21.

17 陆佩琚，陈仕俤.自拟固精汤治疗慢性肾小球肾炎蛋白尿21例［J］.广西中医药，1997（1）：27.

18 朱中骥.猪苓汤加减治疗慢性肾小球肾炎57例［J］.湖南中医杂志，2003，19（2）：45.

19 孙云松.皮持衡用参芪地黄汤治肾炎蛋白尿经验［J］.江西中医药，1998，29（3）：3-4.

20 吕立言.叶任高治疗肾炎血尿的经验［J］.辽宁中医杂志，1995，22（10）：439-440.

21 李明权，李峰，邹丽华.叶传惠教授治疗血尿临床经验［J］.成都中医药大学报，2001，24（1）：1.

22 张忠.科素亚治疗肾脏病40例短期疗效观察［J］.南通医学院学报，2001，21（2）：169-170.

23 Fayvek JP, Velon s, Berra N, et al. .Effects of losartan on renal function in patients with essential hypereension［J］.J Cardiovasc pharmacol，1996，28：259.

24 刘强.血管紧张素Ⅱ受体抗剂在肾脏病中的应用［J］.国外医学内科学分册，1998，25（6）：234-236.

25 Carmines PK, Mitchell KD, et al. Effect of calcium antagonists on renal hemodynamics and glomerular function［J］.Kidney Int，1992，41（suppl36）：43.

26 EpsteinM. Calcium antagonists and kidney：lmplications for renal protection［J］.kidney lnt，1992，41：566.

27 Bianchis, et al. Long term effect of Enalapril and Nicardipine on urinary albumin excretion in patients with chronic renal insufficiency：A Iyear follow up［J］.Am J Nephrol，1991，11：131.

28 钱桐荪.肾脏病学［M］.第3版.北京：华夏出版社，2001：7.

29 Woo KT, LeeGS, el al. Effect of triple therapy in IgA nephritis：a follow-up study 5 years later［J］.Clin Nephrol，1991，36：60.

30 陈钦开，李援朝.火把花根片苯那普利治疗慢性肾炎的临床研究［J］.江西医学院学报，1997，37（3X）：41.

31 俞雷，席学莉，张涛，等.雷公藤多苷、潘生丁、开搏通三联治疗伴肾功能不全的慢性肾小球肾炎［J］.贵阳医学院学报，1997，22（1）：39-41.

32 陈国光.黄芪注射液联合依那普利治疗慢性肾炎的临床探析［J］.实用医技杂志，2015，22（12）：1326-1328.

33 张伯科，鹿玲，肖鹏涛，等."三子三草汤"合西药治疗慢性肾小球肾炎51例［J］.上海中医药杂志，2001，35（2）：23-25.

34 周萍，罗华丽.中西医结合治疗慢性肾炎的疗效观察［J］.辽宁中医杂志，2011，38（10）：2045-2046.

35 佟艳丽，苏秀文.中西医结合治疗慢性肾炎44例［J］.中国老年学杂志，2012，32（24）：5564-5565.

36 李素清.时振声对慢性肾炎发病机制的探析［J］.山东中医杂志，1998，17（10）：469-470.

37 刘毅，薛莎，马利，等.管竞环诊治慢性肾炎血尿的经验［J］.辽宁中医杂志，2001，28（1）：14-15.

38 孙元莹，张玉梅，姜德友.张琪教授治疗慢性肾小球肾炎经验［J］.四川中医，2006，24（2）：1-4.

39 李秀玉.李炳文教授治疗慢性肾炎经验举隅［J］.北京中医药大学学报，1999，22（2）：73-74.

40 张福产.张志坚治疗慢性肾炎经验［J］.江苏中医，2001，22（6）：11-12.

41 杨金荣.余承惠运用清平法治疗慢性肾炎102例［J］.浙江中医杂志，2000，35（11）：466.

42 褚田明，张春崧，汤诺.采用电脑激光肾病治疗仪治疗慢性肾炎及慢性肾功能不全的临床疗效观察［J］.应用激光，2000，20（5）：233-234.

43 霍保民，占永利.慢性肾小球肾炎中医辨证分型的客观化研究［J］.北京中医药，1998（2）：9-11.

44 黄启金.从肺论治慢性肾炎水肿［J］.山东中医药大学学报，1999，23（2）：120-121.

45 胡泽民.慢性肾炎、肾病综合征从脾证治之我见［J］.湖南中医学院学报，1997，17（3）：24-26.

46 许陵冬，王钢.慢性肾炎从咽论治84例［J］.南京中医药大学学报，1997，13（3）：174-175.

47 徐建龙.益气托毒法治疗慢性肾炎探讨［J］.山西中医，2016，32（8）：1-3.

48 郜领娟，何立泽.浅谈活血化瘀法在慢性肾炎治疗中的作用［J］.河北中医药学报，2010，25（1）：16-17.

49 朱鸿铭，朱传伟.补肾清泄法治疗慢性肾炎肾虚湿热证271例［J］.山东中医药大学学报，1997，21（2）：124-125.

50 程小红.消痰逐瘀散结法治疗顽固性血尿、蛋白尿32例［J］.国医论证，2000，15（2）：16.

51 任建素，王珣.健脾益肾、化痰通络为主治疗慢性肾炎的组方配伍探析［J］.承德医学院学报，2001，18（1）：31-33.

52 史正耀.全蝎的临床新用［J］.江西中医药，1996，27（1）：53.

53 杨霓芝，黄春林.泌尿科专病中医临床诊治［M］.北京：人民卫生出版社，2000：9.

54 郑昱.大剂量益母草临床应用观察［J］.甘肃中医学院学报，1999，16（1）：19-20.

55 蔡浙毅，周锦明，葛缘仁.益母草对肾功能及其组织形态影响的动物实验研究［J］.上海中医药杂志，2000（11）：37-39.

56 王永钧.肾病门诊［M］.杭州：浙江科学技术出版社，1994：10.

57 苏励，陈湘君，胡建东，等.不同剂量黄芪及黄芪加丹参对大蛋白尿作用的比较［J］.中国新药与临床杂志，2000，19（3）：205-208.

58 袁飞，刘国辉，林宏初.复方丹参注射液治疗肾病综合征的研究［J］.现代中西医结合杂志，2009，18（7）：717-718.

59 陈祥珍.136例慢性肾炎辨证治疗与护理［J］.安徽中医学院学报，1998，17（2）：22-23.

60 肖飞，牟林茂.中西医结合治疗慢性肾炎［M］.太原：山西高校联合出版社，1992：9.

61 王海燕.肾脏病学［M］.第 3 版.北京：人民卫生出版社，2008：1.

62 程庆砾，赵明辉，唐政.肾脏内科疾病误诊误治与防范［M］.北京：科学技术文献出版社，2001：9.

63 王永炎，鲁兆麟.中医内科学［M］.北京：人民卫生出版社，1999：9.

64 沈庆法.中医临床肾脏病学［M］.上海：上海科学技术出版社，1997：2.

65 李建东，刘仁远.肾脏病外治独特新疗法［M］.北京：军事医学科学出版社，1999：8.

（李顺民　李雨彦）

第三节　肾病综合征

肾病综合征简称肾综（nephortic syndrome，NS），是由多种原因引起的临床症候群，而不是一个独立的疾病。Christian 于 1932 年应用"肾病综合征"这一名称来概况因多种肾脏病理损害所致的严重蛋白尿及其相应的一组临床表现。其临床有四大特征：大量蛋白尿（≥ 3.5g/24h，国外则多定义为 $3.5g/1.73m^2 \cdot 24h$）、低蛋白血症（≤ 30g/L）、高脂血症和水肿，其中以大量蛋白尿和低蛋白血症为诊断必须具备的条件。肾病综合征是肾小球疾病的常见表现，虽然有其共同的临床表现、病理生理、代谢变化和治疗规律，但由于病因病理和临床疾病不同，在其表现、机制和防治等方面又各有特殊性，其病程和预后也不同，所以不被用作疾病的最后诊断。

本病在儿童肾小球疾病中占 70% ～ 90%，在成人中占 20% ～ 30%。

中医文献中并无肾病综合征这一名称，中医对肾病综合征的描述主要见于水肿、水气病等病症。

一、病因病理

（一）中医

肾病综合征的发生，常因外感六淫，或内伤七情，使全身气化功能失常所致。病位多在肺、脾、肾、三焦。若因外邪而致水肿者，病变部位开始多责之于肺及上焦；若因内伤而致水肿者，或因外邪所致水肿日久渐成虚损者，病变部位多责之脾、肾和中下焦。所以古人归纳水肿的基本病机为：其标在肺，其制在脾，其本在肾，其中以脾为制水之脏，实为水肿病机的关键。

1.病因

（1）风邪外袭

肺为水之上源，主一身之表，外合皮毛，最易遭受外邪侵袭，一旦风寒外束或风热上受，则肺气失宣，不能通调水道，下输膀胱，以致风遏水阻，风水相搏，流溢肌肤，发为水肿。

（2）风湿浸淫

风湿相搏，内浸致痹，若痹证不已，反复外感，与脏气相搏，损伤脾胃，运化失职，不能升清降浊、化气行水，水液泛于肌肤，而成水肿。正如《诸病源候论·脚气病诸候》云："风湿毒气，从脚上入于内，与脏气相搏，结聚不散，故心腹胀急也。"胀急即为肿。

（3）湿热疮毒

诸痛痒疮，皆属于火。疮疖乳蛾、猩红斑疹、疮疹成脓等致津液气化失常，湿热毒邪弥漫三焦，水液停蓄，发为水肿。如《济生方·水肿》云："又有年少，血热生疮，变为肿满。"明·李梴《医学入门》亦指出："阳水多兼食积，或饮毒水，或疮毒所致也。"

（4）劳倦内伤

劳伤或纵欲，均能耗气伤津，累及脾肾，致脾虚失运，摄取精微物质的功能障碍，水湿内生，肾不主水，水泛肌肤，发为水肿。

（5）气滞血瘀

水湿内停，阻滞气机，或久病不愈，由气及血，或肝失疏泄，气滞血瘀，均可伤及肾络。肾络不通，水道瘀塞，开阖不利，可致水气停着，形成水肿。

2. 病理

《素问·经脉别论》曰："饮入于胃，游溢精气，上输于脾，脾气散精，上归于肺，通调水道，下输膀胱，水精四布，五经并行。"这是对正常津液代谢过程的概括，代谢过程涉及肺、脾、肾与三焦。肺、脾、肾三脏功能衰弱，三焦通道不利，则津液运行停滞，必然会发生水肿。临床肾病综合征初发患者均存在着水肿、尿少、乏力、畏寒、面色无华、舌淡等一系列阳虚之候，提示肾病综合征的病因乃阳虚不能温化水湿的缘故。机体的阳气虚衰，指的就是肺、脾、肾阳气的不足。在整个津液代谢过程中，肾中阳气起着主导作用，脾对水液的运化，有赖于肾阳温煦、推动，肺对水液的宣发肃降，有赖于肾阳的蒸化协同，三焦通利有赖于肾阳蒸腾气化。故张景岳说："凡水肿之证，乃肺、脾、肾相干之病，盖水为至阴，故其本在肾；水化于气，故其标在肺，水畏土，故其制在脾……分而言之，而三脏各有所至，然合而言之，则总由阴胜之害，而病本皆归于肾。"（《景岳全书·肿胀》）表明水肿之病总由肾阳虚不能制约水阴之胜。

蛋白尿是肾病综合征的特征之一，肾综患者往往以脾肾气虚为主，久病则肺气亦虚；脾气不足，运化失常，气机不利，清气不升，尿漏精微物质而见蛋白尿，精微物质不能上荣而见面色㿠白，神疲乏力。肾气亏虚，失于封藏，不能固摄，精微下泄亦可致尿蛋白产生。尿中蛋白丢失前均为构成人体的精微物质，中医认为是构成人体的基本物质，也是人体各种功能活动的物质基础。"夫精者，身之本也"（《素问·金匮真言论》），"阳化气，阴成形"（《素问·阴阳应象大论》）。长期蛋白尿使精微物质进一步减少，又加重肾阴不足，因此肾病综合征的本质应是阳本不足而致阴亦无余。阴亏因阳虚而成，是由阳虚及阴；在机体内行使一部分功能的精微物质丢失及机体各脏腑失去津液的濡润，必然会导致体内阳气更虚，是由阴虚及阳。如若迁延恶化，必然会导致阴阳俱虚。水湿是肾病综合征最主要的病理表现，是机体内阳气衰微的结果。《素问·逆调论》称："肾者水脏，主津液。"肾虚气化失常，水液代谢障碍，水湿内停则发为水肿。"湿胜则阳微"，水湿属阴邪，最能伤人阳气，水停日久，则进一步加重肾阳虚衰，阳气一虚，就更难温化已成之水湿了。

（二）西医

1. 病因

（1）继发性肾综

继发性肾病综合征的原因很多，常见者为糖尿病性肾病、肾淀粉样变、系统性红斑狼疮肾炎、新生物、药物及感染引起的肾病综合征。一般于小儿应着重除外遗传性疾病、感染性疾病及过敏性紫癜等引起的继发性肾病综合征；中、青年则应着重除外结缔组织病、感染、药物引起肾病综合征；老年则应着重考虑代谢性疾病及新生物有关的肾病综合征。具体包括：1）糖尿病肾病；2）肾淀粉样变；3）系统性红斑狼疮肾炎；4）新生物、药物及感染引起的肾病综合征。

（2）原发性肾综

约 2/3 成人和大部分儿童的肾病综合征为原发性，包括原发性肾小球肾病、急慢性肾小球肾炎和急进性肾小球肾炎等。引起原发性肾病综合征的病理类型也有多种，以微小病变肾病、系膜增生性肾炎、膜性肾病、系膜毛细血管性肾炎及肾小球局灶节段性硬化五种临床 – 病理类型最为常见。其中儿童及少年以微小病变肾病较多见；中年以膜性肾病多见。

2. 病理

无论是原发性肾病综合征（PNS）还是继发性肾病综合征，均具有相同的病理变化、临床表现及代谢改变。

PNS 发病机理证明了免疫介导及炎症介导性肾小球损伤在 PNS 发病中的作用，在国内率先报告 PNS 患者有可溶性白介素 2 受体（SIL2 R），肿瘤坏死因子（TNF α），血小板活化因子（PAF）等异常升高，淋巴细胞亚群异常，单核巨噬细胞浸润，增殖细胞核抗原（PCNA）表达增加，抗氧化功能减退等表现。

肾小球基底膜通透性的变化是肾病综合征时出现蛋白尿的基本原因，包括电荷屏障、孔径屏障的变化。而肾小管上皮细胞重吸收原尿中的蛋白，并对之进行分解代谢的能力对蛋白尿的形成也有一定的影响。主要成分为白蛋白，亦可包括其他血浆成分，与尿蛋白的选择性有关，尿蛋白的程度，个体差异很大。尿蛋白排出量的多少受到肾小球滤过率（GFR）、血浆白蛋白浓度和蛋白摄入量等因素的影响。

此外，低张尿并严重血尿时可以令尿蛋白增加，这是由于红细胞溶解释放出血红蛋白的缘故。在临床上对肾病综合征的尿蛋白应做到准确定量，以观察治疗效果。

（三）中西医结合

肾脏病理改变类型是西医诊断的重要内容。由于病理类型不同及病理改变轻重程度的差异，肾病综合征治疗效果和预后也不相同。例如，根据已有的文献资料，微小病变型肾病单独应用激素可获得很好疗效，成人虽较小儿稍差，但完全缓解者仍可达 80% 左右；而系膜增生性肾小球肾炎一半左右可完全缓解；局灶性节段性肾小球硬化和膜性肾小球病完全缓解者较低。因此可以说，虽然肾病综合征具有共同的临床特征，然而病理改变类型不同，治疗方法及预后亦存在差异。明确病理诊断，仍是肾病综合征西医诊治的重要环节。中医对肾病综合征描述主要见于水肿等病证描述中。肾病综合征水肿的中医诊断思路是首先确定是阳水还是阴水，是外感还是内伤，然后按风水、湿毒、水湿、湿热、脾肾阳虚等证型辨证施治。近20年来，中西医肾病工作者经过不懈努力，对肾病综合征的辨证施治规律进行了有益的探索和总结，将肾病综合征分为肺肾气虚、脾肾阳虚、肝肾阴虚、气阴两虚 4 个本证，外感、湿热、血瘀、湿浊 4 个标证，辨证分型须标本结合，以本为主；并确定了相应的病证结合诊断标准，为肾病综合征辨证诊断规范化及疗效评定客观化提供了依据。

随着免疫学的迅速发展，大量临床及实验结果表明，免疫反应与肾脏密切相关，肾虚时细胞免疫、体液免疫、补体系统及网状内皮系统吞噬功能都有不同程度的降低，其免疫防御和免疫调节障碍，而易并发各种感染，致肾病反复发作或久治不愈。

二、临床表现

（一）症状

其症状主要为浮肿，特点是水肿首先出现于皮下组织比较疏松的部位，如眼睑、颜面等处，然后出现于下肢（常从踝部开始），严重的可发展至全身，乃至出现腹水、胸水甚至心包积液。此外，患者还常感疲倦乏力、肢节酸重、食欲不振，甚者胸闷气喘、腹大腹胀等。

（二）体征

眼睑、颜面及双下肢不同程度的水肿，严重者可有胸水、腹水。伴有肾区叩击痛。

（三）病理分型临床特点

1. 微小病变（MCD）

（1）小孩多见。

（2）浮肿明显，大量蛋白尿。

（3）90% 对激素敏感。

（4）经常复发，复发率高达 60%。

（5）血压升高少见，血尿少见。

（6）选择性蛋白尿。

（7）一般没有肾功能不全，若有，一般为一过性。

（8）若反复发作，可进展为系膜增生性肾小球肾炎或局灶节段性肾小球硬化。

2. 系膜增生性肾小球肾炎（MsPGN）

（1）占肾活检病例的 50%，在原发性肾病综合征中占 30%。

（2）男性多于女性，好发于青少年。

（3）50%有前驱感染史。

（4）70%患者伴有血尿。

（5）病情由轻转重，肾功能不全及高血压的发生率逐渐增加。

3. 局灶节段性肾小球硬化（FSGS）

（1）本病多发生于青少年男性，起病隐匿。

（2）3/4患者有镜下血尿，25%可见肉眼血尿。

（3）常有血压增高。

（4）可发展至肾衰。

（5）多数对激素不敏感，25%轻型病例或继发于MCD者经治疗可能获临床缓解。

4. 膜性肾病（MN）

（1）大部分年龄＞40岁，男性多于女性。

（2）30%有镜下血尿，一般无肉眼血尿。

（3）大部分肾功能好，5～10年可出现肾功能损害。

（4）20%～35%可自行缓解，60%～70%早期MN对激素和细胞毒药物有效，有钉突形成难以缓解。

（5）本病极易发生血栓栓塞并发症，肾静脉血栓发生率可高达40%～50%。

5. 膜增生性肾炎（系膜毛细血管性肾炎，MPGN）

（1）70%有前驱感染史。

（2）几乎所有的患者均有血尿。

（3）肾功能损害、高血压及贫血出现较早。

（4）50%～70%病例有血清C_3降低。

三、实验室及辅助检查

（一）尿常规及肾功能检查

尿常规和肾功能是肾脏病最基本、最重要的检查项目。24h尿蛋白定量在3.5g以上可诊断为肾病综合征。原发性肾病综合征先有肾小球滤过功能减退，继之发生尿浓缩功能减退，且两者平行。许多继发性肾病则往往先有肾小管间质病变，然后出现肾小球病变，先出现尿浓缩功能障碍，以后有肾小球滤过降低。肾小球滤过功能检测，临床主要检测血肌酐、血尿素氮、内生肌酐清除率、BUN/Cr比值、血β_2-微球蛋白（β_2-MG）等项指标。

（二）血清蛋白测定

原发性肾病综合征的血清蛋白电泳特点是白蛋白降低，α_2及β-球蛋白增高，γ-球蛋白在正常低限或降低。而继发性肾病综合征白蛋白降低，α_2及β-球蛋白增高不明显，γ-球蛋白增高。

血清免疫球蛋白测定也有助于鉴别诊断。如微小病变型血清 IgG 及 IgA 降低，IgM 增高，系膜增生性肾炎 IgA 不高，IgM 增高。免疫增殖性高免疫球蛋白血症可见于多发性骨髓瘤、巨球蛋白血症、冷球蛋白血症、系统性红斑狼疮等疾病。

（三）血清补体成分测定

各类肾小球肾炎所致的肾病综合征，其血清补体成分变化不大，经典途径激活者，C_1q、C_4、C_2 及 C_3 活性都降低，旁路途径激活者唯有 C_3 降低。临床上血清 C_3 测定有助于鉴别诊断。如急性肾炎肾病综合征血清在起病时即降低，在 6 ～ 8 周内恢复正常。膜增殖性肾炎 II 型，血清 C_3 持久降低而 C_1q、C_4 及 C_2 正常。狼疮性肾炎肾病综合征时 C_3、C_1q、C_4 及 C_2 均降低。

（四）选择性蛋白尿指数（SPI）

以 IgG 及转铁蛋白的清除率求得的蛋白尿选择指数为例（SPI=CigG/CTf），SPI ≤ 0.1 为高度选择性，在 0.1 ～ 0.2 为中度选择性，≥ 0.2 为非选择性。微小病变型肾病大多数患者为高度选择性蛋白尿，局灶节段肾小球硬化、膜性肾病及膜增殖性肾炎多属非选择性蛋白尿。另外，尿蛋白电泳测定，观察 γ 球蛋白、白蛋白值，亦可区分选择性蛋白尿，< 0.1 为选择性蛋白尿，> 0.5 为非选择性蛋白尿。尿蛋白选择性指数不仅与肾小球病变程度有关，且可预测糖皮质激素的疗效和疾病的预后。

（五）尿 C_3 测定

C_3 的分子量为 185000，尿中 C_3 来源于以下三个方面：①肾小球滤过膜通透性增加，血清 C_3 滤过增加；②肾小球内沉积的 C_3 及碎片随尿液排出；③血浆 C_3 碎片被清除。尿 C_3 测定方法简便，对肾病综合征的鉴别诊断有参考价值。尿 C_3 含量增加主要见于增殖性及硬化性肾病，在微小病变中仅 15% 阳性，故可代替蛋白尿选择性指数。

（六）尿纤维蛋白降解产物（FDP）测定

尿 FDP 测定对肾病综合征的类型及选择治疗方案有一定的帮助。微小病变型尿 FDP < 1.25μg/mL，持续不降低，提示病变活动性较强，应考虑采用抗凝治疗或纤溶疗法。

尿 FDP 包括 D、E、X、Y 四种片段。尿中 D、E 片段为主属选择性蛋白尿，X、Y 片段为主属非选择性蛋白尿，有助于了解肾小球疾病的发生、发展、病变性质及基膜损害的程度，并可作为治疗检测指标。

（七）血液高凝状态检测

肾小球疾病伴肾病综合征时血液呈高凝状态，其病理改变为弥漫增殖性病变时多伴有肾内凝血，如肾内凝血反复发生必将导致肾功能减退及肾小球硬化，故早期诊断十分重要。肾病综合征时血液高凝状态检测指标包括：血小板计数升高，血小板凝集率升高，β-TG 升高，凝血时间和凝血酶原时间缩短，血浆纤维蛋白原升高，血浆凝血因子VIII相关抗原增高，血 AT-III、血纤溶酶原及血浆 t-PA 活性降低，血浆 PAI 活性、血清 α_2-PI、α_2-M 和血 FDP 均增高。

（八）肾穿刺活组织检查

肾穿刺活组织检查对肾病综合征患者的病理及超微结构观察提供组织形态学诊断，对制订治疗方案及预后的判断有重要的意义，为肾病综合征的分子机制研究提供有利的条件。肾病综合征常见病理类型及病理特点如下。

1. 微小病变病（MCD）

病理特点：①上皮细胞足突融合；②基底膜无电子致密物沉着；③阴离子屏障减少或消失，基膜负电荷下降。

2. 系膜增生性肾小球肾炎（MsPGN）

病理特点：①系膜区细胞增多；②基质增宽；③有 C_1q 沉着；④内皮细胞无增生；⑤基膜无改变；⑥上皮细胞无改变。

3. 局灶节段性肾小球硬化（FSGS）

病理特点：①节段性：一个或几个肾小球硬化，余肾小球正常；②局灶性：一个肾小球部分硬化；③多伴有肾小管萎缩，肾间质纤维化；④可与 MCD 合并；⑤可与 MsPGN 合并。

4. 膜性肾病（MN）

病理特点：①上皮下免疫复合物沉着；②基底膜增厚与变形。

5. 膜增生性肾小球肾炎（系膜毛细血管性肾炎，MPGN）

病理特征：①基底膜增厚；②系膜细胞增生。

四、诊断

（一）诊断要点

1. 大量蛋白尿（＞3.5g/24h）。

2. 低蛋白血症（血浆白蛋白＜30g/L）。

3. 明显水肿。

4. 高脂血症。

以上前 2 项为必要条件。

（二）鉴别诊断

1. 系统性疾病

（1）狼疮性肾炎（LN）

狼疮性肾炎在出现大量蛋白尿时，易被误诊为原发性肾病综合征。除大量蛋白尿外，符合下述 10 条中的 3 条就可以诊断为 LN：①蝶形皮疹；②盘状红斑；③光敏感；④口腔溃疡；⑤多发性关节炎；⑥浆膜炎；⑦神经系统病变：癫痫或精神病；⑧血液系统病变：溶血性贫血或白细胞减少或淋巴细胞减少或血小板减少；⑨免疫系统损害：LE 细胞或抗 DNA 抗体或 SM 抗体阳性；⑩抗核抗体阳性。综合分析尤其血清免疫学检查及肾活检有助于鉴别诊断。

（2）过敏性紫癜性肾炎（HSN）

过敏性紫癜性肾炎有过敏史，好发于儿童，有过敏性紫癜表现，如典型的皮疹，可伴关节痛、腹痛及黑便，常在皮疹出现后 1～4 周出现肾损害，仅部分病例出现肾病综合征。弥漫性系膜增生为其常见病理类型，化验血清 IgA 有时增高，血小板计数多正常，血冷球蛋白多阳性。免疫病理是 IgA 及 C_3 为主要沉积物。

2. 代谢性疾病

（1）糖尿病肾病（DN）

糖尿病肾病有糖尿病史，好发于中老年人。一般病史在 10 年以上才会导致肾病综合征。眼底检查可见特殊糖尿病改变，可伴其他器官的微血管病变（如眼底病变、周围神经炎、心肌病、动脉硬化及冠心病等）。光镜下系膜基质增多但系膜细胞增生不明显，呈现弥漫性肾小球硬化，免疫病理检查阴性，或可见 IgG、C_3 及白蛋白呈线样沉积于肾小球毛细血管壁、肾小管及肾小囊基底膜（非特异性沉积）。肾病综合征出现后即较快进展至慢性肾功能衰竭。

（2）肾淀粉样变

肾淀粉样变好发于中老年，原发性淀粉样变病因不清，主要累及心、肾、消化道、皮肤和神经；继发者常继发于慢性感染、结核、恶性肿瘤等疾病，主要累及肾、肝、脾等器官。肾受累时体积增大。通过肾活检能确诊。

3. 肿瘤新生物

（1）骨髓瘤性肾损害

①好发于中老年；②骨痛；③血清单株球蛋白增高、蛋白电泳 M 带；④尿本周蛋白阳性；⑤骨髓象显示浆细胞异常增生。若患者出现大量蛋白尿兼有上述特点者，可考虑本病的诊断。

（2）何杰金氏病

①多见于中年男性；②突出地表现为浅表淋巴结肿大；③有些浅表淋巴结不大，而深部淋巴结肿大，侵犯肝、脾或腹内淋巴结；④伴发热、皮肤瘙痒、黄疸，可呈回归热型；⑤饮酒后淋巴结疼痛；⑥骨穿和淋巴结活检有助于诊断。

4. 遗传性肾病

除符合肾病综合征特点外，凡符合下述 3 条者，可诊断为遗传性肾炎：①有明显的家族病史；②30%～50% 患者有神经性耳聋，3%～20% 有眼部异常表现；③肾活检电镜下肾小球基膜的致密层分离、破碎，并有电子致密颗粒沉积。

5. 先天性肾病综合征

有下述特点者可诊断为先天性肾病综合征：①出生后 2 个月发生肾病综合征；②患儿的胎盘一般很大；③初生儿出生体重较轻；④血中红细胞增多；⑤病情进展迅速，未满周岁就发生肾病综合征的并发症或肾衰而死亡。

6. 毒素及过敏

多有蜜蜂刺伤、毒蛇咬伤、花粉过敏史，或注射白喉、百日咳、破伤风疫苗等病史；并出现肾病综合征表现。

7. 乙肝相关性肾炎及其他

有 HBV 感染的血清学证据；有肾病综合征的临床表现；肾组织中证实有乙肝病毒抗原的沉积（如能发现 HBV–DNA 或 HBsAg 提示乙肝病毒在肾组织复制）。

另外，长期接触和服用汞、青霉素、海洛因、丙磺舒、卡托普利、非甾体抗炎药、华法令、利福平、造影剂等药物，也可引起肾病综合征。

（三）诊断思路与误诊防范

1. 肾病综合征的诊断思路

（1）是否是肾病综合征。

（2）是否是原发性肾病综合征。

（3）需与全身系统及先天遗传疾病所致的继发性肾病综合征相鉴别。

（4）是哪种肾小球疾病引起，必须做肾活检才能确诊。

2. 判定是否为肾病综合征

（1）大量蛋白尿

大量蛋白尿是诊断肾病综合征最主要的指标。所谓大量蛋白尿，是指每日尿蛋白 > 3.5g。但一个 5 ~ 6 岁的小孩和一个高大的成年人，3.5g 蛋白尿就不是一个概念。因此，应该按体表面积计算。中国人平均体表面积是 1.73m^2。所以，大量蛋白尿除了要求每日 > 3.5g 外，还要用 1.73m^2 体表面积来校正。

（2）低蛋白血症

大量白蛋白从尿中丢失，部分白蛋白从近曲小管上皮细胞中分解，肝脏代偿合成蛋白不足以抵消丢失和分解时，出现低蛋白血症。低蛋白血症主要是指血浆白蛋白 ≤ 30g/L。除血浆白蛋白减少外，血浆中某些免疫球蛋白、补体成分、抗凝及纤溶因子等也减少，易发生感染、高凝、微量元素缺乏、内分泌紊乱和免疫功能低下等并发症。

（3）高脂血症

肾病综合征所致高脂血症的机理较复杂，以下是其主要原因：大量蛋白尿、血浆蛋白降低，肝脏代偿合成蛋白增加，小分子蛋白还是从尿中丢失，因为脂蛋白分子量大，不能从尿中丢失，在血液中堆积，出现高脂血症。蛋白尿越多，血浆白蛋白就越低，肝脏合成脂蛋白就越多，血脂就越高。若经治疗尿蛋白减少或消失，血浆蛋白恢复正常，血脂也就自然降至正常。另，脂质调节酶属性的改变，尿中丢失 HDL 增加等亦可致高脂血症的发生。

（4）水肿

肾病综合征时出现低蛋白血症，血浆胶体渗透压降低，使水分从血管腔内进入组织间隙，是造成肾病综合征水肿的主要原因。近年来研究表明，约 50% 患者血容量正常甚或增加，血浆肾素水平正常或下降，提示某些原发于肾内钠、水潴留因素在肾病综合征水肿发生机制中起一定作用。

3. 排除继发性肾病综合征，确定原发性肾病综合征

具体参见"鉴别诊断"。

4. 确定原发性肾病综合征病理类型

具体参见"临床表现"和"实验室及辅助检查"。

五、治疗

（一）辨证论治

1. 风水外袭

临床表现：先见眼睑及颜面浮肿，然后迅速波及全身，肢节酸重，小便不利。外感风热者兼咽部红肿疼痛，舌红、苔黄、脉浮数；外感风寒者则兼恶风寒、鼻塞、苔薄白，脉浮紧。肾活检常见于微小病变肾病和系膜增殖性肾炎。

辨证分析：风邪外袭，肺失宣降，不能通调水道，以致风遏水阻，风水相搏，泛溢肌肤则发为水肿。风水客于肌表，经气不利，故见肢节酸重；肺失通调，水道不利，则小便不利。咽喉为肺之门户，风邪兼热犯肺首先见咽部红肿疼痛，同时表现舌红、苔黄、脉浮数等风热之象。肺开窍于鼻，若风邪兼寒，邪在肌表，卫阳被遏，肺气不宣，故见恶风寒、鼻塞，而见苔薄白、脉浮紧等风寒之舌脉象。

治法：祛风解表，宣肺利水。

方药：风寒为主者用麻杏五皮饮加减（麻黄6g、北杏10g、苏叶15g、生姜皮9g、桑白皮15g、大腹皮15g、茯苓皮15g、车前草20g、益母草20g）。风热为主者用越婢加术汤合五皮饮加减（麻黄6g、生石膏30g、白术15g、鱼腥草20g、桑皮15g、大腹皮15g、茯苓皮15g、白茅根30g、猪苓15g、益母草20g）。

加减：咽部红肿疼痛加板蓝根20g、桔梗10g、金银花15g。

方解：麻杏五皮饮用麻黄、杏仁疏散在表之风寒，五皮饮以皮行皮水、疏散在表之水湿，可加车前子或车前草以增加利水功效。越婢加术汤以麻黄、石膏辛凉宣达为君药，以祛在表之风热，连翘、赤小豆助君药辛凉解表为臣，以清上通下，淡渗利湿，使积聚之水液表里分消，生姜宣肺解表以行水，大枣、甘草补益脾肺，使中焦健旺，营卫调和，解散阳通，微微汗出，风水随汗而解，小便自利，肿自消失。

2. 湿热中阻

临床表现：遍身浮肿，皮色润泽光亮，胸腹痞闷，烦热口渴，大便干结，小便短赤，或皮肤有疮痒疖肿，舌红，苔黄或腻，脉滑数。肾活检常见于膜性肾病或系膜毛细血管性肾炎、系膜增生性肾炎。

辨证分析：湿热久羁或湿郁化热，湿热壅滞中焦，脾胃失其升清降浊之能，致三焦水道不通，水湿横溢肌肤则见遍身浮肿、皮色润泽光亮；湿热中阻，气机升降失常，故见胸腹痞闷；若热邪偏重，灼伤津液，则烦热口渴、大便干结、小便短赤；热毒壅滞，外透肌表，则皮肤有疮疡疖肿；舌红、苔黄或腻、脉滑数均为湿热之征。

治法：分利热湿，利水消肿。

方药：疏凿饮子加减（羌活、秦艽、椒目、木通、槟榔各 10g，商陆、泽泻、茯苓皮、大腹皮、赤小豆各 15g，生姜皮 5g）。

加减：若腹满不减，大便仍不通者，可合己椒苈黄丸，倍大黄，加汉防己、葶苈子以助攻泻之力。皮肤疖肿加金银花 15g、紫花地丁 15g、蒲公英 15g、连翘 15g。

方解：方中羌活、秦艽疏风解表，胜湿于上；大腹皮、茯苓皮、生姜皮协同羌活、秦艽祛除肌肤之水；泽泻、椒目、木通、赤小豆协助商陆、槟榔通利二便，攻逐渗利，前后分消，导湿热于下。

3. 瘀血内阻

临床表现：面浮肢肿，迁延日久，肌肤甲错，或现红丝赤缕，瘀点瘀斑，或腰痛尿赤，舌淡或红，舌边有瘀点、舌下筋系瘀紫，苔薄黄或腻，脉细涩。肾活检以肾小球局灶节段硬化性、系膜增生性肾炎常见，也可见于紫癜性肾炎或狼疮性肾病。

辨证分析：瘀血阻滞经络，水湿运行受阻，滞于肌表，则见面浮肢肿；瘀血阻滞，血液运行不畅，肌肤失于濡养，则见肌肤甲错；瘀血阻络，血不循经，外溢肌表，故见皮肤出现红丝赤缕或瘀点瘀斑；不通则痛，腰为肾之府，瘀血阻滞于肾或腰部，气血运行受阻、膀胱气化不利，故见腰痛尿赤；舌有瘀点、舌下筋系瘀紫、脉细涩皆为瘀血之象。

治法：活血化瘀。

方药：桃红四物汤加味（熟地黄 30g，桃仁、红花、当归各 15g，川芎、白芍各 10g）。

加减：兼肾气不足者，酌加黄芪、枸杞子、仙灵脾；肝肾阴虚者，加生地黄、女贞子、知母；热毒炽盛者，加金银花、紫花地丁、岗梅根等。

方解：方用四物汤养血补血，重用熟地黄滋阴补肾；桃仁、红花行瘀阻，通肾络；更加丹参、益母草行瘀消水，改善肾血流量。

4. 脾肾阳虚

临床表现：面浮身肿，腰以下尤甚，面色苍白，形寒肢冷，遍身悉肿，按之没指，甚可伴胸腹水，乃至胸闷气急，小便短少，大便溏薄，纳差腹胀，舌淡胖，苔白或腻，脉沉细。多见于肾综极期，或用激素治疗后期，激素撤减过程中出现的反跳现象。

辨证分析：中阳不振，健运失司，肾阳气虚衰，气不化水，水湿下聚，故见面浮身肿、腰以下尤甚、按之没指；脾肾阳虚，阳不温煦，故面色苍白、形寒肢冷；水气上凌心肺，故见胸闷气急；阳不化气，膀胱气化不行，则小便短少；脾阳虚衰，运化无力，故纳差腹胀、大便溏薄。舌淡胖、苔白或腻、脉沉细皆为脾肾阳虚之象。

治法：温补脾肾，通阳利水。

方药：实脾饮合真武汤加减（炮附子、草果各 15g，干姜、白术、槟榔、厚朴、白芍、木香、茯苓、生姜皮各 10g，大枣 5 枚，炙甘草 5g）。

加减：若阳虚水泛，喘促不能平卧，病情急迫者，可合己椒苈黄丸攻逐水湿，助阳气伸展。

方解：方中干姜、附子、草果温阳散寒，白术、茯苓、大枣、炙甘草健脾补气，大腹皮、生姜皮、茯苓利水祛湿，木香、厚朴、槟榔理气行水，白芍和营敛阴，滋化水源通调水道。两方共奏温补脾肾、利水消胀之效。

（二）辨病治疗

1. 专方专药

（1）苏蝉六味地黄丸

熟地黄 18g、山茱萸 9g、茯苓 15g、山药 18g、牡丹皮 9g、泽泻 10g、益母草 10g、玉米须 12g、蝉蜕 3g、苏叶 6g、桃仁 5 粒，用文火煎，空腹服，每日 1 剂。用治肾病综合征迁延日久，气血虚弱，面色不荣，脸浮跗肿，按之如泥，蛋白尿难消，易患感冒者。

（2）健肾汤

党参、黄芪、丹参各 15g，仙灵脾、女贞子、旱莲草、山茱萸、川芎、仙茅各 10g，水蛭 6g（冲），随证加减。本方以调和阴阳、健脾补肾、益气化痰为根本大法，治疗难治性肾病综合征。

（3）加味六味地黄汤

生地黄 15g，山茱萸 12g，牡丹皮 15g，淮山药 15g，茯苓 15g，泽泻 15g，龟甲 12g，黄芪 20g，党参 20g，丹参 20g，益母草 30g。本方益气养阴，随证加味，适用于原发性肾病综合征。水煎服，日 1 剂。

（4）扶肾康丸

由甲鱼、紫河车、人参、鹿茸、蛤蚧、黄芪、党参、茯苓、白术、山药、甘草、生地黄、熟地黄、山茱萸、旱莲草、女贞子、狗脊、仙灵脾、杜仲、当归、川芎、丹参、红花、菟丝子、桑螵蛸、黄柏、防风等组成。每丸 9g，每次 1 丸，日服 2 次。配合标准疗法泼尼松治疗。

（5）疏肝愈肾汤

黄芪 30g，党参 15g，当归 10g，白芍 10g，柴胡 10g，茯苓 10g，白术 10g，芡实 10g，仙灵脾 10g，巴戟天 10g，半边莲 30g。本方疏肝养肝，益肾健脾，化瘀行水。煎水取汁 30mL，分 2 次内服，每日 1 剂。

（6）柴苓汤

柴胡 7g，泽泻 5g，半夏 5g，黄芩 3g，苍术 3g，大枣 3g，人参 3g，茯苓 3g，甘草 2g，桂皮 2g，生姜 1g。本方渗湿清热，疏肝解郁，调和脾胃。将其水煎成 40mL，成人每次 10mL，1 日 2 次。15 岁以下患者每次 5mL，1 日 2 次。24 周为 1 疗程。

2. 中成药

（1）雷公藤多苷片

中药雷公藤根（去皮）含有多苷、二萜内酯、三萜固醇、倍半萜生物碱及有机酸等 30 余种化学成分，现知其中某些成分具有剧烈毒性，而抗免疫抗炎症的有效成分主要为雷公藤多苷。大量的动物实验研究证实，雷公藤多苷作为一种新型免疫抑制剂，对多种类型的肾小球性蛋白尿均有较好的疗效。其主要作用机制：①抑制免疫复合物在肾小球内沉积；②消炎；③恢复肾小球滤过膜的电荷屏障功能；④改善肾小球滤过膜的通透性。

如雷公藤多苷片，按 $1 \sim 1.5mg/kg \cdot d$，分 $2 \sim 3$ 次口服，$1 \sim 2$ 月为 1 疗程。

雷公藤同激素及其他免疫抑制剂一样，减量或停服后，可能出现复发，但再次给药或增加剂量仍有效。为减少复发，可用小剂量或应用"间隔给药"较长时间维持。

近期有报道双倍剂量的雷公藤多苷对表现为选择性蛋白尿的、以肾小球系膜增生为特点的单纯蛋白尿患者具有良好的疗效，且不增加副反应发生率，患者服用过程中有良好的耐受性。

（2）火把花根片

火把花根又名掉毛草，系卫茅科雷公藤属植物昆明山海棠，火把花根片有较好的抗炎作用，能抑制毛细血管通透性，减少渗出，抑制增生，有较强的免疫抑制剂的效应，能明显改善肾病综合征继发的脂质代谢紊乱，改善肾功能，消除蛋白尿，升高血浆白蛋白。

成人每次 $3 \sim 5$ 片，每日 3 次，饭后服用，$1 \sim 2$ 月为 1 疗程，可连续服用 $2 \sim 3$ 疗程。

（3）冬虫夏草制剂

冬虫夏草内含有虫草菌素、多糖、麦角甾醇、多种氨基酸及微量元素，对网状内皮系统及腹腔巨噬细胞有明显的激活作用，能使淋巴细胞转化，使血清 IgG 升高，同时对体液免疫也有调节作用。有资料表明，冬虫夏草有降低蛋白尿，提高患者的免疫功能、预防感染的能力，改善患者乏力、腰酸痛、浮肿等临床症状等作用。

如金水宝，每次 0.33×3 粒，每日 3 次；百令胶囊，每次 0.2×5 粒，每日 3 次。

（4）黄葵胶囊

黄葵胶囊由黄蜀葵花提取制成，其主要化学成分为五种黄酮类化合物单体，即梅斗皮素、杨梅黄素、槲皮素 -3- 洋槐双糖苷、槲皮素 -3' - 葡萄糖苷、金丝桃苷。黄葵性味甘、寒、无毒，具有清利湿热、消炎和络作用。现代实验表明，黄葵的提取物有明显的抗氧自由基、提升 SOD 的活性作用及降低尿蛋白、血尿素氮、肌酐含量的作用，并有降低血脂作用。现代药理研究发现其具有抗炎、利尿、消肿、抗血小板凝集、降血脂、清除自由基等作用，可减轻或清除肾小球免疫炎症反应，用于肾综湿热型患者，有改善症状，缩短疗程之效。

黄葵胶囊，每次 5 粒，每日 3 次口服，8 周为 1 疗程。

（5）川芎嗪（四甲吡嗪）

药理研究证实，川芎嗪对 ADP 诱导的血小板聚集有明显的抑制作用，并可抑制纤维蛋白原的合成，从而能降低血黏度，改善微循环，产生抗血栓形成和溶血栓作用。川芎嗪具有典型的"钙离子拮抗剂"作用，可扩张小动脉，降低肾内压。此外，川芎嗪对大肠杆菌、变形杆菌等有明显的抑制作用，有利于肾病综合征的治疗。在常规治疗基础上加用大剂量川芎嗪治疗可改善患者的血液流变学紊乱，缓解临床症状，改善肾功能，提高临床疗效。临床用之有片剂、针剂，根据情况具体选用。

川芎嗪注射液，80 ～ 120mg 加入 706 代血浆（羟乙基淀粉）500mL 中静滴，每日 1 次，用 14 日后改用川芎嗪片 50mg，日 3 次口服。

（6）三七总苷片

三七总苷片，又称血栓通片，有效成分为三七总皂苷。其中主要成分为人参皂苷 Rg1、人参皂苷 Rb1 及三七皂苷 R1 等，适用于肾病综合征血液黏滞度增高，并发血栓形成者。每片含三七总苷 25mg，每次 2 ～ 4 片，日 3 次口服。

（7）水蛭粉胶囊

每次 1 粒，日 3 次口服。可与雷公藤多苷合用，治疗难治性肾病有较好疗效。

（8）复方丹参注射液或香丹注射液

本药由丹参、降香组成。主要成分为丹参酮和丹参醇等，可改善肾血流量，提高肾小球滤过率，并增加机体对缺氧的耐受性，促进受损肾单位的修复和再生，改善肾功能。还可以增强体液免疫功能、提高外周血淋巴细胞的转化率、促进巨噬细胞功能，达到抗炎、抑菌的目的。适用于肾病综合征后期肾功能下降的患者。取本药 20 ～ 30mL 加入 5% 葡萄糖液中静脉滴注，每日 1 次，28 天为 1 疗程。

（9）肾肝宁胶囊

肾肝宁胶囊由柞蚕蛹和牛膝等药组成，具有补肝益肾、增强免疫功能等作用，可用作肾病综合征的辅助治疗。用法为每次 4 粒，每日 3 次。

（三）西医治疗

1. 主要治疗——抗免疫抗炎症

导致 PNS 的肾小球疾病几乎都是免疫介导性疾病，而且多为免疫介导性炎症，故其主要治疗必为抗免疫及抗炎症治疗，下文将做一详细介绍。

（1）合理应用各种治疗药物

①类固醇激素：一般应遵循"足量、慢减、长期维持"的用药原则。

a. 开始用量要足：以泼尼松为例，起始量需达每日 1mg/kg（但多数国内医师主张最大量不超过 60mg/d），足量（≥ 40mg/d）服药 12 周。b. 减撤药物要慢：有效病例每 2 ～ 3 周减原用量的 1/10，当减至 20mg/d 左右时疾病尤易反跳，更应谨慎。c. 维持用药要久：常以隔日 20mg 顿服做维持量，共服半年至 1 年或更久。

某些难治性 PNS（尤其少数病理类型为微小病变或轻度系膜增生性肾炎者）可以试用甲泼尼龙冲击治疗，0.5 ～ 1.0g 溶于 5% 葡萄糖静脉点滴，隔日 1 次，共 3 次。要注意预防感染、水钠潴留及消化道出血等副作用。

②细胞毒药物：临床最常用环磷酰胺（CTX），每日 100mg 口服或 200mg 静脉注射，累积量达 6 ～ 8g 时停药。

环磷酰胺冲击疗法（每次 $0.75g/m^2$ 体表面积，或每次 1g 溶于 5% 葡萄糖静脉点滴，每月 1 次，共 6 次），广泛应用于狼疮性肾炎（尤其肾间质病变重者）。

苯丁酸氮芥也可用于 PNS 治疗，常用量为每日 0.15 ～ 0.2mg/kg，共服 8 ～ 10 周，累积量达 10～15mg/kg 停药。

③霉酚酸酯：常与激素合用，剂量 1～2g/d，分两次空腹口服，需持续服药 1 年以上。

④环孢素 A：常与激素合用，起始用量常为 5mg/kg，分两次口服，2～3 月后缓慢减量，共服药半年至一年。服药期间应定期监测药物血浓度，以保持其谷值在 100～200ng/kg。由于该药副作用大（急、慢性肾毒性，肝毒性，高尿酸血症，高血压，齿龈增生及多毛症等），一般只作为二线药用。

（2）有区别地进行个体化治疗

需要根据患者年龄、体表面积及有无相对禁忌证等调节药物药量，但是，更重要的是根据患者肾脏病病理类型制订不同治疗方案。现简述如下：

①微小病变病及轻度系膜增生性肾炎所致 PNS：初治者可单用激素，而且剂量可偏小；复发（尤其多次复发）病例治疗宜激素加细胞毒药物（常选环磷酰胺，亦可用盐酸氮芥，后者对减少复发似效果更佳）联合治疗。

②膜性肾病所致 PNS：膜性肾病治疗应该激素及细胞毒药物（常选环磷酰胺或苯丁酸氮芥）联合应用，治疗无效时也可试用环孢素 A。

③重度系膜增生性肾炎及局灶节段性肾小球硬化所致 PNS：治疗时也应激素及细胞毒药物（或霉酚酸酯）联合应用，若无明显副作用，激素足量用药要更长（甚至 6 个月），减药速度要更慢，维持治疗要更久。对部分无效病例（尤其激素依赖性者）也可试用环孢素 A。

④系膜毛细血管性肾炎所致 PNS：此病理类型的 NS 可参考上述重度系膜增生性肾炎及局灶节段性肾小球硬化的治疗方案进行，不过，不提倡用环孢素 A，因为已证实无效。有学者主张该型肾炎患者应长期服用抗血小板药物（双嘧达莫 300mg/d 或阿司匹林 100mg/d）及血管紧张素转换酶抑制剂（ACEI），认为对延缓肾损害进展有益。

2. 对症治疗

引起肾病综合征水肿的原因主要是低蛋白血症导致血浆胶体渗透压降低，以及钠、水潴留，故常规治疗应以利尿消肿为主。

（1）补充胶体液

临床多静脉输注血浆代用品（如右旋糖苷或羟乙基淀粉）来提高患者血浆胶体渗透压，若无心功能障碍时，可每次静脉输注 500mL，隔日 1 次，输毕立刻从小壶滴入袢利尿剂，以获最佳利尿效果。

（2）间歇使用利尿剂

首选呋塞米，当出现显著利尿时，应注意低血压、血容量不足等的发生，及时对症处理。

3. 并发症防治

（1）感染

患者一旦出现感染，应尽快选用敏感、强效、无肾毒性的药物进行治疗（如血行播散性结核用异烟肼、利福平、乙胺丁醇及吡嗪酰胺四联治疗，深部真菌感染用氟康唑静脉点滴治疗等），并加强支持疗法。反复感染者，可辅以免疫增强剂（如胸腺肽肌内注射，丙种球蛋白

5g/d 静脉点滴）治疗，减少感染发生。

（2）血栓及栓塞

①抗血小板治疗（双嘧达莫 300mg/d 或阿司匹林 100mg/d）。

②血浆白蛋白低于 20g/L 的 NS 患者，还应进行抗凝治疗。常予肝素钙 50mg，每 12 小时皮下注射 1 次，或肝素钠 25mg，每 6 小时皮下注射 1 次，以保持凝血时（试管法）达正常两倍。

③血栓栓塞一旦发生，即应尽快进行溶栓治疗（6 小时内效果最佳，3 日内仍可望有效）。临床常用尿激酶 20 万 U/d 静脉点滴。出现血栓栓塞的患者还需持续抗凝半年以上，以防新血栓栓塞再发，此时常选口服抗凝药服用（如华法林双香豆素类制剂），需保持凝血酶原时间达正常两倍。

（3）高脂血症及其并发症

以血清胆固醇增高为主者，应首选他汀类降脂药，如 3- 羟基 -3- 甲基戊二酰辅酶 A（HMG–CoA）；血清甘油三酯增高为主者，应首选纤维酸类衍生物治疗。两药均有一定的肝毒性及肌毒性，必须注意，此两药不宜轻易并用。

（4）低蛋白血症及营养不良

①供给适当蛋白饮食：要注意饮食蛋白的量和质。每日蛋白入量以 0.8 ~ 1.0g/kg 为宜。

②促进肝脏合成蛋白：从前多用同化激素（如苯丙酸诺龙），但疗效不著而副作用大，现已不用。北京医科大学肾脏病研究所经多年研究推荐用中药当归（30g）黄芪（60g）煎剂（每日 1 剂）促进蛋白合成，现已推广应用。

③减少尿中蛋白丢失：可应用 ACEI（如苯拉普利、雷米普利等），该类药能减低肾小球内高压、高灌注及高滤过，并能改善肾小球滤过膜选择通透性，而减少尿蛋白（可减少30% ~ 50%）。血管紧张素 II 受体（AT1）拮抗剂（如氯沙坦、缬沙坦等）的治疗作用在某些方面与 ACEI 相似，故亦有良好应用前景。

（5）特发性急性肾衰竭

①血液透析：除维持生命外，并可在补充血浆制品后适当脱水，以减轻组织（包括肾间质）水肿。

②利尿：对袢利尿剂仍有反应时，应积极给予，以冲刷掉阻塞肾小管的管型。

③积极治疗基础肾小球疾病。

4. 注意事项

（1）不盲目给用激素及细胞毒药物的患者使用抗生素"预防"感染，这不但不能防止细菌感染，反易导致真菌感染发生。

（2）当尿量 < 400mL/d 时应禁用血浆代用品，此时药物易滞留及堵塞肾小管，进而导致"渗透性肾病"，诱发急性肾衰竭。

（3）输注血浆或其制品（如白蛋白）来提高胶体渗透压时，因为血浆或其制品于24 ~ 48h 经肾从尿丢失，将加重肾小球高滤过，损伤肾小球脏层上皮细胞，- 导致"蛋白超负荷肾病"，而且滤过的蛋白将被近端肾小管上皮重吸收，过度重吸收将损伤肾小管，导致上皮细胞变性脱落。故现在不主张用于利尿效果差的严重水肿患者。

（4）患者利尿效果好时，亦需注意勿利尿过快、过猛，以免血液浓缩形成血栓，患者体重以每日下降 0.5 ～ 1.0kg 为宜。

（5）肾病综合征高凝状态时，常采用抗凝治疗，但由于抗凝药物多有严重的出血并发症，所以抗凝治疗应慎重。对于疑有高凝状态者，可应用安全性较好的低分子肝素治疗，应用其他抗凝药物必须进行严格的监测。

（四）中西医结合治疗

1. 结合要点

（1）辨证与辨病结合

中医辨证和西医辨病的结合，既善于宏观的抽象和综合，又精于微观的还原和分析，在整体与局部相结合的基础上，全面掌握疾病发生发展的规律。有报道通过对原发性肾小球疾病临床病理类型与中医分型的关系进行研究。结果发现，系膜增生性肾小球肾炎、局灶性节段性肾小球硬化和膜增生性肾小球肾炎中医辨证多属肝肾阴虚和气阴两虚；脾肾气虚多见于微小病变型肾小球病。提示以气虚为主的证型，其病理损害较阴虚和气阴两虚轻。这与一般认为肾病综合征以脾肾阳虚为主的观点不相符。分析其原因可能与药物性因素影响有关，使中医证型发生了转化。有研究表明，成人原发性肾病综合征患者在大剂量应用激素时辨证属阴虚（73%）比使用激素前（12%）明显增多，属阳虚（9%）和阴阳两虚（19%）比使用激素前（分别为 58% 和 30%）明显减少；小剂量时，辨证属阴虚（50%）虽减少却也占 1/2，属阳虚（10%）与大剂量时（9%）接近，而阴阳两虚（40%）明显增加；维持量时，阴虚证明显减少（16%），阳虚和阴阳两虚有所增加（26% 和 46%），这说明激素在体内大量增加可导致阴虚火旺证，并引起中医证候、证型的改变。因此，肾病综合征的中医辨证具有很大的灵活性，并具有直接的临床指导意义。

（2）中药与西药结合

中西药结合可以提高疗效、缩短疗程，是临床治疗本病的常见思路与方法。自 1984 年在国内首先提出关于肾病综合征患者使用激素的标准方案以来，肾病综合征的治疗效果得到很大提高，但是这也仅对部分敏感病例有较好疗效，而且即使加用细胞毒药物也难以避免不良反应及减量和停药后反跳和复发的发生。中医治疗肾病综合征取效缓慢，但副作用少，且疗效巩固。经过长期的研究探索，中西药合用可取长补短，最大限度地减少激素的不良反应，提高疗效，推迟或减少复发时间。

（3）分阶段治疗

开始大剂量使用激素阶段，由于激素为阳刚之品，服用时间又长，可出现医源性肾上腺皮质功能亢进，患者多有颜面潮红、五心烦热、口舌干燥、多食易饥、舌红少苔、脉沉细数以及容易出现外感等症状，按中医辨证多为阴虚火旺，治疗当宜滋阴降火，选用旱莲草、生地黄、女贞子、枸杞子、龟甲、知母、黄柏等。中西药合用既能减少大剂量激素的不良反应，又能提高机体免疫力，从而提高缓解率。

在激素减量阶段，当激素撤减至一定量时，可出现不同程度的皮质激素撤减综合征，患者将逐渐出现神疲乏力、腰腿酸软、少气懒言等气虚，甚至畏寒肢冷、纳少便溏等阳虚的表现，意味着证候向气阴两虚或阴阳两虚转化。此时应在继续使用滋阴补肾药的同时，适当加入补气温肾药物如菟丝子、仙灵脾、锁阳、巴戟天、肉苁蓉等。

激素减至维持量时，副作用已经较小，但病情常常在此时因外感等因素而复发。此时患者阴虚表现逐渐消失，而出现肾元亏虚，卫外不固，治法应以益气固肾、健脾活血为主。可酌加党参、黄芪等补气药及丹参、当归、益母草等活血化瘀之品。加用这些中药，可提高免疫力，增强疗效，促进体内肾上腺皮质分泌和减轻激素撤减综合征，能减少反跳现象和帮助巩固疗效。

（4）中药活血化瘀作用的研究

肾小球疾病伴肾病综合征时血液多呈高凝状态，有的还会形成肾静脉微血栓，其病理改变为弥漫增殖性病变时多伴有肾内凝血，且病程越长凝血越显著。在这一观点上，中西医认识是一致的。中医认为瘀血不仅存在于肾病综合征中的水肿期，也存在于临床的任何阶段。肾病综合征患者由于阳气虚衰，阳气虚者血液运行无力，从而导致气血滞塞不畅，也会产生血瘀，因虚致瘀是瘀血证形成的始因或启动因素。而肾病水肿、瘀血日久也可阻滞气机。气机郁滞必然又加重水肿，"气滞水亦滞"；气机失畅也可以使血流缓慢或停滞而形成瘀血，"气止则血止"，血瘀又可加重气滞而水停。所以气、血、水三者互为因果，相互转化，相互影响，导致病理改变加重，使疾病恶化。此时西医一般使用双嘧达莫、肝素、阿司匹林等药物抗凝，而中医则注重活血祛瘀中药的使用。活血祛瘀常选用丹参、益母草、当归尾、川芎、赤芍、茜草、全蝎及桃红四物汤等。药理研究证实，活血化瘀药可以扩张肾脏血管，改善微循环，增加纤维蛋白的活性，减少血小板凝聚，清除免疫复合物，稳定机体免疫功能，抑制增殖性病变，从而减少蛋白尿，达到治疗和保护肾功能的目的。

2. 方案选介

（1）泼尼松配合黄芪注射液

两组均采用标准疗程的激素疗法，泼尼松首次剂量 1mg/kg·d，每晨顿服，6～8 周为一疗程，随后每周减 5mg，减至隔日一次，顿服 20mg 作为维持量，服用 8～10 个月，总疗程 1～1.5 年。治疗组加用静脉注射黄芪注射液 20mL（2mL 相当于生药 4g），每日 1 次，15 日为一疗程。结果显示：联用黄芪注射液治疗肾病综合征，能明显提高疗效，并能调节脂质代谢，降低血脂，促进肾功能恢复，弥补激素易产生不良反应的不足。

（2）泼尼松配合中药

两组患者均给予泼尼松治疗，泼尼松的首剂量为 1mg/kg·d，服用 8 周后逐渐减量，每周递减原药剂量的 1/10，减至 10～15mg/d 时，维持半年；中药组在应用激素的同时，配合服用中药肾病 II 号（自拟方药）。药物组成：生地黄、牡丹皮、益母草、泽泻、山药、大黄、鳖甲，其中益母草用量为 30g～50g，山药 40g；在撤激素时可加生芪 40g，当归 20g，菟丝子 20g，发现有痤疮者在加入扶正之品时，还要增加清热解毒祛湿之药，如蒲公英、紫花地丁、金银花、连翘、黄芩等。结果显示：配合中药治疗，减轻了激素的副作用，能取得较好的疗效。

（3）多种中西药

魏氏等设两组观察中西医结合治疗激素依赖性肾病综合征的疗效，其对照组采用如下西药治疗：1）激素首始剂量泼尼松每日 1mg/kg。晨 1 次顿服，服 8 周后，逐渐减量，每周减间日（单日）量的 10%，单日剂量减完，成双日 1mg/kg，即每日 0.5mg/kg（小剂量），服用 10～12 个月后继续按每周减 10% 而递减至维持量，即双日 0.4mg/kg，持续服用 1～1.5 年，逐渐停药；2）潘生丁每次 50mg，每日 3 次口服。

治疗组在对照组基础上，加用中药治疗。中药治疗分为 3 个阶段：1）大剂量激素治疗阶段，常出现阴虚火旺的见症，治拟滋肾阴为主，佐以清虚热，用六味地黄汤（生地黄 15g，山药 15g，山茱萸 12g，牡丹皮 12g，泽泻 12g，茯苓 15g）加知母 12g，甘草 8g，女贞子 15g；2）激素减至中等剂量阶段，出现不同程度的皮质激素撤减综合征，患者表现为脾肾气虚见症，治拟重在补脾气佐以补肾，方用补中益气汤（黄芪 30g，柴胡 12g，白术 12g，陈皮 10g，当归 12g，党参 15g）加仙灵脾 15g；3）激素减至维持量阶段时，患者出现阳虚症状，治拟重在温补肾阳，药用仙灵脾 15g，肉苁蓉 15g，补骨脂 15g，菟丝子 15g，黄芪 30g，党参 15g。在激素维持阶段，连续服用 6 个月以上，停激素后，最好继续服用 2～3 个月以巩固疗效。在夏季炎热之时，不宜采用温补肾阳，以升发少阳之法，用小柴胡汤（柴胡 12g，黄芩 12g，党参 15g，半夏 12g，甘草 8g，生姜 3 片，大枣 10g）与四苓散（茯苓 15g，白术 12g，猪苓 15g，泽泻 12g）合方加减。若用细胞毒剂出现上消化道反应者，加和胃之剂如姜半夏 12g，陈皮 10g，茯苓 15g，竹茹 12g，生姜 3 片等；出现白细胞减少等骨髓抑制时，加当归 15g，何首乌 25g，鸡血藤 30g，枸杞子 15g，桑椹 20g。反复出现上呼吸道感染者，服用玉屏风散。

结果显示：结合中医治疗，与常规西药组比较，在临床缓解率、减少激素反跳和副作用方面，都明显优于单纯西药组，在统计学上有显著性意义。故认为中西医结合治疗成人激素依赖性原发性肾病综合征，对顺利撤减激素、ATI，减少激素和细胞毒剂的不良反应方面，是较为满意的治疗方法。

（4）雷公藤多苷合复方地龙胶囊

复方地龙胶囊由鲜地龙、川芎、黄芪、牛膝等中药制成。

治疗组选用南京恒生制药厂生产的复方地龙胶囊，每次 2 片，每日 3 次口服，28d 为 1 个疗程；同时给予雷公藤多苷片 20mg，每日 3 次口服。对照组给予雷公藤多苷片 20mg，每日 3 次口服；双嘧达莫 50mg，每日 3 次口服。

结果显示：复方地龙胶囊辅以雷公藤多苷片治疗可以降低尿蛋白。本疗法降低尿蛋白的可能机制如下：1）通过降低血小板聚集率，降低了血中的纤维蛋白含量，从而降低了肾小球毛细血管的通透性，改变了肾小球内血流动力学紊乱状态，进而降低了尿蛋白；2）抑制血小

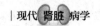

板的活化，使炎症递质释放减少，从而减轻了肾脏的损伤；3）由于降低了血小板聚集率、血浆黏度及全血黏度，从而改善了高凝状态，进一步提高了疗效。

（5）大剂量丹参辅助治疗

治疗组使用泼尼松加丹参治疗。泼尼松 2mg/kg·d，晨起顿服（总量不超过 60mg/d）。尿蛋白转阴（或≤＋）即将泼尼松剂量减少一半。此后，按每使用 2 周将剂量递减一半，直至不少于 5mg/d，维持 2 个月。丹参注射液（2mL/ 支，含生药 3.0g）2 ～ 3mL/kg·d，每日分 2 次加入 5% 葡萄糖注射液 150 ～ 200mL 静脉滴注（总量不超过 60mL/d，滴速 30 滴 / 分）。2 周为 1 疗程，使用 3 个疗程，疗程间隔 5 ～ 7 天。对照组泼尼松 2mg/kg·d 使用中长程疗法。治疗期间两组均常规口服卡托普利 1mg/kg·d，每日分 3 次口服。必要时给予抗感染、利尿及其他对症综合支持治疗。

结果：两组病例随访时间无明显差异，最长 4 年，最短 2 年 3 个月，平均 3 年。治疗组 20 例病情缓解后均能维持正常，未见复发。对照组 20 例中 6 例先后在 2 年内复发。其中 3 例复发 1 次，3 例复发 2 次。与治疗组比较有显著性差异。观察显示，丹参和卡托普利辅助泼尼松诱导尿蛋白转阴成功后，可较快地减少泼尼松用量，无一例发生撤减泼尼松的"反跳现象"。使用大剂量泼尼松的时间相对较短，有利于避免或减少泼尼松产生的副作用；丹参和卡托普利协同作用有利于降血脂。同时，观察也未发现卡托普利的肾毒性作用，提示丹参的协同作用有避免卡托普利的肾毒性可能。

（6）冬虫夏草制剂

泼尼松 1mg/kg·d，晨顿服，大于 60mg/d 者仍用 60mg/d。10 周以后逐渐减量，每周减量 5mg，维持量 10 ～ 15mg/d。如果泼尼松服用 6 周，尿蛋白减少不明显者加用环磷酰胺 100mg/d，总量 8 ～ 10g。对照组加用环磷酰胺 29 例，治疗组加用环磷酰胺 31 例。治疗组加用虫草制剂（每粒含菌丝 0.25g，山西大同市利群制药厂），开始 3 粒，1 日 3 次，缓解后 2 粒，1 日 3 次。

结果提示：虫草制剂具有提高血清 IgG 的作用（$P < 0.01$）。因提高了患者的免疫功能，预防感染的能力增强，从而降低 PNS 的复发率。同时亦表明，虫草制剂对肾病综合征患者近期复发率的影响不明显（$P > 0.05$），而远期的效果甚为满意（$P < 0.01$），可能与冬虫夏草提高机体的免疫功能作用缓慢有关。

（7）灯盏花素配合激素

治疗组泼尼松 1mg/kg·d，18 周为标准足量疗程，并用灯盏花素注射液 100mg 加入 5% 葡萄糖中静滴（灯盏花素注射液由中美合资黑龙江迪龙制药有限公司生产，每支 25mg），每日 1 次，2 周为一疗程。对照组除不用灯盏花素注射液外，其他治疗同治疗组。

结果显示：对于 NS 及并发的高凝状态，在常规激素治疗基础上用灯盏花素注射液治疗，对改善 NS 患者血液流变学紊乱，防止肾静脉血栓形成，改善肾小球滤过均有裨益，从而提高激素治疗作用，促进疾病恢复，而且副作用小，为 NS 中西医结合治疗增添一条新路。

（8）益肾康与西药

对照组1）泼尼松口服，成人首始剂量 1mg/kg·d，晨起顿服。用药 8 周后每周递减 5mg，减至 0.5mg/kg·d 时作维持减量，半年后缓慢减量至于 0.2mg/kg·d，隔日 1 次，晨起顿服，服半年以上，再缓慢减量至停服。2）环磷酰胺 0.2g 加入生理盐水 20mL 中隔日静注，总剂量达 8g。3）血压高者均使用转换酶抑制剂。

治疗组在与对照组相同治疗基础上加服益肾康汤剂，药用黄芪、茯苓、泽泻、淮山药、当归、生地黄、山茱萸、丹参、地龙、益母草、白花蛇舌草、半边莲，剂量依体质、病情而定，随证加减，日 1 剂，水煎分 2 次服，用至泼尼松停药后 6 个月。

临床观察表明，中药益肾康配合西药激素与细胞毒性药物治疗难治性原发性肾病综合征取得较为满意的疗效，其作用机制可能是：1）通过提高血浆白蛋白的水平，改善机体状况。2）通过升高免疫球蛋白，调节机体免疫力，提高非特异性免疫功能，增强抗炎能力，促进肾组织恢复，减少蛋白漏出。3）通过降低全血黏度与血浆纤维蛋白尿，缓解血液高黏度状态，改善肾脏局部微循环，增加肾脏的排出，防止血栓形成。

（9）黄蜀葵花联合糖皮质激素

对照组以泼尼松首剂 1mg/kg·d，上午 8 时 1 次顿服。服 8 周后减量，每周减 5mg，减至 0.5mg/kg·d 时，维持 6 个月。同时予以低分子右旋糖酐、肝素、利尿合剂静滴 15d。治疗组泼尼松使用方法同对照组，黄葵胶囊 2.5g/ 次，3 次 /d。同时予以低分子右旋糖酐、肝素、利尿合剂静滴 15d。

黄蜀葵花具有抗炎，抗血小板聚集，清除氧自由基，对抗内皮素，扩张肾微血管，增加肾灌注和肾小球滤过率，减轻肾小管间质病变，改善肾功能的作用。符合西医对肾病综合征的治疗要求。结果显示：黄蜀葵花与糖皮质激素的联合应用，在同等剂量激素的条件下，明显提高了疗效。

（10）肾炎灵颗粒

本药的主要组成：雷公藤、黄芪、山茱萸、爵床等。每次 20g，每日 3 次，冲服。1 个月为 1 个疗程，服用至尿蛋白降到 0.4g/24h 以下一月，改为 10g/ 次，所有病例均服用以益气养阴为主的煎剂，但处方中不含有清热解毒、清热化湿的中药。正在使用激素的病例不再加量，并逐渐撤减激素至停服，不服用 ACEI 或抗血小板制剂。

结果显示：肾炎灵颗粒对难治性肾病综合征的多种常见病理类型均显示了良好的疗效，同时改善了机体蛋白质代谢，促进营养状态的恢复，对血脂等有改善作用，增加了机体抵抗力。尽管长期服用，但未发现有严重影响耐受性的副反应，达到了高效、安全的目的。

（11）雷公藤多苷与火把花根

治疗组：雷公藤多苷片起始剂量为 2mg/kg·d，分 3 次餐后服，持续 4 周后减量至 1.5mg/kg·d，再服用 4 周后减至 1mg/kg·d，维持治疗 6 ～ 12 个月；火把花根片 5 片，餐后服，3 次 /d，持续 8 周后改为 2 片，3 次 /d，维持治疗 6 ～ 12 个月。对照组：泼尼松开始剂量为 1mg/kg·d，使用 8 ～ 10 周后，缓慢减量，然后维持用药 12 ～ 24 个月；环磷酰胺

200mg/ 次，加生理盐水，隔日静注，总剂量为 6 ～ 8g。

结果显示：雷公藤多苷片与火把花根片治疗 PNS，不论在提高疗效，减少不良反应和（或）降低复发率方面，均有较好疗效。

（12）丹参注射液合黄芪注射液

两组均给予糖皮质激素正规治疗，治疗组另予丹参注射液及黄芪注射液各 30mL，加入 5% 葡萄糖溶液中静滴，1 日 1 次，3 周为 1 个疗程。治疗前 3 天停用利尿剂、抗凝药及改善微循环的药物，并给予低盐优质低蛋白饮食。

两组患者治疗前后血液流变学参数比较显示，治疗组治疗后血小板聚集率、全血黏度、血浆黏度及纤维蛋白原比治疗前均有明显降低（$P < 0.05$）。与对照组治疗后比较差异有显著性意义（$P < 0.05$）。结果提示，复方丹参注射液和复方黄芪注射液的联合应用可改善肾病综合征的水肿，减少尿蛋白的漏出，对肾病综合征有肯定的疗效。

（13）激素加雷公藤多苷

治疗组：估计单一常用量激素疗效不好或不能耐受其副作用，但无严重禁忌证的免疫介导继发性肾病综合征 22 例，原发性肾病综合征 73 例。按分层随机化分为 3 组：B 组，泼尼松 0.5mg/kg·d（小剂量激素）加雷公藤多苷 1mg/kg·d；C 组，小剂量激素加雷公藤多苷 0.75mg/kg·d；D 组，小剂量激素加雷公藤多苷 0.5mg/kg·d。激素早晨顿服，雷公藤多苷每天 2 ～ 3 次口服，疗程 8 周，除上述分组治疗外，同时常规治疗，如抗凝、降血脂、保护胃黏膜、临时利尿、应用白蛋白、高血压者降压等，轻度肾衰竭的加强护肾治疗等。

结果显示：雷公藤多苷越小于传统剂量，副反应越小，并且可辅以有关中药调理，随着肾病综合征症状的缓解，减量维持阶段副作用将更小。单一传统剂量疗效差，对肾病综合征的缓解时间延长；双倍剂量疗效好，但毒副作用的远期临床观察尚在进行；常用量激素加传统剂量雷公藤多苷在肝肾方面副作用相对大。两药减少剂量联合应用，既可在疗效上互补又可使副作用下降，甚至互抵。对估计常用量激素疗效不佳或虽疗效好但副作用难耐受的免疫介导性肾病综合征，可通过应用小剂量激素加雷公藤多苷而得到缓解，其中小剂量激素加雷公藤多苷 0.75mg/kg·d，不但疗效同单一常用量激素，而且副作用相对小。

（五）其他治疗

1. 针刺疗法

吴伟康以血浆皮质醇基质的变化及 ACTH 兴奋试验为指标，从功能角度电针家兔"足三里"表明，在持续性外源性糖皮质激素反馈抑制的影响下，电针显著地防止了由于外源性激素所致的肾上腺皮质功能减退。方慧荣等发现，对皮质萎缩、功能减退的大白鼠进行弱电针刺激双侧肾俞穴，其肾上腺重量及血浆皮质醇含量均显著多于模型对照组，表明针刺对动物肾上腺皮质功能减退的恢复有一定的促进作用。

2. 穴位注射

取双侧肾俞、足三里穴，每日每穴注射鱼腥草注射液或板蓝根注射液 2mL（交替应用），20 天为 1 疗程。具有调节免疫、消炎、改善血液循环及抗氧自由基的作用，从而使蛋白尿减少。

3. 激光治疗

研究证明，氦氖激光血管内照射可改善肾内循环，改善血液高凝状态，从而减轻血尿、蛋白尿，进而减轻水肿。每日行肘正中静脉穿刺，给氦氖激光照射 60 分钟 / 次，照射功率 1.5mV，7 天为一疗程。

4. 沐浴疗法

令患者坐在温水中浸至颈，每次 3 小时。认为浸水疗法有利钠利水作用，有助于肾病综合征顽固性水肿的消除。

5. 耳穴疗法

取耳穴肾、肾俞、输尿管、膀胱及交感、神门、肾上腺、三焦、内分泌，将粘有王不留行籽的胶布贴于所选耳穴上，隔日换 1 次，左右交替，每天用同侧手按捏十余次，每次 3～5 分钟，3 次为一疗程，一般治疗 2～3 个疗程后，水肿可见明显减轻，小便量增多。

6. 光量子疗法

光量子输血输液氧透射治疗仪其治疗原理：利用特定波长的紫外线和电磁场对载体（静脉输液的液体）通过石英管进行直接照射并充氧输入人体，提高了机体的自身活性，改善微循环，促使组织修复及重建，从而快速提高肾综患者血清白蛋白。用葡萄糖液或生理盐水 100～150mL，液体内加抗生素或能量合剂等治疗药物，通过治疗仪石英玻璃管进行紫外线光敏透照，边照射边静脉输入患者体内，1 次 /d，每次 30～40 分钟，7～10 为 1 疗程，疗程间隔 5d，一般进行 2 个疗程。

7. 电脑肾病治疗仪

患者取坐位，选取以下穴位：关元穴、水道穴（右）、左右肾俞穴、膀胱俞（右）、足三里（右）、阴陵泉（右）、三阴交（右）、涌泉穴（左，为公共穴），然后在每个穴位贴上带有药膜的不干胶电极，接通电源，分别调节每个穴位的电流刺激强度，以不引起疼痛不适或耐受限为宜。每个穴位刺激 4 分钟，每天 1 次，每周 5 次，4 周为 1 疗程，可做 1～2 个疗程。能起到运化气血，利尿消肿，温肾扶阳，益肾健脾，调补肝肾，扶正固本，改善肾小球的免疫反应，改善肾小球基底膜的通透性、增强肾小球基底膜的屏障作用，减少蛋白的漏出。与激素、CTX 联合治疗 PNS 可发挥很好的协同作用，使疗效提高，不良反应减少，复发率低。

（六）专家诊疗经验

1. 叶任高"以辨证论治为精华"的中医药配合激素治疗肾病综合征

（1）激素首始治疗阶段中医药的应用

因肾综患者激素服用剂量大，时间长，势必导致阳亢，阳亢则耗阴，故常出现阴虚火旺之证，此时叶氏常用滋阴降火之法以减轻阴虚之证，自拟滋阴降火汤（女贞子 10g、旱莲草 12g、知母 12g、黄柏 9g、生地黄 25g、牡丹皮 9g、甘草 6g）。

（2）减量治疗阶段中医药的应用

在激素撤减至一定量时，可出现不同程度的皮质激素撤减综合征，这时患者常由阴虚向气虚转化，多呈气阴两虚之象，此时则在使用滋阴补肾的同时，适当加用补气温肾之品。叶氏认为随激素逐渐减量而逐渐增加补气温肾药，有助于减少机体对激素的依赖，防止症状反跳；而且有拮抗外源性激素反馈抑制的作用，防止出现激素撤减综合征。

（3）维持治疗阶段中医药的应用

激素维持治疗阶段大多属肾综缓解期，为防止肾综复发，宜加强补肾健脾。叶氏认为成人着重补肾，用六味地黄汤加减，小儿着重补脾，用四君子汤加减。

（4）激素治疗中重视扶正及清热解毒

肾综易于复发，复发因素甚多，但最主要的是感染，特别是感冒。叶氏认为，肺主表，为人身之藩篱，肺气虚则易感受外邪，故应补肺益气固表。对于易患感冒者，常于上述方剂中加玉屏风散（黄芪15g，白术10g，防风6g）配合治疗。若合并热毒或湿热等证，则应加用金银花、板蓝根、蒲公英、黄柏、石韦等清热解毒利湿之品。

（5）在治疗全程中均加用活血化瘀药

肾综多有高凝状态，尤其是膜性肾病和膜增生性肾小球肾炎中易发生血栓形成。叶氏认为，久病入络，必有瘀血内停，在肾综各阶段中加用活血化瘀通络药1～2味，如丹参、桃仁、红花、川芎、当归尾、赤芍、益母草、全蝎、地龙等。而对于血脂升高的患者，叶氏常用单味山楂水煎频服以降血脂。

（6）环磷酰胺使用时应配合中药

在肾综中常加用环磷酰胺，由于它有骨髓抑制、白细胞下降之不良反应，故酌情加用补血、补气中药2～3味，如当归、鸡血藤、黄精、黄芪、党参等，可收到良好疗效。

2. 贺志光治疗难治性肾病综合征经验

（1）在健脾补肾的基础上强调活血

难治性肾病综合征属中医"水肿"范围，其病机是肺、脾、肾三脏气化功能失调，尤以脾肾气虚为主，外因风寒湿邪而诱发。故以健脾补肾为主治疗已被公认。贺老认为，肾病日久，元气不足，无力推动血液运行，致气虚血瘀，故在难治性肾病综合征的治疗上除健脾补肾外，还注重活血化瘀法的运用，主张将活血化瘀法贯穿在本病治疗的始终。临床不论何种类型的难治性肾病综合征，贺老均用党参、黄芪、炒白术、茯苓、桑寄生、菟丝子健脾补肾；川芎、益母草、丹参活血化瘀。

（2）利湿勿忘养阴

难治性肾病综合征之发病与湿邪关系密切。湿热停滞体内，日久化火伤阴，加之采用皮质激素，最易伤阴。对此，贺老临证见舌红苔黄腻，手心热患者，除强调利湿外，更注重养阴护津，在用药上以"扶正不碍邪，祛邪不伤正"为原则，利湿多用石韦、白茅根、车前子，以防利湿过盛伤阴；养阴选用滋而不腻之品如杞菊地黄丸、二至丸加麦冬、北沙参等平和之剂。

（3）和解少阴撤减激素

难治性肾病综合征对类固醇激素反应良好，然而，一旦激素减量或停服，常出现反跳或反复发作。对此，贺老认为运用和解的方法有较好的效果。对长期用激素无效，在撤减阶段继用健脾补肾、温阳等法病情未愈，出现水肿、蛋白尿反复发作兼外感，选用自拟柴芪袋泡剂。方中柴胡、黄芩和解少阳，黄芪、党参、益母草、白茅根益气活血、利水消肿。实验研究表明，该药可明显改善肾病综合征动物模型的一般症状，消除水肿，提高血浆蛋白等作用。而现代药理研究也证明：柴胡、党参、黄芪可拮抗合成类固醇特异性蛋白脂质素的阻滞物质，使皮质激素增加，并可增加皮质激素与受体的结合力；黄芪、白茅根、益母草可对抗机体的抗原反应，消除尿蛋白。

3. 管竞环运用"中环强"治疗肾病综合征的经验

管氏对肾病综合征患者采用激素、环磷酰胺和中药的三阶段疗法，取得较好的疗效，本文就此加以重点介绍。

管氏将肾病综合征在治疗前划分为第一阶段；治疗后自觉症状、阳性体征逐渐消失，尿常规及肾功能检查逐渐恢复正常，激素副作用尚不明显为第二阶段；激素所表现阴虚阳亢的副作用出现后，则划分为第三阶段。

第一阶段治疗方案：

提出患者除具备"三高一低"（大量蛋白尿、低血浆蛋白、高度水肿、高胆固醇）外，结合中医辨证，如阳虚严重者必须先予以扶正培本，并从《难经》"损其肾者益其精"之说，加血肉有情之品培补脾肾，或配合少量多次输入白蛋白。待全身状况好转后再使用激素，或者在使用激素同时予以扶正培本。如阴虚严重者，先用养阴合剂（生地黄、玄参、麦冬、石斛、龟胶、白芍、山药、知母、黄柏、橘红、远志、白术、茯苓），或用知柏地黄丸加一贯煎、二至丸，同时配合少量多次输入白蛋白，待阴虚的症状减轻后再用激素治疗。如湿热内盛者，治疗以清热利湿解毒法；配合使用敏感抗生素治疗。治疗后患者舌苔黄腻褪尽，白细胞计数、体温恢复正常后，方可用激素治疗。

第二阶段治疗方法：

强调本阶段是治疗的关键，合理使用中西药则症状缓解，尿常规和肾功能逐渐恢复正常而激素副作用又不明显。若治疗方法欠妥，就易出现激素引起的阴虚阳亢副作用，从而进入第三阶段疗效就差。本阶段采用中西结合治疗，尽量使阴虚阳亢不出现，稳定"证"的变化。

在泼尼松使用剂量和方法上，管氏认为，泼尼松开始用量为 40～45mg/d，服法为清晨一次顿服，能使第二阶段稳定，直到病情缓解。若剂量过大（1.2～1.5mg/kg/d 以上），既易出现第三阶段症状，缩短第二阶段疗程，副作用又表现明显，导致证的波动太大而不利于辨证论治。若用量过小（0.5mg/kg/d 以下）虽然副作用较轻，但疗效差。

泼尼松撤减要根据三阶段具体情况而定，一般是第二阶段稳定时撤减要慢，第三阶段出现时撤减要快。有效时撤减要慢，无效时撤减要快，有效者平均每两月减泼尼松 5mg，从用药到停药，泼尼松大约为一年半时间，越是敏感的患者，疗程要相对拖长一些。无效患者泼尼松的开始用量最长不超过两个月，每次减 5mg，每周减 1 片，直到减完为止，快速撤减激素可避免阴虚阳亢症状的加重。

在环磷酰胺使用剂量与注射时间方面，管氏每疗程常用的总量为 6 ～ 8g，具体用法是将环磷酰胺 0.2g 加入 0.9% 的生理盐水 40mL，午睡后静脉推注，并嘱患者注射后多饮水，隔日 1 次，30 ～ 40 针为 1 疗程。此方法可减少消化道反应及出血性膀胱炎等副作用的发生，同时又不影响疗效。

泼尼松和环磷酰胺的配合使用问题：目前国内多先用泼尼松，等尿蛋白转阴后再用环磷酰胺，认为这样可巩固激素取得的疗效。然而管氏认为泼尼龙和环磷酰胺的副作用在许多方面相反，从中医的辨证观点来看，泼尼龙的副作用以阴虚为主，环磷酰胺副作用以阳虚为主，所以泼尼龙类似温阳药，过用温阳药必然会耗伤津液而导致阴虚阳亢；环磷酰胺类似寒凉药，久用则脾胃虚寒，阳气不振。中医认为，温阳药与寒凉药合用时可以互相抑制，比如在温阳方剂中恐怕温热太过，常佐以寒凉药，施用寒凉方剂亦然。如先用泼尼龙后用环磷酰胺，就造成泼尼龙的副作用在前、环磷酰胺副作用在后。也就是说，当泼尼龙这味"温阳"药副作用表现出来时，得不到环磷酰胺的这味"寒凉"药的抑制；当环磷酰胺引起的"阴虚"明显表现出来时，又得不到泼尼龙的"温煦"，于是它们的副作用会表现出来，这就是先用泼尼龙、后用环磷酰胺的不足所在。管氏还认为，患者的脾胃功能尚佳时，泼尼龙和环磷酰胺可同用；若脾胃功能欠佳，有食欲减退、恶心、便溏等症，可先用泼尼龙 2 周之后再用环磷酰胺。

在中药与泼尼龙的配合使用问题上，管氏认为环磷酰胺的剂量控制在 6 ～ 8g 后，其副作用不是主要的矛盾，所以中药主要是来抑制激素的副作用。管氏还认为，当泼尼龙引起明显阴虚阳亢的症状后，再用滋阴潜阳药，已是缓不救急，故一般将滋阴潜阳的中药与泼尼龙同时使用，在激素撤减到一半时，加用一些阴阳双补的补肾药来减少病情的反跳，如菟丝子、肉苁蓉、枸杞子等。

第三阶段方法：

泼尼龙副作用所表现出来的阴虚阳亢的症状是本阶段的辨证特征。本阶段有虚实之分，虚证指阴虚阳亢，证见舌绛红、少苔，脉弦细数，潮红，烦热，消谷善饥，但不发热，白细胞计数正常，无明显的感染灶，治以滋阴潜阳，方以养阴合剂（方同前）。实证指本虚标实，在阴虚阳亢的基础上继发感染，除阴虚阳亢症状外，必伴有舌苔黄厚腻，发热，血白细胞计数升高，常从寻找感染灶入手，采取中西医结合治疗。管氏善用清热解毒兼以扶正的中药，如山豆根、射干、黄芩、金银花、连翘、板蓝根、鱼腥草、黄连、栀子、大黄、红藤、白芍、生黄芪、玄参、当归、甘草等。同时摘除发炎扁桃体、拔除牙齿残根或修补龋齿、选用适当的抗生素，必要时泼尼龙要撤减。

4. 韩履祺从肝论治难治性肾病综合征

韩氏认为，难治性肾病综合征缠绵难愈，患者心理负担重，压力大；正如现代心理免疫学的研究表明，神经内分泌和免疫系统之间存在着复杂的相互关系，心理变量可以影响疾病的易感性；反之，一些病理刺激亦可致使机体出现一些心理改变。该病临床常表现为肝失疏泄，气血紊乱，针对这一特点，韩氏从肝论治，以疏解肝郁为主，调整气血，具体又以辛凉宣泄、升降并调；清热化痰、理气舒郁；滋水涵木、清热疏肝为治法。配合西药治疗，收到较好疗效。

《医碥》云："六淫七情，皆足以致郁。"当知肝主疏泄还包括疏散外邪之效。起病之初常以辛凉宣泄、升降并调之法，表里双解，疏散风热，宣泄郁火，祛外感风邪而兼以内消蛋白尿。又，病之中程常见少阳枢机不利，痰热阻滞，是本病另一证型特点，疏其气机，化其痰热，以温胆汤理气舒郁，清热化痰，一俟气疏痰除，继进活血化瘀之品，使气行血行，病情缓解。肝肾同源，病久之后，肝气郁滞，化火伤阴，致肾失封藏而精气下泄，从而蛋白尿增多，此时则多采用滋水涵木、清热疏肝之法。滋水清肝饮正为肝郁阴虚而设；该方乃丹栀逍遥散合六味地黄丸，清肝泻火，滋水壮阴，固肾藏精，实为对症之治。

5. 时振声教授治疗难治性肾病综合征的经验

（1）重视三因致病的重要性

三因即素因（平素体质）、主因（风热、水湿、湿热、瘀滞等）、诱因（猝感外邪、过度劳累、用药不当等）三方面，时老认为素因（脾肾虚损）是致病的内因，而主因、诱因常通过素因发病，致疾病迁延不愈。时老以动态的观点认识疾病的演变过程以及证型之间的相互转化。对难治性肾综水肿，时老强调以治肺为先，肿消继以扶正为法，同时配合祛风、清热、利湿、化瘀各法灵活化裁，通过扶正祛邪以恢复脏腑阴阳气血失调现象，达到最终缓解的目的，并结合辨病，对部分患者不排除激素、细胞毒药物的合理使用，用中药牵制其副作用，以提高疗效。

（2）辨析迁延原因，寻找转化因素

《素问·至真要大论》曰："必伏其所主，而先其所因。"针对难治性肾综，辨析影响病情不愈的诸因素，如感冒、感染病灶、皮疹、肝炎、皮肤疮毒、劳累及激素用法不当、高血压等，针对性予以防治，常可提高疗效，甚至达到缓解病情的目的。时老认为，影响疗效提高的关键因素有以下几种。

①感冒：表虚不固，反复不愈者，给予玉屏风散或防己黄芪汤加减；属肾气不足者，予桂附地黄汤加减；属肾阳虚者，予麻黄附子细辛汤加减；时行感冒则要分辨风寒、风热、夹暑、夹湿的不同。

②感染病灶：时老认为，本病由于病程较长，且多用激素、细胞毒药易致抵抗力降低，或因为长期用抗生素，不但对细菌产生耐药性，而且产生许多副作用，甚至加重病情，因此必须积极控制感染病灶。根据慢性感染病灶及部位不同分别进行辨证论治，对急性病灶属热毒者用五味消毒饮，湿热用四妙散或龙胆泻肝汤，火热用连翘败毒散，急性扁桃体炎发热肿痛者用银蒲玄麦甘桔汤（时老经验方，由金银花、蒲公英、玄参、麦冬、甘草、桔梗等组成）合五味消毒饮等，对慢性炎性病灶、潜在病灶，据阴虚、气虚、夹湿、夹痰等不同，予以相应治疗，每每获得佳效。

③劳累：在肾综治疗及恢复过程中，劳累常可使病发或加重，因劳则伤气耗精，时老告诫患者要善调摄、勿过劳、远纬幕、节房事，养成良好的生活起居习惯，使气血平复以利

病愈。

④高血压：难治性肾综伴有持续性血压高是最棘手的问题。时老总结临床经验认为，40岁以上阳虚者居多，治疗多侧重温阳益气活血法，如济生肾气丸、八味地黄汤加参芪、牛膝等；40岁以下多阴虚火旺，以肝肾阴虚为多，久病阳损及阴，阴损及阳，造成阴阳俱虚，治疗当阴阳双补，以八味地黄汤加减。并认为此类高血压往往是正气不足，而非有余，不宜用苦寒镇逆直折法损伤之，当采用补肾降压之法，使血压正常。

（3）中西医结合，合理使用及撤减激素

由于体质、病情及病理类型不同，其反应也不同，且使用激素后易造成病情复杂化和激素的副作用使病机复杂化等。时老认为，对于激素抵抗型的，中医要侧重辨证施治；对激素依赖型，在重视辨证的前提下要指导合理递减激素，主张经过中药治疗一段时间后再渐减，且减量要慢，至维持量改日服为好，冬至一阳升，夏至一阴长，主张停激素在冬至前为好，以顺应肾上腺皮质功能消长这一生理规律，避免停药所致反跳现象。中药治疗补益脾肾是激素依赖型肾综的基本大法，同时强调激素撤至半量时和注重温补肾阳可以提高复发性肾综的缓解率，对激素依赖复发者常合用温补肾阳药，如人参、黄芪、仙茅、淫羊藿、补骨脂、巴戟天等。时老强调，长期大量应用激素可致湿热、热毒证候，而邪热内蕴常为难治性肾综治疗过程中一个最严重的干扰因素，因此主张祛邪则安正，突出祛邪以清利为主。时老对长期用激素及免疫抑制剂出现类似柯兴氏症候群和中医湿热见症者，按湿热、热毒辨治，常选用四妙散、萆薢分清饮加减。对疗效不好，以水肿为主或兼有肺部及皮肤症状者，拟祛风胜湿法或在辨证基础上加宣肺祛风胜湿药，如蝉蜕、僵蚕、紫苏叶、桔梗、苦杏仁、麻黄、地龙、羌活、防风等常可取效。对有高凝倾向和膜性肾病或脾虚水停、脉络瘀阻者，选当归芍药散、防己黄芪汤，通过益气活血利水法，改善血液流变，有助于免疫复合物的清除及肾小球病变组织的恢复。

（七）研究现状

1. 证型客观化研究

肾病综合征的病理类型与其治疗和预后密切相关，通过探讨肾病综合征的中医分型与病理的关系，能将中医学的宏观性与现代医学的微观性相结合，达到取长补短，使中医学对本病在理论上的认识更完整、更具体，以便更好地指导临床的目的。陆军等将66例原发性成人肾病综合征患者按中医辨证分为4型：阳虚型、气虚型、湿热型和瘀水交阻型。行肾活检发现，微小病变（MCD）及系膜增殖性肾炎（MsPGN）以阳虚型表现为主（16/24）；局灶节段硬化（FSGS）以气虚型为主（8/12），IgA肾病以湿热型为主（6/10）；膜增殖型（MPCN）以气虚和瘀水交阻型多见；膜性肾病（MN）表现较弥散。结论：肾病综合征的中医辨证与病理类型有较好的相关性。陈洪宇等进行了83例肾病综合征患者的证候与病理相关性分析，发现83例中属脾肾阳（气）虚者58例，在MCD，FSGS，MPCN，MN，MsPGN等不同病理类型中，各占100%（18/18），72.73%（8/11），66.67%（4/6），60.00%（6/10），57.89%（22/38），均极常见。若将脾肾阳虚与气虚分别统计，则MCD患者以气虚多见，FSGS患者以阳虚多见，而 MsPGN 患者证型分布较广，可散见于脾肾阳（气）虚、气阴两虚（26.32%）及肝肾阴虚（15.79%）中，因此认为单纯从临床角度或证候表现来推测病理类型是十分困难的，亦不可取，有的病理类型在临床上存在着转化和重叠。以上说明，中医分型和病理类型的关系尚无统一意见，必须做进一步研究，同时也提示应加强肾病综合征的微观辨证研究，以使诊断客观化。

2. 治法研究

现代中医多提倡温肾与利水法合用，塞流、澄源和复本，采用活血化瘀，祛风除痰化湿等治疗原则。这些提法大多数有现代医学基础。微观辨证更充实了现代中医辨证论治内容。温肾与利水法合用，能起协同作用，通过增加肾血流量，提高肾小球滤过率，影响肾小管重吸收率，从而增强利水消肿效果。肾病综合征出现高度水肿者，可应用低分子右旋糖酐加川芎嗪静脉滴注，通过扩充血容量、改善微循环，能使单纯口服中西药物难以达到利尿效果的一部分难治性水肿患者产生利尿效应。肾病"瘀血"证的微观指标，包括肾病综合征的高凝状态、高凝血症、纤维蛋白在肾小球内沉积、毛细血管内血小板聚集、肾静脉微血栓形成等病理改变。这些异常固然可见于望、闻、问、切"四诊"中有瘀血见证者，但也可见于"四诊"中无瘀血证据者，称之为潜在"瘀血"证的微观指标。应用活血化瘀药可望改善这些异常的指标。这样，把古代"四诊"与现代检测手段结合起来，把宏观辨证与微观辨证结合起来，扩大了传统"瘀血"证的范围和活血化瘀中药的应用指征，从而提高了治疗效果。难治性肾病大量蛋白尿所表现出的泡沫状尿也与风邪致病的善行向上病邪特征相符，可看作风水相煽而致。因此认为风邪入侵肾络也是肾病的重要病机之一。如雷公藤本为祛风药，首始应用于临床皮肤病及痹证的治疗，起祛风解毒的作用，但目前已作为一种新型免疫抑制的中药制剂广泛应用于肾病综合征的治疗中，且取得了明显疗效，说明祛风解毒法已打破陈规，为肾病综合征的中西医结合治疗开辟了一条新的途径。另外，肾病综合征的后期，肾脏病理可见肾单位玻璃样变、纤维样变、基质增生及硬化的病理产物，中医学可考虑为痰湿阻络，当前应用化痰软坚法以消除难治性肾病的病理产物、减轻其固有细胞及基质的增生，延缓肾功能减退的研究已引起了中医界的重视。

3. 方药研究

傅文录统计 33 位名老中医除自拟方剂外，涉及有名的方剂共 34 首，其中选用在 3 次以上的方剂有 12 首，依次排列为：真武汤（6 次）、五皮饮（5 次）、实脾饮、加味六味地黄丸、玉屏风散（4 次）、金匮肾气丸、参苓白术散、参芪地黄汤、桃红四物汤、五苓散、济生肾气汤（3 次）。由此可知，运用最多的是真武汤，其次是五皮饮，这与本病阳虚水肿的病理病机密切相关。陈一清据对近 10 年疗效较好、资料较详的 64 篇文献资料 2685 例肾病综合征患者用药情况分析，用药主要是补益药、利水渗湿药、活血祛瘀药、清热凉血药及温里药几大类。补益药使用频率相当高，占总使用频率的 37.96%，说明虚损为本是本病的主要病机。其中补益药使用频率较高的黄芪、党参、白术皆归脾经、肺经，具有补脾益肺、益气固表、燥湿利水作用。现代药理研究表明，这些补益药可提高补体水平并增强机体细胞免疫功能，这对持续使用皮质激素和免疫抑制剂将起到防止外邪入侵、减少感染的重要作用。此外，补阳药中淫羊藿、菟丝子以及温里药中附子、肉桂等温补肾阳药具有保护肾上腺皮质免受外源性激素抑制而萎缩的作用，有助于机体减少对激素的依赖，此为延长缓解期及减少复发的关键。清热凉血、清热解毒、利水渗湿药不仅对减轻浮肿及改善蛋白尿有一定作用，现代药理研究还证实这几类药物具有抗过敏、抗病原微生物、调整机体免疫功能等多方面作用，切合本病病机，具备这些药理作用的生地黄、赤芍、茯苓、泽泻等药被广泛使用。本病患者均有不同程度的高脂血症，以致造成肾脉瘀阻，活血祛瘀药具有降低血胆固醇、减少血小板凝集、改善血液高凝高黏状态、扩张肾血管、增加肾小球滤过率、促使代谢废物排出体外等功能，故活血祛瘀药在本病的治疗中得以广泛使用是有一定立法根据的。

六、调护与预防

（一）饮食调养

中医治疗十分强调饮食宜忌，早在唐代《千金要方》中就明确提出"大凡水肿难治，瘥后特须慎于口味""莫恣意咸物"。历代又不断进行补充，择其要点，可概括为盐、水、清淡饮食，以及借助食物补益精血四个方面。

1. 限盐饮食

中医认为盐入肾，且能溢水，故水肿忌盐；但也不宜不分病情轻重，过于忌盐，应以患者能耐受，不影响食欲，不影响对蛋白质、热量的摄入为前提，做到"肿甚忌盐，微肿限盐，肿退进盐"。

2. 限水饮食

水肿明显而尿闭者，应适当限制进水量，一般微肿不必过分限制。

3. 清淡饮食

中医认为过食油腻厚味，会损伤脾胃、助邪碍湿，对实证水肿或本虚标实而急宜治其标者尤甚，提倡清淡饮食，饮食易消化之食物。现代研究亦认为肾病综合征患者应限制动物脂肪的摄取量，避免摄入富含胆固醇的食物，鼓励多进食含不饱和脂肪酸的食物，并应增添可溶性纤维食物（燕麦、谷类麸皮）。

4. 补益精血

合理摄入补益精血的食物，以补充机体对蛋白需求及尿中丢失的维生素及铜、锌、铁等元素，对水肿期及恢复期尤为必需，诸如鱼、肉、蛋、奶、鲜果、蔬菜等，其中鲫鱼健脾、鲤鱼行水、黑鱼祛风等还对缓解肾综水肿有益。具体来说，肾综患者每日食物总热量应达 125～1464kJ/kg（即 30～35kcal/kg），在此前提下，配合高蛋白饮食以纠正低蛋白血症，但在氮质血症时，应适当限制蛋白摄入，此时可增加必需氨基酸的用量以补充机体对蛋白的需求。

5. 常用药膳

（1）新制鲤鱼汤

鲤鱼 1 条（重 500g 左右）、大蒜 50g、赤小豆 50g。去鳞及内脏，将大蒜和浸泡后的赤小豆装入其腹，不加水及姜、葱、盐等各种调料，文火蒸 45 分钟即可。要求鱼、汤、豆、蒜全部服完，1～2 日 1 剂，连用 7 剂为 1 个疗程，可用 2～4 个疗程。

（2）鲤鱼赤小豆汤

鲤鱼 1 条（重 250～500g），去鳞及内脏，与赤小豆 60g 同煮，吃鱼喝汤，可分 2～3 次服用。用治肾病综合征水肿证。

（3）鲤鱼冬瓜汤

鲤鱼 1 条（重 250～500g），去鳞及内脏，与冬瓜 500g、葱白 1 段同煮，不放盐，吃鱼喝汤，可分 2～3 次服用，具有利尿消肿作用。用治肾病综合征水肿证。

（4）黄芪炖鸡

母鸡 1 只（重 900～1200g），生黄芪 120g，不放盐，共炖煮烂，喝汤吃肉，可分 3～4 次服用，具有益气补精、利水消肿作用。用治肾病综合征低蛋白血症及易患感冒者。

（5）清炖甲鱼

甲鱼 1 只（重约 500g），清炖，不放盐，喝汤吃肉，具有提高血浆蛋白、利水消肿作用。用治肾病综合征低蛋白水肿者。

（6）赤小豆粥

槟榔 30g，水煎取汁，入赤小豆 30g、粳米 100g，同煮成粥内服，具有利水消肿、健脾祛湿作用。用治肾病综合征水肿证。

（7）白鸭粥

白鸭 1 只，去毛及内脏，加火腿适量或猪蹄 1 只，煮熟调味食用。或将鸭肉切成片，同米煮粥，加入调味品食用。具有养阴利水作用。

（二）劳逸结合

在肾病综合征的治疗及恢复过程中，劳累常可使病发或加重，因劳则伤气耗精，故要善调摄、勿过劳、远帷幕、节房事，养成良好的生活起居习惯，使气血平复，以利病愈。尿少而肿甚者，应卧床休息，适度床上或床旁活动，注意保暖。水肿消退、症状缓解后可逐步增加活动，可户外活动至轻度劳动。

（三）精神调养

中医学将神志列为致病因素之一，认为精神情志方面的变化，可以导致人体内脏功能失调而产生各种病证。肾病综合征因起病急骤，大部分患者对突发的高度水肿、尿少等症状感到恐惧，"恐伤肾"，过度担忧会加重病情；部分难治性肾病综合征由于缠绵难愈，患者易产生忧虑、悲观失望、急躁情绪，临床常表现为肝失疏泄，气血紊乱，使病情变得复杂，此时应做针对性护理，平时多关心、体贴患者，做耐心细致的开导、安慰解释工作。介绍同类病者与疾病斗争得到治愈的生动事例帮助患者消除不良的心理，树立战胜疾病的信心。同时有部分患者对使用激素形成的满月脸、水牛背不能接受；还有部分患者对长时间无盐或低盐饮食难以接受。因此，要耐心细致地做好健康教育，及时向患者说明治疗的目的及意义，向患者讲明低盐、高蛋白饮食是治疗该病的辅助方法，食物过咸或蛋白质不足均可加重水肿，对疾病恢复不利。同时要了解患者的饮食习惯，并与营养科取得联系，注意饮食品种多样化，以增进食欲，使患者情绪稳定，积极配合治疗。

（四）皮肤清洁

由于水肿不退，水湿浸淫，又因肺与皮毛相表里，肺气不宣，卫外不固，故水肿患者皮肤抵抗力低下，极易发生破溃和疮疡。因此要加强皮肤护理，保持内衣清洁。夏季每日洗澡，冬天在保温条件下用拧干的湿热毛巾轻轻擦拭全身，每日 1～2 次，保持局部皮肤清洁，防止局部皮肤发生湿疹。高度水肿患者应用糜子垫、气垫床，并嘱其勤翻身、按摩受压部位、常用温水清洗，以促进血液循环，保持皮肤清洁、舒适，防止发生褥疮。若已有皮肤感染，用中草药煎剂（万毒虎、虎杖、紫花地丁等）煎水外洗。已溃破者创面以生肌散外敷，每日换药 1 次。

（五）辨证调护

肾病综合征患者病久正虚，均有不同程度的气虚、血瘀表现，或因使用激素、细胞毒药致体质较差，抵抗力低下，气虚卫外不固，此时若不慎感受外邪，则更易反复不愈，诱发或加重病情。故肾综患者应注意休息，长期补益脾肾，益卫固表，提高机体免疫力，表虚不固者，可常服玉屏风散或防己黄芪汤加减。属肾气不足者予桂附地黄汤加减；属肾阳虚者予麻黄附子细辛汤加减。病证后期，则应适当活动，进行力所能及的锻炼，使气血调和，经脉通利。

（六）预防外感

水肿的发生是由于肺、脾、肾功能的失调所致。肺主表卫外，脾主健运生化气血，肾为先天之本，故水肿患者卫外功能减弱，气血亏损，肾气不足，极易复感外邪，使病情加重及复杂化。为了防止复感外邪，除了要做好上述调护措施外，还要加强卫生宣传，搞好环境消毒和饮食卫生，慎起居，适时择衣，出汗后避风。若不慎外感，则宜及早治疗，防止不良后果产生。

（七）防治炎性疾病

体内存在感染病灶，往往是肾综患者疗效得不到提高的关键所在。积极控制感染病灶，诸如扁桃体炎、鼻炎、皮肤感染、泌尿系感染等均应及时治疗。实验证明，清热解毒或活血解毒药能提高机体的免疫功能，对炎症及病损组织有修复作用，从而阻断抗原，稳定病情。中医对于急性病灶属热毒者常用五味消毒饮，湿热常用四妙散或龙胆泻肝汤，火热用连翘败毒散，急性扁桃体炎发热肿痛者用银蒲玄麦甘桔汤（时振声经验方：由金银花、蒲公英、玄参、麦冬、甘草、桔梗等组成）合五味消毒饮等，对慢性炎性病灶、潜在病灶，据阴虚、气虚、夹湿、夹痰等不同，予以相应治疗，每每获得佳效。

（八）防治急性肾功能衰竭

肾病综合征病程中的任何阶段均可并发急性肾功能衰竭，其原因与肾灌注减少、急性肾小管坏死、急性肾静脉血栓形成、原发性肾脏疾病的快速进展、环加氧酶受抑制、肾间质水肿、过敏性间质性肾炎及转化为其他疾病等有关。中医则认为与肺脾肾虚、湿热稽留、瘀阻肾脉、热毒蕴于肾等因素有关。肾病综合征合并肾功能衰竭者大多数可逆，故及时发现，积极寻找并祛除病因，有着重大的意义。西医以纠正低血容量、溶栓、停用可疑药物并对症治疗为主，中医则以扶正祛邪为原则，辨证使用补益肺、脾、肾，清热利湿，利尿排毒，活血通脉等方法。对特发性急性肾功能衰竭者可予糖皮质类固醇和袢利尿剂，水肿加剧时，肾功能可再度恶化，可重新利尿，配合使用利水中药，如泽泻、茯苓、猪苓、车前草、泽兰、益母草、防己等，疗效差者可用血液透析过渡。

（九）预后

原发性肾病综合征通过中西医结合积极治疗，有部分患者可以完全缓解，甚至彻底治愈，有部分患者则反复发作，甚则发生进行性肾功能损害，以致最后发生肾功能衰竭而危及生命，其预后与转归与其病理类型有密切关系。一般来说，MCD 预后良好，MN 及 MsPGN 预后一般，MPGN、FSGS 及 EPGN 预后较差。

七、问题与对策

虽然中西医结合治疗肾病综合征已取得了较大的成就，临床疗效明显提高。但仍具有许多有待改进的地方，成为我们今后努力研究的方向。

（一）如何提高中西医结合疗效

将中医学的宏观性与现代医学的微观性相结合，取长补短，使中医学对本病在理论上的认识更完整、更具体，以便更好地指导临床。对那些经现代科技手段证实了的对本病确有疗效的中药，亦应配伍使用。如雷公藤调节免疫；大黄抑制系膜及小管上皮细胞的过度生长，减少基质合成；黄芪能促进蛋白质的合成，纠正脂质代谢紊乱；冬虫夏草促进肾小管上皮细胞的合成等。在患者无临床症状，而仅有蛋白尿时，在辨证用药前提下，也可酌配收涩固精之品，如金樱子、桑螵蛸、益智仁、覆盆子、莲须、芡实等。皮质激素在本病的治疗中起重要作用，但长期应用皮质激素的副反应明显，因此积极寻找毒副反应较少的中药替代激素，成为提高疗效的关键。许多中药，如补气药中的人参、黄芪、党参、甘草、四君子汤、补中益气汤、生脉散，补阳药中有附子、肉桂、鹿茸、冬虫夏草、杜仲、补骨脂、菟丝子、仙灵脾、仙茅、肉苁蓉、何首乌、枸杞子、八味地黄丸等均有肾上腺皮质激素作用；而具有免疫作用的雷公藤、冬虫夏草等中药也已被临床广泛应用。受损伤的肾脏只有在保证肾脏血运通畅条件下，才能更好地发挥补益药的效益，这对以虚损为主兼有血瘀证的患者尤显重要。长期使用皮质激素的患者，血液往往有不同程度高凝高黏状态，临床上即使无瘀血症状，而这种高凝状态，也可以看作是瘀血的一种表现形式，酌情使用活血祛瘀药改善肾脏血运，促进代谢废物的排除，比单纯健脾、温阳、通利法治疗效果可能更好。此外，攻下药大黄在导泻、抗菌、抗凝、改善微循环、抗变态反应等多方面可起到清除沉积免疫复合物的作用，特别适用于以实邪为主要证型的患者。

（二）如何治疗顽固性水肿

多数肾病综合征的水肿症状，通过提高胶体渗透压、一般利尿剂和低分子右旋糖酐、利尿合剂的应用，可达到利尿消肿的目的，但对于难治性肾病综合征水肿，一般方法往往难以奏效。中医认为水肿"其标在肺，其制在脾，其本在肾"，多属本虚标实或虚实夹杂之证，而本虚以肾虚为主，兼及肺脾；标实多为水湿、湿热、热毒和血瘀。张瑾总结治疗难治性肾病综合征水肿常用方法有：宣肺利水法（麻黄连翘赤小豆汤合五皮饮加减）、清热利水法（龙胆泻肝汤加减）、攻下逐水法（疏凿饮子加减）、行气利水法（导水茯苓汤加减）、化瘀利水法（桂枝茯苓饮合五皮饮加减）、健脾利水法（防己黄芪汤合五皮饮加减）、养阴利水法（猪苓汤加味）、温阳利水法（真武汤加味）。虽然中医治疗水肿的方法颇多，但总的不外乎发汗、利尿、泻下三大原则。通过辨证，合理遣方用药，交替或综合使用，对肾病综合征顽固性水肿可取得较好疗效。

此外，"三分调理，七分治疗"，应注意避免和控制感染，辨明食物寒热润燥之性，根据疾病的肺、脾、肾三脏之虚实情况选择食疗，具有事半功倍的效果，常选《千金方》中鲤鱼汤、黄芪炖鸡、赤小豆汤、冬瓜汤、西瓜汁、玉米蚌肉汤等。

（三）如何延缓肾功能衰竭

肾病综合征反复发作或到后期，往往存在高凝状态，血液中循环免疫复合物、纤维蛋白原、补体、血小板等升高，肾脏病理可见肾单位玻璃样变、纤维样变、基质增生及硬化的病理产物，中医则考虑为痰湿瘀血阻络，多应用化痰软坚法及活血通脉、荡涤瘀滞法以消除难治性肾病的病理产物，减轻其固有细胞及基质的增生，延缓肾功能减退。

参考文献

1 袁军，徐敏，陈陶后.肾病综合征中医病理及治疗探讨［J］.湖北中医学院学报，2001，3（4）：44-45.

2 林善锬.当代肾脏病学［M］.上海：上海科技教育出版社，2001：1.

3 张道友，叶任高，李幼姬，等.成人原发性肾病综合征临床及实验系列研究［J］.中山医科大学学报，1999，20（2）：81-87.

4 叶任高，阳晓.肾病综合征的中西医结合研究思路探讨［J］.中国中西医结合急救杂志，2000，7（4）：195-196.

5 张琼，黄淑芬.黄淑芬治疗难治性肾病综合征经验［J］.辽宁中医杂志，2010，37（4）：607-608.

6 王海燕.肾脏病学［M］.第3版.北京：人民卫生出版社，2008：1.

7 魏连波，方敬爱，叶任高.肾病综合征临床诊断思维程序［J］.中国中西医结合肾病杂志，2002，3（2）：118-120.

8 付平，雷鸣.双倍剂量雷公藤多苷治疗单纯性蛋白尿的临床研究［J］.华西医科大学学报，2002，33（2）：318-319.

9 邓隆银，文晓冬，樊雷.冬虫夏草制剂对原发性肾病综合征复发的影响及其作用机制的临床研究［J］.中国中西医结合肾病杂志，2001，2（6）：335-336.

10 王莉，王丽，万晓京，等.黄葵胶囊治疗慢性肾脏疾病的临床观察［J］.中医药信息，2002，19（1）：36-37.

11 于洁，李英，顾连方，等.黄芪和川芎对老年肾病患者肾功能的影响［J］.中国老年学杂志，1996，16（专刊）：66.

12 谌贻璞.原发性肾病综合征的治疗［J］.中国医刊，2001，36（8）：10-13.

13 罗月中，方敬爱，吴金玉，等.成人肾病综合征激素治疗的中医证候证型分析［J］.中国中西医结合肾病杂志，2002，3（4）：202-205.

14 符逢春，刘新祥.中医药治疗肾病综合征临床研究述评［J］.中华中医药学刊，2003，21（4）：570-572.

15 刘明龙.联用黄芪注射液治疗原发性肾病综合征的临床体会［J］.航空航天医药，2001，12（1）：29-30.

16 林坚.中西医结合治疗原发性肾病综合征临床观察［J］.中华中医药学刊，2012，30（3）：658-660.

17 魏连波，卢元元，叶任高，等.中西医结合治疗成人激素依赖性原发性肾病综合征临床观察［J］.南京中医药大学学报（自然科学版），2000，16（4）：209-211.

18 李霞，耿洪波，崔爱东.复方地龙胶囊治疗原发性肾病综合征疗效观察［J］.徐州医学院学报，2001，21（2）：126-127.

19 姚月成，骆九源.丹参对原发性肾病综合征的辅助治疗作用［J］.白求恩军医学院学报，2007，5（3）：144-145.

20 邓隆银，文晓冬，樊雷.冬虫夏草制剂对原发性肾病综合征复发的影响及其作用机制的临床研究［J］.中国中西医结合肾病杂志，2001，2（6）：335-336.

21 陈文，任江平.灯盏花素配合激素治疗肾病综合征临床疗效观察［J］.中国中西医结合肾病杂志，2001，2（10）：574-575.

22 胡意明.益肾康与西药联合治疗难治性肾病综合征32例［J］.湖南中医药导报，2002，8（1）：19-20.

23 牛和俊，王笑，陈小元，等.雷公藤多苷联合糖皮质激素治疗肾病综合征效果观察［J］.安徽医学，2015，36（3）：310-312.

24 孙伟，曾安平.肾炎灵颗粒治疗难治性肾病综合征的疗效观察［J］.中国中西医结合肾病杂志，2002，3（2）：98-100.

25 蒙兰芬.雷公藤多苷与火把花根治肾病综合征38例［J］.广西医科大学学报，2001，18（6）：897-898.

26 叶小斌.丹参注射液合黄芪注射液治疗肾病综合征临床观察［J］.浙江中西医结合杂志，2002，12（7）：425-426.

27 王路宁，唐霞珠，陈丕平.激素加雷公藤多苷对肾病综合征的疗效观察［J］.中国中西医结合肾病杂志，2002，3（7）：418-419.

28 刘涛，聂莉芳，孙红颖.聂莉芳教授中医药辨治原发性肾病综合征的经验［J］.中国中西医结合肾病杂志，2015，16（4）：286-288.

29 余斐，孙伟.孙伟教授治疗难治性肾病综合征的临床经验［J］.中国中西医结合肾病杂志，2014，15（12）：1039-1042.

30 刘毅.管竞环运用"中环强"治疗肾病综合征的经验［J］.陕西中医，2002，23（4）：332-334.

31 韩履祺，王琴.难治性肾病综合征从肝论治［J］.浙江中医杂志，2000，35（2）：75.

32 傅玉素，倪青.时振声教授治疗难治性肾病综合征的经验［J］.新中医，1998，30（11）：7-8.

33 陆军，崔爱东.成人原发性肾病综合征的中医辨证与病理类型的关系［J］.实用中西医结合杂志，1998，11（10）：863-864.

34 陈洪宇，王永钧.肾病综合征中医证候与病理类型的相关性分析——附83例临床资料分析［J］.浙江中医杂志，1999，34（7）：308-309.

35 孟庆春，柯新桥，李顺民，等.内科疑难病中医治疗学［M］.北京：中国医药科技出版社，2002：3.

36 傅文录，王国栋.33位当代名医治疗肾病综合征的经验［J］.河南中医，1995，15（1）：53-56.

37 马鸿斌，王庆苗，李旭萍，等.难治性肾病综合征中医证候分布规律的研究［J］.甘肃中医学院学报，2010，27（5）：23-26.

38 张谨.难治性肾病综合征水肿的中医治疗八法［J］.中国农村医学，1998，26（5）：296-297.

（杨　栋）

第四节　IgA 肾病

IgA 肾病（IgA nephropathy，IgAN）为一免疫病理学诊断名称。IgA 肾病是一组不伴有系统性疾病，肾活检免疫病理检查示在肾小球系膜区有以 IgA 为主的颗粒样沉积，同时有系膜细胞增生，基质增多，系膜区电子致密物沉积，以发作性肉眼血尿、无症状性尿检异常等为临床特点的肾小球肾炎。因为 1968 年由法国 Berger 和 Hinglais 首次提出，故又称为 Berger's 病，伴系膜 IgA（/IgG）沉积的肾小球肾炎、IgA 系膜肾病。多年以来经广泛的研究，一般学者同意将其作为一独立的临床 – 病理综合征。IgA 肾病临床病程与预后极不相似，多数患者呈缓慢进展性，有的患者预后良好，有的则预后恶劣，短期内肾功能急剧恶化，最终进展为终末期肾衰。

本病发病率有明显的地区差异，以亚洲及澳洲发病率为高，如日本、新加坡、澳大利亚等国 IgA 肾病约占全部肾小球疾病的 50%，我国的发病率为 26% ～ 34%，欧洲占 10% ～ 30%。非洲及美洲出生的黑人发病率低，这种地区性差异的原因目前还不十分清楚，可能与人种有关系。有文献报道，该病有家族倾向，以 HLA-DR4 抗原为多见。

IgA 肾病现已公认为全世界最常见的原发性肾小球肾炎，是我国主要的肾小球疾病之一，也是导致终末期肾功能衰竭一个最主要原因，进入肾功能不全者可达 20% ～ 30%。

中医文献并无 IgA 肾病这一名称，因 IgA 肾病患者临床上多见发作性肉眼血尿和低蛋白水肿等，根据其临床表现，大多数学者将 IgA 肾病归属到中医的"尿血""水肿"等范畴。

一、病因病理

（一）中医

因历史局限，中医学对 IgA 肾病并无专门论述。而 IgA 肾病临床多表现为发作性肉眼血尿或隐匿起病，故现代中医多从血尿的论治中去认识 IgA 肾病。概而言之，本病病因主要有外邪侵袭，素体阴虚、气虚或气阴两虚，劳累过度，饮食不节，情志失调以及治疗不当等。其中感受外邪，特别是风湿热毒是本病的主要外因；肾元亏虚，肾体受伤则是发病的主要内因；而劳累过度，饮食不节，情志失调，汗出当风，冒雨涉水等则常为本病发病诱因。如《太平圣惠方》曰："虚劳之人，阴阳不和，因生客热，则血渗于胞，血得温则妄行，故因热而流散，致渗于胞而尿血也。"目前多数学者倾向于把 IgA 肾病分为急性发作期与慢性持续期论治。急性发作期的病机以邪实为主，有因肺胃风热毒邪壅盛，下迫肾与膀胱，以致血络受伤；亦有因心火炽盛，移热于小肠与膀胱，遂致尿血者；再者肠胃湿热和膀胱湿热均可迫血下行。《金匮要略·五脏风寒积聚病脉证并治》篇云："热在下焦者，则尿血。"慢性迁延期的病机以正虚为主，尤以脾肾气阴两虚最为多见，因脾不统血，血随气陷，加之肾虚封藏失职，血从小便而出；亦有因肝肾阴虚，虚热内蕴，血失所藏而致尿血者；偶可见到因脾肾气虚、阳虚，摄血无权的虚寒性尿血证。刘宏伟等通过对 IgA 肾病中医辨证规律的研究，发现本病在本虚之中其病机转化多呈现阴虚→气阴两虚→阴阳两虚的过程，而且常因外感、劳累、饮食不当、情志失调等诱因诱发而呈急性发作，使病情进一步加重。

（二）西医

1. 病因

IgA 肾病多在呼吸道或消化道感染后发病，故认为其病因多与呼吸、消化系统感染有关，但至今致病抗原尚未找出。大致认为与黏膜免疫有关。

2. 病理

IgA 肾病主要累及肾小球，病变类型多种多样。光镜检查几乎各种病理改变均可见，轻的肾小球完全正常或轻微损伤，重的有系膜增生性病变、毛细血管内增生性病变、系膜毛细血管性病变，新月体性病变及硬化性病变等。常见而典型的损害是弥漫性系膜增生性病变。

1982 年 WHO 将 IgA 肾病的肾损害分为五级，分述如下。

Ⅰ级：光镜下多数肾小球正常，少数部位有轻度系膜增生伴或不伴细胞增生，称轻微改变，无肾小管和间质损害。

Ⅱ级：少于 50% 的肾小球有系膜增生，罕见硬化、粘连和小新月体，称不严重的变化，无小管和间质损害。

Ⅲ级：局灶节段至弥漫性肾小球系膜增宽伴细胞增生。偶有粘连和小新月体，称局灶节段性肾小球肾炎，偶有局灶间质水肿和轻度浸润。

Ⅳ级：全部肾小球呈明显的弥漫性系膜增生和硬化，伴不规则分布的、不同程度的细胞增生，经常可见到荒废的肾小球。少于 50% 的肾小球有粘连和新月体，称弥漫性系膜增生性肾小球肾炎。有明显的小管萎缩和间质炎症。

Ⅴ级：与Ⅳ级相似但更严重，节段和（或）球性硬化、玻璃样变、球囊粘连。50% 以上的肾小球有新月体，称弥漫性硬化性肾小球肾炎。小管和间质的损害较Ⅳ级更严重。

3. 免疫病理

免疫荧光镜检查：肾小球系膜区可见 IgA 为主的免疫球蛋白呈颗粒状沉积，大部分病例可见合并有 IgG、C_3、IgM 及纤维蛋白原沉积。单纯 IgA 沉积并不多见，80% ~ 90% 合并 IgG 沉积，称 IgA–IgG 肾病。纤维蛋白/纤维蛋白原沉积者占 30% ~ 40%，常发生在新月体内。有部分病例在毛细血管袢壁上有免疫球蛋白及 C_3 的沉积。1988 年，邹万忠等对 80 例 IgA 肾病患者的免疫荧光特点进行分析，单纯系膜沉积组 42 例，系膜伴毛细血管壁沉积组 38 例。结合临床，证明后者的肾小球病变严重并伴肾功能损害。

电镜检查：在肾小球系膜区有肾小球系膜细胞增生、系膜基质增加并伴有大块结节状电子致密物沉积。电子致密物沉积的部位与系膜增殖的程度有关。轻微肾小球损伤及局灶性节段性增殖者则主要沉积在系膜区内，严重损伤时电子致密沉积物可由系膜区、副系膜区延续到毛细血管内皮细胞下，并可见基底膜损害、变薄和断裂等改变。呈现大量蛋白尿或肾病综合征时，可见上皮细胞有足突融合。

（三）中西医结合

1. 肾脏病理与辨证相结合

目前中西医结合研究 IgA 肾病尚处于萌芽时期，还没有一套系统的理论和方法。由于 IgA 肾病是一种必须经过肾穿刺活检进行免疫病理检查才能确诊的肾小球疾病，临床有时无症可见，无症可辨，中医学属于"潜证"范围，所以提出辨病（肾脏病理）与辨证相结合的方法。如陈以平认为系膜细胞增生性肾炎多属外感初起、风湿热毒浸淫，宜清热解毒为主，局灶节段性肾小球硬化多夹虚夹瘀，重在活血化瘀。结合临床症状分析，对病程较长，持续镜下血尿或兼有蛋白尿者，以气虚夹瘀型多见。谢天忠将 IgA 肾病的病理过程初步分为初期、稳定期、后期和复发期，认为初期病在脾、胃，后期和复发期病在肝、肾，并分型论治，取得良好效果。刘宏伟则认为，将本病按急性发作期和慢性进展期两期进行分期分阶段的辨证分型较为合理，如果 IgA 肾病发展至肾功能衰竭，自当按慢性肾衰进行辨证论治。

2. 免疫病理和辨证相结合

据浙江中医学院（现为浙江中医药大学）附属二院 5 年以来 IgA 肾病资料统计表明，以 IgA+C_3 沉积的 IgA 肾病，其临床辨证往往为阴虚型表现，如潮热，盗汗，眩晕，心烦易怒，口干咽燥，夜寐多梦，尿色黄赤，舌红，苔少，脉细等，以现代医学来看，此类患者常伴有明显阵发性血尿，或伴高血压；而以 IgA+IgM+C_3 沉积的 IgA 肾病，其中医辨证常为气虚型，表现为乏力，倦怠，动则气促，纳差，腹胀，水肿，便溏，舌淡，舌边有齿痕，脉细等，以现代医学来看，此类患者常伴有较多蛋白尿，浮肿；至于以 IgA+IgM+IgG+C_3 和 IgA+IgG+C_3 沉积的 IgA 肾病，由本文临床资料统计来看，其临床中医辨证与免疫病理无明显相关性。由此我们可以根据 IgA 肾病患者的临床中医的辨证，对其免疫病理情况做一大致推断。同时，对患者免疫荧光有 IgA+C_3 沉积为主者，可结合临床选用滋阴药物，以 IgA+IgM+C_3 沉积的 IgA 肾病可结合临床选用益气药物。

二、临床表现

（1）与上呼吸道感染、急性胃肠炎、泌尿系感染同步的发作性肉眼血尿。

（2）无症状性尿检异常：不同程度的镜下血尿和蛋白尿。

（3）肾病综合征：可有典型的肾病综合征症状和体征。

（4）其他：IgA 肾病患者除上述典型临床表现外，尚可表现为急性肾炎综合征、急进性肾炎综合征（新月体肾炎）、急性肾功能衰竭以及其他表现如突发腰痛、腹痛剧烈伴血尿，因此，本病可呈多种多样的临床表现。

三、实验室及辅助检查

1. 尿常规及尿红细胞形态检查

IgA 肾病患者尿常规多不正常，有红细胞、红细胞管型，晚期可伴持续蛋白尿。尿红细胞形态以畸形为主。

2. 免疫学检查

部分 IgA 肾病患者血清 IgA 水平增高，但必须在发病时及时化验，因为它可能仅在黏膜感染后一过性升高。也有学者主张多次反复查血清 IgA，可提高血清 IgA 增加的检测比例。

IgG、IgM 水平与正常对照相比无显著变化，偶有升高。血清 C_3、CH_{50} 正常或轻度升高。血清 IgA 类风湿因子（IgA-RF）、IgA 纤维连接蛋白（IgA-FN）在 IgA 肾病患者中增高，且随病情变化而变化。IgA 免疫复合物（IgA-IC）滴度亦可升高。

部分患者肝炎病毒表面抗原 HbsAg 阳性，有报道血清 C_{3b} ～ C_{3d} 在 75% 成年人 IgA 肾病中增高，其与疾病临床活动和疾病严重性无关。

3. 肾功能

IgA 肾病患者早期肾功能正常，随病程进展出现尿蛋白及高血压时，肾功能可有不同程度损害。主要表现为内生肌酐清除率的降低，血尿素氮和肌酐的逐渐增高。血 β_2- 微球蛋白增高，常发生在肾小球硬化者，为预后不良的指征。

四、诊断

（一）诊断要点

（1）青年男性多见，隐性起病。持续发现的镜下血尿伴或不伴轻度蛋白尿。

（2）伴随各种感染，几乎同步出现的发作性血尿。

（3）肾穿刺活检免疫荧光显示单纯 IgA 或 IgA 为主的免疫球蛋白在肾小球系膜区的沉积。

（二）鉴别诊断

1. 链球菌感染后急性肾小球肾炎

本病与 IgA 肾病同样易发生于青年男性，于上呼吸道感染后出现血尿，可有蛋白尿、水肿和高血压，甚至肾功能损害。两者不同之处在于：IgA 肾病患者于上呼吸道感染后间隔时间很短（1～3天）即出现血尿，部分患者血清 IgA 水平增高；而急性肾炎多在链球菌感染后 2 周左右出现急性肾炎综合征的临床症状，血清 C_3 下降，IgA 水平正常可助鉴别。预后方面，大部分急性肾炎患者可于病后数月恢复正常，而 IgA 肾病患者常常有血尿反复发作。少数 IgA 肾病患者临床表现为急性肾炎综合征时，应予肾活检免疫病理检查以做鉴别。

2. 非 IgA 系膜增生性肾炎

非 IgA 系膜增生性肾炎在我国发病率高，约 1/3 的患者表现为单纯血尿，从临床上与 IgA 肾病很难鉴别。须靠肾活检免疫病理检查来鉴别。

3. 薄基底膜肾病

薄基底膜肾病主要临床表现为反复血尿，约 1/2 病例有家族史。临床表现为良性过程，尿 Pf4 水平可助与 IgA 肾病相鉴别。须靠肾活检免疫病理检查与 IgA 肾病鉴别。

4. 与继发性 IgA 沉积为主的肾小球疾病鉴别

（1）过敏性紫癜肾炎

过敏性紫癜肾炎可表现为镜下血尿或肉眼血尿，肾活检与原发性 IgA 肾病病理、免疫组织学特征可完全相同（同样有广泛系膜区 IgA 沉积）。但紫癜肾患者常有典型的皮肤紫癜、腹痛、关节疼痛表现。有人提出它是一种特殊类型的 IgA 肾病，也有人提出 IgA 肾病是过敏性紫癜的单一症状型（只有肾脏表现），这两种病是一种疾病的两种不同表现还是两种不同的疾病，尚有争议。

（2）其他

慢性酒精性肝病、强直性脊柱炎、Reiter's 综合征、银屑病、狼疮肾炎等可继发引起

IgA 肾病，做肾脏免疫病理也可显示系膜区有 IgA 沉积，但各有其临床特点，不难与 IgA 肾病鉴别。

（三）诊断思路与误诊防范

1. 诊断思路

凡青少年发生血尿和（或）无症状性蛋白尿，发生在上感后镜下或肉眼血尿或伴中度蛋白尿，无明显水肿、高血压、肾功能正常者可拟诊 IgA 肾病。临床诊断 IgA 肾病的首要线索为新鲜晨尿检查，其他包括尿蛋白理化特性分析，尿沉渣检查有无异形红细胞、管型（红细胞管型尤其重要），所有这些都提示损伤来源于肾小球，若存在管型或异形红细胞则表明出血起源于肾小球。进一步检查包括 24h 尿蛋白定量，采用尿蛋白/尿渗量或尿蛋白/肌酐比值检测新鲜晨尿以明确尿蛋白性质。对于首次发现肾病性蛋白尿的年龄＞50 岁的患者，还须查尿本周蛋白，免疫蛋白电泳检测单克隆轻链和免疫球蛋白，以除外多发性骨髓瘤、肾淀粉样变性、轻链沉积病等继发性肾脏病。存在尿沉渣及尿蛋白异常的 IgA 肾病患者，还必须进一步查肾功能，并利用清除技术估计 GFR。其他实验室检查，诸如血清 IgA 水平、C_3 片断及 IgA- 纤维连接蛋白聚集物水平，循环中含 IgA 的免疫复合物等都有助于 IgA 肾病的诊断，但确诊必须有肾活检免疫病理检查结果证实，以免误诊。

2. 误诊防范

IgA 肾病患者经肾活检诊断并不难，但在病史及临床表现上应与其他肾小球肾炎如链球菌感染后急性肾小球肾炎、非 IgA 系膜增生性肾炎、薄基底膜肾病、过敏性紫癜肾炎、乙肝病毒相关性肾炎等相鉴别。

另外，其他应注意在肾脏活检时肾小球系膜区可有 IgA 沉积的疾病，包括有以下几个方面：1）肝脏疾病：慢性酒精性肝炎、原发性胆汁性肝硬化、慢性血吸虫病；2）肠道疾病：慢性溃疡性结肠炎、节段性回肠病（克罗恩病）；3）皮肤病：牛皮癣、疱疹样皮炎；4）支气管/肺病：原发性肺含铁血黄素沉着症、囊性纤维化；5）新生物：肺癌、喉癌、胰腺癌、蕈样真菌病、IgA 单克隆 γ 球蛋白增高症；6）感染性疾病：艾滋病、麻风、弓形虫病；7）其他系统/免疫性失调：系统性红斑狼疮性肾炎、冷球蛋白血症、类风湿关节炎、强直性脊柱炎、干燥综合征、ANCA 相关性血管炎、家族免疫性血小板减少症等。临床上以上各种疾病均有其特点，仔细调查病史，一般不难与 IgA 肾病区别。

五、治疗

（一）辨证论治

1. 急性发作期

（1）外感风热，热伤血络

主症：症见恶寒轻发热重，咽干咽痛，咳嗽，痰黏不易咯出，腰酸腰痛，尿赤或肉眼血尿，舌质红苔薄黄，脉浮数。双扁桃体肿大，血常规白细胞、中性粒细胞增高。

辨证分析：风热外犯，邪热入里，下注膀胱，伤及血络，血随尿出，则见血尿。风热犯表，故见恶寒轻发热重，同时表现舌红、苔薄黄、脉浮数等风热之象；咽喉为肺之门户，风热上犯肺故先见咽干咽痛、咳嗽，热邪灼伤肺津，则痰黏不易咯出；热伤腰府经络，则腰酸腰痛。

治法：疏风清热，凉血止血。

方药：银翘散合小蓟饮子加减：金银花、鱼腥草、藕节、白茅根各30g，连翘、小蓟、生地黄、菊花各15g，竹叶、淡豆豉、荆芥、牛蒡子各10g，桔梗5g。

加减：兼湿热留恋、小便时有灼痛加石韦15g，川木通、黄柏各10g；有慢性咽炎、兼阴虚者加沙参、玄参、麦冬、五味子以滋阴生津；中性粒细胞明显增高者，加用蒲公英、紫花地丁以加重清热解毒之功。

方解：方中银翘、竹叶、桔梗、荆芥解表宣热，鱼腥草、菊花、牛蒡子清热解毒利咽，生地黄、小蓟、藕节、白茅根凉血止血。

（2）下焦（胃肠）湿热

主症：脘腹胀闷，纳呆，发热，口苦，腰酸腰痛，尿赤或血尿，伴尿频不爽或尿急尿痛，舌质红，苔黄厚或腻，脉濡数或滑数。尿常规或沉渣镜检可见白细胞、红细胞和（或）蛋白。

辨证分析：湿热内停，日久易灼伤血络，迫血下行则见尿赤或血尿，《金匮要略·五脏风寒积聚脉证并治》篇云："热在下焦者，则尿血。"湿热壅滞中焦，脾胃不能升清降浊，气机不利则脘腹胀闷；脾失健运则纳呆；湿热内蕴，灼伤津液，故发热、口苦；湿热壅滞经络，经气不畅，则腰酸腰痛；湿热下注膀胱，膀胱气化不利，故见尿频不爽或尿急尿痛。舌红、苔黄厚或腻、脉滑数或濡数均为湿热之征。

治法：健脾化湿，清热凉血。

方药：藿香正气散和小蓟饮子加减：藿香、佩兰、半夏各10g，白蔻仁（后下）5g，茯苓、生蒲黄、苍术、白术、生地黄、萹蓄各15g，薏苡仁、车前子各30g，小蓟20g，川黄连3g。

加减：因湿为阴邪，热为阳邪，阴阳相搏，易致离经之血瘀阻，故常加桃仁、红花、益母草、丹参等活血化瘀药。

方解：方中藿香、佩兰、白蔻仁、半夏芳香化湿，理气和中；苍白术、茯苓健脾化湿；薏苡仁、车前子淡渗利湿，使湿浊之邪从小便而出；生地黄、小蓟、生蒲黄、川黄连清热凉血止血。全方共奏健脾化湿、理气和中、宣畅气机、清热凉血之效，使之上通下达，清浊分明，诸症自愈。

2. 慢性进展期

（1）阴虚内热

主症：尿血鲜红，或显微镜下血尿，五心烦热，口干咽燥，腰酸腿软，舌红少苔，脉细数。

辨证分析：阴虚内热，灼伤血络，血失所藏，随溺而出，则见尿血鲜红。阴亏于下，虚火内扰，故五心烦热；阴虚津亏不能上承，则口干咽燥；腰为肾之府，肾阴亏虚，腰府、下肢经络空虚，失于濡养，故腰酸腿软。舌红少苔、脉细数皆为阴虚内热之象。

治法：滋阴清热，凉血止血。

方药：知柏地黄汤合二至丸加味：知母、黄柏、牡丹皮、山茱萸、茯苓、泽泻各10g，生地黄、白茅根各30g，小蓟、女贞子、蒲黄炭、地骨皮各15g，旱莲草6g。

加减：若尿血不止者，可加重小蓟剂量至30g，另加茜草、生侧柏叶、马鞭草、益母草等活血凉血药。湿热偏甚者加石韦、白花蛇舌草等。

方解：方中知母、黄柏、茯苓、泽泻清热利湿；女贞子、旱莲草、生地黄、山茱萸、地骨皮滋阴清热，滋养肾阴；小蓟、白茅根、牡丹皮、蒲黄炭凉血止血。

（2）气阴两虚

主症：血尿时轻时重，平时以少量镜下血尿为主，稍有劳累即见肉眼血尿，气短乏力，足心热，口干咽燥，纳差食少，舌红苔薄白，脉沉细或细数。

辨证分析：病久气阴两虚，气虚不摄，又阴亏虚火，灼伤脉络，致血溢脉外，故遇劳则发为血尿。正气不足则气短乏力；阴虚火旺，则手足心热；阴虚津乏，则口干咽燥；病久致脾虚运化失职，故纳差食少。舌红苔薄白、脉沉细或细数皆为气阴两虚之象。

治法：益气养阴，摄血止血。

方药：大补元煎加减：太子参、山药、枸杞子各15g，生地黄、地骨皮、当归、牡丹皮、地榆各12g。

加减：以气虚为主，乏力、纳差、面色萎黄者加四君子汤健脾益气。阴虚为主者加熟地黄、黄精、首乌等滋阴补肾之品。

方解：方中太子参、山药益气健脾，生地黄、枸杞子、地骨皮滋阴补肾、清虚热，当归补血和血，牡丹皮、地榆凉血止血。

（3）脾肾气虚

主症：血尿色淡红，常以镜下血尿和（或）蛋白尿为主，腰酸腿软，耳鸣头晕，食欲不振，面色萎黄，腹胀便溏，神疲体倦，少气懒言，舌淡胖有齿痕，苔白，脉沉缓。

辨证分析：脾虚统摄无权、血不循经而下泄则尿血，肾气亏损，固摄无权，精血不循常道而下泄亦可见血尿。脾为气血生化之源，气血生化不足，则血尿色淡红或肉眼观察小便清长，但镜下有红细胞。肾主骨生髓，开窍于耳，腰又为肾之府，肾虚骨、髓、腰失养则耳鸣头晕、腰酸腿软；脾虚运化失常，则食欲不振、腹胀便溏；脾虚气血生化乏源，筋骨百骸失于濡养，则面色萎黄、神疲体倦、少气懒言。舌淡胖有齿痕、苔白、脉沉缓皆为脾肾气虚之象。

治法：健脾补肾，益气摄血。

方药：补中益气汤加减：黄芪、芡实各30g，党参、淮山药、枸杞子、菟丝子、桑寄生、茜草、金樱子各15g，当归、白术各10g，甘草5g。

加减：若气虚卫外不固，反复感冒加玉屏风散益气固表；气血两亏有贫血者加阿胶烊化兑服以补益气血。

方解：方中黄芪、党参、白术、淮山药、甘草健脾益气；枸杞子、菟丝子、桑寄生滋阴补肾，配伍黄芪则补益肾气；茜草、当归活血止血；芡实和金樱子收敛固涩，有消除尿蛋白的作用。

（4）瘀血内阻

主症：长期慢性镜下血尿，腰痛固定不移或刺痛，面色晦暗，唇色青紫或暗，肢麻，痛经、闭经，经行不畅，经色紫暗，经血有块或尿中带血块，舌淡红或暗红或青紫，舌有瘀点、瘀斑，脉沉涩。

辨证分析：久病入络，血行不畅，脉络瘀阻，血不循经而外溢，故见血尿，瘀血常与原病邪交织为患，使病情缠绵，长期镜下血尿。不通则痛，瘀血阻滞肾络，故腰痛固定不移或刺痛；瘀血阻滞，肌肤、肢节失于濡养，则见面色晦暗、唇色青紫或暗、肢麻；瘀血阻络，经血不能正常运行，则痛经、闭经、经行不畅、经血有块或尿中带血块；舌淡红或暗红或青紫，舌有瘀点、瘀斑，脉沉涩皆为瘀血内阻之象。

治法：活血化瘀，行血止血。

方药：加味当归芍药散加减：当归、川芎、赤芍各15g，丹参、益母草各30g，泽兰、牛膝、白术、茯苓、防己各10g，三七、甘草各5g。

加减：若兼夹全身水肿等水湿内停症状者，宜加车前子、冬瓜皮、大腹皮等利水消肿之品。

方解：方中多为活血化瘀之剂，取"久漏宜通"之意，瘀血阻滞以致血不循经而外溢，只有消除瘀血，方能引血归经，故治疗IgA肾病不能见血止血，而应当用活血祛瘀药使血尿逐渐消失，即所谓"祛瘀生新，气行路通""蓄血去，瘀热清，诸症自平"。

由于IgA肾病发现时间不长，中医对本病的认识尚较肤浅，目前对该病的辨证论治规律还没有定论，辨证分型也存在很大差异，有的将本病分为2～3型，也有学者分为5～6型，甚至11型。但总的趋势是以正虚邪实为纲进行分型。陈以平将IgA肾病分为气虚夹瘀和阴虚夹瘀两型论治。邹燕勤等则按治法将其分为疏风清热、清心导赤、清泄肝火、清热凉血、健脾清利、补气养阴、补气活血、养阴活血、补肾解毒、补肾益精等法。时振声按以血尿为主和以蛋白尿为主分类辨证治疗，以血尿为主者可分为：1）热伤血络型，治以清热凉血法，方用银蒲玄麦甘菊汤加减；2）肾阴不足型，治以滋阴益肾法，方选知柏地黄汤或自拟滋肾化瘀清利汤；3）脾气虚弱型，治以益气健脾法，方选补中益气汤合香砂六君子汤加减；4）瘀血内阻型，治以活血化瘀法，方选血府逐瘀汤或桃红四物汤或桂枝茯苓丸加减。以蛋白尿为主者可分为：1）脾气虚损型，治以健脾益气法，方选补中益气汤加减；2）脾肾气虚型，治以健脾固肾法，方选参苓白术散或参芪五子衍宗丸加减；3）气阴两虚型，治以益气养阴法，方选参芪地黄汤或大补元煎加减；4）三焦气滞型，治以宣畅三焦法，方选导水茯苓汤加减；5）瘀血内阻型，治以活血化瘀法，方选当归芍药散加减；6）湿热内蕴型，治以清利湿热法，方选三仁汤加减。叶任高则从虚论治，提出阴虚内热、气阴两虚、脾肾气虚、肝肾阴虚四型，各型中必有夹瘀之特征，宜配合活血化瘀治疗。

以上各位学者之观点，均各有其特点。综合起来分析，为更好地适应于临床，我们归纳为分期分型辨证论治，以期达到纲举目张，条理清晰，临床应用方便的目的。

（二）辨病治疗

1. 专方专药

（1）滋肾宁血饮

旱莲草 30g，女贞子 15g，生地黄 20g，牡丹皮 15g，山茱萸 15g，淮山药 15g，太子参 30g，白茅根 30g，仙鹤草 30g，益母草 30g，丹参 30g。兼咽痛热毒者，加金银花、蒲公英、大青叶；血热尿血明显者，加小蓟、茜草根、紫草；阴虚内热者，加知母、黄柏、地骨皮；瘀血明显者，加赤芍、红花、蒲黄；气虚易感者，加北芪、白术、防风。上药加水 500mL，煎取汁 200mL。每日 1 剂，分 2 次服，疗程 3 ～ 12 个月。服药期间注意休息，避免过劳或激烈运动，预防外感，忌食辛辣燥热之品。

（2）IgA 肾病 I 号（蛋白尿型）

黄芪 20g，党参 15g，云苓 12g，白术 12g，淮山药 12g，白扁豆 10g，白花蛇舌草 10g，益母草 15g，枸杞子 12g，菟丝子 12g，甘草 3g。水煎服，每日 1 剂，分 2 次服，疗程 2 ～ 3 月。

（3）IgA 肾病 II 号（血尿型）

生地黄 20g，女贞子 12g，云苓 12g，丹参 12g，山茱萸 12g，龟甲 20g，川断 12g，狗脊 12g，大蓟 15g，白茅根 15g，五味子 12g，侧柏叶 12g。上药加水 500mL，文火煎取汁 300mL，每日 1 剂分 2 次服，2 ～ 3 月为 1 疗程。

（4）肾宁合剂

由金银花、连翘、地榆炭、大蓟、小蓟、白茅根、炒蒲黄、赤芍、黄芪、党参、女贞子、旱莲草、棕榈炭等组成，每瓶 100mL，每毫升含生药 3.2g。每次口服 30mL，每天 3 次。该药治疗 IgA 肾病 35 例，单纯血尿 14 例，血尿兼蛋白尿 21 例，血 IgA 升高 21 例；II 级 8 例，III 级 22 例，IV 级 3 例，V 级 2 例。结果显示，完全缓解 16 例，基本缓解 10 例，好转 8 例，总有效 34 例（97.1%），明显高于泼尼龙等西药对照组（40% 的有效率）。

（5）固本清瘀汤

首乌、生地黄、丹参、地榆、猫爪草各 20g，黄芪、益母草、白茅根各 30g，黄柏、知母各 10g。兼肾阳虚者去知母、黄柏，加巴戟天、菟丝子各 10g；尿蛋白持续不退者加桑螵蛸以敛阴固肾；伴有高血压者合二至丸以滋水涵木。上药加水 500mL，煎取汁 200mL，每日 1 剂分 2 次服，15 天为 1 疗程。治疗 IgA 肾病 30 例，总有效率 86.6%。

2. 中成药

（1）雷公藤多苷片

按 1 ～ 1.5mg/kg·d，分 2 ～ 3 次口服，1 ～ 2 月为 1 疗程。

（2）火把花根片

成人每次 3 ～ 5 片，每日 3 次，饭后服用，1 ～ 2 月为 1 疗程，可连续服用 2 ～ 3 疗程。

（3）冬虫夏草制剂

①金水宝每次 0.33×3 粒，每日 3 次；②百令胶囊每次 0.2×5 粒，每日 3 次。

（4）黄葵胶囊

每次 5 粒，每日 3 次口服，8 周为 1 疗程。

（5）鱼腥草注射液

现代药理证明，鱼腥草注射液具有抗菌抗病毒的作用，既解决了临床上一些难以控制的感染，更重要的还在于该制剂具有调整免疫的作用，纠正了肾病综合征免疫紊乱这一病理变化，从而使本病得以较长时间的缓解。本资料结果表明，治疗组肾病综合征的痊愈率和总有效率都明显优于对照组（$P < 0.05$）；在控制感染症状、延长肾病缓解时间及提高血浆白蛋白和血清免疫球蛋白 IgM 等方面都有明显的作用。

（6）肾宁合剂

由金银花、连翘、地榆炭、大蓟、小蓟、白茅根、炒蒲黄、赤芍、黄芪、党参、女贞子、旱莲草、棕榈炭等组成，每瓶 100mL，每毫升含生药 3.2g。有清热解毒，凉血止血，补脾益肾作用，对 IgA 肾病血尿为主或兼有蛋白尿者适宜。每次口服 30mL，每天 3 次。疗程为 6 个月。

（7）保肾康

保肾康是根据川芎主要成分经人工合成。川芎为血中气药，既能活血又能行气，辛散温通，活血化瘀。现代药理研究发现它具有抗凝、扩张微血管作用，可加强对花生四烯酸诱导的血小板聚集的抑制作用，抑制体外循环中血小板活化和血栓形成，抑制成纤维细胞生长和增殖，此外还有增强单核巨噬细胞吞噬功能。用于治疗 IgA 肾病反复上感，慢性肾炎血尿、蛋白尿。每次 200mg 口服，每日 3 次，8 周为 1 疗程。

（8）健肾片

健肾片主要药物有黄芪、石韦等，具有益气健脾、清热利湿之功效。每次 4 ～ 6 片，每日 3 次。有报道用健肾片治疗 IgA 肾病脾虚湿热证 40 例，与 32 例肾炎四味片对照治疗组进行比较。结果提示健肾片能有效降低患者尿红细胞计数，降低患者蛋白尿，改善临床症状，临床总有效率 85%。说明综合疗效优于对照组。

（三）西医治疗

目前尚无特异性治疗方法，其治疗原则主要是对症治疗，减少肾脏的损伤，保护肾功能。IgA 肾病的诊断离不开肾穿刺活检，它的治疗同样离不开肾脏病理学检查的指导，IgA 肾病患者临床表现多样，预后相差悬殊，在 IgA 肾病的治疗中强调临床表现结合肾脏病理改变进行分型论治是目前治疗 IgA 肾病的常用措施。

1. 反复发作肉眼血尿型

此型患者年龄相对较轻，发病前往往有上呼吸道感染或扁桃体炎等诱因。肾组织学病理检查一般不存在明显的硬化性改变，但在肉眼血尿发作 1 ～ 2 周内可以出现少量新月体。在治疗上应积极祛除诱发血尿反复发作的感染灶。如患者有反复扁桃体炎症，在扶正提高机体免疫力的同时，应择期行扁桃体摘除术。

如患者同时伴有大量蛋白尿，肾脏病理检查显示有较多的新月体形成和毛细血管襻坏死，则应采取下述相应的措施，而不再按本型病例处理。

2. 无症状尿检异常型

这型患者发病隐匿，临床表现为镜下血尿，轻、中度蛋白尿（< 2.5g/24h），也可不伴蛋白尿，患者通常不伴高血压。病理上多表现为不同程度的系膜病变，硬化性病变轻，或表现为局灶节段性肾小球硬化和间质病变。在治疗中采用双倍剂量雷公藤多苷片（40mg×3/d），同时加用血管紧张素转化酶抑制剂（ACEI）和（或）血管紧张素 II 受体拮抗剂（ATRA）。这类患者在随访中要注意观察血压和肾功能的变化。一旦出现高血压及肾功能不全，则应按第 3 型处理。

3. 肾功能不全伴 / 不伴高血压型

此型患者突出的表现是肾功能不全有或无高血压，尿检可以有血尿及蛋白尿，也可以有孤立性肉眼血尿，肾活检常表现为较多的硬化性病变，局灶节段性硬化以及较重的肾间质病变。治疗上重点是控制高血压、延缓肾功能恶化。常用钙离子拮抗剂，ACEI 及 ATRA，力求把血压控制在 120/70mmHg 左右，同时加用大黄素制剂。这型患者治疗的重点放在保护肾功能上，此型病例如进展至后期则基本上按慢性肾功能衰竭处理。

4. 肾病综合征型或大量蛋白尿型

这类患者，尤其是初治病例及肾活检显示单纯轻度系膜增生者，用足量泼尼龙（0.8 ～ 1mg/kg·d）诱导治疗，大多能收到良好的疗效。对减撤药物过程中病情复发者，可给予细胞毒药物联合治疗。一些对激素治疗反应不佳或无效的患者，其肾脏组织学改变往往呈局灶节段性肾小球硬化和（或）较重的肾小管间质病变。对此类患者，我们采用上述双倍剂量雷公藤多苷片，ACEI/ATRA 和大黄素治疗，部分患者同样能达到良好的疗效。

5. 血管炎型

血管炎型 IgA 肾病患者的肾脏组织学表现常为新月体形成，伴肾小球毛细血管襻坏死和（或）间质血管炎病变。在治疗上应按肾脏血管炎给予积极的治疗措施。主张对这类患者在甲泼尼龙冲击治疗后，给予 MMF（1.5 ～ 2.0g/d）和中小剂量的泼尼龙。MMF 治疗 6 ～ 12 个月后可将剂量减至 1.0g/d。1.0g/d 的剂量持续应用半年，然后减至 0.75g/d 维持，总疗程 2 年。

6. 其他注意事项

（1）积极治疗持续性血尿、大量蛋白尿或伴有严重高血压患者，严密观察，并给予及时合理的防护措施，以阻滞 IgA 肾病的发展进程。

（2）对于重症 IgA 肾病患者（如重度系膜增生性肾炎及局灶节段性肾小球硬化，少数为系膜毛细血管性肾炎患者）只要能使尿蛋白减少，肾功能损害进展延缓就是成功，不能一味追求尿蛋白消失，以致过长期大量用药造成严重甚至致命性副作用。

（3）避免使用肾毒性药物，使用免疫抑制剂及雷公藤多苷、火把花根片时应定期监测肝、肾功能。

（四）中西医结合治疗

1. 结合要点

中西医结合治疗 IgA 肾病，不是说将中药和西药混合运用于患者的治疗中即是中西医结合治疗，而是通过辨证与辨病结合，对中医药理论与西医病理、生理、药理等的相关性进行研究，寻找其变化规律，探讨出一条新的治疗方法。而辨证与辨病结合又是中西医结合治疗 IgA 肾病的重点要点。

IgA 肾病是现代医学免疫病理诊断，因此对本病的中医认识与治疗也必须建立在西医辨病的基础上，单靠中医辨证论治是不够的，必须与西医辨病相结合才能做到诊断准确，灵活治疗。许多医家通过肾穿刺活检病理与中医辨证分型的相关性研究，探讨 IgA 肾病的中医辨证。如刘宏伟通过对 108 例 IgA 肾病患者中医辨证的相关性研究，提示本病多属本虚标实之证。在本虚之中，多与阴虚、气阴两虚密切相关；在标实之中，多与湿热、瘀血、外感更为密切。这一研究对于 IgA 肾病治疗理法方药的确定提供了可靠的前提和依据，而且该研究还提示，随着系膜病变的加重，中医证型有从阴虚向气阴两虚转化的趋势，为证实本病的证候转化提供了客观依据。这一认识已逐渐得到国内诸多同道的认同，如广州、福建、上海、南京等地的研究结果，与此结论基本一致。由此可见，这一研究思路为中医治疗 IgA 肾病提供了良好的开端。当然，由于这方面工作开展的时间尚短，加之观察病例数不多，还存在着许多不足之处，有待于今后进一步深入研究。

由于 IgA 肾病临床常呈隐匿性起病过程，病情逐渐进展时临床症状不一定很典型，病情转化不是机械地由气虚到气阴两虚到阴阳两虚的演变过程，随着对该病辨证规律探讨的深入，有必要在宏观辨证的基础上，充实微观辨证的内容，以便做到辨证更准确，疗效更确切。如系膜区免疫复合物的沉积多少，是 IgA 的单一沉积还是伴随有其他免疫球蛋白或补体的沉积，某些炎症细胞、增殖因子、凋亡细胞等的基因表达，这些与中医辨证分型有没有内在的联系，对辨证论治能否提供有益的帮助，均是今后研究中医药治疗 IgA 肾病的重要课题。

2. 方案选介

（1）中西医结合治疗

对照组：双嘧达莫每次 25～50mg，每日 3 次，口服；阿司匹林每次 40mg，每日 1 次，口服；依那普利每次 5～10mg，每日 2 次，口服。

治疗组：上述西药加用中药，肝肾阴虚——肾炎 Ⅱ 方（自拟方：旱莲草 12g，女贞子、丹参各 10g，益母草 15g，地龙 7g）＋肾特灵胶囊；气阴两虚——肾炎 Ⅰ 方合四君子汤（旱莲草 12g，女贞子、丹参各 10g，益母草 15g，地龙 7g，太子参 20g，白术 9g，甘草 6g，茯苓 12g）＋肾特灵胶囊；脾肾气虚——肾炎 Ⅰ 方（自拟方：生地黄 20g，山茱萸 10g，茯苓 12g，牡丹皮 9g，丹参 10g，川芎 6g，地骨皮 9g，全蝎 2g）＋杜仲 10g，黄芪 15g，枸杞子 10g，淫羊藿 10g。血尿明显，加小蓟、田七、白茅根；有热毒表现，加金银花、板蓝根清热解毒；蛋白尿顽固，加芡实、莲须，以收敛固涩；易感冒；加玉屏风散。每日 1 剂，水煎 2 次，分两次服。6 个月为 1 疗程。

结果：治疗组 30 例中完全缓解 12 例，其中 6 例为单纯性血尿，3 例单纯性蛋白尿，3 例为蛋白尿伴血尿；显著缓解 11 例，单纯性血尿 6 例，单纯性蛋白尿 2 例，蛋白尿伴血尿 3 例；好转 4 例，均有蛋白尿伴血尿；无效 3 例，其中 1 例单纯蛋白尿，2 例为蛋白尿伴血尿。总有效率 90%。对照组 30 例中无完全缓解，显著缓解 2 例，好转 3 例，无效 25 例，总有效率 16.7%。治疗组的疗效明显优于对照组（$P < 0.01$）。

（2）中西医结合治疗

中药煎剂组（1 方案）：共 65 例。处方：生黄芪、川芎、落得打、大青叶、白茅根、旱莲草各 30g，杜仲、女贞子、知母、丹参各 10g，制军 6～10g，生甘草 3g，为 1 日量，上、下午分煎服，主要应用于 IgA 肾病病理 I～II 级者。

中药煎剂加雷公藤多苷片（TII）组（2 方案）：共 38 例，其中 11 例系由 1 组方案疗效不著转入。中药处方及服法同 1 组，同时加服雷公藤多苷片 30～60mg/d，分 3 次服，主要应用于 IgA 肾病病理 III 级者。

中药煎剂加 TII 及贝那普利组（3 方案）：共 24 例，其中 6 例系由 2 方案效果不著转入。中药处方及 TII 片的用法同 2 组，再根据血压情况加服贝那普利 5～20mg/d，分 1～2 次服，主要应用于 IgA 肾病病理 IV 级者。

文中对 110 例 IgA 肾病患者根据肾病理分级，分别采用 1、2、3 方案治疗，在 1 或 2 方案失败者均可转入下一方案。故在疗程实际结束时，110 例 IgA 肾病患者，临床缓解 25 例（22.7%），显效 60 例（54.6%），好转 21 例（19.1%），无效 4 例（3.6%），其中显效以上者占 77.3%，总有效率达 96.4%。疗效较以往显著提高，证实对 IgA 肾病根据不同病理损害，分阶段中西医结合治疗，有利于增加疗效，减轻药物毒副作用。

（3）雷公藤多苷联合大黄素及贝那普利

采用雷公藤多苷片、大黄素（200mg/d）及贝那普利（10mg/d）治疗。治疗第 1 个月雷公藤剂量为 2mg/kg·d，以后减量至 1mg/kg·d，或雷公藤 2mg/kg·d 服 2 周，停 2 周间歇给药。为使血压控制在 130/80mmHg 以下，部分患者加用钙离子拮抗剂治疗。随访时间 6 个月～3 年。结果显示：雷公藤多苷联合大黄素和贝那普利治疗能有效减少重型 IgA 肾病蛋白尿，稳定肾功能。

（五）其他治疗

冷冻针刺疗法取肾俞、京骨，在体针温度 0～15℃时行针，留针 10 分钟，两侧交替进行，可用于治疗肾炎蛋白尿。

（六）专家诊疗经验

1. 洪钦国教授治疗 IgA 肾病经验

（1）重视从肺论治

IgA 肾病在发作前多有上呼吸道感染或胃肠道感染。中医学认为，肺主表，与大肠相表里；肺肾为母子之脏。正如《灵枢·本输》云："少阴属肾，肾上连肺。"肺经与大肠经为表里经，又与肾经相通，肺或大肠受邪循经感传于肾。所以治疗 IgA 肾病时，应重视从肺论治。发作期治疗以祛邪解表为主，多用玄麦甘桔汤主之，可加金银花、鱼腥草、连翘、蒲公英、牛蒡子等治之。缓解期对于气虚和气阴两虚的体质仍需坚持固护正气，予玄麦甘桔汤与玉屏风散交替使用，以存正气，使邪不能干。

（2）选药精当

洪老认为，IgA 肾病患者本身多为阴虚或气阴两虚体质，常易外感湿热之邪。湿为阴邪，易遏气机，阳气被遏，不能运化水湿，使湿邪更盛；湿邪内停，郁而化热，或少火食气，或灼伤阴津，使气阴更虚，如此反复，病情日重。"邪之所凑，其气必虚"。所以治疗时，一方面要滋肝肾之阴，补脾肾之气以扶正；另一方面，清湿热以祛邪。用药既不能用苦寒之品，以防伤及脾肾之阳；又不能过燥或过于滋腻以恋邪。多用女贞子、旱莲草、桑寄生、怀牛膝等以滋肾阴，"壮水之主，以制阳光"。以北黄芪、淮山药、党参、白术等以振脾阳，菟丝子、益智仁等以温肾阳益脾阳，车前子、滑石、薏苡仁、泽泻等甘淡之品以淡渗利湿、以防伤阴，再予白茅根、大蓟、小蓟、仙鹤草等凉血止血或收敛止血。

（3）活血化瘀贯彻始终

现代医学研究表明，IgA 肾病时常有球旁器和小动脉损害，局部血流动力学因素可能也起一定作用。IgA 肾病多有尿血，中医学认为离经之血不能及时消失和排出，或邪热虚火耗津炼液导致久病入络，瘀血内停。所以 IgA 肾病的治疗应以活血化瘀治疗贯彻始终，多用丹参、牡丹皮、益母草等性味偏凉的活血化瘀之品，从清热活血改善肾小球血流动力学异常。

（4）随症加减不忘辨证

IgA 肾病临床表现复杂多变，常出现蛋白尿、水肿等症状，其治疗应紧扣病情辨证。蛋白尿兼有脾肾亏虚之证，治宜培土固水，药用芡实、怀药、北黄芪、金樱子、莲须；兼有湿热之邪，治宜清热利湿，药用薏苡仁、萆薢等；若兼表证，可与苏叶、蝉蜕、地肤子。水肿治疗亦应辨证施治，其治则为清热利水、健脾利水、活血利水；若阴损及阳，亦可用温阳利水之法。若出现肾功能损害，可按肾功能衰竭辨证施治。

2. 陈以平中药治疗 IgA 肾病经验

陈以平教授是全国著名的中医肾病专家，行医 30 余载，临床经验丰富，擅长治疗各类肾脏疾病，尤其是在治疗 IgA 肾病方面更有独到之处。陈教授根据中医辨证施治理论，以临床症状结合现代医学实验检查，将辨病、辨证有机地结合起来，摸索出一套较为完整的、有效的诊治方法，疗效显著。

（1）急性期

风热上扰型：临床见证为发热（高热或轻微发热），咽痛，咳嗽，腰酸腰痛，尿赤或肉眼血尿，舌红，苔薄黄，脉浮数。治以疏风清热。方拟银翘散合小蓟饮子加减：金银花 30g，连翘 15g，竹叶、淡豆豉、荆芥、牛蒡子各 9g，桔梗 4.5g，鱼腥草 30g，菊花 15g，小蓟、生地黄各 15g，藕节、白茅根各 30g。陈教授认为，此型多见两种情况，一是首次发病，以上呼吸道感染为先驱症状，随后出现血尿（或）及蛋白尿；二是病情复发，原有 IgA 肾病史，因气候变化或劳累过度，出现上感症状而诱发病情复发或加重。无论哪种情况，都应遵循"急则治其标"的原则，先疏风解表，清热利咽，在积极控制上呼吸道感染的情况下，兼治以健脾益肾，凉血止血。

下焦（胃肠）湿热型：临床见证为脘腹胀闷，纳呆，口苦，腰酸腰痛、尿赤或血尿，伴尿频不爽或尿急尿痛，舌红苔黄腻，脉细数。治以健脾助运，清热利湿。方拟藿香正气散合小蓟饮子加减：藿香、佩兰、半夏各9g，豆蔻仁（后下）3g，茯苓12g，苍术、白术各15g，薏苡仁30g，黄连3g，车前子（包煎）30g，小蓟20g，生地黄15g，生蒲黄（包煎）9g，萹蓄15g，萆草30g。陈教授认为，在急性期，发病症状以肠道感染者为数不少，故不应忽视。中医认为，湿为阴邪，其性重滞，其中人缓，病势缠绵，湿与水，异名同类，湿为水之渐，水为湿之积。人身之中，主水在肾，制水在脾，调水在肺，故水湿为病，与肺、脾、肾三脏有密切关系。脾虚则生湿，肾虚则水泛，肺失宣降则水津不布。故临证必须辨证施治。以下焦湿热湿滞肠胃为主证者，一旦治以健脾化湿，理气和中，兼以利水通淋，则湿浊内化，清升浊降，气机畅通，水湿运化正常，诸证愈矣。

（2）慢性期

气虚夹瘀型：临床见证为神疲乏力，面色㿠白无华，腰酸膝软，持续镜下血尿。舌淡红偏暗苔薄少津，脉细数。治以滋阴活血。方拟四君子汤合桃红四物汤加减：党参、丹参各30g，白术15g，茯苓12g，黄芪30g，桃仁9g，红花6g，当归12g，川芎15g，山茱萸15g，生蒲黄（包煎）12g，马鞭草、生地榆各30g，甘草6g。

阴虚夹瘀型：临床见证为口干，咽痛，手足心热，盗汗，持续镜下血尿，腰酸，腰痛，舌尖红苔薄少津，脉细数。治以滋阴活血，祛瘀止血。方拟二至丸、知柏地黄汤合桃红四物汤加减：生地黄15g，玄参、当归各12g，女贞子、墨旱莲各15g，知母、黄柏各9g，山茱萸15g，桃仁、红花、川芎各9g，马鞭草30g，大蓟、小蓟各15g，生蒲黄（包煎）、炮甲片各12g。

陈教授认为，对于平时持续镜下血尿，中医认为"久漏宜通"。瘀血阻滞脉络以致血不循经而外溢，只有祛除瘀血，方能引血归经。故治疗 IgA 肾病不能见血止血，而应当用活血祛瘀药使血尿逐渐消失，即所谓"祛瘀生新，气行路通"，"蓄血去，瘀热清，诸症自平"。祛瘀止血是治疗 IgA 肾病血尿的主要治则。

3. 胡仲仪辨治 IgA 肾病经验

对于 IgA 肾病的辨治，胡教授主张以病为轴心，辨证与辨病相结合。胡教授认为 IgA 肾病乃本虚标实之证，气虚为本，湿热、瘀血为病变关键点。患者肾气失充，正气不足，反复感受湿热毒邪发为各种感染症状。湿热毒邪滞留不去，内入于肾，或灼伤肾络，迫血妄行，或碍肾固摄，漏渗精微，造成肾小球免疫炎症性损伤则血尿、尿浊、水肿诸证迭起，由上可知，湿热毒邪是 IgA 肾病始动、发展的主要因素。离经之血稽留为瘀，瘀血与湿热毒邪交织为患则使病势加重，病情缠绵，实际上本病病变过程中免疫复合物的沉积、系膜基质增生、肾小球的硬化、凝血纤溶异常等均可视为瘀血证的微观指征。病变日久，内损脏腑可现脾肾双亏、气阴两虚、阴阳互损等虚候。针对此病机，胡教授主张治以益气扶正、清利湿热、活血化瘀为主。实验研究证明，清热利湿、活血化瘀法可以对抗细胞因子促硬化、纤维化作用，能够有效地防治肾小球硬化、间质纤维化发生，延缓肾功能不全的发生和进展。

4. 聂莉芳教授治疗 IgA 肾病的经验

聂教授对多种肾病都有一套完整的辨证理论，在 IgA 肾病血尿治疗方面尤有经验。

（1）把握病机，确立重心

聂教授认为，IgA 肾病的好发年龄为青少年，其病因有主因与诱因之分。主因多系脾肾虚损，因先天不足、饮食失常、七情内伤等多种因素耗伤正气，以致机体免疫功能失调。诱因则责之外邪与过劳，以致血尿反复发作，呈迁延性病变。IgA 肾病的病机错综复杂，有邪实和正虚之不同，邪实以肺胃风热毒邪壅盛，正虚以脾肾两虚为其病机特点。

（2）辨证论治，首辨病期

IgA 肾病的中医治疗，多以辨证分型论治。聂教授根据 IgA 肾病血尿在病程中的特点，将其分为急性发作期与慢性迁延期两期，在治疗中并与中医辨证相结合；急性发作期，以邪实为主，主要是因为肺胃风热，毒邪壅盛，下迫肾与膀胱，而迫血下行，其临床表现为寒热咳嗽，咽喉肿痛，尿赤而热，大便干，舌边尖红，苔薄黄，脉浮数或滑数。慢性迁延期，以正虚为主，主要是因为脾肾气阴两虚，脾虚不能统摄血液，肾虚封藏失职，致血不循常道而从小便而出，其临床表现为神疲乏力，腰膝酸软而痛，咽干，尿红赤或淡黄，大便或干或溏，自汗或盗汗，怕冷或手足心热，舌淡胖或红瘦，苔白或薄黄，脉沉细弱。根据 IgA 肾病病期之不同，按照中医"急则治标，缓则治本"的治疗原则而采取不同的方法。对于急性发作期则宜迅速截断病情，祛邪以安正；对于慢性迁延期则宜扶助正气，以渐止尿血，应守方以图缓功。

（3）遣方用药，多用平和

聂教授在 IgA 肾病治疗用药方面，多选用平和之品。对于急性发作期之肺胃风热毒邪壅盛、迫血下行证，宜疏散风热、清热解毒、凉血止血同用，一般选用银翘散、银蒲玄麦甘桔汤或五味消毒饮加生地黄、白茅根、小蓟等凉血止尿血之品或与小蓟饮子合方使用。对于心火炽盛、迫血下行证，则用加味导赤散引导心火下行而止尿血。聂教授认为此方泻火不伤胃，利水而不伤阴，看似平淡无奇，但效果甚捷，但宜将通草易川木通。对于慢性迁延期之脾肾气虚者，宜气阴双补以止尿血，可选用参芪地黄汤或益气滋肾汤，临证时，应权衡气阴两虚的程度，将益气与滋阴控制在一个适当的比例，择用人参、党参、太子参、西洋参等，对提高疗效非常重要。

聂莉芳教授在治疗 IgA 肾病血尿时，特别注意根据药物的寒热温凉之性与药物的归经来选择使用止血药。将临床上比较通用的止血药，即各个部位出血均可使用的如三七、仙鹤草等，与专治尿血的小蓟、白茅根、旱莲草、炒栀子等结合使用。在止血的基础上，宗古人之"止血不留瘀"，慎用活血化瘀药，而用少量散血和血之品，如当归、丹参。聂教授认为，当归为养血和血之要药，丹参有散血凉血之功。同时喜用中医治疗创伤性出血的要药——三七。三七止血而有散瘀之功，治疗各种出血证，有较好疗效。

（七）研究现状

1. 症状客观化研究

郑惊等对 95 例肾活检确诊为 IgA 肾病的患者进行病理分级探讨与中医证型的关系发现，同一病理类型的 IgA 肾病患者，肝肾阴虚者以 Ⅱ、Ⅲ 级病理损害为主，占 38.95%（37/95）。气阴两虚者以 Ⅲ、Ⅳ 级病理损害为主，占 42.1%（40/95）。气阴两虚患者病理分级高（$P <$ 0.01），而且病理分级与中医证型相关性显著（$P <$ 0.01）。肝肾阴虚患者Ⅲ级病理损害为 24.2%（23/95），而气阴两虚患者Ⅲ级病理损害为 20%（19/95）。提示同一病理类型的肾脏病，在不同的发展阶段，其中医辨证分型往往是动态的，不是一成不变的。即使在同一证型中其病理分级改变也是不相同的。

由于病情的发展，肾中精血渐耗，阴血不足，全身失于涵养，见阴虚之候；阴虚日久，精血不足，不能滋养肾气而致肾气亦虚，遂见气阴两虚之候。从病理分级与肝肾阴虚、气阴两虚的相关性看，气阴两虚的病理分级程度较肝肾阴虚高，说明病理损害更为严重。阴阳互根互用，精微遗泄日久，更耗肾之阴阳，使肾之阴阳益虚，最终发展为阴阳两虚。故 IgA 肾病中医证型的发展转归多呈现阴虚→气阴两虚→阴阳两虚的过程。

2. 证型与治法研究

由于以往诊断不够明确和对 IgA 肾病的认识水平有限，加之 IgA 肾病的临床表现多种多样，疾病的自然病程变化很大。因此，中医对 IgA 肾病的辨证分型迄今尚未统一。如有的医家按虚实夹杂分为气虚夹瘀和阴虚夹瘀两型；有的按正虚分为气阳虚、阴虚、气阴两虚 3 型。目前，多数学者认为，IgA 肾病多属本虚标实、虚实夹杂之证，而且 IgA 肾病本身即为慢性持续性疾病，根据报道，IgA 肾病的组织学损伤常难以自动消退，故今后应加强 IgA 肾病的辨证分型研究。在治疗方法上，时振声根据多年临证经验，提出以滋阴益肾活血清利之法为主治疗，对血尿型 IgA 肾病疗效尤佳；叶任高提出滋阴清热、益气养阴、补益脾肾之法，强调重视活血化瘀；章永红则以清热凉血、健脾清利、补肾解毒、扶正通络四法辨治；都占陶提出以益气活血、养阴化瘀、补阴补阳、利水化瘀为基本大法；刘云海以滋阴益肾、活血清利为基本方加减治疗。殷苏燕通过卫气营血辨证认为本病好发于阴虚、虚火内炽体质者，而温热邪气又最易损伤阴津，因而宣郁清热生津应贯穿于整个治疗过程中。另外，有人甚至按治法分为疏风清热、清心导赤等 11 法，给临床推广运用带来不便。根据临床经验，较为合理的辨证是按急性发作期和慢性进展期进行分期分型辨证论治。当然，在 IgA 肾病发展至肾衰竭后，自当按慢性肾衰辨证论治。

3. 方药研究

（1）复方研究

在 IgA 肾病的辨证遣方中，经方、古方及临床经验方、基础方用之甚多，临床报道亦不少，在治疗中确实收到了良好的效果。如清热凉血的小蓟饮子；滋肾清热的六味地黄汤、知柏地黄汤；健脾利湿的参苓白术散；活血逐瘀的血府逐瘀汤；补益脾肾的补中益气汤、右归丸等，用之临床，辨证得当，收效满意。而以滋肾化瘀清利汤加味、滋肾解毒汤加味、银蒲玄麦甘桔汤等治疗本病，具有滋阴清热解毒之功。

（2）单味药研究

根据对动物性肾炎的疗效探讨表明，当归、川芎、赤芍、桃仁、红花、益母草等活血化瘀中药，具有改善肾脏血液循环，促进纤维组织的吸收等作用，对本病的治疗可重复性强；对扶正固本中药薄盖灵芝实验证明，有调节免疫系统的功能，对 IgA 肾病的病变程度有一定的改善作用，临证运用有较好的疗效；单味药参三七应用甚广，特别对肉眼血尿者，单用或配用于辨证方中效果尤佳。它具有祛瘀止血，消肿止痛之功效，并有止血不留瘀，祛瘀不伤正之长。实验研究表明，该药低浓度对血管有收缩作用，高浓度可扩张血管，能升高血小板，促进血液凝固等。此外，清热解毒类中药在临床用之亦不少。

4. 动物模型研究

IgA 肾病为一免疫病理学诊断，许多患者隐匿起病，以无症状性尿检异常为临床表现，此时中医往往无证可辨，故 IgA 肾病动物模型的建立，为深入研究 IgA 肾病的发病机制以及在分子学水平上探讨中药的作用机制奠定了实验基础。自从 1979 年第一个 IgA 肾病动物模型问世以来，已陆续报道了多种诱发方法。近年来，我国也开展了 IgA 肾病动物模型的研制。如南京军区总医院用葡萄球菌肠毒素 B 给 SD 大鼠静脉注射，诱发 IgA 肾病获得成功；北京中医药大学用右旋糖酐作为抗原，试用国产昆明种小鼠成功地复制了 IgA 肾病模型。他们还利用这些模型探讨了雷公藤、薄盖灵芝、川芎嗪等中药的治疗作用。更为可喜的是有些单位已开始利用实验模型探讨中药复方的作用机制，如刘宏伟等从胃肠黏膜免疫入手，以口服牛血清白蛋白和葡萄球菌肠毒素 B 感染复合造模的方法，建立小鼠、大鼠实验性 IgA 肾病模型，并探讨了滋肾止血片的治疗作用以及作用机制。目前 IgA 肾病的实验模型尚存在着一些问题，特别是与人类 IgA 肾病尚存在一定的差距，有待于今后进一步开发研究，以便研制出与人类更接近的动物模型，从而使中药的治疗作用更有说服力。

六、调护与预防

（一）饮食调养

提倡低脂蛋白饮食，限制食磷食物蛋白的过量摄入；因本病常伴有咽炎或扁桃体炎，中医辨证属阴虚者居多，故饮食上宜清淡，禁辛辣厚腻之品，并忌烟酒。常用药膳有如下几种。

1. 丝瓜饮

老丝瓜 1 段，将丝瓜洗净熬水，不拘时凉饮之。有凉血止血之效。适用于热伤阴络而引起的尿血。

2. 茅根竹蔗水

新鲜白茅根 250g，竹蔗 250g，煎水，可放红糖适量，当饮料饮用。

3. 茅根粥

新鲜白茅根 60g，加水适量，煮半小时后，取茅根水煮粥，每日 1 次。

4. 土茯苓乌龟汤

乌龟 1 只，土茯苓 90g，将乌龟放于热水中，使其排尿，然后将之杀死，切开洗净，去内脏，与土茯苓、水适量煮食，可加盐少许调味。

5. 鲫鱼冬瓜汤

鲫鱼 1 条，约 250g，去鳞及内脏，冬瓜约 500g，同煮，加油盐少许调味，吃鱼喝汤。

6. 虫草乌鸡汤

冬虫夏草 10g，乌鸡 1 只，鹌鹑蛋 10 个，炖食之，每周 1～2 次。本方益气补肾、扶正固本，久服可强身健体，增强抗病能力，减少感染的机会，减少 IgA 肾病症状和血尿发作的次数。

（二）劳逸结合

因劳累过度，剧烈运动，常可使血尿增加，故应做到起居有节，注意卧床休息，适度锻炼身体，防止熬夜、过度疲劳及剧烈运动。

（三）精神调养

凡患尿血的患者，均有不同程度的精神紧张、抑郁和悲观。因此，在日常生活中，要时时注意言行，慌张、高叫等都会增加患者的不安和恐惧心理，故精神调养显得尤为重要。尽可能减少对患者不良的精神刺激，保持心情舒畅，以利于疾病的康复。

（四）预防外感

本病常因上呼吸道感染、扁桃体炎而使病情加重，故应预防感冒，如体质较差，容易感冒者，可适度锻炼身体，增加抵抗力，防止上呼吸道感染发生，并服用中药玉屏风散以益气固表。

（五）防治炎性疾病

积极消除易感和诱发因素，如上呼吸道、皮肤、肠道、尿路感染，根治疮疖、真菌感染，对反复因扁桃体炎而诱发血尿发作者，可行扁桃体切除术，儿童包皮过长者宜适时环切。一旦出现炎症感染，积极治疗。

（六）预防肾功能不全

影响 IgA 肾病长期预后的因素很多，最常见于高龄男性起病者，或持续性血尿伴有大量蛋白尿者，或伴有严重高血压患者等，对此类情况，应严密观察，高度重视，并给予及时合理的防护措施，由此才可阻滞 IgA 肾病发展至肾功能衰竭的进程，达到既病防变的目的。

（1）对于 40 岁以后起病的男性患者，定期复查肾功能，给予优质低蛋白低磷饮食，生活起居规律，防止各种感染的发生，严禁使用肾毒性药物，这些防护措施对改善其预后将有积极的临床意义。

（2）给予合理恰当的降压药物，控制高血压，以阻滞其肾小球硬化的程度和速度。

（3）积极消除蛋白尿，可根据病情使用免疫抑制剂，或并用抗凝疗法。

（4）对家族性 IgA 肾病患者，加强健康体检，每年至少进行 1～2 次尿常规检查。一旦出现感染征象，不论有无肾脏症状，都应加强监护，进行肾脏病的有关检查，以达早发现、早治疗、少恶化之目的。

（七）预后

IgA 肾病早期易被认为发病较轻，预后良好，但近年的大量临床观察，其预后不尽乐观。Radford 报告一组 IgA 肾病随访 13 年的结果，证实临床表现及组织学改变与肾脏疾病进展相关。提示预后较好的因素有：反复发作性血尿，少量或无蛋白尿；儿童患者；病理显示肾小球、肾小管无病变等。提示预后不良的因素有：临床诊断时已有肾功能不全；蛋白尿＞1.5g/24h，高血压无肉眼血尿发作史；病理示肾小球硬化、球囊粘连及节段硬化、间质纤维化、肾小球毛细血管壁受累、新月体形成，C_4A 缺乏以及 HLA– B 35、B 27 和 DR1 表现频度增加等，最终导致 30% 的患者进入 ESRD。

七、问题与对策

（一）临床疗效的评定

张德雄根据近年来国内外关于 IgA 肾病的文献资料分析，运用中医辨证治疗或单方单药治疗 IgA 肾病，其总有效率在 74% ～ 100%，表明中医药在治疗 IgA 肾病的领域里有着极其广阔的发展前景。但同时我们也应该认识到，对于 IgA 肾病的治疗，现代中医至今仍未有一个统一的辨证分型标准及治疗、疗效判定标准，其治疗效果自然让人难以尽信，而且大多数医家对 IgA 肾病的辨治仍以临床经验为主，根据各自的用药习惯选方用药，虽然有些有效方剂介绍的有效率达 80% ～ 90%，但以自拟方为主，值得推广运用的较少。另外，文献报道中所观察例数少，没有大型的、统一的临床观察，也使报道结果缺乏稳定性及可靠性。故有学者认为，目前首要问题是规范 IgA 肾病中医分型标准，其次是尽早筛选出治疗 IgA 肾病的有效方药、开发出有效新药。

（二）顽固性血尿的治疗

血尿是 IgA 肾病的主要临床表现之一，有镜下血尿和肉眼血尿两种，其病程冗长，缠绵难愈。西医并无特殊治疗，主要以抗炎、止血及避免使用损伤肾脏的药物，疗效不理想。而中医学者对此病研究颇多，各家分型施治不同，如张琪根据 IgA 肾病血尿病机复杂、证候多变、病势深重、病程缠绵的特点，设立清热利湿、解毒止血法，疏风清热、利湿解毒法，泄热逐瘀、凉血止血法，益气阴利湿热止血法，益气清热、凉血止血法，滋阴补肾降火法，温肾清热、利湿止血法及健脾补肾、益气摄血法等八法。刘宝厚将 IgA 肾病血尿分为湿热伤络、阴虚内热、气阴两虚及脾肾气虚四型论治。总的说来，大都以清热利湿、滋阴清热、凉血止血等。多选用小蓟饮子、知柏地黄丸，对久病血尿，则加强活血化瘀之品，如益母草、丹参、桃仁、红花、川芎、三七之类，以改善肾小球硬化、间质纤维化，改善病变状态，促使 IgA 肾病向愈。尽管临床运用中医辨治 IgA 肾病血尿往往能收到理想效果，但仍有部分患者血尿难于控制和消除，此时必须增强患者信心，坚持中医辨证治疗，以控制病情进一步发展。长期尿血患者，精血暗耗，脾肾不足，对于这类虚证尿血患者，只要辨证准确，就要坚持守方。另外有的患者由于病深日久，阳气不定，常反复出现感冒加重病情。对于这类患者不必拘泥于"温药动血""出血忌桂附"之说，可适当加入黄芪、附片、红参、仙茅、黑姜、艾叶、仙灵脾之类，既固表防寒，又温摄止血。

（三）蛋白尿的治疗

IgA 肾病大量蛋白尿持续存在或蛋白尿程度不断加重，是预示肾功能进行性丧失和预后不良的指征；再者，大量蛋白由尿中丢失，是血浆蛋白降低的重要原因，低蛋白血症是血脂升高的病因，长期大量蛋白质丢失，患者抵抗力下降，易发生各种感染，故主张对伴有蛋白尿，尤其是大量蛋白尿的 IgA 肾病患者积极进行治疗。对 IgA 肾病尿蛋白的治疗，除常规早期应用肾上腺皮质激素及血管紧张素转换酶抑制剂（ACEI）或血管紧张素 II 受体拮抗剂（ATRA）以减少蛋白尿外，对于蛋白尿少于 1.0g/24h 的 IgA 肾病患者口服雷公藤多苷或火把花根片配合中医辨证治疗，往往有良好反应。蛋白尿在中医范畴尚无恰当病名，现代中医认为，蛋白尿一般是因脏腑功能异常，精微物质不能封藏而外泄所致，其病机与肺失肃降、脾失统摄、肾气不固有关，同时还和湿热、瘀血、风邪等有着密切的关系。中医治疗以辨证论治为原则，结合患者的实际情况灵活选用补肺、健脾、固肾、清热利湿、活血化瘀、祛风、温阳等法。

参考文献

1 王海燕 . 肾脏病学 ［M］. 第 3 版 . 北京：人民卫生出版社，2008：1.

2 邹和群，赖德源，张欣洲 . 实用临床肾脏病学 ［M］. 北京：中国医药科技出版社，2001：9.

3 李宏伟，王立范 .IgA 肾病 ［J］. 黑龙江医学，2001，25（8）：582-583.

4 沈庆法 . 中医临床肾脏病学 ［M］. 上海：上海科学技术文献出版社，1997：2.

5 周梦怡，丘余良 . 中医辨证治疗 IgA 肾病血尿思路浅析 ［J］. 亚太传统医药，2016，12（22）：32-34.

6 刘宏伟，庞俊娟 . 中医药治疗 IgA 肾病的研究思路与对策 ［J］. 山东中医杂志，1999，18（3）：99-102.

7 徐钦儒 .IgA 肾病 ［J］. 中国临床医生，1999，27（3）：15-17.

8 罗月中，吴金玉，祁爱容，等 . 中医辨证治疗 IgA 肾病的疗效观察 ［J］. 广州中医药大学学报，2006，23（3）：193-197.

9 谢天忠，张雷 .IgA 肾病 30 例的中医辨证论治 ［J］. 中医杂志，1995，36（4）：228-229.

10 刘宏伟 .IgA 肾病的中医辨治 ［J］. 辽宁中医杂志，1996，23（2）：61-62.

11 朱斌，楼季华，俞东蓉 .IgA 肾病免疫病理和中医辨证的关系 ［J］. 浙江中医学院学报，2001，25（2）：35.

12 张盈，何灵芝 .IgA 肾病的中医治疗 ［J］. 长春中医药大学学报，2015，31（2）：272-275.

13 刘宏伟，黄晓晔 . 时振声治疗 IgA 肾病的经验 ［J］. 山东中医杂志，1993，12（6）：51-53.

14 付平，雷鸣 . 双倍剂量雷公藤多苷治疗单纯性蛋白尿的临床研究 ［J］. 华西医大学报，2002，33

（2）：318-319.

15 邓隆银，文晓冬，樊雷.冬虫夏草制剂对原发性肾病综合征复发的影响及其作用机制的临床研究[J].中国中西医结合肾病杂志，2001，2（6）：335-336.

16 王莉，王丽，万晓京.黄葵胶囊治疗慢性肾脏疾病的临床观察[J].中医药信息，2002，19（1）：36-37.

17 常克，吕斌，钟柏松.999鱼腥草注射液消除肾病综合征蛋白尿36例[J].辽宁中医杂志，2000，27（5）：206-207.

18 胡伟新.IgA肾病的分型治疗策略[J].内科理论与实践，2007，2（6）：388～390.

19 刘宏伟.IgA肾病的中医辨证研究——附108例临床资料分析.第十届全国中医肾脏病学术会议论文汇编.1996.7.

20 杜安民.中西医结合治疗IgA肾病35例临床分析[J].中国医药指南，2013，11（2）：260-261.

21 王宇晖，王永钧.110例IgA肾病中西医结合治疗的临床研究[J].浙江中医杂志，2000，35（6）：256-257.

22 徐明中，胡伟新，陈惠萍等.雷公藤多苷联合大黄素及苯那普利治疗重型IgA肾病的临床观察[J].肾脏病与透析肾移植杂志，2002，11（3）：223-227.

23 陈彤梅.洪钦国教授治疗IgA肾病[J].云南中医中药杂志，2000，21（4）：20.

24 杜兰屏.陈以平教授中药治疗IgA肾病经验[J].辽宁中医杂志，2001，28（4）：204-205.

25 张立艳，刘超.胡仲仪辨治IgA肾病经验[J].陕西中医，2002，23（4）：331-332.

26 王安新.聂莉芳教授治疗IgA肾病的经验[J].四川中医，2001，19（4）：4-5.

27 郑京，洪江淮，阮诗玮，等.IgA肾病病理分级与中医证型关系探讨[J].福建中医学院学报，2000，10（1）：11-12.

28 胡韬韬，邹荣，熊飞.中西医结合治疗IgA肾病疗效观察[J].湖北中医杂志，2012，34（1）：7-8.

29 章永红，姜建龙，邹燕勤.中药治疗IgA肾病40例[J].中国中西医结合杂志，1990，10（6）：374.

30 都占陶，孔海云，时振声.IgA肾病的研究概况与中医治疗探讨[J].中国中西医结合杂志，1991，11（8）：489-502.

31 魏仲南，吴强，倪秀琴，等.中西医结合治疗IgA肾病67例[J].福建中医药，2012.43（1）：31-32.

32 殷苏燕.卫气营血辨证施治IgA肾病30例[J].中国民间疗法，2001，（6）：54.

33 刘志红，黎磊石.葡萄球菌肠毒素诱发的IgA肾病模型[J].中华肾脏病杂志，1989，5（1）：6-10.

34 莫容，魏民，李伯光，等.小鼠实验性IgA肾病模型的复制及薄盖灵芝、川芎嗪对其病理的影响[J].中华肾脏病杂志，1989，5（2）：123-127.

35 莫容，魏民.小鼠实验性IgA肾病模型的复制及薄盖灵芝、川芎嗪对其病变的影响[J].中华肾脏病杂志，1989，5（2）：123-127.

36 刘宏伟，卢景芬.滋肾止血片对实验性IgA肾病小鼠肾组织氧自由基的影响[J].中国中医基础医学杂志，1996，2（6）：24-26.

37 Radford MG，et al. Predicting renal outcome in IgA nephropathy［J］.J Am Soc Nephrol，1997，8：199.

38 林佳如，樊均明.IgA 肾病的中医研究进展［J］.西部医学，2013，25（2）：317-318.

39 徐巍，张玉梅.张琪教授对 IgA 肾病血尿的认识及辨治经验［J］.中国中西医结合肾病杂志，2002，3（4）：194-195.

40 刘宝厚.IgA 肾病血尿的治疗［J］.中国中西医结合肾病杂志，2002，3（5）：251-253.

（杨栋　傅博）

第二章　继发性肾脏疾病

第一节　尿酸性肾病

尿酸性肾病（uric acid nephropathy，UAN），又称痛风肾，是由于嘌呤代谢紊乱使血尿酸生成过多或肾脏排泄减少，使血中尿酸呈过饱和状态，从而使尿酸结晶沉积于肾髓质、间质或远端集合管引起的肾损害，在急性期尿酸盐沉积物周围有炎症细胞浸润，后期可有肾小管上皮损伤、萎缩和变性，肾小球基底膜增厚，晚期肾小管间质纤维化、肾小球纤维化，继而发生肾功能损害。多数患者有不同程度的腰酸、腰痛，多尿、夜尿，或尿血、尿结石，或肾绞痛、水肿、高血压等主要临床表现，并常伴有跖、趾、膝、腕、手指等关节红肿热痛及发热等肾外症状。高尿酸血症和关节症状先于肾病。本病的临床特点是起病隐匿，进展缓慢，如能早诊断并给予恰当的治疗，肾脏病变可减轻或停止发展。其病顽固，反复发作，迁延不愈，终至慢性肾功能衰竭，亦可急剧加重，发生急性肾功能衰竭。

本病85%在30岁以后发病，男性多于女性，原发者男女之比为20.7：1，继发者男女之比为1.25：1。有数据表明，随着生活水平改善，我国高尿酸血症患者已达1.2亿，10年间患病率增加近10倍，而统计表明，痛风患者40%以上可发展为慢性肾脏病，半数患者有肾小球滤过率的下降，尸检发现79%～99%的痛风患者都有尿酸性肾病。尿酸性肾病为西方国家的一种常见病，在西方欧美国家的发病率约0.3%，任何年龄均可发病，但好发于中年男性，随着人民生活水平的提高，在国内的发病率也有逐年升高的趋势。

中医文献虽无尿酸性肾病或痛风肾这一名称，但可以找到类似慢性尿酸性肾病临床表现的一些病证。因为本病初起以肢体疼痛为主，所以大部分可归于"痛痹""痹证""历节"等范畴，当以腰痛，尿频，夜尿多，或尿血，尿结石，或肾绞痛，少尿无尿，或贫血，恶心呕吐等为主时，又可归为"腰痛""血淋""石淋""水肿""虚劳""浊毒""关格"等范畴。

一、病因病理

（一）中医

1. 病因

（1）食积

沿海地区喜食嘌呤含量较高的生猛海鲜，因而发病率高。正如《中藏经·论肉痹第三十六》中提到"肉痹者，饮食不节，膏粱肥美之所为也"，可见平素膏粱厚味，即所谓"食积"，积久于内，则水运化失常而为痰饮，至其瘀积于脉中而为尿酸升高；留注于关节则为痛风性关节炎，停于肾脏则出现尿结石，久渍不去，可使肾功能衰竭。

（2）酒积

各种白酒，以及啤酒、葡萄酒均含有大量嘌呤，长期或大量饮酒则使血中尿酸升高。且与食积相比，其害更深，因为乙醇代谢所产生的乳酸暂时阻抑了肾小管对尿酸的排泄，从而引起血清尿酸水平的更大升高。中医认为酒为助湿生湿之品，大量饮酒致湿邪过盛，久则或化为湿热，或留于四肢，或沉滞于内脏，其证百出。如《中藏经》有云："诸淋与小便不利者，皆由五脏不通，六腑不和，三焦痞涩，荣卫耗失，冒热饮酒，醉以入房，竭散精神，劳伤气血。"

（3）腑气不畅

大肠乃传导之官，将人体浊气浊毒排出体外，一旦脏腑失调，则浊毒易积于肠胃，使三焦不和，糟粕痞结，壅塞不通，则毒无出路。浊毒若不得排泄，则留于肾脏或滞于四肢而为病也。

（4）气滞血瘀

若见腰痛如绞或刺痛固定，牵引小腹，连及外阴；小便涩痛，淋沥不畅，或尿中带血；脐腹满闷，甚则胀痛难忍，则为痰浊湿毒积久成瘀。

（5）正气亏损

在病的早期，则主要为脾失运化，水湿内停，若停而不去，则滞于肾脏，肾虚失于蒸化水湿则湿滞于肾，至肺、脾、肾三脏皆无力运化水湿，而湿流于四肢经络。湿盛则阴不得布而阴伤，阳不能展而阳亏，故日久则气阴两亏，阴阳并损。

2. 病机

（1）初为湿热壅盛

因禀赋薄弱，脾肾气虚，脾失运化，肾失主水，清浊失司，湿浊内蕴，从而酿生本病。正气既虚，饮食、劳倦、七情、药毒俱可侵犯，湿郁化热，湿热为患；湿聚为痰，痰湿相合；气虚及阳，易感寒湿。湿热、寒湿流注关节经络，蕴结痹阻，而现痹痛；气血阻滞肾络，湿热下注膀胱，可见石淋之证。

（2）渐则气阴皆亏，阴阳俱虚

病之中期，以气虚为主，脾气虚不能运化水湿，肾气虚无力蒸腾水液，肺气虚无力通调水道，进一步发展，气虚及阴及阳，阴伤则阳无以化，阳弱则阴无以生，最终阴阳俱虚。气虚以脾肾为主，阴伤则以肝肾多见。

（3）终至正虚邪实，脏腑衰败

晚期正气衰败，湿热、寒湿、痰浊之邪肆虐之时，既可出现关节剧痛变形，或腰酸绞痛，尿血尿石等症状，又可表现为肾气亏损，封藏失职，甚至脾肾两亏，水湿内停见水肿，湿浊留滞中焦，而见呕吐、少尿，呈"关格"之危证。

（二）西医

1. 病因

西医认为尿酸性肾病的病因分原发性和继发性两类，原发者由遗传缺陷引起先天性嘌呤代谢紊乱所致；继发者由恶性肿瘤及其化疗、放疗、多囊肾、铅中毒、急慢性肾功能衰竭等引起尿酸生成增多或肾脏排泄尿酸障碍所致。另外饮酒、高嘌呤饮食、利尿剂的使用，以及糖尿病酮症酸中毒等也是加重尿酸性肾病的因素。临床分慢性尿酸性肾病、急性尿酸性肾病、尿酸结石 3 种类型。

2. 病理

正常人血尿酸水平，男性最高值为 420μmol/L（7.0mg/dL），女性最高值为 360μmol/L（6.0mol/dL）。一般认为血清尿酸超过 390μmol/L（6.5mg/dL）时即诊为高尿酸血症。据其病因的不同，分为原发性和继发性。

（1）原发性高尿酸血症

实验表明，注入同位素标记的甘氨酸后，高尿酸患者的放射性高峰在一周内出现，而正常人则是在第二周始出现，这提示原发性高尿酸血症是由于尿酸代谢紊乱，致使尿酸的合成加速、过多所致。原发性高尿酸血症大多原因未明，多属尿酸生成过多者，患者即使禁食嘌呤，血尿酸仍高，尿尿酸排泄仍多，常超过 600mg/d，甚至达 1000mg/d 以上，患者易形成尿路尿酸结石。约 15% 患者属尿酸排出减少者，患者每日尿尿酸排出量低于正常人，但血尿酸升高，此组患者口服匹嗪酰胺试验表明，该药对尿酸的清除分数降低的作用小于尿酸生成过多者。尿酸排出量减少是由于近端小管对尿酸的吸收异常，致使血尿酸升高。

已知与发病有关的机理为：先天性酶缺陷导致高尿酸血症，1%～2% 的原发性高尿酸血症患者是由于嘌呤代谢过程中的先天酶缺乏或缺陷或功能失调所致。以下酶的缺陷可能与发病有关。

①磷酸核糖焦磷酸合成酶（简称 PRPP-S）的活性增高：此酶在嘌呤代谢过程中不可缺少，在其催化下 5- 磷酸核糖与 ATP 作用生成 5- 磷酸核 -1 糖焦磷酸。此酶受 ADP 抑制，以保持嘌呤的正常代谢速度。原发性高尿酸血症患者皮肤的成纤维细胞中的磷酸核糖焦磷酸合成酶活性增高，使 ADP 对其抑制减弱，故使嘌呤合成速度加快，血尿酸升高。

②黄嘌呤 - 鸟嘌呤磷酸核糖转换酶（简称 HGPRT）活性降低或缺乏：HGPRT 缺陷使次黄嘌呤、鸟嘌呤等嘌呤碱不能被回收利用去合成次黄嘌呤核苷酸及鸟苷酸，故而生成大量黄

嘌呤，使尿酸合成增加。HGPRT 缺乏见于 Lesch–Nghan 综合征。患者尿酸合成量为正常人的 20 倍，尿尿酸排出量亦大增。此病多见于儿童，智力发育不全，有精神症状、小脑运动失调、肾结石及肾功能不全等症状。成人少见，脑及肝细胞中此酶活性仅为正常人的 3%。

③葡萄 –6– 糖磷酸酶缺乏：见于 I 型糖原累积症，患者肝、肠黏膜及肾组织中此酶活性丧失或显著降低。此酶缺乏使糖原不能分解成葡萄糖，戊糖分解增加，因而尿酸合成增加，血尿酸升高；此外乳酸、酮酸从肾排泄时与尿酸相竞争，因而使肾脏排泄尿酸的能力降低。

④谷酰胺磷酸核糖焦磷酸转移酶或黄嘌呤氧化酶的活性增加：使嘌呤合成加速，血尿酸升高。

以上酶缺陷均可导致慢性高尿酸血症。

生理情况下（37℃，血 pH7.4），尿酸盐在血中饱和度为 420μmol/L（8.5mg/dL）时，尿酸盐将析出结晶，沉积于肾小管 – 间质部位，引起高尿酸血症肾病；此外尿酸盐亦可沉积于肾盂、肾盏及输尿管内，形成尿酸结石，阻塞尿路。尿酸盐结晶沉积于肾脏的诱发因素为：

①酸性尿：当尿 pH 小于 6.0 时，尿酸盐的溶解度极低，形成结晶沉积于肾，在原发性痛风病患者，肾小管上皮细胞不能正常地利用谷氨酰胺中的氨以中和尿中的 H^+，因此尿呈酸性，致使形成尿酸盐结晶而沉积于肾小管腔形成尿酸结石。

②脱水：由于肾小管对水的重吸收增多时，致使尿酸在远端肾小管和集合管内的浓度升高而致病。

原发性高尿酸血症肾病的病理变化：尸体解剖证实痛风病有肾病变者占 100%。主要病变为慢性肾间质 – 肾小管病，病变以肾髓质部位最为严重，理由是：1）肾髓质乳头区的钠浓度较血清的钠浓度高 2～3 倍。2）肾髓区尿液呈酸性，尿 pH < 5.5。以上两点使肾髓质区尿酸盐含量较肾皮质高 6 倍。尿酸盐结晶沉积于肾间质 – 肾小管部位，刺激局部引起化学炎性反应，肾间质区可见淋巴细胞、单核细胞及浆细胞浸润。尿酸结晶沉积于肾小管内可阻塞管腔，最终肾小管闭塞、破坏及不可逆转的肾小管功能障碍。尿酸盐结晶还可形成结石阻塞肾以下尿路，使尿液排出不畅引起一过性肾盂肾炎之病理变化。光镜下可见呈针状、双折光放射形排列的尿酸盐结晶沉积于肾间质 – 肾小管内，此为高尿酸血症肾病之特征性病理变化。晚期肾间质纤维化使肾萎缩；纤维组织压迫血管致肾缺血、肾小动脉硬化及肾小球纤维化，以上两者为引起肾功能衰竭的两个重要原因。

（2）继发性高尿酸血症

继发性高尿酸血症可由下列机理引起：1）核蛋白分解增加致体内核酸增多，从而导致尿酸合成增多和血尿酸升高。2）某些疾病致使肾排泄尿酸减少，从而使血尿酸升高。

注入同位素标记的尿酸实验结果表明，尿尿酸排泄的高峰是在注入后的 10～14 天出现，提示嘌呤代谢正常，血尿酸升高是继发性的。

继发性高尿酸血症见于下列疾患：

①各种慢性肾脏病及肾功能衰竭：1968 年 Mephaul 指出，在慢性肾脏病的早期，尿酸的清除率下降，在肾小球滤过率正常时已出现，这可见于多囊肾及肾小球肾病等进展缓慢的肾

脏病，它们的早期肾功能损害可持续较长时间，而未被临床医生识别。发展到肾功能失代偿早期，血尿酸随血肌酐的浓度升高而升高，两者呈正相关。当肾功能减退严重至晚期，肌酐清除率降至 < 15mL/min 时，血尿酸升高的程度与血肌酐升高的程度不一致。这是由于肾功能衰竭晚期时，残余肾单位的单个肾小球滤过率代偿性增加，致使滤过的尿酸增加，尿酸的排出增加，故出现血尿酸升高不严重，但血肌酐却显著升高的不一致现象；此外，低蛋白食饮食使尿酸生成减少，肾小管对尿酸的吸收减退使尿酸排出增加，以及消化道尿酸的降解增加等诸多因素也起一定作用。

②骨髓、淋巴增生性疾患：如白血病、淋巴瘤及真性红细胞增多症等，由于细胞分裂增殖过盛，核酸分解增多，产生大量尿酸，致使血尿酸急剧升高；尤其在进行放疗、化疗后，瘤细胞破坏增加，更易于使血尿酸急剧升高，导致急性高尿酸血症、尿酸性肾病及急性肾功能衰竭。

③其他疾病：包括1）充血性心力衰竭时，肾血灌注量减少、肾小球滤过率降低使尿酸排出减少，血尿酸升高，血尿酸升高的程度与心力衰竭的程度呈正相关。2）高血压。25%～30%未经治疗的高血压患者患有高尿酸血症，这是由于血管收缩阻力增高，致使肾小球滤过率下降所致。3）肥胖、高血脂者多有血尿酸升高，且升高的程度与高甘油三酯血症的严重程度呈正相关。4）冠心病、心肌梗死者常伴高尿酸血症。5）妊娠中毒症时，由于肾内血流动力学变化使肾小球受损，尿酸滤过减少，故血尿酸升高。妊娠肾损伤的程度与血尿酸升高的程度成正相关。6）铅及其他重金属中毒肾病，由于肾小管受损，使尿酸吸收增加、排泄减少，致使血尿酸升高。7）酒精中毒、糖尿病酮症酸中毒、肾小管排泄尿酸受抑制，血尿酸升高。8）应用噻嗪类利尿剂等药后，可抑制肾小管排泄尿酸，致使血尿酸升高。

（三）中西医结合

尿酸性肾病的中西医结合研究还处在初级阶段。大多医家多详于治疗，略于病机探讨。倪青等通过对 232 例慢性尿酸性肾病的病因学研究发现，尿酸性肾病基本按照肝肾阴虚→脾肾阳虚→气阴两虚→阴阳两虚的规律演进。气阴两虚表现尤为突出（占 45.76%）。唐开武认为原发性尿酸性肾病患者有先天不足，加之嗜食肥甘厚味，损伤脾胃，日久脾肾两虚，水湿代谢失常，湿浊之邪内生，久病入络，浊瘀互结而成。周恩超等认为湿是尿酸性肾病的基本病理因素，可以与热、寒、痰、水诸邪合而为患。徐曼等发现尿酸性肾病肾内 LGF-1 和 bFGF 过度表达，且其表达程度与肾病变程度一致。吕宏生认为急性尿酸性肾病多因湿浊热毒郁于营血，阻滞气血运行而致瘀血停于体内。有研究表明，阳虚者及具有阳虚证候者，其尿尿酸排量与阴虚者、其他患者或正常人比较，均明显低下。阴虚患者的尿酸排量明显增高，说明阴虚患者体内的分解代谢明显增高。而且具有阴虚证候的患者，其尿尿酸排量比具有阳虚证候或无阴虚证候患者明显增高。

二、临床表现

（一）症状

1. 泌尿系统症状

多尿、夜尿次数增多，腰腹部绞痛，肉眼血尿或镜下血尿，尿排砂石，无尿，尿频、尿急、尿痛等。

2. 运动系统症状

跖、趾、踝甚至膝、腕、手指关节肿痛、剧痛，甚至关节畸形。

3. 消化系统症状

可出现厌食、恶心呕吐等。

4. 其他症状

头晕头痛，发热，贫血等。

（二）体征

1. 关节肿痛

60% 患者关节肿痛先于尿酸肾病发生，首次痛风急性发作 60% 以上的关节肿痛发生在足大趾跖关节处，多在夜间起病，局部疼痛剧烈，发热，皮肤暗红，炎症消退后关节外的皮肤脱皮脱屑。反复发作者，局部可发生痛风石，甚至关节畸形，痛风发作也可波及足背、踝、足跟、膝、腕、指、肘等关节。若痛风石处皮肤破溃，可形成溃疡，经久难愈。可有纤细状结晶物组成的、像面糊样的白色物质溢出。慢性痛风患者 50%～70% 可发生痛风石。

2. 尿酸结石

17%～40% 尿酸性肾病患者可发现肾及尿路结石，肾区可有压痛或叩击痛，若尿酸结石梗阻尿路，可出现肾绞痛所致的体征。

3. 尿血

70% 的尿酸肾病可出现镜下或肉眼血尿。

4. 高血压

40%～45% 患者可出现高血压。

5. 贫血

晚期患者有程度不同的贫血。

6. 其他

尿酸肾病还常伴有肥胖、糖尿病、高脂血症、动脉硬化等及其相应体征。

三、实验室及辅助检查

（一）尿渗量测定

不能产生最大浓缩尿是尿酸肾病的最早表现。肾小管浓缩功能减退，尿渗量一般＜800mOsm，为早期诊断本病提供佐证。

（二）尿常规检查

痛风患者约30%可出现肾损害症状，主要是轻度的间歇性肾小管性小分子蛋白尿，并可伴见红细胞，甚至肉眼血尿，白细胞增多，一般尿pH多＜6.0；尿尿酸测定异常升高，若每日尿酸排出量超过700mg，即可称为高尿酸尿症。

（三）血生化检查

血尿酸异常升高是诊断尿酸性肾病的重要依据。若男性血尿酸＞420μmol/L，女性血尿酸＞360μmol/L，即可诊断为高尿酸血症，此时血pH值降低。尿酸性肾病出现慢性肾功能不全时，尿素氮和肌酐进行性升高，二氧化碳结合力降低，甚至出现电解质紊乱。

（四）B超检查

对肾脏形态学检查能及时发现肾内结石，及肾皮质、髓质、肾盂的形态改变，对诊断本病有一定帮助。

（五）X线腹部平片检查

X线检查时尿酸结石虽不显影，但尿酸结石合并其他成分时则可能显影，对高度怀疑对象进行静脉肾盂造影，为尿酸结石肾病的诊断提供依据。

（六）尿尿酸和尿肌酐比值测定

急性尿酸肾病时其比值一般为0.5，最高为0.9；而慢性尿酸肾病时其比值最低为1。能为本病类型判断提供依据。

（七）其他

肾图、肾扫描、肾组织活检、肾CT均可酌情选用。

四、诊断

（一）诊断要点

1. 多见于中年以上男性患者，常发作痛风性关节炎或有痛风结节、尿酸性尿路结石者。
2. 尿和肾功能检查呈慢性间质性肾炎表现。
3. 血中尿酸增高，男＞420μmol/L，女＞360μmol/L。
4. 急性尿酸性肾病见于恶性肿瘤化疗中，常表现为急性肾功能衰竭。

（二）鉴别诊断

1. 慢性肾盂肾炎

慢性肾盂性肾炎多伴有尿频、尿急、尿痛等症状，而尿酸性肾病约 60% 合并有尿路感染，尤其是尿酸结石梗阻引起感染者更为常见，但慢性肾盂肾炎血尿酸正常，有助于鉴别。

2. 肾结石

肾结石可由尿路感染、异物、水电解质紊乱等原因引起，尿酸结石是其中一种，但有高尿酸血症，与其他结石形成原因不同，且 X 线检查尿酸结石不显影。

3. 慢性肾功能衰竭

慢性肾功能衰竭时可伴有高尿酸症，但其病变主要在肾小球，肾小球滤过功能障碍的发生先于肾小管功能障碍，无痛风病史，很少发生痛风性关节炎，而尿酸性肾病病变在肾间质髓质，肾小管功能障碍先于肾小球功能障碍，血尿酸和血肌酐升高不成比例，血尿酸 / 血肌酐＞ 2.5（单位为 mg/dL），24 小时尿酸排出量增加，且常伴有尿酸结石及严重关节病变或痛风石。

4. 急性肾功能衰竭

急性肾功能衰竭以少尿、无尿及迅速发生的氮质血症为特征，与急性高尿酸血症肾病的临床表现相似，但急性高尿酸血症肾病初期 24 小时尿酸排出量增加，尿检有多形结晶伴有脓尿、血尿，其尿尿酸和肌酐之比＞ 1，而其他原因引起的急性肾衰竭之尿尿酸和肌酐之比＜ 0.9，有鉴别意义。

5. 肾盂肿瘤

肾盂肿瘤临床以血尿、腰痛、腰或上腹部包块，部分患者伴有尿频、尿急、尿痛为临床表现，X 线尿路造影肾不显影，肾盂肾盏内不规则充盈缺损，其密度不均。若肾盏漏斗部梗阻，则表现为肾小盏扩张，与肾盂肾盏的尿酸结石在 X 线造影上易混淆。但尿酸结石出现之充盈缺损边缘光滑，与肾盂肾盏形态相似，构成"铸型"缺损区，但无弧形压迹征象，以资鉴别。

（三）诊断思路与误诊防范

1. 人群普查发现痛风患者中仅有 10% ～ 20% 有临床肾脏表现，而在病理上几乎所有痛风患者都存在不同程度的肾病史，极易误诊，误诊率达 34% ～ 59%。因此，对中、老年男性患者有痛风或关节痛家庭史，或急性不对称的小关节炎，深夜急剧疼痛加重，或在使用利尿剂、输血、脱水等条件下关节疼痛加剧，并伴有肾脏病变时，应考虑痛风性关节炎和尿酸性肾病，并进一步检查，予以证实。

2. 原发性高尿酸性肾病常伴有其他遗传因子决定的疾病，如高血压、动脉硬化、糖尿病、高脂血症等。因此，尿酸肾病除间质病变外常伴有血管病变，且尿酸沉积在肾髓质深部，肾组织活检查不到，故多不主张做肾活检。

3. 尿酸性肾病大多在痛风性关节炎发生后 10 ～ 20 年才出现，病情进展缓慢。痛风性关节炎虽症状严重，但肾脏病变少见；而痛风肾病患者有痛风症状者少见，提示尿酸肾病与痛风性关节炎的严重程度无关，因此，尿酸肾病的误诊率极高。所以，应详细询问病史，注意鉴别。

4. 严重的高尿酸血症促进大量尿酸在肾小管和集合管内沉积，发生梗阻，易引起急性肾衰。因此，对有失水情况，但没有引起休克或血压下降而发生急性肾功能衰竭者，应考虑有隐性高尿酸血症引起急性尿酸肾病的可能。

5. 尿酸结石占尿路结石的 5% ～ 10%，尤其是 X 线拍片的阴性结石，是发现高尿酸血症的重要线索，应进一步做 B 超或 CT，查血尿酸进一步诊断。

6. 尿酸性肾病继发肾盂肾炎出现菌尿、脓尿者占 30%，故应注意鉴别。

五、治疗

（一）辨证论治

本病的治疗当注意攻、补的适宜，根据本虚标实的具体情况，实则泻之，虚则补之，虚实夹杂者，或先攻后补或攻补兼施，灵活立法。

1. 湿热蕴阻

临床表现：关节灼热疼痛，甚如刀割，昼轻夜甚，屈伸不利；皮肤红肿；发热恶风，口渴烦躁；小溲黄赤；舌质红，苔黄腻，脉细数。

辨证分析：湿热之邪内停，阻于经络关节，不通则痛，故见关节灼热疼痛，湿为阴邪，夜晚阴气入内，故昼轻夜甚。热则伤阴，湿则阻遏阳气，故口渴烦躁。舌质红，为湿热伤阴，苔黄腻，脉细数，为湿热之象。

治法：清热利湿。

方药：八正散合石韦散加减。

萹蓄 15g，瞿麦 10g，车前子 18g$^{（包煎）}$，金钱草 18g，海金沙 12g，石韦 10g，生大黄 6g，栀子 10g，甘草 6g，川牛膝 10g，黄柏 10g。

加减：若寒热起伏，加金银花 30g、紫花地丁 30g、蒲公英 15g 以清热解毒；血尿量多，尿色深红甚，夹有血块，则加小蓟 30g、白茅根 30g、藕节 10g、蒲黄 12g 以凉血止血；若尿血不止，耗伤正气，面色萎黄，舌质转淡，可加黄芪 15g、当归 12g、熟地黄 12g 以调补气血而标本兼顾。

方解：方中用萹蓄、瞿麦、车前子、金钱草、海金沙、石韦以利尿通淋排石为主；辅以苍术、黄柏、牛膝祛湿清热而除关节疼痛；大黄、栀子清热泻火；尿血明显，则为热伤肾络，故用藕节、蒲黄凉血止血，甘草调和诸药。

2. 瘀热痹阻

临床表现：关节疼痛，痛有定处，局部灼热红肿，间有蛋白尿、血尿、轻度浮肿，困倦乏力，舌质淡红或暗红有瘀点，脉弦数。

辨证分析：由于瘀血内停，阻滞经络关节，不通则痛，故见关节疼痛，痛有定处；邪郁化热则局部红肿灼热；邪热入脏，损伤肾络则尿血、蛋白尿并见；肾之气化失常，则水溢皮肤，而见轻度浮肿。

治法：祛瘀清热，通络止痛。

方药：桃红四物汤合三妙丸加减。

桃仁10g，红花6g，当归12g，熟地黄12g，白芍12g，苍术10g，黄柏12g，川牛膝12g，益母草15g。

加减：若关节肿痛甚，加羌活、独活各10g、威灵仙15g、秦艽10g、海风藤12g、络石藤12g以通络止痛；寒痛剧烈，入夜尤甚，得温则舒，加桂枝9g、乳香10g、没药10g以祛寒活血止痛；血尿者加白茅根30g、小蓟30g以凉血止血。

方解：方中熟地黄、白芍、当归、川芎补肾养血又能活血，桃仁、红花、益母草以加强化瘀之力。全方活血祛瘀通络，兼有养血之功，配苍术、黄柏、牛膝既能除湿通络以除关节肿痛，又能利湿消除浮肿、蛋白尿。全方组成活血养血，通络而又不伤肾，为攻补兼施之剂。

3. 脾肾亏虚，水湿不化

临床表现：关节疼痛不显，面色萎黄，神疲乏力，腰膝酸软，夜尿清长，颜面或下肢浮肿，舌质淡胖，苔白腻或白滑，脉沉缓。常见于慢性尿酸性肾病有轻度肾功能损害者。

辨证分析：病程日久，伤及脾肾，"脾主运化""肾主气化"，脾肾两亏则水湿不运，气化失常，故见夜尿清长，颜面或下肢浮肿；脾虚则面色萎黄，神疲乏力，肾虚则腰膝酸软。苔白腻为有湿之征，脉沉缓为脾肾两虚之象。

治法：温补脾肾，化气行水。

方药：济生肾气丸合参苓白术散加减。

熟附子10g，桂枝6g，桔梗6g，川牛膝12g，车前子15g$^{（包煎）}$，党参12g，白术12g，薏苡仁20g，甘草6g，山药12g，山茱萸12g，茯苓12g，熟地黄12g。

加减：若伴有关节疼痛加当归12g、红花10g、桃仁10g以养血活血。

方解：方用熟地黄、山药、山茱萸补肾，熟附子、桂枝温阳而助化水气为主，辅以党参、白术、茯苓、甘草以健脾化温利水，佐川牛膝、车前子、薏苡仁以利水渗湿兼能和络，全方脾肾兼顾，以补为主，兼助气化。

4. 脾肾虚衰，湿浊留滞

临床表现：畏寒肢冷，恶心呕吐，得食更甚，口中尿臭，胸闷腹胀，大便溏薄或秘结，心悸气喘，神情淡漠或烦躁不安，面浮尿少，舌白腻，脉沉弦。常见于尿酸性肾病出现肾功能衰竭者。

辨证分析：病程后期，邪气久留，正不胜邪，脾肾两亏，气化失常，湿浊内留，壅滞胃肠，浊邪上逆故见恶心呕吐，口中尿臭；水气凌心故心悸气喘，湿浊阻于中焦，肠道传化失司，故见胸闷腹胀，大便溏薄或秘结；浊邪蒙蔽清窍则神志淡漠或烦躁不安。

治法：温阳泄浊，补益脾肾。

方药：温脾汤合真武汤加减。

熟附子 10g, 党参 15g, 白术 12g, 茯苓 10g, 生大黄 6g$^{(后下)}$, 制半夏 12g, 厚朴 10g, 紫苏 10g, 陈皮 6g。

加减: 若神志淡漠, 加石菖蒲 10g, 郁金 10g 以化湿开窍; 若呕吐频繁, 不能进药, 可用中药大黄灌肠方: 生大黄 30g、熟附子 15g、龙骨 30g、牡蛎 30g、蒲公英 30g 灌肠, 以温阳泄浊。

方解: 故方用熟附子、党参、白术温阳健脾益气而助气化; 法半夏、陈皮、紫苏、厚朴、茯苓化湿和中, 通利肠胃; 大黄泄浊, 以期浊邪从大便而去, 共成温阳泄浊之剂。

(二) 辨病治疗

1. 专方专药

（1）益气滋肾活血清利汤煎剂

太子参、生黄芪各 15g, 女贞子、墨旱莲各 10g, 焦山楂、丹参各 30g, 苍术 6g, 黄柏、牛膝各 10g, 土茯苓 4.5g, 晚蚕沙 15g, 萆薢 10g, 生薏苡仁 30g。具有益气养阴, 化瘀利湿的功能。适于治疗气阴两虚尿酸性肾病。

（2）威草汤

威灵仙、草决明、生山楂、生首乌、金钱草、益母草各 15g, 炙黄芪 30g, 白术、茯苓、枸杞子、杜仲各 20g, 萆薢 12g, 大黄 9g。经 4 周治疗, 如肾功能恢复正常或接近正常, 可改用金钱草、益母草各 15g, 每日 1 剂, 泡服。本尤其适于脾阳虚或肝肾亏损型的尿酸性肾病。可作基础方, 通治其他各型尿酸性肾病。

（3）通腑泄浊汤

黄柏 10g, 生大黄 10g$^{(后下)}$, 知母 10g, 石膏 30g$^{(先煎)}$, 土茯苓 10g, 川牛膝、地龙各 10g, 金钱草 30g。适于湿热壅滞下焦型尿酸性肾病。

（4）济生肾气丸合参苓白术散

熟地黄 25g, 山茱萸 15g, 山药 20g, 茯苓 20g, 牡丹皮 8g, 泽泻 15g, 制附子 6g, 桂枝 6g, 牛膝 15g, 车前子 15g$^{(包煎)}$, 党参 20g, 白术 6g, 桔梗 5g, 砂仁 5g, 薏苡仁 20g, 海金沙 30g, 金钱草 30g, 大黄 15g, 丹参 30g, 甘草 5g。适于脾肾两亏, 水湿不运的尿酸性肾病。

（5）痛风汤

党参、独活各 15g, 薏苡仁 30g, 苍术 12g, 黄柏 10g、当归 12g、泽泻 10g, 威灵仙、茯苓各 20g, 桂枝 9g。另予排毒汤（海藻、丹参各 30 g, 黄芪、大黄、生龙牡各 20g）, 水煎 200mL, 睡前保留灌肠。适于治疗尿酸性肾病。有益气、利湿、活血通络之功。

（6）加味健脾益肾方

生黄芪 30g, 丹参 15g, 山药 10g, 生白术 10g, 肉苁蓉 15g, 豆蔻 10g, 生大黄 10g, 威灵仙 10g, 土茯苓 15g, 萆薢 15g, 薏苡仁 15g, 炙甘草 5g。每日 1 剂, 水煎, 分 2 次饭后服。适用于脾肾气虚、痰湿瘀浊型的尿酸性肾病。

2. 中成药

（1）新癀片

口服。每次 4～6 片，每日 3 次。用于痛风性肾病痛风急性发作者。

（2）肾炎清热片

口服。每次 5 片，每天 3 次，10 天为一疗程，连用 2～3 个疗程。用于尿酸性肾病合并外感风热者。

（3）肾炎消肿片

口服。每次 5 片，每日 3 次，20 天为一疗程，用于湿邪困脾者。

（4）肾炎温阳片

口服。每次 5 片，每日 3 次，20 天为一疗程，用于脾肾阳虚，阴寒内盛者。

（5）结石通

片剂，口服。每次 4～6 片，每天 3 次，用于并发肾结石者。

（6）八正合剂

液体合剂，口服。每次 20mL，每天 3 次，孕妇慎用，用于本病合并尿路感染者。

（7）痛风定胶囊

口服。每次 4 粒，每日 3 次。清热祛湿，活血通络定痛。用于湿热瘀阻所致的痛风者。

（8）金水宝

口服。每次 0.33×3 粒，每日 3 次，用于治疗蛋白尿。

（9）百令胶囊

口服。每次 0.2×5 粒，每日 3 次，用于治疗蛋白尿。

3. 中药针剂

（1）脉络宁注射液

30mL 加入 5% 的葡萄糖注射液 250mL，静脉滴注，每日 1 次。

（2）黄芪注射液

40mL 加入 5% 的葡萄糖注射液 250mL，静脉滴注，每日 1 次。

（三）西医治疗

1. 西药治疗

（1）抑制尿酸合成药

①别嘌呤醇：其作用机理是抑制黄嘌呤氧化酶，从而减少黄嘌呤和尿酸的合成，使血尿酸和尿尿酸迅速降低，并使尿酸结石溶解。此药对继发性高尿酸血症和缺乏黄嘌呤–鸟嘌呤磷酸核糖转移酶的患者也适宜。对慢性高尿酸血症性肾病治疗，每日剂量为 200～400mg，分 2～4 次口服；对急性高尿酸血症肾病的治疗，每日剂量可用至 600～800mg，分 3～4 次口服；对尿酸结石的治疗，首日剂量为 300～400mg，分 3～4 次口服，待血尿酸降至正常后，维持每日 200mg。部分患者服本品后有胃肠道反应及皮疹、发热，一般不妨碍治疗，但长期服用有抑制骨髓及损害肝脏作用，发现上述情况者应及时停药。

②非布索坦（febuxostat）：是一种新型的非嘌呤类高效选择性黄嘌呤氧化酶抑制剂，其作用机理是通过抑制黄嘌呤氧化酶的活性，阻止和降低次黄嘌呤、黄嘌呤合成尿酸，从而达到降低血尿酸的作用，该药口服吸收完全，主要在肝脏代谢，30% 以原形经肾脏排泄，在中～重度肾功能不全患者不需要调整剂量，副作用少。临床上主要用于对别嘌呤醇超敏反应不能耐受或治疗无效者，以及不宜应用排尿酸药物者；常用剂量为每日 40mg 或 80mg，1 次口服。其副作用主要有皮疹、腹泻、肝酶升高，偶见关节疼痛。

（2）促尿酸排泄药

①丙磺舒（羧苯磺胺）：其作用机理是通过抑制近曲肾小管对尿酸的重吸收，促进尿酸的排泄。其用量宜从小剂量开始，每次 250mg，每天 2 次口服，若无胃肠道反应，可逐渐增加剂量至 1～1.5g，但最大剂量每日不超过 3g，以免因尿尿酸过高，导致尿酸结石形成的危险，同时宜大量饮水，碱化尿液。偶有胃肠道反应、白细胞减少、皮疹及发热副作用。

②亚磺酸：其作用与丙磺舒相似，作用较强，常用量每日为 100～400mg，分 1～4 次口服。

③苯磺唑酮：其作用与丙磺舒相似，但与水杨酸有拮抗，且缺乏消炎与止痛作用。用量宜从小剂量开始，开始每日剂量为 0.1～0.2g，一周后逐渐可加至 0.1～0.4g，但有溃疡病史者和白细胞减少者慎用。

④溴苯酮：能抑制肾小管对尿酸的重吸收，增加尿酸的排出，毒性低，对肾功能不全者其疗效优于其他排尿酸药，每日用量为 25～100mg。

（3）碱化尿液药

碱化尿液，是防治尿酸结石的重要措施，使尿的 pH 值维持在 6.0～6.6 范围为宜，可防止新的尿酸结石的形成。但不宜使尿 pH > 7，以防止又有磷酸盐结石形成的危险。

①碳酸氢钠：用量为 3～8g，分 2～3 次口服，或用 5% 碳酸氢钠 250mL 静脉滴注，可用于急性高尿酸血症肾病的治疗。

②碱性合剂（枸橼酸 140g，或枸橼酸钠 98g，加水 1000mL 配制而成）：用量为每次 20～30mL，每日 3 次，口服。

（4）消炎镇痛药

在应用别嘌呤醇治疗尿酸性肾病初期，常出现关节疼痛急性发作，可考虑用下列药控制。

①秋水仙碱：首次剂量为 1mg 口服，以后每 1～2 小时服维持量 0.5mg，直至疼痛缓解为止，但该药有呕吐、腹泻等副反应。也可用秋水仙碱针剂静脉注射，1 次用 2～3mg，若症状还能迅速缓解，随后可每 6 小时用 1mg，总量为 4～5mg，并须用 20mL 生理盐水稀释，防止静脉硬化。使用时要注意防止药物外渗引起局部炎症和坏死。

②吲哚美辛：对痛风性关节炎有效，常用剂量为首次予 50～75mg，以后每 6 小时 50mg，每日不超过 200mg，症状缓解后，可逐渐减至每 8 小时 50mg，再减至每 8 小时 25mg，逐步停用，防止复发。注意对溃疡病、严重感染、精神病患者禁用。

③布洛芬：对痛风急性发作有效，用量每次 800mg，每 8 小时 1 次，症状减轻后减至每

次 600mg，每 6 小时 1 次，直至 72 小时。

④炎痛喜康（吡氧噻嗪）：临床止痛效果显著，用量每次 40mg，每日口服 1 次，可用 2 ～ 7 天。

⑤去炎松：痛风性关节炎急性发作时，可用去炎松于单关节或关节囊局部关节内注射，疼痛常能在 12 小时内迅速而完全缓解。但效果不持久，且易反跳。若加服秋水仙碱，则常可不复发。

⑥扶他林缓释片：对痛风性关节炎有效，每次 75mg，每日 1 次。

⑦戴芬：对痛风性关节炎有效，每次 75mg，每日 1 次。

2. 手术治疗

对尿酸结石形成，引起梗阻性肾病者，若药物治疗无效，宜及早做手术取石或超声碎石排石治疗。

3. 替代治疗

对急性高尿酸肾病、慢性高尿酸肾病、尿酸结石性肾病所致的急性肾功能衰竭和慢性肾功能衰竭，可考虑做血液透析、腹膜透析，或肾移植治疗，有利于缓解病情或改善病情。

4. 辅助治疗

（1）降脂治疗

痛风患者中有 75% ～ 84% 有高甘油三酯血症及肥胖，虽然目前研究尚未发现血尿酸与高脂血症之间有任何关系，但高脂血症往往导致动脉血管硬化，加重肾脏损害。可服用烟酸 1.5 ～ 3g，力平之 0.2g，以及他汀类如普伐他汀、辛伐他汀、阿托伐他汀等降低胆固醇，降低甘油三酯。

（2）降压治疗

痛风患者中约 1/3 患者伴有高血压，因此，降压和降高尿酸血症的联合治疗，有利于避免痛风的发作，保护肾功能。降压药物的选择可参考下述内容。

①血管紧张素转换酶抑制剂（ACEI）

临床观察已证实，该类药物除有肯定的降压疗效外，还可降低肾小球内压，有肯定的延缓肾功能恶化、降低尿蛋白（20% ～ 40%）和减轻肾小球硬化的作用。临床上常用的 ACEI 类有卡托普利（captopril），一般剂量为 25 ～ 50mg/ 次，每日 1 次；不含巯基的依那普利（enalapril），其作用时间长，常用剂量为 5 ～ 10mg/ 次，每日 1 次；培哚普利 4mg，每日 1 次；一平苏 2.5mg，每日 1 次；贝那普利 10mg，每日 1 次。ACEI 降低球内压，保护或稳定肾功能的主要机理为：1）扩张肾小球动脉，因出球小动脉扩张较入球小动脉扩张更为显著，故而可降低球内压，减轻肾小球高血流动力学。双盲法的研究报道，服用依那普利组和服用安慰剂的对照组慢性肾功能不全患者，接受 2 年治疗，明显显示依那普利能延缓肾功能恶化和减少尿蛋白。2）血管紧张素Ⅱ刺激近端肾小管铵的产生，而 ACEI 降低血管紧张素Ⅱ水平和（或）升高血钾而降低铵的产生，有利于减轻肾脏肥大和避免过多铵产生后通过旁路径激活补体而诱发肾小管间质病变。

②血管紧张素Ⅱ受体（AT1型）拮抗剂

本品可以阻断内源性及外源性的血管紧张素Ⅱ所产生的各种药理作用，包括促使血管收缩和醛固酮释放等。本品可选择性作用于AT1受体，不影响其他激素受体或心血管中重要的离子通道的功能，并不抑制降解缓激肽的血管紧张素转化酶（激肽酶Ⅱ），不影响血管紧张素转化酶Ⅱ及缓激肽的代谢过程。临床应用科素亚50～100mg，每日1次，治疗4周后，结果表明，该药对肾脏病患者的高血压有显著的降压作用（SBP和DBP均下降，$P < 0.05$）。其作用机制是科素亚高选择性作用于血管紧张素Ⅱ AT1型，对全身血管有扩张作用和抗醛固酮分泌，从而发挥降压作用。研究结果还显示，科素亚抑制血管紧张素Ⅱ AT2型可使肾小球出球小动脉松弛，降低肾小球毛细管压力，减低蛋白尿而延缓肾脏病进程。研究还显示，科素亚具有一定的降血尿酸作用，该药能抑制近曲小管对尿酸的重吸收，致血尿酸水平下降。

③钙离子拮抗剂

不少的临床研究证实，钙离子拮抗剂如硝苯地平（5～15mg/次，每日3次）等治疗高血压和延缓肾功能恶化有较为肯定的疗效。研究认为，钙离子拮抗剂尽管有轻微的扩张入球小动脉作用，但因它明显降低全身血压的作用，使未受累或仅部分受累的肾小球高血流动力学得到改善，高代谢状况得到好转。此外，钙离子拮抗剂减少氧消耗，抗血小板聚集，通过细胞膜效应减少钙离子在间质沉积和减少细胞膜过度氧化，从而达到减轻肾脏损伤及稳定肾功能的作用，临床报道短期（4周）或长时间（1～2年）用钙离子拮抗剂治疗慢性肾功能不全的肾病患者，并未发现有任何肾小球损伤作用。与血管紧张素转换酶抑制剂不同处为它一般无降尿蛋白作用。应该指出，有部分学者认为，钙离子拮抗剂对肾功能的影响仍有必要做更长期的观察。

④β-受体阻滞剂化

β-受体阻滞剂，如美托洛尔（metoprol，50mg/d）、阿替洛尔（atenolol，50mg/d）对肾素依赖性高血压有较好的疗效。β-受体阻滞剂有减少肾素作用，该药虽降低心排血量，但不影响肾血液量，故也用于治疗肾实质性高血压。应该注意，某些β-受体阻滞剂有减少肾素作用，如阿替洛尔和纳多洛尔，脂溶性低，自肾脏排泄，故肾功能不全时应注意调整剂量和延长用药时间。

（四）中西医结合治疗

1. 结合要点

（1）辨证与辨病结合

这方面的结合要充分发挥中西医各自的长处，从西医方面要抑制尿酸合成，促进尿酸的排泄和保护肾功能。中医要以辨证为主，到底是虚证，还是实证；分清湿热、痰浊、寒湿、瘀血、气虚、阴虚、阳虚等的证型不同，使用不同的法则，不能根据都是尿酸性肾病而使用单一的治疗法则。

（2）中药与西药合用

中药和西药也各自有其优点，我们在治疗疾病时，也要做到取长补短，充分发挥二者的优势。西药作用强，疗效显著，但副作用大，容易复发。中药和西药合用可以减少西药的副作用，加强治疗效果，并且减少复发。

2. 方案选介

（1）刘恩棋等用益气养阴、清热利水法辅以西药治疗尿酸性肾病 17 例，与 9 例单用西药治疗进行对照。中药基本方：生地黄 18g，茯苓 15g，牡丹皮 12g，山茱萸 12g，女贞子 15g，旱莲草 15g，黄芪 20g，白茅根 25g，金钱草 12g，土茯苓 15g，川萆薢 15g，忍冬藤 15g。患者经治疗 1 个疗程后进行疗效统计，中药配合西药组显效率为 52.9%，总有效率为 88.2%；单纯西药组为 33.3%，总有效率为 77.2%。两组治疗后的生化指标有显著性差异。

（2）唐开武采用降解泄浊汤配合别嘌呤醇治疗原发性慢性尿酸性肾病 35 例，并设单纯别嘌呤醇治疗 30 例为对照组。降解泄浊汤基本方：生黄芪 15g，太子参 15g，白术 10g，茯苓 10g，薏苡仁 20g，萆薢 15g，佩兰 15g，丹参 15g，山慈菇 20g，川芎 12g，丝瓜络 15g，伸筋草 15g。加减：有尿酸结石者加金钱草 20g，海金沙 15g；伴有疼痛者加海风藤 15g，络石藤 15g；发热者加生石膏 60g，知母 10g。经过 2 个月治疗，结果治疗组显效 17 例，有效 14 例，无效 4 例，总有效率 88.6%；对照组显效 9 例，有效 14 例，无效 7 例，总有效率 76.7%。两组比较有显著性差异（$P < 0.05$）；治疗后血尿酸、肾功能两组比较差异具有显著性意义（$P < 0.05$）。

（五）其他疗法

1. 贴敷疗法

（1）麝香舒贴灵

调糊，外敷患处，每日 1 次。

（2）芙黄膏

芙蓉叶、生大黄、赤小豆各等份，共研极细末，按 4∶6 比例，加入凡士林调和为膏，外敷患处，每日 1 次。

（3）四黄散

黄芩、黄柏、栀子、生大黄各等份，研细，野菊花露拌均匀，并加入适量蜂蜜，外用纱布敷贴患处。

（4）金黄散

金黄散加甘油调成糊状，外敷诸关节红肿处，每日更换 1 次。

2. 灌肠疗法

熟附片 15g，生大黄 30g，六月雪 60g，蒲公英 30g，生牡蛎 30g，浓煎 200mL，做保留灌肠，每日 1 次，10 次为 1 疗程。本方用于尿酸肾病肾功能不全者。

3. 熏洗疗法

熏洗剂：马钱子 20g，红花 15g，生半夏 20g，王不留行 40g，大黄 30g，海桐皮 30g，葱须 3 根，艾叶 20g。煎汤熏洗患处，每日 1 剂，每天 2 次。

（六）专家诊疗经验

1. 时振声论治尿酸性肾病

时氏认为，关于病因病机，应从内、外因两方面认识。外因责之风、寒、湿、热（毒）之邪侵袭，使脏腑功能发生变化，导致湿热痰浊等病理产物，沉积于肾，损伤肾络，则见蛋白尿、血尿或淋证，或夜尿多且清长，阻于关节经络则痹痛。内因主要责之饮食不节，嗜食肥甘醇酒，七情、劳倦内伤等，使肺失宣降，脾失健运，肝失疏泄，肾失分清泌浊，气机升降失常，气、血、水等代谢障碍，滞留不行，形成高尿酸血症，损伤关节、肾脏。故本病是正气先虚，外邪侵袭而发病，病位在肾，与肺、脾、肝密切相关。本病病机须从整体的角度动态把握。初起为肝肾阴虚和脾肾气虚，日久阴虚及气，气虚及阴，即以气阴两虚表现最为突出，呈现阴虚或气虚→气阴两虚→阴阳两虚的动态演变过程。本病尚兼夹湿热、瘀浊、水湿等标证使病机错综复杂。治疗强调标本兼顾，在辨证治本的同时，治标祛邪。如兼湿热，常加苍术、黄柏、牛膝、土茯苓、蚕沙、生薏苡仁、海桐皮等；夹瘀血者，加丹参、鸡血藤、泽兰、桃仁、红花、川芎等；夹寒湿者，加桂枝、制附片、麻黄、细辛、炮姜等；夹水湿者，加车前子、防己、赤小豆、冬瓜皮等；湿浊上泛，加黄连、竹茹；若口中尿味明显，加大黄以泄浊。药物以益气养阴、滋肾健脾、活血化瘀、清热利尿为主，药理研究证实此类药能促进人体内过剩或多余的酸性物质排泄。

2. 刘宏伟从痰瘀论治

中医认为，本病病因与肾元素亏，禀赋不足，先天阴阳造化之差异有关。加之大多数患者形体肥胖，人过中年，其脏气日渐衰退。若再饮食不节，嗜食膏粱厚味或饮酒过度，久之必致脏腑功能受损，特别是脾肾功能受损，脾失健运，则升清降浊无权，肾失气化，则分清泌浊失司，人体水液不能正常运化，从而聚湿生痰。而痰湿内阻，血行不畅，则易导致瘀血内生。痰瘀互阻，日久形成恶性循环，变生诸邪，滞留血分，肆虐为患。若痰浊瘀血等邪随血行流注关节，则产生痛风性关节炎；滞留于肾则导致肾脏之损害。由此可见痰瘀为患在尿酸性肾病的发生发展过程中占有非常重要的地位。另外，临床研究表明，肥胖、高脂血症、高血压病、心脑血管疾病以及糖尿病等均与痰瘀密切相关，因此，尿酸性肾病也应注重从痰瘀进行论治。故临床上治疗本病常在辨证的基础上选加陈皮、半夏、青皮、山楂、石菖蒲、大黄、土茯苓、蚕沙、丹参、桃仁、红花、鸡血藤、川芎、泽兰、生薏苡仁等健脾化痰、活血化瘀之品，以利于痰浊、瘀血等邪实的祛除，由此使机体血尿酸的生成和排泄得到平衡，蛋白尿、结石减轻或消失，肾功能向好的方面转化，从而使临床疗效进一步提高。

3. 叶任高分阶段治疗尿酸性肾病

一般而言，痛风性肾病中医辨证以实证居多，故以痹证为主者，常用祛除外邪，活血通络；以淋证为主者，则用清热利湿为主。但叶任高认为，痛风性肾病具有病程长，且有肾脏损害等特点，因此治法与一般痹证有所不同。故临床中必须详虚实，如以血尿为例，由湿热损伤血络者属实，由阴虚火旺，扰动阴血者属虚，因此只有辨证精确，庶不致误。

临床上叶任高根据痛风性肾病的肾脏损害的不同阶段，将其分为相应的证型，初期以关节症状为主，可有蛋白尿、血尿，肾功能无损害属早期，但由于本病常有并发尿路感染，故早期中医辨证常表现为以下两型，即瘀血阻络型和湿热下注型。瘀血阻络型以关节疼痛为主，辨证以痛有定处，固定不移，舌质紫暗为重点，治在活血通络，方用桃红四物汤合三妙丸加减；湿热下注型以尿异常为主，辨证在腰痛、血尿，重用清热利湿，通淋排石，方用八正散加减。中期关节炎间有发作，肾功能有损害，出现夜尿、浮肿，但可无明显胃肠道症状，故属脾肾亏损，水湿不化，此期虚象已见，经络与脏腑同病，不能单从痹证论治，而当重视扶正培本，治以温补脾肾，化气行水为主，方选济生肾气丸与参苓白术散加减。叶任高认为，对于痛风性肾病治疗，若只从关节肿痛这一标象着眼而片面地采用祛风、散寒、燥湿之法，欠理想之效果，久病者疗效尤差。因此，通过几十年临床探索，总结出治疗本病要补肾与祛邪并用之经验，因肾为水火之脏，主骨而总督一身之阳，若肾虚则卫阳空疏，腠理失固，致风寒湿诸邪乘虚而入，深入骨髓而乘脏腑，故当补肾壮督，以提高机体抗病能力，使正能祛邪。另一方面，蠲痹通络之品多辛香疏散，走而不守，药力难以持久，而与补肾之品配伍，其药力得以加强，疗效明显提高，临床常用党参、北芪、补骨脂、枸杞子、杜仲、当归以补肾阳，旱莲草、女贞子、熟地黄、山茱萸、怀山药以补肾阴，配合虫类药以搜剔窜透，如寒盛用乌梢蛇配川乌，热盛用地龙配石膏；痰盛用僵蚕配胆星，瘀重用蜈蚣、全蝎，配桃仁、赤芍。随证加减，灵活运用。

4. 王莉珍治疗本病经验

王氏指出，痛风是嘌呤代谢紊乱所致的疾病，临床除有关节损伤外，约有30%的患者有肾损害表现，约25%的患者死于尿毒症。本病是由先天禀赋不足，后天调摄失调，气血肝肾俱损，风寒湿热毒邪乘虚而入，内外合邪，使营卫气血涩滞不畅，壅滞经络，深入筋骨，阻滞骨节，致使骨周围化热酿痰留瘀，日积月累，骨关节肿胀变形疼痛，屈伸不利，终成斯疾。历节宿疾，反复失治，致使五脏俱虚，若外邪引动宿疾，内外之邪相搏，导致病骤变化，使肺、脾、肾三脏通调气化失司，湿热浊毒阻塞三焦，清浊升降失司，水气凌心射肺，大小肠传导失职，导致喘促短气，便秘尿闭，呃逆呕吐等阴阳离决格拒之危证。病到此期，实属疑难危案，治需正确辨证，合理用药，方能逆水行舟。

5. 吕承全治疗痛风三法

吕氏认为，痛风多由肾气不足，气血亏虚，气化不利，或脾胃虚弱，恣食肥腻，痰湿内蕴，而致湿浊化生。湿浊虽为阴邪，但若饮酒当风，汗出入水，或宿食停聚，皆可以阳化热，湿热蕴蒸，痹阻经络关节，而致发热，关节肿痛不止，夜间尤甚。故治疗时宜清热利湿，佐以活血通络，急治其标以缓解疼痛。常用方药以白虎汤为主方，伍用薏苡仁、威灵仙、赤芍、仙灵脾、川芎、红花、郁金、木瓜、延胡索、巴戟天等。临床应用，收效显著。痛风病史长，易反复，久不愈者可见肢体关节、耳郭附有痛风石结节，甚至成脓，久难愈。此系脾肾两虚，痰湿浊邪留注经络关节，气血瘀阻，结聚而成。故在使用薏苡仁、土茯苓、猪苓等清热利湿药物基础上，重用炒山甲、郁金、桃仁、红花、丹参、赤芍、川牛膝、鸡血藤、络石藤等破瘀散结，通经活络之品。治疗以调理脾肾为本，临床常用炒杜仲、巴戟天、肉苁蓉、熟地黄、白术、炒苍术等，调补脾肾，扶正祛邪。治疗痛风，以调理脾肾，清热利湿，化瘀通络三法为基本治则。但临床所见，脾肾两虚，湿浊内蕴，经络关节痹阻往往互见，多为虚实夹杂证，因此，临床不可单执一法，当根据脉证有所侧重。另外，饮食应忌食肥腻腥荤，菠菜等。只有医患密切配合，使脾肾健旺，湿浊消退，经脉通畅，方可取得预期疗效。

6. 朱良春从浊毒瘀论治痛风经验

朱氏认为，痛风乃浊毒瘀滞使然也，为风实邪，症似风而本非风。痛风浊毒滞留血中，不得泄利，初始，可不发病，然积渐日久，瘀滞愈甚，或偶逢外邪相合终必瘀结为害，或闭阻经络突发骨节剧痛，或兼夹凝痰变生痛风结节，久之，痰浊瘀腐则见溃流脂浊，痰瘀胶固以致僵肿畸形。由于郁闭之邪最易化热，其证又多兼热象，如湿浊蕴热，煎熬尿液，可见石淋尿血；浊毒日久，损伤脾肾，寒热错杂，壅塞三焦，而有关格险恶之症。

7. 张天经验

张氏认为，在病情缓解时应予补益肝、脾、肾。鉴于病程中正邪之争变化无穷，当急性发作时以清热化湿为主。因风寒湿邪夹杂，郁积化热，在治疗中寒热并图，如生石膏、生地黄、黄柏和桂枝同用就是明证。本病多有风邪，常用祛风药及理气活血药。脾虚生湿，湿郁成痰浊，因此又宜用软坚散结药。痛风证与代谢有关，故除治疗外，尚应注意起居饮食，忌酒肉，避免劳伤房事，尤其忌食含嘌呤高的动物内脏，以免引起嘌呤代谢紊乱所致血尿酸过高而使病情加重。

（七）研究现状

1. 辨证论治研究

（1）时振声分4型论治尿酸性肾病48例：1）肝肾阴虚型：滋养肝肾，以归芍地黄汤加减治疗。药用当归10g，白芍15g，熟地黄30g，山茱萸10g，山药10g，茯苓15g，牡丹皮10g，泽泻15g。2）脾肾气虚型：健脾固肾，以保元汤加减治疗。药用炙黄芪15g，党参15g，肉桂6g，炙甘草6g，炒白术15g，茯苓15g，生山药10g等。3）气阴两虚型：益气养阴，以益气滋肾活血清利汤（时师经验方）加减治疗。药用太子参15g，生黄芪15g，女贞子、旱莲草各10g，焦山楂30g，丹参30g，苍术6g，黄柏10g，牛膝10g，土茯苓30g，晚蚕沙15g，萆薢10g，生薏苡仁30g等。4）阴阳两虚型：阴阳双补，以桂附地黄汤加味治疗。药用制附片10g，肉桂6g，熟地黄15g，山药10g，山茱萸10g，枸杞子10g，茯苓15g，龟甲胶15g$^{(烊化)}$等。治疗总有效率89.36%。

（2）刘宏伟分以下4型论治尿酸性肾病：1）湿瘀互结，流注关节：以关节病变为主，治以祛风除湿，活血通络，方用当归拈痛汤或桃红四物汤合三妙散加减。药用羌活、独活、防风、防己、赤芍、猪苓、苍术、葛根、木瓜、当归、桃仁、红花、薏苡仁、牛膝等。2）肾阴亏虚，湿热下注：以尿酸性结石为主，治以滋肾清利，通淋排石，方用知柏地黄汤合八正散加减。药用知母、黄柏、生地黄、茯苓、泽泻、滑石、车前子、金钱草、海金沙、鸡内金等。3）气阴两虚，水湿不化：以肾脏受损为主，治以益气养阴，利湿祛邪。方用参芪地黄汤和大补元煎加减。4）脾肾衰败，湿浊内盛：多见于晚期出现肾衰者，治以通腑泄浊，扶正固脱，方用温脾汤加减。亦可配合大黄为主方的灌肠疗法。

（3）郭大庆等将 56 例尿酸性肾病分为 4 型进行辨证治疗。脾肾气虚型以参苓白术丸、补中益气汤、金匮肾气丸加减；肝肾阴虚型以归芍地黄汤加减；气阴两虚型以参芪地黄汤加减；阴阳两虚型以全鹿丸加减。结果显效 27 例，有效 7 例，无效 8 例，总有效率 85.71%。

（4）符成杰分 3 期辨治尿酸性肾病 26 例。初期邪阻经络，以趾指小关节猝然红肿热痛为主者，间有蛋白尿、血尿，肾功能轻度损害，治宜祛瘀通络，以桃红四物汤、三妙丸加减；湿浊阻滞，脾肾不健，水湿内停，以水肿为主者，治宜益肾健脾，化湿行水，以金匮肾气丸、参苓白术散加减；晚期脾肾衰败，湿浊留滞，治宜通腑泄浊，扶正祛邪，以温肾解毒汤（紫苏 10g，党参 15g，白术 10g，附子 8g，半夏 10g，黄连 3g，生大黄 10g，六月雪 30g，砂仁 3g，生姜 2 片），并配合中药保留灌肠（生大黄 15g，生牡蛎 30g，益母草 10g，熟附子 10g），治疗总有效率 73.3%。

2. 治则治法研究

（1）益气和营，活血胜湿

包晓星等认为本病正虚为本，以兼夹"瘀""湿"为特点，故以益气和营，活血胜湿的蠲痹汤为基本方，治疗尿酸性肾病 18 例，显效 6 例，占 33.3%；好转 8 例，占 44.4%；无效 4 例，占 22.2%。

（2）益气滋肾，活血清利

倪青等把 72 例慢性尿酸性肾病随机分为治疗组 42 例，对照组 30 例，治疗组给予益气滋肾活血清利煎剂（太子参、生黄芪各 15g，女贞子、旱莲草各 10 g，焦山楂、丹参各 30g，苍术 6g，黄柏、牛膝各 10g，土茯苓 4.5g，晚蚕沙 15g，萆薢 10g，生薏苡仁 30g。每日 2 次，每次饭后口服 200mL），另外合用别嘌呤醇。对照组单纯给予别嘌呤醇片。两组均以 30 天为 1 个疗程，均观察 2 个疗程。治疗组 2 个疗程后显效 22 例（52.38%），有效 11 例（36.67%），无效 6 例（20.00%），总有效率为 46.67%。治疗组疗效显著优于对照组（$P < 0.01$）。

3. 单味药研究

（1）车前草 40g，水煎服，每日 2 次，每次 200mL。适用痛风红肿明显者，有利水、增加尿酸排泄的功效。

（2）芡实 30g，金樱子 30g，同煎，去渣后加白糖一匙，内服，每日 1 次。本方可使尿酸性肾病的尿蛋白减少。

六、调护与预防

（一）饮食调养

要多饮水，每日最好使尿量保持在 2000 ～ 3000mL，有利于尿酸的排泄。要注意避免过食嘌呤含量高的食物（如动物的肝、肾、脑、鱼子、沙丁鱼等），以减少体内嘌呤代谢。限制膳食中蛋白质摄入量，每日不宜超过 1g/kg 体重，可适当多食新鲜蔬菜以及水果等，并应戒酒、低脂肪、低糖类饮食。可以用下列方法进行食疗。

1. 柠檬、胖大海 5 粒，西洋参 10g 加水 2000mL，代茶饮。

2. 柠檬、胖大海、诃子肉 12g 加水 2000mL，代茶可碱化尿液、清热利尿益气利喉。

3. 黄花菜（新鲜）半斤爆炒后，每周 2 ~ 3 次（不宜多），痛风患者可多服。

4. 马齿苋半斤，煮汤，随意服用。

5. 薏苡仁粥：每次薏苡仁 10 ~ 15g，配粳米 30g 煮粥，入白糖适量。早晚各服 1 次，10 天为一疗程。适用于湿盛而脾胃功能差者。

6. 枸杞子粥：每次枸杞子 10 ~ 15g，配粳米 30g 煮粥。早晚各服 1 次，10 天为一疗程。适用于肾气不足，肾精亏虚者。

7. 板栗：生板栗煮熟风干，每日空腹服 5 ~ 10 枚。10 天为一疗程。适用于肾虚腰膝无力者。

8. 土茯苓粥：土茯苓 60g，粳米 100g，煮粥同食，每日 1 次。本方可使高尿酸血症减轻，预防痛风发作。

9. 百合粥：百合 30g，粳米 100g，煮粥内服，每日 1 次。百合，味甘微寒，功能润肺清心，主要成分含秋水仙碱，能减轻痛风症状。

10. 木瓜苡仁羹：木瓜 10g，薏苡仁 30g，同煎，至薏苡仁烂熟后，加白糖 1 匙，内服，每日 3 次。可使高尿酸血症减轻，预防痛风发作。

（二）劳逸结合

对于患有尿酸性肾病的患者，一定要注意劳逸结合。过劳和过逸对本病的恢复都是不利因素。过劳则耗伤气血，耗伤肾精。正气不足，邪何以得祛？过度安逸，不参加适当劳动和体育锻炼，首先会使气血运行不畅，脾胃功能呆滞，运化失常，加速血尿酸升高；其次，可使机体抵抗力降低，易于外感，引起痛风的急性发作和疾病的复发；再次，过逸可使体重升高，引起肥胖，进一步加重代谢紊乱，引起病情复杂化。正确的态度是根据自己的体质和病情，在不感到疲劳的情况下，尽可能多参加一些劳动和体育锻炼，并随体力的增加而逐渐增加活动量，保持体重。

（三）精神调养

乐观的精神有利于提高人的免疫力，促进疾病的康复。而低沉的意志可以使疾病加重，所以患者当保持乐观的情绪。中医认为"恬淡虚无，真气从之，病安从来"，如果得了病以后，仍然保持愉悦的精神状态，可以利于病邪的祛除。人的精神状态对尿酸性肾病的发生、发展和治疗都有很大的影响，对于血尿、高血压、肾功能衰竭，治疗日久不见好转的患者尤为重要。临床所见，尿酸性肾病患者认识到自己所患疾病缠绵难愈，且要长期控制饮食，或由于病痛的折磨，病情的危重等，常对治疗失去信心。这时医务人员及患者的家属应一起做好患者的思想工作，让其有正确的态度对待自己的疾病，激发患者与疾病斗争的勇气。

（四）皮肤清洁

尿酸性肾病晚期可发展成肾功能衰竭，如果尿毒症期肾功能衰竭不能使代谢废物从尿排出，则有部分会从皮肤渗出，如果不能及时保持皮肤的清洁，很容易发生感染，难于治疗。有痛风石者，更要注意皮肤清洁，防止痛风石处皮肤破溃，形成溃疡，经久难愈。

（五）辨证施护

尿酸性肾病是临床常见病，属中医"水肿""肾劳""痹证"范围，在临床护理中除了要对饮食起居护理外，还要针对不同的证型进行相应的指导。如湿热内蕴型，除了服用中西药物外，还要避免食用过多的肥甘厚腻之品，以免加重内湿的产生，如果到了晚期表现为气阴两虚，肝肾阴虚，则要少食多餐，顾护胃气，尤其是辛温燥热之品更要远离。

（六）积极预防

据调查，近年来随着我国人民生活水平的提高，高嘌呤饮食摄入的增多，尿酸性肾病的发病率也逐年上升，因此饮食控制是预防本病发生的重要环节。对于中、老年人宜合理安排膳食，节制饮食，少食肉类及其他高嘌呤饮食，少饮酒，多饮水，食用碱性食品，增加运动，预防肥胖，降低尿酸在肾脏的沉积，减少尿酸性肾病的发生。对尿酸性肾病患者而言，更应避免高嘌呤饮食，切忌饮酒（尤其是啤酒），防止受凉、劳累和过度肥胖，平时宜多饮水，也可用车前草、玉米须、薏苡仁煲水代茶频频饮用，以利尿酸排出。一旦发现尿酸性肾病，应慎用肾毒性和易诱发肾功能损害的药物。同时对合并高脂血症、高血糖、高血压的患者，应予以适当有效的治疗，防止加重肾损害。

（七）预后

本病多由平素禀赋不足，肾虚脾弱，饮食不节，升降出入紊乱，清浊失司所致，根治颇难。早期发现，治疗及时正确，可以取得较好的疗效。如果肾功能损害严重，可最终导致肾元衰竭，水毒潴留，甚至死亡。关节痹痛，反复发作，缠绵不已，可导致患者终身残疾的严重后果。

七、问题与对策

（一）痛风急性发作期的治疗

痛风急性发作期，关节疼痛剧烈，或伴发热，属内科急病，中西医结合，给别嘌呤醇抑制尿酸合成，同时给予中药四妙散加味等清利湿热，活血通络之品，亦可配合外洗，外敷中药等治疗，无论在降低血尿酸，还是清除关节红肿疼痛等方面，都具有协同作用。

（二）尿酸性肾病的中西医结合治疗

尿酸性肾病的治疗，除调整饮食，鼓励饮水及碱化尿液外，多主张应用别嘌呤醇。别嘌呤醇可阻断黄嘌呤转化为尿酸，从而使血尿酸下降，尿尿酸减少。但近年来研究认为，别嘌呤醇在体内半衰期短，仅 $2 \sim 3$ 小时便迅速氧化成别黄嘌呤，别黄嘌呤半衰期长达 $18 \sim 30$ 小时，它同样是黄嘌呤酶抑制剂，当肾功能不全时半衰期延长，故应根据内生肌酐清除率调整剂量。有人主张当血尿酸 $< 535\mu mol/L$（$9mg/dL$）时可不用药，以免导致肾功能急剧恶化。可予中药益肾化瘀化湿之品治疗，保护肾功能，已初步显出明显的疗效。

对别嘌呤醇过敏的病例，应使用大量强效促尿酸排泄药治疗，如使用磺酰吡唑酮。如果血清尿酸无法降低，则应将治疗的重点放在对症治疗。

参考文献

1 沈庆法.中医临床肾脏病学［M］.上海：上海科学技术文献出版社，1997：2.

2 杨霓芝，黄春林.泌尿科专病中医临床诊治［M］.北京：人民卫生出版社，2000：9.

3 Moran ME．Uric acid stone disease［J］.Front Biosci，2003，1（8）：S1339-S1355.

4 邹和群，孙世澜.进一步提高高尿酸性肾病的防治水平［J］.临床肾脏病杂志，2011，11（2）：52.

5 刘恩棋.益气养阴清热利水法治疗痛风性肾病的临床观察［J］.中国医刊，1999，（3）：46-47.

6 包晓星，金伟明.蠲痹汤加味治疗尿酸性肾病18例［J］.实用中西医结合杂志，1998，（10）：937.

7 倪青，时振声.益气滋肾活血清利治气阴两虚慢性尿酸性肾病［J］.辽宁中医杂志，1998，（3）：111-113.

8 倪青，任建文.时振声治疗痛风性肾病47例临床总结［J］.北京中医，1997，（1）：3-5.

9 霍保民，王梓淞.痛风性肾病的辨证施治［J］.中国中医基础医学杂志，2012，（7）：808-809.

10 金俊佑.痛风性肾病的中医辨证论治［J］.北京中医药，2009，28（4）：278-279.

11 郭大庆，王钢.辨证治疗尿酸性肾病56例观察［J］.实用中医药杂志，1998，（6）：3-4.

12 符成杰.中医药辨治尿酸性肾病26例［J］.辽宁中医杂志，1996，（4）：174-175.

13 倪青，时振声，郑全.滋肾汤治疗慢性尿酸性肾病的临床研究［J］.中国中西医结合杂志，1998，（5）：269-272.

14 魏文军.通腑法治疗痛风急性发37例［J］.江苏中医，1998，（4）：21.

15 凌天佑.济生肾气丸合参苓白术散为主治疗痛风性肾病34例［J］.湖南中医杂志，1999，（1）：26.

16 钟洪，赵洁.中药治疗原发性痛风继发肾功能不全10例［J］.湖北中医杂志，1996，（4）：13.

17 易无庸，杨俊，杨琴，等.加味健脾益肾方治疗慢性尿酸性肾病46例疗效观察［J］.中国中医急症，2010，19（4）：587-588.

18 肖德才，马赛，陈良春，等.肾复康治疗原发性痛风肾病32例临床观察［J］.湖南中医学院学报，1997，（3）：17-18.

19 李守义.彝痛风灵治疗痛风180例临床观察［J］.中国民族医药杂志，1999，（3）：8.

20 吴自力.针刺小肠俞对痛风镇痛效果观察［J］.四川中医，1994，12（10）：54.

21 罗树华.针刺合四妙散治疗痛风病肾损伤36例［J］.中国针灸，2007，27（7）：541-542.

22 宋倩，刘士敬.内服外敷治疗痛风性关节炎31例［J］.浙江中医杂志，1997，（12）：538.

23 向少伟，赖申昌，蒙宇华.加味三妙散治疗慢性尿酸性肾病的临床研究［J］.中国中西医结合杂志，2009，29（11）：979-981.

24 高秋静，熊艳文，金周慧.加味四妙方治疗尿酸性肾病模型大鼠的实验研究［J］.上海中医药杂志，2016，50（4）：70-74.

25 罗俊，谢阳.维药刺山柑果治疗痛风风湿病15例［J］.中国民族医药杂志，1999，（2）：3.

26 王莉珍.痛风性尿毒症验案分析［J］.辽宁中医杂志，1992，（8）：34-35.

27 王丽华，秦建黎，董新寨.秦建黎运用消痛饮治疗痛风性关节炎46例疗效观察［J］.中医临床研究，2014，6（23）：46-47.

28 蔡秋梅，李灿东，黄守清.阴虚、阳虚与血尿酸水平的相关性探讨［J］.浙江中医杂志，2006，41（8）：440-441.

29 王洪忠，占永力，霍保民.行气利水法治疗尿酸肾病疗效观察［J］.中医杂志，1992，（3）：34-35.

30 蒋熙，朱琬华.泄浊化瘀治疗痛风经验体会［J］.江苏中医，1990，（3）：7-8.

31 郭广臣.单方治验两则［J］.山东中医杂志，1995，（6）：259.

32.倪诚，张蕙.肾脏病中医食疗验方［M］.沈阳：辽宁科学技术出版社，1999：1.

33 任开明，胡家才，吴凡.威草汤治疗尿酸性肾病27例疗效观察.［J］湖北中医杂志，2000，22，（10）：10.

34 王孟庸.慢性尿酸性肾病的全身性中西医调治［J］.深圳中西医结合杂志，1999，9（2）：3+13.

35 刘慧.新型降尿酸药非布索坦的临床研究进展［J］.中国医药科学，2013，3（13）：37-39.

36 倪青，钱丽旗.慢性尿酸性肾病病因学研究——232例临床统计分析［J］.中国中医基础医学杂志，1998，6（6）：53-57.

37 唐书武.中西医结合治疗原发性慢性尿酸性肾病35例［J］.山西中医，2000，16（3）：28.

38 周恩超.尿酸性肾病中医辨证分类标准探讨——附72例临床分析［J］.江苏中医，2000，（6）：10-12.

39 徐曼.尿酸性肾病胰岛素样生成因子和成纤维细胞生长因子的表现［J］.辽宁中医杂志，1992，（8）：34.

40 吕宏生.急性尿酸性肾病的辨证论治［J］.中国医刊，2000，5（6）：41-42.

（赵恒侠　李松林　张江海）

第二节　糖尿病性肾病

糖尿病性肾病（diabetic nephropathy，DN），是糖尿病最常见的并发症，也是糖尿病患者的主要死亡原因之一，是由于糖尿病引起的微血管病变导致的肾小球硬化症。临床表现为蛋白尿、水肿、高血压和肾功能进行性损害。开始可以是间歇性蛋白尿，以后逐渐加重变为持续性蛋白尿，由于长期的蛋白尿，以及糖尿病本身蛋白质代谢失调，可以出现低蛋白血症，表现为肾病综合征，病情持续发展最终可发展为尿毒症。糖尿病患者出现的感染病变如肾盂肾炎/肾乳头坏死，大血管病变如肾动脉硬化，不属于糖尿病性肾病。

根据 WHO 2016 年资料，全球 18 岁以上人群中，1980 年糖尿病患者为 1.08 亿人，2014 年增加至 4.22 亿人，占全球总人口的 8.5%，糖尿病已成为世界第 5 大死亡原因。据统计，糖尿病引起肾功能衰竭者为非糖尿病患者的 17 倍，是我国常见的继发性肾病之一。在中国，随着改革开放的不断深入，人民生活水平的提高和社会生活方式的改变，2 型糖尿病的患病率迅速上升，1998 年的患病率约为 3.63%。根据糖尿病的自然进程，1 型糖尿病患者发病 20 年后有 35%～40% 发生糖尿病肾病而致肾功能衰竭。2 型糖尿病患者由于发病年龄多在 40～60 岁，发病时往往伴有多种大血管病变，因此常在他们发生肾功能衰竭之前，就死于大血管疾病。故统计资料显示，仅有不足 20% 的 2 型糖尿病患者进展到肾功能衰竭。但是，目前糖尿病的患病率明显增加，发病年龄也有逐渐年轻化的趋势，故 2 型糖尿病患者接受透析治疗的比例也在增加，并且糖尿病肾病患者的心血管病死亡率也明显增高。在美国，糖尿病肾病是终末期肾功能衰竭的首位原因，在欧洲则是第二位原因。

中医文献上虽无此命名，但据其不同病变阶段和临床表现，属于中医的"消渴""水肿""眩晕""虚劳""关格"等范畴。

一、病因病理

（一）中医

1. 病因

（1）饮食失节

糖尿患者多消食善饥，若不加控制饮食，长期恣啖酒醴膏粱；或控制太过严格，过度饥饿；或饮冷太过，则致脾失健运，湿热内蕴，津液不化，聚留为水，水邪渍肾，引起关门不利，产生水肿。如《素问·奇病论》曰："……此人必数食甘美而多肥也，肥者令人内热，甘者令人中满，故其气上逆，转为消渴。"《景岳全书·水肿》说："大人小儿素无脾虚泄泻等证，而忽尔通身浮肿，或小便不利者，多以饮食失节，或湿热所致。"

（2）久病劳伤

糖尿病是一终身性疾病，病程较长，病久劳伤。劳伤指饥饿、劳役、营养不良，脾胃元气损伤，土不制水或房劳太过，真元暗损，命门火衰，不制阴寒，水邪泛滥，产生水肿。

（3）失治误治

糖尿病失治，高血糖长期损伤肾脏，影响肾脏气化功能，水湿内停，泛于肌肤，产生水肿。或糖尿病误治，降糖药使用不当，伤及肾脏。李梴《医学入门·水肿》云："阴水多因久病……或误服凉药以致肿者，危证也。"

2. 病机

病变的部位与五脏均有关，但主要与肺、脾、肾有关，尤其以肾为主。本病由于"消渴"

缠绵不愈，致使津液亏耗；或久病服用温燥之品，致燥热内生，阴津不足。由于阴亏兼有湿热及瘀血存在，所以病机初为正虚邪实，终至邪盛正衰。

（1）肾虚、气阴两虚为本

五脏之伤，穷必及肾，消渴日久，气阴两虚，肾气虚衰，不能蒸化水液，水液潴留，故成水肿。肾精损耗，则阴虚生火，水火俱盛，气化失常，三焦壅滞，湿浊停留。本病关键在肾，肾气从阳则开，从阴则阖。肾阳虚衰，关门不利则水邪益甚，气损血行不利，必致瘀血内生，肾虚血瘀是糖尿病肾病主要病理基础。综观近年文献，多数学者认为糖尿病肾病患者存在气阴两虚证，糖尿病微血管病变的基本病机为气阴两虚，络脉瘀阻。

（2）阴阳两虚是其发展

糖尿病患者病程较长，发展到肾功能衰竭可见阴阳两虚的征候。随着糖尿病的发展，有从阴虚热盛→气阴两虚→阴阳两虚的转化趋势。糖尿病肾病由糖尿病迁延而来，其病机乃因阴虚燥热日久耗气而致气阴两虚；病情发展则阴损及阳而见阴阳两虚，甚至出现阳衰浊毒瘀阻。

（3）瘀血贯穿疾病始终

在糖尿病肾病的病机上，众多医家均重视瘀血的重要性，认为不论气阴两虚、阴阳两虚或肾虚，都有兼杂瘀血证的存在。因阴虚生内热，耗灼营血；气虚无力推动血行；阳虚则寒，寒则血液凝涩。三者均可导致瘀血，瘀血又阻碍了营血的正常运行。无论阳虚、阴虚或气虚都与瘀血互为因果，引起体内各种代谢失衡，从而产生各种并发症。

也有学者认为，糖尿病肾病的病因病机关键是肾虚，肾虚是易感因素，痰瘀肾络、凝滞脉道是其主要病理变化，病理过程中出现的痰湿、浊毒是痰瘀闭阻、阴阳衰竭的病理产物。治疗分早、中、晚三期。早期以化痰祛瘀为主，或兼以补益肝肾，或配以健脾益肾；中期宜活血通络，化瘀行水，泄浊排毒，调和阴阳，补益气血；晚期宜清浊排毒，顾护胃气。

综上所述，本病为本虚标实、虚实夹杂之证。本虚为气阴两虚渐至阴阳两虚，标实为瘀血、水湿、浊毒。

（二）西医

1. 病因

近年来，对于 DN 的病因进行了大量研究，取得了很大的成就。认为遗传易感性及高血糖（环境因素）是 DN 发生的启动因素，它们之间的相互作用导致 DN 的发生与发展。当然环境因素还包括高血脂、高血压等其他因素。

（1）遗传易感性

近来研究发现，DN 有家庭聚集现象，无论是在 1 型糖尿病或 2 型糖尿病患者，如果先天病例并发 DN，他的兄弟姐妹患糖尿病后 DN 的发生率要明显增加。有统计资料表明，即使血糖控制很差，1 型糖尿病患者仅有 35% 最终发展为终末期 DN。有些患者，即使是严格控制血糖接近正常，虽可明显改善或预防 DN，但亦不能完全防止 DN 的发生与发展。因此目前已经有线索提示 DN 具有遗传易感性。

①易感模式 目前推测 DN 的易感模式有 3 种：1）主要基因效应；2）平均基因效应；3）多基因效应或微小基因效应。

②易感基因 已经有许多学者在寻找 DN 的易感基因，而且亦发现了几个可能的候选基因，但尚未得出一致的结论。

（2）高血糖

DN 的发生、发展除了与遗传有关外，高血糖也起着非常重要的作用。大量研究均显示严格控制血糖可显著降低发生 DN 的危险性。高血糖又是如何导致 DN，这一点尚未完全阐明。但是许多研究显示，高血糖可激活肾许多局部内分泌激素（或细胞因子），目前的研究发现这些物质与 DN 的发生发展有密切关系。当然 DN 的发生机制还包括血液流变学异常、红细胞带氧功能障碍、山梨醇旁路亢进等因素，不过这些因素或多或少与肾脏局部内分泌激素有关。

①肾素血管紧张素系统 研究发现，糖尿病大鼠肾组织中肾素血管肾张素水平明显增高，肾组织中 AT1R 表达亦明显增加，而且临床及实验研究均证明应用 ACEI 制剂能有效预防 DN 的发生与发展。

②肾脏局部生长因子 研究发现，多种肾脏局部生长因子均与 DN 的发生、发展密切相关，如胰岛素样生长因子、血小板生长因子及转化生长因子 β 等，它们可刺激肾系膜细胞增殖、系膜外基质沉积增加。其中 $TGF-\beta_1$ 研究较多，有研究显示，糖尿病大鼠肾组织中 $TGF-\beta_1$ 表达明显增加，重要的是应用 ACE 抑制剂后又可明显下降。因此，认为其在 DN 发病中可能起着关键性作用。

③内皮素（endothelin，ET） ET 具有强烈的收缩血管作用，其中以 ET1 作用最强。目前已知它可刺激肾系膜细胞增殖。实验研究发现，糖尿病大鼠肾组织中 ET1 及其受体表达均明显增加，而且应用 ET1 受体拮抗剂可防治 DN。另外，体外研究显示 $TGF-\beta_1$ 可增加肾小管细胞 ET1 表达。

④一氧化氮（NO） NO 有强烈扩张血管作用，它是在 NO 合成酶作用下由 L- 精氨酸作供体合成的。研究提示，NO 可保护 DM 大鼠后期的肾小球病变，防止 DN 的发生与发展。保护 DM 大鼠后期的肾小球病变，同时有许多证据显示肾组织 NO 与 AT Ⅱ 及 $TGF-\beta_1$ 之间可相互调节。

（3）高血压

高血压与 DN 发病的关联，意见尚有分歧，有人认为原发性高血压的遗传倾向决定和至少部分决定 DN 的易感性。另有人认为高血压系继发于糖尿病肾病，不过，高血压可加速 DN 的发展和肾功能减退。流行病学调查发现糖尿病患者中高血压的发生率是非糖尿病患者的 2 倍。

（4）血脂代谢紊乱

血脂升高尤其是胆固醇增高致肾小球微血管内微小脂栓形成，低密度脂蛋白对肾小球系膜的毒性作用使系膜对大分子物质的清除作用减弱，导致系膜区扩大，引起糖尿病肾病的发生、发展。

2. 病理

（1）发病机理

①血流动力学改变　动物实验证明，几乎在糖尿病出现的同时，就可见到肾小球肥大和肾小球高滤过状态。高滤过状态的出现与血糖升高有关，但确切的原因仍未明了。有人提出高滤过状态引起或加重糖尿病肾病，因为有人观察到，在肾大部切除后，残存肾中的肾小球出现高滤过，并发展为肾小球硬化，同时伴系膜扩张，肾小球基底膜增厚，这与在糖尿病性肾硬化中观察到的现象极为相似。也有人提出肾小球内高血压在糖尿病肾病发生中起作用，糖尿病大鼠服用血管紧张素转换酶抑制剂后，肾小球滤过率仍保持超高状态，而血压、肾小球毛细血管压正常，肾小球硬化的程度减轻。类似的实验还有许多，其共同点都是降低血压和肾小球毛细血管压能减轻糖尿病时肾损害的程度。

②糖基化终末产物的作用　长期血糖升高可引起糖基化终产物形成。糖基化终产物的受体存在于肾小球内皮细胞、系膜细胞和单核 – 巨噬细胞。它能与胶原蛋白、基质蛋白结合，导致促炎症细胞因子的生成并刺激细胞增殖，使系膜细胞收缩和增生，脂蛋白和免疫复合物沉积在肾小球系膜区，最终使肾小球硬化，出现肾功能衰竭。目前欧美一些国家正准备计划将氨基胍（糖基化终产物抑制剂）应用于人类，以预防和阻止糖尿病肾病的发生发展。

③多元醇途径的激活　在正常情况下，醛糖还原酶和多元醇途径相对是不活动的，血中葡萄糖浓度长期过高，导致葡萄糖自由进入细胞内，通过多元醇途径，在醛糖还原酶的作用下转化为山梨醇。细胞内山梨醇浓度的异常增多会使细胞肿胀和破坏，并导致肌醇浓度的降低，最终使膜磷脂酰肌醇的合成减少，引起细胞膜 Na–K–ATP 酶活性降低而导致细胞功能与结构的异常。同时，细胞内醛糖、醇糖增多，使细胞外基质胶原增多，基底膜增厚。

④细胞生长因子的作用　在糖尿病大鼠的肾小球中，人们发现许多细胞生长因子 mRNA 水平上调。在链脲佐菌素制成的糖尿病大鼠模型后的第 24 周，肿瘤坏死因子、血小板生长因子 β、转化生长因子 β、纤维生长因子水平都增加。这些细胞生长因子引起糖尿病大鼠肾内皮细胞、系膜细胞增生，肾小球基膜增厚、系膜区扩大。这都强烈提示上述物质在糖尿病肾病发病过程中的作用。用生长激素抑制剂可降低生长激素的水平，可减轻 1 型糖尿病的肾单位肥大，肾小球滤过率降低。

⑤其他　遗传因素在糖尿病肾病的发病过程中可能起到直接的作用。临床资料显示，一部分糖尿病病程很长的患者并不出现糖尿病肾病。近年来人们在对血管紧张素转换酶基因多态性研究中发现，糖尿病肾病的出现和某些基因型有密切的关系，这都提示糖尿病肾病与遗传有一定关系。

（2）病理改变

①肾脏肥大　出现在糖尿病早期阶段，超声波、静脉肾盂造影检查显示肾脏的体积增大 20% ～ 40%。在显微镜下，肾小球和肾小管均有不同的增大，肾小球血流量和滤过率明显增加。有人在糖尿病大鼠的肾中观察到，肾小球的肥大和肾小球滤过率增高存在正相关关系，

在此阶段无尿蛋白的排出。

②肾小球硬化 随着病程的发展，血糖未得到良好控制，并可能伴有高血压，肾小球高滤过状态持续存在。肾小球毛细血管基底膜增厚、系膜区有基质沉积、系膜区扩大，进一步发展即出现肾小球硬化。根据其特点可将其分为结节型肾小球硬化和弥漫型肾小球硬化。1）结节型肾小球硬化：这是糖尿病肾病的病理性改变。在显微镜下可观察到结节呈圆形、椭圆形，直径为 20 ～ 200nm，内有透明样物质沉积，PAS 染色阳性。分布于肾小球周边的毛细血管网及系膜区。大小不一，有些结节可累及数个肾小球，而在一些肾小球内却可出现多个结节。这些结节的出现可使肾小球毛细血管腔闭塞，肾小球塌陷。2）弥漫型肾小球硬化：较结节型多见，且硬化程度较轻，出现早。病变范围广泛，在肾小球毛细血管壁上和系膜内有透明样物质沉积，PAS 染色阳性，肾小球基底膜普遍增厚 2 ～ 3 倍，晚期甚至达 10 倍之多，系膜区基质也大量增多，随着病情的发展，增加的基质和增厚的基底膜可使肾小球毛细血管管腔闭塞，肾小球塌陷。弥漫型肾小球硬化虽然多见，却并非糖尿病肾病所特有。

③肾小球渗出性病变 在糖尿病肾病中较为少见，也无特异性。一般可见两种改变：一种是包囊内小滴样改变，由球蛋白、白蛋白和黏多糖等物质积蓄在肾小球毛细血管外周，形成新月体，也可积蓄在球囊内，使肾小球毛细血管腔闭塞；另一种为纤维蛋白样帽，发生在肾小球毛细血管袢的外周，伊红染色强阳性。

④肾小管、间质损害 在肾上皮细胞内可见颗粒和空泡样变性，属退行性变。空泡内含有糖原和脂质，在糖尿病肾病晚期，肾小管出现萎缩，肾小管基底膜增厚。现认为肾小管的上述改变无特异性，对诊断和预后的判断意义不大。肾间质损害可包括水肿，淋巴细胞、单核细胞、浆细胞和中性粒细胞浸润，晚期出现纤维化，这些改变属非感染性炎症改变。

二、临床表现

（一）症状

1. 肾小球滤过率增加

出现早，为功能性改变，临床常无症状。许多动物实验和临床观察都表明，肾小球高滤过状态在糖尿病确诊时就已存在并持续至出现蛋白尿，同时伴有肾血液量增加及肾脏肥大。

2. 蛋白尿

糖尿病肾病早期用化学发光法才能检测出蛋白尿，即微量白蛋白，β_2- 微球蛋白，是糖尿病肾病主要的临床表现，也是诊断糖尿病肾病的标准。最初出现运动后尿白蛋白排泄增加，休息后恢复正常。随后，出现持续尿蛋白。随着肾脏病变的加重，尿蛋白可大于 0.5g/24h，是诊断临床期糖尿病肾病的标准，这时糖尿病往往超过 10 年。尿蛋白排出量越多，预示着病情越严重。

3. 肾病综合征

有部分糖尿病肾病患者会出现肾病综合征。尿蛋白大于 3.5g/24h，血清白蛋白降低，小于 30g/L，出现浮肿，高胆固醇血症。出现肾病综合征后，糖尿病肾病发展加速，在较短时期内，出现肾功能不全。这些患者预后不良。

4. 高血压

糖尿病肾病和高血压之间的关系密切。有 20% ～ 50% 的糖尿病肾病患者血压升高，出现较晚，一般不出现恶性高血压，但高血压可加速肾脏病变的发展和肾功能的恶化。

5. 肾功能不全

糖尿病肾病的最后阶段。早期糖尿病肾病，肾小球滤过率是增高的。在出现蛋白尿后（＞ 0.5g/24h），肾小球滤过率开始较为恒定的下降（1mL/min·月），当 GFR 低于正常 1/3 以下时出现氮质血症，近 1/3 患者进入尿毒症期。临床出现尿毒症症状，如恶心、呕吐、贫血、酸中毒、高血压、低钙血症等。

（二）体征

早期并无体征，临床期可见水肿、高血压，肾功能衰竭期可见高度水肿、贫血及严重顽固性高血压。

三、实验室及辅助检查

1. 早期糖尿病肾病

糖尿病患者尿白蛋白排出率持续高于 20 ～ 200μg /min 或相当于 30 ～ 300μg /24h。尿微量白蛋白＞ 11.4μg/mL，β_2 微球蛋白＞ 380ng/mL。

2. 临床期糖尿病肾病

这一期的特点是出现大量蛋白尿，尿白蛋白排泄率＞ 200μg /min 或持续尿蛋白每日 0.5g，为非选择性蛋白尿。

3. 肾功能衰竭期糖尿病肾病

GRF 不断下降，多＜ 10mL/min，血尿素氮和肌酐增高，伴严重高血压、低蛋白血症、水肿以及尿毒症症状。

4. 尿常规检查

主要为蛋白尿，为大、中分子蛋白尿，如有合并尿路感染或肾乳头坏死，则可有较多白细胞和镜下血尿。

5. 肾脏影像学检查

运用 B 超或 CT 等非创伤性检查，可发现糖尿病性肾病早期肾体积增大，随着肾功能的减退，肾脏体积逐渐缩小，肾皮质变薄，至晚期，可形成固缩肾。

6. 眼底检查

眼底可发现微血管瘤等眼底微血管病变。

7. 肾活检

适用于糖尿病早期及临床期，可明确诊断、进行鉴别诊断以及治疗评定、判断预后。

8. ECT 检查

运用同位素方法做双肾 ECT 检查，了解双肾或单肾的血流量及肾小球滤过率，糖尿病肾病早期肾小球滤过率增加。糖尿病进入临床期，肾小球滤过率开始下降。一旦出现氮质血症，则以不同的速度发展至尿毒症。

四、诊断

（一）诊断要点

1. 有糖尿病病史，一般 1 型糖尿病病程在 10 年以上，2 型糖尿病病程在 5 年以上者。

2. 临床出现蛋白尿，常伴有高血压，晚期出现肾功能衰竭。

3. 眼底可发现微血管瘤。

（二）分期

根据肾脏的功能变化及结构改变的过程和临床表现，大多数将糖尿病肾病分为以下五期：

Ⅰ期：以肾脏体积增大、肾小球肥大、肾小球滤过率增高为特征。肾血流量和毛细血管滤过压增高，新近诊断的 1 型糖尿病肾脏应就会有此改变。该期的变化与血糖的升高密切相关，控制血糖，可使升高的肾小球滤过率降低，但难以恢复正常。临床上无症状。

Ⅱ期：有肾脏的损害，肾小球出现组织结构的改变。表现为基底膜增厚和系膜区增加。此期多出现在糖尿病发病 2 年后，但持续时间长，甚至不再向前发展。临床特点为尿白蛋白正常（ < 20μg/min ），运动后可增高，但休息后仍回至正常。肾小球滤过率仍高，血压正常。

Ⅲ期：肾脏损害较为明显，肾小球基底膜明显增厚，系膜基质增加显著，已出现肾小球结节型和弥漫型病变以及肾小动脉玻璃样变。多出现于糖尿病发病 5 年以后，多数在 10 ～ 15 年。临床特点为尿白蛋白排泄持续增加，20 ～ 200μg/min。现大多数学者将此作为早期糖尿病肾病的诊断标准。故此期又称为早期糖尿病肾病。肾小球滤过率仍高，血压正常或升高。此时控制血压可降低尿白蛋白的排泄量。在这一阶段用胰岛素治疗同样能减少尿白蛋白的排泄，并使其发展延缓，而常规治疗则无法改变糖尿病肾病的发展进程。

Ⅳ期：临床糖尿病肾病或显性糖尿病肾病，这一期的特点是大量蛋白尿的出现。肾小球基底膜及系膜区显著增厚、增宽，出现相当数量的荒废的肾小球（平均为 36% ），剩余的肾小球代偿性肥大。此期多出现在糖尿病发病 15 年以后，尿白蛋白排泄 > 200μg/min，或尿蛋白 > 0.5g/24h，可出现肾病综合征。血压增高，肾小球滤过率下降，速率为 1mL/min/month。有效的抗高血压治疗可延缓肾小球滤过率下降的速度。大多数患者血肌酐水平尚不高。

Ⅴ期：肾脏损害已到终末期。肾小球基底膜广泛显著增厚，肾小球毛细血管管腔闭塞，大多数肾小球荒废。临床特点是肾小球滤过率明显下降，内生肌酐清除率在 10mL/min 以下，氮质潴留，导致氮质血症和肾功能衰竭。伴有严重的高血压，低蛋白血症和水肿。并可继发高血钾，代谢性酸中毒和低钙搐搦，还可继发尿毒症性神经病变和心肌病变。

上述是糖尿病肾病的发展进程，但并不是所有的糖尿病肾病患者都会发展到最后阶段，有的只停留在Ⅰ、Ⅱ期，但糖尿病肾病一旦进入Ⅲ期，其发展就较为迅速，且往往不可逆转。因此，十分强调早期的预防和治疗。

（三）鉴别诊断

1. 功能性蛋白尿

剧烈运动、发热、原发性高血压、心功能不全均可引起尿蛋白增加。可通过详细询问病史，观察临床表现、实验室检查及其他相关检查，协助鉴别。

2. 肾盂肾炎

糖尿病容易发生肾盂肾炎，特别是老年女性。肾盂肾炎急性发作常有寒热、腰痛、尿频、尿急、尿痛等症状，尿常规检查以白细胞数增多为主，血常规检查见白细胞升高。必要时做中段尿培养。而糖尿病肾病无尿道刺激征。

3. 坏死性肾乳头炎

本病常继发于严重的泌尿系感染及血管病变引起的肾乳头血供障碍。常有肾绞痛、血尿，严重者有脓毒血症、急性肾功能衰竭。而糖尿病肾病以蛋白尿为主，极少有血尿、脓尿。

4. 肾动脉和肾小动脉硬化症

本病临床与糖尿病肾病较难鉴别，需做肾组织穿刺活检加以鉴别。本病的病理特征是：肾小动脉透明样变，透明样物质沉积于肾小球基底膜，使基底膜增厚，当肾小动脉狭窄时，可影响血供，产生高血压。

5. 系膜增生性肾炎和膜性肾病

本病与糖尿病并存者约占20%，当出现以下情况时，应做肾活检加以鉴别：1）型糖尿病患者较早出现蛋白尿，发病5年以内。2）出现持续性蛋白尿，但无视网膜病变。3）肾功能急骤恶化者。4）镜下血尿，伴红细胞管型者。

（四）诊断思路与误诊防范

糖尿病肾病根据患者糖尿病史及表现为微量蛋白尿、蛋白尿、高血压，最终发展为氮质血症和终末期肾病的临床经过，一般诊断不难，但在临床上要注意以下几个方面。

1. 典型的病程，明显的糖尿病史

1型糖尿病患者10年以上，2型糖尿病5年以上出现蛋白尿，若出现蛋白尿时间提早，应注意排除其他肾病。

2. 注意眼底的变化

糖尿病视网膜病变与糖尿病肾病往往是平行出现的，由于它们同属糖尿病微血管病变，因此在诊断肾病时应查眼底，以寻找支持。

3. 在诊断不明时强调肾活检

糖尿病患者可出现各种肾小球疾病，如IgA肾病、急性肾小球肾炎、膜性肾病、狼疮性肾炎、乙肝相关性肾病等，临床诊断不明时，应强调肾活检病理检查以明确诊断。

4. 分清广义的糖尿病肾病与临床上所指的糖尿病肾病

广义上糖尿病肾病是指糖尿病患者发生了肾脏疾病。如感染性病变、肾乳头坏死、大血管病变、IgA 肾病等。而临床上所指的糖尿病肾病，是指糖尿病患者的微血管并发症，它存在 5 期。

5. 掌握糖尿病肾病的分期

根据蛋白尿的多少、体征来判断糖尿病肾病的分期，不仅在临床诊断中非常重要，在治疗上也是十分必要的。因为不同的分期，治疗的原则不同，所要达到的最终治疗效果也不尽相同。

五、治疗

（一）辨证论治

1. 主证

（1）阴虚燥热

临床表现：烦渴引饮，消谷善饥，口干舌燥，尿频量多，尿色浑黄，身体渐瘦，舌红苔黄，脉洪数。

辨证分析：本证多见于糖尿病肾病初期，以饥饿、烦渴并见，尿色浑黄、舌红苔黄为辨证要点。肺胃燥热，必伤阴津，反之，阴津不足，燥热内生，二者互为因果；壮火食气，治之不力者，易致气阴两虚之候；阴虚内热，治之不当者，必伤阴精，而肝肾阴虚之候，则精亏、肝旺之变由生。饮食不节，积热于胃，熏灼于肺，津亏欲饮水自救，则烦渴引饮；饮水虽多，但脾失运化输布，津液自趋下泄，则尿频量多；燥热伤肾，封藏失司，精微下泄，故尿甜而黄浊；肺脾两伤，皮肤肌肉失其濡养，则形体消瘦；舌红苔黄、脉洪数，皆为阴虚热之象。

治法：滋阴清热，生津止渴。

方药：白虎加人参汤（《伤寒论》）加减。

生石膏 60g，知母 10g，甘草 10g，粳米 15g，人参 6g。

加减：若口渴多饮甚者，加生地黄、玄参、石斛；若口鼻干燥者，加桑白皮、麦冬、北沙参；若多食善饥者，加黄连、玉竹、熟地黄；口苦、大便干结者，加大黄；胃纳差，舌苔厚腻者，加苍术、藿香、薏苡仁。

方解：方中石膏甘寒清热，知母、生地黄、玄参、石斛滋阴清热，麦冬、北沙参滋阴清肺热，黄连清心火，玉竹、熟地黄滋补肾阴，大黄泻火通便，苍术、藿香、薏苡仁健脾除湿。

（2）气阴两虚

临床表现：面色无华，神疲乏力，形体消瘦，腰膝酸软，心悸气短，口渴欲饮，尿频量多，舌尖红，苔白，脉沉细数无力。

辨证分析：以神疲乏力、口渴欲饮、舌尖红、脉沉细数无力为辨证要点，本证以气血虚损为主，阴虚燥热日久，耗气伤血，不足以涵养心神，筋脉肌肉，每致神疲乏力，腰膝酸软；阴虚燥热日久，耗气伤血，气血两亏，不能上荣于面则面色无华，气血不足以养心，故心悸气短，筋脉肌肉失养，则形体消瘦，腰膝酸软，血虚则口渴欲饮，气虚致津液自趋下泄，故尿频量多，舌尖红、脉沉细数无力皆为气阴两虚之证。

方药：生脉散（《内外伤辨惑论》）合玉女煎（《景岳全书》）加减。

人参 10g^{（另煎）}，麦冬 10g，五味子 10g，生石膏 30g，熟地黄 15g，知母 10g，怀牛膝 15g。

加减：若面色无华，神疲乏力者，加黄芪、太子参、当归；若心悸气短，口渴欲饮者，加山茱萸、生山药、天花粉；若大便干结者，加火麻仁、芦荟、大黄。

方解：方中人参益气生津，麦冬、五味子养阴，熟地黄滋补肾阴，生石膏清热，怀牛膝补肾利尿，黄芪益气利水，太子参益气养阴，当归活血；山茱萸、山药补肾健脾生津，天花粉养阴生津，火麻仁润肠通便，芦荟、大黄泻火通便。

（3）肝肾阴虚

临床表现：头晕耳鸣，腰膝酸软，多梦遗精，尿频量多，浊如脂膏，视物昏蒙，舌红苔少，脉细弦数。

辨证分析：本证多见于糖尿病肾病临床显性期伴有高血压者，头晕耳鸣、腰膝酸软、舌质红、脉细弦数为辨证要点。本证易致中风偏枯，视瞻昏渺，胸痹等并发症，应注意观察。久病多瘀，应注意从舌质、眼疾等加以辨析。消渴延久，耗伤精血，肝肾阴虚，精血不足以上承，则头晕耳鸣、视物昏蒙；筋脉失养，则腰膝酸软；阴虚火旺，肝阳上扰，故头晕目眩；肝肾阴虚，疏泄过度，肾失封藏，致精微下泄、津液直趋膀胱，则尿频量多，浊如脂膏；精血亏虚，引动相火，则多梦遗精；舌红少苔、脉细弦，皆为肝肾阴虚之征。

治法：滋补肝肾，养血润燥。

方药：六味地黄丸（《小儿药证直诀》）加减。

熟地黄 20g，山药 15g，山茱萸 15g，泽泻 10g，茯苓 15g，牡丹皮 10g。

加减：若骨蒸潮热、盗汗遗精者，加知母、黄柏；若腰膝酸软，头晕目眩，加菊花、枸杞子、牡蛎；咽干不适者，加生地黄、天冬。

方解：方中熟地黄补肾阴，山药益脾阴，山茱萸补肝阴，泽泻、茯苓利水，牡丹皮活血且能清肝火。知母、黄柏补肾阴以除虚热；菊花、枸杞子清肝胆之热，补肝肾之精；牡蛎收涩以敛肾之精；生地黄、天冬滋阴清火。

（4）阳虚水泛

临床表现：全身不同程度水肿，以腰以下为主，甚至腹部肿大，胸闷气促，腰膝酸困，四肢不温，神疲畏寒，小便短少，腹胀纳差，舌质淡胖，苔白或腻，脉沉细无力。

辨证分析：本证多见于糖尿病肾病临床显性期和晚期，以水肿尿少、神疲怯寒、舌质淡胖、脉沉细无力为辨证要点。本证以正虚邪实为主，脏腑虚衰，阴盛阳微，致水邪盛。本证易致悬饮并发症，且易瘀水互结，阻遏气机，应注意观察，可着眼于呼吸、小便、舌质等辨析之。消渴日久，阴血亏耗，阴损及阳，脾肾阳虚，脾不制水，肾失开阖，水液不循常道，稽留于体内，外溢于肌肤，而致水肿尿少；阳气不足，故神疲怯寒，四肢不温；脾失运化，则腹胀纳差；肾阳不足，则腰膝酸困；舌质淡胖，脉沉细无力，皆为脾肾阳虚之征。

治法：温肾散寒，健脾利水。

方药：真武汤（《伤寒论》）合五皮饮（《中藏经》）加减。

附子片10g，白术10g，白芍9g，茯苓皮30g，生姜9g，桑白皮15g，陈皮10g，大腹皮15g。

加减：若食欲不振者，加党参、山药；尿少不利，四肢不温者，加肉桂、车前子；舌红苔少，腰膝冷痛者，加枸杞子、桑椹、炒杜仲；胸闷咳喘者，加葶苈子、大枣；恶心欲吐者，加竹茹、半夏。

方解：方中熟附子温肾助阳；白术、茯苓健脾利水，陈皮、大腹皮行气利水，生姜散寒化水气，白芍养阴利尿；党参、山药健脾益气，肉桂温阳，车前子利水；枸杞子、桑椹、炒杜仲补肾精；葶苈子、大枣泻肺水；竹茹、半夏和胃降逆止吐。

（5）阴阳两虚

临床表现：面黑憔悴，耳轮干枯，口干舌燥，腰膝酸软，阳痿，畏寒肢冷或五心烦热，尿频失禁或尿量短少，下肢水肿，舌质淡暗，苔白而干，脉沉细无力，或伴恶心呕吐。

辨证分析：本证多见于糖尿病肾病晚期，以面黑憔悴、畏寒、尿频、阳痿、烦热尿少、舌质淡暗、脉沉细无力为辨证要点。本证寒热虚实错杂，恶心呕吐、尿少尿闭、水肿、心悸、喘证、抽搐、肤痒等并发症较为多见，应详查明辨。消渴日久，脏腑虚衰，气血耗竭，阴阳俱虚，湿浊蕴盛，即可见五心烦热、咽干舌燥之阴亏证，又有畏寒肢冷、阳痿、尿少水肿之阳虚证，还可见到恶心呕吐、肤痒、昏迷等湿浊邪毒盛之标实证。

治法：温补肾阳，滋肾固精。

方药：金匮肾气丸（《金匮要略》）加减。

附子片10g，肉桂6g，熟地黄20g，山药15g，山茱萸15g，泽泻10g，茯苓15g，牡丹皮10g。

加减：若四肢水肿，小便短少者，加车前子、冬瓜皮；若腰膝酸软者，加川牛膝、桑寄生、巴戟天、肉苁蓉；若阳痿早泄者，加仙灵脾、金樱子；若五心烦热，咽干舌燥者，去附子、肉桂，加知母、黄柏。

方解：方中附子、肉桂以温补肾阳；山茱萸、山药从阴补阳；黄芪、白术、茯苓益气健脾；泽泻利水，茯苓健脾利水，车前子、冬瓜皮利湿化浊；川牛膝、桑寄生、巴戟天、肉苁蓉补肾阳，壮筋骨；仙灵脾、金樱子补肾固精；知母、黄柏清虚热。

2. 兼证

糖尿病肾病还可伴有许多兼证，简述如下。

（1）瘀血证

临床表现：胸中刺痛，胸闷心悸；口眼歪斜，半身不遂；舌质瘀暗，脉沉细结代。

辨证分析：本证多见于糖尿病肾病合并心脑血管疾病，以胸痛、半身不遂、舌质瘀暗为辨证要点。本证久病多瘀，瘀血内行，阻于经络，气血不能畅行。瘀血在胸中，则胸痛；瘀于四肢则半身不遂，瘀于面部则口眼歪斜。舌质瘀暗为瘀血之征。

治法：活血祛瘀，疏通经络。

方药：降糖活血方。

丹参 30g，川芎 15g，益母草 30g，当归 10g，赤芍 10g，木香 10g，葛根 12g。

加减：若口渴甚，加麦冬、五味子、沙参各 10g；兼皮肤疮疡，加野菊花、蒲公英各 30g，小便不利者，加茯苓、泽泻各 10g。

方解：丹参、川芎、赤芍、当归皆活血凉血之品，益母草活血兼能利尿，木香理气以且活血，葛根能升清阳止气上行，以布津止渴，全方有活血通络，生津之效。

（2）痈疽证

临床表现：皮肤疮疡，牙龈脓肿，下肢坏疽，或伴有高热神昏，舌红苔黄，脉数。

辨证分析：本证多见于糖尿病肾病合并感染或闭塞性脉管炎，以疔痈、下肢坏疽、苔黄脉数为辨证要点。病机为燥热内停，气血留滞，结聚而肿，化腐成脓；或气血瘀阻，不能达于四肢之末，发为脱疽。舌红苔黄、脉数，皆为热毒内盛，气血运行紊乱之征。

治法：清热解毒，消肿散结。

方药：五味消毒饮（《医宗金鉴》）加味。

金银花 30g，紫花地丁 15g，紫背天葵 15g，蒲公英 30g，野菊花 20g，炒栀子 10g，大黄 10g，天花粉 20g。

加减：若腰痛酸软，加菟丝子、枸杞子各 10g；若口渴引饮，加知母、天冬各 10g。

方解：金银花、紫花地丁、紫背天葵、蒲公英、野菊花清热解毒，配栀子清热泻火，兼散结。天花粉养阴生津，兼以散结，大黄泻热毒。

（3）眼疾、耳聋证

临床表现：视物模糊，如隔烟雾，圆翳内障，失明，耳聋或耳鸣。

辨证分析：本证多见于糖尿病肾病临床显性期和晚期，以视物模糊、失明、耳鸣耳聋为辨证要点。本证为消渴日久，耗伤精血，肝肾阴亏不能濡养耳目所致。

治法：滋补肝肾，益精补血。

方药：明目地黄丸（《全国中药成药处方集》）合磁朱丸（《千金方》）。

熟地黄 20g，山药 15g，山茱萸 10g，石决明 20g，泽泻 10g，牡丹皮 10g，茯苓 15g，枸杞子 15g，菊花 10g，白蒺藜 10g，当归 10g，白芍 15g，磁石 20g，朱砂 2g，六曲 10g。

加减：若眼涩甚，加牛膝、何首乌、旱莲草各 10g；若伴心烦口渴者，加黄连、玉竹、黄精各 10g。

方解：方中熟地黄、山药、山茱萸补肝、脾、肾三脏之阴，泽泻、牡丹皮、茯苓利水清热，当归、白芍养血，石决明、朱砂、磁石重镇安神，白蒺藜、菊花清肝经风热，枸杞子补肝肾之精，共收补肾生精、益肝明目之功。

（4）肢体麻痛证

临床表现：肢体消瘦，麻木不仁，或肢体疼痛，夜间尤甚。

辨证分析：本证多见于糖尿病肾病合并周围神经病变者，以肢体麻木、疼痛为辨证要点，系消渴日久，耗伤精血，精血亏虚，经脉失养所致。

治法：补肾填精，活血通络。

方药：五子衍宗丸（《证治准绳》）合四物汤（《和剂局方》）加味。

熟地黄15g，当归10g，白芍10g，川芎10g，菟丝子30g，枸杞子15g，覆盆子15g，车前子30g，五味子10g，黄芪30g。

加减：肢体痛者，加羌活、牛膝、络石藤各10g；夜不能寐者，加酸枣仁、夜交藤各20g。

方解：熟地黄、当归、白芍、川芎共为四物汤，有活血生血之功，黄芪益气生血，菟丝子、枸杞子、覆盆子、五味子补肾填精，车前子利水，共起补肾活血之用。

（5）淋证、癃闭

临床表现：尿热，尿急，尿频，尿痛，甚则小便不通，小腹拘急，寒热往来。

辨证分析：本证多见于糖尿病肾病并发神经源性膀胱及尿路感染，以尿频、尿急、热痛，小便不通，小腹拘急为辨证要点。因湿热下注膀胱，气化失调，则尿频；消渴日久，肾气虚衰，开阖失司，则小便不通。

治法：清热通淋。

方药：八正散（《和剂局方》）。

木通10g，瞿麦30g，车前草30g，萹蓄15g，滑石20g，甘草10g，栀子10g，大黄10g。

加减：若小便涩痛为主，加竹叶、生地黄、灯心草以清心利尿，除烦。若以小便不通为主，可合用猪苓汤。

方解：木通、瞿麦、车前草、萹蓄、滑石清热利尿，栀子泻三焦之火，大黄泄热，使湿热从后阴而出。

（6）大便失调

临床表现：大便秘结，便闭不通，舌红苔燥，脉实有力；或食欲减退，完谷不化，大便泄泻，脉细无力，舌淡苔白。

辨证分析：本证可见于糖尿病肾病临床显性期和晚期，以大便秘结及大便泄泻为辨证要点。阳明热盛，伤津耗液，肠燥津枯，则大便秘闭不通；或消渴日久，脾肾俱伤，运化失调，水谷不化，直泄下行。

治法：便秘者，宜滋阴清热，润肠通便；泄泻者，宜温补脾肾，收涩固脱。

方药：便秘者用增液承气汤。

玄参30g，麦冬24g，生地黄24g，大黄9g，芒硝5g。

泄泻者用理中汤合百药煎。

党参10g，白术10g，干姜10g，炙甘草10g，五倍子10g。

加减：便秘兼腹痛、无虚候者，加枳实、厚朴各10g；腹泻兼腹中冷者，加附子10g。

方解：生地黄、玄参、麦冬以滋阴生津，增液行舟，大黄、芒硝泄热通便；泄泻者，用党参、白术以补脾气，干姜补中阳，甘草补中益气，兼调和诸药，五倍子涩肠固脱。

（二）辨病治疗

1. 专方专药

（1）益气养阴活血、补肾疏肝健脾法

生黄芪 15～30g，枸杞子 10g，女贞子 15g，旱莲草 10g，牡丹皮 10g，泽泻 30g，柴胡 10g，白芍 15～30g，白术 10g，生薏苡仁 30g，全蝎 4g，水蛭 10～15g。该方加减治疗早期糖尿病肾病患者。

（2）糖肾益汤

生黄芪 30g，桃仁 12g，生大黄 10g，生地黄 15g，女贞子 15g，山药 10g，淫羊藿 15g，桑螵蛸 10g，丹参 15g，泽泻 12g。随证加减，用于糖尿病肾病气虚血瘀，肾阳亏损者。

（3）消渴益肾汤

熟附子 6g，淫羊藿 30g，山药 30g，白术 15g，黄芪 40g，丹参 30g，川芎 30g，赤芍 15g，益母草 30g，生地黄 15g，熟地黄 15g，山茱萸 20g，枸杞子 20g，芡实 30g，大腹皮 10g，猪苓 20g。治疗 40 例糖尿病肾病 3 个月，总有效率达 75%。

（4）补肾活血法

生地黄 15g，枸杞子 15g，山茱萸 10g，太子参 15g，玄参 30g，葛根 15g，天花粉 30g，赤芍 15g，丹参 30g。治疗 35 例早期糖尿病肾病患者，总有效率 91.4%。

（5）糖肾康

太子参、黄芪、生地黄、葛根、山茱萸、水蛭等。治疗 32 例糖尿病肾病患者，总有效率为 84.38%。

（6）温肾活血汤

仙茅 10g，淫羊藿 10g，补骨脂 10g，生地黄 10g，熟地黄 10g，黄芪 10g，山茱萸 10g，山药 15g，猪苓 15g，茯苓 15g，益母草 15g，当归 15g，丹参 15g，葛根 15g。加减治疗 30 例糖尿病肾病患者，总有效率 83.34%。

（7）芪蝉地黄汤

黄芪、蝉蜕、熟地黄、山茱萸、茯苓、益母草、白茅根等组方。治疗糖尿病肾病 54 例，结果显效 34 例，好转 16 例，总有效率为 92.5%。

（8）牛蒡子淫羊藿汤

牛蒡子、浮萍、淫羊藿、黄芪、熟地黄、山茱萸、茯苓、蝉蜕、白茅根等组方。治疗糖尿病肾病 108 例，显效 68 例，好转 32 例，8 无效例，总有效率为 92.5%。本方有益气养阴、活血化瘀功效，能明显消除蛋白尿，有效地防止糖尿病肾病转化为肾功能衰竭。

（9）益肾通络合剂

桃红四物汤加蜈蚣、淫羊藿、车前子等组成。治疗糖尿病肾病 40 例，总缓解率为 87.5%。

（10）糖肾宁口服液

采用中药糖肾宁口服液对早期糖尿病肾病及临床糖尿病肾病进行了治疗观察，并与单纯西药治疗做对照，结果显示，中药糖肾宁治疗组总有效率90.0%，西药对照组总有效率为56.7%。研究结果表明，中药糖肾宁在减少蛋白尿、改善肾功能方面具有重要作用，可能与改善糖代谢、减轻早期糖尿病肾病的高滤过、改善糖尿病肾病血液高凝状态有关。

2. 中成药

（1）大黄䗪虫丸

每次6g，每日2次，饭后服用，1～2月为1疗程。

（2）金水宝胶囊

每次0.33×3粒，每日3次，可长期服用。

（3）止消通脉宁口服液

每次10mL，每日3次，1月为1疗程。

（4）糖肾康

每次6g，开水冲服，每日2次，1月为1疗程。

3. 中药针剂

（1）黄芪注射液

40mL本药加入生理盐水250mL，静脉滴注，每日1次。

（2）肾康注射液

100mL本药及5U胰岛素加入10%葡萄糖300mL，静脉点滴，每天1次，4周为1个疗程。

（3）灯盏花素注射液

30mL本药加入生理盐水250mL，静脉滴注，每日1次。

（4）脉络宁注射注

30mL本药加入生理盐水250mL，静脉滴注，每日1次。

（三）西医治疗

西医对糖尿病肾病尚无特效方法。目前，最佳方案是预防为主，控制好血糖及血压，防止其发生；其次是改善症状，减轻痛苦，延缓肾功能减退的进程，延长其生存期。为此，积极治疗原发病、早期治疗、综合治疗是三个重要准则。

1. 饮食治疗

在糖尿病饮食控制的基础上，限制蛋白质的摄入，减低肾小球内压力，减轻滤过从而减少蛋白尿，是延缓肾小球硬化最基本的治疗措施。当糖尿病肾病肾功能减退，血BUN > 14mmol/L（40mg/dL），或血Cr > 350μmol/L（4.0mg/dL）时，蛋白量应限于0.7g/kg/d以下。不宜提倡植物蛋白，优质动物精蛋白应占每日蛋白质总量的2/3以上。

2. 严格控制血糖

糖尿病肾病首选药物以胰岛素治疗为佳，特别是1型糖尿病患者要长期坚持采用此法治疗。临床显性糖尿病肾病患者长期坚持连续注射胰岛素，严格控制糖代谢，使血糖基本保持正常，可以延缓甚至防止糖尿病肾病的发生和发展，降低增高的肾小球滤过率和改善微量蛋白尿。对其他并发症也有好处。口服降糖药的选择：1）可选用磺脲类降糖药的格列喹酮；2）可选用快速促胰岛素分泌剂，如瑞格列奈、纳格列奈，这类药物主要从胆汁排泄，对肾功能影响较小。

3. 高血压的治疗

对于高血压，提倡早期治疗，即在糖尿病肾病早期就要密切监测血压，一旦升高应立即治疗。更严格地讲，糖尿病肾病一旦出现微量蛋白尿，即使血压正常，也应该开始降压治疗，特别是应用血管紧张素转换酶（ACE）抑制剂治疗，以延缓肾损害。糖尿病肾病Ⅲ期患者有高血压家族史者，如血压正常也应给予 ACE 抑制剂治疗。糖尿病肾病时高血压的控制目标：一般认为血压应控制在 130/70mmHg，特别是出现临床蛋白尿的患者更应注意严格控制血压。降压药物治疗原则：1）选用不引起血糖和血脂代谢紊乱的药物。2）降压不可过速、过猛。因慢性肾脏疾病的肾血管的自身调节能力较差或消失，系统血压的波动将直接影响肾脏的血流灌注，影响肾小球内压，从而使肾小球滤过率下降、血肌酐上升。3）一日之中血压波动过大，同样影响肾脏血流灌注，因此宜采用长效药物。4）一般由一种药物低剂量开始，单药剂量不够时，可以两种或两种以上药物联合使用。常用药物有以下几类：

（1）血管紧张素转换酶抑制剂（ACEI）和血管紧张素Ⅱ受体拮抗剂（ARB）

ACEI 对肾脏的保护作用在所有降压药中是最好的。除降压作用外，ACEI 可使出球小动脉血管扩张，引起肾小球内压下降，减轻高滤过；可改善肾小球滤过膜对白蛋白通透性，可抑制肾内细胞因子（如 TGFβ）及血管活性因子（如 ATⅡ）。ACEI 在糖尿病肾病进展中有独特的保护作用。ACEI 对脂质和糖代谢没有不良影响，并且可使脂蛋白α、总胆固醇及极低密度脂蛋白胆固醇下降，使糖尿病患者的胰岛素敏感增加。

血管紧张素Ⅱ受体拮抗剂：降压效果与 ACEI、CCB 相当，有良好的耐受性，最大药效 3～6 周达到。该药的优点为无咳嗽副作用，平稳降压，首剂低血压发生率低，不显著影响心率，无水肿及乏力，不影响血糖、血脂，可用于老年人。

（2）钙通道阻滞剂（CCB）

CCB 应用的主要有两类，即非二氢吡啶类（如维拉帕米）和二氢吡啶类（如硝苯地平、尼莫地平、氨氯地平、乐息平、硫氮卓酮等）。其中硝苯地平、尼莫地平、氨氯地平、乐息平都不减慢心率，为强有力的降压药，并有很好的扩冠作用，不抑制心肌。适于老年高血压合并冠心病者，且不引起碳水化合物、脂肪、钾和尿酸的代谢紊乱。对于 CCB 除降压之外的肾脏保护作用尚无一致结论。短效二氢吡啶类药物可引起血压较大的波动，对肾脏血液灌注稳定性不利。

（3）利尿剂

由于糖尿病肾病高血压患者总体钠水平升高，特别是水肿的患者，可用利尿药物作为首选药物或配合 ACEI 或 CCB 治疗。利尿剂可损害胰岛素细胞的敏感性，刺激胰高糖素释放，增加肝葡萄糖产生，使糖代谢紊乱加重，空腹血糖、餐后血糖及糖化血红蛋白（HbAlc）升高。但噻嗪类的上述副作用与剂量有关。如小剂量与其他抗高血压药物联合应用，利尿剂的不良代谢反应可降到最低程度，并可大大提高疗效。

（4）β受体阻滞剂

糖尿病肾病高血压的患者对去甲肾上腺素的升高反应增强，β受体阻滞剂有降低交感神经的活性，因而能有效地降低血压，降低效果与钙通道阻滞剂相当。但此类药物，特别是非选择性 β_1 受体阻滞剂，影响胰岛素的敏感性，还能掩盖低血糖症状；对血脂的影响更明显，主要是升高 TG、降低 HDL-C，增加冠心病的危险因素；还可使糖尿病患者的运动耐力减退、性功能减退。因此，β受体阻滞剂在糖尿病肾病时的降压应用尚有争议。

（5）α受体阻滞剂

常用哌唑嗪（prazosine），能选择性地阻滞 α_1 受体，具有扩张血管作用，其降压作用迅速，可减轻心脏的后负荷，对 α_2 受体的作用较小，不增加心率。由于该类药物 α 肾上腺素能受体也能部分介导胰岛素释放，故可降低血糖和糖化血红蛋白，改善糖耐量，增加胰岛素对葡萄糖的反应，增高胰岛素的敏感性，并有降低甘油三酯、胆固醇，升高 HDL-C，降低冠心病的危险因素等作用。但因其有体位性低血压副作用，使应用受限。因此可从小剂量开始，递增用量。故 α 受体阻滞剂可用于糖尿病肾病高血压的治疗。

（6）降压药物的联合应用

目前较公认保护肾功能和减轻或延缓肾脏损害，主张积极降压治疗。长效钙离子阻滞剂与 ACEI 对肾损害具有互补作用，所以两药联合治疗是一种合理方案。在 2 型糖尿病肾病中研究证实，血压降到同一水平时，两药合用在降低尿蛋白和阻滞 GFR 下降方面，效果比单独使用都显著。

4. 抗凝与降脂治疗

糖尿病肾病常伴高凝状态和高脂血症，是加重微血管病变、导致肾血管硬化的重要原因之一。双嘧达莫、肠溶阿司匹林、华法林等口服药物，有助于抗凝治疗；他汀类、贝特类、烟酸类、中药类等降脂药物的使用，有助于改善糖尿病肾病的病情。

5. 辅助治疗

（1）支持治疗

糖尿病肾病的肾病综合征患者常伴有严重的低蛋白血症，可选用人体白蛋白、冰冻血浆或支链氨基酸及肌苷等支持治疗，以提高胶体渗透压，增加有效循环量，增强利尿作用，改善症状。

（2）对症治疗

①水肿：患者出现持续水肿时，应限制钠和水的入量，还可酌情选用氢氯噻嗪、安体舒通、利尿酸钠和呋塞米等对症治疗，但应用利尿剂要循序渐进，并注意观察电解质平衡。

②神经源性膀胱：系自主神经损害所致，应用新斯的明针肌注，可帮助排尿，慎用导尿法，以免引起尿路感染。

③代谢性酸中毒：尿毒症期因代谢性酸中毒引起恶心、呕吐者，应用碳酸氢钠静滴，以纠正代谢性酸中毒，改善症状。

④肾性贫血：因肾功能不全引起的严重贫血，可输同型红细胞悬液，使用促红细胞生成素（EPO）皮下注射，以改善贫血症状。

6. 透析治疗和肾移植

糖尿病肾病肾功能衰竭期，主张早透析治疗。当血肌酐≥442μmol/L（≥5mg/dL）时，是替代疗法的指征。目前常用有以下替代疗法：

（1）血液透析疗法

血液透析疗法是一种维持患者生命的有效方法，目前治疗糖尿病肾病所引起的尿毒症，2年生存率已达78%。其优点是可以纠正体液潴留、纠正心力衰竭、清除氮质、纠正代谢性酸中毒、电解质和体液平衡维持效果好，对血糖控制较腹膜透析为易。困难的是患者动脉血管硬化，建立长期血管入口不易做到。另外，糖尿病晚期常伴发心、脑血管疾病，心血管稳定性差，透析中易发生症状性低血压，透析间期又易发生高血压和心力衰竭，这些是透析疗法中的主要死亡原因。一般可选用血液滤过序贯透析疗法，疗效较好。

（2）腹膜透析疗法

近年来采用腹膜透析（CAPD）疗法治疗糖尿病肾病所致的尿毒症，2年的生存率已达95%，取得了满意的疗效。CAPD疗法适用于本病的急性心肌梗死早期、心血管功能不稳定或建立动静脉血管通路有困难者。其优点是无血管通路问题，无心血管负担，可减缓视力恶化的速度、清除中分子代谢产物，胰岛素可入腹透液经腹膜吸收，透析技术易于学习掌握，适用于家庭透析。缺点是腹膜易感染，腹膜血管已有病变者会影响超滤和溶质的清除，高血糖未控制者超滤清除水分不理想、腹透丢失蛋白易引起营养不良，胰岛素应用较血液透析要复杂。

（3）肾移植

肾移植是尿毒症替代疗法之一，手术治疗后生活质量比透析疗法好。在我国，1型糖尿病患者因发病率低，其引起的尿毒症较为少见。而2型糖尿病患者因发病率高，其引起的尿毒症较为多见，但年龄多在60岁以上，故适合肾移植者不多。目前国内已有个别单位开展这方面工作，效果仍在进一步观察中。肾移植适应证是：患者无严重心、脑血管疾病，无活动性肝炎、结核及精神病，年龄最好<50岁，少数全身情况好者可放宽至60岁。应当指出，糖尿病晚期做肾移植术后，移植肾很可能会重新发生糖尿病肾病。因此，需要在移植术后严格控制血糖，对防止重新发生糖尿病肾病会有所裨益。也可采用"肾-胰联合移植"。

（四）中西医结合治疗

1. 结合要点

（1）辨证与辨病用药相结合

中西医结合治疗糖尿病肾病，近年来已取得不少新进展。西医强调早期治疗，以治疗原发病为主。对其晚期的治疗，疗效难以持久；中医强调整体调节，攻补兼施。中西医结合治疗，不仅将西医的辨病与中医的辨证结合起来，而且要根据辨证施治的原则，把握其病变规律和临床特点，在临床中取长补短，充分发挥各自的优势，使疗效进一步提高。

（2）中药与西药相结合

合用时要清楚合用的目的，了解中药、西药各自的优缺点，优势互补，相得益彰。对于糖尿病肾病，控制血糖、控制血压，以西药效果好，疗效确切。但整体的调理，保护肾功能，减轻症状，中药治疗效果好。因此，若能正确使用中西医结合的方法来治疗糖尿病肾病，则能提高效果，提高患者的生活质量，延缓病程的发展。

2. 方案选介

（1）周红治疗糖尿病肾病 41 例，两组均用降血糖药物、血管紧张素转换酶抑制剂，对于难治性高血压，同时加用钙离子拮抗剂。治疗组在上述基础上，加用心血通 30mL，静滴，结果治疗 21 天后，糖化血红蛋白、平均收缩压都显著优于对照组。

（2）胥伟将两组糖尿病肾病患者均进行饮食控制，总热量 25 千卡 /（kg·d），蛋白质 0.6～0.8g/（kg·d）。控制血糖应用胰岛素或口服格列喹酮。治疗组在此基础上，用中药防己茯苓汤合真武汤加减：汉防己 20g，茯苓 15g，黄芪 30g，桂枝 9g，制附子 9g，炒白术 10g，车前子 15g，旱莲草 15g，益母草 15g，当归 10g，川断 15g，桑寄生 15g，桔梗 10g，葶苈子 15g。脘腹肿胀，加大腹皮、生大黄；大便溏薄，加生薏苡仁、白扁豆；肌肤瘙痒，加茯苓皮、白鲜皮；妇女外阴瘙痒，白带色黄，有异味，加黄柏、知母。结果：治疗 8 周后，两组血糖均明显下降，两组尿白蛋白排泄率及肾小球滤过率均下降，但治疗组更明显。

（3）郑弼芳治疗糖尿病肾病 21 例，所有病例均在原西药降血糖治疗基础上，加复方丹参注射液，补肾活血方（黄芪 30g，当归 20g，熟地黄 18g，山茱萸 12g，山药 12g，丹参 12g，三七 10g，赤芍 10g，牡丹皮 10g，大黄 10g，泽泻 10g，水煎服）。结果：显效 6 例，有效 12 例，无效 3 例，总有效率 85.71%，治疗前后血糖、尿蛋白、血尿素氮、血肌酐、总胆固醇、甘油三酯均有显著下降。

（4）于庆滨治疗糖尿病肾病 30 例，并设 30 例为对照，控制血糖用格列喹酮，降压用卡托普利，同时嘱控制饮食，治疗组在对照组基础上加服益肾煎：熟地黄、山茱萸、山药、牡丹皮、泽泻、茯苓、泽兰、丹参、玉米须、菟丝子、覆盆子。日 1 剂，连服 3 个月以上。结果：治疗组痊愈率 5 例，显效 9 例，有效 10 例，无效 6 例，总有效率 83.3%。对照组总有效率 60%，两者有显著性差异。

（5）薛丽辉治疗早期糖尿病肾病，并设对照组，两组患者进行糖尿病教育及饮食控制，根据血糖和血压，调整降糖药及降压药。治疗组在用西药的基础上加用降糖益肾汤加减：黄芪 50g，生地黄 15g，黄精 10g，牡丹皮 15g，女贞子、枸杞子、山茱萸各 20g，淫羊藿、丹参、川芎各 15g，茯苓 20g，泽泻 15g。浮肿加大腹皮 30g、益母草 20g，肢麻加鸡血藤 20g，三七 5g。全部病例观察 6 个月。结果：治疗 40 例，显效 24 例，有效 13 例，无效 3 例，症状改善率 92.5%。对照组 20 例，显效 6 例，有效 7 例，无效 7 例，症状改善率 65%。治疗组显著优于对照组。尿白蛋白排泄率治疗前后比较，治疗组亦优于对照组。

（6）白清用补阳还五汤加味治疗糖尿病肾病 38 例，在西药降糖、降压的基础上，加用补阳还五汤，药用生黄芪 30g，川芎 10g，当归 12g，桃仁 15g，红花 12g，赤芍 15g，地龙

20g。蛋白尿者可加山药 30g、白茅根 30g、白花蛇舌草 30g；尿少水肿者可加车前草 30g、旱莲草 30g、猪苓 10g；夜尿多者可加山茱萸 15g、菟丝子 12g；镜下血尿者加生荷叶 20g、生地榆 20g；高血压者加夏枯草 30g、怀牛膝 30g。结果：显效 6 例，有效 23 例，无效 9 例，总效率 76.32%。

（五）其他疗法

1. 体育疗法

进行适度的有节制的体育运动，是治疗糖尿病的一种重要辅助疗法。

现代研究证实，滑板运动、踏板运动均能使血糖及糖耐量曲线下降，减轻高凝状态，降低血脂，提高靶细胞对胰岛素的敏感性，延缓糖尿病血管并发症的发生和发展，增强体质和免疫机能。患者可根据个人爱好选择适合的体育疗法，如太极拳、易筋经、八段锦、五禽戏等，也可每天坚持散步、自行车运动等活动，长期坚持，可起到有益的积累效应，有益于糖尿病及其并发症的恢复和治疗。

2. 气功疗法

气功是我国人民发明的一种独特的传统健身、祛病延年的方法。糖尿病肾病主要是肾脾亏虚所致，所以可以选择强肾壮腰、培补肾精的功法来练，如做智能气功形神桩的转腰甩胯气归田功，既练习了腰部和臀部的肌肉的柔韧度和弹性，又刺激了肾的新陈代谢，加速了胃肠蠕动。身体特别虚弱者，也可练习静坐功，意守命门或丹田，自然呼吸，久久行之，可达到忘我的境界，从而使身体素质得到很大的提高。如果小便不通畅者，可以在一天的行、走、立、卧之中，时时注意提缩会阴，在小便时，尤要注意加强会阴部肌肉的收缩，可收到补肾、通利小便的功效。

3. 针灸疗法

糖尿病及其并发症的病理机制以阴津亏虚、燥热为主，晚期则以脏腑虚损、正虚邪实为特点。其中阴虚燥热颇符合西医学自主神经系统功能紊乱，是导致胰岛功能障碍的主要因素之一。针灸疗法能通过调整脏腑阴阳平衡，对糖尿病起到治疗作用。治疗原则：滋阴治其本，清热治其标。可针对诸症状进行辨证论治：上消——润肺清胃，针神门、复溜、内庭；中消——清胃滋肾，针中脘、内庭、三阴交；下消——滋阴降火，灸关元、带脉、然谷穴。根据早期糖尿病肾病的基本中医病机特点，针灸取穴及操作手法当以健脾补肾为基础治则，同时结合临床酌情活血化瘀。根据经络腧穴理论，结合早期糖尿病肾病的发病特点，针灸取穴当以胃脘下俞、肾俞、脾俞、膈俞等背俞穴为主，同时选取关元、足三里、三阴交、太溪、血海等腧穴可起到加强健脾补肾活血之功效。刘晓亭等通过电针刺激糖尿病肾病大鼠膈俞、脾俞、肾俞等背俞穴发现，电针疗法能有效改善糖尿病肾病大鼠的脂肪代谢紊乱和肾功能异常，并能在一定程度上减轻糖尿病肾病大鼠的肾脏病理损害，其对糖尿病肾病的预防及治疗作用与贝那普利相当。应注意的是，糖尿病肾病水肿显著者，慎用针灸疗法，以免针灸部位渗水和感染。

4. 灌肠疗法

中药灌肠治疗糖尿病肾病较其他治疗手段有优势，未发现严重不良反应。

（六）专家诊疗经验

1. 吕仁和创立分期辨证，结合现代医学研究病机

（1）创立分期辨证，注重标本兼顾

吕氏根据糖尿病肾病在临床中发生、发展、转归和预后的规律，创造性地提出分期辨证论治糖尿病肾病的方法，将糖尿病肾病分为早、中、晚三期，每期又分为Ⅰ、Ⅱ、Ⅲ度。早期是指肾小球滤增高过率增高直到肾功能代偿期。早Ⅰ度：CCr＞120mL/min 尿检无蛋白；早Ⅱ度：尿白蛋白排泄率为 30～300mg/24h，无下肢浮肿；早Ⅲ度：尿蛋白定量 ≥500mg/24h，但 SCr＜1.5mg/dL。中期是指肾功能失代偿期。中Ⅰ度：SCr≥1.5mg/dL；中Ⅱ度：SCr≥2.5mg/dL；中Ⅲ度：SCr≥3.5mg/dL，此期尿素氮逐渐增高，血色素逐渐降低。晚期是指尿毒症期。晚Ⅰ度：SCr≥5mg/dL；晚Ⅱ度：SCr≥8mg/dL；晚Ⅲ度：SCr≥12mg/dL。吕氏认为，糖尿病肾病的发展主要是治不得法，加之肾元禀赋素亏，肾阴不足，肝木失养，同时耗气，而形成气阴两虚，久则阴损及阳，阴阳两虚。病情继续发展则肾用失司，气血俱伤，血脉瘀阻，浊毒内留，诸证四起。吕氏强调对其进行分期辨治，以虚定证型，以实定证候，早期分为"四型五候"，中期分为"五型八候"，治疗中强调分清虚实，标本兼顾。

（2）结合现代医学，从癥瘕积聚角度对糖尿病肾病进行病机研究

吕氏认为，糖尿病肾病属消渴期病变，因久病入络，久病必瘀，多元醇和山梨醇与糖化血红蛋白等产物积聚在肾小球基底膜和毛细血管内膜上，与中医所说的气阴两虚，痰热瘀滞脉络的病机正相关。此种阻滞似微血管内出现癥瘕积聚的开始，是络脉内的癥瘕积聚的形成，要采用有效中药消散已成的癥瘕积聚。

（3）根据分期及各期不同主症，灵活选方用药

早期：分为"四型五候"。其中"四型"即四种证型：Ⅰ型——肾气阴虚，用吕氏益气养阴汤；Ⅱ型——肺肾阴虚，用吕氏补养肺肾汤；Ⅲ型——肾阴阳虚，用吕氏调补阴阳汤；Ⅳ型——肾气阳虚，用吕氏健脾补肾汤。五候即五种证候：①血脉瘀阻：主方加丹参、三七。②饮停胃脘：主方加桂枝、茯苓、白术、泽泻。③湿热中阻：方用平胃散合茵陈蒿汤。④肝郁气滞：方用四逆散合加味逍遥散。⑤外感热毒：方用银翘解毒散。

中期：分为"五型八候"。其中"五型"即五种证型：Ⅰ型——气血阴虚，浊毒内停，方用八珍汤合调胃承气汤加减；Ⅱ型——气血阳虚，浊毒内停，方用当归补血汤合温脾汤加减；Ⅲ型——肝脾肾气血阴阳俱虚，浊毒内停，方用人参养荣汤合大承气汤；Ⅳ型——肺肾气血阴阳俱虚，浊毒内停，方用吕氏清肺益肾降浊汤；Ⅴ型——心肾气血阴阳俱虚，浊毒内停，方用吕氏养心益肾降浊汤。"八候"为早期出现的五种证候加以下三种证候：①浊毒伤血：方用广角地黄汤送服三七粉。②肝胃结热：方用大柴胡汤加减。③血虚生风：方用当归补血汤合四物汤加减。

晚期：糖尿病肾病到晚期除肾衰本身引起的病变外，心、脑、血管、神经、胃病等常合并出现，病性日趋严重，特别是呼吸、泌尿、消化等系统易于招致感染，而且容易发展成严重的败血症。所以在治疗观察中需在中期的基础上，对新出现的合并病症及时发现，并结合现代医生检查手段及治疗方法，快速准确地予以处理。有条件者应准备进行透析治疗乃至肾移植。

2. 张继有认为，对糖尿病肾病按三消辨证，只需辨明阴虚与燥热之轻重，调理肺、脾、肾，以滋阴清热为大法。其方由党参、麦冬、石斛、生地黄、五味子、甘草、天花粉、女贞子、枸杞子、知母、金樱子、生石膏组成。

3. 屠伯言、吴圣家认为，糖尿病肾病临床常见有两大类型。①脾肾阳虚型：系消渴久延，阴损及阳，命门火衰，脾失温煦所致。治宜温肾、益气固摄。主要药物：制附子、炮姜、白术、茯苓、山药、芡实、五味子、黄芪、扁豆、赤小豆。②肝肾阴虚型：系消渴日久，阴精耗损，肾精亏虚，肝血不足，肝阳上亢所致。治宜壮水制火、化瘀利水。主要药物：熟地黄、山药、太子参、麦冬、五味子、青葙子、枸杞子、丹参、赤芍、泽泻、当归、益母草、大黄。加减：心前区隐痛加降香；血压升高加珍珠母。同时认为，消渴日久，必有瘀证，在治疗中以养血活血之品寓利水之中，佐泽泻、大黄可增强利水之功，认为此法较猛攻峻逐为妥。

（七）研究现状

1. 西药加中医辨证施治是治疗糖尿病肾病的最佳模式

杨霓芝等为寻求中西医结合诊治糖尿病肾病的较佳模式，进一步观察了 248 例糖尿病肾病患者的西医分期和中医辨证情况。结果：248 例患者中，早期糖尿病肾病有 87 例，中医辨证为气阴两虚证者 62 例，占 71.26%；临床期糖尿病肾病有 133 例，中医辨证为阴阳两虚证者 103 例，占 77.44%；终末期糖尿病有 28 例，中医辨证为阳衰湿浊瘀阴的 24 例，占 85.71%。提示在糖尿病肾病分期辨证中，早期、临床期和终末期三期患者的中医辨证均有明显不同。故杨氏认为，对糖尿病肾病患者采用西医分期和中医辨证结合的诊治模式是可行的。

金洪元教授将糖尿病肾病大致分为 5 型。①阴虚内热证：主要是将滋阴清热、补肾固精作为主要的治疗方式。②阳虚水泛证：此证的治疗主要是将温运脾肾、化气利湿作为重点。③痰浊夹瘀证：主要治疗则为通腑降浊、运脾化痰。④气阴亏损型：主要的治疗为运脾固摄、益气养阴。⑤腑实关格者：主要的治疗为和胃降逆，畅通脏腑内的浊气。

娄锡恩教授将本病分阳虚水停、瘀血内阻型，治以补肾温阳，化瘀利水；气阴两虚、瘀毒阻滞型，治以解毒活血，益气养阴；阴阳两虚、瘀水互结型，治以解毒活血，滋补阴阳。

闫东将糖尿病肾病分为 6 型：①肝肾阴虚，治以滋补肝肾，益气养阴，活血化瘀，方药选用一贯煎合地黄生姜煎丸加减；②脾肾阳虚，治以温肾健脾，活血化瘀，利水消肿，方药选用真武汤，实脾饮合地黄生姜煎丸加减；③心肾阳衰，治以益气养阴，通阳利水，活血通络，方药选用生脉散五苓散合葶苈大枣泻肺汤加减；④肾阳虚亏，水湿泛滥，治以温补肾阳，利水消肿，方药选用苓桂术甘汤合真武汤加减；⑤阳虚水泛，浊毒上逆，治以温阳利水，逐毒降逆，方药选用大黄附子汤加味；⑥肝肾阴竭，虚风内动，治以育阴潜阳，平肝息风，方药选用羚羊钩藤汤加减。

2. 治法研究

（1）益气养阴，活血化瘀

高彦彬等运用益气养阴、活血化瘀法治疗糖尿病肾病 21 例，采用消渴 2 号（生黄芪、细生地黄、玄参、天花粉、丹参、太子参、葛根、麦门冬、泽泻、红花、川芎等），结果水肿全部消失，血肌酐较治疗前降低，内生肌酐清除率较前提高。

姜平等使用益气养阴、补肾活血的中药，其基本方为黄芪、太子参、麦门冬、五味子、茯苓、猪苓、山药、生地黄、枸杞子、山茱萸、泽泻、丹参、益母草，同时用西药以及饮食运动控制血糖，结果 22 例中，显效 12 例，有效 8 例，无效 2 例，总有效率 90.9%。

周硕果观察益气养阴活血法治疗早期糖尿病肾病的临床疗效，将 80 例患者随机分为治疗组 40 例，对照组 40 例。2 组都给予格列喹酮 90～180mg/d 或格列齐特 160～320mg/d 口服。治疗组在此基础上合用益气养阴活血汤，治疗组有效率为 90.0%，明显高于对照组 60.0%。

（2）补肾活血法

上海中医学院（现为上海中医药大学）邵启丰等强调糖尿病肾病治宜补肾活血，利水排浊，以济生肾气丸加丹参、仙茅为基础方。

屠伯言等运用补肾活血法，基本处方：黑附子、炮姜、熟地黄、山茱萸、黄芪、党参、茯苓、山药、当归、丹参、益母草、五味子、芡实、何首乌、枸杞子、赤小豆、陈葫芦。治疗患者 80 例，其中治疗组 40 例，西药对照组 40 例。两组患者除接受胰岛素或口服降糖药以及控制饮食外，治疗组采用活血补肾药观察，对照组仅用西药对症处理，经治 3～6 个月，治疗组 40 例显效 8 例，有效 20 例，无效 12 例，总有效率 70%；对照组 40 例中显效 2 例，有效 10 例，死亡 2 例，无效 26 例，总有效率 30%，两组有效率相比有显著性差异。

罗苏生等运用补肾、益气养阴兼以活血的生地黄、枸杞子、山茱萸、太子参、玄参、葛根、天花粉、赤芍、丹参，治疗 2 个月以上，结果显效 14 例，有效 18 例，无效 3 例，总有效率 91.4%。

张琪等运用益肾化瘀、利水消肿的消渴益肾汤（熟附子、淫羊藿、山药、白术、黄芪、丹参、川芎、赤芍、益母草、生地黄、熟地黄、山茱萸、枸杞子、芡实、大腹皮、猪苓），治疗 80 例。其中治疗组 40 例，对照组 40 例。结果：治疗组显效 14 例，有效 16 例，无效 10 例，总有效率 75%；对照组显效 3 例，有效 11 例，无效 26 例，总有效率 35%，两组总有效率相比有非常显著性差异。

（3）清利活血法

丁凯将糖尿病肾病患者 86 例随机分为治疗组和对照组，治疗组在对照组常规控制血糖和血压的基础上加用清热利湿活血中药治疗，结果两组患者 24h 尿微量白蛋白排泄率及 24h 尿蛋白定量显示，治疗组较对照组明显下降，提示清热利湿活血法治疗糖尿病肾病患者效果良好，可降低血脂、24h 尿微量白蛋白排泄率及 24h 尿蛋白定量，临床疗效显著。

吴敏等采用滋肾清利通络法治疗早期糖尿病肾病患者，将 52 例患者随机分为治疗组和对照组，两组均给予常规降糖治疗，治疗组加用滋肾清利、活血通络方口服治疗，结果显示治疗组患者的 FBG、PBG、HbAlc、SCr、BUN 结果明显优于对照组。

从以上资料可以看出，糖尿病肾病的临床研究现状多以疗效观察为主。中医的辨证论治是治疗的精髓，有些专家从久病多虚，久病多瘀的基本病机出发，用补肾活血的方法治疗糖尿病肾病了取得了可喜的效果，同时西药降压、降糖治疗也是必不可少的。

3. 实验研究

（1）单味中药药效学研究

①大黄　具有活血化瘀，泻下解毒等功能。研究表明，大黄的提取物大黄酸具有很好的治疗糖尿病肾病的作用。机理为：1）大黄酸能明显抑制由 TGF-β_1 诱导的系膜细胞葡萄糖转运蛋白 -1 的表达和细胞糖摄入。2）大黄酸能明显抑制糖尿病大鼠肌肉组织中 GFAT 的活性。3）大黄酸可抑制 TGF-β_1 诱导的内皮细胞 PA1-1mRNA 表达和蛋白质合成，从而对内皮细胞有显著的保护作用。4）大黄酸能抑制糖尿病状态下肾小球细胞肥大和 ECM 产生，减轻糖尿病肾病的病变。简而言之，大黄酸可能通过纠正细胞糖代谢紊乱，拮抗 TGF-β_1 的作用，保护内皮细胞功能和逆转胰岛素抵抗作用在糖尿病肾病的治疗中发挥作用。

②黄芪　徐郁杰等观察了黄芪对糖尿病肾病的作用，以 STZ 诱导糖尿病动物模型，采用免疫组化和 RC-PCR 检测方法观察黄芪对糖尿病大鼠肾皮质 TGF-β 蛋白、基因表达的影响，结果显示，糖尿病大鼠肾皮质 TGF-β 的过度表达，黄芪防治糖尿病肾病发生、发展的作用机制可能部分是通过抑制 TGF-β 的过度表达实现的。

③黄芩提取物作用的研究　董砚虎等用中药黄芩提取物黄芩甙治疗糖尿病肾病患者 32 例，服药 6 个月后与对照组比较。结果显示，黄芩甙组外周血红细胞醛糖还原酶（AR）活性显著降低，其下降值与血糖下降值之间无相关性；治疗结束时对照组尿白蛋白继续增加，治疗组尿白蛋白明显减少，提示黄芩甙在体内具有肯定的 AR 活性抑制作用，可减少尿蛋白，延缓糖尿病肾病的进展。

④茶叶作用的研究　方朝晖等观察了从茶叶中提取研制而成的纯中药制剂茶色素胶囊对糖尿病肾病（DN）的治疗效果，采用口服降糖药或胰岛素常规治疗和加用茶色素胶囊治疗的茶色素组作对比。结果表明，茶色素能使 DN 患者症状明显改善，降低尿白蛋白、空腹血糖值和糖基化血红蛋白的含量（$P < 0.05$），对血液流变性和自由基代谢指标，也有较好的改善作用，且疗效优于常规组（$P < 0.05$），提示茶色素是通过其有效成分的抗炎、抗菌、改善血液流变性、抗氧化、清除自由基等作用而发挥其临床效用的。

（2）复方药效学研究

①加味桃核承气汤　熊曼琪等利用链脲佐菌素制成糖尿病大鼠模型，研究发现加味桃核承气汤不仅能有效地控制血糖，而且能减轻延缓糖尿病大鼠肾小球毛细血管基底膜厚度，推测其机理可能是通过活血化瘀，改善高凝状态，降低血脂水平所致。

②糖肾安　李建生等利用 STZ 造成的糖尿病大鼠模型，研究糖肾安对糖尿病大鼠肾脏的作用。实验共分为 3 组，对照组、糖肾安组、西药卡托普利加格列齐特组。通过观察体积、

肾重、体重、β_2-MG 等变化，结果表明，糖肾安能够防止肾脏肥大，减少微量白蛋白的排出，降低尿 β_2-MG，其程度与西药对照组接近。进一步观察了糖肾安对糖尿病大鼠肾脏病变的胰高血糖素、心钠素、血清和垂体生长激素、血浆血栓素 B_2 和 6- 酮前列腺素 F1a 的作用，提示其能防治糖尿病肾病早期的机理可能是通过降低胰高血糖素、心钠素、血清和垂体生长激素，以改善肾脏高滤过状态；调整血浆血栓素 B_2 和 6- 酮 – 前列腺素 F1a 之间平衡，抑制血小板活化和防止血管损伤及血栓形成。

③降糖通脉宁　苏爱峰等用四氧嘧啶糖尿病大鼠模型观察降糖通脉宁（由生黄芪、生地黄、水蛭等组成）对大鼠血清及组织氧自由基的影响，发现该药具有较强的降低肝、肾组织氧自由基的作用，并能够明显降低血糖，恢复体重，降低血清抗氧自由基和 LPO 含量，提高血清 SOD 活性。该实验又通过益气养阴、活血化瘀的降糖通脉宁与益气养阴的降糖甲片和维生素 E 的比较，发现益气养阴基础上加入活血之品，有利于清除及抑制氧自由基及其衍生物对机体的侵害，说明在治疗糖尿病及其并发症方面，当以益气养阴、活血化瘀为先。

④地灵丹　郑士荣等用链脲佐菌素尾静脉注射，制作糖尿病大鼠模型，观察中药复方地灵丹对其肾脏组织病理改变的影响。结果显示，地灵丹有降低血糖、降低尿微量白蛋白含量的作用，并能抑制肾脏肥大，阻止肾小球基底膜肥厚、系膜细胞增生，其作用与对照西药组相近。提示地灵丹有防止糖尿病肾病早期肾功能损害的作用。

⑤天荔汤　石巧荣等观察天荔汤对四氧嘧啶糖尿病大鼠肾脏病变及相关状况的影响。结果表明，高剂量天荔汤可明显降低糖尿病血糖水平，改善症状，显著抑制糖尿病早期的肾脏肥大、肾小球高滤过和蛋白尿，并能抑制其升高的血浆肾素活性和血管紧张素水平。此外，天荔汤还可降低糖尿病血清胆固醇和甘油三酯水平。提示天荔汤可有效地防止糖尿病早期肾脏病变的发生、发展；其机理与天荔汤能控制血糖、改善血液流变学、影响肾素 – 血管紧张素系统和改善脂质代谢紊乱等有关。

⑥固肾胶囊　苏克高等用固肾胶囊（黄芪、生地黄、大黄等）灌胃糖尿病肾病大鼠模型 8 周，观察其对糖尿病肾病大鼠的作用。结果表明，治疗组肾重 / 体重比值、尿素氮、肌酐、尿蛋白排泄量均显著低于对照组，提示该方有抑制肾脏肥大，改善肾功能，减少尿蛋白作用。进一步观察了固肾胶囊对糖尿病肾病大鼠脂质代谢及氧自由基的影响，结果表明，实验组大鼠胆固醇、甘油三酯、低密度脂蛋白及脂质过氧化物低于对照组，高密度脂蛋白及超氧化物歧化酶高于对照组，组间比较差异显著，$P < 0.01$。提示该方药有改善 DN 大鼠脂代谢和对抗自由基损伤作用。

⑦复方丹参注射液　阎素英等通过用复方丹参注射液治疗 57 例老年糖尿病性肾病（DN）患者的疗效观察，发现复方丹参注射液对老年 DN 有满意的疗效，并对中药丹参的活血化瘀及清除氧自由基的作用机理及其药代学进行了讨论。

⑧糖肾康胶囊　桑雁等将 57 例糖尿病肾病（其中早期 48 例，临床 9 例），随机分成两组，观察比较了糖肾康胶囊加西药常规治疗和常规治疗对 DN 患者的影响。结果显示，糖肾康胶囊组治疗 6 周后，患者尿白蛋白平均下降 81.60mg/d，且尿白蛋白排泄量与血浆血栓素

B_2（$TX\,B_2$）/6-酮-前列腺素 F1a（6-keto-PEF1a）比值呈正相关，有效肾血浆流量增加（P < 0.01），肾小球滤过分数下降（P < 0.05），肌酐清除率无明显变化，血浆过氧化脂质水平降低（P < 0.01）；常规治疗组治疗 6 周后，病情无明显改善。这表明糖肾康胶囊对 DN 患者具有降低尿白蛋白排泄和改善肾功能作用，这可能与其改善 $TX\,B_2$/6-keto-PEF1a 平衡和抗脂质过氧化等作用有关。

⑨大黄䗪虫丸 李建生报道了大黄䗪虫丸能够抑制老年糖尿患者早期肾病患者血小板的活化，使血小板 EPM 水平明显提高，血小板负荷数提高，从而减弱血小板聚集及其黏附于血管内皮。由此提示，该方对于降低血栓形成和微血管病变的发生有重要意义。大黄䗪虫丸对老年糖尿病早期肾病血小板功能有影响。

⑩万毅刚等用中药复方治疗糖尿病肾病大鼠，表明中药可降低肾皮质 ET-1、ETA-R 的 mRNA 表达，缓解糖尿病肾病尿白蛋白漏出。

六、调护与预防

（一）饮食调养

糖尿病肾病患者应和糖尿病患者一样控制饮食。同时，蛋白质也应该予以控制，过多的蛋白质加重肾脏的负担，在糖尿病肾病的早期即应限制蛋白质摄入量。早期糖尿病肾病蛋白质摄入量应在 0.8g/kg·d，临床期之后蛋白质应控制在 0.6g/kg·d，尿毒症期患者应控制在 0.5g/kg·d。肾功能不全者还要控制水钠入量。同时要严禁烟酒。

可以作为饮食治疗的中药有人参、黄芪、山药、冬虫夏草、茯苓、山茱萸、地黄、女贞子、麦冬、玉竹、灵芝、大黄、黄连、虎杖、三七等，在辨证用药的基础上选用上述中药，针对性更强。

1. 消蛋白粥

芡实 30g，白果 10 枚，糯米 30g，煮粥，每日 1 次，连服数月。有蛋白尿者可用。

2. 芪玉汤

黄芪、玉米须、糯稻根各 30g，煲水分次饮。连服 3 月。

3. 何首乌大枣粥

何首乌 60g 浓煎去渣取汁，加入粳米 100g、大枣 9 枚，共煮粥，早晚服。适用于糖尿病肾病有高血压者。

4. 栗子红枣粥

栗子 10g，红枣 30g，共煮粥，每周 3 次，有利于保护肾功能，治疗贫血。

（二）劳逸结合

劳逸要适度，早期应鼓励轻微运动，如练气功、打太极拳、散步等，避免重体力劳动和急剧运动；后期病情日趋严重，应增加卧床休息的时间，卧床有利于改善肾血流量。

（三）精神调养

避免情绪的剧烈波动，患者要保持心胸宽广，遇事要乐观。本病患者都有不同程度的抑郁与焦虑情绪，因为他们或多或少地听到本病最终会发展成肾功能衰竭，而出现不同程度的忧虑。医生要向患者说明病情，晓以利害，以减轻心理负担，稳定情绪，树立战胜疾病的自信心，对糖尿病性肾病治疗有很大益处。

（四）皮肤清洁

因糖尿病患者本身皮肤就易于感染，且难以愈合，再加上尿毒症时，湿毒之邪除了从尿道和肠道排出外，还会通过皮肤排出一部分，毒素刺激皮肤产生不适。这时尽量做到不擦伤、不抓破皮肤，保持阴部的清洁，减少皮肤感染的机会。如果能经常保持皮肤的清洁，不仅能减少感染机会，还利于毒素的排出。

（五）辨证施护

糖尿病肾病属于中医学"水肿""消渴"等范畴，病情复杂，难以治疗，因此，在药物治疗的同时，强调摄生调养为历代医家所重视，且被认为与疗效和生存质量密切相关。在临床护理中，不仅要对患者的饮食起居给予必要的指导，更要注意患者的不同证型采取辨证施护的方法。如阳虚型患者多用温补之品，汤药宜热用，可增强药力，饮食中每天糖、蛋白质的量要密切注意，同时糖尿病肾病使用胰岛素控制血糖时，注意胰岛素的注射方法和剂量，避免皮肤感染以及低血糖发生。

（六）预防外感

外感不仅引起糖尿病肾病患者血糖波动，而且加重肾功能进一步损害，出现血压升高，蛋白尿加重。预防感冒，首先要保持居室空气清新，定时通风换气，排除室内秽浊之气。其次要慎起居，避寒热。春夏之季，天气由寒转暖变热，不要过早地脱去棉衣，养成早睡早起的习惯，多做户外活动，增强身体的适应能力。秋冬之时，气候转凉，应防寒保暖，早睡晚起，顺应四时的变化。在流感流行时期，要避免到公共场所，避免与患者接触。此外对于体虚易感者，可常服玉屏风散。玉屏风散有增强机体抵抗力，提高机体抵御外邪的作用。

（七）防治炎性疾病

当人体发生咽炎、鼻炎、肺炎等各种炎性疾病时，要积极治疗。因为全身各种炎性疾病可引起血糖升高及酮症的发生。在治疗时要尽量用中药，不得不用西药时，要注意不要使用有肾毒性的抗生素，以免加速肾功能的衰竭。

（八）预防肾功能不全

糖尿病肾病预防肾功能不全，首先，一定要控制好血糖。血糖的控制，首选胰岛素。对口服降糖药要慎重使用。其次，在预防糖尿病肾病肾功能不全时，血压的控制也十分重要，血压过高，影响肾血流量，加速肾功能恶化。此外还应避免使用肾毒性或易诱发肾功能损伤的药物，如庆大霉素、磺胺及非固醇类消炎药等。

（九）预后

糖尿病肾病预后不良。一旦出现持续性蛋白尿，肾功能将进行性下降，约50%的患者在

10年内发展为尿毒症。从出现蛋白尿到死于尿毒症平均需要10年时间。每日尿蛋白＞3g者多在6年内死亡。Ⅰ型糖尿病患者在诊断糖尿病5年内出现蛋白尿，应寻找其他引起肾病的原因。3%～30%的2型糖尿病患者在诊断糖尿病时已出现蛋白尿。因为，部分2型糖尿病患者在诊断糖尿病时已存在高血糖多年。因此，凡是新诊断的2型糖尿病均应该精确检查肾功能及相关并发症，以便早诊断，早治疗。

七、问题与对策

（一）如何提高临床疗效

1. 早期治疗是提高疗效的关键

糖尿病患者一旦发现有微量蛋白尿，即提示肾脏发生病理改变，如能积极治疗，严格控制血糖，3周后肾脏可恢复正常。但肾组织病变超过9个月以后就不可逆转了。积极坚持治疗，5年以内其肾功能减退的速度会变慢，仅有少数患者出现显性糖尿病肾病。

2. 祛除高灌注、高滤过因素是治疗要点

糖尿病肾病因内分泌－代谢异常而引起的高血糖、高血脂、高凝状态及大量蛋白尿等高灌注、高滤过因素是造成肾小球动脉硬化、肾小球滤过率进行性减退的重要原因。因此，控制血糖、降压、调整血脂、抗凝等治疗是祛除高灌注、高滤过因素，防止肾小球动脉硬化、保护肾功能的治疗要点，要长期坚持，医患密切配合，才能提高其疗效，延缓糖尿病肾病发展进程。

3. 不宜使用激素类药物

泼尼龙、地塞米松等激素因其可使血糖升高，加重糖代谢紊乱。因此，虽然糖尿病肾病存在大量蛋白尿，但不宜使用激素药物来治疗。

4. 合理使用中药

糖尿病肾病是一种慢性进展性疾病，病程较长，治疗效果欠佳，一些中药有比较肯定的保护肾功能的作用，且对血糖无影响。如黄芪、大黄、冬虫夏草、丹参等，这些中药可在医生的指导长期使用，但不可认为中药无毒副作用，盲目地使用"偏方""秘方"治疗糖尿病肾病，结果导致肾小管间质损害，病情更加复杂化，加快进入肾功能衰竭期。在使用中药的同时，一定要配合西药控制血糖血压在理想范围之内。

（二）终末肾衰，综合治疗

对于一些已经进入慢性肾功能衰竭的患者，虽然其病程难以逆转，但经过积极的综合治疗，患者的临床症状、实验室检查仍可有明显改善，生活质量得以提高。中医药的综合措施发挥了很重要的作用，如口服尿毒康、大黄胶囊、通脉口服液、开同片等，配合灌肠治疗及口服中药汤药治疗；结合西药控制感染、降低血压、控制血糖等可明显延缓肾衰的进展。至终末期肾衰的患者，由于患者高凝状态严重，血栓发生率升高，使用肝素又易导致出血等副作用。因此，采用益气活血中药，如黄芪、三七、丹参、川芎等以减轻透析副作用，提高透

析疗效及患者的生活质量，延长生命。

参考文献

1 邬伟里，戴耀华.黄芪治疗早期糖尿病肾病疗效观察［J］.上海医药，2000，21（3）：19-20.

2 郑惠英，胡玉华.黄芪注射液治疗糖尿病肾病48例疗效观察［J］.天津药学，1998，10（3）：38-39.

3 马洪，汪晓霞，施守勤.黄芪对糖尿病肾病血浆蛋白及尿蛋白作用的观察［J］.中国中西医结合杂志，1998，18（11）：647.

4 李健生.大黄蟅虫丸对老年糖尿病早期肾病 TXB_2 和 $6\text{-}Keto\text{-}PGF_{1\alpha}$ 影响［J］.辽宁中医杂志，1998，25，（1）：465-467.

5 夏成云，赵英，黄志伟.灯盏花素注射液与依那普利联合治疗非胰岛素依赖型糖尿病肾病临床研究［J］.川北医学院学报，1999，14（3）：30-32.

6 杨国邦，徐勇.蝮蛇抗栓酶治疗糖尿病临床肾脏病变的疗效观察［J］.泸州医学院学报，1998，2（3）：219-210.

7 宋怀方，林令华，宋莹莹."金水宝胶囊"在治疗糖尿病肾病中的作用观察［J］.药学进展，2000，24（2）：116-118.

8 冯玉芳，张强荣.川芎嗪治疗糖尿病肾病的近期疗效［J］.临床荟萃，1999，14（2）：77-78.

9 韩瑞英，韩瑞卿.糖肾康治疗糖尿病肾病23例临床观察［J］.南京中医医药大学学报，1999，15（4）：210-211.

10 孙军.止消通脉宁治疗早期糖尿病肾病的临床研究［J］.北京中医，1999，18（4）：50-52.

11 方药中，邓铁涛，李克光，等.实用中医内科学［M］.上海：上海科学技术出版社，1985：6.

12 马继伟，王宏天，刘培娜，等.肾康注射液治疗早期糖尿病肾病的临床观察［J］.天津中医药，2013，30（9）：526-528.

13 张琪，吴长富，缪胜尧.消渴益肾汤治疗糖尿病肾病疗效观察［J］.河北中医，1994，（5）：8-9.

14 高彦彬，吕仁和.558例糖尿病临床资料分析［J］.中医杂志，1991，（3）：3.

15 刘冰，李书香.益气养阴调中法治疗糖尿病肾病24例［J］.中医药研究，1992（4）：37-38.

16 林兰.糖尿病中西医结合论治［M］.北京：北京科学技术出版社，1992：229.

17 何奇.现代中医内科学［M］.北京：北京中国医药出版社，1991：257.

18 周红，王瑞英，于秀军.心血通治疗糖尿病肾病疗效观察（附41例报告）［J］.河北医科大学学报，2001，22（3）：168-169.

19 胥伟，周韩军.益气通阳法治疗糖尿病肾病65例临床观察［J］.光明中医，2002，17（1）：52.

20 郑弼芳，张义.中西医结合治疗糖尿病肾病21例［J］.山西中医，2001，17（1）：33.

21 于庆滨，张钟爱.益肾汤治疗糖尿病肾病临床观察［J］.湖北中医杂志，2002，24（3）：6-8.

22 薛丽辉.益气养阴活血法治疗早期糖尿病肾病探析［J］.辽宁中医杂志，2002，29（3）：154.

23 白清.补阳还五汤加味治疗糖尿病肾病38例［J］.上海中医杂志，2002，19（2）：33.

24 王俊琪，张珍，陈明.糖尿病肾病中医病机的探讨［J］.湖南中医杂志，2013，29（1）：112-113.

25 姜晓倩，张兰.糖尿病肾病分期辨证治疗研究概况［J］.辽宁中医药大学学报，2013，15（3）：237-238.

26 张宁.慢病管理模式结合中药分期辨证治疗糖尿病肾病的获益与思考［J］.中华临床医师杂志（电子版），2015，9（4）：21-24.

27 庞博，赵进喜，王世东，等.祝谌予诊疗糖尿病学术思想与临证经验［J］.世界中医药，2013，8（2）：174-178.

28 屠伯言，俞中康，郑敏宇，等.糖尿病肾病用补肾活血法治疗的临床与实验研究［J］.上海中医药杂志，1991，（1）：1-4.

29 宋述菊，牟宗秀.糖尿病肾病病因病机及辨治探讨［J］.山东中医杂志，1999，（4）：147-148.

30 姜平，刘金英.益气养阴补肾活血法为主治疗糖尿病肾病22例［J］.北京中医学院学报，1993，（6）：59.

31 周硕果.益气养阴活血法治疗早期糖尿病肾病40例临床观察［J］.中医药临床杂志，2006，18（3）：258-259.

32 丁凯.清热利湿活血法治疗糖尿病肾病Ⅲ、Ⅳ期临床研究［J］.内蒙古中医药，2013，32（19）：50-52.

33 吴敏，张文萍，朱成晟，等.滋肾清利通络法配合治疗早期糖尿病肾病26例临床观察［J］.江苏中医药，2013，45（6）：27-28.

34 罗苏生，泮如琴，郑翠瑛，等.补肾活血法治疗早期糖尿病肾病［J］.浙江中医学院学报，1993，（6）：12.

35 方琦，程皖.温肾活血汤治疗糖尿病肾病30例［J］.安徽中医学院学报，1996，（2）：19-20.

36 崔春燕，梁文郁.补肾活血汤治疗糖尿病肾病32例［J］.浙江中医杂志，1999，（3）：99.

37 卢玲.38例糖尿病性肾病辨证施治［J］.广西中医药，1995，（3）：5-7.

38 杨霓芝，王立新，廖平平.248例糖尿病肾病患者分期分析［J］.广州中医药大学学报，1998，（4）：260-262.

39 侯海晶，杨霓芝.杨霓芝治疗糖尿病肾病的经验［J］.湖北中医杂志，2012，34（7）：24-25

40 迪丽努尔·吐尔洪，马丽.金洪元教授中医治疗糖尿病肾病的经验［J］.时珍国医国药，2012，23（9）：2380-2381.

41 张丽萍，娄锡恩，高晶.娄锡恩教授治疗早期糖尿病肾病的临床经验［J］.四川中医，2012，30（5）：3-5.

42 闫东.浅谈糖尿病肾病的中医辨证治疗［J］.世界最新医学信息文摘，2014，35：283-284.

43 李俊美.吕仁和教授治疗糖尿病肾病的经验［J］.四川中医，2009，27（5）：1-3.

44 郭赛珊.治疗糖尿病肾病的经验体会［J］.跨国中西医结合杂志，1996（1）：3.

45 周跃华，吕康模.糖肾益汤对显性糖尿病肾病的临床疗效观察［J］.四川中医，1994，（10）：

27-28.

46 张琪，吴长富，缪胜尧.消渴益肾汤治疗糖尿病肾病疗效观察[J].河北中医，1994，（5）：8-9.

47 罗苏生，泮如琴，郑翠瑛，等.补肾活血法治疗糖尿病早期肾病[J].浙江中医学院学报，1993，（6）：12.

48 陈丁生，等.糖肾康治疗糖尿病肾病的临床研究[J].北京中医药大学学报，1996，（1）：64-65.

49 方琦，程皖.温肾活血汤治疗糖尿病30例[J].安徽中医学院学报，1996，（2）：19-20.

50 白金柱.芪地黄汤治疗糖尿病肾病54例总结[J].湖南中医杂志，1996，（5）：10-12.

51 李光荣.牛蒡子淫羊藿汤治疗糖尿病肾病108例临床观察[J].湖南中医杂志，1998，（6）：10+17.

52 胡元奎，李兰.益肾通络合剂治疗糖尿病肾病40例[J].陕西中医，1998，（11）：484.

53 高彦彬，赵慧玲，关崧，等.糖肾宁治疗气阴两虚、络脉瘀滞型早期糖尿病肾病临床研究[J].中华中医药杂志，2006，21（7）：409-411.

54 耿立芳，崔丽，朱忠强.健脾补肾针灸法治疗早期糖尿病肾病的理论探讨[J].针灸临床杂志，2013，9（12）：41-42.

55 刘晓亭，郑方道，王晓红.电针干预对糖尿病肾病人鼠防治作用的实验研究[J].辽宁中医杂志，2012，39（3）：548-550.

56 许海燕，王旭.中药灌肠治疗糖尿病肾病的有效性及安全性系统评价[J].南京中医药大学学报，2015，31（4）：392-396.

57 郭俊，陈莉明，常宝成，等.大黄为主中药灌肠治疗2型糖尿病肾病的研究[J].临床荟萃，2011，26（18）：1595-1598.

58 毛晓琴，孔繁羽.肾衰方灌肠治疗糖尿病肾病Ⅳ期40例临床观察[J].湖南中医杂志，2013，29（8）：51-52.

59 杨俊伟，黎磊石.大黄对实验性糖尿病大鼠肾脏肥大及高滤过作用的影响[J].中国中西医结合杂志，1993，（5）：286-288.

60 朱加明，刘志红，黄燕飞，等.大黄酸对db/db小鼠糖尿病肾病疗效的观察[J].肾脏病与透析肾移植杂志，2002，11（1）：3-10.

61 侯卫国，何立群.大黄浸膏对糖尿病肾病动物模型的疗效观察[J].上海中医药杂志，1996，（9）：47.

62 杨君，秦英，赵斐，等.大黄酸及大黄素对人肾小管上皮细胞增殖及 TGF-β_1 启动子活性的调控作用[J].上海中医药大学学报，2013，27（5）：70-72.

63 徐郁杰，张庆怡，陆敏，等.黄芪对糖尿病大鼠肾皮质 TGF-β 表达的影响[J].中华内分泌代谢杂志，1998，14（5）：312-314.

64 董砚虎，逄力男，王秀军，等.黄芩甙治疗糖尿病肾病疗效观察[J].山东医药，1998，（12）：7-8.

65 方朝晖，崔宜武，牛云飞，等.茶色素糖尿病肾病的临床研究[J].安徽中医临床杂志，1997，（4）：175-177.

66 熊曼琪，苗理平.加味桃核承气汤对糖尿病鼠肾超微结构的影响［J］.中国医药学报,1990,（5）:25-27.

67 李建生，郑士荣.中药糖肾安对实验性糖尿病大鼠肾脏病变的作用［J］.河南中医，1995,（5）:282-284.

68 李建生，郑士荣.糖肾安对糖尿病肾脏高滤过因素影响的实验研究［J］.辽宁中医杂志,1998,（1）:43-45.

69 苏爱峰，卢景芬，何丽莉，等.降糖通脉宁对糖尿病大鼠血清及氧自由基的影响［J］.中国中西医结合杂志，1993,（5）:291-293.

70 郑士荣，蔡淦，朱宇清，等.地灵丹对糖尿病大鼠肾脏功能及组织病理学改变影响［J］.中医药研究，1996,（1）:51-53.

71 石巧荣.天荔汤对实验性糖尿病大鼠早期肾脏病变的影响［J］.湖北中医杂志，1999,21（3）:139-140.

72 苏克高，苏克亮，王玲玲，等.固肾胶囊治疗实验性大鼠糖尿病肾病的研究［J］.现代中医，1998,22（1）:31-33.

73 苏克高，周冬枝.固肾胶囊对糖尿病肾病脂质代谢及氧自由基的影响［J］.现代中医,1998,（3）:36-38.

74 阎素英，徐晓雷.复方丹参注射液治疗老年糖尿病性肾病的研究［J］.天津医科大学学报，1997,（2）:38-40.

75 桑雁，王宪波，韩清，等.糖肾康胶囊治疗糖尿病肾病的临床观察［J］.中国中西医结合杂志，1996,（7）:398-401.

76 李建生.大黄䗪虫丸对老年人糖尿病早期肾病血小板功能影响［J］.河南中医，1999,（1）:27-28.

77 杨君.吕仁和教授治疗糖尿病肾病经验撷菁［J］.中医药学刊，2002,20（2）:138-140.

78 刘志红，黎磊石.探索糖尿病肾病防治的新途径［J］.肾脏病与透析肾移植杂志,2002,11（1）:1-3.

79 郭志新.糖尿病高血压与糖尿病肾病的联系［J］.实用糖尿病杂志，2002,（3）:8-11.

（赵恒侠　李松林　张江海）

第三节　狼疮性肾炎

LN（lupusnephritis，LN）是以肾脏损害为主要表现的系统性红斑狼疮（systemic lupus erythematosus，SLE），是一种累及多系统、多器官的具有多种自身抗体的自身免疫性疾病，并有明显的免疫紊乱。SLE患者35%～90%有肾脏累及的临床表现，如蛋白尿、红白细胞尿，管型尿及肾小管和小球滤过功能的变化。肾脏受累表现与肾外器官受累可不平行，有些患者肾外表现（特别是发热、皮疹等）明显而肾脏受累较轻；有些患者则有明显的肾病综合征或肾功能损害却无明显的多系统受累。根据一般病理检查，LN时肾脏受累者约占90%，加上电子显微镜及免疫荧光检查，则几乎所有LN均有程度不同的肾脏病变。肾脏病变程度直接影响LN的预后。随着糖皮质激素及细胞毒药物的应用，本病的预后已有了很大的改观，但肾脏受累及进行性肾功能损害仍是本病主要的死亡原因之一。

中医文献中虽无狼疮性肾炎这一名称，但可以找到类似狼疮性肾炎临床表现的一些病症。可归属中医的"阴阳毒""温毒发斑""水肿""腰痛""热痹""虚劳"范畴。正如章虚谷所说："热闭营中，故易成斑疹……"若以皮肤损害为主时，如《金匮要略》中的"阴阳毒"、温病的"温毒发斑""阳毒发斑"；以水肿为主的，如《素问·水热穴论》曰："勇而劳甚，则肾汗出，肾汗出逢于风，内不得入脏腑，外不得越于皮肤，客于玄府，行于表里，传为胕肿，本之于肾，名曰风水。"

一、病因病理

（一）中医

LN起病缓急不定，病情复杂多变，其病因病机可归纳为内因和外因两方面。

1. 病因

（1）外因——感受外邪：外感湿热毒邪（如病毒感染、日光紫外线辐射、饮食不当、进食易致敏物质等中医多归于湿热毒邪一类）是导致本病发生的外部条件。

（2）内因——正气内虚：多属禀赋不足，素体虚弱，肝肾亏损，气阴两虚，络脉瘀阻。

中医认为，本病的发生，是由内外因综合所致，符合伏气温病的发病特点。强调素体肝肾阴亏，体质薄弱，阴虚内热是发病的内在因素；后天感染湿热毒邪，烈日曝晒，情志激惹，过度疲劳，妇女经产，饮食不节或药物过敏等为诱发或加重因素。正如柳宝诒《温热逢源·伏温化热郁于少阴不达于阳》所说："其伤人也，本因肾气之虚，始得入而据之。"

2. 病机

素体阴虚，邪热内伏，客邪再至，适逢诱因，内外相引，故而发病。湿热毒邪内舍营血，盘踞阴分，深伏下焦肝肾，使阴津愈耗，正气愈亏，则毒邪猖獗，灼津炼液，耗血动血，化毒化瘀，毒瘀交结，阻滞脉络，内熏脏腑，外溢肌肤，变证丛生。其临床证候可归纳为"阴虚""热炽""毒盛""血瘀"等方面的病理变化。阴虚火旺，热毒炽盛，一为虚火，一为实火，二者同气相求，肆虐不已，戕害脏腑，损伤气血，随着病情的迁延和病程的推移，可渐致气血亏虚，从而显现出正虚邪实、虚实夹杂的复杂病机。若邪热耗气灼津，阴液亏耗，正气损伤，则可呈现气阴两虚之征象。后期则常因久病不愈，阴损及阳，致阳气衰微或阴阳两虚。正愈虚则邪愈横，邪愈盛则正愈耗，互为因果，形成恶性循环，终致本虚标实，虚实夹杂，缠绵难愈的基本病理变化。

（1）热毒炽盛

急性发作期以热毒炽盛为主，多表现为阳热燔灼，邪毒内扰之象；热伤血络，迫血妄行，致血溢脉外而为瘀血，则见皮肤红斑。

（2）阴虚火旺

邪热伤阴则可导致阴虚火旺，虚火灼伤脉络，血溢脉外可见皮肤红斑、血尿等。

（3）瘀血内阻

瘀血是伴随本病而产生的病理产物，并作为继发性致病因素而进一步影响本病的发展。本病导致血瘀的因素较多，如初期热毒炽盛，损伤血脉，迫血妄行，致血溢脉外而为瘀血，后期则常可因阴虚、气阴两虚致瘀血。阴虚则血中津少，血液黏稠难行；气虚则推动无力，血行迟缓。其他如痰浊内阻、水湿内停等，均可阻滞血液运行而致瘀血，瘀血阻络，可发为腰痛；"血不利则为水"，瘀血内停，亦可发为水肿；脏腑虚损，精微外泄，可见蛋白尿等。

（二）西医

1.病因

本病迄今病因不明，但至少有四个因素即遗传、病毒感染、性激素和应激在其病因机制中起主导作用。

（1）遗传因素

近年来相关研究表明，遗传因素在 LN 的发病中起决定作用。LN 患者可有家族史，近亲患病率较高。HLA-DR2 及 HLA-DR2 检出率明显较正常人为高，HLA-DQW1、HLA-DQW2、HLA-B8 也较多见。此外，C_2、C_4、Clr 及 Cls 缺乏易患 LN。近年来，分子生物学理论和技术的发展，深化了 LN 免疫遗传学的研究，揭示 MHC 基因等以外的一些"自身免疫基因"可能在 LN 中具有至关重要的作用。

（2）性激素

鉴于本病女性显著多于男性，且多在生育期发病，故认为雌激素与本病发生有关。妊娠可使半数患者恶化。LN 动物实验表明给以雌激素可使病情加重，如给以雄激素可减轻病情。现已发现本病患者无论男女，其雌酮羟基化产物均升高，而睾酮则降低。

（3）心理因素

一些研究揭示心理应激不仅可以促发 LN 病情活动，而且也可能是引起 LN 的原因。然而应激对个体的反应强度受个体素质、人格特征和应激性生活事件的强度、持续时间及频度的影响。

（4）环境因素

①病毒感染

许多学者认为，本病与慢病毒（C 型 RNA 病毒）有关。在患 LN 的新西兰杂交小鼠 NZB/NZWF1 组织中检出 C 型 RNA 病毒，虽然患者组织中尚未证明存在此种病毒，但血清中可检出抗 RNA-DNA 抗体。

②阳光或紫外线照射

皮肤角细胞受紫外线刺激，分泌白介素 1 刺激 B 细胞，并诱发 T 细胞产生白介素 2，刺激免疫系统使病情恶化。有人认为紫外线使 DNA 转化为胸腺嘧啶二聚体，使抗原性增强。日光过敏见于 40% 的 LN 患者。寒冷或强烈电光照射亦可诱发或加重本病。

此外，某些药物及食物的变化也可能和本病的发生有关。

2. 病理

（1）发病机理

LN 发病机理目前尚无肯定的、可重复验证的、动物实验与临床结果一致的结论。目前多数学者认为，一些外来抗原（如逆病毒）和内源性抗原（如 DNA、免疫球蛋白、淋巴细胞表面抗原）作用于免疫调节功能异常的患者，使 B 淋巴细胞高度活跃增殖，产生大量自体抗体，并与相应抗原结合形成免疫复合物沉积于肾小球是 LN 的主要发病机制。DNA 与肾小球基底膜结合，并与循环中抗 DNA 抗体原位形成免疫复合物亦可能参与 LN 的发生。一些补体成分的缺陷以及红细胞和吞噬细胞上 Fc 或 C_{3b} 受体密度减低，对免疫复合物的清除能力下降，可增加免疫复合物在组织中的沉积，加重组织损害。补体激活，趋化因子形成，白细胞聚集，再释放出一系列炎症介质及细胞因子，导致小血管炎症及肾小球损害。与此同时，肾间质也有明显白细胞和巨噬细胞浸润，这与细胞间黏附因子（ICAM）及 MHC 抗原有关。肾间质病变的严重程度通常与肾小球病变相一致。部分患者肾小球病变较轻，而以间质小管病变为主。

（2）病理改变

由于 LN 的发病机制十分复杂，因此其肾脏病理改变也呈多样化及多变化，每一患者的肾小球、肾小管间质及小血管均可能出现不同的改变。LN 主要组织学改变在肾小球，但是肾小管间质及小血管的改变同样也决定患者的预后。肾组织病理的损伤，在很大程度上取决于抗体沉积的数量和所诱发的炎症反应的强度。持续的抗体沉积，并不断引发炎症，最终导致不可逆的肾损害。其肾脏病理改变的特征为：1）"铁丝圈"病损：由于内皮沉积物而使基膜增厚，电镜和免疫荧光检查有大量的内皮下沉积物，是 LN 肾损害的重要特征；2）苏木素小体：一般认为是抗核抗体在原位造成细胞损伤所致，由核染色聚集而成；3）坏死性血管炎：微动脉和毛细血管呈纤维素样坏死；4）电镜下可见电子致密物沉积、核碎裂、病毒样颗粒和包涵体；⑤免疫荧光检查：有弥漫性颗粒状沉积物，以 IgG、C_3 为主。

2003 年国际肾脏病学会 / 肾脏病理学会（JSN/RPS）将狼疮性肾炎分为六型：

① I 型：系膜轻微病变性 LN。光镜下表现基本正常，免疫荧光可见系膜区免疫复合物沉积。

② II 型：系膜增生性 LN。光镜下可见系膜细胞增生或系膜基质增多，伴系膜区免疫复合物沉积，免疫荧光或电镜下可见少量孤立的上皮下或内皮下沉积物。

③ III 型：局灶性 LN。受累肾小球少于全部肾小球的 50%，可表现为活动或非活动性病变，局灶、节段或球性病变，毛细血管内或毛细血管外增生性病变。其中 III（A）型为活动性病变，表现为局灶增生型 LN；III（AC）型为活动性伴慢性病变，表现为局灶增生硬化性

肾炎；Ⅲ（C）型为慢性病变，表现为局灶硬化性肾炎。

④Ⅳ型：弥漫性 LN。受累肾小球占全部肾小球的 50% 以上，典型病例常有弥漫性内皮下免疫复合物沉积，伴或不伴系膜病变。根据肾小球的病变分为弥漫节段型 LN（受累肾小球表现为节段性病变）和弥漫性球型 LN（受累肾小球表现为球性病变）。ⅣS（A）为活动性节段增生性 LN，ⅣG（A）为活动性球性增生性 LN，ⅣS（AC）为活动性伴慢性节段增生硬化性 LN，ⅣG（AC）为活动性伴慢性球性增生硬化性 LN，ⅣS（C）为慢性节段硬化性 LN，ⅣG（C）为慢性球性硬化性 LN。

⑤Ⅴ型：膜性 LN。光镜下可见上皮下免疫复合物沉积，伴或不伴系膜病变。免疫荧光或电镜下可见球性或节段性上皮下连续性免疫复合物沉积，Ⅴ型常与Ⅲ或Ⅳ型共同存在。

⑥Ⅵ型：进行性硬化性 LN。90% 以上的肾小球呈球性硬化。

活动性病变是指下列情形：毛细血管内细胞增生，核碎裂，纤维素样坏死，肾小球基底膜破坏，细胞性或纤维细胞性新月体形成、白金耳等。慢性病变是指存在节段性或全球性肾小球硬化、纤维性粘连、纤维性新月体形成。

3. 免疫病理

目前已公认 LN 是一种免疫复合物介导性肾炎。Mohan 等认为 LN 的发病至少包括下列四个环节：1）抗 DNA 抗体和免疫复合物诱导肾小球损伤。2）B 细胞产生具有致病作用的抗 DNA 抗体。3）辅助 T 细胞（T_H）参与激活 B 细胞。4）体内核小体增多或出现异常的核小体。近年研究表明，LN 的 B 细胞呈内源性多克隆激活，其原因至今仍未完全弄清，可能与下列因素有关：1）某些细胞因子增多：叶任高等研究发现，LN 患者血清 IL-6 及外周血淋巴细胞 IL-6 含量、IL-6 mRNA 表达均显著增高，提示 LN 患者体内存在 IL-6 的内源性过度表达。国内外亦有人发现，与 B 细胞增殖活化密切相关的其他细胞因子如 IL-4、IL-10 等在 LN 中表达亦增高。但这些细胞因子在 LN 内源性过度表达的原因及其细胞内调控机制如何，目前尚不清楚。2）TH 细胞的作用：可能由于 T 细胞的耐受性发生普遍性或选择性丧失，或者 TH_1/TH_2 比例失衡（TH_1 相对增多），致使 TH 细胞被激活而产生致病性 T 细胞，促进 B 细胞活化并选择性地分泌抗 DNA 抗体。但 T 细胞耐受性丧失的原因仍不甚了解，可能与遗传等因素有关。3）可能与 B 细胞本身免疫耐受性下降、关键信号分子的缺陷有关。

近年来，核小体的致病作用愈来愈引起人们的重视。越来越多的证据表明，DNA 并非是引起 LN 的免疫原，而由组蛋白和 DNA 组成的核小体很可能是 LN 发病中最重要的自身抗原，启动最终的自身免疫反应。核小体还可多克隆激活 B 细胞，与由 B 细胞合成的抗组蛋白 /DNA 抗体形成循环免疫复合物沉积于肾小球而诱发肾炎。另外，游离的核小体特别是带正电荷的组蛋白还可直接和肾小球基底膜结合，再与循环中抗组蛋白 /DNA 抗体结合形成原位复合物而致病。但狼疮患者外周循环中增多的核小体或出现的异常核小体从何而来，目前尚未清楚。已有证据表明，LN 患者体内核小体水平的增高可能与患者体内淋巴细胞的凋亡异常有关。在 LN 患者可能存在各种类型细胞凋亡增多，导致核小体等核抗原过度释放，刺激体内免疫系统，激活淋巴细胞，而被激活的 T、B 淋巴细胞由于可能存在激活诱导死亡

（AICD）途径异常，凋亡减少，从而使体内处于过度活化状态的 T、B 细胞数目明显增多，产生各种自身抗体，引起 LN 的发病。

二、临床表现

（一）症状

1. 肾脏受损的表现

约 70% 的患者有不同程度的肾脏损害临床表现。肾累及症状几乎包括肾小球、肾小管间质和肾血管损害。由于病理过程是多样的，所以临床表现亦呈多种类型。起病可隐袭也可急骤，病程一般较长，有或无自觉症状，可以肾损害为唯一的临床表现。水肿是常见的临床体征，也往往是患者就诊的主要原因。夜尿增多是早期症状之一，反映尿浓缩功能障碍。部分患者就诊时有不同程度的肾功能减退。根据临床表现可分为七种类型。

（1）轻型

轻型肾脏受损占 30% ～ 50%。无症状，无水肿，血压正常。肾功能正常，仅有尿检查异常，表现为尿常规蛋白定性少于 "++" 或阴性，24h 尿蛋白定量少于 1g，常有镜下血尿及红细胞管型。病理改变多属系膜增生型或局灶节段型。此类患者预后良好，大多数患者肾脏病变不发展。极少数患者可能会转化为更严重的类型。

（2）肾病综合征型

约 40% 的患者以肾病综合征的形式起病，占肾病综合征的 6% ～ 10%。LN 的肾病综合征有两种表现形式：①单纯肾病综合征，表现为大量蛋白尿、低蛋白血症及水肿，但血胆固醇常不升高，有时尿中有少量红细胞。此型病理多属膜型，病变过程缓慢，全身狼疮表现亦不活跃。②肾病综合征伴明显的肾炎综合征，有血尿、高血压、肾功能损害，常伴明显的全身性活动狼疮表现。病变进展快，若未经治疗，大部分于 2 年内发展至肾脏功能衰竭，但经积极强化治疗则可改善预后。

（3）慢性肾炎型

慢性肾炎型肾脏损害病理改变多为弥漫增生型，预后差。患者表现为不同程度的高血压、蛋白尿，尿沉渣中有大量红细胞及管型，可有肾功能损害甚至肾功能衰竭。

（4）急性肾功能衰竭型

急性肾功能衰竭型肾脏损害常为上述肾脏综合征型或轻型转化而来，病理呈新月体肾炎、严重弥漫增生、伴血管病变及肾小管间质炎症。患者可于短时期内出现少尿性急性肾衰，常伴全身性系统性病变活动表现。

（5）肾小管损害型

肾小管损害型肾脏损害表现为肾小管酸中毒伴肾钙化、结石、尿镁丢失等表现时应考虑本病的可能性。

（6）抗磷脂抗体型

抗磷脂抗体型肾脏损害表现为抗磷脂抗体阳性，临床上主要表现为大、小动静脉血栓栓塞及血小板减低、流产倾向。对肾脏血管的影响表现为：1) 较大血管血栓栓塞性并发症；2) 肾小球毛细血管血栓性微血管病。可致肾功能损害，易出现于产后，死亡率较高。

（7）临床"寂静"型

临床"寂静"型肾脏损害临床症状及体征均无肾受累表现，尿常规化验阴性，但病理阳性。

2. 全身表现

LN病变可累及全身多个脏器，包括胸膜、心包膜、关节、皮肤、心肌、心瓣膜、肺、胃肠道、血液、肝、肾和中枢神经系统等。临床表现多种多样，既可仅仅表现为实验室检查的阳性，而无明显的症状，又可表现为凶险的暴发型。

（1）一般症状

一般症状包括全身乏力，体重下降，发热，热型不定等。

（2）皮肤、黏膜病变

皮肤损害最常见于皮肤暴露部位。面部蝶形红斑或盘状红斑，病变局限在两面颊和鼻梁处，呈轻度的水肿性红斑，可有毛细血管扩张和鳞屑，重度渗出性炎症时可有水泡和痂皮，红斑消退后一般不留疤痕及色素沉着。网状青斑是血管炎的特征。此外，还可见脱发，荨麻疹，手掌、指、指甲周红斑，紫癜，反复复发的口腔溃疡等。

（3）关节和肌肉病变

关节疼痛常发生于四肢小关节，部分患者有肌肉痛。

（4）心血管病变

少数活动期患者可出现心包炎，但一般短暂而轻微。尚有部分患者可出现心肌炎、雷诺现象。

（5）肺和胸膜病变

部分患者可发生胸膜炎。少数患者可有狼疮性肺炎。

（6）血液系统病变

可出现正色素正细胞性贫血，白细胞、淋巴细胞下降，部分患者有淋巴结肿大。

（7）胃肠道病变

可有腹痛，可能与血管炎引起腹腔脏器病变有关。部分患者可见肝、脾肿大，少数患者有腹水。

（8）神经系统病变

神经系统病变临床表现复杂多样，轻重不一。可表现为精神异常如抑郁、精神错乱等。其他还可见癫痫、偏头痛、外周神经炎等。

（二）体征

1. 常见面都有红斑、弥漫性斑丘疹、盘状红斑样皮肤损害。

2. 可出现皮肤血管炎性病变（皮下结节、溃疡、皮肤或手指坏死等）、光敏感、荨麻疹、多形红斑、眼睑水肿、扁平苔藓样变和皮脂炎等。

3.可出现水肿、胸水、腹水、高血压、肝脾肿大、关节红肿等。

三、实验室及辅助检查

（一）尿液检查

尿液成分变化是 LN 重要的实验室证据，其变化多样，包括由单纯蛋白尿到重度蛋白尿伴明显肾炎样尿改变，如血尿、白细胞尿、红细胞尿、管型尿等。

（二）一般血液学检查

血白细胞降低，80% 患者有中等度贫血，呈正细胞正色素性贫血，血小板减少，血沉明显增快。血浆白蛋白降低，γ 球蛋白升高，可出现冷球蛋白血症。纤维蛋白降解产物及 β_2-微球蛋白含量可正常或升高，肾功能正常或下降。

（三）免疫学检查

血清中可出现多种自身抗体，在未经治疗的活动性 LN 患者：1）抗核抗体（ANA）：≥ 1/10 即为阳性，≥ 1/40 对诊断 LN 有一定特异性，≥ 1/160 则颇有特异性。ANA 阳性时，其敏感性为 > 90%，特异性为 70%，是良好的筛选试验。2）抗双链（ds）-DNA 抗体：原血清阳性即为阳性，特异性高，达 96%，但阳性率在未经治疗的活动性 LN 患者中只占 70%，对判断狼疮活动有较好价值。3）抗 Sm 抗体：敏感性仅为 25%，特异性高达 99%。4）其他：抗 nRNP 抗体、抗 Ro/ssA、抗 La/ssB 抗体的敏感性和特异性均较差。Coombs 试验阳性（抗红细胞抗体），特别是有溶血性贫血者；抗心脂抗体（抗磷脂抗体）阳性，过去称为梅毒血清反应假阳性。5）补体（C_3、C_4）总补体（CH_{50}）：尤其是 C_3 在 LN 活动期时，大多下降，低补体血症的敏感性约 75%，特异性较高，主要先除外急性肾小球肾炎、膜增生性肾小球肾炎等。6）血 LE 细胞阳性：特异性 80%，敏感性 60%。由于方法复杂，与检验员的水平有关，不如查 ANA 简便可靠，日渐少用。此外，本病也可见循环免疫复合物阳性、IgG 升高、类风湿因子阳性率可达 10% ～ 40%（在活动期可稍高）等。

（四）皮肤狼疮带试验（LBT）

皮肤活检做免疫荧光检查，可见表皮与真皮交界处颗粒状免疫球蛋白（IgM、IgG）和补体成分颗粒状或线状沉积带。在活动性 LN 的皮肤病变处阳性率为 90%，但特异性较差；而非病损处（腕上伸侧外表正常的皮肤）阳性率约 60%，但特异性达 80% 以上。对无肾外表现的 LN 鉴别诊断有困难时，本试验有重要意义。

（五）肾活检

可以确定 LN 病理改变类型，对诊断、指导治疗和评估预后有着积极意义。有条件时尽量开展。

三、诊断

（一）诊断要点

LN 是 SLE 本身引起的肾损害，SLE 诊断确立再排除其他原因所致的肾损害，LN 的诊断就可肯定。如果 LN 诊断可疑或为了判断预后及确定治疗方案，应做肾活检以明确肾病变性质及类型。

1. 中、青年女性患者有肾脏疾病的表现，伴有多系统病变，特别是发热、关节炎、皮疹、血沉显著增快、贫血、血小板减少及球蛋白（主要为 γ 球蛋白）明显增高者，应高度怀疑本病。对于育龄妇女有肾脏疾病者均应常规检查本病的有关免疫血清学化验。

2. 符合 LN 诊断标准，同时或合并有肾脏损害（肾炎、肾病综合征、肾衰）表现者，基本可确诊为本病。

3. 肾活检免疫荧光镜、电镜下的特异性改变，有助于本病的确诊。

目前对 LN 的诊断多参照美国风湿病学会 2009 年修订的分类标准，即在临床及免疫指标中有 4 条以上符合可诊断 SLE 的基础上，强调了至少包含 1 项临床指标和 1 项免疫学指标。其诊断标准如下：

（1）临床标准：1）急性或亚急性皮肤狼疮表现；2）慢性皮肤狼疮表现；3）口腔或鼻咽部溃疡；4）非瘢痕性秃发；5）炎性滑膜炎，并可观察到 2 个或更多的外周关节有肿胀或压痛，伴晨僵；6）浆膜炎；7）肾脏病变：用尿蛋白 / 肌酐比值（或 24h 尿蛋白）算，至少 500mg 蛋白 /24h，或有红细胞管型；8）神经病变：癫痫发作，精神病，多发性单神经炎，脊髓炎，外周或颅神经病变，脑炎（急性精神混乱状态）；9）溶血性贫血；10）白细胞减少（至少 1 次细胞计数 $<4.0\times10^9$/L）或淋巴细胞减少（至少 1 次细胞计数 $<1.0\times10^9$/L），血小板减少症（至少 1 次细胞计数 $<100\times10^9$/L）。

（2）免疫学标准：1）ANA 滴度高于实验室参考标准（LRR）；2）抗 dsDNA 抗体滴度高于 LRR（ELISA 法测需 2 次高于 LRR）；3）抗 Sm 抗体阳性；4）抗磷脂抗体：狼疮抗凝物阳性 / 梅毒血清学试验假阳性 / 抗心磷脂抗体是正常水平 2 倍以上或抗 β2GPI 中滴度以上升高；5）补体减低，包括 C_3、C_4、CH_{50}；6）无溶血性贫血，但直接 Coombs 试验阳性。

（3）确诊条件：1）肾脏病理证实为狼疮肾炎并伴 ANA 或抗 dsDNA 阳性；2）以上临床及免疫指标中有 4 条以上符合（至少包含 1 项临床指标和 1 项免疫学指标）。该标准敏感性 94%，特异性 92%。

（二）鉴别诊断

一般情况下，LN 的诊断并不困难，但有时由于患者的临床表现不典型或临床医师对病史调查及病情分析不够，LN 常易误诊，误诊率国内资料为 31.5%。因此，注意掌握 LN 的鉴别诊断要点对正确进行诊断，防止误诊、误治非常重要。临床上必须与下列疾病相鉴别。

1. 原发性肾小球肾炎

原发性肾小球肾炎通常没有多器官受损的表现，没有关节疼痛和关节炎的表现，无皮肤损害，血清中自身抗体尤其是抗 ds-DNA 抗体为阴性。

2. 混合性结缔组织病

混合性结缔组织疾病皮肤发硬，很少出现肾损害，ENA 抗体阳性，Sm 抗体缺乏，抗荧光抗体纯粹为斑点型，血清补体正常或升高，这些都有别于 LN。

3. 系统性硬皮病

系统性硬皮病具有特征性的皮肤发硬，尤以肢端明显，另外做胃肠道钡餐检查，可见食道下端扩张，收缩功能减弱等，这些可与 LN 区别开来。

4. 皮肌炎

皮肌炎的紫红色泽较暗，且较弥散，没有典型的蝶状分布。LN 多在四肢末端，特别是在手指、足趾尖部及甲沟出现的小红斑丘疹、紫癜、萎缩性皮疹。最具诊断的特点是两眼睑有浮肿的红斑，这在 LN 是极其少见的。皮肌炎的肌肉损害明显，常有吞咽困难及声音嘶哑等情况。醛缩酶及肌酸激酶的增高也支持本病。此外皮肌炎的白细胞常增高，血清补体正常或增高，肾损害不明显，也可作为 LN 鉴别之点。

5. 过敏性紫癜性肾炎和血栓性血小板减少性紫癜性肾炎

过敏性紫癜所致的皮肤损害通常累及四肢的伸侧面，呈对称性分布，血小板数一般在正常范围内或增多；血栓性血小板减少性紫癜通常没有明显的皮肤损害，血清自身抗体为阴性，血中可见畸形和破碎的红细胞。一般而言，LN 经糖皮质激素治疗后，短时间内血小板、白细胞、红细胞可迅速恢复正常，而因单纯血液系统所致末梢血象改变，其治疗病程一般较长，常出现病情反复。

（三）诊断思路与误诊防范

由于 LN 的临床表现、病理类型及疾病种类的多样化，给疾病的诊断及鉴别带来一定的困难，因此对于 LN 的诊断思路与误诊防范应从以下几方面入手。

1. 首先要熟悉 LN 肾脏的临床表现形式

（1）隐匿性肾炎

与原发性肾小球肾炎不同的是尿液检查常可以同时发现有蛋白尿、红细胞及白细胞，此外，在临床及实验室检查中可以发现有 LN 的踪迹。

（2）急性肾炎综合征或急进性肾炎综合征

除了有与原发性急性肾炎或急进性肾炎相同的临床症状之外，患者可能出现贫血、白细胞数减少和血小板数降低；还可出现血沉明显增快、血补体水平降低等。

（3）肾病综合征

LN 表现为肾病综合征的患者，其肾脏的病变常常是膜性肾病或弥漫增殖性改变，因此与原发性肾病综合征不同的是其在临床上往往有比较明显的 LN 症状及实验室检查的阳性发现。

（4）肾功能不全

在 LN 的晚期，患者常表现为尿毒症，既往活动性 LN 的表现往往趋于静止，如抗体效价降低，狼疮的症状改善，临床上常常可能忽视狼疮的存在。因此，表现为肾功能不全的 LN 是最容易误诊的。

2. 对相关疾病细查详辨，对病情进行系统分析

（1）LN 以关节炎、关节痛为初发症状的频度占 46% ～ 59%，在临床上常被误诊为类风湿性关节炎，尤其是当其首发症状为小关节痛及类风湿因子阳性时与早期类风湿性关节炎不易区别，此时患者的肾脏病变也常被误诊为类风湿性关节炎相关性肾损害。鉴别要点是类风湿关节炎常累及小关节，有晨僵，易有畸形及骨质破坏，而 LN 关节畸形少见，常有多脏器受损的表现。

（2）LN 的患者约 1/4 以肾损害为首发表现，而当 LN 以肾脏损害为首发或主要症状时，多脏器损害往往表现得不明显，故易误诊为原发性肾脏疾病，因此临床上如遇肾损害为主的多系统受累时，应尽快行免疫学等检查，积极进行肾穿刺活组织病理检查，有助于提高 LN 早期确诊率。

（3）部分患者在发病初期因长期不明原因发热、皮疹或肾炎等表现而被给以类固醇激素等药物治疗，使得 LN 的初发症状显得更加复杂和不典型，而且降低了血清免疫学检查的阳性率，这也是造成长期误诊的原因之一。因此，在临床上凡怀疑为 LN 的病例，在确诊之前切不可滥用类固醇激素类的药物，应首先及时进行各种检查。

（4）肾内科医师在临床工作中应加深对 LN 的认识，重视对皮肤损害的辨认，不要放过发热、乏力、脱发、关节痛等非特异性症状，重视多脏器损害的临床表现，建立整体观念，避免片面思维，对拟诊为原发性肾小球肾炎的患者，尤其是青年女性患者应考虑到有 LN 的可能。

（5）实验室检查不够完善也是误诊的重要原因之一，血清免疫学检查，特别是抗核抗体、抗 ds-DNA 抗体、抗 Sm 抗体、血清补体测定，是诊断 LN 的最主要的实验室指标。有些医院不能开展这些免疫学检查，限制了医师的诊断思维，因此临床医师在对肾炎患者进行临床推断中如怀疑有 LN 的可能时，应该尽早将患者转诊或送血清标本至有完善实验室检查条件的上级医院。

（6）LN 多见于中、青年女性患者，但不能因此忽略对发病年龄较高者的警惕性，忽视男性患者发生狼疮的可能性。

（7）注意防止临床上治疗效果上的巧合而引起医师的诊断思路被误导，最终导致误诊。许多免疫性疾病同 LN 一样，其首选治疗方案均是糖皮质激素和免疫抑制剂，治疗后患者的病情均可得以控制，如误诊为类风湿关节炎的患者，应用糖皮质激素治疗后体温可得到控制，关节疼痛可明显缓解；误诊为血小板减少性紫癜的患者在激素治疗后血小板可明显增加，但是由于基本疾病没有得到诊断，LN 的病变可能会不断进展，造成误诊、误治。

3. 强调行肾活检进一步明确诊断

部分 LN 的患者有时可长时间仅有肾脏损害的临床表现而没有其他脏器损伤的症状，但有关实验室检查提示患者可能为 LN 时，在无穿刺检查的禁忌证的情况下，肾穿刺活组织病理检查是诊断 LN 的重要措施。一方面以肾脏作为窗口明确肾小球病变的组织学类型，做出正确的临床病理诊断；另一方面弄清病理损害的程度及活动性如何，指导临床采取正确积极的治疗措施，延缓慢性肾功能不全的进展；此外，肾活检病理改变对判断预后是一个不可缺少的重要指标。

四、治疗

目前，对于 LN 的治疗多主张采用中西医结合的方法。中医治疗仍以辨证论治为主，西医激素、细胞毒药物及其他免疫抑制剂依然是最主要的治疗用药。

（一）辨证论治

本病当以阴阳、虚实为辨证大纲。正虚以阴虚最为重要，邪毒以热毒最为关键。早期邪毒炽盛，治疗总以清热解毒、祛邪安正为则；后期阳气衰微或阴阳两虚，则当益气固本、扶正补虚为要。早期和急性期不宜温燥，中、后期不可过投苦寒，以免戕伐胃气，而应予甘润甘温为宜。对瘀血、痰浊、水湿等兼夹证候，又应详查细辨，随证施治。本病常见证型如下：

1. 热毒炽盛

临床表现：壮热口渴，烦躁，全身乏力，关节疼痛，肌肤发斑，颜色紫红，或衄血，尿血，大便干结，神昏谵语，舌质红润、红绛或紫暗，苔黄腻或黄干，脉弦数等。

辨证分析：本证为血分热毒炽盛，迫血妄行，毒瘀交结之候。热灼血分故身体灼热、口渴；伏热内扰心神则躁扰不安，甚或昏狂谵妄；热伤血络，迫血外溢肌肤故斑疹密布，热伤阳络，血上溢则吐血衄血，热伤阴络，血下溢则便血溺血；毒瘀交结，流注关节则关节疼痛、乏力；热毒壅盛，腑气不通则大便干结。至于舌红、红绛或紫黑，脉弦数均为热毒已入血分之象。

治法：清热凉血，解毒消斑。

方药：犀角地黄汤合五味消毒饮加减。水牛角 30g，生地黄 18g，赤芍 15g，牡丹皮 15g，金银花 15g，野菊花 12g，紫花地丁 12g，紫背天葵 12g，蒲公英 15g，甘草 8g。每日 1 剂，水煎服。

加减：若神昏谵语，可选用安宫牛黄丸、紫雪丹、安脑丸、新雪丹、清开灵、醒脑静等以清热解毒，开窍醒神；抽搐，可酌加羚羊角粉、钩藤、白僵蚕、地龙等以解痉息风；关节红肿者，可用宣痹汤去半夏、赤小豆、金银花，加忍冬藤、桑枝以利湿通络，宣痹止痛；若斑色紫黑者，可加大青叶、玄参、丹参以增强解毒活血之功；衄血者加茅根、侧柏叶、牛膝；尿血者加小蓟、茅根。

方解：犀角地黄汤中犀角清热凉血解毒为君，现以水牛角代替之；生地黄凉血止血，养阴生津，以防热甚伤阴，赤芍凉血散瘀，牡丹皮泻血中之伏火，共为辅佐。全方合用，具有凉血散瘀功效。五味消毒饮则以金银花、蒲公英清热解毒、消斑为主药；辅以野菊花、紫花地丁、紫背天葵清热解毒，甘草调和诸药。全方共奏清热凉血、解毒消斑之功。与犀角地黄汤合方，不仅清热解毒力强，并且具有清营凉血、解毒消斑的功效。适用于 LN 急性、亚急性发作阶段。

2. 肝肾阴虚

临床表现：两目干涩，五心烦热，咽干口燥，发脱齿摇，腰膝酸软或疼痛，或长期低热，颧红盗汗，头晕耳鸣，溲赤便结，舌嫩红苔少或光剥，脉细数。

辨证分析：素体阴虚，或热证日久伤阴，或误用、过用温燥之品耗灼阴精，致阴精亏损，阴不潜阳而阳热内盛，肝开窍于目，阴虚不能养肝，故两目干涩。腰为肾之府，其华在发，肾主骨生髓，齿为骨之余，肾阴亏虚故发脱齿摇，腰膝酸软。阴虚而气血不足，脑失所养故头晕，颧红低热，咽干形瘦，五心烦热，舌嫩红，苔少或光剥，脉细数，均为阴虚不足以制阳而阴虚内热之象。

治法：滋阴清热，补益肝肾。

方药：左归丸加减。熟地黄 15g，枸杞子 12g，山药 15g，山茱萸 12g，牛膝 12g，菟丝子 15g，鹿角胶 10g（烊化），龟甲胶 10g（烊化），牡丹皮 12g。每日 1 剂，水煎服。

加减：若阴虚火旺而见尿热、血尿者，可改用知柏地黄汤加茜草、白茅根、仙鹤草、侧柏叶、大小蓟等以清热、凉血止血；若阴虚阳亢而头晕耳鸣等，可去鹿角胶、菟丝子，加天麻、钩藤平肝潜阳；若伴水肿者，可加泽泻、茯苓、猪苓。

方解：方中熟地黄滋补真阴，封填骨髓为君；山茱萸滋补肝肾，枸杞子补血滋阴，龟甲胶滋阴潜阳，益肾补血，牛膝滋补肝肾，引热下行以清上炎之火，共为臣药，以增强滋补肝肾之功；鹿角胶滋补精血，补肾助阳，菟丝子助阳益阴，共寓阳中求阴之意，山药滋补脾阴，兼补脾气，使脾气充，运化健，以防滋腻碍胃，助湿伤脾，牡丹皮清泄血中之热。全方合用，具有滋阴清热，肝肾同补之功。适用于 LN 亚急性期或慢性期。

3. 脾肾气（阳）虚

临床表现：眼睑或全身浮肿，腰以下肿甚，倦怠懒言，甚则畏寒肢冷，腰膝酸软，纳少，腹胀便溏，小便短少不利，舌质淡或淡胖有齿痕，苔白腻，脉沉迟细。

辨证分析：人体的水液代谢要靠肾阳的蒸腾气化，脾阳的运化敷布来完成，脾肾阳气虚弱，则水湿不运，气化失常，从而导致水湿停聚，流溢周身，故周身高度浮肿；脾阳失健，运化失司，故纳少倦怠懒言，脾肾阳虚，则阴寒偏盛，清阳不展，故腹胀便溏；阳虚不能温煦于外，故畏寒、肢冷、腰酸软；肾阳虚，膀胱气化不利，故小便短少。舌淡胖有齿痕，苔白腻、脉沉迟细，均为阳虚水湿内停之象。

治法：益气健脾，温肾助阳。

方药：济生肾气丸合四君子汤加减。生地黄 15g，泽泻 15g，山药 12g，淫羊藿 12g，肉桂 2g，牡丹皮 12g，川牛膝 12g，车前草 15g，党参 15g，黄芪 20g，白术 12g，炙甘草 6g，茯苓15g。每日1剂，水煎服。

加减：若水肿明显偏脾阳虚者，以实脾饮为主加减，偏肾阳虚者以真武汤加牛膝、车前子等；若阳虚不明显去附子、肉桂等大辛大热之品，而以补中益气汤为主加金樱子、菟丝子、补骨脂等；伴有胸水而咳逆上气不能平卧者，可加葶苈大枣泻肺汤，泻肺行水，下气平喘；若伴腹水者，可加用五皮饮以利其水。

方解：方中淫羊藿、肉桂温补肾阳；生地黄滋补肾阴，意寓"阴中求阳"；泽泻、茯苓利水渗湿，牡丹皮清泻肝火，与温肾药相伍，意在补中寓泻，使补而不腻；车前草利水消肿；川牛膝补肾；党参健脾益气；白术健脾燥湿，山药健脾渗湿利水，黄芪健脾益气，利水消肿，与党参合用使脾气渐充，脾运得健，水谷运化有权，则可杜绝水湿生成之源；炙甘草调和诸药。诸药合方，共奏温补脾肾、化气行水之功。适用于LN慢性期。

4. 气阴两虚

临床表现：心悸气短，胸闷头晕乏力，心烦不寐，五心烦热，盗汗冒汗，或低热口干，舌红少津，脉细或结代。

辨证分析：患者久病耗气，阴血亦伤，气虚则无以充达周身抗御外邪，故见少气乏力而易患感冒；热证伤阴耗气，心气不足，则不能鼓动血液正常运行，心失所养，故心悸气短，脉细弱；气虚不足以温煦，故头晕乏力；气虚卫表不固则自汗，虚火逼津外泄则盗汗，胸阳不展故胸闷；阴虚无以制火，心火内生故心烦不寐，五心烦热，虚火耗津致口干低热。舌红少津，脉细数均为阴虚内热之象。

治法：益气养阴。

方药：参芪地黄汤加减。西洋参6g$^{（另炖）}$，黄芪20g，山茱萸15g，茯苓18g，牡丹皮15g，泽泻12g，熟地黄18g，麦门冬12g，五味子6g，甘草6g。每日1剂。

加减：如兼瘀血可加丹参、泽兰、益母草；如兼湿热可加白花蛇舌草、半枝莲；尿少水肿者可加车前子、茯苓等；若口干咽燥、干咳少痰，小便短赤，大便干者，可改用人参固本丸加减；若肾气虚甚者，可加菟丝子、覆盆子等以养肾气。

方解：方中黄芪甘温补益中气，并升举清阳之气，西洋参甘温益气，茯苓健脾益气，三药合以补中益气，升举阳气；生脉散益气养阴；熟地黄、山茱萸以滋补肝肾；牡丹皮清肝泻火；泽泻宣泄肾浊。各药合用，使中气旺盛，阴液得复，共奏气阴双补之效。适用于LN后期，水肿极轻或无水肿，表现出一派虚弱之象者。

（二）辨病治疗

1. 专方专药

（1）滋阴补肾养血方

黄芪15g，党参15g，当归12g，川芎9g，玄参15g，麦冬15g，白花蛇舌草15g，紫丹参30g，白术12g，生地黄15g，首乌15g，益母草30g。具有滋阴补肾养血之功，可用于LN的缓解期。热毒炽盛型减党参、黄芪，加水牛角、牡丹皮、紫草、蒲公英、青蒿、生大黄等以清热解毒；气阴两虚型加麦冬、女贞子、黄精以滋阴益气；阴虚火旺型加龟甲、鳖甲、龙骨、牡蛎、黄柏以滋阴降火。

（2）养阴清热汤

生地黄 30g，玄参 30g，麦冬 12g，黄芩 15g，忍冬藤 30g，虎杖 30g，知母 12g，生薏苡仁 15g，六月雪 30g，落得打 30g，接骨木 30g，猫爪草 30g，龙石芮 30g。本方甘润清凉，养阴清热，可用于 LN 各型。脾气虚弱者，可加白术、茯苓、山药补气健脾；脾肾两亏者，可加杜仲、川断、牛膝、黄芪、茯苓以脾肾双补；气阴两虚者，可加生地黄、女贞子、本方甘润清凉，养阴清热，可用于 LN 各型。

（3）抗狼疮方

瞿麦 30g，石韦 30g，汉防己 12g，黄芪 30g，紫苏 12g，赤芍 12g，川芎 10g。具有清热解毒、活血益气之功，随证加减，可用于 LN 各型各期。若浮肿明显者，加水蛭、猪苓；伴腹水者，加大腹皮、干姜、附片；伴血尿者，加白茅根、茜草、紫草、琥珀；尿少短而涩者，加蟋蟀、泽漆、蝼蛄；曾用激素而欲减量者，加鹿角胶、鹿角霜。

（4）参芪活血汤

黄芪 20g，党参 10g，白茅根 30g，白花蛇舌草 30g，紫丹参 15g，生地黄 10g，首乌 15g，益母草 15g，甘草 4g。具有补益气血、祛邪通络之功。发热不退者，加金银花、连翘、水牛角；出现蛋白尿者，加生大黄、蒲公英、薏苡仁；血尿者加小蓟、藕节、蒲黄；水肿者，加车前子、仙灵脾、猪苓；舌质有瘀斑者，加水蛭、赤芍、川芎。

（5）四草汤

红紫草、鱼腥草、白花蛇舌草、知母、黄柏、生地黄、赤芍、牡丹皮、玄参、泽兰、虎杖、茵陈等。具有滋阴活血、养血解毒之功，适用于阴虚血瘀，热毒内盛之难治性 LN。

2. 中成药

（1）六味地黄丸

每次 6g，每日 2 次。适用于 LN 而见肾阴亏耗、阴虚火旺者。

（2）黄蜀葵花片

每次 4 片，每日 3 次。适用于热毒炽盛型 LN。

（3）昆明山海棠片

每片 50mg，每次 2～4 片，每日 3 次。可用于轻型 LN。

（4）百令胶囊和金水宝

百令胶囊每次 5 粒，每日 3 次。金水宝每次 3 粒，每日 3 次。可用于 LN 有正虚征象者。

（5）火把花根片

每次 3～4 片，每日 3 次。适用于热毒炽盛型 LN。

（6）雷公藤多苷片

按 1～1.5mg/kg·d，分 2～3 次口服，1～2 月为一疗程。

（7）保肾康片

服法为每次 100～200mg，每日 3 次。

（8）抗狼疮散

每次 10g，每日 3 次。用于治疗 LN 热毒瘀结、气阴两虚证。

（9）益肾灵

每次 1 包，每日 3 次。适用于 LN 肾气亏虚者。

（10）通脉口服液

每次 1～2 支，每日 3 次。用于 LN 气虚兼有血瘀者。

（11）加味阳和汤

每次 1 包，每日 3 次，口服。适用于 LN 表现为肾病综合征，证属脾肾阳虚，湿浊内蕴者。

（12）参芪利水冲剂

每次 1 包，每日 3 次，口服。适用于 LN 出现水肿，证属脾肾气（阳）虚，水湿泛溢者。

（13）龙鳖胶囊

每次 2～3 粒，每日 3 次。适用于 LN 伴有明显关节疼痛者。

3. 中药针剂

（1）复方丹参注射液

40mL 本药加入 5% 葡萄糖注射液 250mL 静脉滴注，每日 1 次。用于有血瘀证的 LN。

（2）黄芪注射液

40mL 本药加入 5% 葡萄糖注射液 250mL 静脉滴注，每日 1 次。适用于 LN 见有气虚证者。

（3）川芎嗪注射液

120～240mg 本药加入 5% 葡萄糖注射液 250mL 静脉滴注，每日 1 次。可用于 LN 兼有血瘀征象者。

（4）清开灵注射液

40mL 本药加入 5% 葡萄糖注射液 250mL 静脉滴注，每日 1 次。适用于 LN 初期热毒炽盛或见有湿浊者。

（5）醒脑静注射液

40mL 本药加入 5% 葡萄糖注射液 250mL 静脉滴注，每日 1 次。适用于 LN 活动期高热，神志模糊者。

（三）西医治疗

LN 的治疗必须解决三个问题，即控制 LN 活动、预防复发、防治并发症，三者缺一不可，否则易造成治疗失败。治疗应遵循个体化治疗、联合用药和分期治疗（诱导期和维持期）的原则，尽可能降低并发症的发生率，保护肾功能，提高 LN 患者长期存活时间。LN 的治疗方法主要有免疫抑制治疗及对症治疗。

1. 一般治疗

急性期或活动期应卧床休息，卧室用深色窗帘以避阳光。慢性稳定期可室内工作，避免过劳及暴露于强阳光下。即使有轻度感染也应及时积极治疗。诱发或可加重病情的药物（如肼屈嗪、甲基多巴、苯妥英钠及磺胺药等）不宜使用。LN Ⅲ型或以上者应加肾小球肾炎的一般治疗。必须指出，对 LN 患者的每项治疗、每种药物都应权衡利弊。

2. 根据临床与病理表现治疗

（1）无肾累及的临床表现　临床上仅表现为肾外症状，多无肾炎表现。其病理类型多为肾小球结构正常（WHO Ⅰ型）或轻微系膜增生（WHO Ⅱ型），可做症状性治疗，如应用抗疟药及小剂量泼尼龙 0.5mg/（kg·d），隔日顿服通常有效。

（2）轻、中度肾累及表现　临床上表现为无症状蛋白尿或血尿，多为（WHO Ⅲ型），即局灶性、节段性肾小球肾炎。本型肾功能损害不常见，但约有 15% 可以发展为弥漫性增生性 LN。轻者可隔日口服泼尼龙 30～40mg/d，较重者可用标准激素疗程，并加用环磷酰胺（CTX）至 LN 缓解。通常本型 5 年存活率为 20%～80%。

（3）膜型 LN（WHO Ⅴ型）　本型较少见，约占 10%。临床表现多为肾病综合征（约80%），一般无高血压，肾功能恶化缓慢，多为良性病情经过，一般不宜过分积极治疗，5 年存活率可达 85%。但若有狼疮活动表现或病理上增生明显者，或发生病理类型转变时，则予以积极治疗，可选用标准激素疗程加 CTX 冲击治疗。

（4）弥漫性增生性肾小球肾炎（WHO Ⅳ型）　本型最常见且严重，约占 65%，多数表现为肾病综合征（约 75%），少数表现为较严重的慢性肾炎综合征，或急性肾炎综合征，或急进性肾炎综合征，临床上多伴氮质血症、高血压、肾功能迅速恶化，病理改变多为广泛半月体肾炎和血管炎，该型单纯用激素治疗，疗效不佳，通常用激素标准疗程加 CTX 冲击疗法或霉酚酸酯加抗凝药物治疗。本型如能正确治疗，5 年存活率可超过 80%。

（5）慢性肾小球硬化（WHO Ⅵ型）　本型多为终末期肾功能衰竭（ESRF），免疫治疗无益。主要控制狼疮肾外症状、延缓肾衰的发生和应用透析疗法治疗。

3. 激素标准疗程

一般选用泼尼龙作为标准疗程。原则是首始剂量要足，减量要慢，维持时间要长。使用激素方法是：首始治疗阶段，成人为 1mg/（kg·d），共 8 周后进入减量阶段，每周减量10%（5mg）至小剂量隔日 0.5mg/（kg·次），持续治疗一段时间，直到疗效较为理想为止，最长可用至 8 个月～1 年。此后视 LN 的活动是否控制而决定是否继续缓慢减量，直至维持量（隔日 0.4mg/kg·d），病情稳定数个月后，可减至最低量（隔日 10mg）维持半年。病情严重者或暴发型者，可考虑用超大剂量激素冲击治疗，即甲泼尼龙 7～15mg/（kg·d）（或0.5～1g/d）加 5% 葡萄糖盐水 300mL，静滴，每天 1 次，连续 3 天为 1 个疗程，视病情可用1～3 个疗程。

4. 细胞毒性药物

临床实践表明，细胞毒性药物联合激素治疗较单纯应用激素治疗者疗效要好得多。

（1）环磷酰胺（CTX）　目前认为 CTX 是治疗 LN 的一线药物，常与激素联合使用。CTX 能控制 LN 的活动，稳定 LN 的病情，可减少激素用量，防止肾组织发生纤维化。近年来有资料显示，大剂量静脉 CTX 冲击疗法对肾脏的保护效果较口服为好，并且各种副作用反而更轻，特别有下面情况者，更应加用 CTX：①不能耐受激素；②激素疗效不佳；③用激素不能充分控制病情活动；④有明显激素副作用。其用法为：每个月 1 次，静脉注射 CTX（16～20mg/kg），同时每日使用小剂量泼尼龙（0.5mg/kg），然后逐渐撤减激素剂量，直至维持量，CTX 则用 6 次，即 6 个月后，改为每 3 个月冲击 1 次，至活动静止后 1 年，才停止冲击。在一些 LN 活动较严重者，为了迅速取得疗效，可用下述方案：CTX8～12mg/kg 加入生理盐水 100mL 内静脉滴注，滴注时间不少于 lh，连用 2d，每 2 周 1 次，累积总剂量≤150mg/kg。并同时给予上述激素疗程，接着以后每隔 3 个月以 CTX 冲击疗法 1 次，至活动静止后 1 年停止冲击。对于急进性肾炎型出现肾功能衰竭的患者，可应用上述甲基泼尼龙冲击疗法及激素标准疗法的同时，给予 CTX 静脉注射，隔天 0.2g，累积总剂量为 150mg/kg。部分患者使用 CTX 后 8～14 天出现白细胞下降，多于 2～3 周内恢复。因此，在 CTX 冲击之前必须监测血白细胞，如果 WBC < 3×10^9/L 则暂停用药；另外 CTX 还可引起一过性 SGPT 升高及带状疱疹出现，治疗后一般很快好转；出血性膀胱炎、骨髓和性腺抑制很少发生。在用 CTX 冲击期间可配合使用养血中药，如当归、鸡血藤、首乌、桑椹子等或当归补血汤（黄芪 30g、当归 6g）。

（2）硫唑嘌呤（Aza） Aza 能直接抑制 B 细胞功能，耗竭 T 淋巴细胞，并能减少狼疮患者的免疫复合物在肾脏沉积。有资料显示，激素加口服 Aza 治疗与激素加静脉 CTX 治疗具有相同的疗效，而不良反应更少。但对本病的研究报道相对较少，有待进一步观察。近年来多主张 CTX 冲击治疗 6～8 次后改为口服 Aza 治疗，待病情稳定后再考虑撤药。在常规免疫抑制剂量（每日 2.0～2.5mg/kg）下长期应用 Aza 的副作用少见，甚至在妊娠期应用也安全。白细胞减少及肝功能损害者忌用，肾功能减退者宜减量慎用。

（3）环孢霉素（CsA） CsA 目前越来越多用于 LN 的治疗。CsA 与 CTX 冲击疗法总体疗效相似，CsA 能早期诱导 LN 临床缓解、减少激素和 CTX 用量及相应的副作用。一般 CsA 用量为 5mg/kg，分 2 次口服，服用 3 个月，以后每月减 1mg/kg，至每日 3mg/kg 维持治疗，血药浓度应维持在 250～350μg/mL。本药肝、肾毒性大，应用期间必须密切监测肝、肾功能。

（4）骁悉（MMF） 骁悉是一种新一代的免疫抑制剂，主要成分是霉酚酸酯（MMF）。它主要用于器官移植，近几年试用于难治性 LN。目前尚缺乏多中心、大样本、长时期的观察，有待进一步深入研究。由于 MMF 副作用轻，肝、肾毒性小，无骨髓抑制作用，应用前景令人鼓舞。用量为 1.0～2.0g/d，分 2～3 次口服，用药期间需注意血象改变及防止感染发生。本药昂贵，目前仍暂不宜作为 LN 的一线药物，仅在其他免疫抑制剂有使用禁忌证时才改用本药。

（5）新的免疫抑制剂——他克莫司（Tacrolimus） 近年来，有学者应用 Tacrolimus 0.06～0.18mg/（kg·d）治疗对常用药物无效的 LN 患者。经治疗 6 个月后，患者的血管炎的临床征象明显减轻，LN 的活动指数下降。来氟米特（Leflunomide）是新近广泛应用于类风湿关节炎的一种新型免疫抑制剂，有学者试用于 CTX 等常规治疗无效的难治性重症 LN 患者，取得较好近期疗效，且副作用较轻，值得进一步研究。

5. 静脉注射大剂量免疫球蛋白

对某些重症 LN 患者；体质极度虚弱，肝功能差，白细胞、血小板低下，CTX 及激素应用有禁忌者；并发全身性严重感染者；LN 合并妊娠且出现抗磷脂抗体综合征者，静脉注射大剂量免疫球蛋白是一种强有力的辅助治疗措施。一般每日 0.4g/kg，静脉滴注，连用 3 ～ 5 天为 1 个疗程，1 个月后可重复。

6. 血浆置换与免疫吸附法

对危害生命的 LN 暴发型狼疮、急进性 LN 迅速发展的肾病综合征、高度免疫活动者、常规治疗无效或对激素免疫抑制剂治疗无效或有应用禁忌者可考虑应用。血浆置换能祛除血浆中抗原、抗体及免疫复合物，并改善单核吞噬细胞系统的吞噬功能，可达到控制病变活动的目的。免疫吸附法对致病性免疫物质清除更好，目前多用蛋白 A 作吸附剂。一般每次按公斤体质量除去 40mL 血浆，每周 3 次，共 2 ～ 6 周。此疗法须同时使用免疫抑制剂，可预防或改善血浆置换后抗体产生反跳。

7. 免疫增强剂

有报道试用转移因子、胸腺肽和左旋咪唑等可改善细胞免疫功能，辅助治疗可减少 CTX 治疗期间感染的发生。

8. 抗凝治疗

LN 的主要病理特征是全身广泛性小血管炎性改变，存在高凝状态时进行抗凝和纤溶治疗十分重要。常用药物有抗血小板凝集药如双嘧达莫或抵克立得等；抗凝及纤溶药如常用肝素或低分子量肝素，华法林及尿激酶，蝮蛇抗栓酶与东令克栓酶等。

9. 透析和肾移植

对肾功能不全，双肾已缩小者，应进行透析治疗。

（四）中西医结合治疗

1. 结合要点

（1）辨证与辨病结合　中西医结合治疗以辨证与辨病相结合治疗为基本形式，不是以中医治证，西医治病，中药加西药治疗疾病。这样理解将会使中西医结合疗法庸俗化、简单化，在治疗上有时反而增强副作用，抵消疗效。如 LN 活动期西医常用皮质激素和（或）细胞毒药物，中医认为是阴虚证为主。激素是温阳药，使用激素必然会使阴虚更虚，出现阴虚火旺或阴虚阳亢。当 LN 表现为肾病综合征时，呈现脾肾阳虚，使用温阳药皮质激素，符合中医、西医的理论和实际。此时加健脾温肾中药，也符合中医辨证施治原则，但中、西药相加更加速了阴虚阳亢的发生，并产生许多副作用。此外，抗凝、溶栓的西药加活血化瘀中药，有时可引起出血不止，应引起注意。所以在临床实用中，不应偏重一方，关键在于有机结合。

（2）中药和西药合用　合用时应清楚中药、西药各自的优缺点，优势互补，相得益彰。在用西药泼尼龙、免疫抑制剂治疗时，中药的目的是在治疗的同时减轻副作用，保证治病病程完成，在有效后帮助撤减西药和巩固疗效，在无效时，就以中药治疗为主，保护肾功能，延缓病程进展。

2. 方案选介

单纯中药治疗 LN 的报道目前很少。单纯中药治疗的适应证以病情较轻、肾功能损害亦轻的 LN 患者效果较好。对于病情较重、病变处于活动期的患者，单用中药难以奏效，应采用中西医结合治疗。中西药组合形式有：激素（根据病情选用小剂量激素、标准剂量激素及大剂量激素冲击等）加中药，激素、免疫抑制剂加中药等。中西医结合治疗 LN 多采用辨病与辨证相结合的方法作为主要治疗手段。本病早期或急性进展期多以邪毒入侵、肾脏受损或气滞血瘀等邪盛为主，应以皮质激素和免疫抑制剂治疗为主，迅速控制病情，保护肾脏等重要脏器；同时本着"急则治其标"的原则，中药治以祛邪为主，采用清热解毒和活血化瘀法以解除毒热并保护阴津。病情控制后或在疾病的晚期，由于病变的消耗使机体内环境紊乱，抵抗力下降，出现气阴两虚、阴阳失调等证，这时中医药治疗就上升到主导地位，以补虚扶正为主要治疗手段，发挥中医药养阴益气、补益肝肾、扶正固本、改善体质、调节免疫功能的优势，逐渐减少或停用激素，从而减少其副作用和并发症，并提高疗效。

李贤在初用激素时（多为热毒炽盛）治以清营汤、犀角地黄汤等；在大剂量长时间应用激素期（常为阴虚火旺）治以知柏地黄汤、杞菊地黄汤等；激素撤减期（常为脾肾阳虚），治以五苓散、真武汤、实脾饮等；应用免疫抑制剂期（常为气血亏虚、气阴两虚）治以归脾汤、八珍汤等。徐大基等认为在狼疮活动期及应用大剂量激素期间多表现热毒（湿热）瘀血，狼疮活动控制后表现为阴虚和气虚，而出现肾病综合征严重水肿及病情反复不愈的则有阳虚见证，分别施以清热（解毒）活血、养阴活血、益气活血和温阳活血，可使激素的副作用发生率和复发率降低。叶任高等用激素标准疗程配合 CTX 冲击加中医辨证及分阶段治疗：以狼疮方（药用白花蛇舌草、半枝莲、紫草、野菊花、乌梢蛇、全蝎、丹参等）为基本方辨证加味；大量使用糖皮质激素时，尤其是高热后，患者多以阴虚表现为主使用肾特灵胶囊，药如生地黄、益母草、旱莲草、女贞子、黄柏等；在激素减量或停用激素时，患者以阳气亏虚为主，使用肾特康胶囊，药如北芪、党参、白术、丹参、川芎、仙灵脾、菟丝子、锁阳等；使用 CTX 冲击时，易使周围白细胞减少，此时多为气血亏虚，加用补气养血的中药，如鸡血藤、当归、首乌、桑椹、党参、山药、黄精、北芪等。蒋炜等用激素加雷公藤治疗 97 例，总有效率 95.9%。他认为采用以雷公藤、激素为主的中西医结合疗法明显优于西药治疗。近年来多数学者认为因雷公藤的副作用与环磷酰胺类似，对于长期服用雷公藤仍需用 CTX 冲击者，一般将雷公藤的剂量减半或者将雷公藤停用 2 ～ 3 月，CTX 的剂量一般不调整。孙录等应用中药肾肝宁和泼尼龙联合治疗 LN 21 例，结果中药肾肝宁和泼尼龙联合治疗 LN 组与中药组和激素组比较，有显著性差异（$P < 0.01$，$P < 0.05$），表明激素和肾肝宁胶囊联合应用具有协同作用。

（五）其他治疗

1. 针灸

取穴：三焦俞、气海俞、气海、足三里、阴陵泉、肾俞、关元俞、次髎、天枢、关元、三阴交等。方法：每日选穴 5 ～ 6 个，轮换刺之，手法先予轻刺激，然后用药艾灸之。适应证：LN 脾肾气（阳）虚证。

2. 灌肠

生大黄 12g，熟附子 10g，牡蛎 30g，加水适量，煎取汁 200mL，每日 2 次，保留灌肠 30 ～ 60 分钟后排除，有降低血液中非蛋白氮的作用。适用于 LN 肾功能不全的患者。

（六）专家诊疗经验

1. 叶任高提出祛除诱因治其本，中西汇通创新路

叶老认为，LN 发病基础是肾虚，热毒内侵是发病诱因，治疗上宜以滋养肾阴治其本，清热解毒、活血化瘀治其标。一般在急性或亚急性阶段，以治标为主；轻度活动或缓解期以治本为主，但在整个疾病阶段均应注意护阴。叶氏狼疮方：蜈蚣 2g，乌梢蛇 9g，白花蛇舌草 15g，紫草根 10g，半枝莲 15g，无花果 10g，瞿麦 10g。以此方为基本方辨证用药：①热毒炽盛型，宜清热解毒、凉血养阴，选用犀角地黄汤加减；②脾肾阳虚型，宜温补脾肾、通阳利水，选用真武汤加减；③阴虚内热型，宜养阴清热、凉血解毒，选用二至丸合大补阴丸加减；④肝肾阴虚型，宜滋养肝肾、养阴清热，选杞菊地黄汤加减。兼有血瘀证加用活血化瘀药（益母草、丹参、桃仁、红花、川芎、赤芍等）；兼有血虚，加用当归补血汤，其意在于祛除诱因治其本。免疫抑制剂是近几年世界医学界用于治疗 LN 推崇用药，如使用环磷酰胺，明显延长了患者寿命，但其毒副作用较大，常常影响治疗。叶老在中药处方中加入适量养血补气之品，如当归、首乌、桑椹、鸡血藤、黄精、黄芪、党参等，抵消 CTX 对骨髓抑制作用；具有明显的消化道症状及肝损害，则在方中加入护肝养肝、降逆止呕之品（半夏、鸡爪草、虎杖、覆盆子、旋覆花等）。皮质激素治疗 LN 是较古老方法，现仍行之有效，为用药之首选，大剂量使用时，患者会有肾阴虚表现。叶老认为，此时应使用滋养肾阴药，以滋阴降火，减轻大剂量激素引起的阴虚火旺之症，减少满月脸、水牛背、柯兴氏症表现。激素撤减又可出现不同程度的皮质激素撤减综合征，主要表现为肾阳虚、气虚，宜加用益气温阳之类，如菟丝子、补骨脂、仙灵脾、肉苁蓉、黄芪、党参等，促使体内肾上腺皮质激素分泌，减少反跳现象，有助于巩固疗效。

2. 时振声认为 LN 的病机多为虚实夹杂，正虚邪实

时老认为，急性活动期以清热解毒为主，有时也要顾气阴，缓解期则要重点调理脏腑阴阳气血，以扶正为主，兼顾祛邪。他将临床常用治法归纳为：①清热解毒法，用于急性活动期热毒盛者，如出现出血倾向者用犀角地黄汤合五味消毒饮加减；如关节疼痛红肿，用宣痹汤加味或用四妙勇安汤加味。②滋养肝肾法，用于肝肾阴虚者，主方可用归芍地黄汤加减。③健脾益肾法，用于脾肾气虚者，脾气虚损明显者用补中益气汤或异功散加菟丝子、金樱子、补骨脂；肾气虚损明显者用五子衍宗丸加党参、黄芪；如脾虚水肿者，可用防己黄芪汤合防

己茯苓汤。④益气养阴法，用于气阴两虚证，可选用参芪地黄汤、大补元煎等。并主张 LN 宜合并激素治疗，特别是急性活动期，用激素、细胞毒药物配合中药治疗可明显提高 LN 的治疗效果，并减少激素及细胞毒药物的毒副作用。

3. 张镜人认为治疗本病必须扶正与祛邪兼顾

张氏认为，本病的辨证特点是本虚标实，治疗本病必须注意扶正与祛邪兼顾，在热毒炽盛期，固然以祛邪为要，但也需顾及正气，可酌情加益气护阴之品，如选太子参、生黄芪、灵芝等。在病情缓解后，大多出现气阴两虚之候，宜调整阴阳、补益气血，但也不应忽视祛邪，古人有"祛邪务尽""祛邪即可扶正"之训，常选用白茅根、芦根、土茯苓、鬼箭羽等。其次，热邪最易伤阴，无论在邪盛或邪退正虚之时，皆以护阴为要。本病出现肾脏损害时，辨证属肾阳亏损者居多，即使有阳虚症状，也是阴阳寒热夹杂，宜选用淫羊藿、菟丝子等温肾之品，非必要时不应遽投辛燥之品。另外，祛邪重点在于清热解毒，本病的成因既为热毒，故清热解毒为主要治则之一，可选用白茅根、芦根、土茯苓、白花蛇舌草、鬼箭羽、紫草等。

4. 杨霓芝辨证强调肝肾阴虚、热毒瘀血，论治重视标本缓急

张氏认为，LN 病性不外本虚标实，本虚责之肝肾阴虚，津液亏耗；标实则为热毒瘀血，聚而为患。在临床实践中，肝肾阴虚、热毒瘀血往往同时出现在同一患者的病程中，但在疾病不同的发展阶段偏重不同，如狼疮活动期，热毒瘀血往往表现为疾病的主要方面，而缓解期则以肝肾阴虚最为多见。因此，临证之时，首当详审病机，细辨缓急，而后恰当组方，方可取效满意。活动期，以标实为主，应急治其标，以清热解毒、活血化瘀为法，可选用犀角地黄汤为基本方，酌加桃仁、红花、川牛膝、鸡血藤、大黄、白花蛇舌草等以活血化瘀、解毒清热。缓解期以本虚为主，当缓图其本，以补益肝肾、养阴清热为法，可选用六味地黄丸为基本方，酌情加用女贞子、旱莲草、枸杞子、白芍等以养阴清热。对于危重患者的救治，强调在运用激素、免疫抑制剂治疗的同时，配合中医辨证治疗，以减少副作用，提高疗效。

（七）研究现状

1. 辨证论治

郑淑贞将本病分为热毒炽盛、阴虚内热和气阴两虚 3 型，分别以清热解毒、凉血止血、养阴清热和益气养阴活血治疗 40 例，总有效率 90%，并认为 LN 往往以阴虚为多，即使伴有高度浮肿，燥热之品也应慎用。叶任高等则将本病分为 4 型：热毒炽盛型——宜清热解毒、凉血止血，方用犀角地黄汤加减；脾肾阳虚型——宜温补脾肾、通阳利水，方选真武汤加减；阴虚内热型——宜养阴清热、凉血止血，方用二至丸合大补阴丸加减；肝肾阴虚型——宜滋养肝肾、养阴清热，方用杞菊地黄丸合二至丸加减。治疗 74 例，总有效率 95.9%。刘宏伟也将本病分为 4 型：热毒炽盛型——多见于急性活动期，治宜清热解毒凉血，方用犀角地黄汤合五味消毒饮加减；肝肾阴虚型——多见于亚急性或慢性期，治宜滋补肝肾、活血清利，方用归芍地黄汤加减；脾肾两虚型——多见于慢性期，治宜健脾益肾，方用补中益气汤或异功散加菟丝子、金樱子、补骨脂等，或用五子衍宗丸加参、芪；气阴两虚型——多见于亚急性或慢性期，治宜益气养阴，方用参芪地黄汤或大补阴丸加减。在此基础上随症加减，每获良

效。顾美华治疗本病的基本方：生地黄、玄参、乌梅、青黛、白花蛇舌草。中医辨证分为4型：①气血热盛型，用基本方加金银花、土茯苓、黄芩、大青叶；②阴虚火旺型，用基本方加牡丹皮、知母、黄柏、麦门冬等；③气滞血瘀型，用基本方加柴胡、川芎、丹参、赤芍等；④脾肾阳虚型，改用真武汤加淫羊藿、菟丝子、桂枝、玉米须等。夏爱玲等中西医结合治疗LN 51例，中医辨证分为热毒炽盛、阴虚血亏、气阴两伤、邪热伤肝、肾阴亏虚、脾肾阳虚6型，显效33例，有效12例，无效5例，死亡1例，总有效率为88.2%。吴秀清等中西医结合治疗LN 30例，中医辨证为热毒瘀血、气虚血瘀、阳虚血瘀及阴虚血瘀4型，结果完全缓解9例，显著缓解13例，部分缓解6例，无效2例。

2. 辨病治疗

魏江磊等用解毒活血通络治疗本病30例，总有效率73.3%。基本方为半枝莲、白花蛇舌草、丹参各30g，制首乌、生地黄、地龙各15g，生大黄8g，全蝎、甘草各6g。苏晓等以养阴清热为主，基本方为生地黄、玄参、忍冬藤、虎杖、六月雪、落得打、接骨木、猫爪草、石龙芮各30g，麦冬、黄芩、知母、生薏仁各15g，随症加减，治疗60例，总有效率76.7%。赵丛禄等以丹参、赤芍、川芎、益母草、桃仁、红花6味活血化瘀药为基本方，随症加减，治疗25例，总有效率96%。他认为中药能改善患者的血液高凝状态，促进骨髓造血，对抗环磷酰胺等致免疫功能过度抑制、改善微循环障碍及对恢复身体的自身稳定性有一定作用。方琦等以养阴解毒为主，活动期重在清热解毒，缓解期则以益气养阴、滋补肝肾为主，治疗本病患者20例，总有效率为85%，高于西医对照组的65%。提示中西医结合疗法在缩短疗程、减少药物副作用、巩固疗效、降低复发率、提高生活质量等方面均比现有单纯西医疗法有一定的优越性。

3. 治法研究

多数学者认为治疗应以清热解毒、活血化瘀、培补肝肾为主。清热解毒药具有抗菌、抗病毒作用，能抑制抗原抗体复合物的产生。活血化瘀药具有清除血液中过剩的抗原、防止免疫复合物产生的作用。补肝肾药能提高机体免疫力。但在辨证治疗时各有侧重，如沈丕安等以养阴清热法为主，治疗52例，药用生地黄、玄参、虎杖、六月雪、落得打、接骨木、猫爪草、石龙芮各30g，麦门冬、知母各12g，黄芩、生薏苡仁各15g。脾虚、脾肾两虚或气阴亏虚者加黄芪、白术、猪苓、茯苓、杜仲、川断、泽泻、车前子、赤小豆、牛膝等，并维持原激素剂量。服药2～4周后根据激素和中药疗效分为中药加大剂量激素组、中药减少激素组、中药维持原量激素组和单纯中药治疗组。经1～10个月后，显效15例，有效26例，无效11例，总有效率78.85%。王付民在辨证的基础上加用活血化瘀之品，如地龙、乌梢蛇、丹参、川芎、桃仁、红花、益母草、牛膝、鸡血藤、酒大黄。治疗30例，有效率达86.7%，优于对照组。钱起等认为治疗LN以养阴清热为主，其基本药为：生地黄、玄参、麦门冬、天门冬、青蒿、黄芩、金银花藤、大青叶。温阳药和益气药对体液免疫有促进作用，故不主张应用温阳药和益气药；而生地黄、玄参、天门冬、麦门冬对形成抗体的B细胞有一定的抑制作用，故常应用。宣文虎用养阴清热逐痹法治疗LN 36例，均予生地黄、玄参、忍冬藤、虎杖、苦参、羊蹄根、接骨木、落得打、六月雪各 30g，麦门冬、牛膝、生薏苡仁各 12g，知母 9g。壮热者加生石膏 30 ~ 60g，寒水石、滑石、生地黄、生薏苡仁各 30g，知母 12g，生甘草 9g；气虚者加黄芪、茯苓各 30g，太子参 15g，白术 10g；尿蛋白不减者加猫爪草、石龙芮、龙葵各 30g。配合常规皮质激素或加环磷酰胺治疗，结果显效 7 例，有效 24 例，无效 4 例，死亡 3 例，有效率为 89%。章永红应用中药为主治疗 LN 28 例，其中用养阴解毒法治疗 16 例，药用黄芪、桑寄生、车前子各 20g，牛膝、女贞子、墨旱莲、何首乌、雷公藤[先煎]、益母草、鸡血藤各 15g，全蝎 3g，土茯苓 30g，生甘草 5g。用养阴通络法治疗 12 例，药用何首乌、丹参、女贞子、墨旱莲、秦艽各 15g，生地黄、熟地黄各 12g，玄参 20g，牡丹皮、赤芍、虎杖各 15g，川芎 6g，红花 3g，荠菜花 30g。疗程 2 月~ 1 年。结果：完全缓解 4 例，基本缓解 9 例，部分缓解 12 例，无效 3 例，总有效率 89.3%。牛云飞等用补脾活血、清热利湿法治疗 LN 33 例，药用生黄芪 30g，焦白术 10g，薏苡仁 30g，当归 10g，丹参 20g，益母草 30g，白花舌蛇草 30g，黄芩 10g，车前子 30g[包煎]，茯苓 10g，石韦 10g，白茅根 30g，郁金 10g。疗效较单纯西医治疗组为优。

4. 证型客观化研究

李俊彪等选择外周血红细胞膜 C_{3b} 受体花环率（E-C_{3b}R）作为红细胞膜 C_{3b} 受体活性的指标，观察了 LN 患者中医辨证分型与 E-C_{3b}R 的关系。结果表明，4 个证型的 E-C_{3b}R 较正常人组均下降（$P < 0.01$），其下降顺序为正常人组＞气阴两虚组＞脾肾阳虚组＞肝肾阴虚组＞热盛湿蕴组；热盛湿蕴、肝肾阴虚多见于活动期，分别占各自例数的 78.57% 和 66.67%，而脾肾阳虚、气阴两虚多见于稳定期，分别占各自例数的 63.64% 和 71.43%；疾病活动期、稳定期患者的 E-C_{3b}R 均较正常人低，尤以活动期患者更明显（$P < 0.01$）。据此认为，在 LN 患者中，中医辨证分型、分期和 E-C_{3b}R 之间存在着一定的相关关系，即表现为"火"和"热"的热盛湿蕴、肝肾阴虚多见于活动期。

顾美华等研究显示，LN 的中医分型与免疫印迹法测定的自身抗体之间有着显著的联系，抗 RNP 抗体多见于脾肾阳虚型，抗 SSA 抗体多为阴虚内热型，抗 SM 抗体多见于肝肾阴虚及气阴两虚型，抗 SSB 抗体则散见于各型之中，并认为这些联系对中医辨证选药具有一定的指导意义。

5. 实验研究

陈香美等研究发现，经用黄芪治疗后，自发狼疮小鼠细胞间黏附分子在肾组织中分布及沉积均明显减弱，同时免疫球蛋白及补体 C_3 的沉积也明显减弱。提示黄芪通过免疫调节作用可以减轻自发狼疮小鼠的肾脏病变。唐政等用雷公藤治疗 34 例女性患者后，其血浆雌二醇水平明显下降。认为雷公藤治疗 LN 有效，除可能有免疫调节和抗炎作用外，是否可通过抑制性腺，影响性激素代谢，降低雌激素水平，从而使病情缓解。董吉辉等用雷公藤多苷（TW）治疗 LN 患者 16 例后，IL-6、sIL-2R 水平显著下降，且与病情的稳定性明显相关，提示 TW 对造成机体免疫调节网络功能紊乱的炎性细胞因子有显著的抑制作用。许迅辉等采用国际公认的 LN 模型 BWF1 小鼠作为 LN 肾小球硬化的研究对象。在给予雷公藤红素前后用考马斯亮蓝法检测实验小鼠 24 小时尿蛋白含量，结果显示无论在蛋白尿发生前或发生后，使用雷公藤红素均能减少 BWF1 小鼠的尿蛋白。据此认为，雷公藤红素可在一定程度上减轻 BWF1 小鼠的病理学改变，缓解免疫学损伤的程度，对 LN 具有一定治疗效果。张国强等研究显示，丹参对人肾成纤维细胞增殖有抑制作用，并通过使 c-myc 蛋白高水平表达而诱导细胞死亡，且呈剂量依赖性。提示丹参抑制成纤维细胞生长和促进其凋亡，可能是其治疗 LN 及其他纤维化病变的机理之一。长期使用大剂量的丹参治疗，可能对 LN 及其他慢性肾炎的间质纤维化病变有较好的疗效，从而防止或减少疤痕的形成，延缓尿毒症的发生。丹参抑制人肾成纤维细胞增殖和促进其凋亡的机理，可能通过增强 P_{53} 而拮抗 Bcl-2 的效应，最终终止细胞增殖而陷入凋亡。

五、调护与预防

（一）饮食调养

LN 患者原本脾胃不足，饮食稍有不慎，即可重伤脾胃，诱发或加重病情，因此应该节制饮食，做到饥饱适宜，寒热适度。可根据病情的不同，脏腑的盛衰，有目的地增加或减少某种食物，以助于纠正体内脏腑气血阴阳的偏盛偏衰。饮食方面应纠正持续性蛋白的丢失，每日每公斤补充蛋白质 1.0g，且以动物优质蛋白为主，如牛奶、鸡蛋、瘦肉等。同时指导患者多食蔬菜水果，以补充热量，减少脂肪分解，缓解负氮平衡。血压偏高，水肿明显，尿量少的患者尤其要限制水、盐的摄入。并可适当给予薏苡仁粥、鲤鱼汤等。发病时以热毒炽盛及阴虚火旺为多见，故可适时进食一些清凉的饮食，如绿豆、菊花、金银花、西瓜、雪梨、甘蔗、莲藕、荸荠、王老吉饮料、夏桑菊等，忌食羊肉、洋葱、辣椒、韭菜及烟酒等辛辣、刺激之品。后期则以阳虚为主要表现，配合治疗和适当进食具有温补作用的食物，如胡桃肉、红枣、葡萄、西洋参、甲鱼、冬虫夏草等。

（二）劳逸结合

急性活动期的患者应卧床休息，慢性期或病情稳定的患者可适当参加工作，注意劳逸结合，动静有度。过劳和过度安逸对身体均有害。该类患者抵抗力差、易感染，而感冒是诱发本病的重要因素。因此要预防感冒，日常生活中注意保暖防湿，及时增减衣服，在体力允许的情况下，适当锻炼，如散步、做操、打拳等以增强体质，提高抗病能力，同时尽可能少去公共场所，避免交叉感染。

（三）环境养护

LN 患者由于抵抗力差，易感染，应保持病室空气流通，环境清洁，早晚通风，室内应有窗帘。因日光暴晒或紫外线照射下可诱发 LN 使原有症状激化。患者户外活动时应戴太阳镜、太阳帽或撑太阳伞，穿长袖衣裤，在面部涂氯喹冷霜。病房不用紫外线消毒。

（四）心理调养

良好的精神状态，有利于脏腑气血功能的调畅；不良的精神状态，可使气血紊乱，脏腑功能失调，而导致疾病的复发及加重。本病为慢性病，病程长，缓解与发作交替，长期用药有一定的毒副作用，经济负担亦重。加之多脏器、多系统受损使患者悲观失望，对治疗失去信心，医护人员应加强对患者的观察和理解，以高度的同情心开导患者，以治疗效果好的病例鼓励患者；多与患者沟通，了解患者的思想顾虑。对情绪低落，不愿配合治疗的患者，不要责备，应多关心、多鼓励，同时要争取家属给予患者更多的关爱，使其树立战胜疾病的信心。

（五）口腔护理

口腔溃疡是 LN 患者的临床表现之一。由于溃疡反复出现，加之长期应用激素及免疫抑制剂易导致口腔感染，给患者带来极大痛苦。因此预防口腔感染成为临床护理中不可忽视的问题之一。平时要指导患者保持口腔的清洁，养成醒后、睡前、饭后温开水漱口的习惯，对已有溃疡的患者每日用 1：2000 洗必泰溶液或 1：5000 呋喃西林溶液漱口数次，用利福平口腔溃疡药膜局部贴敷。为预防口腔霉菌感染，可用 1% ～ 3% 碳酸氢钠溶液或 1% ～ 4% 克霉唑溶液漱口。

（六）用药指导

1. 糖皮质激素

如泼尼松，因其疗效肯定，临床上常作为治疗本病的首选药物。但是，由于长期应用会出现满月脸、水牛背、痤疮、感染等副作用，有些患者不愿接受这种药物，尤其是女性患者；静滴 CTX 等免疫抑制剂时部分患者出现白细胞降低、恶心、呕吐、脱发甚至出血性膀胱炎，因此用药前应向患者讲清药物的作用及可能出现的副作用，并强调上述症状是激素和 CTX 的副作用，随着疾病的治愈，逐渐减量后，症状即会消失。

2. 坚持服药

本病因病程长，药物减量需根据临床检查结果而定。住院患者出院时必须做好详细的出院指导，同时出院病历中写明激素开始服用的时间、剂量、用法、用量。大剂量应用糖皮质激素的患者应强调遵嘱增、减、停药物，切不可擅自停药或过快减量，以免导致"反跳现象"。

（七）生育引导

本病多发于青年女性，育龄妇女应指导其采取适当的避孕措施，暂缓妊娠。因妊娠期的肾脏会发生一系列生理、病理改变，对 LN 的患者可使症状加重或复发。若婚后尚无子女而脏器损害不明显，病情长期稳定，家庭中有迫切生育愿望者可在医师指导下，在严密医疗监护的条件下方可妊娠，但要注意定期复查。

（八）预后

由于诊断和治疗的进步，LN 的预后在近年已大为改善，局灶增生性肾损害的 LN 的 5 年存活率一般超过 75% ～ 80%，膜型肾炎者，5 年存活率约 85%。广泛增生性 LN 的预后最差，特别是有高血压和氮质血症者，在 20 世纪 70 年代 5 年存活率仅约 25%。但近年来其存活率有很大改善，可能与联合使用细胞毒药物和激素以及较好的血清学监测有关。多个医疗中心报告 5 年存活率超过 80%，10 年存活率超过 60%。LN 死亡原因主要是肾衰、LN 脑病和因服用免疫抑制药而感染。然而，各种 LN 类型的预后有很大的个体差异性，主要视其治疗是否合理。

六、问题与对策

综合近年来有关文献可以看出，中医治疗 LN 的研究有了较大进展。理论方面正虚邪实的病机特点已取得共识。临床方面，辨证施治是传统的治疗方法，而根据不同时期以及根据使用西药情况配合中医治疗以减少西药毒副作用，降低复发率和进一步提高疗效及应用生物学方法对单味中药防止 LN 肾纤维化的探讨则是近年来研究的焦点。但也存在一些问题，如研究多局限于临床资料的总结，远期疗效的追踪及前瞻性、随机对照研究方法有待加强，中医分型和疗效标准不统一，中药有效成分及其作用机理的研究不多，严重影响了对目前中医药防治 LN 总体水平的评估。中西医结合治疗 LN 虽然取得了一些成绩，但也不能估计过高，应恰当评价中医药在治疗 LN 中的作用。不能仅停留在临床病例的观察上，而应该利用当代先进科学技术特别是细胞分子生物学和现代免疫学技术，从更高的水平、更深的层次去探讨和揭示中西医结合治疗本病的机理。为此，我们应注意以下几点：①应尽快制订全国统一的辨证分型和疗效标准以指导临床研究工作。由于病理类型对 LN 的疗效和预后影响很大，有条件的单位应尽量开展肾活检工作，探讨病理分类与中医辨证、治法、疗效的关系，以进一步加深对 LN 中医辨证论治规律的认识，提高疗效；②继续开展中西药物配伍规律的研究，辨病与辨证相结合是目前公认的治疗 LN 较理想的方法，但由于受病情轻重、个体差异、药物使用等不同，对于中西医药物配伍规律尚存在不同的看法。因此，继续加强这方面的研究以形成成熟的认识，指导临床，非常必要；③大力加强基础研究，进一步研究单味或复方药物治疗 LN 的机理，利用分子杂交等技术，研究中西医结合治疗 LN 时对某些免疫因子、细胞因子、多肽生长因子、原癌基因等蛋白和基因表达的影响，使中西医治疗 LN 机理从蛋白和基因水平两个层次得到进一步阐明。利用细胞凋亡相关技术，研究中西医结合治疗 LN 对淋巴细胞、肾脏细胞等细胞凋亡及其相关基因的影响，从细胞生物学角度探讨其治疗机理。相信随着临床与实验研究的不断深入，中医在防治 LN 方面将发挥更大的作用。

参考文献

1 杨霓芝，黄春林．泌尿科专病中医临床诊治［M］．北京：人民卫生出版社，2000：9.

2 叶任高，李幼姬，刘冠贤．临床肾脏病学［M］．北京：人民卫生出版社，1997：12.

3 陈灏珠．实用内科学［M］．北京：人民卫生出版社，2005：5.

4 Weening JJ，D'Agati VD，Schwartz MM，et al. The classification of glomerulonephritis in systemic lupus erythematosus revisited［J］．Kidney Int，2004，65（2）：521-530.

5 程庆砾，赵明辉，唐政．肾脏内科疾病误诊误治与防范［M］．北京：科学技术文献出版社，

2003：9.

6 陈健，谢福安，郭立中.临床辨病专方治疗丛书——肾脏病辨病专方治疗［M］.北京：人民卫生出版社，2000：5.

7 钱桐荪.肾脏病学［M］.第3版.北京：华夏出版社，2001：7.

8 KDIGO Clinical Practice Guideline for Glomerulonephritis, Chapter 12: Lupus nephritis［J］. KidneyInt Suppl, 2012, 2: 221-232.

9 郭阳.狼疮性肾炎的病因病机及证治［J］.实用中医内科杂志，2010，24（7）：62-63.

10 盛梅笑，王钢.狼疮性肾炎中医病机与治法探讨［J］.中国中医基础医学杂志，2003，9（12）：55-57.

11 王悦，鲁盈.狼疮性肾炎的中医诊治现状［J］.云南中医中药杂志，2012，33（1）：62-64.

12 钟琴，马武开，刘正奇，等.中医辨证治疗狼疮性肾炎经验［J］.吉林中医药，2008，8（6）：407.

13 吴国庆，范伟.中医中药辨证治疗狼疮性肾炎30例［J］.辽宁中医药大学学报，2010，12（5）：166-167.

14 方琦，曹恩泽.养阴解毒为主治疗狼疮性肾炎20例［J］.安徽中医学院学报，1994，13（1）：18-20.

15 章永红，余承惠，郭惠芳，等.中医药为主治疗狼疮性肾炎28例［J］.吉林中医药，1990，（5）：7-8.

16 顾美华，邓迎苏.狼疮性肾炎辨治体会［J］.江苏中医，1990，（8）：10.

17 刘宏伟.时振声治疗狼疮性肾炎的经验［J］.中医杂志，1994，35（10）：600-601.

18 叶任高，任国辉，李惠群，等.中西医结合治疗狼疮性肾炎74例疗效观察［J］.中国中西医结合杂志，1994，14（6）：343-345.

19 王付民.活血化瘀治疗狼疮性肾炎［J］.辽宁中医杂志，1994，21（10）：454-455.

20 郑淑贞，陈鸿图.中西医结合治疗狼疮性肾炎40例［J］.福建中医药，1996，27（5）：4-5.

21 魏江磊，傅绪琼，胡顺金.解毒活血通络法治疗狼疮性肾炎临床研究——附30例疗效分析［J］.上海中医药杂志，1992，（5）：5-8.

22 赵从禄，杨秀.中西医结合治疗狼疮性肾炎25例疗效观察［J］.云南中医杂志，1994，15（6）：9-10.

23 刘旭生，李芳.中西医结合治疗狼疮性肾炎可逆性尿毒症——附透析治疗中或透析后的观察［J］.辽宁中医杂志，1997，24（1）：31-32.

24 蒋炜，黎磊石.狼疮性肾炎中西医结合治疗研究：附196例分析［J］.中华肾脏病杂志，1992，8（3）：137.

25 陈源根，李二仁，张新春.血浆置换配合雷公藤等治疗重症狼疮性肾炎25例报告［J］.实用内科杂志，1992，12（5）：251.

26 陈香美，于力方.自发狼疮肾炎鼠细胞间黏附分子的变化及黄芪的作用［J］.中华医学杂志，

1995, 75（4）: 204-206.

27 顾美华, 陈志伟, 邓迎苏, 等.68 例狼疮性肾炎的中医辨证分型及免疫印迹法测定［J］.江苏中医, 1994, 15（12）: 43-44.

28 张雯, 陶筱娟, 方鲁, 等.狼疮性肾炎中医证候与病理相关性探讨［J］.中国中西医结合肾病杂志, 2003, 4（7）: 399-400.

29 黎磊石, 刘志红.应用雷公藤治疗肾炎二十五载的体会［J］.肾脏病与透析肾移植杂志, 2003, 12（3）: 246-247.

30 张国强, 叶任高.丹参对狼疮性肾炎成纤维细胞增殖凋亡及 c-myc 蛋白表达的影响［J］.中国中西医结合杂志, 1997, 17（8）: 473-475.

31 张国强, 叶任高, 孔庆瑜, 等.丹参对培养中狼疮性肾炎成纤维细胞的影响［J］.中国医药学报, 1997, 12（1）: 19-21.

32 叶任高, 许韩师.要进一步提高狼疮性肾炎的研究水平［J］.中华肾脏病杂志, 1998, 14（4）: 203-205.

33 许银姬, 徐大基.狼疮性肾炎的中医药研究进展［J］.河南中医, 2000, 20（1）: 67-69.

34 陈秉雄.狼疮性肾炎治疗新进展［J］.临床荟萃, 2001, 16（18）: 860-862.

35 钟宏琳.狼疮性肾炎药物治疗现状［J］.内科, 2013, 8（2）: 194-196.

36 陆猛桂.狼疮性肾炎免疫抑制治疗新进展［J］.内科, 2014, 9（3）: 343-345.

37 叶任高, 罗福漳.狼疮性肾炎的治疗经验［J］.新医学, 1994, 25（6）: 285-287.

38 叶任高.狼疮性肾炎治疗的新概念［J］.中华肾脏病杂志, 1990, 6（6）: 379-381.

39 叶任高, 沈清瑞.肾脏病诊断与治疗学［M］.北京: 人民卫生出版社, 1994: 8.

40 冼翠华, 叶任高.狼疮性肾炎治疗的新进展［J］.医师进修杂志, 2002, 25（2）: 49-51.

41 于峰, 赵明辉.狼疮性肾炎的治疗策略: 依据病理指导临床［J］.中国实用内科杂志, 2015, 35（6）: 467-470.

42 严尚学, 邓晓媚, 徐星铭, 等.对狼疮性肾炎治疗药物的临床合理应用新认识［J］.中国临床药理学与治疗学, 2013, 18（5）: 570-575.

43 Miyasaka N, Kawai S, Hashimoto H. Efficacy and safety of tacrolimus for lupus nephritis; a placebo-controlled double blind multiccntcr study［J］.Mod Rheumatol, 2009, 19（6）: 606-615.

44 Szcto CC, Kwan BC, Lai FM, ct al. Tacrolimus for the treatment of systemic lupus crythematosus with pure class V nephritis［J］.Rheumatology, 2008, 17（11）: 1678-1681.

45 钟宏琳.狼疮性肾炎药物治疗现状［J］.内科, 2013, 8（2）: 194-196.

46 Lu TY, Ng KP, Cambridge G, et al. A retrospective seven-year analysis of the use of B cell depletion therapy in systemic lupus erythematosus at University College London hospital: the first fifty patients［J］.Arthritis Rheum, 2009, 61（4）: 482-487.

47 Elie C, J3rocheriou I, Knebelmann B, et al. Rituximab in Severe Lupus Nephritis: L, arlyBell Depletion Affects Long-Term Renal Outcome［J］.CJASN, 2009, 4（3）: 579-587.

48 柯凌.叶任高教授治疗狼疮性肾炎的思路与经验[J].中国中西医结合肾病杂志,2001,2(4):190-191.

49 沈汉超.狼疮性肾炎诊治进展[J].现代实用医学,2001,13(3):112-114.

50 沈丕安,苏晓.52例狼疮性肾炎用养阴清热法治疗[J].上海中医药杂志,1990,(5):14-15.

51 黄灿茂,叶任高.中西医结合治疗狼疮性肾炎238例疗效观察[J].现代中西医结合杂志,2001,10(17):1631-1632.

52 钱起,卢君健.养阴清热法为主治疗狼疮性肾炎15例[J].南京中医学院学报,1994,10(1):32-33.

53 李贤.狼疮性肾炎应用激素及免疫抑制剂后中医治疗[J].辽宁中医杂志,1995,22(10):453.

54 吴强,叶任高,吴开木,等.中西医结合治疗狼疮性肾炎肾病综合征临床观察[J].中国中西医结合杂志,1998,18(12):718-720.

55 徐大基,杨霓芝,李奋.以瘀血辨证为主治疗狼疮性肾炎的临床体会[J].河南中医,1998,18(增刊):30-31.

56 牛云飞,原虹.补脾活血清热利湿法治疗狼疮性肾炎33例临床观察[J].安徽中医临床杂志,1999,11(4):225-226.

57 刘云海,顾青兰.川芎嗪对慢性肾衰血流量和肌酐清除率的影响[J].中国中西医结合杂志,1993,13(2):107.

58 李俊彪,莫穗林.系统性红斑狼疮肾炎患者外周血红细胞膜 C_{3b} 受体活性与辨证分型的关系[J].中医杂志,1995,36(6):356-357.

59 张新华.狼疮性肾炎治法初探[J].四川中医,1996,14(10):12-13.

60 奚智蕾.中西医结合治疗狼疮性肾炎54例[J].江苏中医,2001,22(12):21-22.

61 李玉堂,刘学耀.中西医结合治疗难治性狼疮性肾炎18例[J].湖北中医杂志,2001,23(7):19.

62 夏爱玲,周志英,许丽清.中西医结合治疗狼疮性肾炎51例临床观察[J].现代中西医结合杂志,2001,10(8):731-732.

63 董吉祥,陆安山,刘志达,等.雷公藤多苷对狼疮性肾炎患者外周血 IL-6、sIL-2R 的影响研究[J].中国免疫学杂志,1999,15(5):238.

64 许迅辉,许晨,任豫申,等.雷公藤红素对小鼠狼疮性肾炎模型蛋白尿的疗效观察[J].实用中医药杂志,2002,18(2):6-7.

65 徐秀瑛,王秀兰.系统性红斑狼疮性肾炎的护理[J].宁夏医学院学报,2001,23(3):223-224.

66 卢思俭.中医药在狼疮性肾炎治疗中的应用[J].江西中医药,1998,29(5):60-61.

67 张志礼,安家丰,杨慧敏.472例系统性红斑狼疮临床分析及治疗观察[J].中医杂志,1998,(9):547-550.

68 张志礼,安家丰,刘蠹,等.中西医结合治疗系统性红斑狼疮的临床及实验研究[J].中国中医药科技，1996，3（4）：11-15.

69 叶任高，阳晓.狼疮性肾炎尿毒症可逆性及其治疗［J］.中国中西医结合肾病杂志，2001，2（1）：1-3.

70 郭群英，叶任高，阳晓，等.活动性狼疮性肾炎中西结合治疗163例［J］.中国中西医结合肾病杂志，2001，2（1）：36-38.

71 吴杏，汪涛，李惠群，等.中西结合治疗148例重症狼疮性肾炎的临床报道［J］.中国中西医结合肾病杂志，2001，2（1）：39-40.

72 王身菊，朱成英，王钢.狼疮性肾炎的中西医结合治疗进展［J］.中国中西医结合肾病杂志，2002，3（2）：124-126.

73 田仲成.中西结合治疗狼疮性肾炎21例［J］.四川中医，1998，16（8）：35-36.

74 孙录，李洪军，史磊，等.肾肝宁联合泼尼松治疗狼疮性肾炎效果观察［J］.吉林医学，2001，22（3）：154-155.

（张剑勇　祁爱蓉）

第四节　乙型肝炎病毒相关性肾小球肾炎

乙型肝炎病毒相关性肾小球肾炎（HBV associated glomerulonephritis，HBV-GN）是乙型肝炎病毒感染引起的肾小球肾炎。1971年，Combes等人在发现乙型肝炎病毒3年后，首次报道了1例HBV相关性肾小球肾炎。1989年10月，中华内科杂志编委会在北京召开乙型肝炎病毒相关性肾炎座谈会，将本病统一命名为乙型肝炎病毒相关性肾炎。

HBV-GN的病原是乙型肝炎病毒（HBV），为脱氧核糖核酸（DNA）病毒。完整的HBV颗粒直径42nm，又名戴恩（Dane）颗粒，分为包膜与核心两部分。包膜内含乙型肝炎表面抗原（HBsAg）。核心内含HBV DNA、DNA聚合酶（DNA polymerase，DNAP）和乙型肝炎核心抗原（HBcAg）。HBV的血清免疫学标记物有：HBsAg与抗-HBs，HBcAg与抗-HBc，HBeAg与抗-HBe。HBV的分子生物分子学标记有：DNA P和HBV DNA。HBV是泛嗜病毒，它可以感染肝、肾、胰、肾上腺、胆管、血管、血细胞、骨髓等。

HBV-GN的传染源为HBV的感染者及病毒携带者。全世界有2.15亿的HBV携带者，构成了重要的传染源。我国为HBV感染高发区，人群中HBsAg阳性检出率为10%～15%。父母HBsAg阳性或母亲HBsAg阳性的家庭中HBV感染率可达87.5%。HBV感染率越高，HBV-GN的发病率越高。HBV-GN的发病率占肾小球肾炎的10%～65%。

HBV-GN的传染途径是体液传播。可通过输血、血浆、血制品或使用污染HBV病毒的注射器针头，针灸用针，采血用具而发生感染。各种体液在HBV的传播作用应予重视，如唾液、尿液、胆汁、乳汁、汗液、羊水、月经、精液、阴道分泌物、腹胸水等。

HBV 的易感人群为婴幼儿、青少年等。

鉴于 HBV 相关性肾炎的临床研究近三十年余年来才引起中医界的关注，加之本病确诊需一些先决条件，故有关本病的临床研究报告资料尚不很多。中医学者对本病的认识尚未统一，也很难用一种病统括起来，但根据临床表现，多见于中医"尿血""水肿""虚损""尿浊""瘀证"等范畴。

一、病因病理

（一）中医

本病的致病内因是正气不足，外因是湿热疫毒，且湿热疫毒始终贯穿于本病之始终。这是本病发生发展及恶化的主要因素。外感、内伤、饮食、药物均可产生湿热，湿热侵犯人体多按上、中、下三焦传变。湿热蕴结，上犯伤肺，中侵伤脾，下注伤肾，进而耗气伤阴，加之精血亏虚，遂见肾阴虚；湿盛阳微或阴损及阳，最终可致肾阳虚或阴阳两虚。

1. 病因

（1）湿热酿毒，瘀滞肝胆

湿热邪毒从外来侵袭人体，蕴结中焦，遏伏气机，熏蒸肝胆；或内窜营血，邪随血藏于肝，热伏毒蕴，发生湿热酿毒，瘀滞肝胆。

（2）湿热下注，壅滞肾脉

水为有形之湿，湿为无形之水。水湿之证常由肺、脾、肾等脏腑功能失调所致。水停湿滞，郁而化热，或脏腑本虚，湿热毒邪入侵，或热引动内湿，内外合邪而病湿热。若肾的气化功能失常，从胃摄入的水湿就会在体内聚集而成为致病之水湿，即《内经》所言"肾者，胃之关也。关门不利，聚水而从其类也"。湿热一旦形成，外郁肌表，内困脾土，进而流注下焦，壅滞肾脉，三焦为湿热所滞，气机不畅，水液代谢受阻，诸病遂生。在下则见肾与膀胱气化功能受到影响和湿热蒸腾之症。

（3）湿热致瘀，封藏失固

湿热证是湿中蕴热，蒸酿为患。因其湿性缠绵的特点，致使起病缓慢，病程较长。湿性黏滞、重浊，最易阻遏气机，妨碍血行。血流不畅，瘀血内生，热性炎上，伤阴损络，迫血外溢。湿热夹瘀阻滞肾脉，损伤肾络，络损血溢，肾失封藏，热则开泄，逼精外出，封藏失固，则可发生精血下泄。

（4）湿热稽留，肾失开阖

湿热致病，病程缠绵，湿热型肾病因湿热毒邪常蕴于肾，损及肾脏，使其病变由实转虚，出现本虚标实，虚实并见的复杂局面。本虚以脾肾为主，主要是指脾肾亏虚，标实则以湿热邪毒壅阻三焦气机为著。正虚主要是肝肾阴虚，邪实主要是湿热疫毒，肾虚则气化无权，以致精微下泻。

（5）湿热伤肾，阴亏阳损

湿热伤肾，肾虚则气化无权，封藏失职，以致精微下泄。病久不愈，出现阴亏阳损。一般而言，湿热燔灼，热重于湿，阴津受损；湿重于热，阳气受病，即"湿胜则阳微"。

2. 病机

本病属本虚标实，虚实夹杂之证，特别是湿热疫毒，贯穿本病之始终。初期为湿热蕴结于肝，下及于肾；中期湿热瘀毒互结；后期则致肝肾阴虚，或脾肾阳虚多见，病位主要在肝、脾、肾。

（二）西医

1. 病因

本病的发病机制尚未完全明了，主要机制为抗原抗体反应引起的变态反应。

（1）循环免疫复合物沉积

HBV 感染后，依次在血清中出现抗 –HBc、抗 –HBe、抗 –HBs。循环中抗原与相应的抗体形成免疫复合物，称循环免疫复合物（circulating immunocomplex，CIC）。CIC 可沉积在肾小球毛细血管袢之系膜区、内皮下（内皮细胞与基底膜之间）、上皮下（基底膜与上皮细胞之间）或基底膜内。CIC 激活补体，引起免疫性损伤。

（2）原位免疫复合物

分子量小的抗原，如 HBeAg，可穿过基底膜植入上皮下，再与循环中抗体结合形成复合物。

（3）HBV 直接感染肾脏细胞

电镜下可观察到肾小球内存在完整 HBV 颗粒，可能造成损伤。

2. 病理

HBV 相关性肾炎的病理变化与原发性肾小球肾炎相似，电镜检查时可发现病毒颗粒，管状包涵物，提示本病与病毒感染相关。HBV 相关性肾炎最常见的病理类型是膜性肾病，其次是系膜毛细血管性肾小球肾炎和系膜增生性肾小球肾炎，还有少数病例是微小病变性肾小球肾炎、局灶硬化性肾炎等。

（1）膜性肾病（membranous nephropathy）

光镜下可见肾小球弥漫性病变。早期肾小球基底膜上皮侧见多数排列整齐的小颗粒，进而有钉突形成，基底膜增厚。免疫病理显示 IgG 和 C_3 呈细颗粒状在肾小球毛细血管壁沉积。电镜下早期可见基底膜上皮侧有排列整齐的电子致密物，常伴广泛足突融合。

（2）系膜毛细血管性肾小球肾炎（mesangiocapillary glomerulonephritis）

光镜下常见系膜细胞和系膜基质重型度增生。免疫病理检查常见 IgG 和 C_3 呈颗粒状在系膜区及毛细血管壁沉积。电镜下系膜区和内皮下可见电子致密物沉积。

（3）系膜增生性肾小球肾炎（mesangial proliferative glomerulonephritis）

光镜下可见肾小球系膜细胞和系膜基质弥漫性增生。免疫病理检查常见 IgG、C_3 在系膜区及毛细血管壁沉积。电镜下系膜区可在内皮下见到电子致密物。

二、临床表现

本病发病率与乙型病毒性肝炎发病率平行，儿童多见，男女发病率约为 4∶1。肾病可在肝病数月、数年后发作，也可没有先驱肝病史。本病表现为无症状性蛋白尿和（或）血尿。部分患者可发展为大量蛋白尿，低清蛋白血症，水肿，高脂血症。重症可出现急性肾炎综合征、肾功能衰竭。其症状与同类型的原发性肾小球肾炎相似，如浮肿、乏力、腰膝酸痛、腹水、血尿、高血压、肾功能损害，少数患者可发展至肾功能衰竭。

可伴有肝炎症状，如食欲减退、胃肠功能紊乱、腹胀等。多数无肝炎症状。

三、实验室检查

1. 尿常规检验

肾损害的早期发现是镜下血尿或蛋白尿。

2. 血清检查

（1）HBV 抗原检测：本病可呈阳性。

（2）HBV DNA 检测：本病可呈阳性。

3. 肾脏活体组织检查

肾脏活体组织检查是肾小球疾病临床诊断的常规检查项目。

（1）病理检查：可检出肾小球疾病的病理类型。

（2）HBV 抗原检测：本病可呈阳性。

（3）HBV DNA 检测：本病可呈阳性。

肾组织的 HBV 抗原或肾组织的 HBV DNA 检测阳性，是诊断本病的重要依据。

四、诊断

（一）诊断要点

国际上 HBV-GN 尚无统一诊断标准。1989 年，《中华内科杂志》编辑部北京乙型肝炎病毒相关性肾炎专题座谈会建议，试用下列三条对 HBV 相关性肾炎进行诊断：①血清 HBV 抗原阳性；②患肾小球肾炎，并可排除狼疮性肾炎等继发性肾小球疾病；③肾活检切片找到 HBV 抗原。其中第③条最为基本，缺此条不能诊断。

下列措施可提高 HBV 相关肾炎的诊断率：①重视对肾炎患者的肝炎接触史及肝炎史的询问；②对肾炎患者常规测定血 HBsAg 以及进一步测定乙型肝炎病毒其他抗原系统；③肾病综合征或病程迁延者、糖皮质激素不敏感者，要注意除外 HBV 相关性肾炎的可能；④对肾活检组织病理标本，做 HBV 抗原、HBV DNA 检测。

（二）鉴别诊断

诊断 HBV 相关性肾炎有时需与其他肾脏疾病鉴别。例如：

1. 狼疮性肾炎

系统性红斑狼疮的肾脏累及称为狼疮性肾炎，为系统性红斑狼疮的临床组成部分。LN 的诊断除符合美国风湿病学会 1982 年 SLE 分类标准外，尚应具有肾脏累及的表现。

2. 特发性膜性肾病

本病多发生于儿童。临床表现与儿童 HBV-GN 相似。在肾脏病理方面，本病极少伴有系膜区免疫复合物沉积，亦无内皮细胞下沉积物。而 HBV 膜性肾病多有系膜区免疫复合物沉积，伴有内皮细胞下沉积。肾活检可做出鉴别。

五、治疗

（一）辨证论治

HBV 相关性肾炎的病位主要在肝、脾、肾。肝为受病之始，初为湿热疫毒犯肝，则肝病；肝病迁延不愈，则传脾及肾，导致湿热未尽，肝、脾、肾俱损之机，呈虚实夹杂之证。辨证当分正虚与邪实两个方面，正虚主要是指肝肾阴虚，邪实主要是湿热疫毒，初期以标实为主，后期为正虚邪实，多以正虚为主。

1. 湿热酿毒，瘀滞肝胆

主证：胁痛隐隐，时作时止，脘腹胀满，纳差，或厌油腻，心烦欲呕，腹泻或便秘，口苦或淡，或伴寒热，或见黄疸，舌红，苔白腻或黄腻，脉滑数。

治法：清热祛湿，疏肝利胆，解毒化瘀。

方药：茵陈蒿汤合解毒活血汤加减。茵陈、生栀子、大黄、连翘、桃仁、红花、赤芍、虎杖、贯众、刘寄奴、郁金、石菖蒲。发热加柴胡；胁痛甚者加延胡索、川楝子；腹胀甚者加广木香、枳实、厚朴；口渴加天花粉、知母；尿少加通草、滑石；苔厚腻加苍术、草豆蔻；尿蛋白甚者加芡实、山药、白花蛇舌草；血尿甚者加白茅根、大蓟、小蓟；肝功能不正常者加五味子、蚤休。

2. 湿热下注，壅滞肾脉

主证：面浮肢肿，胸痞腹胀，纳少，便溏，尿短混浊或尿频而有灼热感，小腹拘急，或发热严寒，身重酸痛，舌红，苔腻，脉滑数。

治法：清热祛湿，利尿通淋。

方药：四妙散合黄芩滑石汤加减。黄柏、苍术、薏苡仁、益母草、黄芩、滑石、茯苓、猪苓、通草、石韦、金钱草。发热恶寒加金银花、连翘；咽痛加射干、马勃；尿频尿急加瞿麦、萹蓄；腰痛加川牛膝、丹参；血尿加白茅根、大蓟、小蓟；尿少而肿加车前草、泽泻。

3. 湿热致瘀，封藏失固

主证：四肢浮肿，小便短，大便秘结，纳呆脘闷，口干不饮，舌红紫，苔黄腻，脉滑数。

治法：清热利湿，化瘀通痹。

方药：萆薢分清饮加减。萆薢、黄柏、车前子、石菖蒲、莲子心、丹参、益母草、三棱、莪术。蛋白尿加凤尾草、白花蛇舌草；血尿多加大蓟、小蓟、仙鹤草、茜草根；肿甚者加商陆、赤小豆；便秘加大黄、牵牛子。

4. 湿热稽留，肾失开阖

主证：浮肿明显，腰以下尤甚，或伴胸水、腹水及阴囊水肿，小便混浊，身倦乏力，脘痞腹胀，舌红苔黄腻或白腻，脉滑数。

方药：茵陈五苓散加减。茵陈、白术、桂枝、猪苓、泽泻、通草、车前草、金钱草、益母草、槟榔、枳实、厚朴、陈皮、青皮。水肿甚或伴胸水而正气不虚者改用疏凿饮子；若正气虚夹瘀夹湿夹热者可改用当归拈痛汤加减。

5. 湿热伤肾，阴亏阳损

（1）偏肾阴虚

主证：浮肿不明显，头晕眼花，倦怠乏力，腰膝酸软，口干咽燥，心烦失眠，低热盗汗。舌质暗红，苔少或无苔，脉细数无力。

方药：知柏地黄丸加减。知母、黄柏、生地黄、山茱萸、泽泻、茯苓、牡丹皮、女贞子、旱莲草、薏苡仁、萆薢。心烦头晕加枸杞子、菊花、蒺藜；腰痛加桑寄生；尿短加车前子、猪苓；喘促加麦冬、五味子；两颊潮红加阿胶、桑椹子；口干舌燥，不思饮食加玉竹、石斛、乌梅等。

（2）偏肾阳虚

主证：面浮身肿，按之凹陷难起，脘腹胀闷，腰膝酸软，畏寒肢冷，精神倦怠，面白少华，足跟疼痛，纳呆，便溏或下利清谷，小便清长或夜尿增多，性功能失常（遗精、早泄、阳痿）或月经失调。

治法：温阳化湿。

方药：济生肾气丸加减。熟地黄、山茱萸、山药、茯苓、牡丹皮、泽泻、附子、肉桂、淮牛膝、黄芩、车前子。腰膝酸软加桑寄生、独活；背冷、身乏力加人参、白术；脘痞纳呆加藿香梗、生谷芽；尿少加桂枝、青皮；小便清长加锁阳、桑螵蛸；体虚易感冒加黄芪、黄精；大量蛋白尿合用五子衍宗丸。

（二）辨病治疗

1. 专方专药

（1）清热解毒益肾汤（龙家平） 基本方 虎杖、白花蛇舌草、白茅根、败酱草各15g，栀子、牡丹皮、紫草、旱莲草、怀牛膝各12g，云苓、白术、佛手、浮萍、小蓟各10g，气虚者加党参、黄芪各15g，血热夹瘀者加赤芍12g，丹参、益母草各15g，兼外感风热者加蝉蜕6g，金银花、连翘各10g，ALT增高者加茵陈、垂盆草各15g，尿蛋白偏高者加芡实、石韦各10g，山药15g，尿中红细胞多者可酌加地榆炭、仙鹤草、蒲黄炭各10g。1月为一疗程。

（2）蚕蚕汤（胡同斌） 蚕休15g、僵蚕、爵床子、生黄芪、赤芍、香附各10g，丹参

20g，仙灵脾、蝉蜕、甘草各 5g。每日 1 剂，水煎 2 次，分 3 次服，30 天为一疗程。

（3）滋肾清热利湿汤（王红梅）　女贞子、旱莲草、牛膝、黄柏各 9g，苍术 6g，白花蛇舌草、车前草各 30g，石韦、萆薢、半枝莲、半边莲、虎杖各 15g。水煎服，每日 2 次。

（4）肾炎四味片（王红梅）　黄芪、石韦、细梗胡枝子、黄芩。每次服 8 片，每日 3 次。

（5）小柴胡汤合五苓散加减（张志芳等）　适用于轻度浮肿、面色萎黄，血清 HBsAg 和（或）HBeAg 阳性者。药用柴胡、党参、黄芩、生草、生姜皮、桂枝、泽泻、猪苓、茯苓、苍术，肝脾肿大者酌加三棱、莪术、穿山甲。

（6）扶正祛邪方（张云秀等）　黄芪、白花蛇舌草各 30g，仙茅、白连翘、仙灵脾各 15g，紫草、甘草各 10g，水煎 400mL 分 2 次服，1 月为一疗程，连服 2～3 疗程。

（7）唐福安等经验方　柴胡、当归、广郁金、仙灵脾各 10g，茵陈、虎杖、白花蛇舌草、牡丹皮、益母草各 15g，丹参 20g，黄芪 30g，甘草 5g。湿热蕴结型加田基黄、垂盆草各 15g，焦山栀 10g；气滞血瘀型加三棱、莪术各 6g，麦冬、五味子各 10g，脾肾阳虚型加淮山药、仙灵脾各 15g；肝肾阴虚型加枸杞子、女贞子各 10g。根据小儿年龄大小分 2～4 次服，30 天为一疗程。

（8）张咸才经验方　白花蛇舌草、半枝莲各 30g，土茯苓、黄柏、太子参、黄芪、丹参各 15g，山药 20g，白术、枸杞子、女贞子、当归、牡丹皮各 10g，连续治疗 8 个月。

（9）靖雨珍经验方　清热解毒祛湿之肾炎 I 号方（龙葵、虎杖、旱莲草、蚤休、白花蛇舌草、黄柏、蒲公英、生地榆、郁金、半枝莲、焦三仙各 10g，茵陈蒿 5g）和益气滋肾活血之肾炎 II 号方（当归、丹参、郁金、杞果、女贞子、何首乌、五味子、黄芪、党参、山药各 10g）。用法：I 号方服 2 日，II 号方服 1 日，交替服用。

（10）六味地黄汤加味　熟地黄、牡丹皮、山药、茯苓、泽泻、山茱萸、黄芪、太子参、白茅根、鹿角胶、虎杖、蒲公英、丹参等。胃纳差时加焦三仙或鸡内金；肾阴虚时加菟丝子、女贞子、仙灵脾等。本方具有滋（肾）阴益气的作用。

（11）刘爱民等经验方　生黄芪 12～15g，丹参 8～10g，太子参 10～12g，车前子 10～12g，茯苓 10～12g，白茅根 12～15g，益母草 8～12g，玉米须 6～8g 等，每日 1 剂，分 2 次服，疗程 3～6 个月。

（12）刘云海经验方　治疗 HbsAg 阳性者。药用茵陈蒿、贯众、虎杖、桑寄生、僵蚕各 30g，五味子、甘草各 10g，丹参 15g。随证加减化裁。

（13）肖达民经验方　二至四草饮治疗小儿迁延性血尿。药用白花蛇舌草、车前草、白茅根、生地黄各 10～20g，墨旱莲、仙鹤草、泽泻、丹参各 10～15g，牡丹皮、金樱子、女贞子各 6～10g。

2. 中成药

（1）肝肾宝冲剂　每次 1 包，每天 3 次，饭前服用，2 月为一疗程，治疗过程中一律不使用其他中西药物。一般治疗 3 个疗程。

（2）雷公藤制剂　冲剂（每包含雷公藤浸膏 250mg），＜7 岁每日 2/3 包，＞7 岁每日 1

包，分 3 次服，饭后服用；片剂（每片含雷公藤浸膏 207mg），< 7 岁每日 6 片，> 7 岁每日 9 片，分 3 次服，饭后服用。用药 14 天～ 5 个月，但应观察肝功能变化。

（3）雷公藤多苷片　每日 1mg/kg，分 2 ～ 3 次口服，每日总量 ≤ 30mg，疗程为 3 ～ 6 月。

（4）肾炎清热片　口服。每次 5 片，每日 3 次，连用 1 ～ 2 个月。本品清热利水，风寒外感及阳虚水泛者禁用。

（5）肾宁散　口服。成人每次 10 ～ 20 粒，每日 2 次，用白茅根 50g 煎水为引送服。本品清利湿热，行气醒脾，用于湿热内蕴所致的 HBV 相关性肾炎水肿症。

（6）肾康宁片　口服。每次 5 片，每日 3 次。本品温肾固精，化瘀利水，用于肾阳虚弱，瘀水互结证。

（7）慢肾宝液　口服液剂，每支 5mL。口服，每次 1 支，每日 2 ～ 3 次。本品益气养阴，清利通络，用于气阴两虚，湿热瘀阻之肾病水肿。

（8）滋补肝肾丸　蜜丸剂，每丸重 9g。口服，每次 1 丸，每日 2 次。本品滋补肝肾，用于肾病恢复期之肝肾阴虚症。湿热蕴结者禁用。

（9）参苓白术散　散剂，每袋 7.5g；水丸剂，每 50 粒重 3g。散剂每次服 7.5g，每日 2 ～ 3 次；丸剂每次 6g，每日 2 ～ 3 次，空腹大枣煎汤送服。本品益气健脾，渗湿止泻，用于肾病水肿消退后的脾胃虚弱证。

（10）肾炎四味片　主要成分为黄芪、石韦、细梗胡枝子、黄芩。口服，每次 8 片，每日 3 次，具有益气摄精、清热解毒作用。

3. 中药针剂

（1）薄芝注射液　含灵芝粉（500mg/ 支，2mL/ 支），肌注，每天 2 支，疗程 7 ～ 84 天。

（2）黄芪注射液　每支 10mL，含生药 20g。20mL 本药加入 5% 葡萄糖或 10% 葡萄糖注射液 500mL 中静脉滴注，每日 1 次，12 天为一疗程。连用 2 ～ 3 个疗程。

（三）西医治疗

1. 本病病因未查明之前，常被诊断为原发性肾小球病中的隐匿型肾小球肾炎，也称无症状血尿或（和）蛋白尿或肾病综合征，而予以相应治疗。在本病病因诊断成立后，这些按临床分型进行的治疗基本上需继续。

2. 病因诊断成立后，要针对 HBV 感染的情况，考虑抗病毒治疗。

临床常用的抗病毒药物包括核苷酸类和干扰素两大类。α 干扰素（α Interferon，α IFN）有抗病毒及调节免疫的双重作用。α IFN 适用于血清 HBV 抗原或 HBV DNA 持续存在，氨基转移酶（ALT）高于正常上限 2 倍以上的本病患者。小儿每次 30 万～ 500 万单位皮下或肌肉注射，每周 3 次。成人多为 500 万单位皮下或肌肉注射，每周 1 次。疗程至少半年以上。可使蛋白尿消失，血清 HBV 抗原或 HBV DNA 转阴。用药早期可有乏力、恶心、头痛、流感样症状，晚期可有焦虑、淡漠、情绪低落、自杀倾向，减少剂量后不良反应减轻。

国内已批准应用于临床的核苷酸类药物有拉米夫定、阿德福韦酯、恩替卡韦、替比夫定、替诺福韦酯，其抗病毒作用肯定，但存在着一定肾毒性、肌毒性、周围神经炎及乳酸酸中毒等副作用。

（四）中西医结合治疗

1. 基因重组 α 干扰素（α–IFN）联合中医辨证扶正祛邪法

α–IFN 100 万单位 / 次肌肉注射，隔日 1 次，共 8 周，辅以中医扶正祛邪，清热化湿，健肝益肾，佐以活血化瘀，方药：①血热型，以犀角地黄汤、当归四物汤加减；②肾阴虚型，以六味地黄汤加减；③脾虚型，以补中益气汤加减。

2. 肾病合剂成药（黄芪、太子参、茯苓、苏梗等）

每日 2 次，每次 25mL，持续 1 年；同时应用免疫抑制剂泼尼龙 2mg/kg·d，口服，持续 4～6 周；应用抗病毒制剂；d-2a 干扰素 200 万～300 万单位，每日皮下注射 1 次，连续 2 周后改为每周 3 次，持续用药 3 个月。

3. 干扰素与中药

IFN–α 300 万单位 /m² 肌注，每日 1 次，7 天后改为 1 周 3 次，总疗程不少于 6 个月。

中药基本方（茵陈五苓散加减）：茵陈、白术、桂枝、茯苓、泽泻、通草、车前草、益母草、丹参。蛋白尿加白花蛇舌草、凤尾草；血尿加白茅根、茜草根；肿甚加商陆、赤小豆，每日 1 剂，分两次口服，疗程 3～6 个月。表现为肾病综合征者，若无明显水肿，可采用上述方法治疗，有明显水肿者加泼尼龙进行正规治疗。

4. 黄葵胶囊合甘利欣

黄葵胶囊，口服，5 粒，1 日 3 次；甘利欣 150mg（30mL）+10% 葡萄糖 250mL 静滴，qd，4 周为一疗程，观察 2 个疗程。

5. 乙肾汤（王福仁）

药物组成：生黄芪、芡实、赤芍、红枣各 30g，炒苍术、白术各 10g，丹参、虎杖、白花蛇舌草、茵陈蒿、贯众各 15g，生甘草 5g。若 ALT 增高，肝区不舒加五味子[研吞]6g，柴胡 9g，垂盆草、田基黄各 15g；以蛋白尿为主加雷公藤[先煎半小时]25g 或醋狼毒[先煎半小时]15g，姜半夏 10g；以血尿为主加旱莲草、女贞子、茜草各 15g，或水蛭 6g 研粉分两次吞服；食欲不振，胃肠功能紊乱，舌苔厚腻者，改黄芪为太子参 15g，加用苏叶、佩兰各 9g，白豆蔻[后下]5g，制大黄 3g；肝肾不足，腰膝酸软者加仙灵脾、桑寄生、菟丝子各 15g。

玄驹粉：3～5g，每日 2 次用蜂蜜或开水调服。

如系膜病综合征，ALT 属正常范围，HBV–DNA（PCR）又是阴性时可用泼尼龙片 1mg/kg/d，1 次吞服（以早晨或中午饭后为宜）。

以上综合治疗以 3 个月为 1 疗程，共 2 个疗程。

（五）其他治疗

穴位注射：胸腺因子 D 穴位足三里注射，取 2mL 一次性针筒抽取胸腺因子 D 2mL，沿足三里穴刺入约 1.5cm 深度，略做上下提插手法，使患者感到双下肢沿足阳明经脉走行处有针刺感后，回抽针筒没有回血，即可推针注射，每侧穴位注射约 1mL 胸腺因子 D。1 个疗程

15 次，隔日 1 次，可连续 3 ～ 5 个疗程。

（六）专家诊疗经验

邹燕勤教授提出本病的病理变化为肝肾同源，生理上精血相生，治疗上主张从肝论治。邹老认为，肾脏有病，非独肾脏有损伤，五脏之中他脏病变及内外各方面致病因素均可累及肾。肝藏血，肾藏精，肝血与肾精相互滋生转化，即所谓"精血相生"，肝阴与肾阴息息相通，称之为"肝肾同源"，指出了乙型肝炎相关性肾炎的病理生理变化。在治疗上主张从肝论治，常治法如下：

1. 清肝解毒法

该法用于感受湿热邪毒，蕴结于肝，累及于肾，肾失封藏之患者。症见上腹痞胀，乏力纳差，口干口苦，舌红，苔黄腻，脉弦数。肝功能检查可见血清谷丙转氨酶升高，乙肝五项检查为"大三阳"或"小三阳"或乙型肝炎表面抗体阳性。尿检可见红细胞，蛋白或管型等。治疗大法为清肝解毒，除湿保肝。常用药物有栀子、炒黄芩、半夏、制大黄、贯众、土茯苓、垂盆草、田基黄、鸡骨草、凤尾草、白花蛇舌草、五味子等。乙型肝炎表面抗原阳性和 e 抗原阳性者，重投垂盆草、田基黄、鸡骨草各 30g，凤尾草 20g，以增强抗乙肝病毒和降酶作用。血清谷丙转氨酶明显升高者，还可加入五味子 5 ～ 10g 以降酶。凤尾草、猫爪草、白花蛇舌草、仙鹤草等清热解毒之品，既可抗乙肝病毒，又能治蛋白尿、血尿，可谓一箭双得。

2. 养肝滋阴法

该法适用于水不涵木，木失滋荣，肝血不足所致肾精亏损。症见头晕，目涩，耳鸣，咽干，胁痛隐隐，腰酸膝软，舌红，苔薄黄，脉弦细。见于乙肝相关性肾炎恢复期。治宜养肝柔肝，滋阴补肾。常用六味地黄丸加减，药用生地黄、山茱萸、山药、制首乌、茯苓、牡丹皮、泽泻等。若胁痛不适较明显者，可加入一贯煎加减（当归、白芍、沙参、麦冬、川楝子等）养肝疏肝；腰酸较重者加桑寄生、川断等补肾强腰；头晕目涩明显者加枸杞子、白菊花等养肝明目；口干甚者加石斛、天花粉等养阴生津。

3. 平肝潜阳法

该法适用于肝肾阴虚，不能制阳，肝阳上亢，阳亢风动，风阳上扰证，症见头晕头痛，面红目赤，耳鸣目眩，腰膝酸软，舌红，苔薄黄或薄白，脉细，血压升高。治宜平肝降逆，滋阴潜阳，方用天麻钩藤饮加减。常用药物有天麻、钩藤、白蒺藜、怀牛膝、山茱萸、牡丹皮、赤芍、灵磁石、桑寄生等。若目糊心烦等火热之象较重者，加入栀子、夏枯草等清泄肝热；若头晕失眠明显者，加入龙骨、牡蛎以重镇降逆，息风潜阳。

4. 疏肝活络法

该法适用于久病不愈，肝络瘀阻，气滞血行不畅之证。症见浮肿，腹胀，唇甲青紫，或有腹水，舌质紫暗或有瘀点瘀斑，脉细弦涩，多见于乙型肝炎相关性肾炎迁延期。治宜疏肝活络，活血利水。常用药物有川芎、郁金、丹参、赤芍、川楝子、佛手、桃仁、红花、泽泻、车前子等。其中疏肝活络，活血养肝而不伤阴血之川芎、郁金，理气而不伤阴之佛手、川楝子、制香附等，常为处方中不可缺少之品。

六、调护与预防

（一）饮食调养

1. 提倡或适宜食用的食物主要包括新鲜蔬菜、瓜果类食物以及坚果类核仁，淡水鱼、虾等富含蛋白质类食物。食物烹饪方面，以汤、羹、煲类做法为宜，忌煎炸、烧烤类食法。

2. 尽量不食或少食辛辣、煎炸、肥甘油腻类食品。禁服酒类。肝脏损害为主者，脂肪类食物当少食；肾脏损害为主者，盐的摄入量应酌情控制。

3. 可饮用一些具有扶正作用的中药来改善免疫功能，如灵芝、香菇、银耳、冬虫夏草、新鲜胎盘等。

（二）起居有常，情志舒畅，劳逸结合。

（三）定期做肝功能、肾功能及尿液检查。

（四）积极预防感染，以减少导致病情恶化的诱因。

（五）预后

预后一般与病理类型相关。膜性肾病型者预后较好。系膜毛细血管性肾小球肾炎者预后较差，可逐渐进展至肾功能不全。儿童有自愈倾向，预后较好。

（六）预防

本病的预防主要在于控制 HBV 的传播。管理传染源，切断传染途径，保护易感人群。

七、问题与对策

（一）发表机制尚不明确，诊断仍需行肾穿刺活检

探索 HBV 相关性肾炎发病的危险因素、发病机制，寻找简便、特异的非创伤性确诊方法，有利于预防本病的发生、发展及早期诊治。

（二）HBV 相关性肾炎的抗病毒治疗

用于治疗乙肝病毒相关性肾小球肾炎的核苷类抗病毒药物有拉米夫定（LAM）、阿德福韦酯（ADV）、恩替卡韦（ETV）、替比夫定（LdT）和替诺福韦（TDF）等，这些药物的抗病毒疗效被大量良好的循证医学证据所支持，但 HBV 相关性肾炎患者发生蛋白尿的持续时间较长，长期使用是否会显著损伤患者机体的其他功能，还有待进一步研究，故医师应仔细地观察并调整治疗方案。

（三）免疫抑制治疗

免疫抑制治疗的主要药物为糖皮质激素，该类药物主要针对 HBV 复制引发的免疫性肾损伤。但相关报道示，免疫抑制激素治疗的效果并不显著，既往临床研究结果均未表明该方案具有明显的优势。20% ～ 50% 乙肝患者在进行免疫抑制治疗时，当给予其激素治疗后，患者易出现肝炎再燃的情况，其 HBV 复制再度活化，甚至出现极少见的肝脏失代偿情况。因

而一般当乙肝患者的 HBV 相关指标值为阴性时，如其需要进行免疫抑制治疗，才可给予其激素治疗，但在设计治疗方案时，必须控制治疗周期，应根据患者在不同疗程的效果，合理规划激素治疗，避免对患者肝脏机能造成严重损伤，并且需控制激素类药物的剂量。如需单独给予患者激素治疗，应注意患者是否有肾损伤，如其已存在肾损伤，应避免单纯采用激素治疗，否则疗效不佳。因而多数情况应针对乙肝患者的 HBV-DNA 多聚酶的复制，采用激素联合抗毒药物进行治疗，并合理选用其他免疫抑制剂，在治疗乙肝感染的同时，尽量保证药物使用的安全性，以保障患者的用药安全。

参考文献

1 中华内科杂志编委会.乙型肝炎病毒相关性肾炎座谈会纪要 [J].中华内科杂志，1990，29（9）：519.

2 刘志红，黎磊石.乙型肝炎病毒与原发性肾小足球肾炎 [J].中华内科杂志，1990，29（9）：522-525.

3 邹万忠，张瓦利.乙型肝炎病毒相关性肾炎 [J].中华内科杂志，1990，29（9）：530-533.

4 沈雯，陆福明.乙型肝炎病毒感染与肾小球肾炎 [J].中华肾脏病杂志，1999，15（3）：177-179.

5 谌贻璞.乙型肝炎病毒相关肾炎 [J].中华肾脏病杂志，1992，8（6）：360-362.

6 卢萍，余英豪，庄永泽，等.乙型肝炎病毒相关性肾炎临床病理分析 [J].中国中西医结合肾病杂志，2011，12（6）：541-543.

7 方利君，张月娥.小儿乙肝病毒相关性肾炎组织内乙型肝炎病毒 DNA 存在状态 [J].中华肾脏病杂志，1992，8（2）：65-67.

8 张月娥，郭慕依.乙型肝炎病毒相关性免疫病理的进一步研究 [J].中华内科杂志，1996，29（9）：526-529.

9 何光向，郑宋明.乙肝病毒相关性肾炎的诊断与治疗 [J].浙江中西医结合杂志，2008，18（6）：358-359.

10 张琼，薛超.乙型肝炎病毒相关性肾炎发病机制的研究进展 [J].医学综述，2013，19（14）：2543-2545.

11 黄娟，陈东风.乙肝相关性肾小球肾炎研究进展 [J].胃肠病学和肝病学杂志，2015，24（3）：267-269.

12 常克，钟板松.乙肝病毒相关性肾炎湿热证的病机转变及证治探讨 [J].新中医，2001，13（6）：5-7.

13 曾礼华，张爽，曾芳，等.中医药治疗乙肝相关性肾炎的研究进展 [J].广西中医药.2011，34（3）：1-2.

14 向彩春.乙肝相关性肾炎的中医证治探讨 [J].四川中医，2002，20（4）：12-13.

15 赵勇.从"肝肾同源"谈乙肝病毒相关性肾炎的病因病机和治则 [J].山东中医杂志，2013，32（12）：865-866.

16 汪红.乙型肝炎病毒相关性肾炎辨治思路与方法［J］.浙江中医杂志，2002，30（2）：54-55.

17 向彩春，史伟，吴金玉.中西医结合治疗乙肝相关性肾炎疗效观察［J］.辽宁中医药大学学报，2006，8（9）：16-17.

18 王桦，章文平，廖洪.中西医结合治疗乙型肝炎病毒相关性肾炎的临床研究［J］.四川中医，2010，28（6）：67-69.

19 胡同斌.乙肝性肾炎的分型论治［J］.江西中医药，1995；26（5）：28.

（彭立生　熊国良）

第五节　过敏性紫癜性肾炎

过敏性紫癜性肾炎（Henoch-Schonlein purpura，HSP，anaphy lactoid purpura nephritis）是一组以变态反应所致的广泛性毛细血管炎为主要病理基础的临床综合征，包括特征性皮疹、腹部绞痛、关节痛及肾小球肾炎，有时还出现上消化道出血。

由于过敏性紫癜患者约1/3以上出现肾损害，其预后主要取决于肾脏病变的严重程度，因此将过敏性紫癜所引起的肾损害称为过敏性紫癜性肾炎。

国内报道过敏性紫癜伴有肾损害的发生率在30%～50%，钱桐荪报道为37.6%。本病好发于5～10岁的儿童，成人少见。约85%的患者在20岁以前发病，但2岁以下的儿童及老年人少见，男女之间的发病率无显著性差异。一年四季均可发病，但冬、春季多发。本病死亡率仅为1%～2%。中医学中无本病名称，根据其临床表现，我们可以将紫癜阶段（出血性皮疹）时的病症归于中医的"斑疹""瘀斑""肌衄""紫斑"或"葡萄疫"的范畴；有关节疼痛时，归于中医的"痹证"；以腹部疼痛为主要症状时归于中医的"腹痛"的范畴；当出现血尿、眼睑肢体水肿等肾脏病变时归于中医的"血尿""溺血"或"水肿"的范畴；病变日久，出现脏腑亏损，正气虚弱等一派虚证表现时可归于中医的"虚劳"范畴。

一、病因病理

（一）中医

1.病因

（1）外感

风热：风热之邪内侵，伤及营血而发斑，热毒内盛，血分炽热，络伤血溢，而致尿血、紫癜；或风热之邪与内蕴湿热下移肾与膀胱导致尿血、浮肿。故疾病初期，多有外感风热症状，发病急，变化多，皮肤紫癜常伴瘙痒，紫癜早期，色多赤紫，鲜如锦纹，或伴有吐衄下血，皆属风热为患。

391

血瘀：初因热扰血络，外溢内渗，发为紫癜、尿血，日久则耗血伤气而成瘀。临床观察，本病不论辨证如何，因"离经之血为瘀血"，故都有不同程度的血瘀。血瘀气滞的结果则加重了本虚。

（2）内伤

本虚：风热之邪，内舍于肾，初多表现为肾虚血热，继因火热之邪耗气伤阴，导致气阴两虚，日久阴损及阳，以致脾肾两虚，气血双亏。脾失升清，肾失封藏，则蛋白等精微物质从尿中渗漏而出。

本病的形成，多由于气阴亏损，正不胜邪，六淫之邪入侵，邪热入血，扰动血络，迫血妄行，外溢肌肤而发紫癜，内渗肾脏则见尿血。热盛血瘀是其主要原因。

2. 病机

过敏性紫癜性肾小球肾炎发病之初，多有外感病史，其病机多为患者素有血热内蕴，复因外感、饮食、虫毒、药物或化学毒素等触动，风热相搏，灼伤血络，以致迫血妄行，外溢肌肤，内迫肠胃，甚者及肾，故有皮肤紫癜，腹痛频作，甚则便血、尿血等；久则伤及肾阴，致阴虚火旺，火热灼伤血络，伤及肾与膀胱血络，而见紫斑、尿血。因此可以认为，过敏性紫癜性肾炎之阴虚火旺既是温热病邪日久热耗津液的病理产物，又是继续引起紫斑、尿血的病因病机；久病失治误治，则可伤及脾肾，致脾肾两虚，脾气不足，则运化失职，水湿不运，肾气不足，则不能化气行水，导致膀胱气化失司，开阖不利，脾肾气虚，水湿泛滥则身肿，肾失开阖则尿闭，从而形成过敏性紫癜性肾炎的尿少、水肿等临床表现。综上所述，过敏性紫癜性肾炎主要与肺、脾、肾三脏功能失常有关，尤与脾、肾两脏关系密切。即所谓"其标在肺，其本在肾，其制在脾"。风热内侵，血分伏热，瘀血阻滞及脾肾气血阴阳的失衡是本病的病机。

（二）西医

1. 病因

过敏性紫癜的病因目前尚不能明确，主要考虑与感染和变态反应有关。

（1）感染

包括细菌、病毒及寄生虫或血吸虫感染。大约有 1/3 的患者在发病前有感染，以上呼吸道感染最常见。有 β-溶血性链球菌、结核杆菌、肺炎球菌、金黄色葡萄球菌、水痘病毒、麻疹病毒、流感病毒、人乳头状瘤病毒、沙门氏菌、HIV、肺炎衣原体和血吸虫感染的报道。

（2）变态反应

约有 1/4 患者发病前有药物、食物、疫苗接种和花粉吸入等其他情况所引起的过敏反应。①药物：抗生素（青霉素、红霉素、四环素等）、磺胺、异烟肼、水杨酸、奎宁、卡马西平、噻嗪类利尿剂、非那西汀、硫喷妥钠、链激酶、依拉普利、雷诺普利、巴比妥、碘化物、阿司匹林，疫苗（麻疹疫苗、流行性脑脊髓膜炎疫苗等），结核菌素试验等；②食物：鱼、虾、蟹、蛋、蛤、牛奶等异型蛋白质多见；白酒、果仁、青豆、西红柿、草莓、麦子和巧克力等亦有报道；③其他：花粉过敏、昆虫叮咬和寒冷刺激等。尚有一小部分患者无明显诱因。

2. 病理

（1）发病机理

其发病机理主要是过敏原（食物、药物、细菌、病毒、毒素等）引起免疫复合物形成并沉积于肾脏，诱发免疫性损伤及血管性炎症。大量资料研究表明，过敏性紫癜性肾炎是一免疫复合物性疾病——HSP患者血清中可测得循环免疫复合物；皮肤小血管及肾小球、肠系膜血管呈过敏性血管炎病变，病变血管及肾小球可检出IgA、C_3颗粒状沉着；HSP患者如移植肾脏，被移植的正常肾脏也会发生同样病变。其发病机理中IgA起重要作用。本病有家族性好发倾向。

（2）病理改变

主要表现为系膜增生性肾小球肾炎，在病变部位常可见到坏死。

①国际儿童肾脏病研究会（ISKDC）病理分类法分级

1度：轻微病损。

2度：系膜增生。

3度：（a）局灶性和（b）弥漫性系膜增生，新月体形成＜50%。

4度：（a）局灶性和（b）弥漫性系膜增生，新月体形成50%～70%。

5度：（a）局灶性和（b）弥漫性系膜增生，伴＞75%新月体形成。

6度：膜增生性病变。

上述所有级别中都有血尿；1、2、3度中肾病综合征仅占25%；2、3a度预后较好，肾功能可恢复正常，或留下持续性镜下血尿和蛋白尿；3b、4、5度持续性蛋白尿和血尿，或进展至终末期肾衰。电镜下主要见系膜区有电子致密物沉积，这种沉积物含IgA。免疫荧光见IgA颗粒状沉积，IgG或IgM沉积较少。补体C_3和备解素比C_{iq}、C_4更常见，沉积物大量分布在系膜区。

②世界卫生组织（WHO）病理分级

Ⅰ：包括微小病变，微小病变伴局灶节段性显著，局灶性增生性肾小球肾炎轻度。

Ⅱ：包括弥漫性增生性肾小球肾炎轻度，弥漫性增生性肾小球肾炎轻度伴局灶节段性显著。

Ⅲ：包括局灶性增生性肾小球肾炎中等度，弥漫性增生性肾小球肾炎中等度。

Ⅳ：包括弥漫性增生性肾小球肾炎重度，终末期肾。

3. 免疫病理

过敏性紫癜性肾炎的发病与免疫功能紊乱有关，是由于免疫复合物形成并沉积于肾脏，诱发免疫性损伤及血管性炎症。

黎磊石等对104例紫癜性肾炎患者进行免疫病理的研究，根据肾小球内沉积的免疫复合物的不同，分为四型，即：单纯IgA沉积型；IgA+IgG沉积型（IgAG）；IgA+IgM沉积型（IgAM）；IgA+IgG+IgM沉积型（IgAGM）。发现患者中四型的平均间质面积无明显差异；IgAG型和IgAGM型占较大比例，分别为40.4%和34.6%；IgAGM型患者的肾小球补体成分较高，补体 C_4/C_1q 的沉积与 IgAGM 型存在很好的相关性；IgAGM 型患者发生肾小球毛细血管袢坏死的发生率较高；HSPN 免疫病理类型与病理分级之间有一定的联系，IgAM 沉积型和 IgAGM 沉积型与单纯 IgA 沉积型相比，在病理分级表现为 IV ～ VI 级的比例有增高的趋势，特别是 IgAGM 沉积型 IV ～ VI 级的发生率最高。

陈磊等通过运用放免法对过敏性紫癜及过敏性紫癜性肾炎患儿发病早期血清中 β_2 微球蛋白（β_2-MG）及尿白蛋白（Alb）进行测定，方法：使用 Iβ_2-MG 放免盒，采用 FT-630G 微机多探头 γ 计数仪测读。结果提示：过敏性紫癜患儿 β_2-MG 与正常对照组无明显差异，而过敏性紫癜性肾炎患儿 β_2-MG 结果与对照组有显著性差异（$P < 0.01$）。血清 β_2-MG 升高的原因可能是过敏性紫癜使肾小球滤过率（GFR）降低或由于免疫防御而致淋巴细胞分泌 β_2-MG 增多。发病早期，患儿仅出现紫癜，尿中各项指标均正常，但几乎所有患儿均有不同程度的肾脏病变。β_2-MG 在未出现血尿、蛋白尿等症状前已开始升高，同时查血清尿素及尿 Alb，仅有 11 例尿酸 > 7.0mmol/L，而尿 Alb 与对照组相比有显著性差异（$P < 0.01$），说明 β_2-MG 比尿酸、肌酐能更好地估计 GFR 的变化。另外，多数 APN 患儿尿改变后数日即恢复正常，但仍有少数患儿血尿、蛋白尿及高血压可持续 2 ～ 3 年之久，且极易复发。因此，建议对过敏性紫癜患儿因经常复查血清 β_2-MG 和尿 Alb。

二、临床表现

（一）症状

1. 肾外表现

半数病者于发病前 1 ～ 3 周有上呼吸道感染，几乎所有病例都有特征的对称性出血性皮疹，开始时为荨麻疹样，随后变为高出于皮肤的斑点状紫癜，较常见于下肢伸侧和臀部，皮疹可于几个月内反复出现。60% 的患者有腹痛、便血；约 30% 患者有关节痛，特别是膝关节和踝关节。有些病例肾损害先于皮疹。成人胃肠道症状等全身性表现可不明显。

2. 肾损害表现

约 40% 患者有肾小球损害，多于紫癜后 8 周内出现。但也可发生于 2 年后，甚或在出疹以前。过敏性紫癜的肾损害的特征为血尿，可伴有轻度蛋白尿。临床上可表现如下：①急性肾炎综合征：约占 30%；②过敏原急进性肾炎综合征：较少见，在几周至几月内进展至尿毒症；③过敏原无症状血尿和（或）蛋白尿综合征：约占本病的 50%；④过敏原肾病综合征：成人约占 10%，在儿童较多见；⑤过敏原慢性肾炎综合征：部分患者可发展为慢性肾炎综合征。

（二）体征

皮疹发生在四肢远端、臀部及下腹部，多呈对称性分布，为出血性斑点，稍高于皮肤表面，皮疹可分批出现，严重者可融合成片；腹痛患者可有黑便或鲜血便；偶见鼻出血或咯血。

三、实验室检查

（一）尿

尿液检查可有轻重不一的血尿、蛋白尿和管型尿，多为低选择性。尿中有多数红细胞，或为肉眼血尿，蛋白尿及管型尿较轻，通常尿蛋白不超过 2g/24h，在肾脏损害严重者，尿中纤维蛋白降解产物明显增加。

（二）血

1. 血常规检查

血小板、出血时间、凝血时间、血块回缩时间和凝血酶原时间正常。出血严重者可伴有贫血。

2. 免疫学检查

早期部分患者 IgA 增高，血清 IgG、IgM 正常，补体 C_3、C_4 和 CH_{50} 多数正常甚至增加。白细胞介素 6（IL-6）及肿瘤坏死因子（TNF-a）升高。

3. 肾功能检查

血尿素氮、血清肌酐可升高，肌酐清除率可下降。

4. 部分患者免疫复合物阳性。

5. 血沉

血沉明显增快。

6. 毛细血管脆性试验

急性期部分患者毛细血管脆性试验（束臂试验）阳性。

（三）皮肤活检

无论在皮疹部位或非皮疹部位，免疫荧光检查均可见毛细血管壁有 IgA 沉积。

（四）肾穿刺活检

肾病理按 ISKDC 法分为 6 级，见病理部分。

免疫荧光主要为 IgA 沉积，阳性率 90% ～ 100%，主要分布于系膜区，也可见于血管壁，少数可伴有 IgG、IgM、C_3 沉积。有 C_4 或 C_1q 沉积者较少。Uab、R-GH 病理以 2、3 度占多数，而 NS、HT、RPGN 型病理以 4 ～ 6 度为多。前三型临床以单纯 IgA 沉积为主，而后三型临床以 IgA、IgG、IgM 同时沉积多见。Muda 用聚焦激光扫描显微镜（CLSM）观测免疫复合物主要成分为 IgA、C_3，空间构型外披 IgA 外层者肾组织损害轻，而免疫复合物裸露无 IgA 外披者肾组织损害重，故提示补体成分直接接触细胞或系膜间质受体引起细胞分解及炎症的产生。

四、诊断

（一）诊断要点

1. 肾脏受累

肾脏受累多发生于皮肤紫癜后 1 个月内，一般紫癜常复发，病程迁延及胃肠症状严重者肾较易受累。

2. 症状

症状轻重悬殊，除见皮肤、胃肠道、关节等症状外，早期大多数患者可见肉眼血尿与蛋白尿，轻者仅见镜下血尿。浮肿和高血压多为轻、中度。

3. 临床类型

（1）轻型仅尿液有轻微改变，血尿持续时间较短，浮肿、高血压不明显。

（2）急性肾炎综合征与链球菌感染后肾炎相似，轻度血尿、浮肿、高血压，补体多数正常，紫癜消退后尿变化恢复正常。

（3）肾病综合征有明显浮肿，大量蛋白尿，有或无轻度血尿，激素治疗不如原发性肾病综合征。

（4）急进性肾小球肾炎起病急，明显血尿，早期即有高度浮肿，少尿或无尿，常于 3 个月内发展至肾功能衰竭而死亡。

（5）慢性肾炎常紫癜反复，病程迁延，终发展成慢性肾功能不全。

4. 病理检查

病理检查常见局灶系膜增生病变，严重弥漫增殖和新月体形成，免疫荧光检查系膜区 IgA 颗粒样沉着为特征。

5. 实验室检查

（1）尿检见血尿和 / 或蛋白尿，多为低选择性。

（2）血补体 C_3、C_4 均正常。

（3）血 IgG、IgM 正常，早期部分患者 IgA 增高。

（4）部分患者免疫复合物阳性。

（二）鉴别诊断

1. 急性肾炎

当 HSP 肾炎发生于皮疹已消退时需与急性肾炎鉴别。此时追问病史，包括回顾皮疹形态、分布、关节和胃肠道症状有助于本病诊断。急性肾炎多数有血清补体 C_3 降低，而无皮疹、关节痛及肠绞痛表现；抗链 "O" 的滴度增高并不能作为鉴别点，因为 HSP 可有 30% 病例增高。而急性肾炎也可有 30% 不增高；必要时可做皮肤活检和肾活检以鉴别，急性肾炎表现为毛细血管内增生性肾炎，而过敏性紫癜性肾炎则近似于 IgA 肾病的病理改变，但肾小球毛细血管襻的坏死及肾小球内纤维素的沉积较 IgA 肾病为重。

2. Goodpasture 综合征

当 HSP 肾炎伴肺出血，咯血时应注意与此病鉴别。由于本病有典型皮疹和关节及胃肠症状，血清 IgA 增高等，鉴别并不困难，必要时可做肾活检，有助于鉴别。

3. 狼疮性肾炎

由于狼疮性肾炎可有皮疹、关节痛和肾损害，故须与本病相鉴别，但 HSP 皮疹与 SLE 皮疹无论在形态和分布上均有显著区别，诊断并不困难。狼疮皮疹为特征性蝶形红斑或盘状红斑，多为充血性红斑；狼疮性肾炎除关节、皮疹、腹及肾表现外，尚有多系统损害，包括光过敏、口腔溃疡、浆膜炎、神经系统表现、血液系统检查异常，免疫学检查示血清 C_3 下降，抗 dsDNA 阳性，抗 Smith 抗体阳性，抗核抗体阳性；狼疮性肾炎皮肤活检带阳性；狼疮肾在肾活检时有 V 型病理改变，肾小球毛细血管管壁白金耳样改变，免疫荧光示"满堂亮"，IgG、IgM、IgA、C_3 共同沉积，以 IgG、IgM 为主。

4. 原发性小血管炎（微型多动脉炎、Wegener's 肉芽肿）

原发性小血管炎临床表现除有皮疹、肾损害外，上呼吸道、肺部表现多见；皮肤或结节活检示血管壁内皮细胞肿胀、增生、中层纤维化坏死伴炎性细胞浸润、水肿，有时伴有大量淋巴细胞、单核细胞、多核细胞及中性粒细胞浸润，甚至形成肉芽肿病变，无免疫球蛋白沉积，免疫荧光阴性；肾活检可见肾小球节段坏死伴周围炎性细胞浸润，甚至肉芽肿形成，可伴新月体，免疫荧光多数阴性，有时表现为坏死性小动脉炎；血液中可查到抗白细胞胞浆抗原自身抗体（ANCA），微型多动脉炎以核周型 P-ANCA 为主，靶抗原为髓过氧化物酶（MPO），Wegener's 肉芽肿以胞浆型 C-ANCA 为主，靶抗原为蛋白酶 3（PR3）；血清 IgA 多不增高，皮肤与肾活检也无 IgA 沉积，免疫荧光除纤维蛋白外均为阴性。此外，此病少见于 5～15 岁少年儿童。

5. IgA 肾病

过敏性紫癜性肾炎病理上与 IgA 肾病十分相似，两者难以鉴别。过敏性紫癜性肾炎多见于 5～15 岁少年儿童，而 IgA 肾病则多见于青壮年；在发病早期，过敏性紫癜性肾炎即可出现较明显的肾炎及肾病综合征的表现，而 IgA 肾病仅出现复发性血尿和无症状蛋白尿等表现；IgA 肾病肾组织中单核 / 巨噬细胞浸润的程度与蛋白尿的发生无明显相关，而过敏性紫癜性肾炎则没有这种关系；过敏性紫癜性肾炎在稳定期，单核细胞的浸润可以明显减轻，而 IgA 肾病则持续存在；以及 IgA 肾病少有皮疹、关节痛及腹部表现可资鉴别。

6. 其他

腹部绞痛要与阑尾炎、肾结石相鉴别，仔细询问病史，认真检查，不难鉴别。

（三）诊断思路与误诊防范

过敏性紫癜性肾炎的临床表现通常分为肾外表现及肾脏损害表现。肾外表现主要包括有典型分布的皮疹（约 1/3 的患者可有此表现）、非游走性多发性关节疼痛（约一半患者有此表现）、腹痛、恶心、呕吐、便血及呕血等腹部症状（50% 的成人及 90% 的儿童可有此症状），以及少见的咯血、头痛、抽搐等表现。肾脏损害的临床表现主要为血尿、蛋白尿、浮肿及高血压、肾病综合征、肾功能不全等。因此临床上出现典型的过敏性紫癜皮疹、关节疼痛、腹部症状以及有肾脏损害的表现时诊断通常并不困难。

1. 诊断思路及程序

（1）对临床上表现有皮肤紫癜者，首先要注意其是否伴有其他肾外症状，如关节痛、腹痛等，如皮肤紫癜分布较典型，即使没有其他症状，在排除血小板减少性紫癜后也可以诊断为过敏性紫癜；其次要常规检查尿液，观察患者有无肾脏损害。对尿液中仅表现有少量红细胞者，可以按照过敏性紫癜进行治疗，肾脏病变暂时无须强化治疗，进行严密的临床观察即可；对尿液检查发现有蛋白尿、肾病综合征或肾功能不全者，应及时进行肾穿刺活组织病理检查，了解肾脏病变情况的变化，以便及时治疗处理。

（2）对皮肤紫癜不明显的患者，如有肾外表现，临床上怀疑有过敏性紫癜性肾炎的患者，应常规进行尿液检查，根据尿液检查的结果，按照第（1）条的方案进行诊断治疗和处理。

（3）由于过敏性紫癜性肾炎的病理改变较复杂，病理改变与临床表现不尽一致。因此，肾穿刺活组织病理检查对过敏性紫癜性肾炎的诊断、病情的分析及预后的判断均具有重要意义。临床上对表现有明显蛋白尿（1.0g/d 以上）、肾病综合征、肾功能不全或持续性高血压的紫癜性肾炎患者应尽早进行肾脏病理检查以确定肾脏病变的严重程度以及适时调整治疗方案。

2. 误诊防范

典型的过敏性紫癜性肾炎通常不容易引起误诊、误治。但是在临床上有不少患者的表现并不典型，如果考虑不周详或经验不足，就有可能出现误诊，从而导致误治。以下情况通常是引起误诊、误治的主要原因。

（1）患者的皮疹不典型或皮肤紫癜持续时间较短。一过性的皮肤紫癜常被患者、患者家属忽视；部分患者仅出现血管神经性水肿、多形性红斑或溃疡坏死等不典型的皮肤表现，不容易迅速诊断为过敏性紫癜。因此，要详细询问病史，如患者在发病前有无接触过可疑的过敏物品、食品等，皮肤上有无出现出血点。对待儿童患者，不能只问家长，还须询问患儿本人，因为临床上有很多患儿自己发现有一过性的皮肤紫癜，而家长并未注意到或及时发现的情况。此外，临床医师必须认真进行体格检查，许多时候患者本人未注意到的皮疹，或是尚未褪尽的皮疹印迹可在医师进行查体时被发现。

（2）肾脏表现与皮肤紫癜表现出现时间上的差异容易导致诊断困难。虽然大多数患者肾脏损害表现发生在紫癜起病后的 2 个月内，但也有不少患者在起病后的 3～5 个月才出现肾脏损害，亦有个别患者的镜下血尿发生于皮肤紫癜出现之前等情况。这种情况临床上必须严密观察和随访。

（3）约有 1/3 的患者是以腹部症状为首发表现的，尤其是儿童患者多见，常常被诊为"急性阑尾炎""肠梗阻""肠套叠"等外科急腹症而进行手术治疗。在手术之前必须仔细进行鉴别诊断。过敏性紫癜性肾炎的腹痛尽管表现为严重的阵发性绞痛，但其腹部体征通常较轻，即使有明显的腹部压痛，但常无腹肌紧张及反跳痛。当然，同时也要注意临床上过敏性紫癜性肾炎的患者合并肠套叠、肠穿孔的情况的发生。

五、治疗

（一）辨证论治

过敏性紫癜性肾炎在临床上根据不同症状表现，辨证分析可以分为血热妄行证、阴虚火旺证和脾肾两虚证三型。具体如下：

1. 血热妄行

临床表现：发热咽痛，皮肤紫癜，色红而密，关节疼痛，肉眼血尿或镜下血尿，舌质红，苔薄黄或黄腻，脉滑数。

辨证分析：患者素有热毒内伏，复因外邪侵袭而触动，风热相搏，正邪交争，故见发热；热蕴咽喉，故见咽痛；邪热内传，入营动血，迫血妄行，血溢肌表，故见皮肤紫癜，色红而密；热毒蕴积于经络；经络滞涩，不通则痛，故见关节疼痛；热邪迫于下焦，灼伤肾及膀胱血络，故可见尿血。至于舌红苔黄脉数则皆为血热之象，若兼夹湿邪则又可见苔腻脉滑之征。

治法：清热凉血，化斑解毒。

方药：犀角地黄汤（《备急千金要方》）合小蓟饮子（《济生方》）加减。

犀角 1.53g^{（水磨冲服）}，生地黄 30g，赤芍 20g，牡皮丹 20g，小蓟 15g，滑石 15g，通草 6g，炒蒲黄 9g，藕节 9g，淡竹叶 9g，当归 6g，栀子 9g，炙甘草 6g。

加减：犀角可用水牛角代之，剂量应加大 30～40g。若兼皮肤瘙痒，可加防风、白鲜皮、蝉蜕等祛风止痒；若腹痛明显者，可加芍药甘草汤以缓急止痛；便血较重者，可加地榆炭以清热凉血止血；血尿明显者，可加白茅根以加强凉血止血之力。

方解：前方以犀角清心、凉血、解毒为主；配生地黄以凉血止血、养阴清热；再合芍药、牡丹皮，既可凉血，又能散瘀；诸药合用，共成清热解毒、凉血散瘀之方。后方则是导赤散加味而成；方中以小蓟凉血止血为君；辅以藕节、蒲黄助君药凉血止血并能消瘀，使血止而不留瘀；滑石清热利水通淋，通草、淡竹叶、栀子清泻三焦之火从小便而去；生地黄养阴清热，凉血止血，可防热而伤阴；当归养血和血而性温，能防方中寒凉太过之弊；以上诸药共为臣、佐药；更以甘草调和诸药，为使药；诸药合用，共成凉血止血为主，利水通淋为辅之方。两方合用，止血之中寓以化瘀、清利之中兼以养阴；可使血尿止，紫癜消而不留瘀血，热毒清、水道通而不伤阴液，尤其适用于过敏性紫癜肾病初期血热妄行者。

2. 阴虚火旺

临床表现：紫癜渐退，时有头晕腰酸，咽燥喉痛，足跟痛，五心烦热，镜下血尿，舌质红，苔薄黄或少苔，脉细数。

辨证分析：温病日久或其他原因伤及肾阴，肾阴亏虚则阴不制阳而致虚火内亢，而成阴虚火旺之证。病程较久，火毒之势日衰，故见紫癜渐退；肾阴亏虚，腰府筋脉失养，髓海失充，故见头晕腰酸，足跟疼痛；阴虚火旺，血不循经，灼伤肾络，内渗膀胱则尿血；阴虚津不上承，火旺虚火上扰则咽燥喉痛；水火失济，心神被扰则五心烦热；肾阴不足则苔少而脉细，虚火内生则舌红，苔黄而脉数。

治法：滋阴补肾，凉血和络。

方药：知柏地黄丸（《医宗金鉴》）合二至丸（《医方集解》）加减。

知母 6g，黄柏 6g，熟地黄 24g，山茱萸 12g，干山药 12g，泽泻 9g，茯苓 9g，牡丹皮 9g，女贞子 15g，旱莲草 15g。

加减法：阴虚甚者，可加炙龟甲、鳖甲珠以滋补阴液；血热偏甚者，可加紫草、赤芍以凉血化瘀；尿血重者，可加白茅根、茜草根、仙鹤草以凉血止血。

方解：前方以六味地黄丸滋补肾阴为主方；配以知母、黄柏清虚热而坚肾阴，增强了其滋肾阴、清相火之功；合而为滋阴降火之剂。后方则取女贞子甘苦性凉以滋肾养肝；配旱莲草甘酸性寒，养阴益精而能凉血止血；全方药味少而性平和，补肝肾养阴血而不滋腻，为平补肝肾之剂。两方合用，则肾阴得复而血热可清，适用于过敏性紫癜性肾病中期肾阴亏损阴虚火旺者。

3. 脾肾两虚

临床表现：紫癜消退，面色萎黄，神倦无力，纳差便溏，尿蛋白较多，可有少尿，浮肿，腰酸，舌质淡边有齿痕，苔薄白，脉沉缓无力。

辨证分析：病之后期，邪热已除，故紫癜消退；脾气虚弱，运化失常，气血生化之源不足，不能上荣于面，外充四肢，故见纳差便溏，神倦乏力，面色萎黄等，肾阳不足，气化不行，固摄失职，故见少尿，蛋白尿；中阳不振，水不气化，肾阳亏虚，气化失常，水湿停滞，溢于肌肤，故见周身浮肿。舌淡苔白，脉沉缓无力是脾肾阳气亏虚之象，舌边齿痕则为水停之征。

治法：温阳健脾，化气行水。

方药：真武汤合补中益气汤（《脾胃论》）加减。

茯苓 20g，白芍 20g，白术 10g，生姜 9g，制附片 9g，黄芪 20g，党参 20g，当归 10g，陈皮 10g，炙甘草 6g。

加减：尿蛋白过多者，可加菟丝子、山茱萸、桑螵蛸、金樱子等以补肾固摄；血清蛋白低者，可加紫河车、鹿角胶等血肉有情之品以滋阴助阳，补气养血；水肿明显者，可加车前子、大腹皮、生薏苡仁等化湿行水。

方解：前方以附子大辛大热为君，温肾暖土，以助阳气；臣以茯苓之甘淡渗利，健脾利湿；生姜辛温，既可助附子温阳祛寒，又可伍茯苓而温散水气；佐以白术健脾燥湿，以扶脾之运化；更佐以白芍，既可利其小便，又可防辛温、通利之品伤阴；诸药相伍，温中有散，利中有化，脾肾双补，阴水得利，共成温阳健脾、化气行水之剂。后方则以黄芪益气为君；党参、白术、炙甘草健脾益气为臣，共用以增补中益气之功；再佐陈皮理气，当归补血，均为佐药；诸药合用，则补气健脾可治气虚之本，能使水谷精气生化有源，而收"补后天以养先天"之功，补真武汤健脾益气之力不足。两方合用，共奏脾肾双补、化气行水之功，尤其适用于过敏性紫癜性肾炎后期，患者脾肾双亏，水湿内停，临床表现以水肿、尿少为主者。

（二）辨病治疗

1. 专方专药

（1）升降散加味

药物组成：僵蚕、蝉衣、大黄、姜黄、琥珀等分研末，每次 4g，每日 2 次，以蜂蜜调加。血热偏盛，加生地黄、牡丹皮、玄参；脾虚加生黄芪、炒白术、赤小豆；脾肾阳虚加炒白术、仙灵脾、生黄芪、伏龙肝、鹿角胶；气阴两虚加太子参、麦门冬、乌梅炭。本方具有清热透疹、活血化瘀的作用，可作为基本方。

（2）茜草消风汤

药物组成：茜草 30g，紫草、阿胶、侧柏叶、生地黄、牡丹皮、赤芍、防风、地肤子、益母草、苦参各 10g，红枣 12g，蝉蜕、甘草各 3g。发热、咽痛者加连翘、山豆根、牛蒡子；腹痛加木香、延胡索、白芍；关节痛加防己、秦艽、威灵仙；血尿加白茅根、大蓟、小蓟；紫癜鲜红加玄参、仙鹤草。本方具有疏风清热、凉血止血的作用。

（3）解毒化瘀汤

药物组成：连翘、藕节各 10g，玄参、赤芍、紫草、小蓟、蒲黄各 10～15g，益母草 15～20g，随证加减。日 1 剂，水煎分 3 次服，治疗 80～90 日。本方具有解毒化瘀的作用。

（4）紫癜胶囊

药物组成：焦大黄、焦山楂、炙甘草、紫草、防风、五味子、鹿衔草、旱莲草、生地黄、茜草根等，或随证加味。5 粒 / 日，分 3 次口服，8～12 周为 1 疗程。尿检正常后继服 3 个月，逐渐停用激素。本方具有活血化瘀的作用。

（5）祛风饮（叶中贤）

药物组成：荆芥 7g，防风 7g，蝉衣 9g，白菊花 7g，白芍 10g，白茅根 30g，仙鹤草 20g。辨证加减：血热加生地黄 15g，牡丹皮 7g，水牛角片 15g$^{（生煎）}$，赤芍 10g；脾虚加党参 9g，炒白术 7g，炙黄芪 15g，炙甘草 3g，茯苓 7g；水肿加车前子 12g$^{（包煎）}$，泽泻 9g，猪苓 7g。本方治疗小儿紫癜性肾炎。

（6）紫肾通络汤

药物组成：紫草、牡丹皮、赤芍、川芎、蝉蜕各 6～10g，当归 4～5g，生地黄、益母草、鸡血藤、猪苓、茯苓、白茅根各 10～15g。尿中红、白细胞，加藕节、茜草、蒲黄炭等各 6～10g；水肿加木通 4～6g，车前子$^{（包煎）}$、泽泻各 6～10g；腹痛加白芍、延胡索各 6～12g；关节痛加忍冬藤 15g，牛膝 10g，乳香、没药各 3g；后期兼有气阴虚证候，加生芪 20g，党参 10g，山药 15g，旱莲草 12g。每日 1 剂，水煎服，治疗小儿紫癜性肾炎。

（7）益气活血汤（孙平）

药物组成：黄芪 15g，白术 10g，茯苓 12g，丹参 12g，当归 10g，川芎 5g，炒蒲黄 10g，杜仲 10g，葫芦巴 6g，白茅根 30g。本方治疗小儿紫癜性肾炎。

（8）凉血祛瘀汤

药物组成：连翘 30g，生地黄 20g，牡丹皮、丹参各 20g，生槐米 10g，紫草 10g，防风

10g，乌梅 10g，甘草 5g。随症加减，血热盛加茜草、败酱草；血尿明显加小蓟、蒲黄、旱莲草；关节肿痛加豨莶草、防己；腹痛加白芍、木香、延胡索；咽痛加射干、山豆根；乏力倦怠加玄参、白芍、当归。

（9）消斑益肾汤（冯振兴）

药物组成：生地黄、熟地黄各 12g，茜草根 15g，牡丹皮 12g，赤芍 12g，蝉蜕 9g，白茅根 30g，紫草 10g，白花蛇舌草 15g，黄芪 15g，甘草 6g。

（10）潘承南以中药蝉蜕、防风、牡丹皮、赤芍、茜草、槐花、紫草各 10g，生地黄、小蓟各 15g，白茅根 30g，水牛角锉成粉 50g，水煮 2 小时，用水煎上药，加大枣 10 枚，每日 1 剂，并以麻柳叶 100g 煎水外洗局部，治疗 3 例重症过敏性紫癜，均获效。

（11）参芪凉血汤（张琪）

药物组成：黄芪 30g，党参 20g，黄芩 15g，生地黄 20g，赤芍 20g，侧柏叶 20g，茜草 20g，白茅根 30g，甘草 10g。加减：如脾气虚馁，加白术、茯苓、陈皮以运脾和胃以资化源；湿热偏盛加白花蛇舌草、大蓟、小蓟清利止血。主治过敏性紫癜肾炎见血尿者，湿象表现不明显，以热象为主，邪热迫血妄行而致血尿，日久耗气，引起气虚诸症出现。症见尿血日久不愈，尿道灼热，气短乏力，精神疲惫，舌淡红，苔白干，脉细弱或虚数。

（12）脱敏煎（祝谌予）

药物组成：银柴胡、乌梅、五味子各 10g，防风 6g。加减：气虚加生黄芪补气；阴伤加白芍柔养；再加蝉蜕可增加脱敏效力；血色鲜红可加紫草、仙鹤草、生地榆凉血止血。主治：紫癜性肾炎。

（13）脱敏消癜汤（冉雪峰）

药物组成：艾叶 9g，乌梅 9g，阿胶 9g（烊），槐花米 9g，当归 9g，金银花 9g，甘草 9g，生大黄 6g，黄芪 15g，滑石 15g，猪苓 9g，泽泻 9g，车前子 9g（包煎）。加减：发热者加生地黄 15g，牡丹皮、连翘、紫草各 9g；出现胃肠道反应，腹痛者加厚朴、枳壳、川楝子、黄柏各 9g；关节肿胀，有浆液性渗出，行动困难，加汉防己、秦艽、牛膝、鸡血藤、延胡索各 9g；出现惊厥者加水牛角 50g，僵蚕、钩藤、天竺黄各 9g。本方具有清热解毒、脱敏消癜、补血止血的作用。主治：紫癜性肾炎。

（14）止血滋肾汤（孟澍江）

药物组成：雷公藤 10g，小蓟 15g，生地黄 10g，牡丹皮 9g，赤芍 9g，阿胶 10g（烊化），生黄芪 15g，炒知母 9g，炒黄柏 4g，大枣 5 枚，益母草 15g。加减：如脾虚便溏，可减知母、黄柏，加党参、茯苓、白术运脾和胃；蛋白尿量多，出现低蛋白血症，可加黄芪为 30g，并配当归以补气生血以资化源。具有清热泻火、凉血止血、行血化瘀的作用。主治：紫癜性肾炎，症见面目浮肿，尿检有较多蛋白、红细胞，甚则呈血尿者。

（15）清癜汤加减（程纬民等）

药物组成：防风 10g，当归 15g，生地黄 20g，牡丹皮 10g，丹参 15g，黄芩 10g，僵蚕 10g，白茅根 15g，地榆 10g。若血尿明显者，加大蓟、小蓟各 10g；腹痛明显者，加白芍

15g；若蛋白尿为主者，去防风，加黄芪 30g，蝉衣 15g；若风热内盛者，加连翘 10g，赤芍 10g。本方具有祛风清热、凉血止血化瘀之功。

2. 中成药

（1）双黄连颗粒冲剂

冲服，1 包 / 次，2 ～ 3 次 / 日，有助清热解毒之疗效。

（2）牛黄解毒片

3 片 / 次，每日 3 次，有清热泻火、解毒之效。

以上均适用于热毒伤里，瘀血阻络型患儿。

（3）乌鸡白凤丸

0.5 ～ 1 丸 / 日，有益气养血作用。

（4）归脾丸

8 丸 / 次，每日 2 ～ 3 次，有益气养血之功效。

以上适用于虚证患儿。

（5）云南白药

治疗小儿紫癜性肾炎，在常规疗法基础上加用云南白药，2 ～ 5 岁 0.03g/ 次，5 岁以上 0.06g/ 次，最大不超过 0.5g/ 次，每日 3 次，2 周为 1 疗程，疗程期间间隔 3 天，一般需 2 ～ 3 个疗程。治疗期间忌食鱼、虾、鸡蛋、牛奶及其代制品。

（6）雷公藤多苷片

1 ～ 1.5mg/（kg·d），分 3 次服用。适用于紫癜性肾炎有蛋白尿、血尿者。

（7）肾康宁片

每次 5 片，每日 3 次。适用于紫癜性肾炎属脾肾阳虚，水湿内停而兼有瘀血者。

（8）六味地黄丸

每次 6g，早晚分两次服。适用于肾阴亏虚者。

（9）知柏地黄丸

每次 6g，早晚分两次服。适用于阴虚火旺者。

（10）火把花根片

3 ～ 6 片 / 次、每日 3 次口服，4 ～ 6 月为一疗程，对孤立性血尿伴轻至中度蛋白尿者，单独应用火把花根片配合常规治疗的疗效尤为突出。

3. 中药针剂

（1）黄芪注射液

40mL 本药加入到 5% 的葡萄糖注射液 250mL 中，静脉滴注，每日 1 次。

（2）丹参注射液

10 ～ 20mL 本药加入到 5% 的葡萄糖注射液 250mL 中，静脉滴注，每日 1 次。

（三）西医治疗

本病尚无特异治疗，对于大部分呈轻微、一过性尿检异常者，无须特殊治疗。重症患者，如表现为急性肾炎综合征、肾病综合征和急进性肾炎综合征者需积极治疗，包括采用肾上腺皮质激素、免疫抑制剂、抗凝治疗和血浆置换等，但疗效难于确切评价。

急性期应注意休息，重症应予卧床休息。尽可能寻出可疑过敏原并予以清除。有明确感染和存在感染灶时，应予抗生素治疗和清除病灶。停止服食和接触可能是过敏原的食物和药物，必要时予以脱敏治疗。胃肠症状可予解痉药，必要时禁食、输液，并密切观察警惕胃肠道外科并发症（如肠套叠）。肾上腺皮质激素对缓解关节肿痛和减轻软组织水肿有显著的效果，可用于严重关节肿痛和腹痛患者。一般泼尼龙每日 1～2mg/kg，用 7～14 日即可。多数学者认为皮质激素不能改变紫癜性肾炎的病程和预后。

肾病综合征型可予皮质激素加免疫抑制剂如硫唑嘌呤或环磷酰胺。剂量：泼尼龙每日 1～2mg/kg，硫唑嘌呤每日 2～3mg/kg，疗程视病情而定，多为 6～12 月。

对新月体超过 50%，表现为急进性肾炎的治疗，一般认为应早期采用四联疗法（糖皮质激素＋免疫抑制剂＋双嘧达莫＋肝素、华法林）、甲泼尼龙冲击疗法和血浆置换等。

病理上呈 IV 和 V 级改变的重症患儿，有主张皮质激素、免疫抑制剂、抗凝（如肝素）及抗血小板聚集剂（双嘧达莫）的四联疗法。

对终末期肾衰竭患者应予透析和肾移植，但移植肾约有 1/3 复发，应在活动性病变静止一年以后再做肾移植。还有报告应用血浆置换者。

1. H$_2$ 受体阻滞剂

近年有报告用 H$_2$ 受体阻滞剂西咪替丁，对控制反复的皮肤紫癜及减轻肾损伤有一定疗效。初可用 20mg/kg 静脉滴注 1 周，后改为 15～20mg/kg 分次口服，连用 1～2 周。

2. 激素

（1）肾上腺皮质激素

此对缓解关节炎及胃肠症状有效，可短期应用，一般用泼尼松每日 1～2mg/kg，分 2 次口服 7～14 天。此类药物对皮肤紫癜的反复出现及防止肾的受累一般认为无效。对已发生的紫癜性肾炎，其疗效也并不理想。但临床上对有明确肾损伤，呈急进性肾功能减退或蛋白尿程度较重，尤其是呈肾病综合征表现者仍给以肾上腺皮质激素治疗，其剂量及方法参见肾病综合征方案。对经激素诱导治疗 6～8 周无缓解、尿蛋白＞2.0mg/ 日并伴明显血尿或肾功能损害者目前也多主张加用环磷酰胺治疗。

（2）甲泼尼龙联合环磷酰胺静脉冲击治疗

临床表现为急性肾功能减退或呈急进性恶化者，病理上多有不同程度新月体形成，应及时给予大剂量甲泼尼龙静脉冲击治疗。小儿剂量 15～30mg/kg/ 次，连续 3 日，或隔日 1 次，连用 3 次，其后继以口服泼尼龙 1～2mg/kg/ 日，视病情逐渐减量。并可同时给予环磷酰胺治疗。环磷酰胺静脉冲击：0.5～1.0mg/m^2 加入生理盐水，静脉滴注，时间不少于 1 小时，每月 1 次，也有用 8～12mg/kg 按上法滴注，连续 2 日，每 2 周冲击 1 次，累积量一般＜150mg/kg。冲击治疗时，注意令患者多饮水，及时排尿，谨防发生出血性膀胱炎，同时密切观察血白细胞计数，当＜4×10^9/L 时不宜冲击，并应定期检测肝功能。

3. 治疗幽门螺杆菌感染

赖冬波等采用 13C 尿素呼气试验（13C–UBT）方法对 304 例 HSP 患儿（年龄 3～14 岁）检测幽门螺杆菌（Hp），并研究与 HSP 肾损害的关系。其中，Hp 感染者 91 例，其肾损害的发生率为 65.9%；无 Hp 感染者 213 例，肾损害发生率为 35.2%，两者比较，差异有统计学意义。经用奥美拉唑、阿莫西林干糖浆、克拉霉素三联疗法治疗 2 周后，Hp 转阴者肾损害完全恢复率为 84.4%，未转阴者恢复率为 46.7%，两者比较差异有统计学意义。提示 Hp 感染对 HSP 患儿肾损害发生有一定的影响，及时发现和处理 Hp 感染，有可能减少或减轻 HSP 患儿的肾损害。

（四）中西医结合治疗

1. 结合要点

本病大部分患者病情轻微，一过性尿检阳性者，无须特殊治疗，一般采用中药治疗即可取效。但如合并感染、高血压等应予及时对症处理。

重症以蛋白尿为主者，可采用糖皮质激素治疗，治疗后胃肠道症状及关节肿痛改善明显，减少蛋白尿则起效慢；如有广泛新月体形成，表现为急进性肾炎者，应给予强化免疫抑制剂治疗，如甲泼尼龙冲击疗法、血浆置换等有一定疗效。终末肾衰者可做透析及肾移植治疗。在上述治疗过程中，均可辨证论治服用中药，以减少西药副作用及完成治疗计划。

中药治疗本病除一般常规辨证论治外，尚要考虑本病的形成与风、热、瘀密切相关，故近年的报道多从风、热、瘀论治；而且常在辨证基础上，将从瘀论治贯穿始终。早期法用清热祛风、凉血祛瘀，后期则以滋阴补肾、活血化瘀为治。

2. 方案选介

（1）中药和泼尼龙

中药：水牛角 30g^(先煎代水)，赤芍 6～9g，牡丹皮 6～9g，藕节 1 节，淡竹叶 6～9g，当归 4.5～6g，鸭跖草 15～30g，生甘草 3～4.5g。随证加减。

西药：泼尼龙 1～2mg/kg/ 日，疗程一般 4～8 周，用药 2 周后逐渐减量停药。疗效不显著可酌加环磷酰胺或吲哚美辛。

疗效观察：本组 37 例，痊愈 24 例，好转 8 例，总有效率 100%。平均治愈天数为 47.75 日。

（2）中药和环磷酰胺

中药：当归、川芎、白芍、益母草、丹参、木香各等分。出血重者加三棱、莪术；热盛加黄芩、牡丹皮、鱼腥草。

西药：环磷酰胺静脉注射，每次 200mg，隔日 1 次；待尿蛋白转阴，红细胞减少后改用口服，每日 100mg，用药一般 12～24 周。

（3）中药和西药

中药：小蓟、淡竹叶、黄连、甘草、通草、生地黄、黄芩、牡丹皮、玄参、紫草、茜草根、连翘、滑石、生黄芪。

西药：配合用氯苯那敏、特非拉丁、泼尼龙抗感染及降压。

疗效观察：治疗 23 例成人紫癜性肾炎，与单纯用上述西药的对照组 41 例比较，结果 2 组分别治愈 11 例、15 例（$P < 0.05$），有效 10 例、20 例，无效 2 例、6 例。

（4）中药与雷公藤多苷片

中药：用益肾和络方（干地黄、女贞子、杜仲、旱莲草、丹参、赤芍、生茜草、生甘草），湿浊加制大黄，气虚加黄芪，脾肾气虚加党参、黄芪、淫羊藿，血热夹瘀加白茅根、大青叶、连翘。

西药：配合雷公藤多苷片为主口服及对症处理。

疗效观察：治疗 59 例肝肾阴虚夹瘀型紫癜性肾炎，结果完全缓解 31 例，好转 15 例，无效 13 例，有效率 78.0%。

（五）其他治疗

针灸取穴：神阙、中极、关元、命门、三焦俞、三阴交、百会、肾俞。

方法：艾条温和灸，每次选 3 ～ 4 个穴位，1 次 20 分钟左右，每天 1 次。

适应证：尿潴留、尿闭或尿少者。

（六）专家诊疗经验

1.孙郁芝注重活血解毒，调护胃气

（1）祛邪扶正，注重活血解毒

孙郁芝认为，紫癜性肾炎多由外邪入侵，热毒内蕴，迫血妄行，损伤脉络，血溢脉外而致。日久不愈可耗伤气血，损伤脾肾，脏腑功能失调，易致外感毒热入内，日久成瘀，形成热瘀互阻的证候。所以本病多虚实互见，为本虚标实之证，本虚即脏腑气血阴阳的失调，标实主要是瘀血和热毒。瘀血、热毒耗灼正气，殃及脏腑，是导致本病缠绵不愈的重要因素。因此在治疗上，孙郁芝力倡祛邪以扶正，旨在通过祛邪，阻断其恶性循环，使正气自复，病情向愈。临床观察资料表明，热毒、瘀血是贯穿疾病始终的因素，故孙郁芝极为重视活血解毒法。临证应用较多的药物有活血化瘀药丹参、红花、赤芍、当归、益母草，滋阴凉血药生地黄、牡丹皮、女贞子、旱莲草，清热解毒药金银花、连翘、黄芩、紫草、蒲公英，益气健脾利湿药党参、黄芪、白术、茯苓、薏苡仁等。

（2）遣药组方，注意调护胃气

胃气乃生命之本，是人体后天赖以生存的主要动力。《景岳全书·脾胃》指出："凡欲察病者，必须先察胃气；凡欲治病者，必须常顾胃气。胃气无损，诸可无虑。"孙郁芝对此体会颇深，在治疗时亦十分注重固护胃气。她认为紫癜性肾炎的发病与正虚密切相关，且病情缠绵反复，正气损伤尤为严重，所以在进行任何治疗时都应首先考虑到脾胃功能问题，遣药组方上要注意不伤正气，不碍脾胃。由于紫癜性肾炎的病机特性为毒、瘀、虚，故治疗时常需使用一些苦寒、滋补之品，此时应注意苦寒不能败胃，滋补不能碍胃，这样药入于胃，才能真正起到应有的作用。对久病体虚之人，尤应用药轻灵，最忌克伐无度。孙郁芝调护胃气主要从两方面入手，一是补益脾胃，选用黄芪、白术等药，使脾胃之气恢复，纳谷增加；一是

和胃醒脾，选用陈皮、砂仁、木香等药，使中焦气机畅达，升降协调，又能防止补益之品滋腻碍胃，呆滞中焦。

（3）病证结合，辨治中西互补

孙郁芝认为，西医长于辨病，重视疾病局部的病理变化，但忽略机体整体的状况；而中医长于辨证，通过对整体状况的了解来认识和治疗疾病，但对局部的变化，特别是细微的无临床表现的病理状态认识不足，二者各有所长。充分发挥各自优势，取长补短，有机结合，是治疗疾病的有效手段。过敏性紫癜性肾炎病机复杂、症状纷纭、病程绵长、反复发作，故对病情必须要有全面的认识。临床常有无明显症状而化验检查异常者，亦有化验检查趋于正常而临床症状迟迟不见改善者，此时一定要注意病证结合，全面治疗，才能真正控制病情。孙郁芝善于结合西医学对紫癜性肾炎的一些新认识进行治疗，比如：对于易感冒、乏力，中医认为是中气虚的表现，而西医多认为是由免疫功能低下所造成，故治疗常采用扶助正气之法，结合现代药理研究应用有调节和促进免疫机能的药物，往往可获良好的功效。西医学认为紫癜性肾炎多有肾小球内微血栓形成，纤维组织增生，故孙郁芝常在辨证基础上加用一些药理研究证实有改善微循环作用的药物，收效显著。

2. 张琪主张分三步论治，注重药物的配伍选择

（1）毒热蕴结，迫血妄行为发病之关键

张琪教授认为，感受毒热之邪，或热蓄日久，蕴结成毒，毒热迫血妄行，损伤脉络，血溢于脉外，渗于肌肤，发为紫斑；毒热循经下侵于肾，损伤脉络，而为尿血，故毒热迫血妄行是引起过敏性紫癜性肾炎的主要原因。其表现为肌肤突然红色紫斑，分布稠密，痛痒不显，舌红绛，脉滑数等症状。治疗当以清热解毒、凉血止血为法。常用大青叶、板蓝根、生地黄、牡丹皮、黄芩、赤芍、小蓟等药物。因热蕴下焦，每与湿邪搏结，致湿热蕴结于下，故常加白花蛇舌草、木通、白茅根、瞿麦等清利湿热以止血。此类患者多初以紫斑甚者，当重在清热解毒；若尿血重者，当重在清利湿热毒邪以止血。若兼有风邪表证者，以紫斑瘙痒，肢节痛，遇风甚，鲜红成片而突发为特点，可酌加荆芥、防风、牛蒡子、升麻等疏风解毒之品，然用量不宜大，防化燥伤阴。

（2）血热内瘀为其主要病理机转

紫癜性肾炎几经治疗，往往毒邪渐去，而血热搏结。或用药不当，致血热内瘀，舍于肾与膀胱，迫血妄行，损伤脉络而尿血。此时患者往往紫斑时隐时现，但尿血（或为肉眼血尿，或为镜下血尿）持续不解。因此治疗当以利湿清热、凉血止血法。常用白花蛇舌草、小蓟、白茅根、焦山栀、茜草、侧柏叶、蒲黄、生地黄、赤芍等药物，特别是大黄、桃仁泄热活血止血，必不可少，对此类患者疗效甚佳。

（3）气血不足，脾肾亏虚为其病势之转归

紫癜性肾炎日久不愈，或失治误治，往往耗伤气血，损及脾肾，而成热邪未去，正气已伤之虚实夹杂之候。邪热滞留，脾肾亏虚，精微不固，而致尿中红细胞、蛋白日久不消，并伴有倦怠乏力、腰膝酸软、舌淡嫩或苔少、脉细弱等症状。此时切不可盲目攻邪，免再伤正气，当明辨气血亏虚的程度，分清耗损之脏腑。可采用健脾益肾、补气养血之法，或以扶正祛邪共施之剂，并酌加收涩止血之品。常以六味地黄丸、知柏地黄丸加龟甲、阿胶，或圣愈汤等化裁，并与自制之四味止血汤（龙骨、牡蛎、海螵蛸、茜草）合用，效果甚佳。

总之，过敏性紫癜性肾炎是临床上常见而颇难治愈的疾病之一。在其发生演变过程中常出现严重的肾脏损害，有些病例甚至出现肾功能不全的征象，应针对病情及时地辨证施治。尤其是病久不愈而仅以镜下血尿为主者，治疗要善于循序渐进，不可急于求成，妄用峻剂，免徒伤正气，使病情复发。某些病例在发展过程中常出现关节疼痛、腹痛，甚至便血等症状，可在治疗大法前提下，酌加适当药物，如关节痛加淮牛膝、赤芍、地龙、桑寄生等，腹痛重用白芍、甘草等，可明显提高疗效。有些患者久服激素而出现明显副作用者，可配伍解毒活血之品。尤其是本病的后期，多出现气虚或脾肾不足证候，宜根据辨证，用益气补脾肾兼收涩止血之标本兼顾法。但要注意补而勿凝，即益气摄血或止血药中酌加少量活血之品，往往可提高疗效。

3. 叶传蕙教授注重清热解毒，强调凉血散血

叶传蕙教授认为，过敏性紫癜性肾炎主要是由于先天禀赋不足，复感外邪而发病。其先天阴虚质燥，营血之中已有伏火，复受风热、温热或药毒之邪，从而两热相搏，血热炽燔，灼伤肤络，血溢肌表则发为紫癜。紫癜性肾炎的病机特点为热毒壅盛，灼营动血，治疗上强调凉血散血，并提出凉血重在清热解毒，散血当须活血化瘀。瘀血是贯穿于紫癜性肾炎病变始终的重要病机之一。而凉血散血当推为贯穿于紫癜性肾炎病变始终的重要治疗法度。

中医辨证治疗分为风热夹瘀、血热夹瘀、气不摄血、阴虚火旺、脾肾阳虚、浊阴上逆六型，治疗上分别采用疏风清热、清营活血之消风散加减；清热解毒、凉血止血之清营汤合犀角地黄汤加减；健脾养血、益气摄血之归脾汤加减；滋阴补肾、清热凉血之六味地黄丸加减；温肾健脾、化气行水之真武汤加减和温阳降逆、通腑泄浊之温脾汤加减。

中医专方专药治疗列举如下：

（1）雷公藤片

每次2片，分3次口服。用于过敏性紫癜性肾炎的各期。

（2）凉血消斑汤

地骨皮25g，徐长卿25g，紫草25g，牡丹皮15g。水煎服，1日2次。适用于过敏性紫癜性肾炎早、中期。

（3）云南白药

每次0.5g，1日3次，开水送服，可活血化瘀。适用于过敏性紫癜性肾炎早、中期。

（4）四鲜清泉汤

鲜车前草60g，鲜大蓟草60g，鲜白茅根60g，鲜益母草30g。共捣取汁服用，治疗过敏性紫癜性肾炎以尿血为主者。

4. 金洪元教授主张清热解毒，养血活血

金教授认为，本病初期多由热毒炽盛，导致血热妄行，血从肌肤、腠理溢出脉外而引起

病变。若此阶段不愈，热毒夹瘀血停留于肌肤、腠理之间，又可瘀阻于脏腑经络，进一步损伤营血及脾肾等脏。若是长期反复不愈，以致血常阴伤，或阴损伤及阳，脾肾两虚，发展为气虚失摄，血溢脉外，气血两虚之虚劳证。

中医辨证分属，即热毒亢盛、精血两伤及脾肾气虚型3型。

（1）热毒亢盛，邪伤于肾型

症见腰痛血尿，口干或有肌肤发斑，舌红、苔薄黄，脉细数。治以滋肾解毒、凉血活血，用滋肾解毒汤。生地黄15g，玄参、知母、金银花、牡丹皮各10g，茜草、白茅根、丹参、赤小豆、益母草各12g，大小蓟各12g。水煎服。

（2）精血两伤，瘀血阻肾型

症见潮热唇红，腰痛乏力，下肢疲软，口干头晕，五心烦热，溲热色赤，蛋白尿，肌肤发斑、鼻衄，舌红苔绛，脉细数。治以滋补肝肾、活血化瘀，用补肾化瘀汤。山茱萸10g，生地黄、枸杞子、生山药、鹿衔草、鹿角胶、龟甲、车前草、丹参、益母草、大蓟、小蓟各12g。水煎服。

（3）脾肾气虚，固摄无力型

症见面色㿠白，气短乏力，动辄汗出，怕冷便溏，肢肿，长期蛋白尿或血尿，劳累则甚，舌暗淡、苔薄白，脉沉细。治以益气补肾、养血统摄，用益气统摄汤。人参6g，炒白术10g，生黄芪、生山药、冬虫夏草、白茅根、旱莲草、金当归、生地黄、茯苓各12g。水煎服。

（七）研究现状

1. 中医病因病机研究

近代学者郭永惠主张在急性期按发斑辨证，阳毒发斑系血热妄行，迫血外溢肌肤，多为血热实证；阴毒发斑系气虚失摄，血不归经，多为虚证、寒证。紫癜消退按水肿、尿血加以辨证，其主要病机有二。一为血热壅盛，兼感风邪，血热移于下焦，而为血尿，风邪外束，肺气郁闭，水湿阻遏，发为水肿。一为脾阳不振，水湿泛滥。脾司运化，脾主统血，气虚阳微，统摄无权，血不归经，而发血尿；脾阳不振，气不化水，水湿泛滥而为水肿。病久脾虚及肾，脾肾同病，精气外泄，则有蛋白尿。

孔昭遐认为本病不同于温病发斑，除热毒外，还夹有风邪。根据其发病急、变化多、关节肿痛游走无定、皮肤紫癜常伴瘙痒等，当属于"风"证。紫癜早期色多赤紫，或伴吐、衄、下血，则属"热"、属"火"。又由于离经之血为瘀血，故本证又多夹"瘀"。迁延日久，可致气阴两虚，或因失血过多而致气血双亏。

邱根祥则认为本病发病机理集中体现在"虚""毒""瘀"三者之间。患者体质素虚，或血虚（含肝肾阴虚），或气虚（含脾肾阳虚），致邪毒从外而侵，或由内而生；邪毒蕴留体内，则致气血瘀滞，更加重了本虚，病延日久，精血流失，肾失封藏，气虚血滞，脉络瘀阻，脾肾亏虚为本，热恋瘀阻为标。

本病病因病机复杂，当疮毒内攻，血热弥漫，使肺失通调，脾失转输，肾与三焦气化不利，可致通身浮肿，斑色猩红，乳蛾肿大。若风湿热外侵，使气血运行不畅，经络阻滞，又可见关节重着，红肿疼痛。

2. 西医发病机理研究

本病系一免疫复合物性疾病一般是被公认的，但抗原成分不确切，前驱起病可能与感染、食物、药物等有关。所有患者均具有 IgA 成分的免疫复合物，病理证实是多聚 IgA 沉积。患病时清除循环免疫复合物等大分子免疫蛋白的能力下降，与肝、脾及单核/巨噬细胞的功能有很大关系。

任少敏等通过对内蒙古地区汉族 32 例 APN 儿童和健康儿童 HLA-DQA1 等位基因做型别对照分析，发现病例组 DQA1*0301 等位基因频率非常明显高于对照组，认为可能是内蒙古地区汉族儿童 ANP 发病单体型中一个遗传易感基因；而 DQA1*0302 等位基因明显低于对照组，认为可能为其遗传保护基因。此研究为揭示 ANP 发病的遗传背景，寻找其易感或保护基因的直接证据提供了有意义的线索。

田雪飞等对 103 例 HSPN 患儿和 100 例健康儿童进行血管紧张素转换酶（ACEI）基因多态性的检测，发现 HSPN 患儿 ACEI 基因多态性中 DD 基因型发生频率显著高于对照组，提示 DD 基因型对 HSPN 的发生可能是一种易患因素；在肉眼血尿、大量蛋白尿的发生以及病理表现为Ⅲ级以上的患儿中，DD 基因型的发生频率明显增高；在病程中出现过肾功能不全的患儿中，DI 基因型的发生频率高于相应对照组。认为 ACEI 基因多态性在小儿 HSPN 的发生、病情进展及判断预后方面可能起到一定作用：D 等位基因的携带对 HSPN 可能是一种危险因素，I 等位基因的携带可能是一种保护性因素。

胡金宝等采用酶联免疫吸附法（ELISA）检测过敏性紫癜、过敏性紫癜性肾炎和健康对照儿童血清可溶性血管细胞间黏附因子（sVCAM-1）水平。结果发现，过敏性紫癜性肾炎患儿的 sVCAM-1 较其他两组明显升高，且急性期高于恢复期。故认为，sVCAM-1 参与了过敏性紫癜和过敏性紫癜性肾炎的发病过程，能反映其病情程度；sVCAM-1 在 HSPN 肾组织中的表达及血清水平与肾损伤程度呈正相关。

3. 临床研究

叶任高教授认为，过敏性紫癜性肾炎可表现为单纯血尿，也可表现为蛋白尿、血尿并见，因此要根据具体情况进行辨证施治。对于以单纯性血尿为主者，可按下述 3 型进行论治。

①阴虚内热型：肉眼血尿，颜色鲜红或大量镜下血尿，口干咽燥，五心烦热，腰酸痛，舌红少苔，脉细数。治法：滋阴清热，凉血止血。方药：二至丸合小蓟饮子加减。药用旱莲草 12g，女贞子 10g，生地黄 15g，竹叶 12g，山栀 10g，蒲黄炭 12g，藕节 12g，小蓟 30g，白茅根 30g。若皮疹明显加紫草 30g、蝉衣 6g 以凉血祛风；关节疼痛加秦艽 10g、全蝎 2g 以祛风通络；黑便加地榆 12g、槐花 12g 以凉血止血。方以女贞子、旱莲草、生地黄性凉滋阴补肾为主，正合"壮水之主，以制阳光"之意，加竹叶、山栀清热泻火，以断灼阴之源，配蒲黄、藕节、小蓟、茅根凉血止血，如此则肾阴得复，血不妄行而尿血自止。

②气阴两虚型：血尿时轻时重，但平时以少量镜下血尿为主，神疲体倦，少气懒言，口干咽燥，五心烦热，舌淡红苔薄白，脉沉细。治法：益气养阴，佐以止血。方药：大补元煎

加减。药用太子参 15g，生地黄 12g，山药 15g，枸杞子 12g，当归 12g，牡丹皮 12g，地榆 10g。若气虚明显，乏力、面色萎黄者，加党参 12g、白术 12g 以健脾益气；阴虚为主，口干欲饮者，加沙参 15g、麦冬 12g、五味子 10g 以养阴生津。方以太子参味甘性平，既能益气又能养阴为主，配生地黄、淮山药以加强养阴补肾之力，更佐牡丹皮、当归、地榆止血而不留瘀，如此则气阴双补，气能摄血，虚火得平，肾络得宁。

③脾肾气虚型：肉眼血尿，颜色淡红，但常以镜下血尿为主，神疲体倦，少气懒言，面萎欠华，食欲不振，腰酸腿软，头晕耳鸣，舌淡胖，有齿印，苔薄白，脉沉弱。治法：健脾补肾，益气摄血。方药：无比山药饮加减。药用淮山药 15g，党参 12g，白术 12g，桑寄生 15g，杜仲 15g，枸杞子 15g，菟丝子 15g，当归 12g，茜草 12g，金樱子 12g，芡实 12g。方以淮山药、党参、白术补气健脾，菟丝子、枸杞子、杜仲、桑寄生补肾为主，辅以当归、茜草活血止血，佐以金樱子、芡实以收涩，全方组成脾肾双补，通涩并用。

对于紫癜性肾炎以少量蛋白尿为主者，则可按以下 3 型进行论治。

①脾肾气虚型：腰酸腿软，耳鸣头晕，食欲不振，面色萎黄，腹胀便溏，神疲体倦，少气懒言，舌淡胖有齿印，苔白，脉沉缓。治法：健脾固肾。方药：大补元煎加减。药用党参 12g，黄芪 15g，熟地黄 15g，杜仲 10g，枸杞子 10g，当归 10g，白术 10g，茯苓 15g，炙甘草 6g。方用黄芪、党参、白术益气健脾，以补后天之本，熟地黄、杜仲、枸杞子、当归以滋肾填精而补后天之本，如此则脾肾两补。可加金樱子、芡实以补肾涩精。

②气阴两虚型：神疲体倦，少气懒言，口干咽燥，手足心热，舌质偏红，少苔，脉细弦。治法：益气养阴。方药：四君子汤合六味地黄汤加减。药用山茱萸 12g，山药 15g，生地黄 12g，茯苓 12g，泽泻 10g，黄芪 20g，党参 12g，旱莲草 12g，女贞子 10g。方用黄芪、党参、茯苓益气健脾，生地黄、淮山药、山茱萸补肾滋阴，共奏益气养阴、补肾摄精之功，加女贞子、旱莲草增强滋补肾阴之力，茯苓、泽泻畅利水道，分清泌浊，使本方补而不腻。

③肝肾阴虚型：腰酸脚软，头晕耳鸣，视物昏花，口干咽燥，手足心热，舌红少苔，脉细数。治法：滋养肝肾。方药：杞菊地黄汤合二至丸加减。药用生地黄 15g，山茱萸 15g，山药 15g，牡丹皮 10g，茯苓 10g，泽泻 10g，旱莲草 20g，女贞子 10g，菊花 10g，枸杞子 12g。方以二至丸、生地黄、淮山药、山茱萸滋养肝肾之阴为主，配菊花、枸杞子养肝明目，茯苓、泽泻、牡丹皮与生地黄、山药、山茱萸相配，使其补而不腻，且能利水而分清泌浊而复其原。

孔昭遐等分两型论治紫癜性肾炎 95 例，总有效率 100%。并对其中 57 例做了 3 个月至 6 年余的随访，有 9 例在停药后半年至 2 年间复发，复发率 15%，复发病例经中药治疗仍然有效。其分型如下：

①虚风热型：多因上呼吸道感染，继则出现紫癜，斑色鲜红，蛋白尿、血尿，伴眼睑浮肿，关节肿痛，腰痛，腹痛，甚至便血、呕血，舌红苔黄，脉浮数。治宜祛风清热，补肾凉血，选用紫肾 1 号（蝉蜕、刺蒺藜、连翘、黄芩、生地黄各 15g，牡丹皮、赤芍各 10g，大蓟、小蓟、地肤子各 30g，甘草 8g）。紫癜密集加紫草 15g；血尿甚加女贞子 15g，旱莲草 30g；尿蛋白多加山茱萸 12g，金樱子 30g；关节肿痛加秦艽、威灵仙各 15g；腹痛加延

胡索 12g，白芍 15g；呕血、便血加白及 15g，大黄炭 8g，或另服白及粉，每次 3g，每日3～4次。

②脾肾两虚型：紫癜已消，面色白，腰酸尿少，浮肿，大量蛋白尿、血尿，血浆蛋白降低，血脂增高，常有不同程度肾功能损害，舌淡胖，苔薄白，脉沉细。治拟补肾健脾，摄精利水。选用紫肾Ⅱ号（黄芪、淫羊藿、金樱子各 30g，党参、山茱萸各 12g，当归 10g，生地黄、桑寄生、杜仲、泽泻各 15g）。尿中红细胞多，加大蓟、小蓟各 30g，阿胶 10g，尿少浮肿甚，加猪苓、车前草各 15g。

蔡幼清对本病分 4 型论治：

①热毒炽盛型：用犀角地黄汤或清营汤加味，药用水牛角、生地黄、玄参、竹叶心、连翘、川连、牡丹皮、丹参、麦冬、赤芍、紫草、茜草、茅根。

②肝肾阴虚型：方选知柏地黄汤，或大补阴丸加二至丸，或茜根散加减，药用生地黄、知母、黄柏、炙龟甲、茜草、侧柏叶、旱莲草、女贞子、大蓟、小蓟等。

③脾肾虚损型：方用归脾汤合六味地黄丸加减，或无比山药丸，药用山药、肉苁蓉、熟地黄、山茱萸、菟丝子、茯苓、五味子、赤石脂、巴戟天、泽泻、杜仲、牛膝。

④瘀阻脉络型：用益肾汤或桃红四物汤加减，紫癜反复可加地肤子、乌梅、防风、紫草、大枣，有抗过敏作用。

赵鹏认为，紫癜性肾炎病机是瘀血阻络，活血祛瘀为治病大法。内热伤络型治拟疏风清热，解毒凉血，药用荆芥、防风、蝉蜕各 10g，金银花、连翘、芦根、牡丹皮、赤芍、生地黄、大青叶各 15g，白鲜皮、茜草各 20g，白茅根 30g，日 1 剂。另予安宫牛黄丸 1 丸溶于 50mL 温水中保留灌肠。热毒内陷型治拟清营凉血，解毒消瘀，药用水牛角 30g，生地黄25g，牡丹皮、赤芍、玄参、紫草各 15g，益母草 30g，大黄 7.5g，白茅根 50g，金银花、连翘各 20g，黄柏 10g，日 1 剂。恢复期治拟健脾益气，养血利湿，药用黄芪、生地黄各 20g，党参、牡丹皮、赤芍、当归、女贞子各 15g，益母草 40g，白茅根 30g，车前子 10g[包煎]。

4. 治法研究

（1）从肝论治

姜黎平根据肝既能贮藏有形之血，又能疏泄无形之气，体阴而用阳的功能和特点，从肝论治本病，获效满意。

辨证分型

①热毒壅肝型：发热，咽痛，面部浮肿，头痛心烦，肢体皮肤均有紫癜，尤以下肢及臀部为密集，颜色深赤，伴大便干燥，小便黄赤，舌质红、苔黄燥，脉滑数。

分析：此乃因热毒过盛，壅结于肝，热伤血络，以致血不循经，从而皮肤紫癜，色赤且密集。

治法：解毒利肝，凉血止血。

方药：犀角地黄汤合当归龙荟丸汤。

水牛角^{（先煎）}20g，牡丹皮、赤芍各 10g，仙鹤草、白茅根各 15g，紫草、当归、栀子、黄连、黄芩各 6g，红花、生大黄^{（后下）}各 3g，蝉衣 5g。

②湿热蕴肝型：皮肤紫癜，以大腿内侧为甚，晨起眼睑浮肿，且颜面红赤，心烦易怒，口苦纳呆，关节疼痛，大便不爽，小便黄赤，舌质红、苔黄腻，脉弦数。

分析：此因肝失疏泄，湿热蕴结，气血阻滞，使血失所藏，溢于脉外，故见四肢紫癜，且伴见胸胁胀痛，心烦口苦，小便黄赤，舌红苔黄，脉弦数。

治法：清肝利湿，理气活血。

方药：龙胆泻肝汤合遥散加减。

龙胆草、柴胡各 6g，焦山栀、黄芩、泽泻、赤芍、当归、苍术、生蒲黄各 10g，车前草、白茅根、茯苓各 15g。

③寒湿内蕴、气血亏虚型：肢体皮肤反复出现紫癜，多见于四肢，色淡带青，面色不华，少气懒言，畏寒肢冷，两胁隐痛，关节酸痛，食少便溏，小便多沫，舌苔白滑，脉沉弦紧。

分析：肝经寒湿内蕴，脾气被伤，肝脾失调，以致肝不藏血，脾不统血，藏统失司，血无所归而妄行于脉外，故紫癜色淡红或带青紫，隐约不显。

治法：温肝散寒，益气摄血。

方药：当归四逆汤合归脾汤加减。

当归、炒白芍、川芎、茯苓各 15g，炙桂枝、吴茱萸各 6g，细辛、炙甘草各 10g，炙黄芪 20g，焦白术、党参、制香附、蒲黄炭（布包）各 10g，大枣 7 枚。

（2）从肺论治

邓立武等认为《灵枢·经脉》篇云："肾足少阴之脉……其直者从肾上贯肝膈，入肺中，循喉咙，夹舌本。"由此可知，肺系病灶可循经传给肾脏，肺系为外邪循经入肾的主要门户，而肺又与大肠相表里，上下相应，邪毒也可从大肠侵犯肾经。故从肺论治本病，有较好的疗效。

辨证分型：1）风热犯肺，血络受伤型：起病急，紫癜鲜红，伴痒感，或伴发热腹痛、关节酸痛等，舌尖红、苔薄黄，脉浮数。2）痰热蕴肺，血热络伤型：骤见紫癜呈斑点片状，此伏彼起，伴身热烦渴，面红，咳嗽吐黄痰，便血，尿血，鼻齿衄血，舌质红、苔黄燥，脉数有力。3）肺肾阴虚，阴虚火旺型：紫斑时发时止，伴手足烦热，咽干颧红，潮热盗汗，舌嫩红、少苔，脉细数。4）肺肾气虚，气不摄血型：病程较长，紫癜反复发作，色淡，伴面白、乏力，神疲，少寐，易感冒，舌质淡、苔薄白，脉细弱。5）肺肾不足，气阴两虚型：病程长，易感冒，紫癜时发时止，色淡，伴盗汗，五心烦热，舌质淡、少苔，脉细弱。

治疗方法用宜肺滋肾，凉血化斑法。基本方：桔梗、生地黄各 6～10g，苦杏仁 6～12g，牡丹皮、牛蒡子各 10～5g，紫草、百合、丹参各 15～30g，白茅根、茜草根各 30～60g，甘草 6g。

加减：蛋白尿加僵蚕 6～10g，蝉蜕 10～15g；腹痛加白芍 15～30g；便血加生地榆

10～15g。风热犯肺，血络受伤型加金银花、连翘各15g，荆芥、防风、蝉蜕各6～l0g；痰热蕴肺，血热络伤型加黄芩、黄连各6～10g，桑白皮、败酱草各15～30g，瓜蒌10～15g。肺肾阴虚、阴虚火旺型加玄参、沙参、麦冬各10～15g，女贞子、旱莲草各15～30g，黄柏、知母各6～10g。肺肾气虚，气不摄血型加生黄芪15～30g，党参、白术、黄精各10～15g，当归10～30g，山药15g。肺肾不足，气阴两虚型加生黄芪15～30g，太子参、麦冬、五味子、枸杞子、桑寄生各10～15g，玄参6～10g。

方中桔梗、苦杏仁、牛蒡子、百合、生地黄宜肺滋肾透疹；丹参、牡丹皮、紫草凉血化瘀消斑；白茅根、茜草根凉血祛瘀止血。

据现代中药药理研究，百合、生地黄、玄参、丹参、牡丹皮、紫草能抑制免疫反应，改善血液循环，清除血中过剩的抗原，防止免疫复合物的产生。金银花、连翘、黄芩、黄连、桑白皮、败酱草有抗菌抗病毒、抑制炎性介质产生、阻止抗原抗体复合物形成的作用。荆芥、防风、蝉蜕有抗过敏、减轻变态反应的作用。党参、黄芪、白术、山药、太子参、枸杞子、桑寄生、五味子具有双向调节免疫功能，提高机体免疫力的作用。综合分析，该方药可能通过抑制免疫变态反应，阻止免疫复合物的产生，并减轻其在肾小球系膜的沉积，发挥良好的治疗作用。

5. 其他治疗研究

（1）中西医结合治疗

①娜仁高娃等采用中西医结合治疗紫癜性肾炎20例，中药分3型辨证施治：1）邪热伤阴：自拟清热止血通淋汤，药用炒黄芩、败酱草、僵蚕、蝉蜕、黄柏、小蓟、藕节、木通、车前子、竹叶、瞿麦、紫草、白茅根、金钱草。2）气滞血瘀：自拟理气化瘀止血汤，药用益母草、槐花、白茅根、丹参、陈皮、枳壳、白术、黄芪、薏苡仁、生地榆、泽泻、柴胡、溪黄草。3）肝肾阴虚：自拟凉血益肾汤，药用鳖甲、山茱萸、玄参、生地黄、地骨皮、女贞子、虎杖、玉竹、牡丹皮、黄精、枸杞子。西药予泼尼松常规治疗，总有效率94%。

②崔方胜等采用中药活血化瘀药（丹参、益母草各30g，川芎、桃仁、红花各10g，水蛭、三七(冲服)各6g），及常规西药治疗紫癜性肾炎26例，同时结合辨证，里热炽盛型加用清营汤合小蓟、败酱草、白茅根等；湿热内蕴型加用四妙散合半边莲、白花蛇舌草、赤小豆、萹蓄等；脾肾两虚型用归脾汤合山茱萸、旱莲草；兼有阳虚者，加附子、仙茅、仙灵脾等；激素减量时加用补骨脂、菟丝子、黄芪等。总有效率93.3%，与对照组相比有显著差异。

③曹殿亿等采用中西医结合法治疗紫癜性肾炎，拟疏风凉血活血，中药以防己6～12g，生黄芪10～30g，白鲜皮6～12g，红花3～6g，丹参8～15g，牡丹皮4～8g，赤芍6～12g，熟地黄8～15g为基本方。若紫癜红赤，大便潜血阳性，加水牛角片10～20g，生地黄8～15g，白茅根10～30g。腹痛加白芍6～15g，防风6～12g；关节炎加寻骨风5～8g，怀牛膝5～12g；肾损害明显加黄精8～15g，炙龟甲8～15g(先煎)，首乌8～15g；配合西药维生素C、甲基泼尼松龙15～20mg/kg·d静滴3天后改泼尼松1～1.5mg/kg·d口服。疗效优于单纯用西药组。

④李金海等以中西医结合治疗紫癜性肾炎22例，西药采用激素加免疫抑制剂，中医辨证分为阴虚火旺和脾肾两虚两型。阴虚火旺型予生地黄、知母、枸杞子、女贞子、旱莲草；脾肾两虚型予党参、白术、黄芪、山茱萸、熟地黄、枸杞子、菟丝子，配合活血化瘀、凉血止血药物，如牡丹皮、赤芍、益母草、牡丹皮、三七粉等。有效率90%，疗效优于单用西药或中药。

⑤王付民采用活血化瘀中药（丹参20g，益母草30g，桃仁、地龙、大黄、赤芍、红花、川芎、牛膝、牡丹皮各10g），西药予泼尼松40～60mg/d，4～6周后逐渐减量至维持量，雷公藤多苷片20mg，1日3次，并设立对照组，治疗紫癜性肾炎20例。治疗组治愈率、治愈时间、有效率及肾功能改善方面明显优于对照组（$P < 0.01$），长期缓解率也具有显著性差异（$P < 0.05$）。

⑥姚玉洲采用中西医结合治疗难治性紫癜性肾炎21例，对照组予抗生素、激素、潘生丁、复方芦丁，蛋白尿明显者加用环磷酰胺或肝素；治疗组加中药，早期血尿，或伴皮疹、关节痛、腹痛，治拟清热解毒，活血化瘀，药用银花10～15g，丹参9～15g，牡丹皮9～12g，白茅根15～30g，旱莲草15～30g，益母草10～30g，白花蛇舌草10～30g，当归9～12g，川芎6～9g，赤芍10～30g，蒲公英10～30g；对于蛋白尿，或激素减量时，或症状缓解后，治拟健脾益肾，活血化瘀，药用黄芪15～30g，党参15～30g，白术9～12g，山药10～30g，山茱萸10～15g，焦山楂10～15g，甘草6～98。治疗有效率达95.24%。

⑦胡惠智采用中药（连翘10g，赤芍、牡丹皮各6～10g，紫草10～15g，蝉衣6～9g，丹参10g，乌梅炭10～15g，生地黄10g），皮疹多加紫背草、刺蒺藜10g，关节痛加威灵仙、海风藤、忍冬藤各10g，秦艽6g，西药予息斯敏、皮质激素、抗生素，治疗有效率94.45%。

⑧让建忠自拟肾炎抗敏汤：柴胡6g，防风、蝉衣各10g，甘草3g，丹参10g，白茅根30g，连翘、紫草、乌梅各10g，土茯苓15g联合维生素C、马来酸氯苯那敏、芦丁等对症治疗60例，连续治疗2周为1疗程。结果：1疗程后临床痊愈30例，有效26例，无效4例，总有效率93.3%。

以上研究均表明中西医结合治疗SHN比单用传统西药治疗效果好。

（2）中药配合脱敏疗法

张亚荣采用中药配合脱敏疗法治疗小儿难治性紫癜肾16例，16例患儿皆做15种吸入组和5种食物组变应原皮试检查，10例吸入组皮试阳性，6例食物组皮试阳性，全部采用脱敏疗法，疗程1年，每5天注射1次。结合中医辨证施治，风热搏结夹瘀型，治拟疏风清热解毒、活血化瘀，药用银翘散加减；湿热搏结夹瘀型，治拟清热利湿、宣畅气机、活血化瘀，药用三仁汤加减；血热夹毒夹瘀型，治拟清热解毒、凉血化瘀，药用犀角地黄汤加减；寒凝血滞型，治拟温经散寒、活血化瘀，药用桂枝茯苓丸加减；脾虚夹瘀型，治拟益气健脾、活血化瘀，以四君子汤加味，总有效率81%。

（3）激素加霉酚酸酯（MMF）与雷公藤多苷联合治疗

蒋淑珍报道实施小剂量激素联合霉酚酸酯与雷公藤多苷治疗，泼尼松初始量为0.5～1.0mg/（kg·d），晨起顿服，以后按照尿常规及临床症状等每周减量5mg，直到减为10mg维持量，隔日晨顿服。霉酚酸酯初始量为20～40mg/（kg·d），分2～3次口服，最大剂量为1g/d，以后按照病情减至0.25～0.5g/d。同时应用雷公藤多苷1.0mg/（kg·d），口服3次/d，最大剂量为60mg/d。疗效较单用激素好。

紫癜性肾炎病理改变以肾小球系膜病变为主，但从微小病变到新月体肾炎都可见到。目前激素及细胞毒药物治疗效果欠佳。MMF是一种新型的免疫制剂，它在体内的活性代谢产物霉酸能通过抑制次黄嘌呤单核苷酸脱氢酶而抑制淋巴细胞的浸润和增殖，主要应用于移植后的抗排斥反应，近年来也开始用于一些难治性免疫性疾病。MMF为麦考酚酸的2-乙基酯类衍生物，可以选择性抑制B、T淋巴细胞增殖，抑制B淋巴系统增殖，从而阻碍形成抗体，抑制合成表面黏附分子，抑制单核细胞、淋巴细胞浸润，抑制内皮细胞、成纤维细胞、动脉平滑肌细胞增生，阻断炎症反应。雷公藤多苷是一种雷公藤根芯部位提取物，具备免疫抑制、抗肿瘤、抗炎等药理学功效，能够将尿中红细胞、蛋白细胞消除，使肾组织损伤进一步减轻，具有激素类似的作用但没有激素的不良反应，应用雷公藤多苷可以有效缩短激素疗程。

（4）昆仙胶囊治疗小儿紫癜性肾炎

温禄修等对以维C、氯雷他定等药物常规治疗2周后仍有皮肤紫癜的患者30例，予常规治疗基础上加用中药及昆仙胶囊施治临床疗效显著。现代药理研究表明，昆仙胶囊具有抑制免疫、拮抗炎性细胞因子、抗炎等作用，能够明显抑制T淋巴细胞的转化，对IL-1、IL-6及TNF增多有较强的抑制作用，对炎症反应的早、中、晚期均有抑制作用。昆仙胶囊具有较好的安全性，没有激素样的抑制肾上腺皮质功能等毒副作用。

（5）白芍总苷治疗紫癜性肾炎

谢少玲等研究发现，白芍总苷（TGP）对于过敏性紫癜患儿的皮疹消退时间、关节痛缓解时间、腹痛缓解时间均优于对照组，能较好地缓解过敏性紫癜患儿的症状，缩短患儿症状改善的时间，且不良反应发生率低，患儿耐受性好。TGP是从白芍干燥根中提取的有效成分，主要含有芍药苷、芍药内酯苷、羟基芍药苷、苯酰芍药苷等单萜苷类化合物，是一种剂量依赖性双向作用的抗炎免疫调节药，其在多个环节影响自身免疫性疾病的细胞免疫、体液免疫和炎症过程。

（6）防治研究

目前临床上对于如何预防和减少HSP所导致的肾损害尚未形成统一意见，糖皮质激素在临床上是常用的预防HSP所致肾损害的药物，但仍未形成共识。低分子肝素在预防HSP相关性肾损害中的疗效确切，但肝素可能会引起出血风险的增加。林志刚等研究证实，在HSP患儿中较少应用孟鲁司特联合常规治疗过敏性紫癜肾损害有一定疗效。孟鲁司特是强效的白三烯受体拮抗药，能阻断白三烯与其受体的结合，减少炎性细胞的浸润，防止变态反应性炎症，降低血管壁的通透性，使血管性水肿和炎症反应减轻，缩短过敏性紫癜的病程，保护肾功能，减轻胃肠道及关节症状。

6. 实验研究

近年来多数学者认为，血瘀贯穿了紫癜性肾炎的全过程，并影响该病的发生、发展，故活血化瘀成为治疗本病的基本法则。余惠兰报告丹参作为活血化瘀的传统中药，含有 10 多种新的化合物，具有抗血栓、抗脂质过氧化、清除氧自由基等生理活性，其治疗 7 例紫癜性肾炎患者甲皱微循环呈痉挛型或瘀滞型改变者，治疗后恢复正常平均时间显著短于单用雷公藤组（$P < 0.001$），且凝血酶原时间（PT）、部分白陶土凝血活酶时间（KPTT）也随之恢复正常，提示丹参加雷公藤治疗紫癜肾的疗效优于单用雷公藤组。

王洪忠在阐述紫癜胶束的作用机制中指出，西医学发现甘草具有抗炎、抗变态反应性疾病之效，五味子具有增强肾上腺皮质功能的作用，大黄、地黄、紫草有加强凝血的作用，山楂具有扩张血管、消除瘀血的功效，诸药合用可收疏风清热、养阴凉血、行瘀解毒之功。

段群录认为紫癜肾的病机以脾失健运为关键，故选用甘麦大枣汤运脾，以恢复脾的运化摄血功能。其认为甘草可清脾解毒、补脾和胃、调和诸药，有肾上腺皮质激素样作用，是一种中药免疫抑制剂，具有降低血管壁渗透性作用。

余惠兰在动物实验中证实雷公藤不但可以改善肾小球毛细血管的通透性，减少蛋白尿，还可以减轻其病理变化。关于其免疫作用，实验证明可使 CD_4 细胞明显减少，而 CD_8 细胞明显上升，使 T 抑制细胞功能得到改善。此外，雷公藤还可抑制抗体的生成，但也有学者认为其对 B 细胞功能有明显抑制作用。

现代研究发现，紫草中的紫草素能抑制毛细血管通透性的亢进，抑制局部水肿，表明其对炎症急性渗出期的血管通透性亢进、渗出和水肿及增殖期炎症均有拮抗作用，与紫草凉血止血作用相符。紫草煎剂能增强小肠的紧张性，或使其收缩，可能与其滑肠功效有关，又紫草素可缓解胃肠道平滑肌的痉挛疼痛，因而常用于腹痛、呕吐、便血等消化道症状。临床无不良反应，且能缩短疗程，降低复发率，用量一般在 15 ～ 30g。

刘国沛在阐述云南白药治疗紫癜性肾炎的机理时，认为其能增加肌营养血流量，促进皮质激素分泌，促进血小板凝集，缩短凝血酶原作用时间，抑制炎症过程中介质的释放，毛细血管通透性升高及细胞游走，结缔组织增生，并有增强吞噬细胞吞噬功能的作用。

陶卫平等以川芎嗪治疗小儿紫癜性肾炎 19 例，按 5 ～ 8mg/d 加入 5% 葡萄糖溶液中静脉滴注，疗程 1 ～ 3 周，或口服川芎嗪片剂，按 8 ～ 10mg/kg·d，分 2 ～ 3 次，饭后服用，与激素组相比统计学有显著性差异（$P < 0.01$）。提示川芎嗪对紫癜性肾炎肾功能损害、高血压及血尿的恢复有明显治疗作用。其机制可能是通过减少血小板血栓素 A2（TXA2）的生物合成，抑制血小板聚集、激活及活性物的释放，间接提高了Ⅷ因子活性水平，此外川芎嗪通过改善微循环，增加肾血流量，促进免疫复合物吸收，平衡免疫功能，提高体内超氧化物歧化酶和谷胱甘肽过氧化物酶活性，减轻肾组织的脂质过氧化损害。

六、调护与预防

（一）饮食调养

本病临床有虚实之分，除辨证治疗外，适当配合食疗，往往能收到理想的效果。食疗亦应随病之轻重虚实而施。饮食宜食用富含营养、易于消化的食品，多食新鲜蔬菜和水果，忌食海鲜发物、辛燥之品以及鱼、虾、蟹、乳等食物异性蛋白，戒烟酒。可辨证选用以下食疗方：

（1）白茅根30g，竹笋500g，红萝卜50g加水煎煮饮用，能清热解毒，佐以凉血止血。

（2）鲜藕节、红萝卜各300g榨汁饮用。

（3）白茅根冰糖水

白茅根30g，冰糖少许共煮食有。

以上各方均能清热利水解毒，适用于热毒伤里，瘀血阻络之证。

（4）田七煲乌鸡

田七6g，乌鸡半只煲汤，能活血健脾养血，适用于邪郁下焦、湿热夹瘀型的患儿。

（5）花生衣15g，红枣10g，加水同煮。

（6）阿胶6g，瘦肉30g共煲饮汤可食渣。

以上两方均有益气止血作用，适用于虚证所有患儿。

（7）红枣系列食疗方：1）红枣10枚，水煎服，每日3次；2）生食红枣10枚，每日3次；3）红枣10枚，大麦100g，加水煎服，每日2～3次。

（8）茅根水炖猪皮

猪皮250g，茅根35g，冰糖适量。将猪皮去毛洗净，加入煎好的白茅根水炖至稠黏，再入冰糖拌匀，分两次服，每日1次。适用于过敏性紫癜肾炎属血热妄行者。症见下肢皮肤起紫斑，尿血，或有关节肿痛，兼有浮肿，小便短赤，蛋白尿，口渴心烦，舌红绛，苔黄，脉数有力。

（9）藕节红枣煎

鲜藕节500g，红枣50g。将藕节洗净，加水适量煎至稠黏，再放入红枣，煎至熟。拣去藕节，吃红枣，可分次服用。适用于过敏性紫癜肾炎属血热妄行者。

（10）紫草红枣汤

紫草50g，红枣30g。加水适量煎服，吃枣喝汤。适用于过敏性紫癜肾炎属血热妄行者。

（11）红枣炖龟肉

乌龟1只（150～250g），红枣15枚。先用沸水烫乌龟，使其排尽尿液，截去头爪，去除内脏，洗净后与红枣同煮熟烂，去骨及枣核后食用。每3日服1次，连续3次。适用于紫癜性肾炎属阴虚火旺者，症见下肢紫癜及血尿，伴手足心热，口干喜饮，大便干结，舌红少津，脉细数。

（12）羊胫骨红枣汤

羊胫骨 500g，红枣 60g。将羊胫骨砸碎，洗净，加水煮约 1 小时，然后放入红枣再煮 20分钟即成。分 3 次服用。适用于紫癜性肾炎属气不摄血者，症见下肢紫癜及血尿，伴神疲食少，腰酸乏力，面色萎黄，头晕，舌淡胖有齿痕，脉细。

（13）鸡蛋栀子汤

鸡蛋 2 个，栀子 15g，先煮熟鸡蛋，除去蛋白后，将蛋黄与栀子共用水煎服，每日 1 次。适用于紫癜性肾炎属阴虚火旺者。

（14）花生衣红枣汤

花生衣 30g，红枣 15 枚，党参 25g。水煎服，吃枣喝汤，每日 1 次。适用于紫癜性肾炎属气不摄血者。

（15）兔肉炖红枣

兔肉 250g，红枣 50g，红糖适量。将兔肉洗净，切块，同红枣、红糖共放入锅内隔水炖熟，分 2 次服完。适用于过敏性紫癜性肾炎。

（16）鲫鱼方

鲫鱼 1 条，去鳞及内脏，把苍术、白术各 24g，青盐 36g 放鱼腹中，焙干，研细粉装瓶，吃饭服少许代盐用。可燥湿健脾，利尿消肿。适用于脾虚而稍有水肿者。

（17）花生米煲大蒜

将花生米、大蒜各 100g 放入砂锅内，文火炖熟，隔日 1 次，连服 4～6 天。治疗由感染引起的过敏性紫癜。

（18）莱菔绿豆饮

莱菔子 60g 捣烂，布包扎好，绿豆 100g 磨细粉；先在锅内放 500mL 水，与莱菔子同煎20 分钟，再放入绿豆粉，和匀，早晚分服，连服 3～5 天。治疗食物或药物引起的过敏性紫癜。

（19）车前叶粥

新鲜车前叶 30～60g，葱白 1 茎，粳米 1～2 两，煮粥吃，有利尿止血止紫癜的作用。

（二）劳逸结合

起居饮食要规律，急性期要卧床休息，稳定期适当活动。平时预防感冒，积极锻炼身体，增强体质。避风寒，节房事，女性患者患病后短期内不宜妊娠。

（三）精神调养

保持心情舒畅，避免激动，以防病情加重或复发。注意心理调护，增强战胜疾病的信心。

总之，中医药的治疗往往从病因入手，明确本病的发生虽病因复杂，但焦点在于与湿热和瘀血关系密切。湿热蕴于下焦，水道不利，脉络烁伤，故尿血、少尿，甚则浮肿。热毒伤肾，肾失固摄，脾气受损，则精微下泄，可见程度不同的蛋白尿。本病也常因感受外邪而发，继而出现发斑，属热毒发斑范畴。多责于血不循经，血溢于外，所以适用清热解毒、祛瘀通络法，可使脉络瘀滞得除，血有所归而促进病愈。现代药理学也证实，活血化瘀可降低全血黏度，抑制血栓形成，还可以增强肾血流量，改善微循环，调节免疫功能，并具有抗过敏、抑制变态反应炎症的作用，故清热利湿、祛瘀活血之法在治疗本病既符合中医对本病认识理论，也符合当今对紫癜肾炎病理变化和方药药理学认识。

七、问题与对策

（一）如何减少过敏性紫癜性肾炎的复发

过敏性紫癜性肾炎属免疫复合物损害小血管、干扰免疫功能而引起的变态反应，目前治疗尚无特异方法。多数患者预后良好，大多数轻型病例可自行缓解，或对症治疗即可。但是有约 1/3 的患者容易复发，这是治疗过程中一个非常重要的问题。虽然皮质激素能迅速缓解胃肠道症状，减少出血，对出血严重、有便血者可首选，但对治疗的疗程无影响，皮质激素不是过敏性紫癜性肾炎的治疗药物，亦无预防作用。临床实践证明，中西医结合治疗可明显提高疗效，减少复发，并能减轻皮质激素的毒副作用。早期邪实为主，血热夹瘀，治当以清热解毒、凉血散瘀为法；中后期，气阴亏损，使用激素致使阳长阴消，阴虚火旺，治当以益气养阴、活血化瘀。过敏性紫癜性肾炎反复不愈多系另两个原因——反复感染和过敏原未祛除，故在治疗过程中必须积极控制感染，防止接触过敏物质，同时祛除过敏原，可采取脱敏疗法。中药可提高机体免疫力和抗过敏能力，常用药物有黄芪、仙鹤草、紫草、防风、蝉蜕、当归、女贞子等。平时亦可服用。

（二）重症过敏性紫癜性肾炎如何治疗

对过敏性紫癜性肾炎表现为急进性肾炎的患者单用中药进行治疗效果不佳，必须采用中西医结合的方法。临床中参考以下几点：1）选用清热活血的中药，如赤芍、益母草、大黄、紫花地丁、蒲公英、白花蛇舌草等；2）用雷公藤多苷片，量要足，通常为 40mg/ 次，1 日 3 次，维持服用 2 个月以上；3）使用清开灵注射液，40mL 加入 5% 的葡萄糖注射液 250mL 中静脉滴注，每日 1 次，连续 1 个月，具有清热解毒的功效。如果肾脏损害严重，尤其是当新月体超过 50%，应及时给予强化免疫抑制剂，可先用泼尼松龙进行冲击疗法，后常规用量维持 6 个月以上。治疗过程中注意副作用，防止高血压、肝脏损害和骨髓抑制白细胞减少，及时对症处理。血浆置换也有较好的疗效。

丁桂霞等进行大剂量环磷酰胺静脉冲击治疗重症紫癜性肾炎疗效观察的研究。方法：IVCTX 疗法——CTX 按 $0.5 \sim 0.75g/$（$m^2 \cdot$ 次），加入 0.9% 生理盐水 100mL，1 小时内快速静滴，每月 1 次，总疗程 12 次，累积 CTX 剂量 < 250mg/kg，CTX 冲击当日及次日给予"水化疗法"（$2L/m^2$）及碱化尿液。治疗开始时均联合使用泼尼松（1mg/kg），于 1 个月后改为间歇疗法，逐渐减量，$3 \sim 5$ 个月后停用。临床主要观察血尿、蛋白尿缓解时间、肾功能、肾外症状恢复情况，24 小时尿蛋白定量改变及副作用如胃肠道反应、出血性膀胱炎、骨髓抑制、肝功能损害等。结论：IVCTX 治疗重症 HSN 的近期疗效令人满意，远期疗效有待进一步临床验证。

　　CTX 是抗细胞代谢的烷化剂，起效慢但作用持久，能同时抑制体液及细胞免疫。目前临床上逐渐用 CTX 冲击疗法代替了以往的口服。而利用 MP 进行治疗可以较好地抑制炎症介质的活化，从而控制炎症。但二者单独使用任何其一均不能有效治疗。发现二者联合运用取得不错的效果。陈巍对过敏性紫癜性肾炎患者 46 例进行回顾性分析，根据治疗方法分为实验组和对照组，对照组每日服用甲基泼尼龙，实验组在此基础上予以环磷酰胺冲击疗法，观察两组疗效及不良反应。结果治疗前及治疗后 4 周尿蛋白无明显差距，但治疗后 8 周、12 周实验组蛋白尿明显减少，两组结果比较差异均具有统计学意义。有效率分别为实验组 86.9%，对照组 69.6%，差异有统计学意义。

参考文献

1 陈磊，王长中，张建军.过敏性紫癜性使用患儿血清 β_2 微球蛋白测定意义初探［J］.上海医学检验杂志，1999，14（1）：51.

2 程庆砾，赵明辉，唐政.肾脏内科疾病误诊误治与防范［M］.北京：科学技术文献出版社，2003：9.

3 王刚.中西医结合专科病诊疗大系——肾脏病学［M］.太原：山西科学技术出版社，1999：2.

4 陈建，郭立中，谢福安.临床辨病专方治疗丛书——肾脏病辨病专方治疗［M］.北京：人民卫生出版社，2000：5.

5 高继宁，李宜放，米彩云.孙郁芝治疗过敏性紫癜性肾炎思路探讨［J］.山西中医，2000，（4）：41.

6 杨霓芝，刘旭生.专科专病中医临床诊疗丛书——泌尿科专病中医临床诊治（第 2 版）［M］.北京：人民卫生出版社，2005：2.

7 戴京璋.实用中医肾病学［M］.北京：人民卫生出版社，2002：10.

8 张琪.张琪临床经验辑要［M］.北京：中国医药科技出版社，1998：1.

9 魏练波，刘冠贤.叶任高肾脏病临床备要［M］.北京：人民卫生出版社，1997：6.

10 刘玉宁，赵宗江，郭立中.叶传蕙教授对过敏性紫癜性肾炎的中医治疗［J］.中国中西医结合肾病杂志，2003，3（4）：128-130.

11 朱昭明，徐景泮，唐宝苍，等.中西医结合治疗成人紫癜性肾炎 23 例［J］.中医药信息，1999，16（4）：33.

12 陈钦，王永钧.益肾和络方加雷公藤多苷片为主治疗紫癜性肾炎［J］.浙江中医学院学报，1999，23（3）：25-26.

13 所俊强，孙晓峰.中医药治疗紫癜性肾炎概况［J］.安徽中医临床杂志，2002，14（1）：70-72.

14 姜黎平.过敏性紫癜性肾炎从肝论治举隅［J］.浙江中医杂志，2002，37（10）：442.

15 邓立武，崔晓丽.从肺论治过敏性紫癜性肾炎 38 例［J］.新中医，2001，33（4）：58-59.

16 任少敏，锡林高娃 仝林虎，等.内蒙古地区汉族儿童 HLA-DQA1 基因与紫癜性肾炎的遗传易感性［J］.中华肾脏病杂志，2001，17（4）：259.

17 樊忠民，刘志红.104 例紫癜性肾炎临床病理及免疫病理的研究［J］.肾脏病与透析肾移植杂志，1997，6（2）：127-133.

18 胡金宝，傅睿，郑卫民.紫癜性肾炎患儿血管细胞间黏附分子 -1 变化的临床意义［J］.实用临床医学，2002，3（4）：5-7.

19 田雪飞，徐钦儒，周建华.血管紧张素转换酶基因多态性与小儿紫癜性肾炎的关系［J］.中华肾脏病杂志，2001，17（1）：53-54.

20 让建忠.中西医结合治疗过敏性紫癜性肾炎 60 例［J］.中外医疗，2009，28（26）：44.

21.高鑫，梁玉环，谷红霞，等.火把花根片治疗紫癜性肾炎 21 例［J］.前卫医药杂志，2000，17（1）：36.

22 程纬民，蒋文明.清癜汤治疗紫癜性肾炎 20 例临床观察［J］.湖南中医药导报，2002，8（12）：757-759.

23 林志刚，潘慧，林忠响.孟鲁司特联合常规治疗过敏性紫癜肾损害疗效观察［J］.药物流行病学杂志，2016，25（8）：477-480.

24 蒋淑珍.小剂量激素联合霉酚酸酯与雷公藤总甙治疗儿童紫癜性肾炎 34 例［J］.临床医学，2015，35（10）：114-115.

25 温禄修，宋纯东.中药联合昆仙胶囊治疗顽固性过敏性紫癜皮肤型（30 例）临床疗效观察［J］.世界最新医学信息文摘，2015，15（67）：89+91.

26 谢少玲，刘永刚，张国祥，等.白芍总苷治疗小儿过敏性紫癜的临床有效性和安全性评价［J］.今日药学，2013，23（9）：581-583.

27 赖冬波，王嘉怡，何丽雅，等.幽门螺杆菌感染对过敏性紫癜患儿肾损害的影响［J］.实用儿科临床杂志，2008，23（9）：684-685.

28 陈薲.大剂量环磷酰胺联合甲基泼尼龙冲击治疗过敏性紫癜性肾炎 46 例疗效分析［J］.中国医药科学，2013，3（12）：79-80.

（杨曙东　刘若缨）

第六节　肾淀粉样变性

淀粉样变性病是一种全身性疾病，病因尚不完全清楚，临床和病理表现为淀粉样物质沉积于全身各脏器，而肾脏是淀粉样变最易受累的器官之一。其发病多以老年人为主，肾病综合征是肾淀粉样变（renal amyloidosis）的主要临床表现。老年（＞ 60 岁）肾病综合征中 15% 的病因为肾淀粉样变。本病根据其临床表现当归属于中医学的"水肿""虚劳""癃闭""关格"等病证范畴。

一、病因病理

（一）中医

中医认为本病为感受风热之邪，风热袭表，肺失宣肃，水道不通，以致风遏水阻，风水相搏，流溢肌肤，或中老年人脾肾渐虚，脾主运化，运化水湿不利，水湿停聚不行，或中焦脾胃失其升清降浊之能，三焦为之壅滞，水道不通故水肿，水湿内停，聚湿成痰，或蕴久为毒，上犯脾胃故恶心呕吐，泄泻。水湿内凌心肺而见气促，心悸。水湿内阻，气化不利，瘀血内停，水瘀互结，脾肾阴阳俱衰，可见关格重证。病位在脾、肾，与水湿、痰瘀有关。

1. 风热袭表，肺失通调

感受风热之邪，风邪袭表，肺失宣肃，肺为水之上源，主通调水道，肺宣肃不利，水道不通，风水相搏，溢于肌肤发为水肿。

2. 饮食劳倦，损伤脾胃

恣食肥甘厚味，饮食不节或劳倦过甚，日久损伤脾胃，脾胃运化失司，运化水湿不利，停聚不行，泛滥肌肤，而成本病。

3. 湿热郁结，三焦不利

多食肥甘之品，或嗜酒太过，酿成湿热，或湿郁化热，中焦脾胃失其升清降浊之能，三焦为之壅滞，水道不通，而成本病。

4. 久病及肾，肾元亏虚

年老体弱，病程日久，肾精亏耗，肾主水，肾精不足，不能化气行水，而致膀胱气化失常，开阖不利，水液内停，而成本病。

5. 肾阳虚衰，水凌心肺

外邪内侵或久病内伤，而致肾阳衰惫，肾阳虚衰不能温化水液，水邪泛滥，干肺凌心，心阳不振而成本病。

6. 脾肾亏虚，水瘀互结

老年人年老体虚，脾肾不足，脾主运化水湿，肾主水，脾肾亏虚，水湿内停，阻碍气机，气化不利，气不运血，而为瘀血，水瘀互结而成本病。

（二）西医

1. 病因

本病的病因尚不完全清楚，发病率可能与地区性、饮食习惯、慢性感染、年龄及长程血液透析有关。

（1）原发性淀粉样变，此类患者多无基础病因。年龄大于40岁，心脏受累较多，约40%累及肾脏。

（2）原因明确的淀粉样变，常见于下列疾病：①慢性感染性疾病：如支气管扩张、慢性肾盂肾炎、亚急性心内膜炎、结核病、麻风病、脓胸、褥疮、梅毒、截瘫、慢性肝病、慢性痢疾、天疱疮及血吸虫病等。②风湿病：如类风湿性关节炎、系统性红斑狼疮、干燥综合征、白塞病、韦帕综合征、银屑病、瑞特综合征、强直性脊柱炎、多发性肌炎、皮肌炎、结节性多动脉炎、幼年性类风湿性关节炎。③肿瘤：如多发性骨髓瘤、胃癌、肺癌、生殖系统肿瘤、甲状腺髓样癌、淋巴瘤、肾细胞癌等。④其他：如血液透析伴发的淀粉样变、内分泌相关性疾病、遗传性家族性疾病等。

2. 病理

原发性淀粉样变性及多发性骨髓瘤患者其淀粉样纤维蛋白生化类型为 AL 蛋白，免疫球蛋白轻链碎片或 Lamba 可变区为其主要成分，分子量 5000～25000。继发性淀粉样变及家族性地中海热淀粉样变其生化类型为 AA 蛋白，与免疫性球蛋白无关，其前身为血清淀粉样变蛋白 A，分子量为 8500。遗传性家族性伴神经病变的淀粉样变患者，生化类型为 AF 蛋白，淀粉蛋白中含前白蛋白，这种蛋白与周围神经有高度亲和力。内分泌相关性淀粉样变（甲状腺髓质癌）患者其生化类型为 AE 蛋白，胰岛变性蛋白结合了一定量的胰岛素蛋白，甲状腺髓样癌的淀粉样变性蛋白为降钙素的前身结构。透析性淀粉样变性患者生化类型为 AH 蛋白，β_2- 微球蛋白蓄积为主因，此蛋白较少积于心、肝、脾脏。家族性老年性伴心脏病变的淀粉样变患者生化类型为 ACS 蛋白，含前白蛋白。某些淀粉样变性病患者血中可同时存在数种上述不同类型的淀粉样蛋白。

3. 分类

（1）原发性淀粉样变性

病变分布广泛，病程长，好发于 40 岁以上患者。病因不明，发生于以往健康人，无诱发病因。多累及肾脏、心脏、皮肤、胃肠道、骨髓、舌。肾脏受累为 50% 左右，为最常见的受累器官。

（2）继发性肾淀粉样变性病

可由多种疾病引发，主要受累为肾脏，79%～88% 的患者有肾脏疾病。但肾脏病的症状常被原发病所掩盖。主要疾病有类风湿性关节炎、溃疡性结肠炎、慢性感染、结核、恶性肿瘤如霍奇金病、肾细胞癌等。肝、脾亦为主要受累器官，肝、脾可见肿大，亦可累及肾上腺。

（3）细胞骨髓瘤合并的淀粉样变性病

多发性骨髓瘤、巨球蛋白血症等的淀粉样变性，10%～25% 有肾淀粉样病变。其表现可与原发性淀粉样变性类似。

（4）家族性或遗传性淀粉样变性病

其遗传方式多为常染色体显性遗传，多见于葡萄牙、以色列、日本、德国、丹麦、瑞士。表现为下肢神经痛。但家族性地中海热为常染色体隐性遗传。

（5）局限性淀粉样变性病

一般仅累及单个器官，大多无全身症状。皮肤淀粉样变，可继发于糖尿病；喉淀粉样变，临床表现为喉肿物；脑血管淀粉样变，可导致脑出血；脾淀粉样变，表现为脾肿物；膀胱淀粉样变表现为炎性息肉。

（6）老年性淀粉样变性病

血管壁受累是老年性淀粉样变性的特点，淀粉样物质的沉积随年龄增加，多发生于脑、心、胰腺、主动脉、精囊及骨关节组织。

（7）透析性淀粉样变性病

患者由于长程血液透析而使血中 β_2- 微球蛋白蓄积，所引起的一种淀粉样变性。表现为腕管综合征、骨关节炎、囊性骨损害，但沉淀于骨之外亦可见胃肠道、心、肝、脾、肺、肾上腺、皮肤的淀粉样变。

4. 发病机制

（1）抗原抗体反应结果

淀粉样变发生过程中有过量抗原刺激存在的情况。淀粉样变物质中含有补体 $C_1C_3C_4$ 成分。

（2）免疫功能异常

淀粉样物质在巨噬细胞周围沉积很典型，巨噬细胞溶酶体内也有淀粉样物，因而巨噬细胞被认为是体内分解和形成淀粉样物的主要场所。巨噬细胞在急骤刺激下产生 AA，而在缓慢的轻刺激下产生 AL。在透析性相关性淀粉样变中，淀粉样纤维中的微球蛋白可通过与对关节滑膜成纤维细胞趋化因子生成的调节募集单核细胞聚集，单核 / 巨噬细胞的募集、活化又可通过释放促炎症细胞因子导致局部组织的炎症反应，并刺激滑细胞表达黏附分子和产生降解基质蛋白的胶原酶，最终引起骨关节组织的破坏性病变。

（3）结缔组织的变性分解与淀粉样蛋白的形成有关。

二、临床表现

（一）肾脏受损的表现

1. 临床前期

患者无任何症状及体征，化验亦无异常，仅肾活检方可做出诊断，此期可长达 5 ～ 6 年。

2. 蛋白尿阶段

蛋白尿为本病临床表现，可表现为无症状性蛋白尿持续数年之久，50% 的蛋白尿可伴镜下血尿，尿蛋白的严重程度并不一定与肾小球内淀粉样蛋白的沉积范围呈比例。其蛋白尿程度与淀粉样蛋白在肾小球的沉积部位及程度有关。

3. 肾病综合征阶段

长期大量尿蛋白，加之肝合成白蛋白的减少，可见肾病综合征的表现，肾静脉血栓是肾病综合征最常见并发症，肾淀粉样变性病合并肾血栓，大多起病隐匿，表现为难治性肾病综合征。其临床表现为腰痛，血尿加重，蛋白尿突然增多或肾功能恶化。肾病发展迅速，预后差。当病变累及肾上腺时可继发阿迪森病。偶可见肾小管及肾间质受影响，多表现为多尿，也有表现为肾性糖尿、肾小管中毒、电解质紊乱、Fanconi 综合征。

4. 尿毒症阶段

继肾病综合征后，出现进行性肾功能减退，重症可发展至尿毒症。由肾病综合征发展到尿毒症需 1 ～ 3 年。

（二）肾外表现

1. 循环系统

心脏受累，表现为心室增厚，心脏扩大，心功能不全，合并心包积液、心律失常，50% 死于充血性心力衰竭及心律失常。心电图常见 QRS 复合波低电压和房室或室内传导异常，有不同程度的心脏传导阻滞。常见于 AL 型蛋白沉积，为心脏淀粉样变最常见的死亡原因。

2. 消化系统

舌体受累，表现为舌体肿物、巨舌，患者言语不清，吞咽困难，重者可有气道阻塞。胃肠道受累，可出现便秘、腹泻、吸收不良、溃疡、出血、肠梗阻、直肠炎、布加综合征。胃淀粉样变酷似胃癌。肝脾受累可见肝脾肿大，重者可见门脉高压，晚期可见腹水、黄疸。

3. 关节、肌肉、神经

关节疼痛，肌肉萎缩，周围神经受累表现为肌张力低下及腱反射低下，肌力减低，疼痛，肢端感觉异常。周围神经病变仅见于 AL 淀粉样变性，常为远端、对称、进行性加重，主要影响下肢。

4. 多发性骨髓瘤

其特征性为骨骼疾病。X 线可见骨质破坏。血清球蛋白异常增高，尿中出现凝溶蛋白，骨破坏可见血钙升高，继发性高尿酸血症。

5. 皮肤

可见皮肤瘀斑、紫癜、皮肤溃疡、皮肤增厚、僵硬、弹性差及色素沉着。

6. 呼吸系统

喉受累表现为声嘶、呼吸困难、咽喉异物感，喘鸣、咳嗽、咯血、声音嘶哑，或继发感染后有发热、脓痰等。肺功能主要为通气功能障碍。

三、实验室及辅助检查

（一）放射性同位素标记的血清淀粉样变 P 成分闪烁影像检查

这是一种非创伤性诊断方法。方法是将碘标记的 SAP200 MBQq 静脉注射，48 小时内取血标本测定血浆 SAP 清除率，测定尿放射强度及整体 γ 照相了解体 SAP 贮存量。该检查不仅可用于临床诊断，而且还有助于动态观察治疗效果及估计预后。

（二）刚果红试验

刚果红为一种偶氮染料，淀粉样蛋白对其有亲和力，注入一定量刚果红后，肾淀粉样变患者 20 分钟吸收为 30%，如 1 小时吸收率大于 60% 为阳性，但该方法可靠性较差，较少使用。

（三）血、尿蛋白电泳和免疫电泳及血清免疫球蛋白定量测定

免疫球蛋白或轻链单克隆增多对 AL 型淀粉样变的诊断有较大意义。

（四）肾静脉造影

肾静脉造影示肾静脉血栓形成可助诊断。

（五）肾活检

肾病理学检查主要依据为刚果红染色阳性。刚果红染色是诊断淀粉样变性的金指标。染色后切片厚度要大于 6μm。此外，对于刚果红染色阳性患者，应行高锰酸钾刚果红染色，以鉴别淀粉样变性的病因。经高锰酸钾处理后再行刚果红染色仍然阳性者，说明淀粉样沉积物的蛋白对高锰酸钾抵抗，则为 AL 淀粉样变性，经高锰酸钾处理后，刚果红染色转阴者，则说明淀粉样物质中的蛋白对高锰酸钾敏感，其蛋白成分发生了变化，则为 AA 型淀粉样变性。

（六）电镜检查

疾病早期淀粉样物分布局限时电镜检测尤为重要，电镜的观察能准确地证实淀粉样纤维。但它不能鉴别淀粉纤维的化学成分。必须与纤维样肾病（fibrillary glomerulopathy）、类晶团聚体肾病、冷蛋白血症、轻链肾病等相鉴别。肾淀粉样变者刚果红染色阳性，而余者为阴性，此外纤维直径、形状和各自的临床及实验室特征有助于鉴别。一般肾淀粉样病的纤维在 8 ～ 10nm，纤维样肾病纤维的直径平均 22.7±7.4nm。稀疏状排列或笔直或弯曲。

四、诊断

（一）诊断要点

诊断肾淀粉样变性应临床、病理结合，依靠肾活检才能确诊。根据报道其阳性率为 85% ～ 95%。以下情况有必要做肾活检：

（1）成年人出现多系统损害、典型肾病综合征表现而血压不高、双肾增大者。

（2）慢性感染包括麻风、结核、支气管扩张、褥疮溃疡、类风湿性关节炎、青少年慢性关节炎、强直性脊椎炎、银屑病和银屑病性关节炎、Reiter's 综合征、成人 Still 病、白塞综合征、贫血或肾病综合征、肝脾肿大者。

（3）多发性骨髓瘤出现大量蛋白尿者。

（4）长期透析后出现腕管综合征、关节炎、囊性骨损害者。

（二）鉴别诊断

1. 与纤维样肾小球病相鉴别

纤维样肾小球肾病是指肾小球内存在类似于淀粉样纤维物质，但淀粉样物质特殊染色阴性，且不伴随系统性疾病的一类肾小球疾病。其最常见的临床症状为蛋白尿，尿蛋白常达肾病综合征范围，多数患者可有镜下血尿、高血压及肾功能不全。绝大部分患者无全身系统性疾病，故其一般为原发性肾小球疾病。与肾淀粉样变相比，在纤维样物质沉积的部位和病变形态方面，两者极为相似，但对淀粉样蛋白有特殊鉴别价值的刚果红染色变色反应有助于鉴别，前者呈阳性反应，纤维样肾小球病呈阴性反应。免疫荧光及电镜下的纤维粗细也可加以区分。肾淀粉样变其免疫荧光 IgG 及 C_3 阴性，纤维直径约 10nm；纤维样肾小球病其 IgG 及 C_3 阳性，纤维直径为 20nm。纤维样肾小球肾病的纤维分布多局限于肾小球内各处，而淀粉样变除见于肾小球外，亦出现于血管壁、肾小球基底膜及肾间质。

2. 与脂蛋白肾小球病相鉴别

脂蛋白肾小球病临床表现也为蛋白尿及肾病综合征。但其特点表现为肾小球毛细血管腔内脂蛋白栓子以及血浆载脂蛋白浓度升高。免疫组织化学研究表明毛细血管腔及系膜区 β - 脂蛋白染色强阳性。一般无免疫球蛋白、补体和纤维蛋白原的沉积。刚果红染色变色反应有助于鉴别。

（三）诊断思路与误诊防范

由于肾淀粉样变的临床表现多样，可表现为蛋白尿、血尿、水肿、肾病综合征，当肾间质、小管淀粉样蛋白沉积可引起多尿，低比重尿，极少数出现肾性尿崩症，也可出现肾性糖尿，Ⅱ型肾小管酸中毒等近端肾小管受损表现，偶见典型 Fanconi（范可尼）综合征。因此常常被误诊为慢性肾小球肾炎，但在肾淀粉样病变导致的肾功能不全患者均无肾性高血压，反而血压偏低在 90/60mmHg，且肾脏一般无缩小。因此，50 岁以上患者，典型肾病综合征表现，血压不高，伴多系统损害，应警惕肾淀粉样变，确诊肾淀粉样变应结合临床与病理，依靠肾活检。

五、治疗

（一）辨证论治

1. 辨证要点

（1）辨外感内伤

外感病程短，起病急，以邪实为主，常伴有恶寒、发热、头疼、身痛、脉浮等表证。内伤病程长，多迁延反复，多以虚证为主，虚中夹实，虚证为本，实证为标，多因年老体衰，脏腑亏虚，正气不足，或感受外邪，治疗不当，久病损伤正气而致。肾淀粉样变以虚实夹杂为多见。

（2）辨阳水阴水

阳水多因外感风邪，或久居湿地，水湿浸渍而致肺失宣降，脾失运化而成。发病急，全身浮肿多由眼睑起，继而可蔓延至全身，肿时皮肤光亮绷紧而薄，按之凹陷，放手可起，兼见一些湿热之证，如烦热、口渴、大便秘结，小便赤涩。阴水多为虚证，因脾肾亏虚，水液气化不利而致。病程日久，肿多由下肢先起，由下而上，继而遍于全身，肿处皮肤松弛，肤色萎黄晦暗，常凹陷不起，甚至按之如泥，多见虚寒之象，如形寒肢冷，口淡不渴，大便溏薄，小便少而清。阳水与阴水之间有时会相互转化，阳水日久，迁延不愈，损伤正气，正气亏虚，运化水湿无力而使水邪更甚，可转化为阴水。阴水之人，不慎感邪，也可使水肿更剧，兼见阳邪之象，应先按阳水之法治之。

2. 治疗要点

（1）邪气盛实，以祛邪利水为法

其病邪多以风邪、湿邪、湿热为主，可选取宣肺利水法、健脾利水法、清热利水法此为治标法。

（2）邪实正虚，以利水扶正为法

邪实正虚多表现为脾阳虚弱、肾阳虚衰、脾肾阳虚和肝肾阴虚，亦可病久必瘀而见水瘀互结。此时病情复杂，既要祛邪消肿不伤正气，又要扶正补虚不恋邪气，常治以温脾利水法、温肾利水法、温补脾肾法和活血利水法。

（3）邪退正虚，以扶正治本为法

经过治疗，水肿减轻，表现为邪退正虚的虚证，只有培补脏腑之正气，调补阴阳气血，才能使正气恢复，邪气自去，可用益气养阴法、补气养血法和阴阳双补法。

3. 分型论治

（1）脾虚湿盛

临床表现：脘腹胀满，纳少便溏，面色无华，神疲乏力，身肿以下肢为甚，按之凹陷，小便短少或清长，舌质淡，苔白滑或白腻，脉沉缓或沉弱。

辨证分析：恣食肥甘厚味，饮食不节或劳倦过甚，日久损伤脾胃，脾胃运化失司，运化水湿不利，停聚不行，泛滥肌肤，故见身肿；脾失健运故脘腹胀满，纳少便溏；脾气亏虚，固摄不利，故小便清长；阳不化气，水湿不行也可见小便短少；舌质淡，苔白滑或白腻，脉沉缓或沉弱为脾虚湿盛之象。

治法：健脾化湿，行气利水。

方药：参苓白术散。

加减：若小便短少者，可加入桂枝、泽泻、猪苓各10g以渗利小便。气虚甚者可加黄芪20g，加强健脾益气之效。若日久兼有阳虚，可加入补骨脂10g，附子10g以温肾助阳。

方解：本方以四君平补脾胃之气，配以薏苡仁、扁豆、山药之甘淡，莲子滋肝肾，既可健脾化水渗湿，加砂仁以醒脾，佐四君促中州运化，使上下气机贯通，水湿得运，桔梗引经入味。

（2）湿热蕴结

临床表现：口渴烦热，胸脘痞闷，喘呼气粗，全身浮肿，皮肤绷急光亮，小便短赤，不利，大便不通或秘结，舌红苔黄腻，脉沉数或濡数。

辨证分析：多食肥甘之品，或嗜酒太过，酿成湿热，或湿郁化热，中焦脾胃失其升清降浊之能，三焦为之壅滞，水道不通，故全身浮肿，皮肤绷急光亮；三焦壅滞，气机升降失常，故胸脘痞闷，喘呼气粗；热伤津液故口渴烦热，小便短赤，不利，大便干结，舌红苔黄腻，脉沉数或濡数为湿热之征。

治法：分利湿热，调畅三焦。

方药：疏凿饮子。

加减：若气喘不得卧者，可加入葶苈子10g，杏仁10g，防己10g以泻肺行水。若大便通者，加入大黄10g，枳实10g以助攻泻之力，使水从大便而泄。若湿热之邪下注膀胱，热伤血络，而见尿血、尿痛，则可加入凉血止血之药，如大蓟10g，小蓟10g，白茅根20g。若湿热日久伤阴，可用猪苓汤以滋阴利水。

方解：方中商陆泻下逐水以通利二便，配合槟榔、大腹皮行气导水，茯苓皮、泽泻、木通、椒目、赤小豆利水祛湿，使在里之水从二便去。羌活、秦艽、生姜上走皮肤，疏风发表，使在表之水从肌肤而去，诸药合用，疏表攻里，使壅盛于表里之水湿，迅速分消。

（3）肾阳亏虚

临床表现：腰酸膝软，形寒肢冷，神疲怯寒，面色白或灰黑，心悸，面浮身肿，以腰以下为甚，按之凹陷不起，尿量少。舌质淡胖，苔白脉沉细或沉迟无力。

辨证分析：肾气虚衰，阳不化气，水湿下聚，故见腰以下肿甚，按之凹陷不起，水气上凌心肺故心悸，肾阳亏虚，命门火衰，不能温养，故形寒肢冷，神疲怯寒。腰为肾之府，肾虚而水气内盛，故腰酸膝软。舌质淡胖，苔白脉沉细或沉迟无力均为阳气虚衰，水湿内盛之候。

治法：温肾助阳，化气行水。

方药：济生肾气丸。

加减：若病久损伤肾阴，而致肾阴阳俱损，可见面色白，头晕耳鸣，四肢发凉，口干尿少，腰膝酸软，时有阴囊潮湿，足胫肿，气短自汗，舌淡，苔薄而干，或舌体稍胖有齿痕，脉沉细无力或虚大。治宜阴阳双补，使肾气足，水湿气化正常。可用桂附八味丸或地黄饮子加减。具体应用应以补阴为主，兼以温阳益气。若肾阴亏虚，水不涵木，而致肝阳上亢，可在左归丸基础上加入天麻10g，钩藤10g，珍珠母20g，龙骨20g，牡蛎15g，鳖甲15g等息风平肝潜阳之品。

方解：肉桂、附子温阳散寒，干地黄滋补肾阴，山茱萸、山药滋补肝脾，辅助滋补肾中之阴，附子、桂枝滋补肾中之阳，共起阴阳互补之效。泽泻、茯苓、车前子渗水利湿，牛膝补肝肾，方意在补中寓泻。

（4）水凌心肺

临床表现：心悸，尿少，面唇青紫，怕冷，面浮，下肢肿，甚则全身悉肿，腹部胀满，喘咳不能平卧。舌胖质暗，苔白滑，脉沉虚数或结代。

辨证分析：肺脾肾阳气衰微，气不化水，水邪泛滥则面浮，下肢肿，甚则全身悉肿，水饮上凌心肺故心悸喘咳不能平卧，寒水内盛故尿少，怕冷。舌胖质暗，苔白滑，脉沉虚数或结代为阳虚水停之象。

治法：温阳化饮利水。

方药：真武汤合五苓散。

加减：若血瘀重者可加入红花 10g，赤芍 10g，泽兰 10g，益母草 20g。若气喘心悸甚，难以平卧者，可加入沉香 10g，椒目 10g，葶苈子 10g 以行气逐水。

方解：真武汤中以茯苓、白术健脾利水，附子、生姜温阳散水，芍药与附子相偶可引附子入阴散寒，又可制附子干燥之性，起到温经护营之效。五苓散中重用泽泻为君，甘淡性寒，直达膀胱利水渗湿，臣以茯苓、猪苓淡渗，增强利水蠲饮之功，加以白术健脾气而运化水湿，佐以桂枝外解太阳之表，内助膀胱气化。二方相辅可起温阳化饮之效。

（5）水瘀互结

临床表现：面色黧黄，纳差尿少，面浮足肿，皮肤有瘀点，腰痛固定不移，舌有瘀斑，或两侧青紫，苔白微腻，脉沉细涩。

辨证分析：脾肾不足，脾主运化水湿，肾主水，脾肾亏虚，水湿内停，阻碍气机，气化不利，气不运血，瘀血内停，故皮肤有瘀点，腰痛固定不移，气化不利故纳差尿少，面浮足肿，舌有瘀斑，或两侧青紫，苔白微腻，脉沉细涩为水瘀互结之象。

治法：活血利水。

方药：桂枝茯苓丸合五皮饮。

加减：若气虚夹瘀，可用桂枝茯苓丸合补中益气汤。如系阴虚夹瘀，可用六味地黄丸合桂枝茯苓丸以滋阴活血利水。如系阳虚夹瘀者，可用桂附八味丸配桂枝茯苓丸温阳活血利水。

方解：桂枝温阳通脉，茯苓渗利下行，二者为君药，辅以牡丹皮、赤芍、桃仁，以化瘀血。五皮饮中，茯苓皮利水渗湿，生姜皮辛散水饮，桑白皮肃降肺气通调水道，大腹皮行水气消胀满，陈皮和胃气化湿浊。二方相合可行化瘀利水之效。

（6）风热袭表

临床表现：眼睑浮肿，继而四肢及全身皆肿，来势迅猛，伴恶寒发热，咽喉肿痛，口干，肢体酸楚，大便秘结，小便不利。舌质红，苔黄，浮滑数。如水肿甚者亦可见脉沉。

辨证分析：感受风热之邪，风邪袭表，肺失宣肃，肺为水之上源，主通调水道，肺宣肃不利，水道不通，风水相搏，溢于肌肤发为水肿；热扰咽喉故可见咽喉肿痛，口干；肺与大肠相表里，肺失宣肃，肠道运化失司故大便秘结；肺失宣降，不能通调水道，下输膀胱故小便不利。舌质红，苔黄，浮滑数为风热袭表之象。

治法：疏风清热，宣肺利水。

方药：麻黄连翘赤小豆汤。

加减：可酌加浮萍、茯苓、泽泻以利水消肿；若咽痛甚者，可加入桔梗 10g，板蓝根 30g，鲜茅根 30g 以清热利咽，解毒散结。若小便不利者，可加入车前子 15g，滑石 20g，石韦 15g 以通利小便。若风盛而痒者，可加入白鲜皮 10g，地肤子 10g 以祛风止痒；若大便不通者，可加入大黄、芒硝以通便。

方解：方中麻黄、杏仁为君药，宣散外邪，连翘、赤小豆、桑白皮为臣药清热利湿，佐以生姜、大枣和中，甘草调和诸药，为表里合用，偏于发汗宣上焦之方。

（二）辨病治疗

1. 中成药

（1）雷公藤总苷片

按 1 ～ 1.5mg/kg·d，分 2 ～ 3 次口服，12 个月为 1 疗程。

（2）火把花根片

成人每次 3 ～ 5 片，每日 3 次，饭后口服，1 ～ 2 个月为 1 疗程。

2. 中药针剂

（1）黄芪注射液

5% 葡萄糖 250mL 加本药 30 ～ 50mL，静滴，日 1 次。

（2）香丹注射液

5% 葡萄糖 250mL 加本药 10 ～ 20mL，静滴，日 1 次。

（3）川芎嗪

5% 葡萄糖 250mL 加本药 140mg，静滴，日 1 次。

（三）西医治疗

淀粉样变无特异性治疗，治疗原则是抑制淀粉样纤维的合成，减少淀粉样前体的产生和减少细胞外沉积，以及促进沉积的淀粉样物质溶解。

1. 原发性肾淀粉样变

①应用烷化剂等抗肿瘤药物　抑制单克隆浆细胞株过度增殖和轻链的产生是目前治疗原发性肾淀粉样变的主要方法。20 世纪 90 年代中期，美法仑和泼尼松的治疗方案表现为血或尿单克隆轻链消失或减少 ≥ 50%，或呈现肾病综合征范畴尿蛋白减少 ≥ 50%，肾功能维持稳定或有改善。但该方案不足 30% 患者有治疗反应，平均存活率仅为 18 个月，治疗效果并不令人满意。另外，长期使用美法仑可诱发白血病和脊髓发育不良（myelodysplasia）等严重并发症，应予以警惕和监测。

②大剂量美法仑（high-dose melphala，HDM）联合自体干细胞移植（stem cell transplantation，SCT）（HDM/SCT）　21 世纪初，系列研究报道显示，应用 HDM/SCT 治疗原发性 AL 淀粉变样明显延长平均生存时间，血液和器官的反应率各自达 62% 和 44%，提高生存质量，显示出较以往显著提高的疗效，但较高的不良反应发生率和治疗相关的死亡率及较严格的适应证均影响了 HDM/SCT 的治疗效果及临床疗效。

③HDM/SCT 方案与 M-DEX 治疗方案比较　M-DEX 方案即（小剂量）美法仑＋地塞米松（dexamisone，DEX），美法仑 $10mg/m^2$＋地塞米松 $40mg×4d/$ 月，18HDM/SCT 治疗方案的毒性作用及消费均远高于 M-DEX 治疗方案。

④新药及新的治疗方案　以万珂、沙利度胺为代表的新药及 M-DEX 与 M-DEX+Borezomib（万珂）前瞻性的临床研究正在进行之中，并已有初步显示优良的疗效，让人们期待着其最终结果。

据有关文献报道，应用左旋苯丙酸氮芥＋泼尼松治疗以减少骨髓中异常浆细胞产生的轻链，可使约 1/3 呈肾病综合征的患者尿蛋白减少和多数患者肾功能稳定；Dhodapkar 对 9 例原发性淀粉样变患者使用地塞米松冲击与 α–干扰素综合治疗有效；新型蒽环类抗生素 I–DOX 是一种抑制淀粉样纤维合成并促进其溶解的药物。

2. 继发性肾淀样变

继发性肾淀粉样变主要是针对原发病治疗。对慢性感染性疾病抗生素合理应用，继发于类风湿性关节炎的肾淀粉样变患者予泼尼松 40mg/d 治疗控制类风湿性关节炎后，肾病综合征症状缓解。银屑病伴淀粉样变患者予长期秋水仙碱治疗后，原有的肾病综合征症状缓解。家族性地中海热淀粉样变型应用秋水仙碱治疗有肯定的疗效，可使腹痛和发热消失，早期使用可阻止肾病综合征和肾功能不全的发生。二甲亚砜（DMSO）体外试验和动物试验显示有溶解淀粉样蛋白作用。该药为氧自由基清除剂，亦有助于肾组织细胞的修复，适用于继发者，对部分类风湿性关节炎所引起的继发性淀粉样变可明显减轻疼痛，增加关节活动度，降低血中 SAA 和 C–反应蛋白，可减少肾间质炎性病变，蛋白尿减少或消失，肾功能改善，血肌酐下降，肌酐清除率可上升。但也有不少无效报道，故 DMSO 对确切治疗效果，特别是 AA 型尚需进一步评价。

3. 肾脏替代疗法

病变晚期，肾功能衰竭发展到尿毒症时，可考虑透析及肾移植术，透析时应注意心脏并发症（心力衰竭、室性心律失常等）和低血压。肾移植术效果欠佳，比肾小球肾炎所致慢性肾功能衰竭接受肾移植的存活率低，移植肾在一年内再获淀粉样变性有 20%。其原因为慢性排斥或不可逆的急性排斥。故以往不提倡，但近年来认为肾移植术可延长患者生命，故近年有增长趋势。

4. 局限性淀粉样变

局限性淀粉样变如皮肤、肺等局部淀粉样变经手术局部切除后常可长期得到缓解。

（四）中西医结合治疗

目前治疗肾淀粉样变性的中西医结合治疗的方法不多，因其主要症状为肾病综合征，因此中西医治疗主要体现在治疗肾综方面。

1. 雷公藤总苷联合小剂量泼尼松

对照组：泼尼松 lmg/（kg·d），清晨顿服，8 ～ 12 周后每 1 ～ 2 周减 5mg，减至 1 日 20mg 左右持续应用半年，再逐渐减量至停药。观察组：泼尼松 0.5mg/（kg·d），清晨顿服，治疗过程调整剂量与对照组相同，同时予雷公藤总苷口服 2mg/（kg·d）。结果显示，治疗 9 ～ 12 月以后，24h 尿蛋白下降、ALB 升高，两组间比较无统计学意义差异，治疗有效率分别为 90.24% 与 92.68%，无显著性差异（$P > 0.05$）。对照组出现泼尼松相关药物不良反应 51.22%，高于观察组的 17.07%（$P < 0.05$），观察组 5 例雷公藤总苷相关不良反应经过对症处理后恢复正常，未影响继续治疗。说明雷公藤总苷联合小剂量泼尼松治疗老年原发性肾病综合征，与常规剂量泼尼松治疗疗效无显著性差异，但明显减少泼尼松副作用。

2. 环磷酰胺（CTX）与雷公藤总苷（TW）及小剂量激素

CTX 组予 CTX 0.6～0.8g/次，静脉滴注，2 周 1 次，共 2 次，1 个月 1 次，共 4 次，以后每 3 个月 1 次，累积总量 8.0～10.0g；TW 组予 TW20mg，口服，1 天 3 次，缓解后减量维持两组同时服用半量激素（强的松龙片）30mg，晨顿服，8 周后逐渐减量，每月减2.5～5mg，以后 5～10mg/d 维持治疗，评价观察 12 个月的治疗方案疗效。结果显示，环磷酰胺及雷公藤总苷联用小剂量激素可增加老年原发性肾病综合征临床疗效，减轻和避免长期口服激素的副作用，且不良反应发生少。

3. 中药合泼尼松

对照组：泼尼松 1～1.5mg/kg/d，分 4 次口服，6～8 周蛋白尿转阴，改每天顿服 2 个月，每隔 10～15 天减至 5mg，减至 30mg/d 1～2 个月或更长时间再减至 5mg，视病情而定，有的患者维持量服 3～5 年，疗效尚可。若激素不敏感者，加用环磷酰胺（CTX）或氮芥。CTX 一般总量 8～12g，有少数病例用至 14g。近年来，部分病例采用 CTX 冲击疗法，CTX0.7～1.4g 加 10% 葡萄糖 250mL，再配地塞米松 10mg 静脉滴注，每月 1 次，连续 3 次后，视病情 2～3 个月再冲击 1 次，必要时再加用降压、抗感染药以及活血化瘀中药等对症治疗。治疗组：泼尼松 0.8～1mg/kg/d，其余西药同上，结合中医辨证。本证分脾肾气虚、脾肾阳虚、肝肾阴虚等三型，如兼有外感、水湿、湿热疮毒、血瘀等证时，以攻邪为主，至兼证消失后以扶正为主。遣方用药如下：1）脾肾气虚型——方用防己黄芪汤，参苓白术散加味；2）脾肾阳虚型——方用真武汤、实脾饮加味；3）肝肾阴虚型——方用知柏地黄汤加减。当本证出现兼证（标证）时，遵照"急则治标"之治则，选项方如下：兼外邪时，方用麻黄连翘赤小豆汤或柴苓汤加减；兼有水湿时，方用五苓散合五皮饮加减；兼湿热疮毒时，方用五味消毒饮加减；兼有血瘀时，方选桃红四物汤加减，并配合水蛭胶囊，1 日 3 次，至血瘀改善后停药。各型号凡有血尿者，近 4 年来均服用自制肾炎 II 号煎剂（由雷公藤、黄芪、当归、茜草、女贞子等组成），每次 15～20mL，1 日 3 次，2 个月为 1 疗程。疗效分析显示中西医结合组疗效优于西药组。

（五）其他治疗

1. 针刺疗法

在督脉命门及膀胱经肾俞有明显反应点，即于命门及夹脊穴进针，并加针复溜。命门及夹脊是调整肾脏机制的有效穴位，复溜据《针灸大成》记载是治疗水肿的效穴，数穴相配可达到消除水肿，恢复肾机能的目的。

2. 灸法

维持基础治疗加艾灸治疗，取穴神阙、气海、关元。结果显示，艾灸经穴对慢性肾小球肾炎患者外周血 T 淋巴细胞的 CD_3、CD_4、CD_4/CD_8 有明显升高作用，对 CD_8 细胞的含量有一定降低作用，可一定程度地调节患者外周血 T 淋巴细胞。

（六）专家诊疗经验

国医大师郑新对于辨治淀粉样变性肾病有自己独特的心得。他认为，大体而言，淀粉样变性肾病属于中医学"水肿"范畴，但又独有一些特点。他指出，对一般水肿的辨证论治需要把握三个病机特点：水、虚、瘀。而鉴于淀粉样变性肾病的临床表现要点为水肿、乏力、蛋白尿、死亡率高，故概括其证候要点应为四点——肿、虚、浊、毒。

"肿"多系水液代谢的病理产物积聚，与水相关脏腑肾、脾、肺的代谢失调，治之可从瘀、从血、从水，既往医家多有叙述，在此不赘述。

"虚"因本病为系统性疾病，累及全身各脏器组织，而相关组织器官一旦失去其正常的物质基础，代谢功能"不谋其政"，精微物质难以生成，元气难以生发，五脏元精难以养成，故要培本清源，去浊扬清。

对"浊"的认识来于患者脾肾亏虚，温运气化无力，加之患者嗜食辛温之品，堆积中焦，一派秽浊，故此类患者舌苔多黄厚腻，带秽浊之气。现代医学认为，此病源于淀粉样蛋白的异常堆叠和产生，包括各种炎症介质，也属于精微物质的异常变化。结合中医观点，水湿痰饮变生痰浊，郑新以为，水液代谢病理产物所导致新的疾病可归为两类："脉道"之外为"痰"，"脉道"之内为"浊"。可以说是对这一病理过程的精准概括。

论治此"浊"，首当泄腑排浊、推陈出新，应重用白术 30～50g 健脾利腑，可加火麻仁30g，生大黄 5～10g；还要加芳香化浊之品，如紫苏、藿香；浊积难化，阻碍三焦，要加桔梗、枳壳升清降浊，出入气机，或加升降散；浊积热生，消解中焦无形邪热加栀子豉汤，导出湿热加龙胆草、茵陈；热盛更要加强泄热之品如忍冬藤、鱼腥草、黄芩。

对"毒"的认识源于此病为系统性疾病，而生存期短，以及常规治疗无效。中医学常将牵涉范围广、危害性大、致死性高的病性概括为毒，如"热毒""癌毒"等，可见淀粉样性肾病亦伴有"毒"之要素。对此，传统中医切忌牵强附会、生搬硬套，而要以《内经》为基，执简驭繁，以脏腑辨治、三焦辨治、八纲辨治为体察之准绳，再经疗效反证，总结提高。治其"毒"，要以五脏为核心，益气扶正，恢复脏腑正常的生理功能，联合复方，多靶向治疗。郑新认为五脏有其要药：肝——白芍，心——鸡血藤，脾——白术，肺——枇杷叶，肾——黄柏。从五脏论治本病：肝体阴而用阳，常要清肝胆湿热而柔肝养阴，以龙胆泻肝汤、二至丸为主；心主血脉，要活血化瘀、补血养血，如桃红四物汤；脾主肌肉，又为后天之本，要健脾除湿，用香砂六君子汤；肺主治节，要大补元气，增强升降出入之机，用生脉散合升降散；肾苦燥，急食辛以润之，要用封髓丹水火既济、相交心肾。如此五脏得其治，元精乃以固，病乃以得缓息之机。

（七）研究现状

1. 关于肾综的病因病机

（1）脾肾两虚是本病的主要内在条件

本病的发生可因外邪袭表、疮毒内犯、饮食不洁、先天禀赋不足、久病劳倦或年老体衰，致气血阴阳失调，累及脾肾，脾肾亏虚，久之先天之精不固，后天不能运化水谷，濡养全身，进而影响他脏功能的正常发挥，这时痰、寒、瘀等病理产物相继产生，若久之不医，更加重脾肾的亏虚，终至出现脾肾衰败、升降悖逆、出入败废之关格重证。故治疗上当以顾护脾肾为治疗重点，以补虚治本为主，泻实为辅。

（2）寒痰瘀致虚

诸多学者认为本病的发生，以脾肾亏虚为本，兼夹寒、痰、瘀等致病因素，故宜从"虚"论治。张英强教授认为，在以"虚"为本基础上，应重视对兼夹之邪的治疗，从驱寒以通阳、化瘀以行气、治痰以顺气论述，临证中应预防寒邪侵袭，即使被寒所中，应及时驱寒，以温法治之，顾护阳气；当以活血化瘀法，通调水道，以解被闭塞之阳气，气行则血行，进而带动全身水液运行，则病邪自解，五脏得安；当分辨致痰之因，在补益脾肾的基础上，加以祛痰之法，使邪去正安。

2. 肾淀粉样变的辨证分型

肾淀粉样变主要临床表现为肾病综合征。近年来，有关对肾病进行中医辨证的报道颇多。在辨证分型方面，陈梅芳主张分为正虚和邪实两个方面，正虚分成气虚，阳虚和阴虚，并且认为阴虚多见于毒副作用时，邪实包括水湿、湿热、瘀血等。1985 年全国第二次肾病会议把肾综分为本证和标证，本证有肺肾气虚、脾肾阳虚、肝肾阴虚、气阴两虚四型，标证有外感、水湿、湿热、瘀血和混浊五型。但无论如何分型，现一般认为，肾综患者在不同时期，可表现出不同证型，而且往往是虚实互见。因此在治疗时，不同阶段可有不同的侧重。

水肿期多属阳虚阴盛，正虚邪实。大多学者认为，在疾病早期，患者多伴有较明显的水肿，中医辨证多属脾肾阳虚。这时采用温补脾肾、温阳利水的方药，或兼以祛邪。可取得明显的消肿作用。特别是在使用激素后疗效未出现时，更具有临床意义。若以脾阳虚为主，多使用实脾饮、五苓散之类；若以肾阳虚为主，多使用真武汤、金匮肾气丸之类；若脾气不足较显著的，多用防己黄芪汤、参苓白术散之类。

水肿消退以后以正气虚衰、阴阳失调为特点，此期分为脾肾气虚和肝肾阴虚。前者多选用六君子汤与保元煎；肝肾阴虚选用知柏地黄汤合二至丸；水肿消退后，以蛋白尿为主者，多采用益气健脾固肾方法并取得较好疗效。

3. 重视活血祛瘀在肾综中作用

由于瘀血是肾病发病过程中的病理产物，故运用活血祛瘀的方法来治疗本病，越来越受到重视。在运用中医辨证的基础上均加用活血化瘀治疗肾综，并取得较好的疗效。在具体应用时，应灵活掌握，一般应与治气相结合，气虚致瘀者补其气，气滞而瘀者宣疏理。

4. 雷公藤的应用

雷公藤属卫矛科攀缘本植物协公藤的根，本为祛风湿、杀虫类药物，乃有毒药物。近年来多采用单味药的水煎剂或从本药中提取的雷公藤多苷治疗本病，对消除蛋白尿有较好的疗效。并无耐药性。该药具有抑制免疫（尤其抑制细胞免疫）和抗炎作用，并能抑制肾小球系膜细胞增生，改善肾小球滤过膜的通透性。雷公藤多苷的副作用较轻。有抑制性腺、胃肠道反应，肝脏损伤及白细胞减少等副作用，但停药后可恢复。

5. 中药防治激素、雷公藤副作用的研究

肾上腺皮质激素是治疗肾综的常用药物，但副作用较多。中药防治激素副作用的研究重点基本放在肾上腺皮质功能亢进症及功能不全症两方面。沈自尹等通过临床观察及动物实验研究，提出肾综治疗中较完整的中药防治激素副作用的方法：即用激素早期，合用滋阴泻火药如生地黄、知母、生甘草等，以缓解激素引起的柯兴氏证；激素减量时，合用温补肾阳药，如附子、肉桂、仙灵脾、菟丝子等，以拮抗外源性激素对下丘脑－垂体－肾上腺皮质激素系统反馈抑制的作用，促进恢复肾上腺皮质的功能。这一观点经多位医家观察验证，基本给予肯定，有些医家给予不同的补充。如常玉阶提出来出分早、中、晚三个时期，不同时期中，按不同的临床分型给予辨证施治。刘灿康提出，用激素初期，患者多为脾阳虚，应温阳利水；2周后，患者出现阴虚火旺证时，再用滋阴泻火、清热利湿药；见气虚血瘀证时，用益气养阴、活血化瘀之方药；撤减激素早期，患者多见气阴两虚，治以益气养阴，随着激素撤减量的增加，治以补益或温补脾肾。

雷公藤多苷片的副作用轻，治疗肾病疗效较好，故临床医生在肾综患者激素治疗无效，或复发者，多用之治疗。其主要的副作用有胃肠道反应，白细胞、血小板减少；性腺损伤；暂时性脱发；加重感染；皮疹等。中药防治雷公藤副作用一般都是针对血细胞减少，性腺损伤及胃肠道反应等方面。如陈思源经临床与实验研究，提出雷公藤与甘草同用，能降低雷公藤的毒性，减轻其副作用的发生，防止雷公藤蓄积中毒。李志铭据临床经验提出来出，雷公藤引起的消化道反应，可用温胆汤、藿香正气散缓解等。

六、调护与预防

（一）饮食调养

1. 蛋白尿为主者

以清淡饮食，并增加优质蛋白饮食，每日摄取量可在 80g 左右，其中 1/3 以优质蛋白为主，如鸡蛋、瘦肉、牛奶和鱼等。不宜多食酸、苦、甜、咸及生冷之品，少食蛋黄、鱼子及动物内脏等。

2. 水肿甚者

应限制盐和水的摄入量，每日食盐量以 1～3g 为宜，水的摄入量在 500～800mL。以米、面为主食，辅以优质蛋白和蔬菜。饮食中热量保证不低于 35 千卡 / 公斤体重，少食含苏打的面粉制品，因其含钠较多。可适量选用有利尿作用的芹菜、竹叶菜、海带、萝卜、赤小豆、丝瓜、西瓜、鲤鱼、黑鱼、鲫鱼。

3. 氮质血症者

给予优质蛋白饮食，成人 0.5～0.6g/kg/d，也可根据肌酐清除率限量摄入。内生肌酐清除率小于 10mL/min 阶段，限量在 20g，10～25mL/min 限量 25g，25～50mL/min 限量 35g，大于 50mL/min 者限量 45g。由于优质低蛋白饮食供给热量不够，还需补充高热量饮食，除脂肪、米、面外，还可用含蛋白质较少的淀粉食品，如藕粉、南瓜、土豆、芋头、红薯、粉丝等。

少食含磷高的食物，如小米、黄豆、绿豆、腐竹、花生、葵花子、核桃、芝麻酱、猪肝、猪肺等。少食含钾高的食物，如豆腐皮、青豆、豇豆、玉兰片、榨菜、冬菇、海带、干莲子、咖喱粉、蘑菇、紫菜、干辣椒、干贝。

食疗方：

鲤鱼 1 条约 500g，葱 62g，炖汤不放盐，喝汤吃鱼。

鳝鱼 500g，鲜薤白 120g，炖汤不放盐，喝汤吃鱼。

赤小豆 60g，连皮冬瓜 500g，黑鱼 100g～200g，葱头 5 根，水适量，煲汤服食，不加盐，5 天 1 个疗程。

白茯苓 30g 或车前子 30g，与粳米 100g 煮成粥，早、晚食用，治脾虚水肿。

黄芪 60g，久煎后取汁，用汁煮粳米 100g 为粥，早、晚食用，治气虚水肿。

赤小豆 30g，鸡内金 10g，碾成粉，与粳米 100g 煮成粥，早晚食用，治脾虚水肿兼食积者。

（二）精神调养

健康之身躯乃人体阴阳平衡的象征，情志与脏腑有着密切的内在联系，七情的太过或不及皆可损阴伤阳，影响健康，导致疾病。精神调养应以调畅情志为先，畅情志应做到少思虑，去忧悲，防惊恐，多制怒，保持健康向上的情绪。意气太高，暴动肝火，忧郁寡欢，心胸狭窄，均可导致情志郁结，影响人体正常气化过程。导致气机升降功能紊乱，轻者致病，重者猝死。畅情志还应当注重个性的锻炼和修养，养成忍让、宽容、助人为乐的心境，处理好个人与家庭成员及周边的人际关系。畅情志，就要牢固树健康第一的观点，淡化名、权、欲，注重个人保健意识和心理护理，陶冶情操。

（三）劳逸结合

劳逸需要合理安排，否则会影响人体生理功能，使气机紊乱或正气损伤，劳力过度则伤气，久之气少力衰，劳神过度则耗伤心血，损伤脾气，久之心脾两虚，房劳过度则肾精耗伤，过于安逸，长期不运动则会引起肥胖，久卧则伤气，气血运行不畅，而使疾病易生，因此劳逸结合有助于气血的流通，增强体质，消除疲劳，恢复体力及脑力，治病防病大有益处。

（四）预后

肾淀粉样变性预后不良，原发性 AL 蛋白所致患者平均存活期为 12 月，其伴心功能或肾功能衰竭者预后最差。继发性 AA 蛋白所致者平均存活期为 45 月。骨髓瘤所致者只平均存活 5 个月。继发性 AA 蛋白所致者有 35% 死于肾功能衰竭。其生存期与原发病及重要脏器受累程度有关。因此本病及早诊断、及时活检对改善预后意义很重要。

七、问题与对策

（一）临床诊断

肾淀粉样变性主要临床表现为肾病综合征，表现为水肿、蛋白尿、血尿，易诊断为慢性肾小球肾炎，因此在诊断时应注重及早予肾穿术，明确诊断。

（二）临床治疗

肾淀粉样变性治疗上方法不多，多应采用中西医结合，辨证论治，尤其在延缓肾功能衰竭上，中药有较大作用。

参考文献

1 钱桐苏.肾脏病学［M］.第3版.北京：华夏出版社，2001：7.

2 陈健，郭立中，谢福安.临床辨病专方治疗丛书——肾脏病辨病专方治疗［M］.北京：人民卫生出版社，2000：5.

3 林善锬.当代肾脏病学［M］.上海科技教育出版社，2001：1.

4 王海燕.肾脏病学［M］.第3版.北京：人民卫生出版社，2008；1.

5 侯凡凡.透析相关性淀粉样变发病机制的新认识［J］.肾脏病与透析肾移植杂志，2001，10（5）：461-462.

6 陈惠萍，曾彩虹.肾淀粉样变性［J］.肾脏病与透析肾移植杂志，1997，6（4）：384-387.

7 黄锋先，罗克勤.淀粉样变性病39例临床分析［J］.广东医学，2001，22（10）：925-926.

8 杨海峰.淀粉样变性［J］.赣南医学院学报，1995，15（4）：332-335.

9 李航，李学旺.原发性淀粉样变性病误诊研究［J］.中国误诊学杂志，2002，2（6）：807-809.

10 尹广，黎磊石，刘志红，等.肾淀粉样变性的临床及免疫病理［J］.中华内科杂志，1995，34（7）：476-477.

11 章有康.肾淀粉样变的研究现状［J］.肾脏病杂志，1996，12（2）：114-116.

12 宋红梅.几种新近认识的肾小球疾病［J］.国外医学儿科分册，1998，6（25）：303-306.

13 张雪梅，程星，严晓华，等.中西医结合治疗Ⅱ型肾病综合征70例［J］.中国中西医结合杂志，1994，14（8）：491-492.

14 师晶丽.贺志光教授治疗难治性肾病综合征经验［J］.贵阳中医学院学报，1999，21（4）：8-9.

15 马利，薛莎.管竞环治疗肾病综合征水肿的经验［J］.湖北中医杂志，1999，21（2）：74.

16 姚英，章友康，王素霞.AL型肾淀粉样变的临床病理特点和治疗进展［J］.中华临床医师杂志，2012，6（15）：4180-4181.

17 KumarS，GertzMA，LacyMQ，etal. Recent improvement in survival in primary systemic amyloidosis and importance of an early mortality risk score［J］. Mayo Clinic Proceeding，2011，86：12-18.

18 包曹歆，张学武.肾淀粉样变的治疗及进展［J］.北京医学，2005，27（1）：53-55.

19 蒋良炎.雷公藤多苷联合小剂量泼尼松治疗老年原发性肾病综合征临床观察［J］.海峡药学，2013，25（2）：76-77.

20 楼学航，郭兰中.环磷酰胺与雷公藤多苷治疗中老年原发性肾病综合征疗效比较［J］.浙江中西医结合杂志，2014，24（9）：792-793.

21 张旗.郑新辨治淀粉样变性肾病经验［N］.中国中医药报，2016-12-21（004）.

22 李帆，周丽娟，龚巧巧，等.从"虚"论治肾淀粉样变性病初探［J］.成都中医药大学学报，2014，37（01）：105-107.

（林松俊　张剑勇）

第七节　类风湿性关节炎肾损害

类风湿性关节炎（rheumatoid arthritis，RA）是一常见的以慢性多关节炎症为主要表现的全身性自身免疫性疾病。主要侵犯关节滑膜，心、肺、肾、动脉及眼等器官也可受累。其患病率因种族、地理环境等因素不同而异。大多数发达国家人群中的患病率为0.4% ～ 1.0%。我国成人的患病率为0.3%，任何年龄均可发病，以25 ～ 55岁最常见，女性发病率高于男性2 ～ 3倍，绝经期为发病高峰。

RA患者一般不引起免疫复合物肾炎，但严重的类风湿，特别是长期用激素或非甾类消炎药、免疫抑制剂者，可出现局灶性肾炎、系膜增生性肾炎、间质性肾炎、药物性肾炎、肾小管病变、肾盂肾炎、肾淀粉样变性和IgA肾病。类风湿引起的肾炎一般较轻，很少发生肾功能不全，但若继发肾硬化和淀粉样变性时，可发生肾功能不全、肾静脉血栓和血尿。

RA属中医"痹证"范畴。早在《内经》即有"风寒湿三气杂至，合而为痹"的论述。历代医家又有称为"历节病""鹤膝风""痛风"，也有很多学者认为属"骨痹""顽痹"。因本病可侵及多系统，故近年来又统属于"痹病"范畴。常见的症状是关节肿痛，晚期可引起关节的强直、畸形和功能严重受损。近代医家在医疗实践中观察到，痹证所包括的范围较广，而《金匮要略》中对历节病的描述与类风湿性关节炎的临床表现更为接近。古代对历节病的描述，符合类风湿性关节炎的特征，行、痛、着、热四种痹证，均只反映了类风湿性关节炎的一个局部，都没有反映出关节畸形和肌肉萎缩的病理变化。所以，各种痹证的名称，终不如"历节"那样较全面地反映出类风湿性关节炎的临床表现。

一、病因病理

（一）中医

类风湿性关节炎的病因，《内经》提出与风、寒、湿痹阻有关。历代医家均有阐发，但归纳之不外乎外因、内因两个方面。外因责之于风寒湿热之邪；内因与气血、阴阳、脏腑亏损有关，同时和居住环境、营养等相关。多为先天禀赋不足，正气亏虚，腠理不密，或病后、产后机体防御能力低下，腠理空虚，卫外不固，风寒湿热之邪乘虚而入，痹阻于肌肉、骨节、经络之间，使气血运行不畅而导致痹证的发生；病久邪留伤正，可致气血不足、肝脾肾亏虚，并因之造成气血津液的代谢过程障碍，导致血停为瘀，湿凝为痰，痰瘀互结，痹阻经络骨骼，而出现关节周围结节、关节肿大畸形。总之，本病属本虚标实，本虚为气血、阴阳、脏腑虚损，标实有外邪、瘀血、痰浊不同。主要病机特点为经络阻滞，气血运行不畅。病位主要在关节、筋骨、肌肉。一般病初以邪实为主，久病则多属正虚邪恋或虚实夹杂。日久痰瘀互结，阻闭经络，深入骨骼发为骨痹。

（二）西医

西医学对本病的病因尚未完全阐明，多年的研究认为，本病与遗传因素、感染因素及性激素等有关。此外，营养不良、代谢障碍、应激反应、某些食物及物理等因素可能为本病的诱发因素。另外，流行病学研究表明，精神分裂症和 RA 呈现负相关，精神分裂症患者发生 RA 的机会为正常人的 $1/6 \sim 1/4$，其原因不明。RA 的发病机制尚不十分清楚，但目前普遍认为是一个极其复杂的自身免疫过程。RA 导致的肾脏损害主要有 4 种情况。

1. 免疫复合物肾炎

RA 直接引起肾脏受损很少见。由于本病是一免疫复合物介导炎症疾病，在发病过程中除血管炎外，亦有可能介导其他的免疫性肾小球损害，可表现为膜性肾炎。也有很多学者认为属系膜增生性肾炎、新月体性肾炎或坏死性。

2. 淀粉样变性

此情形最常见，发生率达 $20\% \sim 60\%$，可发生在肝、脾、淋巴结、心包、心肌、肠道、肾上腺和关节等部位，其中肾脏淀粉变性最有代表性，占 80% 以上。肾淀粉样变性多见于关节破坏严重伴肝脾肿大、淋巴结肿大的患者，可在 $1 \sim 2$ 年内出现肾脏明显增大，淀粉样物质主要沉积于肾小球全小球毛细血管袢和腔内，肾小球全为类淀粉物质代替。

3. 药物性肾炎

RA 患者均需使用较大剂量非甾类抗炎镇痛药及免疫抑制剂，水杨酸类、阿司匹林、消疼痛、布洛芬及吡罗昔康等，这些药物均可减少前列腺素分泌，使肾血流量减少，可直接损伤肾脏，影响肾功能。药物性肾炎以肾血管、间质性肾炎为主，也可出现局灶性坏死性肾炎、肾小管损伤、肾乳头坏死。既可诱发，又可加重肾损伤。环磷酰胺、硫唑嘌呤、青霉胺、氯喹、注射金等也可损伤肾小管及肾间质，少数患者可影响肾皮质功能，诱发肾小球肾炎，青霉胺和金制剂可引起继发性膜性肾病。

4. 坏死性血管炎

肾脏损伤主要表现肾小球坏死、新月体形成和免疫复合物沉积。

二、临床表现

1. 肾损害表现

本病常表现为血尿、蛋白尿、肾病综合征，偶有肾功能改变。肾脏淀粉样变常见于病情严重的 RA 患者，病变早期主要为蛋白尿，86% 的患者 24 小时蛋白量超过 5g，无蛋白尿的肾淀粉样变很少。持续大量蛋白尿中约 75% 出现肾病综合征。同时尿中还可出现颗粒管型、白细胞、白细胞管型，少数患者可出现血尿。当大量肾组织为淀粉样物质代替，可发生严重肾功能不全，但大多数血压不高。淀粉物沉积在肾小管则导致肾小管酸中毒、肾性尿崩症。继发性肾损害常为药物治疗后引起，如青霉胺与金制剂治疗 RA 常引起膜性肾小球肾炎，非甾体抗炎药治疗常引起急性间质性肾炎，停药后，肾炎症状常缓解。

2. 关节表现

晨僵、关节肿胀与疼痛是 RA 患者重要的临床表现。晨僵是指早晨或睡醒之后，出现关节发紧、僵硬、活动不灵，轻者起床活动或温暖后，即可缓解或消失，重者起床后活动数小时仍难以完全缓解，甚至终日晨僵。晨僵持续时间的长短，被视为衡量病变活动程度的标准之一。关节疼痛的轻重常与其肿胀的程度相平行，肿胀越明显，疼痛越重。此外，要注意区分自发痛与活动痛。自发痛即关节在静止状态下疼痛，活动后更痛，表明关节炎症严重，病情处于急性进展期；活动痛即当关节活动时才觉疼痛，表明关节炎症比较轻或趋于缓解。

3. 类风湿结节

类风湿结节的发生率为 15% ～ 25%。多发生于关节隆突部及经常受压处，最常出现在肘部、关节鹰嘴突，其次为尾骶部、后枕部、头皮、脊柱等部位，足跟腱鞘、手掌屈肌腱鞘及踝周围腱鞘亦常发生结节。常为圆形或椭圆形硬结，直径自数毫米到数厘米不等，一般无触痛，多可推动，但若位于骨膜下与腱鞘或关节囊粘连时，则固定不移。结节数目多少不定，可单个出现，也可对称分布。类风湿结节的出现，多见于 RA 活动期，可作为明确诊断、判断病变活动度和提示预后的指标之一。

4. 其他

RA 还可表现为类风湿血管炎、类风湿性心包炎、胸膜炎，以及间质性肺炎等。

三、诊断

（一）实验室与其他检查

1. 血常规

早期 RA 患者的血红蛋白和红细胞计数多属正常，病久者多有轻至中度降低，属正细胞性、正色素性贫血或低色素性贫血。活动期 RA 患者的白细胞多有轻至中度升高，中性粒细胞增多，核左移。少数重症患者白细胞减少，中性粒细胞内有中毒性颗粒，嗜酸性粒细胞增多。

2. 血沉

血沉可作为判断 RA 炎症活动度和病情缓解的可靠指标，但不是特异性指标。RA 活动期血沉多增快，经治疗缓解后则多下降。若病情好转，炎症消退，而血沉仍不下降者，表明 RA 有可能复发或恶化。

3. C 反应蛋白（CRP）

本试验像血沉一样特异性不高，是一种急性反应的一般指标，但对判断炎症程度和疗效估计有较大意义，它的升高和恢复比血沉快。一般正常值 < 5μg/mL。RA 活动期 CRP 升高，若病情被控制，则 CRP 降低。

4. 类风湿因子（RF）

RF 对 RA 的诊断不具特异性。因为除 RA 外，部分正常人及多种疾病亦可出现 RF 阳性，而 RF 阴性也不能除外 RA。但 RF 对 RA 的诊断特异性可随下列因素增多而增强：①较高的滴度；②2 次或多次连续检测阳性；⑨多种检测结果均为阳性；④除 IgM-RF 外，还有 IgG-RF 和 IgA-RF，并且对 IgG 分子特异性较强，与人及动物的 IgG 分子均反应，但不和非相关抗原反应。相反，其他疾病患者的 RF 滴度较 RA 患者的 RF 滴度低，且除可有 IgM-RF 外，很少有 IgG-RF 及 IgA-RF，对 IgG 分子特异性也差。

5. 血清免疫学检查

在 RA 急性活动期，患者血清免疫球蛋白（Ig）常升高，其中 IgG 和 IgM 升高最为明显。血清补体一般正常，但若有严重关节外表现者，尤其是 RA 活动期，血清总补体（CH_{50}）及补体 C_3 升高，缓解期则多正常。循环免疫复合物（CIC）含量一般在活动期升高，缓解期下降。此外，部分患者细胞免疫功能低下，因此反映细胞免疫功能的活性 E 玫瑰花测定，活动期明显降低，稳定期与健康人无差异；淋巴细胞转化率活动期与稳定期均低于正常人。

6. 关节滑液检查

滑液是滑膜分泌的一种具有高黏稠性的液体。用免疫荧光法测定其中的抗免疫球蛋白及补体可协助诊断。滑液糖含量减低，蛋白含量升高，补体水平大多降低，免疫复合物滴度升高以及滑液中 RF 阳性等，这些均有助于 RA 的早期诊断。

7. X 线检查

RA 的 X 线表现，根据美国风湿病学会的分期标准可分为 4 期。I 期，即早期（骨质疏松期），普遍性软组织肿胀和骨质疏松，无关节破坏征象。II 期，即中期（破坏期），除 I 期所见外，还有关节间隙轻度狭窄，并可有轻度的软骨及软骨下骨质破坏，邻近肌肉萎缩。III 期，即晚期（严重破坏期），关节间隙明显狭窄，广泛的骨质疏松及肌肉萎缩，多处软骨下骨侵蚀破坏，关节严重破坏、骨质吸收、脱位、畸形，但无强直。这些改变，以指（趾）骨最为典型，其次见于腕、膝、踝和髋关节。IV 期，即末期（强直期），除 III 期所见外，关节出现纤维性或骨性强直，关节融合。这一分期主要是根据 X 线上所显示的关节破坏的程度而定的，而不是根据病程长短所定。因此，在同一患者，各个受累关节的 X 线分期也不尽相同。

（二）诊断与鉴别诊断

1. 诊断标准

对类风湿性关节炎肾损害的诊断除肾脏受损表现外，主要是对 RA 的诊断。由于 RA 尚无高度特异的生化、免疫或组织学方面的指标作为确诊的依据，因此其诊断主要是依靠其特征性的临床表现，辅以实验室和影像学检查结果来做出的。多年来，各国学者提出了许多诊断标准，但都不十分完善。目前我国采用美国风湿病学会（ARA）1987 年修订的 RA 的诊断标准，具备下述 7 项中的 4 项或 4 项以上者，可诊断为 RA，其中第 2～5 项必须由医师观察认可。

（1）晨僵至少 1 小时（>6 周）；

（2）3个或3个以上关节肿（＞6周）；

（3）腕、掌指关节或近端指间关节肿（＞6周）；

（4）对称性关节肿（＞6周）；

（5）皮下类风湿结节；

（6）手X线照片有典型的RA改变，包括骨侵蚀及明确的骨质疏松；

（7）类风湿因子阳性（滴定度＞1：32）。

此标准在国外的敏感性为91%～94%，特异性为89%；国内报道的敏感性为91%，特异性为88%。

2. 鉴别诊断

本病主要应与风湿性关节炎、强直性脊柱炎、银屑病关节炎、痛风性关节炎、骨性关节炎及结核性关节炎相鉴别。

四、治疗

（一）辨证论治

本病临床上大致分为活动期和缓解期。活动期多以急性发作或慢性活动、复发等形式出现。缓解期即是稳定状态、相对静止阶段。急性发作经过治疗后，可转入缓解期，病情相对稳定，或关节已变形，或不痛不肿，寒热不甚明显。急性发作期，其主要是邪实，风、寒、湿、热为主，病位在表，症状表现以邪实为主。慢性缓解期，病位在里，临床以正虚为主或以正虚邪恋。临床中常见发作与缓解交替出现，病情日益加重，以致虚实互见，寒热错杂，给辨证用药带来困难。

1. 活动期——卫阳不固，痹邪阻络证

症状：发热，恶风，畏寒，汗出，晨僵明显，周身关节疼痛剧烈，甚则骨骱屈曲不利，遇冷则痛甚，得热熨则可安，舌淡，苔薄，脉浮紧或沉紧。

治法：祛寒除湿，和营通络。

方药：防己黄芪汤合防风汤加减。防己、防风各10g，黄芪15g，白术10g，秦艽10g，羌活、独活各10g，桂枝10g，当归10g，茯苓10g，甘草5g，生姜2片，大枣5枚。

加减：阳虚寒盛加附子，温通十二经脉。湿盛者，白术易苍术、川朴。

2. 活动期——邪郁而壅，湿热痹阻证

症状：恶风，发热，关节红肿热痛，得凉则痛减，关节活动受限，手不能握摄，足难以履步，骨骱灼热、肿胀、疼痛、重着感，晨僵，口渴或渴不欲饮，溲黄赤，大便不爽或不实，苔腻或黄腻，舌质偏红，脉数。

治法：清热除湿，宣痹通络。

方药：宣痹汤合三妙散加减。防己10g，蚕沙20g，薏苡仁30g，焦山栀15g，黄柏10g，淮牛膝30g，连翘15g，苍术15g，赤小豆30g，滑石30g。

加减：关节肿痛甚者加忍冬藤、木瓜、桑枝等，使清热利湿、活络通痹之功力更专。热毒盛者加地丁草、蒲公英、忍冬花；热盛者加石膏、寒水石。湿浊甚者加萆薢、土茯苓。热灼伤阴合玄参、生地黄，去滑石、赤小豆。

3. 缓解期（稳定期）——痰瘀互结，经脉痹阻证

症状：关节肿痛且变形，活动时痛，屈伸受限，肌肉刺痛，痛处不移，皮肤失去弹性，按之稍硬，肌肤紫暗，面色黧黑，或有皮下结节，或肢体顽麻，眼睑浮肿，舌质暗红或有瘀斑、瘀点，苔薄白，脉弦涩。

治法：活血化瘀，祛痰通络。

方药：身痛逐瘀汤合指迷茯苓丸加减。当归10g，秦艽10g，桃仁10g，红花10g，香附10g，地龙10g，五灵脂10g，没药10g，羌活15g，川芎10g，牛膝30g，甘草5g，制半夏10g，枳壳10g。

加减：伴见血管炎、脉管炎患者，合四妙勇安汤（玄参、金银花、当归、甘草）以清热解毒，活血养阴，量大力专；痛剧加乳香、延胡索、土鳖虫；肿胀明显者，如类风湿性关节炎伴淋巴回流阻塞者，臂肘肿胀，一般以单侧多见，双侧少见，加莪术，或指迷茯苓丸配以水蛭、泽兰、蜈蚣。

4. 缓解期——肝肾同病，气血两损证

症状：形体消瘦，关节变形，肌肉萎缩，骨节烦疼，僵硬活动受限，关节功能IV级，筋脉拘急，或筋惕肉瞤，常伴见腰膝酸软无力，眩晕，心悸，气短，指甲淡白，脉细弱，苔薄，舌淡无华，或舌淡红。

治法：益肝肾，补气血。

方药：十全大补汤合独活寄生汤加减。党参15g，独活10g，桑寄生30g，秦艽10g，防风10g，细辛5g，当归10g，川芎10g，地黄10g，杜仲15g，牛膝15g，茯苓15g，黄芪15g，白术10g，肉桂3g，甘草5g。

加减：偏阴血虚者，咽干耳鸣，失眠梦扰，盗汗，烦热，颧红，加左归丸治之；偏阳虚者，面㿠白，浮肿，畏寒喜温，手足不温，加右归丸治之；肿胀甚者，加白芥子、皂角，外敷皮硝；关节疼痛甚者，宜于石楠叶、老鹳草、岗稔根、忍冬藤、虎杖、金雀根等中选择应用。由于病痼日久，非草木之品所能奏效，参以血肉有情之物如蕲蛇、乌梢蛇、白花蛇等外达肌肤，内走脏腑之截风要药，及虫蚁搜剔之类药，皆可酌情选用。

（二）辨病治疗

1. 专方专药

（1）类风湿汤（史鸿涛）

组成：黄芪200g，秦艽20g，防己15g，红花15g，桃仁15g，青风藤20g，海风藤20g，地龙15g，桂枝15g，牛膝15g，山甲珠15g，白芷15g，白鲜皮15g，甘草15g。

方解：方中秦艽一药多能，治疗痹证，风寒湿热，皆可应用，并且病发无问新久，病情无问轻重，均可用之，实为治疗痹证的要药。防己善除风寒湿邪，长于消肿。二药相配，蠲除风湿肿痛病变。青风藤、海风藤取藤之通络之功，通利经络，为治疗关节不利、麻木拘挛之要药。四药合用，祛风散寒，除湿清热，舒筋活络，解麻止痛，为治疗类风湿之要药。痹者，"闭"也。气血经络，闭阻无疑，故桃仁、红花为必用之品；桂枝辛温，温经通阳；地龙咸寒，又善走窜，四药合用，通痹止痛，化瘀活络。更兼地龙为血肉有情之品，对顽固性痹证尤为适宜。白芷能清热解毒上痛，白鲜皮能清热燥湿除痒，二药合用，专治热痹之痒痛不适。黄芪补一身之气，卫外而行内；牛膝善通经活血，补肝肾，强筋骨；甲珠破坚通闭，其力甚强；甘草调和诸药而缓急止痛。四药配伍，鼓舞正气，强筋健骨，调达气血，合取纠正关节变形之功。

加减：此方随症加减，以改动方中药物用量为主，或将药物稍事变更。热盛为主，可加漏芦30g，清热而不伤阴；以寒为主者，可加制附子10g，增强散寒止痛之力；顽痹正虚、关节变形者，可加当归20g，制附子10g，伸筋草15g，并改甲珠30g，加强温补穿透之力。

（2）益肾蠲痹汤（朱良春）

组成：熟地黄15g，炙蜂房、炙乌梢蛇、炙地鳖、炙僵蚕、当归、骨碎补、鹿衔草、仙灵脾各10g，炙蛴螬8g，甘草3g，炙全蝎、炙蜈蚣各2g^{（研末，分2次吞）}。用以治疗关节变形成已瘫痪之顽痹。症情改善后，用本方10倍量研末，另以老鹳草、苍耳子、豨莶草、徐长卿、虎杖各120g，煎浓汁泛丸如绿豆大，早晚各服6g。

功能：益肾壮督，蠲痹通络，主治类风湿性关节炎久痛多瘀、久痛入络、久痛多虚及久病及肾之证。

（3）痹苦乃停及痹隆清安（娄多峰）

痹苦乃停组成：制川乌、草乌各10g，制乳香、没药各150g，制马钱子5g，怀生地200g，薏苡仁100g。功能祛风除湿，舒筋通络，活血化瘀，消肿定痛，主治类风湿性关节炎偏于温通化阳。

痹隆清安组成：萆薢200g，怀生地200g，制马钱子50g，制乳香、没药各150g，薏苡仁100g。功能祛风除湿，舒筋通络，活血化瘀，消肿定痛，主治类风湿性关节炎偏于清利湿热。

（4）清络饮

生地黄30g，石斛15g，牡丹皮15g，秦艽12g，青蒿15g，白薇12g，金银花24g，蒲公英20g，川牛膝20g，桑枝15g，独活15g。水煎服，每日1剂。功用为养阴清热，凉血解毒。本方适宜于邪热痹阻关节、经络，热灼伤津，阴津耗损，虚热内生，而成阴虚内热证的治疗。兼湿热者，加苍术、黄柏、薏苡仁、土茯苓；关节肿甚者，加车前草、猪苓、天仙藤；热毒盛者，加板蓝根、虎杖、生石膏。

（5）桃红饮加味

桃仁10g，红花10g，川芎10g，当归12g，威灵仙15g，地龙10g，穿山甲10g，白芥子10g，全蝎5g，土鳖虫10g，僵蚕9g，露蜂房10g。水煎服，每日1剂。功用为化痰活血，搜风通络。本方适宜于外邪痹阻肌肤、筋骨、关节等处，致气血津液运行不畅。津液不行，水湿内停，则聚而为痰，血行不畅则滞而为瘀，痰浊与瘀血互结则为痰瘀。痰瘀痹阻，损伤正气，而出现神疲乏力、面色不华者，加黄芪、党参；痰瘀化热者，加忍冬藤、牡丹皮；肢凉畏风者，加麻黄、桂枝、细辛。

（6）关节舒

土茯苓 15g，苍术 12g，木瓜 15g，五灵脂 12g，丹参 15g，生薏苡仁 20g，姜黄 15g，黄柏 6g，制没药 15g，川牛膝 15g，制川乌 6g，乌梢蛇 15g，秦艽 10g，甘草 6g。每日 1 剂，水煎服。功用为祛风散寒除湿，活血通络止痛。本方突出活血化瘀，以祛瘀生新、活血止痛为原则，能显著减轻炎症过程中的组织肿胀，改善毛细血管的通透性，促进炎症病灶的消退，并可抑制结缔组织代谢，促进增生组织的消化吸收，从而使关节血管的炎症反应和使滑膜发生增生性改变的类风湿关节炎得到治疗效果。若关节肿胀不明显，而关节疼痛、强直畸形、乏力消瘦，可减土茯苓、木瓜、生薏苡仁，加川断、独活、蚂蚁；风热偏盛者，减制川乌，加桑枝、忍冬藤、生石膏；阴虚发热者，加麦冬、生地黄；寒盛者，减黄柏，加威灵仙、仙灵脾、桂枝；阳气虚者，加黄芪、党参、仙茅；痰浊痹阻者，加全蝎、白芥子、红花；肝肾不足者，加桑寄生、狗脊、虎骨、穿山甲等。

（7）玉复康药丸

由马钱子、全蝎、当归、红花、牛膝、木瓜等制成，每晚睡前服 10 ～ 15 丸（每丸重0.13g），最多不超过 20 丸，或每日早、晚饭后各服 6 ～ 8 丸，用药 1 ～ 3 个月。

（8）逐痹汤

由麻黄、细辛、羌活、独活、黄芪、全虫、蜈蚣、蛭虫、丹参、天南星、徐长卿等药随症加减，水煎服，1 日 1 剂，1 个月为一疗程。

（9）蠲痹通络汤

由生黄芪、制乳没、桂枝、天南星、当归、白芍、地龙、制川乌、生甘草、土茯苓等水煎服，每日 1 剂，合五虎追风散（生马钱子、全蝎、大蜈蚣、白花蛇、冰片等制成），日服 2次，每次 3 ～ 5 粒（每粒约 0.25g，马钱子总量为每日 0.45 ～ 0.75g）。

（10）复方雷公藤 I 号和雷公藤 II 号

复方雷公藤 I 号（雷公藤、黄柏、苍术等）和雷公藤 II 号（雷公藤、细辛、桂枝、牛膝、秦艽、黄精、山药、鹿角霜等）。用 I 号方治疗急性活动期类风湿性关节炎，用 II 号方治疗慢性稳定期类风湿性关节炎。

（11）蚂蚁丸

以蚂蚁为主制成蚂蚁丸，药由蚂蚁、人参、黄芪、当归、鸡血藤、淫羊藿、巴戟天、薏苡仁、丹参、制川乌、威灵仙、蜈蚣、牛膝，碾细过筛和蜜为丸，每丸重 12g，日服 1 丸。

2. 中成药

（1）寒湿痹冲剂（辽宁省本溪市第三制药厂）

组成：附子、制川乌、生黄芪、桂枝、麻黄、白术、当归、白芍、威灵仙、木瓜、细辛、蜈蚣、炙甘草等。

功能：散寒除湿，温经通络。

临床应用：本冲剂用于痹病之寒湿痹阻证，临床表现为肢体关节冷痛沉重或肿胀，局部畏寒、皮色不红、触之不热、遇寒痛增、得热痛减，舌体胖，舌质淡暗，苔白腻或白滑，脉弦紧或弦缓或沉迟。

用量与用法：每次 10～20g，每日 2～3 次，于饭后用开水冲化口服。儿童量酌减，或遵医嘱服。孕妇慎用。

（2）湿热痹冲剂（辽宁省本溪市第三制药厂）

组成：防己、防风、地龙、萆薢、苍术、黄柏、生薏苡仁、牛膝、威灵仙、连翘、金银藤等。

功能：清热消肿，通络止痛。

临床应用：本冲剂用于痹病中之湿热阻络证。临床表现为四肢关节肌肉疼痛，关节局部红肿热痛，得冷则舒，痛不可近，关节屈伸不利，甚则步履艰难不能活动，病变可涉及一个或多个关节，兼有发热、口渴、烦闷不安等全身症状，舌苔黄腻或黄燥，脉象滑数。

用量与用法：每次 10～20g，每日 2～3 次，用开水冲化口服。儿童用量酌减，或遵医嘱。忌辛辣油腻之物，孕妇慎用，关节冷痛之寒湿痹勿服。

（3）寒热痹冲剂（辽宁省本溪市第三制药厂）

组成：桂枝、白芍、知母、麻黄、白术、附子、防风、生姜、生甘草、地龙等。

功能：散寒清热，和营定痛。

临床应用：本冲剂用于痹病在病程发展过程中，风寒湿邪未尽，但邪已化热之寒热错杂证。临床表现为关节、肌肤肿痛，触之发热，但喜暖畏寒；或肌肤关节肿痛，触之不热，但自觉发热，舌苔或黄或白，或黄白相兼，脉弦数，全身"热"象不明显。

用量与用法：每次 10～20g，每日 2～3 次，用开水冲化口服。孕妇慎用。

（4）瘀血痹冲剂（辽宁省本溪市第三制药厂）

组成：当归、丹参、乳香、（炙）片姜黄、川牛膝、红花、威灵仙、川芎、炙黄芪、制香附等。

功能：活血化瘀，通络止痛。

临床应用：本冲剂用于痹病之瘀血阻络证。临床表现为肌肉、关节疼痛剧烈，多呈刺痛感，或久痛不已，或痛处不移、拒按，局部肿胀可有硬结或瘀斑，或面色晦暗，肌肤干燥，甲错不泽，舌质紫暗有瘀斑，脉细涩。

用量与用法：每次服 10～20g，每日 2～3 次，用开水冲化口服。孕妇慎用，肝肾两虚之痹病患者勿用。

（5）尪痹冲剂（辽宁省本溪市第三制药厂）

组成：生地黄、熟地黄、附片、骨碎补、淫羊藿、独活、桂枝、防风、蜈蚣、知母、皂角刺、羊胫骨、白芍、红花、威灵仙、伸筋草、补骨脂等。

功能：补肝肾，强筋骨，祛风湿，通经络。

临床应用：本冲剂用于痹病之肝肾两虚证候。临床表现为关节肌肉肿痛、重着、麻木，甚则关节肿大、变形，屈伸不利，进而关节强直，筋缩肉卷，肌肉瘦削，足跛不行，胫曲不伸，脊以代头，尻以代踵，肢体痿躄，腰膝酸软，畏寒喜暖，手足不温，舌淡，苔白滑，脉滑细。

用量与用法：每次服 10～20g，每日服 2 次，用开水冲化口服。儿童用量酌减，或遵医嘱服。孕妇慎用，感冒时停服。

（6）寒痹停片（河南中医学院制药厂生产）

组成：制马钱子、制川乌、制草乌、制乳香、制没药、乌梢蛇、生地黄、青风藤、薏苡仁等。

主要功效：祛风除湿、温经通络、活血化瘀、消肿定痛、补肾壮阳。以治疗风寒湿痹为主。

用法与用量：口服，成人每次 3～4 片，每日 3 次。

（7）抗风灵（盐酸青藤碱肠衣片）（四川太极制药有限公司）

主要成分：由传统抗风湿药青风藤提取分离活性成分精制而成。

功用：镇痛消炎，降血压，抗心律失常及提高免疫功能等。

用量与用法：每片 20mg，每次 1～4 片，每日 1～3 次，饭后服用或遵医嘱。严重哮喘及药物过敏者慎用。

（8）雷公藤总苷

用法：总苷量 1～1.5mg/kg，分 3 次口服，最大量每日不超过 90mg。

副作用：主要是胃肠道反应及皮肤黏膜反应（疱疹、口腔溃疡、皮肤色素沉着、痤疮及皮肤瘙痒）；还有月经紊乱、闭经、肝功异常等，男性患者有抑制精子作用，故未婚青年以慎用或勿用为宜。副作用在停药后多可自行缓解。

（9）毛青藤总碱

用量与用法：开始每日 120mg，于 2 周内递增至 300mg/日，维持此量，共用药 3 个月。

副作用：皮疹，血白细胞下降。

（10）羊踯躅片剂

用量与用法：每片含生药 0.5g，每日 4.5～7.5g，分 3～4 次日服，疗程 4～6 个月。

（三）西医治疗

类风湿性关节炎肾损害的治疗首先是针对 RA 本身的治疗，注意使用对肾脏损害较轻的药物，同时还需注意用量，忌在一个患者身上用两种以上的非甾体消炎药。如出现药物性肾炎，应及早停药观察，同时碱化尿液，促进排泄。激素的应用主要是针对大量蛋白尿、肾病综合征，一般中等剂量即可获得较好的疗效。但在未弄清非甾体消炎药肾淀粉样变性是否存在时，要慎用激素，以避免病情恶化。免疫抑制剂、细胞毒性药物对类风湿肾病和肾淀粉样变性均有效，可以短期使用。同时许多文献报告甲氨蝶呤、苯丙氨酸、氮芥、苯丁酸氮芥对淀粉样变性治疗有效；秋水仙碱、二甲基亚砜、氯喹及奎宁也有一定疗效。有报道称环孢素对淀粉样变性有较好效果，还需临床上进一步观察。激素对淀粉变性无效，需要慎用。对于严重肾功能不全患者可以行血浆置换、血液透析、肾切除、肾移植，但肾移植成功率低于其他原因引起的肾衰，且感染率高，术后淀粉样物质在移植肾中也可找到，故临床上需慎重考虑。近年出现的生物制剂，可能对肾无损坏，如最近报道的抗 CD_4 抗体及抗 TNF 抗体等，但 γ - 干扰素经多家中心合作观察证明无效。关于 RA 治疗药物的分类法很多，以下按常用的四线药物分类法简要介绍有关药物。

1. 一线药物

一线药物即非甾体消炎药。这类药物在临床上应用最广，并为治疗 RA 的首选药物。但是，有肾脏危险因素存在时应尽量避免使用此类药。这类药物主要包括：①水杨酸类，如阿司匹林、水杨酸钠、炎痛、抗炎松等；②吲哚类，这类药的舒林酸因对肾损伤较少，而成为较合适的首选药物，每次 200mg，每日 1～2 次，其他如吲哚美辛等；③丙酸类，如布洛芬、芬布芬、萘普生等；④喜康类，如吡罗昔康等。

2. 二线药物

二线药物即所谓的改变病情药。由于应用这类药物至出现临床疗效所需的时间较长，故又被称为慢作用药物。近年来主张早期使用这类药物，因为在患者尚未发生骨侵蚀或关节破坏时及早使用，可以控制骨病变的加重。这类药物常用有金制剂，如注射金最常用的有硫代苹果酸金钠和硫代葡萄糖金，常用的口服金制剂是金诺芬，商品名瑞得（ridaura）；青霉胺，但此种药对肾的副作用较大。其他如氯喹类，如氯喹和羟基氯喹，氯喹每日 25mg，疗效一般在 1～3 月后出现。每半年查一次眼底，以防视网膜病变。服药半年至 1 年后可停药 1 月，以防氯喹蓄积中毒。

3. 三线药物

三线药物即细胞毒药物。细胞毒药物又称免疫抑制剂。这类药物在临床上常用的有甲氨蝶呤、硫唑嘌呤、环磷酰胺、环孢素等。该类药物也有较大的副作用。

4. 四线药物

四线药物即糖皮质激素（以下简称激素）。激素的剂量要小，疗程要短。如泼尼松每日不得超过 10mg，疗程不超过 3 个月。使用激素的指征是：RA 急性活动期伴有高热、贫血等全身症状；伴有严重的关节外表现，如严重的血管炎、心包炎、胸膜炎、肾损害、眼损害及严重的中枢神经系统并发症等；重症 RA，应用各种治疗措施均不能有效控制病情进展。

（四）其他治疗

1. 体针

选主穴足三里、关元、命门、肾俞；辅穴上肢取外关、合谷、阳池、阳溪、阳谷，下肢取三阴交、解溪、太冲、照海、冲脉。每日 1 次，20 日为 1 疗程，最短 1.5 个疗程，最长 8 个疗程。

2. 温针

选人中、极泉、委中；四肢穴位，上肢手部取八邪；腕部取阳溪、阳池、阳谷、外关；肘部取少海、天井、曲池、曲泽；肩部取肩髃、肩髎、肩贞；下肢足部取八风，踝部取商丘、解溪、丘墟、照海、太溪、申脉、昆仑、飞扬；膝部取阴陵泉、阳陵泉、膝眼、鹤顶；髋部取秩边、环跳、承扶；躯干部穴位选颈背腰部之华佗夹脊（48 穴），骶部取八骨（共 8 穴）。针刺方法：每日上午先针特定穴位，不留针，针后刺四肢穴位，均用平补平泻捻转手法，待针刺得气后，将艾条套在针柄上点燃，全部燃灭后（约需 15 分钟）即出针；每日下午针华佗夹脊和八骨，均用平补平泻捻转手法，留针 20 分钟，不做温针治疗。连针 12 日为 1 疗程，疗程间休息 1 周。

3. 灸法

先用乳香、没药、丁香、穿山甲、皂角、细辛、桂枝、川芎、独活、杜仲、松香、甘松等为末，然后将上药粉面与艾绒一起按 2：1 之比例制成艾炷，每日灸患处 1～2 次，10 次为 1 疗程，多数患者在 2 个疗程内可明显好转。

4. 贴敷法

用川乌、草乌、乳香、没药、白芥子、巴豆、威灵仙、黄芪、防风、秦艽、肉桂各等分，用食用油加樟丹煎制而成膏，用前先用热姜汤将患部擦洗至充血发红后，擦干水分，再将药膏化开，贴于患处，每张贴敷 15～20 天。

5. 麝火疗法

湖北省洪湖县中医院周承明老中医多年来采用祖传麝火疗法治疗顽痹（类风湿性关节炎）数千例均获佳效。本法包括四个步骤，即烧麝火（麝火药块由麝香、明雄、朱砂、硫黄组成）；贴拔毒膏（麻油、黄丹）；服用发性食物（雄鸡、鲤鱼或鲫鱼、黄花菜、猪蹄等）和饮追风酒（当归、川芎、白芍、熟地黄、茯苓、红枣、杜仲、枸杞子、川牛膝、香附、羌活、独活、寻骨风、木瓜、桂枝、荜茇、水蛭、土鳖、田三七、红花、全蝎、蝉蜕、生川乌、生草乌、乌梢蛇、蜈蚣、马钱子，共置白酒 4000mL 中浸泡 20 天即可，每日 3 次，每次服 15L～20mL）。

6. 藏医药浴疗法

藏医药浴采用《四部医典》所载五味甘露汤为主：麻黄、黄花杜鹃、圆柏、水柏枝、细叶亚菊，一般用量各 500g，重症用量可加倍，另加甘松 250g，再随症加减。患者每天全身入盆浸浴 2 次，每次 20～60 分钟，水温 40℃～44℃，浸浴后即卧热炕发汗 1～3 小时，疗程 7 天，结束后避风休息 15 天左右，每年可进行 1～3 个疗程，在疗程中要停用激素。

（五）专家诊疗经验

1. 谢海洲老中医经验

（1）祛邪尤重化湿

因风可骤散、寒因温可去，惟湿浊难以速陈。湿邪不仅在痹证的发生发展转归中起重要作用，而且也是痹证所以迁延不愈的原因之一。治类风湿性关节炎如症见手肿、手痛时，生薏苡仁用量达 45g。在病性上，谢氏认为，湿邪为病常兼寒邪，治疗当偏于温化。

（2）散寒每兼温阳，清热酌增养阴

谢氏认为，阳虚则寒，而寒邪袭人又每致阳虚。因此可以说寒痹的发生其根本在于肾阳不足，并有卫阳不足，治宜温阳，方用乌头汤，或麻黄附子细辛汤，配以补骨脂、巴戟天、狗脊等。麻黄宣肺祛邪，附子温阳散寒止痛，细辛辛散走窜通达内外，外加温肾之品则阳盛而寒自退。然风寒湿邪为病，郁久亦化热而为热痹。此外类风湿性关节炎初期，或急性发作期也可表现为热痹之证，如手足小关节红肿胀痛，局部灼热，汗出，口渴，高热，或伴有全身低热不适等症。治疗宜宣痹清热，方用白虎加桂枝汤、白虎加苍术汤。但必须看到，热胜则津伤，且久痹热证临床上常兼有阴虚之表现。谢氏治疗热痹尤重护阴，在清热的同时加养阴之品如生地黄、白芍、玄参、白薇等，使清热不伤阴，滋阴可退热，相得益彰。

（3）寒热错杂直通，气血亏虚从补

谢氏认为，寒热痹当寒温并用，寓通于中，选方多用桂枝芍药知母汤加减，并加用桑枝、路路通、丝瓜络、鸡血藤等，使经络通、气血调，散寒清热，诸症可解。

（4）久病虫类搜剔，顽痹谨守温肾

关节疼痛为痹证之主症，痹证日久而致痰瘀互阻，血络不通，关节疼痛固定，活动受限甚至变形，非搜风透脉之虫类不可，如全蝎、蜈蚣、僵蚕、地龙、穿山甲、蜂房等，也常使用蛇类药如乌梢蛇、白花蛇、蕲蛇等。此类药物多毒性，不可多服和久服，同时应配培补肝肾之品，常用药物有熟地黄、补骨脂、牛膝、川断、杜仲、狗脊、仙灵脾、巴戟天等。

2. 焦树德老中医经验

焦老认为，此病属"尪痹"，除具有风寒湿痹共有的症状如关节疼痛、肿胀、沉重及游走性窜痛等外，还具有病程长、疼痛剧烈、痛发骨内、骨质受损、关节变形、僵直蜷挛、屈伸不能的特点。常见有三种证候：肾虚寒盛证、肾虚标热轻证、肾虚标热重证。治疗以补肾祛寒为主，辅以化湿散风、养肝荣筋、活瘀通络。若出现邪欲化热之势，则减少燥热之品，加用苦坚清润之品；若出现化热之证，则暂以补肾清热法治其标热，待标热得清后，再渐转为补肾祛寒之法治其本。另外，还要注意调护脾胃以保后天之本。常用处方有以下两个。

（1）补肾祛寒治尪汤：适用于肾虚寒盛证。本方从《金匮要略》桂枝芍药知母汤合《和剂局方》虎骨散加减化裁而成。方中用川断 12～20g，补骨脂 9～12g，熟地黄 12～24g，制附片 6～12g，此为补肾祛寒、填精补血、滋养肝肾、强壮筋骨的主药；用骨碎补 10～20g，淫羊藿 9～12g，狗骨 30g^{（代炙虎骨）}，白芍 9～12g，桂枝 9～15g，独活 10～12g，威灵仙 12～15g，此为助肾阳、壮筋骨、散风寒、通经络、缓急舒筋的辅药；用防风 10g，麻黄 3～6g，苍术 6～10g，知母 9～12g，炙山甲 6～9g，伸筋草 30g，赤芍 9～12g，松节 15g，土鳖虫 6～10g，此为散风寒、祛湿浊、活血化瘀、通经散结、舒筋活络、滋肾清热的佐药；更以牛膝 12g 为强筋骨、散瘀血、引药入肾肝的使药。如上肢病重者，去牛膝，加片姜黄 9～10g，羌活 9～10g；瘀血明显者，加血竭 0.7～0.9g^{（分冲）}，或加活血止痛散 1/3 管冲服，或加制乳香、没药、皂刺各 6g，或加红花 10g，或加苏木 15～20g；腰腿痛明显者，去松节、苍术，加桑寄生 30g，并加重川断、补骨脂用量，且随汤药嚼服炙胡桃肉 1～2 枚；肢体关节蜷挛僵屈者，去苍术、防风、松节，加生薏苡仁 30～40g，木瓜 9～12g，白僵蚕 10g；脊柱僵弯者，去牛膝、苍术，加金毛狗脊 20～40g，僵蚕 6～12g，鹿角胶 9g^(烊化)；关节疼重者，加重附片用量（15g 以上时需先煎 20 分钟），并加草乌 6～9g，七厘散 1/3 管^(随药冲服)；舌苔白腻者，去熟地黄加砂仁 3～5g，或加藿香 10g；脾虚不运，脘胀、纳呆者，去熟地黄加陈皮、焦麦芽、焦神曲各 10g，或加千年健 12～15g；有低热或关节发热者，减少桂枝、附子用量，去淫羊藿、苍术，加黄柏 10～12g（须黄酒浸 3～4 小时，取朱丹溪"潜行散"之意），地骨皮 10～12g，或知母加至 12～20g，或加秦艽 15～30g。

（2）加减补肾治尪汤：适用于肾虚标热轻证。肾虚寒盛证经过治疗和休养后阳气渐振，部分邪气有欲化热之势，则会出现肾虚标热之证。此时应在补肾祛寒治尪汤中减去温燥之品（即制附片 3～5g，桂枝 6～9g，麻黄 2g）；若汗多者可以去掉麻黄、熟地黄、淫羊藿、苍术、防风、松节，加入苦以坚肾、活络舒筋之品（即加生地黄 15～20g，酒浸黄柏 12g，忍冬藤 15～30g，络石藤 20～30g，红花 9～10g，桑寄生 30g，生薏苡仁 30g）；但方中仍需保留川断、补骨脂、骨碎补、知母、赤芍、白芍、独活、威灵仙、炙山甲、土鳖虫、伸筋草等补肾、祛风寒湿的治本之药。补肾清热治尪汤适用于肾虚标热重证，本方则为急则治其标热之邪的暂用方剂。方中用川断 15g，骨碎补 15g，生地黄 15～20g，知母 12g，炒黄柏 12g，地骨皮 10g，赤芍 12g，为补肾清热的主药；以桑枝 30g，秦艽 20～30g，忍冬藤 30g，络石藤 30g，蚕沙 10g，威灵仙 15g，为清热、祛风、除湿、通经络的辅药；以羌、独活各 6～9g，白僵蚕 9g，制乳香、没药各 6g，土鳖虫 9g，红花 10g，为祛风胜湿除僵、活血散瘀、解痉散结的佐药；用透骨草祛风除湿，引诸药深透骨中搜剔入骨之邪气。待标热之邪清除后，仍以补肾祛寒法为主治本收功。

3. 朱良春主任医师经验

朱老认为，对痹证的治疗要重视舌脉，通常情况舌苔白腻而浊者为湿盛，宜侧重燥湿以通络，如兼见浮黄者为湿热，当祛湿清热并进；苔白腻而质淡者为寒湿，可放胆重用乌头、附子以温经散寒；如舌边有瘀斑，均应加用化瘀通络之剂。在脉象方面，湿邪胜者脉多沉细而濡，湿热脉多缓大或濡数。从肿胀结节查病进退，关节疼而肿者，病情较重，往往因湿邪阻滞，痰凝血瘀而致关节畸形；从临床经验中还总结出环形红斑和皮下结节与证情轻重有关，并认为这一特征对用药和病情预后均有参考价值。在痹证的用药上，如属风寒湿痹，则多用乌头；热痹则以白虎加桂枝汤为主随症加减，如热甚加寒水石、龙胆草等；痛甚加乳香、没药、延胡索、六轴子等；对病邪深入经遂、骨骱之顽痹，除用全蝎、蜈蚣、乌蛇、蜂房、土鳖虫、僵虫、蛴螬虫等虫蚁搜剔类药物外，尚需重视益肾壮骨以治其本。对顽痹患者采用标本兼顾的措施，自制"益肾蠲痹丸"：熟地黄、当归、仙灵脾、鹿衔草、炙全蝎、制蜈蚣、炙乌蛇、露蜂房、炙土鳖虫、炙僵虫、炙蛴螬虫各 90g，甘草 30g，共研极细面，另用生地黄、鸡血藤、仙鹤草、寻骨风、虎杖煎取浓汁，制丸如绿豆大，每服 6g，日 2 次，食后服。妇女经期、妊娠期忌服。

4. 张伯臾教授经验

张老认为，在痹证的治疗中要注意以下六点。

（1）治风寒以风引湿，投药务对病所，因行痹之因，以风为主，病邪偏于经络体表，用药不宜妄过疵所，虽行痹兼湿，但祛湿不宜用利小便法，否则药行千里，为药不对病所，尤其对小便自利者更不宜用。用防风等风药即能祛湿，并常用络石藤，忍冬花，威灵仙等走络祛风类药物。

（2）治热痹当分三类，即有发热、无发热及火毒引起的热痹，治疗亦各不相同．

（3）治痛痹取大辛稳投，久则合补肾搜剔，痛痹治疗取乌头汤为主再加草乌，且治疗类风湿性关节炎时川乌、草乌用量要大，谓草乌系野生，散寒力强，川乌、草乌合之，力量更大，然须注意，必须与蜂蜜同煎，或冲入，这样纵使久服亦无毒副作用。

（4）对关节畸形等证属肾虚者，则用补肾温通之法，方用阳和汤加减，病久者则加透骨、搜络的虫类药物，如全虫、蕲蛇等。

（5）治着痹法用扶正健脾法，使脾气健运，则内外之湿难存，利于着痹的治疗，常用薏苡仁汤为主。

（6）对风寒湿之邪偏胜不著者，自拟通痹汤，效果很好。药用制川乌、麻黄、独活、汉防己、川木通、黄芪、甘草。寒热错杂的证候，则常将大黄与乌头、附子同用，或羚羊角与乌头融于一方，寒热并投。

5. 董建华教授经验

董老认为，治疗痹证寒邪偏胜者，常用处方：川乌、麻黄、桂枝、白芍、酒当归、地龙、木瓜、甘草。方中乌头，麻黄一里一表，内外搜散，止痛甚捷。热毒内壅关节，常用水牛角、赤芍为君，以清热凉血解毒。常用处方：水牛角、赤芍、石膏、知母、萆薢、晚蚕沙、忍冬花、牡丹皮、苍术、汉防己、地龙。外寒里热，寒热错杂者，川乌、石膏同用，散外清里，屡见卓效。湿热伤筋之痹用药切忌重浊沉凝，宜选轻清宣化、流动渗利之品，使经气宣通，湿热分消。常用处方为萆薢、晚蚕沙、桑枝、薏苡仁、滑石、黄柏、苍术、汉防己、牛膝、木瓜。对痹证筋脉拘急、屈伸不利者，常用桑枝、木瓜等以缓拘急、舒筋脉。治疗顽痹瘀血凝滞关节痛有定处者，每以麝香、黄酒为引，以通络散瘀、开关透窍。久痹伤肾，邪深入骨，或精血不足，肝肾内亏者，常喜用猪脊髓、熟地黄以补肝肾、填精血；若以肾阳虚为主者，则用生鹿角、杜仲以壮元阳、补督脉。

6. 印会河教授经验

印老认为，临床上对类风湿性关节炎的治疗，属寒湿痹用乌头汤加味（制川乌、制草乌、麻黄、细辛、白芍、木瓜、豨莶草）。寒热交错，风湿相搏，周身疼痛，腿连髋痛者，往往是类风湿性关节炎延久之证，治用三痹汤加味（独活、续断、秦艽、防风、细辛、川芎、芍药、桂枝、杜仲、牛膝、茯苓、豨莶草）。

（六）研究现状

中医药治疗类风湿性关节炎，历代医家积累了丰富的经验，近年来又有新的进展。现将其治疗归纳为八法，但应与以上专家经验合参。由于本病是慢性痼疾，病情虚实错杂，若仅祛邪则伤正气，正虚邪恋，成为沉疴。若仅以培补，则邪留难去。治当标本虚实兼顾颇为重要。故以下诸法，应用时应随症合参，才可获得更好的疗效。

1. 治法的研究

（1）发汗通痹法

类风湿性关节炎的发病多由体虚阳气不足，腠理空虚，卫外不固，感受风寒湿邪而致。然风寒湿三气，湿是三气之首。湿为阴邪，其性重浊黏滞，最易留滞经络关节肌肉，以致气血运行不畅而发病。临床证见风湿、寒湿、湿热，或兼夹痰浊瘀血的不同，都是以湿邪为病理基础，故湿邪是导致本病的主要因素。发汗法，可使毛窍腠理通畅，湿从外解，以达治疗本病的目的。董长富使用发汗通痹法治疗该病，按其证候表现，辨证分为 5 型，发汗顺序依证型不同有所区别。

①寒湿型：先发汗，继以益气养血、补益肝肾、温经活络（黄芪桂枝五物汤、桂枝芍药汤加减），每多奏效。

②风寒湿型：先发汗，继以祛风散寒、温经通络、健脾固肾法（独活寄生汤、麻黄加术汤加减），能获满意效果。

③湿热型：先清热除湿（宣痹汤、二妙散、小柴胡汤加减），再发汗，多能获效。

④风湿热型：先清热搜风除湿、通络止痛（白虎加桂枝汤、木防己汤加减），待热除痛缓，再行发汗，能获较好疗效。

⑤肝肾亏虚型：治以滋养柔润、补益肝肾、通经活络（归芍地黄汤、芍药甘草汤合藤类药加减），能获良效。若身体尚健，视湿邪之轻重，可取小发汗，以利邪祛正复。临床实行发汗，对寒湿型、风寒型的患者，效果最为理想。

（2）调和营卫法

《类证治裁·痹证》中云："诸痹……良由营卫先虚，腠理不密，风寒湿乘虚先袭。正气为邪所阻，不能宣行，因而留滞，气血凝滞，久而成痹。"正气者，气血营卫也。若正气充足，营卫调和，腠理固密，气血流通，即有外邪侵袭，正气也能抗邪外出，故无患病之忧；相反，若正气不足，营卫失和，腠理不密，气血凝滞，即使偶遇外邪，正不抵邪，亦可发为痹证。故营卫气血失和是导致类风湿性关节炎发病的重要因素。治疗以调和营卫为主，祛风、散寒、除湿为辅。无论是急性期或是缓解期，均可以此法为基础，酌情选用滋补肝肾、疏风散寒、宣痹化湿等方法。张海文等以黄芪桂枝五物汤为基础加减化裁，自拟王氏蠲痹汤（太子参 20g，生黄芪 30g，桂枝、秦艽、苍术、川芎、当归各 10g，白芍、茯苓各 15g，防风、羌活、独活、炙甘草各 6g，细辛 3g，生姜片 3 片，大枣 7 枚），2 个月为 1 疗程，1～2 个疗程后，症状明显减轻，血沉及类风湿因子滴度下降，甚至降至正常。

（3）温通经络法

汪履秋老中医力主温散宣通、祛邪止痛法治疗类风湿性关节炎。痹病温散以蠲痹祛湿，宣通以开闭达邪。董新民等用温通宣散方剂（生麻黄 8g，桂枝 10g，苍术 10g，防风 10g，防己 10g，威灵仙 12g，桃仁 10g，制南星 10g，露蜂房 15g，雷公藤 15g）治疗 71 例，总有效率达 91.55%。与治疗前相比，晨僵、肿胀、疼痛等症状得到了明显改善，且明显降低了患者的 CPR、ESR（$P < 0.05$），对 RF 的转阴亦有较好的促进作用。刘军等以温阳活血通络法为

基础治疗类风湿性关节炎 40 例，总有效率为 87.5%。基本方：制川乌 20g，制草乌 20g，麻黄 20g，乳香 30g，鸡血藤 50g，桂枝 30g，白芥子 30g。朱淑荣等用温阳通络法（药用制川乌、制草乌、生麻黄各 30g，鹿角霜、乳香、没药、鸡血藤、露蜂房、桂枝、白芥子各 50g），治疗 40 例，总有效率 87.5%。

（4）解毒通络法

在肝血肾精亏虚、正气不足的前提下，风寒湿毒热之邪侵袭流注关节筋骨，气血痹阻不通，阳气困郁，久则瘀血痰浊相互交结，筋骨失养，出现关节肿大疼痛，甚则变形，身体虚弱等症状。可见热毒痰瘀壅阻关节是其病机重点。故以解毒通络为主，采取养阴、清热、祛瘀等不同方法加以辨证论治。张鸣鹤等分型论证：1）阴虚内热型，用金银花、蒲公英各 24g，牡丹皮、石斛、青蒿、威灵仙、独活各 15g，生地黄 30g，白薇、秦艽各 12g；2）湿热型，用金银花、薏苡仁各 24g，蒲公英 20g，黄柏 12g，土茯苓 30g，车前草、泽泻、苍术各 15g，川牛膝 18g；3）瘀血发热型，用金银花、土茯苓各 30g，猫眼草 12g，生地黄、威灵仙、远志、牛膝、赤芍各 15g。共治疗 133 例，总有效率 94.40%。王凤材等根据《素问·五常政大论》"大毒治病，十去其六"的理论，自拟解毒活络、消肿止痛药，如乌龙止痛丹、红虫通痹片、姜遂消肿散，内外标本并治类风湿性关节炎，患者关节肿痛明显减轻，关节功能得到恢复。

（5）活血化瘀法

类风湿性关节炎日久不愈反复发作，久病入络，久痹必瘀。血瘀痹证，除有关节疼痛、压痛等痹证的特点外兼有"瘀象"，即疼痛多为刺痛，舌质暗紫或舌有瘀斑瘀点，脉弦涩等。活血化瘀法是治疗类风湿性关节炎的基本法则。《素问·至真要大论》指出："疏其血气，令其条达，而致和平。"宋代《仁斋直指方·血滞》说："人之一身不离乎气血，凡病经多日治疗不愈，须当为之调气血。""不通则痛"，祛瘀通络，经脉通畅，气血调和，则疼痛自止。清代王清任强调瘀血在痹证的发病中起着重要作用，并创立活血化瘀名方——身痛逐瘀汤。活血化瘀法在临床应用中需结合痹证的新久及痹证所在的部位而选择相应的药物配伍。施桦等用身痛逐瘀汤（桃仁、牛膝各 15g，红花、川芎、羌活、五灵脂、香附、秦艽各 10g，地龙 12g，没药、甘草各 6g）治疗 15 例，用药 6 个月后，治愈 2 例，显效 5 例，好转 8 例。马俐君等以活血化瘀通络法为主（丹参 30g，鸡血藤 25g，姜黄 15g，川牛膝 20g，地龙 15g，桑枝 15g，秦艽 20g，当归 20g）治疗 30 例，治疗 23 个月后，近期控制 4 例，显效 14 例，有效 11 例，无效 1 例。祝源隆运用活血通络法（丹参、黄芪、金银花藤各 30g，桂枝、白芍、石斛、牛膝各 15g，当归、乳香、没药、炮山甲各 10g，蜈蚣 2 条）治疗 83 例，临床治愈 3 例，显效 19 例，好转 48 例，无效 13 例，总有效率 84.3%。方建志运用活血通络法（全蝎 5 条，蜈蚣 2 条，白花蛇 10g，丹参 20g，秦艽 10g，威灵仙 15g，白芍 20g，甘草 5g）治疗 39 例，取得满意疗效。苏励等以活血破瘀为主（红花、当归、穿山甲各 15g，鸡血藤、莪术、延胡索各 30g，生黄芪 20g）治疗类风湿性关节炎 60 例，总有效率 86.6%。

（6）补肾祛寒法

焦树德老中医认为，本病系肾虚寒邪入侵，复感三邪。症见腰膝酸软或足跟疼痛，倦怠乏力，膝、踝、肘、腕或手足小关节疼痛，肿胀，挛缩变形，屈伸不利，活动障碍，晨僵，关节疼痛昼轻夜重，痛如虎啮，喜暖怕冷，面色苍白，形寒肢冷，夜尿频多。舌质淡胖或有齿痕，苔白，脉象沉弦，尺脉弱小。治疗应以补肾祛寒为主。常用方为川续断 12～15g，制附片 6～12g，熟地黄 12～15g，骨碎补 9～12g，淫羊藿 9～12g，桂枝 9～15g，独活 10g，赤芍、白芍各 9～12g，威灵仙 12g，麻黄 3～6g，防风 6～10g，伸筋草 20～30g，松节 15g，知母 9～12g，制川甲 6～9g，苍术 6～10g，制虎骨 9～12g[另煎兑入]，牛膝 9～12g。侯玉以补肾祛寒通络法为主，使用独活寄生汤加减（杜仲、熟地黄、牛膝、桑寄生、当归、白芍、川芎、党参、茯苓、甘草、肉桂、独活、细辛、秦艽、防风）治疗类风湿性关节炎患者 29 例，显效 3 人，有效 22 人，无效 4 人，疗效较好。

（7）补肾活血法

肾虚是罹患类风湿性关节炎的先决条件。肾虚则肾阳不足，卫外不固，屏障失调，致使病邪乘虚而入，流连于肌肉筋骨而发病。肾虚血瘀是类风湿性关节炎的重要病理变化。初期多见肢节肿胀疼痛、游走不定等证，当治以祛风散寒、利湿通络或清热利湿通络为主，可佐以补肾活血药物或选配祛风湿兼有强筋骨功能的药物。久病不愈多见疼痛部位固定、筋挛骨松、关节肿大僵硬难举等证，X 线检查多见骨质疏松等变化，实验室检查血液流变学改变和微循环障碍较明显，治疗当补肾活血、通痹止痛。徐宁用补肾活血法（杜仲 10g，独活 10g，桑寄生 10g，山茱萸 15g，豨莶草 30g，五加皮 10g，蜈蚣 2 条，川芎 10g，川断 15g，狗脊 20g，山药 15g，鸡内金 10g，甘草 6g）治疗，获效满意。王生义自拟益肾活血祛风汤（熟地黄 30g，山药 15g，山茱萸 10g，杜仲 15g，川断 15g，当归 15g，川芎 15g，没药 12g，僵蚕 15g，桂枝 10g，秦艽 12g，木瓜 30g，蜂房 12g，党参 15g）治疗，取得满意疗效。孙素平等采用温肾壮阳、活血化瘀法（附子 15～30g，杜仲 15g，熟地黄 15g，桂枝 12～15g，王不留行 12g，地鳖虫 9g，羌活 15g，独活 15g，全蝎 9g，薏苡仁 30g，茯苓 9g，川牛膝 18～21g，桃仁 9g，红花 12g）治疗，亦获佳效。

（8）扶正培本法正气虚衰是发病的内在因素

《素问·百病始生》篇曰："风雨寒热，不得虚，邪不能独伤人，卒然逢疾风暴雨而不病者，盖无虚，故邪不能独伤人，此必因虚邪之风，与其身形，两虚相得，乃客其形。"本病也不例外，先由于脾胃、肝肾虚损，气血阴阳不足，抗邪无力，再受风寒湿热之邪，内外相合。二者缺一不可，而以内因为关键。故应用扶正培本法扶助机体正气，依靠机体自卫机制和自稳状态，增强机体抗病祛邪能力。王玉明运用滋补肝肾法（紫河车 20g，鹿角胶、当归、熟地黄各 15g，白芍、炮附子、川芎、羌活、独活、炙甘草、桂枝各 10g，红枣 10 枚，生黄芪、桑枝各 30g）治疗，疗效较好。赵连琴辨证分型治疗痹病：1）脾胃虚寒型：健脾益气，以玉屏风散加味；2）肝肾阴虚型：滋养肝肾，以六味地黄丸加味；3）脾肾阳虚型：温补脾肾，以仙鹿汤加味。刘宇以补益壮阳为治疗大法，组方：制川乌、熟附子各 12g[先煎]，桑寄生 20g，独活 15g，黄芪 20g，当归 15g，牛膝 15g，杜仲 15g，淫羊藿 12g，桂枝 6g，大枣

10g，炙甘草 6g。

2. 药物的研究

（1）中药的植物药研究

近年来，治疗类风湿性关节炎的单味中草药被研究较多的是雷公藤、昆明山海棠、青风藤、马钱子、九节兰、闹羊花以及蛇、蚂蚁等虫类药。

雷公藤：系治疗类风湿性关节炎病例报道最多、研究较广、疗效肯定、具有发展前途、临床较为理想的中药之一，具有抗炎、镇痛、免疫抑制作用及抗凝作用。雷公藤治疗类风湿性关节炎自福建三明地区第二医院报道后，先后在天津、南京、北京、安徽、福建、山东、黑龙江等地相继展开临床和实验研究，并推广应用，可以说是近十几年来中医药治疗类风湿性关节炎研究取得的最显著成果，其疗效已得到了中西医学界的充分肯定。各地采用的雷公藤药用部位、剂量、制剂、疗效等虽有差异，但均收到较满意的疗效，治疗有效率在87% ～ 94.6%。如劳乙年等用雷公藤冲剂，镇痛作用显著，有效率达89.5%。胡永红报道用雷公藤片剂对活动期患者治疗后，使全血黏度、血沉均有不同程度的下降。杨惠琴报道雷公藤制剂（雷公藤、生川乌、生草乌、当归、红花、橘皮、羌活、地枫皮）有改善本病晨僵、关节肿胀疼痛、降低血沉作用，且对类风湿因子有较好的转阴作用，有效率为97.12%。

雷公藤的使用有单用雷公藤根或叶的，有用提取物，有将其配入中药复方的。其剂型有片剂、酊剂、冲剂、水煎剂等。目前已批量生产的有雷公藤片、雷公藤多苷片等。但本药是治疗类风湿性关节炎的抑制剂而不是根治剂，毒性大，毒性含量在根皮部，皮去则毒性低，但疗效也稍逊。雷公藤中毒量与有效量较为接近，其副反应报道较多，对胃肠道、皮肤黏膜、月经等均有影响，因此应严格控制剂量。且本药毒副作用较大，长期应用疗效较差，因此也不是十分理想的药物。

昆明山海棠：系卫矛科雷公藤属植物，该药也是治疗类风湿性关节炎的有效药物。有报道对类风湿性关节炎的疼痛、肿胀、功能障碍有明显疗效。昆明山海棠干燥根200g，配以45% ～ 60% 白酒，每日3次，每次最大剂量不超过30mL，治疗本病600例，总有效率为97%。目前已从昆明山海棠中提取制成了昆明山海棠片应用于临床，有一定的疗效。

青风藤：系防己科植物，味辛、苦，性温，具有祛风胜湿、通络止痛之功。主要成分青风藤碱，经药理试验表明有显著的镇痛、抗炎、抗过敏作用。已有提取物风痛宁片（西那美林）应用于临床。西安市第五医院类风湿科研组以青风藤为主的各种制剂治疗本病991例，总有效率为95.16%。有用青风藤14g，麻黄6g 水煎服，治疗本病330例，有效率为93.6%，对关节肿胀、疼痛、僵硬等有显著疗效，血沉下降率为92.2%，类风湿因子阴转率为48.9%，X线改善率为70.2%。有以青风藤为主（青风藤30 ～ 50g，秦艽、寻骨风各15g，何首乌30g）治疗本病180例，基本控制24例，显效72例，有效66例，无效18例。青风藤用量大时可有副反应，用甘草同煎或用量由小到大可减轻副反应。

马钱子：系马钱子科常绿乔木植物马钱及同科木质大藤本皮氏马钱的成熟的籽。味苦，性寒，有毒，具有解毒散结、活络止痛之功。有单用的，也有复方的，如马钱子丸、马钱子散、肌萎散。历代医家治疗痹病多喜用该药。张沛虬认为该药味苦寒，不伤胃，能补能行，可寒可热，一药多能，是治疗本病的有效药物，采用砂烫马钱子，炮制较为方便，成人每次0.35～0.55g，从小剂量开始。李振华用马钱子为主治疗本病，也取得了较好疗效。剂量宜由小到大，过量将引起抽搐等毒副反应。

九节兰：有报道用九节兰治疗本病206例，有效率为74.8%。

闹羊花：为杜鹃花科植物羊踯躅的干燥花。味辛，性温，有大毒，具有散瘀消肿、祛湿止痛之功。有报道用鲜闹羊花侧根500～620g，牛膝60～90g，甘草60～90g，鸡蛋10个，先将蛋煮熟去壳，放入药中文火熬6天6夜，待蛋白发黑，蛋黄微黑即可，每日早饭后，蒸服1个，10天1疗程，间隔7天，轻者3～4个疗程，重者9个疗程，总有效率为96.55%，少数患者药后有发热、关节肿胀、齿龈出血、视力模糊等反应。

（2）中药虫类药的应用

对经久不愈的病例，以虫类药搜风通络的报道甚多。前述益肾蠲痹汤即是补肾剂中重用虫类者。六虫汤组成为炙全蝎、炙蜈蚣各1～1.5g^{（研吞）}，炙蚕蝉、炙蕲蛇、甘草各4.5g，炙蛭虫6g，鹿衔草、寻骨风、钻地风、露蜂房各9g，当归15g。

蛇制剂：上海光华医院报道以蛇制剂为主，中西医结合治疗类风湿性关节炎的治疗方案，为急性期或慢性活动期用蛇酒或蛇粉，加吲哚美辛配合呋喃维生素B_1；慢性期或稳定期用蛇制剂加中药糖浆，逐步递减吲哚美辛及其他止痛剂，直至停用激素。盖蛇能外彻皮肤，内走脏腑，无处不到，有透骨、搜风、截惊、定搐之功。蛇乃血肉有情之物，不同于一般草木之品，凡风毒壅于血分之疾，非此不除，故称为截风之要药。

蚂蚁治剂：蚂蚁是一种强壮药，含有蛋白质、氨基酸、多种维生素、微量元素等，具有抗衰老作用，是性功能增强剂、免疫调节剂，又是一种广谱的免疫增效剂。可治虚损性疾病，达到健身目的。有报道称，蚂蚁风湿灵系列药无毒副反应，能改善关节疼痛和晨僵，并能消肿，临床上取得一定疗效。

五、调护与预防

起居预防寒冷和潮湿，避免精神刺激，劳逸结合，增强抵抗力。在饮食上，不吃鱼虾等易引起发病食物。对药物引起的类风湿性关节炎肾损害，应注意避免有关治疗药物的再次使用。在类风湿活动期，要卧床休息；缓解期，要适当活动，一方面增强体质，一方面防止运动器官出现失用性疾患。

参考文献

1 马骥良.12例类风湿性关节炎患者肾脏活检组织病理改变［J］.北京医学，1998，20（3）：140-142.

2 陈海平，郝继英，马清.类风湿性关节炎的肾脏损害与免疫学异常［J］.肾脏病与透析肾移植杂志，1997，6（5）：443-447.

3 赵丽娟，沈晖.类风湿性关节炎的全身表现［J］.中国实用内科杂志，1998，18（11）：644-645.

4 姚国媛.类风湿关节炎肾损害的临床特征［J］.泸州医学院学报，1997，20（2）：155-156.

5 高连战，王庆成.汗法为主治疗类风湿性关节炎58例［J］.天津中医学院学报，2001，（01）：38-40.

6 张海文，赵锡银.调和营卫法治疗类风湿性关节炎的体会［J］.中医药学报，1998，26（6）：33-34.

7 董新民，姜俐.温散宣通法治疗71例类风湿性关节炎的临床观察［J］.南京中医药大学学报，1997，13（2）：81-83.

8 刘军，刘彤梅，邢力平.温阳通络治疗类风湿性关节炎临床观察［J］.黑龙江医药，1997，10（1）：53.

9 李宗虎.温阳活血法治疗膝骨关节炎（阳虚寒凝证）的临床研究［D］.广州中医药大学，2014.

10 应森林.清热解毒法治疗活动性类风湿性关节炎26例临床观察［J］.四川中医，2003，（03）：42.

11 王凤材，王元广，刘绍才.以解毒通络为主治疗类风湿性关节炎60例［J］.吉林中医药，1997，17（4）：6-7.

12 李静.活血化瘀法治疗类风湿性关节炎的疗效观察［J］.中医药导报，2014，（06）：56-58.

13 胡佳亮.活血化瘀法为主治疗类风湿性关节炎疗效评价及其相关实验研究［D］.广州中医药大学，2009.

14 祝源隆.活血通络法治疗类风湿性关节炎83例［J］.四川中医，1996，14（6）：26.

15 方建志.活血通络法治疗痹证39例［J］.江西中医药，1997，28（2）：27-28.

16 苏励，陈湘君，周时高，等.活血破瘀为主治疗类风湿性关节炎60例［J］.辽宁中医药，1998，25（2）：70.

17 侯彧.补肾祛寒通络法为主治疗类风湿性关节炎29例［J］.吉林中医药，1998，18（5）：18.

18 沈家珍，梁恒，杨丽，等.从肾虚血瘀论治痹证［J］.吉林中医药，2012，（06）：543-544.

19 蒋绍义.益肾活血法治疗类风湿性关节炎的体会［J］.中医杂志，1997，（12）：721-722.

20 衣蕾，雷媛琳，吉海旺.补肾活血祛风法联合甲氨蝶呤治疗类风湿性关节炎66例［J］.陕西中医，2010，（06）：698-700.

21 赵连琴.扶正通络法治疗类风湿关节炎刍议［J］.光明中医，1998，13（1）：11-12.

22 刘宇.温补法治疗类风湿性关节炎举隅［J］.河北中医，1998；20（3）：161.

（杜少辉　祁爱蓉）

第八节　系统性硬化病肾损害

系统性硬化病（Systemic sclerosis）又称进行性系统硬化病（Progressive systemic sclerosis，PSS），是一种原因不明的全身结缔组织和血管的自身免疫性疾病。常累及皮肤、血管、滑膜、骨骼肌以及某些内脏器官，如胃肠道、肾脏、肺脏、心脏、神经系统等，其病理特征为变性、炎症、纤维化和萎缩。肾脏的损害以小叶间动脉内膜细胞增生、增厚、动脉狭窄乃至闭塞，入球小动脉及肾小球毛细血管纤维样坏死，最后导致肾小球坏死为特征。

患者以女性为多见，女性与男性之比约为3∶1。发病年龄为20～30岁多见。据报道，系统性硬化病患者中，有肾损害临床症状者占45%，发生急性肾功能衰竭者约占10%，无肾损害临床表现但有肾血浆量减少者占80%，肾活检有肾改变者大于50%，死亡病例尸解证实有肾改变者占42%～70%。

中医文献虽无系统性硬化病这一名称，但根据其临床表现可归属于"皮痹""肌痹""脉痹""血痹""皮痿""风湿痹""皮痹疽"等范畴；系统性硬化病肾损害亦据其临床表现在上述病名的基础上，又归属于"眩晕""心悸""癃闭""淋浊""腰痛""血尿""肾劳""溺毒"等范畴。似以"皮痹肾劳"这一病名最为妥当。

一、病因病理

（一）中医

肺主皮毛，心主血脉，脾主肌肉，卫外之阳气根源于下焦肾气，赖肝之疏泄以畅通温养气化，故系统性硬化病肾损害之本为五脏虚损，其标为痰浊、瘀血、湿毒、凝寒或蕴热等。

1. 病因

（1）外邪入侵

风、寒、湿、热之邪外袭，如野外或露天住宿，久居严寒之地，缺乏防寒保暖措施，住地潮湿阴暗，水中作业日久，或冒雨涉风，汗出入水，劳力受湿等，均可积邪为病，滋生痰瘀伏阻络脉，流注经脉，痹于皮肤肌肉。巢元方《诸病源候论》云："痹者……其状肌肉顽厚，或肌肉酸痛……受风湿而成此病，日久不愈入于经络，搏于阳经，亦变全身手足不隧。"外邪由表及里，层层深入，正如《素问·皮部论》所说："邪客于皮，则腠理开，开则邪入，客于络脉，络脉满则注于经脉，经脉满则入舍于腑脏也。故皮者有分部，不与而生大病也。"又指出五体痹内合五脏，发为脏痹。

（2）饮食不节

《临证指南医案》指出："夫痰乃饮食所化……有因多食甘腻肥腥茶酒而生者。"李东垣

《脾胃论》专辟"饮伤脾胃论""食伤脾胃论"，凡恣食生冷，或饮过量之水，或肥甘厚味，食不以时，饥饱无常，脾胃受伤，中州失运，聚生痰饮。所以大多医家认为"脾为生痰之源"。痰浊阻闭经络，深入骨骱，内注脏腑，致本病根深蒂固难以根除。

（3）外伤

《杂病源流犀烛·跌扑闪挫源流》说："忽然闪挫，气必为之震，因所壅而凝聚一处，气运乎血，血本随气以周流，气凝则血亦凝矣。夫至气滞血瘀，则作肿作痛，诸变百出。"血瘀则气机运行不畅，气不利则生痰饮。又，《血证论》说："血积既久，亦能化为痰水。"痰瘀互化，痰瘀互生，终致痰瘀互结。如暴力的打击、扭挫、切割、穿刺等，使形体受伤，痰瘀日久积于皮肤肌肉，发为痹证。

（4）情欲过度

赵献可《医贯》说："七情内伤，郁而生痰。"情志过极，肝失疏泄，气机不利，脾胃受克，水液运化发生障碍，以致痰湿停留，蕴结于络脉，日久化毒为病。劳欲过度，肾气乃伤，气化不行，不能温化水液，因而湿聚痰生，流注经络，痹阻肌肤，致皮肤顽厚或干燥发硬。

（5）正气虚损

风寒湿热外邪之侵，必因正气之虚，如《灵枢·百病始生》说："风雨寒热不得虚，邪不能独伤人……此必因虚邪之风，与其身形，两虚相得，乃客其形。"素体虚弱，气血不足，腠理空虚，荣卫失调，加之外邪相干，留着于肤腠络脉之间，气血痹滞，痰瘀胶着，阻滞脉络，局部皮肤肌表失养，而令皮肤顽硬麻木。若五虚损伤，即使无外邪侵袭，亦因脾肺肾气虚无以气化，津液敷布失常，或水谷不得气化，水湿痰浊并随之留着内聚。尤怡《金匮要略心典》谓："阳痹之处，必有痰浊阻其间。"更何况邪之所凑其气必虚，最虚之处便是客邪之地，往往是虚实夹杂在一起的。

2. 病机

（1）痹者经络不通也

隋·巢元方将"皮肤顽厚"之症归于"风湿痹候"。《类证治裁》云："诸痹，良由营卫先虚，腠理不密，风寒湿乘虚内袭，正气为邪气所阻，不能宣行，因而留滞，气血凝涩，久而成痹。"无论气血不足，卫外不固，外邪侵袭，阻于皮肤肌肉之间，还是饮食不节，情欲过度，五脏虚损，痰浊瘀血内生，流注皮肤肌肉之间，皆以经络不通为共同病机。

（2）血瘀发病论

硬化病的特征是皮肤显著增厚、硬化，颜色随之呈深棕色或棕褐色，皮肤感觉迟钝，麻木不仁，多伴有雷诺现象。《杂病源流犀烛》说："麻木，风虚病，亦兼寒湿痰血病也……按之不知，掐之不觉，有如木之厚。"无论风寒湿热之外邪，或内生痰饮湿浊，必致血脉涩滞，故《医林改错·痹证有瘀血说》明确指出瘀血是痹证的共同病机，并在五十种瘀血证中指出皮肤颜色改变或失荣甲错皆有瘀血，故世谓"久病多瘀""怪病多瘀""疑难病多瘀"。如镇常松将硬化病分为风寒闭络、痰湿阻络、气虚血滞、肾阳虚弱四型，以活血化瘀为主治疗有效。

（3）痰痹发病论

朱曾柏《中医痰病学》明确提出痹证有痰痹，并认识到久居潮湿、雾露隆盛、地势低洼者罹患此症为多。痰痹来源有三：一为外湿，湿聚为痰，多夹风寒凝结；二者内湿，脾胃肾命虚弱，水湿蕴盛，日久为痰；三者瘀血阻络，血化为水，痰瘀交阻。古医籍中已认识到痰停滞于局部阻碍气血，则可使机体任何部位产生麻木增厚之症。故后世亦谓"百病兼痰""顽痰怪症""痰瘀相兼治痰"等。朱曾柏说："化痰得法，血脉瘀阻之症则可随之而解。"

（4）肾阳不足论

《石室秘录》说："非肾水泛上为痰，即肾火沸腾为痰。水上泛为痰者，常由禀赋不足，或年高肾亏，或久病及肾，或房劳过度，以致肾阳虚弱，不能蒸腾气化水液，肾气虚弱，开阖失司，气化不利，则水液泛为痰。"倘肾阴亏虚，相火上炎，炼液为痰。多发性硬化如见皮肤发硬如蜡样，色黑褐滞，伴腰膝酸痛，四肢不温，毛发脱落者，或指端遇冷易变青紫，久之指端疼痛，溃疡者，当责之肾阳亏虚。即使是外邪，亦是通过内虚而起作用。如《医级》所说："邪之感人，非虚不痹。"如李振国等认为本病以脾肾阳虚为本；李奎喜等认为五脏虚损，尤其是肾之阳气不足，五脏功能失调，发为多发性硬化。

（二）西医

1. 病因

尽管进行性系统性硬化病的病因仍未明了，但是目前多数认为本病可能是在一定的遗传背景基础上，再加以持久的慢性感染而导致的一种自身免疫性疾病。

（1）遗传因素

本病有明显的家庭史，如多见于苯丙酮尿症患者，可能与 ALA-DR_3、DR_5、C_4null 等基因有关。

（2）感染因素

许多患者 PSS 发病前常有急性感染，如鼻窦炎、咽峡炎、扁桃体炎、肺炎、猩红热等。在患者的横纹肌和肾脏中曾检出副黏病毒样包涵体。

（3）环境因素

有些 PSS 患者有氯化聚乙烯、硅、重金属、西班牙毒油等接触史，与职业环境有密切关系。

（4）药物诱导

有些 PSS 患者因长期使用博来霉素、长春新碱等化疗，或使用色氨酸制剂抗变应性疾病后发病。

（5）与其他结缔组织病相重叠存在

如 PSS 与系统性红斑狼疮同在，为"狼疮皮损"；与皮肌炎同在，为"硬皮肌炎"；三者同在，为混合性结缔组织病（MCTD）。另外，尚可与类风湿关节炎、原发性胆汁性肝硬化、干燥综合征等并发而形成重叠综合征。

（6）与某些肿瘤相关

如支气管肺泡癌、嗜铬细胞瘤、类癌综合征等，发生 PSS 病变的概率较高。

2. 病理

（1）发病机理

1952 年，Moore 及 Sheehan 首次详细描述了硬化病肾功能衰竭的肾脏病理特点，之后人们才认识到肾脏损害在硬化病中的重要性。国内外研究表明，PSS 的皮肤和脏器广泛纤维化，是局部胶原过度产生的结果。过度的胶原产生可能是对组织缺氧的一种反应，致使皮肤变硬和内脏器官病变。引起胶原合成加速的原因是多方面的，其中包括血管张力的调控失常，血管内皮细胞和成纤维细胞合成胶原异常，血管内皮细胞损伤，自身免疫的发生等。Douvas 是最新研究发现，胶原基因有对局限同分异构酶 I（即 Scl-70）的表达识别位点，对照基因即很少表现这些位点，存在抗 Scl-70 抗体的患者可能有产生异常胶原的基因，提示硬化病患者有分子基因异常而产生过度胶原。综上所述，PSS 可能的发病机制如下图。

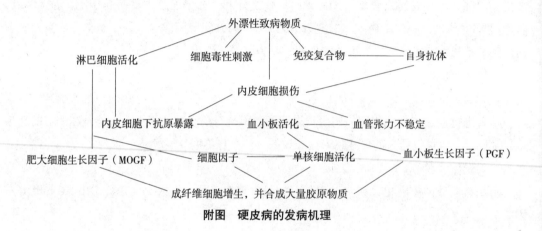

附图 硬皮病的发病机理

目前，认为细胞因子如 TGF-β、IL-1β、TNFX1、PDGF、MOGF、碱性成纤维细胞生长因子等对胶原成分的表达起调节作用。用 HEP-2 细胞作底物时，70% 的硬化病患者抗核抗体阳性，并可测出抗 DNA 抗体、抗 SSA 抗体、抗硬化病皮肤提取液的抗体等，故认为硬化病是一种自身免疫性疾病，而不是一种炎症性疾病。

Cannon 等通过对肾循环的生理研究发现肾血管痉挛在硬化病的肾损害中起主要作用，继之出现增殖性血管反应使管腔变窄、局部缺血，后者又使肾素分泌增多，血压升高，促进血管收缩，肾功能不全发生，形成恶性循环。

（2）病理改变

通过对 PSS 肾脏活检和尸检的研究证实，几乎所有的 PSS 肾损害患者均有肾动脉改变，主要累及弓状动脉、叶间动脉及小动脉，特别是中央动脉和肾小球毛细血管为主，较大动脉基本正常。主要有两型：1）小叶间动脉呈"洋葱皮"样改变：病变内膜呈同心圆增厚，与内膜下层分裂。肾小球呈缺血性改变，病变的动脉血管壁增厚，呈"洋葱皮"样改变，其中见胶原样物质堆积，内皮细胞弥漫增殖伴淀粉样变，基质正常。由于血管壁呈同心圆样增厚，镜下呈"洋葱皮"样改变，可导致血管腔明显狭窄甚至闭塞，造成肾小球呈缺血样改变；2）

许多小叶间动脉和某些中央动脉伴纤维素样坏死：由于内皮细胞肿胀及增殖，肾小球系膜和基膜增生，上皮细胞肿胀，胞浆中有包涵体，新月体形成较少，入球动脉节段性坏死伴纤维素和类纤维类样物质沉积，内膜下黏蛋白增生，类纤维蛋白坏死和平滑肌变性，致毛细血管祥血栓形成、萎缩及纤维化等。

（3）免疫病理

硬化病患者具有广泛的免疫学异常，如 50%～80% 的患者有高 γ 球蛋白血症，90% 的患者抗核抗体阳性，1/4～1/3 的患者有类风湿因子阳性，15%～25% 的患者抗 Scl-70 阳性，50%～90% 的患者 CREST 综合征者还有抗细胞核着丝点抗体的阳性。免疫荧光镜检查可见小动脉内 IgM、C_{1g}、C_3、C_4、纤维蛋白沉积，部分肾小球也可见 IgM 与补体沉积。除体液免疫外，硬化病患者还有细胞免疫的异常。如其 T 细胞较正常的 T 细胞协助 B 细胞合成更多的 IgM；并见 B 细胞数增多，体液免疫明显增强，CIC 阳性率高达 50% 以上。目前认为硬化病的靶细胞可能为小血管的内皮细胞，接触某些抗原物质后，内皮细胞释放出一种吸引单核细胞、辅助 T 淋巴细胞及 B 淋巴细胞的信号，在局部释放各种细胞因子，结果表现为局部成纤维细胞的增殖以及胶原合成的增加，导致硬化病的典型结缔组织病变。

（三）中西医结合

中西医结合研究发现，硬化病患者大多 IgG 升高，抗核抗体阳性，总 E 花环及活性 E 花环形成细胞及 PHA 诱发反应的百分率和绝对值低于正常值，温肾补阳中药如肉苁蓉、杜仲、续断、淫羊藿、吴茱萸、鹿角、益智仁、仙茅、肉桂、巴戟天、细辛、干姜等 12 种中药对 SSC 患者皮肤成纤维细胞增殖抑制作用显著，并随着药物浓度增加和药物时间延长，抑制增强呈剂量效应和时间效应。有关免疫学与中医证型的研究缺如。

二、临床表现

（一）症状和体征

1. 系统性表现

颜面及手指的肿胀及僵硬、雷诺现象是本病早期的特征性改变；约 75% 患者有消化道受累表现，呈食道蠕动障碍、便秘或腹泻；30%～40% 呈肺纤维化和 / 或肺动脉高压，有咳嗽、胸痛、呼吸困难，肺活量和每分钟最大通气量降低各约 91.7%、93.3%；10%～20% 患者可出现心脏受累，表现为心悸、气促、咳嗽，引起心脏增大，出现心包炎、心力衰竭、严重心律失常、心源性猝死，心电图示非梗死性 Q 波、房室肥大及原因不明的 ST 改变，或各种心律失常。

2. 肾损害表现

PSS 肾损害患者可出现蛋白尿、高血压和氮质血症。Cannon 等报道 PSS 出现蛋白尿者占 36%，高血压占 24%，恶性高血压占 7%，氮质血症占 19%。Rondnan 报道 42 例 PSS 中半数死于肾损害。

（1）蛋白尿

早期呈轻度蛋白尿，间断性出现，继之以持续性蛋白尿，为少量或中等量蛋白尿，常为 30～150mg/dL，24h 尿蛋白定量＜500mg，镜检可见红细胞、白细胞。70% 的持续蛋白尿者伴有高血压，64% 患者在 3 年内死亡，无蛋白尿者仅 5% 在不同时期死亡。

（2）高血压

70%～80% 患者呈轻度血压升高，一般发病较晚，隐袭起病，慢性进展，为持续性或间歇性，以舒张压升高明显且常波动为主，慢性高血压患者约 15% 死于肾衰、充血性心衰、感染或心包渗出。另有 25%～30% 呈恶性高血压，常突然发生，血压急骤升高，肾脏病变急剧加重，迅速出现乳头水肿、心功能衰竭、高血压脑病。Steen 追踪随访 1068 例 PSS 19 年，发现 10% 患者发生急骤进展的重度高血压，伴头痛、视力下降、少尿、急性肾功能衰竭、急性左心衰，命名为肾脏危象（renal crisis，RC）。此类患者 80%～90% 在发病后 2 个月内死亡。

（3）氮质血症

约 30% 患者因慢性进展性肾功能不全出现氮质血症，其中 18% 出现急性肾功能衰竭，常在 1～3 个月内死亡。表现为血压明显升高，肾功能急剧减退，可出现癫痫等症状。

（二）临床分期

有人提出 PSS 肾损害分为四期。

Ⅰ期：亚临床肾损害型，无蛋白尿、高血压、氮质血症等表现，但肾血流量减少，肾活检可见典型的组织学改变，血管反应性异常，血浆肾素活性可升高。

Ⅱ期：临床肾损害型，明显高血压，有蛋白尿和氮质血症，血浆肾素活性升高。

Ⅲ期：肾危象综合征，血压突然升高，血浆肾素活性在正常 2 倍以上，肾功能迅速恶化，眼底棉絮状渗出或出血，数天或数周内出现心力衰竭、高血压脑病、终末期肾衰。

Ⅳ期：终末期肾衰。

三、实验室检查

实验室检查可见血沉增快，抗核抗体阳性，类风湿因子阳性，高丙种球蛋白血症，IgG 升高，部分患者 IgA、IgM 升高，冷沉球蛋白阳性，少数可找到狼疮细胞。尿沉渣无特异性，可有镜下血尿或细胞成分以及管型。血肌酐、尿素氮、尿酸等增高。

肾活检可见损伤的小弓形动脉和小叶间动脉呈"洋葱皮"样改变，入球小动脉壁纤维素样坏死，肾小球呈缺血样改变，肾小管萎缩，弥漫性肾间质纤维化或陈旧性梗死区局限性肾间质纤维化。电镜下可见肾小球轻度系膜增生和上皮融合，小动脉内层下电动颗粒状沉淀，肾小球基底膜分裂、增厚、皱折，小叶间动脉内膜纤维蛋白原沉积。

四、诊断

（一）诊断要点

1. PSS 为多系统性病变，如见皮肤改变、雷诺现象、发热、关节炎、食道病变、肺纤维化及心脏病变等。此 7 项中有 4 项存在应高度怀疑本病。

2. 其中，手背皮肤的硬化或绷紧具有诊断价值，其敏感性及特异性可达 90% 以上。

3. 如血清抗核抗体阳性，能除外 SLE 及类风湿性关节炎者，即可确诊。特别是斑点型和核仁型对 PSS 有特异性诊断价值。

4. PSS 患者在病程中出现持续性蛋白尿及氮质血症或恶性高血压者，可诊断为 PSS 肾损害。

5. 肾活检可见肾血管病变突出，有血管内皮细胞的增殖等征象，有特异性诊断价值。

（二）鉴别诊断

1. 红斑狼疮

红斑狼疮分为盘状红斑狼疮和系统性红斑狼疮两种。前者以面部蝶形红斑，愈后留有不同程度的疤痕，毛细血管扩张和色素减退为主要症状；后者除皮肤改变外还伴大部分脏器的损害，如出现关节痛、蛋白尿、心肌炎、恶心、呕吐、贫血，甚至发生猝厥和昏迷等症状。抗核抗体、抗 dsDNA 抗体、狼疮带试验均为阳性。

2. 硬肿病

硬肿病发病前常有细菌或病毒感染，皮肤硬肿开始由头、面、颈部渐蔓延至躯干，下肢很少累及，分布广泛。病理为真皮增厚，胶原纤维束肿胀，含有大量酸性黏多糖基质。不发生雷诺现象及内脏损害。

3. 硬斑病

斑状硬斑病的特点是在腹、背、面及四肢发生圆形淡红色水肿性斑片，继之逐渐扩展，局部皮肤发硬，患者可并发关节痛、腹痛、神经痛。线状硬斑病常沿肋间神经或一侧肢体呈带状分布，局部皮肤凹陷，不发硬，可出现肌肉萎缩。根据近年研究，认为硬斑病中少数患者可逐渐演变为 PSS。

（三）诊断思路与误诊防范

由于 PSS 除皮肤改变外，尚可见关节、消化系统、肺、心血管、肾等多系统的症状和体征，对 PSS 肾损害的诊断和鉴别诊断带来一定的困难。因此，对 PSS 的诊断思路与误诊防范，应从以下几个方面入手。

1. 明确 PSS 的肾外表现

（1）皮肤改变

典型的表现为表皮变薄，毛发和汗腺丧失，皮肤绷紧不易或不能移动。硬化病的皮肤损害严重程度不一，大致可分为水肿、硬化、萎缩三个时期。95% 的患者初起时仅有雷诺现象，此后逐渐出现手指及面部的黏液样水肿，或同时有面部、颈部毛细血管的扩张；肿胀消退后皮肤变硬，出现打蜡样光泽；后期皮肤、皮下组织萎缩。少数患者可表现为所谓的 CREST 综合征，即有指端硬化、钙盐沉积、雷诺征、食管功能不全和毛细血管的扩张。

（2）雷诺征

大多数在 PSS 症状出现之前数月至数年发生，约 1/3 的患者起病急。典型的发作包括指（趾）末端皮肤苍白－紫绀－潮红三相变化，伴麻木或疼痛。雷诺征经常反复发作引起局部营养不良性改变，早期可见远端指垫凸起的轮廓变平或凹陷，指端可因溃疡而留下凹陷性瘢痕，严重者后期终末指骨因吸收而缩短。显微镜下可见甲皱微循环改变。

（3）关节炎

本病可表现为指、腕、膝关节的肿胀和僵硬，也可见由于关节周围组织纤维化及皮肤萎缩所致的关节变形。但明显的关节炎伴有滑膜渗液少见。X 线检查可见关节附近骨质的疏松、软组织增厚和软骨间隙的狭窄。

（4）消化道病变

消化道病变可表现为食道运动障碍，进食时有阻塞感及吞咽困难，75% 病例钡餐检查时发现食管蠕动缓慢，继之食管下半部或下 2/3 处扩张（狭窄少见）。胃极少受到侵害，受侵害时可致胃扩张及腹胀满。病理证实消化道损害的主要原因是平滑肌的萎缩和纤维化。

（5）肺部病变

早期表现为运动性气急、咳嗽少痰，重者呼吸困难，胸片示双下肺野多数小囊状改变，称为"蜂窝样肺"。

（6）心血管病变

本病的心血管病变主要表现为心悸、气促、咳嗽。由于心肌纤维化和肺动脉高压，可缓慢引起心脏和心包损害，但一般不发生心包填塞征。

2. 排除原发性肾脏病变

常见原发性肾脏病变较多，如急性肾小球肾炎常于感染后 1～3 周急性起病，慢性肾小球肾炎常无明显原因，均以蛋白尿、血尿、高血压、水肿、少尿为基本表现，无皮肤改变及肾外器官的病变。肾病综合征以大量蛋白尿、低蛋白血症、水肿、血脂升高为主要表现，血清免疫指标可异常，但亦无皮肤改变及肾外器官的病变，与 PSS 所致肾损害容易鉴别。

3. 强调实验室检查以明确诊断

（1）血液检查

抗核抗体阳性率达 95%，类风湿因子阳性率 25%～33%，免疫复合物阳性率 50%～73% 等。

（2）前臂伸侧皮肤活检

可见胶原纤维肿胀或纤维化。

（3）肾活检

如无特殊禁忌证，应强调对所有 PSS 患者行肾活体组织检查。一方面以了解 PSS 肾损害的有无与程度，做出正确的临床病理诊断；另一方面了解 PSS 肾损害的活动程度，指导临床正确的治疗措施，评估治疗前景。

五、治疗

（一）辨证论治

PSS 肾损害的临床表现往往虚实夹杂，治疗多宜攻补兼施。由于 PSS 多系统损害复杂，肾损害者往往兼有肾外器官损害表现，所以辨证分型标准很不一致，目前尚无统一的辨证论治规范。兹就文献所及，归纳为如下八个证型。

1. 风寒闭络

临床表现：皮肤肿胀，颜色苍白，皮温较低，恶寒发热，身痛肌酸，项背不舒，或咽痛咳嗽，或胸闷胸痛，或关节疼痛，舌淡苔白，脉浮紧涩。多见于 PSS 初起。

辨证分析：初起因感受风寒湿邪，正邪纷争，邪阻肌腠，或肺卫郁闭，故见皮肤肿胀寒冷，恶寒发热，咳嗽胸痛。舌淡苔白，脉浮紧涩，为风寒湿邪在表之象。

治法：祛风散寒，活血通络。

方药：麻黄附子细辛汤合羌活胜湿汤加减。炙麻黄、淡附片、川芎各 6g，独活、防风、羌活、桂枝、当归各 9g，黄芪、五加皮、海桐皮、鸡血藤、丹参各 12g，北细辛 3g。

加减：风寒表证明显者，先予麻黄汤解表；兼风热表证者，先予桑菊饮解表；风湿表证明显者，先予羌活胜湿汤解表；风寒湿热不显著但表证重者，可予小柴胡汤加减。如兼尿蛋白多者，加蝉衣、芡实、木蝴蝶、莲子等；如兼血压高者，去黄芪、麻黄、桂枝，加天麻、牛膝、钩藤、柴胡等；如见血尿者，加茜草根、仙鹤草等。

方解：方以黄芪益气，协正气御邪；麻黄、桂枝、细辛、防风、羌活、独活祛风散寒除湿；淡附片、川芎、当归、五加皮、海桐皮、鸡血藤、丹参温通经脉，补阳气以活血化瘀通络，特别是一味丹参功同四物，使解表温阳而不伤津血，有反佐之用。诸药合用，以祛外邪为主，又兼顾正气之虚及经络之瘀，故适用于 PSS 之初起者。

2. 风毒湿热

临床表现：全身皮肤发厚，有麻痒感，四肢发紫发红，疼痛，手腕和下肢关节亦常有疼痛，活动不灵，甚则手脚多处溃烂，唇红面晦，舌红苔黄，脉络数。多见于 PSS 长期使用激素治疗者。

辨证分析：风毒湿热蕴于营分，血滞不畅，津液不归正化，积湿成痰，痰瘀互结，导致弥漫性硬化病。热毒痰瘀不得分利，营分久被蒸灼，肉腐化脓久不收口。舌红苔黄，脉弦数，为湿热内蕴之象。

治疗：祛风毒，化湿热，行瘀滞。

方药：白鲜皮汤合桃红四物汤加减。白鲜皮、地肤子、豨莶草、徐长卿各 15g，桃仁、赤芍、忍冬藤各 12g，全当归、生地黄各 10g，蝉衣、荆芥、红花各 6g。

加减：因激素久治助邪者，加土茯苓清利，并加大忍冬藤用量至 30g；皮损溃烂日久者，加黄芪补托，提高人体非特异性免疫功能；风湿热毒伤阴者，加麦冬、天冬荣枯起朽。

方解：白鲜皮以皮治皮，能清散血中滞热，通行经隧脉络，疗湿痹死肌；地肤子清湿热，利小便，且能补中益气；豨莶草解毒治血，平肝化瘀，祛湿通络；徐长卿祛风湿，除郁热，通痹阻；桃仁、红花、赤芍、当归内散瘀血，蝉衣、荆芥外疏风湿热毒；生地黄养阴凉血降火，集寒、热、辛、苦于一炉，迅速分消风、湿、热、毒、瘀诸邪，诸经隧络道通畅，气血运行无阻，四肢百骸皮毛得以濡养，故硬化、萎缩、僵硬、局部功能障碍，或溃烂、红肿等症均能速愈，此流水不腐之理也。

3. 寒湿血瘀

临床表现：皮肤浮肿，皮纹消失，紧张变厚，按之无凹陷，颜色苍白或黄褐，肢冷麻木刺痛，肢端青紫苍白，遇寒冷或情绪激动时加剧，伴关节疼痛，舌紫暗苔薄白，脉濡细。

辨证分析：寒主收引，寒湿交阻，血行涩滞，致瘀血内生，皮肤变厚。遇寒冷更增其邪，情志过极更伤其气，故病剧。色苍白、舌紫暗苔薄白、脉濡细，为寒兼瘀之象。

治法：温阳通脉，活血化瘀。

方药：阳和汤合当归四逆汤加减。熟地黄、白鲜皮、土茯苓各 30g，鹿角粉^(另吞)3g，麻黄、炮姜各 6g，当归 12g，赤芍、川芎、白芥子、桂枝、独活、秦艽、威灵仙、桑寄生各9g。

加减：遇情绪变化而加重者，加柴胡、素馨花、延胡索；阳虚明显者，加仙茅、锁阳、淫羊藿；湿邪偏胜者，加茯苓、泽泻、车前草；血瘀明显者，加乳香、没药、桃仁、红花等。

方解：本方用鹿角大补督脉，熟地黄、桑寄生、炮姜温补脾肾，为扶阳气之本；白芥子、桂枝、麻黄透表祛寒；白鲜皮、土茯苓、独活、秦艽、威灵仙、川芎祛风除湿；当归、赤芍活血通脉。共奏温而通之和湿者燥之的目的。

4. 痰湿阻络

临床表现：身痛肌痛、肌肤顽厚，或麻木不仁，或瘙痒难忍，头晕头重，面部表情固定，或吞咽咀嚼受限，或胸闷咳嗽，或肌肤甲错，甲陷指溃，苔白腻舌淡，脉沉涩或沉滑。

辨证分析：痰湿阻络，气血运行不利，故身痛肤厚，麻木瘙痒；脾主燥，胃主湿，反之则胃管干燥而吞咽噎梗，脾受湿困而肌痛胸闷；面部表情固定为枢机不利之征，舌苔白腻脉沉为湿阻之象。

治法：祛痰通络，软坚散结。

方药：导痰汤合海藻玉壶汤化裁。陈皮、法半夏、胆南星、贝母各 6g，白附子、白芥子各 12g，茯苓、海藻、牡蛎各 15g，枳实 9g。

加减：脾虚生湿者，加黄芪、茯苓、泽泻；肾虚水泛为痰者，加熟附片、鹿角霜、蛤蚧；肾虚炼液为痰者，加知母、黄柏、黄芩；皮肤顽厚麻木如橡皮者，加皂刺、蒺藜、蜈蚣。

方解：痰湿阻络故以导痰汤去其痰湿，海藻玉壶汤去其痰气，软坚散结。古人云"气顺则一身津液亦顺矣，故不治痰而治气"，枳实、陈皮之用由此。

5. 气滞血瘀

临床表现：皮肤板硬，肌肉萎缩，肌肤甲错，皮骨相贴，捏之不起，皮色呈褐色或黑褐色，伴口眼干涩，形体羸瘦，面色萎黄或晦滞，舌质瘦薄或有瘀斑，苔少，脉沉细涩。

辨证分析：气为血之帅，气滞则运血无力，瘀血内结；血瘀于内，则新血不生而肌肤失荣，故见皮肤板硬，肌肉萎缩，肌肤甲错，形体羸瘦。舌有瘀斑，脉涩，为瘀血内结之象。

治法：理气活血，化瘀通络。

方药：桃红四物汤加减。炙黄芪 15g，全当归、丹参各 12g，川芎、桃仁、红花各 6g，刺猬皮、干地龙、露蜂房、生地黄、熟地黄、鸡血藤、大血藤各 9g。

加减：气滞为主者，去黄芪，加枳实、槟榔、厚朴；血瘀为主者，去熟地黄，加用虫类药如僵蚕、全虫、蜈蚣等。

方解：方中用黄芪益气活血，帅血行血；桃仁、红花、川芎、当归、地黄补血活血，并加丹参功同四物；另用干地龙、鸡血藤、大血藤、露蜂房、刺猬皮加强活血化瘀和穿透皮肤的作用，故用于 PSS 之病程迁延者。

6. 肝肾阴虚

临床表现：皮肤光泽如蜡，皱纹消失，肌瘦身痛，四肢筋挛，指甲凹陷，或吞咽困难，齿浮松动，五心烦热，午后潮热，头晕目眩，舌红少苔，脉细数。

辨证分析：凡肝肾阴虚者，未有不是肺胃阴虚发展而来，故五脏之阴不足以配阳，虚热内生，肢体失其温润滋养，故肌瘦、筋挛、甲凹、齿动、肤厚、毛落。皮肤光泽如蜡之黄，皱纹消失，乃虚热浮越之象，并有五心烦热，午后潮热。舌红少苔，脉细数，符合阴虚内热之证。

治法：滋补肝肾，活血祛瘀。

方药：知柏地黄汤合鳖甲煎丸化裁。生地黄、淮山药、地骨皮、鸡血藤、丹参、牛膝、鳖甲、鸡内金各 15g，山茱萸、牡丹皮、赤芍、秦艽各 12g，知母、黄柏各 9g。

加减：兼肺阴虚者，合沙参麦门冬汤；兼胃阴虚者，合益胃汤；硬皮起鳞屑者，加五味子、龟甲、僵蚕；硬皮光泽如蜡者，加皂刺、钩藤、白鲜皮。

方解：知柏地黄汤专为肝肾阴虚内热而设，去泽泻、茯苓者，以其利湿而伤阴也；加鸡内金、鳖甲软结散结；地骨皮、秦艽退虚热；鸡血藤、丹参、赤芍、牛膝活血化瘀而兼有补血之功。

7. 肺脾气虚

临床表现：皮肤硬厚蜡样枯槁，毛发脱落，肌肤消瘦，少气懒言，或吞咽困难，脘腹胀满，或心胸憋闷，极易感冒，变生他症，低热自汗，食少便溏，舌淡苔薄白，脉细弱。

辨证分析：肺主皮毛，脾主肌肉，肺脾气虚，无力行血生血，故消瘦枯槁；卫气不足，则极易感冒；脾胃阴虚，则吞咽困难，脘腹胀满，食少便溏；气虚发热则为低热。

治法：补中益气，软结散瘀。

方药：补中益气汤合软坚祛瘀汤加减。黄芪、党参、鸡内金、丹参、鸡血藤、茯苓各

15g，当归、白术、赤芍、陈皮各12g，三棱、莪术、红花各6g，甘草9g。

加减：气虚甚者，去三棱、莪术，加白参；脾虚气陷者，加葛根、柴胡、升麻；气虚而滞，加厚朴、苍术；气虚而积食加焦三仙。

方解：补中益气汤补肺脾之气，甘温除热。在此基础上加用一派补血活血、理气活血、温阳活血之药物如丹参、三棱、莪术、当归等。扶正积自消，津液随阳气畅达，自然肌肉丰润膏腴。

8. 脾肾阳虚

临床表现：皮肤灰暗，萎缩干枯，皮骨相贴如蜡板状，面无表情，畏寒肢冷，腰酸便溏，纳食减少，毛发稀疏，舌淡苔白，脉细弱。

辨证分析：硬化病日久及肾，寒湿消耗阳气，致脾肾阳虚，腰酸便溏，纳食减少，毛发稀疏，病邪渐进，痰湿瘀血阻滞脉络筋骨，至皮腠失荣，萎缩干枯，皮骨相贴，肿硬如革。皮肤灰暗，舌淡苔白，脉细弱，为脾肾阳虚之象。

治法：健脾益肾，温阳祛瘀。

方药：补中益气汤合阳和汤加减。太子参、黄芪、茯苓各15g，白术、当归、白芥子、炒鸡内金、丹参、鸡血藤各12g，升麻、陈皮、炮姜各9g，肉桂6g，鹿角粉3g$^{(另吞)}$。

加减：阳虚水停者，加泽泻、车前子、白茅根；脾失健运食滞腹胀者，加槟榔、厚朴；滑脱失禁者，加补骨脂、五味子、金樱子、芡实、莲子之类。

方解：补中益气汤补脾胃中气，阳和汤温阳活血，从里透表。如本方用鹿角温肾壮骨，当归温分肉活血，白芥子温通祛皮里膜外之痰，黄芪补卫气行腠理，兼用太子参、白术、茯苓、陈皮、升麻、炒鸡内金健脾益气助运；肉桂、炮姜温补脾肾之阳；丹参、鸡血藤活血化瘀通络。

以上八个基本证型是针对PSS而确立的。由于PSS致肾损害为多见，故对症治疗亦是十分重要的途径之一。1）蛋白尿：加用玉米须、白茅根、地肤子、益母草、蝉蜕、雷公藤等;2）高血压：加用牛蒡子、车前子、地龙、忍冬藤、青木香、桑白皮、王不留行等;3）氮质血症：加用茯苓、泽泻、生牡蛎、生大黄、水蛭、冬虫夏草、罗布麻、葶苈子之类。

另外，由于PSS是一种全身免疫性疾病。因此，某些于免疫调节有益的单味中药，可根据不同证型的病机特点，单味中药的功能主治，选择其中几味加入辨证主方中，会明显提高疗效。这些中药包括：麻黄、白芍、桂枝、柴胡、防风、乌梅、五味子、茵陈、黄芩、法半夏、制大黄、当归、川芎、赤芍、红花、丹参、桃仁、益母草、金银花、白茅根、紫花地丁、栀子、黄柏、蛇蜕、刺猬皮、蜈蚣、僵蚕、䗪虫、蝉蜕、全虫、猪蹄壳、牡蛎、海风藤、海桐皮、徐长卿、臭梧桐、鬼箭羽、皂刺等。一些入肾经的中药如生地黄、熟地黄、熟首乌、旱莲草、桑椹子、天冬、枸杞子、女贞子、龟甲、鳖甲、乌骨鸡等补肾阴；鹿茸、淫羊藿、巴戟天、冬虫夏草、狗脊、骨碎补、蛇床子、仙茅、补骨脂、杜仲等补肾阳；入膀胱经的中药如羌活、白芷、细辛、桂枝、防风等解表；车前子、泽泻、茯苓、玉米须、茵陈、地肤子等化湿浊，如此等，皆可用于硬化病肾损害。

（二）辨病治疗

1. 专方专药

（1）麻黄解肌汤

桂枝、麻黄、葛根、黄芪、花粉各20g，党参、阿胶、牛膝、川芎各15g，龙胆草、甘草各10g。脾虚便溏者加白术、补骨脂；关节痛甚者加秦艽、延胡索；便秘加当归、肉苁蓉；肾阴不足者加黄精、生地黄、山茱萸、木瓜。本方具有解肌痛痹、益气养血生津作用，配合外洗涤剂、针灸等外治疗法，治疗PSS效佳。

（2）益气通痹方

生黄芪30g，白术15g，虎杖15g，桂枝10g，威灵仙10g，乌梢蛇10g，桃仁10g，红花10g，细辛5g。方由黄芪桂枝五物汤合乌头汤、桃红四物汤化裁。面肢光亮肿著者，加大腹皮、防己、牛膝等；皮肤僵硬者，加牡蛎、鹿角片、土鳖虫等；关节疼甚加枳实、制附子；伴内脏受损，有食道吞咽不利者加苏梗、玉竹；伴胸闷气短，胸片提示肺组织纤维化者，加炙百部、紫丹参、马兜铃；有心律不齐者，加当归、丹参、川芎；有蛋白尿者，加芡实、金樱子。本方具有益气化瘀、散寒除痹作用。临床应用发现本方能使IgG降低，IgA升高，说明其有调节免疫功能的作用。

（3）清热活络方

金银花、鸡血藤、泽兰各24g，丹参、玄参各21g，何首乌、夏枯草、延胡索各15g，郁金12g，乳香、没药各6g。营卫不和者加黄芪、桂枝。本方具有清热解毒、活血化瘀作用，用于硬化病早期，疗程较长，最少3～6个月，多可达数年。

（4）温阳活络汤

桂枝、干姜、仙茅、姜黄、川牛膝、怀牛膝、莪术各12g，川芎、当归各15g，补骨脂20g，红花10g，细辛15g，黄芪60g，三七粉（冲服）4.5g。伴舌淡苔白、背心冷、脉沉细，去桂枝12g，换肉桂12g，加苍术、巴戟天、淫羊藿各15g；如雷诺现象明显，指尖疼痛，遇冷尤甚，舌淡苔白，脉沉细，可加鹿角片40g，熟地黄、粉葛各30g，红花10g，泽兰12g，或去鹿角片，加鹿茸粉3g，1次顿服。本方具有温阳益气、活血通络作用，具有温阳利水、温阳活血，及阴中求阳、五脏相生为补的特点。用于全身性系统性硬化病，总疗效较好。

（5）硬化病基础方

生黄芪15～60g，川桂枝3g，制草乌3～9g，炒荆芥、防风、仙灵脾、伸筋草各9g，炙麻黄3～9g，当归9～15g，郁金24g，威灵仙、玄参各9～12g，生甘草3g。雷诺症明显者，去玄参，加制附子、羌活、独活、秦艽、晚蚕沙等；关节红肿热痛者，加桑枝、贯众、生石膏等。本方具有温阳散寒、理气活血、祛风除湿、化瘀通络作用，随证加减可用于各型硬化病患者。

（6）硬化病 I 方

当归、甘草、白花蛇舌草、丹参各15g，玄参24g，忍冬藤30g，赤芍、威灵仙各12g。本方有清热解毒、活血化瘀作用，用于硬化病浮肿期。

（7）硬化病Ⅱ方

麻黄、吴茱萸各 6g，制附子、醋鳖甲各 24g，当归 12g，鸡血藤、海藻各 15g，川芎、干姜、白术、丝瓜络各 9g。本方有温肾健脾、散寒通络、活血软坚作用，用于硬化病硬化期。

（8）硬化病Ⅲ方

独活、桑寄生、当归、白芍、川芎、茯苓、枸杞子各 12g，熟地黄、党参各 18g，龟甲胶 15g^{（烊化）}，鹿角胶 9g^{（烊化）}。本方具有补益肝肾、益气养血作用，用于硬化病萎缩期。

（9）当归四逆汤加减

当归、桂枝、白芍、通草、川芎各 9g，细辛 3g，黄芪 15g，全蝎 2 条，甘草 5g，大枣 5枚。若皮肤明显变硬或发硬，宜加乌梢蛇、土鳖虫、蝉蜕、地龙等；若肤色变深或肌肤甲错，宜加桃仁、红花、穿山甲、土鳖虫、水蛭等；若皮肤顽厚如木板状，加海藻、昆布、牡蛎、白芥子、象贝等。本方有温经活血、散寒通肺作用，用于硬化病阳虚寒凝，经络痹阻者。

（10）芪地楂防汤

生黄芪 90g，熟地黄、山楂各 60g，南北沙参、炮山甲^{（先煎）}、槟榔各 18g，乌梅、防风、茜草根、桑枝各 30g，当归 15g，制川乌、草乌^{（先煎）}各 7g。本方补气养血，祛瘀化结，散寒燥湿，用于硬化病有寒象者。

2. 中成药

（1）雷公藤多苷片　每次 10mg，每日 3 次。

（2）昆明山海棠片　每次 2 ～ 3 片，每日 3 次。

（3）大黄䗪虫丸　每次 3g，每日 2 次。

（4）龙胆泻肝丸　每次 9g，每日 3 次。

（5）防风通圣散　每次 6g，每日 3 次。

（6）丹参酮片　每次 4 片，每日 3 次。

（7）八正冲剂　每次 1 包，每日 3 次。

（8）毛冬青片　每次 3 片，每日 3 次。

（9）肤康片　每次 2 片，每日 3 次。

3. 中药针剂

（1）复方丹参注射液　8 ～ 18mL 加入 5% 葡萄糖注射液 500mL，静脉滴注，每日 1 次。

（2）川芎注射液　10 ～ 20mL 加入 5% 葡萄糖注射液 250mL，静脉滴注，每日 1 次。

（3）丹参注射液　10 ～ 20mL 加入 5% 葡萄糖注射液 250mL，静脉滴注，每日 1 次。

（4）脉络宁注射液　10 ～ 20mL 加入 5% 葡萄糖注射液 250mL，静脉滴注，每日 1 次。

4. 外治方法

（1）朱兴藜家传秘方"热敷药"

白附子、铅丹、羌活、独活、蛇床子、轻粉、天花粉、山栀、枯矾、川乌、草乌、木通、甘松各 6g，白鲜皮 7.5g，狼毒、红花、地骨皮、透骨草、生半夏、木贼、艾叶各 9g，花椒 15g，皂角 60g，料姜石 120g，共为细末，用开水拌湿装入布袋内置于患处，布袋上加一热水袋，每次 30 ～ 60min，每剂连用 3 ～ 7 天，1 剂为 1 疗程。局部有破损或高烧患者忌用，孕妇及月经期禁用或慎用，严禁内服。

（2）硬化病外敷方

当归、川芎、赤芍、红花、透骨草各30g，川乌、草乌、乳香、没药各15g，肉桂12g，丁香18g，共研细末，以凡士林适量调敷，1日1次，连敷5次以上痊愈。

（3）硬化病外洗方

伸筋草、鸡血藤、桑枝、千年健、苏木等各30g，水煎外洗。

（4）中药泡洗方

川乌、草乌、当归、川芎、乳香、没药、透骨草、防风、桂枝、白芷、丹参、黄芪等煎汤泡洗，每日2次。

（5）中药温浴方

伸筋草30g，透骨草30g，乳香、没药各5g。煎水温浴，每日1次。又方：伸筋草30g，透骨草、艾叶各15g，乳香、没药各6g，煎水热洗患处，每日2次。

（6）中药矿泉水

黄芪、党参、生当归、赤芍、熟地黄、鸡血藤、茯苓、丹参、红花、乌梢蛇、肉桂、淫羊藿等随证加减，矿泉水煎汤，按患者体质及耐受调节水温，一般37℃～40℃，每天1～2次，每次20分钟。并嘱患者对硬化处进行水下按摩。

（7）中药外擦方

蜀羊泉、羌活、当归、红花等，酒精浸泡擦揉患处，每日数次，2个月～2年为1疗程。又方：蜀羊泉40g，羌活、独活、肉桂各20g，当归30g，细辛10g，红花15g，95%酒精1000mL浸泡5～7天，擦患处，每日2～3次。

（三）西医治疗

1. 免疫抑制剂

秋水仙碱片0.5mg，每日2次；对氨基苯甲酸片1.0g，每日3次；青霉胺递增给药法，从每日0.125g开始，每隔2～4周增加0.125g/天，至0.75g/天时不再增加，持续用药1～3年；硫唑嘌呤75～150mg/天；苯丁酸氮芥6mg/天；环磷酰胺50～200mg/天等。

2. 血管扩张药

酚苄明25mg，每日3次；妥拉唑啉25mg，每日3次；另加胍乙啶、利血平、甲基多巴、钙离子拮抗剂等。哌唑嗪可以增加指端血管灌注和拮抗肾上腺素受体。

3. 肾上腺皮质激素

泼尼松30mg/天，以后渐减至5～20mg/天维持量；甲泼尼龙80mg/天静脉滴注。

4. 降压治疗

首选血管紧张素转换酶抑制剂及血管紧张素Ⅱ受体拮抗剂，其次选用钙离子拮抗剂、β受体阳滞剂、利尿剂等。

5. 抗凝剂

抗血小板聚集药如阿司匹林、双嘧达莫等，低分子肝素、尿激酶等。

6. 其他药物

维生素 E、复合磷酸酯酶片、丙酸睾酮、氨基己酸、弛缓素（relaxin）、EDTA 等。

7. 肾脏替代治疗

如双肾切除、血液透析、CAPD、肾移植等。叶任高等将 PSS 肾损害分为 4 期，采用分期治疗方法。

Ⅰ期：即亚临床肾损害期，治疗主要是预防和避免各种使肾血流量进一步减少的因素如心衰、出血、脱水、温度突降等，适当应用血管扩张药物。

Ⅱ期：即临床肾损害期，治疗主要是控制血压和维持肾血浆流量。

Ⅲ期：即肾危象综合征，治疗关键是控制血压，联合应用血管转换酶抑制剂、强效血管扩张剂、利尿剂等，如无法控制血压，则考虑肾脏替代治疗。

Ⅳ期：即终末期肾衰，治疗主要是肾脏替代治疗法。

（四）中西医结合治疗

1. 结合要点

（1）中药与西药合用

根据 PSS 肾损害的程度不同，使用中药、中成药、中药针剂辨证治疗，使用西药辨病治疗。

（2）内治与外治结合

根据 PSS 原发病采用外治方法，PSS 肾损害采用内治方法；或针对 PSS 原发病亦采用内治方法，或 PSS 肾损害也采用外治方法。

2. 方案选介

（1）多种中西药

内服以黄芪、桃仁、红花、丹参、桂枝、鸡血藤等为基本方加减，外治以大黄、川芎、细辛、伸筋草、艾叶、刘寄奴等水煎浸泡或熏洗患处，西药以小剂量泼尼松或加小剂量硫唑嘌呤口服，活动期加丹参注射液或川芎嗪注射液静脉滴注，坏死性血管炎者加尿激酶静脉滴注，3 个月以上系统治疗，疗效显著。

（2）中药加浸浴理疗

以中药矿泉水浸浴，同时服用维生素类、毛冬青片，少数患者肌注或静脉滴注丹参注射液与低分子右旋糖酐，伴有关节僵直皮肤硬化者配合蜡疗或音频理疗，疗效显著。

（3）脉络宁合中药汤剂

内服以海马、龟甲、鳖甲、丹参等加减，同时静脉滴注脉络宁加入 5% 葡萄糖或生理盐水中使用，3 个月～1 年为总疗程，疗效满意。

（4）肾上腺皮质激素合中药

内服以川附片、制川乌、制草乌、桂枝、黄芪、赤芍、杭芍、丹参、川芎、淫羊藿、乳香、没药、麻黄为主方加减，浸泡以丹参、当归、乳香、没药、桂枝、黄芪煎水，加用肾上腺皮质激素如泼尼松口服。

（五）其他治疗

1. 针刺疗法

选穴：前额皮损主穴取上星、阳白、头维，配穴取印堂、太阳。上肢皮损主穴取扶突、大椎，配穴取血海、三阴交。腰背皮损主穴取腰阳关、环跳、秩边，配穴取承山、三阴交。手法使用烧山火法，即三进两退，使病变部位产生温热感。每日1次，10次为1个疗程，连用1～6个疗程有效。

2. 离子透入法

使用直流感应治疗机或离子导入治疗仪，将中药针剂或配合西药，或中药浓缩剂，或中药醇浸剂，透入病损处，或辨证选穴部位，疗效满意。如以丹参浓煎液透入，治疗局限性硬化病有效。

3. 局部注射法

用当归注射液按面积大小，每0.3～0.5cm^{2}用量为2mL，含生药2g给药，每半月注射1次，10次为1疗程，疗程间隔1个月。

（六）专家诊疗经验

1. 朱良春主分消湿热，通络补肾

朱良春教授认为，硬化病乃风毒湿热蕴于营，致血滞络瘀及脾肾亏虚，主张培补肾气为主，益气健脾为辅，活血散结为佐，反对使用激素。处方选补中益气汤大剂量为主，合金匮肾气丸化裁，酌加红花、怀牛膝等，治疗虚寒性硬化病，尤对局限性硬化病疗效颇著。对滥用激素误治者，用地肤子、白鲜皮、桃仁、黄芪、土茯苓、麦冬等使风毒、湿热、瘀滞从外、从内或从不内不外一并廓清。

2. 陆干甫主阳虚血瘀水停

陆干甫研究员认为，硬化病属痹证范围，除皮肤症状外一派肾阳虚损征象，故主张温阳益气，活血通络为治疗大法。用淫羊藿、巴戟天、肉桂、鹿角胶温补肾阳的同时，纳入当归、熟地黄滋阴补血，并主张加黄芪、泽兰益气利水，牛膝、莪术、红花活血通络。反对长期使用激素，认为使用激素近期有效，但远期疗效差，副作用多。

3. 李咏梅分三期论治

上海中医药大学龙华医院胶原病专题组李咏梅等，认为硬化病初期相当于寒湿血瘀证，硬化期属于气滞血瘀证，萎缩期属于阳虚血瘀证，分别以阳和汤合当归四逆汤、桃红四物汤、二仙汤合右归丸加减。一般不用皮质类固醇激素，已用者逐步减量，6个月后停用。观察组50例中有效率为86%。

4. 李广瑞分三期十法论治

李广瑞等将本病分为三期。浮肿期用硬化病Ⅰ方清热解毒，活血化瘀；硬化期用硬化病Ⅱ方温肾健脾，散寒通络，活血软坚；萎缩期用硬化病Ⅲ方补益肝肾，益气养血。十法在各期中灵活运用，为活血化瘀法、温肾健脾法、温经通络法、软坚散结法、益气养血法、滋补肝肾法、祛风除湿法、理气疏肝法、清热解毒法、疏肝理气法。

（七）研究现状

关于硬化病肾损害的现代研究较多的是对治法和单味药物的研究，证型客观化和组方的现代研究资料缺如。

1. 治法研究

（1）从痹论治

大多数研究者将硬化病归属于痹证范畴，并指出除皮肤损害外，肾脏和其他内脏均可波及。治痹药物，如防风、威灵仙、秦艽、羌活、独活、细辛等祛风通络，木瓜、石菖蒲、茯苓、防己等祛湿通络，川乌、草乌、附子、桂枝等除寒通络，鸡血藤、络石藤、海风藤、夜交藤、忍冬藤、雷公藤、红藤等通络，桃仁、红花、川芎、丹参、当归、赤芍等活血通络。凡能疏通经络、开通腠理的药物均可选用。即使是虚实夹杂之证，用调补阴阳、益气养血、补津养液药物，亦在于温阳益气通脉，升津增液通痹。

（2）从瘀论治

经脉不通，血行瘀滞，治以活血化瘀。或益气活血，或理气活血，或温经活血，或养阴活血，或化痰活血，或风药散血，或清热解毒活血，或虫类搜络等。具体药物如鸡血藤、三棱、莪术、附子、地龙、白芥子、防风、土鳖虫等。

（3）从肾论治

主要表现为温肾阳方面，或将补肾阳中药配伍到活血化瘀及祛风除湿散寒等方药中。

2. 单味药研究

上海医科大学中山医院基于临床治疗硬化病组方中多用温阳补肾中药，对肉苁蓉、杜仲、续断、淫羊藿、吴茱萸、鹿角、益智仁、仙茅、肉桂、巴戟天、细辛、干姜等 12 味中药，用改良 MTT 比色法测定皮肤标本成纤维细胞的增殖状况，结果发现该 12 味中药对硬化病患者皮肤成纤维细胞增殖有显著抑制作用，对正常皮肤成纤维细胞增殖也有显著抑制作用。随着药物浓度增加和药物时间延长，抑制作用增强，且均呈剂量效应关系和时间效应关系，与对照组比较，均有显著意义。由此认为，这些药物并非选择性地作用于硬化病患者的成纤维细胞，而是对皮肤成纤维细胞增殖过程中的一个或多个环节发生作用，使细胞生长过程受到阻碍。由于该 12 种药物的化学单体成分多且不相同，具体哪些成分起作用，机制如何，尚有待进一步研究。

六、调护与预防

（一）心理护理

硬化病皮肤改变病程长，后遗症明显，疗效差，容易影响患者的情绪、睡眠、饮食等。因此，情志护理方面，要让患者及其家属了解本病的起因、治疗方案、预防措施，详细了解药物的作用及副作用，并说明注意事项，强调定期复查的重要性。使患者减少忧虑，避免精神刺激及过度紧张，增加治疗信心，主动配合治疗。

（二）生活护理

部分患者骨骼肌受累致活动障碍，关节活动障碍，指趾端感觉及活动障碍；心肺受累致心律失常、咳嗽、咯痰困难，肾脏受损致血压升高、排尿减少。所以，患者应活动关节及进行适量日常活动，减少运动量，注意拍背、雾化吸痰，密切测量生命体征，加强病情观察。

（三）皮肤护理

随时观察皮肤损伤范围，皮肤弹性、厚度等，保持内衣、床铺、手指等的清洁，进行皮肤按摩、红花酒精擦，防止皮肤破损和褥疮。保护皮肤完整性，如出现创伤或溃疡，按创伤处理。保持皮肤清洁，避免推、拖、拉等动作。

（四）饮食护理

由于潜在胃肠道功能障碍，致其蠕动减弱，或消化道狭窄，表现为食欲不振、恶心、食后饱胀、腹痛、腹胀、便秘与腹泻交替发生等。所以，宜给予流质或半流质饮食，必要时鼻饲，少食多餐，细嚼慢咽，餐后抬高头部，以免食物反流，或发生呛咳造成窒息。注意饮水量。

（五）保护静脉

硬化病患者血管萎缩变硬、变细，静脉注射非常困难，所以抽血化验或静脉注射时要有计划性，认真挑选血管，减少穿刺次数，保护静脉的完整性和弹性。

（六）保持肢体温暖

硬化病肾损害有雷诺现象者多，当外界环境寒冷时，加重肢体末端的缺血情况，导致血液循环不畅，从而产生特异性坏疽。因此，保持肢体温暖是改善末梢循环的有效措施之一。

（七）预防肾功能不全

硬化病肾损害最终导致肾功能不全，因此，无论内服中药汤剂、中成药、西药，或静脉用药，都应避免肾毒性药物。维持一定的尿量，出现尿量减少时应及时予以对症处理。

（八）预后

据统计，系统性硬化病的病程一般为 3 个月～39 年，死亡率 37.5%。肾损害者占 75%，死于肾衰者占 25%；PSS 肾损害 5 年内死亡率 100%。

七、问题与对策

（一）重叠综合征

重叠综合征指干燥综合征合并其他结缔相组病或自身免疫病者。硬化病常与其他结缔组织病相重叠存在，如与系统性品斑狼疮同在，称"狼疮皮损"；与皮肌炎同在，称"硬皮肌炎"；三者同在，称"混合性结缔组织病（MCTD）"。PSS 本身就是全身多系统病变，发生重叠综合征者其治疗效果更差。目前无成熟方法。

（二）PSS 肾危象

Traub 认为，PSS 肾损害患者主要表现为肾的较大血管受累，外膜纤维化，小弓形动脉和叶间动脉内膜增厚，入球动脉和肾小球袢呈纤维蛋白样坏死。寒冷时这些慢性改变的肾血管也发生雷诺现象，肾皮质血流减少32%，血管紧张肽原酶急剧增加，引起全身血管痉挛，持续血压升高更加重肾损害，导致迅速发生急性肾功能衰竭。肾危象常表现为收缩压和舒张压明显升高，头痛，视力模糊，神志不清，多在1个月内急剧加重，4个月内死亡。死亡原因为肾功能衰竭、急性左心衰竭等。目前主张采用强有力的血管扩张剂、血液透析疗法、双侧肾切除或肾移植等。

（三）PSS 肾损害尚无特效治疗方法

尽管现代医学对PSS肾损害的病理改变和可能机制已有深入的研究，但中西医学对其治疗仍无特效方法。所以，5年内本病的死亡率为100%。因此，在肾损害较轻时即做出明确的诊断，针对硬化病采用积极的治疗措施，针对肾损害亦采取积极的治疗和预防措施，是延长生存时间和提高生活质量的唯一有效手段。中医学对PSS肾损害的研究尚很欠缺，单纯将硬化病归于痹证范畴可能导致思维的局限性。如何延缓多器官功能衰竭，特别是心衰和肾衰，仍然是一个普遍性的问题。

参考文献

1 叶任高，沈清瑞.肾脏病诊断与治疗学［M］.北京：人民卫生出版社，1994：8.

2 镇常松.活血化瘀为主治疗硬皮病36例［J］.湖北中医杂志，1995，（4）：26.

3 朱曾柏.中医痰病学（第4版）［M］.武汉：湖北科学技术出版社，1995：1.

4 李振国，张庆昌，李永利.从经从络治疗系统性硬皮病［J］.光明中医，2002，17（1）：32-33.

5 李奎喜，王洲典.硬皮病的中医病因病机探讨［J］.光明中医，2002，17（1）：15-17.

6 董德长.内科各系统疾病与肾脏（第2版）［M］.北京：人民卫生出版，1996：6.

7 何援军，叶铭芬，金劼，等.系统性硬皮病慢性肾脏损害20例临床分析.2015年浙江省风湿病学学术年会论文汇编［C］.浙江省医学会风湿病学分会，2015：1.

8 陈香美.实用肾脏病学［M］.北京：北京医科大学中国协和医科大学联合出版社，1995：10.

9 蒋季杰，等.现代肾病学［M］.北京：人民军医出版，2001：8.

10 李明，王强.温阳补肾中药对系统性硬皮病患者皮肤成纤维细胞增殖的影响［J］.中国麻风皮肤病杂志，2000，16（2）：106-107.

11 赖旭峰，陈汉章.硬皮病的中医药治疗近况［J］.中医药研究，2001，17（6）：52-54.

12 唐福成.硬皮病的辨证论治体会［J］.湖南中医杂志，1997，（S2）：32-33.

13 范斌，逄侃，李斌.秦万章治疗硬皮病经验［J］.中医杂志，2013，54（8）：707-708.

14 邱志济，朱建平，马璇卿.朱良春治疗弥漫性硬皮病用药特色选析［J］.辽宁中医杂志，2001，28（9）：530-531

15 李咏梅，马绍尧，何川娣，等.辨证治疗50例系统性硬皮病临床总结［J］.新中医，1998，（8）：38-39.

16 陈建，郭立中，谢福安.临床辨病专方治疗丛书——肾脏病辨病专方治疗［M］.北京：人民卫生出版社，2000：5.

17 王清秀.陆干甫论治全身性系统性硬皮病经验［J］.四川中医，1999，（5）：1-2.

18 李广瑞，李晓燕.硬皮病三期十法论治［J］.山东中医杂志，1993，（6）：5-6.

19 李颖，周平安.周平安教授治疗硬皮病经验浅析［J］.新中医，2012，44（3）：154-156.

20 郑红，车成刚，付春艳，等.硬皮病的中医药治疗近况［J］.中医药信息，2000，17（6）：17-20.

21 闫小宁，韩世荣，李文彬，等."热敷药"治疗硬皮病患者35例临床观察［J］.中医杂志，201253（04）：304-306.

22 张晓岑，段行武.中医治疗硬皮病最新研究进展［J］.中国中西医结合皮肤性病学杂志，2016，15（03）：191-193.

23 王向文，张友仁.中药治疗局限性硬皮病16例［J］.山西中医，1994，10（5）：23.

24 刘燕平.中西医结合治疗系统性硬皮病疗效观察［J］.中国民族民间医药，2013，22（01）：53-54.

25 高慧铭，赵悦.硬皮病辨证施护的体会［J］.河北中医，1999，（3）：177-178.

26 李咏梅，马绍尧，何川娣，等.辨证治疗50例系统性硬皮病临床总结［J］.新中医，1998，（8）：38-39.

27 龙海山，旷瞻斗.中医药加矿泉水浸浴治疗系统性硬皮病16例［J］.中华皮肤科杂志，1994，27（6）：377.

28 曲崇昆.温肾化瘀软坚通痹法治疗硬皮病12例［J］.山东中医杂志，1994，13（1）：15.

29 彭敏，郝平生，高存志，等.中西医结合治疗肢端型系统性硬皮病［J］.浙江中西医结合杂志，2009，19（10）：633.

30 黄平平，王书桂，华国勋，等.中西医结合治疗系统性硬皮病46例［J］.中华皮肤科杂志，1994，（2）：102-103.

31 信宜莉.温肾活血蠲痹治疗硬皮病［J］.云南中医杂志，1994（6）：18-19.

32 张永生，伊晓珍，何麟.针刺治疗局限性硬皮病30例临床观察［J］.中国针灸，1995（5）：5-6.

33 王洪彬，崔建美，赵舒，等.基于数据挖掘的中药防治硬皮病规律研究［J］.世界科学技术 - 中医药现代化，2014，（09）：1922-1926.

34 秦万章.硬皮病中西结合研究现状.2003中国中西医结合皮肤性病学术会议论文汇编［C］.中国中西医结合学会皮肤性病专业委员会，2003：7.

35 陈会茹.硬皮病中西医研究进展及导师治疗硬皮病经验总结［D］.成都中医药大学，2003.

36 张天娥，阎智勇.硬皮病的中医药治疗近况［J］.山东中医杂志，1998，17（4）：190-192.

37 杜相耀.系统性硬皮病的临床特点及死因分析［J］.现代中西医结合杂志，2000，（24）：2515.

38 Traub YM，etal. Hypertension and Renal failure（Scleroderma Renal Crisis）in Rrogressive Systemic Sclerosis Review of A 25-year Experience with 68 cases［J］.Medicine 1983（6）：335.

39 Douva AS，Achten M，Tan EM. Identification of a nuclear protein（Scl-70）as a unique target of human antinuclear antibodies in sclerodema. J Biol Chem［J］，1979，254：10514-10522.

（钱方 林坚）

第三章　感染性肾脏疾病

第一节　泌尿系感染

泌尿系感染（urinary tract infection，UTI），又称尿路感染，简称尿感，广义上是指泌尿系统内大量微生物繁殖而引起的尿路炎症，可以伴有或不伴有临床症状。根据致病微生物的不同，尿感可分为细菌性和真菌性尿感等。但临床以细菌性尿感为最常见。临床上尿感这个术语，多指泌尿系统细菌性感染。本篇泌尿系感染主要讨论膀胱炎，急、慢性肾盂肾炎和无症状性菌尿。

根据临床症状的有无，尿感可分为有症状的尿感和无症状细菌尿。无症状细菌尿是指患者有真性细菌尿而无尿感的临床症状，是一种无症状尿感；既有真性细菌尿又有临床症状者称为有症状尿感。根据感染部位将 UTI 分为上尿路感染和下尿路感染，前者又称为肾盂肾炎，后者主要为膀胱炎；根据有无尿路功能上或解剖上的异常，可将 UTI 分为复杂性及非复杂性两种，前者是指伴有尿路梗阻、结石、尿路先天畸形或膀胱输尿管反流等解剖或功能异常的 UTI，或在慢性肾脏实质疾病基础上发生的 UTI，后者则无上述情况。

尿感是临床一种常见的疾病，根据我国普查统计，其发病率占人口 0.91%。男女老少均可发病，特别以女性常见。约 30% 的妇女在其一生中曾患过尿感，而约有 6% 妇女每年会患一次症状性尿感。其原因是女性尿道短而直，尿道开口与肛门邻近，生育年龄的女性尿道口创伤和污染的机会较多。叶任高等对 30196 名妇女进行调查，结果发现，其发病率约为 2.05%，与美国的报道相近。男女发病率之比为 1:9，已婚与未婚者发病率之比为 12.8:1。

泌尿系感染属于中医的"淋证""腰痛"等范畴。"腰痛"以腰部疼痛为主要症状。"淋证"以小便频数短涩，滴沥刺痛，欲出未尽，小腹拘急，或痛引腰腹为主要症状。可分为热淋、血淋、石淋、气淋、膏淋、劳淋。

一、病因病理

（一）中医

中医认为，泌尿系感染的病因与饮食不节、外感病邪、情志失调、劳倦过度等因素有关，上述病因可导致湿热蕴结膀胱，或肝失疏泄，膀胱气化不利；或脾肾亏虚，膀胱气化无权，从而导致本病。病位在肾与膀胱，病邪是湿热。正如《诸病源候论·诸淋病候》中所说："诸淋者，由肾虚而膀胱热故也。"由于膀胱与肾相表里，在病机上有密切联系，如膀胱气化失常，则湿热内蕴，熏蒸于肾；肾虚不能制水，则水道不利，湿热蓄于膀胱。急性阶段以邪实为主，临床上表现为湿热征候，或气滞湿热。湿热久留，耗伤气阴，则兼出现肾虚的临床证候。如肾阴虚日久，必累及肝，则出现肝肾阴虚；肾阳虚日久，常累及脾，则出现脾肾阳虚之候。发病以脾虚、肾虚为本，气滞湿热为标。

1. 膀胱湿热

多食辛热肥甘之品，或嗜酒太过，酿成湿热；或下阴不洁，秽浊之邪侵入膀胱，酿成湿热；或外感风寒湿邪入里化热，下注膀胱；或病属他脏传入，如心移热于小肠，小肠分清泌浊功能紊乱，热而传入膀胱；肝胆湿热下注，或胃肠积热等传入膀胱；或七情郁结，房劳过度，精竭火动，相火偏亢，湿热蕴结于膀胱，气化失司，水道不利，故发为本病。

2. 肝郁气滞

少腹乃是厥阴肝经循行之处。情志忧郁，肝失条达，气机郁结，水道通调受阻，疏泄不利，膀胱气化不利，亦发为淋证而见小便涩滞，淋沥不尽，少腹满痛。

3. 脾肾亏虚

年老体衰，脾肾不足；或因消渴、水肿等病伤及脾肾；或疲劳过度、房事不节等原因耗伤脾肾；或热淋病延日久，耗气伤阳，均可导致脾肾亏虚，脾失健运，中气不足，气虚下陷，肾气不固，膀胱气化失司，故发为本病。

4. 肾阴不足

淋病日久，伤及肾阴；或月经、妊娠、产褥、房劳等因素耗伤肾阴；或渗湿利尿太过，伤及肾阴，阴虚而湿热留恋，膀胱气化不利，故发为本病。

总之，本病多因膀胱湿热、肝郁气滞、脾肾两虚、肾阴亏耗等导致膀胱气化失常。若湿热之邪犯于肾可见腰痛。湿热内盛，正邪相争，可见寒热起伏、口苦、呕恶，热伤血络可见尿血。一般来说，淋证初起，多较易治愈。淋证日久不愈或反复发作，可以转为劳淋。久病入络，亦可有夹瘀之证。

（二）西医

1. 发病机理

（1）致病菌

任何致病菌均可引起 UTI，但绝大多数为革兰阴性杆菌，如大肠杆菌、副大肠杆菌、变形杆菌、产碱杆菌、产气杆菌及绿脓杆菌等，其中以大肠杆菌为最常见，约占80%以上，尤其是初次感染、无症状性菌尿及单纯性UTI多由大肠杆菌所致。变形杆菌、产气杆菌及绿脓杆菌等常见于再感染、尿路插管后或复杂性UIT。黏质沙雷菌（serratia marcescens）、白色念珠菌及新型隐球菌（crypto-coccus neoformans）感染多见于糖尿病及长期使用皮质激素或免疫抑制剂的患者。金黄色葡萄球菌UTI多由败血症引起。尿培养结果为类白喉杆菌、表皮葡萄球菌或微氧链球菌，则多数为污染所致。因为这些细菌常寄居于尿道前端及阴道周围，在正常情况下不致病，在特定条件下可致病，故称为条件致病菌（opportunistic pathogen）。

（2）感染途径

致病菌可经由以下途径进入尿路和肾脏引起炎症。

①上行感染

绝大多数尿感是由细菌上行感染引起，即细菌经尿道上行至膀胱，乃至肾盂，从而引起感染。正常人前尿道和尿道口周围有细菌寄生的，这些细菌来自粪便，女性或来自阴道分泌物。由于种种原因，这些细菌可侵入膀胱，在性交时，女性前尿道和尿道口周围的细菌挤入后尿道和膀胱；在排尿终末时，后尿道的尿液可反流回膀胱；此外，尿路器械的使用也可将细菌带进膀胱。

②血行感染

细菌从体内的感染灶侵入血流，到达肾脏和其他尿路引起感染。此种途径少见，仅占所有尿感的3%以下。动物模型研究发现，除非有尿路梗阻等情况，否则大肠杆菌很难引起血源性肾盂肾炎。

③淋巴道感染

下腹部和盆腔器官与肾，特别是升结肠与右肾的淋巴管相通，因此，有些学者认为，患盆腔器官炎症、阑尾炎和结肠炎时，细菌可能通过淋巴道进入肾脏。但许多学者认为未能确证有此种可能，即使有，也极罕见。

（3）发病机制

细菌能否引起感染主要取决于细菌的致病性和人体的免疫力两个方面。

尿路与外界相通，健康成人男性的前尿道3～4cm处和女性尿道前端1cm处都有多量的细菌寄居，一般不引起UTI。这是由于尿道及尿道前庭具有防御机制，使这些寄居菌群与尿道黏膜保持稳定平衡状态，且菌群之间又相互制约。当这些局部防御功能低下时，则细菌上行导致UTI。

①尿道周围菌种改变和细菌黏附性

妇女尿路感染多由粪便菌从尿道周围（阴道及尿道前庭）至尿道而上行引起。健康人尿道周围平时寄生的细菌以乳酸杆菌、表皮葡萄球菌、类白喉杆菌及粪链球菌为主。在尿路感染之前，该处菌种发生了改变，以大肠杆菌和变形杆菌为主。尿道前庭菌种改变及其生长繁殖为尿路上行性感染的先决条件。

尿路上皮细胞表面有甘露糖受体，对大肠杆菌有较强的黏附作用。而细菌表面的菌毛是重要的毒力因素，由于菌毛具有血凝样蛋白的作用，能黏附于上皮细胞表面，不被尿液冲走，这是感染的第一步。

②尿路对细菌的防御机制

健康人的膀胱尿液是无菌的，这有赖于膀胱的防御机制。

膀胱防御机制是防止尿路感染的有力措施。一般认为膀胱防御机制有二：1）尿液动力作用。肾脏每分每秒不停地生成尿液，由输尿管流入膀胱，在膀胱中起到冲洗和稀释作用，周期性排尿将细菌冲洗出去。2）黏膜的抗菌作用。膀胱黏膜表面覆盖一层黏多糖或糖蛋白黏液层，可防止细菌直接与黏膜接触，等排尿时将细菌冲走，尿路易感患者的黏多糖层粗糙不平，常有"陷阱"，细菌移行到"陷阱"，聚集和黏附在黏膜上皮表面，或穿过上皮层引起感染性炎症反应。

细菌穿过黏膜进入组织后，引起组织免疫反应和（或）补体激活，以及中性粒细胞和巨噬细胞的吞噬作用，这些反应和作用对感染来说是关键性的。体液免疫所产生的抗体及补体活化成分可包裹细菌，使其更有效地被中性粒细胞及巨噬细胞吞噬。细菌的光滑 O 抗原和 K 抗原有抗吞噬作用，它们具有嗜水性（hydrophilic）或带负电荷，可阻止细菌与吞噬细胞表面直接接触。经抗体或补体调理过的细菌，更易结合到吞噬细胞表面的 Fc 受体（或 C_{3b} 受体）上，从而加强吞噬细胞的功能。Miller 等证明肾盂肾炎时细胞介导免疫受到抑制，这种感染诱导的抑制细胞不是抑制性 T 细胞，而是单核吞噬细胞。认为单核吞噬细胞既参与体液免疫，又介入细胞免疫，在尿路感染患者中起重要作用。此外，尿路感染患者尿中分泌型 IgA（SIgA）降低，认为 SIgA 局部合成减少，不能防止细菌在局部黏附，易导致感染。

（4）易感因素

尿路感染易发生于女孩、青壮年妇女及老年男性，与易感因素有关。

①尿路梗阻

尿路梗阻易诱发感染，尤其是下尿路梗阻。据统计，尿路梗阻的尿路感染发生率较无梗阻者高 10 倍之多。如尿道狭窄、前列腺肿大、结石、泌尿道肿瘤及神经源性膀胱等常继发感染。由于排尿不畅，膀胱残余尿增多（正常时排尿后残余尿量不超过 10mL），膀胱不能完全闭合，有利于细菌滋长和繁殖。上尿路梗阻合并感染虽然较少，一旦并发感染，易使肾组织迅速破坏或发生急性肾乳头坏死或不易控制的败血症。

②膀胱输尿管逆流

膀胱输尿管逆流被认为在非梗阻性尿路感染（或肾盂肾炎）的发病机制中起重要的作用。当膀胱充盈而内压增高时，膀胱内菌尿沿输尿管逆流到肾脏，导致肾盂肾炎。排尿后膀胱内压降低，逆流至输尿管及肾内的尿液立即下行至膀胱。因此，膀胱残余尿增多，易使感染反复发作。

③尿路解剖生理的差别

40 岁以下，女性尿路感染的发病率为男性的 8 ～ 10 倍，且好发于婴幼儿及已婚青壮年妇女，这与女性局部解剖生理有密切关系。

a. 女性尿道的长度仅 3 ～ 5cm，直而宽，尿道括约肌作用较弱，细菌易沿尿道口上行至膀胱。男性成人尿道自膀胱颈至尿道外口的长度为 17 ～ 20cm，加上前列腺分泌液中存在抗菌因子，如无特殊诱因不易发生感染。

b. 女性尿道口与有大量细菌寄居的阴道和肛门接近，为细菌侵入尿道提供条件。当咳嗽、喷嚏时膀胱内压增高，尿液压入尿道而与细菌接触，继之膀胱内压骤降，尿道内带菌尿液又回到膀胱。另外，妇女膀胱排空不如男性完全，往往充盈过度，膀胱内尿液停留时间过长，有利于细菌滋生。

c. 女婴的尿道易受尿布上的粪便污染。

d. 尿道局部刺激因素，如肛周的蛲虫刺激尿道，自来水中余氯过多或盆浴时使用泡沫剂等都可激起局部炎症，有利于细菌入侵。

e. 妇女月经期外阴部细菌易滋生繁殖，机体抵抗力降低及尿道口受经血的刺激，易发生尿路感染。慢性妇科疾病，如阴道炎、宫颈炎、盆腔炎及附件炎等其细菌均可经淋巴途径或分泌物污染尿道，引起尿路感染。

f. 性生活易引起尿路感染，如众所周知的蜜月膀胱炎（honeymooncystitis）。以往认为性交时女性尿道外口受压内陷或创伤，尤其是尿道过短者尿道口的细菌易挤入膀胱。近年的研究认为性生活时由于性激素变化，引起阴道、尿道黏膜改变及其周围的菌种改变等也有关。此外，使用避孕隔膜也可增加尿路感染的发病率。口服避孕药期间，由于干扰了体内雌激素变化，也易诱发尿路感染。

g. 妊娠期菌尿发生率高达 7%，一般认为与雌激素分泌增多有关，雌激素增多既能导致尿道周围菌丛改变及局部免疫力降低，又可引起输尿管平滑肌张力降低，蠕动减弱。妊娠后期宫体膨大压迫输尿管及膀胱，导致尿流不畅。这些因素使妊娠期尿路易感性增加，尿路感染发病率增高。产后由于阴道及子宫创伤、感染、全身抵抗力降低、难产等因素，也易引起尿路感染。

h. 更年期后尿道黏膜发生退行性变，IgA 及有机酸分泌减少，局部抗菌力减退，又常伴有膀胱功能异常及阴道肉阜，故感染率较高。

i. 在男性，细菌性前列腺炎由于尿道内有炎性病灶、前列腺肥大由于尿流排出受阻，分别是青年和老年男性尿路感染最常见的易感因素。方儒修通过对 115 例男性尿路感染进行临床分析发现，其中合并前列腺炎者高达 88%，从而认为男性尿路感染和前列腺炎关系密切。李玛丽等通过对老年尿路感染 96 例的临床分析认为，前列腺增生是老年男性尿路感染最常见的病因。

④尿道插管及器械检查

尿路器械检查属于创伤性方法，不仅能把致病菌带入膀胱或上尿路，还常使黏膜损伤而导致感染。

男性尿道远端 2cm 处有细菌寄居者约为 98.3%，5cm 处约为 49%；女性亦然。从尿道插入导管至膀胱，常将细菌推入膀胱。留置导管对细菌还可通过导管腔进入膀胱，此主要是气泡通过导管时将细菌带入；细菌也可沿导管与尿道黏膜之间的黏液层向上移行至膀胱。

据统计，一次尿路插管后发生持续性菌尿，在相对健康人为 1% ～ 2%；在虚弱的患者或伴前列腺肥大的男人发生率较高。留置导管 4 日，则 90% 以上发生持续性菌尿，并有导致严重的肾盂肾炎和革兰阴性败血症的危险。因此，使用导管或器械检查必须严格掌握指征，留置导管应采用无菌闭式引流，如有可能应尽早拔除。

⑤尿路畸形

肾发育不全、多囊肾、海绵肾、蹄铁肾、游走肾、双肾盂或双输尿管畸形及巨大输尿管等均易发生尿路感染。

⑥肾髓质对细菌的易感性

肾髓质对感染的敏感性显然较肾皮质强。在实验性肾盂肾炎中证明，给肾髓质接种 10 ～ 100 个细菌就可产生感染，而在肾皮质需要接种 10^5 个细菌才能引起感染。静脉注入一定数量的大肠杆菌，数小时或数日后肾内细菌几乎都局限在髓质。这些资料均说明肾髓质对细菌的易感性强。其原因可能是：1）髓质的血流量明显较皮质为少，故血清灭菌物质到达髓质较少；2）在外皮质氧张力为 13.3kPa（100mmHg），在深髓质氧张力为 2.66kPa（20mmHg）；3）髓质的高渗性可抑制白细胞移动及吞噬；4）髓质含氨浓度较高，可使补体成分（如 C_4）灭活；5）髓质组织液 pH < 6，能抑制吞噬细胞活性。由于上述原因，细菌在髓质高渗状态下形成 L 型变态细菌，在特定条件下这类细菌可复原而开始繁殖。

⑦全身性因素

糖尿病、高血压、慢性肾脏疾病、低血钾及高血钙等疾病，长期使用皮质类固醇或免疫抑制剂的患者，尿路感染的发病率较高。

2. 病理改变

单纯的尿路感染，其炎症病变多局限在黏膜及黏膜下组织，尤其是膀胱炎。

（1）急性膀胱炎

急性膀胱炎的病理改变主要是黏膜充血、潮红、上皮细胞肿胀，黏膜下组织充血、水肿和白细胞浸润，较重者有点状或片状出血，并可出现黏膜溃疡。

（2）急性肾盂肾炎

急性肾盂肾炎典型的病理变化是基于死于严重脓毒血症感染患者的肾脏改变。而对发生于妊娠或一侧梗阻发作的单纯性急性肾盂肾炎的病理变化则知之甚少。然而，对有上行肾盂肾炎的实验动物研究已发现，急性肾脏的损伤因疾病的严重程度而有很大的变化，从急性肾盂肾炎仅影响肾盂黏膜（肾盂炎）到病变累及整个肾髓质和皮质的小叶。

肉眼检查，严重急性肾盂肾炎患者的肾脏肿大，被膜表面和肾皮髓质切面上有许多大小不一的脓肿。被感染区域间的组织可表现正常。偶尔可见从皮质伸向髓质的楔形炎症病灶。有梗阻存在时，可出现肾盏扩大，肾乳头变钝，有时肾盂黏膜出现充血水肿。部分病例，肾乳头可完全正常，而有些病例则可表现为整个肾乳头的坏死。受累肾小管和间质具有典型的组织学改变，即肾间质水肿及各种炎性细胞的浸润。炎症细胞主要是中性粒细胞。脓肿内的肾小管坏死，许多肾小管内有多形核白细胞，炎症斑块尤为明显。因此，在大片状坏死性肾脓肿病灶附近的肾小管和间质可完全正常，甚至在最严重的炎症区域仍可见到正常的肾小球。除一些念珠菌性肾小球肾炎外，肾小球的炎症很少见。在整个尿道梗阻存在的情况下，炎症反应有时可累及整个肾脏。而有关小儿急性反流性肾脏感染的形态学改变很少有描述。Hod对猪的实验性急性反流性肾病研究发现，急性炎症损伤范围的大小与肾内反流区域相一致。

实验研究已发现急性肾盂肾炎愈合过程中的一系列病理变化。中性粒细胞渗出迅速被以单核细胞为主的包括巨噬细胞和浆细胞以及后来的淋巴细胞所替代。肉芽组织的形成，胶原的沉积，最后脓肿被疤痕所取代，皮质表面形成纤维性的凹陷。

（3）慢性肾盂肾炎

慢性肾盂肾炎和反流性肾病相似，最常见的形态学特征是局灶性肾脏疤痕形成，肾盏因肾实质疤痕引起扩张、变钝，可见明显的肾盂肾盏变形，在排泄性尿路造影时可清晰地观察到肾盂肾盏的形态变化。病变肾脏通常较正常缩小，双侧肾脏同时明显缩小并不多见。双侧肾脏受累时出现不对称的疤痕，疤痕的大小不一，但通常分布广泛，相对表浅，可累及整个小叶。与愈合后的梗死灶相比较，表面较平坦。疤痕之间的区域光滑，但常呈细小颗粒状。肾髓质变形，肾乳头变平。在有梗阻的情况下，肾盂肾盏可有不同程度的扩张。但在无梗阻或梗阻解除之后，其口径正常。

光镜检查可见肾小管萎缩及疤痕形成，间质可有淋巴细胞、单核细胞浸润，急性发作时可有中性粒细胞浸润，肾小球可正常或轻度小球周围纤维化，如有长期高血压，则可见肾小球毛细血管壁硬化，肾小球囊内胶原沉着。

尿路感染的绝大多数患者不会发展到慢性萎缩性肾盂肾炎（chronic atrophic pyelonephritis）。造成严重肾实质损害的主要条件是肾感染与排尿障碍的各种因素同时存在。因此持续或反复发作的肾盂肾炎如无排尿障碍的因素，可出现急性肾盂肾炎症状、体征及相应的病理改变，但罕有导致末期肾病变。

（三）中西医结合

对于尿路感染的病因病机，古代文献认为是"肾虚而膀胱热"。现代文献对此认识也基本一致，并认为尿感急性期多属膀胱湿热、气化不利；慢性期多属正虚邪滞。对湿热是尿路感染的主要原因，认识较为一致。而对肾虚则看法不一，有人认为主要是指肾阴亏虚，有人提出根本在于肾气不足。从尿路感染的病程来看，肾阴亏乏与肾气不足会有所偏重，但强调哪一方面在尿路感染中的作用，都是不全面的。

对于肾虚的本质，孙建实经用单克隆抗体、放射免疫分析等技术，测定了肾气不足型反复发作性尿路感染缓解期的T淋巴细胞亚群、血清抗体、尿分泌免疫球蛋白等，证明本病存在全身及尿路局部免疫功能低下。此外，有人提出尿路感染与性激素有关，亦有人证实尿道黏膜可分泌一种蛋白，这种蛋白可在表面形成一种覆盖层，有效地阻止细菌的入侵。

二、临床表现

（一）膀胱炎（cystitis）

膀胱炎可分为急性膀胱炎和再发性膀胱炎。肾盂肾炎时常合并膀胱炎。

1. 急性膀胱炎

中医理论认为膀胱具有司开阖的生理特性，是人体水液汇聚之处，故称为"津液之府"。膀胱赖其开阖作用，以维持其贮尿和排尿的协调功能。肾合膀胱，且肾主生殖，司二阴，性激素与泌尿道蛋白的分泌功能似乎与肾有某些内在的联系。

近年来有的医家认为本病与少阳枢机不利、三焦瘀滞有密切关系。也有医家认为，尿路感染的病理变化主要是充血水肿、纤维组织增生、疤痕形成，故尿路感染每多夹瘀，即使宏观辨证无明显瘀象，亦应加入活血之品，以提高疗效。

急性膀胱炎青年妇女多发，常发生于性生活后，亦见于妇科手术后、月经后和老年妇女。原发性罕见，多继发于尿道炎、阴道炎、子宫颈炎或前列腺炎，细菌上行感染至膀胱，亦可由淋巴路感染引起。膀胱炎亦可继发于肾脏感染，称为下行感染。临床表现为先有尿道炎、阴道炎或子宫颈炎或前列腺炎症状，随后出现明显的尿路刺激症状（尿频、尿急、尿痛），尿时耻骨上方抽痛难忍，可有脓血尿。少数患者可有腰痛，轻度发热（不超过38℃）。一般无明显全身感染症状，可在 7～10 天内而愈。

2. 再发性膀胱炎

再发性膀胱炎的发作症状同急性膀胱炎。再发可由复发性感染和（或）重新感染所致。常有特殊菌感染及轻度混合性感染或有易感因素存在。感染的复发通常由隐匿在肾脏或前列腺内的同一致病菌所致，且在治疗结束后很快出现；重新感染则是指通过治疗感染根除且无隐匿菌群的存在，由于致病菌再次入侵所致。多数膀胱炎再发是由重新感染所致。

有症状 UTI 的学龄期女孩中，大约有 20% 的女孩在每次治疗结束之后仍有感染的存在，并且有 25% 的女孩可反复出现感染的发作。对一组复发性 UTI（定义为一年之内有 3 次以上的感染）的易感成年女性的研究发现，几年内的发作次数大约是 0.15 次 / 月，每次发作均有症状。上述感染的 1/3 是出现在感染间歇期至少 6 个月后，平均感染间歇期 1 年或更长时间后出现，所以，这些患者感染发作间期的延长并不代表感染的痊愈。

成年男性再发性下尿路感染的最重要的原因是前列腺炎。急性细菌性前列腺炎是一种伴有寒战的发热性疾病，有会阴部疼痛、尿痛、尿频和尿急，可有膀胱出口的梗阻，体格检查可发现前列腺肿大、触痛、硬结。相反，慢性前列腺炎起病则较为隐匿，常出现菌尿复发，或伴有背部或盆腔不适、不同程度发热，这些患者膀胱炎的再发通常是由于慢性前列腺病灶中的细菌再次侵入膀胱所引起，其原因主要是对前列腺感染治疗的不彻底和先前抗菌治疗仅仅是暂时抑制了细菌。

（二）肾盂肾炎（pyelonephritis）

1. 急性肾盂肾炎

典型急性肾盂肾炎常有三组临床表现：

（1）尿路刺激症状

肾盂肾炎多由上行感染所致，故多伴有膀胱炎，患者出现尿频、尿急、尿痛等尿路刺激症状。尿液混浊，偶有血尿。

（2）全身症状

包括寒战、发热，体温可达39℃～40℃，疲乏无力，食欲减退，可有恶心、呕吐，或有腹痛，血中性粒细胞增多，易误诊为急性胆囊炎或急性阑尾炎等急腹症。

（3）局部体征

一侧或两侧肾区疼痛，脊肋区有叩击痛及压痛。此外，在肋腰点（腰大肌外缘与十二肋交叉点）、上输尿管点（腹直肌外缘平脐处）有深压痛。

由尿路插管引起或尿路梗阻并发的尿路感染，多为急性肾盂肾炎，常可呈暴发性过程，出现败血症。这种败血症有人称之为尿路败血症（urosepsis），易发生内毒素性休克，病情险恶，多见于老年人。

原有糖尿病、镇痛剂肾病或尿路梗阻者并发急性肾盂肾炎，可发生急性肾乳头坏死，患者除有败血症样严重全身症状及血尿、脓尿之外，有时由于坏死乳头脱落引起输尿管绞痛，部分患者还出现少尿或尿闭及急性肾功能衰竭。

2. 慢性肾盂肾炎

半数慢性肾盂肾炎以上患者有"急性肾盂肾炎"既往史（实际上不是急性肾盂肾炎，而是慢性肾盂肾炎的首发症状）。其后有乏力、间歇性低热、厌食、腰酸、腰痛、季肋部或腹部轻度不适等症状，并伴有尿频、尿急、尿痛等下尿路刺激症状和多尿、夜尿增多，或表现为无症状性菌尿或血尿，急性发作表现也时有出现。典型的慢性病变其过程则更为隐匿。

临床症状和体征可分为两大类：一是直接与感染有关的表现，另一类是与肾脏损伤程度和部位有关的表现。直接与感染有关的表现常不明显，比感染和炎症症状更为明显的是由于长期肾小管间质损害的表现，如高血压、储Na^+功能的丧失（表现为失盐性肾病）、尿浓缩功能减退、高钾血症及酸中毒倾向。尽管上述表现在所有肾脏疾病中均有不同程度的存在，但在慢性肾盂肾炎时，肾小管功能损害较肾小球功能损害更为突出，表现为多尿、夜尿多、高钾血症和酸中毒等。

临床上，此类患者由于尿浓缩稀释功能受损，特别容易发生脱水，老年患者尤其常见。认识到这一点具有重要的临床意义，当此类患者在发生呕吐、腹泻或进食减少时，常易发生低血容量休克、肾功能损害急剧加重（合并肾前性急性肾衰）。

肾性高血压很多由慢性肾盂肾炎引起，一般认为与患者高肾素血症及一些缩血管多肽的释放和血管硬化、狭窄等病变有关。少数患者切除一侧病肾后，高血压得以改善。至晚期，可出现肾小球功能损害、氮质血症直至尿毒症。在小管间质损害的基础上，可出现局灶节段性的肾小球硬化，表现为大量蛋白尿或肾病综合征，这些患者预后差，可进展为终末期肾病。

慢性肾盂肾炎可表现为以下两种形式：慢性活动性肾盂肾炎和慢性非活动性肾盂肾炎。慢性活动性肾盂肾炎通常局限于有尿路异常（如尿路梗阻、畸形，膀胱输尿管逆流等结构或功能异常）的患者。尿路异常等情况不纠正，可致严重肾损害，易发展到终末期肾病变（即慢性萎缩性肾盂肾炎）。慢性非活动性肾盂肾炎是指曾多次发生过的急性肾盂肾炎或尿路梗阻或膀胱输尿管逆流已消除，肾内遗留有无菌性疤痕。如果肾组织破坏范围较小，肾功能基本正常，一般不会发展到终末期肾病变。

慢性肾盂肾炎临床表现复杂，容易反复发作，其原因为：1）易感因素的存在；2）肾盂肾盏黏膜和肾乳头因疤痕形成而变形，有利于致病菌潜伏；3）长期使用抗生素后，细菌产生耐药性，或进入细胞内，使抗生素失去杀菌能力；4）在体液免疫或抗生素作用下，细菌胞膜不能形成，以原浆质形式存在，在髓质高渗环境下仍有生命力，一旦遇有利环境便重新生长胞膜并繁殖致病，此即原浆型菌株（L 型）。所以，慢性肾盂肾炎被认为是较难根治的疾病。

（三）无症状性菌尿（asymptomatic bacteriuria）

患者多次尿培养都有菌尿，而无明显尿路症状，但在有的病例经仔细询问可发现轻微症状。

三、实验室检查

（一）尿液的检查

1. 尿常规检查

尿常规检查是最简便而可靠的诊断尿路感染的方法。宜留清晨第一次尿液待测，凡每个高倍视野下超过 5 个（＞5 个/HP）白细胞称为脓尿。急性尿路感染时除有脓尿外，常可发现白细胞管型、菌尿，有时可伴镜下血尿或肉眼血尿，尤其是在布鲁杆菌、奴卡杆菌、放线菌、结核杆菌感染时。偶见微量蛋白尿，如有较多蛋白尿则提示肾小球受累。

值得一提的是，脓尿不等于表示尿路一定有感染，因为脓尿可被分为感染性脓尿和无菌性脓尿。无菌性脓尿可见于各种小管间质性肾炎。小管间质性肾炎病因广泛，常见疾病有反应性小管间质性肾炎（即系统感染引起的小管间质性肾炎）、变应性小管间质性肾炎（许多药物均可引起）、非甾体类抗炎药物相关肾病、重金属中毒性肾病、放射性肾炎、反流性肾病及各种特发性小管间质性肾炎。

2. 尿细菌培养

以往认为，清洁中段尿培养菌落计数大于 10^5/mL 才有临床意义，小于 10^4/mL 为污染所致。现有大量事实证明，虽然约 92% 革兰阴性细菌引起的尿路感染菌落计数大于 10^5/mL，但是仅有 70% 左右的革兰阳性菌引起的尿路感染菌落计数超过 10^5/mL。菌落计数不高的原因有：1）尿频、尿急等刺激症状使尿液在膀胱内逗留的时间太短，不利于细菌的繁殖；2）已用抗生素治疗；3）应用利尿剂使细菌不易生长繁殖；4）酸化尿不利于细菌生长繁殖；5）有

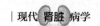

尿路梗阻（如结石并感染），菌尿排泄受限制；6）腔外感染；7）病原体为厌氧菌，不能被常规培养基培养出来；8）革兰阳性细菌分裂慢，且有凝集倾向，菌落计数往往偏低。因此，临床症状符合尿路感染，且尿菌落计数在 $10^4 \sim 10^5$/mL 时，也需考虑尿路感染的可能。

3. 菌尿的化学检测方法

（1）硝酸盐还原法

迄今为止，最为常用的仍是 Griess 硝酸盐还原法。由于本方法的简便性，故最适用于家庭诊断或流行病学筛查，尤其适合于大样本的诊断评价。这种试验的敏感性为 87%，特异性为 67%（假阳性结果通常由阴道污物所致）。这种方法对有症状患者尿液标本的筛查比对无症状患者的筛查更为有效。

（2）氯化三苯四氮唑试验

本试验在摄入大量维生素 C 或尿的 pH 值小于 6.5 时，可出现假阳性结果。如果试剂变质或感染是由链球菌、某些肠球菌和假单孢菌属所致时，可出现假阴性结果。

（3）葡萄糖氧化酶法和过氧化物酶试验

葡萄糖氧化酶法的原理是细菌可消耗存在于非糖尿患者尿中的少量葡萄糖。过氧化物酶试验的原理是大多数尿路致病菌均有此酶，在任何疾病的炎性细胞中也有此酶。这两种方法的准确性远不及前述两种方法。

（4）浸玻片检查法

更常用的是各种不同的浸玻片法。这种技术常用于门诊或家庭内筛选。

（5）半自动方法

有 3 种半自动方法可用于 UTI 的诊断，这些方法是为每天需行许多尿培养的实验室用非细菌培养法诊断 UTI 而设计的（不适应于家庭或单个执业者的办公室）。具体如下：1）Bac-T-SCreen 法：这种方法敏感性约为 88%，但特异性仅为 66%。其缺点是可造成仪器的堵塞，或因尿中其他有色颗粒物质的存在而影响其特异性。2）生物发光法：其敏感性约为 97%，特异性为 70% ～ 80%，对尿检测细菌阴性患者最有价值。此方法的阴性预期值大于 99%。3）电子阻抗粒子计数法：这是一种非依赖于细菌增殖的方法，它能够单独检测白细胞数。虽然目前这种方法有较高的假阳性率（20% ～ 25%），但仍是一种很有前途的检测技术。

4. 感染的定位检查

虽然上、下尿路感染临床表现很相似，但对治疗的反应和致病菌的类型却有明显的差别。膀胱感染在解剖的定位上是一种表浅黏膜的感染，抗生素在该部位容易到达高浓度。相反，肾脏感染和男性的前列腺感染则是一种深部实质组织的感染。由于机体生化环境的影响，使这一组织部位的自然防御能力减弱，同时能运送到该部位的抗生素浓度也很有限。由于尿路感染解剖部位不同，治疗尿路感染所需抗生素类型也不同。与膀胱感染相比，肾脏感染和前列腺感染需要一个更为有力或更长时间的抗菌治疗。

由于有 30% ～ 50% 隐匿性肾脏感染患者的临床症状主要是以下尿路为主，因此不能单凭临床表现进行定位诊断。

（1）双侧输尿管插管法

双侧输尿管插管法是唯一对感染进行定位的直接诊断方法，虽然其损伤性较大，但与所有其他感染的定位诊断方法相比，仍最为准确。

（2）膀胱冲洗后尿培养法

另一种损伤较小的方法是膀胱冲洗后尿培养法。这种方法的主要缺点是它不能区分肾脏感染是单侧还是双侧。然而与所有非侵入性方法相比较，它具有易操作、安全、廉价且无须膀胱镜专业人员的帮助，它已代替输尿管插管法而作为感染的定位诊断方法。这种方法是先插导尿管入膀胱，并留取尿作 0 号标本；然后用 100mL 生理盐水加入抗生素（通常用新霉素或新霉素加多黏菌素）冲洗膀胱，再用 200mL 生理盐水冲洗膀胱，排空后收集最后几滴尿作 1 号标本；以后每隔 15min 分别收集 2 ～ 5 号标本。将 0 ～ 5 号标本进行细菌培养，结果判断如下：1）0 号标本菌落数 > 10^5/mL，表明患者存在细菌尿；2）1 ～ 5 号标本无菌，表明为下尿路感染；3）2 ～ 5 号标本菌落数 > 10^2/mL，并超过 1 号标本 10 倍，表明为上尿路感染。

（3）最大尿浓缩功能的测定

通过最大尿浓缩功能的测定来评价肾髓质的功能，可用来区分肾脏和膀胱的感染。肾髓质部位的感染，可出现最大尿浓缩功能的改变。急性或慢性肾小管间质的炎症常引起尿浓缩功能的减退，因而可应用最大尿浓缩功能来对其进行最佳的评价。肾盂肾炎出现尿浓缩功能的减退是由与炎症有关的肾髓质部前列腺素的代谢紊乱所致，因为它可通过给予前列腺素合成酶的抑制剂——吲哚美辛阻断。有研究证实，肾性菌尿与尿的浓缩功能下降有关，而膀胱性菌尿则与此无关，并且双侧肾脏感染者尿浓缩功能的减退要明显大于单侧肾脏感染者。对于单侧肾脏感染者，他们可表现为受损侧肾浓缩功能减退，而未受损侧尿浓缩功能则正常。尿浓缩功能的恢复与感染是否根除有关。这种感染定位诊断方法的缺点是在膀胱感染、单侧肾脏及双侧肾脏感染患者之间，常有交叉重叠现象。因此这种方法除操作不便之外，还因其敏感性差而不被列为常规检查。

（4）尿酶检测

尿酶的检测可反映小管炎症损伤，而肾髓质部位的感染可出现肾髓质炎症反应，因而尿酶增加。25% 肾盂肾炎患者出现尿乳酸脱氢酶（LDH）活性的升高，但有假阴性结果，而在血尿和重度蛋白尿时也可出现假阳性结果。现已发现肾盂肾炎患者的尿 β – 葡萄糖醛酸酶活性明显高于下尿路感染者。肾内感染者尿 β – 葡萄糖醛酸酶活性轻度高于膀胱感染者。然而，由于此酶活性在上述患者中有相当的重叠，故这种方法并非对每一患者都有定位诊断价值。测定肾小管细胞的 N- 乙酰 –β–D- 葡萄糖苷酶（NAG 酶）也可对感染进行定位诊断，并认为此方法很有前途。肾盂肾炎患者尿肌酐水平为 906±236mol/（h·mg），而下尿路感染者尿肌酐水平为 145±23mol/（h·mg），正常儿童尿肌酐水平为 151.6±10mol/（h·mg）。儿童肾盂肾炎抗生素治疗有效时，尿 NAG 酶水平下降。令人遗憾的是在其他研究中发现，肾盂肾炎和膀胱炎患者尿 NAG 酶范围也有相当的重叠现象。

因此，虽然检测尿中肾小管细胞酶或抗原，对于 UTI 的解剖定位诊断很有希望，但对感染定位的最佳检测方法仍需进一步探讨。

（5）C 反应蛋白的检测

有报道认为应用免疫扩散技术检测血清 C 反应蛋白，发现儿童肾盂肾炎患者 C 反应蛋白水平持续升高，而急性膀胱炎患者 C 反应蛋白水平则正常。动态观察肾盂肾炎患者 C 反应蛋白水平的变化可作为评价疗效的指标。但其诊断与膀胱冲洗的定位诊断结果不一致。由于在其他各种炎症状态下，C 反应蛋白水平也可升高，因而可出现假阳性，且 C 反应蛋白量的变化与感染部位间无任何相关性。据我们的体会，这种方法对成人尿路感染的定位诊断敏感性更差。

（6）细菌抗体的检测

肾脏感染常伴有直接针对病原菌抗原的特异性抗体的合成，许多研究者试图应用免疫学技术来解决 UTI 解剖的定位诊断问题。应用细菌黏附试验发现，有症状的急性肾盂肾炎患者血清中的抗体水平升高，并且其滴度随着对抗生素的治疗反应的有效性提高而下降。对症状不明显的肾盂肾炎患者血清抗体水平也升高，而膀胱炎患者血清抗体滴度则正常。有研究者利用输尿管插管加凝集素抗体检测对感染进行定位研究证实，肾脏感染者凝集素抗体滴度明显高于膀胱菌尿者。然而抗体滴度的变化范围较大，且两组患者之间有相当大的重叠现象。所以，这种血清学方法的定位诊断价值也有限。近年来，应用最为广泛的感染定位技术是尿液抗体包裹细菌分析法（ACB 法）。免疫荧光技术研究发现，来源于肾脏感染的细菌，抗体包裹试验阳性；而下尿路感染的细菌抗体包裹试验阴性。尽管随着 ACB 法应用的进一步推广，出现了一些问题，但其结果得到其他研究者的进一步证实，下面就有关这种方法的现状做一综合的评价：1）尿液标本被阴道或直肠菌群污染，肾病综合征患者出现大量蛋白尿，和感染累及肾以外的尿道上皮（前列腺炎、出血性膀胱炎、膀胱肿瘤或插管所致的膀胱感染），检查结果可出现假阳性。2）有 16%～38% 的成人急性肾盂肾炎及大部分儿童急性肾盂肾炎可出现假阴性的 ACB 检测结果。慢性肾盂肾炎患者 ACB 检测准确性为 ≥ 95%。这可能与首次感染时，细菌侵入肾内 10～15 天后，ACB 试验才阳转有关。而对重复感染者，由于其体内已有抗体反应的存在，故其 ACB 检测结果的阳转所需时间则要短得多。3）急性单纯性 UTI 的女性，其 ACB 的阳性率在不同患者人群中是不同的。这些差异可能与就诊的难易程度及症状出现与接受治疗的间期长短有关。4）ACB 阳性的人群对单剂量抗生素治疗反应存在异质性。有 50%～60% 的 ACB 阳性的急性单纯性 UTI 女性对这种治疗有效，而对 ACB 阴性的急性单纯性 UTI 女性，大约有 95% 的患者对这一治疗有效。综上所述，并不推荐 ACB 试验作为尿路感染的定位诊断常规检查。很明显，为寻找更好的非侵入性 UTI 的定位诊断方法仍需继续努力。

（二）影像学诊断

对 UTI 影像学诊断的主要目的是检查患者是否存在需内科或外科处理的泌尿道的异常。这种检查对于儿童和成年男性患者的诊断尤其有益。而对妇女，如何恰当应用这些方法则存在较多的争议。

1. UTI 影像学诊断合理应用的基本原则

（1）对可疑梗阻性细菌性肾盂肾炎的住院患者，尤其是感染对恰当的治疗反应不佳者需行排泄性尿路造影或超声波检查，排除是否存在尿路梗阻的可能。而对感染性休克者则需紧急行上述检查，假如这些患者的脓肿压力不能通过引流解除梗阻而减轻，患者通常不可能得到有效的治疗。

（2）对首次或再次 UTI 的儿童，尤其是年龄小于 5 岁者，宜同时行静脉肾盂造影和膀胱尿路造影以检查是否有尿路梗阻、VUR（膀胱输尿管反流）和肾脏瘢痕的存在。二巯丙醇琥珀酸（DMSA）扫描技术可用于替代静脉肾盂造影检测瘢痕的存在，但不能明确瘢痕是在肾盂肾盏还是在输尿管。这些检查不仅可以明确哪些患者需要外科手术治疗，而且还可以明确哪些患者的瘢痕和轻度 VUR 对延长预防性抗菌治疗有效。由于活动性感染本身可导致 VUR，一般推荐在感染根除后的 4 ～ 8 周行影像学检查。

上述方法并不理想，原因是有 60% ～ 90% 检查者的结果阴性，且花费相对较高，年龄小的儿童对放射线和膀胱插管不适宜。但目前尚没有其他技术可用于高危泌尿道解剖异常小儿患者的诊断，尤其是非侵入性感染定位诊断技术对这组患者没有多大的诊断价值。

（3）大多数成年男性 UTI 均存在泌尿道解剖的异常，最常见的是前列腺增生所致膀胱颈的梗阻。因此，在进行解剖定位诊断时，首先应详细地检查前列腺，然后才考虑是否行排泄性尿路造影，或排空后泌尿道超声波检查，这对所有男性 UTI 患者都应认真考虑。

（4）虽然大多数人认为对首次 UTI 女性患者不主张行影像学检查，但对感染再发的处理存在许多争议。对这些女性，多数学者不赞成常规行膀胱镜检。另外其他一些研究也证实，影像学和泌尿系检查对女性复发性 UTI 来说费用高，而检查结果有泌尿道结构异常者仅为 5.5% ～ 11%，并且检查结果对患者的临床治疗没有影响。因此，不主张对再发 UTI 女性进行常规的解剖定位诊断。但并不是说这些检查对有些患者没有意义（少数患者做这些检查仍有意义）。而是要选择那些对解剖学检查有益的女性进行，包括那些对适当治疗无效或治疗后很快复发、有持续性血尿、有尿素分解细菌感染、有持续炎症症状如夜间盗汗或可能有梗阻症状，虽然给予适当抗菌治疗仍有持续腰痛或下腹痛的患者。一般来说是对抗生素治疗无效者行影像学和超声波检查最为有益。

2. UTI 影像学诊断的应用

（1）X 线检查

由于急性泌尿道感染本身容易产生膀胱输尿管反流，静脉或逆行肾盂造影宜在感染消除后 4 ～ 8 周后进行，急性肾盂肾炎以及无并发症的复发性泌尿道感染并不主张常规做肾盂造影。对慢性或久治不愈患者，视需要分别可做尿路平片、静脉肾盂造影、逆行肾盂造影、排空后膀胱输尿管造影，检查有无梗阻、结石、输尿管狭窄或受压、肾下垂、泌尿系先天性畸形以及膀胱输尿管反流现象等。此外，还可了解肾盂、肾盏形态及功能，借此与肾结核、肾肿瘤等鉴别。慢性肾盂肾炎的肾盂呈轻度扩张或杵状，有瘢痕性畸形。肾功能不全时需用 2

倍或 3 倍剂量碘造影剂做静脉快速注入，并多次摄片才能使造影得到满意效果。肾血管造影可显示慢性肾盂肾炎的小血管有不同程度的扭曲。

（2）同位素肾图检查

可了解部分肾功能、尿路梗阻、膀胱输尿管反流及膀胱残余尿情况。急性肾盂肾炎的肾图特点为高峰后移，分泌段出现较正常延缓 0.5 ～ 1.0 分钟，排泄段下降缓慢；慢性肾盂肾炎分泌段斜率降低，峰顶变钝或增宽而后移，排泄段起始时间延迟，呈抛物线状。但上述改变并无明显特异性。

（3）超声波检查

这是目前应用最广泛、最简便的方法，能检查出泌尿道发育不全、先天性畸形、多囊肾、肾动脉狭窄所致的肾脏大小不匀、结石、肾盂重度积水、肿瘤及前列腺疾病等。

（三）实验诊断进展

1. 尿路感染病原体的变迁

现代感染的特点为：内源性传染源增多；致病病原体变迁总趋势为革兰阴性杆菌感染率增加，且由以大肠杆菌感染为主转变为包括细菌、衣原体、支原体、病毒等多种致病原在内的复杂感染。病原体中条件致病菌（包括"正常菌群"、"非致病菌"、多重耐药性菌）的感染率增加；宿主抵抗力低下；细菌多趋向于耐药或耐药菌株占优势；感染日益趋于普遍，医院内感染率增加；滥用抗生素及内、外科治疗手段的不良反应增加了机体对感染的易感染性。此外，社区及医院内感染的致病原呈现出不同的特点。社区内尿路感染的病原体主要为大肠埃希菌、表皮葡萄球菌、奇异杆菌、肺炎克雷白菌；而医院内主要为铜绿假单胞菌、大肠埃希菌、黏质沙雷菌、念珠菌。

2. 微生物鉴定系统的发展

导致人类感染的致病微生物的种属不断增加，传统的用单个试验来鉴定微生物的方法已不能适应现代的要求。目前多种类型的成套鉴定系统及编码鉴定方法不断涌现，使细菌鉴定更加简易化、微量化和快速化。在众多的细菌快速鉴定系统中，API 系统是在世界范围内应用最广、种类最多的系统。

3. 自动微生物检测系统的应用

细菌实验室检测的机械化和自动化，近年来在国内各医疗单位有了较大的发展和普及，使尿路感染病原学诊断的精度、敏感度及效率都得到了很大提高。近年随着分子生物学技术的日趋成熟，分子诊断在临床微生物学工作中的应用也得到逐步开展。其应用范围主要包括：在细菌分类学中的应用、应用核酸探针技术对未知菌进行鉴定、质粒 DNA 的分析、DNA 体外扩增技术等。

4. 快速免疫学检测方法进展

近年来，采用免疫学的抗原抗体反应，可在短时间内直接检出尿液样本中的菌体抗原成分，从而有助于早期确诊。快速免疫学试验方法主要包括：对流免疫电泳法、放射免疫测定法、酶联免疫测定法、胶乳凝集试验、协同凝集试验等。其应用范围非常广泛，特别是对真菌、支原体、衣原体、病毒等的感染，具有明确的价值。总之，尿路感染的实验室检查绝不是一种可有可无的辅助性手段，尤其在抗生素广泛使用、耐药菌株及菌株多重耐药性频频出现、医院内感染概率显著增加的今天，尿路感染的实验室检查更有其不可取代的价值。

四、诊断

（一）诊断原则

1. 病史

（1）多有阴道炎、子宫颈炎或包皮炎、前列腺炎、精囊炎及结肠炎等病史。

（2）可诱发于尿路狭窄、尿路畸形、膀胱输尿管反流、尿石症、肿瘤、包茎或由于器械检查或外伤引起的尿道损伤等。

2. 尿路感染分型

尿路感染分为单纯型（原发型）和复杂型（继发型）两种。

（1）单纯型尿路感染

本型无解剖或功能异常，且无泌尿道手术史和插管史。在女性尤为常见，由于大肠杆菌可从肛门皮肤进入尿道、产道繁殖，并传播至肾引起急性肾盂肾炎，性生活则更有利于病原体的上行感染。

（2）复杂型尿路感染

本型多发生于尿路解剖或功能异常的患者，亦可继发于慢性肾脏性疾病基础上或泌尿系手术及留置尿管后。

3. 尿路感染定位诊断

（1）上尿路感染 ①急性肾盂肾炎；②慢性肾盂肾炎。

（2）下尿路感染 ①膀胱炎；②尿道炎。

4. 尿路感染复发与复发性尿路感染

尿路感染复发与复发性尿路感染是两个不同的概念。

（1）尿路感染复发

尿路感染复发，是指治疗后菌尿转阴性，但在停药后6周内再发，且致病菌和先前感染完全相同。复发的常见原因有：1）尿路解剖或功能异常，引起尿流不畅，通过静脉肾盂造影或逆行肾盂造影可明确诊断。2）抗菌药选用不当，剂量和疗程不足。3）由于病变部位瘢痕形成，血流差，病灶内抗菌药物浓度不足。

（2）复发性尿路感染

一年内如尿路感染发作在3次或3次以上者，称为复发性尿路感染。男性可因前列腺炎或增生、肿瘤引起。

5. 重新感染

重新感染是指菌尿转阴后，另一种与先前不同的致病菌侵入尿路引起的感染，一般在菌尿转阴 6 周后再发。妇女的尿路感染再发，85% 是重新感染。

（二）诊断标准

可按照第二届全国肾病学术会议讨论通过的诊断标准进行诊断。

（1）正规清洁中段尿（要求尿停留在膀胱中 4～6h 以上）细菌定量培养，菌落 ≥ 10^5/mL。

（2）参考清洁离心中段尿沉渣白细胞数 ≥ 10 个 /HP，或有泌尿系感染症状者。

具备上述（1）（2）可以确诊。如无（2）则应再做尿菌计数复查，如仍 ≥ 10^5/mL，且两次的细菌相同者，可以确诊。

（3）做膀胱穿刺尿培养，如细菌阳性（不论细菌数多少）亦可确诊。

（4）做尿菌培养计数有困难者，可用治疗前清晨清洁中段尿（尿停留于膀胱 4～6h 以上）正规方法的离心尿沉渣革兰氏染色找细菌，如细菌＞1 个 / 油镜视野，结合临床尿感症状，亦可确诊。

（5）尿细菌数在 10^4～10^5/mL 者，应复查。如仍为 10^4～10^5 个 /mL，需要结合临床表现来诊断或做膀胱穿刺尿培养来确诊。

（三）诊断要点

1. 上、下尿路感染的鉴别

具备了上述泌尿系感染标准兼有下列情况者：

（1）尿抗体包裹细菌检查阳性者，多为肾盂肾炎，阴性多为膀胱炎。该方法敏感性＞80%，特异性＞90%，简便、迅速、无损伤，但是由于有一定假阳性及假阴性，具体分析结果时要注意。此外，如果尿沉渣镜检能发现白细胞管型或颗粒管型也支持急性肾盂肾炎，不过此管型出现率并不高。

（2）膀胱灭菌后的尿标本细菌培养结果阳性者为肾盂肾炎，阴性者多为膀胱炎。

（3）参考临床症状，有发热（＞38℃）或腰痛，肾区叩击痛或尿中有白细胞管型者，多为肾盂肾炎。

（4）经治疗后症状已消失，但又复发者多为肾盂肾炎（多在停药后 6 周内）；用单剂量抗菌药治疗无效或复发者多为肾盂肾炎。

（5）经治疗后仍留有肾功能不全表现，能排除其他原因所致者，或 X 线肾盂造影有异常改变者为肾盂肾炎。

2. 急、慢性肾盂肾炎的鉴别

（1）泌尿系感染史在 1 年以上，尿路有结构或功能上的异常，经抗生素治疗效果不佳，多次尿细菌定量培养均阳性或频繁复发者，多为慢性肾盂肾炎。

（2）经治疗症状消失后，仍有肾小管功能（尿浓缩功能等）减退，能排除其他原因所致者，为慢性肾盂肾炎。

（3）X 线造影证实有肾盂肾盏变形，肾影不规则甚至缩小者，有条件做病理检查示局灶性肾疤痕形成和慢性间质性肾炎改变者，为慢性肾盂肾炎。

3. 泌尿系感染复发的诊断

泌尿系感染复发的诊断，应具备下列两条：

（1）经治疗症状消失，尿菌阴转后在 6 周内症状再现。

（2）尿细菌数 ≥ 10^5/mL，而菌种与上次相同（菌种相同而且为同一血清型，或者药敏谱相同者）。

4. 重新发生的泌尿系感染（再感染）的诊断

再感染的诊断应具备下述两条：

（1）经治疗后症状消失，尿菌阴转后，症状再现（多在停药 6 周后）。

（2）尿菌落数 ≥ 10^5/mL，但菌种（株）与上次不同者。

5. 无症状性菌尿的诊断

无症状性菌尿指患者有真性细菌尿（清洁中段尿细菌定量培养连续 2 次大于 10^5/mL，且 2 次菌种相同，并确切排除了结果的假阳性）而无任何尿路感染的症状。

（四）鉴别诊断

有典型临床表现及尿细菌学检查阳性者，诊断不难，但在不典型病例，临床则易误诊为其他疾病。中山医科大学报告 297 例中，误诊达 17.5%，在尸检确诊有肾盂肾炎的 52 例中，误诊占 59.6%。分析误诊或漏诊的原因，主要是对本病临床表现的多样化认识不足，对本病的流行病学及诱发因素认识不够以及未及时做有关的实验室检查。尿感应与下述疾病鉴别：

1. 肾结核

膀胱炎症状长期存在且逐渐加重，一般培养无细菌生长，又找不到原发病时，应考虑肾结核。鉴别要点是肾结核多并发生殖器结核病（如附睾或睾丸结核）或有其他器官结核病史；血尿多与尿路刺激征同时出现；而膀胱炎时，血尿为"终末血尿"且抗菌药治疗有效。尿结核菌阳性或结核菌素试验阳性及静脉肾盂造影更有助诊断。

2. 肾小球肾炎

不典型肾盂肾炎病例常缺乏急性期感染史，尿蛋白排出量较多，甚而出现浮肿或肾病综合征的表现，需与肾小球肾炎相鉴别，经仔细追问有尿路刺激症状及间歇出现脓尿或菌尿史，肾小管功能受损先于肾小球功能受损。同位素肾图与肾盂造影显示两侧病变不一致或静脉肾盂造影可见肾盂肾盏变形，均有利于肾盂肾炎的诊断。肾活体组织检查可有助确诊。

3. 急性尿道综合征

患者有尿频、尿急、尿痛症状，但尿常规检查多无明显变化，且尿培养多阴性或菌落计数 < 10^4/mL，称之为尿频、排尿困难综合征或称急性尿道综合征，或称之为症状性无菌尿。安定治疗效果甚佳，尿道并无炎症现象，此为鉴别之要点。

4. 黄色肉芽肿性肾盂肾炎

此为一种少见的严重慢性肾实质感染的特殊类型。病原菌为大肠杆菌或变形杆菌，侵入肾脏后，引起慢性肾缺血或慢性肾内淋巴阻断，导致局部肾组织代谢异常或免疫反应，在肾内形成黄色肉芽肿样病理变化，病例肾脏肿大，早期可见炎症性细胞增殖及大量黄色瘤细胞。

内含胆固醇及脂质，使细胞呈泡沫状，晚期肾纤维化，肾脏与周围组织广泛粘连。多见于50岁以上女性患者。临床表现为疲乏无力，食欲减退，低热，消瘦及贫血，腰疼，肾区可触及大肿块伴触痛，易误诊为恶性肿瘤。有尿频、尿急、尿痛、脓尿、血尿及菌尿等泌尿系感染的表现。少数患者肝大、肝功能异常，出现黄疸，常同时并发肾结石或肾积水。X线腹部平片及静脉肾盂造影或B超检查或同位素扫描见肾影增大，及肾内有占位性病变可助诊断。晚期可出现肾功能减退。抗菌药治疗无效，以手术治疗为宜。

5. 发热性疾病（如流感、疟疾、败血症、伤寒等）

当急性尿感发热等全身感染症状突出，而尿路局部症状不明显时，易与发热性疾病混淆，约占误诊病例的40%。但如能详询病史，注意尿感的局部症状，并做尿沉渣和细菌学检查，鉴别不难。

6. 腹部器官炎症（如急性阑尾炎、女性附件炎等）

有些尿感病例可无尿路局部症状，而表现为腹痛、恶心、呕吐、发热、白细胞增高等，易误诊为急性胃肠炎、阑尾炎及女性附件炎等。详细询问病史，及时做尿常规和尿细菌学检查，则可鉴别。

（五）诊断思路与误诊防范

泌尿系感染是常见病，妇女发病率尤其高。在诊断上，下列问题十分常见：1）女患者留尿标本不规范（未冲洗会阴或未在冲洗会阴后即刻留中段尿），白带污染致使尿中白细胞增多，误诊为泌尿系感染；2）不认真对急性上、下尿路感染鉴别，或未正确掌握两者鉴别方法，而轻易诊断急性肾盂肾炎或未正确掌握尿感鉴别诊断；3）不了解慢性肾盂肾炎诊断标准，轻易将再发性（包括复发及重新感染）泌尿系感染误诊为慢性肾盂肾炎；4）不注意将无菌性尿频排尿不适综合征与泌尿系感染鉴别，扩大泌尿系感染诊断；5）对性病泌尿系感染，尤其非淋菌性性病泌尿系感染认识不足，致误漏诊。

此外，不少医师对复杂性泌尿系感染致病因素，尤其对膀胱输尿管逆流认识还十分不足。在治疗上，不合理用药也十分普遍，如将上述1）、4）两项误诊为泌尿系感染而滥用药物，将性病泌尿系感染当作一般泌尿系感染而用药不合理，以及未将急性上、下尿路感染，或复杂性及单纯性尿路感染严格区分，而治疗不规范等，这不但浪费药物，给患者增加经济负担，而且由于不合理、不规范治疗而加重患者病情。故临床医生应该注意以下几点。

1. 急性泌尿系感染，根据典型的临床症状，脓尿及菌尿较易做出诊断。但慢性期临床症状多不明显，非发作期尿变化轻微或仅有菌尿，易被误诊漏诊。尸检中慢性肾盂肾炎发病率为8.6%～15%，但生前不能做出诊断者可达80%。

2. 诊断应明确：1）致病菌和选择理想的抗生素治疗；2）急性还是慢性；3）感染在上尿路还是下尿路，单侧还是双侧（对男性患者，还应判定感染是否累及前列腺或膀胱）；4）肾功能损害的程度；5）有无诱因（如梗阻或膀胱输尿管逆流）或原发病灶，并选择合理的临床处理措施。

3. 临床有发热寒战或伴有肾区疼痛而无其他临床症状，应怀疑急性肾盂肾炎的可能，做尿沉渣和细菌培养不难诊断。

4.临床有尿感症状，尿沉渣白细胞增多，一般抗感染治疗效果不佳，尿一般细菌学培养阴性，应注意有无结核菌、支原体、真菌、滴虫等尿路感染可能，应做进一步检查以明确诊断。

5.尿检查是诊断的重要依据，尿标本收集对诊断十分重要，污染标本和迟送标本均无诊断价值。如标本不能在两小时内检查应放置于冰箱（4℃），以防细胞破坏和细菌繁殖或死亡。女性白带污染及男性包皮积垢均引起假阳性结果。应在投抗生素前做尿培养，以免因药物的抑制作用而获阴性结果。慢性期脓尿与菌尿常间歇出现，因此要反复检查方可确诊。

6.清洁中段尿收集方法简便，对患者无损，准确性高，适宜临床普遍应用。其方法是先用1：1000高锰酸钾溶液冲洗外阴，女患者将阴唇分开，再用1：1000硫柳汞或1：1000红汞棉球擦拭尿道外口周围，在患者排尿过程中，用无菌试管收集中段尿标本。

7.导尿时可将尿道内细菌引至膀胱而引起泌尿系感染。据统计，一次常规导尿的感染率为3%～6%，在孕妇则为9%，有尿潴留者4.6%，留置导尿管4天的感染率几乎为100%。故导尿标本结果虽然准确，但应尽量避免。

8.耻骨上膀胱穿刺取尿法是在膀胱充盈时，使患者仰卧，消毒下腹部皮肤后，于耻骨联合上方正中线3cm处，以1%普鲁卡因局麻后，用注射器将针头向膀胱底部刺入取出尿标本。此法可避免经过尿道污染标本。穿刺后24小时内有血尿者仅0.6%，成功率90%以上，单次培养阳性即有诊断意义。

五、治疗

（一）辨证论治

1.治则

（1）本病急性期为下焦湿热，治疗以清利下焦湿热为主，邪去则正安，不必多虑其是否有虚。即使年老体虚，或素体虚弱，罹患此疾，只要病情允许，也可先祛其邪后再扶正。若有湿热邪气未尽，正气已虚，虚实夹杂的情况，应掌握好湿热蕴结勿要过早滋补而碍邪的原则，又要注意清利湿热之中勿忘久病湿热伤阴等。

（2）本病病在下焦，热与水结，缠绵难去，临床症状虽已基本消失，仍应服清利湿热之药数剂至10余剂，以免留有余邪，以为后患。

（3）本病的病机是肾虚膀胱热，膀胱气化失常，水道不利，故利水通淋为治疗的基本原则。水道通利，湿邪才有出路，才不至留邪。

2.辨证选方

（1）膀胱湿热

临床表现：小便短频，灼热刺痛，少腹拘急胀痛，或有寒热、口苦、呕恶、腰痛。舌苔黄腻，脉濡数或滑数。

辨证分析：湿热毒邪客于膀胱，阻于气化，下窍不利，以致小便短频，灼热刺痛；湿热下迫，淫伤于肾，腰为肾府，故腰痛；湿热内蕴，邪正相争，则见寒热、口苦、呕恶；苔黄腻为湿热之象，湿热浸于脉络，故脉滑数或濡数。

治法：清热利湿通淋。

方药：八正散加减。瞿麦、萹蓄、炒栀子、黄柏、生大黄(后下)各10g，滑石12g，车前子15g(布包)，凤尾草30g，连翘20g，甘草3g。

加减：大便秘结，腹胀者用芒硝6～10g冲化，枳实10g以助通腑泄热；发热症重，加金银花、鸭跖草30g以加强清热解毒；恶寒发热呕恶者，加柴胡10g、黄芩10g、半夏10g以和解降胃；血尿明显，加白茅根30g、小蓟10g、生地黄15～30g以凉血止血；小便涩滞不畅，加入小青皮6～10g，琥珀粉3g(分冲)。

方解：在本病急性发作期绝大多数表现为此证，予本方多能取效。方中瞿麦、萹蓄、滑石、车前子通淋利湿；大黄、栀子清热泻火，其中大黄不可或缺，取其清热解毒泄浊，保持大便畅通，对取效关系重要；甘草调和诸药。

（2）肝气郁滞

临床表现：少腹满痛，尿意频急，排尿不畅，涩滞难尽，或淋沥短少，伴腰胁胀痛。苔薄白，脉沉弦。

辨证分析：少腹乃厥阴肝经循行之处，情志怫郁，肝失调达，气机郁滞，膀胱气化不利，故见小便不畅，涩滞难尽，淋沥短少，腰胁胀痛，少腹满痛；脉沉弦为肝郁之征。

治法：疏肝理气，利水通淋。

方药：沉香散加减。沉香3～6g，石韦10～30g，滑石15～30g，橘皮6g，白芍10～15g，冬葵子10g，王不留行15g。

加减：少腹胀满者加延胡索10g、川楝子10g疏肝理气；日久气滞血瘀者加牛膝15g、丹参15～30g、琥珀粉3～5g(分冲)以活血化瘀；气郁日久化火而成肝胆郁热者可用龙胆泻肝汤。

方解：肝气郁滞于下焦，与邪热互结，致膀胱壅塞不畅，每令少腹拘急，小便涩滞难出，故选用沉香散疏利肝气，利尿通淋。方中沉香、橘皮利气；当归、白芍柔肝；甘草清热；石韦、滑石、冬葵子、王不留行利尿通淋。

（3）脾肾亏虚

临床表现：小便频数，努责难出，淋沥不尽。面浮足肿，纳呆腹胀，神疲乏力，腰酸腿软，头晕耳鸣，大便溏薄。舌淡苔白或白腻，脉沉细。

辨证分析：本证常见于淋证日久，迁延不愈，甚或过服寒凉，或久病体虚，或劳伤过度，终致脾肾两虚。由于淋证日久，损及脾肾，气化无力，而邪气留恋，湿热屡侵，故小便频数，努责难出，淋沥不已；脾肾亏虚健运无权而见纳呆，神疲乏力、腹胀、腰酸腿软等证；舌脉亦为脾肾亏虚，气虚不足之候。

治法：健脾益肾，兼清湿热。

方药：1）以脾虚为主者，用参苓白术散合二仙汤，或补中益气汤加减。党参10g，白术10g，茯苓10g，薏苡仁15g，白扁豆15g，山药15g，黄柏10g，知母10g，仙茅10g，仙灵脾15g。2）以肾虚为主者，用无比山药丸加减。熟地黄15g，山茱萸6～10g，巴戟天15g，菟丝子15g，杜仲15g，狗脊10g，肉苁蓉10～15g，牛膝15g，黄芪15～30g，山药15g，茯苓10～15g，泽泻15～30g，甘草3g。

加减：若阳虚明显者，可加附片6～10g，桂枝6～8g；血虚，可合八珍汤。

方解：本证多见于慢性病者，以膀胱气化不利为主要病机，尤以肾气不足为主，但水湿为脾所制，脾虚水失运化也常是主要病机。临床以脾肾两虚者多见，故以健脾益肾为主，兼清湿热，注意用药应避免滋腻碍湿。参苓白术散合二仙汤中党参、白术、茯苓、薏苡仁、白扁豆健脾利湿；黄柏、知母、仙茅、仙灵脾益肾固涩。无比山药丸中山药、茯苓、泽泻健脾利湿；熟地黄、山茱萸、巴戟天、菟丝子、杜仲、肉苁蓉、牛膝等益肾固涩。

（4）肾阴不足

临床表现：头晕耳鸣，腰膝酸软，咽干口燥，尿频而短，小便涩痛，或伴有低热。舌质红，苔薄白，脉弦细而数。

辨证分析：本证多见于疾病慢性持续阶段，病程日久，迁延不愈，临床以尿频而短，小便涩痛伴腰酸耳鸣为辨证要点。由于湿热未尽，而肾阴已伤，故临床表现为虚实错杂之证，患者素体肾精不足，或湿热蕴结日久，灼伤阴精，终致肾阴亏虚，虚火内生而见头晕耳鸣，手足心热，咽干唇燥等证；腰为肾之府，肾虚腰府失充则腰膝酸软；湿热留恋不去，膀胱气化无权则见尿频而短，小便涩痛之症。

治法：滋阴清热利湿。

方药：知柏地黄丸加味。知母10g，黄柏10g，牡丹皮10g，山茱萸10g，熟地黄15g，山药15g，泽泻10g，茯苓10g，石斛10g，白茅根15～30g。

加减：本方当随临床阴虚证及下焦湿热证之轻重主次配伍，若阴虚内热证明显者，可重用生地黄30g，酌加青蒿12g；湿热明显者，可加白花蛇舌草30g，蒲公英30g，凤尾草30g。

方解：本证在临床上主要见于素体阴虚或久病热淋伤阴者，多见于女性，男性少见。其临床以阴虚内热证为主，兼见有尿路刺激症状，而得以明确诊断，尿液培养常不能觅得致病菌，或见革兰阴性杆菌，治此以滋阴与清下焦湿热并重，兼顾通利。方中熟地黄、山茱萸、山药滋阴；牡丹皮、泽泻、茯苓配合前边三种药使补而不腻；知母、黄柏清虚热；石斛、茅根养阴利尿。

（二）辨病论治

1. 专方专药

（1）柏凤汤（骆继杰方）

黄柏10g，凤尾草30g，车前子（包煎）15～30g，滑石（包煎）15～30g，牛膝15g，泽泻10g，白茅根30g，乌药10g，大黄10g，甘草3g。本方有清热利湿通淋作用，用于治疗热淋证。有恶寒发热，恶心呕吐者加柴胡10g，黄芩10g，法半夏10g；若热伤血络，尿色深红，或有血块者，治疗应清热利湿通淋，凉血止血，加小蓟 15～30g，生地黄 10～30g，心烦者加山栀 10g。

（2）清淋合剂（朱良春方）

土地榆 30g，生槐角 30g，半枝莲 30g，白花蛇舌草 30g，大青叶 30g，白槿花 15g，滑石 15g，生甘草 6g。血尿甚者，加苎麻根 60g；刺痛剧者，加象牙屑 2g，琥珀 2g，研末分吞；寒战高热者，加柴胡 15g，黄芩 15g。本方具有清热利湿通淋作用，用于治疗湿热淋。

（3）芙蓉清解汤（李丹初方）

忍冬藤、蒲公英各 20g，板蓝根、紫花地丁、芙蓉花、车前草、泽泻、萹蓄各 15g，黄柏、连翘各 12g。尿检脓细胞增多在（++）～（+++），伴小便涩痛，则重用芙蓉花；红细胞增多者，加牡丹皮，重则再加生地黄、生地榆凉血解毒；兼有少阳证，加柴胡、青蒿；若膀胱湿热明显，重用忍冬藤、连翘、黄柏；如有心烦、口渴，舌红少苔，脉细数者，可配用导赤散清心泄热。本方具有解毒、清热、利湿作用，用于治疗湿热淋。

（4）益肾温化汤（任继学方）

虎杖 15g，海金沙 20g[包煎]，牛膝 25g，荔枝核 15g，盐茴香 15g，肉桂 1.5g，威灵仙 15g，蒲公英 50g，萹蓄 15g，瞿麦 15g，仙茅 10g。尿血者，重用牛膝；尿痛者，加雷丸、甘草梢；尿浊湿胜者，加土茯苓、泽泻；病本消渴者，重用熟地黄、山药；症状消失，而尿化验仍异常者，当久服延龄长春丹以巩固疗效。本方具有温肾化气、渗湿解毒之功，而达正复邪去之目的，用于治疗慢性淋证。

（5）滋阴通淋汤（郭维一方）

生地黄 30g，白茅根 30g，山药 12g，山茱萸 12g，知母 12g，黄柏 10g，牡丹皮 10g，泽泻 10g，茯苓 10g，瞿麦 15g，琥珀[冲] 5g，肉桂 3g。若口干舌红乏津加百合、麦冬；苔黄口干欲饮加生石膏；手足心热甚加女贞子、旱莲草；发热加金银花、连翘；四肢厥冷加柴胡、香附；肉眼血尿加大蓟、小蓟、三七；腰围痛加狗脊或生杜仲；若气淋加干姜、甘草、生黄芪；石淋加威灵仙、冬葵子；膏淋加滑石、赤小豆。尿检有少量蛋白、上皮细胞时，大都随病情改善而消失；有白细胞，炒山药改生山药，并加重用量；有脓球加金银花或土茯苓；红细胞持续不消，加翻白草、刺猬皮或血余炭；大便干加大黄。本方具有滋阴清热、通利水道之功，用于治疗各种淋证。

（6）益气解毒饮（张琪方）

黄芪 30g，党参 20g，麦门冬 15g，茯苓 15g，车前子 15g，柴胡 15g，地骨皮 15g，蒲公英 10g，白花蛇舌草 30g，生地黄 15g，甘草 5g。小便不利加瞿麦 20g、竹叶 15g；腰痛甚加山茱萸、枸杞子各 15g；血尿加白茅根 30g、小蓟 20g；小腹凉加茴香 10g、肉桂 7g。全方清热解毒利湿而无伤正之弊，益气滋阴固本而不恋邪，恰中劳淋正虚邪恋之病机。用于治疗劳淋。

（7）三草通淋汤、健脾益肾汤（李寿山方）

①三草通淋汤：凤尾草 10～15g，败酱草 30～50g，金钱草 15～30g，白茅根

30～50g，萹蓄15～25g，冬葵子15～30g，生地黄20～30g。兼外感者，时发寒热，加柴胡、黄芩和解少阳，通调三焦；兼气郁不畅者，少腹坠胀较甚，加乌药、王不留行疏肝理气通窍；兼肝胆热盛者，心烦口苦，尿窍灼痛明显，加龙胆草、炒栀子泻肝清热；兼腑实者，大便燥结，加大黄、枳实通腑泄热，导热下行；热盛动血者，小便尿血，加小蓟、三七粉化瘀止血；病久气阴两伤者，小便涩痛较轻，口干舌燥，倦怠少气明显，加黄芪、女贞子益气养阴；偏肾阳虚者，小便色清而淋沥不断，酌加益智仁、仙灵脾通阳化气通淋。主治：劳淋急性发作，症见小便涩痛，点滴而下，尿窍灼热刺痛，窘迫不畅，或见发热、尿血、腰酸隐痛、少腹会阴部坠胀不适，舌质红，苔白滑或黄腻，脉沉弦或滑数。为劳淋急发之良剂。

②健脾益肾汤：熟地黄15～25g，山茱萸10～15g，黄芪20～30g，山药10～15g，肉苁蓉10～15g，鹿角霜10～15g，冬葵子15～30g，茯苓10～20g。兼阳虚寒滞者，少腹坠胀，会阴部冷痛，加橘核、炒小茴香温化湿浊通淋；气滞血瘀，湿热未清者，少腹坠胀刺痛，舌淡紫或有瘀点，舌下脉络淡紫粗长，加乌药、金钱草、丹参理气化瘀，清热通淋；脾虚气陷者，倦怠少气，尿液不尽，点滴而出，少腹坠胀，迫注肛门，加党参、白术、升麻补中益气，升阳通淋；湿热明显者，小便涩痛，淋沥不断，选加萹蓄、瞿麦、赤小豆、蒲公英、石韦、滑石粉等清利湿热通淋。本方为扶正祛邪，标本兼顾之良方，用于劳淋缓解期。

（8）益肾通淋方（杨霓芝方）

黄芪18g，干地黄15g，黄精15g，女贞子15g，荠菜18g，珍珠草18g，虎杖12g，鱼腥草18g，甘草6g。加减：腰痛加金樱子、杜仲；头晕加首乌、天麻；血尿加白茅根、仙鹤草。诸药合用，具有填补肾精清热利湿通淋作用，使补而不留邪，泻而不伤正，共奏扶正祛邪之功效。用于治疗复发性尿路感染。

（9）四白汤

琥珀15g，白通草12g，白薇20g，白芍20g。若镜下见红细胞，加白茅根20g；舌红少苔加二冬各10g；四末不温，腰膝酸软，大便溏薄，脉沉迟加桂附各10g；合并妊娠加寿胎丸；气阴两虚加参麦饮。本方具有清热除湿，通淋利尿，缓急止痛作用，可作为基础方，通治泌尿系感染。

（10）清利化瘀汤

苦参20g，青蒿20g^(后下)，柴胡10g，黄芩10g，连翘30g，白茅根30g，冬葵子15g，王不留行10g，大黄6g^(后下)，牛膝15g，金钱草30g，蛇床子10g，地肤子15g，鸡内金10g，黄芪20g，甘草6g。偏阳虚加仙灵脾20g，菟丝子10g，仙茅10g；偏阴虚加女贞子20g，墨旱莲10g，炙鳖甲10g；气虚明显加太子参20g；膝痛甚者加炮穿山甲10g，乳香、没药各10g。本方具有补益脾肾，清热散结，化瘀通淋作用，适用于脾肾气虚，湿热浊瘀，气化不利之泌尿系感染。

（11）柴莲合剂

柴胡15g，半枝莲20g，石韦15g，白花蛇舌草15g，猪苓10g，赤小豆10g，苦参10g，生地黄15g，甘草梢5g。尿涩痛明显者加黄柏10g，车前子15g；腰痛者加续断10g，牛膝

15g；血尿明显者加琥珀粉 3g$^{（冲）}$，大蓟、小蓟各 20g；小腹坠胀者加青皮、川楝子各 10g。本方具有疏利湿热，益肾通淋作用，可作为基础方，治疗急性期尿路感染。

（12）加减导赤散

金银花 15g，连翘 15g，黄芩 10g，生地黄 15g，竹叶 10g，白茅根 30g，车前草 30g，甘草 10g。兼腰痛加桑寄生 15g；尿痛灼热、尿道口有分泌物加栀子 6g，萆薢 15g；血尿加大蓟、小蓟各 10g。本方具有清热解毒利湿作用，可作为基础方，治疗急性泌尿系感染。

（13）牛膝合剂

牛膝 25g，当归 15g，黄柏 12g，丹参 9g，滑石 20g，赤芍 10g，全虫 9g，车前子 10g，茯苓 10g。水煎服，每日 1 剂。加减法：膀胱湿热加黄芩、蒲公英、野菊花；肾气亏虚加生黄芪、山茱萸、党参；滴虫性阴道炎加苦参、蛇床子。本方具有活血祛瘀，清热解毒，抗菌消炎，利水通淋的作用，可作为基础方，治疗泌尿系感染。

（14）尿路清煎剂

当归、炒栀子、白芍、生地黄、杜仲各 10g，黄柏、泽泻各 15g，茯苓、滑石、金银花各 20g，甘草 6g。本方具有补肾清热作用，可作为基础方，治疗慢性泌尿系感染。

（15）具有抗菌作用的中草药

一般地说，具有清热解毒的中草药都有抗菌作用。如一见喜（穿心莲）、四季青、大黄、金银花、鸭跖草、大蒜、马齿苋、地锦草、曲莲（罗锅底）、夏枯草、萹草、苦参、柴胡、黄芩、黄连、车前子及知母等对大肠杆菌均有抑菌作用。此外，有人认为黄精、金樱根、杜仲、乌柏及桉叶等也对大肠杆菌有抑制作用。本方也可用于泌尿系感染，适用于膀胱湿热证。

2. 中成药

（1）八正合剂　每次 20mL，每日 3 次。适用于膀胱湿热证。

（2）尿感宁冲剂　每次 1～2 包，每日 3 次。适用于膀胱湿热证。

（3）热淋清颗粒　每次 1～2 包，每日 3 次。适用于膀胱湿热证。

（4）石淋通　每次 5 片，每日 2 次。适用于湿热证、尿石症。

（5）五淋化石丹　每次 5 粒，每日 3 次，急性者服用 7 天，慢性者 28 天为一疗程。治疗泌尿系感染。

（6）尿感康胶囊（青岛市中医药研究所提供）每次 4 粒，每日 3 次，用药 6 周。治疗慢性泌尿系感染。

（7）知柏地黄丸　每次 6g，每日 3 次。适用于肾阴虚证。

（8）龟鹿补肾液　每次 1 支，每日 3 次。可用于脾肾两虚证。

（9）补中益气丸　每次 6g，每日 3 次，适用于脾肾亏虚证。

3. 中药针剂

（1）鱼腥草注射液　100mL，每日 1～2 次静脉注射。适用于膀胱湿热证。

（2）黄芪注射液　每次 40～60mL，加入 5% 或 10% 葡萄糖注射液或 0.9% 氯化钠注射液 250～500mL 中静脉滴注，每日 1 次。可用于脾肾两虚证。

（三）西医治疗

1. 一般治疗

目的在于缓解症状，防止复发，减少肾实质的损害。通常应鼓励患者多饮水，勤排尿，以降低髓质渗透压，提高机体吞噬细胞功能，冲洗掉膀胱内的细菌。

有发热等全身感染症状应卧床休息并对症处理。服用碳酸氢钠 1g，每日 3 次，可碱化尿液，减轻膀胱刺激症状，并对氨基糖苷类抗生素、青霉素、红霉素及磺胺等有增强疗效作用，但可使四环素、呋喃妥因的药效下降。有诱发因素者应积极治疗，如肾结石、输尿管畸形等，抗感染治疗最好在尿细菌培养及药物敏感试验指导下进行。

2. 抗生素治疗的一般原则

治疗 UTI 需遵循某些重要的药理学原则，合理应用抗生素并尽量选用对致病菌敏感的药物。浅表黏膜的膀胱感染，要求尿中抗生素的有效浓度要高，才易于治愈，而对血清药物浓度的要求则显得不那么重要。因此，对治疗泌尿道以外的大肠杆菌或变形杆菌感染无效的青霉素，治疗上述细菌所致的膀胱感染却有效。同样，四环素在尿中而不是在血液或组织中，其药物浓度较高，因而可有效地治疗由耐药的革兰阴性杆菌包括绿脓杆菌在内的细菌所引起的尿路感染。

对于深部组织感染的治疗，例如累及肾脏或前列腺的感染，则要求有效的药物浓度能到达受累部位，另外，有效的血药浓度对此类感染的治疗也有利。但对于治疗时是选择杀菌药还是抑菌药，是单一药物治疗还是联合用两种药物治疗更适合则仍需进一步研究，严重感染还是以联合用药为好。通过对实验性肾盂肾炎模型的研究证实，当给予有效的抗生素治疗时，能迅速促进肾内化脓性炎症的吸收，对预防慢性肾盂肾炎疤痕的形成有重要作用。

治疗 UTI 的目的是以最小的花费，最少肾毒性及副作用，最少耐药菌群的产生，达到预防或治疗全身脓毒血症，缓解症状，清除隐匿性感染灶，清除肠道和阴道中的尿道致病菌，防止远期并发症。对不同类型的尿路感染需采取不同的治疗措施以达到上述目的的最佳效果。

3. 各论

（1）膀胱炎

对急性膀胱炎的治疗，多数单位仍给予 3 天的抗菌药物治疗，少数用单剂量 SMZ2g、TMP0.4g、碳酸氢钠 1g，或阿莫西林 3g 一次顿服。

①单剂抗菌疗法

传统的 7～10 日疗法，对于肾盂肾炎的治疗是不足够的，而对于膀胱炎却太长，因与单剂疗法比较，在疗效上无差异。大多数膀胱炎患者经大剂量单剂抗菌治疗后 1～2 天，尿菌就可转阴，因此目前国内外学者均推荐用单剂抗生素治疗无复杂因素存在的膀胱炎。通常用磺胺甲基异噁唑（SMZ）2.0g、甲氧苄啶（TMP）0.4g、碳酸氢钠 1.0g，一次顿取（简称 STS 单剂）。据文献报告 STS 单剂治疗膀胱炎，超过 90% 可治愈。北京大学第一医院选用诺氟沙星 0.6g，一次顿服治疗 30 例膀胱炎，治愈率为 93%，与 6 日疗法的疗效相同。此外，也有报告用卡那霉素 1.0g 肌注或阿莫西林 3.0g 一次顿服治疗膀胱炎。单剂疗法的优点是：1）方法简便，患者易于接受；2）对绝大部分尿感有效；3）医疗费用低；4）极少发生药物副作用；5）极少产生耐药菌株，并且有助于尿感定位诊断。

一般认为，凡无明显发热、腰痛，而以膀胱刺激征为主要表现的尿感，单剂抗菌疗法是最佳选择方案。但必须于治疗后追踪 6 周，如有复发，则多为肾盂肾炎，应给予抗菌药 2～6周。复发患者多数在停药 1 周后复发。单剂疗法不适用于妊娠妇女、糖尿病患者、机体免疫力低下者、复杂性尿感（即尿路有器质性或功能性梗阻因素）及上尿路感染患者。此外，男性患者亦不宜应用此疗法。据国外的经验，这些患者用单剂疗法效果不理想，且易于复发，复发后再给予传统 2 周疗程有时也难以消灭病原菌。因此，对这些患者不应给予单剂治疗。

② 3 天抗菌疗法

据国外的报告和相关经验，采用 STS、阿莫西林或诺氟沙星 3 天疗法对膀胱炎的治愈率与较长疗程治疗相似，但副作用少。其适应证、禁忌证与单剂抗菌疗法相同。对首次发生下尿路感染者可给予单剂疗法，对近来有多次发作者，给予 3 天疗法，后者对于减少再发似有帮助。曾有报告用诺氟沙星 3 天疗法治疗尿感 40 例，总有效率 95%，治愈率 92.5%，其中膀胱炎的治愈率达 100%。应该指出，对仅有下尿路症状群的尿感，应用单剂或 3 天疗法后少部分不能治愈者，再给予更积极治疗亦为时未晚。

如遇再发性膀胱炎，需根据药敏结果行抗生素治疗，疗程如慢性肾盂肾炎。

（2）急性肾盂肾炎

对于急性肾盂肾炎的治疗经历了从长疗程到短疗程、再到长疗程这样一个学术发展过程。前些年较热门的 3 日疗法或大剂量单次治疗方法，已被证明有易复发和转为慢性感染的缺点；既往国内外所规定的"尿路感染必须有足够疗程"的治疗原则重新被广泛应用。

①轻度肾盂肾炎

因引起急性肾盂肾炎的主要细菌是革兰阴性菌，以大肠杆菌为主，因此初发的急性肾盂肾炎可选用复方磺胺甲基异噁唑（SMZ-TMP）2 片，一日 2 次；或吡哌酸 0.5g，一日 3～4次；或诺氟沙星 0.2g，一日 3 次；疗程均为 7～14 天。

②感染严重或有败血症

一般疗程 2～3 周，先给予静脉用药，3～5 日后如症状好转，可改为口服治疗。头孢哌酮、阿米卡星霉素对葡萄球菌、克雷白杆菌、变形杆菌、绿脓杆菌、大肠杆菌的敏感率均在 90% 以上。用法：前者 1～2g，每 8～12 小时 1 次；后者 0.4g，每 8～12 小时 1 次。喹诺酮类药物对变形杆菌、枸橼酸杆菌及克雷白杆菌敏感率在 80% 以上。哌拉西林、氨苄西林、呋喃妥因对 D 群肠球菌 100% 敏感。用法：前二者 1～2g，每 6 时 1 次；后者 0.1g，一日 3 次。

③幼儿感染

新生儿、婴儿和 5 岁以下的幼儿急性肾盂肾炎多数伴有泌尿道畸形和功能障碍，故不易根除，但有些功能障碍如膀胱输尿管逆流可随年龄增长而消失。一次性或多次尿路感染可在肾组织中形成局灶性疤痕，甚至影响肾发育。

近年来主张用药前尽可能先做中段尿细菌培养，停药后第 2、4、6 周应复查尿培养，以期及时发现和处理。

在抗生素治疗的同时，必须寻找并设法祛除可能导致尿路感染的病因，严重感染时需给予支持治疗。

（3）慢性肾盂肾炎

①一般治疗

寻找并祛除导致慢性肾盂肾炎发病的易感因素，解除尿路梗阻，纠正尿路畸形，提高机体免疫功能。有膀胱输尿管逆流的慢性肾盂肾炎按反流性肾病治疗。已有肾功能损害的患者，要注意维持水电解质平衡。有高血压的患者，要降压治疗。

②抗生素治疗

慢性肾盂肾炎的抗生素治疗与急性肾盂肾炎不同，应注意：1）常需 2 类药物联合应用；2）疗程通常 2～4 周；若无效或再发，可行长程抗菌治疗，选用敏感药物 2～4 组，转换应用，每组用药一疗程，疗程结束停药 3～5 天，总疗程 2～4 个月；如仍无效或常复发，可采取低剂量长期抑菌治疗，抑菌疗法的目的在于抑制细菌的生长繁殖，而不要求消灭细菌，有些病例在抑菌疗法后，肾功能可改善；3）积极寻找并祛除易感因素，特别是在抗菌治疗效果不佳或频繁复发时。

③外科治疗

对不易根治的尿路感染，应尽可能应用外科手术纠正尿路梗阻或畸形。术前积极进行抗生素治疗，使菌尿少于 10^3/mL，术后再用抗菌药，以免发生败血症。

（4）无症状性菌尿

无症状性菌尿（asymptomatic bacteriuria）指无泌尿道感染表现，仅偶有些轻度发热、乏力，但多次尿细菌培养阳性，且菌落数 > 10^4/mL。本病多见于成年女性，发生率约为 2%。

无症状细菌尿患者是否需要治疗，目前仍有争议，一般认为有下述情况应予治疗：1）妊娠期间发生的无症状细菌尿。据国外资料，未经治疗的无症状菌尿孕妇中，有 20%～30% 发展为有症状尿感，甚至急性肾盂肾炎，且早产、低出生体重儿的发生率也以未治妇女为高。2）曾出现有症状尿感者。3）学龄前儿童、老年人（> 75 岁）的无症状菌尿的发生率高达 27%，但一般不应用抗菌药治疗，因并不能长久地肃清其菌尿，且治疗与否同死亡率无关。

尿路有复杂情况的患者，多数会有无症状菌尿，一般抗生素治疗不易根治，应先纠正尿路解剖和功能异常，治疗原发病。如发生有症状尿感，则应立即治疗。

无症状性菌尿约半数为膀胱炎，半数为肾盂肾炎，因无尿路刺激征易被患者和医师忽视。应进一步做尿抗体包裹细菌、β_2- 球蛋白及溶菌酶检查，阳性提示尿菌来自肾脏可能性大，按肾盂肾炎给予正规治疗；如属阴性提示尿菌来自下尿路可能性大，可按膀胱炎给予 3 日抗菌治疗。

现综合近年来国内外文献对无症状菌尿的治疗近况做一介绍。

①小儿无症状菌尿

多数学者认为对无症状菌尿小儿宜积极治疗。感染反复发生，尤其是有疤痕形成或膀胱输尿管逆流的患儿，应长期服药预防，可选用复方新诺明（复方新诺明 10mg/kg、甲氧苄啶 2mg/kg，每日 1～2 次）、呋喃妥因 2mg/（kg·d）顿服，长期预防至少要 1 年。

②孕妇的无症状菌尿

孕妇的无症状菌尿需要治疗。治疗同症状性尿感。但对应用短程或长程疗法仍有争议，失败率 10%～40%，单剂量疗法尚未被普遍接受。然而与传统的 10～14 天疗程相比，单剂量疗法仍有副作用少、耐受性好、细菌产生耐药率低、二重感染机会少及所需费用低等优越性，可用于初治患者。若随访发现菌尿持续存在，则应给予 7 天或更长期的抗生素治疗。也有的学者认为应先选用敏感的药物治疗 2 周，然后继续监测菌尿是否复发，是处理孕妇无症状菌尿的有效方法。这些患者于产后 10 周，应做静脉肾盂造影。

孕期抗生素的选用必须十分谨慎，要考虑药物对母体的安全性和对胎儿的影响。青霉素类、头孢菌素类、林可霉素及红霉素均可安全使用。氨基糖苷类易导致肾毒性及耳毒性，喹诺酮类影响软骨发育，可导致胎儿关节病变，呋喃妥因在近分娩时服用可引起新生儿溶血，磺胺类可引起胎儿高胆红素血症和脑核黄疸，甲氧苄啶可能存在致畸作用。上述药物均应慎用或避免使用。四环素能导致孕妇急性脂肪肝及胎儿畸形和牙齿发生棕黄色色素沉着，氯霉素能造成新生儿灰婴综合征，应禁用。

③产后无症状菌尿

产后无症状菌尿的发生率在刚刚分娩后约为 17%，但 3 天后很快降至 4%，分娩过程（包括用导尿管）引起的这一类菌尿，大多数能被机体自然清除，故处理不同于妊娠期无症状菌尿，不必做预防性抗感染治疗。但亦有认为导尿后还应做抗感染治疗。

④老年人无症状菌尿

由于老年人发生药物副作用的机会较多，有学者认为无症状菌尿对肾功能影响不大、菌尿又不稳定者，权衡利弊，以暂不治疗为妥。据报道，老年人（＞75 岁）无症状性菌尿的发生率可高达 27%，但一般不予治疗，因治疗并不能长久地清除菌尿，不易根治，且治疗与否与死亡率无关；但有的学者则认为，老年人无症状菌尿若不治疗，其中约 1/3 的患者将在 1 年内发生急性尿路感染。另外，由于老年患者的无症状菌尿由大肠杆菌引起者较少，数种微生物混合感染的发生率较高以及耐药菌株（约占 75%）更常见而有别于其他人群，如不予治疗，变形杆菌、克雷白杆菌等分解尿素的细菌感染将显著增加，而上尿路及膀胱的鸟粪石样结石的产生与之有很大关系，故应予以治疗。可服用氧氟沙星 0.2g，每日 2 次，或用诺氟沙星、复方磺胺甲基异噁唑、阿莫西林、呋喃妥因等，连服 3 日为 1 疗程。一般认为，无论有无症状，凡是首次发现菌尿的患者，均应给予单一疗程的抗生素治疗。大多数研究发现，由于老年人尿感的复发率和再感染率较高，因此，对无症状菌尿者长期维持应用抗生素治疗是不必要的，并不能使复发率或病死率减低。

⑤肾病综合征与无症状菌尿

对激素低敏感或不敏感的肾病综合征患者，应注意是否伴有尿路感染，每例都应做中段尿培养，以期能早期发现或确诊是否有隐匿性尿路感染存在，以便能及时治疗。不少对激素低敏感或不敏感的肾病综合征患者，在激素维持原剂量的情况下，尿路感染治愈后肾病综合征亦随之缓解，提醒临床医师要警惕肾病综合征伴无症状菌尿，不要盲目加大激素用量，造成恶性循环。肾病综合征合并无症状性菌尿未进行细菌清除时，疗效及激素的敏感性均低于细菌清除后。因此，肾病综合征而合并无症状性菌尿不应忽视，应彻底治疗。

综上所述，对小儿及妊娠期无症状菌尿应积极给予治疗，但对孕妇抗生素的选择应取十分谨慎的态度，避免其对母体及胎儿的影响。对首次发现的老年人无症状菌尿，应给予单一疗程的抗生素，而不需要长期维持使用，并可适当选用中药方剂，对改善患者的全身状况有一定帮助。对肾病综合征患者应注意是否伴有无症状菌尿，一经发现，应积极治疗，这样有利于肾病综合征患者的康复。

（5）无菌性尿频 – 排尿不适综合征

以尿频、尿急、尿痛或排尿不适为主要表现的患者中，约 2/3 为有意义细菌尿，而另 1/3 患者虽有尿感症状，但尿常规正常，多次尿细菌培养阴性，这些应归于无菌性尿频 – 排尿不适综合征（又称尿道综合征），可能与尿路局部损伤、个人卫生、对某些物质如衣服染料过敏以及妇科疾患有关。故应仔细询问病史，并做有关检查，然后给予相应治疗。如对内裤等过敏应避免使用，如因妇科疾患所致则应给予妇科治疗。有部分患者有明显的心理因素，可用安定 2.5mg，每日 3 次。本病抗菌治疗无效，对症状明显病因未明者，可行膀胱区超短波理疗和中药随症加减治疗，有一定疗效。

4. 尿路感染的局部治疗

反复发作非梗阻性尿路感染，尤其是顽固不愈的慢性患者，采用全身给药效果不理想时，可考虑采用局部疗法。

（1）膀胱内药液灌洗法

膀胱内药液灌洗法治疗顽固性尿路感染已有 30 年历史。Goldschmidt 等应用乙烯二胺四醋酸溶菌酶冲洗膀胱来治疗顽固性绿脓杆菌性尿路感染，8/12 例治疗后完全灭菌。具体方法是将 0.12% EDTA–tris 溶液 100mL 和 0.05% lysozyme–tris 液 100mL 混合，将 pH 调节到 8.0，取混合液 100mL 滴注入膀胱，30 分钟后排出，如此反复灌洗 3 小时。Boutros 等对尿路感染患者采用 0.2% 新霉素液 100mL 作膀胱内滴液，结果 20/36 例灭菌而无复发。

（2）输尿管导管药液滴入法

证实为肾盂肾炎而顽固难以治愈者，可采用此法治疗。在膀胱镜下插入输尿管导管直至肾盂，采用 0.2% 新霉素或卡那霉素溶液反复滴注，使用 3～5 天，可取得良好疗效。

（3）调节尿液酸碱度

磺胺药和氨基糖苷类抗生素在碱性溶液中抗菌作用增强，四环素类及孟德立胺则在酸性溶液中抗菌作用增强，链霉素及庆大霉素在尿液 pH8.0 时较 pH6.0 时抗菌作用增强 67 倍及 20 倍。因此，注意调节尿液酸碱度可增强疗效，提高治愈率。

（四）中西医结合

1. 结合要点

尿路感染是一种常见病，多发病。但由于目前在治疗中存在一些问题和患者不够重视，致使本病的复发率高和病情迁延加重，甚至导致尿毒症的发生。主要的问题：用药前不做必要的细菌学检查，盲目使用抗生素，疗效不好，频繁更换；又因担心抗生素的毒副作用，不能科学地坚持用药，治疗不彻底，造成该病迁延未愈；也有治疗后不强调追踪复查，满足临床症状的好转，致使许多菌尿未转阴的患者得不到继续治疗；也确有不能耐受抗生素毒副作用而被迫停药，而转求中医中药治疗。故目前大多采用中西医结合方法，可取长补短，大大提高临床疗效，并能缩短疗程，减少抗生素的毒副作用和耐药性，防止复发和并发症的出现。

（1）急则治标，抗菌治疗为主

急性膀胱炎、急性肾盂肾炎、慢性肾盂肾炎急性发作应以控制症状、抗菌治疗为主，针对性使用中西药，可以提高疗效，缩短疗程。在急性期中西药治疗本病均有较好的疗效，但治疗不彻底，常可形成慢性、隐匿性，导致今后反复发作。在此中西医结合治疗，可相互配合，取长补短，常取用西药之抗生素，尤其是尿培养阳性，对细菌敏感的抗生素，以杀灭或抑制细菌，控制病理变化，以中药清热通淋为辅，清热解毒药可助西药抗生素一臂之力，而利水通淋之药则发挥清洁泌尿道作用，有助于病理的修复。有时，用强有力的抗生素后，单用利水通淋的中药，也起到协同作用。

（2）缓则治本，以中药治疗为主

对慢性疾病，尤其是肾盂肾炎反复发作者，西药抗生素很多已不敏感，有的产生抗药性，因此主要采用中药以提高机体免疫功能，亦有一定的清热解毒、利湿通淋作用，有利于患者的康复。《诸病源候论》云："诸淋者，肾虚而膀胱热故也。"说明尿路感染的部位在肾与膀胱，其病邪为湿热。肾虚而感受湿热之邪是发生尿路感染的根本原因。在急性阶段以邪实湿热为主，湿热之邪耗伤气阴，出现肾虚征候。此时用药，以补为主，但不宜滋腻，中药应选用黄芪、党参、白术、女贞子、旱莲草等。并在补肾的基础上，适当地加用2～3味清热解毒中药如凤尾草、白花蛇舌草、土茯苓、败酱草、蒲公英、金银花等。或适当配合抗生素如呋喃妥因等，药物用量要足，只有药物浓度高时，才有一定的抗病原体作用，并促使吞噬细胞数量增加及吞噬功能增强，对菌尿阴转有一定作用。这样中药治本，以达到缩短疗程，巩固疗效，避免西药的毒副作用和耐药性，并可防止或减少肾功能衰竭的并发。

（3）标本兼治，中西医治疗并重

对于一些病情复杂的患者，往往在原发病上又继发泌尿系感染（如前列腺肥大），也有泌尿系感染又继发其他疾病，或同时合并多种疾病者，可采用中西药并用的治疗方法，各自发挥其优势，如西药抗感染治疗，中药益肾培本，调理整体；或健脾和胃，调理饮食；或益气固表，增强免疫等。同时可以结合中药高位结肠灌注法、穴位外敷法、脐疗法等，均能起到良好互补作用。

（4）辨病与辨证

尿感急性发作时主要是细菌入侵，临床主要表现为湿热证，多用清热解毒利湿治疗。尿感的病理过程是充血，水肿，炎性细胞浸润，纤维组织增生，疤痕形成。根据中医对本病的认识，认为尿感的病理过程符合"血瘀"概念。活血化瘀中药有抗凝、抗炎、促进纤维组织吸收的作用，常用桃红四物汤加壮腰健肾丸。中医对尿感反复发作者认为其根本原因是正气不足，气阴两虚，抗邪无力，用补益中药能提高机体抗病能力和免疫功能。经临床研究证实，许多中药并无抗菌作用，主要靠扶正固本，而达到控制细菌感染的目的。如选用补中益气汤、六味地黄丸、知柏地黄丸等。从而归纳尿感治疗思路，可考虑在西药抗菌药物治疗的同时，结合中医分型论治，目前大多分为湿热、阴虚、气虚三型，分别治以清热利湿、滋补肾阴、益气补肾。也可按病程分期论治，以急则治其标，缓则治其本为治疗原则。亦可自拟一张基本方为主，订出加减原则，参各家经验方及个人临床经验，方可达到良好的临床效果及标本同治的目的。

2. 方案选介

（1）中西医结合治疗泌尿系感染的探讨

丁氏经大量的临床资料研究表明，采用中西医结合的方法治疗本病比单用中药或西药疗效好。实践证明，西药抗生素治疗本病（主要是急性发作期），对控制病情、缓解症状确实比较迅速，但复发率较高。而中药治疗对控制症状，调整全身情况，改善机体状态较佳，疗效持久而稳定，毒副作用小，且可缓解和纠正抗生素引起的毒副作用，但中药尿培养细菌转阴率、尿中白细胞的消除不够理想，急性发作期控制尿路刺激症状所需的时间较长。可见二者各有所长，若相互配合应用，则能提高疗效。因此，从临床角度出发，寻求本病的辨证规律，并借助现代医学检测手段和方法，探讨辨证的客观指标，为中西医结合诊治本病提供客观依据是十分必要的。今后应加强这方面的研究工作。

（2）输液后利尿加中药治疗尿路感染合并上尿路结石

孙氏等报告66例尿路感染合并上尿路结石，患者入院后随机分为两组，双盲法对照，甲组常规按药敏选用抗生素静滴3天，加用通淋排石合剂，主要成分为：三棱、莪术、石韦、皂刺、滑石、青陈皮各10g，金钱草、海金沙各15g；乙组将药敏抗生素加入平衡液1500～2000mL静滴，一般在3～4小时内滴完后立即静注呋塞米20～40mg，5～7日为一疗程，同时内服上述中药煎服。结果：两组比较有非常显著统计学差异（$P < 0.01$）。两组63例伴肾盂积水（甲33例、乙30例），三周内消失60例。尿路刺激症状、血尿、腹痛缓解率两组比较无显著差异（$P > 0.05$）。在讨论中谈到，叶任高追踪19年46例尿感患者约半数有反复发作，多合并有尿路梗阻或畸形。孙氏收治486例尿感患者有66例合并上尿路结石，结果显示输液后利尿加中药通淋排石剂治疗感染性上尿路结石，既能迅速控制尿路刺激症状，又可有效地解除尿路梗阻，近期疗效良好，且副反应少。

（3）用泌炎清热汤为主治疗尿路感染

唐氏用泌炎清热汤为主治疗尿路感染160例，药用黄柏、栀子各15g，厚朴、萹蓄、瞿麦各10g，生地黄、金钱草各20g，紫花地丁、蒲公英、丹参、白花蛇舌草、车前草、白茅根各 30g。便秘加大黄。日 1 剂，水煎，每 4 小时 1 次。发热者用柴胡注射液 4mL 肌注。治疗 3 日无效者改用西药常规治疗。复发者加用巩固治疗：复方新诺明每晚服 1 粒，用 3 ～ 6 个月，同时嘱患者休息，多饮多排尿，忌房事，注意个人卫生。结果：均获痊愈。

（4）用诺氟沙星胶囊配合中药五味消毒饮治疗成人泌尿系感染

苟氏等用诺氟沙星胶囊配合中药五味消毒饮治疗成人泌尿系感染 70 例，治疗方法：诺氟沙星胶囊每次 200mg，每天 3 次口服；同时服用五味消毒饮加味：金银花 15g，蒲公英 15g，紫花地丁 20g，野菊花 6g，连翘 6g，紫背天葵 12g。发热者加黄芩、黄连各 6g；腰痛者加怀牛膝 3g；小便频数甚者加滑石 20g。每天 1 剂。用药期间忌食辛辣食物，注意个人卫生。结果治疗 11 天后观察组临床症状消失 69 例（98.5%），查尿常规正常 67 例（97.71%），尿细菌培养转阴 53 例（91.37%），平均治疗时间 6 天。

（五）其他治疗

1. 针灸治疗

（1）取肾俞、小肠俞、膀胱俞、三焦俞、曲泉、三阴交，毫针刺，用泻法，留针 20 分钟，每日 3 次，10 次为 1 个疗程。适用于膀胱湿热证。

（2）取肾俞、膀胱俞、脾俞、足三里，毫针刺，用补法，留针 20 分钟，可加灸，每日 1 次，10 次为 1 个疗程。适用于脾肾两虚证。如偏于脾虚者加灸中脘，刺公孙、隐白；偏肾虚者，加灸命门、关元，刺三阴交、章门。

（3）袁氏用温针灸治疗中风后无症状性菌尿，治疗方法：选取肾俞、膀胱俞，均双侧取穴，用温针灸，每天治疗 1 次，治疗 6 天后休息 1 天，连续治疗 4 周，并追踪 1 个月后评定疗效。治疗结果：68 例患者痊愈 40 例，占 58.82%，好转 22 例，占 32.35%，无效 6 例，占 8.82%，总有效率 91.17%。

（4）耳针取肾、膀胱、枕、肾上腺、下脚端、神门、输尿管等耳穴，每次选 2 ～ 4 穴，毫针刺，强刺激，留针 20 ～ 30 分钟，每日 1 次，10 次为 1 个疗程。适用于各型淋证。

（5）皮肤针取三阴交、曲泉、关元、曲骨、归来、水道、腹股沟、夹脊（14 ～ 21 椎），用皮肤针自上而下，或自下而上循经叩打，以皮肤红润为度。适用于劳淋。

（6）头针取左侧胸腔区与生殖区中点、左侧感觉区，毫针刺，中等刺激，留针 30 分钟，每 5 分钟行针 1 次，每日 1 次，7 次为 1 个疗程。适用于各型淋证。

2. 拔罐疗法

王氏选用赐福拔罐，取穴中极、水道、阴陵泉，肾虚加肾俞，热盛加委中点刺放血及拔罐，湿重加复溜，气虚加气海，每次 10 ～ 20 分钟，每日 1 次。结果痊愈 12 例，显效 13 例；有效 4 例，无效 1 例，总有效率 96.67%。

3. 外洗法

黄氏以黄连、苦参、蒲公英、金银花、冰片、防风、蛇床子、土茯苓煎水外洗，配合内服清热利湿通淋中药，治疗热淋 32 例；窦国祥等对尿感反复发作与性生活密切相关且内服药效差者，以苦参、土牛膝、土茯苓、黄柏、蛇床子、枯矾煎水坐浴，每日 2 次，均获良效。

4. 膀胱冲洗法

史氏对尿路绿脓杆菌感染，在服中药的同时，适时冲洗膀胱。李廷霞等以黄连 30g，黄柏、黄芩各 20g，栀子、白花蛇舌草各 15g，煎水灌洗膀胱，治疗顽固性尿路感染 12 例，治愈 9 例，显效 2 例，无效 1 例，总有效率 91.67%。王玉丽等则独以瞿麦 15g，萹蓄 15g，蒲公英 15g，黄连 6g，肉桂 5g 水煎，过滤，装瓶消毒后，每日冲洗膀胱 1 次，治疗截瘫患者尿感 7 例，均获痊愈。

5. 敷贴疗法

莴苣菜 1 握，黄柏 100g，两味混合，捣绒如膏，取药膏如枣大，放胶布中间，敷贴神阙、小肠俞、膀胱俞，每穴 1 张，每日换药 1 次。适用于膀胱湿热证。

6. 熏蒸疗法

白豆蔻、砂仁、胡椒、川椒各 30g，共为末，装入小布袋内，以好烧酒熬至滚热，冲入布袋内，对准尿道口熏之，每日 1 次。适用于脾肾两虚、湿热内蕴证。

7. 熏洗疗法

瓦松 60g，水煎，取药液 1000mL，入盆，熏洗少腹及阴器，每日 1 次。适用于膀胱湿热证。

8. 药浴疗法

（1）淋浊洗剂：生大黄 30g，防风、大青叶、川椒、艾叶各 12g，煎汤洗浴阴部，每日 2～3 次，12 周为 1 个疗程。用于各种淋证的辅助治疗。

（2）大莱菔煎：大莱菔 100g，生、熟大黄各 15g，黄柏 12g，向日葵根 15g，水煎温洗阴部，每晚 1 次，1 周为 1 个疗程。适用于膀胱湿热证。

9. 推拿疗法

（1）先用拇、食指提拿小腹部肌肉，后用掌摩之；继用拇指按揉膀胱俞、肾俞、肺俞、太溪，重点为阳陵泉、三阴交；最后掌按背部，重点为膀胱俞、肾俞、腰骶部。适用于热淋。

（2）先掌按小腹部，重点为关元、中极、气海、水道；继用拇指按揉足三里、三阴交；最后掌擦腰背部，重点为气海俞、膀胱俞。适用于气虚淋。

10. 气功疗法（静坐导引功）

平坐在凳上或椅上，两脚分开，与肩同宽，脚尖向前，大趾、二趾微微内扣按地，小腿垂直，大腿平，大小腿夹角成 90°。臀部坐在凳、椅的前 1/3，上身平直，头部的百会与臀的会阴穴成一垂直线，使督脉、任脉气血通畅。双目平视、微闭，两手自然地放在大腿上离膝盖一拳头处。头、颈、肩、肘、腕、腰、胯、膝、踝关节放松，做到全身各部均放松。强调顺其自然，轻松舒适，消除紧张状况，摆脱一切外来不良刺激。收功后，有如深睡初醒，全身轻松精神爽快。每日练功 4 次，每次 40～60min。适用于淋证体虚者。

11. 理疗

（1）超短波疗法

①肾区：适用于急、慢性肾盂肾炎。方法是将两个板状电极置于肾区，即肋膈角与肋腰

角之间的区域，前后对置，用至微热量。每次 10 ～ 15min，每日 1 次，5 ～ 10 次为 1 疗程。急性期伴高热时剂量不宜过大。

②膀胱区：当膀胱刺激征明显时，可将电极置于下腹膀胱区，前后对置；或一个电极置于肾区，另一个电极置于下腹膀胱区，即斜对置。剂量、时间同上。

（2）微波疗法

此法适用于慢性肾盂肾炎。方法是以圆形辐射器置于肾区，距离 10 ～ 15cm，剂量50 ～ 100 瓦。每次 5 ～ 10min，每日 1 次，10 次为 1 个疗程。

（3）红外线和 TDP 疗法

肾区照射法，用至温热量。每次 20 ～ 30min。用于慢性肾盂肾炎效好。

（4）紫外线疗法

对于反复发作的慢性肾盂肾炎无肾功能不全的患者，采用肾区紫外线照射，有一定的治疗作用。其剂量可用 Ⅰ ～ Ⅱ 级红斑量，每日 1 次，5 ～ 10 次为 1 疗程。

（5）蜡疗

温热作用可改善肾脏血液循环，并能增强药物的消炎作用。方法是用蜡袋或蜡饼敷于双肾区。每次 30min，每日 1 次，15 次为 1 疗程。

（六）专家诊疗经验

1. 骆继杰诊疗经验

（1）本病主要隶属于中医"淋证"，淋证有"五淋"之分，其病理虽都是邪侵正虚之变，但具体病机则有所差异。因此在本病明确诊断后，尚须进行五淋之识别。在五淋中尤以热淋、气淋多见。热淋是以邪实为主，气淋则是气化功能障碍所致，其中又有气郁、气虚之分，故辨病与辨证相结合，从客观的诊断到微观的分辨，详察细审有助于具体治则的拟定与方药的择取，尤其是在急性期更应详察，则可减少后遗症贻成慢性迁延之疾。

（2）本病在急性期，不论是初患之泌尿道感染，或是慢性泌尿道感染之急性发作，临床大都以下焦湿热为主要证候。治宜清化下焦湿热为主，邪去则正安，此时不必顾虑其是否有虚证的存在，即使是老年体弱者，只要体质允许，仍可宗"实则泻之"之法，以祛邪为主。然而在急性症状缓解之后，则应考虑到邪、正两方面。对邪毒而论，因其病在下焦，热与水结，湿热常缠绵难解，症状虽已消失，但湿热未必全清，尚有苔腻薄黄或黄白相间之见症，故清解之药尚须坚持服用 10 天到半个月，以免留有后患；对正气而言，若已见有正虚的征象，则应适当加用固肾之药，以复其正气。若无正虚征象，则待症状全面消除后也可用六味地黄丸调服，以巩固之。

（3）本病临床虽以尿频、尿急为主要见症，但其病机主要是膀胱气化不利，在邪盛之期是湿热阻滞而使气机郁滞，在正虚之期是肾气蒸化失司，均是气机之故障。故在治疗时，不论正虚邪实，始终要把握利水通淋，助其气化的治则。以通利为治疗本病的基本原则，即使在肉眼血尿之际，也不可盲目采用固涩之法。因通利之法，对邪而论是一种祛邪外出之术，对正而言，则是益助气化之策，所以通利之法似有修于"肾主封藏"的理论，但对本病而言则是祛邪扶正双方兼顾之法，也是本病治疗中的特色，不可不察。

2. 徐嵩年诊疗经验

徐氏提出治淋四要：

（1）论治需辨证与辨病相结合

他指出，热淋属于泌尿系感染；石淋属于泌尿系结石；血淋可见于泌尿系感染、前列腺炎、泌尿系结石、乳糜血尿等；膏淋属于乳糜尿；劳淋属于乳糜尿、慢性前列腺炎等。故应掌握辨证与辨病及其治疗关系。

（2）"治淋需选择药"

治疗淋证，除清热、利水、通淋外，各类淋证还应选择某些经验药物配伍，如玄明粉、鸡内金，治石淋；琥珀粉、牛膝治血淋；鹿角霜、淡秋石治膏淋；黄芪、党参、升麻治劳淋（气淋）等。

（3）"需重利尿祛邪"

常用而有效的利尿药有石韦、车前子、猪苓、滑石、牛膝、泽泻等。其中石韦还可改善蛋白尿；车前子能改善肾功能；牛膝有促进平滑肌蠕动的作用。

（4）"需注意升提肺气"

在治疗时若急性期热退，尿常规好转，而膀胱刺激症状无明显改变者，可用升麻、党参、桔梗等以升提肺气，通调水之上源，对改善膀胱刺激症状，促进膀胱气化，加强利尿作用，有明显效果。

3. 麻瑞亭诊疗经验

麻瑞亭指出"治淋达药白檀香与桉树叶"。白檀香有较强的杀菌消炎功能，经 40 年的临床实践证明，本品消除尿道灼热感甚良。并进一步发现，其对尿中红白细胞之消除甚效，常与半枝莲配伍，急性者用药 10 余剂即可收效；慢性者 20 余剂即效。但对金黄色葡萄球菌感染者无效。故又将桉树叶试用于临床，证明其有杀灭金黄色葡萄球菌之功效，恰能补白檀香、半枝莲之不足，故三者配伍用，疗效甚佳。查诸家本草，多善白檀香为芳香辟秽之品，而不载其利尿调血功效。桉树叶用量不可过大，以 3～6g 为宜，临床证明，过用因其兴奋作用而致心慌心悸，并因其有通经发表之作用而汗出。

4. 万文谟诊疗经验

万文谟指出"清利宜彻，当慎苦寒"。淋证的临床表现，以小便频数短涩、滴沥刺痛为主。急性阶段多见湿热蕴结下焦证候，故清热利湿为治疗大法。如尿路感染，常在清利以后症状明显缓解，但若停用清利过早，病情反复较大，检查患者尿液，往往有脓、白细胞等物。吴鞠通《温病条辨》指出"治外感如将"，有祛邪务尽之意，用于本病以彻底清除病灶，防止复发，有一定的指导意义。另一方面，选择高效药物，避免大剂苦寒，也是应该留意的。鱼腥草、白花蛇舌草、凤尾草、石韦、滑石、土茯苓、忍冬藤等药物有较好的清热解毒、利尿通淋之功，有的还有止痛、止血、排石、消肿、抗菌、抗病毒等作用。其中滑石是较好的渗利之品，每遇溺窍涩痛不利的患者，屡用屡解。《本草纲目》云："滑石利窍，不独小便也，上能利毛腠之窍，下能利清原之窍。"《医学衷中参西录》认为滑石"无论汤剂丸散，与脾胃相宜"。这些论述，验之临床是可信的。

5. 苏万方诊疗经验

苏氏认为治淋着眼于"热"，治从三焦。

（1）肃肺泻心，清水之上源

明·王肯堂认为："初起之热邪不一，其因皆传于膀胱而成淋，若不先治其所起之本，止从末流胞中之热施治，未为善也。"并善用清心导赤、肃肺利水之法治淋。肺主清肃，通调水道，素有肺为水之上源之称。肺热则清肃失司，水道不利故尿涩、尿短、尿频，心与小肠相表里，心火旺则移热于小肠，分清泌浊之机不行而有尿短、尿赤及排尿灼痛等症。治疗尿路感染属膀胱湿热者，症见小便不利、尿频、尿急、尿痛，《丹溪心法·淋》云："心清则小便利。"肃肺通淋，多用桑白皮、黄芩、杏仁、桔梗、金银花、知母；清心通淋，多用甘草梢、竹叶、生地黄、连翘、琥珀粉。

（2）清热利湿，澄水之下源

膀胱居于下焦，湿热毒邪极易侵犯，水热互结，致使气化不利，水道不畅而发为淋证。以黄柏、地锦草、萹蓄、石韦、泽泻、蒲公英、半枝莲、鹿衔草、红藤、赤小豆、车前子、鸭跖草、滑石、山栀等清热利湿、利尿通淋。

（3）益气升清，调水之中源

治水肿之病，人多重视健脾益气，而治淋证则多忽视之。如《丹溪心法·淋》中谓：淋证"最不可用补气之药，气得补而愈盛，水窦不行，加之谷道闭遏，未见其有能生者也"。今后世医者望而生畏。观淋证日久之人，必有气虚，临床多见肢倦乏力、少气懒言等症，此时不只可用补气药，还可以补中益气为主。《灵枢·口问》指出："中气不足，溲便为之变。"徐灵胎亦指出："治淋之法，有通有塞，要当分别。"脾主运化水湿，脾失健运可影响水之代谢，临床常选用黄芪、党参、白术、茯苓、山药、太子参等补中益气之品。并十分重视气机的升降关系，认为淋证日久不愈，浊邪留恋久而不降，缠绵不去，则可导致清阳不升，出现下身坠胀、排尿不尽、咳引尿出等症状。因此每在益气降浊的同时加用升清之药如柴胡、升麻等。

（4）养阴生津，补肾之亏损

淋证既由热邪所致，热则伤阴，若再频投大剂利尿化湿之品，势必耗伤阴液，此时补养阴津尤属必要。然淋证多为热与水湿互结，湿性黏滞，故只宜清养，故应选用石斛、北沙参、鲜芦根、鲜茅根等滋而不腻之品。又肾主五液，主大小便，肾与膀胱一脏一腑，相互表里，膀胱邪热势必影响到肾阴，故必要时可加用知柏地黄丸，补泻兼施，通涩并用，能补肾清热，实为治疗淋浊经月积年不愈，肾阴不足之良剂。

5. 姚正平诊疗经验

（1）关于巩固疗效问题

根据"急则治其标，缓则治其本"的原则，在泌尿系感染急性发作期之后，即症缓解、尿检仅有几个红、白细胞时，不可停止治疗，应转入治本阶段，即以补肾为主，佐以小量解毒，以巩固疗效，减少复发。这是一个不可缺少的阶段，往往被临床所忽视。常用处方：生地黄 15g，五味子 9g，山药 12g，当归 12g，败酱草 15g，赤小豆 15g，枸杞子 12g，菟丝子 12g，金樱子 15g，狗脊 12g，贯众炭 15g，续断炭 15g，车前草 15g。

（2）关于消炎退热问题

急性发作期常有恶寒战栗，旋即高热。目前虽有多种抗生素消炎药，因反复发作或耐药菌株的增多等原因，效果不够满意，有些患者高热持续不退，或急性期过后留有低热现象长期不消失。在这方面有过经验，如以往曾用清热解毒、利湿通淋、滋阴清热等法效不理想；又按寒热往来之少阳证以小柴胡汤加味，疗效也不好；最后转到"抑菌"观点，从实验室中找到了一些有抑菌作用的药物移用在人身上，也不显效。在阅读汉代《伤寒论》中发现几个退热方剂，如麻黄汤、白虎汤、小柴胡汤等都是通过调整机体内部抗病能力，祛邪外出达到退热目的。后人所用的人参败毒散、荆防败毒散治疗高热也是通过调整机体扶正祛邪，虽用"败毒"二字，方中并无解毒药物，同样治疗了病毒或细菌感染的急性热病。于是我们试用荆防败毒散中的四味主药即柴胡、防风、芥穗、薄荷治疗并发高热者，起初只用一般剂量，仅对体温不高者有效，大冷大热者不够理想，后来在实践中逐步摸索改用现在的剂量，不仅治疗可靠有效，而且并无大汗及其他副作用。

（3）关于恶心呕吐问题

在泌尿系感染中以及在治疗肾炎的过程中，都可以遇到恶心、呕吐问题，它不仅影响饮食、用药，更能使病情复杂和严重化，必须优先尽快处理，为下一步治疗创造条件。从中医"湿浊上泛，胃失和降"的理论出发，采取和胃降逆，升清降浊的法则。用小半夏加茯苓汤治疗，可使恶心呕吐缓解。处方：茯苓 9g，法半夏 30g，生姜 9g，陈皮 6g，炒麦芽 24g，炒稻芽 24g，伏龙肝 60g 煎汤代水煎药。煎出药量不可太多，吐重者用小匙少量频服。此方对神经性呕吐、中毒性呕吐等均有一定疗效。

6. 赵锡武诊疗经验

赵锡武认为，治疗本病需从下焦膀胱湿热论治，兼顾肾之阴阳虚损投药。肾盂肾炎多属于中医"淋证"范畴。本病多从下焦膀胱湿热论治，兼顾肾之阴阳虚损投药。急性期或慢性期急性发作时，多按下焦湿热施治，若见发热恶寒、尿痛、尿急、脉滑数、舌质红苔黄腻者，投予八正散合地肤子汤。《太平惠民和剂局方》之八正散具有泄热通淋之功用；《济生方》之地肤子汤适用于下焦湿热，小便黄赤不利。取本方之地肤子、升麻参合八正散加减，临床往往可获得较好效果，若尿内红细胞较多或见明显血尿者，常选用猪苓汤加血余炭、藕节、蒲黄、生地黄、益母草等。肾盂肾炎久治不愈、转为慢性期多有阴损及阳，此期宜辨证与辨病相结合，以清热邪为主，配合扶正。表现阳虚象，宜扶阳祛邪，猪苓汤合附桂八味地黄丸加生黄芪、沉香。若阴虚火旺显热象时，可用滋阴降火之法，方用知柏地黄汤加解毒消肿之品，可分别选用猪苓汤加金银花、生地黄、蒲黄或当归芍药散加白茅根、车前草。

（七）研究现状

1. 辨证论治研究

张永红等在总结了 1985～1990 年中医药治疗尿路感染的文献后，将其归纳为 5 个类型：膀胱湿热型，多以八正散加减；肝胆郁热型，以龙胆泻肝汤合柴苓汤加减；三焦湿困型，以三仁汤加减；肝肾阴虚型，以知柏地黄汤加减；脾肾阳虚型，以补中益气汤、菟丝子汤或右归丸加减。共统计了 406 例患者，结果治愈 301 例，好转 87 例，无效 18 例，总有效率 94.12%。

李春新根据临床表现，将本病分为湿热型，以八正散加减；脾虚型，以参苓白术散加减；肾阳虚型，以右归丸加减；肾阴虚型，以知柏地黄汤加减。共治疗尿感 53 例，完全治愈 41 例，近期治愈 7 例，无效 5 例，总有效率 90.57%。

曾立言将尿感急性期分为膀胱湿热型，以八正散加减；少阳郁热型，以小柴胡汤合八正散加减；慢性期分为脾肾气虚、余邪未清型，以补中益气汤加清热利湿药；肾阴亏虚、湿邪留恋型，以知柏地黄汤加清热利湿药；气滞血瘀型，以血府逐瘀汤加健脾益气药。共治疗尿感 93 例，治愈 69 例，好转 12 例，无效 12 例，总有效率 87.1%。

戴恩来总结刘宝厚教授经验，将急性尿感和慢性尿感急性发作期分为膀胱湿热型，以八正散加减；肝胆郁热型，以小柴胡汤加减；将慢性尿感分为气阴两虚、湿邪留恋型，以参芪地黄汤加减；脾肾阳虚、余邪未清型，以济生肾气汤加减。并在各型中加入活血、抑菌中药，以提高疗效。

2. 治法研究

（1）清热解毒法

从近年治疗尿路感染的临床报道来看，多数医家均重视清热解毒药物的应用。如魏贤芳用菊葵汤（鲜野菊 100g，鲜龙葵 100g），刘朝臣用五味消毒饮，方松春用加味白头翁汤（白头翁、秦皮、黄连、黄芩、黄柏、大黄、半枝莲、蒲公英、车前子），黄熙理用加味清淋汤（金钱草、生地黄、石韦、白花蛇舌草、栀子、车前子、竹叶、黄柏、琥珀、甘草梢），治疗尿路感染均疗效良好。黄星垣等指出，在辨证基础上，加重清热解毒药物，则菌尿转阴率可望明显提高。现代药理研究亦证明，凡清热解毒药物，无论在体内外，均有直接杀菌或抑菌、抗病毒或提高免疫的作用。张永桢等以清热解毒法为主治疗泌尿系感染，结果表明：清热解毒法为主治疗组与传统的中药治淋法（八正散加减）结合西药治疗的对照组相比疗效有显著性差异（$P < 0.01$）。提示以清热解毒法为主治疗泌尿系感染优于西药和传统的中药治淋法。进而认为感受热毒之邪是本病的主要原因，而且热邪在本病全过程中均存在，因此清热解毒法是在本病治疗时贯穿始终的法则。一般处方选八正散，但八正散中的清热解毒的药味数太少，只有栀子、大黄两味配以甘草梢清热泻火，方中绝大多数用的是通淋利湿药。既然本病是热毒为患，就应抓住主要矛盾，以清热解毒为主，利尿只是给热毒之邪以出路，应把利尿作为辅助治疗。

（2）活血化瘀法

裘诗庭自拟凉血祛瘀汤治疗急性尿路感染（基本方为生地榆、制大黄、白茅根、萆薢、瞿麦、石榴皮、黄柏、牡丹皮、石韦、白槿花、琥珀、甘草）168例，结果痊愈率80.3%，总有效率95%，明显优于诺氟沙星对照组（$P < 0.05$）。他认为淋证初起，湿热固为病因，但湿热多侵入血分，以致血热妄行，血溢成瘀。临床症状中急性尿路感染患者尿中常出现大量红白细胞。因此治疗中重用凉血行瘀法并结合清热利湿法，提高了疗效。提示凉血行瘀的中药对感染导致的凝血机制紊乱有良好的治疗作用。王春璞等以活血化瘀法（方药：益母草、王不留行、牛膝、生地黄、熟地黄、灯心草、车前子、泽泻）治疗慢性泌尿系感染74例，结果2年以上无复发者69例，有5例患者复发间隔时间延长，发作时症状轻微，有效率100%。

（3）益气养阴法

于福年等观察益气养阴兼清利湿热法对慢性尿路感染（劳淋）患者尿SIgA的影响，指出：本病发病机理复杂，由于广谱抗生素的应用未能使其复发与病死率降低，许多学者开始考虑本病并非是单纯的细菌感染问题，认为抗微生物制剂只不过是综合治疗中的一种辅助疗法，而且，提出"宿主的易感"的新观点。于是支持疗法、免疫疗法、刺激疗法等先后应用于本病，但至今尚未收到满意疗效。因此，试图从免疫学角度揭示益气养阴兼清利湿热法治疗劳淋的疗效机理。尿液中的SIgA是尿路浆细胞与上皮细胞的黏附，并有促进抗原凝集、中和病毒的作用，因而尿SIgA在本病抗感染免疫方面具有重要意义。本研究结果表明，慢性尿路感染患者不但尿路局部SIgA明显减少，而且患者全身免疫血清IgG、IgM、补体C_3均明显减少，并说明尿SIgA水平低下不依赖于血清IgA。从中医理论分析，本组患者均以气阴两虚为主。本病的发生在于正邪斗争，尤取决于正气的强弱，故可认为正气主要包括机体免疫系统的正常功能。正气不足的虚证患者多为免疫功能低下或失常。观察组经益气养阴兼清利湿热法治疗后，患者的血清IgG、IgA、C_3和尿SIgA均升至正常范围，表明本法治疗可提高患者免疫功能，尤其是尿路局部SIgA的增强，对本病治愈率的提高意义重大。研究结果提示，通过增强尿路局部及全身免疫功能，可治愈和控制慢性尿路感染。

（4）滋阴通淋法

高继宁等对50例复发性尿路感染患者运用滋阴清利法，以滋阴清淋汤（组成：生地黄、沙参、枸杞子、苦参、黄柏、麦冬、益母草、白茅根、当归、柴胡）为主进行治疗，结果治愈33例，显效12例，有效5例，总有效率100%。疗效明显优于按尿培养药敏选用抗生素的西药对照组，且治疗后症状及生化改善显著，追踪观察无复发。

（5）温阳通淋法

龙家俊等以温阳通淋汤（组成：仙灵脾、巴戟天、仙茅、桂枝、生黄芪、白花蛇舌草、荔枝草、黄柏、蒲公英、生大黄、萹蓄、瞿麦、丹参、川芎、桔梗）治疗慢性泌尿系感染54例，结果治愈37例，好转12例，总有效率90.74%。

3. 方药研究

（1）单味中药药效学研究

现代药理实验证明，对大肠杆菌有抑制作用的中药有柴胡、黄芩、五味子、车前草、金银花藤、知母、大叶桉、小叶桉、柳叶桉、黄连、大黄、连翘、杭菊、瓜蒌、丹参、白芷、川芎、石榴皮、乌梅、皂角刺、地榆、狼毒、百部、鱼腥草、鬼针草、凤尾草、山楂、半枝莲等。

王本祥则指出，清热解毒药具有抗病原微生物作用、解毒作用、解热作用、抗炎作用。黄芩、知母等在抑菌浓度时，能抑制金黄色葡萄球菌凝固酶，减弱其毒力，大大促进白细胞吞噬作用。黄芩、黄连、金银花、连翘、大青叶、石膏、知母、玄参、紫草、地骨皮、穿心莲等对革兰阴性杆菌等所致发热有解热作用。许多清热解毒药都有抗实验性炎症作用。如金银花能抑制炎症渗出，又能抑制炎症性增生。

遵义医学院急腹症研究组根据实验推断，对输尿管蠕动有影响的药物可分为3种类型：1）由于利尿作用并间接引起输尿管蠕动的增强，如金银花、瞿麦；2）直接作用使输尿管蠕动增强而不引起利尿效应，如大黄和川芎；3）药物对输尿管平滑肌的直接作用与其利尿间接作用协同，如川牛膝。

（2）复方药效学研究

现代医学认为，大肠杆菌是尿路感染最常见的致病菌，抗菌疗法是目前主要的治疗手段。但由于耐药菌株不断出现，致感染反复发作，久病不愈，故单纯抗菌治疗已难以满足临床需要。近年研究表明，尿道致病性大肠杆菌对尿道上皮细胞具特异性黏附作用，其紧密的黏附避免了尿液的冲洗，使之得以生长、繁殖并产生炎症，因而是尿路感染的重要致病因素。另一方面，机体免疫力低下又是该病反复发作、久病不愈的重要原因。因此杀灭病原菌、抑制大肠杆菌的黏附、提高机体的免疫力是防治尿路感染的三个重要环节。周本杰等以桂林三金药厂研制生产的三金片（由金樱根、金刚刺、海金沙等组成），从抗尿道致病性大肠杆菌（UEC）对尿道上皮细胞的黏附和机体免疫功能的影响两方面对其治疗尿路感染的机理进行了初步研究。结果表明，三金片具有良好的体外、体内抗 UEC 黏附作用，同时还能明显提高机体的非特异性免疫机能和体液免疫机能。

徐小平等通过观察复方八正散液对大鼠逆行性大肠杆菌肾盂肾炎病理模型的影响及对小鼠体内抗菌、体外抑菌的试验，结果发现，复方八正散液对大鼠逆行性大肠杆菌肾盂肾炎模型具有增加大鼠尿排量和有效清除尿路感染菌作用。体外抗菌试验显示，对大肠杆菌、变形杆菌等尿路致病菌有较强的抗菌作用，体内抗菌试验显示对大肠杆菌、变形杆菌等引起的尿路感染小鼠均有很好的保护性治疗效果，能显著提高感染小鼠的存活率，降低死亡率。

孙大锡等的研究则表明，八正散对普通大肠杆菌无明显抑制作用，但对尿道致病性大肠杆菌的菌毛表达和对尿道上皮细胞产生的黏附作用有抑制作用，并认为该药治疗尿感的原理就是通过上述作用而使致病性大肠杆菌失去黏附作用；至于那些已黏附到尿道上皮的细菌，由于尿道上皮更新迅速，随着上皮细胞的脱落而被排出，不能再黏附到其他新生的上皮细胞上。

北京市中医院研究所肾病研究组将临床应用有效方剂进行抑菌作用，因此认为中药治疗机制主要是通过机体阴阳虚实的调整提高机体防御机能。陈梅芳教授认为，慢性难治性肾盂肾炎的治疗，贵在辨其虚实及邪正盛衰的情况。从现代医学看来，肾盂肾炎是由于细菌感染尿路所致，但为何有的患者能迅速治愈，而有的患者却长期反复发作呢？此与细菌毒力的强弱，菌株的抗药耐药与否等有一定关系，但更重要的是与患者的个体特异性有关。难治病例往往有或此或彼的内在因素。

第一种可能是全身情况虚弱，正不胜邪，致长期或反复尿细菌培养阳性，此类患者治疗应先予扶正，略佐祛邪。扶正根据辨证，气虚者加人参、黄芪、甘草；阴虚者加地黄、玉竹、黄精；祛邪可用蒲公英、败酱草、红藤、黄柏、瞿麦、萹蓄、车前草、鸭跖草等，选择 1～3 味，每 3～5 天交替一次，轮流使用。

第二种可能是由于胃弱不能耐受对胃脘有刺激的抗菌西药或清热解毒的寒凉中药，致不能用足应有的剂量和疗效，使病邪未能祛尽，病程缠绵难愈。此类患者治当重视调理脾胃，可先和胃，后祛邪，或和胃祛邪兼顾。和胃常用香砂养胃或香砂六君加减；祛邪药同上，但用量宜轻，并尽量避免使用易于碍胃的苦参、黄柏等药。

第三种情况是药物已杀死尿路细菌，但细菌所致之体内免疫反应依然持续。此类患者尿培养已阴转，故也应以扶正为主，以恢复机体正常免疫及抑制异常免疫反应，常用益气活血补肾法治疗为主，根据辨证以左归丸（偏阴虚者）或右归丸（偏阳虚者）加黄芪、丹参、泽兰叶、土茯苓。

第四种情况是有夹杂证同时存在，如可能有尿路结石、肾下垂或前列腺肥大等，使尿流缓慢，细菌易于停滞的原因存在，此类患者需要加用加呋塞米的利水药如车前子、滑石之类。其次还应做原因治疗，严重者甚至需配合外科手术。如有糖尿病并存者，则应积极治疗糖尿病，中药可加用桃树胶等。

六、调护与预防

（一）饮食调养

1.宜食清淡、营养丰富、易消化之品

多食新鲜蔬菜水果，如西瓜、冬瓜，二者性味甘寒，既可清热利水解毒，又可滋补阴津之亏。西瓜素有"天然白虎汤"之美称，夏季可做本病的食疗之品。亦可食用健脾利水粥，即薏苡仁、山药、赤小豆、大米同煮。其中薏苡仁、山药甘淡微寒，健脾祛湿热；赤小豆利下焦之湿热，再加白糖适量，以助清热利湿之功。

2.忌食肥腻、辛辣以及温热性食物

如韭菜、葱、蒜、胡椒、生姜、羊肉、狗肉等食物宜少食或不食，防止燥热生长。肥腻之食有碍脾之运化，致脾运失职且助湿中满，湿邪内生，加重病情。忌烟酒，同时也要控制盐的入量，防止过咸伤肾。

附：食疗推荐

（1）凉拌莴苣丝

鲜莴苣 250g 去皮，用冷开水洗净，切丝，以适量食盐、黄酒调拌即可。随量食用或佐餐。治疗尿路感染属湿热郁阻者，症见尿频、尿急、尿痛，小便短赤，或有浮肿者。

（2）清炒绿豆芽

绿豆芽 250g 洗净，起油锅炒熟，下盐调味即可。随量食用或佐餐。治疗尿路感染属膀胱湿热者，症见小便赤涩不利，或尿频涩痛。

（3）紫苏炒田螺

将鲜紫苏叶 5 片洗净，切碎；田螺 250g（先用清水养两天，并需常换水以除去泥污）斩去少量田螺尾尖部，洗净干水。起油锅，下紫苏炒几番，放田螺炒几番后，放盐炒熟即可。治疗尿路感染属膀胱湿热者，症见小便不利，尿频、尿急、尿痛，或有浮肿，小便短赤者。

（4）海带绿豆甜汤

将海带 60g 浸透、洗净切丝，绿豆 80g 洗净。把全部用料一起放入锅内，加清水适量，武火煮沸后，文火煮至绿豆烂，放适量白糖调甜汤，再煮沸即可。治疗尿路感染属膀胱湿热者，症见尿频、尿急、尿痛，淋沥不畅，尿色浑赤，或尿中带血色。

（5）玉米蚌肉汤

取新鲜玉米一条，去衣，留须，洗净切段；蚌肉 60g 洗净。把玉米放入锅内，加清水适量，武火煮沸后，文火煮 20 分钟，放入蚌肉，煮半小时，调味即可。随量饮汤，食玉米粒。治疗尿路感染属脾肾气虚，湿热内蕴者，症见小便不利，尿频、尿痛，尿少，尿中断，或有水肿等。

（6）冬瓜鱼汤

冬瓜（去皮、籽）500g，鲫鱼 1 条（约 250g，去内脏、鳞，洗净），再加入盐、酒等调料后煮汤食用。治疗尿路感染属膀胱湿热者，症见尿频、尿急、尿痛、淋沥不畅。

（7）莲子六一汤

莲子（去心）60g，生甘草 10g，冰糖适量，前二味加水煎至莲子烂熟时，加入冰糖，吃莲子喝汤。治疗尿路感染属膀胱湿热者，症见尿频、尿急、尿痛，淋沥不畅。

（8）黄芪鲤鱼汤

生黄芪 60g，鲜鲤鱼 1 条（重 250 ～ 500g）。先煎黄芪取汁，入鱼同煮汤，饮汁，食肉。治疗尿路感染属气虚者，症见尿痛不著，淋沥不已，余沥难尽，或尿有热感，时轻时重，遇劳则发或加重者。

（二）精神调养

保持心情舒畅，可加快康复。本病早期，膀胱刺激征尤为显著，中毒症状较重，患者往往痛苦，致情志不畅，肝气疏泄失司，气郁水滞，郁于下焦而加重病情。因此应注重做好本病的情志护理，主动了解患者的病态心理，精神上予以疏导鼓励，生活上关心照顾，使患者精神振作，保持乐观情绪，才能促使疾病的痊愈。

（三）劳逸结合，慎起居，避外邪，防转变

本病常因外阴不洁、秽浊之邪上犯膀胱而产生，若此时治疗护理不当，膀胱湿热之邪上犯于肾，使肾气受损，致病情缠绵难愈。故热淋经久不愈或反复发作，不但可转为劳淋，甚则可致脾肾衰败，所以必须做好起居护理，培育人体之正气，使营卫气血调和，增强抵御外邪的能力，防止病情的转变。因劳则伤肾，过劳可使肾气受损，故嘱患者起居有常，劳逸适度，注意卧床休息；保持外阴清洁，做好经期卫生；注意居室安静，为患者创造一个良好的治疗环境。避免一切不良刺激，待湿热已退，症状消失，病情稳定后，方可适当加大活动力度。一般急性感染期，患者尿路刺激症状明显或伴发热，应卧床休息。症状减轻，体温恢复正常后可下床活动。一般急性单纯性膀胱炎休息 3～5 天，肾盂肾炎休息 7～10 天，症状消失后可恢复工作。

（四）多饮水，勤排尿

1. 增加饮水量，以保证排出足够的尿量，促进尿道内细菌和毒素的排出。每日饮水量应在 1500mL 以上。

2. 2～3 小时排尿 1 次；膀胱输尿管反流患者，要养成"二次排尿"习惯，即每次排尿后数分钟，再重复排尿 1 次。

（五）正确服药，保证疗效

清代名医徐灵胎曰："方虽中病，而服之不得其法，则非徒无力，而反有害。"因此做好服药护理，掌握正确的服药方法，是保证治疗效果的重要因素。本病系湿热毒邪蕴结膀胱所致，属于实证，通常予以通淋除湿、清热解毒之法以祛邪，方选八正散。要求煎药服药量均宜偏大，一般每次煎服 500mL，尤其是疾病初起，湿热尚盛，最好每日 2 剂，将头 2 剂频频饮服，并多饮开水，增加尿量，加强利水通淋之功。药宜偏凉服，服后安卧，以助药效；但要因人而异，对脾胃虚寒、健运失职者应偏温服。因寒凉入胃，寒湿困脾，脾阳更虚，所以在护理中不能机械地惯用"热病凉服"之法。

（六）预防

1. 增强体质，提高机体的防御能力。

2. 坚持每天多饮水，定时排尿。

3. 注意阴部的清洁，尤其是女性患者，在月经、妊娠和产褥期更应注意。

4. 消除各种诱发因素如糖尿病、尿路结石及尿路梗阻等。

5. 积极寻找并祛除炎性病灶，如男性的前列腺炎，女性的尿道旁腺炎、阴道炎及宫颈炎。

6. 与性生活有关的反复发作的尿路感染，于性生活后即排尿并按常用量内服一次抗菌药物作预防。

7. 尽量避免使用尿路器械，如必须留置导尿管，初 3 天内服抗菌药物有预防作用，以后则无预防作用。以下做法有助于延缓菌尿的发生和减少产生耐药菌的机会：1）只有绝对需要时才使用导尿管，并应尽可能快地拔除；2）插置导尿管应采用硅质导管，严格注意无菌操作，由训练有素的护士管理留置的导尿管；3）必须使用无菌的密闭的引流系统，导尿管和引流管切勿解离，除非由于阻塞而要冲洗时；4）取尿做培养时，不应打开集尿系统，应先消毒导尿管，后用小针头穿刺导尿管抽吸尿液；5）贮尿袋通常位于膀胱水平之下，保持尿液向下通畅地流动，并定期放空尿袋；6）当引流管道阻塞而尿流不通畅时，应及时更换；7）如有条件，留置尿管的患者应住隔离消毒室；8）预防手术后感染，尤其是在男性菌尿的泌尿外科手术患者中使用抗菌药物是有益处的，而用抗菌药冲洗膀胱，尿道口涂以抗生素油膏，对防治尿感效果甚微；9）可选用其他尿液引流方法。尚有阴茎套引流、耻骨上导管引流和间歇性导管插入等，应依据病情选用。A.阴茎套引流法可用于神清合作的手术后患者，可预防尿道溃疡发生，持续使用2～4周发生感染的危险性明显低于尿道插管者。B.耻骨上插管限制了从尿道而来的感染途径，可供妇科和泌尿外科手术后短期使用。C.间歇性尿道插管。长期尿道插管，常发生菌尿症，且伴有脓尿。虽大多数患者无症状，但菌血症、肾盂肾炎等发生率高，久之引起肾功能损害，可能因此导致死亡。这类患者多属医院获得的多重耐药菌株的感染，而临床证明，多次间歇性导尿比长期留置尿管可减少50%的菌尿症；另外，低剂量的持续性抗菌预防在间歇性插管的患者中常可以奏效。因此，对于需要长期尿道插管的患者，推荐采用间歇性尿道插管。

（七）预后与转归

非复杂性急性尿路感染于抗生素等治疗后，90%可治愈（即菌尿转阴，症状消失，并于停药后4～7天和1个月后各复查一次，无菌尿出现或虽有菌尿，但仅为重新感染者，则认为原来的尿路感染已治愈），约10%可转为持续性细菌尿或反复发作，极少数非复杂性尿路感染可发展为终末期萎缩肾。

复杂性尿路感染临床治愈率低，也容易复发，除非纠正了尿路解剖或功能的异常，否则极难治愈，持续性细菌尿或反复复发者超过半数，且容易发展至慢性肾盂肾炎和肾功能衰竭。

严重的急性肾盂肾炎，可并发肾乳头坏死、肾周围脓肿、革兰阴性杆菌败血症等疾病。

七、问题与对策

尿路感染是内科常见疾病，非复杂性急性尿路感染内科临床较易治愈，但复杂性尿路感染单纯内科治疗不理想，往往容易发展为慢性肾盂肾炎，甚至肾功能衰竭；而复发性尿路感染也是临床治疗的难点。因此如何防治复发性尿路感染，如何治疗复杂性尿路感染，如何治疗慢性肾盂肾炎，是临床医生必须重视的问题。

（一）防治复发性尿路感染

尿路感染的复发，中医认为主要与余邪未尽、生活调理不当、体质因素等因素有关，西医则认为可能与抗生素的选择不当、抗生素的浓度不足、L型细菌和耐药菌株的出现或疗程太短、存在易感因素等方面有关。在防治上应注意以下几点。

1.除邪务尽

中药在治疗尿路感染方面有许多临床证实行之有效的方剂。因为中药在改善尿路感染的症状方面优于西药，而在细菌转阴方面效果不甚明显。所以，应注意除邪务尽，药物的剂量要足，疗程要够。对于某些顽固病例，需审证求因，结合患者的年龄、性别、体质、是否患有其他疾病等方面的因素，对具体病例做具体分析，以提高疗效。如对女性患者必须询问经带，对于合并月经不调、带下异常者，在辨证的基础上兼以调经止带；对老年患者，要注意老年肾气亏、天癸绝，治需补肾填精（现代医学认为老年性尿道炎与雌激素分泌减少有关，进一步佐证了补肾填精的重要性）；对于男性患者，若兼有会阴胀满，溲后余沥不尽，舌淡暗红，多为血瘀毒滞之象，治疗上应以清解瘀毒与清利小便兼施，以利祛邪。当临床症状消除时，应该结合现代理化检验手段，以细菌的阴转作为疗效的标准（连续两次中段尿培养阴性），否则，应守方服用一段时间，以防止余邪未清、死灰复燃。西药可根据药敏选用敏感的抗生素正规治疗，并在两次中段尿培养阴性的情况下才可停药。

2. 重视生活调理

本病的发生与复发和患者的不良生活习惯密切相关。尤其对于女性患者，由于尿道短，秽浊之邪极易通过尿道口侵犯膀胱。若调摄不慎，如憋尿、不注意阴部卫生等，均易引起尿路感染的复发。故在治疗的同时，一定要告诫患者养成良好的生活习惯，如多饮水、勤排尿、饮食清淡、注意阴部清洁（尤其在月经期、妊娠期、产褥期）、性生活前要洗浴、性生活后要排尿等。在尿路感染治疗期或恢复期，则应尽量避免性生活。另一方面，患者要加强体育锻炼，调畅情志，以稳定机体内环境，增强机体抵抗力，使"正气存内，邪不可干"，减少外邪再次侵犯人体导致尿路感染复发的机会。

3. 寻找易感因素

对复发性尿路感染者，应做尿路的 X 线检查，必要时还要做泌尿外科检查，以确定尿路有无畸形、梗阻、反流等可引起尿路不畅的易感因素，此外应了解肾的大小及功能情况，必须强调尽一切可能纠正引起尿路感染的解剖或功能上的异常。如果感染局限于一个肾，而该肾的功能很差，则应切除该病肾以防复发。

（二）复杂性尿路感染的治疗

复杂性尿路感染的治疗，首先在于纠正易感因素，必要时配合外科手术治疗。导致复杂性尿路感染易感的原因主要有尿路解剖或功能异常引起尿流不通畅、泌尿系统畸形及结构异常、尿路器械的使用、各种慢性肾脏病引起肾实质疤痕等。

中医在治疗尿路结石及前列腺增生等易感因素方面有丰富的经验。对于尿路结石者在清热利湿通淋的同时应加强排石、溶石，适当加入行气之品；对于前列腺增生的患者，因多为老年人，一方面应注意鼓舞肾气或填补肾精，增强膀胱气化功能，另一方面宜加强活血化瘀、祛浊通络、疏利水道的作用，常用药有王不留行、路路通、牛膝、穿山甲、制大黄、蒲黄等。

此外，复杂性尿路感染多反复发作，细菌培养长期阳性，可能与患者年老、体虚或免疫功能失调有关，治疗上尚需注意扶正以祛邪，可在辨证用药的基础上酌加黄芪、女贞子、枸杞子、生地黄等益气补肾、经中药药理研究证明有抗菌作用的中药，以提高患者的免疫机能，促使尿菌转阴；因久病必瘀，故在辨证治疗时，可适当加入一些活血化瘀的中药，如丹参、川芎、泽兰等，以促使炎症吸收和疤痕组织软化。

对于一些病情复杂严重的患者，如慢性肾衰合并尿路感染者，必要时可采用标本兼顾、

现代 肾脏 病学

中西药并用的治疗方法，各自发挥其优势，如西药抗感染治疗，中药益肾培本，调理整体；或健脾和胃，调理饮食；或益气固表，增强免疫等。同时可以结合中药高位结肠灌注法、穴位敷贴法、脐疗法等，均能起到良好互补作用。

对于留置导尿管引起的尿路感染，应严格掌握使用导尿管的适应证，插导尿管要严格注意无菌操作，要由训练有素的护士照料留置的导尿管，必须使用无菌的密闭引流系统。如患者有尿路感染症状，应即予中医辨证治疗，可在内服中药的同时，予以膀胱冲洗，以提高疗效。并及时更换导尿管，必要时考虑改变引流方式；如患者没有尿感症状，而仅有无症状细菌尿，也应给予中医辨证治疗，并争取尽快拔除尿管。

（三）慢性肾盂肾炎的治疗

慢性肾盂肾炎的治疗，贵在辨其虚实与邪正盛衰的情况。在慢性肾盂肾炎急性发作时，辨证多以湿热为主，实多虚少，治疗上应以清热利湿为主，但应注意中病即止，忌苦寒通利太过伤及正气；在病情缓解期，辨证多为虚实夹杂或虚多实少，虚的方面多为脾肾气虚或肝肾阴虚，亦有因气虚及阳而导致阳气亏虚者，实的方面多为湿热、瘀血，治疗上应根据正邪的盛衰情况，分别采用扶正祛邪并用或以扶正为主的治疗方案。对于尿培养细菌已转阴者，因细菌所致之体内免疫反应依然持续，故也应以扶正为主，以恢复机体正常免疫以及抑制异常免疫，常用益气活血补肾法为主，根据辨证以左归丸（偏阴虚者）或右归丸（偏阳虚者）加黄芪、丹参、泽兰叶、土茯苓。

另一方面，慢性肾盂肾炎患者很多为脾胃虚弱者，常由于胃弱不能耐受对胃脘有刺激的抗菌西药或清热解毒的寒凉中药，致不能用足应有的剂量和疗程，使病邪未能尽去，病情缠绵难愈。对此类患者治当重视调理脾胃，可先和胃后祛邪，或和胃祛邪兼顾，并尽量避免使用易于碍胃的苦参、黄柏等药。

在药物的剂型方面，因慢性肾盂肾炎患者需长期服药治疗，如为汤剂因煎煮麻烦，患者难以坚持，故最好采用丸、散剂，以利长期服用。

参考文献

1 王海燕.肾脏病学［M］.第3版.北京：人民卫生出版社，2008：1.

2 王自敏，吕宏生，刘玉宁.中西医临床肾病学［M］.北京：中国中医药出版社，1997：9.

3 钱桐荪.肾脏病学［M］.第3版.北京：华夏出版社，2001：7.

4 杨霓芝，黄春林.泌尿科专病中医临床诊治［M］.北京：人民卫生出版社，2000：9.

5 邹和群，赖德源，张欣洲.实用临床肾脏病学［M］.北京：中国医药科技出版社，2001：9.

6 姜傥.尿路感染的实验室检查［J］.中国临床医生，2002，30（1）：6-8.

7 谌贻璞.要提高泌尿系感染的诊断治疗水平［J］.中国全科医生，2005，4（9）：517-518.

8 沈庆法.中医临床肾脏病学［M］.上海：上海科学技术文献出版社，1997：2.

9 江扬清.中西医结合内科研究［M］.北京：北京出版社，1997：9.

10 骆继杰.实用内科诊疗常规［M］.湖南：湖南科学技术出版社，1990：9.

528

11 单书健，陈子华.古今名医临证金鉴·淋证癃闭卷［M］.北京：中国中医药出版社，1999：8.

12 程爵棠.名老中医秘方验方精选［M］.北京：人民军医出版社，1995：11.

13 柴国剑，李志文，吴秀贤.中华当代名医妙方精华［M］.长春：长春出版社，1993：8.

14 史宇广，单书健.当代名医临证精华·淋证专辑［M］.北京：中医古籍出版社，1992：10.

15 张丰强，等.首批国家级名老中医效验秘方精选［M］.北京：国际文化出版公司，1996：1.

16 张艳萍，黄崇友.自拟四白汤治疗泌尿系感染50例［J］.贵阳中医学院学报，1997，（4）：19-20.

17 代文林，刘良丽，蒋蓉，等.清利化瘀汤治疗泌尿系感染30例［J］.贵阳中医学院学报，1997，（3）：25-26.

18 武志宏.柴莲合剂治疗尿路感染106例［J］.山东中医杂志，1995，14（2）：63.

19 武铁岩.导赤散治疗急性泌尿系感染30例［J］.中国民间疗法，2013，21（12）：50.

20 李亚萍.八正散加减方治疗泌尿系感染48例［J］.陕西中医，2012；33（12）：1591-1593.

21 陈敏，刘蕊.从补肾清热论二丁二仙方防治再发性尿路感染的临床疗效［J］.辽宁中医杂志，2016，43（6）：1217-1220.

22 代宏亮，贾玉森，陈小均，等.癃清片预防膀胱镜检术后下尿路感染的临床研究［J］.中国临床药理学杂志，2016，32（9）：795-796.

23 谢福安，陈建.无症状菌尿的诊治近况［J］.新医学，1997，28（9）：457.

24 孔小岑，苏晓飞，马建华，等.老年2型糖尿病患者无症状菌尿的临床观察及危险因素分析［J］.中国糖尿病杂志，2016，24（8）：726-728.

25 杨远华.三黄健脾益肾汤配合西药治疗慢性泌尿系感染30例［J］.陕西中医，2009，30（8）：979-980.

26 袁坚荣.温针灸治疗中风后无症状性菌尿68例［J］.针灸临床杂志，1997，13（9）：36.

27 艾霞.泌尿系感染的辨证施护［J］.现代中西医结合杂志，2001，10（11）：1088-1089.

28 王瑞英，刘少颖，唐永莲.尿路感染的护理体会［J］.中国民间疗法，2014，22（7）：88-89.

29 余毅.泌尿系统常见的医院感染及其控制［J］.实用医学杂志，2002，18（1）：13-14.

30 王骏，肖青，王海燕.氟哌酸治疗膀胱炎单剂量疗法与六日疗法效观察［J］.中华肾脏病杂志，1989，5（6）：353-354.

（曹雪梅　郑义侯）

第二节　尿路感染与性病

据1975年世界卫生组织（WHO）所定性传播疾病（sexually transmitted disease，STD）概念，性病尿路感染可分为淋菌性及非淋菌性两种。现将淋病及非淋菌性尿道炎做一介绍。

一、淋病

淋病（gonorrhea）是由淋病双球菌（gonococcus），亦称淋病奈瑟菌（neisseria gonorrheae）感染所致的一种性病。主要通过不洁性交传染。临床上主要表现为泌尿生殖系统的化脓性炎症，其特点是尿频、尿急、尿痛或尿道溢脓，甚至排尿困难。女性则可由被淋球菌污染的衣裤、浴巾、马桶等感染而发生淋菌性阴道炎。

淋病是最常见的性病之一，如美国的低层年轻人中淋病的发病率占所有性病的30%。在亚洲、非洲的一些发展中国家，淋病的发病率很高，占所有性病的首位。它的潜伏期短，传染性强，并可导致许多并发症和后遗症，且其耐药菌株（PPNG和N-PPNG）的出现和增多，给本病的防治带来了许多困难。

淋病属中医淋、淋浊的范畴。中医学中的淋者，指排尿不畅，点滴而下，或茎中作痛。"淋"首先见于《素问》，如"小便赤黄则淋也"，此处淋主要是指泌尿系感染。隋·巢元方《诸病源候论》一书把淋证分为石淋、劳淋、血淋、气淋、膏淋五种。明·孙一奎《赤水玄珠》中首次对淋病进行了记载："若小便行将而痛者，气之滞也；行后而痛者，气之陷也；若小便频数而痛，此名淋浊。"不但记录了淋病的疼痛、尿浊的主要症状，而且分析了它的病机。

（一）病因

1. 中医

由宿娼恋色或误用秽浊湿热之邪污染之器具，湿热秽浊之气由下焦前阴窍口入侵，阻滞于膀胱及肝经，局部气血运行不畅，湿热熏蒸，精败肉腐，气化失司所致。湿热秽浊之气久恋，一则伤津耗气，一则阻滞气血，久病及肾，导致肾虚阴亏，肾失温煦，瘀结内阻，病程日久，形成本虚标实，虚实夹杂之证。总之，本病病因为湿热邪毒，病位在膀胱及肝肾。

2. 西医

淋病的病原体是淋病双球菌（简称淋球菌），镜下呈粉红色，属于奈瑟菌属。其外形为卵圆形或蚕豆状，直径 $0.6 \sim 0.8\mu m$，常成双排列，两个凹相对，无鞭毛，无荚膜，不形成芽孢。革兰染色阴性，在淋病的急性期多存在于白细胞的胞浆内，慢性期则多存在于白细胞外。淋病双球菌主要通过性接触直接传染，也可通过带菌的衣服、被褥、便桶、浴盆等间接传染。儿童的结膜与外阴易感染，大都是与患淋病的母亲密切接触之故。妊娠期妇女淋病患者，可引起羊膜腔内感染，导致胎儿感染。新生儿在分娩过程中经产道感染，可引起淋菌性眼炎。在淋病的传染中，女性较男性易被感染，由于女性解剖特点的原因，往往感染后症状较轻或无明显症状，且易为淋菌带菌者。

淋菌对柱状上皮细胞及移行上皮细胞组成的黏膜有特殊的亲和力，易侵犯男性的前尿道、后尿道、前列腺、精囊、附睾和女性的子宫颈、尿道、尿道旁腺、子宫内膜及输卵管等，从而引起炎症。淋菌进入泌尿生殖系统后，借助于它表面的菌毛与黏膜上皮黏合，在黏膜细胞表面繁殖，此后进入黏膜上皮细胞内繁殖、破坏上皮。淋菌可释放 IgA1 分解酶，破坏人体黏膜上的分泌性 IgA1 抗体。淋菌死亡后排出的内毒素，脂蛋白多糖可导致龟头及子宫颈急性炎症。此外，淋菌可从黏膜细胞间隙进入黏膜下层使之坏死。慢性淋病患者坏死黏膜及其周围组织可形成瘢痕，从而形成尿道狭窄，输卵管、输精管闭塞而导致不育。近来研究表明，淋菌的菌毛和外膜主要蛋白有抑制中性粒细胞、巨噬细胞对淋菌的杀伤作用。

（二）临床表现

患者有接触传染源历史，多数为性活跃期的中青年，尤其在有性乱行为的人群中发病率最高，极少数是接触患者的脓性分泌物或其污染的物品感染，也有医源性感染的可能。潜伏期多为 2～10 天，平均 3～5 天。

1.男性急性淋菌性前尿道炎

临床上最常见，开始表现为尿道口红肿，自觉瘙痒、刺痛，有少量稀薄透明黏液流出。2 天后出现典型的化脓性前尿道炎症状，即尿道刺痛，排尿时加剧，排尿困难，尿频、尿急及全身不适，夜间可有阴茎痛性勃起，或合并包皮龟头炎，尿道分泌物变稠，呈深黄色黏稠脓性。病程第 1 周最为严重，若不治疗，症状逐渐减轻或消失，也可继发其他并发症。部分患者症状较轻或不典型，类似非淋菌性尿道炎。约 20% 的患者可无症状，成为带菌者。

2.女性淋菌性尿道炎

女性淋菌性尿道炎与男性相同，即化脓性尿道炎改变，出现尿频、尿急、尿痛、尿道口红肿，排出脓性分泌物，但症状通常比男性轻，也可无症状。

3.幼女淋病

多数为接触淋病脓性分泌物或受其污染物品感染。与成年女性相比，幼女更易被淋球菌感染。可在小范围内流行，如家庭、幼儿园。表现为弥漫性外阴阴道炎，可有阴道、尿道、外阴红肿、疼痛，阴道有脓性分泌物，部分合并肛门直肠炎。

4.有并发症淋病

部分患者由于急性期未得到及时有效的治疗，或患者体弱，伴有其他内脏疾病，或妊娠期和月经期。可能促进淋球菌急性上行感染。在男性，淋病由前尿道上行感染，蔓延至后尿道，引起后尿道炎、前列腺炎、精囊炎、附睾炎、睾丸炎、尿道球腺炎及包皮腺炎，临床上出现局部红肿热痛、触痛，部分可形成脓肿及会阴坠胀、疼痛不适。也可出现尿频、尿急、尿痛、血尿、排尿困难、尿液混浊。严重时有发热、畏寒、外周血白细胞升高。反复发作可导致尿道狭窄、输精管狭窄或梗阻，继发不育。在女性，炎症上行感染，可蔓延至子宫内膜、输卵管、卵巢、盆腔、肝周，也可波及前庭大腺、尿道旁腺，引起局部炎症或脓肿。临床表现为下腹部隐痛、坠胀，局部压痛、触痛，腰背酸痛，白带或分泌物增多，严重者可产生腹膜刺激征和全身症状。反复发作可导致输卵管狭窄或闭塞，导致宫外孕和不孕。

5.播散性淋病

临床上极为少见，淋球菌通过血行播散产生菌血症、败血症，同时侵犯许多脏器，产生化脓性炎症和相应局部症状，以及较严重的全身症状。

（三）诊断

1. 实验室检查

①直接涂片检查

取患者脓性分泌物涂片做革兰染色，在多形核白细胞内发现革兰阴性双球菌即为阳性。淋球菌呈肾形或卵圆形，常成双排列，凹面相对，大小为 0.6 ～ 0.8μm，急性期主要分布于细胞内，少数也可分布在细胞外，慢性期则以细胞外为主。取材部位一般为男性尿道或有脓性分泌物的部位，也可取前列腺液、精液、尿沉渣检查。本法对有大量脓性分泌物的单纯性急性淋菌性前尿道炎，尤其是男性淋菌性尿道炎敏感性可达 95%，对慢性淋病、女性淋病患者敏感性较低。女性患者易出现假阳性，此时诊断应慎重。细胞外查到革兰阴性双球菌只可作为诊断线索，需做培养或聚合酶链式反应（PCR）检查确诊。

②淋球菌培养及生化试验

淋球菌培养是淋病最重要的检查，有确诊意义。国外常用 Thayer-Martin（TM）、New York City（NYC）培养基，国内常用巧克力琼脂或血琼脂培养基，在 5% ～ 10% 二氧化碳环境（烛缸），温度为 36℃，相对湿度为 80% 以上，培养 24 ～ 48 小时观察结果，淋球菌菌落在血平皿上为圆形、湿润、稍凸或平、光滑、透明到灰白色的菌落，边缘呈花瓣状，直径为 0.5 ～ 1.0mm，易乳化，有黏性，可根据菌落形态、涂片染色做出初步诊断，如氧化酶试验阳性、糖发酵试验分解葡萄糖则可确定诊断。

③单克隆抗体检测法

使用特异的单克隆抗体，通过抗原－抗体的特异性结合，检查淋球菌，本检测法操作简单、快速、敏感性强，特异性高。

④基因诊断法

用聚合酶链式反应（PCR）、核酸探针、连接酶链式反应（LCR）等特殊方法，在 DNA 分子水平上检测淋球菌的特异性基因片段。此类方法敏感性高，特异性强，可用于慢性、轻症、治疗后复发的患者，但需特殊设备，费用较高，对操作人员素质要求较高。

2. 诊断要点

主要根据不洁性交史或接触可疑污染淋病双球菌衣物史及前述的临床表现和患处分泌物涂片或培养，发现 G- 双球菌，可建立诊断。

3. 鉴别诊断

本病应与以下疾病相鉴别：

①非淋菌性尿道炎

临床症状类似淋病，但病情较重，潜伏期比淋病长，达 1 ～ 3 周，分泌物少，呈浆液性，排尿困难极少见，无全身症状。分泌物涂片检查无 G- 双球菌，但支原体、衣原体培养可发现致病菌。

②软下疳

一般在外生殖器，发生在尿道口、舟状窝者有脓性分泌物，尿道口红肿、剧痛，溃疡处可查到杜克雷嗜血杆菌。

③尿道内疱疹

局部明显烧灼感，呈间断性发作，多在包皮、龟头、冠状沟处有疱疹，可与本病鉴别。

4. 诊断思路与误诊防范

淋病在临床上经常碰到。一般来说，男性急性淋病由于症状典型，多数情况下不易误诊。慢性淋病由于其自觉症状轻微，临床上容易误诊。尤其是对少见部位淋球菌感染应提高警惕，防止误诊误治。防范要点如下。

①重视病史的采集。病史可以帮助确立淋病的诊断，并与其他疾病的区别。男性患者应注意询问有无会阴部不适、阴茎痛，以了解其既往及目前有无前列腺疾患。

②重视尿道拭子及宫颈分泌物的涂片及淋球菌培养的检验，这样即使是其他少见特殊部位的淋病也不致于误诊。同时注意对前列腺及妇科附件的检查，确定有无淋病并发症存在。

③对于症状多次反复的患者应督促其性伴侣进行检查，以分清是慢性状态或属于重复感染，并指导药物及疗程的选择。

（四）治疗

1. 辨证论治

（1）辨证要点

①辨虚实

本病病因为湿热邪毒，病初起以湿热邪毒内蕴为特点，为实。久病迁延不愈则伤及肝肾，病机为肝肾两虚，余毒未清，为虚实夹杂。

②辨脏腑

初起病位在膀胱、宗筋。病因为湿热邪毒内蕴，故在腑，为实证、热证；慢性期、后期病变多涉及肝肾，为虚，为寒。

（2）治则治法

根据"急则治其标，缓则治其本"的原则，急性期以清热利湿解毒为主，慢性期以扶正祛邪为主，治以滋养肝肾兼清热解毒。在疾病发展过程中，往往兼有气滞、血瘀等证。故需根据具体情况采用行气、活血之法。

（3）分证论治

①湿热毒蕴（急性淋病）

临床表现：尿道口红肿，尿急、尿频、尿痛，淋沥不止，尿液混浊如脂，尿道口溢脓。严重者尿道黏膜水肿，附近淋巴结红肿疼痛，可有发热等全身症状。舌红，苔黄腻，脉滑数。

治法：清热利湿，解毒化浊。

方药：龙胆泻肝汤加减。龙胆草10g，柴胡10g，黄芩10g，栀子10g，生地黄10g，通草10g，蒲公英30g，败酱草30g，甘草5g。

②正虚毒恋（慢性淋病）

临床表现：小便不畅，短涩，淋沥不尽，腰酸腿软，神疲乏力，酒后或疲劳易发，食少纳差，女性带下多。舌淡或有齿痕，苔白腻，脉沉细弱。

治法：扶正祛邪，化湿解毒。

方药：扶正祛毒汤。黄芪 15g，旱莲草 15g，女贞子 15g，白术 10g，茯苓 15g，牛膝 10g，贯众 15g，蒲公英 20g，土茯苓 20g，甘草 5g。

③湿热瘀阻型（有并发症）

临床表现：脓尿减少但小便涩痛，前列腺肿痛，拒按，腰酸下坠感，严重者尿道狭窄，小便点滴而出，伴心烦口渴，渴不欲饮。舌暗红或有瘀斑，苔黄腻，脉细滑或涩。

治法：清热祛湿，解毒化浊。

方药：温胆汤加减。陈皮 10g，半夏 10g，茯苓 30g，枳实 15g，竹茹 10g，益母草 15g，刘寄奴 15g，土茯苓 30g，黄柏 10g，甘草 5g。

2. 辨病治疗

（1）土茯苓通淋止痛汤

土茯苓 100g，苦参 20g，虎杖 30g，夏枯草 30g，栀子 15g，玄参 15g，萆薢 30g，滑石 30g。用于治疗急性淋病。

（2）淋病解毒利湿方

金银花 15g，黄柏 10g，萆薢 12g，白茅根 20g，茵陈 12g，竹叶 10g，灯心草 4 扎，淮山药 12g，车前子 10g，薏苡仁 20g，甘草 6g。用于治疗急、慢性淋病。（《实用中医效验新方大全》）

（3）土茯苓薏米煎

土茯苓 30g，生薏苡仁 30g，绵茵陈 30g，白茅根 30g，滑石 20g，甘草梢 10g，黄芩 10g，黄柏 10～15g，黄连 10～15g，栀子 10～15g，金银花 20g，连翘 20g。用于治疗急性淋病。（《中国中医秘方大全》）

（4）酢浆克淋汤

酢浆草 30～40g，金丝草、败酱草各 20～30g，车前子 15g，蒲公英 30g，甘草 3g。用于治疗急性淋病。

3. 西医治疗

急性期患者以抗生素治疗为主。绝大多数的抗生素对淋球菌有良效。但随着时间的推移，耐药菌株感染比率增加和新药不断开发，不同时期、不同地区治疗方案也在不断变化。治疗药物主要有以下几种。

（1）大环内酯类

头孢曲松 250mg，一次肌注；或头孢噻肟 1.0g，一次肌注，治愈率达 98%～100%。本类药物有抗菌力强、耐酶、最小抑菌浓度低、耐受性好、副作用极少的优点，是目前最理想最有效治疗淋病的药物。

（2）喹诺酮类

氧氟沙星 400～600mg，一次口服；或环丙诺氟沙星 500mg，一次口服；或诺氟沙星

800 ～ 1000mg，一次口服，治愈率达 95% ～ 100%。本类药物具有抗菌谱广、高效、口服方便、易吸收、体内分布广等优点。但对重症有并发症者，单剂治疗效果不佳，宜采用联合方案。

（3）大观霉素

大观霉素 2.0g（女性 4.0g），一次肌注。大观霉素使用已近 20 年，已出现耐药菌株，国内有报道大观霉素耐药率为 5.3%，52% 的菌株接近耐药水平，使用时应注意。

（4）阿奇霉素

阿奇霉素 1.0g，一次口服。本药最大的优点是对淋球菌、衣原体、支原体、梅毒螺旋体、杜克雷嗜血杆菌感染或混合感染治疗都有效。具有广谱、高效、菌体内浓度高于血清浓度，且耐酶、耐酸、副作用少的优点。

此外，有并发症的淋病，治疗时应连续给药，以维持血药浓度，直到症状消退，用药时间为 3 ～ 10 天：头孢曲松 250mg，肌注，每日 1 次；或大观霉素 2.0g 肌注，每日 1 次；或氧氟沙星 200mg，口服，每日 2 次。

淋球菌尿道炎引起尿道狭窄时，可施行尿道洗涤法。常用 0.25% ～ 1% 的硝酸银或 1% ～ 2% 的蛋白银溶液，每次注入尿道 5mL，每日 1 次，留置 2 ～ 3 分钟后放出，并于 20 ～ 30 分钟不排尿。慢性淋菌性尿道炎引起尿道狭窄时，可施行尿道扩张术。

4. 中西医结合治疗

（1）王开新自拟通淋汤（金银花、鱼腥草、苦参、车前子、紫花地丁、野菊花、六一散、土茯苓、黄柏、瞿麦、萹蓄、草薢、栀子），随症加减煎服，同时服环丙沙星 500mg、呋喃妥因 0.1g、多西环素 0.1g，均 1 日 3 次，5 周为 1 疗程，复查 PCR，治慢性淋病 80 例，治愈 56 例，显效 16 例，无效 8 例。

（2）李文全在连续 10 天肌注大观霉素 2.0g/ 天同时，应用八正散加减内服治疗 58 例急性淋病均治愈。

（3）李社生在选用敏感抗生素同时，自拟通淋汤（黄连、黄柏、栀子、蒲公英、紫花地丁、金银花、菊花、柴胡、牡丹皮、甘草等）治耐药性淋病 11 例，经 3 个疗程均治愈。

（4）宋丽丽自拟泻火解毒汤（土茯苓、白花蛇舌草、马齿苋、地肤子、金银花、苦参、赤芍、蒲公英、紫草），随症加减煎服，药渣再煎加白矾，熏洗局部或坐浴；同时应用头孢曲松 1.0g 每日 1 次肌注，治疗慢性淋病 40 例经 3 ～ 4 个疗程后，复查 PCR，24 例转阴。

5. 其他治疗

（1）外治法

①可选用土茯苓、地肤子、苦参、白鲜皮各 30g，煎水外洗局部，每日 3 次。

②大黄 30g，防风 12g，大青叶 15g，花椒 15g，蛇床子 15g，白矾 10g，煎水熏洗外阴，每日 2 ～ 3 次。

（2）针刺疗法

用穴位针刺，通过经络的作用，沟通内外、运行气血、调节平衡、输送营养物质，从而保证了人体各部分的正常生理活动。根据补泻的基本原理——"补其荥，而通其俞，调其虚实，和其逆顺"之法则。采取针灸并施治之。选照海（泻）、中极（补）、太冲（泻）三穴为淋病主穴。湿热配膀胱俞（泻）、阴陵泉（泻）；阴虚配肾俞（轻补）、阴谷（轻泻）；阳虚配命门（补）、三阴交（补）。照海属肾、阴跷脉所生，膀胱之募穴，可资助气化、宣利水道；太冲乃足厥阴所注，为"输"，肝经之源、疏肝理气、开关利机。再配中极等三穴，共奏疏通诸经、穴，利水化湿止淋之功。再据寒热虚实有余，湿热配膀胱俞、阴陵泉；阴虚配肾俞、阴谷；阳虚配命门、三阴交。如此主穴相伍，补泻兼施，以达到清热利湿、温阳化湿和益阴止淋之目的。

王氏在国外针灸治疗男性淋病595例，分为湿热型、阴虚型、阳虚型3型，均用主穴：照海（泻）、中极（补，温针灸）、太极（泻）。湿热型配膀胱俞（泻）、阴陵泉（泻）；阴虚型配肾俞（轻补）、阴谷（轻泻）；阳虚型配命门（补）、三阴交（补，温针灸）。以上各穴每10分钟施手法1次。湿热型留针30分钟，阴虚型留针50分钟，阳虚型留针1小时。每天针1次，40天后痊愈305例（占51.3%），显效174例（占29.3%），好转46例（占7.7%），无效70例（占11.7%）。

6. 研究现状

（1）西医

在固体培养基上，淋球菌生长的菌落为四种不同形态，即T1、T2、T3、T4。T1、T2型菌落小，表面有菌毛，具有黏附于宿主细胞上的功能，在淋病的发病中起着致病性作用。除此之外，T1、T2型淋球菌还有毒力和传染性，而T3、T4型淋球菌菌落大，无菌毛，无毒力及传染性。

淋球菌的外膜是由膜蛋白、脂质及菌毛构成。外膜中的膜蛋白目前可分离出10～20种蛋白质，其中蛋白Ⅰ、蛋白Ⅱ、蛋白Ⅲ、脂多糖、IgA蛋白酶等均有不同的血清型抗原决定簇（血清型抗原是高分子量的脂蛋白与脂多糖的复合物）。可以说淋球菌外膜具有淋球菌毒力中最重要的结构，是致病性和免疫性的主要部分。

淋球菌与其他微生物一样，含有DNA的遗传物质，存在于染色体和质粒中，当染色体的基因发生突变或是质粒中插入具有表达β-内酰胺酶的基因时，就能产生含有β-内酰胺酶淋球菌（PPNG）。由于该酶能裂解青霉素的β-内酰胺环，使其失去抗菌作用，由此造成耐药菌株的增多，特别是不合理的用药导致了区域性的耐药性（包括PPNGT和非PPNG耐药菌株、大观霉素及喹诺酮类耐药菌株）出现。

人类对淋球菌的感染无先天免疫性，每个人体都具有相同的易感性。淋病患者治愈后，由于机体内获得的免疫力较低，所以还能两次感染。当感染淋球菌后，人体发生一系列免疫反应，包括：1）黏膜的局部反应，表现为产生抗淋球菌表面物质的IgA、IgG、IgM所引起的多核粒细胞的趋化、吞噬以及杀菌作用；2）血清抗体-补体反应，具有一定的杀菌作用，能够防止淋球菌菌血症的产生，但不能避免泌尿生殖系统的感染；3）细胞介导的免疫反应。研究表明，淋病患者可以发生迟发性变态反应。

（2）中医

吴氏等在单味中药抗淋球菌作用实验研究基础上，选用中医治疗淋证的有效方剂，进行中药复方抗淋菌作用的实验研究。实验所用方剂为：1）草薢分清饮（A方）；2）五淋散（B方）；3）海金沙散（C方）；4）自拟解毒通淋汤（D方）；5）龙胆泻肝汤（E方）；6）黄连解毒汤（F方）；7）八正散（G方）。实验分为中药复方的抗淋初筛和有效中药复方的最低抑菌浓度（MIC）测定。其中，抗淋初筛的结果：F方抗淋球菌作用最强，其次为D方、G方，B方、E方作用较差，A方、C方无抗淋球菌作用；5首有效复方最低抑菌浓度测定结果：F方、D方较优，B方、E方较次。吴氏等提出，因所用淋球菌菌液浓度较高，可能影响A方、C方的抑菌试验结果，从单味中药抗淋菌作用及本次实验提示，黄连可能是主要抑制淋球菌的药物。

范氏以中药香连复方（丁香、藿香、黄连、龙胆草、大黄等9味中药）进行抗淋病双球菌实验，用乙醇浸提法合并水煎煮法制备A液，用蒸馏法合并水煎煮法制备B液，选用由全国性病防治研究中心提供的PPNG菌株（青霉素耐药菌株）及广东省性病防治研究中心门诊淋病患者分离确定为淋病双球菌的30号、146号菌株，进行抑菌试验。结果显示：A、B两液对受试的淋病双球菌均有很强的抑制作用；抑菌的最小浓度，B液为0.275%，A液为0.3125%，B液的抑菌作用比A液强，提示与制备方法有关。

袁昌衡通过实验发现，大蒜、千里光、黄柏、黄连、虎杖，对淋球菌高度敏感；大黄、五味子、地榆、黄芩、射干、车前草、海桐皮、锦灯笼对淋球菌中度敏感；龙葵、地耳草低敏感。

张杰研究发现，中药石榴皮在体外对PPNG和NPPNG有明显抑制作用。

（五）调护与预防

1. 预防与调摄

①加强精神文明建设，净化社会风尚，禁止嫖娼卖淫。

②外出、便前、便后洗手，注意寝具卫生。

③夫妇双方同时治疗。

④忌烟酒及辛辣刺激之品。

⑤及时、足量、规则用药，治疗后一定要做细菌学检查。

2. 预后转归

淋病的早期诊断及治疗有重要意义。淋病患者一般预后良好，如发病率高的单纯性淋病，使用推荐治疗方案治疗，疗效很高，一次治愈率可达95%以上。只要及时到专科就诊，合理治疗和复查都可得到满意的疗效。对治疗不彻底可发展为慢性淋病（如慢性淋病性尿道炎可形成尿道狭窄），或有并发症淋病造成不育。

若患者抵抗力差，淋球菌经血行扩散，又可产生菌血症、心内膜炎、心包炎、关节炎、脑膜炎等危重情况。

从中医角度看，早期以湿热邪毒内蕴为主，若邪毒炽盛，则可邪陷心包，导致病情危重。

若疾病迁延，则可发展为肝肾亏损，余毒未清，疾病由腑入脏，由气入血，转为慢性，则可损害宗筋，预后不良。

（六）问题及对策

1. 青霉素、四环素、喹诺酮类药物曾经是治疗淋病的有效用药，但现在已不再推荐用于淋病的治疗。目前，头孢曲松为大多数地区治疗淋病的首选药物，但淋球菌对其敏感性在降低，并不断有头孢曲松高度耐药的淋球菌菌株被报道。故应加强淋球菌对头孢曲松的耐药监测，使头孢曲松在治疗淋病方面保持长期有效。

2. 耐喹诺酮淋球菌（QRNG）在亚洲和太平洋地区许多国家较常见，在檀香山 GISP 的样本中，耐药菌株达 14.3%。所以亚洲或太平洋地区获得的淋球菌感染不再推荐用喹诺酮治疗。

3. 近一半的患者同时合并非淋菌性尿道炎（NGU），所以治疗淋病同时，一般应常规预防性给予多西环素 100mg 口服，每日 2 次，连服 7 天。孕妇用红霉素 500mg，口服，每日 4 次，连服 7 天。

4. 虽然淋球菌耐药性发展很快，并出现耐多种药的菌株，有报道一例对 7 种抗生素耐药的菌株，但目前治疗单纯淋病尚不需联合用药。部分淋病高发区或分离出耐药菌株较高的地区，可考虑加大药物剂量，如头孢曲松 1.0g，一次静脉注射治疗。

5. 再感染，性伴侣未经治疗，应同时治疗性伴侣。

6. 淋病同时伴发非特异性尿道炎和前列腺炎的患者淋球菌检查往往阴性，部分患者尿道中可查及其他细菌，如金黄色葡萄球菌、表皮葡萄球菌及大肠杆菌等。部分患者前列腺按摩液中有脓细胞。可能是淋病使局部抵抗力下降，一些细菌乘机侵入，引起炎症。治疗宜选用对大多数细菌有效的药物，或根据药敏试验选择药物，并适当延长疗程。

淋球菌和衣原体感染的二联疗法：

淋球菌感染患者常合并衣原体感染，有关资料表明淋病患者中有 20% ～ 40% 合并有衣原体感染，因此，推荐同时进行抗淋病和抗沙眼衣原体常规治疗。常规采用这种双重疗法而不检测衣原体可能是比较经济而又有效的，这是因为治疗衣原体的费用比检测衣原体的费用更低。医学专家认为，常规应用双重疗法已使衣原体感染明显减少，在美国多数淋球菌对多西环素和阿奇霉素敏感，常规同时治疗可推迟或防止淋球菌耐药性产生。

自从引入双重疗法，某些人群中衣原体感染已经减少。同时，沙眼衣原体的检测试验已变得更快、更敏感、更广泛。在淋球菌和衣原体合并感染率较低的地区，有些医生宁可检测衣原体而不是进行经验性治疗。但是，对那些可能不回来看检测结果的患者，宜进行试验性治疗。

二、非淋菌性尿道炎

非淋菌性尿道炎（nongonococcal urethritis，NGU）又称为非特异性泌尿生殖道感染，是指在尿道分泌物中无淋球菌，即除淋菌之外其他病原体所致的尿道炎。本病为一种性传播性疾病。

（一）病因

1. 中医 参见"淋病"。

2. 西医

（1）沙眼衣原体（chlamydia trachomatis）

40%～50% 的非淋菌性尿道炎由沙眼衣原体感染所致。沙眼衣原体为一种寄生于人体细胞浆内的微生物，其体积介于细菌与病毒之间，具有独特生活周期，各期形态不同，染色反应亦异。有感染性的称为原体，圆形，直径约 0.3μ，能吸附于易感细胞表面，经吞噬而入细胞内，细胞膜包围其外形成空泡，在空泡中的原体增大，演变为始体，直径可达 1μ，以后以二分裂方式繁殖，形成大量原体。在受染细胞中查到的各种形态的包涵体，即由原体组成。宿主细胞破裂释出许多原体，再感染宿主细胞，这种生活周期需 48～72 小时，细胞被侵犯破裂释原体后死亡，引起组织和器官的主要损害，出现一系列临床症状。沙眼衣原体不仅侵犯眼部，且能引起尿道炎、宫颈炎、输卵管炎和深部盆腔炎。其血清型至少有 15 种，D、E、F、G、H、I、J 及 K 等 8 种与本病密切有关。

（2）支原体（mycoplasma）

10%～20% 的非淋菌性尿道炎由解脲支原体引起，无细胞壁，呈多形性，最小球型颗粒直径为 150～250nm，有细胞膜，主要由蛋白质及脂质组成，为能在人工培养基上生长的最小微生物。寄居在尿道及生殖道黏膜上皮细胞的尿素支原体也能引起 NGU，且性生活越混乱，其阳性率越高。

（3）其他

如阴道滴虫、腐生菌及阴道加物纳细菌（gardnerella vaginalis）等也是 NGU 的病因。

NGU 发病率逐年升高，在西方国家和国内部分地区已超过淋病，居性病首位。

（二）临床表现

NGU 主要由性交传播，女性多于男性，潜伏期较淋病长，为 1～3 周，在 NGU 患者中 40%～50% 为衣原体感染，且多与淋球菌共同致病。

尿道分泌物是本病主要发病现象，尤其在晨间排尿前见到白色黏液样透明分泌物，排尿困难发生率低且程度较轻。男性患者表现为尿道不适、瘙痒、刺痛或灼热感，少数有尿频、血尿、尿痛，尿道口轻度红肿。分泌物为浆液或黏液性，且稀薄、量少，自行流出者很少，多数为早晨尿道口分泌物结成黏糊状污染内裤或痂样封住尿道口（称为"糊口"）。念珠菌所致者常合并念珠菌性龟头包皮炎，表现为局部潮红，有白色奶酪样斑片及散在的小丘疹。1/3 左右患者可为无症状带菌者，或症状轻微，易被忽视或误诊。男性患者常继发附睾炎及前列腺炎；女性尿道炎时可有尿道灼热、尿频、排尿困难或轻度尿痛，尿道口轻度红肿，有少许分泌物。常合并有阴道炎、前庭大腺炎及输卵管炎。

沙眼衣原体、解脲支原体的存在往往不易辨认，25% 的男性感染者临床可无症状或体征，70% 妇女有宫颈炎，基本上没有症状，有的仅可见轻度白带增多、出血、下腹痛，或尿意不适等。1 ～ 2 月症状减轻而成为无症状带菌者。

（三）诊断

1. 实验室检查

实验室检查是唯一的诊断条件，但首先要排除淋病，一般男性取尿道分泌物标本，也可取尿道上皮细胞、初段尿离心沉淀物。实验的结果与标本的采集有密切关系。与淋病标本采集不同，应取得黏膜柱状上皮细胞，而不是脓液，即需用力擦取。男性取尿道标本时，拭子应深入尿道 2 ～ 4cm，转动拭子，并停留 10 ～ 20 秒；女性取宫颈标本时，应用窥阴器扩张阴道，先用一个棉球将宫颈口擦拭干净，然后用拭子插入宫颈内 1 ～ 2cm，用力摩擦采取宫颈黏膜柱状上皮细胞，并停留 10 ～ 20 秒。分泌物越少，停留的时间应适当延长。

把分泌物涂片多形核白细胞数量作为主要的辅助诊断依据，其标准为分泌物涂片在油镜（1000 倍）视野下平均每视野中多形核白细胞数＞ 4 个为阳性。晨尿（前段尿 15mL）沉淀物在高倍镜（400 倍）视野下每视野平均＞ 15 个多形核白细胞可辅助诊断。

其他如直接涂片检查、病原体培养、单克隆抗体检查、基因检测、血清学诊断等方法，有条件的地区可做进一步确诊。

2. 诊断要点

可根据病史，尿道炎症状发生在感染后 1 ～ 4 周，淋菌镜检和培养阴性，衣原体或支原体血清学检查及培养结果，即可诊为非淋菌性尿道炎。

3. 与鉴别诊断

（1）淋病

淋病潜伏期短，仅 3 ～ 5 天；尿道炎症状明显（尿频、尿急、尿痛及排尿困难）。尿道分泌物多，呈脓性，偶见全身症状，可查见白细胞内革兰阴性双球菌，病原体培养为淋病双球菌生长。

（2）非特异性尿道炎

非特异性尿道炎由化脓性细菌如葡萄球菌和大肠杆菌等引起的尿道炎，常由泌尿生殖系统或邻近脏器炎症的蔓延以及由做导尿和尿道探子引起的继发感染，与性接触无关。分泌物涂片找不到淋病双球菌，细菌培养为葡萄球菌或大肠杆菌生长。

4. 诊断思路与误诊防范

（1）诊断思路

非淋菌性尿道炎是较常见的一种性传播疾病，在诊断过程中要认真总结病例的临床特点，按步骤有条理地进行分析诊断，一般来说应从以下几方面进行诊断。

①诊断是否为性传播疾病　根据病史中的不洁性交的采集，并注意起病与不洁性交史的时间关系以判断疾病的潜伏期。

②诊断是否为尿道炎　根据患者是否有尿道炎的临床症状及体征进行诊断，必要时应借助实验室检查进行诊断。

③是否有并发症的存在　主要根据除有尿道炎的临床症状及体征外是否还存在其他的并

发症的症状及体征，必要时也应进行实验室检查以协助诊断。

④病原体的诊断　在病史较符合非淋菌性尿道炎的患者应进行相应的病原体检查，包括淋球菌的镜检及培养，沙眼衣原体及解脲支原体的检查。

因此，根据以上几点对患者的病史、症状、体征及实验室检查进行逐步分析，得出正确诊断是不困难的。

（2）误诊防范

对非淋菌性尿道炎在临床诊治过程中发生误诊误治的主要原因是对病史的采集不全面，对临床症状及体征的分析不充分，未进行必要的实验室检查，对该病的治疗药物选择不准确及疗程不足等，根据以上原因应进行以下几方面防范措施。

①部分非淋菌性尿道炎患者无临床症状或部分患者不经治疗病情亦可自行缓解，当出现这些情况，则易忽视对这类患者的诊断及治疗，造成误诊误治，使疾病持续迁延及长期传染，因此应重视对性病高危人群的必要检查。对于那些无尿道炎症状及体征，但通过检查可以确认为非淋菌性尿道炎的患者应进行正规的治疗，对既往有非淋菌性尿道炎病史且未经正规治疗的患者应进行全面检查及正规的治疗。

②部分淋病患者治疗2～3周后仍有尿道炎的症状和体征，称之为淋菌后尿道炎，实际就是非淋菌性尿道炎，对于经验不足的医生易误诊为淋病反复，继续按淋病治疗。如出现上述情况，应在淋病的诊断中或治疗后进行支原体及衣原体的检查，以早期发现淋病合并有非淋菌性尿道炎感染，并进行必要的治疗。

③当非淋菌性尿道炎出现并发症时，其尿道炎的症状可不明显，而并发症的症状明显，常易单纯诊断为前列腺炎、附睾炎或关节炎，而忽略了非淋菌性尿道炎的诊断及治疗。在出现上述情况时不但要注意并发症的诊断，原发病的诊断同样重要，因此进行全面的实验室检查是十分必要的。

④在非淋菌性尿道炎正规治疗过程中常会因患者主观仍有异常感觉，以致抗生素治疗的疗程任意延长或被误认为抗生素不敏感而任意更换用药，造成体内条件致病菌感染。在出现这种情况下应注意对症状未完全消除的原因进行分析，既不能单纯地认为是治疗失败而任意更改治疗方案，也不能遗漏那些少见致病菌致病的可能。因此，在经过治疗的患者应按照本病的判愈标准进行必要检查。

⑤病原体的检测在诊断中意义重大，但用于对治疗效果的评判则敏感度有待提高。如在治疗失败的病例中治疗后2～3周应用培养法复查其病原体可能会因为病原体数量较少而出现假阴性；而在经过正规治疗症状及体征完全消失的患者，如应用PCR法检测病原体，在治疗结束后1～2周可出现假阳性。

⑥性传播疾病的治疗中均强调对性伴侣进行相应的诊治，如在对患者治疗的同时忽略了对性伴侣的诊治，很容易使患者再次感染，妨碍治疗效果的判断。因此在对性伴侣的诊治时如发现异常应及时治疗，如考虑性伴侣仍处于潜伏期则应给予预防治疗。

（四）治疗

1. 辨证论治

参考"淋病"有关内容。主要治宜清热解毒、滋肾利尿。方用：金钱草 30g，紫花地丁 30g，蒲公英 30g，牡丹皮 10g，旱莲草 10g，女贞子 15g，山药 30g，通草 10g，甘草 10g。

2. 辨病治疗

①厚朴、姜汁各 30g，茯苓 3g，水酒各半煎服，适用于实证。

②能灵散：益智仁、茯苓、白术各等份，研末，每次 6g，水冲服，适用于实证。

③白果、莲肉、江米各 15g，胡椒末 30g，洗净，装入 1 只乌骨鸡肚内，煮熟，食鸡，适用于实证。

④秘精丸：牡蛎、菟丝子、龙骨、五味子、韭菜子、茯苓、白石脂、桑螵蛸，适用于虚证。

⑤四精丸：鹿茸、山药、肉苁蓉、茯苓，适用于虚证。

3. 西医治疗

①强力霉素 100mg，口服，每日 2 次，连服 7 天。本药的优点是安全、廉价、疗效肯定，缺点是不适用于儿童、孕妇，且副作用大，尤其是胃肠道反应。

②克拉霉素 250mg，口服，每日 2 次，或 500mg，口服，每日 1 次，连服 7 天。国内杨立刚等报道使用 250mg 口服，每日 2 次，连服 8 天，治疗衣原体、解脲支原体或混合感染，治愈率达 83.3%，总有效率 100%，菌学清除率 100%。国外报道 500mg，口服，每日 2 次，连服 7 天，治疗衣原体感染，治愈率 100%。主要副作用为胃肠道反应、肝功能异常。

③红霉素 500mg，口服，每日 4 次，连服 2～3 周。或红霉素琥珀酸乙酯 800mg，口服，每日 4 次，连服 7～14 天。主要用于孕妇或对其他药物不能耐受时使用。

④美满霉素 100mg，口服，每日 2 次，连服 10 天。或氧氟沙星 200mg，口服，每日 2 次，连服 7～14 天。两者疗效相似，且都对淋病有效，但是不适用于儿童、孕妇。

⑤阿奇霉素 1.0g，一次单剂量口服。阿奇霉素是一种半合成的新型大环内酯类抗生素，在酸性环境中稳定易吸收，组织浓度高，能迅速穿透细胞，血浆和组织半衰期达 68 小时。一次标准剂量口服，在组织中能达到较高的治疗浓度，在炎症部位保持不少于 5 天。现主要用来治疗沙眼衣原体感染。Martin 等用阿奇霉素 1g，单剂量口服，治疗 98 例衣原体宫颈炎和 43 例衣原体尿道炎男性患者，总治愈率达 96%。此外阿奇霉素对淋菌、解脲支原体及梅毒螺旋体也有效，所以对这类病菌的混合感染也可应用。

⑥氟嗪酸 300mg，口服，每日 2 次，连服 7 天，疗效与强力霉素相似。也可口服环丙沙星 500mg，每日 2 次，共 7 天。

对 NGU 患者及其性伴侣的合理治疗，应包括衣原体、支原体及淋菌，如久治不效还应考虑阴道加特纳菌和阴道滴虫等。为此，有人提出，对慢性或反复发作的 NGU 采用三联疗法，氧氟沙星 0.2g，每日 2 次，甲硝唑 0.2g，每日 1 次，米诺环素 0.1g，每日 2 次，共服 10 日。如合并前列腺炎时疗程要长，至少服药 2 个月。

4. 中西医结合治疗

①王继文用黄连、野菊花、黄芩、黄柏、栀子各 30g，金银花、紫花地丁、青天葵、蒲公英各 20g，水煎服，加氟哌酸 0.2g，每日 2 次，10 天为 1 疗程，结果 85 例中治愈 30 例（35.7%），疗效优于单纯中药或氟哌酸组。

②高氏用猪苓汤联合罗红霉素治疗 NGU 36 例，治愈率 97.22%。

③陆氏等用尿路清口服液 50mL 和强力霉素 100mg 治疗 UU 感染的 NGU24 例，总有效率 95.9% 均高于单服尿路清或强力霉素，且副作用少。

5. 其他治疗

①毫针法：肾俞、关元、三阴交、腰痛加气海、志室，神疲乏力加公孙、内关、神门、足三里，烦渴欲饮加大椎、太渊、丰隆。

②灸法：关元、太溪。选择悬空灸中的温和灸，艾条距离皮肤 2～3cm 进行烘烤，每穴施灸时间一般为 5～7min。

6. 研究现状

（1）西医

①衣原体的致病机制：衣原体 HSP-60 与许多动物及人类的 HSP 相比，有相当长的同源系列。血浆有活性的抗 HSP-60 抗体的存在，与女性异位妊娠和不孕有关。经衣原体 HSP-60 致敏的人类血清可与类似 HSP-60 的人类蛋白发生反应。因此推测衣原体疾病的发病机制是由衣原体 HSP-60 作为致敏原引起的自身免疫应答。Belland 等最近研究表明，细胞毒性作用在衣原体的致病机制中起着重要的作用。衣原体可诱发 INF-γ 等细胞因子的产生。INF-γ 可抵制衣原体复制，在动物模型中，INF-γ 可使被感染的时间缩短。在体外 INF-γ 可在衣原体 HSP-60 与结构膜的合成长期不相称的情况下，诱发持续性感染。但是祛除 INF-γ 后，衣原体又可复制。在持续感染的患者中，抵制性细胞因子、衣原体增殖、抗原产生、变态反应等的周期性变化造成了慢性炎症和瘢痕形成。

②支原体的致病机制：支原体为细胞膜表面寄生物，它吸附于组织细胞表面，在特殊的宿主组织细胞亲和性，是一类不明显的侵害者，通常与宿主共处和共生，偶尔破坏休战状态，宿主才发生疾病，一般潜伏期较长，病原的脆弱性经常掩盖了其毒力。感染后致病机制和免疫反应比较复杂，宿主的免疫应答比其毒力作用要强。支原体毒株通过其特殊结构，紧密黏附于易感宿主细胞膜上，通过与宿主细胞膜间相互作用，释放有毒代谢产物，使宿主细胞受损。支原体感染宿主后与其免疫系统相互作用，能产生广泛的异常免疫反应，包括多克隆激活 T 细胞和 B 细胞增殖；激活巨噬细胞、NK 细胞及细胞毒性 T 细胞的溶细胞活力；并刺激免疫活性细胞产生细胞因子（IL-1、IL-2、IL4、IL-6、INT-α、INT-β、INT-γ 及 TNF-α）造成组织损伤。支原体多克隆激活 B 细胞增殖，产生特异性及非特异性抗体。特异性抗体对疾病恢复及防止发病起一定作用，但增强的抗体反应亦可成为致病因素而引起不良结果。

③龙邵萌等采用体外培养的方法，测定 9 种抗菌药物对 UU 的抗菌作用。结果，多西环

素、米诺环素抗 UU 作用最强，其余 7 种抗菌药物对 UU 的抗菌作用由强到弱依次为交沙霉素、氯霉素、罗红霉素、吉他霉素、阿奇霉素、氧氟沙星、螺旋霉素。

④四环素族抗生素为广谱抗生素，目前用于治疗 NGU 的主要有四环素、美满霉素和强力霉素。四环素因耐药性增大，副作用多而逐渐被后两者替代。米诺环素具有杀菌力强、抗菌谱广的特点。曾氏等以米诺环素 0.1g 口服，2 次 / 日，连服 10 天，治疗 NGU 62 例，UU 25 例，总有效率 84.0%；具中 CT 感染 21 例总有效率为 90.5%，UU 和 TT 感染 16 例总有效率为 87.5%。多西环素抗菌活性较四环素强，而较米诺环素稍弱，口服吸收良好，食物对本品影响不大，且对肾脏无明显毒性，特别适用于对四环素族敏感而合并肾功能不全的患者，100mg 口服，2 次 / 日，连用 7 天的治疗方案被 CDC 推荐为标准的用药方案。但肝病患者、孕妇及 8 岁以下儿童禁用。

（2）中医

①其发病多因不洁性交，或间接感染秽浊之邪，酿成湿热，下注膀胱，熏灼尿道而成；或肝郁气滞，日久化火，下侵膀胱，使气化不行，水道不利而为淋；也可因房事伤肾或久病伤脾胃，脾肾亏虚，气化失常，不能摄纳脂膏而成淋浊。

②徐宜厚根据《类证治裁》"浊在便者，白色如泔，乃湿热内蕴，由过食肥甘辛热炙所至"及《医林集要》"过于色欲而得之，肾气不固"之描述，认为小便混浊不清，溺时无尿道刺痛，前者为实证，后者为虚证，从而说明湿热下注的实证，病位在脾胃；肾元亏损的虚证，病位在肾。其具体之病机为：过食肥甘或炙食物，造成脾胃湿热，影响水湿的正常运行，遂下注膀胱，溺则为之而变，酿成溺浊。《张氏医通》说："多由胃中湿热，浊疾下流，渗入膀胱，谓之便浊。"或由劳欲过度，戕伤肾元，肾虚寒冷，肾气不固，固摄无权，而致尿浊。

③陈德宁用尿道清汤（萆薢、黄柏、生薏苡仁、茯苓、牡丹皮、泽泻、蒲公英、紫花地丁、滑石、车前子），每日 1 剂，水煎 2 次，每次煎 30 ～ 40 分钟，分 2 次温服。治疗男性泌尿生殖道沙眼衣原体和解脲支原体感染 83 例，治愈 69 例，痊愈率 83.1%。

④刘氏等对 156 种中草药体外抗击 UU 活性实验研究，发现黄柏、白芷、地肤子、大黄有较高敏感性；甘草、板蓝根、黄连、穿心莲、鱼腥草等敏感性次之；苦楝皮、益母草和车前草等在较高浓度时，也有少数菌株敏感。汪氏等对 10 味中药体外抗 CT 活性研究，发现对川黄连有高敏感性，对大黄、川黄柏、败酱草、地肤子、龙胆草等敏感性次之，对生栀子、车前草、柴胡、茯苓不敏感。

⑤褚氏等认为，本病由于日久可致脾肾亏虚，膀胱气化无权，湿邪久恋，而成虚实夹杂证，并指出其病位在下焦，与脾、肾、膀胱等脏腑有关。

（五）调护与预防

1. 调护

①服药护理：耐心向患者解释正规治疗重要性，避免半途而废，观察药物疗效及副作用，尤其是胃肠道反应（如红霉素、多西环素）及眩晕（美满霉素）等，并做相应对症处理。

②隔离护理：接触隔离（包括性隔离）是必要的，特别要注意新生儿眼睛的隔离及护理。

③对性伴侣或家人也应说服接受治疗。

④心理护理：这些患者伴有一定的心理障碍，因而要做好心理护理工作，消除其悲观与恐惧心理，使患者积极配合治疗，增强治疗信心。

2. 预防

①避免不洁性行为。

②提倡使用避孕套等隔膜性工具。

③淋病患者，应同时检查衣原体及支原体，无条件检查时，可同时加用四环素或多西环素，以防止双重感染。

④患者及性伴侣未彻底治愈前，避免性接触。

⑤对性伴侣要坚持检查和治疗。

3. 预后

由于 NGU 病原菌种类多，可单独或混合感染（包括其他性病），潜伏期长，临床表现差异较大，可继发并发症，治疗效果比淋病差。

（六）问题与对策

1. 合并前列腺炎

有报道称，有泌尿道症状的 100 例 NGU 患者前列腺炎的检出率为 74%，慢性前列腺炎可能是顽固 NGU 治疗最困难的原因，可做前列腺按摩液检查。如前列腺液多形核白细胞数量平均每高倍视野（400 倍）超过 10 ～ 15 个，即可诊断为前列腺炎。前列腺液的卵磷脂小体明显减少或消失或有成堆倾向，也是前列腺炎的敏感指标，最好能做病原体检查，包括各种 NGU 病原体和其他一些少见或条件致病菌。合并前列腺炎治疗比较困难，要适当延长治疗时间，用一些能弥散进入前列腺的药物如前列康、泌尿灵（黄酮哌酯、GENURIN）、麦佳乐杏等改善前列腺炎症状的药物，并定期做前列腺按摩、会阴部热水浴、理疗等辅助治疗。

2. 正常菌群失调

反复、长期、大量使用广谱抗生素的患者，虽性病病原体检查阴性，但症状未消，在尿道、宫颈分泌和前列腺液中多形核白细胞检查阳性，并培养出占优势的条件致病菌。国内报道在性病患者的泌尿生殖道中培养出金黄色葡萄球菌、表皮葡萄球菌、腐生葡萄球菌、大肠埃希菌、大肠杆菌、肺炎球菌、甲型链球菌等其他一些病原体。所以治疗时应引起注意。

3. 性病恐惧症

性病患者治疗后，病原体检查阴性，尿道、宫颈分泌物、前列腺液多形核白细胞检查阴性，但主观或客观因素的原因出现过多非性病的主诉，在排除性病及其并发症的情况下，要考虑性病恐惧症。患者往往有心理和行为的异常，主要给予心理暗示治疗，必要时给予三环类抗抑郁药物如多塞平、安定等精神药物。中医可根据患者不同的表现，从整体出发，辨证施治，方有逍遥散、八珍汤、归脾汤、六味地黄丸、血府逐瘀汤等理气活血、益气养阴都可获得满意疗效。

4. 对非培养性检查要在治疗结束后 3 周进行，否则可因排泄已死亡的病原体而出现假阳性。

5. NGU 的病原体在正常人群中有一定的检出率，当病原体检查阳性时，是否需要治疗尚无定论，我们认为对无临床症状、体征，泌尿生殖道多形核白细胞检查阴性，性伴侣不超过 1 个的患者可不治疗，因为检出 NGU 病原体不代表感染。

参考文献

1 朱学骏，顾有守，沈玉丽.实用皮肤病性病治疗学［M］.第 2 版.北京：北京医科大学，中国协和医科大学联合出版社，1998：10.

2 洪钦国，汤水福.中西医结合肾脏病诊断治疗学［M］.广州：广东科技出版社，2001：3.

3 黄金珠，雍刚，廖菁，等.土茯苓加减方对淋病奈瑟菌耐药质粒的消除作用［J］.实用医院临床杂志，2010，7（6）：35-37.

4 陈枝岚，谢守珍.十三味中草药体外抗淋球菌的作用研究［J］.华南国防医学杂志，2006，20（5）：22-24.

5 宋莹莹，石丽，吴晓燕.6 种抗菌中药对淋球菌的抑菌作用研究［J］.陕西中医，2011，32（10）：1424-1425.

6 康力升，崔蒙.中国传统性医学［M］.北京：中国医药科技出版社，1994：8.

7 王海燕.肾脏病学［M］.第 3 版.北京：人民卫生出版社，2008：1.

8 陆德铭.中医外科学［M］.上海：上海科学技术出版社，1997：6.

9 张开明，王刚，尹国华.最新皮肤科学理论与实践［M］.北京：中国医药科技出版社，2001：3.

10 陈德宁.尿道清汤治疗男性泌尿生殖沙眼衣原体和解脲支原体感染 83 例［J］.中国中西医结合杂志，1998，18（1）：46.

11 曾三武，王天理，李珊山，等.希舒美和美满霉素治疗泌尿生殖道支原体及衣原体感染疗效对比观察［J］.中国皮肤性病学杂志，2000，14（2）：109-110.

12 杨洪.沙眼衣原体感染及其诊断和治疗现状［J］.国外医学流行病学传染病学分册，1993，（3）：116-121.

13 沈黎明，喻林冲.解脲支原体对中药有效部位的药敏试验研究［J］.华西药学杂志，2012，27（3）：294-295.

14 汪培土，佟菊贞，涂裕英，等.10 味中药抗沙眼衣原体活性的体外药敏试验［J］.中华皮肤科杂志，2000，33（3）：187.

15 张信江.实用性病手册［M］.北京：人民军医出版社，2001：9.

16 王椿森，李家文，黄长征，等.皮肤性病免疫学［M］.武汉：湖北科学技术出版社，1999：1.

17 丘少鹏，邓春华.男科疾病误诊误治与防范［M］.北京：科学技术文献出版社，2002：6.

18 郑毅春，李国菁.非淋菌性尿道炎的中西医研究述评［J］.湖南中医药导报，2002，8（3）：104-105.

19 龙邵萌，蒋顺奎.解脲支原体体外耐药性检测［J］.中国皮肤性病学杂志，2001，15（6）：396-

395.

20 李冬梅.衣原体、支原体感染研究进展［J］.国外医学妇幼保健分册，2002，（1）：19-21.

21 董森林，吴丹，訾秋叶，等.淋球菌耐药机制研究进展［J］.世界最新医学信息文摘，2018，18（38）：84-85.

（杨玉峰　郑义侯）

第三节　真菌性尿路感染

真菌性尿路感染属特殊类型的尿路感染，主要发生在医院内，常在消耗性疾病的基础上发生。其发病率仅占尿路感染的 0 ～ 4.8%。随着诊断技术的进步、多种广谱抗生素和免疫抑制剂的广泛应用、放射医学的发展以及各种插管导管技术的临床使用，该病呈逐年上升的趋势。最近有学者对 514 份尿路感染病原菌进行鉴定，结果真菌占 16.6%，仅次于革兰阴性、革兰阳性菌之后，排第三位。故本病应引起临床工作者的高度警惕。真菌性尿路感染属于中医"淋证""腰痛"的范畴。

一、病因病理

（一）中医

1.膀胱湿热

外感湿邪，入里化热，或外阴不洁，湿毒之邪内侵，均可致膀胱湿热。湿热之邪阻碍膀胱气机，可见尿频、尿急、尿浊。

2.气滞血瘀

起居不慎，感受湿毒之邪，入里化热，而致湿热内蕴，湿热阻碍气机，气机不畅则气滞，气滞则血瘀，气血瘀阻于肾府而见腰痛，尿夹血块，膀胱气机不畅，而致尿频、涩痛、余沥不尽。

3.肾虚夹湿

长期使用抗生素或抗肿瘤药、免疫抑制剂等，或患糖尿病等慢性疾病而致肾气亏虚，正虚则易感邪，邪毒入里，下注膀胱而发为本病。

（二）西医

1.病因

许多真菌都可引起尿路感染，可导致尿路感染常见的真菌有念珠菌、隐球菌、曲霉菌、藻菌、酵母菌、组织胞浆菌和毛霉菌等，但最常见的是白色念珠菌。正常人群中大约65%可以从口腔、肠道、肛门或阴道中分离培养出白色念珠菌。真菌是一种条件致病菌，在通常情况下该菌只是作为腐生菌而存在于机体内，只有当机体抵抗力下降和（或）念珠菌过度生长时，才可能成为致病菌。常见易感因素为：1）长期大量应用广谱抗生素，引起正常菌群失调；2）激素、免疫抑制剂的使用以及肿瘤患者行化疗和（或）放射治疗，使机体防御功能减弱；3）留置导尿管、尿路畸形等致使尿路局部抵抗力下降（有学者发现，保留尿管患者的念珠菌尿的发生时间比其他相匹配对照病例早一倍）；4）慢性严重疾病致体质极度下降；5）糖尿病患者抗真菌的能力减弱，当血糖＞8.3mmol/L（150mg/dL）时，念珠菌生长率提高；6）尿液呈酸性，有利于念珠菌生长。念珠菌生长的适宜 pH 是 $5.1 \sim 6.4$，正常尿液呈酸性，有利于念珠菌生长。

2. 发病机理

感染途径主要有两条，血源性和上行性感染。血源性感染往往是全身性真菌感染，真菌经血流侵及尿路引起，仅局限于尿路的真菌感染，主要是肠道、生殖系统的真菌感染侵入尿路导致。常引起手足癣的浅部真菌絮状表皮癣菌，也常上行侵入尿路。真菌特别是念珠菌对人体组织有黏附作用，黏附于尿路上皮后可在局部生长繁殖，或穿透表面屏障进入体内引起内脏真菌病。真菌可在宿主体内形成芽管，能阻止吞噬细胞对它的吞噬作用；真菌还能产生一些水解酶，引起组织器官损伤，导致深部真菌感染或使感染播散。念珠菌与细菌混合感染时，可增加细菌的毒性。

（1）血行感染

动物实验发现，经小鼠静注白色念珠菌数天后，小鼠发生全身播散性念珠菌病，肾皮质有分布规则的脓肿形成，后期在肾小管、肾盂、输尿管内可见霉菌丝形成的霉菌球堵塞，并引起肾积水。

（2）上行感染

肠道、生殖系统的念珠菌感染时，真菌可侵入尿路并上行感染下尿路，少数再经膀胱输尿管上行侵入肾脏。

（三）病理改变

累及膀胱时，膀胱黏膜可见念珠菌斑、溃疡及菌丝。肾脏受累多为血行播散，皮质及髓质有多发性小脓肿，伴有灶状坏死，可见到出芽细胞及假菌丝。部分患者可见到由念珠菌丝和酵母菌构成的泌尿道真菌球，严重者可导致尿路梗阻。

二、临床表现

真菌性尿路感染以女性多见，男女比例 1∶4。这与女性尿道解剖生理特点有关。

真菌性尿路感染可仅有脓尿、无症状，亦可呈典型尿路感染表现，甚至发生肾功能衰竭。

上行性尿路念珠菌病早期可有尿频、尿急、尿痛、排尿困难等尿路刺激症状，偶尔也有气尿（念珠菌对尿中糖发酵所致）。累及肾盂者其表现与细菌性肾盂炎类似，可分为两种类型：1）多发性皮质脓肿，可导致肾功能发生改变。2）集合管或乳头弥漫性霉菌浸润，可有乳头坏死。两种形式常同时出现。血行播散肾脏受累往往是播散性念珠菌病的一个组成部分，可伴有全身症状，如发热、寒战、盗汗、厌食、体重减轻、不适及忧郁。受累肾脏可出现输尿管梗阻或肾乳头弥漫性真菌浸润，致使乳头坏死，并常伴有全身多个脏器受累，可出现各相应器官的临床表现。播散性球孢子菌病也可侵犯泌尿道，临床表现类似结核。

真菌性尿路感染常见以下几个类型。

1. 肾盂肾炎型

其临床表现与细菌性肾盂肾炎相似，女性较多见，可表现急性或慢性，主要有两种形式。①多发性肾皮质脓肿，如为广泛性，则可导致肾功能损害，发生氮质血症。②集合管或乳头弥漫性真菌浸润，可有乳头坏死。

此两种形式常同时出现，多伴有真菌球形成。

2. 膀胱炎型

女性多见，常继发于细菌性膀胱炎治愈后。主要症状有尿频、排尿不适、尿液混浊或血尿，偶有气尿。有时膀胱内可见大的真菌株。

3. 输尿管梗阻型

本型多由真菌球引起，真菌球移行至输尿管，可发生肾绞痛，若阻塞输尿管，则可引起肾盂积液，若双侧输尿管完全梗阻，则出现无尿。

4. 肾乳头坏死型

其临床表现同一般肾乳头坏死相同。由于乳头坏死脱落，IVP 可见多个不规则的小空洞。如为血源性感染，常同时侵犯肺、心、肝及（或）脾等器官，而出现各相应器官的症状、体征和其他临床表现。

三、实验室检查

目前还没有足够资料提供一个为大家所接受的区别正常尿路真菌群和真菌感染的标准。通常判断尿路真菌感染的界限是：

1. 白细胞增多，或见脓尿，镜下血尿。

2. 真菌定量培养 ≥ 10000/mL 菌落数，则常为真菌性尿路感染。而未经沉淀的新鲜导尿标本镜检，10 个视野平均有真菌 1 ～ 3 个 /HP 者，则相当于菌落计数 ≥ 10000/mL 以上，就有诊断意义，其正确性为 80%；真菌在室温时分裂繁殖很慢，其分裂期通常在 5h 以上，故受检尿液可放置时间较长而不会增加真菌数目。Schonebeck 认为，在男性的清洁中段尿标本或女性的导尿标本中，凡真菌培养阳性都意味着尿路真菌感染。念珠菌以酵母菌和真菌丝两种形式存在于尿中，有人认为真菌丝的存在意味着入侵，但仍有争议。

3. 血培养阳性有诊断的价值。

4. 血清抗念珠菌抗体（血清沉淀素效价持续增高，凝集素凝集价 1 : 320 以上）的测定有助于诊断，肾念珠菌感染的患者血清沉淀素的阳性率为 83%，假阳性约 10%。

四、诊断

（一）诊断要点

真菌性尿路感染的诊断主要依据临床表现，以及反复血、尿标本培养。

1. 存在真菌感染的易感因素。

2. 出现尿路感染症状。

3. 尿白细胞增多，而尿细菌培养阴性和（或）镜检有真菌者应疑诊真菌性尿路感染的存在。但因为真菌是人体共生菌，即使在尿中找到真菌并不一定意味着真菌感染。

（二）鉴别诊断

本病临床表现多样，需与本病鉴别的疾病如下。

1. 急性肾盂肾炎

本病全身中毒症状相对重，中段尿培养可发现致病菌，对抗生素治疗有效。

2. 膀胱炎

本病临床表现类似真菌性尿感，但本病病程短，尿培养有致病菌生长，对抗生素有效。

（三）诊断思路与误诊防范

诊断依据是临床表现以及多次血、尿标本培养。对临床上存在真菌感染的易感因素，有尿感的临床表现，虽有尿中白细胞增多而尿细菌培养阴性者应警惕本病。大多数学者认为，清洁中段尿标本中凡真菌培养阳性都意味着尿路真菌感染。此外，有尿路感染临床表现，尿细菌培养阴性且尿镜检或细菌培养阴性，还应排除尿结核菌、支原体、滴虫等感染。

五、治疗

（一）中医治疗

1. 膀胱湿热

临床表现：发热，汗出不退，恶寒，全身困重，伴尿频、尿急、尿痛、下腹胀闷不适，或见大便不爽，舌质偏红，苔薄黄，脉滑。

辨证分析：气机不畅，膀胱气化不利，故见尿出不爽，尿频，尿痛，少腹胀痛；脉弦或涩为肝郁之征；湿热内蕴，阻滞气机，气滞血瘀，故或见尿中排出血块。

治法：清热解毒，利湿通淋。

方药：五味消毒饮合八正散加减。金银花 15g，野菊花 15g，紫背天葵 15g，蒲公英 30g，白花蛇舌草 30g，瞿麦 15g，车前草 30g，萹蓄 15g，滑石 25g（先煎），土茯苓 20g 等。

加减：发热重加柴胡 15g，黄芩 15g，生石膏 30g（先煎）；大便秘结者用大黄 10g（后下），下腹胀痛者加台乌药 15g，厚朴 15g。

方解：本方有清热解毒、利湿通淋的功效。方中金银花为君药，清热解毒；野菊花、紫背天葵、蒲公英、白花蛇舌草四药均为苦寒之品，清热解毒之力颇峻，且又凉血，共为臣佐，配合使用，清解之力尤强，配合八正散中瞿麦、车前草、萹蓄、滑石、土茯苓共奏通淋利湿之功。

2. 气滞血瘀

临床表现：尿出不爽、尿频、尿痛，或尿中排出血块，少腹胀痛，或腰刺痛。舌暗红，有瘀点，苔薄白，脉弦或涩。

辨证分析：气机不畅，膀胱气化不利，故见尿出不爽，尿频，尿痛，少腹胀痛；脉弦或涩为肝郁之征；湿热内蕴，阻滞气机，气滞血瘀，故或见尿中排出血块。

治法：行气化瘀通淋。

方药：石韦散加减。石韦 15g，冬葵子 15g，白芍 15g，当归 10g，甘草 5g，陈皮 10g，王不留行 15g，台乌药 15g，川牛膝 15g，炮穿山甲 10g，川楝子 15g，地龙 15g 等。

加减：若尿中排出血块量多，舌质紫暗等瘀血症状明显者，加三棱 15g，蒲黄 15g，泽兰 15g；少腹胀痛者，加小茴香 10g，柴胡 15g。

方解：本方有清热利湿通淋的功效，方中石韦、冬葵子利水通淋，加用王不留行利尿通淋，当归、白芍柔肝，川牛膝、穿山甲、地龙活血行瘀，陈皮利气，川楝子、乌药疏通肝气。

3. 肾虚夹湿

临床表现：有不规则使用抗生素、免疫抑制剂或消渴病史，症见腰酸膝软，神疲乏力，面色无华，尿余沥不尽，遇劳加重，舌质淡红，苔薄白，脉细。

辨证分析：由于不规则用药或久病体虚以致肾脏亏虚，正虚则湿浊邪毒易入侵，下注膀胱而成本病。湿浊留恋不去，故小便余沥不尽，遇劳加重。肾气亏虚故腰酸膝软，神疲乏力，面色无华。

治法：益肾补虚，利湿通淋。

方药：参芪地黄汤加减。党参 15g，黄芪 15g，生地黄 15g，山药 15g，山茱萸 10g，泽泻 15g，茯苓 15g，牡丹皮 10g，生薏苡仁 15g，车前子 30g，蒲公英 30g。

加减：若五心烦热、舌质淡红、少苔等阴虚症状明显，去黄芪，党参改为太子参 30g，加知母 15g，黄柏 15g，并合用二至丸；若尿路刺激征明显者，去参芪，加瞿麦 15g，萹蓄 15g，白花蛇舌草 30g，滑石 30g^{（先煎）}，以加强利湿通淋之力。

方解：以党参、北芪配合六味地黄丸以滋肾纳气，加用生薏苡仁、车前子利湿通淋，蒲公英清解湿热余毒。

（二）西医治疗

真菌性尿路感染有效治疗的前提为早期诊断。治疗原则为寻找并消除诱因，选择使用抗真菌药物，追踪并防止复发。

1. 消除易感因素

这是预防和治疗真菌性尿路感染的最好方法。如避免长期使用抗生素、免疫抑制剂，解除尿路梗阻，控制糖尿病等使机体抵抗力下降的疾病，尽量减少导尿及避免长期保留尿管。

2. 药物治疗

有症状的真菌性尿路感染需用抗真菌药物治疗。常用有效药物是两性霉素 B、5- 氟胞嘧啶（5-Fc），咪唑衍生物等。给药途径包括局部及全身用药。

局部应用：适用于膀胱真菌感染、尿管插管，冲洗液用两性霉素 B 和碳酸氢钠溶液，两性霉素 B 用蒸馏水稀释，浓度 50mg/L，冲洗膀胱，每日 1 次，持续 7 ～ 10 天。使用 5% 碳酸氢钠冲洗，能改变有利于真菌生长的酸性环境，达到抑菌目的。或用制霉菌素 200 万 U/L，每 6 小时 1 次，直至尿真菌转阴。

全身应用：轻症病例可口服 5- 氟胞嘧啶 50 ～ 150mg/kg/d，每 6 小时使用 1 次，连用 6 ～ 10 天，由于其 95% 由肾脏排出，故对肾念珠菌感染疗效好。也可用克霉唑 20mg/kg，每日 3 次口服；也有用酮康唑 0.2 ～ 0.4g/d，抗真菌药中，酮康唑是新型的咪唑类药物，口服耐受性好，长期口服副作用轻微，对许多致病真菌可达到有效的血浓度；或 0.15% 大蒜新素 60 ～ 120mg，加入 5% 葡萄糖注射液 500 ～ 1000mL 静脉滴注，疗程视病情而定。

播散性真菌感染的重症病例，或局灶感染持续不消患者，可用氟康唑 5 ～ 10mg/kg/d 静脉点滴，病情好转后改口服，该药疗效好，不良反应小。从前用两性霉素 B 较多，静滴 0.1mg/kg/d 开始，以后每日增加 0.1 ～ 0.2mg/kg，渐增至 0.7mg/kg/d，但每次剂量不超过 50mg，每日或隔日 1 次，药物溶解于 5% 葡萄糖注射液（最佳浓度为 0.1mg/mL），应避光缓慢地滴入，静滴必须持续 2 ～ 6 小时，耐受性差者可酌减剂量；疗效差者可酌加剂量；病情稳定后再改用 25 ～ 35mg/d。但该药肾毒性重，现已少用，在用药过程中，应每周测血肌酐和血尿素氮 1 次，一旦出现药物肾损害，应及时停药或换药。在肾衰时，宜按肌酐清除率减量使用。

近年来，有介绍用转移因子治疗念珠菌感染，认为有调整机体免疫功能作用。用法为 2 个国际单位，皮下注射每周 1 ～ 2 次，10 周为一疗程。此外，有介绍使用免疫核糖核酸、胸腺素、干扰素、单克隆抗体等免疫疗法配合抗真菌药物治疗尿路真菌感染会收到更为满意的效果。

3. 碱化尿液，抑制真菌生长

真菌在酸性尿中繁殖迅速，故宜适当给予碳酸氢钠口服，每次 1g，每日 3 次以碱化尿液，造成抑制真菌生长的环境。真菌性尿路感染往往与细菌性尿路感染并存，故治疗应二者兼顾。

4. 停止抗真菌治疗的指征

治疗过程中每周验尿 1 次，持续两次尿标本无菌或尿路造影证实充盈缺损（有真菌球存在时可出现充盈缺损）消失方能停止抗真菌治疗。

（三）研究现状

随着以酮康唑、伊曲康唑等为代表的抗真菌药以及其他新制剂的临床运用，真菌性尿感的治疗取得了可喜的进展。中医在治疗本病方面近年来亦取得了一些进展，主要表现在以下几方面。

1. 分期论治

大多数中医学者认为对本病的辨证论治，较单一的专方专药疗效好，尤其强调分期论治。在早期（初期）予清热利湿通淋，中期予养阴解毒，后期予健脾补肾，兼清热除湿。有人发现健脾补肾兼清热除湿之中药复方较单纯抗真菌西药，对耐药的真菌感染效佳。

2. 有抗真菌作用的中药

综合文献报道，有对抗或抑制真菌的中药有以下几类：补气药——太子参、黄芪、党参；养阴药——生地黄、玄参、花粉等；活血化瘀药——当归、乳香、没药、穿山甲、赤芍等；清热解毒药——金银花、黄连、黄柏、连翘、栀子、蒲公英、白花蛇舌草、紫花地丁、土茯苓等；祛风燥湿药——苍术、白芷、地肤子、防风、龙胆草等。

六、调护与预防

1. 避免长期无规律使用抗生素、免疫抑制剂等诱发真菌感染的因素。
2. 避免长期留置导尿管，积极治疗糖尿病。
3. 保持外阴卫生，尤其有念珠菌阴道炎的妇女应治疗原发病。
4. 多饮水，忌辛辣、肥腻之品。
5. 积极治疗甲癣、股癣等其他部位真菌感染。

七、预后

真菌性尿感的预后取决于是否早期诊断和合理治疗，以及是否合并肾功能损害。对真菌性尿感，若早期诊断和合理选用抗真菌药物，大多数患者可治愈。对反复不愈者，应积极寻找原因，如是否合理使用抗生素、免疫抑制剂，糖尿病患者病情是否控制等。若合并肾功能不全，则预后不佳。

八、问题与对策

随着抗生素、免疫抑制剂的广泛应用，诊断方法的进步以及新技术（如肾移植等）的不断开发，真菌性尿路感染其发病有逐渐上升趋势。Wise 等观察到，念珠菌尿发病率在 10 年时间从 1% 升至 8%。Hamory 等也证实，11% 的医院内尿路感染由白色念珠菌引起。因此，真菌性尿路感染应引起临床医生，特别是泌尿科医生的重视。在临床中应注意以下几点。

1. 祛除基础病因

积极治疗原发病，祛除易感因素，提高机体抵抗力。恶性肿瘤和血液病房应保持通风良好和干燥，防止真菌滋生而增加外源性感染的机会。Brow 指出，很多癌症患者的死亡与霉菌感染有关；对于艾滋病及其他免疫功能抑制患者，应及时发现并警惕尿路感染是否是真菌感

现代 肾脏 病学

染；对慢性疾病患者因体质虚弱，应加强营养，提高机体抵抗力，糖尿病患者抗念珠菌的能力降低，应控制血糖 < 8.34mmol/L。对于留置导尿管、尿路有解剖或功能异常的患者，因尿路局部抵抗力下降，应注意随时并发真菌感染可能。

2. 正确使用抗生素特别是广谱抗生素

避免滥用，减少长期应用。在使用广谱抗生素治疗期间发生真菌感染应予停用。如尿路感染合并其他器官的细菌感染，其治疗方针则根据其具体病例而定，有时需要联合用药。

3. 慎用糖皮质激素和免疫抑制剂

因为激素免疫抑制剂的使用以及肿瘤患者的放射治疗，使机体的防御功能减弱，易致真菌性尿感的发生。

4. 治疗真菌性尿路感染应注意碱化尿液

因为念珠菌生长的 pH 值为 5.1 ～ 6.4，正常时尿液呈酸性有利于其生长，而在碱性尿液中受抑制，故碱化尿液治疗很重要。一般采用日服小苏打片或 10% 枸橼酸钾合剂或用 2% ～ 3% 碳酸氢钠溶液清洗膀胱。

5. 药物预防

对于艾滋病、恶性肿瘤、器官移植术和肠道手术患者等高危人群，必要时可予短期足量或长期小剂量预防用药。

参考文献

1 彭立人.真菌性尿路感染［J］.中国临床医生，2002，30（1）：15-16.

2 洪钦国，汤水福.中西医结合肾脏病诊断治疗学［M］.广州：广东科技出版社，2001：3.

3 牛之霞.真菌性尿路感染的发病机制与诊断标准［J］.中国处方药，2014，12（4）：144.

4 卿燕，魏平，叶小莉，等.真菌性尿路感染易感因素分析［J］.山东医药，2007，47（31）：78.

5 孙玮，郭如轩，赵瑛瑛.表皮癣菌性尿路感染15例报告［J］.江苏医药，2001，27（1）：54.

6 王小明，张永根，廖洁.留置导尿危重症患者真菌性尿路感染分析［J］.实验与检验医学，2012，30（1）：55-56.

7 张伯臾.中医内科学［M］.上海：上海科技出版社，1994：10.

8 王永炎.中医内科学［M］.第6版.上海：上海科技出版社，1997：6.

（曹雪梅　郑义侯）

第四节　肾结核

肾结核（renal tuberculosis）是结核杆菌自肺部等器官结核病灶传播至肾脏而引起的继发性感染，属继发性结核病。据世界卫生组织统计，全世界每年新发生结核病者约 1000 万人，其中肾结核占 8% ～ 20%。发病年龄多为 20 ～ 40 岁，男性多于女性。肾结核早期并不一定出现临床症状，进一步发展，可出现脓尿和血尿。当引起膀胱结核时，可出现尿频、尿急、尿痛等尿路刺激症状，且呈进行性加重，继之出现腰酸、腰痛、低热、盗汗、纳差、疲乏、消瘦等结核感染的全身中毒症状。本病分为病理性肾结核和临床肾结核两种。病理性肾结核绝大多数为双侧性，病灶多能自行愈合；当发展到临床肾结核时，多数为单侧性。如伴有严重肺结核或肠结核，则患者全身状况较差，治疗往往不够满意。临床肾结核如不治疗，其 5 年存活率在 30% 以下。

根据肾结核的临床表现，本病属于中医学"痨瘵""尿血""淋证""腰痛"等范畴。近年对本病的治疗，西医学仍然以抗结核药物为主，特别强调两种或两种以上药物的共同使用。对早期肾结核患者，非手术疗法依然是首选的重要方法。多数学者认为，中医在肾结核的非手术治疗中，有时起辅助作用；在肾切除术前后与西药抗结核药联合应用起协同作用。因此，目前医学界主张中西医结合，携手治疗本病，对缩短治疗过程和减少治疗中的不良反应，均有重要意义。

一、病因病理

（一）中医

我国古代医家对肾结核的症状早有描述，如隋·巢元方《诸病源候论》称："肾劳者，背难以俯仰，小便不利，色赤黄而有余沥，茎内痛。"《仁斋直指方》曰："瘵虫食人骨髓、血枯精竭不救者多。人能平时爱护元气，保养精血，瘵不可得而传。"则概括了本病的主要临床表现和发病的两个条件：一为元气亏虚，二为瘵虫（结核杆菌）传播。从临床看，本病的病因主要是正气虚弱，尤其是肾精亏虚，感受瘵虫。正虚是发病的关键，瘵虫感染是发病的重要条件，病机关键在于瘵虫侵袭和阴精亏损。导致肾虚的原因有以下几个方面：

1. 久患肺痨

瘵虫内侵，损伤肺阴，肺痨失治，日久则母病及子，耗伤肾精，瘵虫乘虚犯肾而诱发本病。

2. 饮食不节

饥饱失宜，过食生冷，损伤脾胃，导致气血生化无源，不能充养先天，则肾虚而瘵虫乘虚入侵，形成本病。

3. 情志失调

五志过极，肝郁化火，木火刑金，子病及母，损伤真阴，导致阴虚阳亢，阴阳失调，瘵虫乘虚内侵，形成本病。

4. 房劳伤肾

房劳过度，耗伤精气，损伤肾阴，阴精亏虚，不能抵御瘵虫入侵，瘵虫乘虚而入，更伤肾阴，损及肾络，导致本病。

5. 先天不足

先天禀赋薄弱，后天失于调养，或长期患慢性病，损伤精血，导致肾虚不能抵抗痨虫入侵而形成本病。

本病的基本病机为肾阴亏虚，感染痨虫。痨虫侵入人体后又进一步损伤肾阴，导致阴虚火旺，肾与膀胱气化失司，则尿频、尿痛、尿急。虚火灼伤阴络，则尿血。阴虚则消瘦、潮热、盗汗。若病情进一步发展，可阴损及阳而导致阴阳两虚，则见面色㿠白、神疲乏力、纳少便溏、形寒怕冷等症。

（二）西医

1. 病因

肾结核是由结核杆菌引起的慢性、进行性、破坏性病变。原发病灶几乎都在肺内，但亦偶见继发于骨关节、淋巴及肠结核。结核杆菌到达肾的路径有以下 4 种。

（1）血行感染

身体其他部分的结核病灶，其中主要是肺结核发展到菌血症时，结核杆菌可随血液侵入肾脏，如果肾脏有一定的敏感性，例如肾脏局部有循环障碍、有外伤或由于大量结核菌形成的细菌栓子，则结核杆菌便可停留在肾小球的毛细血管丛中形成结核感染。这种感染约 90% 发生在肾的皮质，约 10% 在肾的髓质。

结核杆菌经血行到达肾脏，这是已被公认的最主要的感染途径。肾结核的血行感染是双侧性的，病理检查证明 80% 以上的病例是双侧感染。病变主要在肾皮质时，并不引起临床症状，称为病理型结核，此期肾结核可在尿中查出结核杆菌。这种早期结核病变有可能完全愈合。如果机体抵抗力低下，个别病灶不愈合，则病变继续发展，逐渐向肾的髓质扩大或是破入肾小管，结核杆菌经肾小管到达亨利氏袢，在肾的髓质形成病灶。病灶在髓质继续发展而引起临床症状，则谓临床型肾结核。

（2）尿路感染

一侧肾结核发生后，由于结核菌尿的反复污染或结核病变向下蔓延，可以造成输尿管结核和膀胱结核。膀胱结核可累及对侧输尿管口，并因尿流逆行到对侧肾脏而使其遭受感染。单纯由前尿道上行感染而造成肾结核的，临床上很少见。

（3）淋巴感染

肺或生殖系统的结核菌可到达肾周围的淋巴结，之后再感染肾脏。亦有人认为附睾结核可经淋巴管逆行而波及肾脏。

（4）直接蔓延

肾的邻近器官产生结核后，直接侵犯肾周围组织，进而侵犯肾脏。例如脊柱结核、肠结核等在特殊情况下能使肾脏受累。

以上 4 个感染途径，以血行感染最为重要，其他 3 种或是在已有过血行感染的基础上结核病的继续蔓延，或是在特定的解剖条件下经淋巴管及血管局部侵犯，但都很少作为一个单独感染途径而致使肾脏发病。

2. 病理

肾结核开始时，在双侧肾皮质引起粟粒性结核病灶，以后经肾小管侵犯髓质，形成结核性肉芽肿。常潜伏多年后才发生干酪化而扩散。故肾结核出现症状时，肺结核多已愈合。由于双肾病灶的发展不一致，故临床上90%表现为单侧性肾结核。干酪样病灶在肾乳头溃破后，形成空洞。有时病灶发生纤维化、钙化，可引起肾小盏颈部疤痕狭窄，使肾盏形成闭合性脓腔。结核菌随尿流播散，可引起输尿管、膀胱结核。输尿管因疤痕狭窄，可引起梗阻而发生肾盂积水或积脓。膀胱结核可引起黏膜小溃疡和形成结核结节，肌层纤维化可引起膀胱容量减少。膀胱三角区病变严重时，可使健侧输尿管口狭窄和（或）闭锁不全，引起膀胱输尿管反流，造成健侧肾脏继发性结核和积液。病变侵犯肾实质血管还可引起闭塞性血管炎。尿中结核菌经后尿道进入前列腺、输精管、精囊和附睾，故半数以上男性患者可并发生殖系统结核。尿道亦可因结核而发生狭窄。由于膀胱、输尿管结核的梗阻，可出现对侧肾积水，晚期可发生肾功能衰竭。

二、临床表现

（一）症状

早期可无明显症状，因病变尚局限于肾皮质，尿中仅见结核杆菌、少量红细胞或脓细胞，肾盂造影也无异常，随着病情的缓慢发展，可出现如下症状。

1. 尿频

尿频是最早出现的症状，排尿次数从正常的每日4、5次增加至7、8或10余次。尿频开始是因含有脓液和结核杆菌的尿对膀胱刺激所引起，但不久膀胱亦继发结核病变，形成结核性溃疡。这时尿频更加重，并同时有尿痛和尿急现象。膀胱病变愈严重，膀胱刺激症状愈显著。晚期肾结核病例由于膀胱挛缩，尿频极为严重，排尿次数可达数十次以至无法计数，尿液流出呈失禁现象。

2. 血尿

血尿是肾结核另一重要症状。常因结核性膀胱炎、结核溃疡出血引起，多在排尿终末、膀胱收缩时出现，临床称之为"终末血尿"；有时亦可表现为全程血尿，但在排尿终末时加重；亦有仅在排尿终末时滴出血性液体。肾脏结核性病变出血时可引起全程血尿，出血严重时偶可因血块通过输尿管而引起绞痛，但这种情况罕见。肾结核的血尿多数在尿频、尿急、尿痛等膀胱刺激症状发生后出现，但偶有以血尿为初发症状者。

3. 脓尿

肾结核患者均有脓尿，但由于其他症状更为明显，极少因脓尿而就诊。尿呈米汤样混浊，可混有血丝或呈脓血尿。肾结核患者有尿频、尿急、尿痛者占78%，68%有肉眼血尿，多数病例兼有两者，仅少数病例没有这两类症状。但随着卫生保健防痨工作的提高，近来能早期发现肾结核患者，上述具典型症状的患者所占的比例日益下降。

4. 腰痛

腰痛并不常见，少数病例可感腰部疼痛或发现腰部肿物，此时肾多严重破坏，成为结核性肾积脓，并伴发热。

5. 结核中毒症状

肾结核的低热、盗汗、消瘦等全身症状多不明显，因肾结核发病时身体其他部位的病灶多已愈合，早期肾结核对全身情况的影响并不明显，只有结核破坏才引起明显的结核中毒症状。

6. 其他

部分患者可出现高血压。双侧肾结核或对侧肾积水时患者可出现消瘦、贫血、水肿、恶心、厌食等慢性肾功能不全的表现，有时可突然发生无尿。严重的肾结核可形成膀胱阴道瘘或膀胱直肠瘘，引起相应的临床症状。

（二）体征

一般患者无明显的体征，当肾脏病变较重时可有肾区叩击痛等。

三、诊断

（一）实验室检查

尿检查在肾结核的早期诊断中占有重要地位。多数肾结核患者尿呈酸性，尿蛋白多为 ± ～ +，常有脓尿和镜下血尿。据我们的资料，尿常规有异常者达 90% 左右。尿常规检查是早期筛选肾结核的重要线索。如尿急、尿频、尿痛的患者，有镜下脓尿而普通培养未发现阳性致病菌，临床医师应高度怀疑肾结核的可能性。

1. 24 小时尿沉渣找抗酸杆菌

抗结核治疗前多次检查，阳性率可达 70%。但应注意，耻垢杆菌易污染尿液导致假阳性，故不能依靠一次阳性结果，尤其不能依靠找到几条抗酸杆菌便确定诊断。故阳性仅有参考价值，不能作为确诊依据。

2. 晨尿培养结核菌

晨尿中培养出结核杆菌对早期确认肾结核有重要价值。一般认为，结核菌向尿中的排泄是间歇性的，应在抗结核治疗前至少留 3 次晨尿做结核菌培养，阳性率达 80% ～ 90%。对早期诊断有重要价值。有些学者提出应收集 6 次晨尿送检。

3. 腹部平片（KUB）和胸片

腹部平片对肾结核诊断价值较小。有时可见肾实质钙化，在多数病例，钙化呈斑点状或不规则形。可沉积在部分或全部干酪性病灶区。晚期整个肾脏钙化（肾自截）。此外，胸片有时可见到陈旧性肺结核。

4. 静脉肾盂造影（IVP）

疾病的早期可完全正常，然而，随着病变的进展，IVP 可在 63% ～ 90% 的病例中发现异常。最先出现肾盏变钝，随后是肾乳头小空洞形成，干酪性病灶内可有散在性的钙化影。输尿管狭窄及"腊肠状""串珠样"特征性改变。其他还可见到肾集合系统狭窄、皮质疤痕和充盈缺损等。晚期可见整个肾脏钙化，多个肾盏不显影或呈大空洞。IVP 发现空洞形成和尿路狭窄，为诊断肾结核的强有力依据。

5. 逆行肾盂造影

患者肾功能受损，IVP 显影不佳或 IVP 有可疑病变，必要时可考虑逆行肾盂造影。

6. 超声波检查

近年来，许多文献报道，尿路造影发现有广泛肾脏改变时，超声波检查却正常。故有些作者认为，超声波正常而尿路造影不显影者，应考虑肾结核的可能。因为本检查没有特异性，对可疑肾结核病例，不常规地应用超声波检查。利用超声引导，细针穿刺抽吸坏死组织和脓腔，进行细胞学、细菌学检查对诊断有帮助。

7. 计算机体层摄影（CT）

CT 对肾结核的诊断有重要意义，可提供病肾的结构和功能的资料，并有助于肾结核、肾肿瘤和肾上腺肿瘤的鉴别。CT 对诊断肾内播散和肾周围脓肿亦有重要价值。

8. 同位素检查

核素扫描可了解肾实质病变、肾功能，有助于估计治疗反应和判断肾脏功能。肾图检查对轻度病变显示供血不足曲线或排泄延长曲线，严重破坏则显示无功能的水平线，对肾盂积水则显示梗阻积液曲线。

9. 其他

病变累及膀胱时，膀胱镜可见膀胱黏膜小溃疡和结节等，多在患侧输尿管口附近。血沉可增快，结核菌素纯蛋白衍化物（PPD）皮肤试验常阳性，尿结核菌抗体测定（PPD-IgG）阳性，表示有过结核感染，均可作为筛选试验之一。PCR 技术利用尿液可快速检测出结核杆菌 DNA，此方法敏感度高，但假阳性亦颇高。所以对实验室的条件和操作人员技能要求较高，否则易造成假阳性。

（二）诊断要点

1. 多发生于 20～40 岁，进行性尿频、尿急和尿痛，脓尿或血尿。严重者可致尿失禁。

2. 尿常规检查为酸性尿，有少量蛋白，有红、白细胞或脓细胞。普通细菌培养阴性。

3. 24 小时尿沉渣可找到抗酸杆菌。

4. 膀胱镜检查，可见一侧输尿管口附近有黏膜充血，或有结核结节、溃疡。严重者膀胱黏膜广泛充血，结构不清。膀胱容量过小时忌做此项检查。

5. 肾盂造影可见肾盏边缘如虫蚀状或空洞形成，晚期患侧不显影，对侧肾和输尿管可有积水现象。

6. 核素肾图检查判断双侧功能。

7. 可伴有生殖器结核，或并存有其他器官结核。

肾结核的早期诊断中，尿化验检查占据重要地位。研究表明，肾结核尿常规异常者占

75.1%，脓尿占 62.8%。该项检查虽无特异性，但对常规抗感染治疗效果不佳，反复出现脓尿者，应警惕肾结核的存在。尿检结核菌是传统诊断措施之一，阳性率仅为 40.6%。近年来因分子生物学技术的发展，PCR 已广泛应用于临床诊断。通过对 72 例患者连续 3 天晨尿行 PCR–TB–DNA 检查，阳性率为 72.2%，明显高于尿中找结核菌，因而我们认为 PCR 技术应作为肾结核早期诊断的常规措施，可取代尿检结核菌作为确定诊断和判断药物疗效的重要标准之一。X 线检查方面，阳性率达 95.9%，除 KUB、IVP 等外，肾盂穿刺造影对于少数疑难病例，是一项重要的诊断措施。B 超在结核诊断中的价值，学者看法不一。但在肾结核的诊断方面，B 超检查缺乏特异性。

（三）鉴别诊断

肾结核常需与非特异性尿路感染、肾肿瘤、肾结石等相鉴别。有时肾结核合并肾结石或肾畸形，使诊断更加困难，必须结合其临床表现、X 线检查、尿路造影和尿结核菌检查等做出诊断。

1. 慢性肾盂肾炎

膀胱刺激征或血尿呈间歇性发作，时轻时重，一般无进行性加重表现；肾结核所致的尿频、尿急、尿痛症状进行性加重。慢性肾盂肾炎常急性发作伴发热、腰痛或膀胱刺激征，普通尿培养有致病菌生长；肾结核在无明显继发感染时，主要为慢性膀胱炎的症状。在男性极少有原发性膀胱炎，慢性膀胱炎则几乎不存在。在女性除急性膀胱炎外，慢性膀胱炎也都有诱因或病灶存在。

2. 肾结石

静止时仅有肾区钝痛或无症状，结石活动后可引起肾绞痛与血尿，但无肾结核的明显膀胱刺激征，结合上述临床表现和 X 线、B 超检查，多能诊断。

3. 肾肿瘤

本病主要临床表现为无痛性血尿，呈间歇性，突然出现，不经治疗又可突然消失。肾肿瘤逐渐长大，可有腰部不适、疼痛或腰部肿块等临床表现。此与肾结核引起的持续性膀胱刺激征及终末血尿有明显不同，可以鉴别。

（四）诊断思路与误诊防范

肾结核的早期诊断有赖于医生对本病的高度警惕，在下述情况时，应注意肾结核的可能性。

1. 持续有不明原因的脓尿，但反复尿培养无普通致病菌者。

2. 不明原因的血尿，特别是兼有脓尿或尿路刺激征的患者，即使已有泌尿系结石，仍须注意有无并发肾结核。

3. 尿路感染患者，经恰当的抗菌药物治疗后，仍持续有尿频、尿急等症状或小便常规仍持续异常者。

4. 肾实质内的早期结核病灶，多数没有临床症状，故肾结核的早期诊断，不能单纯依靠临床症状，而应重视实验室的检查。反复做尿结核菌的培养是确立早期诊断的关键。

总之,20～40岁青壮年,出现进行性加重的膀胱刺激征,伴有血尿、脓尿、腰痛等症状,结合尿查抗酸杆菌、膀胱镜及肾盂造影、多聚酶链式反应检查,肾结核早期诊断多无困难。

四、治疗

（一）中医治疗

1. 辨证要点

（1）辨虚实

虚者为正气虚,病初多为肺肾阴虚、肝肾阴虚,随着病情演变可出现阴虚火旺、气阴两虚或阴阳两虚的证候。实者为邪气盛,病初为瘵虫内侵,湿热蕴结下焦,久则导致瘀血阻滞。

（2）辨小便、腰痛

小便频数,时时欲解,短赤而急迫,五心烦热,舌红少苔,脉细数者,多为阴虚湿热所致;小便频数而清,畏寒肢冷,纳呆便溏,舌淡苔白,脉细弱者,多为阳气虚弱,气化不利,精微不固所致;腰酸腰痛,尿血鲜红,五心烦热,多为阴虚火旺;尿血淡红,腰膝冷痛,畏寒肢冷者,多为肾阳不足。至于瘀血所致者,小便暗红,夹有瘀块,腰脊刺痛,部位固定,昼轻夜重。

2. 治疗原则

（1）朱丹溪云:"阴常不足,阳常有余,宜常养其阴,阴与阳济,则水能制火。"肾结核的病机关键亦即阴虚火旺,阴精亏损和瘵虫侵袭,故其治疗原则当以常养其阴,方能降火。

（2）本病的本质为正虚邪实,本虚标实,其本虚为肾阴亏耗,其标实为瘵虫内侵,故治当标本兼顾,扶正祛邪。初期邪盛正虚时当以祛邪为主;日久正虚邪扰,阴精亏损,无力抗邪时当以扶正为主。正如虞抟《医学正传》所说:"治之之法,一则杀其虫以绝其根本,一则补其虚以复其真元。"

（3）补虚之重点为滋养肾阴,补阴时当兼顾气、血、津液、肾阳之偏衰,滋肾时当顾及肺、肝、脾之不足;祛邪之重点为杀瘵虫,同时要关注膀胱湿热和瘀血阻络。祛邪不忘本虚,补虚不忘泻实,做到祛邪不伤正,补虚不留邪。

（4）在辨证论治立法选药的同时,还可灵活加一些临床实践证明行之有效的抗结核中药,如冬虫夏草、白及、百部、夏枯草、地丁草、川黄连、黄柏、野菊花、黄精等。

3. 辨证论治

（1）肺肾阴虚

临床表现:干咳,咳声短促,痰中带血,色鲜红,口干咽燥,午后手足心热,盗汗,腰痛,小便涩痛,尿血,舌红,苔少,脉细数。

辨证分析:肺阴虚,虚热内生,肃降失常,肺络为之损伤,故干咳,咳声短促,痰中带血,色鲜红;肾阴虚,则生内热,热迫汗出,故午后手足心热,盗汗;腰为肾之府,足少阴肾经之脉循咽喉,夹舌本,肾阴虚故腰痛,口干咽燥;热迫下焦,络脉灼伤则小便涩痛,尿血。阴虚火旺则舌红，苔少，脉细数。

治法：滋肾润肺。

方药：六味地黄丸合百合固金汤加减。生地黄、山茱萸、山药、茯苓、泽泻、牡丹皮、百合、沙参、麦冬、玄参、桔梗、川贝母。

加减：若小便涩痛，加瞿麦、萹蓄、车前子；尿血者，加小蓟、茜草、白茅根。

方解：六味地黄丸滋补肾阴，百合、麦冬、玄参滋阴润肺生津，桔梗、贝母清热止咳。另可加白及、百部以止血杀虫。

（2）肝肾阴虚

临床表现：头晕目眩，双目干涩，视物模糊，四肢麻木，形体消瘦，潮热，盗汗，颧赤，五心烦热，男子梦遗失精，女子月经不调，尿血色鲜红或尿中血丝瘀块，腰膝酸痛，舌红，苔少或苔黄，脉细数。

辨证分析：肝主筋，开窍于目，肝阴虚则头晕目眩，双目干涩，视物模糊，四肢麻木；肝肾乙癸同源，腰为肾之府，肝肾阴虚，则形体消瘦，腰膝酸软，阴虚则热，故潮热，盗汗，颧赤，五心烦热，男子梦遗失精，女子月经不调；热迫下焦，损伤血络则尿血色鲜红或尿中血丝瘀块。舌脉为阴虚内热之象。

治法：滋补肝肾。

方药：知柏地黄丸加减。知母、黄柏、生地黄、山茱萸、山药、牡丹皮、泽泻、茯苓、百部。

加减：若尿血者，加小蓟、白茅根、侧柏叶；若盗汗甚者，加煅龙骨、煅牡蛎、麻黄根、浮小麦；若颧红、潮热者，加龟甲、鳖甲、地骨皮；若低热不退者，可加青蒿，并重用知母、黄柏；若心烦，失眠者，可加炙远志、野百合、合欢皮；眩晕耳鸣者，可加菊花、磁石；遗精者，可加芡实、莲须、金樱子；咽喉干痛者，可加玄参、射干；大便干结者，加地榆、玄参。

方解：方中六味地黄丸滋补肾阴，知母清退虚热，黄柏泻火坚阴。

（3）脾肾阳虚

临床表现：尿少，尿闭，倦怠乏力，食后腹胀，四肢沉重，纳少便溏，口中尿臭或有恶心，呕吐，腰酸或胀痛，或有低热，盗汗，舌淡，苔白，脉细弱无力。

辨证分析：脾肾阳虚，气不化水，故尿少尿闭；脾阳虚，健运失常，寒湿内聚，气机不畅，故倦怠乏力，四肢沉重，食后腹胀，纳少便溏，呕吐，恶心；肾阳虚，则腰酸，舌淡，脉细弱；湿浊内聚，郁而化热，且与肾虚兼见，故口中尿臭，或有低热，盗汗，苔白。

治法：温阳益气，补肾泄浊。

方药：济生肾气丸加减。附子、茯苓、泽泻、山茱萸、山药、车前子、牡丹皮、肉桂、川牛膝、熟地黄。

加减：若肾阳衰惫，命火衰微致三焦气化无权，小便量少甚至无尿，呕吐，烦躁，神昏者，可用《千金要方》温脾汤合吴茱萸汤温补脾肾，和胃降浊。

方解：方中肉桂、附子补下焦之阳以鼓舞肾气，六味地黄丸补肾滋阴，牛膝、车前子利水泄浊。

（4）肾阴阳两虚

临床表现：腰膝酸痛，疲乏无力，小便尿血，色暗，潮热，盗汗，形寒，面足浮肿，四肢沉重，便溏或五更腹泻，男子滑精阳痿，女子经少经闭，舌红，苔少，或舌体胖大有齿痕，脉沉细数或虚大无力。

辨证分析：肾为先天之本，腰为肾之府，肾虚故疲乏无力，腰膝酸痛，肾阳虚，气化失常，水湿泛滥则面足浮肿，四肢沉重，便溏或五更腹泻，男子滑精阳痿，女子经少经闭；肾阴虚，阴虚内热，热伤脉络，故小便尿血，色暗，潮热，盗汗。舌脉为肾阴阳两虚之象。

治法：滋阴补阳。

方药：补天大造丸加减。人参、黄芪、白术、茯苓、山药、熟地黄、紫河车、鹿角、当归、白芍、龟甲胶、猪脊髓、白及、百部。

加减：若盗汗者，加浮小麦、糯稻根；若尿血者，加三七粉、茜草；若便溏者，加芡实、莲子肉、干姜；若阳痿、早泄、滑精者，加莲须、锁阳。

方解：方中人参、白术、黄芪、山药、茯苓益气健脾；熟地黄滋补肾阴；紫河车、鹿角育精助阳；当归、白芍养血。

（5）湿热下注

临床表现：小便短数，灼热刺痛，溺色黄赤，少腹拘急胀痛，或潮热，盗汗，或腰胀而痛或大便秘结，苔黄腻，脉濡数。

辨证分析：湿热下注，膀胱气化失常，小便短数，灼热刺痛，溺色黄赤，少腹拘急胀痛；湿热伤阴，则潮热盗汗，或腰胀而痛，或大便秘结，苔黄腻，脉濡数。

治法：清热解毒，利湿通淋。

方药：八正散加减。萹蓄、瞿麦、茯苓、车前子、滑石、牛膝、栀子、黄柏、知母。

加减：若见尿频量少，尿道涩痛或有脓尿者，可加紫花地丁、野菊花、冬葵子、蒲公英；若血尿明显者，加小蓟、侧柏叶、白茅根；若兼外感发热者，加荆芥、薄荷；若有蛋白尿者，加草薢、蝉衣；若有尿路结石者，可酌加金钱草、鸡内金、海金沙；若兼有便秘者，加大黄、地榆。

方解：方中萹蓄、瞿麦、车前子、滑石清热利湿通淋；牛膝、桑寄生壮腰健肾；黄柏、知母滋阴清热泻火。

（6）瘀血阻络

临床表现：腰背酸痛或刺痛，夜间加重，口唇舌暗或有瘀斑，脉沉紧甚则涩滞。

辨证分析：初病在经在气，久病入络入血，血为阴，夜为阴时，瘀血阻滞，不通则痛，故腰背酸痛或刺痛，夜间加重，口唇舌暗或有瘀斑，脉沉紧甚则涩滞。

治法：活血通络。

方药：桂枝茯苓丸加减。桂枝、茯苓、牡丹皮、赤芍、桃仁、红花、三七粉、川芎、丹参、益母草、陈皮、泽泻、车前子。

加减：若肾虚较甚者，合用知柏地黄丸或六味地黄丸；若尿血者，加紫草、茜草。

方解：桂枝、茯苓、牡丹皮、桃仁、赤芍活血通脉，祛瘀生新。

（二）辨病治疗

1. 专方专药

（1）六味地黄丸加减

生地黄 24g，山药、茯苓、牡丹皮、山茱萸、泽泻各 10g，旱莲草 12g，白茅根 30g，车前草 15g。尿痛甚者，加蒲黄、蒲公英；潮热者，加银柴胡、鳖甲、地骨皮；血尿重者，加血余炭。

（2）大补阴丸加减

知母、黄柏各 10g，生地黄 24g，龟甲 12g，阿胶 6g$^{（烊化）}$，滑石 15g，甘草 6g。低热者，加地骨皮、银柴胡、鳖甲；心烦不眠者，加酸枣仁、百合、夜交藤；尿频者，加黄芩、蒲公英。

（3）生脉散合车前草汤

党参 15g，麦冬 10g，五味子 6g，茜草 10g，车前草 12g，地骨皮 10g，阿胶 6g$^{（烊化）}$，黄芩 10g。低热加银柴胡、知母、鳖甲、龟甲；盗汗加浮小麦、煅牡蛎；肾精亏虚加龟甲、鳖甲、冬虫夏草、杜仲。

（4）四君子汤合杜仲丸加减

党参、茯苓、白术、炙甘草、当归、杜仲、枸杞子、龟甲、旱莲草、怀牛膝、五味子各 10g，黄芪 12g，补骨脂 6g。胃纳差，肢体疲乏者，加佩兰、藿香、薏苡仁；四肢浮肿者，加车前子、苍术、独活、桑寄生；胸胀腹满，痰多喘鸣者，加苏子、白芥子、莱菔子、大腹皮、紫菀。

（5）萆薢分清饮

萆薢、乌药、益智仁各 9g，甘草梢 6g。可用于肾结核的尿液混浊，尿意频数，或尿道刺痛者。

（6）菲白丸

菲白草 500g，白及 500g，共为细末，炼蜜为丸，每丸重 9g，每日共 3 次，每次 1 丸。适用于阴虚而有烦热者。

（7）黄精膏

黄精 1000g，明矾 60g，先将黄精加水 5 倍，文火煎至煎液约 2 斤时取出煎液，再加水 3 斤煎熬，至煎液约 1 斤时去药渣，将两次煎液合并，文火浓缩成膏状，然后将明矾为细末加入其中，瓶内贮存。约分 100 等份，每日服 3 次。长期服用。

（8）蜡巴豆

巴豆（去皮壳，用种仁），蜂蜡制，每次服 3～7 粒，最多服用 12 粒，每日 1～2 次，吞服。不得咬破巴豆仁，以防剧泻。初服药后，在大便时可有轻度直肠灼痛感，服过 3 日后即消失。

（9）治肾结核尿血方

①萆薢 10g，水煎服，15 天～2 月。

②紫珠草 30g，水煎服 15 天～1 月。

③地骨皮 30g，水煎服。

2. 中成药

（1）知柏地黄丸　每次 6g，每日 3 次。适用于肾阴亏虚，阴虚火旺者。

（2）六味地黄丸　每次 6g，每日 3 次。适用于肾阴亏虚者。

（3）金匮肾气丸　每次 6g，每日 3 次。适用于肾阴阳两虚者。

（4）尿感灵　每次 1 包，每日 3 次。适用于热伤血络者。

（5）八正合剂　每次 1 支，每日 3 次。适用于湿热下注者。

（6）百令胶囊　每次 2 粒，每日 3 次。适用于脾肾气虚者。

（7）复方金荞片　每次 4～6 片，1 日 3 次，口服。清热解毒，祛风湿。

（三）西医治疗

肾结核是进行性结核病变，不经治疗不能自愈，因此在有效的抗结核药物问世以前，肾结核的主要治疗是肾切除术。随着链霉素、异烟肼、利福平、吡嗪酰胺相继应用于肾结核治疗以后，肾结核的疗效有很大提高，药物治疗的地位日趋重要。药物治疗不仅使一些早期的肾结核病变可获痊愈，而且在药物配合下各种保留肾组织的手术如肾病灶清除术、肾盂输尿管狭窄整形术、肾部分切除术等才有可能进行。药物治疗并能使肾结核的晚期病例如双肾结核、唯一肾结核、肾结核对侧肾积水、挛缩膀胱、结核性膀胱阴道瘘、结核性膀胱肠瘘、尿道瘘等亦有可能进行积极的治疗。

肾结核的治疗必须全面考虑肾病变损害和患者全身情况，从而选择最适当的治疗方法。

肾结核应有充分的营养和休息，但并不主张完全卧床休息，可以做些户外活动，以不感劳累为度。因此，除手术治疗者需住院外，一般均可在门诊治疗和观察。

1. 药物治疗

理想的药物治疗要采用联合用药和彻底治疗的原则，并选用敏感药物。

结核杆菌和非特异性细菌感染一样，菌群中各结核杆菌对药物的敏感性并不一致，应用最低的杀菌药物浓度可抑制菌群中绝大部分，但残留下极少数的耐药菌可以继续生长繁殖而成为优势的耐药菌。联合用药的目的是彻底消灭耐药菌，并使它们不致发展为优势的耐药菌。彻底治疗是要求药量充分，疗程要够长，实践证明药物治疗最常见的失败原因是治疗不充分，以往认为肾结核药物治疗不应少于两年，随着各种有效的抗结核药物问世，目前认为药物治疗可少于一年，在早期病例可用药 6～9 个月，即可能治愈。治疗中每月检查尿结核杆菌，连续半年结核杆菌阴转称为稳定阴转。随着抗结核药物的广泛应用，耐药结核杆菌有增长趋势，因此凡药物治疗效果不好者，应进行结核杆菌药物敏感试验，选用有效的抗结核药物。

肾结核如尿中有结核杆菌而肾盏无明显形态改变时，药物治疗均可治愈。如 1～2 个肾盏黏膜水肿、糜烂、溃疡引起肾盏杯形阴影模糊、不规则或虫蚀样变，只要无肾盏颈梗阻时，药物常可治愈。肾结核病变损害两个肾盏以上、有空洞性破坏、肾盏颈堵塞的结核性脓肿，单纯药物治疗比较困难，不仅疗程要长，且常需配合手术治疗。但在同时有肺、骨关节、腹膜结核等活动性病变，以及双肾结核病变严重，全身衰弱患者，仅能应用药物治疗。

抗结核药物的种类很多，近年来首选药物为异烟肼、利福平、吡嗪酰胺、链霉素等杀菌药物。其他药物乙胺丁醇、环丝氨酸、乙硫异烟胺等抑菌药物认为是二选药物，适用于对上述药物有耐药、不能耐受或过敏者。以下分别介绍各类药物。

（1）异烟肼

异烟肼是目前最有效的抗结核药物，对结核杆菌有杀菌作用。口服迅速为肠道吸收，能很快弥散到身体各组织和体液内，可渗入巨噬细胞，因而可杀死细胞内结核杆菌。70%从肾排泄。异烟肼每日 300mg 即可达到有效的作用，所以毒性很小，可服用 2 年甚至更长时间而无毒性反应。主要副作用是精神兴奋、感觉异常、周围神经炎等。异烟肼结构与维生素 B_6 相似，周围神经炎与维生素 B_6 不足有关，应用维生素 B_6 每日 $50 \sim 100mg$ 即可防止，尤其可以防止发生导致失明的视神经炎。长期服用异烟肼可使血清转氨酶升高，一般不造成严重肝脏损害，停药后可恢复。异烟肼极少发生过敏反应，除口服外，尚可肌肉注射或加入葡萄糖或等渗盐水由静脉点滴。

（2）链霉素

链霉素对结核杆菌有杀菌作用，肌肉注射后很快弥散到大部分组织内达到有效浓度，主要在细胞外液，不能迅速进入细胞内，极少能入巨噬细胞，但可进入结核性空洞内。链霉素在 pH7.8 时疗效最好，pH 低于 6.0 时疗效明显降低，因此常同时服碳酸氢钠以提高尿 pH 值。

链霉素经肾小球滤过从尿排出，药物在尿中浓缩，能杀死尿内结核杆菌和部分非特异性细菌。但必须注意肾脏功能不全时，链霉素排泄延缓，无尿时半衰期可长达 $50 \sim 100$ 小时，药物积蓄容易发生中毒。

链霉素注射后可有口唇麻木，逐渐可适应。其主要副作用和毒性反应是对第八颅神经的影响，眩晕发生后如及时停药尚可望恢复，但耳聋失听则往往是永久性的，甚至停药后尚有发展加重。双氢链霉素更容易发生耳聋，因此该药已基本被废弃。链霉素的毒性反应可由孕妇血液经胎盘传至胎儿，所以有小儿出生即已失听者。毒性反应与剂量和血浓度有关，大剂量、老年人、肾功能不全者容易发生。目前限用每日 1g 或 0.75g，分两次肌肉注射，连续 $2 \sim 3$ 月后改为每周 2 次，每日 1g，肾功能不全者剂量酌减。链霉素的毒性反应个体差异性很大，个别患者注射数日即发生耳聋，因此凡注射后有耳鸣或其他耳内异常感觉时，即应停药。链霉素可有过敏反应，在有过敏体质患者，注射前应做过敏试验，过敏反应有皮疹和发热，偶见发生剥脱性皮炎者。所以皮试阳性者，宜避免使用。随着其他有效抗结核药的广泛应用，链霉素的不良反应使之应用日趋减少。

（3）利福平

利福平对结核杆菌有杀菌作用，是新的疗效良好的广谱抗菌药物，其作用与异烟肼相同，但与其他抗生素无交叉耐药性，对耐药菌株和非典型结核分枝杆菌亦可有效。口服吸收好，血中可有持续高浓度，肾组织及尿内亦可达到高浓度，与异烟肼、乙胺丁醇合用有协同作用，全日量 600mg，分 1～2 次空腹服用。该药抑制细菌 RNA 合成，脂溶性，因此可穿透进入巨噬细胞。利福平初期应用时认为毒性很小，近年发现有发生肝炎黄疸者，亦有报告引起免疫性血小板减少症。

（4）吡嗪酰胺

吡嗪酰胺抗结核杆菌的疗效好，对结核杆菌有杀菌作用，特别是与异烟肼、利福平合用是当前最有效的治疗方案。可杀死酸性环境巨噬细胞内结核杆菌，主要毒性反应是肝损害，可有黄疸和血转氨酶升高，应每 2 周检查一次肝功能。每 6 小时 250mg 则毒性反应小，每日量在 1.5g 以内，一般无严重毒性反应。吡嗪酰胺偶可引起高尿酸血症。

（5）乙胺丁醇

乙胺丁醇对结核杆菌有抑菌作用，可有效地治疗耐异烟肼、链霉素和对氨基水杨酸钠的结核杆菌感染。与吡嗪酰胺、乙硫异烟胺合用效果更好。其抑菌作用与抑制酶的作用有关。口服在胃肠道吸收很快，分布亦广，有一半经肾排泄，肾功能正常时无积蓄作用。主要毒性反应是视神经损害，表现为视力模糊，不能辨别颜色，尤其是绿色，多发生在治疗 2 个月以后，有时停药后仍可发生。毒性反应是可逆的，停药后可以恢复，毒性反应与剂量大小有关，一般治疗量每日 600～1200mg，分 3 次或 1 次服用时，很少发生毒性反应。治疗中应定期做视野检查。

（6）乙硫异烟胺

乙硫异烟胺对结核杆菌有抑菌作用。其化学结构与异烟肼相似，但无交叉耐药，毒性反应亦与异烟肼相似，可有恶心、呕吐、消瘦，偶有中枢神经系统紊乱，近年已很少应用。

（7）环丝氨酸

环丝氨酸抗菌谱广，对结核杆菌有抑菌作用，疗效相当于对氨基水杨酸钠。口服吸收后以游离形式从尿排泄。副作用主要在神经系统，每日 250mg 两次即有可能发生抽搐，常有眩晕、精神兴奋或抑郁。出现反应即应减量，特别应注意与异烟肼、乙硫异烟胺等合用时可加重反应。环丝氨酸过量时易发生神经精神错乱、反射亢进、癫痫样发作。对环丝氨酸的个体耐受量很不一致，同一患者在不同时期耐受量亦有差异，有时前一日尚可耐受而次日发生抽搐，完全没有诱因。用药时避免浓茶、咖啡等刺激性饮料。常用量 250mg，每日 2 次。在可能发生中毒时，加用苯巴比妥或苯妥英钠。维生素 B_6 也可减少毒性反应。

（8）对氨基水杨酸钠

对氨基水杨酸钠对结核杆菌有抑菌作用，疗效略逊于异烟肼和链霉素，口服 1～2 小时后即可在血中达到高峰，肾组织中浓度较高，但浓度下降快，因此每日应服药 3～4 次。对氨基水杨酸钠和异烟肼都在体内发生乙酰化，然后排出，两者合用可使血中游离的异烟肼浓度提高，有利于治疗。该药应用中最大的困难是对胃肠道的刺激，造成胃部不适和恶心，有时有腹泻，与碳酸氢钠同时服或餐时服用可减少反应。钾盐、钠盐比钙盐吸收好，肠气也少。

肠溶膜制剂可减少胃刺激。长期服用对氨基水杨酸钠可影响甲状腺对碘的吸收，服 6 个月以上如有甲状腺肿甚至黏液水肿症状时，需同时服用甲状腺制剂，不需停药。对氨基水杨酸钠每日 8～12g，亦可静脉滴注，溶在葡萄糖液内配成 3%～4% 溶液，避光条件下 5 小时滴完。

（9）卷曲霉素（capreomycin）

卷曲霉素为新的抗生素，其抗结核杆菌作用类似链霉素，应注射用药，口服效果不佳。毒性反应主要为第Ⅷ颅神经损害，以前庭神经损害较常见，耳蜗神经受累者罕见，两种损害停药后可恢复；卷曲霉素另一毒性反应是肾毒性，肌酐清除率降低，亦有引起电解质紊乱者，肌酐清除率 < 40mL/min 时应停用。

经过实验和临床工作，1980 年 Mitchisn 将结核杆菌分为 4 类：1）迅速不断分裂的杆菌，可用杀菌药异烟肼、利福平和链霉素。2）间歇可代谢者（intermittent metabolizer），是经过几小时或稍长时间代谢的，只有利福平有效，因为它杀菌作用迅速，而其他药物达不到，尤其是异烟肼要等一天才能开始杀菌作用。3）酸性环境巨噬细胞内杆菌，吡嗪酰胺对这类菌最有杀伤力，在酸性环境中作用加强。利福平次之。4）完全冬眠的结核杆菌，不致病，亦不能用药物杀死。

经过多年的临床和试验研究发现，异烟肼、利福平、利福喷汀、利福布汀、吡嗪酰胺、乙胺丁醇仍是一线口服抗结核药物，注射用抗结核药（卡那霉素、丁胺卡那、卷曲霉素、链霉素）与喹诺酮类药物（左氧氟沙星、莫西沙星、加替沙星）是治疗耐多药结核的柱石，且WHO 在耐药结核诊治指南中推荐吡嗪酰胺全程使用。

目前认为最有效的抗结核药物治疗为异烟肼、利福平和吡嗪酰胺。近年认为如果药物治疗有效，再加链霉素并不能提高疗效。常用抗结核药物剂量如下：

异烟肼　200～300mg/d。

利福平　600mg/d。

吡嗪酰胺　1.0～1.5g/d（2 月为限，避免肝毒性反应）。

链霉素　0.75～1.0g/d 肌肉注射。

乙胺丁醇　25mg/kg·d，两月后改 15mg/kg·d。

可根据细菌对药物的敏感性和患者对药物的耐受性更换药物，包括前面列举的其他药物。

2HREZ /4HR 是我国目前规定的一线首选抗结核治疗方案，H 为异烟肼 0.3 qd po、R 为利福平 0.45 qd po、E 为乙胺丁醇 0.75 qd po、Z 为吡嗪酰胺 0.5 Tid po，强化期 2 个月，巩固期 4 个月，该方案抗结核效果显著，但容易出现肝损害，因此治疗过程中注意监测肝功能及进行护肝治疗。

抗结核药物治疗的随诊时间，应根据结核病变的轻重决定。轻者 5 年内不复发，可认为已治愈。但若已有明显的膀胱结核，或合并肺结核、骨关节结核者，随诊时间需长达10～20 年，甚至更长时间的观察。

药物治疗可使肾结核病灶纤维化增多，部分病例可因纤维化加重梗阻而加速肾的损害，应注意随诊。既往曾试以类固醇药物配合防止结核药物治疗的纤维狭窄，经过一些观察现认为并无显效，但仍适用于结核纤维狭窄进行手术时。

尽管近年来肾结核的药物治疗获得很大的进展，但肾结核的手术治疗在我国仍占重要地位，凡药物治疗无效或肾结核破坏严重者，均需在药物治疗配合下进行手术治疗。

2. 手术治疗

手术治疗的病例在手术前后均需配合药物治疗。肾切除术前需用药物治疗 1 个月，至少 1 周以上；保留肾组织的手术（如肾病灶清除术、肾部分切除术）及肾并发症的修复手术（如输尿管梗阻的整形术、肠膀胱扩大术、膀胱瘘修复等）术前需用药物治疗 3 ～ 6 月。有急需情况时，方能例外处理。术后应继续药物治疗 1 年以上。

肾结核常是全身结核的一部分，若同时存在肺、骨关节、肠结核或既往有其他器官结核病史时，手术治疗前应有更充分的药物治疗。如果其他结核病器官亦需手术时，应系统考虑，适当安排，有时几种手术可结合进行，如在胸腰段做脊椎结核病灶清除手术时，可同时做肾结核手术。

肾结核手术前应对整个泌尿系进行全面检查，了解肾功能情况和并发症，以便有一个全面的治疗和手术计划。

以下扼要介绍几种手术治疗。

（1）肾切除术

单侧肾结核广泛破坏或已丧失功能，而对侧正常时，做肾切除术。双肾结核一侧广泛破坏而另一侧病变较轻时，可将重病侧肾切除。钙化无功能肾应切除，如无症状，也可在严密观察下在必要时切除。

肾结核在 X 线片上外形不清或肾蒂附近有钙化淋巴结阴影时，肾周围脂肪有结核浸润，手术常较困难。右肾可与下腔静脉、十二指肠粘连，肾蒂部有钙化时，可为结核性淋巴结或肉芽组织包围，肾蒂呈圆块状，不易结扎。凡有以上情况，应争取在充分准备和良好的显露下进行手术。

肾结核行肾切除术时，应将有严重病变的输尿管切除，如输尿管下段梗阻并有积脓时，宜将输尿管全长切除。肾切除后伤口不放置引流，以减少窦道形成。我国 1971 例肾结核切除术，手术死亡率 0.15%。

肾结核原发病变在肾，而临床病状多表现为膀胱结核，已如前述。结核肾切除后，膀胱结核要经一定时间方能恢复，有时尿频、尿急、尿痛和血尿可延续很长时间，只能在药物治疗下逐渐好转。膀胱结核病变较重，治愈后容量缩小，尿频可较前更为严重。女性患者肾切除手术后至少要 2 年内避免妊娠。

（2）肾病灶清除术

肾病灶清除术是药物治疗的补充，在有效的抗结核药物治疗下能最大限度地保存肾组织。适用于闭合性的结核性脓肿，与肾盏不相通，有无钙化者均可手术，但病灶与肾盏相通或下尿路有梗阻者不宜做。手术去除脓肿顶部，除尽干酪坏死组织和有结核病变的肾组织，局部放入链霉素，术后伤口引流 3 ～ 4 日。此手术方法简单、安全、出血少。在唯一肾而有结核性脓肿时，切开空洞减压和病灶清除可使受压周围组织恢复功能。空洞与肾盏相通者易形成尿瘘。近年由于 X 线技术改进，有可能在荧光屏观察下或超声指导下穿刺排脓，代替病灶清除术。

（3）肾部分切除术

肾结核病灶在一极或双肾盂之一时可行肾部分切除术，这种手术较复杂，且易发生并发症，近年已很少应用。

肾结核由于肾组织缺血引起的高血压，在肾切除或部分肾切除术后可使血压下降。

（4）肾盂、输尿管狭窄整形术

肾盂、输尿管狭窄整形术也是药物治疗的辅助手术。结核病灶引流不畅可影响药物治疗效果，而药物治疗又可以使病灶纤维愈合而加重梗阻。近年来在结核病变有狭窄时，可在狭窄部位行整形手术。狭窄多数在输尿管下端，肾盂输尿管连接部和中段输尿管狭窄较少见。输尿管下端狭窄可行输尿管膀胱再吻合术。输尿管整形手术后有时需行定期扩张输尿管，每 2 周扩张一次。结核性膀胱阴道瘘或膀胱直肠瘘修补手术，必须在膀胱结核完全愈合的情况下进行。

（四）中西医结合治疗

中西医结合治疗肾结核具有提高疗效、缩短疗程、减少复发和降低毒性副作用等优点。自抗结核西药问世以来，对结核病的治疗有了突破性进展，并起了决定性作用，抗结核的西药治疗各种结核病有了确切的疗效，应予充分肯定。但是由于长期服药，一些抗结核药对肝肾功能及神经系统毒副作用也不容忽视，有的患者因结核灶纤维化，或出现贫血、耳聋、肝脏及肾脏损害等原因不能坚持治疗，而且久用尚易产生耐药菌株，这些是西药抗结核药的弊端。但是如果能在应用抗结核西药的同时配合中药辨证论治和单方验方等传统疗法，不仅可以减少耐药菌株，降低西药的毒副作用，而且可大大提高疗效，缩短疗程，减少复发和并发症。目前有关中西医结合治疗肾结核的方案有：1）中西药同用，协同增效；2）西药控制，中药巩固，中西药结合可缩短疗程，减少复发；3）中西并用，各有分工，以西药为主抗结核治疗，以中药纠偏，保护肝肾功能，减轻神经损害，可避免西药的毒副作用和药源性疾病的发生率；4）中医辨证论治可参与重症肾结核的治疗和手术前后的配合调理，能起到积极作用；5）以现代医学的实验条件和方法研究分析，筛选中药和草药中的抗结核药物，并结合临床实验，提取浓缩，制成片剂和针剂，改善给药途径，从而提高中药抗结核的治疗和参与作用等。

（五）其他治疗

1. 针灸疗法

主穴：结核穴（在大椎穴旁开 3.5 寸，左右各一。直刺 5 ～ 8 分）

配穴：肾热穴（在第七、八胸椎棘突间旁开 5 分，左右各一。直刺 5 分～ 1 寸）

每日针刺 1 次，每次留针 15 ～ 30 分钟，中间行针 2 ～ 3 次，采用补法，14 次为 1 疗程。

2. 经络综合疗法

取穴：结核穴、肾热穴。

方法：进针 5 ～ 8 分，采用维生素 B_1 针加蒸馏水稀释后，每穴 2mL，中速推药。隔日 1 次，14 日为 1 疗程。

3. 耳针

取穴：肾俞、膀胱俞、命门、行间、三阴交、大横、阴陵泉等穴。

方法：每次取 4 ～ 5 穴，用泻法，每日治疗 1 次。

4. 气功疗法

可采用吞津法，即静坐，调整呼吸，均匀后意守双肾，然后舌抵上腭，津液渐生，津满则徐徐咽下，以意领至肾。循环反复。每次练功 20 分钟，每日 2 次。要坚持练习。

（六）专家诊疗经验

1. 邹云翔主张重用甘温补肾益精髓

邹氏认为，肾结核，中医虽无此名，但于虚劳、腰痛、血淋等有类似此病的记载。此病为先后天不足之虚劳病证。虚则补之，劳者温之。重用甘温补肾益精髓之冬虫夏草，以温中补虚之母鸡佐之；紫河车、当归、枸杞子、桑寄生补肾益精血；参、芪、茯苓、红枣健脾；甘草安五脏，调和诸药。本方补而不腻，温而不燥，使肾能作强，脾能健运。常用冬虫夏草伍以他药治疗肾结核等，多获良效。

2. 杜勉之认为阴虚湿热是主要病机

杜氏指出，肾结核患者，临床大都表现为肾阴亏耗，阴虚火旺之证，累及膀胱而产生膀胱湿热证候。早期活动阶段，邪盛正虚，应以祛邪为主，宜滋阴清热，消炎解毒。常用方药以知柏地黄丸合大补阴丸为主。如低热不退加柴胡、青蒿、地骨皮；面赤烦躁加玄参、龙骨、牡蛎，佐肉桂末；心烦失眠者加枸杞子、野菊花、白蒺藜、夏枯草；尿频急热痛可加海金沙、野菊花、车前子、紫花地丁、泽泻、六一散；尿血者加茜草、白及、大蓟、小蓟、白茅根、旱莲草；蛋白尿多者加徐长卿、杜仲、猫爪草。若病延日久，下虚邪伏，多见于精气亏损，更当扶正为上，当填补精血，扶正固本，常用方药为大补元煎。加减：体倦乏力，精神不振者，加黄芪、紫河车粉；尿血不止者加阿胶、三七、小蓟、旱莲草；尿频尿少伴肾积水者，去山药、枸杞子、鹿角霜、菟丝子，加黄芪、淫羊藿、王不留行、茯苓、苦参；阳虚肢冷者，加淫羊藿、附子；贫血者，加黄精、黄芪、鹿角胶。用滋阴补肾药，必须与抗结核药配合治疗，方可事半功倍。

3. 苏文海主张分三期辨证论治

苏氏认为，治疗肾结核，宜注重整体与局部相结合，治标与治本相结合，以健肾利湿为基本大法，以养阴滋肾、健脾益气等增强机体抗病能力为主，以壮腰清热、止血通淋、消除临床症状为辅。他指出，肾结核可分为三期：早期——症见尿痛、尿急、尿频或血尿，舌质淡稍红，苔黄腻，脉滑数为主，辨证属下焦湿热，治予泻火利湿法，方用龙胆泻肝汤加减：龙胆草、柴胡、生地黄、泽泻、车前子、牛膝、夏枯草，水煎服；中期——出现尿浊，腰酸，失眠，头晕，耳鸣，咽干，盗汗，潮热，遗精，舌红少苔，脉细数等肾阴渐耗，阴虚火旺之证，宜滋阴补肾壮腰法，方用六味地黄丸合滋肾汤化裁：熟地黄、山药、山茱萸、牡丹皮、茯苓、泽泻、知母、黄柏、肉桂、牛膝、续断、菟丝子、鹿角霜、鹿角胶、龟甲、炙蛤蚧、车前子、白及、百部、何首乌等；后期——常见身体虚羸，形寒肢冷，神疲便溏，腰酸困痛，小便淋沥，甚或不禁，舌淡红苔白，脉细弱尺虚等肾阴肾阳俱损证，当宜肾阴肾阳双补为治，方用济生肾气丸加味：熟地黄、山药、山茱萸、牡丹皮、茯苓、泽泻、肉桂、附子、车前子、牛膝、知母、黄柏、龟甲胶、鹿角胶、白及、百部、川断、杜仲、菟丝子、炙黄芪、夏枯草，为末制蜜丸服用。知柏地黄丸、济生肾气丸加减方及西黄丸，配合百部、白及、鹿角胶、夏枯草、黄柏、知母等具有抗结核功效之品，对肾结核有显著疗效。

4. 黄春林主张在辨证基础上的辨病治疗

黄氏提出，本病活动期炎症明显，全身症状较重者，可有结核病典型的阴虚火旺证。肾结核因脓尿、血尿刺激膀胱常引起膀胱湿热征象，特别是本病向下发展波及膀胱、尿道，膀胱湿热证更为明显。本病以血尿为主要症状时则以热伤血络证表现，其病日久，肾功能受损常又表现为脾肾亏虚证。各种证型可以单独出现，亦可以混合出现。临证之时应该灵活加减应用。如低热不退，可加银柴胡 12g，青蒿 10g$^{(后下)}$，地骨皮 15g；盗汗甚，可加黄芪 20g，浮小麦 30g，煅牡蛎 25g 等；如见神疲倦怠较甚者，可加生晒参 6g$^{(炖)}$，紫河车 15g；肾盂积水可加黄芪、淫羊藿、王不留行；如面色不华，可加黄芪、肉苁蓉、黄精等。如尿道涩痛，血尿较多可加蒲黄、琥珀末$^{(冲服)}$。黄春林指出，由于肾结核是结核杆菌引起，故在治疗选方的同时，如能针对性地运用对结核杆菌有抑制或杀灭作用的中药，其疗效将大大提高。目前研究表明，黄精、百部、大蓟、黄连、知母、白及等对结核菌有抑制作用。黄芩、栀子、连翘、金银花、仙鹤草、鱼腥草、夏枯草、地骨皮、丹参、野菊花、玉竹、人参、柴胡、升麻等对结核杆菌也有轻度抑制作用，临床可按中医辨证用药精神加以选择应用。中药的使用除应注意选用直接的抗结核菌中药之外，同时要注意中西医配合，运用中药防止或减少抗结核西药的毒副作用，增强患者体质。对于较严重的抗结核治疗的患者，主张使用女贞子、山茱萸、干地黄、白芍等补肾药对抗西药对神经及肝肾功能的损害。用健脾开胃法消除西药引起的胃肠道反应，如用香砂六君子汤加谷芽、麦芽、石斛、鸡内金、扁豆、淮山药等。若出现皮肤过敏的可选用秦皮、牡丹皮、地肤子、白蒺藜、乌梅等。对于晚期病例，如患肾已丧失肾功能者，可考虑手术治疗。

（七）研究现状

1. 中医病因病机研究

（1）内伤体虚，"痨虫"伤人

大多数学者均认为本病系内伤体虚，气血阴精不足，感染"痨虫"所致。邹云翔等认为自幼体弱，先后天不足，即脾肾不足，加之调摄不善，劳累过度，"邪之所凑，其气必虚"，以致"痨虫"内侵为病。王纲等认为先天禀赋不足，后天嗜欲无节如酒色过度，青年早婚，忧思劳倦，或大病失于调理，如麻疹，外感久咳及胎产之后，耗伤气血津液，正气先虚，抗病力弱，致"痨虫"乘虚由血脉内舍于肾，而成原发肾结核病变。

（2）肾阴亏虚为主，久则气阴两虚，亦可见肾阳虚者王纲认为，"瘵虫"耗伤气阴，致肺肾气阴双亏，阴虚内热，邪毒稽留下焦，可呈阴虚火旺之证。刘刚认为本病在病理性质方面，其本以阴虚为主，但临床上以阳虚为主要表现者，表明"瘵虫"所伤部位不同，则病机亦可能迥异，不可拘泥于"痨瘵"多阴虚之说。苏文海认为，本病中期表现为肾阴渐耗，阴虚火旺之证，后期阴损及阳，常出现肾阴肾阳俱损之证。马志毅认为本病治疗过程中，若过用苦寒清利之品，易于损伤中阳，加之病久而成劳，使中气损而陷之，可出现神疲体倦、气短懒言、大便溏等中气下陷之见证。赵澎涛等认为，本病久病阴虚气弱，瘵虫入侵，气行不畅，水津壅塞，血行缓慢，久而淤滞，致络阻血脉，水瘀交阻，复伤肾阴，故而出现尿急、尿痛、尿频、尿血等症。

（3）病程中多有膀胱湿热表现

苏文海认为，本病早期即表现为下焦湿热，以尿频，尿急，尿痛，血尿，舌淡稍红，苔黄腻，脉滑数为主要表现。张亚强则认为本病本虚标实，气阴两虚为本，湿热阻滞下焦为标。王纲认为，肾与膀胱相表里，以经脉相连，水道相通，故肾病必损及膀胱。阴虚内热，邪毒稽留于下焦，亦可成膀胱湿热诸证。杨小红亦认为本病有湿热壅盛见证。

2. 西医发病机理研究

原发病灶的结核杆菌经过血行到达肾脏，主要在肾小球的毛细血管丛中发展为结核病，形成微结核病灶。这些病灶几乎都在双侧肾皮质发生。当结核菌经血运抵达髓质，引起临床症状，即成为临床肾结核。临床肾结核多为单侧肾结核，主要为肾髓质及乳头病变。结核菌进入肾髓质后，即呈进行性发展，引起组织破坏，结核菌在髓质部生长繁殖远比在皮质部活跃，繁殖加速的原因尚不明了，可能与氧张力、尿素浓度或渗透压有关。结核结节可彼此融合，中心发生坏死，形成干酪样病变。这种坏死破溃一般发生在肾乳头处，干酪样物质液化后可排入肾盂形成空洞，空洞多不能愈合而逐渐扩大。肾盏及肾盂黏膜上的结核，可在肾内经淋巴、血行或直接蔓延，从肾的一部分扩散到其他部分，最后形成多数空洞或肾积脓，使整个肾脏遭到破坏。肾结核病理的另一个特点是纤维化。纤维化使肾皮质和肾髓质分隔开来，形成梗阻性肾皮质萎缩，是肾结核肾皮质的主要病理改变。

肾结核病变侵入肾盂后，可从黏膜表面、黏膜下层和尿内的结核杆菌扩展到输尿管和膀胱。临床上偶有输尿管完全闭合，含有结核杆菌的尿不能进入膀胱，膀胱症状反见好转，膀胱症状缓解，尿中亦无明显改变，出现所谓的"自家肾切除"的情况。尿道结核可从膀胱结核蔓延而起，亦可因前列腺精囊结核形成空洞破坏后尿道所致。尿道结核纤维化导致尿道狭窄、排尿困难加剧肾脏的损害。男性肾结核患者中50%～70%合并生殖系结核病，在临床上最明显的是附睾结核。近年有认为附睾结核是从血运播散所致。自1953年吴阶平报道以来，对侧肾积水现象普遍受到重视。肾结核双侧病变的病例中大部分为对侧肾积水，这是晚期肾结核的重要并发症，乃由于膀胱、输尿管结核的梗阻性病变引起。膀胱结核纤维化主要发生在三角区时，可能影响对侧输尿管口，发生输尿管口狭窄或"闭合不全"，这两者引起的反流都使对侧肾、输尿管内压升高，从而发生对侧肾、输尿管积水。

2. 临床研究

（1）辨证论治研究

上海曙光医院将肾结核分为 4 型：1）下焦湿热证，治以清热解毒，利湿通淋，用八正散、通关丸；2）阴虚火旺证，治以滋阴降火，凉血止血，用小蓟饮子合知柏地黄丸加减；3）气阴两伤证，治以益气养阴，培补肾元，用无比山药丸加减；4）脾肾两虚证，治以扶正降浊，和胃通腑，用黄连温胆汤合温脾汤加减。

（2）专病专方研究

①抗痨丸

范丽研究发现，抗痨丸联合化疗治疗肺结核疗效确切，总有效率达 95.0%，显著高于对照组的 77.5%，且不良反应少，结果令人满意，说明中西医结合治疗肺结核更有利于患者病情恢复。

②抗核宁胶囊

袁崖娜等研究发现，抗核宁胶囊（由马鹿角、瓜蒌、远志、白及、川贝等多味中药组成的复方制剂），东北民间用治疗肾结核、附睾结核等各种结核病，疗效甚佳。抗核宁对结核分枝杆菌体外抗菌作用的初步研究显示，醇提物对 H37Rv 的 MIC 为 250μg/mL，而水提物的 MIC 为 64μg/mL，表明抗核宁胶囊具有一定的抑制、杀灭结核分枝杆菌的作用。

③回生灵

本方系山西运城市中医结核医院验方，分为 0 ～ 5 六号药物，根据辨证灵活选药，采用内服和外敷两种途径，外敷即敷于病变内脏相对应的体表，穴位及患者的反应点，对各种结核疗效确切。李清新回顾性分析新疆霍城县疾病预防控制中心结核病防治科门诊，运用"回生灵"纯中药和西药抗结核药物相结合治疗 1 ～ 2 个月后，82 例难治、复治肺结核病患者症状明显改善，疗程结束后，98.00% 的肺结核病患者临床症状，化疗药物毒副反应全部消失；X 线病灶全部吸收 20 例，占 24.40%，病灶明显吸收 50 例（病灶吸收 ≥ 2/3），占 60.98%，病灶有所吸收 10 例（病灶吸收 ≤ 1/3），占 12.20%，病灶未吸收或扩大 2 例，占 2.44%；伴有空洞 30 例，治疗结束后（空洞闭合或病灶缩小 ≥ 1/2）25 例，占 83.33%，伴有胸水 10 例，胸水全部吸收；痰菌阴转 60 例，阴转率 73.17%，治疗后患者血沉、肝功异常者全部恢复正常，提示回生灵可提高难治、复治肺结核的治疗效果。

（3）抗结核药常见毒副作用的中药治疗研究

①胃肠道反应

张宏才等用中药吴茱萸 5g，枳壳 12g，每日 1 剂，取量 100mL，在服抗结核药前 1 个小时顿服，治疗抗结核药呕吐反应，总有效率 86.5%。叶庆等运用自拟的中药和胃化痰汤（由苍术、茯苓、炒白术、法半夏、陈皮、厚朴、竹茹、炒枳实、栀子、生姜、莱菔子、北沙参等组成，气虚重者加党参、黄芪、山药等；痰湿重者加黄连、藿香、海蛤壳、车前子等；食积重者加炒二芽、焦山楂、神曲等）治疗抗结核药胃肠道反应的患者 60 例，观察 2d 和 6d 的总有效率均为 100%。提示和胃化痰汤能有效减轻抗结核药的胃肠道反应，利于患者坚持规律用药，提高治疗的依从性从而增强疗效。

②肝损害

徐同江运用人工冬虫夏草有效成分提取剂心肝宝防治抗结核药所致肝损害104例，结果治疗组肝损害发生率明显低于对照组（$P < 0.05$）。陈耀凯等在常规2SHRZ/4HR方案抗结核药物治疗基础上，于治疗前2个月加用丹参注射液20mL溶于10%GS 500mL中静点，每日1次，后2个月改为丹参注射液4mL肌注，每日1次，总疗程4个月，结果治疗组35例仅1例ALT升高者5例，两组比较，有显著性差异（$P < 0.05$）。治疗组1例TB、DB升高，对照组3例升高，认为丹参注射液可显著降低抗结核药物肝损害的发生率，可作为常规治疗措施。吕菁运用中药甘草有效成分甘草酸为主的针剂强力宁治疗抗结核药肝损害44例，同时合用一般护肝药。具体方法即将强力宁60～100mL加入250mL液中静滴，每日1次，与对照组（一般护肝药组）比较，治疗组肝功能恢复正常时间明显低于对照组，两者有显著性差异（$P < 0.01$）。认为甘草酸及其钙盐有较强的解毒功效，其水解产物葡萄糖醛酸也具有解毒和促进胆红素代谢作用，甘草酸还有抑制抗体产生的作用，故大剂量运用有抗炎、抗变态反应及免疫抑制作用。董爱峰等运用自拟的中药解毒护肝汤（由茵陈、虎杖、蝉衣、山药、白花蛇舌草各20g，赤芍、五味子、白术各15g，柴胡、丹参、甘草各10g组成。加减：兼气阴两虚者加黄芪20g，生地黄10g；湿热较重，黄疸明显者加大黄5g，玉米须30g，金钱草20g；兼痰浊壅肺者加全瓜蒌20g，丝瓜络30g）治疗抗结核药物性肝损害42例，总有效率为85.7%，提示本方可保护肝脏，抵抗结核化疗药物的毒性，并缓解或消除该药对肝细胞的致敏反应。

③白细胞减少

梁东云等运用中药益气养血，方用八珍汤治疗抗结核药物引起的白细胞减少，收到无须停药及升白双重效果。

④周围神经炎

梁东云等用黄芪桂枝五物汤加味治疗大量使用异烟肼出现周围神经炎的患者，取得较好疗效。

3. 实验研究

本病的实验研究主要是对抗结核单味中草药研究。

（1）水车前

水车前为水鳖科水车前的全草，即《本草纲目》中的龙舌草。李华安等临床外用水车前浸膏治疗两例对利福平和异烟肼都不敏感的颈淋巴结核，均在3个月内痊愈。又采用结核病院两位住院患者病灶中分离而培养所得结核菌株为试验菌种进行药敏试验。结果发现，水车前的水煎膏对该结核杆菌有较强的抑制作用或杀灭作用，在培养基中该作用的强弱与药物浓度成正比，在含药量为1:10～1:10000都有效。

（2）猫爪草

猫爪草为20世纪50年代河南省信阳地区新发现的一种治疗淋巴结核良药，属毛茛科毛茛属植物小毛茛。猫爪草的三种制剂（煎剂，生药粉末及醇提液）在试管内对强毒人型结核菌（H37RV）均有不同程度的抑菌作用。猫爪草煎剂及生药粉末的抑菌浓度为1∶10，其醇提液的抑菌浓度为1∶1000，且抑菌作用较异烟肼稍强。猫爪草、青蒿水浸液过滤后以1∶200的浓度制成改良罗氏中药培养基和对照培养基经灭菌后分别接种结核菌混悬液，放置37℃恒温箱中培养，结果表明，对照培养基中结核菌生长良好，而中药培养基无结核菌生长。

（3）小龙胆草

小龙胆草民间用来治疗热咳、痰中带血等症。小龙胆草的石油醚提取物具有较明显的抗结核作用。刘焱文等从小龙胆草的石油醚提取物中，利用硅胶柱层析分离到4个结晶成分。经波谱分析及其他理化分析，分别鉴定为正三十一碳烷（Ⅰ），正三十二碳酸乙酯（Ⅱ），正三十二碳酸（Ⅲ）和β-谷甾醇（Ⅳ）。抑菌实验表明，结晶Ⅰ、Ⅱ、Ⅲ对结核菌的抑制浓度为 $12.5 \sim 25.0 \mu mol/mL$。

（4）狼毒

优福宁是中药狼毒提取物浓缩的碱性糖膏。胡树德等的实验表明，优福宁对人型结核菌敏感株或高度耐SM、INH菌株的MIC均为 $100 \sim 350\mu mol/mL$，其单体呋喃醛醚、三萜酸和酚醚分别为25.5和175μg/mL。优福宁可用于临床上耐药结核菌感染的患者，优福宁中酚醚的含量较大，可作为产品质量标准的指示药。其动物毒性实验表明，当剂量≥ 0.14g/kg·d时部分动物可见散在肝细胞空泡样变性，肾间质肾炎，纤维化增生，肾上腺皮质增生，胃黏膜炎症充血糜烂，小肠固有膜内炎症细胞浸润改变。如果剂量< 0.07g/kg·d是安全的。其实验性结核病小白鼠治疗实验表明，优福宁治疗组病鼠体重减轻较少，优于EB组，肺致病指数显著低于感染对照组，T50延长，MST明显增加，优福宁的体内抗结核菌活性接近EB。说明优福宁为一缓慢作用药物，临床上疗程不宜过短，并应与INH、RFP、PZA联合化疗。

（5）紫金牛

紫金牛系紫金牛科植物。黄步汉从其乙醇提取部分的水不溶物，用烯醇溶解后得有效部分，称为紫金牛酚 $C_{20}H_{32}O_2$。紫金牛酚抑菌效价为 $25 \sim 50\mu g$。

（6）百部

实验证实，百部对人型结核杆菌有抑制作用。

（7）小檗碱

小檗碱对鸟型、牛型、人型结核杆菌等有抑制作用，但一般认为其作用远不及对氨基水杨酸。

（8）独角莲（禹白附）

独角莲有与链霉素相似的抗菌作用。用独角莲注射剂治疗已感染人型结核杆菌的豚鼠有一定治疗作用。

（9）小蓟

小蓟根煎剂或蒸馏液在1∶40000浓度时能抑制人型结核杆菌的生长。小蓟乙醇浸剂1∶30000对人型结核杆菌有抑制作用，但水煎剂的抑菌浓度要比此大得多。

（10）黄精

实验表明，黄精在试管内有抑制抗酸杆菌作用，疗效与异烟肼接近。

此外，蒲公英、白及、黄芩、夏枯草、十大功劳叶、知母、石韦等，也有抗结核作用。

五、调护与预防

（一）生活调理

对于结核病患者，在病情较重阶段应注意休息，多晒阳光，多吸收新鲜空气，适当参加户外活动加强身体锻炼，以增强体质，提高机体抗病能力。

（二）饮食调理

肾结核是一种慢性消耗性疾病，不仅是局部肾脏的病变，而且影响全身，其任何症状均使组织蛋白和热能严重消耗，故要求高质量、高热量高维生素的食物才能增强机体抵抗力。肾结核的饮食调理宜分标本缓急。在使用中药调理时应该分不同的阶段分别处理，各个阶段均要避免辛辣刺激之品。

1. 急性期

（1）白茅根甘蔗水：白茅根 15g，甘蔗 150g，煲水代茶服。

（2）冬瓜薏苡仁水：冬瓜 250g，薏苡仁 50，煮汤，油盐调味。

2. 稳定期

（1）黄精冬虫夏草炖龟肉：黄精 30g，冬虫夏草 5g，龟肉 150g，生姜 2 片，蜜枣 2 枚。一起炖煮熟，加油、盐调味，喝汤吃龟肉，分 2～3 次服用。

（2）猪肾炖洋参：猪肾 1 个（洗净），西洋参 9g（切片），生姜 2 片，蜜枣 2 枚，加清水适量，用瓦盅隔水炖熟，油盐调味。

（3）白果粥：白果 10 粒，糯米 50g，加水适量煮粥，每日或隔日 1 次。

（4）银耳莲子汤：银耳 10g，鲜莲子 30g，乌梅 2 枚，龟肉 150g（切丝），加水适量煮汤，油盐调味。

（5）淮杞炖鸡：山药 5 片，枸杞子 15g，鸡肉 100～150g，蜜枣 2 枚或大枣 2 枚，加水 1 碗半，用瓦盅炖熟，油盐调味。

（6）白猫沙糖水：白果 10 粒，猫爪草 10g，沙参 20g，煲汤加少许冰糖当茶饮。

（7）大蒜炒肉片：大蒜 120g 洗净，猪肉片 100g，油盐共炒煮熟做菜吃。

（8）狼毒鸡蛋：狼毒（大戟科植物）150g、鸡蛋 21 个。先将狼毒切成小块，加水 3000mL 文火煎熬，约 1 小时后离火待药液温度降低后，把鸡蛋放入其中，置文火上再煎煮，约 4 小时左右离火，24 小时后将鸡蛋取出，破裂者弃去，将药渣深埋地下，以免家畜食之中毒，每天食鸡蛋 1 枚，服 21 天后隔 3～7 天再服。

（9）马齿苋 3 斤，黄酒 2.5 斤，将马齿苋用黄酒浸泡三昼夜滤过。每日饭前服 10g，饮酒者可服 12～15g。

（10）土茯苓猪骨汤：土茯苓 50g，猪脊骨 500g。将猪脊骨洗净放锅内，加水煨汤，煎成 3 碗左右，取出猪骨，撇去上层浮油。土茯苓洗净、切片，以纱布包好，放入猪骨汤内再煮。煮成约 2 碗时，饮服。每日 1 剂，可分 2 ～ 3 次服完。

（三）精神调理

中医认为节制房事，戒除手淫，保养肾气，以免淫欲过度耗伤精气，损伤肾阳。避免情志所伤，保持精神愉快，以减少肾精衰减，对本病的康复有一定意义。

（四）预后与转归

能否及时、正确、系统地治疗对本病的转归起着决定性作用，患者正气的强弱也影响本病的转归。在疾病早期，正气亏虚不甚，仅为湿热下注的实证，表现为尿频、尿急、尿痛、血尿时，及时清利湿热，抗结核解毒，配合必要的西药抗结核治疗，病情一般都能得到控制，直至痊愈。若未及时发现肾结核，或治疗不当，疾病进一步发展，可损伤肺、肾、肝之阴液，则可转化为阴虚火旺之证。疾病后期往往阴损及阳，导致阴阳两虚或气阴两虚之证。此时只要药物治疗得当，生活护理合理，病情仍然可以好转，转化为阴虚湿热之证。久病入络，肾结核日久不愈，往往合并气滞血瘀之证。

临床肾结核是进行性病变，在无有效的抗结核药物时，出现临床症状后能生存 5 年者不足 30%，生存 10 年者不足 10%。随着抗结核药物疗效的迅速提高，肾结核预后大为改善，双肾结核在无抗结核药物前 80% 在 5 年内死亡，应用抗结核药物治疗后，死亡率已降至 8%。肾结核如在早期发现并进行及时、系统治疗，绝大部分可治愈。有严重膀胱结核或两肾患病则预后不良。肾结核合并活动性肺结核、骨关节结核、腹膜结核、肠结核者，预后也较差。

六、问题与对策

随着近几年结核病发病率的增加，肾结核患者亦明显增多，肾结核早期诊断困难，容易误诊。本病易于复发和耐药，同时长期的抗结核药物治疗具有很大的毒副反应，给患者带来极大的痛苦。因此，如何早期诊断及如何使用中医中药配合治疗本病，提高机体免疫力，改善全身症状，对抗结核西药的肝损害等毒副反应，提高疗效等，显得尤为重要。

难点之一：漏诊误诊

目前肾结核的药物治疗，其疗效是显著的，但一部分肾结核患者最后可发展到慢性肾功能衰竭，甚至尿毒症进入透析治疗，其原因主要是得不到早期诊断和早期治疗。肾结核主要发生在青年和中年人群，最高发病年龄是 30 岁左右。从病理肾结核到临床肾结核之间有一个潜伏期，1 个月到 36 年不等。肾结核的临床症状很不特异。最常见的症状是肉眼血尿、脓尿、膀胱刺激症状和腰痛等，而发热、畏寒、盗汗、体重下降、乏力等症状并不常见。约 20% 的患者无症状，因此我们对该病应有高度的警惕性才能防止漏诊和误诊。如果患者有以下一些临床表现者应怀疑肾结核：

1. 顽固的、普通抗生素治疗无效的非特异性泌尿系感染。

2. 不能解释的泌尿系症状，如尿频、尿痛、血尿、腰痛。

3. 持续无细菌性脓尿。

4. 生殖系统某些异常，如附睾结节生成。

5. 年轻人对普通治疗无效的前列腺炎。

6. 伴有泌尿系统症状的肺、骨和关节结核患者。

对于怀疑肾结核的患者，应及时进行尿液检查，如尿涂片抗酸染色、尿结核杆菌培养和豚鼠接种、血清结核抗体检测等相应的检查，还是能够做出准确的早期诊断。

难点之二：抗结核药物副作用

抗结核药治疗各种结核病有确切的疗效，但是由于长期服药，一些抗结核药对肝肾功能及神经系统有毒副作用，或久用而产生耐药菌株，使肾结核得不到充分的治疗。中医中药在发挥整体治疗方面有其优势，应用抗结核西药的同时配合中药辨证论治以及重视使用具有抗结核作用的中药，对于减少耐药菌株，降低西药的毒副作用，使肾结核得到充分的治疗等有重要意义。如使用抗结核药所致的胃肠道反应，症见恶心、呕吐者，可使用和胃降逆止呕法；纳食不进可使用健脾开胃法等。抗结核药物引起肝损害，如临床上见湿热阴虚者，可用清湿热、养肝阴之法；如表现为阴虚为主，则给予滋养肝阴等。如神经系统损害，也可按照其临床特点辨证治疗。

参考文献

1 王海燕.肾脏病学［M］.第3版.北京：人民卫生出版社，2008：1.

2 关广聚.新编肾脏病学［M］.济南：山东科学技术出版社，2001：2.

3 林善锬.当代肾脏病学［M］.上海：上海科技教育出版社，2001：1.

4 谢福安.辨病专方治疗肾脏病［M］.北京：人民卫生出版社，2000：5.

5 王自敏，吕宏生，刘玉宁.中西医临床肾病学［M］.北京：中国中医药出版社，1997：9.

6 程庆砾，赵明辉，唐政.肾脏内科疾病误诊误治与防范［M］.北京：科学技术文献出版社，2001：9.

7 杨霓芝，黄春林.泌尿科专病中医临床诊治［M］.北京：人民卫生出版社，2000：9.

8 董德长.实用肾脏病学［M］.上海：上海科学技术出版社，1999：12.

9 邹燕勤，黄新吾，苏明哲.邹云翔医案选［M］.南京：江苏科学技术出版社，1981：2.

10 杜勉之，杜平.中医肾病诊治典要［M］.南昌：江西科学技术出版社，1993：7.

11 苏安.苏文海治疗肾结核远期疗效观察［J］.中医杂志，1990，（10）：19-20.

12 黄春林，杨霓芝.心肾疾病临证证治［M］.广州：广东人民出版社，2000：3.

13 Tanagho EA. Specific infections of the genitourinary tract. In：TcAninch JW. eds.Smith's General Urology.13th ed［M］, Norwalk, Appleton & Lange, 1992；240-256.

14 王刚.中西医结合专科专病诊疗大系·肾脏病学［M］.太原：山西科学技术出版社，1997：1.

15 刘刚.辨证治疗顽固性肾结核1例［J］.四川中医，1998，16（8）：39.

16 赵澎涛，解胜霞.自拟抗结核利尿汤治疗肾结核临床观察［J］.基层医学论坛，2009，（S1）：19-20.

17 张亚强.中药治愈单侧肾结核肾切除术后持续抗酸杆菌尿［J］.中医杂志，1996（7）：437.

18 魏汉林.中医肾病学［M］.北京：中国医药科技出版社，2002：1.

19 沈庆法.中医肾脏病学［M］.上海：上海中医药大学出版社，2007：12.

20 刘永猛.中西医结合治疗肾结核 35 例［J］.四川中医，2010，28（2）：82-83.

21 范丽.抗痨丸联合化疗治疗肺结核的疗效观察［J］.社区中医药，2013，15（3）：214-215.

22 袁崖娜，崔承彬，李文欣，等.抗核宁胶囊的体外抗结核菌作用［J］.中国药学杂志，2000，35（4）：258-259.

23 焦起周，武桂兰.无极回生膏治疗肺结核 171 例临床观察［J］.山西医药杂志，1988（5）：299.

24 李清新.82 例复治难治肺结核病患者中西结合治疗的疗效观察［J］.疾病预防控制通报，2014，29（5）：88-89.

25 焦安国，滑东方.中药回生灵抗结核治疗研究概述［J］.中国中医药科技，1995，（5）：43-45.

26 张宏才，汤汉军，万爱珍，等.中药治疗抗结核药呕吐反应疗效观察［J］.实用医学杂志，1998，（1）：72.

27 叶庆，赵庆蓉.和胃化痰汤减轻抗痨药胃肠道反应疗效观察［J］.现代临床医学，2009，35（5）：366-367.

28 徐同江.心肝宝防治抗结核药所致肝损害 104 例分析［J］.实用中医药杂志，1999，（3）：38-39.

29 陈耀凯，徐艳云，薛书尊，等.丹参注射液对抗结核药物所致肝损害的预防作用［J］.综合临床医学，1998，（4）：358.

30 吕菁.强力宁治疗抗结核药致肝损临床研究［J］.实用中西医结合杂志，1998，11（8）：739.

31 董爱峰，李华荣，徐桂英.解毒护肝汤治疗抗结核药物性肝损害 42 例［J］.河南中医，2008，28（10）：58-59.

32 梁东云，于庆春，于文建，等.抗痨药副作用的中医中药治疗［J］.山东中医杂志，1995，（5）：204-205.

33 李华安，李洪栋，曲讯，等.水车前抗结核的初步研究［J］.中国中药杂志，1995，20（2）：115-116.

34 胡树德，谈光新，张涵庆，等.中药优福宁的毒性及体内外抗结核菌活性的实验研究［J］.中国中医药科技，1998，5（1）：12-13.

35 李曰庆.实用中西医结合泌尿男科学［M］.北京：人民卫生出版社，1995：2.

（邱侠　郑义侯）

第四章 其他肾脏疾病

第一节 尿路结石

尿路结石（uninary system calculi，USC）是指一些晶体物（如钙、草酸、尿酸、胱氨酸等）和有基质（如基质 A.Tamm-Horsfall 蛋白、酸性黏多糖等）在肾脏等泌尿道的异常聚积的一类疾病。本病在美、英、东南亚和印度等地发病率甚高。根据近年来国内的统计，本病的发病率有提高的趋势。本病多见于 20 ～ 40 岁，多发于成年男子，男女比例为 4.5：1。原发于膀胱的结石很少，主要见于 1 ～ 10 岁男性。按所含晶体物质分类，尿路结石中 80% ～ 95% 为含钙结石，其中大部分为草酸钙和磷酸钙混合结石及单纯草酸钙结石，单纯磷酸钙结石仅占 7%，尿酸结石 5%，胱氨酸结石 1%，黄嘌呤结石不足 1%，感染性结石约占 20%。尿路结石可引起尿路梗阻、肾绞痛、血尿、尿路感染及肾功能衰竭等并发症，危害很大。因此，对尿路结石的防治至关重要。

中医学文献中，早就有尿石症的记载，均归纳在"五淋"或"砂石淋"之中。中西医结合治疗尿路结石，取得了较好的排石效果，是我国结石治疗的特色。

一、病因病理

（一）中医

尿路结石的临床表现主要为尿血、尿频、涩痛或排出砂石，或腰腹痛等。中医学认为，本病因感受外邪、饮食不洁、情志失调、劳倦过度，致湿热蕴阻、气滞血瘀而发为本病。

1. 下焦湿热

或感受外界六淫之湿邪，或秽浊之气移热下焦，或嗜食肥甘厚味，酿生湿热，蕴结于肾与膀胱，致下焦湿热，尿液受煎熬日久，尿中杂质结为砂石。

2. 气滞血瘀

因情志内伤，忧思气结，气机不畅，血停湿聚，致气滞血瘀，郁久化热，熘灼尿液而为砂石。

3. 脾肾气虚

或因先天脾肾不足，或因过用清利之药损伤脾肾阳气，气虚鼓动无力，阳虚失于温化，而致结石锢结。

4. 肾阴不足

七情过激化火，火热伤阴，或房事不节，损伤肾之精血，阴虚内热，煎熬水液，尿液凝结，日积月累，结聚为砂石，而为石淋。

结石内阻，气血阻滞，不通则痛，故见腰腹疼痛；膀胱气化不利，则见尿频急涩痛；或因气虚不摄，或因热伤血络，迫血妄行，血溢脉外，而见血尿。

本病的一般演变规律多为湿热之邪蕴结下焦，或邪气化火，移热于肾，日久伤及肾阴，阴损及阳，或过用清利之品，损伤阳气，肾阳虚不能温煦脾阳，使脾肾两虚，而出现正虚邪实的症状。发病早期以实证表现为主，后期以虚实夹杂表现为主。

（二）西医

西医认为，尿路结石的基本形成过程是某些生理异常因素造成尿中晶体物质浓度升高或溶解度降低，呈过饱和状态，析出结晶与有机物质组成核，然后结晶体在局部生长、聚集，最终形成结石。在这一过程中，有如下4点被认为是至关重要的。

（1）尿晶体物质过饱和状态的形成。

（2）尿中结晶形成抑制物含量减少。

（3）基质核心和基质成核作用。

（4）晶体物质在局部停留。

结石分布以肾盂最常见，肾盏次之，肾实质罕见。肾盏结石多位于下肾盏，双侧肾结石不到10%。结石可引起肾盂肾盏损伤、感染和阻塞。上述改变导致上皮脱落产生溃疡，最终有瘢痕形成，结石引起的阻塞多为不完全性，尿液可经结石周围流入输尿管，但可有肾盂扩大、肾盂壁肥厚和纤维化。若结石嵌顿于肾盂、输尿管交界处或输尿管，则产生肾盂积水，并可产生肾盂积脓，肾盂扩大，严重可导致肾皮质萎缩及破坏而导致肾功能衰竭。

（三）中西医结合

目前对泌尿系结石的病因病理，中西医结合学者认为属本虚标实之征。标实在于石阻气机，本虚在于肾气虚衰，阳不化气，水液代谢失常。因此，对本病的治疗一方面应用大量清利之品，利尿以排石，治病之标；另一方面，必须适当注意温阳，使命火旺盛，蒸腾有力，水液代谢自可复常。

二、临床表现

（一）症状

尿路结石的症状主要取决于结石的大小、形状、所在部位和结石对尿路的刺激损伤、梗阻及继发感染等。

1. 无症状结石

肾结石可以完全无症状，甚至在造成梗阻时亦可以无症状，而因其他原因做腹部 X 线检查时偶然发现。有些病例则可能有镜下血尿，有些病例因为存在着根底疾病（如甲状旁腺功能亢进或痛风）而检查发现结石。

2. 疼痛

肾结石移行并阻塞于肾盂输尿管连接处，或进入输尿管时，可发生典型的肾绞痛，常在夜间或清晨突然发作。疼痛开始时是肋脊角隐痛，逐渐加强至剧痛，沿胁腹的输尿管行径，放射至耻骨上区和阴部，常伴有恶心、呕吐。但是有时疼痛不一定呈典型的肾绞痛，可仅为腰痛或腹痛，易误诊为其他急腹症。当痛点下移，常表示结石移向输尿管下端。随着结石的排出，疼痛可立即消失。

3. 血尿

肾绞痛时，常伴有肉眼血尿或镜下血尿。在无症状的肾结石，如有血尿，则多为轻度镜下血尿，如结石有移动，则每有显著的血尿。

4. 尿路梗阻和尿路感染

结石患者由于可能引起尿路梗阻，易于发生尿路感染，可为无症状性细菌尿或有明显的尿路感染症状，梗阻再加上感染，会较快地导致肾实质损害，发生肾功能不全。必须注意，如结石移行至膀胱内输尿管部分，可发生尿频、尿急、尿痛，易与尿路感染混淆，需注意鉴别。

5. 急性肾功能衰竭

结石堵塞独肾患者的健侧输尿管，造成尿道急性梗阻，偶亦可堵塞双侧输尿管造成急性肾功能衰竭。

6. 胃肠道症状

胃与肾均受控于腹腔内交感神经节后纤维支配，肾绞痛时常伴有恶心、呕吐、食欲不振等胃肠道症状。

（二）体征

部分患者可出现肾区叩击痛，肋腰点或肋脊点压痛、沿输尿管行径压痛。

（三）常见并发症

尿路结石常见并发症有尿路感染、尿路梗阻、梗阻性肾病、急性或慢性肾功能衰竭。

（四）实验室及辅助检查

1. 尿液检查

在肾绞痛发作时或发作后，一般都有肉眼或镜下血尿。并发感染时，尿液中白细胞或脓细胞增多，应做细菌培养、药敏实验及尿液 pH 值测定。

2. 肾功能实验

肾功能实验包括血清尿素氮、肌酐、内生肌酐清除率实验、酚红排泄实验等。

3. 甲状旁腺功能亢进的筛选和诊断

此检查包括血清钙、磷、碱性磷酸酶、24h 尿钙磷测定、快速输钙实验、肾小管对磷重吸收实验、钙负荷实验。

4. X 线腹平片检查

约 90% 的泌尿系结石可在 X 线平片上显影，显影的深浅和结石的化学成分、大小、厚度有关。草酸钙显影最好，磷酸钙和磷酸镁铵次之，含钙的尿酸盐和胱氨酸又次之，而纯尿酸和胱氨酸石可不显影。

5. 尿路造影

静脉肾盂造影和逆行肾盂造影能明确显示结石的位置和整个泌尿道的情况，如结石较小，密度较淡，诊断困难时可进一步做逆行空气或氧气造影，以明确结石的存在和位置。

6. B 超检查

B 超检查可发现肾积水、结石强回声和声影，能诊断出 X 线阴性结石，当结石直径 > 0.5cm 时即可显示。其缺点是细小结石常易漏诊，且不能作为手术定位。

7. 放射性同位素肾图

此检查可在肾结石嵌顿阻塞尿路时反映尿路梗阻的有无及程度，以及伴有的肾功能损伤程度。

8. CT 扫描

通过 CT 扫描可鉴别结石、血块或肿瘤。

三、诊断

（一）诊断要点

1. 腰部或上腹部持续钝痛或阵发剧烈绞痛，常放射至同侧下腹部或外阴。绞痛发作时可伴有出冷汗、呕吐。双侧同时有梗阻或尿道急性梗阻时可致无尿。

2. 肉眼或镜下血尿，绞痛发作时血尿加重。

3. X 线腹部尿路平片大多数可见阳性结石影。

4. 肾盂造影可进一步确定腹部平片中钙化影是否与泌尿系有关，可明确结石部位、有无梗阻，并可显示 X 线阴性的结石。

5. 核素肾图及 B 超、CT 对诊断有一定帮助。

（二）鉴别诊断

右侧肾绞痛必须与急性阑尾炎、胆囊炎、胆石症、胆道蛔虫鉴别，而任何一侧的肾绞痛在女性还须与卵巢囊肿扭转、宫外孕鉴别。

1. 急性胆囊炎、胆结石、胆道蛔虫

此三者病变的疼痛均在右上腹，向肩背放射，且多伴有压痛、反跳痛，尿常规阴性。而肾结石的疼痛在肋脊角或上腹部，向外阴、大腿内侧放射，尿检可见红细胞。结合B超、腹部平片、静脉肾盂造影检查有助于鉴别。

2. 急性阑尾炎

急性阑尾炎为转移性持续右下腹痛，伴压痛及反跳痛，尿常规多正常。而泌尿系结石呈间歇性发作，间歇时症状可减轻，尿检可见红细胞。

3. 卵巢囊肿蒂扭转和宫外孕

此两种疾病均为下腹剧痛，后者可有停经史，尿中无红细胞，尿妊娠酶可为阳性。腹平片、静脉肾盂造影及B超可协助诊断。

（三）诊断思路与误诊防范

1. 重视潜在原因及系统检查

尿路结石的诊断一般不难，通过病史、体格检查和必要的X线照片、化验检查，多数病例可以确诊。但不能满足于确诊，同时要了解结石大小、数目及形态部位，有无梗阻或感染，肾功能情况，结石的成分，结石潜在原因，结石性质。诊断错误多由于没有进行系统的全面的泌尿系X线检查造成。而不进行结石的分析或放弃对结石病因的检查，则是当前最常见的错误，这就使得本来可以预防的得不到应有的预防。

2. 仔细询问病史常可获得很有价值的资料

如腹痛的性质、位置或放射部位等，及腹痛后尿化验有无红细胞，其典型症状是肾绞痛和血尿。过去有无类似发作史、排出砂石史、痛风、胱氨酸尿、长骨囊性变或病理性骨折等病史，都可使医生注意到本病的诊断。但这种有诊断价值的症状并不多见，而病史并不典型者并不少见，有人估计35%～40%的泌尿系结石的病史较混乱，而症状也不明显。

3. 泌尿系结石的分析

结石成分的分析是研究结石病因的起点，必须列为常规。结石核心的分析对诊断和预防均有帮助，结石分析方法有化学分析、偏光显微镜分析、X线衍射分析、红外线光谱分析、电子探头微量分析以及各种氨基酸的纸色层分析（纸色谱法）等。

四、治疗

尿路结石根据结石的大小、部位，以及是否梗阻、合并感染等治疗有所不同。结石＜0.8cm，无明显梗阻的可中医内科保守治疗；若结石＞0.8cm，特别是巨大结石，结石并积水、感染、肾功能不全等，应中西医结合治疗，必要时采用体外碎石、手术取石等方法。

（一）辨证论治

尿路结石以下焦湿热为根本病机，或夹血瘀；湿为阴邪，久则损伤脾肾阳气；或热灼阴伤，而表现出气虚或阴虚的临床症状。故治疗当按不同的临床表现和不同的阶段进行。病之早期多属实证，治疗应以实则治标为原则，以清热利湿、通淋排石、活血化瘀为法；病之后期则属虚实夹杂之征，治疗应以标本兼治为原则，在利湿清热通淋的同时，或补脾益肾，或滋阴清热，以共奏其功。对于直径 < 0.8cm 的结石可行中医辨证治疗。

1. 下焦湿热

临床表现：腰部胀痛，牵引少腹，涉及外阴，尿中时夹砂石，小便短数，灼热赤痛，色黄赤或血尿，或有寒热、口苦、呕恶、汗出，舌红，苔黄腻，脉弦数。

辨证分析：湿热蕴结于下焦，砂石梗塞，不能随尿排出，故腰痛如折，腹痛引阴如割，或少腹坠胀。湿热下注，膀胱气化不利，清浊相混，故小便混浊。湿热下注，热重于湿，灼烁膀胱，水道涩滞，血从下溢，故小便刺痛，短涩余沥，尿中带血。湿热上蒸，故舌质红，苔黄腻，脉濡滑数或弦数，均为湿热蕴结下焦所致。

治法：清热利湿，通淋排石。

方药：石韦散加减。金钱草 30g，车前草 15g，滑石 15g，石韦 10g，海金沙 15g，冬葵子 15g，鸡内金 15g，乌药 12g，牛膝 12g，木香 15g^(后下)。每日 1 剂，水煎服。

方解：方中车前草、滑石、石韦利水通淋，金钱草、海金沙、冬葵子、鸡内金利湿排石，木香、乌药行气通淋，牛膝活血利水，引药下行。

加减：若腰腹酸痛甚者，加白芍 15g，甘草 5g 缓急止痛；若尿血明显者，加白茅根 20g，小蓟 15g，藕节 15g 等清热凉血；尿道灼热涩痛者，加蒲公英 15g，荠菜 15g，虎杖 15g，珍珠草 15g 以清热利湿通淋。

2. 湿热夹瘀

临床表现：腰酸胀痛或刺痛，小腹胀满隐痛，痛处固定，小便淋沥不畅，尿色深红时夹砂石或夹有瘀块，舌质紫暗或有瘀点，苔黄，脉弦涩。

辨证分析：湿热蕴结于下焦，砂石梗死，不能随尿排出，故腰痛如折，腹痛引阴如割，或少腹坠胀。湿热下注，膀胱气化不利，清浊相混，故小便混浊。湿热下注，热重于湿，灼烁膀胱，水道涩滞，血从下溢，故小便刺痛，短涩余沥，肾循环不畅，则腰腹胀痛或刺痛。少腹乃厥阴肝经循行之处，情志抑郁，肝失条达，又有湿浊蓄积于下焦，膀胱气化无权，故少腹绞痛，小便淋沥不畅，甚至排出困难。肝经气滞，血不循经而外溢，离经之血瘀而成块，或砂石伤及下焦血络，血溢而出，则见尿血块。瘀血日久而败腐伤肌则见脓尿。舌质暗红或有瘀斑，苔黄，脉弦紧或沉涩均为湿热夹瘀之征。

治法：清热利湿，活血通淋。

方药：石韦散合失笑散加减。金钱草 30g，石韦 10g，海金沙 15g，琥珀末 1.5g^(冲服)，红花 6g，赤芍 15g，王不留行 15g，牛膝 15g，车前草 15g，蒲黄 12g^(包煎)，五灵脂 12g，冬葵子 15g，滑石 15g。每日 1 剂，水煎服。

方解：方中车前草、滑石、石韦利水通淋，金钱草、海金沙、冬葵子、王不留行、琥珀末通淋排石，红花、赤芍、蒲黄、五灵脂、牛膝活血化瘀。

加减：若兼见头晕气短，四肢乏力，脉细弱等脾虚气弱者，可加党参 15g，黄芪 18g 以补脾益气利于排石；若低热、心烦、舌红、脉细数者，加生地黄 15g，女贞子 12g，知母 12g，黄柏 12g 等以滋阴降火；若腰腹胀痛明显者，加青皮 9g，陈皮 6g，木香 12g，乌药 12g 以行气除胀止痛；若结石锢结，久不移动而体质较强者，可加山甲 15g，皂角刺 15g，浮海石 15g，桃仁 10g 以通关散结排石。

3. 脾肾两虚

临床表现：石淋日久，腰冷酸痛，倦怠乏力，食欲不振，脘腹胀闷，便溏，小便欲出不尽或小便失禁，舌质淡，边有齿痕，苔白，脉沉细无力尺脉细弱。

辨证分析：石结日久，耗液伤阴，久则阴虚及阳，肾阳虚惫，命门火衰，而热源不足，故腰酸冷痛，倦怠无力，甚则足膝软弱；脾阳不振，运化无权，故食欲不振，便溏，脘腹胀闷；脾虚则中气下陷，肾阳虚则下元不固，故小便欲出不尽或小便失禁；舌质淡，边有齿痕，苔白，脉沉细无力尺脉细弱，均为脾肾两虚所致。

治法：健脾补肾，温阳溶石。

方药：济生肾气丸加减。炮附子 8g$^{(先煎)}$，茯苓 15g，泽泻 15g，牡丹皮 10g，炒山药 15g，车前子 20g$^{(包煎)}$，山茱萸 12g，官桂末 3g$^{(冲服)}$，川牛膝 10g，白术 10g，海金沙 30g，金钱草 30g，熟地黄 12g。

方解：方中炮附子、官桂温补肾阳，补水中之火，以鼓舞肾气，熟地黄滋肾填精；山茱萸养肝涩精，牡丹皮以清泻肝火；山药补脾固精；茯苓、泽泻淡渗利湿，以助山药健运；白术燥湿健脾；车前子清热通淋；金钱草、海金沙排石通淋；川牛膝引药下行。诸药共奏补肾健脾、温阳溶石之功。

加减：若腰腹胀痛明显者，加乌台 12g，木香 12g$^{(后下)}$ 以行气止痛；若血瘀之象明显者，加桃仁 6g，赤芍 12g，蒲黄 10g 以活血化瘀；若脾肾阳虚有所恢复，可加萹蓄 10g，瞿麦 12g，滑石 15g 以利排石。

（二）辨病治疗

1. 专方专药

（1）化石散（周鸣歧等）

硝石 30g，鸡内金 20g，滑石 25g，生甘草 5g。若结石滞留难化，可加鱼脑石、琥珀；血淋涩痛，可加郁金、三七粉；湿热壅盛，可加盐黄柏、瞿麦、地肤子；砂石量多，排出不利，可加石韦、冬葵子、金钱草、海金沙；久病正伤，下元虚惫，可加熟地黄、杜仲、川断、牛膝、生黄芪等。本方具有磨坚消积、消溶化石、清热渗湿作用，可作为基础方治疗因砂石过大或其他原因导致排石无效者。

（2）排石汤（姚正平等）

川萆薢 30g，石韦 30g，海金沙 15g，金钱草 30g，滑石 12g，芒硝 12g，萹蓄 30g，炒知母 10g，炒黄柏 10g。肾绞痛者，可加延胡索、炒川楝、木香、制乳香、制没药。本方具有清热利湿、通淋化石作用，可作为基础方治疗患者尿路通畅，结石直径 < 1cm，结石位置在肾盂、输尿管者。

（3）消坚排石汤（张琪等）

金钱草 50g，三棱 15g，莪术 15g，鸡内金 15g，丹参 20g，赤芍 15g，红花 15g，牡丹皮 15g，瞿麦 20g，滑石 20g，车前子 15g，桃仁 15g。如结石体积大难以排出，可加入穿山甲、皂角刺以助其散结消坚，如病程久，肾气虚者可加熟地黄、枸杞子、山茱萸、菟丝子等；肾阳不足者可加肉桂、附子、茴香等，兼气虚者加黄芪、党参。本方具有软坚行气、溶石排石之效，可作为基础方治疗结石年久锢结不下。

（4）凿石丸（言庚孚）

木贼草 10g，冬葵子 15g，川牛膝 10g，云茯苓 10g，飞滑石 10g，海金沙 10g，川泽泻 10g，车前子 10g，真琥珀 2g，上沉香 2g，川郁金 10g，干地龙 10g，火焰硝 4g，鸡内金 6g，苦桔梗 10g，甘草梢 6g。本方具有清热利湿、通淋止痛作用，治疗尿路结石下焦湿热证。

（5）化石汤（杨霓芝）

金钱草 18g，海金沙 15g，鸡内金 15g，冬葵子 15g，石韦 15g，川牛膝 15g，滑石 18g，琥珀末 1.5g$^{（冲服）}$，枳壳 12g，白芍 15g，当归 12g，甘草 6g。体倦乏力者加黄芪、白术、茯苓；腰酸腰痛者加生地黄、女贞子；肾积液者加泽兰、桃仁、赤芍；尿频急考虑尿路感染者，加鱼腥草、珍珠草、荠菜。本方具有清热利湿、排石通淋作用，可作为基础方治疗尿路结石下焦湿热证。

2. 中成药

（1）结石通　每次 4～6 片，每日 3 次。

（2）排石冲剂　每次冲服 10g，每日 3 次。

（3）石淋通　每次 3～5 片，每日 3 次。

（4）尿感灵　每次 1 包，每日 3 次。

（5）肾石通　每次 6g，每日 3 次。

（6）五淋化石丹　每次 9g，每日 3 次

（7）济生肾气丸　每次 6g，每日 3 次。

3. 中药针剂

（1）清开灵注射液　40mL 加入 5%GS500mL 中静脉滴注，每日 1 次，7～14 天为一疗程。

（2）鱼腥草注射液　40mL 加于 5%GS500mL 中静脉滴注，每日 1 次，7～14 天为一疗程。

（3）复方丹参注射液　40mL 加于 5%GS500mL 中静脉滴注，每日 1 次，7～14 天为一疗程。

（4）黄芪注射液　40mL 加于 5%GS500mL 中静脉滴注，每日 1 次，7～14 天为一疗程。

（三）西医治疗

对于直径＞0.8cm的大结石或并发尿路感染、尿路梗阻、肾积水、肾功能不全的患者，在以西医抗生素消炎、碎石或手术治疗的同时，用中药进行辅助治疗，防止结石增长，促进排石和防止复发。

1. 一般治疗

（1）大量饮水

鼓励患者大量饮水，每天2000～3000mL，尽可能使尿量达到2000mL，有助于小结石的排出，还能延缓尿石生长、再发以及控制感染。

（2）对症治疗

①解痉止痛：肾绞痛时解痉止痛药可选用阿托品0.5mg，皮下注射；溴丙胺太林每次15mg，每日3次口服；剧烈疼痛可用哌替啶50mg，或并用异丙嗪25mg肌内注射，症状无好转时，4小时后可重复；必要时可用吗啡5～10mg及阿托品0.5mg肌内注射。

②抗感染：对有感染的结石患者同时应用抗感染治疗。应选用对致病菌敏感，在尿和肾内浓度高，对肾毒性小的抗菌药物。

③支持疗法：对恶心呕吐严重、电解质紊乱者应及时静脉滴注葡萄糖和生理盐水，并纠正电解质紊乱；酸中毒时应同时补充5%碳酸氢钠、乳酸钠纠正酸中毒。

2. 病因治疗

（1）吸收性高钙尿症：饮食中应限制钠与钙的摄入，多饮水。磷酸盐纤维素钠是一种离子交换树脂，以钠在胃和近端肠道交换钙，水解后即将钙从粪便中排出体外，每日用量10～15g。

（2）肾性高钙尿症：限制钙的摄入，每日饮水2L以上，可用噻嗪类利尿剂和正磷酸盐。

（3）再吸收性高钙尿症：用正磷酸盐（钠盐或钾盐），每次0.5g，每日3～4次，如为甲状旁腺功能亢进者，应做甲状旁腺切除。

（4）高尿酸尿草酸钙结石症：多饮水，限制嘌呤类食物的摄入，别嘌呤醇每次100mg，每日3次口服，如有高钙尿症应同时治疗。

（5）肾小管酸中毒与低枸橼酸钙结石：枸橼酸钠钾或碳酸氢钠使尿液碱化。

（6）高草酸尿症：多饮水，限制草酸类食物的摄入，口服钙或镁制剂0.25～1g，每日4次，吡哆醇100～400mg/d。

（7）胱氨酸尿症：多饮水，使尿液碱化，2-巯基丙烯甘氨酸用于溶石剂量为600～1800mg，同时限制蛋氨酸的摄入。

（8）高尿酸尿症：可选用枸橼酸钾与别嘌呤醇。

（9）感染性结石：用尿素酶抑制剂乙酰氧肟酸（菌石通）0.25g每日3次口服。

3. 手术治疗

（1）适应证

1）结石横径＞1cm，肾绞痛反复发作，估计结石不能从尿路排出或溶解；2）结石合并严重梗阻、感染和肾功能受损害；3）急性梗阻性无尿；4）无功能的脓肾；5）结石引起癌变或癌合并结石；6）不适合体内或体外碎石术者。

（2）手术方式

1）肾盂切开取石术；2）肾窦内肾盂切开取石术；3）肾实质取石术；4）肾部分切除术；5）肾切除术；6）肾造瘘术。

4. 体外震波碎石

（1）适应证

1）对肾输尿管上端（第三腰椎横突以上）结石，直径在 2.5cm 以内者效果较好；2）集中于一个肾盂内的多发性结石；3）小型鹿角型结石；4）对感染性结石需控制感染后进行；5）经皮肾镜取石后或外科手术后残留在肾内的结石。

（2）禁忌证

1）结石以下尿路梗阻者；2）阴性结石定位困难者但超声定位已可克服这一缺点；3）过于肥胖，其体表到结石距离大于椭圆体至第二焦点距离；4）第三腰椎横突以下的输尿管结石，通过将结石推入肾内后再进行体外震波碎石，获得较好效果；5）孕妇（未经临床实验）；6）心、肝、肾等功能不良者；7）凝血机制障碍者；8）肾上极与横膈距离 < 7cm 者；9）肾动脉钙化者。

5. 辅助治疗

治疗中应根据尿液的 pH 值调节尿酸碱度：①酸化尿液可减少磷酸盐结石的发生。每日可用维生素 C 2g 或氯化铵 3 ～ 9g；或用 10% 稀盐酸 6 ～ 20 滴加水饮，一日 3 次；或用乌梅泡水代茶。②碱化尿液可减少尿酸和胱氨酸结石的发生。每日可用醋酸钾 4 ～ 12g 或碳酸氢钠 2 ～ 8g 或乙酰唑胺 0.25g，每晚口服 1 次。

（四）中西医结合治疗

中西医结合治疗尿路结石以总攻疗法为代表。

总攻疗法是中西药、针灸及活动等综合运用的治疗方法，目的在于创造条件，促使结石排出。本法主要用于结石初发，体质壮实者，每周 1 次，2 ～ 3 次为 1 个疗程。具体方法介绍如下：

（1）每日 8：00 口服中药汤剂 180mL，并嘱结合个人情况大量饮水。

（2）9：00 起开始输液，输液顺序：①肌注山莨菪碱注射液 10mg 或阿托品 0.5mg；②快速静滴 10% 葡萄糖注射液 250mL；③肌注黄体酮注射液 20mg（女性除外）；④快速静滴 20% 甘露醇注射液 250mL；⑤快速静滴 10% 葡萄糖注射液 250mL；⑥静推呋塞米注射液 20mg；⑦静滴 5% 葡萄糖注射液 500mL。

（3）在输液治疗过程中间和结束时，各予宏科 HB-99-VB 推按运经仪治疗 1 次，治疗部位选择：患侧肾俞 + 患侧输尿管点（根据 IVP、KUB 所示结石位置）。

（4）完成上述治疗后嘱运动疗法进行运动排石治疗，方法：肾结石要求双脚跳跃，肾中盏结石要求采取侧卧位患侧向上，间断拍打患侧肾区，肾下盏结石要求臀高头低位，1 日

4～6次。输尿管中段结石要求患侧单脚跳跃,输尿管下段结石要求健侧单脚跳跃,跳跃时尽量足跟先落地,每次运动10分钟,每天可进行多次。

每日行上述治疗1次,连续应用3天为1疗程,复查KUB或B超了解结石位置,在疗程终点内治愈者停止总攻治疗,未愈者间歇3天后可再行1疗程治疗,3个疗程(含)作为疗效判定终点。

(五)其他治疗

1. 针灸

(1)针刺

取穴:肾俞、委中、夹脊、阿是穴、三阴交。方法:电针,连续波,较强刺激,留针20分钟。加减:肾虚者,灸命门,补志室、太溪;血瘀者,加膈俞、次髎;痛势较剧者,委中可用三棱针刺出血。

(2)艾灸

肾结石取穴:关元、肾俞;输尿管结石取穴:三阴交、气海,可选配膀胱俞、中极。方法:每穴以艾条灸5分钟,每日1次,10次为1疗程。

2. 穴位注射

(1)处方:双侧足三里,当归注射液(或丹参注射液)

方法:取仰卧位或坐位,足三里皮肤常规消毒后,以5mL注射器、6号针头吸取当归注射液或复方丹参注射液4mL,垂直进针,得气后回抽无血即快速注射2mL/穴。隔日1刺,10次为1疗程。适用于血瘀型。

(2)处方:双侧肾俞,黄芪注射液

方法:取俯卧位,双肾俞处皮肤常规消毒后,以5mL注射器、6号针头吸取黄芪注射液4mL,垂直进针,得气后回抽无血即快速注射2mL/穴。隔日1次,10次为1疗程。适用于气虚型。

(3)处方:双侧阳陵泉,鱼腥草注射液

方法:取仰卧位或坐位,阳陵泉皮肤常规消毒后,以5mL注射器、6号针头吸取鱼腥草注射液或复方丹参注射液4mL,垂直进针,得气后回抽无血即快速注射2mL/穴。隔日1刺,10次为1疗程。适用于湿热型。

3. 按摩与导引

(1)手法点穴疗法治疗肾绞痛

先以医者双手拇指用力点按旋转按摩患者的双侧三阴交穴,使之酸困麻痛,1分钟后腰腹部绞痛可稍缓解,再令患者取俯卧位或侧卧位,医者双手拇指分别按摩患者双侧肾俞穴,然后沿腰椎棘突向下、向外方向摩擦30次左右,疼痛可缓解,继以针刺双侧三阴交、复溜或委中穴,强刺激捻转并上下提插,得气后,瞬间可缓解疼痛。

(2)根据结石不同部位配合肾区叩击、体位、运动疗法

结石位于下肾盏者采取头低臀高半倒立位;结石位于中肾盏者,采取患侧在上的侧卧位;

在十二肋下缘，骶棘肌外缘的腰上三角处，以手握拳，叩击肾区，每次 5～10 分钟，每日 3 次，以助结石能移至肾盂；上肾盏结石或结石已进入肾盂，应增强运动，如跑步、跳跃、打球、体操等促使结石下移。

（六）专家诊疗经验

1. 时振声提出"石淋之通，重在排石"

时氏指出，石淋，为尿路结石。尿中时夹砂石，小便涩痛，或排尿时突然中断；或腰痛剧烈沿少腹向会阴放射，或尿道窘迫疼痛，尿中带血。主要因湿热下注，煎熬尿液，结为砂石，阻滞尿路所致。治以清热利湿，排石通淋，方用二金石韦汤（金钱草、海金沙、石韦、女贞子、旱莲草、瞿麦、滑石、车前子、冬葵子、牛膝、泽兰、王不留行）。其中金钱草、海金沙量要大，金钱草可用至 60g，海金沙用至 30g，有加强排石作用。湿热甚者，加萹蓄；腰痛重者，加桑寄生、白芍、甘草；血尿明显，加牡丹皮、白茅根、藕节；结石固定不移，加皂角刺、牛膝。二金石韦汤为其临床验方。本方有较好的排石作用，一般石淋初起多为湿热兼夹气滞，属实证，宜通淋排石，忌用补法；日久病情多呈虚象，或虚中夹实，宜用补法或攻补兼施。

2. 徐嵩年提出"辨证溶石"

徐氏认为，尿路结石可按石淋、血淋辨证，一般多从实证论治。经服通淋排石方无效者，可采用中西医结合的总攻疗法，对于体质壮实患者，结石不移动，则难度较大，可能与长期炎症纤维化、粘连有关。应先服用一段时期行气活血、破瘀散结的方药，如穿山甲、三棱、皂角刺、乳香、没药、桃仁、牛膝等，再行总攻疗法，或可取效。若体质素虚，不宜总攻疗法者，可在排石汤内加用补气活血药物，如升麻、党参、黄芪、牛膝、穿山甲、桃仁等予攻补兼施，寓分利于益肾温阳之中，免致排尿不畅而发生肾盂积水等后患。

3. 袁鹤侪提出"治结石要在调气和荣"

他认为，尿路结石，多因湿郁热生，煎熬津液所致。而热之生乃因于湿，湿之成乃水不运，水不运乃气不化。气行则水散，气滞则水停。故助气化，疏三焦乃利湿化水之关键，湿得化而热自消，则结石不复成，及其施治，或散于上以宣肺，或调于中以开郁，或通于下以畅达，调气之法在所必用。结石一症，多有疼痛，皆因湿热阻络，结石壅塞所致。气不通则筋不温，血不荣则筋不润，筋脉失养，故挛急而痛。治以辛甘化阳以调气，酸甘化阴以和荣。筋脉得养，疼痛自除。疼痛止，气道通则石便可下。此即调气和荣以治结石之理。

（七）研究现状

1. 中医病因病机的研究

现代医家对尿路结石的病因病机的认识已较为统一，认为其病因病机离不开湿热蕴阻、气滞血瘀、脾肾气虚、肾阴不足，病位在肾与膀胱，与脾、肝密切相关，但着重点各有不同。

（1）湿热是主因

武安虎认为其湿热之邪，一为从外感受，因此，地域上我国南方的本病发病率高于北方，以南方潮湿，北方高燥故也；其次为湿热内生，多食肥甘，湿热内生，下注膀胱，成为砂石之因。统计资料显示，随着我国人民生活水平的日益提高，总蛋白和动物蛋白摄入量的增加，上尿路结石的发病率也随之逐渐上升。而严东标认为，多食辛热肥甘之品，或嗜酒太过，或下阴不洁，秽浊之气侵入膀胱，酿成湿热，影响肾之气化而成血尿。

（2）气滞贯始终

武安虎认为，尿石症病因虽多，病机复杂，一般不外湿热、肾虚、气滞血瘀、脾胃不和4种情况。而气滞则贯穿于石淋的始终。历代医家也认为，即使是湿热淋，其病机亦不离气血郁结。尤其是结石形成后，气血瘀滞逐渐转为矛盾的主要方面。近年来，有关治疗尿路结石的验方也常常使用行气之品，取得了较好的疗效。由此可以看出，气机郁滞是尿结石的主要病理机制，行气利尿、排石通淋是石淋的主要治法。但也不应排除和否认宣通清利、破血行瘀、补益脾肾在治疗尿结石中的作用。

（3）阴亏是基础

麦冠民认为，石淋不仅由湿热蕴结所致，阴亏液涸及气虚推动无力，亦可导致砂石积聚，且每因渗利太过，利水伤阴，通阳耗气，气阴重伤，更使诸症加剧。肾火炼石，指积热日久，灼烁阴液而成石。盖肾虚之热，非火有余，乃阴不足，阴不配阳，阳不得藏使然。出现口渴、尿赤者，多属气阴两虚，故并非凡肾虚有热者皆成石，而是阴虚之人，得石者多，此言受病之根也。

（4）气化失司乃重心

严东标认为，尿石形成的机制之一，或由于湿热久蕴，灼伤肾阴，或他脏所及或本脏阴亏，阴虚火旺，气化失利，尿浊郁积，虚火煎熬而成。这从另一方面阐明尿石形成的病理机制，是由于肾气不足，气化无力，尿浊不能正常宣泄于外而内停，凡能影响肾气不足的诸多因素，导致气化失常者，都可能形成砂石。综上所述，不管是肾阴不足，虚火内盛，还是肾气亏虚，气化无力，皆总归于肾虚气化失司。气化失司是其病机的重心，而湿热仅仅是一个常见的伴随症状而已。

2. 临床研究

随着人们对尿路结石病机认识的日渐集中于湿热，辨证治疗本病的意识亦随之日渐淡漠，多数人将研究的目光投注于专方专病的研究。然而，仍有部分有识之士恪守古训，坚持辨证施治，并取得了较好疗效。如吴坤显等对本病分为4型进行辨证治疗：湿热蕴结型，予石韦散加减；肝郁气滞型，予柴胡疏肝散加减；瘀血内阻型，予少腹逐瘀汤加减；脾肾不足型，予四君子汤合济生肾气丸加减。共治疗100例，治愈率71%，好转15%，总有效率86%。唐文涛等将150例尿道结石分为3型，即湿热内蕴型予八正散加减；血瘀气滞型予通瘀排石汤；肾亏湿阻型予济生肾气丸加减，并酌情配合中西医结合总攻疗法及辅助治疗，结果总排石率87%，提示本病用中医辨证、中西医结合治疗，排石作用较强。

五、调护与预防

（一）预防

养成良好的饮水、小便习惯，每日保证足够的饮水量和尿量，勿长时间憋尿。

（二）调理

1. 生活调理

（1）注意保持外阴清洁。特别是女性，及时更换内衣裤，以避免尿路感染的发生。

（2）加强锻炼，多做跳跃运动、打球、体操等，促使结石下移。

2. 饮食调理

尿路结石复发率高，药膳食疗在防止结石增长，促进排石和防止结石复发方面，均有重要作用。

（1）膳食原则

本病与饮食关系非常密切，要依据辨证分型，结合临床尿沉渣检查及过去排出结石的成分分析结果，制定食疗方案；保证充分饮水，以每日排尿量超过 2000mL 为宜。最好饮用含矿物质少的磁化水，以避免结聚成砂石，大量尿液排出尚可冲石下移，促石排出；对过去曾排出草酸钙结石，或尿沉渣为草酸钙结晶，结石在 X 线片上表现致密度高者，应少吃高草酸及高钙食物，如菠菜、苹果、番茄、土豆等；对过去曾排出尿酸结石，或 X 线片上结石显影不清晰，尿沉渣多尿酸盐者，应食用低嘌呤饮食，少吃动物内脏、海产品、咖啡、豆角、花生等；肾结石患者营养配方宜减少蛋白和动物脂肪的摄入，多用高纤维素食品，如甘蔗、绿茶、荸荠等。

（2）治疗中应根据结石成分配合饮食疗法

含钙类结石者应避免过多饮用含高钙的饮料和食物，如牛奶及钙乳类食品，低钠饮食会减少尿钙排泄；草酸钙结石者应少吃含草酸多的食物，如菠菜、番茄等；胱氨酸结石者应进低蛋白饮食类，如豆腐等。

（3）辨证配餐

①金钱草鸡内金汤

金钱草 50g，鸡内金 2 只，两者共用小火炖 1 小时，分两次喝汤。具有化石通淋、清热利水、健胃消食作用，攻排肾石而不伤正气。

②荷叶滑石茶

鲜荷叶 1 张，滑石 30g，荷叶 4 等份，包滑石煎汤代茶。具有清热利湿、通淋化石作用。

③茯苓胡桃饼

茯苓 60g，鸡内金 15g，胡桃仁 120g，蜂蜜适量。将茯苓、鸡内金研成细粉，调糊做薄层煎饼，胡桃仁用香油炸酥，加蜂蜜调味，共研成膏作茯苓馅饼，1 日服完。

④海金沙茶

海金沙 15g，绿茶 2g，冲泡代茶饮。具有清热利尿通淋作用。

⑤鲜白茅根甘蔗汤

鲜白茅根 100g，青皮甘蔗 300g，将鲜白茅根剪短，甘蔗切碎，水煎代茶饮。具有清利湿热、通淋止血作用。

3. 精神调理

中医认为，精神紧张、焦虑易使机体气机郁滞，从而促进结石的发生，故保持心情开朗、舒畅有利于预防结石。

六、问题与对策

由于尿路结石的复发率很高，男性为 80%，女性为 60%，有资料显示第 1 次复发距取石或排石的平均时间为 9.5 年，故在治疗上还应重视预防结石的复发。防治措施如下：

1. 祛除诱因

积极治疗形成结石的原因，如对原发性甲状旁腺功能亢进的患者应摘除甲状旁腺，治疗恶性肿瘤，控制肾盂感染和解除尿路梗阻，均为防止结石形成和复发的有效措施。

2. 保证充分饮水

尤其夏季和夜间，为避免夜间尿液过分浓缩，必须强调睡前饮水，并且在半夜再饮水一次，最好饮用含矿物质少的磁化水，使每日的排尿量超过 2000mL。以稀释尿液，减少晶体沉淀、冲洗尿路和排出微小结石。

3. 科学饮食

饮食成分应根据结石种类和尿液酸碱度而定。

参考文献

1 赵会云，潘绍林.中医药治疗泌尿系结石的临床体会［J］.中国社区医师，2012，14（9）：233.

2 汤祝捷.泌尿系结石中医治疗进展［J］.现代中西医结合杂志，2013，22（22）：2502-2504.

3 李华荣.中药治疗泌尿系结石的中文文献分析［J］.中国药业，2001，10（11）：41-42.

4 俞凤英.尿路结石并发症的辨治体会［J］.中国中医药信息杂志，2001，8（8）：78-79.

5 郭庆年.中西医结合治疗泌尿系结石体会［J］.吉林中医药，2001，21（5）：47-48.

6 于鲁平，程荣.针刺、拔罐配合耳穴贴压治疗 36 例泌尿系结石［J］.中华综合医学杂志，2001，2（6）：545.

7 唐宏彬，李青菊，刘菲，等.中西医结合治疗上尿路结石［J］.内蒙古中医药，2001，20（2）：24.

8 李莛莛.泌尿系结石中医药治疗体会［J］.中国社区医师，2014，30（8）：79-82.

9 刘惠琴.泌尿系结石的中医治疗［J］.黑龙江医学，2001，25（5）：353-354.

10 孙继建，刘艳艳.中医药治疗泌尿系统结石临床研究［J］.中医临床研究，2014，6（26）：

58-59.

11 舒惠荃，鄢红．中西医结合治疗泌尿系结石［J］．中国中医急症，2001，10（1）：58.

12 邹和群，赖德源，张欣洲．实用临床肾脏病学［M］．北京：中国医药科技出版社，2001：9.

13 王海燕．肾脏病学［M］．第3版．北京：人民卫生出版社，2008：1.

14 钱桐荪．肾脏病学［M］．第3版．北京：华夏出版社，2001：7.

15 王自敏，吕宏生，刘玉宁．中西医临床肾病学［M］．北京：中国中医药出版社，1997：9.

16 杨霓芝，黄春林．泌尿科专病中医临床诊治［M］．北京：人民卫生出版社，2000：9.

17 陈健，郭立中，谢福安．临床辨病专方治疗丛书——肾脏病辨病专方治疗［M］．北京：人民卫生出版社，2000：5.

18 林善锬．当代肾脏病学［M］．上海：上海科技教育出版社，2001：1.

（潘力弢　曹田梅）

第二节　间质性肾炎

间质性肾炎（interstitial nephritis，IN）是因各种病因引起的主要累及肾间质结缔组织及肾小管为主而无或仅有轻微肾小球损伤的一组肾脏疾病，又称肾小管－间质肾炎（tubulointerstitial nephritis，TN）或肾小管－间质病变（tubulointerstitial nephropathy，TIN）。其病因很多，主要由药物、感染、放射因素、环境因素、尿路梗阻、结缔组织疾病、肿瘤、代谢性疾病等引发本病。根据病因及病程不同，临床分为急性和慢性两大类。急性间质性肾炎是指肾间质水肿，炎症细胞浸润为特征的急性肾脏病，临床上以腰痛，排尿困难，尿少，夜尿多及肾功能下降，多数伴有肾小管功能不全为主要表现。通常由感染和药物引起者居多。慢性间质性肾炎同样是以肾间质病变和肾小管功能损害为主的一组慢性肾脏疾病，临床上以小分子蛋白尿，少量细胞及管型，伴有口干多饮，多尿，或食欲减退，腹胀，恶心呕吐，贫血，或肌无力，软瘫，心律失常，或尿频，尿急，尿痛，或腰痛，腹部绞痛，血尿，尿中有坏死组织等为主要表现。其病因与伴有膀胱输尿管反流，尿路梗阻等复杂性慢性肾盂肾炎，重金属或止痛剂等慢性中毒，放射线等物理因素有关，也可由一些全身性疾病如结缔组织病、血液病、肿瘤、代谢性疾病所致。

间质性肾炎是仅次于肾小球肾炎的常见肾脏疾病。据国内统计，10%～15%的急性肾功能衰竭和25%的慢性肾功能衰竭系由本病引起。急性间质性肾炎和慢性间质性肾炎均无明显的性别和年龄差异。但止痛剂所致的慢性间质性肾炎则以中年以上女性多见。急性间质性肾炎起病急骤，进展速度快，若能早期诊断，针对病因进行治疗，可使多数患者肾功能恢复，预后良好。而慢性间质性肾炎隐匿起病，病程迁延，易被误诊、漏诊，多至肾功能明显下降方就诊，预后相对较差。

中医文献中虽无间质性肾炎这一名称，但可以找到类似急、慢性间质性肾炎临床表现的一些病症。急性间质性肾炎属于中医学的"腰痛""尿血""淋证""关格"等范畴；慢性间质性肾炎则类似中医学的"消渴""劳淋"等范畴。

一、病因病理

（一）中医

中医古典医籍中虽没有急性间质性肾炎的病名，但结合临床表现，分析该病多由感受湿热、热毒之邪，蕴结三焦，伤及脏腑，阻滞气机，致肾失开阖，膀胱气化失司，脾胃升降失调而为病；或素体虚弱，加之寒湿失宜，感受寒湿之邪，损伤肾脏，邪气内聚，阻滞气机，开阖不利所致。若湿热毒邪内蕴，或热毒之邪内侵脏腑，壅遏气机，肾失气化，可见腰痛、小便赤涩不爽或兼有血尿；脾胃运化气机升降失常，故有腹胀呕恶、大便秘结或滞涩不爽；若热客阳明，邪入营血，则见壮热汗出、肌肤斑疹；病延稍久，热灼阴伤，虚火上炎，故有头晕乏力、五心烦热之症；也有脾肾之气大虚，可见神疲乏力、夜尿频多等虚寒之象。故本病病理性质总属本虚标实。一般初期多为湿热，热毒壅盛，脏腑虚损，以邪实为主，病至后期，肾与脾胃等脏腑气阴两伤，转为正虚为主。

慢性间质性肾炎类似于中医"消渴""劳淋"等病，其形成多由五脏柔弱，肾亏精少，加之感受湿热、毒邪，以致肾失开阖，气化失调，致水津与精微物质的输布、分清泌浊及水液出入不循常道；肾病及脾，水谷精微不能化生精血，升降输布失调，则精微物质外泄失度；肾病及肝，肝血不藏，筋脉失养；病延日久，则正气亦伤，湿浊内生。如湿热伤肾，耗气伤阴，肾气不固，遂见多尿、夜尿、引水自救、口渴多饮，病似"劳淋""消渴"；虚火灼伤肾络或气虚不能摄血，故尿中夹血；也可因气虚及阳，精微外泄，尿中混有蛋白；精血亏耗，筋脉失养，则肢体麻木、痿废；病延日久，脾肾阳虚，湿毒内蕴，病陷晚期，有类关格可出现面色灰滞、恶心欲吐、尿少尿闭等症。故本病的病理性质总属本虚标实。初期为湿热下注，或毒邪伤肾，或他脏病及于肾，以邪实为主；病至后期，肾脏虚损较甚，累及肝、脾，而致封藏失司，肝风内动，气血虚衰，湿浊化生，转以正虚邪实为主。

急性间质性肾炎毒邪伤肾，开阖失司；慢性间质性肾炎久治不愈，酿生湿毒，均可致浊气上逆，凌心犯肺，而出现心悸、喘促、关格等危候。

（二）西医

1. 病因

急性间质性肾炎多可找到病因，根据病因分为六类。

（1）急性细菌性肾盂肾炎

败血症时血行感染及重症上行泌尿系感染，细菌均可侵犯肾盂及肾实质，引起急性化脓性炎症。

（2）全身感染所致急性间质性肾炎

1898年，Councilman首先报道死于猩红热、白喉的患者有肾间质水肿且有单核细胞浸润，而肾脏并无直接感染的证据。全身感染可由细菌、病毒或寄生虫所致。特别是金黄色葡萄球菌败血症、重症的链球菌感染、白喉、猩红热、钩端螺旋体病、军团菌病、布氏杆菌病、梅毒、支原体肺炎、伤寒、流行性出血热、巨细胞病毒感染、乙型肝炎抗原血症、感染性单核细胞增多症、麻疹及弓形体病等，均可伴发急性间质性肾炎。

（3）系统性疾病伴发急性间质性肾炎

系统性红斑狼疮、干燥综合征、结节病及原发性冷球蛋白血症等，均可发生急性间质性肾炎。

（4）药物过敏所致的过敏性间质性肾炎

引起过敏性间质性肾炎的药物种类甚多，由抗生素引起占2/3，其中以β-内酰胺类抗生素及非类固醇类抗炎药最为常见。此外，亦可由利尿药及其他药物导致。近年来，国内外均有报道由于中草药所致急性过敏性间质性肾炎者，应引起注意。

（5）异体肾移植排斥反应

异体肾移植排斥反应可引起急性间质性肾炎。

（6）特发性急性间质性肾炎

肾组织学特征为典型急性间质性肾炎，无特异性的病因可寻。

引起慢性间质性肾炎的病因很多，89%的病例可找到病因，11%病例病因未明。常见病因如下：

（1）药物或毒素所致慢性间质性肾炎

①药物：常见于长期滥用止痛药及应用某些有肾毒性的抗生素（庆大霉素、两性霉素B、环孢霉素A、光辉霉素等）。

②重金属盐：如镉、锂、铝、金等的慢性作用。

③化学毒物或生物毒素：化学毒物包括四氯化碳、四氯乙烯、甲醇、乙二醇、DDT。

（2）感染

全身感染伴发慢性间质性肾炎。感染直接累及肾脏，常见于慢性肾盂肾炎。此外，分枝杆菌感染、真菌感染及病毒感染均可引起慢性间质性肾炎。

（3）血液系统疾患

如异常的蛋白血症、淋巴细胞增生性疾病、轻链肾病、多发性骨髓瘤、原发性血红蛋白尿、镰状细胞病、由于异常蛋白在肾脏沉积或异常细胞对肾脏的直接侵袭引起慢性间质性肾炎。

（4）免疫性疾病

如干燥综合征、系统性红斑狼疮、血管炎、结节病、慢性异体肾移植排斥、冷球蛋白血症等可伴发慢性间质性肾炎。

（5）代谢性疾患

如胱氨酸病、高钙血症时肾内钙质沉着，低钾肾病，尿酸肾病，糖尿病及淀粉样变性病等亦常出现间质性病变。

（6）先天性遗传性疾病

如肾髓质囊肿病、肾髓质海绵肾、常染色体显性遗传多囊肾及遗传性肾炎等均可伴发慢性间质性肾炎。

（7）梗阻或反流性损害

主要由于磺胺药或尿酸结晶引起肾小管阻塞，某种原因造成输尿管梗阻，亦可由于膀胱输尿管反流，引起慢性间质性肾炎。

（8）其他

包括动脉粥样栓塞肾病、巴尔干肾病、特发性间质性肾炎、高血压小动脉性肾硬化、放射性肾炎等均可发生慢性间质性肾炎。

2. 发病机理

（1）感染

由于细菌病毒或其毒素直接侵袭肾脏引起间质性肾炎。

（2）免疫反应

对免疫发病机理的认识多数来自实验动物模型，已证实许多能引起肾小球疾病的体液和细胞免疫机制，也可导致间质性肾炎。从组织学水平看，急性和慢性间质性肾炎开始为细胞介导的炎症反应，继之出现纤维化病变。炎性细胞浸润可诱导细胞外基质的产生，致间质成纤维化，继而血运障碍等因素导致肾小管萎缩，并最终导致肾小球荒废。

（3）毒性物质对肾脏直接损害

①长期滥用镇痛药，是慢性间质性肾炎的主要病因，且常伴肾乳头坏死。非那西汀所含乙酰 –4– 氯苯胺对肾有毒性，肾小管内浓度高时，通过抑制三磷酸转换酶的活力，使近端肾小管细胞的磷酸化过程减慢，肾小管细胞发生退行性变或坏死，又由于肾小管髓质为高渗环境，故药物在局部浓度很高。非那西汀的代谢产物——对乙酰氨基酚于髓质间质细胞产生活性化合物，损害细胞膜。水化作用可降低非那西汀在肾髓质的浓度和使肾乳头坏死减轻，止痛药在微粒体酶作用下，形成细胞毒性物质，导致肾间质发生炎性病变。阿司匹林为前列腺素合成酶抑制剂，由于扩血管作用减弱，缩血管作用加强，导致肾乳头区及髓质区的血管收缩，使肾间质及肾乳头发生缺血性坏死。

②抗生素肾毒性，是药物或药物杂质所致。后者在提高药物纯度后可减轻肾毒性。

③毒物对肾脏的损害，如重金属盐（如铅、镉、金等）、化学毒物或动植物毒素等均可直接损害肾脏，它们导致的肾小管间质肾炎主要通过抑制肾小管上皮细胞的磷酸化过程，使之发生退行性变性坏死，并引起间质病变。此外，重金属如金盐可沉积在近曲小管上皮细胞及肾间质，损害肾小管，并引起间质性炎症病变。

④肿瘤对肾脏的损害，如白血病、淋巴瘤等，由于肿瘤细胞转移侵袭肾脏引起间质性肾炎。此外，肿瘤细胞增长、蔓延压迫输尿管、前列腺等肾以下尿路，可导致梗阻性肾病、肾间质病变。多发性骨髓瘤、巨球蛋白血症时，由于异常蛋白在肾间质沉积可引起间质病变。

⑤物理因素对肾脏的损害，放射线对肾小管及间质直接损伤及所致的微循环障碍，激活局部的凝血系统，引起血管内凝血及微血管栓塞，导致放射性肾炎。此外，X线造影剂可与肾小管分泌的蛋白结合，进而阻塞肾小管致病。

⑥其他，代谢紊乱性疾病、高草酸血症及高尿酸血症除引起结石外，也可因结晶沉着而导致间质性肾炎及慢性肾功能损害；肾脏内供血不足和黏稠度增加，可引起间质性肾炎；老年有弥漫小血管疾病者应用血管转换酶抑制剂后可产生间质性肾炎。

二、临床表现

（一）急性间质性肾炎

1. 症状

（1）腰痛

腰痛是本病的主要症状，多呈持续性酸痛或胀痛，亦有出现剧痛者。

（2）排尿异常

排尿异常是本病的主要症状。如肾功能突然减退者可出现排尿困难，少尿或无尿，进入多尿期则尿量可以超过2500mL/d，甚至尿量每日可达4000mL，肾小管功能减退者则以口渴多饮、多尿、夜尿为主要表现。药物损害所致者则以肉眼血尿多见。

（3）消化系统症状

本病的消化系统症状主要有食欲不振、便秘，病情严重者可出现恶心呕吐，药物同时损害肝脏时可出现黄疸、右胁痛或腹痛。

（4）全身症状

严重感染所致者常突发高热寒战、面色灰白等败血症中毒症状。药物过敏所致者则以发热、全身出现红色皮疹、关节酸痛为主，高热可占病例的70%～100%。

2. 体征

（1）腰痛

腰痛常突然发作，呈持续性，症状典型者两肋脊角压痛明显，两肾区有明显叩击痛。

（2）发热

严重感染所致及药物过敏所致者多伴有高热，可持续数日不退，体温在38.5℃以上者可占70%以上。严重感染者尚可伴有寒战、面色灰白、四肢末梢发凉等全身衰竭及中毒表现。

（3）皮疹

药物过敏所致者，30%～50%的患者全身可出现斑片状红色药疹，以面部、颈部、胸部、腹部和背部及四肢近心端皮肤多见。指压可褪色，亦可伴有皮肤瘙痒、脱皮症状。

（4）关节痛

以四肢关节酸痛为主，见于药物损害所致者，占其发病的15%～20%。

（5）淋巴结肿大

感染和药物损害所致者多伴有浅表淋巴结肿大，以颈下和腋下淋巴结为主。

（6）黄疸

黄疸主要见于药物同时损害肝脏时，临床以磺胺、利福平所引起者最常见。

（7）腹痛

腹痛可见于部分药物损害所致者，疼痛部位以脐周为主，可有明显压痛，但反跳痛不明显，触及不到包块。

（8）血尿

血尿症状常见于药物损害所致者。

3. 常见并发症

本病常见的并发症主要有急性肾功能衰竭、上呼吸道感染、尿路感染。

（二）慢性间质性肾炎

本病早期多缺乏典型症状，中、晚期可出现下列症状和体征。

1. 症状

（1）泌尿系统症状

夜尿、多尿或遗尿，或尿频、尿急、尿痛，尿热伴腰痛，或腰部或上腹部绞痛，肉眼血尿，尿中可见坏死组织排出。

（2）消化道症状

口干，多饮，食欲减退，腹胀便秘，有药疹者可出现恶心呕吐。

（3）循环系统症状

可出现各种心律失常，肢体湿冷，甚至心脏骤停。

（4）神经系统症状

表情淡漠，嗜睡，严重者可出现神志不清，或烦躁不安，或抽搐，或肢体麻痹、软瘫等。

（5）血液系统症状

贫血面容，口唇苍白，指甲苍白。

2. 体征

（1）腰酸腰痛

大部分患者有腰酸或腰痛体征，呈持续性，轻重不一，严重者两肾区可有明显叩击痛，当肾乳头坏死时，可突然发生肾区或上腹部绞痛。

（2）肌无力

部分患者有肌张力不同程度的减退，四肢麻木，甚至软瘫。

（3）心律失常

部分患者可出现心动过缓、室性早搏、心室颤动等，甚至肢体湿冷，心脏停搏。

（4）贫血

贫血貌是晚期肾功能不全时的体征，可伴有口唇和指甲苍白。

（5）水肿

早期和中期多无水肿，至晚期肾功能衰竭时可见双下肢不同程度水肿。

（6）高血压

早期和中期多无高血压，尿毒症时部分患者可出现高血压。

3. 常见并发症

常见的并发症主要有上呼吸道感染、尿路感染、急性低血压发作、电解质平衡紊乱（高钾血症、高氯血症、低钠血症）。

三、实验室及辅助检查

（一）急性间质性肾炎

尿液分析异常是诊断间质性肾炎的第一线索，但急性间质性肾炎的尿道指标研究较少。以下实验室和辅助检查有助于诊断参考。

1. 尿常规实验

多数患者尿中只有少量尿蛋白，但非类固醇抗炎药物所致者常为大量蛋白尿；尿沉渣检查可以正常，或含有少量红细胞、白细胞，而甲氧苯青霉素、利福平、别嘌呤醇所致者常可见血尿及肉眼血尿，部分患者尿沉渣中可见嗜酸性粒细胞增多，若嗜酸性粒细胞超过白细胞总数的 1%，则是诊断急性间质性肾炎的重要依据；偶可见红细胞管型或白细胞管型，但管型不如肾小球疾病时常见。另外，尚可出现糖尿、氨基酸尿等。

2. 24 小时尿蛋白定量实验

多数患者 24 小时尿蛋白定量一般不超过 1.5g，但非类固醇抗炎药所致者尿蛋白定量可大于 3.5g。

3. 尿液聚丙烯酰胺凝胶电泳实验

显示以低分子区带为主，尿溶菌酶及 β_2- 微球蛋白增多为主，属于肾小管性蛋白尿。

4. 尿放免实验

以尿 β_2- 微球蛋白异常增多为主，一般均大于 1000ng/mL，而白蛋白及 IgG 增加不显著。

5. 尿渗量实验

急性间质性肾炎多有肾小管浓缩功能障碍，尿液比重降低，禁水 12 小时尿渗量浓度小于 500mOsm/kg·H_2O。

6. 滤过钠分数测定

大多数患者尿钠排泄量增加，滤过钠分数多大于 1%，有助于诊断。

7. 血生化肾功能测定

急性间质性肾炎可引起不同程度的肾功能减退，血肌酐、尿素氮异常升高，并可出现难以纠正的酸中毒，二氧化碳结合力明显下降，还可以引起各种类型的电解质紊乱，特别是低血钾或高血钾。

8. 血气分析实验

急性间质性肾炎常伴有近端肾小管酸中毒，经补碱使 HCO_3^- 达到正常值时，由于 HCO_3^- 肾阈值低，重吸收减少，滤过的 HCO_3^- 与肾阈值正常者相比，必然有较高的比例排出，即滤过 HCO_3^- 排泄分数较高，有助于本病的诊断。

9. 免疫球蛋白测定

部分急性间质性肾炎血清 IgE 升高，有助于本病的诊断。

10. 肾穿刺活组织检查

对部分病因不明，症状不典型，临床表现隐潜，肾功能突然下降的患者，肾组织学检查才能提供可靠的诊断依据。病理改变表现为双肾肿大，肾间质有明显水肿及炎细胞浸润，以皮质深部最明显，髓质炎细胞浸润较少，浸润的炎细胞包括淋巴细胞、浆细胞、嗜中性粒细胞、单核细胞等。炎细胞的种类和数量主要与病因有关，在细菌感染时，以嗜中性多核细胞为主；在猩红热中，以浆细胞浸润为主；在钩端螺旋体感染时，以单核细胞浸润为主；在急性药物损伤中，常可见到大量嗜酸性粒细胞、巨细胞和肉芽肿样改变。肾小球通常正常或轻微病变。肾小管有多种多样的表现，可以有变性、萎缩、局灶坏死，但无纤维化。炎细胞可以入侵肾小管上皮细胞和管腔，可以见到较多细胞管型。部分患者免疫荧光检查显示沿肾小管基底膜有颗粒状 IgG 和 C_3 沉积。

（二）慢性间质性肾炎

尿液分析和肾小管功能检测是诊断慢性间质性肾炎的主要线索，以下实验室和辅助检查有助于本病的诊断。

1. 尿常规

多数患者尿中只有少量蛋白、白细胞，常无管型和红细胞，还可测出尿糖、氨基酸等。当肾小管浓缩功能障碍时，尿比重显著下降；当肾小管酸中毒时，尿 pH 值降低或升高。

2. 24 小时尿蛋白定量测定

多数患者 24 小时尿蛋白定量不超过 1.5g，且常小于 0.5g。

3. 尿液聚丙烯酰胺凝胶电泳实验

本实验显示慢性间质性肾炎以低分子区带为主，尿溶菌酶及尿 β_2- 微球蛋白等肾小管性小分子蛋白尿增多为主。

4. 尿蛋白放射免疫实验

尿白蛋白及 IgG 增加不显著，以尿 β_2- 微球蛋白异常增多为主，其测定值大于 1000ng/mL 有助于本病的诊断。

5. 血尿渗量测定

尿液比重降低，禁水 12 小时尿渗量浓度小于 500mOsm/kg·H_2O 者提示有肾小管浓缩功能障碍；若尿液 / 血浆的渗透量比值经常相等（Vosm/Posm=1），则提示肾脏的浓缩与稀释功能严重损害。

6. 血生化肾功能测定

血液生化检测示血肌酐、尿素氮异常升高，二氧化碳结合率明显下降，并有低血钠、低血氯、低血钾或高血钾等电解质紊乱者，可作为慢性间质性肾炎肾功能减退的检测指标。

7. 血气分析实验

慢性间质性肾炎时，若 HCO_3^- 减少，BE 呈负值、pH 值下降是肾小管酸中毒的基本指征。

8. 肾盂静脉造影

当肾盂静脉造影显示肾盂积水、肾盂扩张和变钝时提示有尿路梗阻性肾病；当显示双侧肾脏大小不等，肾外形不规则，肾盏变形或肾乳头缺损时，则应考虑慢性间质性肾炎的可能。

9. 肾穿刺活组织检查

对部分病因不明，症状不典型，临床表现隐潜，肾功能逐渐下降的患者，可做肾穿刺活组织检查。光镜下有特征性的表现是肾间质广泛纤维化，肾小管萎缩、坏死，肾间质可有少量单核细胞浸润，其数量远少于急性间质性肾炎。肾小管有不同程度的萎缩、坏死、增生、肥大，小管基底膜增厚，呈现一个典型的肾间质慢性炎症过程。因髓质间质较多，故病例改变以髓质和乳头部表现最明显，可有单个或多个肾盏扩张，有时可见蛋白沉积。后期可有继发性肾小球改变，可见损伤程度不等的血管及肾小球毛细血管祥，有节段性肾小球硬化和肾小球周围纤维化，这种改变大多见于止痛剂肾病。免疫荧光和电镜检查很少有特殊发现。明显间质性肾炎组织病理学改变对病因而言是非特异性的，诊断时应密切结合病史及临床表现。

10. 其他

肾 CT、肾图、氯化铵负荷实验等也可酌情选用。

四、诊断

（一）诊断要点

1. 急性间质性肾炎

（1）病史

有严重的全身性感染，药物过敏反应，及原因不明的急性肾功能衰竭。

（2）尿检异常

无菌性白细胞尿（包括嗜酸性粒细胞尿），可伴白细胞管型，镜下血尿或肉眼血尿，轻度至重度蛋白尿（常为轻度蛋白尿，但非类固醇抗炎药引起者可达重度蛋白尿）。

（3）肾功能减退

多于短期内出现进行性肾功能减退，近端和（或）远端肾小管功能部分损伤及肾小球功能损害。

（4）B超

B超示双肾大小正常或偏大。

（5）临床分型

①感染型 全身性严重感染，特别是败血症引起者，血中白细胞升高，中性粒细胞增多，核左移。血培养可获阳性结果，肾功能不同程度减退。尿蛋白微量，红、白细胞稍增多，可见脱落的肾小管上皮细胞及管型。

②药物过敏型 某些药物过敏后引起发热、皮疹、关节痛，出现一过性肾功能减退，肉眼血尿，少尿。血中嗜酸性细胞明显增高者占80%，部分患者可见IgE升高。肾区痛，肾小管酸化功能减退，尿蛋白轻微，尿中可见大量白细胞，嗜酸性细胞占1/3以上。

③特发型 无感染或药物过敏史，亦无感染及药物过敏体征，血IgE正常，血中嗜酸性细胞计数不高，尿中嗜酸性细胞亦未增加，但肾活检可见肾小管呈退行性变，肾间质有大量单核细胞浸润，单克隆抗体研究证实间质细胞为T淋巴细胞。

2. 慢性间质性肾炎

（1）病史中有慢性肾盂肾炎，并有膀胱输尿管反流或机械性尿路梗阻病变者；有长期接触肾毒素或用药史者，如长期滥用镇痛药，累积量大于2kg；以及存在肾小管功能不全的疾病。

（2）至中、晚期出现间质性肾炎的相应症状和体征。

（3）肾活检呈慢性小管–间质性炎症伴肾小球硬化。

（4）临床分类

①肾小管浓缩功能障碍 临床见烦渴多饮、多尿、夜尿，甚至发生肾性尿崩症，在小儿还有遗尿症状。

②肾小管尿酸化机制障碍 临床以肾小管中毒为主，部分患者可表现为低钠或低钾血症。

③慢性肾盂肾炎 以尿路刺激症状为主。

④肾乳头坏死 以肉眼血尿，腰或上腹部绞痛，尿中可见坏死组织脱落为主。

⑤慢性肾功能不全 以贫血，恶心呕吐，或伴有高血压，或伴水肿为主。

（二）鉴别诊断

1. 急性间质性肾炎应与以下疾病鉴别

（1）肾小球肾炎

肾小球肾炎感染史以上呼吸道感染者居多，一般不合并皮疹、嗜酸性粒细胞增高等全身过敏性表现。肾小球肾炎也可有肾小管功能损害，但都以肾小球功能障碍为主，主要表现为血肌酐、尿素氮升高等。肾小球肾炎可以伴有酸中毒，但酸中毒的程度较少超过血肌酐、尿素氮潴留的程度，肾穿刺活检以肾小球病理改变为主，可资鉴别。

（2）过敏性紫癜性肾炎

多由细菌、病毒感染引起变态反应，或药物、食物、花粉、寒冷刺激等引起过敏性紫癜，其中1/3可引起肾损害，为继发性肾病之一。其临床以皮肤紫斑、腹痛、关节痛、血尿和蛋白尿为主要表现，但肾损害多发生在皮肤紫癜后1个月内，少数在2个月后才出现，大约1/3患者可出现肉眼血尿，严重者可出现不同程度的水肿及低蛋白血症，高血压和肾功能减退，其急性期IgA呈弥漫性沉积，继之IgA主要限于系膜或沿毛细血管壁，呈颗粒状分布。年龄分布以 6 ～ 13 岁发病最高，14 ～ 20 岁次之。

（3）狼疮性肾炎

狼疮性肾炎为自身免疫性疾病，90% ～ 95% 为女性，临床以发热、皮疹、紫外线过敏、贫血、关节痛、脱发、浆膜炎、肾及多种脏器损害为主要表现。一般面部蝶形红斑为本病特征性表现，理化检查可于血中发现狼疮细胞，抗核抗体阳性，血沉增快，尿检可见蛋白、红细胞，肾组织活检以肾小球损害为主，约 64% 患者可同时伴有肾小管损害。

2. 慢性间质性肾炎应与以下疾病鉴别

（1）慢性肾小球疾病

慢性肾小球疾病一般早期常有水肿和高血压；而慢性间质性肾病早期多无水肿和高血压。慢性肾小球疾病尿蛋白以中分子、大分子等肾小球性蛋白尿为主且常伴有各种管型尿，24 小时尿蛋白定量多大于 1.5g；而慢性间质性肾炎以肾小管性小分子蛋白尿为主，24 小时尿蛋白定量多小于 1.5g，且常在 0.5g 以下，尿沉渣仅有少量白细胞，管型少见。慢性肾小球疾病以肾小球功能损害为主，且其发生早于氮质血症。

（2）慢性肾盂肾炎

慢性肾盂肾炎和慢性间质性肾炎临床上均可有尿路刺激综合征，但慢性肾盂肾炎必须在病史上和细菌学上有确凿的尿路感染证据，且很少引起慢性肾功能减退；而慢性间质性肾炎多伴有尿路梗阻，或膀胱输尿管反流，且常伴有肾功能进行性减退。

（三）诊断思路和误诊防范

1. 急性间质性肾炎

（1）急性间质性肾炎多有明确的发病原因，如严重的细菌感染，败血症，药物过敏史，结合临床表现及理化检查结果，需详细询问病史，不难做出诊断，但对病因不明、在短期内肾功能急剧下降，特别是非少尿型患者，应注意及时做肾活检，加以鉴别诊断。

（2）药物损害引起的急性间质性肾炎多数发生于给药治疗后的第一周，出现肾损害的时间由给药后数小时至数周不等，临床以肾区疼痛及尿检异常为主，约半数患者出现氮质血症，但仅有 20% 患者有少尿，多为非少尿型，停用有关药物后，肾功能在数周内恢复。因此对有恶心呕吐、腰痛等肾功能急骤减退而尿量未减少者应及时进行检查，以免误诊。

（3）对急性肾功能衰竭少尿期过长者，应警惕急性间质性肾炎的可能。

（4）对急性肾功能减退，伴有皮疹、关节痛、无法解释的发热、血嗜酸细胞增多者，宜做肾活组织检查，有助于明确诊断。

2. 慢性间质性肾炎

（1）慢性间质性肾病的病变主要在肾髓质及肾小管，除原发病的症状外，其临床特点为肾小管功能不全。由于本病起病多隐匿，在出现显著性肾功能减退之前一般缺乏明显的症状和体征，致早期肾损害被忽视或漏诊。故当临床出现口干、多饮、夜尿等肾小管浓缩功能障碍表现时，应考虑本病发生的可能性，并做尿液分析和肾小管功能检查加以证实。

（2）慢性间质性肾病早期多无水肿、高血压，蛋白尿以肾小管性小分子蛋白为主，且肾小管功能损害的发生要早于氮质血症。再者，本病病前多有镇痛剂、重金属慢性中毒史，或有代谢性疾病、免疫性疾病、机械性尿路梗阻等病史和诱因，详细询问病史有助于诊断。

（3）慢性间质性肾病晚期由于肾间质纤维化导致肾小球硬化时，临床上亦可出现大量蛋白尿、水肿和高血压。另外尿路机械性梗阻合并肾盂肾炎时，亦会出现大量蛋白尿，有的甚至可达肾病的程度。对诊断有困难者，可做肾活检，肾盂静脉造影加以鉴别。

（4）肾形态学检查若发现双肾大小不一，肾外形不规则，肾静脉造影发现肾盂积水、肾盂肾盏扩张，或肾乳头缺损，均应考虑有患本病的可能。

五、治疗

（一）辨证论治

1. 急性间质性肾炎

本病总属虚实错杂，本虚标实。故其辨证，首当明辨虚实、标本之主次。初期湿热，热毒较盛，以标实为主，当辨湿、热、毒的偏盛，后期肾气亏虚，脾胃虚弱，以本虚为主；并须辨阳虚、阴虚之各异。若病程久延，失治误治，出现恶心呕吐，面色萎黄，少尿无尿者，多属正气衰败，浊邪化生，预后不良。其次尚应重视问诊与望诊，如有无严重的痈肿，有无使用肾毒性药物史、过敏史，有无皮疹、尿量多少等，以助辨别虚实。

（1）热毒炽盛

临床表现：寒战高热，腰部疼痛，小便短赤，热涩不利，头痛神昏，口干喜饮，脉弦滑数，舌质红绛，苔多黄燥；或伴有皮肤斑疹隐隐，或伴皮肤黄染，或伴腹胀腹痛，恶心呕吐，大便秘结，或伴关节疼痛等。

辨证分析：湿热毒邪内蕴，或热毒之邪内侵脏腑，壅遏气机，肾失气化，故腰痛，小便短赤，热涩不利；脾胃运化升降失调，故腹胀腹痛，恶心呕吐，大便秘结或滞下不爽；邪热客于阳明气分，故见壮热汗出；邪热入营，窜于肌肤血络，故见斑疹隐隐，邪热留滞于经络关节，痹阻不通，故关节疼痛。舌质红绛，舌苔黄燥，脉弦滑数，均示病邪在气分血分。

治法：清热解毒，凉血化斑。

方药：清瘟败毒饮加减。生石膏 30g，水牛角 30g，黄连 10g，栀子 10g，黄芩 10g，知母 10，赤芍 10g，玄参 10g，牡丹皮 10g，连翘 15g，竹叶 10g，猪苓 30g，甘草 3g。

加减：若便秘腹痛，或黄疸者，加大黄以通腑退黄；恶心呕吐，腹部胀满者，加法半夏 12g，陈皮 6g，厚朴 12g 以理气和胃降逆；皮肤出现疹者，加紫草、大蓟、小蓟各 15g 以凉血化斑；腰痛者，加川牛膝 15g 以补肾壮腰；关节痛者加木瓜 15g，薏苡仁 25g 以除湿宣痹。

方解：本方原为温热病而设。由白虎汤、犀角地黄汤、黄连解毒汤三方加减而成。其一，重用石膏配知母、甘草、竹叶，是取法白虎汤，意在清热保津，使肺胃气分热清，则壮热、烦渴可除；其二，黄连、黄芩、栀子、连翘，是仿黄连解毒汤，意在清泻三焦火热，使热清毒解，则诸症随之而愈；其三，水牛角、生地黄、牡丹皮、赤芍、玄参，即犀角地黄汤加味，是为清热解毒、凉血救阴而设，使血分热清，则斑疹可退。全方以白虎汤大清阳明经热为主，配以泻火、凉血，相辅而成，共奏清热解毒、凉血败毒之功。

（2）湿热蕴结

临床表现：腰痛，小便黄赤，溲短尿浊，尿频，尿急，尿痛，渴不思饮，舌质嫩红，苔黄腻，脉滑数，或伴发热恶寒，或伴便溏不爽。

治法：清热利湿，泻火通淋。

方药：八正散加减。瞿麦 30g，萹蓄 20g，通草 6g，石韦 15g，滑石 30g，生地黄 30g，黄柏 10g，栀子 10g，大黄 10g，白茅根 30g，车前草 30g，旱莲草 30g。

辨证分析：湿热毒邪蕴结伤肾，壅遏气机，开阖失司，气化不利，故腰痛，尿频，尿急，尿痛，大便滞下不爽，湿热伤及肾络，故尿黄尿赤；邪热客于少阳，故恶寒发热；苔黄腻、脉滑皆为湿热蕴结之象。

加减：若口干者，加麦冬 15g，玄参 12g 以养阴润喉，口苦者，加龙胆草 12g 以清肝泄热；恶心欲呕者，加竹茹 9g，法半夏 15g 以降逆止呕；腹胀纳差者，加白蔻仁 15g，砂仁 6g 以芳香醒脾；腰痛甚者，加杜仲 15g 以补肾强腰；有瘀血者，加桃仁 12g，红花 6g，五灵脂 15g 以活血化瘀。

方解：方中用通草、瞿麦、车前草、萹蓄、滑石利水通淋，清利湿热；佐以栀子清泻三焦湿热；大黄泄热降火；旱莲草、白茅根凉血止血；生地黄既凉血止血又滋补肾阴。

（3）阴虚火旺

临床表现：腰酸痛，小便短赤带血，头晕乏力，五心烦热，口干喜饮，舌质红，苔薄白或微黄，脉沉细数。

辨证分析：热病之后，肾阴亏虚，虚火妄动，故腰酸痛，头晕乏力，五心烦热；虚火灼伤肾之血络，迫血下行，则小便短赤；肾阴亏虚，引水以自救，故口干喜饮；舌质红，脉沉细数，均为阴虚火旺之征。

治法：滋阴降火，凉血止血。

方药：知柏地黄丸（《医宗金鉴》）合小蓟饮子（《济生方》）加减。知母 10g，黄柏 10g，生地黄 15g，牡丹皮 10g，泽泻 10g，生山药 15g，山茱萸 10g，小蓟 30g，滑石粉 20g，蒲黄 10g，淡竹叶 10g，藕节 15g，栀子 10g。

加减：若五心烦热者，加麦冬 15g，玄参 12g，地骨皮 15g 等；大便干结者，加草决明 15g 或大黄 15g；潮热盗汗者，加龟甲 30g^{（先煎）}，鳖甲 30g^{（先煎）}；失眠多梦者，加炒枣仁 15g，柏子仁 15g。

方解：方中知母、黄柏清下焦湿热；山茱萸补益肝肾；牡丹皮清热凉血活血；小蓟、藕节、蒲黄、生地黄凉血止血；滑石、淡竹叶、泽泻利水通淋，导热外出；栀子清泻三焦之火，引热下行；其中生地黄又能养阴，以防利尿伤阴。诸药合用，共奏滋阴降火、凉血止血之功。

（4）脾肾两虚

临床表现：面色无华，神疲乏力，腰膝酸软，腹胀纳差或恶心欲呕，口干多饮，夜尿频多，或小便清长，舌质淡胖，苔薄白，脉沉细无力。

辨证分析：热病之后，气血俱损，脾肾两虚，脾胃虚弱，运化失司，故腹胀纳差，恶心欲呕；肾气亏虚，故腰膝酸软，夜尿频多，小便清长，神疲乏力；热病之后，气血俱损，不能上荣于面，故面色无华；阴津不足，则口干喜饮；舌质淡胖，脉沉细无力，皆为脾肾两虚，气血亏虚之征。

治法：健脾益肾，补气养血。

方药：济生肾气丸合四君子汤加减。熟地黄 15g，山茱萸 10g，山药 15g，泽泻 10g，茯苓 30g，牡丹皮 10g，熟附子 10g[先煎]，党参 10g，白术 10g，炙甘草 10g，牛膝 15g，车前子 20g，仙茅 10g，淫羊藿 10g。

加减：若年高元气大虚，肾阳不振，可加红参 10g，鹿角片 15g 以补气壮阳；若腹部胀满，舌苔白腻者，加砂仁 12g，白豆蔻 12g 以运脾化湿；面色萎黄，气短乏力者，加黄芪 30g，当归 12g 以补气养血。

方解：方中熟地黄滋补肾阴；山药、山茱萸滋补肝脾，辅助滋补肾中之阴；熟附子、仙茅、仙灵脾温补肾中之阳，意在生长肾气；牛膝补肝肾；泽泻、茯苓、车前子利水渗湿；牡丹皮清泻肝火，与温补肾阳药相配，意在补中寓泻，以使补而不腻。另加四君子汤补气养血，以资化源。全方共有温补肾阳、补气养血之效。

2. 慢性间质性肾炎

慢性间质性肾炎病因复杂，但初期湿热毒邪较甚，有湿、热、毒之偏盛不同；后期有气阴两伤，肾精亏损，肝血不足，脾胃虚弱之异，病情久延尚可致脾肾衰惫。故早期宜清热利湿解毒，中、晚期可以补虚，以滋阴益肾，调理脾胃为先，亦每可寓补于攻，以防伤正。

（1）湿热留恋，耗伤肾阴

临床表现：尿热，尿频，尿急，尿痛，或兼有血尿，口干，多饮，夜尿多，腰疲乏力，腰痛，手足心热，舌质红，苔黄燥，脉沉细数。

辨证分析：湿热伤肾，耗气伤阴，则手足心热；肾气不固，开阖失司，外泄无度，则多尿，夜尿；引水欲自救，则口干多饮；湿热下注，气化不利，则尿频，尿急，尿痛；舌质红，苔黄燥，脉沉细数为湿热下注、肾阴耗伤之象。

治法：滋阴降火，凉血止血。

方药：知柏地黄丸合小蓟饮子加减。知母 10g，黄柏 10g，生地黄 15g，牡丹皮 10g，山茱萸 10g，山药 15g，茯苓 15g，泽泻 10g，大蓟、小蓟各 15g，淡竹叶 10g，通草 6g，栀子 10g，藕节 15g，滑石 30g，甘草 10g。

加减：若小便热涩，湿热偏重者，加蒲公英 20g，瞿麦 15g，萹蓄 15g，车前草 15g 以清利湿热；若舌质光红，手足心热，阴虚偏重者，宜酌加石斛 15g，麦门冬 15g，玄参 12g，鳖甲 30g[先煎] 等以养阴生津；若神疲乏力，面色无华，脾虚偏重者，酌加黄芪 30g，当归 12g，太子参 30g 等以补气养血。

方解：方中知母、黄柏清下焦湿热；山茱萸补益肝肾；牡丹皮清热凉血活血；大小蓟、藕节、生地黄凉血止血；滑石、淡竹叶、泽泻、通草利水通淋，导热外出；栀子清三焦之火，引热下行。其中生地黄又能养阴，以防利尿伤阴。诸药合用，共奏滋阴降火、凉血止血之功。

（2）邪毒伤肾，气阴两虚

临床表现：口干，烦渴，多尿，夜尿，腰痛，乏力，尿赤，发热，舌质红，苔薄白或无苔，脉细数。

辨证分析：邪毒伤肾，气阴两伤，肾虚故腰酸腰痛，困乏无力；肾失开阖，水液精微外泄，故多尿，夜尿；阴津不足，引水以自救，故烦渴多饮；邪毒化热伤及肾络，故尿赤；舌质红，苔薄白，或无苔，脉细数，为邪毒伤肾、气阴两虚之象。

治法：清热利尿，益气养阴。

方药：清心莲子饮加减。黄芩10g，麦冬10g，地骨皮10g，车前子10g，炙甘草10g，莲子10g，茯苓15g，炙黄芪15g，人参10g。

加减：若药毒伤肾者，可酌加绿豆30g，土茯苓25g，防风10g祛风解毒；若伴发热者，加柴胡15g，薄荷6g$^{(后下)}$发散风热；若气虚重者，重用黄芪30g，加太子参25g健脾补气；若阴虚重者，加生地黄15g，玄参12g滋补肝肾。

方解：方中以参、芪、甘草补中益气而泻虚火，助气化而达州都，地骨皮退肝肾之虚热，黄芩、麦冬清热于心肺上焦，茯苓、车前子利湿于膀胱下部，中以莲子清心火而交通心肾。全方虚实兼顾，既具益气养阴之效，又有清热除湿之力。

（3）肝血不足，引动肝风

临床表现：头昏乏力，口干不欲多饮，四肢麻木，肢体软瘫，或手足微颤，面色萎黄，形体消瘦，心中悸动，舌质红，苔白，脉细弦。

辨证分析：久病耗气伤血，肝血亏虚，筋脉失养，痿废不用，则肢体麻木，四肢瘫软；血虚生风，则肢体微颤；舌质红，苔白，脉细弦，皆为肝血不足之象。

治法：养血柔肝，息风定惊。

方药：三甲复脉汤加减。炙甘草10g，生地黄18g，白芍18g，麦门冬15g，阿胶10g$^{(烊化)}$，火麻仁15g，牡蛎30g$^{(先煎)}$，鳖甲30g$^{(先煎)}$，龟甲30g$^{(先煎)}$。

方解：本方由炙甘草汤（又名复脉汤）去温性之人参、桂枝、生姜、大枣等，加牡蛎、龟甲、鳖甲而成。重用炙甘草汤甘温益气，化生气血，以为复脉之本；生地黄、阿胶、麦冬、麻仁、白芍滋阴补血柔肝；龟甲、鳖甲滋阴潜阳；牡蛎咸寒，平肝潜阳，息风止眩。

加减：若伴有发热者，加青蒿10g$^{(后下)}$，白薇20g养阴退热；心中悸动者，加炒枣仁15g，龙齿30g$^{(先煎)}$养心安神。

（4）脾肾两虚，水湿潴留

临床表现：头昏乏力，面色萎黄，食欲不振，腰膝酸软，形寒肢冷，小便清长，大便溏软，或下肢浮肿，舌质淡，苔白，脉沉濡细。

辨证分析：病延日久，脾肾俱损，腰为肾之府，肾虚精亏，故腰膝酸软；脾为后天之本，脾虚不运，气血生化乏源，故头昏乏力，面色萎黄，食欲不振；脾肾阳虚，不能温煦肌肤，则形寒肢冷；气化失调，则小便清长，下肢浮肿，大便溏软；舌质淡，苔白，脉沉濡细，皆为脾肾阳虚之象。

治则：温补脾肾，化气行水。

方药：金匮肾气丸加减。熟附子10g，肉桂6g，熟地黄15g，山茱萸10g，山药15g，茯苓30g，泽泻10g，牡丹皮10g，黄芪30g，白术10g，炒杜仲30g，仙茅12g，淫羊藿12g，牛膝15g，车前子15g。

加减：若高年元气大虚、肾阳不振，可加红参10g，鹿角片15g以补气壮阳；若兼贫血、气虚者，加当归12g，鹿角胶15g$^{(烊化)}$补气生血；若肾虚腰痛甚者，加淫羊藿15g，巴戟天15g，肉苁蓉15g，菟丝子15g补肾壮腰。

方解：方中熟地黄滋补肾阴；山药、山茱萸滋补肝脾，辅助滋补肾中之阴；肉桂、熟附子、仙茅、淫羊藿温补肾中之阳，意在生长肾气；牛膝补肝肾；泽泻、茯苓、车前子利水渗湿；牡丹皮清泻肝火，与温补药配伍，意在补中寓泻，以使补而不腻。全方有温补肾气、化气行水之功。

（二）辨病治疗

1. 专方专药

（1）培土生金益肾调肝方（邹云翔）

炒白术9g，茯苓9g，炙黄芪15g，北沙参12g，广橘络3g，炒当归身6g，炒白芍12g，炒郁金9g，川百合12g，川贝母6g，阿胶珠6g，枸杞子9g，炒独活3g，桑寄生15g，盐杜仲12g，川断肉9g，香连丸1.2g$^{(吞服)}$，滋肾丸3g$^{(吞服)}$。本方具有培土生金，益肾调肝，宣湿和络的作用，用于治疗肾盂肾炎、肾盂积水所致的慢性间质性肾炎属肾虚夹湿者。

（2）清热利湿通淋汤（李寿山）

凤尾草15g，金钱草15g，败酱草30g，白茅根50g，生地黄30g，柴胡20g，黄芩15g，清半夏10g，萹蓄15g，冬葵子30g，甘草梢6g。本方具有清热渗湿通淋的作用，用于治疗慢性间质性肾炎属劳淋者。

2. 中成药

（1）急性间质性肾炎

①滋肾通关丸：成人每次口服9g，每日2次，小儿酌减。用于治疗热在下焦，湿热蕴肾者。

②分清五淋丸：每次口服9g，每日1～2次。本方清热泻火，利水通淋，用于治疗湿热下注，蕴结膀胱者。

③无比山药丸：口服，每日2次，每次1丸，温水送服。本方补肾填精，收摄肾气，用于肾虚精亏者。

④济生肾气丸：口服，每次1丸，每日2～3次，温开水送服。用于肾阳不足，肾气虚弱者。

⑤肾衰结肠灌注液（大黄、红花）：保留灌肠。用时加用4%碳酸氢钠液，10～20mL，

保留30分钟后放去。成人每次100mL，小儿按体重2mL/kg计算用量。用于气虚血瘀，浊毒内蕴，下焦湿热者。

⑥荡涤灵（赤芍、黄连、虎杖）：口服，成人每次1包，每日3次，小儿酌减，温开水冲服。用于湿热蕴结下焦者。

⑦茵陈五苓丸：口服，成人每次10g，每日3次，饭后温开水送下，儿童用量酌减。用于湿热蕴结，脾胃运化失常者。

（2）慢性间质性肾炎

①甘露消毒丹：成人每次6～9g，每日3次口服，小儿酌减。用于湿热内蕴，气化不利者。

②滋肾丸：成人每次9g，每日3次口服，小儿酌减。本药滋肾清热，化气行水，用于肾气不足，湿热蕴结下焦者。

③知柏地黄丸：成人每次1丸，每丸9g，每日3次口服。用于肾阴已伤，湿热留恋者。

④无比山药丸：每丸9g，成人每次1丸，每日3次口服。用于脾肾两虚者。

⑤七味都气丸：成人每次9g，每日3次口服。用于肾阴不足者。

⑥下消丸：成人每次6～9g，每日3次口服。用于脾肾两虚者。

⑦五子衍宗丸：每次9g，每日3次口服。用于脾肾两虚者。

⑧八正合剂：成人每次15～20mL，每日3次口服，小儿酌减。用于下焦湿热之证。

3. 中药针剂

（1）川芎嗪注射液120mg，加入10%葡萄糖注射液500mL中，静脉滴注，每日1次，每10天为1疗程。

（2）丹参注射液20mL，加入10%葡萄糖注射液100mL中，每日静脉滴注1次，直至肾功能恢复正常。

（三）西医治疗

多数与药物和感染相关的急性间质性肾炎是自限性的，在停用药物或控制感染后可以治愈。急性间质性肾炎的治疗原则就是找出并祛除可能的致病因子和促进疾病发展的因素。持续和活动的小管间质炎症导致疾病不能痊愈与不可逆的间质纤维化有关。慢性间质性肾炎的治疗原则包括治疗原发病，找出并祛除与慢性间质损害有关的外源性因子（如药物、重金属）或病变（如梗阻、感染）。其他处理包括有效控制血压、纠正电解质和酸碱紊乱。

1. 急性间质性肾炎

急性间质性肾炎的主要目标是根治，为达此目标，"早期治疗""积极治疗""综合治疗"是3个主要准则，具体治疗方法如下。

（1）早期治疗

凡有应用半合成青霉素类、磺胺类、氨基糖苷类、非类固醇类抗炎药及利福平、先锋霉素Ⅰ、先锋霉素Ⅱ、别嘌呤醇、多黏菌素、呋塞米、噻嗪类利尿剂、氨基比林、异丙嗪、四环素、对氨基酸类等药物者，均应警惕有发生本病的可能性，特别是对有药物过敏史或有药物过敏体质的患者，临床应密切观察，注意有无发热、皮疹、腰痛及尿量的改变，以及血常规中嗜酸细胞有无增加，肾功能有无突然减退等临床指征。一旦发现，必须立即停用上述可疑药物，祛除诱发因素，同时采取积极治疗措施，则治疗效果及预后较佳。

（2）抗感染治疗

对全身性细菌、病毒感染和败血症等引起的急性间质性肾炎，应积极治疗原发病，控制感染。治疗中尽早做痰、血、尿等细菌培养，有针对性地选择使用抗生素。如对溶血性链球菌、金黄色葡萄球菌、肺炎双球菌等革兰阳性菌感染可选用青霉素、红霉素治疗，而革兰阴性菌所致的败血症则以大肠杆菌、变形杆菌、产气杆菌、绿脓杆菌最多见，且常夹杂其他细菌感染，因此，应选用抗菌谱广的抗生素，清除感染病灶。

（3）肾上腺皮质激素治疗

过敏性肾损害应用肾上腺皮质激素是必要的。对于轻症患者，可口服泼尼松 20～40mg/d；重症可先用冲击疗法，用地塞米松 10mg，或甲泼尼龙 0.5～1g 加入 250mL 葡萄糖注射液中静滴，连用 3 天后改为泼尼松龙口服，可改善急性间质性肾炎的炎症。

（4）血管扩张剂与利尿剂治疗

对急性间质性肾炎排尿困难，少尿无尿者，宜及早应用。常选用莨菪类药物（如山莨菪碱、东莨菪碱）10mg 或酚妥拉明 5～10mg 加液体静脉滴注，扩张血管，增加肾血流量。呋塞米和甘露醇对于早期少尿的急性间质性肾炎亦有一定疗效，可酌量使用。

（5）血液透析治疗

对于急性间质性肾炎急性肾功能衰竭者，宜尽早做血液透析治疗，透析 6～12 小时，可清除体内 50%～70% 的肾毒性药物。

2. 慢性间质性肾炎

慢性间质性肾炎的主要目标是根治，其次是改善病情，延长生存期，减轻痛苦，为达此目标，应遵循"病因治疗""综合治疗""替代治疗"3 个原则。具体治疗方法如下。

（1）病因治疗

针对潜在的慢性间质性肾炎的致病因子首先应加以识别，并在其引起肾损伤及肾功能减退前予以祛除，是治疗的关键。如尿路机械性梗阻和感染引起者，应解除梗阻，并选用敏感抗生素治疗原发病；对镇痛剂等药物引起者应及时停用相关药物；对重金属引起者应及时停用或脱离接触现场；对代谢性疾病、免疫性疾病、肿瘤等所致者，应根据不同病情治疗原发病。控制和祛除病因，即可使慢性间质性肾炎停止发展。

（2）综合治疗

①纠正体液平衡紊乱 慢性间质性肾炎由于肾髓质反向逆流系统不正常，肾髓质高张机制被破坏，肾小管对抗利尿激素完全或部分不起作用，致尿液排出增多，甚至引起尿崩症，体液平衡紊乱，出现口干、多饮、低张尿、呕吐等症状。若出现轻、中度脱水，则应当补液，以口服为主，比较安全。若出现重度脱水，表现为皮肤弹性下降，血钠异常升高，神经系统症状，甚至发热等，治疗应予以静脉补液。临床注意观察，若每小时尿量超过 40mL 以上，

则说明血浆容量已基本恢复；另外，还应检测尿比重和血钠是否下降。补液初期一般常用5%葡萄糖注射液，随着血清钠的下降，可根据生化检测情况补充一些含电解质的常用溶液。

②纠正电解质紊乱　慢性间质性肾炎由于肾小管功能损害，重吸收和排泄功能异常，导致电解质紊乱，常见的有低氯、低钠、低钾或高钾血症等。慢性间质性肾炎因肾小管近曲小管重吸收钠的能力降低，通过排尿丢失钠较多，细胞外液及循环血容量均减少，引起血压下降，表情淡漠，软弱无力，头晕，甚至晕厥，形成所谓"失盐性肾炎"。治疗宜适当补充钠盐，如口服或静脉滴注氯化钠、碳酸氢钠、枸橼酸钠等；慢性间质性肾炎因肾小管功能不全引起的低钾血症和低钠血症，常伴有低血氯性碱中毒。而氯是细胞外液的主要阴离子，主要通过饮食以氯化钠的形式经小肠吸收利用，经肾脏排泄，其中有99%的氯离子被肾小管重吸收利用。在肾小管 Henle 氏袢重吸收的氯和钠对肾脏浓缩尿和维持肾髓质高渗摩尔浓度起着重要的作用，血浆氯含量的变化很大程度上依赖于血浆钠和碳酸氢盐的浓度。低氯血症时临床可见肌肉软弱无力，恶心呕吐，体酸尿碱的矛盾现象，依据生化检测结果，应适当补充氯化钠或氯化钾等。肾小管对调节钾的吸收和排泄起着决定作用。慢性间质性肾炎常伴有肾小管性酸中毒，尿中大量排钾，无论是远端型（Ⅰ型肾小管酸中毒）或近端型（Ⅱ型肾小管酸中毒）均可发生低钾血症，临床表现为肌痛无力，有麻木感，口苦，食欲不振，恶心呕吐等。治疗主要是恢复其日常饮食，从蔬菜、水果、肉类、豆类中摄取钾盐。严重病例可予口服氯化钾、枸橼酸钾等，每日一般给予 3～6g。注意每天尿量在 500mL 以上时补钾较为安全。若静脉补钾，液体中钾盐含量每 500mL 液体中含 1.0～1.5g 为宜，不宜过高，输钾盐需 10～20 天。另外，还可用门冬氨酸钾镁与细胞亲和力强，有助于钾离子进入细胞内，补充钾盐，维持细胞内外液的渗透压及酸碱平衡，维持神经肌肉的应激性能，维持心肌正常收缩运动的协调，使用 L-门冬氨酸钾镁时，静脉滴注需稀释 10 倍以上。慢性间质性肾炎高钾血症见于Ⅳ型肾小管酸中毒和慢性肾功能衰竭，临床可出现心搏徐缓，心律失常，室性早搏，心室颤动，甚至心脏骤停，四肢感觉异常，肌肉疼痛，肢体湿冷，虚弱疲乏，动作迟钝，嗜睡，神志模糊等钾中毒症状。当血钾达 5.5～6mmol/L 时，应立即采取预防措施，当血钾达 7mmol/L 时，应立即采取降低血钾措施。慢性间质性肾炎，因肾小管酸中毒，尿中大量排钙可引起低钙血症，临床表现为低钙性抽搐，严重者可引起佝偻病，骨软化症，肾结石，肾钙化，儿童生长发育障碍，肾性糖尿，氨基酸尿等。补钙治疗，常用葡萄糖酸钙、氯化钙等，亦有服用骨化三醇、阿法 D_3 等；肿瘤、结节病所致的慢性间质性肾炎，由于骨质溶解增加，常导致血钙增高，肾髓质集合管、髓袢升支和远端肾小管肿胀、变性、钙化和灶性坏死，甚至近曲小管浓缩功能障碍，临床出现烦渴，多尿，血压下降，或纳差恶心，腰膝反射消退，精神抑郁，肾功能恶化等。治疗高钙血症一般用 0.9% 氯化钠溶液每天 3000～4000mL 静滴，亦可适当补钾、补镁，使血钙降至正常水平；予磷酸纳或磷酸钾口服，每日 1mmol/kg 计算使用，可使血钙下降，维持 6～8 小时；予利尿酸纳 40mg 或呋塞米 100mg 静脉注射，以抑制肾小管对钠的重吸收，增加排钠也可增加排钙；对肿瘤引起的慢性间质性肾炎高钙血症，可用普卡霉素静脉滴注，每次 20μg/kg，每 6～8 小时使用 1 次，或用丝裂霉素、放线菌素

等，均可使血钙在几小时内下降；用降钙素治疗可抑制骨细胞的活性，使血钙降低，并与磷酸盐有协同降低血钙作用。

③纠正酸碱失衡 慢性间质性肾炎的临床特点为肾小管功能不全，若以肾小管对尿液酸化机制障碍为主时，则出现肾小管性酸中毒。补碱治疗：轻症可口服碳酸氢钠片，1～4g，分3次口服；或复方枸橼酸钠口服液（枸橼酸钠9.8g，枸橼酸14g，加水至1000mL），每日50～100mL，分次口服，效果更好；代谢性酸中毒引起的低血钾患者，可口服枸橼酸钾治疗，而不宜服用氯化钾；代谢性酸中毒伴有低血钙时，应同时补充钙剂，常用葡萄糖酸钙对症治疗；对较重的代谢性酸中毒，用4%～5%碳酸氢钠（2～4mL/kg体重）静滴，然后复查血气分析结果，进一步调整剂量。注意在慢性肾功能不全时的代谢性酸中毒补钾宜谨慎，以免发生高钾血症的危险。

④抗感染治疗 感染性慢性间质性肾炎常为复杂性尿路感染，其致病菌多为变形杆菌、绿脓杆菌、粪链球菌等，故抗感染治疗应首选药敏佳而肾毒性最小的抗生素。如呋喃妥因0.2g，每日3次口服，因其较少产生耐药菌株；绿脓杆菌感染者，可首选羧苄西林2g，肌肉注射，每日4次；抗感染还可用复方新诺明0.5g口服，共用6周。

⑤支持治疗 慢性间质性肾炎临床以肾小管功能不全为特征，可给予三磷腺苷片120mg，每天分3次口服，支持治疗，能明显改善肾小管的重吸收和排泄功能。

（3）替代治疗

如慢性间质性肾炎已发生肾功能衰竭，则宜进行透析治疗或做肾移植术。同其他慢性肾脏疾患引起慢性肾功能衰竭的治疗相同。

（四）中西医结合治疗

（1）急性间质性肾炎

随着中西医结合工作的深入发展，急性间质性肾炎的诊断和治疗也日益被人们重视。西医强调治疗全身性严重感染、败血症等原发病，立即停用有肾毒性的药物，抗感染，使用免疫抑制剂、抗过敏药物等。但相当一部分抗生素多有不同程度的肾毒性，对选择用药带来了不少困难。中药重在祛邪安正，整体调节，抗感染疗效不低于抗生素，且毒副反应小，可长期服用，若将两者有机地结合起来，取长补短，则可充分发挥各自的优势，提高疗效。

①对急性感染的中医治疗 对严重的全身性感染，如败血症等，可在使用抗菌素的同时联合使用中药祛邪安正，根据病情可酌选黄连解毒汤、犀角地黄汤、五味败毒饮、清瘟败毒饮等，清热泻火。对药物引起的急性间质性肾炎，除立即停用有关药物外，以中药为主，清热解毒，配合滋阴清热之品，如生地黄、玄参、麦冬、白芍、牡丹皮、黄连、大黄等，祛邪为主，正邪兼顾。

②急性间质性肾炎的善后治疗 急性间质性肾炎急性期过后，常出现脾肾两虚，气阴两伤的证候，西医常用补液、补充维生素类、能量合剂、ATP等支持治疗，中医则可运用健脾补肾、益气养血等中药扶正为主，促使病情早日恢复。若两者联合应用，则相得益彰，可使体质迅速康复。

（2）慢性间质性肾炎

中西医结合治疗慢性肾小管－间质性肾病效果颇著，也是近年引起重视和研究的课题。西医强调病因治疗，纠正水、电解质及酸碱平衡，对维持内环境平衡起重要作用，但疗效难以持久；中药重在整体调节，扶正祛邪，或祛邪安正，或攻补兼施，作用缓慢而持久，对恢复和改善肾小管功能的作用已受到人们的重视，且副反应小，可长期服用。若将二者有机地结合起来，则可取长补短，充分发挥各自的优势，进一步提高疗效。

①稳定内环境平衡的中药治疗　对于慢性肾小管－间质性肾病引起的水、电解质、酸碱平衡紊乱，可用中药调和脏腑阴阳，采用益气养阴法，药如黄芪、太子参、麦冬、石斛、玄参、沙参、枸杞子、茯苓、猪苓、白术、山茱萸、五味子、鳖甲、龟甲等。若以中药巩固疗效，改善肾功能，可酌情选用知柏地黄丸，甘露消毒丹，滋肾丸，无比山药丸等。

②改善和恢复肾小管功能的中药治疗　对于肾小管功能不全的治疗，中药以调肾为主，但补肾又宜根据具体病情选用温补肾阳或滋补肾阴，有所侧重。温补肾阳可选用肉桂、附子、鹿茸、仙灵脾、巴戟天；滋补肾阴可选用生地黄、熟地黄、枸杞子、女贞子、山药、龟甲、鳖甲、冬虫夏草等。久病血瘀，可选用川芎嗪、丹参等，均有较好疗效。

③祛除病因，保护肾功能的中药治疗　对致病病因，如镇痛剂和重金属中毒，可用大黄、大黄炭、玄明粉、甘草之类导泻、吸附毒物；或用茶叶、牛奶、鸡蛋清等口服，阻止毒物的吸收，与重金属等结合形成沉淀；或用绿豆、甘草、生姜、白矾、黄芩、茶叶、土茯苓等口服，解除药物毒性或减弱其毒性。对高尿酸血症，则重用土茯苓、萆薢、车前草等清利湿热药，祛邪安正；对反流性肾病从肝肾论治，采用疏利肝胆、清热通淋法等。辨证施治，灵活应用，促使病情向好的方面转化，保护肾功能。

（五）其他治疗

1. 急性间质性肾炎——灌肠透析疗法

①生大黄 30g，六月雪 30g，煅牡蛎 30g，煎成 300mL，保留灌肠，每日 1 次。

②大黄 20g，草果仁 15g，加水 250g，煎至 60mL，每次取 20mL，加 5% 碳酸氢钠 5mL。经输液管瓶于 5 分钟内快速点滴由肛门灌入结肠，每日 3 ～ 4 次。

2. 慢性间质性肾炎——气功疗法

可用气功配合治疗慢性间质性肾炎。用六字诀中之"吹"字功，适合虚证患者。方法如下：松静站立，足趾抓地，两脚与肩平行，两臂上举，两手如抱球状，位置在脐上至心窝部之间，微微下蹲，同时呼气，并读"吹"字音，发音是两唇微张，嘴唇撮起，两嘴角微向后收，舌微上翘，声音由口内喷出，足跟着地，足心之涌泉穴随上行之气提起，足心空如行泥地之中。口中吐出之气是由涌泉升起，受小腹内吸压迫而出，吸之而提肛、缩肾。吸缩，有意地向上提，头须尽力上顶，则肾气提得起来，呼气尽，身体缓缓起立，同时吸气，如此反复做 9 ～ 18 次。在临床治疗过程中，配合应用。待病愈后，仍坚持练 2 ～ 3 年。

间质性肾炎有高血压者，练气功时要注意放松、安静、沉气，姿势以采取坐式、卧式为主，意念活动以诱导入静为主，呼吸法以采用鼻吸口呼法，呼吸自然不用力，呼吸时微张嘴，让气慢慢从口吹出，以延长呼气时间。意守点放在身体下部，如意守丹田、涌泉等，有利于血管放松，血压下降；气感应从上往下活动，如从头向脚流动；手掌心一直是向下的，上提吸气也不改变掌心的方向，下按呼气时，掌心也同样是向下的，这样以免将气上提，上冲引起血压升高。

（六）专家诊疗经验

1. 卢君健提倡五辨

卢氏认为，治疗肾小管-间质性肾病，中医治法建立在五辨（辨病、证、机、因、主要矛盾）的基础上，但又以辨病机为主结合证型建立治则。如肾衰时，尿毒症湿浊内阻，阴阳两虚，仅是辨证的一个方面，另一个方面却是伤阴失精，肾阴亏损，阴阳失衡病态下阳盛而关门开水直下而消，此时建立治法为生津养阴或酸甘化阴之法，药用葛根、乌梅、甘草等加活血化瘀以助肾小管上皮新生。如属青霉素或止痛剂引起之过敏反应有关节痛、皮疹等过敏现象，则以祛风抗过敏之法为主治疗，药用荆芥、防风、柴胡等酌加清热解毒药物银花藤、黄芩之类。总之，根据病情、病机建立治法，常用方法除上述外，选用益气、温肾、祛瘀生新、平肝清肝、健脾醒胃等法。常用中药除上述外，有黄芪、仙灵脾、山楂、生地黄、青蒿、太子参等，视病情选用。伴有高血压者，重用决明子、红花、钩藤、黄连。

2. 陆鸿滨重视扶正

陆氏指出，中医学对重金属中毒性肾小管-间质损害，主要认为是由于肾气失固，小便过多，造成精亏气耗，气阴两虚，现代治疗本病宜用益气养阴，固涩肾气法。

3. 叶任高强调慢性间质性肾炎的危害性

经对28例慢性间质性肾炎进行尸解发现，慢性肾盂肾炎是慢性间质性肾炎的主要原发病（78.6%）。而对944例尿毒症的病因分析提示，33%是间质性肾炎。而大约90%的慢性间质性肾炎的基础疾病是可治疗的。如慢性肾盂肾反流性肾脏病、止痛剂肾脏病、重金属中毒、高钙血症肾脏病、低钾血症肾脏病，治疗后其肾脏病可改善或停止恶化。故对慢性间质性肾炎的基础疾病应早期诊断，早期治疗。叶氏认为，本病多以湿热为患，脏腑受损，治疗以清热利湿，切忌使用伤阳败胃之品，应注意保存津液，顾护肾气。因此，对本病的治疗，在用西药的基础上配合使用中药治疗，可达事半功倍之效。如认为肾乳头坏死，中医多由湿热为患，而致脾肾亏虚，气滞血瘀，治疗先以清利湿热为主，继之调理脾胃，佐以活血化瘀。方用三仁汤清利湿热；参苓白术散加巴戟天10g，仙茅10g，菟丝子10g健脾益肾；益肾汤活血化瘀。高钙、低钾血症肾脏病，除西药外，叶氏根据其烦渴多饮、小便量多的特点，按"消渴"论治。常选用滋阴补肾的中药如花粉、沙参、麦冬、生地黄、女贞子等。

六、调护与预防

（一）预防

1. 感染引起的急性间质性肾炎，可根据感染的途径和特点加以预防。为了防止药物过敏引起的急性间质性肾炎,在服用有可能导致该病的药物期间,应定期做血、尿检查,发现异常,立即停药,同时也应注意患者的自觉症状,警惕过敏反应引起的急性间质性肾炎。发病后出现少尿时应限制水和盐的摄入。

2. 慢性间质性肾炎的病因众多,有些原因不明,发病隐匿,直至出现肾功能不全才就诊,较难预防。因此,定期体检很重要,对长期服用某些药物活接触环境毒物者更应注意。发病后避免促使肾功能恶化的因素,如劳累、外感、失水和饮食不洁等。

(二)调理

1. 生活调理

注意休息,避免劳累,注意个人卫生。避风寒,防外感。慢性间质性肾炎可适当进行太极拳、气功等健身运动,但应避免剧烈运动。

2. 饮食调理

间质性肾炎发作时,往往有寒热、尿频尿急、排尿困难、尿道灼热感、血尿等,严重影响生活及工作,除了积极药物治疗外,饮食调养也不容忽视。应注意以下几点:

(1)宜食清淡饮食,富含汁水的食物,或流质、半流质饮食。

(2)多进食各种新鲜水果、蔬菜和汤类,如西瓜、梨、枇杷、白菜、菠菜、马兰头、冬瓜、绿豆汤等。

(3)选择具有清热解毒、利尿通淋作用的食物,如菊花藤汤,结彩汤、马兰头冬瓜汤等。

(4)若属于体质虚弱久病者,以滋补为主,如山药、土豆、蛋类、甲鱼、木耳等。

(5)饮食禁忌:1)禁食辛辣刺激之品,如葱、姜、胡椒、辣椒等;2)忌烟酒;3)忌食温热性食品,如狗肉、羊肉、兔肉、桂皮、八角等。

(6)食疗方:赤小豆鸡内金粥;小米粥;绿豆芽取汁冲白糖;玉米须、马齿苋、车前子水煎后,取水煮粥;大小蓟汁、竹叶水煎后煮粥;鲜金银花竹叶茶;生山楂煎水代茶饮;赤小豆粥等。

3. 精神调理

保持乐观态度,避免不良情绪。慢性间质性肾炎是一种慢性疾患,应有长期调理、治疗的心理准备。

七、问题与对策

(一)急性间质性肾炎

随着中西医结合工作的深入发展,急性间质性肾炎的诊断与治疗也日益被人们重视。西医强调治疗全身性严重感染、败血症等原发病,立即停用有肾毒性的药物,进行抗感染治疗,使用免疫抑制剂、抗过敏药物等,但一部分抗生素多有不同程度的肾毒性,因此给选择用药带来了不少困难。中药重在祛邪安正、整体调节,在抗感染疗效方面不低于抗生素,且毒副反应小,可长期服用,若将两者有机结合起来,取长补短,则可充分发挥各自的优势,提高疗效。

（二）如何提高对急性感染中医治疗的效果

对严重的全身性感染、败血症等，西药抗生素是必须使用的，但如人体正气衰惫，可以出现《内经》所说的"神不使"现象，不但没有效果，而且易产生二重感染的并发症。因此抗生素的应用和保护肾功能是一对矛盾。临床上积极配合中医药治疗是有益的，应当在使用抗生素的同时联合使用中药祛邪安正，根据病情可酌选黄连解毒汤、犀角地黄汤、五味消毒饮等清热泻火药物以增强抗感染能力，或是中药从辅助正气、保护胃气着手，也可提高抗生素的疗效。对药物引起的急性间质性肾炎，除立即停用有关药物外，还应以中药为主，采用清热解毒配合滋阴清热之品，如生地黄、玄参、麦冬、白芍、牡丹皮、黄连等，祛邪为主，正邪兼顾。

参考文献

1 许庆友，吴正隆．猪苓汤抗急性药物间质性肾炎的实验研究［J］．中国实验方剂学杂志，1996，6（6）：15-17.

2 吴彩玲．人参治疗先锋霉素Ⅴ致急性肾小管间质损害2例［J］．湖南医科大学学报，1992，（2）：220-221.

3 张琳，魏日胞，王远大．利福平致急性间质性肾炎伴高尿酸血症1例并文献复习［J］．中国中西医结合肾病杂志，2013，14（1）：36-38.

4 徐延新．中西医结核治疗恙虫病并间质性肾炎4例［J］．福建中医药，1997，7（2）：19.

5 陈智新，李世宏．补肾活血化瘀法治疗肾小管功能受损30例［J］．中医杂志，1996，5（7）：426-427.

6 陈菲菲，张宁．中医药辨证治疗急性肾损伤合并非霍奇金淋巴瘤1例［J］．世界中医药，2012，7（3）：232-233.

7 卢丹萍，郭志玲，王艾香．马兜铃酸肾病19例临床及病理分析［J］．中国实用内科杂志，2005，25（10）：942.

8 张清泉．中西医结合疗法治疗泌尿系结石的临床疗效分析［J］．现代诊断与治疗，2016，5（5）：828-829.

9 邹和群，赖德源，张欣洲．实用临床肾脏病学［M］．北京：中国医药科技出版社，2001：9.

10 王海燕．肾脏病学［M］．第3版．北京：人民卫生出版社，2008：1.

11 钱桐荪．肾脏病学［M］．第3版．北京：华夏出版社，2001：7.

12 王自敏，吕宏生，刘玉宁．中西医临床肾病学［M］．北京：中国中医药出版社，1997：9.

13 杨霓芝，黄春林．泌尿科专病中医临床诊治［M］．北京：人民卫生出版社，2000：9.

14 陈健，郭立中，谢福安．临床辨病专方治疗丛书——肾脏病辨病专方治疗［M］．北京：人民卫生出版社，2000：5.

15 林善琰．当代肾脏病学［M］．上海：上海科技教育出版社，2001：1.

（潘力弢　曹田梅）

第三节　肾小管性酸中毒

肾小管性酸中毒（renal tubular acidosis，RTA）主要是由于各种原因所致的近端肾小管对碳酸氢盐的再吸收障碍或（和）远端肾小管泌 H^+ 功能障碍，造成血液与小管液间不能建立正常的 pH 梯度所引起的一组临床综合征。

一、病因病理

（一）西医

远端小管分泌 H^+ 障碍发生的酸中毒称为 I 型肾小管酸中毒（又称远端肾小管酸中毒）；近端肾小管功能障碍发生的酸中毒称为 II 型肾小管酸中毒（又称近端肾小管酸中毒）；在远端与近端之间而靠近近端的肾小管功能障碍发生的酸中毒称为 III 型肾小管酸中毒（目前认为其是 I 型肾小管酸中毒的一个亚型）；远端肾小管的泌 H^+ 和泌 K^+ 功能均发生障碍者称为 IV 型肾小管酸中毒；此外，同时混合存在有 I 、II 型肾小管酸中毒者称为混合型肾小管酸中毒。

I 型肾小管酸中毒的病因较复杂，但可归纳为以下几大类。

（1）原发性

多为肾小管有先天的功能缺陷，且常与遗传有关，呈常染色体显性遗传。临床上通常没有系统性疾病和肾脏疾病的依据，呈家族性及散发性的特点，可以与某些遗传病（如肝豆状核变性、镰形红细胞贫血、马方综合征、碳酸酐酶缺乏症等）合并存在。

（2）药物或毒物

如两性霉素 B、止痛药、锂、棉酚及粗制棉籽油等引起肾小管酸中毒。

（3）钙代谢紊乱导致的肾钙化

如特发性高尿钙增多症、甲状旁腺功能亢进症、维生素 D 中毒、遗传性果糖不耐受症、海绵肾等。

（4）自身免疫性疾病

特发性高 γ 球蛋白血症、系统性红斑狼疮、干燥综合征、桥本甲状腺炎、慢性活动性肝炎及原发性胆道硬化等。

（5）其他肾脏疾病

如慢性肾盂肾炎、高尿酸血症、梗阻性肾病、肾移植排斥等。其中以肾盂肾炎最多见。II 型肾小管酸中毒的病因与 I 型肾小管酸中毒的病因类似，其原发病变也有散发性和遗传性的特点。继发性病变的病因主要有使用过量的四环素、庆大霉素、链霉素及铅、汞中毒等，还可以并发于慢性低钙血症、继发性甲状旁腺亢进症、肾淀粉样变性、干燥综合征、多发性骨髓瘤等。

Ⅳ型肾小管酸中毒主要是继发于以下疾病：Addison病、双肾上腺切除后、21或3β羟化酶缺乏、遗传性或散发性醛固酮缺乏症、慢性肾小管间质性疾病、肾移植术后、梗死性肾病、糖尿病肾病、镰形细胞性贫血等。

各型肾小管酸中毒的发病机制均不同，Ⅰ型肾小管酸中毒的病理生理的关键是远端肾小管由于小管腔内外 H^+ 梯度缺陷、H^+ 泵缺陷或远端肾小管的 Na^+-H^+ 交换受损等因素导致肾小管分泌 H^+ 功能障碍。在酸中毒时尿液不能酸化，$pH > 5.5$，净酸排量减少，正常人在整个肾小管都进行 HCO_3^- 的重吸收，其中85%是在近曲小管进行，所以近曲小管排 H^+ 的量和速率均较肾小管的其他部位为多和快。由于近曲小管上皮细胞刷状缘所存在碳酸酐酶，故排泄的 H^+ 与 HCO_3^- 结合成碳酸后可被迅速分解为水和二氧化碳，二氧化碳可迅速弥散回小管细胞内，因此近曲小管液与其管周液内的 pH 梯度较小，而在远端肾小管 HCO_3^- 再吸收量很少，所排泌的 H^+ 主要与管腔液中的 NaH_2PO_4 交换 Na^+，而形成 NaH_2PO_4，或与 NH_3 结合成 NH_4^+。NH_4^+ 和 $H_2PO_4^-$ 不能弥散回细胞内，因此使远端的小管液与其管周液间产生一个大的 H^+ 梯度。在尿 pH 为 5.5 时，这个梯度为 1：1000，而Ⅰ型肾小管酸中毒患者则不能形成或维持这个梯度。由于 H^+-Na^+ 交换缺乏，Ca^{2+} 被动用为盐基造成尿钙丢失过多，血钙浓度降低，刺激甲状旁腺分泌，而 PHT 又可抑制肾小管对磷的重吸收，使尿磷的排泄也增加，出现低钙、低磷血症，容易产生骨钙化的障碍，导致软骨病的发生；尿钙排泄的增多以及尿中枸橼酸浓度的降低，可导致钙盐在肾内的沉积而出现结石或肾的钙化。此外 H^+-Na^+ 交换的缺陷，使 K^+-Na^+ 交换增加，尿钾的排泄增强，结果可引起低钾血症。

Ⅱ型肾小管酸中毒的病理生理特点是近端肾小管受损，导致 HCO_3^- 从尿液中大量丢失而使尿液呈碱性，远端肾小管对氯化钠的重吸收代偿性增强，血中 HCO_3^- 水平下降，Cl^- 浓度增加而出现高氯性酸中毒。其 HCO_3^- 重吸收障碍的机制还未完全阐明，可能与以下因素有关：1）近曲小管管腔中碳酸酐酶活性低下，影响小管内碳酸形成与 H^+ 的交换，其证据是部分患者的红细胞内碳酸酐酶的活性低。2）H^+ 分泌泵障碍。3）近曲小管 H^+ 排泌的调节机制异常，因某些伴有低血钙、高尿磷与血 PTH 增高的本型患者，在降低血 PTH 水平，纠正低血钙后，尿中 HCO_3^- 排量亦降低，提示分泌 H^+ 控制的机构可能存在异常。此外，尿中碳酸氢盐的大量丢失可引起血容量的减少和继发性醛固酮增多而出现排钾过多，造成低钾血症；近曲小管的重吸收功能障碍，使尿液中葡萄糖、氨基酸、尿酸、枸橼酸盐、钙及磷酸盐的重吸收功能也明显减弱，从而尿液中出现葡萄糖和氨基酸。

Ⅳ型肾小管酸中毒的主要病理过程是醛固酮相对缺乏或对醛固酮失敏，肾小管不能排 K^+、Cl^-、H^+，结果导致尿钾及尿酸排泄减少而发病。该型肾小管酸中毒的特点是高氯性酸中毒及持续性高血钾。多数患者有慢性肾小管间质病变或糖尿病等，且常伴有肾功能异常。但其发病机制仍然不清楚，肾单位丧失与肾小管损害可能为本型泌 H^+ 障碍之部分原因，部分患者也存在血 PTH 分泌过多而导致的 HCO_3^- 尿。又因本型多伴有醛固酮分泌低，故肾小管因醛固酮相对缺乏或醛固酮失敏，不能潴钠排 K^+、Cl^-、H^+ 而引起高氯性酸中毒与高血钾。例如用盐皮质激素可纠正部分这种缺陷，提出为醛固酮缺乏性。醛固酮缺乏虽可能是由于肾上腺有原发病变而致合成障碍，但多数人认为是继发于低肾素血症。低肾素血症则是由于肾脏病变导致合成障碍，或球旁器直接受损所致。此外还可能存在某些肾外因素的影响：如高血钾、细胞外液浓缩、交感神经功能不全（如糖尿病晚期）或存在肾素转化为活性肾素的抑制因素等。少数病例无明显肾实质损害，肾小球滤过功能正常，血醛固酮不低，对外源性激素也无反应，即所谓的"抗激素型"的 RTA Ⅳ型。新近有人提出Ⅳ型发病是与远端肾小管氯再吸收过多有关（氯分流学说）。由于 Cl^- 再吸收量相对较 Na^+ 增多，故体内氯化钠增多，细胞外液扩张，血压升高与血肾素及醛固酮低下；同时远曲小管穿膜电位下降，因而泌 K^+ 障碍，引起高血钾与酸中毒。

（二）中医

肾小管性酸中毒属于中医学"消渴""呕吐""痿证""五迟五软"范畴。《灵枢·五变》篇云："五脏皆柔弱者，善病消瘅。"《济生方·消渴论治》说："消渴之疾，皆起于肾。"又说："因盛壮之时，不自保养，快情纵欲，饮酒无度……遂使肾水枯竭，心火燔炽，三焦猛热，五脏干燥，由是渴利生焉。"《诸病源候论》曰："五脏六腑皆有津液，若脏腑因虚实而生热者，热气在内则津液竭少，故渴也，夫渴数饮，其目必眩，背寒而呕者，因利虚故也。"《三因及一病证方论·呕吐序论》云："呕吐虽本于胃，然所因亦多端，故有寒热、食气、血气之不同，皆使人呕吐。"《儒门事亲·卷一》说："大抵痿之为病，皆因客热而成。"《医宗金鉴》有云："小儿五迟之证，多因父母气血虚弱，先天有亏，致儿生下筋骨软弱，行步艰难，齿不速长，坐不能稳，要皆肾气不足之故。"这些描述与肾小管酸中毒的病因、症状、体征亦较相似。

本病的形成，一则由先天禀赋不足，五脏柔弱，肾气亏虚，肝血失养，津液竭少所致；一则因不自保养，服用丹石，饮酒无度，房事太过，恣食炙煿之品，致燥热化生，壮火食气，燔灼营血，肾水竭少所致。故本病的病理性质总属本虚标实。肾小管性酸中毒大多为脾肾不足、肝血亏虚为主，少数为肾气不足，肾水竭少所致。

（三）中西医结合

肾小管酸中毒的病因有原发和继发两种，前者系先天的代谢缺陷，后者常常继发于慢性肾盂肾炎、肾盂积水、四环素过敏及重金属中毒等疾病。中医学则认为本病为脾肾不足、肝血亏虚所致。肾乃先天之本，胎儿在母体孕育中营养不足或母体受病，以致肾气不足，先天亏虚。肾与代谢密切相关，肾气足，则人体的代谢正常，水与电解质的出入循其常道；肾虚、膀胱气化不利，则开阖不利，酸碱代谢失衡。肾为五脏阴阳之本，肾虚则可以导致其他脏器的虚损。肝肾同源，母病及子，肝肾不足，精血亏虚，筋骨经脉不得先天精血之灌溉，故手足无力瘫软或见手足抽搐等症；脾为后天之本，其功能正常有赖于先天精血的充足，如脾脏受邪，脾失健运，水谷精微不能运化，导致低钾、低钙等电解质紊乱现象。

二、临床表现

（一）症状

1. 远端肾小管性酸中毒（Ⅰ型）

此型女性多见。多发病于 20 ～ 40 岁，但亦见于任何年龄。主要表现为高氯性代谢性酸中毒及电解质紊乱而引起的一系列表现。有人根据主要症状不同而分为低钾、尿崩、低钙、骨病等临床类型者。

（1）慢性高氯性代谢性酸中毒

由于肾小管不能酸化尿液，可滴定酸排出减少。尿 pH 通常＞ 5.5，即使是严重酸中毒或外源性酸负荷时也是如此。临床上在酸中毒早期代偿阶段可无症状，晚期则有典型表现如纳差、呕吐、深大呼吸及神智改变，患者尿中也持续丢失 $NaHCO_3$，少于滤液量的 5%，提高血 HCO_3^- 至正常水平时亦不增多排泄。由于持续丢钠而致细胞外液容量收缩，肾小管回吸收 NaCl，导致高血氯，阴离子间隙正常。

（2）电解质紊乱

由于远端肾小管氢泵与皮质集合管氢 – 钾泵功能减退而导致酸中毒与低血钾；低血钾又导致多尿、细胞外液缩减，而继发醛固酮增多进一步降低血钾而出现肌无力、周期性瘫痪、失钾性肾病等。且有以低钾麻痹危象而急诊的，值得临床警惕。

（3）骨病与低血钙、低血磷

酸中毒可抑制肾小管对钙的再吸收与抑制维生素 D 的活化，而可引起高尿钙与低血钙，后者可继发甲状旁腺功能亢进。因此患者可又有低磷及骨病，骨病常表现为软骨病或佝偻病，患者常有骨痛、骨折，小儿则可有骨畸形、侏儒。由于齿槽骨吸收，牙齿易松动脱落。应当指出的是成年患者因为骨关节痛而被长期误诊为类风湿关节炎者亦非少数。

（4）高尿钙、肾石与肾钙化

由于大量排钙，尿枸橼酸减少与尿液偏碱性，极易钙盐沉积而形成肾石和肾钙化，继发感染与梗阻肾病。

（5）肾功能

早期即有尿浓缩功能障碍，加以溶质利尿与失钾肾病，故有的患者可以多尿、烦渴、多饮为最早症状，而常被误诊为尿崩症。但近年也有报道两者可以同时存在。晚期肾功能亦受损而导致尿毒症的发生。

少数患者无全身酸中毒表现，而只显示肾小管不能产生酸性尿，称为不完全型。其特征是血 pH 及 HCO_3^- 浓度正常，尿 pH 增高，可滴定酸减少，但尿 NH_4^+ 排量增高。患者常以肾石、双肾硬化或低血钾就诊，需做 NH_4Cl 负荷试验来帮助诊断。但不完全型也可进展为完全型。

2. 近端肾小管性酸中毒（Ⅱ型）

此型常发病于幼儿期，少数患者随着年龄增长可自行缓解。较多见于男性，主要表现是：

（1）高氯代谢性酸中毒。由于近端肾小管重吸收 HCO_3^- 功能障碍而大量排出，常达滤液内含量的 15% 以上。由于远端肾小管酸化功能正常，尿 pH 仍可降至 5.5 以下，可滴定酸及铵排量每正常。

（2）一般患者低钾表现比较明显，而低钙与骨病较轻，肾石、肾钙化亦较少。儿童病例也可只以生长迟缓为仅有表现。

（3）可同时有其他近曲小管功能障碍如糖尿、氨基酸尿等。

（4）少数病例也可呈不完全型，即只有尿中表现，而无系统性酸中毒。也可发展为完全型。

3. 全远端肾小管性酸中毒（Ⅳ型）

患者表现为高氯性酸中毒及持续性高血钾。多数患者有慢性小管间质性肾病，伴有中等度的肾小球滤过率降低，但酸中毒及高血钾的严重程度与肾小球的滤过率下降的程度不相称。肾丢失盐可引起细胞外液量减少及低血压。患者常有分泌障碍，以致醛固酮分泌减少，导致低肾素低醛固酮血症，高血压可存在。肾酸化功能障碍与Ⅱ型 RTA 相似。在酸中毒、血浆 HCO_3^- 浓度明显降低时，尿可呈酸性，而尿 HCO_3^- 排量极少或无。在血浆 HCO_3^- 浓度正常时，尿 HCO_3^- 排量常增多，尿 NH_4^+ 明显降低，尿钾减少。

（二）体征

1. 呼吸异常

肾小管性酸中毒时呼吸加深，呼吸增强；低钾血症致呼吸肌麻痹时出现呼吸困难；心功能异常时出现心源性哮喘。

2. 腱反射异常

低钾血症时四肢肌张力减退，当血钾低于 2.5mmol/L 时，肌张力可消失；低钾血症时肩、颈及四肢肌张力异常，运动失调，肱二头肌、肱三头肌及膝腱、跟腱反射减退或亢进。

3. 抽搐

严重低钙血症时可突发低钙性抽搐。

4. 心律失常

心律失常常由血钾异常变化所致。当低钾血症时可出现心律失常，甚至心力衰竭。心电图可见 T 波降低或增宽，伴有 U 波或双峰，或 T 波倒置，ST 段下移，QT 间期延长，尤其在 Ⅱ 导及 $V_1 \sim V_3$ 导联。当高血钾时亦可出现心律失常，心动过缓，心音变弱，甚至心跳停止。

5. 血压异常

低钠血症及低钾血症常出现体位性低血压；高钾血症在早期可能血压升高，至晚期才降低。

6. 定向力障碍

定向力障碍为低钠血症的主要表现。

7. 麻痹性肠梗阻

此为低钾血症所致，肠鸣音减弱或消失，腹部可见肠型，腹痛拒按，X 线片可见腹部数量不一的液平面。

8. 发育异常

因低钙血症导致幼儿发育不良，可见佝偻病、骨质软化等体征。

三、诊断

（一）实验室检查

1. 尿液 pH 值测定

尿 pH 值反映尿中游离 H^+ 的含量。在一般饮食下，正常人晨尿 pH 值在 5.4～6.4 范围，增加酸负荷时，由于肾小管分泌 H^+ 增加，尿 pH 值随之降低，当血 pH 降至 7.35 以下时，尿 pH 值通常低于 5.5。若晨尿 pH 值偏碱或碱性，则提示酸化功能不良，应考虑远端肾小管酸中毒（Ⅰ型）；若晨尿 pH 在 5.5 以下，则可初步排除肾酸化功能障碍，提示近端肾小管性酸中毒（Ⅱ型），尤其在血 pH 偏酸或呈酸性时，若尿 pH 不能相应地变酸，则说明肾小管酸化功能障碍。

2. 尿可滴定酸度（TA）测定

即用 0.1mol/L 的 NaOH 溶液滴定 24 小时尿液，使尿液的 pH 稳定在 7.4 时所消耗用的碱量。在普通饮食下，正常人尿 TA 排量为 20～40mmol/24h。代谢性或呼吸性酸中毒时，TA 增高，而远端肾小管酸中毒（Ⅰ型）时 TA 降低，因为此时远端肾小管泌 H^+ 排酸能力差。

3. 尿氨 NH_4^+ 测定

远端肾小管分泌的 H^+ 大部分与 NH_3 结合成 NH_4^+ 后排泄，因此，测定 NH_4^+ 是反映净酸排泄最直接的方法。正常人每日 NH_4^+ 排泄量为 20.93～64.17mmol/L。慢性代谢性酸中毒者，尿 NH_4^+ 的排泄量显著增多，可达 300mmol/d 以上；而肾性高氯性酸中毒者，其尿 NH_4^+ 的排泄量不能相应增多，甚至减少。此检验有助于远端肾小管酸中毒与非肾性慢性高氯性酸中毒的鉴别。

4. 尿 HCO_3^- 测定

正常成人肾小管重吸收 HCO_3^- 的肾阈值为 24～26mmol/L，当血浆 HCO_3^- 在肾阈值以下时，滤过的 HCO_3^- 全部被肾小管重吸收，尿中无 HCO_3^- 排出。若尿中 HCO_3^- 排出增多，则提示近端肾小管重吸收障碍。

5. 酸负荷试验

在测定 pH 时若患者无酸血症，应做酸负荷试验。常用的有以下几种方法。1）单剂量氯化铵负荷试验：一次口服氯化铵 0.1g/kg 体重，服药后收集第 3～8 小时尿液，每小时 1 次，测定尿 pH 值。2）三天氯化铵负荷试验：每日口服氯化铵 0.1g/kg 体重，连服 3 天，收集第 3 天尿液，测定尿 pH 值。3）氯化钙负荷试验：适用于慢性肝病、肝功能不良者，剂量为

2mmol/L，服法与临床意义同氯化铵负荷试验。正常人服用氯化铵造成急性酸中毒后，尿 pH 持续低于 5.5，同时尿 NH_4^+ 排泄量增加。若在全身酸中毒状态下 pH > 5.5，则高度提示远端肾小管酸中毒的诊断。4）硫酸钠负荷试验：用 4% 硫酸钠溶液 500mL 在 45～60 分钟内静点，以后依次于 1 小时、2 小时、3 小时、4 小时分别测定尿 pH，SO_4^{2+} 不易被远端肾小管重吸收，腔内负电位提高，促使 H^+ 分泌。正常人静点硫酸钠后尿 pH 小于 5.5；而远端肾小管泌 H^+ 障碍者尿 pH > 5.5，甚至可达 6 以上。5）磷酸缓冲液试验：用 0.2mmol/L 的速度滴注，持续输入 30mmol，抽血，留尿测 pH。磷酸根为不易吸收的阴离子，并能刺激远端肾小管泌 H^+。正常人滴定后尿、血二氧化碳分压之差 > 3.3kPa（25mmHg）；肾小管泌 H^+ 障碍者 < 3.3kPa（25mmHg），甚至 < 1.33kPa（10mmHg）。

6. 碱负荷试验

碱负荷试验即碳酸氢钠重吸收排泄试验，可反映远端肾小管泌 H^+ 功能。正常成人肾小管重吸收 HCO_3^- 的肾阈值为 24～26mmol/L。具体方法：以 4mL/min 匀速快速静脉滴注 5% 碳酸氢钠溶液 500mL，每隔 30～60 分钟收集尿，同时抽血，测定血浆及尿的肌酐和 HCO_3^-，计算尿 HCO_3^- 排泄率。公式如下：

尿 HCO_3^- 排泄率 =（尿 HCO_3^- × 血肌酐）÷（血浆 HCO_3^- × 尿肌酐）× 100%

正常人尿中 HCO_3^- 为 0，故尿 HCO_3^- 排泄率为 0。而远端肾小管性酸中毒的尿 HCO_3^- 排泄率小于 5；近端肾小管性酸中毒的尿 HCO_3^- 排泄率大于 15%；混合型肾小管酸中毒的尿 HCO_3^- 排泄率在 5%～10%。

7. 二氧化碳结合力测定

本试验用于了解血中碳酸氢钠的含量，并以此作为判断酸中毒的有无及其程度的依据，也可作为判断肾脏调节酸碱平衡功能的一种方法。当肾脏受损时，肾小管排出 H^+ 和吸收 Na^+ 的功能发生障碍，血中碳酸氢钠的浓度降低，体内因酸性产物潴留而引起代谢性酸中毒，正常人二氧化碳结合力为 22～31mmol/L，当二氧化碳结合力降低至 18～20mmol/L 时，为轻度酸中毒；当二氧化碳结合力降低至 13.5～18mmol/L 时，为中度酸中毒；当二氧化碳结合力降至 13.5mmol/L 以下时，表示病情极为严重。

（二）诊断要点

肾小管性酸中毒是由于多种病因引起的一组临床综合征。根据肾小管受损部位的不同，临床表现也各异，故无统一的诊断标准，但在临床上如患者出现慢性高氯性酸中毒、低钾、低钠、低钙、低磷等电解质紊乱及骨关节病变等情况时，应考虑肾小管性酸中毒的可能。此外，对原因不明的周期性瘫痪、肾结石或钙化、佝偻病、骨或关节疼痛、慢性肾盂肾炎、尿崩症以及在患者有肝硬化、自身免疫性疾病时，均应警惕是否有肾小管性酸中毒的存在。

1. 高氯性代谢性酸中毒

所有的肾小管酸中毒均表现为高氯性代谢性酸中毒，其生化检查异常为：血 $CL^- >$ 105mmol/L，pH < 7.35，$HCO_3^- <$ 22mmol/L。血阴离子间隙正常。

2. 尿液 pH 值的改变

肾小管酸中毒尿液的 pH 值常 > 5.5；但近端肾小管酸中毒时尿液的 pH 值常 < 5.5，尿中可滴定酸或铵盐排出正常，尿量增多，尿液碳酸氢盐的排出明显增多；远端肾小管性酸中毒中可滴定酸和铵盐明显减少；尿液碳酸氢盐排出量增多不明显。

3. 男性患者，尤其是男性儿童患者的主要临床表现为高氯性代谢性酸中毒及明显的低钾表现时，特别是在伴有肾性尿糖、氨基酸尿等表现时，应考虑近端肾小管酸中毒的可能。

4. 临床上对高氯性酸中毒伴有骨痛、肌痛、肾钙化、多尿、烦渴、多饮、低钾血症、低钠血症、低钙血症及其相应的临床表现时，应注意远端肾小管酸中毒的可能。

5. 对酸血症不明显的患者可采用氯化铵负荷实验进行诊断鉴别。

6. 碳酸氢盐清除率的测定

对临床上怀疑有近端肾小管酸中毒的患者，对患有肝病或肝功能不良的患者，可进行碳酸氢盐清除率的测定，不仅对该型肾小管酸中毒有明确诊断的作用，而且还有一定的治疗作用。碳酸氢盐清除率的测定：按 $2 \sim 10mmol/kg \cdot d$ 口服碳酸氢钠或以 $4mL/min$ 的速度静脉点滴总量为 $500 \sim 700mmol/L$ 的碳酸氢钠，当血 HCO_3^- 水平达 $25mmol/L$ 时停用，同时测定血和尿的碳酸氢盐、肌酐，然后按下列公式进行计算：肾脏碳酸氢盐排泄率（%）= 尿 HCO_3^- 的每分钟排泄量 /（血浆 HCO_3^- ×GFR）。单位：尿 HCO_3^-（mmol/min），血 HCO_3^-（mmol/mL），GFR（mL/min）。判断标准：近端肾小管性酸中毒（Ⅱ型）> 15%，远端肾小管性酸中毒（Ⅰ型）< 5%。

7. 对临床上具有高氯性酸中毒及持续性高钾血症的患者应注意是否为Ⅳ型肾小管性酸中毒，此类患者常有低肾素和醛固酮血症。

（三）鉴别诊断

1. 慢性肾功能不全

慢性肾功能不全以肾功能逐渐衰退，氮质潴留性代谢性酸中毒，血磷升高为主症，其肾小管酸中毒虽然也可出现高氯血症，但血氯多正常，血钾一般较高，阴离子间隙明显升高，尿酸化功能正常，尿铵排量减低。这常于 GFR < 20mmol/min 时产生，虽然高氯性代谢性酸中毒、Ⅳ型肾小管性酸中毒也有血钾升高，但阴离子间隙正常，虽可伴有一定程度的肾小管功能不全，但血钾升高的程度常与反映肾小球功能不全的血 BUN、Cr 水平升高程度不相符，可助鉴别。

2. 肾小管钾分泌功能障碍

本病是原发性肾小管分泌钾功能减低，伴有继发性近端肾小管碳酸氢盐重吸收障碍所致的综合征。临床特征以持续性高血钾和代谢性酸中毒，肾小球滤过率和尿常规正常，血醛固酮含量正常为主，与Ⅳ型肾小管代谢性酸中毒伴有低肾素、低醛固酮血症不同，可资鉴别。

3. 糖尿病酮症酸中毒

糖尿病胰岛素依赖型当胰岛素治疗中断或剂量不足，非胰岛素依赖型遭受到各种应激时，糖尿病代谢紊乱加重，脂肪分解加速，酮体生成迅速增多、积累而发生代谢性酸中毒。其特征以血糖明显升高，尿糖、尿酮呈强阳性，血酮常在 5mmol/L 以上，血 pH 常降至 7.35 以下，血二氧化碳结合力小于 9mmol/L，血清 HCO_3^- 常降至 10mmol/L 以下，并伴有失水，失钠、钾、钙、氯、镁、磷酸盐、H^+ 等电解质。与肾小管酸中毒易于区别。

4. 乳酸酸中毒

由于休克、缺氧窒息、肝病、尿毒症、恶性肿瘤、白血病、败血症惊厥、贫血、饥饿、双胍类降糖药物、甲醇、乙醇、遗传性疾病等诱因使糖酵解增多，糖原异生减少，乳酸合成过多，或利用减少，积聚于体内而发生代谢性酸中毒。其特征为乳酸血浓度 > 5mmol/L，血 pH < 7.0，$HCO_3^- \leqslant 10mmol/L$，血丙酮酸相应升高，达 $0.2 \sim 1.5mmol/L$ 为主。与肾小管酸中毒不同，可鉴别。

5. 急性肾功能衰竭

急性肾功能衰竭临床以起病迅速、少尿、水和电解质紊乱、代谢性酸中毒和尿毒症为主要表现。根据其发病原因可有肾前性、肾后性、肾性不同。肾前性多由于失水、失血、失液、休克等使肾小球滤过率减少，滤过液通过肾小管的流速减慢，尿素及水的重吸收相对增加，而肾小管的浓缩功能尚好，氮质代谢产物潴留而发病；肾后性则由于各种原因引起的尿路梗阻，使上尿路内压力增高，尿液逆流导致肾组织和功能损害，如肾小管间质损害、代谢性酸中毒、低血钾、低血钠及高血压等；肾性则由于各种肾炎、急进性高血压、肾动脉梗阻、肾乳头坏死、中毒、感染等损害肾实质而发生急性肾功能衰竭。一般肾前性和肾后性急性肾功能衰竭若能及时祛除病因，则其恢复的机会较多，以肾性为主的急性肾功能衰竭则预后较差。其致病原因多较明确，其发病机理和临床表现与肾小管性酸中毒多有不同，可资鉴别。

肾小管性酸中毒是一种病因复杂的临床症候群，临床上除了与相关疾病进行鉴别外，各型肾小管酸中毒之间也要进行仔细的鉴别。

1. 临床上常见的肾小管性酸中毒以 I 型与 II 型为多见，两者在临床上主要不同点有：I 型肾小管酸中毒的尿液酸化功能明显障碍，故尿液 pH 值通常 > 6.0，而 II 型肾小管酸中毒的远端小管的酸化功能尚存，尿 pH 值常小于 5.5。II 型肾小管酸中毒通常可以同时伴有尿糖、氨基酸尿、微量蛋白尿，而 I 型肾小管酸中毒则无此现象。II 型肾小管酸中毒绝大多数在男性婴儿及儿童中发病，而 I 型肾小管酸中毒则多发于 $20 \sim 40$ 岁女性。

2. IV 型肾小管酸中毒的特点是高钾血症，容易与其他各型肾小管酸中毒进行鉴别。

3. 周期性瘫痪的患者可有显性遗传的家族背景，可以出现对称性肌无力或软瘫并可伴有低钾或高钾血症，但没有慢性高氯性代谢性酸中毒，无低钙、低磷的表现，有周期性发作的特点，常在发作后数小时或数天内自行恢复，这些与肾小管酸中毒引起的低钾性周期性麻痹及软瘫是不同的。

4. 失钾性肾病主要是因为持久的低钾血症引起的慢性间质性肾炎，除有明显的低钾血症的表现外，由于肾小管浓缩功能的减退，可以引起多尿、夜尿、烦渴等表现，但此病一般不会有明显的代谢性酸中毒，除非病情进展到慢性肾功能不全，但一般不会有高氯性代谢性酸中毒。

（四）诊断思路与误诊防范

1. 肾小管酸中毒易与临床上其他疾病引起的代谢性酸中毒（如慢性肾功能衰竭引起的代谢性酸中毒等）相混淆，如不进行仔细区别，可以导致误诊及延误诊断。但肾小管酸中毒的特点是高血氯性代谢性酸中毒，与慢性肾功能衰竭所致的代谢性酸中毒不同的是前者的阴离子间隙正常，而后者的阴离子间隙明显升高。此外，在非肾小管性的代谢性酸中毒中一般低钾血症较少见，亦无血、尿的酸碱分离现象。

2. 肾小管酸中毒患者的血钾降低往往可以引起肌无力、低钾性麻痹，临床上容易误诊为周期性瘫痪及失钾性肾病。周期性瘫痪是一种有显著性遗传背景的疾病，有周期性发作的特点，血钾可以升高、降低或正常，无低钙、低磷的表现。失钾性肾病除有明显的低钾血症的表现外，由于肾小管浓缩功能减退，可以引起多尿、夜尿、烦渴等表现，但此病一般不会有明显的代谢性酸中毒。

3. 肾小管酸中毒患者尿钙排泄的持续增加，容易引起肾脏钙的沉积，在临床上容易误诊为肾结石、泌尿系感染等。但单纯的肾结石、泌尿系统感染不会出现明显的高氯性代谢性酸中毒及血中电解质的紊乱，因此临床上一般难不进行鉴别。

4. 肾小管酸中毒可以出现低血钙、低血磷及骨病，容易被误诊为软骨病、佝偻病及甲状旁腺功能亢进症。但只要注意患者血和尿液的 pH 值变化、血液中电解质的变化鉴别诊断一般比较容易。

肾小管酸中毒的病因较复杂，多数情况下是继发性的，如果临床医生仅仅满足于肾小管酸中毒的诊断，则容易造成误诊。但如果能熟练掌握肾小管酸中毒的常见病因、认真寻找有关疾病的线索、仔细辨病，则可减少误诊的发生。

四、治疗

（一）辨证论治

本病的治疗，当注意攻、补的适宜，"补虚当顾其实""治实勿忘其虚"。早期重在调理脾胃，以湿浊为主，和胃止呕，健脾化湿；若邪毒与燥粪相结，则又当急下之，祛邪安正为要；若脾肾阳衰，肝血不足，则又当重在调理脾肾，养血柔肝。禀赋不足者，则始终以补肾为主。尽管本病以口渴、多尿为主证之一，但始终为邪毒稽留所致，故一般不主张用收涩之品，以免闭门留寇。

1. 禀赋不足

临床表现：小儿发育迟缓，身材短小，智力和动作迟钝，囟门迟闭，骨骼痿软；成人腰膝酸软，骨痛骨痿，不能持重，耳聋齿摇，精神萎靡，舌质淡白，脉沉细。

辨证分析：先天禀赋不足，肝肾精血亏虚，不能营注筋骨，筋骨不健，故小儿发育迟缓，身材短小，成人腰膝酸软，骨痛骨痿，不能持重，耳聋齿摇；肾虚不能生髓养骨，脑为髓海，故见囟门迟闭，骨骼痿软；精血不足，不能上荣头目，充盈脑髓，故智力和动作迟钝，精神萎靡；舌质淡白，脉沉细为精血不足之征。

治法：培补脾肾。

方药：扶元散（《医宗金鉴》）加减。人参 6g，白术 6g，茯苓 15g，熟地黄 15g，黄芪 15g，山药 15g，甘草 6g，当归 10g，白芍 12g，川芎 10g，鹿茸 0.5g。

加减：若舌质红者去鹿茸；恶心欲呕者加竹茹、半夏；腹胀者加陈皮、砂仁；手足抽搐者加钩藤、龙骨；口干多饮者加生地黄、麦冬。

方解：人参、白术、茯苓、甘草、黄芪以益气健脾，当归、白芍、川芎、甘草、山药以养血补血，鹿茸入肝、肾，以补益肝肾精血、强筋健骨。

2. 脾虚湿困

临床表现：脘闷恶心，泛泛欲呕，纳谷欠佳，上腹作胀，眼睑部轻度浮肿，面色少华，便溏，舌质淡，苔白腻，脉细。

辨证分析：脾虚失于健运，运化无力，故脘闷恶心，泛泛欲呕，纳谷欠佳，上腹作胀，便溏；气不化水，以至水湿内停，故眼睑部轻度浮肿；脾虚则气血无生化之源，故面色少华；舌质淡，苔白腻，脉细是脾虚湿困之征。

治法：健脾化湿，降逆和中。

方药：香砂六君子汤（《医方集解》）加减。人参 10g，白术 10g，茯苓 15g，陈皮 10g，半夏 10g，木香 10g，砂仁 10g，生姜 3 片。

加减：若呕吐者加旋覆花、代赭石；不思饮食者加白豆蔻、麦芽；舌苔黄腻者加苍术、黄柏、薏苡仁。

方解：人参、白术为君以益气健脾，茯苓、半夏为臣以健脾除湿，木香、砂仁、陈皮、生姜以行气调中燥湿，为佐使药，奏补而不滞之效。

3. 肾虚湿热

临床表现：精神倦怠，腰膝酸软，尿频涩痛，口干尿黄，舌质偏红，苔黄腻，脉细数。

辨证分析：肾气亏虚，运化水湿功能失调，水湿停滞，日久从阳化热，损伤阴液，灼伤尿道，故尿频涩痛，口干尿黄；肾精亏虚，故精神倦怠；腰为肾之府，肾虚则腰膝酸软；舌质偏红，苔黄腻，脉细数为内有湿热之征。

治法：滋肾清热利湿。

方药：猪苓汤（《伤寒论》）加味。猪苓 15g，茯苓 15g，泽泻 10g，阿胶 10g，滑石 15g，知母 10g，黄柏 10g，生地黄 15g，山茱萸 10g。

加减：若口干多饮，舌质红，阴虚较甚者加女贞子、旱莲草；若湿热较甚者加瞿麦、萹蓄、车前草、蒲公英。

方解：二苓、泽泻渗利小便，滑石清热通淋，阿胶、生地黄滋阴润燥，知母、黄柏清热燥湿，诸药并用，渗利与清热养阴并进，利水不伤阴，滋阴而不敛邪。

4. 肝风内动

临床表现：头晕乏力，口干欲饮，四肢麻木，肢体瘫痪，或见手足微微颤抖，面色萎黄，形体消瘦，舌质淡红，苔薄，脉细弦。

辨证分析：肝血亏虚，肝失所养，肝风内动，故四肢麻木，或见手足微微颤抖；肝风上扰清窍，故头晕；血虚失于濡养，故面色萎黄，形体消瘦，乏力；舌质淡红，苔薄，脉细弦，为肝血亏虚，肝风内动之征。

治法：养血柔肝，息风定惊。

方药：三甲复脉汤（《温病条辨》）加减。生地黄 15g，白芍 15g，麦冬 15g，阿胶 10g，火麻仁 10g，龟甲 30g，鳖甲 30g，龙骨 30g，牡蛎 30g，当归 10g，川芎 10g。

加减：若心悸者加人参、五味子；若抽搐者加钩藤、僵蚕；若便秘者加草决明、大黄。

方解：龟甲、鳖甲滋阴潜阳为君，地黄、麦冬、白芍养阴柔肝，当归、阿胶养血补血，均为臣药，龙骨、牡蛎平肝潜阳、麻仁养阴润燥均为佐使药，合用以养血柔肝，息风定惊。

5. 脾肾阳衰

临床表现：头晕乏力，腰膝酸软，畏寒肢冷，面色㿠白，或无华，食欲不振，体倦神疲，大便稀薄，小便清长，下肢浮肿，舌淡，苔薄白，脉沉细。

辨证分析：脾阳不振，运化无力，故食欲不振，体倦神疲，大便稀薄；脾虚气血生化无源，失于濡养，故面色㿠白，或无华；肾阳亏虚，失于温煦，故腰膝酸软，畏寒肢冷，小便清长；脾肾阳虚，水液运化无权，水湿内停，犯溢肌肤，故下肢浮肿；舌淡，苔薄白，脉沉细为脾肾阳虚之征。

治法：金匮肾气丸（《金匮要略》）加减。附子 10g，熟地黄 15g，山药 15g，茯苓 15g，牡丹皮 10g，泽泻 10g，山茱萸 10g，杜仲 20g，黄芪 30g，党参 10g，白术 10g。

加减：若形寒肢冷、四肢不温者加肉桂；若气血亏虚者加当归、枸杞子；若腰膝酸软者加仙灵脾、巴戟天、杜仲。

方解：地黄、山药、吴茱萸滋补肾阴，附子温补肾阳，黄芪、党参、白术益气健脾，共补脾肾之阳；茯苓、泽泻利水渗湿，牡丹皮清泻肝火，意在补中有泻，使补而不滞。

（二）辨病治疗

辨病治疗这里主要列举中成药治疗。

（1）脾肾双补丸

蜜丸，每丸 9g，每日服用 3 次。本方健脾补肾，用于脾肾两亏、气血阴阳两虚者。

（2）金贞麦味地黄

蜜丸，每丸 6g，每次 1 丸，每日口服 2 次。本方滋肾生津，用于肺肾阴虚者。

（3）滋阴补肾丸

水丸，每 13 丸重 1g，每包重 5g。口服，每次 1g，每日 2 次。本方滋补肾阳，于阴中求阳，用于肾阴阳两虚者。

（4）金匮肾气丸

蜜丸，每丸 9g，口服，成人每次 1 丸，每日 2 次。本方温补肾阳，用于肾阳不足者。

（5）归芍地黄丸

蜜丸，每丸 9g，口服，成人每次 1 丸，每日 3 次。本方滋肾养血，用于肝肾阴亏、血虚者。

（6）白蔻调中丸

蜜丸，每丸 9g，口服，成人每次 1 丸，每日 3 次。本方健脾和胃，芳香化浊，用于脾胃虚弱，痞满呕吐者。

（三）西医治疗

1. 远端肾小管酸中毒的治疗

治疗原则是早期发现，早期治疗，治疗原发病，减少并发症，改善预后。

（1）纠正代谢性酸中毒，是治疗的关键环节。碳酸氢钠 $1.0 \sim 1.5$ mmol/kg/d，或枸橼酸钠合剂（枸橼酸 140g，枸橼酸钠 98g，两者溶于 1L 蒸馏水中，每日 3 次，每次 50mL），不但可以纠正酸中毒，而且随着酸中毒的纠正，体内钠消耗减轻，尿中钙和钾等丢失量也减轻。枸橼酸在体内经代谢氧化为二氧化碳而排出，不会加重酸中毒；由于它可使肠道酸度降低而有利于肠道对钙的吸收，尿中枸橼酸钙盐可溶性大，故可减少发生肾石和肾钙化的危险。

（2）低钾血症，根据情况可以口服或静脉点滴枸橼酸钾，也可用枸橼酸合剂（每1000mL 蒸馏水中加入枸橼酸钾及枸橼酸钠各 100g），但不宜应用氯化钾，以免加重高氯血症。

（3）肾性骨病的治疗，可应用钙剂及维生素 D 制剂。但要小心，以免发生高钙与维生素D 中毒，还可给予苯丙酸诺龙治疗骨质疏松，促进骨质生长。

（4）根据临床诊断进行原发病的治疗。

2. 近端肾小管酸中毒的治疗

治疗原则是及时祛除病因，纠正酸中毒。

（1）症状较轻者，可暂时不补充碳酸氢钠，因有导致低血钾的可能。

（2）症状较重时，应补充碳酸氢钠或枸橼酸钠，且所需的剂量大，每日的补充量为$5 \sim 10$mmol/kg（$8 \sim 12$g）。同时因补充碱而导致失钾，需同时给予大剂量钾盐。

（3）补碱的同时合用双氢克尿噻，限制钠盐的摄入，可减少细胞外液量，促进部分碳酸氢盐重吸收，对改善酸中毒和减少尿量有一定疗效。

3. Ⅳ型肾小管酸中毒的治疗

治疗原则是祛除病因，积极治疗原发病及对症治疗。

（1）纠正代谢性酸中毒，因应用碳酸氢钠 $1.5 \sim 2.0$mmol/kg·d，也可有助于纠正高血钾。

（2）限制钾的摄入，口服离子交换树脂或应用髓袢利尿剂，以利尿钾的排出。高血钾危及生命时可给予透析治疗。

（3）呋塞米或噻嗪类利尿剂，有刺激肾小管分泌 H^+，排 Cl^-、Na^+、K^+ 及排水的作用，增加氨生成可改善酸化，同时由于利尿使血容量减少，可继发醛固酮增多，故有一定治疗效果。

（4）对于低肾素低醛固酮血症者，应考虑应用盐皮质激素治疗，可用 9-α-氟氢可的松，每日口服 0.1mg。肾小管对醛固酮反应低的患者，常需较大剂量，可使肾小管产氨、排铵增加，分泌 H^+ 增加，净酸排量增加，尿钾增多，故可纠正酸中毒及高钾血症。但伴有高血压、心功能不全等的患者慎用。

（5）针对原发病进行治疗。

（四）中西医结合治疗

1. 结合要点

中西医结合治疗肾小管酸中毒是我国独创，也是近年来开展研究的课题之一。西医强调早期治疗，对症治疗，疗效显著，是其长处，但疗效难以持久，需长期用药；中药重在整体治疗，作用缓慢而持久，且副作用小。若将二者有机结合起来，充分发挥各自的优势，则可以进一步提高疗效。

在辨证治疗本病时，配合应用碱性药物纠正酸中毒，并予补钾、补钙等对症治疗。本病病机以肝脾肾虚证为主，兼见胃热湿浊阻滞中焦。故中药补虚为治疗本病的主要方向。通过补养肾阴肾阳，强筋骨，益气生髓，冀以改善肾功能，促进肾小管排泄与重吸收功能恢复正常。用中西医标本同治法，疗效显著，优于单用一种治疗方法。

2. 方案选介

苏国全应用白虎加苍术汤加减，配合利尿剂治疗肾小管酸中毒取得较好效果。处方：石膏 30g，知母 10g，薏苡仁 30g，苍术 10g，附子 10g，肉桂 5g，甘草 5g。其认为该病以虚为主，兼夹水湿或湿热之邪，故治疗当以补肾培元，清热利湿为主。

王桂珍等采用中西医结合治疗肾小管酸中毒，以中医辨证论治为主，配合补碱药物纠正酸中毒及纠正电解质紊乱，取得较好效果。其将该病分为四个临床类型：脾虚湿滞型、肾虚湿阻型、肝血不足型、脾肾阳虚型，分别给予黄连温胆汤，知柏地黄丸，四物汤加枸杞子、山药，金匮肾气丸治疗。

（五）专家诊疗经验

彭汉基等认为，肾小管酸中毒主证以烦渴、多饮、口干、尿频而量多等多见，根据中医辨证属于消渴的范畴。尿频数而量多，乃肾精亏虚，封藏失职，肾阴亏虚而导致肺燥，肺燥津伤则口渴多饮。故阴虚为本，燥热为标，两者又可互为因果。治疗当以滋阴补肾，清热润肺，生津止渴为主。药用山茱萸 6g，山药 20g，泽泻 6g，覆盆子 9g，生地黄 30g，麦冬 15g，天冬 12g，五味子 9g，太子参 12g，黄芩 9g，黄连 3g，生黄芪 15g，石斛 15g。

庞春景等认为，本病以双下肢痿软无力为主证，属于中医学痿证、虚劳的范畴。其病机特点为肝肾精血亏虚。治疗当滋补肝肾，养血填精。"精不足者，补之以味"。故用鳖甲、龟甲、鹿角胶等血肉有情之品以补精生髓，坚强筋骨；肉苁蓉、菟丝子温阳化气；西洋参代茶饮，以益气养阴生血而取缓功。

严凤山认为，该病初期以肾虚为本，湿浊下注膀胱为标。治疗应标本兼顾，拟用健脾补肾，利湿化浊，给予萆薢分清饮加山药、山茱萸等。待标证已除，本虚未复之时，改为滋肝益肾，补气健脾，活血化瘀法，从而达到恢复肾功能的作用。

姜健龙等认为，肾小管酸中毒有先天性肾小管功能缺陷和继发性肾小管功能缺陷两种，后者可继发于肾盂肾炎、自身免疫性疾病（如慢性活动性肝炎、系统性红斑狼疮）、高丙种球蛋白血症等，也可发生于多种化学物质的中毒，包含有毒性化学物质的中药，对后者尤其应该引起注意。我们见到一例服用含砷的中药偏方引起者，以四肢麻木，低血钾，尿比重1.010、pH6.5为主症的 I 型肾小管酸中毒，治疗给予复方枸橼酸合剂口服，辅以中药补肝益肾调治，患者症状完全缓解。他指出，肾小管性酸中毒临床虽不多见，但并非罕见，只是因其临床表现复杂而易被漏诊或误诊，对长期低血钾原因不明、肌肉麻痹、碱性尿的患者应加以注意。

张盛光认为，肾小管性酸中毒患者以尿频、尿急、尿痛起病，伴有恶心、呕吐、腹泻、上腹部饱胀、纳呆、喜热饮、饮水不多、形寒肢冷、腰背酸胀、全身无力、舌淡红、苔薄滑数者，辨证为淋证，属下焦湿热，因其久病伤阴耗液，治疗宜养阴清热，利湿化浊，选猪苓汤加减治疗。服用月余，症状减轻，小便正常，但仍恶心、呕吐，考虑胃气虚弱，浊气上逆，后改用旋覆代赭汤加味，健脾和胃、降逆止呕，调理善后，血生化正常，病情缓解。

苏国全等认为，本病辨证以虚证为主，亦有兼夹水湿或湿热之证者。治疗上以补肾培元为主，有兼证者，宜随证加入适当药物。如兼有湿热阻滞者，加用清热除湿之品，即获良效。

（六）研究现状

吴兆龙、郭卫军等报道了上海医科大学中山医院 1981 ～ 1994 年住院的 30 例肾小管酸中毒患者的病因、诊断、治疗和转归。原发性 RTA I 型占 35%，继发性 RTA I 型占 65%。继发性 RTA IV 型都为间质性肾炎。1 例 RTA II 型为原发性肾小管功能不全。RTA I 型的尿滴定酸、尿胺和尿净酸排泄率都显著降低，尿胺相对较高组患者的内生肌酐清除率较低，尿渗透压也较低。随访 1 ～ 14 年发现继发性 RTA 预后很差。

赵立全、翟德佩等分析 37 例肾小管酸中毒（RTA）患者有关并发肾结石的资料。其中21 例完全性远端 RTA 并发肾结石 6 例，12 例不完全性远端 RTA 并发肾结石 3 例，4 例完全性近端 RTA 未并发肾结石。提示远端 RTA 是肾结石常见原因之一。通过测定尿 pH 值，表明晨空腹第二次尿 pH ＞ 6.0 可作为筛选完全性和不完全性远端 RTA 的方法。8 例远端 RTA 并发肾结石患者服用枸橼酸钾后尿钙明显减少（$P < 0.0005$），揭示枸橼酸钾可预防肾钙性结石形成。

五、调护与预防

（一）一般护理

肾小管酸中毒严重者应卧床休息。以高热量、高蛋白、多种维生素的清淡饮食为宜。

（二）生活调摄

病房应保持适宜的湿度、温度，定时通风换气。同时应注意患者保暖，避免受凉感冒，加强口腔护理，准确记录出入量，做好各项检查。

（三）康复

1. 药物治疗

肾小管酸中毒为本虚标实之症。邪去后正气仍虚，且以肺肾不足，肝血亏虚为主，后期宜辨证选用补脾益肾、滋养肝血的方药，如六味地黄丸、香砂六君子汤、三甲复脉汤等，以巩固疗效。

2. 食疗康复

（1）猪肝粥：猪肝500g，大米100g，葱姜五味调味，猪肝洗净加水适量，煮七成熟，捞出切成条，再以大米100g，猪肝丝100g，煮成粥经常食用。

（2）黑芝麻粥：黑芝麻25g，大米随食量而定。黑芝麻捣碎，大米淘净，加水适量，煮成粥，经常食用。

（四）预防

1. 加强身体锻炼

根据身体状况及爱好，适当锻炼，调养身体，提高机体抗邪能力。

2. 药物预防

对素体肾精不足，肝血亏虚的人，可选择六味地黄丸、养肝汤以补肾填精养血柔肝，预防发病和复发。

3. 饮食及药物

严禁服用对肾功能有损害的药物及食物。

六、问题与对策

中医药治疗肾小管酸中毒尚属于探索阶段，大样本临床报道尚少，有报道认为肾小管酸中毒表现以肝脾肾亏虚为主，兼见胃热湿滞中焦或湿热内蕴，故用黄芪、太子参、白术、茯苓、薏苡仁、干姜、桂枝等以温脾通阳，益气化湿，培补脾土，益气健中以安五脏。用地黄、白芍、山药、川芎、当归等滋养肝血，使肝血能充足，灌溉四肢及经络。投以附子、牛膝、女贞子、怀山药、狗脊、川断、桑椹子、菟丝子、覆盆子、巴戟天、仙灵脾等补养肾阴、肾阳，强筋骨，密腠理，益气生髓，实为固本之法。同时应兼以清热利湿。还有养阴清热，利湿化浊为法，选用猪苓汤加减治疗，而后以旋覆代赭汤加减和归芍六君煎调理善后。另有辨为消渴，肾虚精亏，内燥伤津，而以滋阴补肾，清热润燥，生津止渴之法调治而取效的报道。

参考文献

1 张大宁.实用中医肾病学［M］.北京：中国医药科技出版社，1990：5.

2 戴京璋.实用中医肾病学［M］.北京：人民卫生出版社，2002：10.

3 程庆砾，赵明辉，唐政.肾脏内科疾病误诊误治与防范［M］.北京：科学技术文献出版社，2003：9.

4 王海燕.肾脏病学 [M].第3版.北京：人民卫生出版社，2008：1.

5 王自敏，吕宏生，刘玉宁.中西医临床肾病学 [M].北京：中国中医药出版社，1997：9.

6 杜红卫，吴寿延，赵硕.远端肾小管酸中毒41例诊治分析 [J].临床肾脏病杂志，2002，2（2）：69-70.

7 彭好，肖侠明.远端肾小管酸中毒15例误诊分析 [J].四川医学，2001，22（11）：1081-1082.

8 贾汝汉，刘冬舟.远端肾小管酸中毒的发病机制与临床 [J].中国中西医结合肾病杂志，2002，3（1）：1-4.

9 顾勇.肾小管酸中毒 [J].中国实用内科杂志，2000，20（8）：499-500.

10 郑法雷.肾小管酸中毒的诊断与治疗 [J].医师进修杂志，2003，26（5）：1-3.

11 梅亚菲.肾小管酸中毒10例分析 [J].中国基层医药，2000，7（3）：179.

（李莉芳　曹田梅）

第四节　急性肾功能衰竭

急性肾功能衰竭简称急性肾衰（acute renal failure，ARF）是指因各种原因使肾小球滤过率（glomerular filtration rate，GRF）在数小时至数周内急剧下降达正常值的50%以下，导致出现血尿素氮及血肌酐迅速升高，水、电解质、酸碱平衡失调和急性尿毒症为主的综合征。若急性肾衰发生在原有的慢性肾脏疾患肾功能不全基础上，肌酐清除率较原水平又下降15%。

急性肾衰可见于临床各科疾病，尤常见于内科、外科和妇产科。根据美国及欧洲的统计，急性肾衰的发病率为0.03/万，可发生于任何年龄，11～60岁者占90.03%，男性多于女性，男女之比约为2.27：1。急性肾衰与慢性肾衰不同，如能做到早期诊断、积极抢救和治疗，肾功能多可恢复。部分患者病情严重，迁延不愈，肾功能不能恢复正常，可遗留慢性肾功能不全，需依赖长期透析以维持生命。若病情危重或并发多器官功能衰竭者可导致死亡。

中医文献中虽无急性肾衰这一名称，但有类似病症的一些描述。根据急性肾衰的主要临床表现，以少尿或无尿为特征，当归属于中医"关格""癃闭""水肿"等范畴。

一、病因病理

（一）中医

急性肾功能衰竭属于中医学"癃闭""关格"等范畴。正如《证治汇补》所述"既关且格，必小便不通，旦夕之间陡增呕恶，此因浊邪壅塞三焦，正气不得升降，所以关应下而小便闭，格应上而生呕吐，阴阳闭绝，一日即死，最为危候"。《素问·宣明五气》篇提到："膀胱不利为癃。"《景岳全书》曰："……或以败精，或以槁血，阻塞水道而不通也。"这些描述与急性肾功能衰竭的症状、体征、预后颇为相似。

本病的形成，多由外感六淫邪毒、内伤饮食七情，以及失血、失液、中毒、虫咬等意外伤害之类不内外因，形成火热、湿毒、瘀浊之邪，壅塞三焦，决渎失司，而成癃闭。如热毒上壅于肺，肺失清肃，水道不利；湿热中遏于脾，正气不得升降，运化失常，水不能下渗膀胱，而致无尿；浊邪下阻于肾，开阖失司，而致癃闭；失血失液，阴津耗竭，水无化源亦致癃闭。本病起病急，来势凶猛，变化迅速，故其病理性质总属标实本虚。一般初期多为火热湿毒瘀浊之邪壅塞三焦，影响其通调水道的功能，以实热为主；病至后期，以脏腑虚损、气血亏虚为主。

（二）西医

1. 病因

急性肾衰的病因很多，临床上一般将其分为肾前性、肾性、肾后性三大类。

（1）肾前性急性肾衰

由于各种肾前性因素引起血管内有效循环血容量减少，肾脏血灌注量减少，肾小球滤过率降低，并使肾小管内压低于正常，流经肾小管的原尿减少、速度减慢，因而对尿素氮、水、钠的重吸收相对增加，导致血尿素氮升高、尿量减少、尿比重增高的现象，称为肾前性氮质血症。因肾小管对钠的重吸收相对增高，使尿钠排出减少，钠排泄分数明显降低（常<1%）、肾衰指数降低（<1mmol/L）。又因尿少、尿素氮重吸收相对增加，从而出现了血尿素氮浓度和血肌酐浓度不呈比例的增高现象，血尿素氮可高达37.5mmol/L（100mg/dL）以上，而血肌酐仅稍高于正常，尿肌酐与血肌酐比值明显升高。在消除启动因素后，肾功能可以立即恢复。如果不能及时消除启动因素，可引起肾实质损害而发展为肾性急性肾衰。肾前性肾衰可见于下述情况。

①低血容量状态 由细胞外脱水所引起，可伴或不伴低血压，见于出血、创伤、胃肠道失水或大量利尿等情况。

②有效血浆容量减少 见于肝肾综合征、败血症、休克、麻醉等。

③心排血量减少 见于心源性休克、心肌梗死、心力衰竭、心律失常、心包填塞及急性肺栓塞等。

④肾血管阻塞 由于肾静脉或动脉的血栓栓塞及动脉粥样硬化斑块所致。

⑤肾血管动力学的自身调节紊乱 由于前列腺素抑制剂、血管紧张素转换酶抑制剂、环孢素A的作用所致。

（2）肾性急性肾衰

由于肾实质损害病变所引起，主要见于下列肾脏疾病。

①肾小球病变 可见于原发性与继发性急进性肾小球肾炎、急性重症链球菌感染后肾小球肾炎。

②肾小管病变 为急性肾衰的主要原因，肾缺血、肾中毒、异型输血后的色素肾病、轻

链肾病及高血钙等均可引起肾小管损伤，导致急性肾衰。

③肾间质病变　见于严重感染、败血症或过敏所致的急性间质性肾炎。

④肾血管病变　见于各种类型的血管炎、小血管炎、肾动脉栓塞和肾静脉血栓形成等。

⑤慢性肾衰病程中的急性肾衰　可能因原有肾病的快速进展，也可以在原有肾病的基础上又并发了肾小管损害而发生。

（3）肾后性急性肾衰

由于各种原因引起的急性尿路梗阻，肾以下尿路梗阻使梗阻上方的压力增加，甚至发生肾盂积水，肾实质受压致使肾功能急剧下降。可见于结石、肿瘤、血块或坏死的肾组织或前列腺肥大所致的尿路梗阻；或见于因肿瘤的蔓延、转移或腹膜后纤维化所致的粘连、压迫引起的输尿管外梗阻。

2. 病理

（1）发病机制

急性肾小管坏死（acute tubular necrosis，ATN）是经典的急性肾衰，急性缺血及急性肾毒性损害所致的急性肾小管坏死约占整个急性肾衰综合征中的90%。因此在这里我们主要讨论急性肾小管坏死的发病机制。虽然现已公认急性肾缺血和急性肾中毒是ATN的主要发病因素，但关于ATN的发病机制却有多种学说，现分述于下。

①急性肾小管损害学说　ATN的病理改变以肾小管损害及肾间质水肿为特点，在光镜下肾小球及肾血管相对正常。因此，早年的学者都认为肾小管损害是ANT的原始病变，并以此来解释临床现象，认为少尿的机制是：1）正常的肾小球滤液经受损的肾小管上皮细胞反漏至间质，即所谓的反漏学说；2）肾小管损害，管腔内的脱落细胞及碎片、蛋白质和色素铸成管型，使管腔阻塞，即肾小管阻塞学说；3）间质水肿有足够压力使肾小管塌陷。这些病理改变是客观存在的，但不是ATN发病的始动因素，在ATN维持期可起一定的作用。

②肾血流动力学变化学说　肾缺血和肾毒性的作用致使血管活性物质释放，引起了肾血流动力学变化，致使肾脏血流灌注量减少、肾小球滤过率下降而导致急性肾衰。持续的血管收缩，使入球小动脉阻力增高，肾小球有效滤过压、滤过分数和滤过系数（kf）下降，引起少尿或无尿。微穿刺法证实急性肾衰发生的第1小时，单个肾小球的血流量减少50%。肾皮质外1/3的肾小球的入球小动脉对血管收缩物质敏感，故皮质缺血严重，而近髓质的肾小球出球小动脉粗，阻力小，故流入肾髓质的血流多，出现了肾内血流短路现象。如将致使肾缺血的钳夹放开，使血液再灌入肾皮质，肾小球滤过率仍不见升高，由此可见，单纯的肾脏血流灌注量减少不能全部解释肾小球滤过率下降的现象。近年报道有多种血管活性物质引起了血流动力学变化，参与了发病。参与发病的血管活性物质主要有以下几种：1）肾素 – 血管紧张素系统（renin–angiotensin system，RAS）：在急性肾小管坏死的初期，RAS系统的活性显著增高。急性肾小管坏死时，受损的肾小管上皮细胞对钠的重吸收功能减退，流至致密斑的肾小管内液的钠浓度升高，从而刺激了球旁装置，使分泌激活RAS系统，引起入球小动脉痉挛。肾皮质外层肾素含量最高，故肾皮质缺血最为严重。2）前列腺素：肾皮质能合成前列腺

素（prostacyclin，PGI_2）和血栓素（thromboxane A_2，TXA_2）。PGI_2 与 TXA_2 是一对作用相反的前列腺素。PGI_2 有扩血管作用，使肾脏血流量及肾小球滤过率增加；能抑制 Na^+-K^+-ATP 酶，有利钠作用；有抗血小板聚集作用。而 TXA_2 的作用却相反。在急性肾小管坏死的早期和持续期，肾内前列腺素系统的血管收缩作用超过了血管扩张作用，两者平衡失调致使肾缺血、肾小球滤过率下降。3）内皮素：内皮素对肾血管的直接作用比对其他血管作用大 10 倍。内皮素能收缩系膜细胞，减低毛细血管 kf。急性肾衰时，急性期受损的内皮细胞释放高水平的内皮素。

③缺氧性细胞损害 当细胞丧失供氧时，胞内的 ATP 含量快速减少，导致一系列细胞内变化，可能导致缺血的小管上皮细胞产生不可逆的损害。实验证实，缺血可能使 Na^+-K^+-ATP 酶活性下降，从而使离子梯度和膜电势受到破坏，细胞水肿，如不能及时恢复供氧，损害就变得不可逆。关于缺氧性细胞损害的机制，有如下几个方面：1）细胞外钙内流：使细胞内钙离子浓度升高，这是 ATP 耗竭后的最早表现之一，可以激活蛋白酶和磷脂酶，破坏细胞骨架，损害线粒体的能量供应，被推测是缺血性细胞损害的关键介导者。2）细胞骨架受损：细胞骨架是细胞内的丝管状蛋白质所形成的网状结构，它可以固定细胞和组织，形成分子栅栏，维持上皮细胞极性，产生、维持和调节细胞的紧密连接。肾缺血缺氧导致了肾小管细胞骨架受损，进一步破坏了细胞紧密连接和胞膜分子栅栏，紧密连接的破坏可以导致肾小管内液反漏进入肾间质，而分子栅栏的破坏使得整合素和 Na^+-K^+-ATP 酶从细胞膜的底部走向顶部，导致细胞脱落，脱落的细胞在整合素的作用下形成管型阻塞小管，因此细胞骨架的损害被认为是缺血性细胞损伤的关键作用点。

④其他机制 肾缺血后再灌注，使缺血后组织产生了反应性氧代谢产物，导致细胞膜的脂质过氧化，增加膜的通透性而损害细胞转运机制，故参与了缺氧性细胞的损害过程。中性粒细胞是反应性氧代谢产物的来源之一，可以直接损害血管内皮细胞，也可以通过细胞因子和白介素的介导作用而产生损害，引起了肾内血流动力学紊乱。细胞整合素通过结合肾固有细胞上的配体，介导白细胞黏附和趋化，启动炎症反应，释放细胞因子和活性氧而损害肾脏。另外，多种磷脂酶激活对膜的破坏作用以及细胞凋亡与修复再生的过程，都在肾小管坏死的损伤中起了一定的作用。

（2）病理改变

急性肾衰的病因及发病机制不同，其病理组织学改变也不相同。现将其主要的病理变化简述如下。

①急性肾小管坏死的病理改变可分为两型 急性缺血型主要由于创伤、烧伤、大出血、休克等原因所致。病理上可见到肾皮质血管痉挛性收缩，皮质血流量减少而苍白，髓质血管扩张充血。肾小球缺血，出球小动脉供血的肾小管缺血更严重。肾小管因缺血出现上皮细胞混浊肿胀、脂肪变性及空泡变性，细胞由立方形变为扁平形，管腔扩大。继之上皮细胞发生坏死，细胞核浓缩、破裂或溶解。基膜断裂呈破碎性病变，致小管腔与间质沟通。间质充血、水肿及炎性细胞浸润，上述病变近端肾小管最显著，髓袢升支后段及远端肾小管也可见到病

变。近年来的研究更进一步证明，当肾脏血流再灌注时，皮质及乳头部氧张力已好转，而外髓质仍深度缺氧，使近端肾小管及髓质升支后段损害显著。病变分布不均匀，常为节段性。近端小管内有较多的管型形成，可使管腔阻塞。

急性肾毒型是肾毒物随血液经肾小球到达肾小管，以原浆毒作用直接损害上皮细胞或进入上皮细胞与酶系统结合，导致细胞代谢障碍。不同肾毒物质在肾小管内各部位分布的浓度不同，故受损部位稍异。如汞、四氯化碳及庆大霉素所致的病变主要在近曲小管近段，乙烯乙醇、酒石酸或氯酸盐中毒的病变主要在近曲小管中段或远段。肾毒型主要损害上皮细胞，一般基膜完整，故为非破碎性病变。坏死或变性上皮细胞脱落，形成管型也可使肾小管阻塞，病变分布较均匀。

②肾皮质病变　如胎盘早期剥离、感染性流产、子痫及感染性休克等，由于肾血管内凝血及严重缺血引起广泛性肾小管及肾小球坏死，称为急性肾皮质坏死。死亡率很高。

③肾间质病变　如药物或肽类过敏反应所致的急性间质性肾炎，肾间质有中性粒细胞及嗜酸性粒细胞浸润，伴有间质水肿。

④肾小球病变　主要见于急性肾小球肾炎，肾小球内显著增生，常伴有纤维素样坏死及新月体形成。或因肾间质严重水肿致肾血流量及肾小球滤过率急剧降低引起。

⑤小血管病变　如狼疮性肾炎、ANCA 阳性小血管炎、血栓性血小板减少性紫癜及溶血性尿毒症综合征等，主要病变在小叶间动脉及入球小动脉，内层发生纤维素样坏死、间质水肿及白细胞浸润。这些病变很快累及肾小球，出现急性肾功能衰竭。

（三）中西医结合

急性肾功能衰竭病因病机复杂，临床中将中医病因病机和西医病因病机、病理变化结合起来考虑，有助于把握病机，正确地辨证论治。

在出血、创伤、失水、失液等情况下出现 ARF 时，病机多为阴津枯涸，化源不足所致。如患者有心衰、休克病史，伴有四肢不温，汗出肢冷，小便短少者，病机多考虑为阳气衰微，气化无力所致。小便短少伴有腰部绞痛并向下腹部放射，进一步检查有尿路结石，或前列腺肥大，或占位性病变，中医病机多为湿热蕴结或气滞血瘀，气化受阻。而病前有感染、中毒病史者，例如流行性出血热所致的 ARF 中医病机多为热毒炽盛，肾失开阖所致。

急性肾衰过程中，急性缺血和急性肾毒性损害导致肾血流动力学障碍，进而肾小管供血、供氧不足导致肾小管功能不可逆的损害，以及缺血后再灌注损害是其病机关键。因此，在中医理论中，血瘀和毒素也是急性肾衰发展过程中非常关键的病机，越来越受到关注。在治疗过程中，活血化瘀和清热排毒的治法也得到广泛的应用，并且取得了较好的治疗效果。

研究表明，丹参、川芎等活血化瘀药物具有改善肾衰时肾脏血流量，保护肾小管功能的作用，能增加肾内前列腺素的合成，降低血浆血管紧张素 Ⅱ 水平，对急性肾衰有预防和治疗作用。并且可以抑制自由基的超氧化作用，减少过氧化脂质的生成，加快其清除作用，减少缺血 – 再灌注时肾组织的损害。大黄治疗急性肾衰的机理是通过神经体液免疫系统的调节，改善肾功能，促进机体内毒物排除或减少其毒害作用，并能降低血中中分子含氮化物及促进蛋白的合成，使血浆蛋白、转铁蛋白、球蛋白等显著升高，此外还有改善毛细血管脆性、利尿及促进代谢产物的排泄作用。

二、临床表现

少尿型 ATN 的病程一般分为少尿期、多尿期和恢复期三个阶段。

（一）少尿期

患者遭受缺血、创伤、毒物等损害后 1～2 天出现少尿（尿量少于 400mL/ 天）或无尿（少于 100mL/ 天），持续时间一般为 1～3 周，如少尿持续 4 周以上需怀疑肾皮质坏死，一般认为肾中毒引起者少尿期较短，而肾缺血引起者少尿期较长。

1. 水钠潴留

常表现为全身浮肿，血压升高。肺水肿、脑水肿及心力衰竭常危及生命，为主要死亡原因之一。发病初期，由于未严格控制入量可使出现水肿，又由于创伤及休克致使钠泵失灵，细胞外钠向细胞内转移，加之饮食限钠，常使血清钠低于正常，发生稀释性低钠，使低渗细胞外液的水进入细胞内引起细胞水肿。脑水肿者表现为衰弱无力、头痛、食欲不振、视力模糊、嗜睡、躁动、惊厥、昏迷等一系列精神及神经症状。肺水肿者表现为端坐呼吸、咯粉红色泡沫痰、两肺满布湿罗音。

2. 电解质紊乱

（1）高钾血症

少尿期钾排除减少致使血钾升高；如合并感染、溶血及大量组织破坏，均可使钾由细胞内释放到细胞外液，引起高钾血症；另外酸中毒、摄入高钾食物、输陈旧血等也可引起高钾血症。当血钾超过 6.5mmol/L 时，可出现烦躁、恶心、呕吐、四肢麻木等症状，并有心率减慢，各种心律失常，甚至出现室颤，心电图显示 T 波高尖，QRS 波增宽，P 波消失，故高钾血症是 ATN 少尿期的主要死亡原因。

（2）低钠血症

少尿期因水潴留引起稀释性低钠血症。

（3）高磷血症

磷排泄减少或大量细胞破坏释放磷均使血磷升高，可达 6mmol/L 以上。

（4）低钙血症

高磷血症通过影响钙的沉积和吸收而导致低钙血症，同时因肾脏产生 $1,25(OH)_2D_3$ 的缺乏使血钙进一步降低，但由于存在酸中毒，游离钙常不低，患者可无明显症状，一旦纠正酸中毒而不及时补钙，则可出现低钙性抽搐。另外低钙还能够加重高钾的心肌毒性作用。

3. 尿毒症症状

由于体内氮质代谢产物的潴留，出现全身系统的中毒症状，最早多见胃肠道症状，表现为纳差、恶心、呕吐，严重者可因胃肠黏膜糜烂导致消化道大出血而死亡。由于水钠潴留和心肌病变，常出现急性肺水肿和充血性心力衰竭，这也是 ATN 患者的常见死亡原因之一。部分患者出现中度高血压以及各种心律失常、心包炎等表现。神经系统受累可以导致嗜睡、抽搐、扑翼样震颤、癫痫样发作和昏迷等尿毒症脑病症状。血液系统受累可出现出血、轻度贫血现象。病情危重者由于进食少、营养不足及免疫力低下，易合并严重感染，常为呼吸道及泌尿道感染。

4. 代谢性酸中毒

酸性代谢产物在体内蓄积引起酸中毒。感染及组织破坏可使酸中毒加重。酸中毒表现为恶心、呕吐、疲乏、嗜睡、深大呼吸，重症可出现昏迷导致死亡。此外酸中毒时，心肌及周围血管对儿茶酚胺的反应性降低，抗休克能力下降，故常出现休克、低血压。

5. 内分泌及代谢异常

（1）甲状旁腺及降钙素水平升高

由于低钙血症导致甲状旁腺激素分泌增多，继而抑制肾脏产生 1, 25（OH）$_2$D$_3$，使 1, 25（OH）$_2$D$_3$ 水平降低。肾功能急剧减退使降钙素的降解减少，故血清降钙素水平升高。

（2）其他激素的变化

急性肾衰时，血清总甲状腺激素（T$_3$、T$_4$）降低，而游离的 T$_3$、T$_4$ 吸收率及甲状腺刺激素 TSH 值均正常。血清卵泡刺激激素、睾丸素及红细胞生成素水平降低，而黄体激素正常。抗利尿激素、胃泌素、泌乳素、肾 - 血管紧张素 - 醛固酮及生长激素均升高。上述激素水平的变化当肾功能恢复后，均恢复到正常水平。

（3）糖代谢变化

急性肾衰早期糖耐量降低，出现胰岛素抵抗现象，胰岛素、胰高血糖素水平升高均是由于肾功能急剧减退对上述激素的降解降低所致。

（二）多尿期

随着肾功能的部分恢复，患者由少尿期过渡到多尿期，此时尿量逐渐增加，经数日可达 2500mL/ 日以上，但在其早期血尿素氮、血肌酐仍可能升高，仍可伴有高钾，1 周后血中毒素开始下降。在多尿期容易出现低钾、低钠、脱水等表现，应严格观察并予以处理。多尿期一般持续 1 ～ 3 周。

（三）恢复期

多尿期后肾小管上皮细胞再生、修复，肾功能逐渐恢复，肌酐清除率逐渐升高，血尿素氮、血肌酐降至正常范围，肾小管浓缩功能及酸化功能亦恢复。肾功能的恢复需要半年至 1 年时间。少数患者遗留不同程度的肾功能损害，而呈慢性肾功能不全或衰竭表现，甚至需长期透析疗法以维持生命。

非少尿型 ATN 是指在血尿素氮进行性升高的过程中，尿量仍保持在 500mL/ 天以上，近年来发病率增加，其原因认为与人们对此型 ATN 认识提高，及使用肾毒性药物有关，非少尿型 ATN 的原因多为肾毒性药物的使用，症状较轻，预后较好。

高分解型 ATN 是指在严重创伤、大手术、高热、败血症等情况下，机体分解代谢极度亢进，产生大量组织代谢产物，导致血尿素氮每日升高达 10.7mmol/L 以上，血肌酐每日升高达 176.8mmol/L 以上，血钾升高每日大于 1mmol/L，血 HCO$_3^-$ 下降每日大于 2mmol/L。临床上表现为严重的中毒症状及多种并发症，预后差。

三、实验室检查

（一）尿液检查

1. 尿常规

尿液外观浑浊，色深，蛋白多见（＋～＋＋），尿沉渣多数可见程度不等的血尿和脓尿，伴肾小管上皮细胞、细胞管型或颗粒管型、细胞碎片等。而肾前性 ARF 尿沉渣呈轻微改变。

2. 尿比重与尿渗透压

尿比重多＜ 1.015，且固定；尿渗透压多＜ 400mOsm/kg（而肾前性 ARF ＞ 500mOsm/kg），尿渗透压 / 血渗透压＜ 1.1（而肾前性尿渗透压 / 血渗透压＞ 1.3），反映了肾小管重吸收功能受损。

3. 尿钠浓度

由于肾脏重吸收钠离子功能受损，使尿钠含量增高，多为 40 ～ 60mmol/L，而肾前性 ARF 患者多＜ 10mmol/L。

4. 滤过钠排泄分数 FENa（％）

滤过钠排泄分数反映了由肾小球滤出的钠，经肾小管重吸收后排出的百分比，其计算公式如下：

FENa％=（尿 Na/ 血 Na）÷（尿 Cr/ 血 Cr）×100%

尿钠和血钠的单位是（mmol/L），尿 Cr 和血 Cr 的单位是 mg/dL，在 ATN 患者此值大于 1%，而肾前性 ARF 者小于 1%。

5. 肾衰指数

肾衰指数为尿钠浓度与尿 Cr、血 Cr 的比值的比，肾前性 ARF 者多小于 1，而 ATN 者多大于 2。

6. 尿 BUN 与血 BUN 之比，尿 Cr 与血 Cr 之比均降低，常低于 20

以上尿生化指标均为比较敏感的 ATN 诊断指标，但是在临床应用时须注意，在使用了利尿剂、脱水剂治疗以后，尿 Na 及 FENa 等指标就不再能够正确地反映肾小管重吸收的能力了。

（二）肾影像学检查

肾影像学检查在 ATN 时意义较重要，为鉴别诊断所必需，主要是为排除慢性肾衰和肾后性梗阻，并且可以帮助寻找 ARF 的其他原发病因。主要包括如下检查：

1. 泌尿系平片

泌尿系平片主要是了解肾脏的外形和轮廓，肾脏肿大时除考虑本病外，还要考虑是否存在尿路梗阻或肿物，如有肾脏萎缩则应该考虑有慢性肾脏疾病，双肾不对称应考虑存在肾血管或肾间质性病变，此外还可能发现泌尿系结石或钙化的表现。

2. B 超检查

通过 B 超检查可以了解肾的大小形态及有无肾积水，且检查方便安全，对于急性肾衰者应及时给予 B 超检查以了解有无肾后性梗阻存在。

3. 其他

必要时可做逆行性肾盂造影以判断有无尿路梗阻，做血管造影以排除肾血管性疾病，CT 检查可以准确地了解肾脏的大小形态，同位素肾动态显影和 MRI 成影能够有助于了解有无尿路梗阻的情况。

（三）肾活检

由于急性肾衰综合征病因众多，既往常被过多地诊断为 ATN，导致治疗方向的偏差。目前已知道，许多过去不明原因或考虑为 ATN 的 ARF 患者，经肾活检发现其原发病是急性肾小管间质性肾炎、肾小球肾炎、血管炎。因此，对于病因不明，表现不典型，诊断有怀疑的拟诊 ATN 患者应该尽早行病理活检以明确诊断。换言之，病因不明的 ARF 是肾活检的适应证。但是，ATN 患者因常有出血倾向、高血压等情况，尤其是肾脏严重肿大时，肾穿刺的并发症增多，需要予以慎重对待。

四、诊断

（一）诊断要点

1. 常继发于各种严重疾病所致的周围循环衰竭或肾中毒后，但亦有个别病例可无明显的原发病。

2. 急骤地发生少尿（400mL/24h），在个别严重病例（肾皮质坏死）可无尿（100mL/24h），但在非少尿患者可无少尿表现。

3. 急骤发生和与日俱增的氮质血症，血肌酐每日上升 88.4 ～ 176.8μmol/L，尿素氮上升 3.6 ～ 10.7mmol/L。

4. 尿常规检查

尿呈等张（比重 1.010 ～ 1.016），蛋白尿（常为 + ～ ++），尿沉渣常有颗粒管型、上皮细胞碎片、红细胞和白细胞。

（二）鉴别诊断

1. 急性肾小球肾炎

多有急性链球菌感染病史，常在感染后 1 ～ 3 周发病，起病急，病情轻重不一，尿常规可见蛋白尿、血尿、管型尿，临床常有水肿、高血压或短暂的氮质血症，B 超下肾脏无缩小，大多预后良好，一般在数月～ 1 年自愈，与急性肾衰不同，可资鉴别。

2. 急性间质性肾炎

本病多有金黄色葡萄球菌或链球菌感染性败血症病史；或使用磺胺类、半合成青霉素类、苯妥英钠、利福平、呋塞米及噻嗪类利尿剂史。经免疫反应所致肾间质病变，临床多有寒战、高热、疲乏无力、食欲减退，肾区有自发痛或叩击痛，尿量减少，并可出现皮疹、关节肿痛、淋巴结肿大等。肾活检其肾小管基膜上可找到抗肾小管基膜抗体（IgG）呈线条样沉积。部分患者血清中 IgE 明显增高。均有助于鉴别诊断。

3. 肾静脉血栓形成

本病可发生于肾病综合征患者，由于血液凝固造成肾静脉栓塞。临床表现不一，急性症状多剧烈、急骤，突发腰痛、发热、血中白细胞升高，肾功能多有改变，腹部平片见肾影增大，肾血管造影或放射性核素肾血管 γ 造影，有助于本病的诊断。

4. 肾动脉栓塞

肾动脉栓塞的诊断主要依据有二尖瓣狭窄、心房颤动、感染性心内膜炎或心脏动脉粥样硬化、主动脉动脉瘤、因外伤引起的主动脉内栓子、肿瘤栓子等病史，及腰部剧烈疼痛等体征来判断。若乳酸脱氢酶升高，放射性核素 γ 肾血管照相与急性肾功能衰竭不同，有助于本病的诊断。

（三）诊断思路与误诊防范

临床上诊断 ARF 主要从以下几个方面入手。

1. 要确定患者是否为急性肾功能衰竭

急性肾功能衰竭的特征是指数日或数周内肾小球滤过功能呈进行性急剧下降，SCr 可每日升高 $44.2 \sim 88.4\mu mol/L$。部分病史不详的患者在慢性肾功能不全的基础上由于某些诱因可使肾功能发生急剧恶化，临床上容易与急性肾功能衰竭混淆，此时 B 超检查肾脏大小（尤其是肾皮质厚度）及指甲肌酐（能反映 3 ～ 4 个月前血肌酐水平）的检测将有助于两者的鉴别诊断。

2. 在确定了急性肾功能衰竭的诊断后，要注意查找引起急性肾功能衰竭的病因

要针对肾实质性及肾前性或（和）肾后性因素积极进行治疗。根据临床尿量变化，可将 ARF 分为少尿型（小于 400mL/24h）和非少尿型（大于 400mL/24h），此处主要指肾实质性 ARF。根据临床表现，肾实质性 ARF 可有"高分解代谢型"和"非分解代谢型"的区别。"高分解代谢型"ARF 的主要特征是 BUN 上升大于 14.3mmol/L/d，SCr 上升大于 $177\mu mol/L/d$，血清钾上升大于 1mmol/L/d，血浆 HCO_3^- 下降大于 2mmol/L/d。后者则达不到上述标准。"高分解代谢型"ARF 发展迅速，需尽早针对病因及代谢紊乱进行积极治疗，并需积极采用替代治疗，如持续血液滤过治疗，而不宜选择腹膜透析治疗。

五、治疗

（一）辨证论治

本病的治疗，早期以实证居多，后期以脏腑亏虚、气血两虚居多，故当根据本病本虚标实的具体情况，灵活立法。攻邪以清热解毒、清热利湿、化瘀利水、通腑泄浊等法为主；补虚以益气养血、调补脾肾为要，运用攻伐之药不宜过度，以防伤正，调补脏腑气血应把握时机，以防留邪为患，攻补适宜，方可收效。

1. 少尿期

（1）热毒炽盛

临床表现：尿少或尿闭，尿痛灼热，口渴，高热谵语，狂躁，干呕，腰痛，舌质红，苔黄焦或芒刺，脉洪数。

辨证分析：疫毒温病，毒热炽盛，内攻肾脏，热与水结，壅滞三焦，气化不行，故小便短赤，灼热疼痛；热毒与正气相搏，故高热；热盛伤阴，故见口渴；热邪扰心，则见谵语、狂躁；舌质红，苔黄焦或芒刺，脉洪数均为热毒炽盛之征。

治法：清热解毒。

方药：连翘白虎汤。金银花 15g，连翘 20g，石膏 30g，知母 12g，大青叶 15g，龙胆草 10g，甘草 3g。

加减：热毒炽盛者，加黄芩、黄连、栀子；阴津亏耗，加玄参、生地黄；大便秘结，加大黄、芒硝；小便极少者，加茅根、竹叶、滑石。

方解：石膏为君，辛甘大寒，以清内盛之热；金银花、连翘、大青叶、龙胆草苦寒之品，以清热解毒，并助石膏清内热为臣；知母苦寒质润，一助石膏清热，一借苦寒润燥以滋阴为佐药；甘草调和诸药，并防止苦寒伤中为使药。

（2）湿热蕴结

临床表现：小便灼热，短赤不爽，头胀昏沉，口苦口黏，渴不多饮，胸脘痞满，大便不通，苔灰白黄腻，脉滑数。

辨证分析：湿热之邪蕴结于下焦，膀胱气化失司，故小便灼热，短赤不爽；湿聚于下，津液不能上承，故口苦口黏，渴不多饮；湿热阻滞大肠，传导失司，故大便不通；湿热阻滞中焦，故胸脘痞满；苔灰白黄腻、脉滑数，均为湿热内蕴之征。

治法：清热利湿。

方药：黄芩滑石汤。黄芩 12g，滑石 12g，茯苓 15g，大腹皮 10g，白蔻仁 6g，通草 3g，猪苓 12g，薏苡仁 15g，竹叶 10g。

加减：湿盛者，加苍术、车前子；热盛者，加黄柏、栀子、黄连；恶心呕吐者，加半夏、竹茹；大便秘结者加大黄、芒硝。

方解：黄芩苦寒燥湿，滑石清热利湿，共为君药；大腹皮、通草、猪苓助石膏使湿邪从小便而去，竹叶助黄芩以清热解毒，共为臣药；茯苓、薏苡仁健脾祛湿，白蔻仁芳香化湿是为佐使药。诸药共奏清热利湿之效。

（3）血瘀水停

临床表现：小便短涩，尿血尿痛，鼻衄，咯血，便血，皮肤紫癜，身热夜甚，躁扰发狂，舌暗红，脉涩或细数。

辨证分析：瘀血滞留，水湿内停，三焦壅滞，故小便短涩，尿血、尿痛；瘀血与热搏结，血热妄行，故鼻衄，咯血，便血，皮肤紫癜；血分炽热，灼伤肾阴，故身热夜甚，躁扰发狂；舌暗红，脉涩，均为血瘀之象。

治法：行血散结。

方药：桃红四物汤。桃仁10g，红花6g，当归10g，赤芍6g，川芎10g，熟地黄15g。

加减：出血量多者，加三七、仙鹤草、茜草；少尿甚者，加猪苓、茯苓、车前子；大便秘结者，加大黄、芒硝；血分热盛者，加清营汤合用。

方解：当归补血活血；熟地黄补血为主；川芎入血分理血中之气；芍药养血敛阴；桃仁、红花入血分而行血逐瘀。全方尽属血分药物，活血之效较强，共奏行血散结之效。

（4）气阴虚竭

临床表现：尿少滴沥，排出无力，面色晦暗，气息欲绝，精神疲惫，汗出黏冷，肢冷畏寒，舌淡苔白，脉细弱。

辨证分析：阴津枯竭，化源不足，元气不充，上不能荣，故面色晦暗，精神疲惫；化源不足，肺气不充且气阴亏虚，故气息欲绝；化源不足，正气衰减，故肢冷畏寒；阴不敛阳则汗出黏腻；命门火衰，气化失职，故少尿而闭，排出无力；舌淡、脉细微弱，均为阴阳俱虚之候。

治法：益气固脱，敛阴生津。

方药：生脉散。人参10g，麦冬10g，五味子6g。

加减：气虚明显者，加黄芪、黄精、玉竹；阴津匮乏者，加玄参、生地黄、石斛；阳虚明显者，加附子、肉桂、良姜；尿少欲闭者，加桂枝、茯苓皮、姜皮、泽泻。

方解：人参甘平，大补元气为君；麦冬甘寒，养阴生津，清热除烦为臣；五味子酸收敛肺止汗为佐使。共获益气生津之效。

2. 多尿期

（1）肾气不固

临床表现：小便清白，尿量增多，倦怠腰酸，口渴多饮，头晕目眩耳鸣，手足心热，心烦少寐；舌红少苔，脉弱细数。

辨证分析：肾气虚弱，不能固摄，关门大开，故小便清白，尿量增多；肾气不足，气损及阴，则见口渴多饮；肾虚不能上荣，故头晕耳鸣；肾阴不足，虚火内生，故手足心热，心烦少寐；腰为肾之府，肾气虚衰故倦怠腰酸；舌红少苔，脉细数，均为肾阴不足之象。

治法：益肾固涩。

方药：六味地黄丸合缩泉丸。熟地黄 12g，牡丹皮 10g，山药 15g，茯苓 12g，泽泻 12g，山茱萸 10g，益智仁 10g，乌药 10g。

加减：肾阴偏虚者，加女贞子、旱莲草；肾阳偏虚者，加附子、肉桂；恶心呕吐者，加半夏、陈皮；热象明显者，加知母、黄柏、大黄。

方解：熟地黄滋肾阴，益精髓；山茱萸滋肾益肝；山药滋肾补脾，共成三阴并补以收补肾治本之功。泽泻泻肾浊，牡丹皮泻肝火，茯苓渗脾湿，防止滋补太过。乌药、益智仁温肾祛寒，固涩小便。

（2）湿热困脾

临床表现：小便频数，尿液较浊，纳呆食少，恶心腹胀，头昏心烦，下肢无力，苔黄腻，脉滑数。

辨证分析：湿热困脾，脾失健运，气机不畅，故纳呆食少，恶心腹胀；脾主四肢，脾为湿困，故下肢乏力；湿热内蕴，清阳不升，故头昏；湿热内扰心神，故心烦；湿热内困，脾失固摄，故小便频数，尿液较浊；苔黄腻脉滑数，均为湿热内困之征。

治法：清热利湿，理脾和中。

方药：温胆汤加减。半夏 10g，橘红 10g，茯苓 15g，甘草 10g，竹茹 12g，枳实 10g，大枣 4 枚。

加减：湿盛者加苍术、泽泻；热盛者加黄芩、栀子；头痛头晕者加天麻、钩藤；谵语嗜睡者加石菖蒲、郁金。

方解：半夏为君，降逆和胃，燥湿化痰；竹茹为臣，清热化痰，止呕除烦；枳实行气消痰，使痰随气下；佐以陈皮理气燥湿，茯苓健脾渗湿；使以姜、草、枣以益脾和胃而协调诸药。

附：《中药新药治疗急性肾功能衰竭的临床研究指导原则》中本病的中医辨证分型标准

（1）热邪炽盛

尿量急骤减少，甚至闭塞不通，发热不退，口干欲饮，头痛身痛，烦躁不安，舌质绛红，苔黄干，脉数。

（2）火毒瘀滞

尿点滴难出，或尿血，尿闭，高热谵语，吐血，衄血，斑疹紫黑或鲜红，舌质绛紫暗，苔黄焦或芒刺遍起，脉细数。

（3）湿热蕴结

尿少或尿闭，恶心呕吐，口中尿臭，发热口干而不欲饮，头痛烦躁，严重者可神昏抽搐，舌苔黄腻，脉滑数。

（4）气脱津伤

尿少或无尿，汗出黏冷，气微欲绝，或喘息，唇黑甲青，脉细数或沉伏。

（二）辨病论治

1. 专病专方

（1）宣畅三焦方

组成与用法：麻黄30g，杏仁15g，木香15g，藿香15g，苍术20g，枳实30g，桃仁15g，大腹皮30g，赤芍30g，水蛭15g，猪苓30g，泽泻30g，甘遂3g，生大黄30g。水煎经浓缩加工成每剂60mL，每次服用20mL，其中轻型每日2次，中型每日3次，重型每日4次，难以口服者，直肠灌肠，至主要症状和体征基本消失，实验室检查正常时可停用。

功用与药理：开宣上焦，健运中焦，通利下焦。临床观察证实，本方有明显促进体内有害物质的排出，减轻氮质血症，改善肾脏血液循环，调整水液代谢紊乱，恢复肾功能，减少并发症，提高治愈率等作用。动物实验研究表明，本方能明显提高巨噬细胞功能，增强细胞免疫作用，调整ARF造成机体的免疫失调；可明显降低肾衰动物的BUN、Cr水平，减轻氮质血症，以及提高肾脏Na^+-K^+-ATP酶活性，改善肾衰时的能量代谢状态，促进肾功能的恢复。

（2）五苓散

组成与用法：白术10g，桂枝10g，茯苓15g，泽泻10g，猪苓10g。水煎服，每日1剂。一般病情服药5～7剂，病情严重者连续服药数十剂。

功用与药理：健脾益气利水。现代药理研究表明，茯苓、泽泻、猪苓有抑制肾小管对钠重吸收而发挥利尿作用。动物实验表明，五苓散加味可使顺铂所致的BUN、Cr、β_2微球蛋白明显升高的大鼠各项指标显著降低（$P < 0.05$），对肾小球滤过率有一定的保护作用；也可显著降低顺铂对Na^+-K^+-ATP酶活性的抑制，从而调整机体的能量代谢以促进肾功能的恢复。临床应用本方治疗化疗性肾衰取得满意的疗效。

（3）结肠灌注液1号

组成与用法：大黄30g，黄芪30g，红花20g，丹参20g，加水浓煎至300mL备用。成人每次100mL加4%碳酸氢钠20mL，加温到38℃，通过肛管做结肠灌注，每日6次，至病情好转，酌情减量或停用。

功用与药理：清热解毒，活血化瘀，益气利尿。动物实验表明，本方对中毒性及缺血性ARF均有显著防治效果，能使ARF动物血清BUN、Cr明显降低，尿量增加，尿内BUN及K^+排出量显著增加，并能明显延长ARF动物的死亡时间，降低其病死率，效果以注射为优。本方之抗ARF效果与其能增加肾血流量、改善肾微循环，从而改善肾的供血供氧；减轻肾间质水肿，减轻肾小球坏死程度及管腔内管型，从而减少肾小管内阻塞，减轻肾小球滤过液反流；促进纤维蛋白溶解和纤维蛋白原降解，促进坏死肾小管再生修复等有关。临床观察表明，本方可治疗多种原因所致ARF，有效率达90%以上。

（4）化瘀导滞汤

组成与用法：鲜生地黄20g，鲜茅根20g，栀子12g，丹参30g，桃仁12g，车前子30g，麦冬30g，滑石30g，玄明粉20g，枳实12g，大黄12g。水煎服，每日1剂。

功用与药理：凉血化瘀，理气导滞。临床应用本方治疗血瘀证明显的 ARF 患者可取得明显疗效。动物实验研究证实，本方不仅能从肠道排出水分，减轻氮质血症，而且能改善腹腔微循环，促进肾功能的恢复。

（5）肾衰解毒方

组成与用法：内服方——金银花 30g，连翘 30g，石韦 30g，丹参 30g，苏叶 10g，白术 12g，白茅根 30g，车前子 15g。水煎频服，每日 1 剂。中药灌肠方——附子 20g，牡蛎 30g，生大黄 20g，半枝莲 30g。每剂浓煎 200mL，早晨空腹保留灌肠，病情严重者，每日早晚两次灌肠。灌肠后让患者臀部抬高，保留 1～2 小时。不管病程在多尿期或恢复期，只有当血液生化指标正常后再停用灌肠药。

功用与药理：通腑泄浊，活血解毒，疏通三焦。本方中金银花、连翘清热解毒，苏叶宣通肺气，三药合用可使外邪得解，毒邪得清，肺气通畅；白术健脾益气行水，车前子、石韦、白茅根清热利尿通淋，可消除尿蛋白及尿中红、白细胞；丹参活血化瘀，临床中大量长期应用此类活血药物（10 天以上）可收到较好疗效。灌肠方为攻补兼施之剂，方中附子回阳救逆；大黄通腑泄浊，活血化瘀；牡蛎收涩敛阴，可使大便溏而不泄，利不伤正；半枝莲清热解毒，活血利尿。临床应用内服与灌肠方治疗 ARF 患者 53 例，临床治愈 38 例，总有效率 88.2%。

（6）泻下通瘀合剂（处方来源：南京中医学院制药厂）

组成与用法：大黄、芒硝、枳实、桃仁、生地黄、麦冬、木通、白茅根、茯苓。每次 50mL，每日 2 次；重者 6 小时 1 次。不能口服者则鼻饲或灌肠，直至尿量正常为止，7 天为 1 个疗程，共进行 3～4 个疗程。

功用与药理：泻下通瘀，利水滋阴。现代药理研究证实，泻下通瘀药物能增加胃肠道蠕动，排泄大量液体和代谢废物，减轻心、脑、肾等主要脏器和腹腔水肿，促进门静脉回流量；同时疏通胃肠道和肾脏的瘀滞，改善微循环，达到利尿目的。动物实验表明，本方对缺血性 ARF 大鼠能明显降低血清组织瘀血程度，减少肾小管内管型数目，并认为作用机制可能与清除自由基或使组织耐受自由基损伤的能力增强，保护肾组织细胞结构完整性，减轻肾间质水肿，改善微循环，增加肾血流量有关。

2. 中成药

（1）清开灵注射液　40mL 本药加入葡萄糖注射液 250mL 中静点，每日 1 次。适用于邪毒内侵证、热毒瘀滞证。

（2）双黄连注射液　3.6g 本药加入葡萄糖注射液 250mL 中静点，每日 1 次。适用于邪毒内侵证、热毒瘀滞证。

（3）参麦注射液　40mL 本药加入葡萄糖注射液 250mL 中静点，每日 1 次。适用于气阴两虚证。

（4）参附注射液　40mL 本药加入葡萄糖注射液 250mL 中静点，每日 1 次。适用于阳气亏虚证。

（5）清开灵口服液　每次 10mL，每日 3 次。适用于邪毒内侵、热毒瘀滞证。

（6）参麦饮口服液　每次 10mL，每日 3 次。适用于气阴两虚、津液亏损证。

3. 西医治疗

除病因治疗外，各种原因所致的急性肾衰有共同的治疗原则：1）主要的治疗不是针对肾脏病变，只要使患者能够生存，肾脏病变可以自行恢复。2）治疗基本环节是使少尿引起的内环境紊乱减至最低程度。3）不做有害的处理。

（1）少尿和无尿期的治疗

此期的处理是治疗急性肾衰成败的关键，在做出诊断后，即应采取综合性治疗措施。

①保持液体的平衡

水过多常导致急性肺水肿、脑水肿和充血性心力衰竭，从而危及患者的生命。由于此期尿少，所以严格控制液体入量是非常重要的。要准确记录水分出入量和计算每日水需要量。每日液体需要量大约 800mL（即每日不显性失水量）+ 每日异常损失量 + 前一日尿量 –400mL（内生水量）。估计液体是否适当的标准：每日体重平均减轻 0.5kg（机体患病中的平均消耗量）为适宜，若体重增加，则表示液体进入过多；血清钠应保持在 130 ～ 142mmol/L，在无呕吐或腹泻时血清钠低于 130mmol/L，表示液体过多；中心静脉压增高，是体液过多的敏感指标；呼吸困难加重、心动过速、肺水肿、颈静脉怒张和周围水肿，均为液体过多的临床表现。

②保持电解质的平衡

在少尿期，电解质紊乱主要是高血钾、低血钠、高血磷及高血镁，高血钾与体液过多为少尿期最危险的象征，是非透析患者的主要死亡原因之一。

高血钾：对高血钾的防治，应重在预防。血钾增高的速率与机体分解代谢相平衡，因此，创伤引起的 ANT，高血钾进展较快，甚至在数小时可增高 1mmol（一般病例通常每日增加 0.3 ～ 0.5mmol）。低血钠、低血钙和代谢性酸中毒都会加重钾对心肌的毒性反应。如代谢性酸中毒，血浆 pH 降低 0.1，可使血钾增加 0.4 ～ 1.2mmol/L。

在少尿期，必须将患者的血钾控制在 6mmol/L 以下，具体措施如下：尽量避免食用含钾丰富的食物、药物、中药（如金钱草、夏枯草、浮萍、丝瓜络、木通、牛膝等）。禁用库血，保存 1 周者血清钾可达 16mmol/L，故需大量输血时以鲜血为宜。钠型离子交换树脂 15 ～ 30g 口服或加入 20% 山梨醇（或甘露醇）液 50mL 口服。1g 树脂可以交换 K^+1mmol/L，当血清钾增至 6mmol/L 时开始使用。25% ～ 50% 葡萄糖液加胰岛素（4g：1U）静脉滴注。此系胰岛素对细胞膜直接除极作用的结果。一般用 25% 葡萄糖 200mL，加胰岛素 12.5U，2 小时内滴完，可暂时使血钾转移到细胞内，维持 4 ～ 6 小时。10% 葡萄糖酸钙 20mL，静脉滴注（10 分钟以上），以对抗 K^+ 对心肌的毒性作用。正在使用洋地黄的患者不宜应用，因 Ca^{2+} 可以加强洋地黄的毒性。5% 碳酸氢钠 80 ～ 100mL 或 1mol 乳酸钠 60 ～ 80mL 静脉注射，以提高 pH 值，使钾转移到细胞内，并刺激远端小管分泌钾。钙剂和碳酸氢钠为临时紧急措施，作用短暂，仅能维持 30 ～ 90 分钟。因此当血清钾超过 6.5mmol/L 时，应积极准备透析治疗。

低血钠：少尿期的低血钠多由血液稀释所致，提示体液过多，限制进水量即可纠正，无须补钠。只有在缺钠性低钠血症，而血清钠低于 125mmol/L，或同时伴有高钾及代谢性酸中毒时考虑补钠。按下列公式计算给予：

补钠量（mmol）=［132- 测得血清钠量（mmol/L）］× 体重（kg）×6

伴有代谢性酸中毒时给予碳酸氢钠，如无酸中毒也可以给予 10% 氯化钠液静滴。

低血钙和高血磷：禁食含磷高的食物，如鸡、猪肝及鱼类等，并口服氢氧化铝凝胶 10 ～ 20mL，每日 3 ～ 4 次，阻止肠道磷的吸收。低血钙为自限性过程，一般无须补充。创伤或横纹肌溶解症所致的，易发生低血钙抽搐，或纠正代谢性酸中毒时，防止血清钙浓度突然降低，或伴有高血钾时均可补充 10% 葡萄糖酸钙 20 ～ 40mL，必要时可重复使用。

高血镁：钙离子具有对抗镁离子的作用，在危急时可用钙剂治疗。

③纠正代谢性酸中毒

如能很好地控制蛋白质的分解代谢和电解质紊乱，代谢性酸中毒就不会很严重。它主要由酸性代谢产物在体内积聚所致，故轻度代谢性酸中毒不需纠正。临床出现酸中毒症状，或血浆 HCO_3^- < 15mmol/L，或静脉血 pH 值< 7.15 时才考虑补充碳酸氢钠。如能口服，则给予碳酸氢钠片 1 ～ 2g 或 Shohl 溶液 40 ～ 70mL，1 日 3 次。如血浆 HCO_3^- < 10mmol/L 或 pH < 7.10，应静脉补充 5% 碳酸氢钠液 100 ～ 150mL。总之，补充碱性液最好不使血浆 HCO_3^- 超过 20mmol/L。

④营养问题

在少尿期的初起 48 ～ 72 小时，机体的组织分解代谢加速，因此血尿素和其他蛋白代谢产物迅速提高，在此期应禁食蛋白质。供给糖及脂肪以保证摄入足够的热量（每日供给葡萄糖 100g），由于此时患者往往不能摄入足够的热量。一般患者总热量应达 104.6 ～ 125.6kJ/kg（25 ～ 30kcal/kg），高分解代谢患者可增至 167.4 ～ 209.3kJ/kg（40 ～ 50kcal/kg）。若不能口服（或鼻饲），只能进行透析并采取静脉高营养疗法。

⑤症状和并发症的治疗

感染：患者极易发生肺炎、尿路感染、败血症等。继发感染是急性肾衰患者死亡的主要原因之一。治疗感染时，正确选择和合理使用抗菌药物是一个重要问题。在少尿期或无尿期，抗菌药物的半衰期延长，一般剂量易发生毒性反应。氯霉素、红霉素、异恶唑青霉素可用一般剂量，青霉素 G、氨苄西林及先锋霉素Ⅱ可半量；链霉素、庆大霉素、卡那霉素及多黏菌素等半剂量 3 日 1 次。补充新鲜冻干血浆或 γ 球蛋白也有助于防治感染。

透析对抗菌药物的影响，许多药物可经透析排出，但也有一些药物分子较大或与蛋白质结合不易经透析排出。可经腹膜透析排出的药物有先锋Ⅱ、先锋Ⅲ、黏菌素、羧苄西林、链霉素；可经血液透析排出的药物有先锋Ⅱ、先锋Ⅲ、庆大霉素、新霉素、呋喃坦定、羧苄西林、氨苄西林、链霉素等。不能透析的有两性霉素 B、邻氨基苯钾异恶唑青霉素、新青霉素Ⅰ、新青霉素Ⅱ、新青霉素Ⅲ、青霉素 G、四环素、万古霉素、多黏菌素、杆菌肽等。

充血性心力衰竭：主要由于水、钠进量过多造成，此外与严重贫血、高血压、高血钾等亦有关。除按一般心力衰竭处理外，还应针对引起心衰的原因进行相应的处理。透析治疗进行超滤是减少体内水分最有效的方法。

高血压：除了限制钠、水的摄入，可应用钙通道阻滞剂：硝苯地平 10～20mg，每日 3 次，或氨氯地平 5mg，每日 1～2 次；AⅡ拮抗剂氯沙坦 50mg，每日 1～2 次，或缬沙坦 80mg，每日 1～2 次；β-受体阻滞剂：普萘洛尔 10mg，每日 3 次。可以单独使用一种或两种合并使用，表现为恶性高血压时，可使用速降平 300mg，于 30 秒钟内快速静脉注入，可重复 1～2 次。

贫血：一般血红蛋白不低于 6g/dL，无出血时不需输血；如红细胞压积低于 20%，出现呼吸困难，软弱，甚至出现心绞痛症状时，则需输给红细胞。

抽搐：常见癫痫样大发作，也可有小发作，多数表现为肌肉颤搐和神经肌肉应激性增加，对钙的输入无反应，可用司可巴比妥 0.1g 口服；或安定 10mg，肌肉或静脉注射，以控制急性发作，苯妥英钠 0.1g，每日 3 次，口服，可有效预防发作。

⑥透析治疗：急性肾衰患者通过早期的透析可减轻症状，缩短病期和减少并发症，对降低死亡率有显著意义。目前认为急性肾衰的透析指征如下：1）严重高钾血症，特别是高分解代谢患者，血清钾＞6.5mmol/L。2）体液过多，导致充血性心力衰竭或严重高血压者。3）严重代谢性酸中毒，HCO_3^-＜12mmol/L（pH＜7.2），补碱不能纠正者。4）尿毒症症状明显，如脑病，出血性胃炎。5）血清尿素氮＞28.7mmol/L，或肌酐＞530.4μmol/L。

（2）多尿期的治疗

在多尿期，患者自觉症状好转，但尿素氮尚可继续升高，亦易继发感染，故此时仍应该严格按少尿期的处理原则进行治疗，并积极预防感染。当每日尿量超过 1500mL 时，按具体情况适当补充钠、钾和水分。在多尿期早期如尿量突然减少，可能是液体和盐类补充不足，因适当补充液体和盐类。液体的补充，不应采取排多少补多少的方针，一般说补充尿量的 1/3～2/3 即可，每升尿失钠 50～75mmol，故每排 1 升尿约需补充生理盐水 500mL，每日补充钾 20～40mmol 已足够。当尿素氮降至接近正常时，逐渐增加蛋白质摄入量。若在多尿后期尿量持续增多（大于 2000mL/24h），并有电解质混乱时，可用醋酸去氧皮质酮 3mg，肌肉注射，每日 1 次；或双氢克尿噻 25～50mg，1 日 3 次，口服，可使尿量减少。

（3）恢复期处理

一般在多尿期后 1～5 周开始，此期主要是补充营养，特别是优质蛋白质的摄入，以促进肾功能的恢复。应避免一切对肾有损害的药物等。在恢复期，蛋白尿还可持续几个月到一年。

4. 中西医结合治疗

（1）结合要点

①病程中配合中西医治疗，提高抢救成功率

中西医结合治疗急性肾功能衰竭是我国首创，近年来取得了较大的发展。西医治疗强调透析和对症治疗，迅速稳定内环境，但设备条件要求高，费用大，透析时患者痛苦大，而中医强调辨证施治，重点在整体调节，简便易行，费用低廉，治疗时痛苦较小，易于接受。将二者有机结合起来，充分发挥各自的优势，可进一步提高疗效，降低死亡率。对于病情轻者，可采用中药口服加灌肠治疗，西医的客观理化检验指标配合西药对症处理。对于病情重者，可在及时血液透析或腹膜透析的过程中配合中药综合治疗，能够减轻并发症，促使病情迅速向好的方面转化，有效降低死亡率，提高生活质量。尤其在多尿期和恢复期，重点使用中药辨证治疗，提高患者的康复进程。

②采用中西医综合治疗的方法，促进肾功能尽快恢复

在血液透析、腹膜透析的过程中配合使用中药内服，可以促进肾功能的恢复和毒素的排除。例如，目前研究表明，使用大黄及大黄制剂能有效延缓肾衰的进展，降低血尿素氮、肌酐，促进体内代谢产物的排出。此外，还有抗凝，抑制肾小管高代谢和肾小球系膜增殖等作用。

（2）方案选介

谢慎秋针对91例急性肾衰无尿期，大剂量呋塞米及利尿剂无效时，给予中药攻下，48例高度水肿、高血容量综合征患者给予涤浊化瘀汤（生大黄、芒硝、生地黄、当归、桃仁、红花、三棱、莪术、青皮、赤芍、土鳖虫）；39例有呕吐、恶心等消化道症状者给予大黄甘草汤；4例挤压综合征患者给予复元活血汤，结果显效70例，有效18例。

谢桂权采用中药配合血液透析抢救18例急性肾功能衰竭少尿期患者。病因有急性严重感染5例，蛇毒3例，鱼胆中毒3例，急性肾小球肾炎2例，创伤2例，尿路结石2例，庆大霉素1例。治疗方法主要包括：1）辨证施治，分热毒炽盛、湿热蕴结、瘀血（砂石）内阻、气阴两虚四型；治则分别采用清热解毒、凉血化瘀，清热祛湿、胃降浊，活血化瘀、通腑泄浊和益气养阴。2）中药复方大黄液保留灌肠。3）血液透析，在少尿期配合应用。结果：治愈15例，显效1例，死亡2例，总有效率为88.9%，经治疗后少尿期平均为4.1天，肾功能恢复时间平均为13.2天。初步显示，本治疗方法对抢救急性肾功能衰竭危重病有较好疗效。

韦俊、吴红艳等采用中药保留灌肠（黄芪、大黄、丹参、红花）及辨证治疗联合西药泼尼松、呋塞米和利尿合剂治疗小儿肾病综合征并发急性肾衰30例，结果全部治愈。提示中西医结合治疗该病，有缩短疗程、加速肾功能恢复及防治并发症的作用。

潘永锋、李一文等治疗12例原发性肾病综合征并发急性肾功能衰竭患者，通过应用中西医治疗，西药以泼尼松为主，无效者配以环磷酰胺；中药予以温补脾肾、化湿降浊、活血化瘀之品。经治疗，12例肾功能全部恢复正常，其中完全缓解8例，占66.7%，部分缓解4例，占33.3%，达到完全缓解或部分缓解所需时间为76.9±27.04天。提示原发性肾病综合征并发急性肾功能衰竭多为一种可逆性肾衰。

5. 其他治疗

（1）针灸治疗

①少尿期

治则：化气利水。体针取穴：中极、膀胱俞、阴陵泉；耳针取穴：肾、交感、内分泌。

方法：平补平泻。

②休克期

治则：益气固脱。体针取穴：涌泉、足三里、人中、合谷；耳针取穴：升压点、肾上腺、心、肾、皮质下、内分泌。方法：补法。

③多尿期

治则：补肾益气。体针取穴：气海透中极、肾俞、大椎、三阴交、关元、足三里；耳针取穴：肾、膀胱、三焦、内分泌。方法：补法。

（2）灌肠疗法

①保留灌肠液1

大黄15g，虎杖30g，益母草30g，水煎成150mL，保留灌肠，每日2次。适用于少尿期各证型患者。

②保留灌肠液2

生大黄15～30g、熟附子9g、牡蛎30g。常配合清热解毒之六月雪、蒲公英、穿心莲。也可用细辛代附子，煎汤150～200mL做保留灌肠，每日3次，3～7天为1疗程。适用于少尿期各证型患者。

③结肠灌注液

大黄30g，黄芪30g，红花20g，丹参20g。成人每次100mL加5%碳酸氢钠20mL加温至38℃，通过肛管给予结肠灌注，每日3次。

6. 专家诊疗经验

（1）张镜人按本虚标实治疗急性肾衰

张镜人认为，急性肾衰总属本虚标实，虚实错杂，病邪离不开湿和热，病位多在脾与肾。一方面是湿热蕴结，脾肾受损，气阴两伤，影响了营血的生化与肾阳的蒸腾；另一方面是脾肾虚弱，湿热困聚，清浊蒙混，阴阳乖乱，开阖失序。治疗当清化湿热，补益脾肾，标本同治。

（2）叶传惠以清热解毒、凉血活血法治疗急性肾衰

叶传惠认为，急性肾衰多由火热毒邪，入气伤血，损伤脉络，瘀血阻滞，肾络损伤，化气行水功能障碍而为病，应用清热解毒，凉血活血之法，并配合中药灌肠液1号（大黄30g，黄芪30g，红花20g，丹参20g）治疗急性肾衰30例，治愈率达85%。

叶传惠还认为，急性肾衰其病机主要有以下几个方面：1）热毒壅肺，通调失司，温热邪毒犯肺，肺热壅盛，失于清肃，不能通调水道，下输膀胱，而致使小便不通。2）血瘀下焦血分，分清泌浊失常，气分热毒不解，则深入下焦血分，热毒与血相搏，炼血为瘀，阻于下焦，瘀血阻下，小肠分清泌浊失常，清者不能上归于肺，浊者不能下移膀胱，延及于肾，其开阖功能失常，而致尿少尿闭。3）元气耗散，气化不行，导致上焦气化不及州都，中焦脾气不能传输，下焦肾气不足无阳以化水，而导致小便不通。

（3）杜勉之分四型治疗急性肾衰

杜勉之认为，急性肾衰多因邪热郁闭，津液耗伤，气滞血瘀，脾肾阳虚，浊壅三焦，气化不利，湿浊潴留而发生本病。其临床表现以少尿、尿闭及氮质血症为特点，以湿热壅滞、脾肾亏虚、阴阳两虚及内闭外脱为多见。湿浊壅滞者，以湿浊壅滞下焦，气机郁闭，三焦决渎无权所致，治疗宜通腑泄浊，方药以调胃承气汤合五苓散加减；脾肾两虚者，多见于急性肾衰多尿期，治疗宜健脾益肾，方药以大菟丝子丸加减；阴阳两虚者，多见于急性肾衰恢复期，治疗宜益气养血，调补阴阳，方药以十全大补汤加减；内闭外脱者，多见于烧伤、严重呕吐、腹泻、严重感染、中毒、休克等，治宜回阳固脱，方药以参附汤加减。

（4）时振声以三焦气机壅滞，湿浊内闭论治急性肾衰

时振声教授指出，急性肾衰可因创伤、感染、出血、梗阻、中毒等因素直接损害肾，而造成肾的分清泌浊功能失调，湿浊潴留。其病机主要是三焦气机壅滞，湿浊内闭。其治疗，因脾肾气机壅滞，湿浊内闭，而水肿严重者，可用行气利水法，方用大橘皮汤、导水茯苓散；如大便不通，又有尿闭，舌质红苔黄燥者，可用大承气汤、大陷胸汤以通腑泄热，有时可见大气一转，其气乃行，而大小便得通；或者也可用攻泻逐水法，用舟车丸、十枣汤等。

（5）叶任高教授治疗肾衰心得

叶任高教授认为，少尿与无尿的治疗应根据"腑以通为用"的治疗原则，着眼于通，但通之法，又因证候的不同而各异，所以治疗首先要抓住主症，辨证求因；其次要根据证候分辨虚实，然后再权衡轻重缓急，进行治疗。实证宜清湿热，散瘀结，利气机以通水道；虚证治疗宜补脾肾，助气化，以达到气化得行，小便自通的目的。在小便点滴不通的情况下，内服药缓不济急还可配合针灸等治法来急通小便。

（6）张天教授治疗肾衰经验

张教授认为，少尿与无尿的病因病机十分复杂，治疗法则亦很丰富，应根据"腑以通为用"的原则，着眼于通。归纳起来可分为治上焦法、治中焦法、治下焦法三类。治上焦法以治心肺为主，法有清金揭闭、豁痰消塞、通便利窍、渗肠分利等；治中焦法以治脾胃为主，法有燥湿通关、升提开揭等；治下焦法以治肝肾为主，法有利尿开关、顺气利闭、活血开关、清热开闭、通阳化气、温肾化气、滋阴通闭等。

7. 研究现状

（1）临床研究

①流行性出血热所致的 ARF

流行性出血热由病毒所引起，并发急性肾功能衰竭则病情危重，为患者主要死因之一。中医多归之于火热疫毒之邪内侵，肾失蒸化，水毒瘀血内留，为本虚标实之证，治疗多据急则治其标原则，以清热通下，泄毒祛瘀为法，甚则标本同治。于新芳等以生大黄粉末 30g 水冲服，每日 3 次，服至尿量大于 500mL/d 停用，配合酚妥拉明 50～60mg/ 日静脉滴注，治疗 44 例，治愈 41 例；对照组 38 例，给予 20% 甘露醇 250mL 口服，至尿量大于 2000mL/d停用，其他治疗相同，治愈 27 例。

刘氏等治疗 42 例 ARF 患者，在综合治疗的基础上加用中药（生大黄、金银花、连翘、

板蓝根、生地黄、丹参、牡丹皮、玄参、冬虫夏草）煎服，每日 2 次，不能口服者给予中药（生大黄、芒硝、蒲公英）煎汤保留灌肠，每日 1 次，结果治愈 40 例（95%）；予常规治疗的对照组 30 例，治愈 22 例（73%）。两组并发症发生率为 9%（4 例）、30%（9 例），透析次数为 3±1 次、7±2 次，肾功能及血小板恢复时间为 9.5±2.6 天、14.1±4.9 天（P 均 < 0.01）。李氏用加减生大黄汤（生大黄、芒硝、赤芍），体质虚弱者加黄芪，煎汤保留灌肠 30 分钟，每日 2 次；对照组采用 20% 甘露醇 250mL 高位保留灌肠，每日 2 次，两组均在少尿期 24 小时后进行，至每日尿量 2000mL 以上，连续 3 天停药，常规治疗方法相同。结果治疗组 48 例，显效 39 例，有效 6 例，总有效率 93.7%；对照组 45 例，显效 26 例，有效 13 例，总有效率 86.7%；两组平均有效天数为 5.3 天、7.4 天，疗效对照有显著性差异（P 均 < 0.01）。

②肾病综合征合并 ARF

ARF 是肾病综合征（NS）最严重并发症之一，王氏等按不同时期辨证治疗：ARF 早期，多为湿热瘀阻，治拟解毒利湿、化浊祛瘀，方以黄连解毒汤加减；中期多为湿热困脾，治拟健脾祛湿、活血解毒，方以六君子汤加蒲公英、金银花、连翘、丹参、赤芍等；恢复期多见脾肾两虚、气阴不足，治拟健脾补肾、益气养阴固摄，方以参芪地黄汤加当归、丹参、桃仁、金银花等，配合中药（大黄、炮附子、煅牡蛎、丹参、红花等）高位保留灌肠及血液透析治疗。治疗 14 例（首发 11 例，复发 3 例），其中 11 例肾功能恢复正常（其中 7 例尿蛋白转阴，4 例尿蛋白小于 1.5g/24h），3 例肾功能接近正常（SCr130 ～ 142μmol/L），尿蛋白小于 2g/24h。

张怀中治疗肾病综合征合并急性肾衰 13 例，以地塞米松 60mg 或甲强龙 1g 静脉点滴，每日 1 次，连续 3 天，尿量增多后给予环磷酰胺 0.2g 静脉点注，隔日一次，至 0.15g/公斤体重停药。同时全程配合中药（桃仁、红花、川芎、丹参、益母草等）活血化瘀；激素治疗早期加用清热养阴中药（女贞子、旱莲草、牡丹皮、茯苓、生地黄、地骨皮、知母、甘草），减量阶段加用温阳药物（仙灵脾、补骨脂、肉苁蓉），重症患者临时血液透析，均获临床缓解。

③大剂量甘露醇导致 ARF

甘露醇致 ARF 多见于急性脑出血或蛛网膜下腔出血患者长期、大剂量使用甘露醇时，以老年患者为多见。黄氏等将其分为五型治疗：1）邪热炽盛型，治拟清热泻火解毒，方以白虎汤合黄连解毒汤，热重者加用紫雪丹；2）火毒瘀滞型，治拟泻火解毒，凉血化瘀，方以清瘟败毒饮；3）湿热蕴结型，治拟清热解毒、利湿化浊，方以甘露消毒丹加减，神昏者加用安宫牛黄丸；4）气脱津亡型，治拟益气固脱、生津化源，方以生脉散合参附汤送服安宫牛黄丸；5）正虚邪恋型，治拟扶正固本，兼清热化湿，其中气虚为主者以补中益气汤加减，阴虚为主者以六味地黄丸加减，阳虚为主者以金匮肾气丸加减，湿热留恋者，合用黄连温胆汤，停用甘露醇，并行综合治疗。结果 45 例患者中，35 例肾功能恢复正常，症状缓解，治愈率 77.7%，恢复时间为 6 ～ 9 天，10 例无效（5 例死于脑疝，5 例血液透析治疗）。此外，仝氏等治疗甘露醇导致 ARF 1 例，辨证膀胱蓄血，以桃仁承气汤高位保留灌肠，每日 1 次，7 天后肾功能恢复正常。

④抗生素致 ARF

鲍氏治疗氨苄西林和先锋 5 号合用导致的 ARF4 例，予滋肾汤（知母、旱莲草、生地黄、黄柏、牡丹皮、麦冬、玄参、大蓟、小蓟、猪苓、泽泻）煎服，另给予灌肠方（生大黄、蒲公英、煅牡蛎）煎汤高位保留灌肠，每日 2 次，配合复方丹参注射液 16mL 静点，每日 1 次，地塞米松 10mg 静脉点滴，每日两次，连用 3 天，均获痊愈，平均天数为 19.5 天。王氏等治疗先锋 5 号和庆大霉素合用导致 ARF，予中药（党参、黄芪、女贞子、枸杞子、丹参、益母草、淫羊藿、石韦、车前子、生大黄）口服，复方丹参注射液 20mL 静脉点滴，每日 1 次，7 天后痊愈。叶氏治疗庆大霉素致 ARF 1 例，以中药（生大黄、枳实、半夏、青皮、陈皮、芒硝、厚朴、木香、车前子、泽泻、白茅根）口服，配合灌肠方（生大黄、生牡蛎、珍珠母）煎汤保留灌肠，另给予丹参注射液 16～20mL，每日 1 次，终获痊愈。

⑤小儿 ARF

小儿急性肾衰多因肾实质损害引起，一般常以中药煎汤 100～200mL 灌肠，保留 30～60 分钟，每日 2 次，甚至可 3～4 次。崔氏以复方黄丹液（生大黄、丹参、黄芪、川芎）煎汤灌肠，配合综合疗法，治疗肾实质性急性肾衰 50 例，均获痊愈，而对照组 30 例，仅给予综合治疗，结果痊愈 9 例，好转 8 例，总有效率 56.7%。杭氏以生大黄、生牡蛎、六月雪、生薏苡仁、藿香、苍术、白术、茯苓煎汤灌肠治疗 3 例小儿药物引起的急性肾衰亦获痊愈。刘氏等以大黄合剂（生大黄、牡蛎、黄柏、细辛、枳实）灌肠，治疗 56 例小儿急性肾衰，显效 31 例，有效 16 例，总有效率 84%，而西医非透析常规治疗组 43 例，显效 10 例，有效 20 例，总有效率 70%，两组差异显著（$P < 0.01$）。

⑥急性肾炎致 ARF

王氏治疗上呼吸道感染后急性肾小球肾炎所致 ARF 无尿期，以益气利水中药（黄芪、白术、茯苓、泽泻、猪苓、车前子、肉桂、大枣）口服，生大黄、煅牡蛎、蒲公英煎汤灌肠，复方丹参注射液 10mL 静点，每天 1 次，配合多巴胺、呋塞米及腹透临时处理，经治 4 例，均于 7 天内进入多尿期，肾功能恢复正常。夏氏等以大黄牡蛎汤（生大黄、生牡蛎、地榆、蒲公英）灌肠，配合中药辨证论治口服（气虚下陷型治拟补中益气汤加地龙；脾肾两虚型治拟黄芪、党参、熟地黄、茯苓、续断、黄柏、巴戟天；下焦湿热型治拟加味二妙散合蒲公英），及西医综合治疗，结果 28 例中痊愈 3 例，显效 19 例，有效 6 例，总有效率 100%。

⑦急性脑血管意外合并 ARF

金氏等治疗 33 例急性脑血管意外合并 ARF，采用益气化瘀泄浊法（黄芪、白术、茯苓、甘草、丹参、生地黄、当归、川芎、六月雪、泽泻、车前子等），治愈 26 例（79%），死亡 7 例（21%），明显低于以往报道。

（2）实验研究

对急性肾功能衰竭的实验研究主要是对单味药物研究。

①冬虫夏草

实验表明，冬虫夏草可明显减轻庆大霉素和卡那霉素所致的急性肾小管损伤程度，并可促进实验大鼠肾功能的恢复。冬虫夏草对庆大霉素所致的大鼠急性肾损害，可延迟蛋白尿出现，减慢尿素氮上升速度，尿中溶菌酶及 N- 乙酰 – β – 葡萄糖苷酶也低。能降低缺血性急性肾衰竭大鼠血清和肾皮质脂质过氧化物的含量。其作用可能通过增加肾组织 EGF 前体 mRNA 表达，促进体内 EGF 合成，增加肾皮质 EGF 含量，从而加速肾小管再生修复和急性肾衰的恢复。

②丹参

丹参能减轻甘油所致的大鼠 ARF 时肾小管上皮细胞变性、坏死，并使管腔内管型减少；增加肾血流量，改善肌酐清除率，降低尿素氮，并有利尿作用，其作用机制可能与钙离子拮抗剂维拉帕米相似。丹参能防止庆大霉素肾毒性引起的肾皮质 Na^+-K^+-ATP 酶活性下降，对庆大霉素肾损害有保护作用。

③川芎

用川芎或其挥发油预防甘油所致的家兔 ARF，肾髓质舒血管前列腺素含量、肾小管钠重吸收功能都处于较高水平，两组家兔肾组织病变均较对照组轻微，说明川芎预防肾衰的有效成分存在于挥发油中。川芎对肾近端小管上皮细胞缺血性损害有保护作用。

④人参

人参总皂苷促进鼠、猴肾皮质细胞 DNA 合成，促进肾脏代偿性生长，其作用与促肾生长素在促进肾细胞 DNA 合成方面的作用相似，具有外源性促进肾脏代偿性生长的作用。人参总皂苷能预防庆大霉素的肾毒性。人参总皂苷对缺血兔肾功能有保护作用，能减轻组织损害，促进再生修复。

⑤黄芪

黄芪能降低大鼠缺血再灌注时过氧化脂质含量，提示黄芪有清除本模型自由基的作用。黄芪加川芎嗪能减轻庆大霉素和卡那霉素所致的肾毒性损害，降低死亡率，尿钠排泄增高程度及血肌酐、尿素氮升高幅度均减轻，肾小管坏死指数明显降低。

六、调护与预防

（一）预防

积极治疗原发病，及早发现导致急性肾衰的危险因素并加以迅速祛除，是防止发生急性肾衰的关键。对于引起急性肾衰的原发病如外伤、烧伤、严重感染等，应进行积极的治疗。对于创伤患者，应立即清除坏死组织和感染灶。严重感染患者应使用大剂量抗生素，及时控制感染，但需注意避免使用肾毒性药物。

（二）饮食调理

1. 少尿期

严格控制水钠摄入量，以"量出为入"为原则。营养治疗的原则：补充必需氨基酸和非必需氨基酸；补充非蛋白热量，主要由葡萄糖提供；补充维生素；每日至少摄入碳水化合物

100g，每日可给予蛋白质 0.5g/kg 体重，尽可能选用高生物学价值的动物蛋白。高血钾时应严格控制钾的摄入量，如避免过食牛肉、橘子、香蕉、花生、海带、紫菜、土豆、豆制品等含钾量高的食物。常用的药膳有：

（1）红萝卜马蹄白茅根竹蔗水

红萝卜 100 ～ 150g，白茅根 30 ～ 60g，马蹄 5 ～ 10 个，竹蔗 250g，煲熟代茶，频频口服，若无竹蔗可用少许白糖替代。适用于急性肾衰少尿期湿热蕴结证。

（2）车前子粥

先将车前子布包煎汁，再入粳米同煮成粥。适用于急性肾衰少尿者服用。

（3）鲜瓜汁果汁

用西瓜或雪梨或红萝卜或竹蔗或鲜橙等清凉瓜果榨汁代茶饮。适用于急性肾衰少尿期火毒炽盛或气脱津伤证。

（4）连根葱 1 茎，生姜 1 块，淡豆豉 21 粒，盐 1 匙。共研烂，捏成饼，热敷于脐部，以布扎定，让气透脐内，能通利二便，治疗急性肾衰二便闭塞者。

2. 多尿期

本期最初的 1 ～ 2 天，仍按少尿期膳食原则进食；2 ～ 3 天后为防止脱水、低血钾及低血钠症的发生，应根据病情及时补充营养，在氮质血症已逐步消除的条件下，可逐渐增加蛋白质的用量；并补充充足的热量，热量的主要来源为碳水化合物；钠、钾及水分不限制，并可选用含钾多的蔬菜、水果等；选用富含维生素 B 及维生素 C 族的食物；如患者体质过于虚弱，而又不能增加口服食物时，可采用肠外高营养法。此阶段能选用的药膳有：

（1）人参胡桃煎

人参 3g，胡桃 3 个，两味加水同煎 1 小时后食用。每日 1 剂，适用于多尿期脾肾气虚及阳虚为主的患者。

（2）山莲葡萄粥

山药 15g，莲子 15g，葡萄 250g。前二味煎煮饮汤，食葡萄。适用于多尿期，小便频数，出现伤阴之证者服用。

3. 恢复期

急性肾衰的恢复期西药无须特殊治疗，应避免使用肾毒性药物，每 1 ～ 2 月复查肾功能，此期以中药食疗为主。临床多属脾胃虚弱兼肾气不固，治疗以健脾益气固肾为主。

（1）冬瓜扁豆薏苡仁水

冬瓜 150g，扁豆 30g，薏苡仁 60g。水约 1000mL，煲熟少许，油盐调味，代茶频频饮用，适用于恢复期脾胃虚弱者。

（2）胡桃肉蜂蜜饮

蜂蜜 30g，胡桃 10 枚。胡桃肉加水适量，煮沸后再煮 15 分钟，调入蜂蜜即可。每日 1 次，长期服用。主治恢复期脾气不足，肾精不固之面色㿠白，神疲纳少，蛋白尿长期存在者。

（3）乌豆圆肉大枣汤

乌豆 50g，桂圆肉 15g，大枣 50g。3 味加清水 3 碗，武火煮沸，改文火煎至 2 碗。每日 1 剂，早晚分服。适用于恢复期脾肾阴阳两虚者。

（三）精神调理

患者应避免精神刺激和过度疲劳，两者均可加重病情，要树立起战胜疾病的信心。

七、问题与对策

（一）如何早期发现、早期诊断急性肾衰

急性肾衰如能早期发现、早期诊断，进行积极的治疗，肾功能多可能恢复；如延误诊治，重者可并发多器官功能衰竭而危及生命，轻者肾功能衰竭不可逆转而需终身依赖透析。

临床上有典型的少尿期者，诊断常不难，只要每天定期查血肌酐、血尿素氮，发现其进行性升高（血肌酐每日上升 88.4 ～ 176.8μmol/L，尿素氮上升 3.6 ～ 10.7mmol/L），且多在创伤、手术、严重感染、误输异型血或原有肾疾病的基础上发生者，则可确立诊断。而非少尿型急性肾衰则往往难以及早发现，此类患者多由肾毒性物质引起，尿量可如常人，也往往无明显的多尿期，尿毒症症状也较轻，严重并发症也少见，但如没有及时祛除引起急性肾衰的病因，也可引起严重的后果。因此，详细、认真询问病史，尤其是用药史是非常重要的，及时停用可疑药物，并定期复查血肌酐、血尿素氮、尿常规等，是防治本病的主要对策。

对于还未能马上确定已进入急性肾衰者，可采用下述诊断性治疗方法，即静点 20% 甘露醇 60 ～ 125mL；5 ～ 10 分钟内滴完，如 2 小时后仍然无尿，可重复使用上述剂量甘露醇加呋塞米 240mg，如尿量仍不增加，则再单独使用呋塞米 480mg 静注，如尿量仍不增加，则说明患者已确立了急性肾衰，对利尿剂无效，不应再用。

（二）如何进一步降低急性肾衰的死亡率

急性肾衰在未开展透析治疗以前死亡率高达 90% 以上，推广应用透析治疗后其平均死亡率仍在 50% 左右。因而如何有效地降低急性肾衰的死亡率，无疑是一个十分艰巨的课题。

我们多年来应用中医综合治疗，内服和外治相结合的方法，对于病情较轻的患者单纯采用口服自制中药尿毒康制剂、大黄胶囊、通脉口服液，配合结肠透析、皮肤透析等，结合西药对症处理进行治疗，取得良好的效果；对于病情危重的患者，则在争取早期血液透析或腹膜透析过程中，配合中药尿毒康制剂、大黄胶囊、通脉口服液口服以及结肠透析等治疗，以减少并发症，促使病情迅速好转，有效地降低死亡率，从而提高生活质量。

（三）如何尽快恢复肾功能

1. 避免使用对肾功能有损害的药物

对肾功能有毒性作用的西药有重金属制剂，如汞剂等；抗肿瘤药物以及部分抗生素，如两性霉素、新霉素、庆大霉素、卡那霉素、链霉素及利福平等均有不同程度的肾毒性。对肾功能有毒性作用的中药有关木通、雄黄、朱砂、砒霜、斑蝥、蜂毒、鱼胆、全蝎、海马、山慈菇、钻地风、雷公藤、海棠、牵牛子、野百合、苍耳子以及三品一条枪、安宫牛黄丸等中

药制剂在中毒剂量下可造成肾损害。

2. 清除自由基

受损的肾组织清除自由基的能力降低，过多的自由基反过来又会损伤正常的肾组织，清除过多的自由基，可以保护残存的肾组织。因此，在辨证的基础上，可分别选用有益气健脾作用的人参、黄芪、茯苓、白术、甘草；有活血补血作用的三七、当归、何首乌；有补肾作用的地黄、黄精、女贞子、枸杞子、菟丝子、杜仲、补骨脂以及金匮肾气丸；有温阳作用的桂枝、干姜；有行气作用的砂仁、香附；有养阴作用的麦冬、五味子等。其中当归、香附、砂仁等中药的挥发油含有不饱和双链，当它们进入人体内有可能参与氧化还原反应，而且有抗氧化作用，从而减少自由基；黄芪、人参、五味子、金匮肾气丸等能增强过氧化氢酶；三七还能增强谷胱甘肽过氧化物酶的活性，从而发挥它们清除自由基的功效。

3. 钙离子阻滞剂

急性肾衰发病过程中，肾小管细胞的缺血性损伤在整个发病过程中占主导地位。在缺血性损伤过程中，细胞内钙离子浓度的变化起关键作用。细胞内钙离子环境的改变（细胞内钙离子浓度增高），可使肾小管细胞的可逆性损伤发展为不可逆损伤，钙通道阻滞剂可保护急性肾衰患者的肾功能。具有钙通道阻滞作用的中药有（由强到弱排列）：川芎、藁本、海金沙、当归、龙眼肉、三棱、桃仁、红花、赤芍、牡丹皮、紫草、千年健、葶苈子、桑白皮、益智仁、淫羊藿、菟丝子等，临床可结合患者的不同中医分型辨证选药。

4. 合理运用中医扶正与祛邪的方法

第一要注意扶正固本，急性肾衰在发展过程中，虚实夹杂，根据急则治标，缓则治本的原则，在少尿期系属标证，此时应清热解毒利水为主；多尿期及恢复期可表现为肾虚为主，此时注意扶正固本，以益气养阴补肾为法。第二要恰当使用攻逐药物，用大黄治疗尿毒症在国内已经广泛应用，除复方大黄外，还有用单味大黄及提取单体注射者也可以有效降低血中肌酐、尿素氮。然而，如果不具体分析患者特点而滥用这些药物却可能适得其反。因此临床上如果有实证表现，尿素氮进行性升高，尿闭等可以考虑使用大黄等攻逐药物；如果存在明显失水、大便滑脱不禁、低钠血症、进食少、血压低等则慎用攻逐药物。

参考文献

1 张大宁.实用中医肾病学［M］.北京：中国医药科技出版社，1990：5.

2 戴京璋.实用中医肾病学［M］.北京：人民卫生出版社，2002：10.

3 程庆砾，赵明辉，唐政.肾脏内科疾病误诊误治与防范［M］.北京：科学技术文献出版社，2003：9.

4 于新芳，王丽娟.合用大黄粉和酚妥拉明治疗流行性出血热肾功能衰竭44例［J］.中西医结合实用临床急救，1998，5（5）：208.

5 杨巧凤，李艳，李保军，等.中西医结合治疗流行性出血热急性肾功能衰竭30例［J］.实用中医药杂志.2002，18（1）：27.

6 李有跃，华伟，田永淮．加减生大黄汤结肠透析治疗出血热少尿期48例［J］．实用中医药杂志，1995，（4）：17．

7 刘艳芳，薛黎明，郭云协．中西医结合治疗肾病综合征合并急性肾功能衰竭临床研究［J］．亚太传统医药，2016，12（12）：119-120．

8 曾国志，俞国庆．中西医结合治疗原发性肾病综合征合并急性肾功能衰竭的研究进展［J］．辽宁中医药大学学报，2010，12（2）：211-212．

9 刘智辉，俞国庆，谢福安，等．甘露醇致急性肾功能衰竭988例临床特征分析［J］．中国实用内科杂志，2008，28（9）：770-771．

10 仝小林，张致远，陈观定．桃仁承气汤治愈甘露醇诱发性肾功能衰竭1例［J］．中西医结合实用临床急救，1997，4（9）：432．

11 鲍乃云．中药三管齐下配合激素治疗抗生素致急性肾功能衰竭4例报告［J］．安徽中医临床杂志，1998，10（2）：94．

12 王济生，陈丽霞．庆大霉素、先锋霉素V号致急性肾功能衰竭［J］．山东中医杂志，1997，16（7）：308．

13 叶景华．通下法为主治疗急重症的经验［J］．上海中医药杂志，1997，7（7）：17-19．

14 崔淑珍，王跃忠，李秀英，等．复方黄丹液灌肠治疗急性肾功能衰竭的临床观察［J］．吉林中医药，1997，17（2）：22-23．

15 杭东辉．中药保留灌肠治疗小儿药物性急性肾衰3例［J］．江苏中医，1997，18（9）：18-19．

16 董盛，雷根平，林源，等．中西医结合治疗急性肾功能衰竭30例体会［J］．中医药学报，2010，38（1）：86-87

17 朱戎，胥晓芳．急性肾功能衰竭的中医药治疗概况［J］．上海中医药大学学报，2000，14（2）：63-65．

18 金杨，华亦露．中西医结合治疗急性脑血管病合并急性肾衰33例临床回顾［J］．浙江中西医结合杂志，1997，7（2）：73-74．

19 田劲，陈香美，黎磊石．冬虫夏草对减轻庆大霉素所致大鼠急性肾损伤的实验研观察［J］．中华肾病杂志，1991，7（3）：142-145．

20 郑丰，田劲，黎磊石．冬虫夏草对肾毒性急性肾功能衰竭的疗效及机制探讨［J］．中国中西医结合杂志，1992，12（5）：288-291．

21 廖洪军，陈香美．冬虫夏草对缺血性急性肾功能衰竭大鼠血清和肾皮质脂质过氧化物的影响［C］．第三次全国肾脏病学术会议论文汇编，1991：179．

22 庄永泽，黎磊石．冬虫夏草防治氨基糖苷急性肾衰的分子生物学机制［J］．中华肾病杂志，1996，12（5）：300-304．

23 陈鸿瑾，沈幼贞．黄芪对大鼠肾缺血再灌流时过氧化脂质含量的影响［J］．徐州医学院学报，1989，9（3）：186．

24 王永钧，陈晓萍，徐琳，等．黄芪、川芎嗪防治庆大霉素致急性肾衰竭的实验研究［J］．中华肾脏病杂志，1988，4（4）：217.

25 马永江.川芎挥发油预防家兔甘油致急性肾功能衰竭的实验研究［J］.中华泌尿外科杂志，1986，7（2）：85-87.

26 沙继红，郑尊.肌苷、川芎对肾近端小管上皮细胞缺血损伤的影响——细胞化学观察［J］.第二军医大学学报，1991，12（3）：240-243.

27 李士梅，叶任高，李幼姬，等.药物防治初发期急性肾小管坏死的实验研究［J］.中华肾脏病杂志，1985，6（2）：57-65.

28 曹译心，张旭，张翠薇，等.丹参酮ⅡA对急性肾功能衰竭大鼠肾脏的保护作用［J］.四川解剖学杂志，2011，19（2）：10-13.

29 李荣，邓传静.当归、丹参、钙剂对庆大霉素肾损伤防护作用的实验研究［J］.贵阳医学院学报，1990，15（3）：224-228.

30 黎磊石，郑丰.冬虫夏草防治肾毒性急性肾功能衰竭的实验研究［J］.解放军医学杂志，1991，16（5）：323-327.

31 郦江涛.中西医结合治疗急性肾功能衰竭临床观察［J］.中国中医急症，2015，24（1）：156-157.

32 谢桂权.中药配合血透治疗急性肾功能衰竭患者18例临床观察［J］.广州中医药大学学报，1996，13（3）：24-26.

33 韦俊，吴红艳，王改京，等.中西医结合治疗小儿肾病综合征并发急性肾功能衰竭30例［J］.陕西中医，1999，20（7）：289-290.

34 潘锐锋，张莉.中西医结合治疗肾病综合征并发急性肾功能衰竭临床体会［J］.国际医药卫生导报.2003，9（6）：68-69.

35 谢慎秋.下法在急性肾功能衰竭治疗中的应用［J］.中西医结合实用临床急救，1995，2（5）：225-226.

36 郑水源.中西医结合治疗急性肾功能衰竭32例总结［J］.湖南中医杂志，2001，17（6）：14.

37 朱戎，胥晓芳.急性肾功能衰竭的中医药治疗概况［J］.上海中医药大学学报，2000，14（2）：63.

38 邓燕，韦芳宁.中药直肠透析治疗小儿急性肾衰26例［J］.中医研究，2002，15（1）：33-34.

（李莉芳　曹田梅）

第五节　慢性肾功能衰竭

慢性肾功能衰竭（chronic renal failure）简称慢性肾衰（CRF），又称慢性肾功能不全，是由多种慢性肾脏疾病或累及肾脏的全身性疾病引起的慢性进行性肾实质损害，致慢性肾功能减退，肾脏不能维持其排泄代谢废物，调节水盐和酸碱平衡，分泌和调节各种激素代谢等基本功能，从而出现氮质血症、代谢紊乱和各系统受累等一系列临床症状的综合征。据上海华山医院统计，慢性肾功能衰竭占内科住院病例死因的第三位，仅次于各种肿瘤及慢性肺功能衰竭。本症年发病率占自然人群的 50/100 万～100/100 万，预后不良。

中医古籍对类似慢性肾衰的论述散见于"关格""肾风""溺毒""水肿""肾劳"等篇中。有水肿表现者多辨为水肿。以慢性肾衰尿少，尿闭，恶心，呕吐为主要表现者可辨为"癃闭""关格"。慢性肾衰尿毒症期，患者有心脑血管并发症出现抽搐，神昏者可辨为"肾风""溺毒"。

一、病因病理

（一）中医

慢性肾衰的中医病机特点是正虚邪实。正虚以脾肾阳衰为本，包括心、肺、肝及气血阴阳的虚损。邪实指瘀血，浊毒，湿浊。早期多表现为脾肾阳虚，以正虚为主。后期虚实错杂，肾阳虚衰，浊邪壅盛，以邪实较为突出。病位在肾、脾、肺、心、肝和三焦。慢性肾衰中医病机复杂。"虚""湿""瘀""毒"互相交织，互相关联，相互为害，属危重凶险之候。

1. 正虚

患者多由各种慢性疾患失治、误治，或过服苦寒或病后调理不当，久病未及顾护肾气致肾气内虚；或由风邪外袭，肺失通调，水湿溢于肌肤；水肿日久不愈，困遏阳气，伤及脾肾；或久居湿地，涉水冒雨，致水湿内侵，湿滞中焦，湿困脾阳。或因饮食不节，过食咸甘，恣食生冷，咸甘助湿，生冷损阳，致脾虚湿盛；或劳倦过度，酒色无度，致肾阳虚损。以上诸多原因均可使脾肾功能失调，水液代谢紊乱，气机升降失常，水湿内停而见水肿；使脾失健运，饮食不能化为水谷精微而为湿为浊；肾虚开阖气化失常，固摄失司，而见尿少，尿闭，尿多，蛋白质尿。浊邪水湿不能排出体外，溺毒内停，肌酐、尿素氮升高。脾肾虚损，可导致五脏的虚损，由于脾虚气血生化不足，致气血亏虚，五脏失养。而脾肾不足导致的浊邪、瘀血等又可阻滞脏腑气机，耗损正气。肾为元阳之本，肾阳虚损，则五脏失于温煦润养。脾肾阳虚日久，又可阴损及阳，导致阴阳双亏。《素问·玉机真脏论》认为"脾为孤脏……不及则令人九窍不通"。陈士铎认为小便闭的病机为命门火衰，并论述了肾阴肾阳的互根关系。在《辨证录·小便闭》中写道："命门火旺，而膀胱之水通；命门火衰退而膀胱之水闭也……无水之火，火虽旺而实衰；无为之水，水欲通而反塞。命门火衰而水勤，衰退之极也；勤之极也；闭之极也。"

2. 血瘀

血瘀既是慢性肾衰的病理产物，反过来又作为病因可进一步导致脏腑功能失调，病变加重，使病机复杂化。血瘀对症状的产生及肾衰病情的不断进展至为重要，现已越来越受到学者和临床医家的重视。慢性肾衰普遍存在血瘀的产生原因有以下三个方面。

（1）因虚致瘀

慢性肾衰患者脏腑气血虚损，阴阳失调，或因气虚无力推动血运，血滞于脏腑经脉而成瘀；或阳气虚，阳虚不能运血，或阳虚阴寒内生，血遇寒涩于脉络之中；或久病阴虚生内热，热灼阴血而黏滞成瘀。

（2）因"水病及血"

在生理上血水同源，相互为用，慢性肾衰患者久病脏腑功能衰退，水湿内停，水停气阻，血行涩滞而成瘀，即所谓"水不行则病血""孙络有水则经有留血"。

（3）因湿毒致瘀

慢性肾衰患者脏腑虚损，水液代谢异常，湿毒不能循常道排泄于体外，湿毒内壅，损伤脉络，血运异常成瘀；或浊毒郁而化热煎熬营血而成瘀。

3. 湿浊、湿毒

此为慢性肾衰邪实的两大因素。"湿浊"即水湿，可由外来湿邪侵扰机体，或由体内津液化生障碍而产生；"湿毒"指慢性肾衰中的尿毒，为体内水液代谢障碍产生的内生之毒。慢性肾衰患者脾肾衰败，脾不能运化水湿，肾不能气化行水，水湿内停，清者不升而漏泄，浊者不降而内聚，蕴积而成毒。水湿、湿毒常相互为患。水湿犯于上焦凌心犯肺，则胸闷气憋，心悸，咳喘；湿滞中焦脾胃则恶心呕吐，纳呆口腻；浊毒停于下焦，则小便不利，尿少或尿闭；水湿溢于肌肤则发为水肿。湿浊内停，三焦气化不利，尿毒不能循其道外泄，积而成毒，除上述症状处，常常上蒙清窍，或肝风内动，或煎灼营血。如张景岳在《景岳全书》中所述："小水不通，是为癃闭，此最为急证也。水道不通，则上侵脾胃而为胀；外侵肌肉而为肿；泛及中焦而为呕；再及上焦则为喘。数日不通则奔迫难堪，必致危殆。夫膀胱为藏水之腑，而水之入也，由气以化水，故有气斯有水；水之出也，由水以达气，故有水始有溺。经曰：气化则能出矣！盖有化而入，而后有化而出。无化而出，必其无化而入，是以其入其出皆有气化。此即本经气化之义，非单以出者言气化也。然则水中有气，气即水也；气中有水，水即气也。今凡病气虚而闭者，必以真阳下竭。"

（二）西医

慢性肾功能衰竭发病机理复杂，目前尚不完全明了，所以有各种各样的学说。现简述如下：

1. 慢性肾功能衰退不断进展的机制

临床及大量实验研究证实，许多慢性肾脏疾病，即使在基本病因已经祛除的情况下，仍然呈进行性进展，最终导致肾功能衰竭。导致肾功能持续恶化的原因有下列学说。

（1）细胞外基质堆积

随着免疫组化和细胞分子生物学技术的开展，对慢性肾衰缓慢进展的机理有了新的认识。肾小球硬化是多种原因引起肾小球损伤后出现的共同转归。造成肾小球硬化的主要原因为细胞外基质堆积。增生的系膜细胞和增多的系膜基质，是肾小球硬化的主要组成成分。过量聚积的系膜基质可以导致毛细血管被挤压、闭塞，滤过面积减少，最后导致肾小球荒废。细胞外基质已成为国内外学者近年来研究的热点。

（2）高滤过、高灌注、高代谢

20世纪80年代初，Brennev等在肾大部分切除的大鼠模型中观察到，在残存肾单位中，单个肾单位的肾小球滤过率（SNGFR）明显增高，这种增高主要是由于入球小动脉的阻力下降，致使单个肾单位肾血流量增加。肾小球内高压可使血管内皮细胞受损，启动凝血系统；也可使上皮细胞受损大分子物质滤过；还可直接损伤系膜细胞，最终导致系膜基质增生，肾小球硬化。高代谢可致肾小球以及肾小管的损害。在实验性慢性肾衰大鼠中也直接测定到单一肾单位消耗较多氧的证据。一般认为，高代谢可造成反应性氧代谢产物的过多，后者可以氧化细胞膜以及细胞内与生命活动有密切相关的成分，从而造成代谢异常，细胞损害，以致死亡。进而炎性细胞浸润、吞噬等，使小管间质病变得以持续进行。

（3）高磷

20世纪70年代早期即已观察到，在慢性肾脏病变动物模型中，如果饲以高磷饮食，该动物肾小球纤维化，肾小管扩张，间质纤维化等特别明显；限制摄磷，则上述改变可以明显减轻。提示高磷对本病慢性进展的重要作用。低磷饮食也可减少蛋白尿，血肌酐上升，血胆固醇、甘油三酯等水平也可下降。

（4）脂代谢紊乱

慢性肾病常伴高脂血症。实验也证实，低密度脂蛋白可以和肾小球基底膜相结合，从而使该膜的脂质增多，通透性改变。脂蛋白还可以和系膜成纤维细胞以及淋巴细胞膜表面受体结合，从而使它们增生，基质扩张等导致肾小球硬化。

2. 氮质代谢产物毒性作用

氮质代谢产物的毒性作用可能为组成部分慢性肾功能衰竭，特别是尿毒症时部分症状的基础。如尿素、胍类物质（包括甲基胍、琥珀酸胍、二甲基胍）、肌酸、肌酐等，在尿毒症时水平均高。这些物质可以抑制线粒体呼吸作用，干扰氧化磷酸化作用，因此被认为可能与尿毒症时脑、肝、肾等组织氧耗异常，葡萄糖代谢障碍等有关。注射胍类物后还可产生一系列神经肌肉、胃肠道等症状，甚至也可造成高血压，肌酸过高可促使红细胞自我溶解并抑制脑组织葡萄糖氧化作用。此外此类物质还与尿毒症时凝血功能及免疫功能异常有关。

20世纪70年代曾盛行"中分子"学说，认为尿毒症中部分重要症状可能与一些中分子（分子量200～3000）物质有关，目前尚难定论。

3. 矫枉失衡学说

1992年Bricker提出肾功能不全时机体呈现不正常状态，为矫正这种不平衡，导致某些代偿性变化过程，特别是引起某些物质增加，这些代偿性改变却又导致新的不平衡，并由此产生一系列临床症状。典型的例子是肾小球滤过率（GFR）下降后，尿磷排出减少，血磷增高，使血钙下降；机体为矫正这种不平衡，会增加甲状旁腺激素的分泌，促使肾排磷增多和血钙增高，使血磷钙水平恢复正常；但随着肾小球滤过率进一步下降，为维持正常或接近正常的血钙磷水平，势必不断增加甲状旁腺激素水平，这就导致甲状旁腺功能亢进，引起肾性骨病、周围神经病变、皮肤瘙痒和转移性钙化等一系列失衡症状。

（三）中西医结合

大多数学者认为本病属本虚标实之证，张大宁认为 CRF 的病机主要有四个方面，即虚、瘀、湿、逆。王蕾等认为本病病机特点为脾肾衰败，湿浊瘀血停留。也有不少学者认为正虚是病机关键，如张盛光总结的"脾肾虚损，气阴两亏，升降失常"。也有人认为 CRF 多以肾虚为本，且脾肾气阴两虚多见，邪实为标，无论热、湿、痰、风均兼夹血瘀之证。张史昭等对 418 例 CRF 进行了辨证分型，其中脾肾气虚 60 例，脾肾阳虚 55 例，肝肾阴虚 33 例，气阴两虚 23 例，阴阳两虚 37 例。上述各证型均兼夹有瘀血、湿热或湿浊标证。其中 60 岁以上老年 CRF 患者脾肾阳虚及阴阳两虚证型较多。也有学者认为在 CRF 病程中起主要作用的是邪实，曹式丽等认为 CRF 残存肾组织中肾小球的高滤过、高灌注状态以及肾小管的缺血性改变或萎缩等病理变化是中医"瘀滞"的实质。阳晓等对 681 例 CRF 邪实兼证进行了研究，认为湿热、瘀血贯穿病程始终是导致病变进行性恶化的主要因素，浊毒的出现是 CRF 发展到晚期的特征性病理产物，是导致五脏衰败，阴阳离经的主要机理。水停、外感等邪实病变出现率相对较低，但对 CRF 进展显示 CRF 中医病机错综复杂，不同阶段主要病机及证型分布具差异性，代偿期邪实兼证主要是湿热和血瘀；衰竭期尿毒症期浊毒居首，其次是血瘀。随着肾功能的衰减，血瘀兼证发生率上升。瘀血存在于慢性肾衰的整个病程，这一观点已得到大多数学者认可。治疗上扶正祛邪是趋于一致的看法。但有扶正为主与祛邪为主的不同。张氏认为治疗应以补虚活血为本，祛湿降逆为标。曹式丽等认为治疗应从理血入手，并以化瘀为主治疗 CRF 54 例取得了良好的疗效。时振声认为扶正当补肾，而补肾又必须注意调脾。脾主运化水湿可助肾主水，且补肾之药多腻滞，脾胃不健，则难以为功。祛邪重在泄浊，泄浊之要在于调畅气机。

二、临床表现

（一）症状与体征

慢性肾衰的症状非常复杂，现分列为代谢紊乱和系统症状两大部分分述如下。

1. 各种代谢障碍

（1）水代谢障碍症群

慢性肾衰患者由于健存肾单位减少，因而每个肾单位平均排出的溶质负荷必然增加，引起溶质性利尿。加之肾的浓缩功能差而致夜尿增多。若有厌食，呕吐或酸中毒使呼吸幅度增大，呼吸道失水增多，易致脱水。患者可出现口渴，咽燥，乏力，尿量减少。肾功能进一步恶化，浓缩及稀释功能进一步减退，尿比重可固定在 1.010 ～ 1.020。尿渗透压在 280mOsm/kg·H_2O 与血浆相似，称为等渗尿。晚期 CFR 极度下降，尿量日趋减少，血尿素氮、肌酐迅速上升，患者烦渴多饮，易出现严重的水潴留。如此时补液不当或摄盐过多，甚至可致水中毒及急性左心衰。

（2）电解质紊乱症群

①低钠血症

慢性肾衰患者对钠的调节功能差。由于肾小管吸收钠的功能减退，加之一些其他因素，如常服利尿剂、腹泻、长期进食无盐饮食等，易产生低钠血症。由于钠和水的丢失，引起血容量减少。失钠可导致肾功能迅速变差。故低钠常可使一个原来病情比较稳定的患者出现尿毒症症状。患者常感疲乏无力，头晕，体位性低血压，肌肉抽搐，脉细而速，严重者可发生休克。反之，如钠摄入过多，则会潴留体内，引起水肿、高血压，严重者可发生心力衰竭。

②低钙和高磷

由于患者尿磷排出减少，血磷升高。肾衰退时 1，25（OH）$_2$D$_3$ 生成减少，加之厌食等原因，肠道吸收钙减少，血钙降低。高血磷，低血钙刺激甲状旁腺素，可致继发性甲状旁腺功能亢进。肾衰时，高血磷可抑制肾小管细胞合成有活性的维生素 D-1，25（OH）$_2$D$_3$，而导致钙盐沉着障碍，引起肾性骨病。尿毒症期患者虽有明显低钙血症，但很少发生手足搐搦，这是因为 pH 下降时钙与血浆蛋白结合减少，游离钙增加。一旦酸中毒纠正，则会出现手足抽搐症。

③低钾血症和高钾血症

由于厌食、呕吐、腹泻及利尿剂的使用，可致低钾血症的发生。其临床表现是：四肢无力，腹胀，心律失常和腱反射迟钝等。当尿毒症患者并发感染，酸中毒或长期服保钾利尿剂，输含钾多的库存血，或严重少尿时均可致高钾血症。其临床表现为心律失常，甚至心脏骤停，以及四肢肌肉无力，手足感觉异常等。

④代谢性酸中毒

酸中毒是慢性肾衰患者的常见症状。由于肾小管生成氨，排泌氢离子及重吸收重碳酸盐的能力降低，加之腹泻失碱等因素，几乎所有的尿毒症患者都有轻重不同的代谢性酸中毒。轻度代谢性酸中毒一般无明显症状。当 CO_2-CP < 13mmol/L 时，才会出现明显症状，如呼吸深大而长，食欲不振，恶心，呕吐，疲乏，头痛，躁动不安，严重者可发生昏迷。严重的酸中毒可导致呼吸中枢和血管运动中枢麻痹，是尿毒症最常见的死因之一。

2. 各系统损害症群

（1）消化系统

消化系统是尿毒症患者早期症状，如厌食，上腹部不适，恶心，呕吐，呃逆，腹泻，口腔有臭味，口腔黏膜溃烂，消化道出血等。其发生机理是毒性物质潴留对中枢神经的影响和尿素从消化道排出增加，引起消化系统功能紊乱和黏膜炎症所致。

（2）神经精神系统表现

慢性肾衰引起神经、精神症状可能与毒素、水、电解质和酸碱平衡紊乱以及高血压等因素有关，其临床表现轻重不一，轻者表现乏力，头痛，注意力不集中，嗜睡，失眠。至肾功能衰竭期，会出现性格改变，记忆力减退，判断错误，反应淡漠。到尿毒症期则可有惊厥、谵妄和昏迷等中毒性精神病表现。

（3）心血管系统

慢性肾衰时常并发心血管系统病变。心功能不全及心律失常是慢性肾衰的第二位死因。由于水钠潴留、肾素活性增高等原因，血压常升高。久之可使左心室肥厚扩大，进而致心力衰竭。并可引起全身小动脉的硬化。另外，尿毒症毒素可引起心肌损害，发生尿毒症性心包炎。

（4）造血系统

几乎所有尿毒症患者都有贫血，贫血程度与肾功能损害程度往往一致。这是由于肾衰时促红细胞生成素减少，甲基胍、胍基琥珀酸等酸性代谢产物可抑制红细胞的成熟，损害红细胞膜，使红细胞寿命缩短。尿毒症时厌食及失血也是引起贫血的原因之一。慢性肾衰竭时，由于毒素作用，使血小板聚集、黏附和第Ⅲ因子释放异常，数量减少。故患者常有鼻衄、牙龈出血、皮肤瘀斑、呕血便血等出血现象。

（5）呼吸系统

由于肺充血和水肿，心腔内压和肺楔压升高，加之肺水肿，常引起咳嗽、呼吸困难。胸部X线片可见肺门血管瘀血，而周缘肺野相对清晰，呈"蝴蝶翼"状分布，称尿毒症性肺。

（6）其他

尿毒症患者由于体液免疫和细胞免疫功能均较低下，易发生各种感染，以肺部及泌尿系感染常见。有腹水者可并发自发性腹膜炎。由于反应低下，常无明显自觉症状及全身反应。故应特别注意观察发现阳性体征。尿毒症患者多有不同程度的代谢紊乱。由于蛋白质合成减少，尿中丢失增多，多有明显的低蛋白血症和消瘦。患者还可有糖耐量降低、高脂血症等脂类代谢紊乱。患者皮肤失去光泽，干燥脱屑。由于尿素霜及转移性钙化等原因，患者常有皮肤瘙痒。此外，患者还可有性腺功能减退等表现。

三、诊断

（一）实验室检查

1. 肾功能检查

内生肌酐清除率（Ccr）下降，血肌酐（SCr）、尿素氮（BUN）上升（详见诊断分期）。

2. 血常规

血红蛋白多在 40～60g/L，为正常色素细胞性贫血。血小板降低，在感染和酸中毒时可有白细胞升高。

3. 尿液检查

（1）尿渗透压

尿渗透压降低，甚至为等渗尿，尿比重多在 1.018 以下，严重时可固定在 1.010～1.012，浓缩稀释实验示夜尿量＞日尿量，各次尿比重小于 1.020，尿比重差＜0.008。

尿量减少，多在 1000mL/日以下，晚期甚至无尿。

（2）尿蛋白

尿蛋白为 + ～ +++（与原发病和尿量有关），晚期由于肾小球绝大部分已毁坏，滤过率显著下降，尿蛋白反而减少。

（3）尿沉渣

尿沉渣检查可有红细胞、白细胞、上皮细胞和颗粒管型，及粗短、均质、边缘有裂口的蜡样管型。

4. 血生化检查

血浆蛋白降低，总蛋白常在 60g/L 以下，白蛋白多低于 30g/L，血钙降低，常在 2mmol/L 左右，血磷多高于 1.7mmol/L，血钾、血钠随病情而异。

5. 其他

放射性核素肾图、肾扫描、CT、MRI、腹平片、超声等检查因原发病而异，如双侧肾脏明显萎缩而外形光滑者，多提示慢性肾小球肾炎或其他弥漫性病变；如一侧肾脏明显萎缩而另一侧大小正常者，可能为先天发育异常，慢性肾盂肾炎或单侧血管病变。

（二）诊断要点

典型病例诊断不难，少数患者无既往史则易误诊，应详细询问病史。诊断的要点主要是内生肌酐清除率指标降低（< 80mL/min），在除外急性肾炎一过性内生肌酐清除率降低及慢性肾小球疾病并发感染、手术等可逆因素导致的内生肌酐清除率降低，结合临床贫血、恶心、夜尿多等表现即可诊断。正确确定尿毒症的诊断标准对判断患者预后，制定临床治疗方案，选择透析指征等均具有指导意义。BUN 受多种因素影响，不能作为慢性肾衰分期的诊断依据。

目前通用的 CRF 诊断标准及分期：

第一期（肾功能代偿期）：肾小球滤过率（GFR）80 ～ 50mL/min（临床常用肌酐清除来代表 GFR）血清肌酐（SCr）133 ～ 177μmol/L。临床除有原发病的表现外，无其他症状。

第二期（肾功能失代偿期）：GFR50 ～ 20mL/min，SCr186 ～ 446μmol/L。可出现夜尿多，浓缩稀释能力显著减退，血电解质正常或轻度低钠，可有多尿，倦怠，纳差，体重下降等。

第三期（肾功能衰竭期）：GFR20 ～ 10mL/min，SCr451 ～ 707μmol/L。可出现少尿、等渗尿，以及血磷上升、血钙下降等血电解质紊乱和代谢性酸中毒。临床症状明显，可有疲乏，纳差，恶心，大多数有贫血。

第四期（尿毒症期或肾衰终末期）：GFR < 10mL/min，SCr > 707μmol/L。

（三）鉴别诊断

本病应与糖尿病酮症酸中毒相鉴别：糖尿病易并发肾功能不全，当发生酮症酸中毒时，患者亦有呕吐、嗜睡、酸中毒和蛋白尿，甚至昏迷等表现，但尿中有酮体和葡萄糖，血糖升高等可资鉴别。对 CRF 的诊断，一些基层医生往往因对患者复杂的临床表现不能进行综合分析，以致发生不少误诊与漏诊。应予以注意。

（四）诊断思路与误诊防范

1. 有些患者慢性肾脏病呈隐匿经过，在外伤、感染、发热、心衰、食物中毒、脱水等应激状态下，致使原来处于代偿期限的肾功能迅速恶化，故应注意勿误诊为急性肾功能衰竭。

2.许多尿毒症患者多以贫血、精神、神经症状为主诉，此时应注意肾功能及尿的检查以免延误治疗。

3.对于诊断为本病的患者应明确以下问题。

①明确原发病的诊断，对估计预后，设计治疗方案有重要意义。如由梗阻所致肾功能衰竭，解除梗阻碍后肾功能可部分好转，预后良好。

②了解肾脏病变的活动性。许多患者在进入尿毒症期时，其肾脏病变仍在活动，若能采用适当治疗措施，常可使肾功能改善。

③找出肾功能恶化的诱因。慢性肾功能衰竭病情恶化大都有诱发因素存在，如感染、药物等。祛除诱因后部分患者肾功能可得以改善。

四、治疗

（一）辨证论治

慢性肾功能衰竭的中医辨证分型较多，各地形成了不同的观点和分型方法，但中医病机关键为正虚邪实是学者们的共识。治疗也多从扶正祛邪入手。

1.本证（以正虚为主）

（1）脾肾气虚

临床表现：倦怠乏力，气短懒言，纳呆腹胀，腰膝酸软，大便溏薄或不实，夜尿清长，脉细舌质淡红。

辨证分析：本证由于脾肾不足，气虚于内，故倦怠乏力，气短懒言；脾虚运化无力则纳呆腹胀，腰膝酸软，大便溏薄或不实；肾虚开阖失常，固摄无权，故见夜尿清长；脉细舌质淡红均示气虚之象。

治法：补益脾肾。

方药：参苓白术散合右归丸加减。人参[另煎，兑入]、熟地黄、山茱萸各15g，薏苡仁15～30g，白术、茯苓、山药、枸杞子、杜仲、当归、菟丝子各10g。

加减：脾阳不足，大便稀频加炮姜10g，补骨脂10g；肾阳虚弱，畏寒肢冷加杜仲10g；元气大亏，加人参10g[另煎，兑入]，紫河车粉10g。

方解：本证表现为脾肾气虚诸证，故治疗以补益脾气之参苓白术散加补益肾气之右归丸相合而成。方中人参大补元阳，熟地黄、山茱萸、枸杞子、杜仲、菟丝子补肾气，山药、茯苓、白术、薏苡仁补益脾气，当归活血补血。

（2）脾肾气血双虚

临床表现：面色少华，气短乏力，腰膝酸软，大便不实或干结夜尿清长，脉细，舌质淡。

辨证分析：本证以脾肾气血双虚，故见面色少华之血虚表现及气短乏力等气虚征象，腰膝酸软夜尿清长为肾虚之象；大便不实或干结为脾虚之象；舌质淡，脉细为气血双虚之象。

治法：益气养血，培补脾肾。

方药：大补元煎、参芪地黄汤加减。山茱萸、熟地黄、炒山药各15g，炙黄芪15～20g，杜仲、枸杞子、人参、当归身、白芍、川芎各10g，炙甘草5g。

加减：如恶心呕吐，加半夏10g，茯苓10g，佩兰10g；便溏者加炮姜10g，补骨脂10g，五味子10g。

方解：方中用人参大补元阳，生黄芪合当归补血生血，山茱萸、熟地黄、杜仲、枸杞子补肾，山药健脾，白芍、生地黄养阴，川芎、当归活血以免补益之品过于滋腻，甘草调和诸药。

（3）肝肾阴虚

临床表现：头昏头痛，耳鸣目涩。腰膝酸软，脉弦细，舌质偏红，苔少。

辨证分析：肝肾阴虚，阴不制阳，肝阳上亢，故头昏头痛，耳鸣；肝肾不足，不能濡养其末，故见目涩，腰膝酸软；脉弦细，舌质偏红，苔少均为阴虚之象。

治法：滋阴平肝，益肾和络。

方药：杞菊地黄汤或建瓴汤加减。干地黄、山药、怀牛膝各10g，代赭石、生龙牡各30g，枸杞子、杭菊花、白芍、赤芍各10g。

加减：头晕明显可加天麻10g，钩藤10g，白蒺藜10g；便干者加肉苁蓉10g，火麻仁10g，玉竹10g。

方药：方中干地黄、山药、怀牛膝、枸杞子补益肝肾为主药，杭菊花、白芍柔肝平肝，代赭石、生龙牡潜阳，赤芍清血活络。共奏滋阴平肝，益肾和络之功。

（4）脾肾阴阳两虚

临床表现：精神萎靡，极度乏力，头晕眼花，指甲苍白，腰酸肢冷，畏寒，舌质淡而胖，或见灰黑苔，脉沉细或弦细。

辨证分析：本证为由阴损及阳，阳损及阴致脾肾阴阳两虚，故见精神萎靡，极度乏力，腰酸肢冷，畏寒等脾肾阳虚表现；又见头晕眼花，指甲苍白等肾阴不足为主，肝肾阴虚的表现；舌质淡而胖或见灰黑，脉沉细或弦细为脾肾阴阳两虚之表现。

治法：温扶元阳，补益真阴。

方药：济生肾气汤加味。熟地黄30g，炒山药15g，山茱萸、菟丝子、枸杞子、川牛膝、鹿角胶、龟甲胶、肉桂、车前子、人参、冬虫夏草各10g，附子5g^(先煎)。

加减：如肤糙失润，腰膝酸痛明显，可加补骨脂12g，骨碎补12g；畏寒肢冷甚者，附子可加至10g。

方解：方中熟地黄、枸杞子、山茱萸、菟丝子、鹿角胶、龟甲胶补益肾阴，肉桂、附子温补肾阳，人参、冬虫夏草大补元气，山药健脾，车前子健脾利水，川牛膝利水活血益肾，以达温扶元阳、补益真阴之目的。

治疗慢性肾衰早期要慎用温燥。有学者认为即使患者有畏寒肢冷，小便清长，舌淡苔白等较明显的阳虚症状，也应慎用，一经大补肾阳之治，虽可使阳虚症状在短期内得到改善，但继之却是血压升高，氮质血症加重，肾功能减退。故在临床上本型多在滋阴壮水的同时，兼顾肾阳，慎用肉桂、附子、人参等湿燥之品，代之以山茱萸、淫羊藿等湿润之品，以期阳中求阴，阴平阳秘。

2. 标证

（1）湿浊

①脾虚湿困：见纳少便溏，脘腹胀满者，用参苓白术合香砂六君子汤以健脾化湿。

②湿浊上逆：见纳呆，恶心呕吐，腹胀畏寒，用温脾汤温中降逆化湿。

③湿郁化热：见口苦，恶心呕吐，舌苔黄腻，用香苏饮合左金丸清化和中，和胃降逆。

④湿泄皮肤：见肌肤瘙痒，面色晦滞，舌苔白腻，可于主方中加入地肤子、白鲜皮、土茯苓等化湿泄浊之品。

⑤湿浊上蒙清窍：见神昏谵语，嗜睡，面色晦滞，方用牛黄承气汤，以通腑泄浊。

湿浊是慢性肾衰患者常见的兼证，大多数患者有恶心呕吐，腹胀纳呆，身重困倦，苔厚腻。脾肾衰败是慢性肾功能不全的病机根本，脾虚失于运化传输之功，肾虚失于气化，排泌失职，水谷精微不从正化。"水反为湿，谷反为滞"，致湿浊内蕴，湿浊之邪上可阻遏心肺，中可遏制脾胃升降，下注于肾则致肾气血不和，而致肾之排泌愈差，肾之排泄无权，而湿浊内阻愈甚。故治疗重在和胃化浊，则全身气机通畅，肾功能亦随之改善，自拟方药：制苍术、白术、藿香、半夏、竹茹、茯苓、生薏苡仁、陈皮、制大黄、砂仁。方中制苍术燥湿化浊，藿香芳香化湿浊，陈皮、薏苡仁、茯苓健脾而化湿，更佐砂仁行气化湿，半夏、竹茹清热止呕，治疗34例慢性肾功能衰竭患者取得良好疗效。方中大黄为点睛之笔，可荡涤毒浊。

有学者总结，利湿应以清利二便为要。一方面以藿香、佩兰、砂仁、白豆蔻、石菖蒲等芳香化湿，土茯苓、泽泻、生薏苡仁、车前草、石韦、六月雪、积雪草、败酱草、萹蓄、瞿麦等清热利湿，使湿热浊毒从小便而出；另一方面，大黄解毒化瘀，通腑泄浊，使浊毒从大便而解。临床用药经验是，大黄先从小剂量开始，逐渐加至15g，若大便不超过每日两次，则改为生大黄，以大便稀烂不成形，每日两次为度。

（2）水气

①水湿逗留：见肢体浮肿，形寒畏冷，神疲乏力，用防己黄芪汤，益气健脾利水。

②水气凌心：见胸闷气急，咳逆倚息，不得平卧咳吐粉红色泡沫痰，用己椒地黄汤、真武汤以温阳利水益气回阳。

（3）血瘀

①瘀阻肾络：慢性肾衰患者早中期均可有夹瘀之症，如面色晦滞，舌质紫暗等。可于辨证治疗方中加入桃仁、红花、丹参、益母草、川芎、泽兰等活血化瘀之品，或予丹参注射液、川芎注射液静滴。

②瘀络外溢：本病后期常可见到鼻衄、齿衄等动血之症，可于主方中加入参三七、血余炭、大小蓟、茜草根、土大黄等活血化瘀止血之品。

血瘀是慢性肾衰患者最常见的并发症，多数学者认为血瘀贯穿于慢性肾衰的整个病程，故大多数学者在治疗慢性肾衰时多在辨证的基础上加活血化瘀之品，经临床验证，确可提高疗效，笔者对此亦有体会。

（4）动风

①血虚生风：见肌肤瘙痒，手麻抽搐，方用四物汤或芍药甘草汤以养血祛风，柔肝缓急。

②肾虚动风：见神昏谵语，抽搐，方用安宫牛黄丸或以羚羊角、附子、人参合用配合通腑降浊之剂，以扶正解毒，开窍息风。

③肝风内动：见头痛，头晕甚则肢麻，抽搐，偏瘫，脉弦，舌红。方用羚羊钩藤汤合大定风珠，以平肝潜阳，滋阴息风。

不少学者在临床上总结出了"微观辨证"方法，参照西医检测结果及现代中药药理研究，在辨证的基础进行加减，如蓝华生在血肌酐高时加用大黄、六月雪、土茯苓；低蛋白血症者，加用生黄芪、当归、党参、鳖甲等；高脂血症者加用绞股蓝、生山楂、楮实；高黏血症者，加用丹参、赤芍、益母草、桃仁。蛋白尿量多者，加用柿叶、芡实、蝉蜕；血尿者，加小蓟、生槐花、马鞭草；尿中有白细胞者，加紫花地丁、忍冬藤。中西合参，取长补短，明显提高了疗效。

以上各证型方药，水煎服，每日1剂。

3. 常见并发症的治疗

本病常见并发症已在辨证论治中讨论，在此主要介绍血液透析常见并发症的治疗。

（1）低血压

低血压在血液透析过程中发生率较高，据宋炜等统计，约占血液透析并发症的39%。主要原因是超滤过快和过量超滤所致。中医辨证属心气不足，气阴两虚。可用生脉散注射液、参附注射液、多巴胺等进行升压。

（2）透析相关性心包炎

透析相关性心包炎的发生率约15%，是极为严重的并发症，常是原有尿毒症性心包炎因透析时全身肝素化引起，透析不充分，细菌或病毒感染，高分解代谢及液体过荷均可导致本病发生。中医辨证属水气凌心，治以强心益气利水，生脉葶苈五苓散加减：人参10g$^{（另煎兑入）}$，五味子10g，麦冬12g，桂枝10g，茯苓15g，泽泻5g，白术10g，葶苈子、黄芪各20g，甘草6g，水煎服，日1剂。经临床验证，本方有强心利尿和消除心包积液的作用。

（3）失衡综合征

失衡综合征可发生于透析中或透析刚结束时，轻者表现头痛头晕，恶心呕吐，严重者出现惊厥，昏迷，甚至死亡，其主要原因是透析时血浆溶质快速减少，相对于脑细胞呈低渗，水分从血浆中移入脑组织引起脑水肿。中医认为是浊阴上冒，清浊相干所致，治以温阳利水，予五苓散加减，以传输脾气，治其蓄水逆。方药：泽泻、茯苓、猪苓、桂枝、竹茹、代赭石、菊花、白术等份，研末为散，口服30g，或在透析后给予上方口服，可起到很好的防治作用。

（4）皮肤瘙痒

如出现皮肤瘙痒，可用四物汤加味：当归、女贞子、墨旱莲、白鲜皮各12g，白芍15g，生地黄 20g，川芎 6g，竹叶心 10g。水煎服，每日 1 剂。

（二）辨病治疗

1. 专方专药

（1）活血养阴合剂

组成：生地黄、丹参、益母草、山楂、乌梅。李福民等将 38 例肾小管－间质性肾病所致慢性肾衰患者随机分为两组，治疗组（20 例）服用活血养阴合剂，对照组（18 例）服用包醛氧化淀粉，治疗一月。结果：治疗组总有效率为 85%，对照组为 44.4%。两组在降低 BUN 水平方面无显著差异（$P > 0.05$），在 SCr、Ccr、尿 FDP、尿渗透压、尿 $β_2$-MG、HCT、HB 等指标治疗组明显优于西药组（$P < 0.05$）。

（2）肾衰 1 号

组成：人参、白茅根、何首乌、生地黄各 25g，附子、山楂、知母、青风藤各 15g，仙灵脾 35g，全蝎 5g，并随症加减，同时用大黄、丹参、黄芪各 30g，附子 15g，煎 100mL 保留灌肠，15 日为一疗程，一般用 1 ～ 3 疗程。结果：100 例慢性肾衰患者中，显效（BUN、Cr 明显下降，症状基本改善）42 例，无效 19 例，总有效率为 81%。

（3）肾康平丸

组成：冬虫夏草、黄芪、枸杞子、大黄等。有学者治疗 142 例慢性肾衰患者，用肾康平丸及钙离子拮抗剂，并设对照组 124 例，服包醛氧化淀粉。结果：治疗组显效（血肌酐下降大于 50%，尿素氮降至正常，症状消失或显著改善）96 例，无效（与治疗前比较无明显改变或加重）46 例，总有效率为 96.8%；对照组显效 36 例，有效 51 例，总有效率为 70%。

（4）扶肾液

组成：枳壳、厚朴、陈皮、吴茱萸、川连、半夏、竹茹、土茯苓、蒲公英等。李燕林等用扶肾液治疗慢性肾衰 50 例，结果表明，该方能降低血肌酐、尿素氮，改善肾功能，并能改善贫血，降血脂，纠正酸中毒，调整钙磷代谢。对 25 例进行直线回归分析，结果显示斜率 b 为正值，说明在治疗期间，扶肾液能防止肾功能的恶化，肾功能总体平稳并趋向好转。

（5）滋肾清利汤

组成：白花蛇舌草、忍冬藤、紫花地丁、白茅根、丹参、大黄、赤芍、槟榔、生地黄、山药。王秋用滋肾清利汤治疗 30 例慢性肾衰患者，结果显效率 50%，总有效率 93.33%。

（6）制肾衰 91 冲剂

组成：党参、丹参、淫羊藿、炮附子、制大黄、冬虫夏草菌丝等。郑平东用制肾衰 91 冲剂治疗慢性肾衰 94 例，结果：显效 35 例，有效 42 例，无效 17 例，总有效率 82%；对照组 34 例（用包醛氧化淀粉），总有效率 48%。

（7）二黄降浊汤

组成：太子参、黄芪、白术、山药、山茱萸、丹参、当归、生地黄、赤芍、白芍、木香、陈皮、大黄。潘静用二黄降浊汤治疗慢性肾衰 26 例，治疗 3 周，并设对照组 20 例（用包醛氧化淀粉 10g，1 日 3 次，用 3 周）。结果：治疗组血肌酐、尿素氮、内生肌酐清除率等指标明显改善。说明治疗组优于对照组（$P < 0.05$）。

（8）降浊汤

组成：生大黄、姜半夏、西洋参、半边莲、益母草、泽泻、黄连、陈皮、苏叶、茯苓。蒋民主用降浊汤治疗慢性肾衰38例，结果：显效8例，有效、稳定各12例，无效6例，总有效率84.2%。

（9）益肾汤

组成：黄芪、茯苓、党参、大黄、当归、泽泻、山药、党参、益母草、生地黄。李景梅用益肾汤加减治疗慢性肾衰患者58例，结果：治愈18例，显效22例，有效14例，无效4例，总有效率93.1%。

2. 中成药治疗

（1）六味地黄丸

对辨证属肾阴不足者，在病情稳定期可长期服用，每次10g，1日3次。

（2）金匮肾气丸

对辨证属肾阳虚者，可配合汤剂服用或在病情稳定期用。

（3）金水宝

每粒装虫草菌粉0.33g有补益肺肾，补精益气之功，用于本病肺肾两虚型，见精气不足，神疲乏力，不寐健忘，腰膝酸软者。用法：口服，1次3粒，1日3次。马氏等用金水宝胶囊2粒，每日3次，治疗36例慢性肾衰患者，观察其红细胞免疫功能及肾功能。结果：经金水宝胶囊治疗后，红细胞C_{3b}受体花环率和红细胞免疫复合物花环率明显下降，贫血及肾功能改善。

（4）百令胶囊

由冬虫夏草菌的无性世代——中华束丝孢真菌经液体培养得到的冬虫夏草菌粉分装而成的胶囊。主要成分为发酵冬虫夏草菌菌丝体干粉。有补肺肾，益精气作用。用于肺肾两虚型肾功能不全。每次口服5粒，每日3次。

（5）丹参注射液

丹参注射液30mL或川芎嗪注射液120mg加入5%葡萄糖液250mL中静滴，每日1次，10天1个疗程。用于本病血瘀兼证明显者。李克健将48例慢性肾衰患者随机分为2组：治疗组25例，采用川芎嗪注射液结合口服补肾健脾基本方治疗；对照组23例用西药扩血管、抗凝、溶栓和对症处理。结果：治疗组总有效率为80%，高于对照组52.17%（$P < 0.05$）。作者认为，川芎嗪注射液配合补肾健脾方药可改善慢性肾衰患者肾血流，增加机体免疫力，缓解临床症状，其疗效优于单纯西药治疗。

（6）虫草肾康胶囊

虫草肾康胶囊主要由冬虫夏草、黄芪、丹参等中药组成。内含人本必需氨基酸及微量元素。本品具有减少尿蛋白，提高血浆白蛋白，降低肌酐、尿素氮，改善贫血，提高细胞免疫功能，减轻肾脏病理损害，改善肾功能的作用。适用于慢性肾功能不全。每次服4～5粒，每日 3 次。

（三）西医治疗

1. 一般治疗

依据病情决定休息，严重者应卧床休息。要注意避免受凉、受湿与过劳，防止感染，不用对肾功能有损害的药物。

2. 饮食

应进优质低蛋白饮食 0.6g/kg·d。低蛋白饮食可改善尿毒症症状，减轻健存肾单位的高灌注。作为热卡主要来源的主食，则尽可能选用含蛋白质低的食物。为避免营养不良，自身蛋白质库耗竭和机体免疫力低下，应补充适量必需氨基酸。晚期尿毒症蛋白质入量应为 0.38g/kg·d，磷低于 600mg/d。同时补充钙和维生素、必需氨基酸或与必需氨基酸相关的酮酸混合液。实验和临床观察证明这种治疗方法可阻止或减慢性肾衰发展速度，减轻血浆氨基酸代谢紊乱，降低血尿素氮，改善氮平衡和营养状态。

3. 血管转换酶抑制剂（ACEI）与钙阻滞剂（CCB）

不少动物和临床实验证实，ACEI 可以降低肾小球内跨毛细血管压，使慢性肾功能减退时残存肾单位的高灌注、高滤过状况得以减轻。此外 ACEI 还有通过改善肾小球毛细血管滤孔的情况，抑制纤维间质细胞肥大、增生，降低肾脏氨的产生，以及降低全身高血压等，从而对慢性肾衰的进展有延缓作用。需要注意的是，ACEI 对严重肾功能障碍者应禁忌使用，在伴有一侧肾动脉狭窄，特别对侧肾功能也较差者应用时可能产生急性肾功能衰竭。在肾功能障碍者同时还特别注意有可能出现高钾血症等。

CCB 可以有效降低血压，其中第三代双氢吡啶类 CCB 包括氨氯地平、拉息地平等，作用缓和，无体位性低血压等副作用。许多临床实验显示，用后可以使肾钠排泄增加，部分病例尿蛋白可以减少。CCB 还可以通过降低组织代谢，减少钙盐沉着及抗氧化作用等而保护肾功能。

4. 纠正水、电解质紊乱和酸碱平衡失调

对有明显失水患者，若无严重高血压和心力衰竭，可予补液，其量视病情而定，但不宜过多过快。补液后尿量偏少者，若容量负荷超过正常，可使用呋塞米增加排尿以促进氮质排出。水过多、严重高血压、心力衰竭和少尿无尿者应严格限制入水量，以每日排水量加非显性失水量之和为度，并应限制钠盐入量。严重水过多者可用袢利尿剂，常用呋塞米，剂量超过 300mg/d 而无效者一般不必再加量，应尽早进行透析治疗。轻度酸中毒无须特殊处理，或酌予碳酸氢钠或乳酸钠，纠正至 20mmol/L，即可停止。治疗过程中要防治低钾和低钙，警惕发生高钠血症和诱发心力衰竭。高磷血症应严格限制磷摄入和使用磷结合剂。血钙过低可口服或静注葡萄糖酸钙。

5. 控制感染

合并感染时应及时使用适合的抗生素，禁用或慎用肾毒性药物，必须使用时则按肾功能情况决定投药剂量及给药间期。注意抗生素中含钠或含钾量。

6. 对症处理

（1）恶心呕吐

除限制蛋白质摄入和纠正酸中毒外，可应用甲氧氯普胺肌注或口服，每日 2 ～ 3 次；或用氯丙嗪 12.5 ～ 25mg 肌注或口服，保持大便通畅亦有助于减少胃肠道症状。

（2）高血压

轻度血压增高可不处理，中度以上血压增高应限制钠摄入和使用利尿剂，无效时加用降压药物。常用的有肼屈嗪 25 ～ 50mg，每日 2 ～ 4 次；普萘洛尔 10 ～ 30mg，每日 3 次；硝苯地平 10 ～ 30mg，每日 3 ～ 4 次；卡托普利 25 ～ 37.5mg，每日 2 ～ 3 次。严重高血压、高血压脑病、心力衰竭者，可用二氮嗪（速降平）200 ～ 300mg，加入 5% 的葡萄糖液 10 ～ 20mL 静脉推注；酚妥拉明 0.1 ～ 2mg/min 静脉推注或滴注；硝普钠每分钟 1 ～ 5μg/kg 静脉滴注，选择和使用降压药时要考虑有无禁忌和药物不良反应。治疗过程中要严密监测血压，调整剂量和滴速，勿使降压过快和血压过低，以保持或能增加 GFR 为佳。

（3）心力衰竭和心律失常

心力衰竭处理原则与非尿毒症引起的心力衰竭相似，如使用洋地黄宜选快速短效的制剂，以减少蓄积中毒，利尿剂不能奏效的高血容量性心力衰竭应尽早透析治疗。心律失常多为电解质代谢和酸碱平衡紊乱诱发或加重。故应在纠正电解质代谢和酸碱平衡紊乱的基础上使用抗心律失常药物或起搏除颤治疗。

（4）贫血和出血

轻度贫血不需特殊治疗，但应尽可能避免使用加重贫血的药物，应视病情酌补铁剂或叶酸，以预防其加重。血红蛋白低于 50g/L 且具有贫血症状者，宜少量输血（以新鲜血为好）或红细胞悬液。但输入的红细胞在尿毒症的环境中容易被破坏，故输血对尿毒症患者贫血治疗效果不佳。可用睾酮及类似蛋白合成激素，如苯丙酸诺龙或丙酸睾酮 25 ～ 50mg 每周 2 次肌肉注射。或葵酸诺龙 25mg 每两周肌肉注射 1 次。有促进红细胞生成的作用，同时可促进蛋白合成，减轻氮质血症。亦可用促红细胞生成素，每次 500μ，每周 2 次皮下注射。透析治疗常可改善血小板功能和血小板第 Ⅲ 因子释放反应，有助于减少出血，但透析时使用肝素也有增加出血的潜在危险，严重出血除输注鲜血或血小板悬液外，可酌用抗纤溶止血剂，必要时可手术止血。

（5）神经精神症状

纠正水盐代谢和酸碱平衡紊乱可使大部分患者症状减轻。抽搐时可使用安定 10 mg 静脉或肌肉注射，或用苯妥英钠或苯巴比妥等。严重烦躁不安可静脉滴注冬眠合剂，但应保持气道通畅及血压稳定。伴甲状腺功能亢进者可做甲状腺次全切除术。有周围病变神经病变时应尽早充分透析，并可使用大剂量 B 族维生素。

（6）骨病

有明显骨并发症时治疗应：1）尽量纠正原发病因，如梗阻性肾病引起的肾衰退，经解除梗阻，骨病亦可有好转。2）控制血磷在 4.0 ～ 5.5mg/dL（1.29 ～ 1.78mmol/L），包括限制磷摄入，每日 0.7 ～ 10g 以下，同时可使用磷结合剂。3）补充钙盐。应在血磷控制在 5.5mg/dL（1.78mmol/L）以下时给予钙盐，每日 1.0g 或更多，当血钙达 11mg/dL（2.75mmol/L）时应减量或停用。4）使用活性维生素 D_3 制剂。使用指征为：血磷已控制但仍有低钙血症，继发性甲状旁腺功能亢进明显（血中甲状旁腺激素水平和碱性磷酸酶活力增高，有骨质破坏）伴血钙低于 11mg/dL（2.75mmol/L）或骨软化症者、儿童合用抗惊厥药物，存在尿毒症肌病时。可选用维生素 D_2 或 $D_3$1000 ～ 20000IU/d，或双氢速固醇 0.25 ～ 1.0mg/d，或 25-（OH）$_2$$D_3$0.25 ～ 1.0μg/dL 或 1,25-（OH）$_2$$D_3$0.25 ～ 1.0μg/dL。5）甲状腺次全切除。指征为经 X 线和 / 或骨活检证实为纤维性骨炎，伴甲状旁腺激素水平增高，除外铝中毒骨病并有下列情况之一者：血钙持续超过 11.5mg/dL（2.88mmol/L）；进行性或症状性转移性钙化，血钙磷乘积大于 75；对其他治疗无反应的难忍瘙痒；伴皮肤缺血性溃疡或组织坏死者；肾移植后仍持续有症状的高钙血症。

（7）血液透析与净化疗法

凡属晚期尿毒症以及有明显尿毒症症状、高血容量心力衰竭、高血钾、酸中毒不易纠正者，均应做透析治疗。常用的透析方法有：血液透析、腹膜透析、结肠透析。血液透析现已成为晚期尿毒症患者维持生命的有效手段。腹膜透析过去因腹腔膜炎等并发症较多，很少用作维持性透析治疗。现在，由于采用了密闭式腹膜透析机做透析以及不卧床持续性腹膜透析的新方法，在不少地区已常规用于晚期尿毒症患者作维持性透析，并取得了不亚于血液透析的疗效。结肠透析一般只对轻症患者有效。血液滤过疗法的适应证与血液透析基本相同，对水过多导致心力衰竭的患者以及血管稳定性差，做血液透析时容易出现低血压等反应者，尤为适宜。此外，序贯血液透析和血液透析滤过、血液灌流等疗法亦用于尿毒症患者的治疗。

（8）肾移植

肾移植是一种治疗尿毒症的理想方法。适应于尿毒症肌酐清除率在 0.17mL/S（10mL/min）以下者，或肌酐清除率虽高于 0.17mL/S，但有难以矫治的并发症如严重高血压、继发性甲状旁腺功能亢进、多发性神经病变等。年龄在 50 岁以下，下泌尿道及心、肺、脑、肝无严重病变者。肾移植后，患者的两年存活率从 20 世纪 50 年代初期的 14% ～ 52% 已上升到 80 年代的 90%（父母、兄弟、姐妹供肾）和 70%（尸体肾）左右。近年来，临床广泛应用环胞素 A 以及试验应用单克隆抗体抗 OKT3 以来，在抑制排异方面取得了显著效果，使肾移植成功率得到了进一步提高。

（四）中西医结合治疗

1. 结合要点

对本病的治疗，中西医结合治疗明显优于单纯中医或西医治疗，这一点已得到了专家的一致认可，广大临床医务工作者对此达成了共识，并总结出了丰富的临床经验。

（1）辨病与辨证结合

辨病与辨证结合在本病的治疗中已是比较成熟和得到大多数学者认可的一个治疗方案，并已积累了丰富的实践经验。辨病治疗可以对本病的分期预后及实验室检查有全部的认识，辨证治疗则可把握患者中医证型指导中药治疗。

（2）中药与西药合用

可根据不同的治疗目标，患者不同的情况充分发挥中西药各自的优势、局限及不良反应，中西药有机合用。实践证明，中西药合用治疗慢性肾衰特别是对保护患者肾功能，改善症状方面优于单用西药或中药。

（3）中西医多途径给药治疗

中西医结合多途径给药治疗，可发挥中西医治疗各自的优势，取得最好疗效，如腹膜透析、血液透析与口服中药，口服西药与中药灌肠、中药药浴等中西医多种治疗方法，多途径给药方法的合用对提高疗效，改善症状，提高生活质量有优势。

2. 方案选介

（1）中药口服、灌肠及必需氨基酸治疗

朱辟疆等用中药口服、灌肠及必需氨基酸治疗慢性肾衰 103 患者例获得良好疗效。予健脾强肾汤（熟地黄、山药、黄芪、仙灵脾、丹参各 12g，白术、山茱萸、茯苓、巴戟天、莲子、麦冬各 10g，熟附片 6g，肉桂 3g，新开河参粉 5g^{冲服}）每日 1 剂。泄浊汤 200mL（牡蛎、蒲公英、六月雪各 30g，赤芍、桃仁、半夏各 15g，甘草 10g，浓煎后再加生大黄 15g 煎 5 分钟）保留灌肠，每周 5 天，并予肾必氨 250mL 静滴，每日 1 次。每月连用 20 天，予低蛋白饮食。两月为一疗程。结果：血肌酐降至正常者 43 例，下降大于 177μmol/L 者 46 例，无改变 9 例，恶化 5 例，总有效率 86.4%。张素梅等用中西医结合疗法治疗慢性肾衰 132 例，其中脾肾气虚 45 例，以六君子汤合济生肾气汤加减，配以灌肠 1 号（大黄、附子、蒲公英、乌梅、枳壳）；脾肾气阴两虚 43 例，参芪地黄汤加减，配以灌肠 2 号（大黄、龙牡、钩藤、蒲公英、青黛）；阴阳两虚 10 例，用鹿角胶、黄芪、巴戟天、冬虫夏草、红参、山茱萸、杞果、熟地黄、陈皮、云苓，配以灌肠 3 号（附子、肉桂、大黄、龙骨、牡蛎、乌梅、仙灵脾）。西医常规对症治疗。结果：氮质血症期 49 例，有效率 95.9%；尿毒症期 47 例，有效率 89.3%；终末期 36 例，有效率 47.2%。有学者用扶正化瘀法为主治疗慢性肾功不全 230 例，药用：党参、黄芪各 10～16g，何首乌 15g，杜仲 12g，淮山药 15～30g，丹参 20～40g，当归 10～20g，桃仁、红花各 10g，茯苓 30g，益母草、六月雪、陈葫芦瓢各 30～60g，车前子草各 10～30g。同时西医对症处理，疗程 2 月以上至 2 年余。结果：显效 63 例，占 27.4%，有效 94 例，占 40.9%，无效 73 例，占 31.7%，总有效率 68.3%。有学者通过中西医结合治疗慢性肾功能衰竭 282 例。西药予对症肝素、腹蛇抗栓酶抗凝、低蛋白饮食、包醛氧化淀粉口服等。中药：脾肾气（阳）虚者用补中益气汤、附子理中汤加减；肝肾阴虚者用杞菊地黄汤、知柏地黄汤加减；脾肾气阴两虚者用参芪地黄汤、生脉散等。兼有湿浊、温热、瘀血者分别予二陈汤、五味消毒饮、血府逐瘀汤以及白花蛇舌草、六月雪等加减，并予中药灌肠。结果：氮质血症期 132 例，有效率 96%；尿毒症期 76 例，有效率 84%；尿毒症终末期 110 例，有效率 46%。

（2）血府逐瘀汤加毛冬青甲素加低蛋白饮食

将 CRF 患者 50 例分为两组，其中用血府逐瘀汤配合毛冬青甲素治疗 30 例（治疗组），给予毛冬青甲素 40mg 加 10% 葡萄糖 500mL 静滴，并同时加入 5% 碳酸氢钠 16mL 调整酸碱度，每天 1 次，14 天为 1 疗程，停药 7 天，再给予第 2 个疗程，可连用 3～5 个疗程。同时口服血府逐瘀汤辨证论治，每天 1 剂。组方：当归 15g，熟地黄 12g，桃仁 15g，红花、枳壳、赤芍各 12g，柴胡 6g，甘草 3g，桔梗、川芎、牛膝各 12g。气虚加黄芪、太子参；阳虚加仙灵脾、附子、补骨脂等。对照组 20 例，给予呋塞米 120～480mg，多巴胺 10～20mg，酚妥拉明 5～10mg，加入 10% 葡萄糖 500mL 中静滴，每天 1 次，疗程同治疗组。两组均给予优质低蛋白饮食 0.6g/（kg·d），用药前后分别测量 24h 尿量、尿蛋白量、SCr、BUN、Ccr、血小板、出凝血时间、血液黏稠度、尿纤维蛋白降解产物（FDP），并以 SCr 倒数用直线方程分析，同时观察临床症状做前后对比。结果：治疗组治疗后患者临床症状减轻或消失，倦怠乏力，恶心呕吐消失，胃纳好转，尿量增加，血压降低，其中显效 11 例，有效 16 例，无效 3 例，总有效率 90%；对照组治疗后患者尿量亦增加，血压有所下降，但仍倦怠乏力，腹胀纳差，其中显效 4 例，有效 10 例，无效 6 例，总有效率 70%。两组显效及总有效率比较有显著性差异，$P < 0.01$。

毛冬青甲素是从冬青科植物毛冬青中提取并经化学结构改造的一种具有生理活性的五环三萜类化合物，是新的血小板聚集抑制剂，具有明显抗血栓形成作用，可使血栓结构疏松，血小板数量减少及变形程度减轻。其作用机理是通过对磷酸二酯酶的抑制使血小板内 cAMP 含量升高和对血小板生成血栓素 A_2（TXA_2）的抑制，而对抗血小板聚集，从而阻碍血栓形成，减轻肾脏组织的炎症反应，促进沉积物的吸收。所含黄酮甙有扩张血管作用，可使肾小球毛细血管扩张，增加肾小球滤过率。动物实验发现，毛冬青甲素可通过降低肾小球系膜细胞自分泌 IL-6 而抑制肾小球系膜细胞增殖及基质增多，胶原纤维减少，从而预防肾纤维化发生。

（3）多巴胺、酚妥拉明、低蛋白饮食、对症、中药

用中西医结合方法治疗慢性肾功能不全 30 例，并设对照。两组均采用低蛋白，低磷饮食，纠正电解质及酸碱平衡，降压等对症治疗。对照组采用多巴胺 20mg、酚妥拉明 10mg 加入 10% 葡萄糖 250mL 中静滴，每日 1 剂，每分钟 15～30 滴。1 个月为 1 疗程。治疗组在对照组治疗的基础上加用中药：熟附子，仙灵脾，当归，桃仁，红花，六月雪，蒲公英，生大黄，车前子，党参。每日 1 剂，分 2 次煎服。治疗结果：治疗组 30 例中，有效 18 例，好转 6 例，无效 6 例，有效率为 80%；对照组 30 例中，有效 6 例，好转 9 例，无效 15 例，有效率为 50%（有效：症状改善，BUN、SCr 下降升高部分的 50%，Ccr 上升；好转：症状部分改善，BUN、SCr、Ccr 保持原水平；无效：症状无改善，BUN、SCr 上升，Ccr 下降）。两组比较，$P < 0.05$。

（五）其他治疗

1. 针灸疗法

可选足三里、肾俞艾灸每日 1 次，每次 20 分钟。或选肾俞、足三里两个穴位交替用川芎嗪注射液 0.5～1mL 穴位封闭，10 天为 1 疗程。

2. 灌肠疗法

中药灌肠疗法对慢性肾功能衰竭的治疗由于疗效确切、简便，无并发症，已广泛应用于临床，尤其是在慢性肾衰氮质血症期疗效显著。各地灌肠方中药组成有所不同，大部分灌肠方选用大黄、龙骨、牡蛎、附子。笔者认为，要保证中药灌肠的疗效一定要注意：一是灌肠部分要深，一般 15～20cm 为宜；二是保留时间要长，至少保留 40 分钟；三是注意温度适宜，太凉太热都会缩短保留时间，影响疗效。

有学者用大黄 50g，牡丹皮、牡蛎各 30g，附片、益母草、蒲公英各 20g 浓煎取汁 4000mL，每日 200mL 高位保留灌肠，上、下午各一次；并用蛋白同化激素，利尿，降压，纠正酸中毒，维持水电解质平衡，控制和预防继发感染等，并设对照组 49 例，用上述西医常规治疗。结果：治疗组与对照组显效（治疗后尿素氮降至正常或下降 ≥ 20mg/d，症状缓解或明显改善）分别为 31 例、11 例；无效 15 例、19 例；死亡 3 例、7 例，总有效率 73.13%、46.94%。麻金木用尿毒灵灌肠液（大黄、桂枝、白茅根、牡蛎、生地榆、生槐花等），每晚行保留灌肠 1 次或 2 次，1 周为 1 疗程。根据不同证候加用六味地黄丸、金匮肾气丸及相应煎剂；部分患者配合少量降压，消炎，利尿或纠正电解质紊乱等西药。全部病例均未用肾上腺皮质激素及免疫抑制剂，亦未进行血液透析或腹膜透析。结果：临床治愈 62 例，占 20.1%；好转 233 例，占 75.4%；无效 14 例，占 4.5%，总有效率为 95.5%。

3. 药浴疗法

赵松梅等用药浴疗法治疗慢性肾衰患者 22 例，将麻黄、桂枝、细辛、白芷、一口钟、羌活、独活、藿香、苍术、大黄、苦参、净蝉衣、地肤子、红花、当归、金银花、野菊花、肉苁蓉、黄芪等按一定比例配制研末装袋，每袋 750g 用棉布包装成袋。将药煎半小时，取汁，将汁加入浴缸中洗浴每次 1 小时，每周 6 次，治疗 2 月，22 例患者 Cr、尿蛋白等指标有显著改善，总有效率为 68.2%。

（六）专家诊疗经验

1. 任继学治疗慢性肾功能衰竭用药经验

（1）附子、干姜为主，补肾暖脾以治根本

慢性肾衰伤肾为本，病及他脏为标，以正虚为本邪实为标，病机关键是多种因素损伤肾脏，导致肾阳和阴精亏虚，而发生一系列病理变化，故补肾是治本之图。任氏多以附子、干姜为主药补肾暖脾，一是通过补肾，使肾能封藏，不至于精微外泄；二是通过补肾，脏腑功能得以恢复，水湿热毒之邪不能内生，扶正又抑邪，故为治病之本。如以肾阳虚为主者，附子、干姜用量大多在 10g 以上，同时配伍肉桂、巴戟天、仙茅、淫羊藿、杜仲、海龙、海马等，以加强温补命门之功，如以肾阴虚为主者，则用附子、干姜 2～3g，配伍冬虫夏草、山茱萸、桑椹子、女贞子、旱莲草等，有"善补阴者，必于阳中求阴"之意。而且附子、干姜为用，还能温补脾阳。脾阳一运，湿浊渐化，饮食能进，正气得助，则病愈有望。故任氏治疗慢性肾衰方中几乎方方必用，只是有配伍不同和药量的变化而已。

（2）白术、泽泻为主，健脾渗湿以助正气

慢性肾衰患者由伤肾而损脾，脾胃功能失调则气机升降不利，饮食精微不能吸收，气血生化无源，后天之本受损，正气渐伤，邪气日盛，病必加重。任氏多以白术、泽泻为主，此二药实为《金匮要略》之泽泻汤，一升一降。饮食能化，则正气日强。与附子、干姜同用，相得益彰。任氏多随证先用枳实、枳壳、清半夏、陈皮、藿香、佩兰、砂仁、草果仁、荷叶、莲肉、茯苓、刀豆子、白豆蔻、生山药、红曲、麦芽等在上述药物中灵活选择二三味配合白术、泽泻理气运脾，芳香化浊，以固后天之本。

（3）黄芪、当归为主，甘温助阳以补气血

慢性肾衰患者由脾肾两伤，而致气血亏虚，多用黄芪、当归甘温助阳以补气血，二药实为当归补血汤，配合补肾健脾之品，对纠正肾性贫血有较好疗效。但黄芪不宜用量太大，因脾胃本弱，以防滋碍；再者治血虚，不能速效，只宜缓图。任氏多灵活配伍党参、丹参、黑芝麻等，此类药物在治肾衰方中要精炼选用，不宜泛滥，以免碍邪。

（4）昆布、生牡蛎为主，咸寒软坚以泄湿浊

在补脾肾的同时，以昆布、生牡蛎软坚散结，利水泄浊，对消除或减轻浮肿，降低血中肌酐、尿素氮有较好疗效。可配合选用土茯苓（重用）、大黄、地肤子、车前子、威灵仙等药，寓攻于补，攻补兼施，扶正不忘祛邪，祛邪可以扶正。此外，慢性肾衰患者除肌酐、尿素氮升高以外多合并酸中毒，任氏常以干姜、清半夏配合昆布、生牡蛎治之，以辛能胜酸故也。

（5）珍珠、琥珀为主，凉血止血以治血尿

以珍珠、琥珀为主凉血止血，二药配伍出自《医宗金鉴》之珀珠散，对肾衰出现的血尿有较好疗效。任氏多随证配伍小蓟、白茅根、生槐花、生地榆等。

（6）蒲黄、九香虫为主，活血通络以逐瘀血

二药逐瘀不正，能缓中补虚，任氏多随证配用桃仁、红花、三棱、莪术、益母草、泽兰、赤芍、茜草、厚朴、血见愁、苏木等。这对改善肾功能，控制肾衰进一步恶化有明显的辅助治疗作用。

（7）羚羊、玳瑁为主，平肝息风以治风眩

羚羊、玳瑁咸寒入肝，清热解毒，息风定惊，对顽固性的肾性高血压有较好疗效。多选用淮牛膝、木贼、盐柏、知母等。此外任氏选用附子、吴茱萸、茺蔚子、罗布麻、淮牛膝、透骨草、木贼等煎水泡足，每日2次（临睡前一次），能引火归元，使浮阳不亢，对肾性高血压也有较好疗效。此法简便实用，患者易于接受。

（8）金荞麦、紫荆皮为主，清热解毒以利咽喉

常随证选用金果榄、金莲花、木蝴蝶、胖大海、桔梗、马勃、杏仁、防风等。

2. 皮持衡治疗慢性肾功能衰竭经验

皮氏认为，补虚当以健脾益肾为主。强调以健脾益肾为主，只有脾气健运，肾气充足，气化才能运行，湿浊尿毒才能排泄，水谷精微才能化生气血。在临床中，据脾肾虚损偏差遣方用药略有不同，当脾虚失运突出时，主张用七喷水白术散、补中益气汤、玉屏风散、四君子汤为主方加减益气健脾；肾气虚者，用参芪合六味地黄汤；肾阴虚者，用知柏地黄汤、一贯煎加减；肾阳虚者用金匮肾气丸、金水宝、五子衍宗丸合地黄汤等；脾肾俱损者，常用补中益气汤、七味白术散、玉屏风散合地黄汤治疗。对于长期蛋白尿造成低血浆蛋白血症、肾性贫血者，则推崇加味十全大补汤温补脾肾，补血养精。

3. 邹燕勤经验

邹氏认为，慢性肾衰是一种以肾功能严重损害为主要病理学基础，而导致全身多系统病变的复杂病征。中医学认为它涉及五脏和胃、肠、膀胱等腑，病机变化错综复杂，很难设想如此复杂多变的病证仅靠简单的一方、一药或一法即可解决，应针对多种病理因素，通过内服、灌肠及静脉滴注多途径给药。这样不但可起到综合治疗的目的，而且各有其针对性，以期"直达病所"。针对本虚标实的病理性质始终贯穿于慢性肾功能衰竭发展过程中，并逐渐形成恶性循环，其病机关键为脾肾衰败，浊瘀内蕴。治疗上亦应标本兼治，扶正祛邪。多途径给药解决了既往中医治疗慢性肾衰过程中"汤药难进"的问题，慢性肾衰过程中由于湿浊蕴结中焦，致脾胃运化功能失常，而通腑泄浊、活血化瘀药物多苦寒败胃，因而增加了服药的难度，在一定程度上影响了治疗效果。而以口服、灌肠及静脉滴注多途径给药较好地解决了这一问题。

4. 余青萍治疗慢性肾功能衰竭经验

（1）平补平泄

《素问·至真要大论》曰："谨察阴阳所在而调之，以平为期。"余氏认为，慢性肾衰血气阴阳俱虚，用药的目的是以偏正偏，但偏阳过甚则阴伤，偏阴过甚则阳伤，只有采取平调之法，逐步调整阴阳失衡，才能达到平衡的目的。因为慢性肾衰病程迁延，正虚邪实，猛攻则伐正，犯虚虚之弊；峻补则滞邪，令实邪难去，故宜平补平泄，逐步调整。

（2）药宜通下

余氏认为，慢性肾衰脾肾正虚，阴邪上攻，故用药宜通宜下，引浊阴之邪下行，使清阳之气上升。肾主二阴，浊阴下行，或从小便而解，或由大便而出。利水以茯苓、泽泻、车前为宜，通便以杏仁、桃仁、火麻仁、冬瓜仁为宜。若大便溏薄，则用白术、薏苡仁之类以健脾气。有人主张猛攻泄下，以图排毒，取大黄为常用之药。熊宁宁教授认为，慢性肾衰由肾炎引起者居首位。湿浊之邪壅滞中焦，故宜利湿化浊，轻药重投。首选药性平和的茯苓皮、泽泻、薏苡仁、车前等质轻效著之品，引湿浊下行，邪毒自小便而解。一般应慎用苦寒直折之品，以免伤脾败胃之弊。大黄虽可通腑泄浊，但性味苦寒，久用败胃伤脾。大黄灌肠虽对脾胃刺激较小，但口服或灌肠，一般初起效果较好，但投药过久，脾气受伐，肾气益衰，病情自然恶化。宜注意护胃气，健脾气，保肾气。避免久用大黄，更不宜口服和灌肠同用。这种主张，与余老用药法则不谋而合。两位专家均用质轻性平效佳之品，引浊下行。用药不宜伤脾损肾，随时注意保护脾肾，方是上策。

（3）慎用温补

余氏治疗慢性肾衰，一般少用峻猛温补之品。滋阴助阳，虽可因证用药，但主张温而不燥，滋而不腻。有资料报道，温补肾阳在改善某些症状的同时，亦可使血肌酐上升，血压增高，氮质血症加重，故而得不偿失。慢性肾衰虽然是本虚邪实，但本虚并不等于单纯阳虚，同时有阴血亏虚的一面，即阴阳俱虚。遣方用药时应注意调节阴阳，辨证施用。如一见阳虚，即投以大剂量桂、附、鹿茸之类温补悍烈之品，往往加剧阴阳失衡；一见阴虚，就大量投以龟甲、阿胶等碍胃之品，反而留滞阴邪。余氏主张补肾可用菟丝子、杜仲、桑寄生、枸杞子、金樱子等；补脾可用白术、山药、大枣、黄精等。如此则温而不燥，滋而不腻，逐步达到"以平为期"的佳境。

余氏遣方用药，多以陈夏六君子汤为基础方加减，因其补而不峻，泻而不猛。陈皮、法夏行气降逆，降阴水，止呕恶，再佐以山楂、麦芽，可健脾胃之气。浮肿尿少者加茯苓、猪苓、泽泻、车前子，引水邪下行，使浊阴得降；夜尿多而浮肿不显著者，加金樱子、芡实、莲须，以固肾气；腰脊酸痛者，加桑寄生、杜仲，强腰补肾。血压高者，加当归、白芍、龙齿、决明子，以柔肝降压；肺部感染，舌苔黄腻者，加金银花、连翘等轻清之品，去外感，解内毒；兼有泌感尿频者，加黄柏、鱼腥草，以清下焦之热。还可根据其他兼症，灵活加减。慢性肾衰病程长，变化多端，岂能拘守某方，一成不变？而且中国幅员辽阔，气候有别，体质不同，饮食各异，均应考虑。根据余氏近5年治疗慢性肾炎引起的慢性肾衰（氮质血症期、尿毒症期）患者127例资料分析，经过24个月治疗，在资料完整的103例中，有效（血肌酐和尿素氮均下降或稳定者）71例，占68.9%；无效32例，占31.1%。"平"，是余氏治疗慢性肾衰的关键所在。治脾治肾宜平补平泄，治肝宜柔和之品，治肺以轻清为宜。水向下流，阳气上升，故引浊阴之水下行，使清阳之气上升，则水不凌心，关格得通，从而达到"平"的境界，即《内经》"以平为期"之义。

5. 郑平东治疗慢性肾衰的经验

郑氏强调，治疗慢性肾衰必须健脾补肾以扶正，调理气血，阴阳平衡；同时，因湿浊、瘀血、尿毒等邪恋，注意通调大便以祛邪。常用健脾药有党参、黄芪、太子参、白术、山药、紫苏、薏苡仁、砂仁、扁豆、茯苓等。其中黄芪、太子参均用到30g以上，意在补气养血，气足则血旺，以纠正贫血。郑老还喜用紫苏，认为能和中止呕，解尿毒，治疗慢性肾衰效果明显。如阴虚则用冬虫夏草、枸杞子、女贞子、旱莲草、生地黄、何首乌、龟甲、鳖甲、桑寄生等；阳虚则喜用仙灵脾、巴戟天、肉苁蓉、仙茅、杜仲、山茱萸等。活血养血则喜用当归、泽兰、丹参、桃仁、益母草、鬼箭羽、马鞭草等。祛邪则以生大黄、六月雪、丹参、生牡蛎、黄连等为灌肠方，以通腑降浊，使血中毒素从肠道直接排出，能明显降低或减少血尿素氮、肌酐、血钾及水分等。

6. 李学铭治疗慢性肾衰的经验

李氏认为,治疗慢性肾功能衰竭首先要抓住病机关键,掌握其演变规律,才能做到提纲挈领,制订出正确的治疗方案。

(1)辨证准确,用药精纯

李氏强调指出,辨证论治作为中医药学理论体系之精华,倍受历代医家推崇,并长期有效地指导着临床实践,应努力掌握,学为己用。他还强调辨证要重视四诊合参,力求准确;遣方组药,务求纯正简练,切合病情。慢性肾衰的辨证关键在于分清虚、实、寒、热,治疗主要在于辨清虚实消长之后,根据主次缓急、虚实兼顾的原则遣方用药。若实中夹虚者,以攻邪为主,兼顾其虚;虚中夹实者,以补虚为主,辅以攻邪;虚实并重者,则虚实并举,双管齐下。李老指出,本病的早期甚或中期,邪不甚重,应以补虚为重。到了晚期,尽管有些患者畏寒肢冷,神疲乏力,舌淡胖等阳虚表现较为明显,但切不可因此忽视湿、瘀、浊毒内蕴,而妄投附、桂、参等温补之品,以免闭门留寇。其实,祛邪本身就有利于正气恢复及气机升降,即所谓"邪去则正安"。李老在临证遣方用药时对脾肾气(阳)虚者,常用党参、黄芪、白术、防风、附子、仙灵脾、炒杜仲、知母等;脾肾气阴两虚者,方以参芪地黄汤为主,药用太子参、黄芪、熟地黄、山茱萸、山药、牡丹皮、泽泻、茯苓、枸杞子、当归、佛手等;肝肾阴虚者,方以大补阴丸为主,药用熟地黄、知母、黄柏、龟甲、女贞子、旱莲草、当归、枸杞子、川楝子等;湿热中阻者,方以黄连温胆汤为主,药用黄连、姜半夏、紫苏、陈皮、竹茹、枳壳、茯苓、甘草、大黄、刘寄奴、白茅根等;浊毒壅滞者,方以三黄泻心汤为主,药用黄连、黄芩、大黄、薏苡仁、泽泻、刘寄奴、土茯苓、白花蛇舌草等;痰湿内蕴者,药用海藻、昆布、半夏、川贝母、苍术、白术、厚朴、藿香、土茯苓、车前草等;瘀血阻络者,方以补阳还五汤为主,药用黄芪、桃仁、红花、牛膝、炒地龙、川芎、石见穿、落得打等。

(2)顾护胃气,增强生机

《素问·玉机真脏论》说:"五脏者皆禀气于胃,胃者,五脏之本也。"说明胃气之盛衰直接关系到人体的生命活动及其存亡。《景岳全书》亦曰:"凡欲察病者,必先察胃气;凡欲治病者,必须常顾胃气,胃气无损,诸疴无虑。"据临床观察,慢性肾衰患者无论早、中、晚期,其脾胃症状随其病情的轻重而减轻或加重。因此,李氏在辨证论治的同时,非常注重顾护胃气,善用健脾益气,和胃降逆,辛开苦降,通腑泄浊等法。常用方剂有香砂六君子汤、半夏泻心汤、苏叶黄连汤、旋覆代赭汤、黄连温胆汤等。

(3)不拘一法,综合治疗

李氏认为,慢性肾衰是一种复杂险恶的难治性疾病,所以治疗上不能拘泥于单一的治疗方法,应多法并施。临床除采用中药口服外,还常运用中药灌肠、中药药浴等方法进行综合治疗。

①药灌肠 作为治疗慢性肾衰的一项重要措施和手段,李氏认为采用中药高位灌肠,一则可避免药物对胃的刺激,二则使药物直接作用于结肠,使有效成分充分被吸收,迫使湿浊毒邪从肠道排出。具体方法为:用生大黄、生牡蛎、蒲公英、刘寄奴各30g,浓煎取汁

100 ～ 200mL，温度为 32 ～ 37℃，灌肠深度约 30cm，保留 1 ～ 2h，每日 1 次，以 15 日为 1 个疗程，可连续治疗 2 ～ 4 个疗程。方中以大黄为主荡涤肠胃，泄浊除湿，活血解毒，据现代药理研究证实，大黄不仅使粪氮排泄增加，还可以影响机体蛋白质代谢，抑制尿素氮合成及细膜细胞与肾小管上皮细胞的增生，从而延缓慢性肾衰进展，保护肾功能；生牡蛎能助大黄止血，同时使其泻而不猛，从牡蛎的化学成分分析来看，有降低肾衰患者血磷、提高血钙之作用。蒲公英、刘寄奴清热解毒，利水消肿，活血散瘀。

②药药浴　李氏认为，药浴的主要机理是通过大量汗液的排出而达到消除及降低尿素氮等代谢产物的作用。这与中医"肺主身之皮毛"，发汗能使其宣通，肺又主肃降，"通调水道"理论相吻合。临床组方为麻黄、桂枝、细辛、防风、羌活、苍术、白术、红花各 30g。水煎倒入浴盆内，洗浴 30min，以全身微出汗为宜，每日 1 次，一般 10 ～ 15 天即可收到预期效果。

（4）祛除诱因

慢性肾衰的恶化大都有诱发因素存在，诸如感染、高血压、尿路结石、蛋白质摄入过多，肾毒性药物的使用等。李氏从中医角度分析认为，外邪，劳倦，饮食失宜，情志失调，湿、浊、毒、瘀等因素均可导致慢性肾衰的恶化，应予高度的重视。如注意气候冷暖变化，适时增减衣服，以预防外感；饮食宜清淡，易消化，以防损伤脾胃；保持良好的精神情绪，以利气机正常升降等，这些预防性措施对治疗慢性肾衰均具有积极意义。另外，湿浊邪气亦是引起慢性肾衰的常见原因，不可忽视。若湿浊邪气留于机体，充斥三焦，伤及正气，则影响脏腑功能，阻遏气机，影响气机升降及气血运行，会聚湿成痰，生瘀，化热，动风，致一系列复杂危重证候随之而来，故在具体治疗过程中应特别予以重视。

7. 张沛虬治疗慢性肾衰的经验

（1）治病求本，补肾扶正

张氏认为，慢性肾功能衰竭其成因多由慢性肾炎失治、误治所致。肾病患者肾气本虚，或病程缠绵，久病致虚，及至慢性肾功能衰竭，其虚损的程度当然更为严重。由于脾肾衰败，致气化无权，水液运行失常，湿浊瘀毒壅塞三焦而酿成本病。因此，脾肾衰败乃是发病之本，而脾肾衰败所致的水毒潴留，湿浊蕴结，肾络瘀阻是本病之标，所以扶助正气是治疗本病的关键。因本病主要病位在脾、肾，故扶正重点在补益脾肾，只有肾气逐渐恢复、充盈，才能祛邪外出，恢复机体的正常平衡。根据不同的情况临床多采用补气益肾，补益脾肾法。张老认为，病程发展至慢性肾功能衰竭阶段，脏腑功能严重减退，病情多表现为脾肾阳气之虚，如面色萎黄或㿠白，颜面虚浮，乏力神疲，精神萎靡，手足不温，小便清长，夜尿多频，腰部酸痛，大便稀薄或秘结，舌淡或胖，边有齿印，脉沉细或沉细滑等。因此，补肾扶正重点是补脾肾阳气之虚，常以参芪六味汤、大菟丝子丸加减治之，药如冬虫夏草、朝白参（或党参）、生黄芪、熟地黄、山药、菟丝子、补骨脂、肉苁蓉、白术、茯苓等，尤其推崇冬虫夏草，认为其治诸虚百损，有培补肾气作用，对本病尤为适宜。通过扶助正气，我们看到患者自觉症状明显改善，精神复振，而且理化检查方面亦逐渐有所好转或长期保持稳定的状态，取得了一定的疗效。

求迅速改善症状，为以后补肾扶正创造条件，常以黄连温胆汤、半夏泻心汤、苏叶黄连汤加减治之，药如姜半夏、茯苓、苏叶梗、藿香、炒黄连、陈皮、炒枳壳、甘草等。随着恶心呕吐症状的改善，继进益气健脾和胃法，以六君子汤加味治之，常以晒白参易党参。张老认为，晒白参补而不滋，是治疗慢性肾衰中一很好的扶正之品，水泡频频呷饮，服用亦很方便。通过脾胃的调理，患者纳谷渐香，脾胃功能渐复，就能很好地发挥补益药作用。因此，治疗本病需时时顾护脾胃。

（2）顾护后天，调理脾胃

脾胃为后天之本，肾为先天之本，脾阳之健运有赖于肾阳之温煦，而肾脏所藏之精气亦需后天水谷精微的滋养，两者在维持机体水液代谢中起着协同作用，在病理上也互相影响。就本病来说，患者常有恶心呕吐，纳谷不香，口中溺臭，面色萎黄，神疲乏力，肌肤瘙痒，便秘或腹泻等脾胃功能失调所致的症状。张老认为，此时的消化系统表现，乃是肾病及脾的结果，由于肾气虚衰，气化无权，两便失调，遂致湿浊内停，上干脾胃或肾虚不能温煦，影响脾胃健运，使清阳不升，浊阴不降，清浊相混而诸症迭起。此时本虚标实，寒热错杂，既有肾气虚惫，脾胃亦弱之证，又有湿浊中阻，或郁而化热所致湿热内阻之证，以大剂温补腻滋之品，不仅胃不受纳，且助湿增热，加重病情。张老此时常从调理脾胃着手。以解毒泄浊祛邪安正慢性肾衰患者，因脾肾衰败，气化无权，两便失司，临床上可见尿少、尿闭或便秘，浊阴难以从下窍排出，遂潴留体内，成痰生瘀，化热动风，危症丛生。当此之时，只有用解毒祛邪降浊之法，荡涤三焦壅塞之邪气，使邪有出路，邪祛正安，才能缓解病情，使正气渐复。张老认为，大黄为降浊要药，其性寒泄，具有通腑泄浊、解毒化瘀、祛湿清热之功能，是治疗本病十分理想的药物，其作用诚如《神农本草经》所云："大黄味苦寒……荡涤肠胃，推陈致新，通利水谷，调中化食，安和五脏。"可见其能祛邪安正，对本病的本虚标实，虚实夹杂之证较为适宜。但口服易伤脾胃，需避免长期口服，临床上每以大黄为主药，配合生牡蛎、六月雪、土茯苓、丹参等做保留灌肠，每日1次。方中六月雪祛风清热，化瘀解毒；土茯苓解毒利尿，用此二药降肌酐、尿素氮效尚满意。在灌肠同时口服补益脾肾等扶正之品，扶正祛邪，攻补兼施，往往可收邪祛正复之效。若一意攻下，往往犯虚虚之戒，致生他变。张老认为，药后其大便以日二三次为宜，过多易致正伤，过少则浊毒未能充分排泄，影响疗效。此法以半月为1个疗程，间歇一段时间可重复使用，同样有效。但以慢性肾衰早期应用效果较好，如终末期则效不佳。至于丹参、益母草的运用，考虑到肾络瘀阻作为慢性肾衰病程中一个重要的环节，运用活血化瘀药物可调整血循环，改善肾血氧供应，保护残存肾单位，甚至使肾单位逆转，故每配合运用，或用丹参液20～40mL入5%葡萄糖250～500mL中静滴，日1次，亦有疗效。

8. 李俊卿经验

（1）扶正气重补脾肾

慢性肾功能衰竭在临床上治疗棘手，其病机错综复杂，变化多端，临床上多以正虚邪实立法。李氏认为，慢性肾功能衰竭，多是由于各种肾病日久发展而来，脾不摄精，肾不藏精，故在本病初期，患者多以蛋白尿为主要临床表现。蛋白长期从尿中排泄，正气日益耗损，脾气渐以虚弱，故脾肾亏虚为发病之本，因此培补脾肾为本病治疗大法。同时由于脾肾亏虚，致使湿浊不化，邪壅三焦，更进一步影响脾胃升清降浊及肾之开阖，使湿浊无外泄之路，郁而化热，故峻补脾肾反而易使湿浊滞而不去。李氏常选用山药、茯苓、白术、扁豆衣等益气健脾；选用桑寄生、续断、狗脊、肉苁蓉、淫羊藿、杜仲、牛膝等补肾壮元。以上诸药均为轻灵之品，振奋先后天之气，且补而不滞，无留邪之弊。遇有肾阳虚弱，下焦寒湿不化时，李氏主张用少量肉桂以温通阳气，同时酌加巴戟天、锁阳等温润之品，以防温阳过燥引发血压升高，氮质血症加重，肾功能进一步减退。

（2）祛邪气重化湿浊

慢性肾功能衰竭是各种致病原因导致脾肾俱败，运化无权，二便失司，湿浊之邪内流泛滥，日久化热，滞留不去。李氏认为，虽然脾肾衰败是本病致病之本，湿浊内停为发病之标，但湿浊蕴毒不尽早清除，只能进一步加重脾肾之损害，脾肾更伤则湿浊蕴毒愈盛，使病情日渐加重，最终难以逆转。因此李氏在扶脾益肾的前提下尤重视清热利湿，解毒化浊。一方面选用金银花、连翘、蒲公英、紫花地丁、贯众、败酱草、马齿苋、地锦草、蚤休、半边莲、土茯苓、白花蛇舌草、四季青等大剂量清热解毒药以清利湿热蕴毒；同时用车前子、萹蓄、瞿麦、海金沙、石韦、冬葵子以利尿通淋，使浊毒从小便而出；生大黄、熟大黄同用，生大黄用量 10～40g，熟大黄用量 20～40g。如果大便不稀，生大黄在煎药时后下，以大便稀烂不成形，每日排便 2～4 次为度，以解毒化瘀，通腑泄浊，使浊毒从大便而解。诸药合用，使邪有出路，邪去正安。

（3）化湿浊不忘祛瘀

慢性肾功能衰竭患者往往病程较长，缠绵难愈，久病入络必致血瘀，此类患者往往有舌质瘀暗等血瘀表现。此时李氏主张用丹参、川芎、刘寄奴、马鞭草、益母草、泽兰等活血化瘀药，尤重用水蛭达 20g 左右以破血逐瘀。对于患者出现皮下紫斑、崩漏、鼻衄、牙龈出血等瘀血内停，出血不止的病症，李氏主张用汉三七、茜草、蒲黄等化瘀止血之品，使瘀去血止。在补脾肾、化湿浊的同时，对于血瘀患者酌用活血化瘀药，在临床实际运用中往往取得较好的疗效。

（4）贵变通中西合参

慢性肾功能不全往往由于一些可逆因素使病情加重，如感染、高血压、腹泻、酸中毒、电解质紊乱、贫血等。李氏坚持中西医结合，积极采用各种西医检测手段尽早发现可逆因素，加用西药对症处理。在病情相对稳定，运用中药治疗过程中，也间断参照西医化验指标，动态观察肾功能的变化。同时依据现代中药药理研究及临床化验指标加减用药，如蛋白尿多者加用蝉衣、昆布、桑螵蛸、金樱子、芡实等；如总蛋白低下伴气虚者加用生黄芪、山药等；镜下血尿加茜草、大蓟、荠菜花、白茅根、侧柏炭、地榆炭等；血压高者加珍珠母、磁石等。通过中西合参，取长补短，明显地提高了疗效。

9. 梁贻俊经验

梁贻俊认为，本病治疗应以清除秽浊为主，扶正为辅，浊邪祛则正易复，浊邪久积则病必难治。治疗中佐以活血化瘀，可延缓慢性肾衰的进展。具体治法如下。

（1）开鬼门，宣畅腠理

鬼门，汗孔也。慢性肾衰由于秽浊内蕴血脉，肺气郁闭，腠理开阖失利，浊邪不能宣透，肌肤不得津之润泽，致皮肤干燥瘙痒，色暗灰黑，粗糙增厚，脱屑结痂等改变。治宜宣透上焦肺气，通畅腠理，开启汗孔，给内蕴秽浊之邪以外达之路，且可使肌肤润泽。临床常选用辛宣透散之品，如防风、荆芥、紫苏叶、蝉蜕、炙麻黄等。但辛散之品应适可而止，不可过用。

（2）洁净府，通畅下焦

梁氏认为，洁净府可泛指足太阳膀胱之府与手阳明大肠之腑，故立法有二。

①利尿排浊法 《素问·灵兰秘典论》谓："膀胱者，州都之官，津液藏焉，气化则能出焉。"慢性肾衰，病变在肾，秽浊内停，肾气衰微，膀胱气化无权，不能泌浊外出，水湿之邪内停，泛溢肌肤，导致水肿，甚则一身悉肿。治宜洁膀胱之府，利尿排浊，以五苓散化裁。常用药物：桂枝、茯苓、猪苓、泽泻、生白术、车前子（草）等。水肿甚时亦可选用真武汤、防己黄芪汤加减。运用本法时梁老师主张以助膀胱气化为主，不宜强行利尿，否则非但小便难排，更伤肾脏。

②通腑泄浊法 湿浊内停，久积瘀结大肠，致阳明腑气闭塞不通，腹胀痞满，大便秘结。治宜荡泄手阳明大肠之浊，以小承气汤化裁。常用药物：大黄、枳实、厚朴、槟榔等。大黄轻则6g，重则30g，与行气药同用，效果更佳。治疗本病，通利膀胱、大肠二腑不可同时重施。体内秽浊重时（血肌酐、尿素氮明显升高），当以清泄阳明腑气为主，因肾为秽浊所伤，不能助膀胱气化以泌别清浊，难使血中浊物排出，欲清除血中秽浊之物，益肾利尿排浊难取速效，故急当通泄阳明之腑，使浊邪通过泻下而外排，祛其标实，减轻因实致虚之病机。病情好转稳定时，则应补肾与以上二法并施，巩固疗效，恢复肾功能。方中常需加入行气之药，如大腹皮、木香，气行则水行，气行则腑易通。

（3）和胃降逆，祛痰化浊

慢性肾衰患者，体内秽浊久留，上焦不开，下焦不通，浊聚中焦，脾胃呆滞，失于健运，清阳不升，浊阴不降，胃气上逆致恶心呕吐，纳差厌食，甚则食入即吐，舌苔厚腻，脉滑细。治宜调理中焦，和胃降逆，祛痰化浊，助脾胃健运，得以纳谷，以养后天。即应在宣畅腠理，通利下焦的同时和降胃气，芳香化浊，选用小半夏加茯苓汤、橘皮竹茹汤、旋覆代赭汤三方化裁。常用药物：化橘红、竹茹、半夏、生姜、旋覆花、代赭石、佩兰、藿香、白豆蔻、鸡内金、山楂、太子参或西洋参。若胃中炽热，舌偏红，苔腻，可选用瓜蒌、半夏、黄连、茵陈等。以上三法为治疗慢性肾衰毒邪秽浊瘀积标实之法。本病系本虚标实，当毒邪秽浊有所控制，病情稳定时，应适当加大补肾益气治本之药量。

（4）滋水涵木，平肝潜阳

慢性肾衰久病阳损及阴，致真阴耗伤，阴不潜阳，水不涵木，肝阳上亢。临床表现头晕目眩，头胀跳痛，目干涩，耳聋耳鸣，足如踏棉，舌淡红，苔少，脉弦细数。检查血压往往较高。治宜填补真阴，潜降肝阳。常选用熟地黄、生地黄、山茱萸、龟甲、鳖甲、怀牛膝、杜仲、决明子、天麻、钩藤、菊花、莲子心、车前子（草）等。本法可与以上三法合用组方，亦可在本型证候突出时独法立方。此外，梁老师强调在治疗慢性肾衰组方时，尚需适当加入活血化瘀之品。因秽浊内瘀，久病入络，必致血脉瘀阻。活血化瘀有利于脉络通畅以防肾内瘀毒互结，病势加重。常用药物：水蛭、赤芍、丹参、益母草。

（七）研究现状

1. 病机的研究

任继学认为，慢性肾衰病机复杂，病因多由急、慢性肾风，消渴病，头风等失治误治及药害，有慢性咽部感染伤肾所致。肾为先天之本，性命之根，水火之宅，内寄真阳，主水藏精，主骨生髓，又是"血之源头"。多种原因伤肾，命门衰微，君相二火匮乏，肾不能主水，膀胱气化不利，三焦决渎失职，致水气内聚；同时，脾阳失其温煦，脾胃升降失常，功能障碍，致湿浊内停；脾胃一虚，气血精微无以相互化生；同时，肝木失肾水滋养，肝阳上亢，虚风内动；肾水不足，心火炽盛，心阴耗伤，心失血养，神不内守；木火刑金，肺气更虚；肝失其调达之性，不能疏泄脾土，脾胃更加呆滞。病变进一步发展，则肾阴阳两虚，五脏六腑功能失调，水湿浊毒停积体内，浸淫全身上下内外，更伤脏腑气血阴阳，气机运行受阻，血液凝滞成瘀；浊毒内逆，营血生成障碍，气不得血之滋润，气燥内逆，不顺为风。总之，慢性肾衰的病位以肾为主，旁及肺、脾、心、肝他脏，病机虚实错杂，寒热互见，有时表里同病，正气内虚，邪毒内盛，治疗棘手，预后不良。

谢桂权等认为，慢性肾衰为本虚标实之证，虚以脾肾虚损为主，实则以湿浊毒瘀多见。对于慢性肾衰血透患者来说，脾肾虚衰表现更为突出。由于肾藏元阴元阳，为气之根，先天之本，脾为人体气血生化之源，后天之本，脾肾虚亏，必致卫气虚弱，腠理不密，故患者易被各种外邪侵袭，出现各种感染并发症，从而影响患者的生活质量和生存率。谢桂权等研究 60 例慢性肾衰血透患者治疗前白介素 –2（IL-2）、T_3、T_4、T_4/T_8 发现，患者细胞免疫指标比正常人明显低下。认为脾肾双虚是慢性肾衰血透患者细胞免疫功能低下之根源。

余青萍认为，慢性肾衰病病程长，演变多，临床上常出现虚实错杂的病理改变。演变过程往往因实致虚，而在虚的基础上又夹杂邪实，故正虚邪实贯穿于慢性肾衰始终。脾为湿土，脾虚湿困，运化失常，气血生化不足，无以养肾。肾主水，肾虚不能制约水湿，水湿阴邪阻滞中焦。所以慢性肾衰末期，虽然五脏俱虚，但究其起源，乃脾肾水湿阴邪为患所致。故余老曰："病在肾，要治脾，虽治脾，宜护肾。"此乃治疗慢性肾衰的主要环节。如不及早阻止病情发展，则心、肺、肝三脏将随之受累。

郑平东认为，正虚邪恋是慢性肾衰的基本病机。慢性肾衰的病机关键在于脾肾两虚，肾失开阖，脾失健运，不能及时疏导、传输、运化水液及毒物，因而形成湿浊、瘀血、尿毒等邪毒。邪毒留恋，阻碍气血的生成，波及五脏六腑、四肢百骸而产生更多的症状。慢性肾衰临床症状多见倦怠乏力，头晕，纳呆，便溏，恶心呕吐，腰膝酸软，夜尿清长，舌质淡，苔薄白，或舌体胖大边有齿痕，脉沉细等脾肾两亏之象。另一方面又见腹胀，头痛，烦躁不安，大便干结，口干，手足抽搐，肌肉瞤动，舌质红，苔腻，脉弦滑等湿浊留恋之征。

李学铭认为，慢性肾衰属于中医学的"关格""癃闭""虚劳""溺毒"等范畴，其病机扑朔迷离，证候错综复杂。李老在长期的临床实践中总结出了"虚、湿、痰、瘀、浊、毒"六大病理机制。本病以正虚贯穿于整个疾病过程中，虚主要表现为阴阳气血及五脏六腑的虚损，并以脾肾气（阳）虚，脾肾气阴两虚，肝肾阴虚，阴阳两虚占主导地位。由于脾肾虚弱，脾失健运，不能正常运化水湿，化生水谷精微；肾失其正常化气行水，升清降浊之职，则水湿内停，气机升降失司，三焦阻遏，气机逆乱，浊毒壅滞。水湿内停，"水病及血"，终致络阻血瘀；亦可由于脾失健运，肾失温化，以致水湿内生，聚湿成痰，"痰之为物，随气升降，无处不到"（朱丹溪），或壅滞于肺，或蒙蔽心窍，或停留于胃等，从而形成多种病证；若肝肾阴虚，则致阳亢、内风、毒热，更伤阴津；若阴阳两虚，或阴损及阳，或阳损及阴，致阴阳两损，则病机变化更为复杂，导致各种变证，促使病情向深层发展。总之，慢性肾衰的病位以肾为主，旁及脾、肺、心、肝、胃等脏腑；病性属本虚标实，寒热错杂，虚实互见。虚、湿、痰、瘀、浊、毒等病理因素又相互影响为患，成为肾功能持续恶化的根本原因。

梁贻俊认为，慢性肾功能衰竭是由于各种原因引起的肾单位严重毁损，以致体内代谢产物潴留，水电解质及酸碱平衡失调，内分泌功能紊乱的一种综合病症，依其不同的临床表现，分属中医"关格""癃闭""虚劳"等范畴。梁老师认为本病当属"肾劳"。由于各种病因导致肾的开阖不利，秽浊不得外泄，积留体内，蕴积于血为发病之主因。秽浊积久，病势加重，由实致虚，耗伤精血，损及脏腑，功能失职，气血逆乱，虚实夹杂是病进之机。虽然患者临床表现常虚多实少，但病至此阶段因实致虚，本虚标实，实为矛盾的主要方面，亦为该病的病机关键。

2. 证型及治则的研究

郑平东认为，扶正祛邪是慢性肾衰的重要法则。慢性肾衰因病程冗长，病久体虚，正气耗损，气血阴阳不足。郑氏强调治疗慢性肾衰必须健脾补肾以扶正，调理气血，阴阳平衡；同时，因湿浊、瘀血、尿毒等邪恋，注意通调大便以祛邪。并认为慢性肾衰根据临床表现可分为脾肾气虚、肝肾阴虚、脾肾阳虚、阴阳两虚、湿浊犯胃、浊阴上逆、肝阳上亢等证型，各证型之间相互关联或相互转化，但无论证型如何变化，整个病程以正虚邪恋为主要表现。一般而言，早、中期以湿浊留恋为主，中、晚期以脾肾两虚为甚。

周恩超将本病分为脾肾气（阳）虚证、脾肾气阴两虚证、肝肾阴虚证、湿浊证、水气证、血瘀证。按以上证型辨证治疗，总有效率达 77.8%。

张琳琪将本病分为脾肾阳虚、肝肾阴虚、气血两亏、浊毒犯胃，治疗 160 例，显效 65 例，有效 57 例，无效 38 例，总有效率达 76.25%。

3. 单味中药的研究

（1）大黄

单味中药研究较多的是大黄。大量的临床及动物实验证明，大黄治疗慢性肾衰竭确有疗效。近年来对其疗效机理的研究已比较深入。研究表明，大黄可减少肠道对合成尿素的原料氨基酸的吸收，升高血中必需氨基酸的浓度，使体内尿素合成减少。可抑制体内蛋白质分解，并促进尿素和肌酐从肾脏排出。大黄可使肾功能不全大鼠血中甲基胍和胍基琥珀酸合成明显减少，对低钙高磷血症有改善作用。实验证明，大黄能明显抑制肾脏代偿性肥大并降低高代谢状态。体外系膜细胞培养研究证明，大黄素及灌服大黄的大鼠血清可通过抑制细胞 DNA 和蛋白质合成作用而抑制系膜细胞增殖。SD 大鼠灌服 100mg 大黄后 3h 的血清，对肾小球系膜细胞（MC）有明显抑制作用，6h 时抑制作用最强。大黄纯品直接加入培养体系中，也能明显抑制 MC 的增殖。研究还发现，大黄对 MC 增殖的抑制作用具有可逆性。说明大黄对 MC 只是抑制其增殖，并不杀伤。研究证明大黄在体内主要分布在肾、肝和胆囊。在肾脏肾小球系膜区大黄可以有较高浓度发挥作用。大黄除具有直接抑制 MC 增殖作用于外，还具有对抗促肾生长因子对 MC 的兴奋作用。有学者给 5/6 肾切除大鼠予保肾丸（含掌叶大黄醇提取物）治疗 8 周后，发现保肾丸除有降低肌酐、尿素氮、尿蛋白，提高血清白蛋白等作用外，还可降低胆固醇和甘油三酯水平。作者认为大黄对脂代谢紊乱的调整，可能是延缓 CRF 进展的重要机制。慢性肾功能不全大鼠经口服大黄或含大黄的汉方方剂温脾汤后，血中 MC 水平降低，显示出对氧自由基清除作用。大黄还可以通过影响多肽生长因子而影响 ECM 的变化，大黄能明显抑制巨噬细胞和肿瘤坏死因子的产生，减轻慢性肾衰退时肾小球硬化和自身毁损的恶性过程。

（2）川芎

川芎也是近年研究较多的单味中药之一。实验研究发现，川芎中所含川芎嗪可降低 CRF 血肌酐、尿素氮和 24h 尿蛋白的含量，并能增加肾血流量及肾髓质中扩张血管的前列腺素（PG）的含量，起到保护肾功能、利尿、增加肾小球滤过率等作用。有学者研究发现，川芎嗪对体外培养的人胎肾小球系膜细胞增殖有抑制作用。同时也减少系膜细胞产生 IL-6，故认为川芎嗪抑制系膜细胞的机理与其干扰 IL-6 的产生有关。川芎嗪可有效地减轻家兔实验性肾小球肾炎基底膜的损伤，减少渗出，阻抑新月体的形成，使蛋白尿减少，肾功能改善。其机制与影响前列腺素代谢，抗血小板作用，减少活性氧产生，提高机体抗脂质过氧能力等有关。

（3）冬虫夏草

有报告称冬虫夏草对体液免疫有调节作用。冬虫夏草能提高尿毒症患者高生物价低蛋白饮食的效果。刘氏等采用大鼠 5/6 肾大部切除术，术后给予虫草醇提取液能延缓 CRF 大鼠的肾功能减退，减轻蛋白尿，纠正氨基酸蛋白质和脂代谢紊乱，抑制残余肾组织的肾小球硬化和肾小管 – 间质损伤的发展。冬虫夏草还可明显地促进 3H-TdR 向肾小管上皮细胞内掺入，因此认为冬虫夏草减轻肾小管损伤的作用之一在于促进细胞的修复。

（4）淫羊藿

研究发现，淫羊藿能降低 5/6 肾切除大鼠血清尿素氮及肌酐含量，提高大鼠存活率。

此外，有报道黄芪能改善 5/6 肾切除大鼠轻、中度肾功能衰竭，能降低血清尿素氮及肌酐水平，提高肾小球滤过率，减轻病理改变。中药莪术、麻黄、人参、丹参也有一定改善肾功能的作用。

4. 中药复方制剂的研究

（1）复方川芎散（含川芎、大黄等）

袁氏等用 5/6 肾切除制成 CRF 模型，给予复方川芎散治疗，发现该药有显著的抗氧化作用。用药后大鼠氧自由基反应得到了有效的抑制。同时单个核细胞内游离钙浓度降低、IL-1 分泌减少。系膜细胞增生系膜基质增多减轻。提示该药通过抑制肾小球系膜细胞增殖，抗氧化及钙阻断作用起到延缓肾衰退进展的作用。

（2）益肾导浊口服液

用腺嘌呤诱导大鼠致 CRF 给予益肾导浊口服液，结果发现，BUN、Cr、血磷显著降低，Ccr 及 Ca 显著升高，作者认为其机理在于吸附消化道局部及血中 BUN、Cr 等代谢物质，促进其从体内排出。从而改善肾小球及肾小管的功能，增加肾小球滤过率。

（3）尿毒清

研究发现，该药能降低腺嘌呤致 CRF 大鼠血浆中分子物质的含量改善肾血流量，显著升高红细胞、血红蛋白及红细胞压积，对大鼠的高磷低钙血症有不同程度的改善。病理学观察发现肾组织内结晶沉积物减少，纤维组织增生减轻，部分肾小管形态趋于正常，对 CRF 大鼠有一定的防治作用。

（4）右归丸

该药对腺嘌呤大鼠睾丸萎缩情况尿量尿渗透压、尿素和肌酐的排泄量有改善。组织化学观察右归丸使肾小管组化酶和 AKP、G-6-P 等活性增强，而使肾小管功能得到改善。

（5）病名规范的研究

中医文献中无慢性肾衰的名词，在慢性肾衰病名诊断上主要通过临床表现的观察来进行命名，属于水肿、癃闭、关格、腰痛等范畴。但笔者认为都不能概括本病的根本特征和疾病总的发展过程。在朱文锋、王永炎等全国有关专家编制的国家标准《中医临床诊疗术语》中，已将西医慢性肾衰这一疾病命名为"慢性肾衰"。

五、调护与预防

（一）饮食调护

应禁食辛辣、肥甘厚味，动物内脏。控制食盐摄入。可根据情况选下列食疗方服之。

1. 党参红枣饮

党参 10g，红枣 10 枚。将二味洗净，入锅，加水适量，置火上熬取汁，取之代茶饮，常饮之可有益气健脾之功。

2. 黑木耳红枣汤

黑木耳 30g，红枣 30 枚，红糖适量。将黑木耳加水浸泡 30 分钟，与红枣一同入锅，加水适量，用文火炖熟，加红糖拌服即成。每日 1 次。有气血双补之功，用于慢性肾衰并中度贫血患者。

3. 二鲜汤

鲜藕 120g，鲜茅根 120g。将藕洗净，切薄片，茅根淘洗，切碎，入锅，稍晾凉，装入罐中即成，不拘日当茶喝，有凉血止血之功。可用于慢性肾衰患者有鼻衄、齿衄、皮下出血等出血症状者。

4. 参芪薏苡仁汤

党参 12g，黄芪 20g，炒薏苡仁、粳米各 60g，红枣 4 个，将党参、黄芪、红枣、粳米洗净，以冷水泡透。把全部用料一齐放入锅内，加适量清水，文火煮成粥即可食用。用于慢性肾衰患者有腹胀食少，胸闷不舒，恶心呕吐，双下肢微肿，大便溏薄等有脾虚湿困表现者。

5. 马齿苋薏米瘦肉粥

猪瘦肉、粳米各 60g，马齿苋、生薏苡仁各 30g。将马齿苋去根，洗净，切碎；生薏苡仁、粳米洗净猪瘦肉洗净，切片。把全部用料一齐放入锅内，加清水适量，武火煮沸后，文火煮成稀粥，调味即可食用。用于慢性肾衰患者有纳差、食少、呕恶，肌酐、尿素氮高于正常，表现为湿热困脾者。

6. 玉米须汤

玉米须 30g。加适量清水煎，可当茶饮。可用于慢性肾衰患者尿少轻度浮肿者。

（二）劳逸结合

注意休息，劳逸有度。

（三）预防

1. 一级预防

预防可能发生的慢性肾功能不全。对肾脏病患者的及早普查，对肾脏病或可能累及肾脏的疾病，如高血压、糖尿病等积极防治，以防止慢性肾衰的发生。

2. 二级预防

防止慢性肾衰持续进展和突然加重。对已发生慢性肾衰的患者，积极纠正脂质代谢紊乱，进优质低蛋白饮食，控制高血压等。避免加剧因素，适寒温，避风寒，避免外感、感染，饮食有节。

3. 三级预防

对已进入终末期肾衰竭的患者，防止危及生命的并发症的出现，如高钾血症、心衰、严重代谢性酸中毒等。

（四）辨证施护

慢性肾衰患者病程长，中医病机属本虚标实。护理工作亦需中西医结合，辨证施护。一是要根据患者阴阳气血虚损之偏重，在饮食治疗的基础上指导患者用好中药药膳；二是根据患者证型对服药的温度、衣着起居进行指导；三是要根据七情所伤，做好患者心理护理，增强患者与疾病长期做斗争的信心。

（五）预后

慢性肾功能衰竭的病程和预后受多种因素影响，如年龄、病因、并发症的不同等。治疗是否及时，高血压是否得到合理控制，早、中期饮食蛋白的限制是否合理，营养问题、代谢问题、贫血问题等是否进行了合理的治疗，对于患者在这些方面有无一些必要的知识教育等都影响预后。

六、问题与对策

中西医结合治疗慢性肾衰优于单纯的中医或西医治疗，这一点已是临床工作者的共识。现多采用辨病与辨证相结合的治疗思路与方法。中西医结合治疗可有效改善患者临床症状及各项生化指标，尤其是在缓解症状，提高患者生存质量上尤为突出。特别是在氮质血症期，恰当的中西医结合治疗确可延缓患者肾功能不全的进展，延长存活期。目前中西医结合治疗中医治疗方面，除辨证分型采用中药汤剂治疗为主外，中药灌肠治疗也是临床医生普遍采用的治疗方法。中药专用灌肠方治疗对降低血肌酐、尿素氮疗效确切。

中西医结合治疗慢性肾衰的临床及理论研究，今后将在更广泛深入的领域开展，目前已有学者在尝试将中药大黄等加入血液透析液中，以期更显著地改善患者症状，减少透析次数。笔者认为对中西医结合治疗慢性肾衰的目的应有所改变，不仅要着眼于症状的改善和近期疗效的取得，而且应从病理病因学入手，致力研究能阻止肾小球硬化进展，延缓肾功能衰竭进程的中药制剂与治法。随着免疫组化技术和细胞分子生物学技术的开展，对慢性肾衰进展机理的认识逐步深入，这将会为中西医结合研究提供新的方向和治疗的切入点。

不少中药方剂对 CRF 有确切的疗效，但缺乏系统研究。据不完全统计，1990 年以来报道的治疗 CRF 的复方制剂中，自制专方 43 个，治疗用基础方 70 余个，其中 84% 的文献是单纯疗效观察，从实验室探求疗效机理的不到 10%。而利用现代医学最新研究成果，以西医病理变化为目标进行系统研究的更为鲜见。今后如集中财力、人力及各研究单位的学科优势对确有疗效的复方进行系统深入研究，对中医药防治 CRF 的水平将会有大的提高。今后如能集中各地力量，对筛选的中西医结合治疗慢性肾衰的优势方案进行设计严谨的前瞻性、大样本、多中心、平行对照临床研究，将会得出令人信服的结论，从而使中西医结合治疗慢性肾衰的研究进入一个新水平。

参考文献

1 曹田梅，张发荣，吕召学等.益肾化浊注射液对实验性慢性肾衰的影响［J］.中药药理与临床，2002，183（3）：40-41.

2 曹田梅，刘宝厚，陈雪红等.慢性肾功能衰竭患者血浆心钠素与肾虚证的关系［J］.甘肃中医，2002，15（4）：89-91.

3 曹田梅.从慢性肾小球疾病的治疗谈临床中西医结合［J］.中国中西医结合肾病杂志，2002，3（7）：424-425.

4 曹田梅.益肾化浊注射液治疗慢性肾衰的实验研究［D］.成都中医药大学96级博士论文集，1999：7.

5 胡家才，任开明，吴凡.中药浴治疗慢性肾功能衰竭［J］.微循环学杂志，2004，14（3）：60-61.

6 宋炜，宋维明，王润德.慢性肾功能衰竭血液透析并发症的中医治疗［J］.河北中医药学报，2000，15（1）：11-12.

7 李福民，熊佩华.活血养阴合剂治疗慢性功能衰竭的临床观察［J］.上海中医药杂志，1999，10（6）：8-11.

8 马景春，杨焕荣，张春梅，等.金水宝胶囊对慢性功能衰竭患者红细胞免疫功能的影响［J］.中医医结合实用临床急救，1999，6（4）：163-164.

9 李克健.川芎嗪注射液合补肾健脾中药治疗慢性肾功能衰竭疗效观察［J］.中西医结合实用临床急救，1998，5（4）：172-174.

10 李燕林，黄文政，贾志杰.扶肾液治疗慢性肾功能衰竭50例［J］.湖南中医杂志，1999，15（4）：23-24.

11 麻金木.从脾胃论治慢性肾功能衰竭失代偿期湿浊证34例［J］.南京中医药大学学报，1999，15（2）：121-122.

12 朱冬云.蓝华生治疗慢性肾功能衰竭经验［J］.河北中医，2000，22（10）：746-747.

13 穆守俊.中医药治疗慢性肾功能衰竭近况［J］.河北中医，2001，23（2）：155-157.

14 李彦竹，张秀珍，窦京运，等.益肾活血排毒法治疗慢性肾功能衰竭的临床研究［J］.河北中医药学报，2001；16（1）：14-16.

15 刘红，王群元.中西医结合治疗慢性肾功能衰竭43例疗效观察［J］.山西中医，2001，17（1）：32.

16 王新华.外治法治疗慢性肾功能衰竭体会［J］.辽宁中医学院学报，2001，3（1）：41.

17 吴义新，等.血管扩张剂加中药治疗慢性肾功能衰竭［J］.湖北中医杂志，2001，1（23）.

18 谢桂权，等.健脾补肾中药对慢性肾衰血透患者细胞免疫功能的影响［J］.中医杂志，1999，1（40）.

19 徐云生.任继学教授治疗慢性肾功能衰竭的用药经验［J］.吉林中医药，2000.（1）：13-14.

20 张再康，等.慢性肾功能衰竭中医病机探讨［J］.广州中医药大学学报，2008，25（5）：389-391.

21 乔淑茹.中医药治疗慢性肾功能衰竭［J］.中国中医药现代远程教育，2005，2（2）：47-48.

22 余秉治.余青萍论慢性肾功能衰竭证治［J］.湖北中医杂志，1999，21（4）：451.

23 江志勤.郑平东治疗慢性肾功能衰竭经验［J］.安徽中医临床杂志，2001，13（6）：458.

24 卞华，等.李学铭教授治疗慢性肾功能衰竭的经验［J］.国医论坛，2002，17（4）：13.

25 龚艰奋.张沛虬治慢性肾功能衰竭经验［J］.江西中医药，2000，31（1）：7.

26 胡艳丽，等.李俊卿治疗慢性肾功能衰竭经验［J］.天津中医，2001，18（6）：38.

27 侯丕华，等.梁贻俊教授论治慢性肾功能衰竭的经验［J］.新中医，2000，32（1）：10.

28 于丽珊.中医综合疗法延缓慢性肾衰竭进展［J］.中国中医药报，2007，2：1.

29 薛青.慢性肾衰的中医临床研究进展［J］.现代中西医结合杂志，2002，11（2）：129.

30 邹和群，赖德源，张欣洲主编.实用临床肾脏病学［M］.北京：中国医药科技出版社，2001：9.

31 王海燕.肾脏病学［M］.第3版.北京：人民卫生出版社，2008：1.

32 钱桐荪.肾脏病学［M］.第3版.北京：华夏出版社，2001：7.

33 潘健涛，等.血府逐瘀汤合毛冬青甲素治疗慢性肾功能不全临床研究［J］.浙江中西医结合杂志，2001；11（9）：635.

34 万文静，吕学爱.中西医结合治疗慢性肾功能不全研究进展［J］.泰山医学院学报，2013，34（12）：964-966.

35 周恩超.渗利通络法治疗CRF合并高尿酸血症113例［J］.江苏中医，1998；19（8）：11.

36 李瑞娟，蒋立峰.中医药辨证治疗慢性肾功能衰竭100例［J］.河南中医，2006，26（10）：51-52.

（曹田梅　傅博）

第六节　反流性肾病

反流性肾病（reflux nephropathy，RN）是由于膀胱输尿管反流（vesicouretral reflux，VUR）和肾内反流（intrarenal reflux，IRR）导致肾实质发生疤痕病变和肾功能损害的肾脏病。以肾表面的不规则粗大疤痕，受累肾盏杵状肥大和扩张变形，受累皮质萎陷退缩，膀胱输尿管反流为特征。肾脏形成疤痕，最后可发展为终末期肾衰。RN是肾功能衰竭的重要原因之一，尤其是儿童肾功能衰竭最重要的原因。国外文献报道，在50岁以下成人中，RN所致的肾衰约占终末期肾脏患者的12%。另据国外统计，健康儿童VUR发病率为0.4%～1.8%。在尿路感染儿童中，VUR发病率报道各不相同，从27%～55%不等。成人尿感中VUR的发生率仍不清楚，国内中山医科大学附院统计56例成人尿感患者中，发现有VUR者占30.4%。RN在一般人群的发病率仍未明确，据国外文献报道，新生儿中的发病率约为0.6%，学龄儿童约为0.5%，在成人尿感中报道较少。Senoh报道，在158例尿感患者中，用静脉肾盂造影检出有肾疤痕者34.5%。我国尚未见有关资料报道。中山医科大学附院56例尿感患者发现在RN才占42.9%，与国外报道相近。

本病属中医"腰痛""淋证""尿频""遗尿"等范畴。

一、病因病理

（一）中医

1.病因

（1）先天禀赋不足

由于患者先天禀赋不足，肾气素虚，正如《内经》所云："正气存内，邪不可干，邪之所凑，其气必虚。"由于肾气内虚，外邪乘虚而入，邪客于肾及膀胱。又如《诸病源候论·肾著腰痛类》所论："……肾经虚则受风冷，内有积水，风水相传，浸渍于肾，肾气内著，不能宣通，故令腰痛。"

（2）后天失养

患者由于后天失养致脾气内虚，后天不能充养先天，脾肾气虚，正气不足，不能御邪外出。致肾与膀胱受病，脾肾气虚，正不能胜邪，故病情缠绵难愈。

（3）湿热下注

湿热多受于外，也可由内而生。感于外者，或因外阴不洁，秽浊之邪上犯膀胱，或由其他脏腑之病如小肠邪热，心经实火移热于膀胱。外邪客于肾与膀胱是本病的主要发病原因，外邪主要为湿热，湿热内蕴，致肾开阖失司，膀胱气化失常，经脉不利，水湿内积。湿热为邪，黏滞难去。"宿病淋者，今得热而发。""诸淋者，肾虚而膀胱热故也。"湿热为患，常致本病反复发作。

2.病机

（1）湿热内蕴

湿热蕴结下焦，致膀胱气化不利。故小便不利，尿频，尿急，尿痛。

（2）脾肾两虚

本病脏腑功能之虚损，主要责之于脾、肾两脏。脾居中州，主升清降浊，"中气不足，溲便为之变"。肾主水，主开阖，司一身之气化，肾与膀胱相表里。肾虚于内，气化失司，则小溲或不利，或出现尿频、尿急、尿痛、尿血。肾气虚于内则病情反复发作。脾肾虚损日久还可出现湿浊内停之征。

（3）正虚邪实

瘀血、水湿、湿热、热毒交结，《景岳全书》分析本病病因为"……然淋之初病，则无不由乎热剧，无容辨矣……又有淋久不止，及痛涩皆去，而膏液不已，淋如白浊者，此为中气下陷及命门不固之证。故必以脉以证，而察其为寒为热为虚庶乎治不致误"。淋病日久，病机复杂，瘀血、水湿、湿热、热毒交结而成正虚邪实之证。

（二）西医

1.病因

（1）原发性膀胱输尿管反流

正常人输尿管防止尿液反流的结构主要由支持黏膜下输尿管的肌肉组成，如外层纵肌、中层环肌、Waldeger 鞘等。Waldeger 鞘起一个单向瓣膜作用，在排尿时，膀胱肌肉收缩压迫膀胱壁内输尿管斜行段而使其关闭，从而防止膀胱内压力增高而引起尿液反流。如膀胱内黏膜下输尿管段过短或缺如，膀胱内输尿管管腔长度与直径的比例减少，膀胱内压增高或输尿管开口偏向外侧及形态异常等均易引起反流。原发性较为常见，原因为膀胱黏膜下输尿管段的先天性异常所致，如先天性膀胱黏膜下输尿管过短，输尿管开口异常，膀胱三角肌组织变薄或无力。另外，妊娠妇女则因为雌激素水平较高，可致膀胱三角肌肌张力下降而致原发性 VUR。

多数儿童 VUR 有自动消失的倾向，因为随着小儿的成长发育，膀胱壁段输尿管的长度会延长，输尿管膀胱段的括约肌肌力也得到改善。据报道，儿童 VUR 无输尿管扩张者，68% ～ 85% 可自行消失，成人则无自行消失的可能。VUR 的家庭集中倾向为 8% ～ 32%，与散发病例相比较，家族性病例反流更严重且更多为双侧性。对 43 例希腊 VUR 患者进行人类白细胞抗原（HLA）检查的结果是，携带 HLA AW19+29 的儿童本病发病率高。研究表明，约 1/20 的反流患者反流与尿路梗阻有关。在轻微反流病例，同时存在的梗阻被诊断；有输尿管扩张和 / 或扭曲的病例，与输尿管扩张不成比例的肾盂扩张提示可能有梗阻。有报道 147 例 VUR 患者中，17 例同时存在输尿管肾盂连接处梗阻，作者建议对考虑有输尿管肾盂连接处梗阻的患儿常规行排泄性膀胱尿路造影检查。

现已证实 VUR 与肾疤痕有关。Bourne 研究发现，在 59 例 6 岁以下 VUR 患儿中发现肾内反流 8 例，且证明肾内反流的部位与肾皮质萎缩及肾盂变形部分相吻合。在 VUR 患者中，发现肾疤痕者占 15% ～ 73%。VUR 引起 IRR 及肾疤痕受一些因素影响：①年龄：以往认为肾疤痕多数形成于 5 岁以前。现在发现，不少患者大于 5 岁，甚至 10 岁以上仍可形成疤痕。②尿路感染：反复尿感可促进肾疤痕形成。动物研究发现，猪模型在感染一周后，大多数有一定程度的疤痕形成伴肾间质胶原沉积。③ VUR 的严重程度：VUR 的程度与肾疤痕的发生发展有关，反流越重，持续时间越长，则肾疤痕发生率越高。④肾乳头类型：肾疤痕主要分布在肾极区，最常见于肾上极，主要因为肾极区多为复合乳头，这种乳头呈扁平型，开口大而直，容易产生肾内反流。⑤有旧疤痕者易形成新疤痕。

（2）继发性膀胱输尿管反流

继发性 VUR，多因为各种原因所致的尿路梗阻、神经性膀胱、膀胱结核及膀胱手术后等。常见有以下几种：

①输尿管憩室：一些研究指出，膀胱不稳定收缩和高压排尿以及输尿管局部薄弱造成的输尿管憩室形成在 VUR 发生中具有重要作用。

②非神经性神经源性膀胱综合征：这是一种在临床和放射学上表现为膀胱括约肌不协调的精神和行为紊乱症状，和一种见于儿童的无解剖和神经异常的膀胱功能性梗阻。这种综合征常表现为尿床，排尿不连续，排尿特征性姿势，反复下尿路感染和膀胱形态改变，尿动力学检查显示膀胱反射亢进、逼尿肌与括约肌协同困难。这种病理机制与引起所谓"原发性"

膀胱输尿管反流并使之持续存在有关。多数病例在神经系统发育成熟后，逼尿肌高活性状态随之消失。

③下尿路功能异常：有两种类型尿动力学特征相反的反流功能异常，无神经异常或肉眼解剖异常。第一种类型存在反流但膀胱具有有力的排尿收缩稳定性，反流常出现在单侧，少见反流性肾病或上尿路异常。第二种类型，常见尿程中膀胱收缩乏力和尿道关闭机制功能过强，反流常出现于双侧，反流性肾病或上尿路异常相当常见。

④便秘：便秘引起直肠扩张，直肠扩张造成会阴逼尿肌不协调，三角区扭曲，输尿管瓣膜功能异常，可引起尿路感染、遗尿和 VUR。

⑤炎症：常见有膀胱炎、累及膀胱输尿管连接部位的炎性疾病如结核和吸虫病等。如果膀胱炎症不损害输尿管黏膜下段，一般不引起 VUR，有报道在环磷酰胺引起的膀胱炎患者可发生 VUR，占 39%，且 17% 有肾积水，13% 的患者有膀胱纤维化收缩。

⑥膀胱颈病变：膀胱颈梗阻，对膀胱行放射治疗以及其他先天性异常可能引起 VUR。

⑦尿道后瓣膜：有尿道后瓣膜的患儿，近半数有严重的膀胱 - 肾反流，全部病例中的 53% 有肾功能减退，双侧 VUR 发生率为 25%。

⑧先天性获得性神经疾病：与先天性获得性神经疾病有关的 VUR 发生率较高。在脑脊膜膨出患儿反流发生率随年龄增加而增高，出生后 1 个月为 28%，5 岁时为 45%。在脊髓发育不良病例，VUR 发生率为 36% ～ 52%。脊髓损伤 8 年以上随访报道显示，10% 的病例有 VUR 的放射学表现，反流发现于损伤后 4 ～ 24 个月。在星形胶质细胞变性的阿尔茨海默病伴随多种反流同时存在，包括颊唾液反流、胃食管反流、膀胱输尿管反流、尿道前列腺反流和尿道膀胱反流。

⑨肾移植：有报道称，术后 3 天，29% 的移植肾有肾盂 - 肾反流，发生反流的移植肾中近半数移植失败，而在无反流的移植肾中移植失败者只有 16%，与反流有关的移植肾衰竭进展缓慢，与增加的蛋白尿、镜下血尿、高血压和系膜毛细血管肾病有关。

2. 机理

（1）发病机理

①菌尿：VUR 合并感染可能是导致疤痕形成的重要因素，肾内反流使得致病微生物得以进入肾实质，引起炎症反应。Holland 等对 28 例 VUR 患者长期随访结果表明，4 例无感染的重度 VUR 患者在 6 ～ 10 年后未发生皮质疤痕。有动物实验证明，VUR 在无菌时，对肾生长及肾功能无影响。故认为 VUR 及 IRR 必须有菌尿才会产生肾疤痕。但国内中山医科大学附院动物实验证明，无菌高压反流可产生肾损害。临床上，部分 RN 患者无尿感病史及尿感证据，故认为并非疤痕形成所必需，但对其形成起促进作用。

②尿流动力学改变：VUR 时并不一定有 IRR，只有严重 VUR 才发生 IRR。严重 VUR 在膀胱充盈或排尿时，肾盏、肾盂及输尿管腔内液压与膀胱一样，可达 40mmHg，而引起 IRR。动物实验发现，无菌高压反流可产生肾损害。故有学者认为只要有尿流动力学改变，就可产生 IRR 及肾损害。

③免疫损害：免疫荧光检查发现，部分 RN 患者，在肾小球硬化区及系膜区可发现 IgM 及 IgG，因此有作者认为损伤是引起肾小球硬化的原因。动物模型感染 1 周后，在受损的肾实质及外周淋巴结的淋巴滤泡内出现许多生发中心，这提示局部有免疫损害产生。抗原可能为逆流尿液中的细菌，也可能是 Tamm-Horsfall 蛋白（THP）。THP 所致的自身免疫反应在 RN 的发病机理中所起的作用日益受人们重视，但在人类 RN 患者中尚未发现与此有关的自身免疫的证据。

④血管病变：Andronlararis 发现，在反流性肾盂肾炎的最初阶段，感染所累及的部位由于广泛间质水肿的机械压迫，致肾间质血管闭塞，尤其肾小管旁的小血管，提示由于血管阻塞所致的局部缺血在 RN 肾损害的发病机理中起重要作用。另外，当功能性尿路梗阻存在时，膀胱尿道压增高，致肾小管压增高及 IRR，随后出现肾小球滤过率降低，出球小动脉血流减少，导致肾缺血，产生间质性肾炎。

（2）病理

典型病例可见肾脏直径不同程度缩小，重者可极度萎缩。肾脏可仅重 15～30g，肾盂肾盏扩张，扭曲，肾皮质变薄，肾脏表面有局灶性疤痕形成，且以肾两极，尤其肾上极为突出；肾包膜增厚、粘连。光镜外，可见肾小管萎缩，部分可有囊性扩张，其内见透明管型，肾间质纤维化及淋巴细胞浸润，部分可有淋巴滤泡形成；在皮质及外髓可见密集成圆形的浅染色物，其中含 THP；小叶间动脉内膜增厚、阻塞。外髓部分，肾小管上皮细胞变平而酷似甲状腺管样。肾小球的病变为局灶性、节段性硬化及透明样变，这是 RN 最具特征性及最常见的病理变化。肾小球透明样变性与肾功能有显著的正相关关系，发展至终末期肾衰的 RN 患者几乎 100% 有肾小球透明样变性。荧光显微镜下，硬化肾小球内部分可见 IgM、IgG、C_3 沉淀；电镜下，可见内皮电子致密度高的沉积物。

（三）中西医结合

中医认为本病的病机为本虚标实。本虚主要为脾肾虚衰，邪实则因疾病的不同阶段而有所不同。在病之初多为湿热，疾病后期则湿热、水湿、瘀血、热毒交结。活血化瘀治疗在近年得到了充分重视，实践表明活血化瘀治疗对本病的治疗较为重要。现代研究发现，肾组织的增生、纤维化、血管硬化及肾内疤痕形成等病理现象，是产生中医"血瘀"证的病理基础。采用活血化瘀的药物治疗，不仅有增强抗菌消炎的作用，而且可以增加肾脏的血流量，改善病变部位的微循环障碍和局部营养状况，从而有助于病变的恢复。

二、临床表现

（一）症状

本病早期多缺乏典型症状，可有尿频、重复排尿、排尿困难或遗尿症状，伴尿路感染时则出现尿频、尿急、尿痛、尿血、腰痛等症状，严重者可表现典型的急性肾盂肾炎。在新生儿尿路感染常表现为发热和生长发育缓慢，肾功能减退时可出现夜尿多等症状。

（二）体征

1. 尿路感染表现

可有发热、肾区叩击痛等表现。

2. 蛋白尿

蛋白尿可为 RN 的首发症状，尿蛋白出现早、表现明显的患者发生肾功能恶化的危险性大，这是预测 RN 患者预后的最重要因素。蛋白尿亦可在严重疤痕形成数年后才出现，然后蛋白尿渐增加。蛋白尿的出现，提示 VUR 已导致进行性肾小球病变，为预后不良指征，且即使术后 VUR 消失，肾功能仍继续恶化。中山医科大学附院 24 例 RN 患者中有蛋白尿者 13 例，其中 8 例有氮质血症，5 例 24h 尿蛋白 ≥ 1.0g 的患者中，2 例已为终末期肾衰。另外 11 例无蛋白尿者，仅 1 例出现氮质血症。

3. 高血压

高血压为 RN 患者后期的常见并发症，亦是儿童恶性高血压的最常见病因。约 20% 儿童及青年 RN 患者出现高血压，随着肾疤痕进展，出现高血压的危险增大。国外有报道 293 例成年 RN 患者，男女患者合并高血压各为 29% 及 18%。值得注意的是，RN 患者以高血压就诊者占 25%，因此，除在尿感时需警惕有否 RN 存在外，对于高血压原因未明的患者也应高度注意 RN 的可能性。

4. 妊娠高血压

妊娠高血压综合征（PIH）可为 RN 的首发表现。多数作者认为 RN 患者妊娠可致肾功能迅速恶化，尤其是在妊娠前已有高血压或蛋白尿者。

三、实验室及辅助检查

（一）尿检异常

RN 患者可有不同程度的蛋白尿。尿路感染时尿检可有白细胞或脓球。尿细菌培养可发现菌尿。

（二）X 线排尿性膀胱尿路造影

目前此项检查仍是膀胱输尿管反流检测进行分级的金指标。用 76% 泛影葡胺 100mL 加生理盐水 400mL 稀释后自导尿管内注入膀胱，令患者做排尿动作，同时拍摄 X 光片，若膀胱输尿管甚至肾脏出现反流，则是诊断本病的重要依据。亦可做静脉肾盂造影，观察肾脏大小、形态、局部疤痕和乳头收缩程度。

（三）同位素 99mTC 肾脏检查

与排尿性膀胱尿路造影相比，同位素 99mTC 肾脏检查具有较高的敏感性和可靠性，而且接受的放射性剂量小，可多次复查，对儿童膀胱输尿管反流的患者有明显的优越性，且能发现肾脏尚未出现典型解剖改变时的肾疤痕。

（四）超声波

B 型超声波检查可反映肾实质情况和肾疤痕的范围，而对检测肾上极不可靠，但可用于追踪观察。

（五）膀胱镜检查

膀胱镜检查可发现输尿管口的变异。

（六）肾组织穿刺活检

在 B 超引导下采用肾活检穿刺针吸取组织，固定切片，镜检，有助于发现肾小球有无硬化等病变，为诊断和预后提供依据。但并发尿路感染期间应禁忌，以免加重病情。

四、诊断

（一）要点

本病的临床表现多为非特异性，应注意不同年龄患者临床表现特点。儿童表现为反复发作的尿路感染及生长发育延迟。成人则可表现为反复出现的泌尿系感染，也可表现为肾功能不全、不同程度的蛋白尿、高血压、夜尿增多及发热腹痛、尿路结石、镜下血尿等症状，因此对反复发作的尿路感染、不明原因的肾功能不全、高血压，尤其是在妊娠期间出现的肾脏损害应警惕本病的存在。对可疑患者应进行排尿期膀胱造影、肾脏同位素等检查以明确诊断。

根据国际反流研究委员会提议的分级标准，VUR 分为五级：

Ⅰ级：仅累及输尿管。

Ⅱ级：累及输尿管和肾盂，肾盏无扩张，肾盏穹窿正常。

Ⅲ级：输尿管轻、中度扩张和 / 或弯曲，肾盂轻、中度扩张，穹窿无或仅轻微变钝。

Ⅳ级：输尿管中度扩张和 / 或弯曲，肾盂、肾盏中度扩张，穹窿锐角消失，但大多数肾盏乳头外形存在。

Ⅴ级：输尿管、肾盂、肾盏严重扩张和弯曲，大多数肾盏乳头外形消失。

（二）鉴别诊断

1. 泌尿系感染

本病易于误诊为泌尿系感染，单从症状与体征难以鉴别。但泌尿系感染肾盂造影无尿液反流，无肾盂积水，亦无肾脏疤痕形成等阳性检查指征。可资鉴别。

2. 梗阻性肾病

本病与严重梗阻性肾病所致病变相似，较难鉴别。但梗阻性肾病 B 超可发现肾盂肾盏、膀胱等处有结石，并可由结石、前列腺肥大、泌尿系肿瘤等引起尿路梗阻，形成肾盂肾盏、输尿管积水，扩张等，但结石排除后，及肿瘤、肥大的前列腺手术摘除后，泌尿系统形态可恢复正常。

3. 慢性肾小球肾炎

本病患者有尿蛋白、高血压、肾功能不全表现时，需与慢性肾小球肾炎相鉴别。鉴别要点为：一是慢性肾小球肾炎无输尿管膀胱反流，无输尿管、肾盂肾盏扩张，肾表面无疤痕形成，故必要时可行相关检查进行鉴别；二是慢性肾小球肾炎发病之初就有蛋白尿、高血压，而本病患者高血压出现较晚。

（三）诊断思路与误诊防范

1. 本病的肾疤痕形成期多在 5 岁以前。由于儿童时期肾脏发育成长尚未完全，对损害因素特别敏感，年龄越小越易引起肾损害。故对儿童生长发育延迟伴有尿频、重复排尿、排尿困难表现或反复发作尿路感染者应警惕本病可能，应尽早行同位素等检查。

2. 尿路感染是本病最常见的症状，易被忽视，误诊为泌尿系感染。尤其是成年人缺乏特异性表现。本病的尿路感染易反复发作，因此，对反复发作的尿路感染患者有必要进一步做静脉肾盂造影等检查。

3. 本病患者有的出现尿蛋白时间较早，而有的到肾疤痕形成数年后才出现蛋白尿。早期出现蛋白尿者，由于其他症状不典型，易于与慢性肾小球肾炎、慢性肾盂肾炎、各种继发性肾脏引起的蛋白尿相混淆。故应警惕，必要时应及时肾活检。尿蛋白的出现提示本病已导致进行性肾小球病变，为预后不良的指征。因此早期诊断进行干预治疗对本病极为重要。

4. 高血压为本病后期的常见并发症，也是儿童恶性高血压的最常见病因。约有 20% 的儿童及青年 RN 患者出现高血压，随肾疤痕的进展出现高血压的危险性增大。高血压可加重本病的肾损害。有不少 RN 患者是以高血压为就诊原因，故对原因不明的高血压应进行相关检查。

5. 本病易出现尿液浓缩功能减退。其浓缩功能的减退反映了远端肾小管功能的受损。患者可出现多尿、夜尿等表现。需与糖尿病肾病、高血压性肾小动脉硬化症、其他继发性肾脏损害相鉴别。故应详问病史并行必要检查以确诊。

6. 妊娠时本病的表现易误诊为妊娠高血压综合征，有报道 4% 妊娠高血压患者有 RN。故对妊娠前已有高血压或蛋白尿者，应注意行相关检查进行鉴别。

五、治疗

（一）辨证论治

1. 肾气不足

临床表现：面色无华，头晕耳鸣，腰膝酸软，尿频，或遗尿，尿失禁，舌淡苔白，脉弱。

辨证分析：患者由于禀赋不足，肾气内虚，肾主藏精，腰为肾之府，肾虚精亏，不能充养髓脑，故头晕耳鸣，腰膝酸软；肾与膀胱相表里，肾气不足，开阖失司，膀胱气化不利，则尿频、遗尿或尿失禁；肾虚精亏，不能上荣于面，故面色无华；舌质淡，苔白，脉细弱，均为肾气不足之证。本证多见于反流性肾病早期。

治法：温补肾阳，填充精血。

方药：右归丸加减。熟地黄 15g，山药 30g，枸杞子 10g，菟丝子 30g，鹿角胶 10g，炒杜仲 10g，山茱萸 10g，当归 10g，制附子 10g，肉桂 6g。

加减：遗尿、尿失禁为主要表现者可加益智仁、乌药。

方解：方中制附子、肉桂温补下元，壮肾阳，熟地黄、山药、枸杞子、菟丝子、山茱萸补肾益精，当归补血，杜仲补肝肾强腰系。共为温补肾阳填充精血之剂。对由肾气不足所致腰膝酸软，腰痛，头晕者常有良效，但兼有湿热之证时不宜服用。

2. 湿热下注

临床表现：腰痛不已，小腹拘急，尿色黄赤，小便频数，灼热，刺痛，或寒热口苦，或兼大便秘结，苔黄腻，脉濡数。

辨证分析：患者由肾气不足，膀胱气化不利，易感受湿热外邪。腰为肾之府，湿热阻滞肾络，气机受阻，不通而痛，故见腰痛不已；湿热下注，膀胱气化不利，火性急迫，则尿频，灼热刺痛，小便黄赤；湿热之邪上犯少阳，而现寒热起伏，口干口苦；热盛伤阴，故大便秘结；舌红苔黄腻，脉濡数均为肾气不足，湿热下注之象。本证多见于反流性肾病合并泌尿系感染者。

治法：清热泻火，利水通淋。

方药：八正散加减。瞿麦 30g，萹蓄 30g，山栀 10g，滑石 30g，甘草 10g，木通 10g，车前子 30g^(包煎)，大黄 10g。

加减：血尿加白茅根 15g，藕节 10g，茜草 10g；大便秘结者加重大黄，可用至 15g；便溏者去大黄；尿痛加海金沙 15g，蒲公英 30g；往来寒热加柴胡 10g，黄芩 10g；尿浊者加生薏苡仁 30g，台乌 10g；尿频明显者加益智仁 10g，石菖蒲 10g。

方解：方中木通、车前子、滑石、瞿麦、萹蓄利水通淋，清利湿热。伍以山栀清泄三焦湿热，大黄泄热降火，甘草和药缓急，与滑石同用有六一散之意。

3. 肾虚肝郁

临床表现：腰痛拒按，痛连胁肋，少腹胀满，小便滞涩，余沥难尽，脉沉细弦，舌质暗，苔薄白。

辨证分析：肾主水，司二便，肾与肝，乙癸同源，肾气不足，开阖失司，小便频数；腰为肾之腑，肾气内虚，升降失职，水湿内停，积于肾腑，故腰痛拒按；肾病及肝，肝失疏泄，故胁肋胀痛；气机不畅，故小便滞涩，余沥难尽。脉沉细弦，舌质暗，苔薄白为肾虚肝郁之象。

治法：温补肾阳，调肝行气。

方药：肾气丸合沉香降气汤加减。熟地黄 15g，山药 30g，枸杞子 10g，菟丝子 10g，山茱萸 10g，牡丹皮 10g，茯苓 30g，肉桂 6g，附子 10g，香附 10g，沉香 6g，砂仁 10g，炙甘草 10g。

加减：头晕耳鸣者加川芎、枸杞子；气虚偏盛者加黄芪 15g，党参 15g；腰痛胁痛甚者加延胡索 10g，川楝子 10g；小便涩痛明显者加车前子 10g，瞿麦 10g，萹蓄 10g；腹胀重者加乌药 10g，木香 10g。

方解：方中以肾气丸补益肾气，温补肾阳，沉香降气汤行气疏肝。补气行气并举，疏肝益肾同用。可奏温补肾阳，调肝行气之功。

4. 瘀血腰痛

临床表现：腰痛如刺，痛有定处，不得俯仰，痛处拒按，日轻夜重，舌质紫暗，或有瘀斑，苔白，脉涩或弦紧。

辨证分析：瘀血阻滞经脉，以致气血不能畅通，故腰痛如刺，痛有定处，按之痛甚；血脉凝滞，损伤筋脉，故腰痛不得俯仰；舌质紫暗，或有瘀斑，脉涩或弦紧均为血瘀之象。

治法：活血化瘀，理气止痛。

方药：失笑散合活络效灵丹。蒲黄 10g，五灵脂 10g，当归 15g，丹参 15g，制乳香 10g，制没药 10g。

加减：小便淋涩加乌药 10g，急性子 10g；腹胀者加枳壳 10g，沉香 10g，大黄 10g；形寒肢冷有阳虚表现者加附子 10g，炮姜 10g；腰痛甚者加炒延胡索 10g，桃仁 10g，红花 10g；气虚证明显者加黄芪 15g，党参 15g；浮肿者加车前子 15g，大腹皮 10g，防己 10g。

方解：方中蒲黄、五灵脂活血化瘀，理气止痛为主药，当归、丹参、制乳香、制没药均为活血化瘀之品，诸药共奏活血化瘀、理气止痛之功。

5. 阴阳两虚

临床表现：腰痛酸软，腿膝无力，遇劳更甚。偏肾阳虚者，手足不温，面色萎黄，尿频，遗尿，脉沉濡细，舌淡苔白；偏阴虚者，口燥咽干，手足心热，心烦不眠，舌质红，脉弦细数。

辨证分析：腰为肾之府，内寓元阴元阳，久病不愈，耗气伤阴，肾虚精亏，则腰膝酸软，遇劳更甚；肾阳亏虚，不能温煦诸脏腑，故手足不温；肾阳亏虚，膀胱不约，故尿频、遗尿；脉沉濡细，舌淡苔白为肾阳虚之象；肾精亏耗，虚火上炎，则心烦失眠，口燥咽干，手足心热；舌质红，脉弦细数均为肾阴亏虚之象。本证多见于反流性肾病后期。

治法：温补肾阳，滋补肾阴。

方药：杜仲丸加减。炒杜仲 30g，补骨脂 10g，枸杞子 15g，炙龟甲 15g，黄柏 10g，知母 10g，五味子 10g，白芍 15g，当归 10g，黄芪 30g。

加减：若命门火衰者，加肉桂、附子、鹿角胶，去知母、黄柏；湿浊内蕴者加大黄、炒槐花。

方解：方中杜仲、补骨脂温补肾阳；阴虚生内热，故用炙龟甲、黄柏、知母滋阴清热；黄芪补气助益肾之功；五味子、白芍养阴，精血同源，补肾益精当加补血之品，故用当归伍黄芪补血。诸药合用共奏温补肾阳、滋补肾阴之功。

（二）辨病治疗

1. 专方专药

（1）肾盂积水方

组成：党参 30g，黄芪 30g，丹参 30g，白术 30g，猪苓 30g，茯苓 30g，苍术 15g，川芎

15g，续断 15g，狗脊 15g，威灵仙 15g，杜仲 10g，肉苁蓉 10g，当归 10g，防己 10g，泽兰 10g，三棱 10g，川椒 6g。泌尿系感染者，去杜仲、续断、狗脊、肉苁蓉，加土茯苓、红藤、败酱草、苦参、凤尾草、半枝莲、车前草。功效：健脾温肾，通阳利水。主治：肾阳亏虚，水湿内停之肾盂积水证。

（2）知柏八味丸

组成：熟地黄 10g，山茱萸 10g，黄柏 10g，泽泻 10g，牡丹皮 10g，知母 10g，山药 20g，茯苓 20g。加减：湿热蕴积下焦加萹蓄 10g，瞿麦 10g，琥珀 3g（冲服）；肾虚腰痛加续断 10g，怀牛膝 10g；脾肾气（阳）虚加肉桂 10g，杜仲 10g，淫羊藿 10g，黄芪 20g，去牡丹皮；腹胀纳呆加厚朴 10g，白术 10g，荜澄茄 10g；兼见舌紫暗，或有瘀斑、瘀点加生三七粉 5g（冲服）；菌尿加金银花 30g，连翘 30g，蒲公英 30g；血尿加白茅根 15g，藕节 10g；蛋白尿加益母草 30g，芡实 10g，石韦 10g。每次 4 剂，2 日煎 1 剂，每剂煎 4～5 次，每日分 2～3 次，持续服药 3 个月。

（3）清肾丸

组成：生地黄、熟地黄、大乌梅、怀山药、桑寄生、五味子、玄参、肥知母、川黄柏、瞿麦、白茅根、蒲公英、石韦、生黄芪等。由北京市中医医院中心制剂室制成，每瓶装药 60g，约含生药 45g。功效：滋阴凉血，清热利尿。治疗再发性尿路感染 208 例，单用清肾丸治疗 103 例，清肾丸加抗生素治疗（诺氟沙星胶囊 0.2g，每日 3 次）105 例。单用抗生素（诺氟沙星胶囊 0.2g，每日 3 次）101 例，结果清肾丸治疗组总有效率为 84.47%，清肾丸加抗生素治疗组总有效率为 89.53%。两组疗效明显优于单用抗生素组。

（4）三草桃红汤

组成：车前草 30g，益母草 30g，草决明 30g，桃仁 12g，红花 12g，当归 12g，川芎 12g，生地 12g，赤芍 12g，茯苓 15g，猪苓 15g，桂枝 10g。加减：腰痛病史超过半年者加蜈蚣、丹参；肾绞痛者加三七粉、延胡；血尿者加地榆、小蓟；多尿者加黄芪、五味子；腹水者加防己、大腹皮；阴虚者加山茱萸、山药；阳虚者加鹿角胶、菟丝子；气虚者加太子参；伴有结石者加冬葵子、海金沙。用法：每日 1 剂，水煎分 3 次服。功效：活血祛瘀，通络利水。主治：瘀水互结之肾盂积水。

（5）地黄车前汤

组成：熟地黄 12g，桑寄生 12g，白术 12g，泽泻 12g，山茱萸 9g，牡丹皮 9g，川芎 10g，红花 10g，益母草 30g，车前子 30g。加减：有尿路感染者加白茅根、瞿麦、萹蓄、黄柏；血尿者加小蓟、蒲黄、藕节；伴有结石者加鸡内金、海金沙、金钱草、石韦、冬葵子、桃仁等；少尿水肿者加猪苓、防己。功效：补肾活血，益气利水。主治肾虚血瘀之肾盂积水。

（6）温阳利水方

组成：附片 6g，肉桂 3g（或桂枝 9g），川椒 12g，补骨脂 12g，川断 12g，女贞子 30g，黄精 15g，泽泻 30g，车前草 30g。水煎服，每日 1 剂。加减：有热象者加知母、黄柏；气虚加党参、黄芪；气滞加枳壳、乌药；下焦湿热加黄柏、四季青、鸭跖草；血尿加侧柏叶、血见愁、白茅根或三七。功效：温阳利水。主治肾阳虚之肾积水证。

（7）血尿验方

组成：生黄芪、党参、生牡蛎、枸杞子、生地黄、全当归、煅花蕊石、生地榆，每日1剂，水煎服，3剂为1疗程。另用琥珀研细，鸡蛋清调，分2次吞服。治疗慢性肾盂肾炎、慢性尿路感染急性发作等证属虚实夹杂的血尿患者。

2. 中成药

（1）三金片

组成：金樱根、金刚刺、海金沙。功效：清热解毒，利湿通淋，补虚益肾。服法：每日4次，每次5片，2周为1疗程，反复发作性尿路感染可延长至4～6个疗程。

（2）血尿安胶囊

主要成分：肾茶、小蓟、白茅根、黄柏。功效：清热利湿，凉血止血。用于肾炎、尿路感染所致的血尿。每次服4粒，每日3次。

（3）八正合剂

主要成分：车前子、瞿麦、萹蓄、滑石、山栀子仁、木通、大黄等。功效：清热泻火，利尿通淋，抗菌消炎。用于尿路感染。每次服20mL，每日3次。

（4）六味地黄丸

主要成分：熟地黄、山茱萸、山药、泽泻、茯苓、牡丹皮等。功效：滋阴补肾。可用于本病患者证属肾阴亏虚者。用法：每次服9g，每日2次。

（5）金匮肾气丸

组成：熟地黄、山茱萸、泽泻、牡丹皮、山药、茯苓、附子、肉桂等。功效：温补肾阳。用于本病腰膝酸软，畏寒肢冷，乏力证属肾阳虚者。

（6）保肾康

成分：为川芎有效成分提取物经化学合成制成。本品具有抗凝，抗血小板聚集及扩张血管，增加肾脏血流量，解除血管痉挛等活血化瘀作用。用于本病患者有肾功能不全表现者。用法：每日3次，每次3～4片。

（7）尿塞通

成分：丹参、桃仁、红花、赤芍、白芷、泽泻、王不留行、小茴香、黄柏等。功效：理气活血，通经散结。用法：每次4～5片，每日3次。

（8）癃闭舒胶囊

成分：补骨脂、益母草、金钱草、海金沙、琥珀、山慈菇等。功效：温肾化气，清热通淋，活血化瘀，散结止痛。药理实验表明，癃闭舒胶囊可抑制大鼠棉球肉芽肿形成，具有抗炎作用；能对抗由去甲肾上腺素引起的动物膀胱三角肌收缩作用；增加动物给药2小时尿Na^+和K^+排泄总量；增加动物体液免疫功能和非特异性免疫功能。基于上述作用，该药对反流性肾病有一定疗效。

（三）西医治疗

轻度反流而无输尿管扩张者内科治疗疗效较好。内科治疗主要有以下几个方面。

1. 一般治疗

注意休息，注意个人卫生，摄入充足水分，避免便秘，定期排空膀胱，方法是二次排尿，睡前定期排尿，以便减轻膀胱内压力及减少残余尿。

2. 抑菌治疗

控制感染是本病最重要的治疗之一。反复的尿感发作，可促进肾疤痕形成，因此应积极治疗尿感。目前受推崇的疗法是长程低剂量抑菌治疗。方法为：每晚睡前排尿后口服一次单剂量抗菌药物，剂量一般为常规每日用量的 1/3～1/2。药物可选用复方新诺明、阿莫西林、呋喃妥因等。选用抗生素时应注意避免使用有肾毒性的抗生素。为防止细菌产生耐药性，可将多种抗菌药交替使用。国外有两个医疗中心报告，服用数年，疗效不减。有人认为儿童患者抑菌治疗应持续用至青春期或反流消失后 1 年，成人则至少用 1 年以上。有报道，经长程低剂量抑菌治疗，随访 7～15 年，121 个反流肾中仅 2 个有新疤痕形成。而另一组报道上，间歇短期抗菌治疗，21% 患者发生新疤痕，66% 疤痕发展。由此可见，坚持长期低剂量抑菌治疗对防止反流性肾病患者肾内疤痕形成，防止肾功能损害的发生及发展均十分有益。

3. 降压治疗

高血压可加速肾功能的恶化，是反流性肾病患者长期治疗的一个重要部分。降压药可选用贝那普利、硝苯地平、美托洛尔等治疗。

4. 其他

近年有报道，用膀胱逼尿肌肌电图测定膀胱逼尿肌的稳定性，对于膀胱逼尿肌不稳定收缩的反流患者，经抗菌药合并抗胆碱药治疗后反流消失率明显高于对照组。

5. 外科治疗

抗反流手术可纠正膀胱输尿管反流，减少肾脏疤痕形成。应根据具体情况权衡手术利弊。有人认为小儿严重反流者应尽早手术。也有人认为因为少数重度反流也可自然或治疗后消退，故手术应慎重考虑。目前认为小儿手术的适应证为：重度反流，经内科保守治疗 4 年，反流仍持续或进行性肾功能减退或新疤痕形成者；膀胱输尿管反流并反复尿感，经内科积极治疗 4 个月无改善者；输尿管口呈高尔夫洞穴样改变者；先天性异常或尿路梗阻而引起反流者。成人膀胱输尿管反流者是否选择手术治疗，亦有争议。有人认为成人膀胱输尿管反流保守治疗不易纠正反流，手术治疗则可取得满意的纠正，故认为小于 50 岁有症状者应该行手术治疗。而反对者认为手术后大部分患者不再出现急性肾盂肾炎发作，但肾脏大小、肾疤痕、高血压、肾功能减退及蛋白尿并无改善。临床应根据患者病情轻重，有无反复发作感染，内科治疗情况等综合考虑，进行选择。

（四）中西医结合治疗

1. 结合要点

反流病的治疗目的是制止尿液反流和控制感染，防止肾功能进一步损害。在制止反流方面的中西医结合研究较少。目前尚无成功经验。但中西医结合治疗在控制感染和防止肾功能进一步损害方面有优势。研究发现,中药中清热解毒、活血化瘀等中药不仅有良好的抗菌作用,细菌不易对其耐药,利尿通淋中药可促进病原体及其代谢产物、炎性介质等湿热毒邪排出体外,减少局部刺激,有利于组织修复。而且一些中药在抗菌、抑菌治疗的同时有改善机体组织代谢,增加能量贮备,促进免疫器官发育,增强特异性和非特异性免疫功能,与益气和活血化瘀药合用有利于改善双向免疫调节和抗变态反应作用,并可改善肾组织疤痕中细菌抗原引起的末梢动脉炎和栓塞等自身免疫性损害。中药及中西医结合治疗可改善患者的生存质量。中西医结合的思路如下:

(1)感染严重者可选用适当抗生素,同时配合中药辨证治疗,可提高疗效,减少细菌耐药。

(2)降压治疗则以降压西药为主,合用中药辨证治疗,可提高疗效,减少降压药用量,缓解头痛不适等症状。

(3)研究发现,一些补肾中药如冬虫夏草、淫羊藿及活血化瘀中药川芎等保护肾功能,阻止肾损害进展疗效确切。对出现肾功能不全患者,可以中药为主保护肾功能,辅以西药营养支持治疗。

2. 方案选介

(1)抗生素加中药

孙广秀等用中西医结合治疗反复发作性慢性肾盂肾炎91例,取得良好的疗效。治疗方法,将91例患者随机分为两组。对照组:选用足量敏感抗生素,如哌拉西林、先锋 V 或先锋 IV、头孢哌酮、头孢噻肟钠、头孢曲松、舒普深、环丙沙星、氧氟沙星或培氟沙星、阿米卡星或萘替米星、甲硝唑或替硝唑等1种或2种联合静脉滴注或(及)口服治疗,尽可能解除或改善尿路复杂情况,机体易感性和诱发因素,清除邻近脏器感染灶;并予降压等对症治疗。以上治疗2周为1疗程,观察3个疗程。治疗组在上述西医治疗基础上加用复方中药口服治疗。基本方:金银花、紫花地丁、野菊花、天葵子、枸杞子、沙参、麦冬、当归、牛膝、赤芍、生地黄、何首乌、党参、蒲公英、土茯苓、黄芪、砂仁。按辨证分型加减治疗:①湿热蕴结型(5例),治以清热解毒,利尿通淋,原方合八正散加减化裁;②肝胆郁热型(3例),治以疏肝泄热,利湿通淋,基本方合龙胆泻肝汤与小柴胡汤加减;③肾阴虚,湿热留恋型(16例),治以滋阴补肾,清热利湿,基本方合知柏地黄汤加减;④脾肾两虚,湿邪留恋型(18例),治以补肾健脾兼清余邪,基本方合无比山药丸加减;⑤气阴两虚,湿热未尽型(4例),治以滋阴益气,清热利湿,基本方合参芪麦味地黄汤化裁。水煎,早晚分服,每日1剂。1个月为1疗程,可连续服用2~3个疗程,观察6个月,停药后继续服用知柏地黄丸和参苓白术散维持治疗9~12个月。结果:治疗组完全治愈14例,有效12例,总有效率91.3%,明显优于对照组(48.7%)。且平均尿菌和尿常规转阴时间、治疗前后症状改善平均天数两组比较均有显著差异($P < 0.01$)。

（2）活血养阴合剂，低蛋白饮食

李福民等将慢性肾功能不全患者分为两组治疗。其中，原发病中，反流性肾病患者 6 例，治疗前先纠正各种并发症，如高血压者先降压治疗，使用钙离子拮抗剂、β 受体阻滞剂或可乐定等；有急性尿路感染症状者，据中段尿细菌培养阳性结果选用无肾脏损害的敏感抗生素。一般治疗：两组患者均给予低蛋白、低磷饮食，蛋白质摄入量为 0.6g/kg/d，磷 10mg/kg/d，保证热量为 126kJ/kg/d。中药组：服用活血养阴合剂（由丹参、益母草、山楂、生地黄、乌梅组成），根据中医辨证在主方基础上适当加味：如夜尿明显，加山药、山茱萸、益智仁；神疲乏力，腰酸膝软，加生黄芪、杜仲；口干咽燥，溲黄便干，加知母、黄柏、女贞子；便秘者，加生大黄；面色无华，夜尿清长，加巴戟天、仙灵脾；面浮肢肿，加桂枝、茯苓、泽泻等。西药组：服包醛氧化淀粉（天津大学制药厂生产），每次 5g，每日 3 次，温开水送下。两组疗程 6 ～ 8 周。观察两组治疗前后血清肌酐（SCr）、血尿素氮（BUN）、内生肌酐清除率（Ccr）、尿纤维蛋白（原）降解产物（尿 FDP）、尿渗透压、尿 β_2 微球蛋白（尿 β_2-MG）、红细胞压积（HCT）、血红蛋白（Hb）以及症状、体征的变化。有关数据以均数 ± 标准差或百分率表示，组间或自身比较做 T 检验。疗效判定：显效——症状和体征减轻或消失，Ccr 增加 ≥ 30%，SCr 降低 ≥ 30%。有效——症状和体征减轻或消失，Ccr 增加 ≥ 5% ～ 30%，SCr 降低 ≥ 5% ～ 30%。以上均系 1 项必备，2、3 项具备 1 项即可判定。无效——不符合显效和有效判断条件者。结果：与治疗前相比，中药组治疗后 SCr、BUN 明显降低，Ccr 明显上升（均 $P < 0.01$）；两组治疗后结果比较表明，均有明显降低 BUN 的作用，中药组与西药组无明显差异（$P > 0.05$），但在降低 SCr 和升高 Ccr 方面，中药组明显优于西药组，差异非常显著（$P < 0.01$）。方中丹参、益母草、山楂等具有扩张血管，改善微循环，降低血液黏滞性，拮抗血小板聚集，增强纤溶酶活性等多方面的效用，因而能改善肾的血液供应，减轻肾小管上皮细胞和肾间质血管内皮细胞的损伤，抑制间质纤维化，延缓肾衰。生地黄能对抗糖皮质激素对垂体 – 肾上腺皮质系统的抑制而具有促皮质激素样的功能；乌梅有抗过敏作用，从而起到抑制免疫反应、减少炎症介质释放和抗纤维化的作用。

（五）其他治疗

1. 针灸治疗

（1）体针取穴

膀胱、关元、中极、肾俞。用泻法，或平补平泻。可配阴陵泉以利小便，行间以泻肝火，太溪以益肾。血尿者可配血海、三阴交，腰痛甚者加曲泉，遇劳则发者加灸百会、照海。

（2）耳针

膀胱、肾、交感、枕、肾上腺等穴，每次 2 ～ 3 穴，留针 30 分钟，中间运针 1 ～ 2 次。

（3）药灸治疗

取足三里、三阴交，针刺后用艾条 1cm 长度分别插入针柄，点燃至燃尽。每日 1 次，10 次为一疗程。

2. 推拿疗法

推摩腹部：患者取仰卧位，医者以手掌着腹部，按顺时针方向推摩腹部，每次 20 遍，每日 1 次，15 次为一疗程。

3. 气功治疗

气功治疗有益于增强体质，调节脏腑功能，调畅气机，可增强人体免疫力。对预防反复感染有一定作用。

（六）专家诊疗经验

1. 吕承全经验

吕氏认为，反流性肾病的发生与发展，除了肾气不足，膀胱气化失调这一基本病理外，尚与肝气不舒，疏泄失调有关。肝主疏泄，肝气郁遏，疏泄不利，直接影响到三焦的决渎。因此，对反流性肾病早期，常用经验方疏利通淋汤为主加减治疗，方中重用柴胡、郁金、枳壳等疏肝理气药物，配伍穿山甲、大黄软坚散结，祛邪安正。与清热通淋的八正散加减合用，对消除肾积水，防止肾内疤痕的形成，具有良好疗效。当反流性肾病疤痕形成时，肾间质纤维化，肾小管功能受损，往往表现为气虚血瘀及气阴两虚症状；当肾积水消除后，则又应以益气养阴，活血化瘀等药物治疗，常用冬虫夏草、西洋参、太子参、麦冬、五味子、川芎、鸡血藤，能使口渴，夜尿频多，腰酸痛等症状明显改善；当反流性肾病久治不愈，出现肾功能衰竭时，当通腑降浊，以黄槐温胆汤加减为主，以改善病情。疏利通淋汤组成：柴胡、郁金、枳壳、穿山甲、大黄各 10g，瞿麦、萹蓄、石韦、车前草各 30g。加减：尿热，尿频，尿急伴尿路感染者，加蒲公英、黄柏、炒栀子；口干，夜尿频多，舌质红，属气阴两虚者，去大黄，加白芍、生地黄、太子参、麦冬、五味子、枸杞子；腰膝酸软，肾气不足者，去大黄，加仙灵脾、巴戟天、肉桂；恶心呕吐，面色萎黄，肾功能不全者，去柴胡，加陈皮、半夏、竹茹、生姜；纳差，便溏，脾胃虚弱者，去大黄、车前草、瞿麦，加党参、白术、砂仁；舌质淡暗有瘀者，加川芎、三棱、莪术。曾治张某，女，45 岁，工人，近 20 年有尿路感染病史 5 次，自服吡哌酸等药后症状可消失。近 2 次发作间隔明显缩短，自感腰部酸困胀痛，重复排尿，夜尿频多，脉沉细，舌质淡红，苔薄白。服吡哌酸等药后症状不能完全缓解，肾 B 超示肾盂积水，集合系统分离 15mm，行逆行膀胱输尿管造影示膀胱充盈后，做排尿动作即可见造影剂逆流入肾盂，肾盂扩张，已影响到肾功能。血 BUN17.2mmol/L，SCr312μmol/L。求治于吕氏，诊为反流性肾病合并泌尿系感染。即给予疏利通淋汤加减治疗 2 周，复查 B 超肾积水已完全消退，复查肾功能 BUN7.1mmol/L，SCr171μmol/L，已基本恢复正常。吕氏认为，反流性肾病与梗阻性肾病均可出现肾积水，影响肾功能，但二者有本质的不同。梗阻性肾病存在明确的梗阻因素，解除梗阻因素则肾积水可迅速消失，肾功能一般可逆转；而反流性肾病则是多种原因导致尿液从膀胱沿输尿管逆流入肾内（VUR），易于合并细菌感染，且多不能行手术根治。

2. 董建华治疗尿路感染的经验

尿路感染初起，湿热之邪蕴结于下焦，正气未虚，多为实热证；慢性尿路感染，证情则甚为复杂，寒热虚实，标本缓实，标本缓急，要从整体上把握病机，始能提高疗效。温热蕴结于下焦，膀胱气化不利，证见小便频数，热涩刺痛，淋沥不畅，或发热口苦，或大便秘结，舌红，苔黄腻，脉数有力。此为实热之证，治宜清热泻火，利湿通淋。常用处方：木通、栀子、黄柏、萆薢、蚕沙、甘草、滑石、酒军、车前子。加减：发热加金银花、连翘；尿赤加白茅根；小便淋沥不畅加香附。尿路感染的病位在肾与膀胱，但与肝经亦有密切关系，如肝失疏泄，湿热下注，亦可引起淋证。证见寒热往来或少腹拘急，尿道口、睾丸痛，小便热涩刺痛，口苦，舌边红，脉弦。其中寒热往来，少腹拘急，尿道口疼痛为辨证之要点。治宜疏肝泄热，理气通淋。常用处方：柴胡、白芍、香附子、黄芩、车前子、乌药、延胡索、金铃子、黄柏、萆薢、蚕沙。加减：热重加夏枯草、木通；湿重加土茯苓；睾丸痛加山楂、荔枝核、橘核仁。湿热蕴结下焦，伤及血络，迫血妄行，治宜清热利湿，凉血止血。血尿是血热妄行所致，不宜过用收涩止血，要在凉血止血药中，适当配伍赤芍、牡丹皮等活血之品，才能避免留瘀为患，常用处方：小蓟、生地黄、木通、甘草梢、牡丹皮、黄柏、茅根、蒲公英、赤芍、滑石等。热淋日久，灼伤肾阴，虚火扰于血分，证见口渴手足心热，小便涩痛，肉眼或镜下血尿，舌红少津，脉虚数。此与血热妄行之血尿有虚实之别。治宜滋阴清热，补虚止血在。常用处方：龟甲、鳖甲、熟地黄、知母、黄柏、白芍、阿胶珠、泽泻、萆薢、蚕沙等。尿路感染反复慢性发作，过服清利之品，或久病体虚，劳伤过度，以致脾肾两虚。证见：精神倦怠，小便淋沥不已，遇寒或过劳即发，少腹坠胀，腰膝酸冷，舌质淡，脉细弱。此乃正虚邪恋，治宜健脾补肾，利湿通淋。古人有淋证忌补之说，认为淋证初起，湿热蕴结，正气未虚，故当清利为主，务使邪净，不宜轻易使用补法。但淋证日久不愈，主要注意寒热虚实的转化。见伤阴者，当滋阴清热；见伤阳者，当兼顾脾肾，不可拘泥于古人之淋证忌补之说。尝谓淋证过用清利，正虚邪恋，是病程缠绵不愈的重要原因之一，但运用补法要注意调畅气血，避免壅补。常用处方：黄芪、党参、白术、茯苓、车前子、川断、杜仲、菟丝子、牛膝、泽泻、萆薢、牡蛎。

（七）研究现状

1. 基础研究

研究表明，补脾、补肾、清热、利湿等药物对肾脏无毒性。北京中医药大学和北京医科大学泌尿研究所测定尿中谷氨酰转肽酶（γ-GT）、亮氨酸氨基肽酶（LAP）活性。γ-GT、LAP这两种酶在肾内含量最高，当肾盂感染或肾脏损伤时，尿中 γ-GT、LAP 升高。经中药治疗尿中 γ-GT、LAP 明显下降。

2. 中药药理研究

现代研究发现，许多活血化瘀的药物如丹参、川芎、泽兰等对大肠杆菌、变形杆菌、绿脓杆菌及金黄色葡萄球菌均有抑制作用，和清热解毒药物合用，有控制感染，改善微循环，调节变态反应，促进炎症吸收及疤痕组织软化等作用。不少学者研究了中药对免疫的调节作用，发现中药女贞子、旱莲草有很好的免疫增强作用，不但可使正常小鼠的淋巴细胞转化率和小鼠的迟发超敏反应显著提高，而且可拮抗环磷酰胺的免疫抑制作用，使处于低下状态的机体细胞免疫得到恢复。研究表明，中药五味消毒饮可改善机体组织代谢，增加能量贮备，促进免疫器官发育，增强特异性和非特异性免疫功能，与益气和活血化瘀药合用有利于改善双向免疫调节和抗变态反应作用，并可改善肾组织疤痕中细菌抗原引起的末梢动脉炎和栓塞等自身免疫性损害。研究还发现，利尿通淋等药可促进病原体及其代谢产物、炎性介质等湿热毒邪排出体外，减少局部刺激，有利于组织修复。

六、护理与预防

（一）饮食调养

本病患者应忌食辛辣厚味，戒烟酒，饮食应清淡。可酌服下列药膳调养。

1. 菊花板蓝根茶

菊花 15g，板蓝根 15g，泡水当茶饮。每日服 1500mL 左右。可根据口味加糖服。

2. 黄芪汤

黄芪 30～60g，加瘦肉适量，炖汤服之，每日服用可益气扶正，提高免疫力。反复尿路感染者，可常服。

3. 银花冬瓜汤

金银花 15g，冬瓜 500g，熬冬瓜汤泡金银花，喝汤食瓜，具有清热解毒、利尿之功，可常服用。

4. 薏苡仁粥

薏苡仁 50g，加白糖适量煮粥食用，有健脾利湿之功。本病患者可常服。

5. 白扁豆粥

炒白扁豆 50g，粳米 100g，加水煮至烂熟服用，有健脾养阴之功。用于本病尿路感染发作后。

6. 马齿苋粥

取鲜马齿苋 100g，洗净切细，粳米 60g。先将粳米放入锅内，加清水适量，武火煮沸，文火煮成粥，放入马齿苋煮熟，调味即可，随量服用。在本病尿路感染期间可服用，以配合药物治疗。

（二）劳逸结合

本病患者应注意休息，特别是感染发作时和血压较高时。

（三）精神调养

疏导患者使之心境平和，对治疗有信心。

（四）对证施护

对患者的饮食护理应根据不同情况、不同时期给予指导，并应调寒温，注意保暖。素体阴虚，易咽干口燥者，可适当多饮水，并可用黄芩水漱口。并注意外阴部清洁，注意预防泌尿系感染。

（五）预后

部分患者肾小球滤过功能可长时间保持稳定，也有部分患者肾功能进行性损害，最后进入肾功能衰竭。积极控制感染，控制高血压，保护肾功能等恰当治疗可改善预后。

七、问题与对策

（一）加强中西医结合临床研究

对本病的中西医结合治疗研究目前较少，经检索十年文献，尚未检索到有关本病的中西医结合治疗文献。检索到与本病相关的文献大多数为尿路感染及血尿的中西医结合治疗。现已知中西医结合对治疗尿路感染优于单用西药治疗，抗感染治疗虽是本病治疗中重要的部分，但对感染的治疗不能反映中西医结合对本病的总体治疗疗效。特别是对尿液反流的治疗，目前尚无中西医结合治疗有效的报道，今后应加强这方面的研究。

（二）延缓肾功能问题

制止尿液反流和控制感染，防止肾功能进一步损害是本病治疗的三个重要方面。尤其是防止肾功能进行损害，阻止或推迟本病患者进入终末期肾衰，是中西医结合临床研究的重要课题。目前单味中药保护肾功能，阻止肾功能进行性减退的报道较多，本病的治疗可以借鉴这些研究成果，但本病由于有尿液反流等特殊病理改变，因此要采用综合和整体治疗的措施，保护肾功能，从根本上使本病的预后得到改观，并提高患者的生存质量。

参考文献

1 王自敏，吕宏生，刘玉宁.中西医临床肾病学［M］.北京：中国中医药出版社，1997：9.

2 杨霓芝，黄春林.泌尿科专病中医临床诊治［M］.北京：人民卫生出版社，2000：9.

3 陈健，郭立中，谢福安.临床辨病专方治疗丛书——肾脏病辨病专方治疗［M］.北京：人民卫生出版社，2000：5.

4 李莎莎，肖雪，王跃生，等.血瘀证与活血化瘀研究进展［J］.河南中医学院学报，2009，24（1）：102-104.

5 查良伦，沈自尹，张晓峰，等.生地对家兔糖皮质激素受抑模型的实验研究［J］.中国中西医结合杂志，1988，8（2）：95-97.

6 时振声.时氏中医肾脏病学［M］.北京：中国医药科技出版社，1997：1.

7 张冉.活血养阴方延缓慢性肾功能衰竭进展的分子生物学机制研究［D］.苏州大学硕士论文，2006.

8 张胜荣，张卫红，常峥，等.清肾丸治疗再发性尿路感染208例临床疗效观察［J］.北京中医，1998，（3）：5-7.

9 李军，胡觉民，高岚，等.中药二至丸的免疫药理实验研究［J］.中草药，1994（12）：639-640.

10 曹田梅.自拟清尿饮治疗老年尿路感染49例［J］.中西医结合肾病杂志，2002，3（9）：546.

11 胡筱娟，乔富渠.补肾活血益气利水法治疗肾盂积水 32 例 [J].陕西中医，1996，(10)：433.

12 孙广秀，刘清杰.中西医结合治疗反复发作性慢性肾盂肾炎的疗效观察 [J].中国中西医结合杂志，2000，20（11）：858-860.

13 杨霓芝，黄春林.泌尿科专病中医临床诊治 [M].北京：人民卫生出版社，2000：9.

14 陈健，郭立中，谢福安.临床辨病专方治疗丛书——肾脏病辨病专方治疗 [M].北京：人民卫生出版社，2000：5.

15 邹和群，赖德源，张欣洲.实用临床肾脏病学 [M].北京：中国医药科技出版社，2001：9.

16 王海燕.肾脏病学 [M].第 3 版.北京：人民卫生出版社，2008：1.

17 林善琰.当代肾脏病学 [M].上海：上海科技教育出版社，2001：1.

18 范萍.吕承全治疗返流性肾病经验 [J].河南中医药学刊，2000，15（5）：6-7.

（曹田梅　傅博）

第七节　肾动脉硬化症

　　肾动脉硬化症（nephrosclerosis）是指由于肾动脉及分支和／或小动脉的硬化而影响肾血管功能的一类疾病。根据病情进展的快慢分为良性小动脉性肾硬化与恶性小动脉性肾硬化。良性小动脉性肾硬化多见于 50 岁以上患者，与高血压关系密切，多由于长期高血压或由于年老，导致血管老化缓慢发展而来的肾脏小动脉硬化。其结果导致肾脏缺血性改变，使肾小球和肾小管功能受损。肾脏小血管壁常增厚，且肾血管改变的程度和高血压的严重性一致，但部分高血压病患者却没有肾脏的改变。有学者通过大量临床分析发现，早期高血压病患者中，10%～40% 已有肾血管的改变，而正常血压者则无一有此改变。但大多数学者认为，高血压是决定肾血管改变的重要因素，而肾血管的改变，在高血压的发生和发展上也起重要作用。恶性小动脉性肾硬化与良性小动脉性肾硬化不同之处在于，恶性小动脉性肾硬化，病变发展快速，肾功能急剧恶化。在肾动脉硬化症中恶性小动脉性肾硬化的发病率为 1%～8%。

　　本病属中医"头痛""眩晕""水肿"等范畴。

一、病因病理

（一）中医

1. 病因

（1）情志失调

　　因七情过度，情志不调，致肝气郁结，肝失疏泄，肝阳上亢，上扰清空。肝阳上亢，阴不制阳，肝阴不足，久之则肝肾阴亏而见眩晕之证。正如《中藏经》所云："肝气逆则头痛，耳聋，颊赤，其脉浮而急，胁支满，眼眩。"

（2）肾亏于内

由年迈体衰，精亏血少，肾气不足。如《类证治裁》云："年高肾液已衰，水不涵木。"肝肾阴虚，水不涵木，肝阳上亢。

（3）饮食失节

患者由于进食肥甘厚味，饮食不节或饮酒过度，生痰生湿，中焦气机受阻，脾胃运化失常，气血不能上荣于脑，髓海不足而致。

2. 病机

本病由上述情志失调，肾气亏虚，饮食不节等而致。或由情志失调，肾气不固，肾水不足，水不涵木或水不济火，肝阳上亢而见头晕；肾气不足，固摄无权，开阖失司，则精微下泄而见蛋白尿；肾气化失司，则见水湿内停，溢于肌肤而为水肿。肾阴肾气虚日久，可发展为肾阳虚损，阴阳两虚，诸项机能失调致湿浊内停，尿少呕吐，发为关格之证。或由饮食不节损伤脾胃，脾运失司则湿浊中阻，使清阳不升，或气血生化不足，髓海失常。久病入络，经络阻滞，常有血瘀之证。《临证指南医案·眩晕门》认为："经云诸风掉眩，皆属于肝，头为六阳之首，耳目口鼻皆系清空之窍，所患眩晕者，非外来之邪，乃肝胆之风阳上冒耳，甚则有昏厥遗失仆之虞。其症有夹痰，夹火，中虚，下虚；治胆，治肾，治肝之分。"《血证论》云："瘀血攻心，心痛头眩。"

（二）西医

1. 病因

良性小动脉性肾硬化主要病因是高血压、年老。由于长期高血压而导致肾脏小动脉硬化。恶性小动脉性肾硬化的基础病约有40%为高血压，15%为慢性肾炎，其余为多发性结节性动脉炎、放射性肾炎、先天性肾脏病、肾盂积液、库欣综合征等。

2. 机理

（1）发病机理

根据一组尸体解剖统计，生前有较长期高血压者，90%都可见到肾内小动脉硬化。高血压可损坏血管壁，导致小动脉硬化。恶性肾硬化病患者常有血浆肾素、血管紧张素和醛固酮水平的增高。当恶性高血压患者肾血管损害严重时，可产生过多的肾素，使血压更高，增高的血压又进一步加重肾血管的损害，因此其病变发展速度大大超过了良性小动脉性肾硬化。给实验动物肾素及血管紧张素可产生和恶性高血压相似的血管病变。但亦有实验证明，相似的血管病变可以发生肾素不增高的高血压，如切除肾脏的动物，实验提示在低肾素型及高肾素型高血压中，可发生相同的血管病变。但大多数人仍认为，恶性小动脉性肾硬化的发生和肾素–血管紧张素系统关系密切。因为尽管发生小动脉病变并不一定需要有肾素过多的情况，但可能在高肾素及高血管紧张素的环境中，加上血压升高的严重度能更容易导致血管纤维素样坏死病变。

（2）病理

良性小动脉性肾硬化早期肾脏大小正常，晚期则明显缩小，在血管病变广泛时，肾表面呈普遍性细颗粒状改变。组织学上的改变在程度和范围上均有很大的个体差异。病变的早期阶段，特征性的改变是增厚了的入球小动脉壁呈玻璃样变，开始于细胞下，以后渐波及中层，最后造成狭窄。玻璃样变呈斑点状分布于整个入球小动脉，但于近端特别明显，出球小动脉很少呈玻璃样变，除非同时合并糖尿病。电镜可见透明样变，是血管下层的各种不同程度的电子致密物颗粒样沉积。肾脏的大动脉和中小动脉，如叶间动脉、弓形动脉也可有不同程度的内膜增厚。由于肾脏供血不足，继发地引起肾小球、肾小管和肾间质的病变，有些肾小球可完全硬化。由于病变的不均一性，故肾实质在某一区域正常，而在另一区域则可有肾小球完全透明变及肾小管完全萎缩。当血管病变更为广泛和严重时，缺血、萎缩和间质纤维化区域增加，正常的肾组织减少。

恶性小动脉性肾硬化肾脏病理表现多数病例除有良性小动脉性肾硬化的改变外，肉眼检查有诊断意义的是肾包膜有细小的出血瘀点，尤其在皮质部，是由于小动脉破裂所致。其组织学变化特征是：1）叶间动脉和小动脉的纤维素样坏死，并可波及小动脉，进而扩张至肾小球，这是恶性肾硬化的显著特征，而其他血管疾病无此特征性改变；2）叶间小动脉内膜和表层平滑肌细胞增生，呈特异性"洋葱皮"样改变，导致小动脉管腔狭窄。

（三）中西医结合

本病病机的中西医结合研究资料较少。有学者研究发现，高血压气滞血瘀患者，微循环、血流变学指标多有不同程度升高，尤其血瘀证者，舒张压与微循环积分和全血黏度呈正相关。本病血瘀证者的收缩压、舒张压较气滞者高，故血压可作为本病气滞与血瘀辨证之参考指标，微循环障碍和血液黏度升高是本病的重要病理改变。

二、临床表现

（一）症状

1.头痛、头晕

头痛、头晕是本病最常见的症状，同时可有恶心呕吐、心慌不适等。尤其是恶性小动脉性肾硬化，头痛、头晕常为首发和突出的表现。

2.肉眼血尿

20%～25%的恶性小动脉性肾硬化患者可有肉眼血尿。

3.高血压脑病症状

本病还可出现高血压脑病症状，如视力异常、反应迟钝、昏迷、抽搐等。

4.肾功能不全表现

患者早期可出现多尿。良性小动脉性肾硬化患者仅有1%有严重肾功能不全。恶性小动脉性肾硬化患者可出现肾功能急剧恶化，迅速进展至肾功能衰竭，此时可有肾功能不全各种表现。

5. 心脏并发症

患者可有颜面及下肢浮肿和左心衰竭的表现。据统计，有 74% 患者发生心脏肥大，50% 发生充血性心力衰竭，16% 有心绞痛。

（二）体征

1. 高血压

良性小动脉性肾硬化患者可有中等度高血压，恶性小动脉性肾硬化则表现为急骤进展的高血压，舒张压常大于 130mmHg。

2. 眼底检查

轻者可有小动脉痉挛狭窄，重者可有视乳头水肿、眼底絮状渗出及出血等表现。

3. 肾功能不全时可有贫血貌。

4. 合并心脑并发症时可有相应体征。

三、实验室及辅助检查

（一）血常规

良性小动脉性肾硬化患者依其病情可有轻至中度的贫血。恶性小动脉性肾硬化患者则贫血严重，血红蛋白常少于 6g/dL，血小板减少，白细胞增多，红细胞形态异常，网织红细胞＞5%。

（二）其他血液检查

可有血脂增高，血沉加快，血中纤维蛋白及纤维蛋白降解产物增多。

（三）尿液检查

良性小动脉性肾硬化可有轻度蛋白尿，少许管型，红细胞、白细胞无明显增多。恶性小动脉性肾硬化则为急性发展的蛋白尿或原来的蛋白尿迅速加重，肉眼或镜下血尿，可有红细胞管型，少量透明管型、颗粒管型和白细胞。

（四）尿浓缩稀释试验

肾脏浓缩稀释功能减退，夜尿增多，尿比重及尿渗透压下降。

（五）肾功能检查

早期肾功能正常，良性小动脉性肾硬化随着病情进展出现肾功能改变，可有肾血流量减低，肾小球滤过率正常，滤过分数增高。恶性小动脉性肾硬化则很快出现肾功能损害，血肌酐、尿素氮迅速增高，进入肾功能衰竭。

（六）B 超

B 超可见双侧肾脏体积缩小，肾动脉起始端狭窄，远端扩张。

（七）肾图检查

肾图检查见血管段降低，排泄段下降缓慢，双侧肾图改变大致相似。

四、诊断

（一）诊断要点

1. 良性小动脉性肾硬化的诊断要点

①有高血压病史，年龄＞50岁，病程＞5年，程度＞150/100mmHg。

②有持续性蛋白尿。

③有视网膜动脉硬化或动脉硬化性视网膜病变。

④肾活检符合良性小动脉肾硬化，其硬化程度与小球、小管、间质的缺血纤维化病变程度一致。

2. 恶性小动脉性肾硬化诊断要点

①舒张压大于130mmHg。

②视乳头水肿。

③急剧的肾功能衰竭。

（二）鉴别诊断

1. 良性小动脉性肾硬化与慢性肾小球肾炎

良性小动脉性肾硬化应主要与慢性肾小球肾炎鉴别，鉴别要点有以下几个方面：

①良性小动脉性肾硬化常发生于50岁以后；慢性肾炎多于35岁以前发病。

②前者先有长期的高血压病史，而后才出现肾脏的损害；后者则在肾炎发生后才出现高血压。

③前者蛋白尿较轻，较少有低蛋白血症；后者尿蛋白较重，常有低蛋白血症。

④前者早期，多以肾小管功能损害为主，肾小球功能正常或损害较轻微；后者早期便出现肾小球损害。

⑤前者贫血较轻；后者贫血较重。

⑥前者视网膜动脉硬化较明显，且多有其他器官如心脑动脉硬化表现；后者可呈肾炎性渗出性眼底改变为主。

2. 恶性小动脉性肾硬化与慢性肾小球肾炎

二者的鉴别诊断要点主要为以下几个方面：

①恶性小动脉性肾硬化血压迅速进行性升高，舒张压常大于130mmHg；慢性肾炎的血压是逐渐升高的。

②前者起病急，病程短，过去无尿异常或仅有轻度蛋白尿，近期明显恶化；后者病程长，起病时即有尿改变。

③前者有视乳头水肿，眼底出血，广泛渗出性病变；后者呈肾炎性眼底变化。

④前者充血性心力衰竭常见；后者少见。

⑤前者肾功能衰竭较早出现，发展迅速；后者到晚期才出现。

3. 恶性小动脉性肾硬化与急进性肾炎

急进性肾炎多见于青壮年，起病较恶性小动脉性肾硬化更急，迅速出现无尿、肾功能衰竭，但心脏及中枢神经系统症状不明显，多无视乳头水肿，二者鉴别不难。

（二）诊断思路与误诊防范

1. 本病的早期诊断对正确治疗极为重要。但临床常易于与慢性肾炎相混淆，特别是老年患者。要特别注意同慢性肾炎鉴别诊断。此外还应同慢性肾盂肾炎继发高血压、原发性高尿酸血症引起的尿酸性肾病及镇痛药肾病相鉴别。

2. 我国高血压发病率近年来上升较快。据上海近年统计，市标化患病率可达 11.05%。由于高血压患者的增多，本病的发病率也相应增加，故临床对老年患者，有高血压及尿蛋白者，都应警惕本病的可能。

3. 在临床诊断时，可应用一些比较灵敏的检查手段，对诊断会有帮助，有助于发现早期患者。如在患者尚未出现尿蛋白时，可行尿微量蛋白排出量、尿沉渣红细胞计数、尿 β_2 微球蛋白、尿 NAG 等检查，本病上述指标均增高。有报道称，以尿 β_2 微球蛋白 70mmol/L 为截断值，高于或等于此值为慢性肾炎高血压，与本病早期鉴别诊断其敏感性为 86%，特异性为 94%。对诊断困难者还可行肾组织活检。

五、治疗

（一）辨证论治

本病病位在肾、脾、肝，病程绵长，属本虚标实之证，以风、火、痰、瘀为标，肾肝脾脏腑虚损为本，且虚多实少。后期实邪多因虚致实，应当详辨。

1. 阴虚阳亢

临床表现：头晕，头痛或胀，情绪波动较大，心烦易怒，失眠多梦，面时潮红，或兼面红耳赤，口干舌燥，五心烦热，低热盗汗，大便秘结，小便短赤，或腰膝酸软，健忘，乏力，头痛如掣，口苦，泛欲吐，肢麻震颤，舌红，苔薄黄，脉沉弦。

辨证分析：肝肾阴虚，肝阳上亢，清空被扰则头痛，头晕，头胀；肝气不舒则情绪不宁；肝火旺盛则心烦易怒；肝火扰心则失眠多梦；阳气上升则面部潮红；虚火旺盛则面红目赤，口干舌燥，五心烦热或低热盗汗，大便秘结，小便短赤；肝肾阴虚，髓海不足则健忘，乏力，腰膝酸软；阴动化风则头痛如掣，口苦欲吐，肢麻震颤；舌红，苔黄，脉细弦为阴虚内热之象。

治法：平肝潜阳，滋养肝肾。

方药：天麻钩藤饮加减。天麻 9g，钩藤^{（后下）}12g，石决明^{（先煎）}20g，山栀子、黄芩各 9g，益母草、桑寄生、朱茯神各 9g，川牛膝 12g，醋香附 12g，熟地黄 20g，枸杞子 20g，

加减：肝火过盛可加龙胆草 12g，菊花 12g，牡丹皮 12g；大便秘结可加用当归龙荟丸加减；若腰膝酸软，神疲乏力，脉弦细数，舌红苔薄，可用大定风珠加减。

方解：方中天麻、钩藤、石决明均有平肝息风之效，用以为君。山栀子、黄芩清热泻火，使肝经之热不致偏亢，是为臣药。益母草活血利水；牛膝、熟地黄、枸杞子、杜仲、桑寄生能补益肝肾，牛膝尚能引血下行；夜交藤、朱茯神安神定志。诸药合用，有平肝潜阳、滋养肝肾之功。

2. 痰浊内阻

临床表现：头晕、头痛昏蒙或头重如蒙，胸脘满闷，恶心呕吐痰涎，食欲不振，或食后腹胀，口渴而不欲饮，四肢困重，神疲多寐，大便不爽或溏稀，小便清利，舌淡体胖可伴齿痕，苔薄白或白腻，脉濡滑或濡缓。

辨证分析：嗜酒肥甘，饥饱劳倦，伤于脾胃，健运失司，水谷不经，聚湿生痰，痰湿中阻，清阳不升，浊阴不降，则头晕，头痛如蒙；中焦受阻，则脘腹胀满，呕恶涎涌，食欲不振；津停不布则口渴而不欲饮；清阳被阻则四肢沉重，神疲多寐，大便不利或溏薄，小便清长；舌淡苔腻体胖，脉濡滑为痰湿内蕴之象。

治法：燥湿化痰，健脾和胃。

方药：半夏白术天麻汤加减。制半夏12g，天麻9g，茯苓12g，陈皮12g，白术12g，厚朴12g，白蒺藜9g，生姜9g，白蔻仁9g，龙胆草12g，蔓荆子12g。

加减：若眩晕较甚，呕吐频作者，加代赭石15g，竹茹12g；若脘闷不食加砂仁9g，草果9g；若耳鸣重听，加葱白9g，郁金12g，石菖蒲12g；若痰阻气机，郁而化火，症见目痛，目胀，心烦口苦，渴不欲饮，苔黄脉弦，则宜用温胆汤加黄芩9g，黄连12g等；若大便不畅，或去白术加黄芩9g，竹茹12g，枳实12g；若痰浊阻络，症见舌强语謇，肢体麻木，脉弦滑者，方用解语丹加减。

方解：方中半夏燥湿化痰，降逆止呕；以天麻化痰息风，而止头眩，二者合用，为治风痰眩晕之要药，茯苓、白术、陈皮健脾理气化痰为治痰之本；厚朴、白蔻仁，燥湿化痰理气宽中，白蒺藜、龙胆草、蔓荆子泻肝热清头目。诸药合用，有燥湿化痰、健脾和胃之功。

3. 湿瘀交阻

临床表现：面色晦暗无华，腰酸痛，乏力或水肿，腹胀，纳呆，口干不欲饮，唇舌紫暗或有瘀斑，苔白腻，脉濡或涩。

辨证分析：本证型由湿浊中阻，致气机不畅，气滞血瘀故面色晦暗无华；脾虚不能养先天肾气不足，腰府失养故乏力，腰酸痛；湿邪内阻，脾阳被阻，水液代谢失其常度，故见水肿、腹胀、纳呆；湿阻中焦，津液不能上承故口干不欲饮；唇舌紫暗或有瘀斑脉涩为血瘀之象，苔白腻，脉濡则为湿浊中阻之象。

治法：活血化瘀利湿。

方药：桃红四物汤合防己黄芪汤加减。桃仁10g，红花10g，生地黄15g，川芎12g，当归12g，赤芍15g，防己9g，黄芪15g，益母草12g，泽泻15g，佩兰12g。

加减：湿重欲吐者可加法半夏10g，藿香15g以化湿止呕，腰痛可加三七5g，以加强活血止痛之功，水肿明显者可加茯苓皮15g，猪苓15g，以健脾利水。

方解：方中以桃仁、红花、川芎、当归、赤芍活血祛瘀，生地黄清热凉血，黄芪益气利水，益母草活血利湿，泽泻、防己利水，佩兰化湿。全方合用，共奏活血利水化湿之功。

4. 气血亏虚

临床表现：头痛如空，头晕动则加剧，劳累即发，面色㿠白，唇甲不华，心悸少寐，神疲懒言，或视物昏花，肢体麻木，筋脉拘急，或筋惕肉𥆧，舌质淡，体瘦苔少，脉细弱。

辨证分析：本证由素体虚弱，或久病不愈，气血亏虚，清阳不展，脑失所养，则头痛，头晕，遇劳即发或加重；血华于面，血虚则面色㿠白，唇甲不华，华失所养则不泽；血不养心则心悸少寐；气虚则神疲乏力，气短懒言，食欲不振；肝血不足则视物昏花，肢体麻木，筋脉拘急，或筋惕肉𥆧；舌淡体瘦，苔少，脉细弱乃气血不足之象。

治法：益气补血，健脾养心。

方药：归脾丸加减。人参15g，黄芪20g，当归12g，远志12g，白术20g，茯神20g，龙眼肉30g，炒枣仁20g，木香12g，生地黄20g，阿胶6g（烊化），白芍15g。

加减：若食少便溏，当归炒用，木香煨用，加茯苓15g，薏苡仁30g，砂仁12g，神曲12g，泽泻12g；若形寒肢冷，腹中寒痛，加桂枝10g，干姜10g；血虚甚者，去生地黄，重用阿胶12g（烊化），熟地黄20g，黄芪20g，加紫河车粉6g（冲服）；若中气不足者，应用补中益气汤加减；肝血不足，目失所养，加楮实子15g，枸杞子15g，决明子15g；血虚生风，筋脉失养，可用阿胶鸡子黄汤加减。

方解：方中以人参、黄芪、白术、生姜、大枣甘温补脾益气，以助生气之源；当归、阿胶、生地黄养血益阴；白芍养血柔肝；茯苓、酸枣仁、龙眼肉甘平养心脾；远志交通心肾而定志宁心；木香理气醒脾，以防益气补血药滋腻滞气。诸药共奏益气补血、健脾养心之功。

5. 肾精不足

临床表现：头部空痛，头晕不适，动则加甚，精神萎靡，少寐多梦，健忘，耳鸣，甚则耳聋，腰膝酸软，四肢乏力，甚则两足痿弱，或口干咽痛，颧红，五心烦热，舌红少津，脉沉细，或面色苍白，畏寒肢冷，多尿或失禁，下利清谷或五更泄泻，舌淡胖有齿痕，苔白，脉沉迟。

辨证分析：本证或由先天不足，肾阴不充，或老年肾亏，或久病伤肾，导致肾精亏耗，不能生髓，而脑为髓海，髓海不足，上下俱虚，则发眩晕，自觉头痛且空，精神萎靡；肾虚则心肾不交，故少寐多梦，健忘；肾开窍于耳，肾虚故耳时有鸣响；腰为肾之府，肾虚则腰膝酸软，四肢乏力，甚则两足痿弱；偏于阴虚者，虚火上炎则口干咽痛，颧红，五心烦热；偏于阴虚者，肾阳不足，失于温煦，故面色苍白，畏寒肢冷；肾气不固则小便失禁；气化不及，水不化气则多尿；命门火衰，火不生土，不能蒸化腐熟水谷，故下利清谷或五更泄泻；舌红少津，脉沉细为肾阴亏乏之象；舌淡胖苔白，脉沉细为肾阴亏乏之象；舌淡胖苔白，脉沉迟乃阳气亏虚，阴寒内盛之象。

治法：滋肾阴，补肾阳。

方药：地黄饮子加减。熟地黄30g，山茱萸15g，茯苓15g，五味子15g，肉桂9g，炮附子 12g，麦冬 15g，炙远志 10g，肉苁蓉 12g，枸杞子 30g，杜仲 15g。

加减：若阴虚偏盛者，可用左归丸加减；阴虚火旺，去附子、肉桂、肉苁蓉，加知母 10g，黄柏 10g，牡丹皮 10g，菊花 15g，地骨皮 15g；若阳虚偏盛，可用右归丸加减；眩晕甚，阴虚阳浮者，加龙骨 30g，牡蛎 30g，珍珠母 30g。

方解：方中熟地黄、枸杞子、山茱萸滋补肾阴；肉苁蓉、巴戟天、杜仲温壮肾阳，为君药。附子、肉桂温补元阳，麦冬、石斛、五味子滋阴敛液，使阴阳相配，菖蒲、远志、茯苓交通心肾，开窍化痰，是为佐药。诸药合用有滋补肾阴肾阳之功。

（二）辨病治疗

1. 专方专药

（1）曹氏肾动脉硬化经验方

本方为曹田梅经验方。组成：苦丁茶 15g，菊花 10g，丹参 30g，生地黄 15g，牡丹皮 10g，泽泻 10g，土茯苓 20g，生薏苡仁 30g，山茱萸、益母草各 15g，地龙 10g。用法：取玉米须 30g，煎水 1500mL 左右，弃药渣，再用其汁纳入诸药水煎。每日一剂。加减：蛋白尿高于 1g/24h，可加黄芪 30g，芡实 10g，半边莲 10g，白茅根 15g；夜尿多者，加益智仁 15g，覆盆子 10g；血瘀之象明显者，可加降香 10g，桃仁 10g，红花 10g，肌酐、尿素氮高者可酌加大黄 10g，川芎 10g。或加用慢性肾衰中药灌肠方：大黄 10g，牡蛎 30g，附片 10g，益母草、蒲公英各 20g 浓煎取汁，每日 200mL 高位保留灌肠。本方对肾动脉硬化患者的蛋白尿有良好疗效。

（2）水蛭土元粉

主要成分：水蛭、土元按 1：1 比例混合粉碎后装入胶囊，每粒含生药 0.25g。功效：破血逐瘀。主治轻中型高血压。药理实验证明，水蛭、土元有接缝毛细血管，解除小动脉痉挛，降低血液黏稠度，改善微循环作用。此外该药还有抑制血管紧张素 I 转换酶的作用。用法：每次 1.0g，每日 3 次。口服，连服 4 周为一疗程。

（3）叶氏降压方

组成：天麻、钩藤、刺蒺藜、菊花、黄芩、栀子、川芎、红花、桃仁、夏枯草、丹参、益母草、地龙、僵蚕。水煎服，每日一剂。

（4）长生降压液

主要成分：枸杞子、杜仲、生地黄、牛膝、肉苁蓉等。有补肾填精之功，用于本病属肾阴虚症见头晕耳鸣、失眠、腰膝酸软等。动物研究表明：1）该药对去甲肾上腺素诱发的家兔主动脉血管平滑肌的收缩具有明显的松弛作用。2）对一肾一夹型高血压大鼠有明显的降血压作用。3）能降低肾性高血压大鼠血浆血管紧张素 II 的浓度。4）临床研究表明，该药能使左心质量指数明显减少，提示该药有逆转高血压左室肥厚效应。用量与用法：每次 10mL，每日 2 次，口服，3 个月为一疗程。

2. 中成药

（1）口服制剂

①六味地黄丸　每次 6g，每日 2 次。用于本病属肾阴虚患者。

②金匮肾气丸　每次 6g，每日 2 次，用于本病属肾气虚、肾阳虚患者。

③杞菊地黄丸　每次 8 粒，每日 2 次，用于本病属肝肾阴虚者。

④复方丹参片　每次 4 片，每日 3 次。用于本病瘀象明显者。

⑤复方罗布麻片　每次 1 ～ 2 片，每日 3 次，用于本病属高血压 1 级患者。

⑥松龄血脉康　每次 3 粒，每日 3 次。用于本病患者证属阴虚阳亢者。

（2）静脉制剂

①复方丹参注射液　30 ～ 40mL 加入 5%GS 250mL 中静滴，每日 1 次，7 ～ 14 天为一疗程。用于本病患者证属气虚血瘀和痰瘀交阻型者。

②灯盏细辛注射液　30 ～ 40mL 加入 5%GS 250mL 中静滴，每日 1 次，7 ～ 14 天为一疗程。用于本病患者证属气虚血瘀和痰瘀交阻型者。

③川芎嗪注射液　120 ～ 160mg 加入 5%GS 250mL 中静滴，每日 1 次，7 ～ 14 天为一疗程，可改善微循环。用于本病患者证属气虚血瘀和痰瘀交阻型者，对水肿明显而血清蛋白偏低者效果更好。

④生脉注射液　30 ～ 40mL 加入 5%GS 250mL 中静滴，每日 1 次，7 ～ 14 天为一疗程。用于本病患者证属气阴两虚者。

（三）西医治疗

本病的治疗应注意对血压的控制。血压控制良好者可延缓肾硬化及慢性肾功能不全进展。

1. 一般治疗

避免紧张，限制钠盐，中、重度高血压患者每日限制至 2 ～ 3.5g，减轻体重，适度锻炼。

2. 降压治疗

可选用血管紧张素转换酶抑制剂（ACEI）或血管紧张素受体拮抗剂。此两类药既可有效降压，又可降尿蛋白，并可阻止肾功能恶化。ACEI 改善、保护肾功能可能有以下机理：1）调节肾小球血流动力学：ACEI 可降低系统血压，减少异常的系统血压传入肾小球血管所致入球小动脉的自身调节紊乱；降低平均动脉压，改善肾小球滤过率和有效肾血浆流量 / 肾血流比率，降低肾血管阻力。血管紧张素转换酶抑制剂可优先扩张血管后括约肌，使出球小动脉阻力下降，肾小球后负荷减轻，从而降低肾小球球内压力，延缓肾硬化的发展。2）抑制血管紧张素、内皮素的致肾硬化作用：血管紧张素Ⅱ、内皮素在肾硬化中担任着重要角色，由于 ACEI 可对抗血管紧张素、内皮素对肾脏的损伤作用，从而防止了肾损伤的进展。3）可改善高脂血症：血管紧张素Ⅱ与低密度脂蛋白（LDL）结合后，能促进铜离子介导的 LDL 氧化过程。氧化的 LDL 对肾小球系膜细胞具有毒性作用，它可刺激血栓素 A_2 的产生，收缩血管，加重组织缺氧。在动物模型中，ACEI 可降低血脂水平，阻止细胞吞噬氧化修饰 LDL，防止肾硬化发展。4）可改善免疫系统功能：ACEI 可阻止巨噬细胞在受损组织内的聚集。5）ACEI 可通过改善肾血流动力学，抑制系膜细胞对大分子物质的摄取和沉积抑制系膜基质合成，促进系膜基质合成。6）降低尿蛋白：ACEI 可改变有效孔半径及旁路通道，直接影响肾小球的通透性。可明显降低尿蛋白排泄率，阻止其对肾系膜及肾小管间质的损害。近期由欧洲49家医疗中心进行的多中心试验显示，贝那普利对多种病因所致的慢性肾功能不全患者具有肾脏保护作用。与安慰剂相比，贝那普利组血肌酐翻倍的危险性总体上降低了53%，其中轻度肾功能不全亚组降低了71%，中度肾功能不全亚组降低了46%。

其他降压药也可酌情选用，不论哪一类降压药，对本病患者来说，只要能满意地控制血压都能预防高血压肾小动脉硬化的发生或阻止其进一步发展。

3. 积极降脂治疗

可根据情况选用降脂药物治疗。

4. 水肿的治疗

若患者出现水肿可适当应用利尿剂治疗，但应注意电解质紊乱及由血容量下降和继发肾素－血管紧张系统激活。

5. 慢性肾功能不全治疗

当本病患者出现慢性肾功能不全时，可给予相应措施，其治疗与其他原因所致慢性肾衰相同，可参见慢性肾衰章。

（四）中西医结合治疗

1. 结合要点

（1）辨病与辨证相结合

辨病与辨证相结合是近年来中西医结合治疗内科疾病的临床研究成果之一。辨病治疗的优点是，可以在总的发病机理上进行把握，对认识疾病有主动性，治疗也更有预见性，而辨证治疗的优点是可以更细致地了解患者当前情况，更利于发挥中医因人治宜的优势进行个性化治疗。在本病的治疗中辨病与辨证相结合更有重要实际意义。在本病早期，患者自觉症状多不显著甚至缺如，利用现代医学实验室或辅助检查结果进行辨证，常可收到良好的治疗效果。尤其是在本病的微量蛋白尿期，传统辨证往往不能发现并给予早期相应治疗。因此在本病的治疗中应强调辨病与辨证相结合。

（2）利用中西药物所长有机结合

本病的治疗强调中西医结合治疗，中西药并用。中药和西药在治疗高血压方面各有所长。西药的优势有以下几点：

①降压作用较强，特别是近年来研制出的许多强效降压药物，如血管紧张素Ⅱ受体拮抗剂、钙离子拮抗剂等，均能有效地控制血压。

②一些器官受损有逆转作用，如血管紧张素转换酶抑制剂可降低尿蛋白，改善肾功能。

③对血压特别高者，西药中的一些降压药如硝普钠可迅速降压，但西药降压药也存在许多不足，如：1）副作用相对较大，如影响水、电解质代谢，影响血脂、血糖代谢，有的药物长期使用还可影响性功能等；2）降压过程血压波动大，特别是本病多为老年患者，对西药降压药较为敏感，一用药血压就降得很低，甚至发生体位性低血压，减少用药量或次数，血压又很快升高；3）症状改善不如中药。而单纯中医治疗降压效果往往不够理想，但中药的优势

是：1）改善症状，能有效地提高患者的生活质量；2）降压作用缓和，稳定血压效果好，与西药相伍，可防止或缓和血压的较大波动；3）副作用相对较少；4）有综合调理作用。故在本病的治疗中，应推广中西医结合治疗。

2. 方案选介

（1）胡氏等运用自拟益肾通络合剂结合静点丹参注射液治疗肾动脉硬化 25 例。该方由当归、草决明、益母草、车前子、赤芍、杜仲各 15g，天麻、钩藤、川芎各 12g，桃仁、红花、全蝎各 10g，生地黄 30g 组成，结果显效 15 例，有效 8 例，无效 2 例，总有效率为 92%，并对显效 15 例远期随访。结果显示，凡出院后继续服药或间断服药者 10 例，2 年仍存活，其余 5 例 1 年存活者仅为 3 例，且依靠透析维持生命。

（2）张氏等用中西医结合疗法治疗 17 例高血压肾损害有氮质血症患者。在常规西医治疗的基础上，加用镇肝息风汤，方用牛膝、白芍、生龟甲、玄参、川楝子、天麻各 12g，生赭石、生牡蛎、生龙骨各 15g，天冬 10g，砂仁、钩藤各 9g，大黄、甘草各 12g，贫血者加阿胶 6g^{（烊化）}；湿热蕴结壅塞时改用半夏、陈皮、苍术、茯苓各 12g，大黄 9g，代赭石 15g。每日 1 剂煎服，服药 7 剂停 3～5 天，两组均以 3 个月为一疗程。结果：治疗组显效 12 例，无效 8 例；左上肢肱动脉舒张压，治疗组（11.8±1.3）显著低于对照组，治疗组肾功能改善程度优于对照组，HB 上升显著，血清 TG 下降明显。认为本方药与西药合用，在改善症状，控制血压，尤其是舒张压方面，明显优于单用西药，同时尚有纠正本病继发性血脂代谢紊乱和贫血的作用。

3. 其他治疗

（1）敷贴疗法

①神阙穴敷贴：吴茱萸、川芎等份，将二药混合研为细末，密贮备用。治疗时将神阙穴用酒精棉球擦干净，取药粉 5～10g 纳入脐中，上盖用麝香止痛膏固定，3 天换敷一次。

②涌泉穴敷贴：蓖麻仁 50g，吴茱萸 20g，附子 200g，上三味共研细末，加生姜 150g，共捣如泥，再加冰片 10g 和匀，调成膏状，每晚贴涌泉穴，7 日为一疗程。

③多穴位敷贴：白花蛇 3 条，蜈蚣 9 条，土鳖虫、黄连、白芥子、延胡索各 6g，地龙、蝉蜕各 9g，葛根 15g，甘遂、细辛、三七各 3g。以上共研细末，麝香 10g，姜酊适量。将药粉用姜酊拌成膏状，做成饼，直径 2cm，厚 0.5cm。药饼中心放少许麝香末，置放在有纱布的塑料纸上。将两侧心俞、肝俞、肾俞及关元穴，用酒精擦干净，以使药力便于渗透和固定。本膏具有活血通络、芳香开窍之效。

（2）药枕疗法

用野菊花、淡竹叶、生石膏、白芍、川芎、磁石、蔓荆子、青木香、晚蚕沙等药物装布袋内日常睡枕使用，每昼夜使用时间不少于 6 小时，平常应保持枕面清洁，经常翻晒，以利药枕气味散发，对肝火亢盛型者效佳。

（3）针灸疗法

①体针：取足三里、风池、行间、肾俞、肝俞、三阴交、太冲穴，平补平泻，并可做静

止留针。每日 1 次，10 天为一疗程。

②耳针疗法：取降压沟、神门、交感、心、枕穴，每次选 3 ～ 5 个耳穴，中等刺激，留针 20 ～ 30 分钟，每日 1 次。或埋揿针，夏季 2 ～ 3 天，冬季 5 ～ 7 天。

③穴位注射：取以下三组穴位交替使用：1）足三里、内关；2）三耳阴交、合谷；3）太冲、曲池。可用 0.25% 盐酸普鲁卡因 1mL 每日 1 次或利血平 0.1mg 隔日 1 次穴位注射，10 次为一疗程。

④穴位埋线疗法：取以下两组穴位交替使用：1）心俞、血压点（第六颈椎棘突旁开 2 寸）；2）曲池、足三里。以 0 ～ 1 号羊肠线按照穴位埋线操作方法埋入，每次埋一组穴位。每隔 15 ～ 20 天埋一次。

⑤皮肤针疗法：以叩刺后颈部及腰骶部的脊柱两侧为主。此外还可叩刺乳突区和前臂掌面正中线。操作时用轻刺激，先从腰骶部的脊柱两侧自上而下，先内后外，再刺后颈部乳突区和前臂掌面正中线。

⑥耳尖放血：选耳尖或降压沟。先将患者耳尖轻轻揉搓，局部以 75% 酒精消毒，用三棱针直刺耳尖约 1cm 深，并挤压针眼，令其出血，或在降压沟上放血。

（4）拔罐疗法：膀胱经背部第一侧线腧穴上，和肩髃、曲池、手三里、委中、承筋、足三里、丰隆、风池等穴，每次拔罐 10 个左右，拔罐时间 10 ～ 15 分钟。

（5）气功疗法：本法能起到调整大脑皮层功能，降低交感神经兴奋性，降低升压反应，纠正人体机能失调的作用，对本病的治疗有一定疗效。

（五）专家诊疗经验

时振声认为本病病机为脏腑失调，痰瘀交阻，肾气竭绝。

时氏认为，肾动脉硬化症是根据肾脏微观变化而命名的，临床表现也无特异之处，中医学无相应的病名。根据其发生发展的演变过程，病因与脏腑失调、气滞血瘀和肾气衰败等有关。病初在肝、肾，以后肾病及脾，最后累及心与肺，证候性质为虚中夹实，阴损及阳。命火不生脾土，致脾肾衰败，内伤虚损，"自下而上"，最终病及心与肺，五脏俱败。同时，肝之疏泄有助于气血周流，若疏泄不利，气滞血瘀，"血不利则病水"，肾络痹阻，水液内停，外可溢于肌肤，内可泛于中州，凌于心肺，故在脏腑病传变的同时，相应的病理产物也随之产生，进一步妨碍脏腑功能。①脏腑失调：老年肾虚或七情过度，脏腑功能失调，使气机紊乱，升降失常，阴阳偏盛偏衰，可见肝阳上亢，甚则肝风内动。肝肾同源，肝阳上亢，下及肾阴，终致水不涵木，呈肝肾阴虚，肾主水，主封藏，肾寓水火，舍真阴真阳，阴损及阳，阳损及阴，受病则失于主水。失于封藏，见水液代谢失常，出现少尿、水肿，或多尿、夜尿及尿中精微物质下泄。若阴阳两虚，命火不生脾土，运化无力，湿浊上泛，见厌食纳呆，恶心呕吐。病及心肺，宗气不足，见心慌胸闷气短，甚则见阳气虚脱的危候。②湿瘀交阻：本病多病程缠绵，久病入络，更兼肝失疏泄，筋脉拘急，血行不畅，滞而不行，络脉痹阻，气化不利，水液代谢失其常度，水湿内停，呈湿瘀交阻之势。又水湿内阻，气滞而血停，亦致瘀血。此即"血可病水，水可病血"之意。③肾气竭绝："五脏之伤，穷必及肾。"虚劳自下而上者"一损损于肾"，说明肾极易受损。肾为先天之根本，肾气与生命活动息息相关。肾气匮乏，气化无力，生机所存无几。又肾为胃之关，胃主受纳，关门不开，浊邪不降，久之则格拒不纳，呈关格之候。

（六）研究现状

1. 基础研究

吴奕强等研究了 163 例高血压患者发现，高血压病各型之间因虚实表现和阴阳盛衰不同，其血液流变学变化有异。指标测定值总趋势为肝阳上亢＞阴虚阳亢＞正常对照＞肝肾阴虚＞阴阳两虚，两两对比差异显著，为中医辨证分型客观化、标准化提供了依据。

2. 中医病机研究

大多数学者认为本病属本虚标实之证。胡元奎等认为本病属中医水肿、眩晕范畴，病因病机属脾肾气化输布失调，肝胆疏泄失司而致痰浊、瘀血及痰瘀交阻三焦。也有学者认为本病多因年迈体衰，精亏血少；或情志不畅，肝气郁结，肝阳上亢，或嗜食肥甘，生痰成浊，致经络受阻，髓海不足而发病。本病总属本虚标实，虚多实少，实者多因痰湿偏盛，痰火上扰，瘀血阻滞，虚者应分阴精气血不足。

3. 治疗研究

严氏等用降压益肾颗粒治疗高血压病早期肾损害 35 例。方法：将 35 例患者按 WHO 标准分为轻度、中度，治疗开始前停用一切治疗高血压药物 2 周，口服降压益肾颗粒，3 个月为一疗程，共治疗一个疗程。结果表明，降压益肾颗粒对原发性高血压病 I 期、Ⅱ 期患者不仅有降血压的作用，而且对其血脂代谢及血尿 IgG、IgM、β_2-M 等均有明显改善作用，提示降压益肾颗粒有明显的降压、降脂及保护肾功能的作用。

六、护理与预防

（一）饮食调养

应忌食辛辣及肥甘厚味，进低盐饮食，戒烟酒，饮食有节，平素以清淡富含维生素饮食为主，可根据病情选用以下食疗方服之。

1. 海带决明汤

海带 20g，决明子 15g，水煎后，吃海带饮汤。每周 1 ～ 2 次。本食疗方有消痰软坚，泄热利水，平肝潜阳之功，适于本病患者属阴虚阳亢型者。

2. 黄精菊花饮

黄精 10g，菊花 15g，同煎取汁，代茶饮，可常服。有养精补肾，平肝清肝之效。适应于本病肝肾阴虚者。

3. 生地黄麦冬橙汁饮

生地黄、枸杞子、沙参、麦冬、菊花各 10g，加水 1500mL，上药同煮 20 分钟，弃去药渣，根据个人口味加入鲜橙汁，代茶饮。有养血补阴，清热生津之效。适宜于本病患者表现为阴虚津伤者。

4. 天麻荷叶饭

天麻 10g，橘皮、制半夏各 10g，，鲜荷叶一大片，大米 100g 左右。前 3 药煎水取汁，以汁并加水适量用大米煮饭，放入荷叶煮至饭熟，除去荷叶，1～2 天内吃完。本食疗方有祛风痰、平肝阳之功效，本病患者属痰湿壅盛者可食用。

5. 菊花玉米须汤

菊花、玉米须各 15g（玉米须鲜品可用 30g），泡水代茶饮，适用于本病患者尿少或有蛋白尿者。

6. 黄芪田七煲鸡汤

黄芪 15g，田七 10g，取仔鸡一只，洗净与药同煲 2～3 小时，弃去药渣，饮汤食鸡。可用于本病患者气虚血瘀，有尿蛋白者。

7. 杜仲天麻汤

杜仲 10g，天麻 10g，瘦猪肉或兔肉 100g，同煮成汤，调味食用，每周 1～2 次，具壮腰健肾，平肝祛风的作用，适用于本病阴阳两虚型患者。

（二）生活起居

生活要有规律，经常参加适当的体育锻炼，注意劳逸结合。

（三）辨证施护

对患者进行心理疏导，使之对治疗树立信心。同时教给患者一些控制情绪，调整心态的方法。给患者安排舒适的环境，保持病室安静，避免噪音及摇动床架，光线不宜过强。阴虚为主者，少食生姜、羊肉等食物，多食养阴之品；阳虚者注意保暖，少食寒凉之品。

（四）预后

大多数高血压患者有程度不同的小动脉性肾硬化和肾功能异常，但患者常见的死因是心脏和脑的并发症，而并非尿毒症。而恶性高血压者，则大多数有严重肾脏损害，如无有效治疗，会迅速发展至尿毒症而死亡或需维持性透析治疗。在使用有效的降压药以前，恶性小动脉性肾硬化患者 3 个月的死亡率达 50%，1 年内为 90%。在未经治疗的患者中，2 年内几乎全部死亡。死因主要为心力衰竭和肾功能衰竭，偶可有自行缓解者。近年来，由于新的降压药不断问世，预后大为改善。

七、问题与对策

（一）治疗问题

1. 综合治疗

本病患者由于有长期高血压病史，因此除肾脏损害外，往往还有心、脑等系统的损害，不少患者还合并有糖尿病。因此本病的治疗应强调综合治疗，整体治疗，如调脂，改善微循环，降压，降低尿蛋白，改善肾功能等，方能取得良好疗效。

2. 个性化治疗

虽然现在降压新药不断问世，但一些患者血压控制仍不理想。我们在临床治疗中的体会是，对本病患者一定要强调个性化治疗。根据不同情况，疾病的不同阶段，既往用药反应等灵活选用降压药物及剂量，中医证型等进行中西医结合治疗，同时应结合改善生活习惯，饮食调养等。

3. 内治与外治相结合

本病患者多为老年患者，多种疾病并存的情况较为常见，服药量较多。因此在本病药物治疗的同时，配合适当的外治，不仅可减少药物用量，减轻过多药物对肾功能的影响，也可提高疗效。在治疗中可充分发挥中医特色及特长，应用针灸、理疗、气功等非药物疗法，内治外治结合。

（二）理论认识

传统中医对本病无完整系统认识，对本病的论述散见于"头痛""眩晕""水肿"等篇中，因此不能概括和把握本病的病因、病机、临床表现、发展趋势、预后，也不能通过现代中医不断临床实践和理论研究发现其共同的中医病机及共同的治疗法则，深化对本病的认识，从而不断提高临床疗效。因此，笔者的意见是，今后应设立能反映本病全貌的中医病名，系统研究本病的中医病因、病机，并进行随机对照临床研究，以提高本病的诊治水平。

参考文献

1 王自敏，吕宏生，刘玉宁.中西医临床肾脏学［M］.北京：中国中医药出版社，1997：9.

2 杨霓芝，黄春林.泌尿科专病中医临床诊治［M］.北京：人民卫生出版社，2000：9.

3 陈健，郭立中，谢福安.临床辨病专方治疗丛书——肾脏病辨病专方治疗［M］.北京：人民卫生出版社，2000：5.

4 邹和群，赖德源，张欣洲.实用临床肾脏病学［M］.北京：中国医药科技出版社，2001：9.

5 王海燕.肾脏病学［M］.第3版.北京：人民卫生出版社，2008：1.

6 时振声.时氏中医肾脏病学［M］.北京：中国医药科技出版社，1997：1.

7 邓旭光.高血压病中西医结合临床诊治的思路与方法［J］.中医杂志，2000，41（2）：113-115.

8 胡元奎，王东.益肾通络合剂治疗肾动脉硬化症25例［J］.陕西中医，1997，（12）：542.

9 范群丽，赵东杰，唐蜀华.降压益肾颗粒治疗高血压病早期肾损害临床观察［J］.南京中医药大学学报，2003，19（5）：273-275.

10 鞠建庆，李运伦，沈真真，等.镇肝息风汤治疗原发性高血压临床疗效的系统评价［J］.中国中医急症，2014，23（6）：1060-1063.

11 金相哲.黄芪固精饮治疗老年性良性肾小动脉硬化症30例临床观察［J］.中医杂志,1999，（12）：726-727.

12 唐树德，王宪衍，王崇行，等.首乌治疗早期肾脏损害血瘀型高血压患者28例［J］.中国中西医结合杂志，1994，（5）：302-303.

13 邱茂良.中国针灸治疗学 ［M］.第 2 版.江苏：江苏科学技术出版社，2009：12.

14 曹田梅.益肾化浊注射液治疗慢性肾衰的实验研究 ［D］.成都中医药大学 96 级博士论文集，1999：7.

（曹田梅）

第八节　药物性肾损害

药物性肾损害是指由药物所致的各种肾脏损害的一大类疾病。由于目前用药种类繁多，加之药物滥用问题严重，药物引起的急慢性肾功能衰竭的报道日益增多。据统计，约 25% 的肾功能衰竭与应用肾毒性药物有关。国外报道，在住院患者中有 2% ～ 5% 会发生药源性急性肾功能不全，监护室患者中甚至可高达 15%。在老年人、原有肾脏疾病者中发生率更高。肾脏是药物的主要排泄器官，人体服用的各种药物主要通过肾脏以原形或其代谢产物排出体外。药物的排泄过程包括肾小球滤过、肾小管分泌和肾小管重吸收三个环节，药物在排泄过程中，通过不同方式可造成对肾组织的毒性损害。各种药物的代谢方式不同，引起的肾损害发病机理不同，毒性不同，作用部位不同，因此本病的临床表现各不相同，预后也有很大差别。

一、病因病理

（一）中医

1. 病因

（1）禀赋不足，久病肾虚

由于禀赋不足，素体肾虚，或由久病迁延，肾气虚损，加之用药失当，伤及肾气，致肾失气化主水之职，水湿内停，开阖不利，临证可见癃闭、水肿。

（2）误服误治

由于用药不当，或过服火热、攻伐伤正虎狼之品，或久服药石伤正致正虚邪实，邪热壅于下焦，可见淋证。邪实于内阻遏气机，肾络瘀阻，湿浊内停则见关格、腰痛、血尿等。

2. 病机

本病属中医"腰痛""血证""淋证""癃闭""关格"范畴。本病多有肾虚基础，加之误服误治而致。正如《内经》所说："正气存内，邪不可干，邪之所凑，其气必虚。"

（二）西医

1. 病因

目前已知可引起肾损害的药物种类较多，现将常见药物简述如下。

（1）抗生素

①氨基糖苷类抗生素

此类抗生素引起的肾损害临床较为常见，特别是庆大霉素。氨基糖苷类抗生素对肾脏的毒性从强到弱依次为：新霉素、庆大霉素、卡那霉素及阿米卡星、妥布霉素、链霉素。庆大霉素在血液内绝大部分呈游离状态，蛋白结合率10%，在体内不进行生物转化，排泄方式主要是以原形从肾小球滤过，10% ～ 30% 在近端肾小管部分重吸收，肾小管中庆大霉素浓度比血浆浓度高数十倍。庆大霉素为阳离子物质，与近端小管上皮细胞刷状缘结合，经胞饮作用进入细胞内，通过破坏溶酶体，刺激细胞产生多种自由基，启动细胞凋亡程序等多种信息途径，引起上皮细胞变性坏死。

② β - 内酰胺类抗生素

此类药物以甲氧西林及氨苄西林最为常见。第一代头孢霉素都有不同程度的肾毒性，尤其是头孢噻啶（先锋Ⅱ）每日用量超过 6.0g，可引起急性肾衰。本类药物与庆大霉素、呋塞米联用肾毒性增强，老年人、原有肾脏疾病者、血容量不足及电解质紊乱者，对本类抗生素肾毒性的敏感性增加。头孢类药物以有机阴离子的形式主要从近端肾小管排泄，对肾小管上皮细胞的酶活性具有抑制作用。

③四环素类

四环素类抗生素可导致多种肾损害，可使血清尿素氮增高，加重肾功能不全患者的氮质血症；肾性尿崩症；急性肾功衰竭。过期变质的四环素还可引起 Fanconi 综合征。

④两性霉素 B

两性霉素 B 所致的肾毒性与使用剂量有关，成年男性蓄积量超过 5.0g 可引起肾毒性，老人及血容量不足者肾损害的易感性增加。

⑤利福平

利福平过敏可引起间质性肾炎。大多发生于间断用药的患者。

⑥磺胺药

对此类药物过敏者可引起间质性肾炎。该药还可引起梗阻性肾病。

（2）非甾体类抗炎药

此类药物可导致多种肾损害，如诱发或加重肾脏低灌注状态；急性肾功能衰竭；高钾血症；钠水潴留；伴有间质性肾炎的肾病综合征；肾病综合征；肾乳头坏死；慢性肾功能衰竭。

（3）镇痛剂

1953 年，瑞士学者发现滥用镇痛剂可引起肾脏损伤。国外一些国家因为滥用镇痛剂而致镇痛剂肾病发生率高，美国慢性肾功能衰竭因镇痛剂导致的占 1% ～ 10%，而在澳大利亚则高达 20% 以上，我国发病率较低，但并不罕见。

（4）造影剂

造影剂肾损害的发生率因人而异，大约在 70% 左右。现临床常用的造影剂是三碘丙酸衍生物，该类药极少与血浆蛋白结合，以原形经肾小球滤过，不被肾小管重吸收。肾小管内造影剂的浓度可因原尿中的水被吸收而显著提高，最终可高达血浆浓度的100倍。在脱水情况下，肾小管重吸收水比例进一步提高，肾小管内造影剂的浓度因此也进一步升高，从而其肾脏毒性作用加强。

（5）免疫抑制剂

①环孢素A

该药的肾毒性具有剂量依赖性。其可逆性与肾脏损害的程度有关，肾损害程度轻，用药时间短者完全恢复的可能性较大，肾损害程度重，用药时间长者，则不易恢复。有报告长期小剂量使用也可引起肾脏功能及形态学损害。早期改变轻微，2年后部分患者发生轻到中度肾损害。连续使用4年以上，几乎全部患者都发生肾小动脉透明样变、间质纤维化和肾小球硬化。

②甲氨喋呤

该药主要经过肾脏排泄，肾小球滤过后肾小管重吸收与再分泌。大剂量使用可以导致急性肾功能衰竭。

③他克莫司

该药导致肾毒性的发生率不低，但与剂量有关。其毒副作用可通过减少药物的剂量而缓解。国外有学者报告，应用他克莫司后，24例肾脏胰腺同时移植的患者，9例肾脏组织学检查显示明显的肾毒性改变。全部使用抗生素很容易影响他克莫司的体内代谢过程。他克莫司通过细胞色素P-450A系统代谢，同时使用抑制细胞色素P-450A的系统的抗生素，可增加他克莫司的血液浓度，从而提高其肾脏毒性作用。

（6）抗肿瘤药物

①顺铂

该药对肾脏的毒性有剂量依赖性且个体差异较大。其肾脏毒性随着肾小球滤过率下降而增加。顺铂在血液中蛋白结合率90%，10%的游离药物经过肾小球滤过排泄，肾小管不重吸收，小量原形药物或其代谢产物从肾小管分泌，肾皮质内顺铂的浓度是其他组织的6倍左右。有报道称，单次给予常规剂量75mg/m^2/日，两周内有25%的患者发生轻度可逆性内生肌酐清除率下降。大剂量用药（100mg/m^2/日），脱水情况下用药及与其他肾脏毒性药物合用时，可发生严重肾功能损伤，并可能发展为慢性肾衰。

②亚硝基脲类抗肿瘤药

亚硝基脲类抗肿瘤药包括：洛莫司汀（环己亚硝脲，lomustine，CCNU，罗氮芥），司莫司汀（甲环亚硝脲，semustine，Me-CCNU，西氮芥），卡莫司汀（氯乙亚硝脲，carmustine，BCNU，卡氮芥），葡萄亚硝脲（chlorozotocin，CZT），链亚硝脲（streptozotocin，STZ）。其中链亚硝脲可能是肾毒性最强的一种亚硝基脲药物，此类药中只有链亚硝脲及其代谢产物是通过肾脏排泌，其他药物只有代谢产物从尿液排泄。蛋白尿是链亚硝脲毒性的首发和最常见表现。虽然早期肾功能损伤是可逆的，但长期用药后肾衰竭可发展至不可逆性少尿或无尿。Broder等报告52例患者使用链亚硝脲后，65%的患者发生了肾损害，5%的患者死于急性肾功能衰竭。累积用量多于 $1.5kg/m^2$，肾脏可发生萎缩，以后即使停药，肾脏萎缩仍进行性发展，进入终末期肾功能衰竭。司莫司汀的肾毒性发生于连续用药 1 年以上的患者，用药总剂量达 $1.4 \sim 2.0g/m^2$ 者易发生肾毒性作用，肾损害出现的时间个体差异较大，有些患者在用药的最初几个月已发生，但另一些患者在停止使用后 60 个月才发生，个别患者累积用药量只有 $1.0g/m^2$ 也发生了显著的肾毒性作用，并且发展为终末期肾功能衰竭。洛莫司汀及卡莫司汀大剂量使用也可发生肾毒性作用，其临床表现及发生肾毒性作用的剂量与司莫司汀相似，但其程度相对较轻。卡莫司汀的肾毒性作用最弱。

（7）锂盐

碳酸锂有肾小管毒性作用，糖尿病患者的肾脏对碳酸锂最敏感。碳酸锂可引起间质性肾炎。血清锂经过肾脏时，在肾髓质间质浓缩，远端小管内浓度可达血清数倍以上，大多数患者由锂盐引起的肾脏浓缩功能障碍在停止使用锂盐后可缓解，但有些患者可持续数月，有的则不可逆转。

（8）血管紧张素转换酶抑制剂

该类药近年来广泛应用于多种肾脏病的治疗，临床应用较多。心功能不全及高血压患者使用血管紧张素转换酶抑制后都有可能引发可逆性肾功能衰竭。而急性肾功能衰竭主要发生于双侧肾动脉狭窄及独肾肾动脉狭窄的患者。因为肾脏供血不足情况下，血管紧张素可使出球小动脉收缩的作用对维持肾小球滤过率非常重要。血管紧张素 II 生成减少后，肾小动脉对血压变化的自我调节功能下降。对于肾功能正常的患者，在使用血管紧张素转换酶抑制剂后发生氮质血症应考虑肾动脉狭窄的可能。

（9）利尿剂

各种利尿剂有潜在的肾毒性，噻嗪类利尿剂、髓袢类利尿剂可引起急性过敏性间质性肾炎、过敏性血管炎。噻嗪类利尿剂还可引起高尿酸血症。乙酰唑胺可致的肾小管性酸中毒，增加尿钙排泄量，诱发尿路结石及肾钙质沉着症。对该药过敏者还可引起急性间质性肾炎。

（10）甘露醇

静脉内大剂量（>200g/d 或 48 小时内 >200g）使用甘露醇可引起急性少尿性肾功能衰竭，小剂量一般不用发生。

（11）别嘌呤醇

别嘌呤醇过敏反应可引起间质性肾炎及肾小球肾炎。

（12）中草药

马兜铃酸类中药引起的肾损害，近年来引起国内外广泛关注，将在后面"马兜铃酸肾病"一节中专门论述。在此，仅讨论除马兜铃酸类中药外的其他中草药。各种中医药学书籍早有药物毒性及配伍禁忌的详细记载。值得注意的是，近年来发现以往认为"无毒"的中药，一些药物甚至是治疗肾脏病常用的中药也发现了其肾毒性。迄今为止，发现对肾脏可能有毒性作用的中草药有：雷公藤、斑蝥、鱼胆、草乌、蜈蚣、猪胆、益母草、山慈菇、土牛膝、野百合、苍耳子、蓖麻子。雷公藤主要含雷公藤碱、雷公藤晋碱等多种成分，过量服用对胃肠道有强烈刺激，对肾脏有较强的毒性。动物实验证明，大剂量的中毒致快速死亡与心肌损害有关；中剂量可引起肾小管细胞变性及坏死，肾小管上皮脂肪变性；而稍小剂量的致死以急性肾功能衰竭为主，可在服药 3 日后出现少尿、浮肿、血尿、蛋白尿、管型尿、腰痛或伴有肾区叩击痛。有报道称，雷公藤中毒 214 例，肾损害占总病例数的 54.2%，44 例死于急性肾功能衰竭。斑蝥致死量为 30mg，斑蝥素能直接损伤肾小管，严重者致急性肾功能衰竭。鱼胆中毒的报道较多，其中毒性肾损害发生率 55% ～ 100%，严重者发生少尿型或非少尿型急性肾功能衰竭，发生率 54.2%，死亡率为 37.5%，占鱼胆中毒死因的 91.7%。草乌主要含乌头碱，内服 0.2mg 乌头碱即可中毒，3 ～ 4g 可致死，肾毒性作用的严重表现是急性少尿性肾功能衰竭。有报道 1 例服用草乌酒后感口唇、四肢麻木，心慌胸闷，尿少，尿蛋白阳性，肾功能异常。经非透析疗法和中药高位保留灌肠，1 周后尿量逐渐增多，肾功能基本恢复正常。但入汤剂煎煮 30 分钟以上可使大部分乌头碱破坏，煎煮 3 ～ 4h 乌头碱可完全被破坏。蜈蚣过量服用可引起非少尿型急性肾损害。猪胆可引起急性肾小管坏死，可能与肾毒性物质损害近端肾小管和引起肾小管堵塞等因素有关。益母草大剂量服用可致上消化道出血，尿血，阴道出血，失血性休克及肾功能衰竭。益母草全草含苯羟胺生物碱类，有毒成分为益母草碱、水苏碱等多种生物碱，由于毒性低，临床用量常偏大，而引起中毒。中毒后可引起乏力，腰痛，血尿，浮肿，四肢麻木，血压下降等。有报道称，一妇女因闭经用益母草 200g 煎服，第二天即出现急性肾功能衰竭，经抢救无效而死亡。

2. 机理

（1）发病机理

由于肾脏具有以下解剖、生理特点，故易发生药物性肾损害：1）肾脏有丰富的血流，肾脏的重量虽只占体重的 0.4%，但每分钟有 25% 的心搏血量流经肾脏，是接受循环血流灌注最多的脏器，大量的药物可随血流到达肾脏导致肾脏损害；2）肾脏毛细血管丰富，肾小球毛细血管内皮细胞表面积很大，药物在体内形成的抗原–抗体复合物易于沉积在肾小球，导致肾损害；3）肾小管上皮细胞的表面积很大，因此增加了药物与肾小管的作用机会，增加了药物对肾小管的直接毒害作用；4）药物经肾小球滤过后，在肾小管由于水被重吸收，肾髓质中的对流浓缩系统使肾小管内药物浓度升高，到达肾髓质乳头区的浓度甚高，故极易发生药物蓄积中毒性肾病变；5）肾组织代谢活性较高，含有很多种酶，在药物排泄的过程中，肾脏内多种酶的活性受到其代谢产物的抑制或损害，特别是能与硫氢基结合的药物或其代谢产物可抑制甚至灭活肾脏多种酶，从而损害肾功能；6）肾小管可通过近端肾小管对碳酸氢盐重吸收及近端肾小管对 H^+、NH_4^+ 及其他离子的排泄来调节酸碱平衡，酸化尿液。由此产生的 pH 值的变化，影响了某些药物的溶解度，导致其在肾内的沉积，增加了肾小管受损的概率。

此外，一些病理改变也增加了药物对肾脏损害的危险，如：1）肾功能衰竭可导致药物半衰期延长，使一些抗菌药等因肾功能衰竭而不能经肾脏正常排出，致使药物的半衰期延长，药物在体内蓄积引起肾脏损害；2）肾病低蛋白血症使循环中游离型药物浓度增加，原有肾病患者，因长期尿蛋白丢失及摄入不足可导致低蛋白血症，致使药物与血浆蛋白的结合率相应降低，药物的游离部分相应增加，药物从肾脏排出增多，增加了肾脏受损的机会；3）在过度利尿、脱水或休克等血容量不足的情况下，肾血流量也相对减少，肾小球滤过率下降，肾功能减退，常易诱发药物中毒性肾病；4）老年患者由于肾储备能力减退，且常已存在潜伏的肾病变，加之老年患者机体免疫力低下极易发生感染，发生感染后如未能根据肾功能和病情合理用药，极易发生药源性肾损害。此外老年人肾细胞线粒体功能低下，ATP 减少，细胞膜 Na-K-ATP 酶系统功能紊乱，亦使已衰老的肾细胞发生超微结构变化加重，增加了肾对肾毒性药物的敏感性而发病。

药物对肾脏的损害虽各有不同，但造成肾损害的机理有归纳起来有以下几种方式：

①直接肾毒性　由于肾脏的血液特点，进入肾脏的药物量相对较多，当药物在肾小管内浓度增高至中毒浓度时，可直接损伤肾小管上皮细胞。通过损伤细胞膜，改变膜的通透性和离子转输功能；或通过破坏胞浆线粒体抑制酶的活性及蛋白质的合成，使细胞内钙内流，浓度增高，细胞骨架结构破坏，导致肾小管上皮细胞坏死。此外，氧自由基的产生更加重了肾损害，最终导致急性肾衰。此种肾损害的程度与用药剂量及疗程成正相关。如氨基糖苷类、重金属锂、汞利尿剂等。

②免疫反应　某些药物可作为半抗原而引起肾小球或肾小管基底膜的免疫反应，引起免疫复合物沉积而导致肾病。如一些药物及其降解产物与宿主蛋白（肾小管或肾间质蛋白）相互作用，改变了宿主蛋白的结构，使其成为半抗原或抗原，诱发抗体产生，形成抗原 - 抗体复合物，沉积于肾小球毛细血管基底膜上，小动脉基底膜上，免疫荧光检查可见基底膜上有免疫球蛋白及 C_3 呈线样沉积。此外坏死的肾小管上皮细胞亦可成为抗原，致使自身抗体形成，可通过抗原 - 抗体复合物机制导致肾小管和肾间质的病变。免疫炎性肾损伤一般与药物剂量无关，有时小剂量或一次用药后即可造成病变。这类药物有甲氧苯青霉素、青霉胺、利福平、血清制剂等。

③缺血性损害　一些药物可通过影响肾血管或全身血管，致血流动力学改变，造成缺血性损害。如非类固醇类抗炎药、两性霉素等。

④梗阻性肾病变　一些药物易在肾小管内析出结晶，堵塞肾小管、肾盂、肾盏或输尿管，致尿路梗阻而引起急性梗阻性肾功能衰竭，肾小管上皮细胞退变、坏死，同时伴有大量肾间质的细胞浸润。有些药物可诱发肾结石形成，或促使 Tamm-Horsfall 蛋白沉积形成蛋白管型，造成梗阻性损害。如磺胺类、巴比妥类、酚类药物及环磷酰胺等。

⑤药物全身毒性作用累及肾脏　一些药物引起的全身毒性作用往往累及继发肾脏病变，如抗疟药对某些患者引起溶血而并发急性肾衰；某些降脂药可引起严重横纹肌溶解，从而导致急性肾衰；维生素 D 可影响钙、磷代谢，引起间质性肾炎和肾钙化等。

（2）病理

①急性肾小管损伤/坏死　病理表现为肾小管肿胀，空泡变性，小管上皮细胞脱落，严重者可致小管上皮细胞坏死，并向腔内崩落。各种细胞碎片出现在肾小管的腔内，使小管阻塞。肾小球与血管基本正常。临床上可表现为急性肾功能衰竭。

②急性间质性肾炎 病理表现为肾间质广泛淋巴 – 单核细胞浸润，亦可有嗜酸和嗜碱细胞浸润。间质可发现上皮样的细胞肉芽肿。肾间质可见有水肿。肾小球与血管无明显异常。

③肾小球损害 常见有以下 3 种病理改变：微小病变肾病、膜性肾病和局灶节段性肾小球硬化。

④慢性间质性肾炎 病理表现为肾间质纤维化，肾小管萎缩和局灶淋巴 – 单核细胞浸润，严重者致局灶或完全肾小球硬化。

二、临床表现

导致肾损害的药物种类繁多，某些药物对肾脏的某些部位有特殊的亲和力，从而引起了特异的病理变化及临床表现，在病因中已做了介绍。但也有很多药物引起的肾病理变化相同，并出现相同的临床综合征表现。常见有以下几种临床综合征，分述如下：

1. 急性肾衰综合征

药物肾毒性所致的急性肾衰综合征多为非少尿型者，其特点为：用药后每日平均尿量常大于 1000mL，但血肌酐、尿素氮迅速升高，肌酐清除率下降，尿比重及尿渗量下降，可伴有代谢性酸中毒及电解质紊乱。停药后肾功能渐恢复，肌酐清除率复升，进入多尿期后血肌酐及尿素氮降至正常范围。肾小管上皮细胞的功能恢复正常则需半年至一年之久。重症、病情复杂的老年患者常不可恢复而逐渐演变遗留慢性肾功能不全，最终发展为终末期肾衰竭。

2. 急性过敏性间质性肾炎综合征

其临床表现除用药后出现全身过敏反应症状包括发热、药疹、全身淋巴结肿大及关节酸痛、血嗜酸白细胞计数升高、血 IgE 升高外，还表现为肾脏过敏反应，如无菌性白细胞尿，尿沉渣见嗜酸性粒细胞占 1/3 以上，同时有肾小管功能减退，重症可有急性肾衰表现。此种类型肾损害，对泼尼松等免疫抑制剂或抗过敏药物治疗反应良好，停用肾损害药物并及时治疗，肾功能大多可恢复正常。

3. 急性肾炎综合征或肾病综合征

此种类型的药物损害主要累及肾小球。由于药物所致免疫反应导致肾小球肾炎，临床表现为蛋白尿、血尿、血压升高及浮肿。少数患者可呈肾病综合征表现。

4. 急性梗阻性肾病综合征

此种类型表现的急性梗阻性肾病是因为一些药物易在肾小管内析出结晶，堵塞肾小管、肾盂、肾盏或输尿管，致尿路梗阻而引起急性梗阻性肾功能衰竭。临床表现特点为：突然发生无尿及血尿素氮迅速升高，同位素肾图示梗阻图形。一但梗阻解除，尿量增多，血尿素氮可恢复正常。

三、实验室及辅助检查

（一）尿液检查

1. 尿常规

可有蛋白尿，肾小管损害为主者可出现小管型蛋白尿。肾小球损害为主者可出现大量蛋白尿。少数可伴管型尿，或血尿、脓尿及肾小管上皮细胞碎片。尿钠降低，如尿钠值低于 20mmol/L，有助于鉴别造影剂肾损害与其他原因所致的肾小管损伤。表现为间质性肾炎者尿嗜酸性粒细胞高于正常，且随病情进展相应增多，是诊断间质性肾炎的简易而有价值的辅助指标。此外尿镜检可见某些药物结晶有助于诊断。

2. 尿酶

尿酶是诊断药物性肾损害早期较敏感的指标。临床常测定的尿酶有：谷氨酰转肽酶（γ-GT）、亮氨酸氨基肽酶（LAP）、乳酸脱氢酶及其同工酶（LDH_1、LDH_2、LDH_3、LDH_4、LDH_5）、β-葡萄糖醛酸酶（β-glu）、N-乙酰-β葡萄糖苷（NAG）和溶菌酶。其中 NAG 是临床最为常用的尿酶指标，其优点是灵敏可靠。肾小管有受损，早期 NAG 即高出正常值数倍到数十倍，严重损害时比正常值高 1200 倍。ANG 的量与肾小管受损程度成正比。

3. 尿浓缩稀释试验

远曲小管受损时尿浓缩稀释试验异常。

（二）血液检查

1. 血常规

过敏性肾损害的患者周围血象中嗜酸性细胞增多可达 19%，计数可达 $2000/mm^3$ 左右，嗜酸性细胞的增多与肾功能损害之间无平行关系。

2. 血肌酐、尿素氮

造影剂所致的肾损害一般在 24 小时内显示出来，最常见表现是接受造影剂后患者出现无症状性的血清肌酐值升高，3～5 天达高峰，7～10 天回到基础值。

（三）形态学检查

X 线片持续存在较稠密的肾影，是造影剂肾中毒的一个敏感指标，但缺乏特异性。药物性所致的急性间质性肾炎 B 超常显示双肾体积对称性增大。

（四）药物特异性淋巴细胞转化试验

其原理是在体外培养中应用药物的特异性抗原，以刺激患者致敏的淋巴细胞转化。依据淋巴细胞对药物抗原水平的高低，以鉴别是否对此种药物过敏。此项检查是体外实验，对患者无不良损害，其另一优点是有很高的特异性，罕见假阳性，但阴性结果尚不能排除对某种药物过敏的可能。一般刺激指数 ≥ 2 为阳性，< 1.9 为阴性。

四、诊断

（一）诊断要点

1. 病史

病史对本病的诊断十分重要。需仔细询问病史近期是否用过易导致肾脏损害的抗生素、造影剂、止痛剂、甾体类消炎药、抗肿瘤药等。并根据用药种类、剂量和疗程进行判定药物与肾脏损害之间的因果关系。

2. 临床表现

本病的临床表现多种多样，但对用药后出现的下列表现应高度怀疑药物性肾损害的可能：1）少尿或无尿；2）蛋白尿和管型尿；3）血尿；4）结晶尿；5）不明原因水肿；6）不明原因高血压等。对有上述可疑药物性肾损害表现者可行尿酶及相关检查，并结合全身情况进行综合分析，如过敏性肾损害常伴有发热、药疹、关节酸痛及尿嗜酸性粒细胞增多等。对临床表现不典型，诊断困难者，可考虑行肾活检。

（二）鉴别诊断

1. 非药物急性肾小管坏死

药物性肾损害以急性肾小管坏死最为常见，须与其他原因导致的急性肾小管坏死相鉴别，如有明显用药史，用药过程中或用药后肌酐清除率较正常下降 50% 以上，B 型超声显示双肾增大或正常，在除外肾前性与肾后性氮质血症应考虑药物性肾小管坏死。

2. 急性肾功能衰竭

药物所致急性肾功能衰竭应与由急性肾小球肾炎、急进性肾炎、原发性肾病综合征及狼疮性肾炎及小血管炎相关性肾炎所致的急性肾衰相鉴别。其鉴别要点是，上述非药物性急性肾衰均有肾小球滤过率下降的共同表现，但各自还有原发病的特征性表现，病理变化也具有相应特点。肾脏损害多发生于使用药物之前。

3. 急性间质性肾炎

药物性急性间质性肾炎有可疑的过敏药物合用史，有全身过敏表现，尿检可见无菌性白细胞尿，其中嗜酸性粒细胞占 1/3 和（或）蛋白尿，肾功能检查肾小球滤过功能在短期内出现进行性下降，伴近端和（或）远端肾小管功能的部分损伤。血中 IgE 升高有助于诊断。肾活检有助于确诊。

4. 急性肾小球肾炎

药物性肾损害有时可表现为急性肾炎综合征，出现蛋白尿、血尿、血压升高及浮肿，与急性肾小球肾炎临床表现相似，有时难以鉴别。但急性肾炎常出现于感染后，而药物性肾损害多有明确的用药史。

5. 良性小动脉性肾硬化

一些药物如止痛剂的肾损害进展相对缓慢，临床表现有轻度蛋白尿，尿浓缩功能减退和血压升高，与高血压引起的良性小动脉性肾硬化易于混淆。但良性小动脉性肾硬化先有高血压病史，起病缓慢，高血压病史 5 ～ 10 年后才出现肾损害，多见于中老年患者。止痛剂引起的肾损害有长期的服药史，高血压多出现于肾损害之后，可资鉴别。

（三）诊断思路与误诊防范

1. 临床上遇到用药后或用药过程中出现肾脏损害或（及）原有的肾脏病变加重的情况时，应注意是否存在药物性肾脏损害的可能。应认真询问病史，了解用药的种类、用量、应用时间及当时的肾功能状态，及时检查肾功能指标，包括肾小球肾小管功能的指标，及时发现肾损害的发生。

2. 在应用对肾脏有毒性的抗生素时应注意监测肾功能变化，发现问题后及时停药或调整用药，以减少肾功能损害的程度。对肾功能不全的患者要特别警惕，对用药后出现的肾功能损害要注意药物性肾损害的可能。

3. 临床医生应熟知所用药物的药理及不良反应。目前不少医生对所用药物的不良反应不了解，缺乏应有的警觉，以至在发生肾损害后未能及时发现。另外，对不良反应认识不足，也导致了用药的不合理，如氨基糖苷类抗生素可导致肾脏、听神经受损，由于大多数医生对该药的不良反应了解较多，现在在大医院已很少出现庆大霉素引起的肾功衰竭病例，而在基层医疗单位仍有发生。

4. 在临床过程中，不少医生忽略了详细的问诊，对病史采集不全面，对就诊患者的用药史、药物过敏史了解不够，往往漏诊了药物性肾损害。

5. 由于一些医生对某些检验技术了解不够或使用不足，如药物浓度监测及肾活检技术，从而出现药物性肾损害。因此，对于有肾毒性的药物注意监测其药物浓度，有利于发现和及早诊治药物性肾损害。

五、治疗

（一）辨证论治

本病由于药物种类、用量大小、使用时间长短不一，证见繁多。但其总的病机为邪实伤肾，正虚于内，属本虚标实之证。故应明辨其详，临床证首辨正邪主次，新病久病，急证缓证。治疗应注意疾病初发，以邪实为主，多表现邪毒炽盛或火毒内生，瘀血痹阻，治宜祛邪为主；药邪久入，病程迁延或素有肾湿浊内停者正虚为主，应扶正祛邪。

1. 风热外侵，药伤肾络

临床表现：发热，肌肤斑疹，瘙痒，肌肉酸痛，关节痛楚，血尿（色鲜红），心烦口干，小便灼热，大便干结，甚者可见晕厥，舌质偏红，苔薄白或薄黄，脉弦滑兼数。

治法：祛风解毒，清热凉血。

方药：银翘散加减。金银花 15g，连翘 15g，蝉蜕 10g，僵蚕 10g，知母 10g，牡丹皮 15g，车前子 15g，大黄 10g，竹叶 10g，防风 15g，荆芥 15g，芦根 15g，甘草 5g。

加减：若心烦口干，小便灼热短赤，可合用导赤散化裁，加用车前草 15g，白茅根 15g，栀子 10g，以加强清心火之功；若瘙痒甚者加白鲜皮 15g，地肤子 15g，祛风止痒；若血尿明显者，可加大蓟、小蓟各 15g，仙鹤草 15g，茜草 15g，地榆 15g，以凉血止血；若气机受阻，清窍不利而发眩晕，症见眩晕，昏仆，面色苍白，呼吸微弱，汗出肢冷，脉沉细微者，宜四味回阳饮加减，药用人参 12g，制附子 10g，炙甘草 6g，炮姜 10g，回阳救逆；若症见突然昏倒，不省人事，牙关紧闭，面赤唇紫，舌红，脉沉弦者，宜用通瘀煎加减，药用当归 12g，山楂 15g，香附 12g，红花 12g，青皮 10g，乌药 10g 等行气化瘀醒神。

方解：方中金银花、连翘疏散风热，清热解毒为主药，加防风、荆芥、蝉蜕、僵蚕祛风散邪；知母、牡丹皮、卢根、竹叶清泄络热；车前子、大黄一为渗湿利尿之品，一为通腑泄浊之品，使药邪从前后二阴排出体外，甘草调和诸药并有解毒之功。诸药合用，有祛风解毒，清热凉血之功。

辨证分析：本证多见疾病初期，风热外侵，药毒伤肾，病邪尚轻浅。风热之邪内侵，机体抗邪外出，故见发热，风邪侵入肌肤关节，故见肌肤瘙痒，肌肉酸痛，关节痛楚。热伤血络则见动血之象，或见肌肤斑疹，或见肾络受损尿血。热邪为患，易伤津液故见心烦口干，小便灼热短赤，大便干结。舌红苔黄脉弦滑数为热象，疾病初期，病邪在表故苔薄。

2. 气滞血瘀，肾络痹阻

临床表现：腰痛如绞或刺痛，痛处固定不移，恶心呕吐，血尿，尿中夹有小血块，尿少尿闭，或有四肢水肿，胸闷，腹胀，或尿色混浊，甚者小便不畅，尿中有砂石，舌质暗，有瘀点，苔薄黄，脉细涩。

治法：活血化瘀，清热利湿。

方药：血府逐瘀汤合三妙丸加减。当归 10g，生地黄 20g，桃仁 10g，赤芍 10g，川芎 10g，牛膝 10g，苍术 10g，黄柏 10g，大黄 6g。

加减：若恶心明显，可加用制半夏 10g，陈皮 10g，茯苓 15g，制南星 10g 等降气化痰；若尿中有砂石或排尿不畅，可合八正散化裁，药用车前草 15g，石韦 15g，大蓟、小蓟各 15g 等通淋排石；若寒湿偏盛，可加用桂枝 10g，茯苓 15g，黄芪 15g 等助阳散寒祛湿；若邪毒伤络，尿血，尿痛，可加用大蓟、小蓟各 15g，白茅根 105g，生地榆 10g 等凉血止血；若水肿不消，脘腹胀满，可加用茯苓皮 18g，玉米须 15g，车前子 15g，马鞭草 10g，大腹皮 10g 等利水消胀。共奏活血化瘀，清热利湿之效。

方解：方中用桃仁破血行滞，红花活血祛瘀为主药，赤芍、川芎活血祛瘀，牛膝通脉，生地黄、当归养血益阴之中寓有清热行瘀之妙。苍术、黄柏、大黄清解利湿，大黄并有泄浊化瘀之功。

辨证分析：本证型邪毒伤络以瘀象为突出表现，瘀阻肾络故腰痛如绞或刺痛，痛处固定不移。瘀血阻络，血不循经，溢于脉外则见尿血，尿中夹有小血块。瘀阻肾络，肾气内伤，气化失司，水湿内停或见开阖不利，清浊不分，故见水肿或小便不畅，尿色混浊。

3. 正虚邪实，肾阳衰惫

临床表现：小便不通或点滴不爽，排出无力，面色㿠白，神气怯弱，纳差，不欲饮食或食后腹胀甚，恶心呕吐，畏寒，腰膝酸软，全身乏力，舌质淡，苔白，脉沉细而尺弱。

治法：温阳益气，补肾利水。

方药：济生肾气丸加减：肉桂 2g$^{（焗）}$，制附子 10g，干地黄 18g，山药 15g，山茱萸 12g，茯苓 15g，泽泻 12g，川牛膝 12g，车前子 12g$^{（包煎）}$，黄芪 15g，甘草 6g。

加减：若形神萎靡，腰膝酸软疼痛，宜加鹿茸 5g，人参 10g 等益肾填精；若少尿，甚至无尿、呕吐、烦躁者，可加用吴茱萸 10g，细辛 5g，干姜 10g 等降逆除烦，化气利水；若阳损及阴，气阴两虚，口干欲饮，自汗或盗汗，手足心热，舌红，脉细弱者，可合二至丸加减，或用女贞子 15g，旱莲草 15g，阴中求阳；若邪毒所伤日久不愈阴阳俱损，可合用青娥丸加减，药用胡桃肉 10g，补骨脂 10g，杜仲 10g 等补肾壮腰。

方解：方中制附子、肉桂温补元阳为君药，山药、山茱萸、生地黄补肾滋阴，阴中求阳；黄芪益气健脾利水；茯苓、泽泻、车前子健脾利水，牛膝活血行瘀，甘草调和诸药。全方温补中有通利，补而不滞。有温阳益气，补肾利水之功。

辨证分析：本证病机为本虚标实，以正虚表现为突出。肾阳衰惫，失于温养，下元虚寒，故见畏寒肢冷，腰膝酸软，全身乏力；肾阳不足，不能温养后天，脾阳虚弱故见面色㿠白，神气怯弱，纳差，不欲饮食或食后腹胀甚，恶心呕吐；肾虚于内，膀胱气化失常，故见小便不通或点滴不爽，排出无力。舌质淡，苔白，脉沉细而尺弱皆现肾阳虚损之象。

4. 气机壅滞，湿浊内闭

临床表现：尿少或尿闭，全身浮肿，恶心呕吐，纳呆厌食，口中尿臭，头痛烦躁，甚则神昏，舌苔腻，脉实有力或弦滑。

治法：疏通气机，利湿化浊。

方药：藿香正气散合二陈汤加减。半夏 10g，陈皮 10g，姜厚朴 10g，青皮 6g，甘草 5g，香附 10g，紫苏 10g，党参 15g，赤茯苓 15g，木瓜 15g，石菖蒲 10g，白术 15g，白芷 10g，麦冬 10g，草果 10g，肉桂 3g，莪术 10g，大腹皮 10g，丁香皮 10g，槟榔 10g，木香 10g，藿香 10g。

加减：尿闭甚，大便不通者，宜加大黄 10g，枳实 10g，芒硝 10g 等通腑泄浊，使湿浊从大便而出；水肿甚者，可加桑白皮 10g，泽泻 10g，陈葫芦 15g 等利水消肿。

方解：方中藿香、半夏燥湿化浊，大腹皮、赤茯苓、槟榔利尿通浊为主药，配伍草果、白术、丁香皮、石菖蒲、木瓜助藿香、半夏燥湿化浊；厚朴、青皮、香附理气行滞，可助大腹皮等利水之功，即"气能行津"之意。党参一味，健脾益气，以防湿浊困脾；肉桂温补肾元，以助肾之气化；紫苏宣肺利水以开中焦；莪术行气活血通络；甘草、姜、枣和胃气以护中州，诸药相伍，共奏疏通气机，利湿通闭之效。

（二）辨病治疗

1. 专方专药

（1）加味五苓散

本方为程剑华经验方。组成：白术、桂枝、泽泻、猪苓各 10g，茯苓 15g。每日一剂，水煎服。主治因化疗所致的肾损害。加减：气血两虚加黄芪、党参各 15g；浮肿加桑白皮 20g，茯苓皮 15g；便秘加大黄 10g；腰痛加杜仲 15g，

（2）解毒通用方

本方为邹燕勤经验方。组成：生黄芪 20g，生地黄 15g，川芎 15g，生甘草 6g。有益气养阴，活络解毒之功，用于抗生素、免疫抑制剂等引起的肾损害。加减：气虚明显者再加党参、白术；可加太子参、冬虫夏草增强补气养阴的作用；有过敏表现可加防风、蝉蜕、徐长卿凉血祛风脱敏；出现血尿时加仙鹤草、石韦、荠菜花；少尿时加益母草、马鞭草、桑白皮。

（3）解毒化斑汤

本方为陆剑尘经验方。组成：犀角 6g，生地黄 18g，赤芍 9g，牡丹皮 9g，紫草 12g，生石膏 18g，知母 10g，生山栀 10g，黄芩 5g，连翘 9g，金银花 12g，滑石 18g，甘草 4g。主治抗生素引起的过敏及肾损害。加减：热退后，上方去栀子、黄芩，加玄参、麦冬滋肾养阴；有血尿加白茅根、阿胶、车前草；还可加板蓝根增强解毒作用。

（4）参芪滋肾汤

组成：生黄芪 15g，党参 15g，当归 10g，赤芍 15g，川芎 10g，生地黄 10g，女贞子 15g，旱莲草 15g，石韦 30g，白花蛇舌草 30g，益母草 18g，白茅根 15g，桑寄生 15g，仙灵脾 15g。水煎服，每日一剂。用于镇痛剂导致的肾损伤。加减：瘀血明显，舌质紫暗，出现瘀点、瘀斑者，加丹参、泽兰以活血化瘀；血压高者，加生龟甲、生鳖甲以滋阴潜阳；下焦热甚者，可加黄柏、滑石、车前草以增清热利湿之效。

（5）调肾造化汤

组成：生地黄 12g，熟地黄 12g，菟丝子 15g，巴戟天 15g，桂枝 9g，白术 12g，泽泻 10g，茯苓皮 12g，甘草 9g，黄芪 15g，地肤子 15g，冬葵子 15g，紫河车 10g。水煎服，每日一剂。有滋补脾肾，清解药毒之功，用于镇痛剂导致的肾损伤。加减：肾阴虚偏甚，脉细数，舌质红、口渴烦热者，去桂枝，加龟甲、鳖甲、黄柏、知母以滋阴；肾阳虚偏甚，脉微细，舌质淡，四肢不温，加鹿角、附子以温补肾阳；血压高者，加石决明、天麻、羚羊角粉（冲）以平肝息风潜阳。

（6）清肾汤

本方为曹田梅经验方。组成：黄芪 15g，茯苓 15g，车前子 15g，白术 15g，泽泻 15g，大黄 10g，玉米须 15g，大腹皮 15g，石韦 15g，白茅根 15g，连翘 15g，甘草 5g。每日一剂，水煎服。有利浊排毒之功，用于药物性肾病初期。加减：镜下血尿或肉眼血尿者，加琥珀 3g（冲服），三七 3g（冲服）；皮肤瘙痒者，加地肤子 15g，蛇床子 15g，蝉衣 10g，桃仁 15g；肌酐、尿素氮高者，大黄用量加至 15g，加生龙骨、生牡蛎各 30g；尿白细胞高者，加生薏苡仁

30g，败酱草 15g。

（7）温脾汤

组成：熟附子 15g，干姜 5g，人参 10g，大黄 10g，生甘草 5g。每日一剂，水煎服。有温肾泄浊之功，用于药物性肾病表现为慢性肾衰者。

2. 中成药

（1）金水宝胶囊

主要成分：人工培制的冬虫夏草菌丝。有补肾益肺，秘精益气之功。体外实验表明，该药能促进肾小管细胞的再生与修复，促进肾功能的恢复。用量与用法：口服，1 次 3 粒，每日 3 次。

（2）肾炎四味片

主要成分：细梗胡枝子、黄芩、石韦、黄芪。用于治疗药物性肾病以蛋白尿为主要表现者。

（3）知柏地黄丸

主要成分：知母、黄柏、熟地黄、山茱萸、山药、牡丹皮、泽泻、茯苓等。有滋阴补肾，降火凉血之功。可用于药物性肾损害表现为阴虚火旺，血尿者。用法：每日 3 次，每次 9 粒。

3. 中药注射剂

（1）黄芪注射液　40mL 加入 5%GS 250mL 静滴，10 天为一疗程。

（2）丹参注射液　30mL 加入 5%GS 250mL 静滴，10 天为一疗程。

（3）清开灵注射液　40mL 加入 5%GS 250mL 静滴，7 天为一疗程。

（4）灯盏细辛注射液　40mL 加入 5%GS 250mL 静滴，10 天为一疗程。

4. 单方验方

（1）白茅根玉米须汤

白茅根、玉米须各 15g，泡水当茶饮，治疗血尿、蛋白尿。可用于巩固治疗。

（2）复方土茯苓汤

土茯苓 30g，金银花 30g，甘草 10g。用于汞中毒，对改善症状效果较好，并有缓慢驱汞作用。

（3）金花解毒汤

鸡血藤 15g，田七 3g，香附 9g，广木香 15g，青木香 15g，茜草根 15g，梅片 3g，共研末，鲜金花 240g 捣法加水至 500 ~ 800mL，与上药混匀，第 1 次服 300mL，以后每 3 ~ 4 小时服 200mL，成人总量为 1000 ~ 1500mL，小儿为 750mL。用于治疗急性砷中毒。本方不能与甘草同服。

（三）西医治疗

本病的重点是预防，一旦发生本病，则应及时治疗。本病由于肾损害表现多样，治疗也不尽相同，可根据引起肾损害的药物采取相应治疗方案。总的治疗原则如下：

1. 及时发现本病并根据情况给予相应治疗。一旦发生药物性肾损害，应立即停用该药物。

并可用水化支持治疗保持充分的尿量，有助于促进药物的排泄。

2. 给予营养及支持治疗，及时补充必要维生素。

3. 一般药物引起的急性间质性肾炎停药后可很快恢复，可严密观察病情变化，不必特殊治疗。症状重者，临床可酌情使用糖皮质激素治疗。

4. 对表现为急性或慢性肾功能衰竭的患者，有条件者，应立即进行血液透析。

（四）中西医结合治疗

1. 结合要点

中西药治疗本病各有所长，故中西药应优势互补。在出现急性肾衰时，西医透析等治疗常可使患者转危为安。无尿期用呋塞米等强力利尿剂常可获良效。对间质性肾炎泼尼松等激素治疗效果满意。而中药对促进肾功能的恢复，改善全身情况，则有西医治疗不可替代的优点。在治疗中应充分利用中西优势，使中西医治疗有机结合。

2. 方案选介

任某，男，42岁，于1996年3月18日收入院。患者因上呼吸道感染引起发热，体温38.7℃，咽痛，双侧扁桃体I°肿大，在某街道卫生室给予静滴阿米卡星0.6g，连续5天。停药后3天患者突然少尿，恶心，呕吐，神志恍惚。查血生化，SCr440μmol/L，BUN27mmol/L，速来我院住院治疗。入院后查患者精神萎靡不振，面色萎黄，头晕嗜睡，口唇干燥，烦渴欲饮，小便量约每日400mL，大便3日未行，口中有氨味，恶心欲吐，舌质暗红，苔薄黄，脉沉弦。诊断为急性肾功能衰竭，中医辨证属热病后期，气阴两伤，脾肾亏虚，浊邪潴留。给予生脉注射液80mL静滴，每日1次。中药清氮灌肠液（大黄、附子、牡蛎、蒲公英、益母草）150mL，保留灌肠，每晚1次。口服百令胶囊5粒，每日3次。中药汤剂自拟下方：大黄10g(后下)，石韦30g，党参15g，黄芪30g，当归15g，枸杞子12g，茯苓15g，车前子15g(布包)，生薏苡仁30g，徐长卿15g，黄连9g，苏叶12g，每日1剂。药后，患者大便每日2～3次，尿量渐增，诸症渐减，共住院30天，查SCr120μmol/L，BUN3.4mmol/L，治愈出院。

3. 黄芪注射液加复方丹参注射液

42例患者男28例，女14例，年龄52～78岁。应用药物有氨基糖苷类抗生素30例，非甾体抗炎药8例，甘露醇4例。患者均否认过去有肾脏疾病史，在使用药物后出现少尿及尿检示尿蛋白+～+++，可见红细胞及白细胞，部分有管型出现。其中16例BUN7.5～12mmol/L，SCr180～310μmol/L。治疗方法停用肾脏损害有关药物，除病者原发病未愈需继续使用药外，全部采用黄芪注射液（上海福达制药厂或中科院成都地奥制药公司）20～30mL复方丹参注射液（上海第一制药厂）16～20mL加入5%或10%葡萄糖液250mL静脉滴注，每日1次，7天为1疗程。显效后维持5天，若静滴2疗程无效者则停药。糖尿病患者液体改用生理盐水。疗效标准：显效——尿量恢复正常，尿常规检查基本正常，血BUN、Cr恢复正常；有效——尿量明显增加，尿常规有明显改善，血BUN、Cr下降至近正常值；无效——症状改善不明显或无改善，尿常规，血BUN、Cr无改变或恶化。治疗结果：

显效31例，有效8例，无效3例，总有效率93%。本组治疗过程中未见明显不良反应，但静滴时速度不宜太快。药物引起肾脏损害在临床中常见，这与氨基糖苷类抗生素和非甾体抗炎药广泛应用有关。它是老年人引起药物肾脏损害及急性肾功能不全主要原因。黄芪有补中益气、利水功能，近代研究认为其有保护肾脏，抑制肾脏炎症，减少尿蛋白等作用，同时能增加肾上腺皮质功能的分泌，具有一定抗炎，抗过敏，调节免疫功能作用，并可影响体内某些生物活性物质的释放。丹参具有活血祛瘀功能，改善肾脏微循环，抗凝，调节代谢，调节免疫等作用。故两药协同应用，用于治疗药物性肾脏损害及药物性引起肾功能不全患者有良好疗效。

（五）其他治疗

1. 针灸治疗

取穴：肾俞、膀胱、关元、气海、足三里。方法：分两个阶段，先让患者俯卧取背俞穴，每穴温针灸3个艾段，每段2.5cm长，约20分钟后起针，然后再让患者仰卧，取腹部穴位及足三里，方法同上，隔日一次，15次为一疗程。

2. 灌肠治疗

灌肠治疗对药物性肾损害有确切疗效，尤其是表现为急慢性肾功能衰竭者。可选用以下方剂。

（1）大黄10g，蒲公英30g，生龙骨30g，生牡蛎30g，甘草30g。水煎250mL，保留灌肠，每日1次，10天为一疗程。

（2）生大黄30g，土茯苓30g，败酱草15g，制附片10g^{（先煎）}，甘草30g。水煎250mL，保留灌肠，每日1次，10天为一疗程。

（六）专家诊疗经验

1. 朱天忠诊疗经验

朱天忠认为，中药中毒引起的肾脏损害，其严重程度多与用药剂量、给药途径有着密切的关系。临床资料足以证明，超量中毒导致急性肾功能衰竭最为常见。而且，多能确定系一种含毒成分所引起的肾脏损害。应用具有肾毒性或肾毒性很强的中药，事先应做尿常规、肾功能检查，对肾功能不全者应慎用或禁用。当尿中检出大量蛋白或管型时，应立即停药，防止发生肾功能衰竭。

2. 王永均诊疗经验

王永均认为，庆大霉素所致肾损害早期表现为胃气不和或胃气上逆，严重者表现为湿浊中阻，格拒不通，呕吐不止等；此外，还可表现为肾气不化，肾络痹阻，水血互病。王氏将12例庆大霉素肾损害分为两型进行治疗。胃气不和，湿浊上泛型用二陈汤加减，药用姜半夏、陈皮、土茯苓、炙甘草、丹参、生大黄；肾气不化，肾络闭阻型用仙灵脾、淡附子、生大黄、姜半夏、陈皮、丹参、土茯苓。同时，所有患者均同时用川芎嗪肌注或静脉滴注，取得良好疗效。

（七）研究现状

1. 机理研究

孙贵范通过急性实验和亚急性实验，研究了砷对小鼠肾脏脂质过氧化（LP）水平的影响。结果表明，在急性实验中，随着染毒剂量的增加，肝肾还原型谷胱甘肽（GSH）含量逐渐增加，并呈剂量－效应关系；中剂量组 SOD 活性显著增加，高剂量组则显著下降；仅在高剂量可见谷胱甘肽过氧化物酶（GSH-Px）活力显著降低。亚慢性实验中，高剂量、超剂量组 GSH 含量及 GSH-Px 活力显著降低；各剂量组 SOD 活性未见显著变化。提示砷可引起小鼠肾组织发生脂质过氧化。

2. 单味中药的研究

黎磊石等通过一系列研究证实，冬虫夏草防治氨基糖苷类所造成的肾毒性损害有确切的疗效。黎氏进行了体外细胞、离体器官灌注，动物实验等多层次实验，从生理、病理、生化以及分子生物等方面进行了研究。结果表明，庆大霉素急性肾损伤大鼠模型中接受冬虫夏草治疗者的大鼠尿 NAG 酶、血肌酐水平低于对照组，肾小球滤过和保钠功能优于对照组。离体肾灌注（IPK）研究发现，冬虫夏草可提高 IPK 代谢率，增加肾小球滤过，保护肾小管正常转运。此外，冬虫夏草还可降低体外培养的肾小管细胞对庆大霉素损伤的易感性。冬虫夏草上述作用的机理可能包括：1）拮抗氨基糖苷类药物所致肾脏氧耗下降，提高肾小管 Na^+-K^+-ATP 活性；2）减轻氨基糖苷溶酶体损伤和脂质过氧化损伤；3）降低组织钙含量；4）通过诱导 c-myc 基因表达，以及对损伤状态下肾内组织表皮生长因子（EGF）调节的保护，促进肾小管的再生修复。

六、护理与预防

（一）饮食调养

应进清淡饮食，忌食辛辣厚味。发病初期可多饮水。

此外可用以下食疗方法：

1. 绿豆汤

绿豆 30g，加水煮半小时，食豆饮汤，用于各种药物所致肾损害。

2. 土茯苓麦芽粥

土茯苓 30g，生麦芽 30g，加水 2000mL 煮 20 分钟后，弃去药渣，用汤汁取粥食用。有排毒之功。可多服，至病愈。

3. 薏苡仁生地冬瓜汤

取薏苡仁 30g，生地黄 30g，冬瓜半斤，猪大骨 2 斤，煮 2～3 小时频服。

（二）劳逸结合

注意休息，重症患者需要卧床。

（三）精神调养

要保持心境平和。

（四）辨证施护

根据患者阴阳偏胜，调整室温，服药温度。指导患者用食疗方法配合治疗。

（五）预防

预防对本病十分重要，要预防本病的发生应该注意以下几个方面：

1. 合理用药。用药时应分析利弊，掌握用药恰当剂量。

2. 大剂量造影剂时，为了避免或减轻肾损伤，也可采用 20% 甘露醇 500mL 及呋塞米 100mg 静注，呋塞米为 20mg/h，于造影前 1 小时开始滴入，直到造影后 6 小时。

（六）预后

药物性肾损害预后良好。如能及时诊断及正确治疗，多数药物性肾损害患者肾功能可恢复正常，患者可完全康复。但个别重症肾功能衰竭，病情复杂或原有肾功能不全及老年患者肾功能常难以恢复，表现为进行性肾功能不全，最终发展为终末期肾功能衰竭。此外，本病的预后与导致本病的药物有关。有报道称，卡莫司汀、司莫司汀等抗癌药及某些多肽类抗生素可产生不可逆或进行性肾损害。

七、问题与对策

（一）重视药物性肾损害做到早期诊断

应提高对本病的警觉。由于临床医生对药物所致的肾损害认识不足，又由于某些药所致的肾病变常缺乏特征性的临床表现，而肾脏又有巨大的储备代偿能力，致使药物性肾病不易早发现，常将药物的中毒症状误认为肾功能不全尿毒症的症状，造成延误诊治，甚至发展为不可逆转的终末期肾功能衰竭。值得注意的是，一些治疗肾脏病的药物本身就有肾毒性，因此应提高对本病的认识，在治疗过程中，仔细观察，提高警觉，早发现，早停药，早治疗。

（二）了解药物特点，合理用药

临床医生应熟悉造影剂的药理特性及药代动力学特点，充分认识药物的肾毒性及其他不良反应，以减少药物性肾功能损害的发生。特别是现在新药品种繁多，临床医生对所用药物的成分、体内过程、药代动力学特点、与其他药物合用情况往往缺乏了解，导致用药不当。一些基层医院的医生对抗生素，尤其是一些有肾毒作用的抗生素，使用较随意，且常联合用两种以上对肾脏有毒性的药物，增加了肾损害发生的概率。临床医生应注意加强预防本病的意识，掌握药物的相关知识，合理用药。

（三）个性化治疗

不少临床医生在用药时，机械刻板，未能根据患者的具体情况进行个性化治疗，如对高龄、有血容量不足或肾脏存在慢性损害等危险因素的患者未能减少药物剂量或延长用药间隔。

今后应强调个性化治疗，减少药物性肾损害的发生。

（四）药物性肾损害的治疗时机

药物性肾损伤的治疗时机及处理措施对预后有重要影响，一般来讲，如能及时、正确治疗，多数药物性肾损害患者可以转危为安，甚至肾功能可望完全恢复正常。但一些医疗单位在发生了药物性肾损害后处理上不十分积极，仅将药物停用，而没有抓住时机给予必要的促进排泄和保肾药物，无条件或未予进行及时的血液净化治疗也影响了对药物性肾损害的治疗效果。因此应重视及时处理积极治疗。

参考文献

1 郭晓，王萌，朱彦，等.中药肾毒性机制研究现状及评价方法研究进展［J］.中草药，2015，46（23）：3581-3591.

2 张倩倩，王爱平，靳洪涛.中药肾毒性的研究进展［J］.解放军药学学报，2013，29（6）：558-561.

3 王自敏，吕宏生，刘玉宁.中西医临床肾病学［M］.北京：中国中医药出版社，1997：9.

4 杨霓芝，黄春林.泌尿科专病中医临床诊治［M］.北京：人民卫生出版社，2000：9.

5 陈健，郭立中，谢福安.临床辨病专方治疗丛书——肾脏病辨病专方治疗［M］.北京：人民卫生出版社，2000：5.

6 邹和群，赖德源，张欣洲.实用临床肾脏病学［M］.北京：中国医药科技出版社，2001：9.

7 王海燕.肾脏病学［M］.第3版.北京：人民卫生出版社，2008：1.

8 程剑华，龙浩，赵德慧，等.五苓散加味治疗化疗性肾衰的临床研究［J］.中医杂志，1993（1）：42-43.

9 董建华.中国现代名中医医案精华（一）［M］.北京：北京出版社，1990：7.

10 陈贤.中西医结合治疗肾脏常见病［M］.第2版.广东：广东人民出版社，2005：3.

11 王晓君，刘江涛.中药治愈氨基糖苷类抗生素肾衰2例报道［J］.河南中医，1998，（6）：375.

12 周柱亮，孙铁忠，潘涛，等.关木通引起急性肾损伤2例报告［J］.中国中西医结合肾病杂志，2004，5（9）：552.

13 洪峰.无机砷的肾脏损伤作用研究进展［J］.国外医学（卫生学分册），2002，29（1）：27-30.

14 林晹.黄芪与丹参针治疗药物性肾损害42例［J］.浙江中西医结合杂志，1999，5（9）：304.

15 谌贻璞.中草药引起的肾损害［J］.中华肾脏病杂志，2005，21（3）：121-122.

（曹田梅）

第九节　多囊肾

多囊肾（polycystic kidney disease，PKD）系肾脏的皮质和髓质出现无数囊肿的一种遗传性疾病。按遗传方式可分为常染色体显性遗传多囊肾（autosomal dominant polycystic kidney disease，ADPKD）和常染色体隐性遗传多囊肾（autosomal recessive polycystic kidney disease，ARPKD）。前者一般到成年才出现症状，故又称成人型。后者一般在婴儿期即表现明显。每1/1000活产婴儿可在其生命中发生多囊肾，其中常染色体显性遗传型多囊肾占全部终末肾功能衰竭病因的 8% ～ 10%。本病无明显的年龄和性别差异。近年来对本病的认识及治疗有很大进展，一是发现了本病基因在染色体上的定位，为早期诊断及产前基因诊断提供了可能，可有效地指导优生并为今后基因治疗提供了可能；二是了解了影响本病发展的各种因素，可据此指导治疗，防止或减慢肾功能衰竭的进展。

多囊肾属中医"积聚""腰痛"范畴，以慢性肾功能不全表现时可按中医"关格""肾风""溺毒""肾劳"等辨证治疗。

一、病因病理

（一）中医

1. 病因

（1）禀赋不足

本病多由先天不足，禀赋有异，肾精虚损，肾气素虚而致。肾乃先天之本，受五脏六腑之精而藏之，"水亏其源，则阴虚之病叠出，火衰其本，则阳虚之证叠生"。说明禀赋不足为发病之主要原因。肾气内虚，一则气化失司，水液代谢失常，水湿内壅；二则气血运行不畅，瘀血内阻，水瘀交结，发为积聚。

（2）劳倦起居失宜

患者由于劳倦太过，伤及脾气，气虚不摄，加之瘀血内阻，常致尿血。脾肾俱虚加之调养不当致浊邪内停，肾开阖失司，当泻不泻，湿浊内停，而成危重之候。

2. 病机

（1）瘀阻肾络

本病之瘀病位在肾，病机有二。一为因虚致瘀。《幼科金针·全胎》云："先天之气具足而生者，其子易于长成，如其不足，必至尪羸。"由于肾气不足，五脏气虚，推动无力，气血运行不畅，因虚致瘀。二为因湿阻痰凝而瘀。尤其是疾病后期，邪浊内阻是导致肾络瘀阻的重要原因。由于瘀阻肾络，致血不循经，血溢络外，故患者常有尿血表现。

（2）脾肾双虚，水湿、湿浊内停

肾藏元阴元阳，"五脏之阴气非此不能滋，五脏之阳气非此不能发"。肾虚不能温养脾气，加之劳倦起居失宜，脾肾双虚，脾失运化，肾失气化开阖。水湿、湿浊内停，故患者多有腰痛腰酸，腹部肿胀，晚期还表现湿浊困脾之证。

（3）正虚邪实

本病的病机特点为本虚标实，虚实夹杂。早期以肾气肾精虚损为主，邪实主要为水湿、血瘀，邪实表现多不突出。中期多虚实夹杂，正虚以脾肾双虚为特征，邪实主要为痰湿、血瘀，晚期则阴阳俱虚，瘀血湿浊邪实表现突出。

（二）西医

1. 病因

常染色体显性遗传型多囊肾的遗传规律是：①男女发病概率相等；②父母一方患病，子女 50% 获得囊肿基因而发病，如父母均患病，子女发病率增加到 75%；③不患病的子女不携带囊肿基因，如与无常染色体显性遗传型多囊肾的异性婚配，其子女（孙代）不会发病，亦即不会隔代遗传。真正非经父母遗传，由基因突变而致病者极少见。常染色体显性遗传型多囊肾存在遗传异质性，目前发现至少 3 种基因突变可引起本病。按基因发现先后分别称为 PKD1、PKD2 和 PKD3。PKD1 突变是产生常染色体显性遗传型多囊肾的最主要病因，占 85% ～ 90%。PKD2 基因占常染色体显性遗传型多囊肾的 5% ～ 15%。而 PKD3 基因突变引起的常染色体显性遗传型多囊肾较前两者少见，目前研究不多，尚未定位。

常色体隐性遗传型多囊肾的遗传规律是，父母双亲为杂合子，其纯合子子代发病，发病概率为 25%。远不如常染色体显性遗传型多囊肾常见，发病率为 1/1000 ～ 2/1000，无性别和种族差异。Blyth 和 Dckenden 曾根据发病年龄和集合管扩张比例将常染色体显性遗传型多囊肾分为 4 种表型不同的亚型，即围产期型（集合管扩张超过或等于 90%），新生儿型（集合管扩张超过或等于 60%），婴儿期（集合管扩张超过或等于 25%），青少年期（集合管扩张超过或等于 10%）。并认为在一个固定的家族中仅存在一种表型，从而假设 4 种亚型是由 4 个不同的基因突变引起的不同疾病。然而，虽然在一个家族通常仅一种表型，但有许多报道发现在同胞中存在显著的差异性。目前大多数学者认为常色体隐性遗传型多囊肾是单基因病，其他非突变基因的修饰作用导致常色体隐性遗传型多囊肾临床和病理学表现迥异。最近 Zerres 等人将常色体隐性遗传型多囊肾定位于人 6 号染色体短臂上，他们排除了常色体隐性遗传型多囊肾是 PKD1 基因或 PKD2 基因突变的杂合子的可能性，并发现了 4 个位于 6 号染色体上，与常色体隐性遗传型多囊肾紧密连锁的微卫星探针，证实常色体隐性遗传型多囊肾证实基因位于 TCTE1 和 D6S294 两个探针之间的 13cm 区域内。迄今，基因连锁分析未发现遗传异质性。

2. 机理

（1）发病机理

常色体显性遗传型多囊肾的发病机制至今未明确，但已发现小管上皮细胞的异常增生，囊腔内液体的异常重建与囊肿发生有关。正常情况下，小管细胞和基质成分处于一种动态转换状态。一旦这种复杂的过程有缺陷就导致小管形态异常。导致小管形态异常主要与以下因素有关：1）高尔基复合体结构和功能的改变：Caronet 等人发现肾囊肿上皮细胞中的糖蛋白，主要是蛋白聚糖，在输出到基质和糖脂的过程中，存在翻译后修饰缺陷，包括糖基化、脂酰化和硫酸化障碍。2）ECM（细胞外基质）异常：Butkowski 等分析了分离纯化后的小管基膜，发现低分子糖蛋白、纤维蛋白和 I 型胶原蛋白含量增多，层连蛋白、巢蛋白和Ⅳ型胶原含量正常。而 Carone 等通过免疫组织化学研究发现，Ⅳ型胶原和层连蛋白含量不稳定，硫酸肝素糖苷缺乏。纤维蛋白增多，ECM 成分异常，可导致基膜顺应性改变，肾小管扩张形成囊腔，并不断扩张。3）细胞分化受阻：在常色体显性遗传型多囊肾中，囊肿上皮细胞处于"去分化"状态并异常增生。囊肿上皮细胞的这些变化可相互作用，高尔基复合体中基质成分合成缺陷导致 ECM 缺陷阻断细胞成熟和高尔基复合体功能；这三者相互作用导致了常色体显性遗传型多囊肾病的发生。

常色体隐性遗传型多囊肾的发病机制有三种学说：1）肾小管堵塞导致小管内压力增高；2）缺陷导致基膜顺应性下降；3）上皮细胞异常增殖。来自人和动物模型的实验研究证据提示也证实肾囊肿损害是在正常肾脏发育基础之上形成的。集合管上皮分化受阻导致了肾囊肿的进展。

（2）病理

常色体显性遗传型多囊肾患者双肾一开始可保持正常大小，随着病情进展，双肾可逐渐增大至正常的 5～6 倍，单侧肾可重达 3～4kg，肾形轮廓尚可保留，双肾不对称，表面不规则。皮质和髓质均可见多个散在分布的单腔液性囊肿，如一簇葡萄。囊呈球形、圆柱形或梭形，直径大小可从肉眼看不见至数厘米不等。囊液澄清、混浊或咖啡样。囊壁为单层柱状上皮、立方或扁平上皮，起源于肾单位任一部分，包括近曲小管、远曲小管和集合管。囊肿增大后与起源的小管脱离，90% 以上患者可有增生性小息肉形成，24% 伴有微腺瘤。晚期结缔组织可轻度增生，有时可见炎性浸润。

常色体隐性遗传型多囊肾的病理表现为双肾同时受累增大，对称发展。在患病新生儿，肾体积可为正常的 10 倍，但肾脏结构仍可保留。包膜表面光滑，紧密地贴附于 1～2mm 大小的乳白色囊肿上。从切面上看，这些囊肿为集合管梭形扩张，放射延伸至皮质。可有多至 90% 的集合管受累，皮髓质分界模糊不清，肾盂、输尿管和膀胱结构正常。囊肿起源于集合系统，内衬间单层立方上皮。肾小球和集合管近端的肾单位阶段结构正常，但经常膨胀的集合管挤压或发生移位。新生儿患肾无纤维化，无软骨或其他发育不全。度过围产期的患儿，肾脏大小和囊肿范围较局限，一般 10%～60% 集合管受累。随着囊肿的增多，伴进行性肾小球废弃、小管萎缩和间质纤维化，导致肾脏外形进一步不规则和缩小。一般肾体积于 1～2 岁时最大，然后逐渐减小，到 4～5 岁时渐趋稳定。显著的髓质扩张持续存在，在较大儿童可为最主要表现。肝脏的体积正常或略增大，质地坚硬，呈沙砾样。从切面上看，肝脏被纤细的纤维隔分开，这些纤维隔常连接于门管区。界板畸形常见，叶间胆管数止增多，形状弯曲，一般局限于门管区。胆管扩张，胆管病变进行性发展，部分病变相对静止，肝实质正常。

（三）中西医结合

中西医结合病因病机研究目前较少，此方面资料缺如。对本病肾功能减退的原因，有学者认为高血压是肾小球高滤过的重要因素之一，控制高血压是保护肾功能、延缓肾功能恶化的重要措施之一。由于中医药有综合调治作用，故中医药治疗对保护肾功能有一定价值。

二、临床表现

（一）症状

常色体隐性遗传型多囊肾的显著特征是肾小管功能异常。新生儿期患者通常在出生后数小时内即死亡，主要死因为呼吸功能不全。

常色体显性遗传型多囊肾患者病情发展缓慢，发病前多无症状。临床症状大多数出现于30～50岁，常见症状有疼痛、血尿、肾功能衰竭、尿路结石表现等。分述如下：

1. 疼痛

疼痛常为患者最初的主诉，约60%患者有疼痛，多为腹部、侧腹及背部钝痛、刀割样或刺痛。长期疼痛可使部分患者丧失劳动力。持续隐痛为增大的肾脏和囊肿牵拉肾包膜肾蒂压迫邻近器官或间质炎症所致。突发或加剧的绞痛可能为囊肿破裂出血或尿路结石引起的急性尿路梗阻。

2. 血尿

可为镜下血尿或肉眼血尿，50%患者一生至少有一次肉眼血尿，并发高血压时易产生血尿。引起血尿的主要原因为肾囊肿破裂出血（值得注意的是，肾囊肿破裂，如出血的囊肿与尿路不相通，则无血尿表现，最主要症状为剧烈疼痛）。此外，尿路结石、感染、钝性外伤等也可导致血尿。血尿发作多为自限性。肉眼血尿发作次数越多，血清肌酐增高较明显。

3. 肾功能损害

早期多为浓缩功能障碍。一般在20～60岁出现肾功能损害症状，部分患者逐渐发展至终末期肾功能衰竭。发生慢性肾功能衰竭的机理除囊肿压迫取代周围正常肾组织外，尚与小管间质的缺血、硬化或炎性改变、纤维化及剩余肾单位高灌注、高滤过及细胞因子的作用有关。本病患者发生终末期肾功能衰竭的年龄及比率报道很不一致。随着诊断治疗水平的提高，尿毒症发生的年龄在推后。据统计，50岁时有77%，58岁时有57%，71岁时有52%的患者无须替代疗法而存活。肾衰进展速度与基因类型、性别、血压、囊肿大小、肉眼血尿的发作次数，尿路感染等有关。男性较女性进展快，PKD1基因引起者出现症状早，进展快。高血压、巨大囊肿、反复发作肉眼血尿和尿路感染均是加速功能损害的因素。本病肾功能不全时贫血相对较轻且出现较晚。

（二）体征

常见体征有高血压、肾脏肿大等。

1. 高血压

高血压为本病常见临床表现之一，对肾功能有极大的影响，是导致肾功不全进展的重要因素。常染色体显性遗传型多囊肾患者高血压发生的机制为：1）水钠潴留：本病患者在肾功能衰竭发生前，细胞外液和（或）血浆容量即明显扩张；2）肾小管阻力增加：本病患者早期即有肾小管阻力增加且对血管扩张剂无反应，加重了水钠潴留；3）肾素 – 血管紧张素系统活性增加：有许多学者报道本病患者的肾素活性是增加的，肾素合成增多可能与囊肿扩张压迫肾小球旁器有关，或因扩张的囊肿压迫肾内小动脉导致低灌注，通过压力感受器介导引起肾素释放。最近还发现囊肿周围间质及囊壁上皮细胞有分泌肾素的功能。

2. 肾脏肿大

肾脏可大于正常 5～6 倍，两侧可有明显差别。严重者腹部检查可触及肿大的肾脏。

（三）肾外临床表现

1. 多囊肝

常染色体显性遗传型多囊肾患者约超过半数合并多囊肝。60 岁以后，70% 可发现多囊肝，尸解材料更多见于 90% 以上病例。多囊肝的发生率与肾囊肿的严重程度并不平行，一般较肾囊肿晚发现 10 年，且发展更慢。囊肿可由迷路扩张而成，发生机制可与多囊肾相近似，与多囊肾不同，多囊肝并不影响肝功能。另约有 10% 患者合并胰腺囊肿，少于 5% 的患者合并脾囊肿。

2. 动脉瘤

动脉瘤的发生率为 10%～40%，可发生于脑动脉、腹主动脉、胸主动脉、房间隔和冠状动脉等处，呈囊状或梭状。脑动脉瘤最常见，颅内动脉瘤常为多发，并可随年龄增大而增多，有复发倾向。瘤体压迫周围组织，可引起局部症状，如颅神经麻痹、癫痫、短暂性脑缺血发作等。有报告称，约 9% 患者死于颅内动脉瘤破裂。特别应注意，本病动脉瘤破裂多发生于中年，30% 发生于血压正常，46% 发生于肾功能正常的患者。

3. 心脏表现

本病可见瓣膜异常、心脏肥大和先天性心脏病。主动脉根部和环部扩张伴主动脉反流是最常见的瓣膜异常。常色体显性遗传型多囊肾患者主动脉闭锁不全发生率为 9.2%。二尖瓣脱垂发病率为 25%。左室肥大也较常见，左室质量增加始见于儿童期，成人中 18%～24% 有心室肥厚。先天性心脏病发病率 5%。

4. 憩室和胃肠综合征

83% 的终末期常色体显性遗传型多囊肾患者经钡灌肠证实有结肠憩室。结肠憩室穿孔和炎症是严重并发症。此外，由于腹内压增高，患者易发生股疝、脐疝。

（四）常见并发症

1. 泌尿系感染

常色体显性遗传型多囊肾患者尿路感染常见，50%～75% 患者最常见的感染类型为急性膀胱炎。患者一生中至少有一次尿路感染。导尿或膀胱镜检是一个重要诱发因素。病原菌多为大肠杆菌、克雷白杆菌、假单胞菌、变形杆菌和其他肠杆菌，链球菌和葡萄球菌罕见。如患者发热、腰痛症状明显，肾脏触痛，血培养阳性，而反复尿培养阴性，则提示感染的肾囊肿囊腔与肾单位不相通。肾实质或上尿路感染治疗较困难，往往导致肾周脓肿和败血症。

2. 尿路结石

15% ~ 20% 常色体显性遗传型多囊肾患者存在尿路结石，成分多为草酸钙或尿酸钙。导致本病患者尿路结石形成的代谢因素有高尿酸血症、高尿酸尿和低枸橼酸尿。

三、实验室及辅助检查

（一）尿液检查

1. 尿蛋白

约 55% 的患者有微量蛋白尿，男性多于女性，高血压与微量蛋白尿关系。约 1/3 患者蛋白尿大于 200mg/dL。

2. 尿红细胞

本病的尿液检查可见尿红细胞，可有镜下血尿。

（二）血液检查

1. 血常规

肾功能不全者可有轻度或中度贫血。

2. 血生化

肾功能衰竭失代偿者可有肌酐、尿素氮升高。

（三）腹部平片

腹平片示双肾增大，但通常难以辨清整个肾外形，也不能区分肾结石和肾实质钙化，诊断价值不大。

（四）造影检查

排泄性尿路造影可发现双肾皮质和髓质有许多边缘平滑的 X 线光区。年轻、无症状患者通常见肾脏增大，外形光滑，集合管正常。随着病程进展，肾外形成小叶状，肾盏拉长、消失，甚至被多个大囊肿取代。15% 患者可检测到肾小管扩张。常色体隐性遗传型多囊肾肾盂造影见肾脏增大，伴典型的斑点状的髓质条纹改变。逆行造影在本病的诊断中应用不多，易引发患者泌尿系感染。该检查对评估肾盂的移行细胞上皮瘤有重要价值。

（五）超声检查

超声检查具有简便、经济、无放射性、非侵入性等优点，胎儿和幼儿也可应用，为诊断本病的首选。但 B 超只能检出直径大于 0.5cm 的囊肿，不能检出基因携带者。

B 超在常色体隐性遗传型多囊肾诊断中有优越性，胎儿超声表现为增大的回声增强的肾脏、羊水过少和膀胱内无尿。新生儿超声示双肾增大，回声广泛增强，通常对称，肾皮质、髓质和肾窦分界不清，有些患儿肾包膜下呈低回声，被认为是常色体隐性遗传型多囊肾的特异性表现。肝脏超声示肝脏大小正常或增大，肝内胆管扩张或周围门静脉模糊不清。肝纤维化程度随年龄增长而加重。在较大儿童腹部 B 超显示脾肿大，肝脏斑片状回声增强。

（六）CT 和 MRI

CT 和 MRI 对分辨肾盂积水与中央位置的囊肿具有特异性，有助于诊断伴行的肾细胞癌和并发症如感染、出血、结石、尿路梗阻等。但 CT 和 MRI 的缺点是不能检出基因携带者，由于接触放射线和造影剂，故胎儿和幼儿禁忌。

（七）基因诊断

基因诊断可使诊断达到症状前水平。1986 年，Reederst 等报道以 3′ HVR.PGP.24–1 等基因连锁分析方法，分别测定家系成员血细胞和胚胎毛膜标本中提取的基因组 DNA 标本，对一个有本病风险的 9 周龄胎儿进行了首例成功的产前诊断。目前应用 3′ HVR.PGP.24–1 等探针来诊断囊肿基因的可靠性可以达到 99%。由于常色体显性遗传型多囊肾的基因尚未克隆出来，不能直接测定其致病基因，只能借助基因连锁的间接推理对个体进行诊断，因此应用时需具备以下条件：1）用于诊断的基因探针必须与被分析的家系的致病基因间存在着连锁关系；2）必须测定 2 个或 2 个以上家系成员；3）对一个特定的基因探针，检测人的父母必须是杂合子。基因诊断的缺点一是不能了解肾脏解剖状况，二是费用昂贵，检查时需家庭其他成员合作。

四、诊断

（一）诊断要点

本病的主要依据如下：

1. 影像学检查证实有无数充满液体的囊肿散布在两侧肾脏的皮质和髓质，一般认为至少成人双侧肾脏囊肿数达 3 个方可诊断为本病。

2. 有确凿的本病家族史。

3. 阳性的多囊肾基因限制性片断长度多态性连锁分析试验结果。

4. 如不能做基因连锁分析试验，以下几点可作为诊断的辅助根据：1）多囊肝；2）颅内动脉瘤；3）胰腺囊肿；4）肾功能不全。

（二）鉴别诊断

本病应与下列疾病相鉴别：

1. 单纯性肾囊肿

双侧多发的肾囊肿有时不易与本病区分，但单纯性肾囊肿有以下特点：1）囊肿分布不规则；2）囊与囊之间有较多的肾实质；3）肾功能正常；4）不伴肝囊肿、胰腺囊肿、颅内动脉瘤、二尖瓣脱垂、结肠憩室等肾外表现；5）无家族史。基因诊断有助于确诊。

2. 获得性肾囊肿病

获得性肾囊肿病与本病易于鉴别。获得性肾囊肿病患者无家族史，多有长期尿毒症病史或长期透析史，肾脏体积较小，囊肿与小管相通，有伴有多发实体肾肿瘤。

3. 囊肿性肾发育不良

囊肿性肾发育不良是儿童常见的先天性疾病，是肾脏先天性发育不良疾病。肾脏先天性发育不良，伴有囊肿形成，与本病的鉴别要点在于：囊肿性肾发育不良无家族史；病变常发生于单侧肾脏；B超和CT显示患侧肾脏无正常形态，可见大小不一的不规则囊肿，对侧肾脏可代偿性增大；肝脏不受累。

4. 髓质海绵肾

髓质海绵肾是发生于肾髓质的囊肿性疾病，患者髓质集合管呈囊状扩张，呈海绵状，大多数为双肾病变，病变出生时就有，但无症状，常在40～50岁发病，亦易并发结石和感染，需与本病鉴别。髓质海绵肾肾小球滤过率可能降低，但罕有发生尿毒症者，肾脏大小正常或轻度增大。静脉肾盂造影见髓质集合管囊状扩张，呈扇状为髓质海绵肾特征性改变，可资鉴别。

（三）诊断思路与误诊防范

由于基因诊断技术的进步及B超、CT等影像技术的普及，本病的诊断并不困难，不少病例在临床前期得到了确诊。需要注意的是，在本病得到诊断的同时，应对患者的肾功能情况进行评估，以便确定相应的治疗方案。在诊断时对肾外表现如心脏、肝脏、胃肠道状况也不应忽视。

五、治疗

（一）辨证论治

《素问·六元正纪大论》云："大积大聚，其可犯也，衰其大半而止。"对本病的治疗思路应有一定启示，由于本病中医治疗尚无理想疗法，而辨证治疗对改善患者预后，延缓肾功能不全进展有积极意义，故治疗过程应时时顾护正气。对于邪实，应根据本病不同的阶段及本虚标实的具体情况，治实勿忘其虚，补虚当顾其实，掌握攻补分寸。初期腹部肿块不大，仅感腰痛腰酸，间有血尿，正气尚未大虚，治宜养血止血，行气化瘀；临床期以腹部肿块渐大，腰痛重着，间断血尿，邪气日盛，肾气渐亏，治宜攻补兼施，化瘀散结，滋肾平肝；晚期肿块巨大，形体消瘦，邪盛正衰，治宜扶正固本，通腑降浊为主。

1. 禀赋不足，瘀血阻络

临床表现：腰酸困乏，小便时赤，舌质暗，苔薄白，脉沉细。

治法：行气化瘀，养血止血。

方药：茜根散加减。郁金12g，茜草根15g，蒲黄12g，当归10g，侧柏叶10g，瓜蒌15g，红花10g，生地黄12g，三七粉3g（冲服），琥珀3g（冲服）。

加减：腰膝酸软、腰痛者，加炒杜仲10g，川断10g，仙灵脾10g；若伴尿灼热，尿频者，加瞿麦10g，萹蓄10g，黄柏10g，败酱草10g；腹有包块者，酌加牡蛎30g，夏枯草

15g，丹参 15g，莪术 10g。

方解：方中郁金行气化瘀，茜草根凉血止血；当归、红花养血活血；瓜蒌行气，助郁金行气化瘀之功；蒲黄、侧柏叶、琥珀、三七止血化瘀；生地黄凉血养血。诸药合用共奏行气化瘀，养血止血之效。

辨证分析：本证的病机为禀赋不足，肝肾两虚，肝失疏泄，气血瘀阻，伤于肾络，血溢于外，故见腰酸乏力，间断血尿；舌质暗为血瘀之象；脉沉细示肾虚。本证多见于常色体显性遗传型多囊肾患者。

2. 肾虚肝旺，痰瘀积聚

临床表现：腰痛重着，腹部胀，肿块巨大，纳呆呕恶，尿少尿闭，下肢浮肿，舌质淡暗，苔腻或黄，脉细弦。

治法：滋阴潜阳，化瘀散结。

方药：膈下逐瘀汤加减。当归 10g，桃仁 10g，红花 10g，牡丹皮 10g，赤芍 10g，延胡索 10g，枳壳 10g，陈皮 10g，茯苓 10g，鳖甲 15g，生龙骨 15g，生牡蛎 15g。

加减：腰痛久治不效者，加炒杜仲 15g，桑寄生 15g，仙灵脾 15g；头晕头痛者，加川芎 10g，夏枯草 10g；尿血者，加旱莲草 10g，白茅根 10g，三七粉 3g[冲服]。

方解：方中当归、桃仁、红花、赤芍活血化瘀，散结消积；生龙骨、生牡蛎、鳖甲滋阴潜阳；陈皮、延胡索、枳壳、茯苓理气化痰。诸药合用，共奏滋阴潜阳、化瘀散结之功。用于本病腹部肿块明显、腰痛者。

辨证分析：由于肾气亏虚日久，肾虚肝旺，肾络痹阻日久，痰瘀结聚成块，每致腹部胀，腰痛重着。由于瘀痰结聚于肾，故肿块不移，腰痛重着，肝阳上扰，故头晕头痛，肾络痹阻，血溢于外，故间断尿血，舌质红，脉沉细弦，均系病在血分，瘀血内结。

3. 脾肾虚衰，痰浊壅盛

临床表现：面色萎黄，神疲乏力，唇甲苍白，腰痛重着，腹部胀，肿块巨大，纳呆呕恶，尿少尿闭，下肢浮肿，舌质淡暗，苔腻或黄，脉沉细弦。

治法：温补脾肾，化瘀降浊。

方药：大黄附子汤合温胆汤加减。大黄 10g，附子 10g，细辛 3g，制半夏 10g，陈皮 10g，茯苓 10g，枳实 10g，竹茹 10g，甘草 3g，大枣 5 枚。

加减：痰热重而心烦口苦者，加黄芩 10g，黄连 10g；腹胀痛加白芍 10g，桂枝 10g；气虚甚者，加黄芪 15g，党参 15g；肿块巨大者，加炙鳖甲 15g，炒山甲 15g，莪术 10g。

方解：方中用大黄荡涤湿浊，并有化瘀之功；附子温阳补肾；半夏、陈皮、茯苓、枳实、竹茹健脾燥湿和胃气呕；细辛温阳散寒，助附子温肾之功；甘草、大枣调和诸药。诸药合用，有温补脾肾，化瘀降浊之功。

辨证分析：此证型多见于本病晚期患者。其病机要点为脾肾虚衰，瘀浊壅盛，以正虚邪实结聚于肾，故腹部肿块巨大，并致腹部包块巨大，致腹部胀。腰为肾之腑，故腰痛重着。肾气虚衰，肾病及脾，脾运失司，湿浊内停，上逆故恶心呕吐；肾气虚衰，气化无能，开阖失司，故尿少尿闭；肾虚不能主水，脾虚不能制水，水液代谢失常，水湿内停，故下肢水肿上；脾胃虚衰，气血生化乏源，故见面色萎黄；舌质淡，苔腻或黄，脉沉细弦，脾肾虚衰之象。

（二）辨病治疗

1. 专方专药

（1）桃仁承气汤加减

组成：桃仁 6g，生大黄 5g，芒硝 10g，炙甘草 3g，桂枝 5g，生蒲黄 10g，白茅菜 30g，荷叶 10g，加水适量，煎服。每日一剂。

（2）补中益气汤加减

组成：黄芪 30g，当归 12g，太子参 10g，升麻 12g，白术 15g，白茅根 15g，柴胡 6g，炙甘草 6g，附子 6g，陈皮 6g。水煎服，每日一剂。

2. 中成药

（1）大黄䗪虫丸

组成：大黄、䗪虫等。有活血化瘀，软坚散结之功。用于本病早、中期，肾脏肿大，腰痛证属痰瘀交结者。每次 3g，每日 3 次。

（2）五苓丸

组成：茯苓、泽泻、猪苓、白术、桂枝等。服法：每次 6g，每日口服 2 次。有温阳化气，健脾利水之功。可用于本病尿少浮肿属脾虚湿盛者。

（3）鳖甲煎丸

组成：大黄、鳖甲等。本方扶正祛邪，消积散结，用于本病气滞血瘀，肾脏肿大明显者。每次 6～9g，每日 2 次。

（三）西医治疗

1. 一般治疗

避免剧烈的体育活动和腹部创伤，当肾脏肿大比较明显时应避免腰带过紧，以防囊肿破裂。妇女应控制妊娠次数。

2. 积极控制高血压

严格控制血压对保护肾功能至关重要。抗高血压治疗宜早。首选转换酶抑制剂，也可选利尿剂及钙离子剂、β 受体阻滞剂、血管扩张剂等。已有临床观察显示，患者在服用卡托普利 6 周后有效肾血浆流量增加，肾小球滤过率稳定，肾血管阻力下降。利尿剂应用目前有争议：有学者认为利尿剂可抑制钠回吸收，使囊液增加，排钾效应造成的低血钾可促进肾囊肿生长，加之血容量降低可刺激肾素 - 血管紧张素系统的分泌，因此反对用于本病的降压治疗。对药物难以控制的顽固高血压，可考虑双肾切除。

3. 防治尿路感染

增加机体抵抗力，注意阴部卫生。特别是女性，要注意：1）洗澡用淋浴，不用盆浴；2）及时排尿，养成勤排尿的习惯；3）解大便后手纸向后擦；4）性生活前服诺氟沙星 0.2g，事后立即排尿，并清洗外阴；5）尽量避免导尿或其他尿路器械检查。一旦发生感染，要立即选用敏感、足量抗生素，疗程要长。避免使用肾毒性抗生素。

对肾囊肿感染的治疗，除了要考虑敏感抗生素外，还要考虑药物的囊肿穿透性：青霉素类、氨基糖苷类和先锋霉素类抗生素易进入来源于近端肾单位的囊肿，不易进入远端肾单位的囊肿；而红霉素、氯霉素、四环素、克林霉素、甲氧苄啶（TMP）均易进入近端和远端肾单位的囊肿。因此上尿路感染对通常的肾盂肾炎治疗反应不理想时应加用易进入近端和远端肾单位囊肿的药物。治疗肾囊肿感染还可根据囊肿的定位进行穿刺抽液减压和局部用药。并发肾周脓肿时则需外科引流或行肾切除术治疗。

4. 肉眼血尿发作的处理

肉眼血尿多可在减少活动和卧床休息后缓解。必要时予镇痛剂。严重血尿不能控制时可用肾动脉栓塞技术。近年国外有报道，用抑肽酶和去氨加压素肝素对本病肉眼血尿获得成功。对于进行透析的患者，肝素透析并不增加肾出血频率，但大出血最好不用肝素。失血过多，可适当输血。

5. 囊肿减压术治疗

近年来，囊肿减压术又重新被重视。对表浅而较大的囊肿，尤其伴有顽固性疼痛，进展性高血压或进展性肾功能不全者，疗效较好。有学者主张先用比较简便的 B 超引导下穿刺减压术，国内有 B 超引导下穿刺减压并注入四环素的报道。

6. 慢性肾功能不全的治疗

治疗与其他原因所致慢性肾功能不全相同，可予低蛋白、低磷、低脂肪以及必需氨基酸和热量。

（四）中西医结合治疗

1. 结合要点

多囊肾是基因遗传性疾病，中西医目前缺乏有效疗法。但控制感染及血尿，保护肾功能对本病的预后则大为重要，而中西医结合对上述问题的解决远远优于单纯中药或单纯西药。现分述如下：

（1）血尿的中西医结合治疗

对血尿的治疗，中西医结合的思路是，对多囊肾因囊肿破裂出血者，西医给予支持治疗，中医按血尿辨证治疗，可用凉血止血或化瘀止血之法，效果较好，尤其是镜下血尿及少量肉眼血尿患者。对出血量多、上述治疗不能控制的，用肾动脉栓塞技术等治疗。

（2）合并感染的中西医结合治疗

本病合并感染是使病情恶化的重要原因之一，因此控制感染至为重要。由于患者常服抗生素治疗，极易产生耐药性。而中西药结合对感染的控制甚有优势。中药辨证治疗对本病所表现的"淋证"疗效良好。研究发现，黄柏、败酱草、生薏苡仁、黄连、栀子、蒲公英、牡丹皮、黄芩等都有良好的抗感染效用，抗菌谱广，副作用小，很少有耐药现象，与西药合用不仅可提高疗效，还可减少抗菌西药耐药菌株的产生。特别是一些有补肾作用的中药可提高机体免疫力，对预防感染的发生十分有益。

（3）慢性肾功能不全的中西医结合治疗

本病患者晚期常出现慢性肾功能不全。此段时间中西医结合治疗是首选的治疗方案。中药口服及大黄为主的中药高位保留灌肠配合西医对症降压等治疗，不仅可明显缓解症状，还可延缓慢性肾衰进展。

2. 方案选介

成都市第一人民医院内科采用中西医结合疗法治疗 11 例多囊肾多囊肝，取得较好疗效。具体方法：所有患者同时采用中西药治疗，西药以脱水利尿为主，配合保肝及支持疗法，脱水剂用甘露醇 250mL 静脉滴注，隔日一次，连用一个月为一疗程，停一周再用，共 3 个疗程；利尿剂用氢氯噻嗪和氨苯喋啶，或呋塞米和螺内酯，先从小剂量开始，可逐渐适当增加剂量，以每日尿量在 1500 ～ 2000mL 为度，并注意纠正电解质失衡。中药用向阳 6 号注射液（由半枝莲和麝香组成）250mL，与甘露醇同时静脉滴注。中医辨证，认为寒凝不化，水湿内停是本病主要病机，益肾补脾是本病的基本治则；方药以温脾汤（附子、干姜、人参、甘草、大黄）为主方，蛋白尿多加白茅根、藕节、茜草、侧柏炭；胁肋胀痛者加柴胡、白芍、香附子；腰痛者加杜仲、川断、桑寄生；纳差者加砂仁、白蔻、建曲、谷芽；血压高者加夏枯草、龙骨、牡蛎、川牛膝；贫血者加鸡血藤、当归。若四肢抽搐，呼吸深大，恶心呕吐等有明显的代谢性酸中毒及低血钙者，属肝风内动，痰浊中阻，宜急则治其标，以天麻钩藤饮、二陈汤为主方，平肝息风，和胃降逆。经治疗后病情好转者，宜缓则治本，以补中益气汤为主方，酌加杜仲、川断等扶中益肾以善后。本法所治 11 例，肝、肾体积均有不同程度缩小，肾功能有所改善。

（五）其他治疗

1. 针灸治疗

（1）体针

取肾俞、关元、三阴交、太溪、足三里等穴，用补法，留针 30 分钟，隔日 1 次。

（2）耳针

内分泌、交感、神门、肾、膀胱，每次取 2 ～ 3 穴，留针 20 ～ 30 分钟，或埋针。

（3）穴位注射

取肾俞、三阴交、足三里，穴位消毒后，刺入 1.5 ～ 2cm，得气后可选择川芎嗪注射液 2mL 或丹参注射液 2mL 注射，每日 1 次，左右交替。

（4）中药穴位敷贴

用人参、车前子、茯苓、当归、红花等量，共研细末，加生理盐水适量制成膏状，置于胶布上，贴于肾俞、足三里、肝俞等穴，每日换药 1 次。

（5）微波针灸仪治疗

用 DBJ-I 型微波针灸仪，选穴足三里、三阴交，每穴照射 20 分钟，每日 1 次。

（六）专家诊疗经验

1. 邹云祥经验

邹氏认为，多囊肾乃先天禀赋不足，肾气衰微，作强失司，恶血内阻所致，治疗当从益肾气，祛恶血着手。晚期多囊肾患者肾功能不全，伴严重高血压，心脏亦受损害，病情严重者，因肝阳上亢，头痛抽掣，脉象弦劲，颇有中风暴厥之虞，当急则治其标，重用息风潜阳，佐以益肾法；头痛腹胀不减者，乃恶血内阻于肾，不能作强，升降失职，予大量活血化瘀药，如红花可用至 30g，使恶血得祛。病情稳定者，当遵《内经》"衰其大半而止"和"无使过之"之旨，应采用二补一攻之法，以巩固疗效。邹氏认为，《开宝本草》《本草纲目拾遗》中红花辛，温，主腹内恶血不尽，绞痛，有多用破血，少用养血之记载。并结合多年用药之实践经验，认为红花平和不猛，为通瘀活血之要药，虽用至 30g，并未见下血不止之弊。用药量之大小，依体质强弱等情况而定，切不可墨守成规。治疗多囊肾晚期伴高血压、肾功能不全经验方为：石决明（先煎），菊花，天麻，白蒺藜，金狗脊，红花，桃仁，杜仲，生地炭，制首乌，黑芝麻，磁石，核桃肉，佛手片，茯苓，陈皮，生甘草，羚羊角粉（冲服）。

2. 吕仁和经验

吕仁和治疗多囊肾常用四逆散加减。四逆散由柴胡、炙甘草、枳实、芍药组成。源于《伤寒论·辨少阴病脉证并治》："少阴病，四逆，其人或咳，或悸，或小便不利，或腹中痛，或泄利下重者，四逆散主之。"并附有加减：咳者加五味子、干姜；悸者加桂枝；小便不利加茯苓；腹中痛加附子；泄利下重加薤白。后世医家评述四逆散者甚多，吕老师取众家之长，遵《内经》《伤寒论》之理，紧密结合临床实践，应用四逆散组成加味四逆散，治疗不少久治不效的肾系疾病取得了良效。吕老师认为此之少阴四逆与四逆汤主治之阴寒内盛，阳气不能通达四肢之厥大不相同，从方中药物组成可以看出本方所治之四逆是因肝胆气机郁滞，脾胃升降受阻，形成中焦阻滞，升降失司，阳热内郁，不能通达四末而发生之四逆，并伴有胸脘、胁肋满闷之中满症状。方中柴胡疏郁透邪；枳实下气破结，一升一降使中焦瘀滞疏解；白芍柔肝缓急；炙甘草益气健脾，两药相合，使肝木平而脾土健，胃气和。四药相配相得益彰，使瘀滞解，升降复，气机畅，郁热自能通达。四逆散上治咳悸，下治泄利下重，小便不利；中治腹中痛，此皆因中焦阻滞，升降失司所致。先贤治此种咳多认为是肺与大肠虚寒并有下利，故配以五味子、干姜温散寒邪；其悸乃因寒水不化，故配以桂枝通阳利水；小便不利是脾虚湿重，故加茯苓渗湿健脾；其腹中痛乃寒邪所致，故加附子温中散寒；泄利下重是寒气凝结，故伍以薤白温通散结。吕老师遵《内经》急则治标，缓则治本，大小便不利先治大小便，中满者先治中满的原则，认为临床上因中焦阻滞出现的中满，必先解除或并行解除，才能有良好效果。吕老师使用四逆散，柴胡醋炒以加速入肝；赤芍、白芍同用柔肝养肝，凉血活血；枳壳与枳实同用，使郁滞之气从上至下而降，若单用枳实下气破结，恐中上焦气机不能下降，形成下虚上实之状。组方为加味四逆散：醋柴胡 6～10g，赤白芍各 15～30g，枳壳、枳实各 3～10g，炙甘草 3～6g。体弱便溏用小量，体壮便干用大量。多囊肾是一种先天发育异常的疾病，平素不易发现，在确诊时多伴有肾功能受损害的表现，且有腰酸胀痛，多并发中满。舌胖大质暗苔滑腻，脉弦滑。吕老师用加味四逆散加狗脊 15g，牛膝 20g，丹参 30g，川芎、佩兰各 15g，泽泻、泽兰各 20g 进行辨治。曾治疗一位 61 岁的男性患者，腰部胀痛，遇劳尤甚，休息后减轻，时有面浮睑肿，纳食不馨。舌淡暗胖大苔白滑，脉弦滑。B 超示"多发性肾囊肿"，尿常规示：蛋白（＋），血肌酐 194.48μmol/L，尿素氮为 9.8mmol/L。证属肝气不舒，气滞腰胁，横逆犯脾，痰湿内生，流注于肝肾不足之体而成。吕老师常选用加味四逆散加姜半夏、陈皮各 10g，茯苓 20g，佩兰 10g，泽泻、泽兰各 20g，丹参 30g，狗脊 15g，牛膝 20g。7 剂后症状大减，又在此方基础上化裁再服 14 剂，症状消失殆尽，血肌酐降至 77.56μmol/L，血尿素氮 4.2mmol/L，B 超示肾囊肿较前缩小。

3. 张天治疗多囊肾经验

张氏认为，多囊肾往往是由于正气不足，导致体内湿瘀、水浊及瘀凝聚成块而正气不足，气血瘀阻是发病的关键，所以在治疗上以扶正祛邪，活血化瘀，消瘀散结为原则，以攻、消、散、补法同时进行。对面色萎黄，神疲乏力，腰膝酸楚，胃脘作胀，腹大积块，苔薄质淡，边有瘀紫，脉弦细，以扶正活血，消癥导石。基本方为：党参，土鳖虫，莪术，三棱，蜂房，桃仁，大黄，熟地黄，金钱草。对虚浊内阻，瘀血内停者，症见头晕耳鸣，腰酸腹胀，神疲乏力，大便干结或肾功能轻度损害者，苔腻，舌质淡紫暗，脉细弱，治以祛瘀降浊，活血消瘀。基本方：大黄，三棱，车前子，白芍，生地黄，桂枝，土鳖虫，黄芩等。对出现的兼证可酌情加服汤药治疗。经治 186 例，显效 41 例（22%），有效 133 例（60.8%），无效 32 例（17.2%）。总有效率为 82.8%。

（七）研究现状

本病的研究资料较少，病机研究方面，毛永业认为本病应属中医腰病、痰核、癥瘕等范畴，病机为血瘀痰滞相互交结。张天认为本病往往是由于正气不足，而导致体内湿瘀、水浊及瘀血凝聚成块，而正气不足、气血瘀阻是发病的关键。邹云祥认为多囊肾乃先天禀赋不足，肾气衰微，作强失司，恶血内阻所致。关于本病的治法，目前学者们多认为本病为本虚标实，治疗应从补肾着手，治疗常用"补肾健脾""滋肾平肝""活血化瘀"等法。

六、护理与预防

（一）饮食调养

多囊肾患者由于先天不足，后天的养护非常重要，特别要注意饮食有节，不可过食盐腥之品，注意勿过饥过饱，过冷过热，以免伤及脾气。如血尿酸高、血压高者要进低嘌呤、低脂饮食，忌食动物内脏及高脂肪饮食。后期慢性肾功能衰竭者要注意控制食物中蛋白的摄入量，进低磷食物。详细食物疗法可见本书慢性肾功能衰竭篇中。

患者可选下面几个食疗方服用：

1. 黄芪烧羊肉

羊肉、黄芪各 25g，盐、姜等佐料适量。将黄芪洗净切片，加适量清水熬取浓汁，羊肉洗净切块，与黄芪汁一起用文火炖 2 ～ 3 小时，加盐调味即成。可用于面色少华，倦怠乏力，易感染者。

2. 扁豆薏苡仁田鸡汤

田鸡 3 只，薏苡仁 15g，将扁豆薏苡仁浸泡半小时，田鸡宰杀后去皮及内脏，切成块。全部用料一齐放入锅内，加适量清水武火煮沸后，文火炖至熟烂即可，饮汤食田鸡。适用于纳呆，恶心，便溏，舌质淡，苔薄，脉濡细，属脾虚湿盛者。

3. 熟地黄、枸杞子炖鳖鱼汤

如患者眩晕头痛，腰酸者，可用鳖鱼 1 只（约 250g），熟地黄 15g，枸杞子 30g 熬汤。将熟地黄、枸杞子洗净，鳖鱼放入沸水中烫，去内脏、爪、头，切块，将全部用料放入炖盅内，加适量开水，文火隔开水炖 2 小时，调味即成。

4. 决明子生山楂茶

决明子、生山楂各 15g，泡水当茶饮，可降血压。

5. 益母草白茅根仙鹤草煲鸡汤

取一仔鸡，洗净，益母草、白茅根、仙鹤草各 10g，加生姜 5g 置煲锅内文火煲 2 小时，食时去药渣，食鸡饮汤。用于血尿后调养。

6. 桑椹蛋糕

桑椹 30g，女贞子 15g，旱莲草 15g，鸡蛋 500g，白糖 300g，面粉 200g。将桑椹子、女贞子、旱莲草洗净入锅，加水适量，置武火上烧沸，再用文火煮熬 20 分钟，滤去渣，留汁。将上汁同鸡蛋、白糖、面粉拌匀，待面发起后，做成糕，上笼蒸 15 分钟即成。用于本病患者表现为阴虚火旺者。

7. 人参核桃饮

人参 3g，核桃肉 3 个。人参切片，核桃肉掰成两块，放入锅内，加水适量，于武火上烧沸，用文火熬煮 1 小时即成。可当茶饮，常服，有益气补肾之功。

（二）劳逸结合

注意休息，防止过劳及剧烈活动对本病患者至关重要。

（三）精神调养

本病病程长，疾病日久，尤其是肾功能受损，要特别注意精神调养，树立战胜疾病的信心，必要时可予心理治疗。对抑郁焦虑表现明显者可配合药物治疗，可用中药辨证及酌情配合抗抑郁西药治疗。

（四）辨证施护

1. 疾病知识宣教

对患者要进行疾病知识宣教。由于本病的治疗是长期的过程，不同时期治疗有所不同，使患者了解疾病，对配合治疗很有好处，也可增加战胜疾病的信心。

2. 日常饮食指导

根据患者阴阳寒热虚实及疾病不同阶段的正虚邪实情况进行辨证施护。用寒者热之，热者寒之的原则，调整室内温度，指导衣着。并对饮食进行指导，教给患者一些食疗方法。

3. 中药服法

指导患者正确煎药、服药及多药物同服时的注意事项。

（五）预后

近年来，常染色体隐性遗传多囊肾新生儿存活率明显改善。最主要原因是机械通气与其他治疗措施的改进。如对出生即有严重呼吸窘迫的常染色体隐性遗传的多囊肾患儿，早期行双侧肾切除术，出生后不久即行腹膜透析等，使患儿预后有所改观。至于常染色体显性遗传型多囊肾患者发病年龄多在 20 ～ 60 岁，患者肾功能常呈线性减退，在无有效降压治疗时，同一家族的患者在相似的年龄进入终末期肾功能衰竭。但在 30% 的多囊肾家族，可在80 ～ 90 岁仍未进入终末期肾衰。

七、问题与对策

（一）延缓肾功能问题

由于诊断技术的进步及医疗条件的改善，多数多囊肾患者可得到的早期发现。但目前缺乏根治疗法，延缓肾功能衰竭进展，推迟患者进入终末期肾衰的时间非常重要。中西医结合治疗对改善肾功能有优势。中药治疗不仅可有降压、提高免疫力的作用，对改善症状、提高患者的生活质量也有益处。许多研究发现，单味中药如冬虫夏草在防治慢性肾功能衰竭进展方面有确切疗效。中药灌肠疗法在本病中的应用也得到了肯定。但对本病的中西医结合治疗还缺乏系统研究，目前的研究也未有基础及临床研究的质的进步，今后应集中现有资源对本病的中西医结合研究进行更进一步的研究，以期能形成一套完整的治疗方案，并尽快推向临床。

（二）血尿的治疗

本病血尿的治疗是一治疗难点。本病患者血尿发生率高，且血尿的发生似与肾功能恶化有关。因此血尿的治疗不仅是缓解症状，对预后有影响。除较急及大量出血外，中医药对血尿的治疗都有独到之处，治疗血尿的分型论治方面也较为成熟。今后应加强中西医互补优势，在预防出血方面进行更多的研究，如通过控制感染、治疗结石等多途径控制血尿的发生。

（三）并发症的问题

本病的并发症如高血压、结石、蛋白尿及肾外囊肿、心脏胃肠并发症的治疗，应纳入本病的总体治疗中，受到应有的重视。中医对疾病的总体治疗思路及个性化治疗均应更好地融入本病的治疗思路中。

参考文献

1 陆鸿滨，程明钤.中医化痰法治疗多囊肾初探：附终末期 2 例治疗报告［J］.贵阳中医学院学报，1990（2）：25-27.

2 杨晓晖.吕仁和教授运用四逆散治疗肾系疾病撮要［J］.辽宁中医杂志，1996，23（9）：387-388.

3 王自敏，吕宏生，刘玉宁.中西医临床肾病学［M］.北京：中国中医药出版社，1997：9.

4 杨霓芝，黄春林.泌尿科专病中医临床诊治［M］.北京：人民卫生出版社，2000：9.

5 陈健，郭立中，谢福安.临床辨病专方治疗丛书——肾脏病辨病专方治疗［M］.北京：人民卫生出版社，2000：5.

6 邹和群，赖德源，张欣洲.实用临床肾脏病学［M］.北京：中国医药科技出版社，2001：9.

7 王海燕.肾脏病学［M］.第 3 版.北京：人民卫生出版社，2008：1.

8 林善琰.当代肾脏病学［M］.上海：上海科技教育出版社，2001：1.

9 陶明龙，张天，钱素珍，等.多囊肾辨证论治及肾囊肿穿刺研究［J］.北京中医，1990，（4）：21-23.

10 秀明昌，杜洪桥.经方桂枝茯苓丸治多囊肾与输卵管积水［J］.浙江中医杂志，1994，29（1）：33.

11 黄俊武.多囊肾中医辨证治疗体会［C］.江西省第三次中西医结合心血管学术交流会论文集，2006.

12 吴朝晖，冯民生.中医药治疗 20 例晚期成人型多囊肾的回顾总结［J］.中国医药学报，1991，（3）：44-46.

13 张小鹿，王振华，郁胜强，等.259 例常染色体显性遗传型多囊肾病患者中医证型分析［J］.中国中医药信息杂志，2012，19（12）：16-19.

（曹田梅）

第十节　马兜铃酸肾病

马兜铃酸肾病（aristolochic acid nephropathy，AAN）是近年来出现的新的疾病诊断名称。特指由含有马兜铃酸成分的植物引起的肾损害。早在 1964 年国内已有马兜铃酸类药木通引起急性肾功能衰竭的报道，国外自 1993 年起也报道了多起含马兜铃酸成分药物造成肾脏损伤。近年来，此类中药引起的肾损害受到广泛重视，国外常将此病称为"中草药肾病"，此提法是不严谨的，中药种类很多，易引起误解。故国内学者一致同意将其命名为"马兜铃酸肾病"。对中药引起本病属中医"腰痛""血证""淋证""癃闭""关格"范畴。

一、病因病理

（一）中医

1. 病因

本病是由于误服马兜铃等中药及复方制剂所致的一类疾病。其误治主要是非其证而用其药或量超其常所致。禀赋不足，素体肾虚或由久病迁延，肾气虚损者易受其害。误治后往往损伤脾肾，使脾肾气虚，失运化、气化、主水之职，水湿内停，开阖不利，临证可见癃闭、水肿。邪实于内，阻遏气机，肾络痹阻，湿浊内停则见关格、腰痛、血尿等。

在我国有40余种中药含有马兜铃酸成分，其中不少是常用的中药及其制剂。现将含有马兜铃酸的常用中药及成药介绍如下。

（1）单味中药

①马兜铃

别名：葫芦罐，臭罐罐，万丈龙。

来源：为马兜铃科马兜铃属植物北马兜铃及马兜铃，以成熟果实入药。

性味功能：苦，微辛，寒。清热降气，止咳平喘。

主治用法：慢性支气管炎，肺热咳喘，百日咳。用量3～9g。

②天仙藤

来源：为北马兜铃或马兜铃的茎叶。

性味功能：苦，温。行气活血，止痛，利尿。

主治用法：妊娠水肿，胸腹痛，疝痛，风温痛。用量4.5～9g。

③朱砂莲

别名：背蛇生，躲蛇生。

来源：为马兜铃科马兜铃属植物朱砂莲的块根入药。

性味功能：苦辛，寒。有小毒。清热解毒，消毒止痛。

主治用法：肠炎，痢疾，胃、十二指肠溃疡，咽喉肿痛，毒蛇咬伤，痈疖肿毒，外伤出血。用量0.6～1.5g。研粉或磨汁服；外用适量，研粉或磨汁搽敷患处。

④关木通

别名：木通马兜铃，东北木通，马木通，万年藤。

来源：为马兜铃科马兜铃属植物关木通的藤茎。

性味功能：苦，寒。清热，利尿，通乳。

主治用法：膀胱炎，尿痛，水肿，小便不利，乳汁不通，口舌生疮。用量3～9g。

⑤广防己

别名：木防己，藤防己，防己（广西、广东），大猕药。

来源：为马兜铃科马兜铃属植物汉防己。

性味功能：苦，辛，寒。祛风清热，利水消肿。

主治用法：风湿性关节炎，高血压病，肾炎肿，膀胱炎，小便不利。用量 6 ～ 15g。

⑥青木香

别名：土青木香，青藤香，蛇参根，独行根。

来源：为马兜铃科马兜铃属植物马兜铃的根。

性味归经：辛，苦，寒。行气止痛，解毒消肿，降血压。

主治用法：胃痛，高血压病，风湿性关节炎，跌打损伤，咽喉肿痛，流行性腮腺炎。外用治牙痛，湿疹，毒蛇咬伤。用量 3 ～ 9g；外用适量。

⑦寻骨风

别名：巡骨风，白毛藤，猫耳朵草，猴耳草，毛香，猫香，清骨风，白面风，黄木香。

来源：为马兜铃科马兜铃属植物绵毛马兜铃，以根或全草入药。

性味归经：苦，平。祛风湿，通经络，止痛。

主治用法：风湿骨痛，跌打损伤，胃肠疼痛，疝痛。用量 15 ～ 30g。

（2）中成药

①龙胆泻肝丸

处方组成：龙胆，柴胡，黄芩，栀子，泽泻，关木通，车前子，当归，地黄。

性状：暗黄色水丸，味苦。

功能与主治：清肝胆，利湿热。用于肝胆湿热所致的头晕目赤，耳鸣耳聋，耳肿疼痛，胁痛口苦。

注意事项：孕妇慎用。脾胃虚弱者，不宜久服，久服易伤脾胃。

②八正合剂

处方组成：车前子，川木通，大黄，灯心草，甘草，滑石，瞿麦，栀子。

性状：本品为棕褐色的液体；味苦，微甜。

功能与主治：清热，利尿，通淋。用于湿热下注淋病（热淋证）证见小便短赤，淋沥涩痛，口燥咽干。

③纯阳正气丸

处方组成：白术，半夏，冰片，苍术，硼砂，青木香，硝石，雄黄，朱砂。

性状：棕黄色至棕红色的水丸；气芳香，味苦，辛。

功能主治：温中散寒。用于暑天感寒受湿，腹痛吐泻，胸膈胀满，头痛恶寒，肢体酸重。

④大黄清胃丸

处方组成：白芷，槟榔，大黄，胆南星，关木通，滑石粉，黄芩，芒硝。

性状：黑褐色的大蜜丸；味苦，辛。

功能主治：清热解毒，通便。用于胃火炽热，口燥舌干，头痛目眩，大便燥结。

注意：孕妇忌用。

⑤导赤丸

处方组成：赤芍，大黄，关木通，滑石，黄连，黄芩，连翘，天花粉。

性状：黑褐色的大蜜丸；味甘，苦。

功能主治：清热泻火，利尿通便。用于火热内盛所致的尿血，口舌生疮，咽喉疼痛，心胸烦热，小便短赤，大便秘结。

⑥跌打片

处方组成：白芍，赤芍，当归，防风，甘草，骨碎补，关木通，红花，姜黄。

性状：本品为糖衣片，除去糖衣后显棕褐色；气微腥，味苦。

功能主治：活血化瘀，消肿止痛。用于打损伤，筋断骨折，瘀血肿痛，闪腰岔气。

注意：孕妇忌用。

⑦冠心苏合丸

处方组成：冰片，青木香，乳香，苏合香，檀香。

功能主治：理气宽中，止痛。主治气滞血瘀之胸痹。用于心绞痛，胸闷憋气。

注意：孕妇忌用。

⑧十香返生丸

处方组成：安息香，冰片，沉香，丁香，金礞石，牛黄，青木香，朱砂。

性状：为深棕色的大蜜丸，气芳香，味甘，苦。

功能主治：开窍化痰，镇静安神。主治痰厥证。用于脑卒中痰迷心窍引起的言语不清，神志昏迷，痰涎壅盛，牙关紧闭。

注意：孕妇忌用。

此外还有八正散、排石冲剂、分清五淋丸、当归四逆丸、甘露消毒丸等。

上述药物引起马兜铃酸肾病的主要原因是：

①处方者为非正式中医药专业人员。由于不能真正掌握中医药理论指导实践，导致出错。

②药物品种的差异和用量。实际上，什么动植物可以为药，有什么功效，不但由其本身所决定，而且还关系到其收获时间、加工炮制方法以及药物的配伍和用量，而目前出现的关木通肾损害多为误用、错用所致。

③个体差异。体质特异性所导致的致敏性损害中西药物都难以避免。虽说至今尚无中草药肾毒性发生与人类遗传或基因相互关系的研究，但其中的相关性可能是存在的。

④超常规量用药。国内有报道，7例因腰腿痛服木通煎剂后引起中毒均因急性肾功能衰竭，于服药后5～10日全部死亡。木通的常用剂量为3～6g，上述7例所服木通的用量为60～66g者5例，120g者1例，200g者1例，均因超量中毒致死。长期临床及实验研究发现，法定剂量下不会造成肾损害，中药的剂量问题是构成中医药理论体系的一部分。每味药均有严格的剂量范围。《中药大辞典》载木通的用量为1～2钱（相当于3～6g）。至于关木通，其用量更低，为0.5～1.5钱（相当于1.5～4.5g）。这样剂量下的复方应用未曾有任何毒性报道。现代科学实验也证实了药典法定剂量的关木通也是安全的。王海燕教授指导学生完成了"药典法定剂量关木通对大鼠肾功能及间质结构影响的研究"课题，用关木通生药1000g

制成 500mL 水煎剂（2g 生药 /mL），按药典规定剂量 1g/kg 灌胃予 200 ～ 250g 的 Wistar 大鼠（约相当与人类剂量的 0.1g/kg），结果未发现任何明显的肾损伤迹象，无论是反映肾小球功能的血肌酐还是反映肾小管功能的尿酶、尿糖、尿蛋白，在关木通组与正常对照组之间均无统计学差异。在光镜下对肾组织形态结构的观察亦未能发现明显的肾小管间质的病变。为进一步证实其结果，还对肾间质细胞外基质的主要成分纤维连接蛋白（fibronectin，FN）在肾间质的分布亦和正常组完全相同。由此看来，两个月的观察期未能发现药典法定剂量的关木通水煎剂对大鼠的肾功能、肾脏组织形态及细胞外基质成分有明显的不利影响。虽然种种证据表明木通尤其是关木通具有肾毒性，但本研究的结果显示：药典规定用量的关木通并不会引起大鼠肾间质纤维化病变。木通（尤其是关木通）相关的肾损害机制仍有待进一步的研究。

（二）西医

1. 病因

本病是由马兜铃酸类中药引起的肾损害。马兜铃酸是马兜铃科马兜铃植物中所共同含有的一类成分，是植物界中发现的第一个硝基化合物。自然界中最基本的马兜铃酸有 6 种，即马兜铃酸 Ⅰ、Ⅱ、Ⅲa、Ⅲ、Ⅳa、Ⅳ，其中以马兜铃酸 Ⅰ 毒性最强。其分子式分别为 $C_{17}H_{11}O_7N$、$C_{16}H_9O_6N$、$C_{15}H_8O_7N$、$C_{16}H_{10}O_7N$、$C_{16}H_{11}O_8N$、$C_{17}H_{13}O_8N$。马兜铃酸具有多种药理作用，如泌尿系统作用——利尿；呼吸系统作用——祛痰，扩张支气管；心血管系统作用——强心，降低血压，抗心律失常，扩张冠脉；神经系统作用——镇静，催眠，促递质释放；其他——抗菌，抑制肿瘤，抗过敏，抗炎，解热镇痛。

据文献记载，全世界含有马兜铃酸成分的植物有 600 余种，在我国有 40 余种。含有马兜铃酸的中药一次用量过大，或长期服用累积量过大可导致急慢性肾功能衰竭。1993 年日本学者报道，一妇女因长期服用含有汉防己碱的中成药减肥引起获得性 Fanconi 综合征。患者停服中药 5 个月后自愈，再次服用这些药后，再次发作 Fanconi 综合征。比利时学者也报告 9 名年轻妇女服用了含有防己、厚朴的减肥药后发生了快速进展性间质纤维化肾损害。

2. 发病机理

马兜风铃酸肾病发病机制不清，目前对发病有许多争议，存在多种观点。主要的假说有以下几种观点：

（1）细胞毒假说

认为马兜铃有"胞浆毒"作用，能导致中毒性肾损害。

（2）肾缺血假说

认为马兜铃能导致肾小动脉壁增厚，管腔狭窄，引起缺血性肾损伤。此外，还有细胞凋亡，免疫反应及马兜铃酸 –DNA 加合物致病假说，但是，实际上细胞凋亡可能仅为一疾病伴随现象，而免疫反应及马兜铃 –DNA 加合物致病至今尚未无直接证据。

（3）细胞毒假说

认为马兜铃酸有细胞毒性，能通过多种途径导致各型马兜铃酸肾病，且其发病类型与用量用药方式有关：①短期内大剂量马兜铃酸作用于肾小管上皮细胞，可致该细胞坏死及凋亡，出现急性马兜铃酸肾病；②小剂量作用于肾小管上皮细胞，可致该细胞变性及萎缩，出现肾小管功能障碍型马兜铃酸肾病；③小剂量马兜铃反复作用于肾小管上皮细胞，也可激活该细胞，甚至致其转分化。活化的肾小管上皮细胞可释放转化生长因子 β（TGF-β）等因子，通过细胞间"串话"作用于肾间质成纤维细胞，激活后者分泌细胞外基质，导致肾间质纤维化；转分化为肌成纤维细胞的肾小管上皮细胞，还能直接分泌细胞外基质，加重肾间质纤维化；④马兜铃酸还能通过肾小管进入肾间质，直接刺激及激活间质成纤维细胞，分泌细胞外基质，致间质纤维化。其中后两种机制均参与了慢性马兜铃酸肾病的形成。

马红梅等分析国内外报道的关木通肾毒性病例发现，关木通的服药剂量和时间不同，所产生的肾毒性病变也有别，提示关木通急性与慢性中毒的肾损害机制可能是不同的。国内既往曾报道过短期（1～10d）大量（25～200g/d）服用关木通导致急性肾衰甚至死亡的病例，其病理特征为中毒型肾小管坏死；日本临床报告的小剂量（1g/d）长期（66～1036d）服用关木通复方肾毒性病例的病理特征为近端肾小管上皮细胞显著变性、萎缩、坏死，伴间质纤维化，肾小球病变轻微或基本正常。马红梅等建立了体内短期肾毒理动物模型并观察短期（7d）内大量（相当临床成人用量20g/d）服用关木通及其复方对该模型的毒性影响。结果显示，关木通及其复方均出现肾毒性，肾组织病理表现为皮质浅层近端肾小管上皮细胞变性、脱落，间质血管瘀血，肾小球基本正常或有轻度基膜皱缩，从而在动物模型上确证大量、短期服用关木通及其复方，呈现急性肾小管上皮细胞损伤为主，而不伴肾间质纤维化的组织病理学特点。另据周方钧等报道，给小白鼠关木通用量相当成人口服200g时，连续1周后，杀检肾脏发现肾小管弥漫性变性坏死，大部分远端肾小管上皮细胞坏死、脱落，远端肾小管管腔明显扩张，管腔内可见多种管型，以蛋白、细胞管型为主；间质充血，血管周围水肿，淋巴细胞浸润。目前认为关木通的主要毒性成分是马兜铃酸，研究表明马兜铃酸对小鼠、大鼠、家兔、山羊和人体均有毒性作用，特别对啮齿类动物有强致癌作用；药代动力学研究提示马兜铃酸在人体内有蓄积；马兜铃酸对肾脏的损害存在量-毒依赖关系，主要特征是肾小管坏死。近期国际上对中药安全性问题的报道，其焦点实质集中于马兜铃酸的肾毒性上。日本和比利时学者分别从当归四逆加吴茱萸生姜汤颗粒剂（KM-38旧方）和进口中药材防己样品中检出马兜铃酸成分，这一最直接的证据促使他们认为马兜铃酸是上述中药制剂招致肾损害的罪魁，其肾损害的作用位点主要是肾小管上皮细胞。然而，关木通和其他马兜铃科马兜铃属植物中药材一样，不但含致癌活性成分马兜铃酸Ⅰ，而且还含有硝基菲类有机酸衍生物或内酰胺成分。最新的体内药代动力学数据表明，马兜铃酸在肾脏分布较高，在体内分布与消失较快，不易积蓄，大鼠口服后未能明显测出其在血液中的含量，说明其生物利用度较低。有学者进一步研究发现，中草药肾病的机理至少不完全是直接毒性，可能与马兜铃酸代谢产物马兜铃内酰胺贴附于肾小管上皮细胞上，并最终进入细胞核形成 DNA 加成物使癌基因序列发生碱基置换有关。Cosyns 等则发现马兜铃酸可引起癌变但不伴小管-间质病变。以上这些研究至少对马兜铃酸独立而直接的肾毒性作用提出质疑。我们根据实验结果推测，马兜铃内酰胺可能也是关木通真正的肾毒性成分。至于肾毒性的作用位点则存在三种假说：其一是毒物直接损害肾小管上皮细胞，特别是近端小管，引起肾小管上皮细胞转分化为成纤维细胞，进而导致间质纤维化及间质瘢痕；其二是原发病在间质血管，导致缺血，间质纤维化及肾小管继发性破坏；其三是毒物直接刺激间质，引起间质纤维化进而导致间质血管和小管病变。马红梅等根据肾间质在肾脏所占比例较大，且中药肾毒性的病理特征往往伴不同程度的间质病变如纤维化，特别是 Depierreux 等在研究所谓中草药肾病的病理特征时提出假说，认为其原发病变可能还包括间质成纤维细胞，并在本实验中被证实。另据基础毒理学研究指出，绝大多数有机毒物的毒性，主要是由于其代谢产物引起的，芳香族硝基化合物在体内代谢时，皆可诱发大量活性氧，关木通肾毒性机理可能也是如此，这与细胞毒作用机理相似，其确切机制有待进一步研究揭示。

3. 病理

本病的突出病变表现为广泛的小细胞性的间质纤维化及肾小管萎缩，病变在表浅皮层最为严重；小球病变轻微，多数肾小球有毛细血管塌陷和基底膜皱缩的缺血表现；小叶间动脉、入球小动脉血管壁增厚，管腔变窄，免疫病理阴性或见 IgM、C_3 沉积。

（1）急性肾小管损伤 / 坏死

病理表现为肾小管肿胀，空泡变性，小管上皮细胞脱落，严重者可致小管上皮细胞坏死，并向腔内崩落。各种细胞碎片出现在肾小管的腔内，使小管阻塞。肾小球与血管基本正常。临床上可表现为急性肾功能衰竭。

（2）急性间质性肾炎

病理表现为肾间质广泛淋巴 – 单核细胞浸润，亦可有嗜酸和嗜碱细胞浸润。间质可发现上皮样的细胞肉芽肿。肾间质可见有水肿。肾小球与血管无明显异常。

（3）肾小球损害

常见有以下 3 种病理改变：微小病变肾病、膜性肾病、局灶节段性肾小球硬化。

（4）慢性间质性肾炎

病理表现为肾间质纤维化，肾小管萎缩和局灶淋巴 – 单核细胞浸润，严重者致局灶或完全肾小球硬化。马兜铃酸诱发的间质肾纤维化主要在外侧皮质并有肾小管缺失，这种纤维化迅速进展为晚期肾衰和癌症，即使已停止服用，纤维化也继续进展。

二、临床表现

马兜铃酸肾病可表现为急性肾小管坏死或慢性小管间质性肾炎。

目前大多数学者主张临床分以下 3 型：

1. 急性马兜铃酸肾病

急性马兜铃酸肾病常在短期（甚至一天内）大量服含有马兜铃酸成分的中药后发生。临床常呈非少尿性或少尿性急性肾功能衰竭，可伴近端及远端肾小管功能障碍。而且常有肾外表现，如消化道症状恶心、呕吐，血液系统表现贫血、血小板减少，肝功能损害及神经系统异常（视听力障碍，震颤）等。除上述表现外，还可见到部分患者临床上有大量蛋白尿及低蛋白血症。

2. 肾小管功能障碍型马兜铃酸肾病

常发生在小量间断服含 AA 药物后数月，出现乏力、口渴、多饮、多尿、夜尿增多等症状。主要表现为肾小管酸中毒和 / 或 fanconi 综合征，同时伴肾小管浓缩功能障碍，而血清肌酐及尿素氮基本正常。

3. 慢性马兜铃酸肾病

患者多在持续或间断小量服用含马兜铃酸药物后出现症状，多由持续小量服用含 AA 药物引起，亦可由急性 AAN 不愈发展而来：肾功能损害常隐袭进展，速度不一；肾损害出现后及时停服含 AA 药物，也不能制止病变进展，肾功能仍持续恶化。患者出现肾损害后，常首先出现夜尿增多，而后逐渐出现各种肾衰竭症状。临床主要为慢性肾小管–间质肾病表现。尿化验呈肾性糖尿及轻度蛋白尿，低比重及低渗透压尿；肾功能呈进行性损害，部分患者进展快，半年进入终末期肾衰，部分患者进展慢，10 余年才达毒症；常伴贫血在（贫血出现较早）及轻中度高血压（国外报道发生率 2/3）。尿沉渣无明显异常。长期服用含马兜铃酸的中药可并发泌尿系癌症。谌氏报道在收治的 50 例慢性马兜铃酸肾病患者中，有 2 例经膀胱镜检查及手术证实伴发膀胱移行上皮细胞癌，并有 1 例经逆行肾盂造影证实肾盂占位性病变。慢性马兜铃酸肾病患者如出现明显的均一红细胞血尿，即应高度怀疑泌尿系癌症，而行相应检查。

目前国内外的观察提示本病易进展为慢性，并发展成慢性肾功能衰竭，如比利时发生的 AAN，一部分患者停药后其肾功能仍呈进展；国内报道 1 例肾病综合征患者服用木通后出现急性肾功能衰竭，半年后肾活检提示仍见肾小管基底膜裸露，而 25 例马兜铃酸肾病患者中 19 例表现为慢性。其原因可能与其损伤范围广，肾毒性作用时间长，小管上皮细胞修复能力差等有关。

三、实验室检查

1. 尿液检查

急性马兜铃酸肾病尿常规显示蛋白尿，伴少量红细胞、白细胞及管型。可有肾性糖尿及低渗透压尿，且尿酶明显增高。慢性马兜铃酸肾病尿化验常发现肾性糖尿、低渗透压尿、轻微蛋白尿，少量红细胞、白细胞及管型。肾小管功能障碍型马兜铃酸肾病实验室检查常呈远端（Ⅰ型）或 / 和近端（Ⅱ型）肾小管酸中毒表现（为阴离子间隙正常的高氯性代谢性酸中毒，常伴低血钾、低血钙及低血磷，Ⅰ型尿 pH 常 > 6.0，尿可滴定酸或铵减少，Ⅱ型尿碳酸氢盐增多），甚至出现完全性或不完全性综合征肾性糖尿、氨基酸尿、磷酸盐尿及尿酸盐尿等。合并尿浓缩功能减退，尿渗透压低。

2. 血液检查

（1）血常规

慢性马兜铃酸肾病可有血色素降低，可示为中、重度贫血。

（2）血肌酐、尿素氮

急性马兜铃酸肾病及慢性马兜铃酸肾病均可有不同程度的血肌酐、尿素氮升高。

3. 光镜检查

急性马兜铃酸肾病光镜下呈急性肾小管坏死，近端肾小管上皮细胞变性、坏死，刷状缘脱落，有的仅残留肾小管基底膜，肾间质水肿，散在少量单核细胞浸润，肾小球多无明显改变，小动脉内皮细胞肿胀。慢性马兜铃酸肾病光镜下肾间质呈寡细胞型纤维化，肾小管萎缩或消失，肾小球基底膜呈缺血性皱缩，毛细血管袢塌陷，直至进展为缺血性硬化，小动脉壁增厚，管腔狭窄。肾小管功能障碍型马兜铃酸肾病光镜下见近端肾小管上皮细胞扁平，弥漫空泡变性，部分崩解脱落，管腔扩张，肾间质或无明显病变或呈轻度灶状寡细胞性纤维化。肾小球正常，小动脉壁增厚。

4. 免疫荧光镜检查

急、慢性马兜铃酸肾病，肾小管功能障碍型马兜铃酸肾病免疫荧光显微镜检查均多为阴性。

5. 电镜检查

急性马兜铃酸肾病电镜检查可见肾小管上皮细胞微绒毛脱落，线粒体肿胀及线粒体嵴消失，部分细胞器崩解，基底膜裸露，肾间质水肿，肾小球内无电子致密物。慢性马兜铃酸肾病电镜下肾间质可见束状胶原纤维，肾小管基底膜增厚、分层，肾小球基底膜皱缩及节段性增厚，毛细血管塌陷。肾小管功能障碍型马兜铃酸肾病电镜检查可见肾小管上皮细胞线粒体肿胀，微绒毛脱落，部分崩解脱落。

6. B 超检查

慢性马兜铃酸肾病患者 B 超常发现肾脏缩小，且双肾大小可不对称。

7. 马兜铃酸的检测

目前马兜铃酸的检测方法主要有离子交换柱层析、极谱法、荧光分析和气相色谱分析、TLC- U V 分光光度法、TLC- S can 法、高效液相色谱法（HpLC）、薄层层析和反相高效液相色谱法（reversed-phase HPLC）。一般来说，这些方法都具有简便、快速、准确、灵敏和回收率高的优点。

四、诊断

（一）诊断要点

急性损伤根据其用药史，急性肾功能衰竭临床不难诊断；但对某些马兜铃酸引起的慢性损伤较易忽视，往往致发生肾功能衰竭才引起重视，对具有以下情况的要考虑马兜铃酸引起的慢性损伤。

1.有超规范使用含马兜铃酸中草药史（包括剂量过大，服法不当，炮制不当）。

2.临床表现为肾小管功能的减退，伴逐渐进展的肾功能减退而很难以其他原因解释。

3.肾活检提示间质纤维化及肾小管萎缩，炎症细胞浸润不明显。

（二）鉴别诊断

1.急性肾功能衰竭

急性马兜铃酸肾病可表现为急性肾功能衰竭。临床以起病迅速、少尿、水和电解质紊乱、代谢性酸中毒和尿毒症为主要表现。需与各种肾炎、急进性高血压、肾动脉梗阻、肾乳头坏死、感染等原因损害肾实质而发生急性肾功能衰竭相鉴别。详细询问服药史是鉴别的要点。

2.慢性肾小球疾病

本病表现为慢性马兜铃酸肾病者用药史往往易被忽略，与慢性肾小球肾炎较难鉴别。追问病史，慢性肾小球疾病一般早期常有水肿和高血压。实验室检查慢性肾小球疾病尿蛋白以中分子为主的肾小球性蛋白尿为主，24小时尿蛋白定量多大于1.5；而慢性马兜铃酸肾病以肾小管性小分子蛋白尿为主，24小时尿蛋白定量多小于1.5g，且常在0.5g以下，尿沉渣仅有少量白细胞，管型少见。慢性肾小球疾病的肾小球功能损害为主，且其发生早于氮质血症，可资鉴别。

3.慢性肾盂肾炎

慢性马兜铃酸肾病需与慢性肾盂肾炎鉴别。慢性肾盂肾炎多有反复发作的泌尿系感染病史。细菌培养及病史有助于鉴别。

4.急性间质性肾炎

本病应与急性间质性肾炎及其他药物所致急性间质性肾炎鉴别。马兜铃酸肾病及其他药物所致者多有全身过敏表现，尿检可见无菌性白细胞尿，其中嗜酸性粒细胞占1/3和（或）蛋白尿，肾功能检查肾小球滤过功能在短期内出现进行性下降，伴近端和（或）远端肾小管功能的部分损伤。血中IgE升高有助于诊断。与其他药物所致急性间质性肾炎的鉴别要点在于用药史。必要时可行肾活检确诊。

（三）诊断思路与误诊防范

1.对马兜铃酸肾病应有足够的重视和警觉，根据用药史、临床表现等不难诊断。但对一些慢性损伤则易忽视，往往在发生肾功能衰竭才引起重视。为了避免误诊，对有以下情况者要考虑马兜铃酸肾病引起的慢性损伤：1）有超规范使用含马兜铃酸成分的中药史（包括剂量过大、用法不当、炮制不当）；2）临床表现为肾小管功能的减退，伴逐渐进展的肾功能减退而很难以其他原因解释；3）肾活检提示间质纤维化及肾小管萎缩，炎症细胞浸润不明显。

2.国内外学者研究发现，马兜铃酸肾病易进展为慢性肾功能衰竭。故对诊断本病者应进行较长时间的随访观察，尽早发现慢性进行肾功损害，以免延误治疗。

五、治疗

（一）辨证论治

马兜铃酸肾病可表现为急性或慢性经过，病程不一，病情轻重不一，但其总的中医病机为正气不足，药邪伤肾，属本虚标实之证。急性者以邪实为主，慢性者正虚邪实，故临床应辨正邪主次，新病久病，急证缓证。

急性期

1. 气滞血瘀，水浊内停

临床表现：腰部坠痛或刺痛，恶心呕吐，血尿，尿少尿闭，或见皮肤瘀斑，或有四肢水肿，胸闷，腹胀，或尿色混浊，舌质暗，有瘀点，苔薄黄，脉细涩。

辨证分析：本证型邪浊伤络以瘀湿并见，瘀湿内阻肾络则见腰痛，瘀象偏重腰刺痛，湿象重则腰部坠痛。络血阻络，血不循经，溢于脉外则见尿血、皮肤瘀斑。瘀阻肾络，肾气内伤，气化失司，水湿内停而水肿，腹胀。开阖不利，清浊不分，故见尿少尿闭，小便不畅，尿色混浊。

治法：活血化瘀，清利水湿。

方药：桃红四物合五苓散加减。桃仁 10g，红花 10g，当归 10g，生地黄 20g 赤芍 10g，川芎 10g，茯苓 10g，白术 10g，牡丹皮 10g。

加减：若恶心明显，可加用制半夏 10g，陈皮 10g，生姜 10g 等和胃化湿止呕；若寒湿偏盛，可加用桂枝 10g，黄芪 15g 等益气温阳散寒祛湿；若邪毒伤络，尿血，尿痛，可加用大蓟、小蓟各 15g，白茅根 105g，生地榆 10g 等凉血止血；若水肿不消，脘腹胀满，可加用茯苓皮 18g，玉米须 15g，车前子 15g，大腹皮 15g 以利水消胀；尿浊明显者，加生薏苡仁 50g，萆薢 10g，益智仁 15g 以清利化湿，分清泌浊。

方解：方中用桃仁破血行滞，红花活血祛瘀为主药，赤芍、川芎活血祛瘀，当归养血益阴，又有行瘀之功。茯苓、白术健脾利湿，牡丹皮祛瘀凉血。

2. 阴寒内盛，湿浊内壅

临床表现：小便不通或点滴不爽，畏寒肢冷，纳差，腹胀如鼓，舌质淡，面白神疲，口淡不渴，恶心欲呕，苔白，脉沉细而尺弱。

辨证分析：本证病机为阴寒内盛，湿浊内壅。肾阳被寒湿所遏，下元虚寒，故见畏寒肢冷；肾阳不足，不能温养后天，脾阳虚弱故见面色纳差，面白神疲，口淡不渴，腹胀如鼓，恶心欲呕；阴寒内闭，膀胱气化失常，故见小便不通或点滴不爽。舌质淡，苔白，脉沉细而尺弱皆现阴寒内盛之象。

治法：温阳行气，利水化湿。

方药：实脾饮加减。肉桂 5g^{（焗）}，制附子 10g，茯苓 15g，大腹皮 15g，泽泻 12g，白术 15g，厚朴 15g，生姜皮 10g，车前子 12g^{（包煎）}，甘草 6g。

加减：若腹胀甚者，加川椒 5g，防己 15g；形神萎靡，腰膝酸软疼痛，宜加鹿茸 5g，人参 10g；若少尿，甚至无尿、呕吐、烦躁者，可加用吴茱萸 10g，细辛 5g，干姜 10g。

方解：方中制附子、肉桂温补元阳为君药，茯苓、生姜皮、大腹皮、白术、泽泻、车前子健脾利水；甘草调和诸药。全方共奏温阳行气，利水化湿之功。

3. 气机壅滞，湿浊内闭

临床表现：尿少或尿闭，全身浮肿，恶心呕吐，纳呆厌食，口中尿臭，头痛烦躁，甚则神昏，舌苔腻，脉实有力或弦滑。

辨证分析：气机升降失常，水毒内闭，水毒之邪壅塞三焦，故尿少尿闭，全身浮肿，恶心呕吐，口中气秽；水毒上扰清阳则头痛头晕；若痰蒙心窍，则出现神识昏迷。舌苔白腻，脉实有力或弦滑均为湿浊内闭之象。

治法：疏通气机，利湿化浊。

方药：藿香正气散合二陈汤加减。半夏 10g，陈皮 10g，姜厚朴 10g，青皮 6g，甘草 5g，香附 10g，紫苏 10g，党参 15g，赤茯苓 15g，木瓜 15g，石菖蒲 10g，白术 15g，白芷 10g，麦冬 10g，草果 10g，肉桂 3g，莪术 10g，大腹皮 10g，丁香皮 10g，槟榔 10g，木香 10g，藿香 10g。

加减：尿闭甚，大便不通者，宜加大黄 10g，枳实 10g，芒硝 10g 等通腑泄浊，使湿浊从大便而出；水肿甚者，可加桑白皮 10g，泽泻 10g，陈葫芦 15g 等利水消肿。

方解：方中藿香、半夏燥湿化浊，大腹皮、赤茯苓、槟榔利尿通浊为主药，配伍草果、白术、丁香皮、石菖蒲、木瓜助藿香、半夏燥湿化浊；厚朴、青皮、香附理气行滞，可助大腹皮等利水之功，即"气能行津"之意；党参一味，健脾益气，以防湿浊困脾；肉桂温补肾元，以助肾之气化；紫苏宣肺利水以开中焦；莪术行气活血通络；甘草、姜、枣和胃气以护中州。诸药相伍，共奏疏通气机，利湿通闭之效。

慢性期

1. 脾肾两虚

临床表现：面色无华，神疲乏力，腰膝酸软，腹胀纳差或恶心欲呕，口干多饮，夜尿频多，或小便清长，舌质淡胖，苔薄白，脉沉细无力。

辨证分析：脾肾两虚，气血俱损，脾胃虚弱，运化失司，故腹胀纳差，恶心欲呕；肾气亏虚，故腰膝酸软，夜尿频多，小便清长，神疲乏力；热病之后，气血俱损，不能上荣于面，故面色无华；阴津不足，则口干喜饮；舌质淡胖，脉沉细无力，皆为脾肾两虚，气血亏虚之征。

治法：健脾益肾，补气养血。

方药：济生肾气丸合四君子汤加减。熟地黄 15g，山茱萸 10g，山药 15g，泽泻 10g，茯苓 30g，牡丹皮 10g，熟附子 10g^{（先煎）}，党参 10g，白术 10g，炙甘草 10g，牛膝 15g，车前子 20g，仙茅 10g，淫羊藿 10g。

加减：若年高元气大虚，肾阳不振，可加红参 10g，鹿角片 15g 以补气壮阳；若腹部胀满，舌苔白腻者加砂仁12g，白豆蔻12g以运脾化湿；面色萎黄，气短乏力者加黄芪30g，当归12g以补气养血。

方解：方中熟地黄滋补肾阴；山药、山茱萸滋补肝脾，辅助滋补肾中之阴；熟附子、仙茅、仙灵脾温补肾中之阳，意在生长肾气；牛膝补肝肾；泽泻、茯苓、车前子利水渗湿；牡丹皮清泻肝火，与温补肾阳药相配，意在补中寓泻，以使补而不腻。另加四君子汤补气养血，以资化源。全方共有温补肾阳，补气养血之效。

2. 邪毒伤肾，气阴两虚

临床表现：口干，烦渴，多尿，夜尿，腰痛，乏力，尿赤，发热，舌质红，苔薄白或无苔，脉细数。

辨证分析：邪毒伤肾，气阴两伤，肾虚故腰酸腰痛，困乏无力；肾失开阖，水液精微外泄，故多尿，夜尿；阴津不足，引水以自救，故烦渴多饮；邪毒化热伤及肾络，故尿赤；舌质红，苔薄白，或无苔，脉细数，为邪毒伤肾，气阴两虚之象。

治法：清热利尿，益气养阴。

方药：清心莲子饮加减。黄芩10g，麦冬10g，地骨皮10g，车前子10g，炙甘草10g，莲子10g，茯苓15g，炙黄芪15g，人参10g。

加减：若药毒伤肾者，可酌加绿豆30g，土茯苓25g，防风10g祛风解毒；若伴发热者，加柴胡15g，薄荷6g^(后下)发散风热；若气虚重者，重用黄芪30g，加太子参25g健脾补气；若阴虚重者，加生地黄15g，玄参12g滋补肝肾。

方解：方中以参、芪、甘草补中益气而泻虚火，助气化而达州都，地骨皮退肝肾之虚热，黄芩、麦冬清热于心肺上焦，茯苓、车前子利湿于膀胱下部，中以莲子清心火而交通心肾。全方虚实兼顾，既具益气养阴之效，又有清热除湿之力。

3. 脾肾两虚，水湿潴留

临床表现：头昏乏力，面色萎黄，食欲不振，腰膝酸软，形寒肢冷，小便清长，大便溏软，或下肢浮肿，舌质淡，苔白，脉沉濡细。

辨证分析：病延日久，脾肾俱损，腰为肾之府，肾虚精亏，故腰膝酸软；脾为后天之本，脾虚不运，气血生化乏源，故头昏乏力，面色萎黄，食欲不振；脾肾阳虚，不能温煦肌肤，则形寒肢冷；气化失调，则小便清长，下肢浮肿，大便溏软；舌质淡，苔白，脉沉濡细，皆为脾肾阳虚之象。

治则：温补脾肾，化气行水。

方药：金匮肾气丸加减。熟附子10g，肉桂6g，熟地黄15g，山茱萸10g，山药15g，茯苓30g，泽泻10g，牡丹皮10g，黄芪30g，白术10g，炒杜仲30g，仙茅12g，淫羊藿12g，牛膝15g，车前子15g。

加减：若高年元气大虚，肾阳不振，可加红参10g，鹿角片15g以补气壮阳；若兼贫血、气虚者，加当归12g，鹿角胶15g^(烊化)补气生血；若肾虚腰痛甚者，加淫羊藿15g，巴戟天15g，肉苁蓉15g，菟丝子15g补肾壮腰。

方解：方中熟地黄滋补肾阴；山药、山茱萸滋补肝脾，辅助滋补肾中之阴；肉桂、熟附子、仙茅、淫羊藿温补肾中之阳，意在生长肾气；牛膝补肝肾；泽泻、茯苓、车前子利水渗湿；牡丹皮清泻肝火，与温补药配伍，意在补中寓泻，以使补而不腻。全方有温补肾气，化气行水之功。

（二）辨病治疗

1. 专方专药

（1）清肾扶正汤

本方为曹田梅经验方。组成：黄芪 15g，茯苓 15g，车前子 15g，白术 15g，大黄 10g，玉米须 15g，石韦 15g，白茅根 15g，生薏苡仁 30g，甘草 5g。每日一剂，水煎服。有泄浊益肾扶正之功，可用于本病急性期。加减：镜下血尿或肉眼血尿者，加琥珀 3g$^{（冲服）}$，三七3g$^{（冲服）}$；肌酐、尿素氮高者，大黄用量加至 15g，加生龙骨、牡蛎牡各 30g；恶心呕吐者，加半夏 10g，藿香 10g；少尿者加猪苓 10g，大腹皮 15g。

（2）解毒通用方

本方为邹燕勤经验方。组成：生黄芪 20g，生地黄 15g，川芎 15g，生甘草 6g。有益气养阴，活络解毒之功。加减：气虚明显者再加党参、白术；可加太子参、冬虫夏草增强补气养阴的作用；有过敏表现可加防风、蝉蜕、徐长卿凉血祛风脱敏；出现血尿时加仙鹤草、石韦、荠菜花；少尿时加益母草、马鞭草、桑白皮。

2. 中成药

（1）黄芪注射液　40mL 加入 5%GS250mL 静滴，10 天为一疗程。

（2）虫草肾康胶囊　主要由冬虫夏草、黄芪、丹参等中药组成。每次服 4～5 粒，每日3 次。

（3）金水宝胶囊　每粒装虫草菌粉 0.33g，补益肺肾，秘精益气。用法：口服，一次 3粒，一日 3 次。

（4）百令胶囊　由冬虫夏草菌的无性世代——中华束丝孢真菌经液体培养得到的冬虫夏草菌粉分装而成的胶囊。主要成分为发酵虫草菌菌丝体干粉。每次口服 5 粒，每日 3 次。

3. 单方验方

白茅根玉米须汤　白茅根、玉米须各 15g，泡水当茶饮，治疗血尿、蛋白尿。可用于巩固治疗。

（三）西医治疗

本病的重点是预防，首先要加强科普知识的宣传，不要滥用中药，不要长期使用含马兜铃酸成分的中药，如龙胆泻肝丸、八正合剂、排石冲剂等。其次不要随意更改药量、剂型及服法；如需长期用药则要监测其肾功能；而有肾脏疾病患者不宜运用含马兜铃酸成分的中药。另外注意患者的年龄、性别、生理状况等，如孕妇、老弱、儿童易发生肾损伤，如存在某些危险因素，如血容量不足等亦要特别注意，在纠正后谨慎用药。

对马兜铃酸肾病目前西医尚无成熟治疗方法。可采用以下治疗原则。

1. 及时发现，及时停药。

2. 发生肾功能衰竭，应及时进行血液透析，血液净化治疗。

3. 加强营养支持治疗，防止水电解质、酸碱失衡。对水电解质、酸碱失衡，对慢性小管间质疾病或非少尿性肾衰，要保证液体入量，使尿量维持在 2000mL/d 以上，以减低药物在肾髓质的浓度，并防止肾缺血。

4. 此外，早期应用血管紧张素转化酶抑制剂（ACEI）、血管紧张素 II 受体阻滞剂可以防止或减轻间质纤维化的进展。

5. 类固醇类激素治疗。有用泼尼松 1.0mg/（kg·d）治疗 1 个月后，每 2 周减 0.1mg/（kg·d），最后以 0.15mg/（kg·d）维持有一定疗效。

比利时医师曾用类固醇激素治疗过慢性马兜铃酸肾病，治疗组及对照组治疗前血清肌酐分别为 247.53±17.68μmol/L 及 229.84±8.84μmol/L（$P > 0.05$），治疗一年后两者血清肌酐分别为 353.61±61.88μmol/L 及 627.65±44.20μmol/L（$P < 0.05$），治疗组 2/12 人及对照组 16/23 人进入透析，故证实类固醇类激素在延缓慢性马兜铃酸肾病进展上有效。

国内中日友好医院也试用过类固醇类激素治疗各型马兜铃酸肾病，虽为非对照性试验，且观察时间尚短，但是试验结果仍有一定提示意义。初步结果：治疗急性马兜铃酸肾病患者 4 例，2 例治疗后肾功能恢复正常，但是此病恢复速度远较一般急性肾小管坏死慢，2 例大剂量服药（分别为 50g 及 200g 煎水顿服）的老年人尽管经积极治疗仍转成慢性。治疗肾小管功能障碍型马兜铃酸肾病患者 6 例，1 例治疗后病情缓解（此例就诊及时，肾穿刺组织间质水肿较明显），1 例虽经积极治疗病情仍持续进展，半年后进入终末期肾衰。4 例患者治疗时间短尚在观察中，此初步结果只能提示：该型部分患者病情并不稳定，可向缓解或慢性马兜铃酸肾病进展。治疗慢性马兜铃酸肾病患者 50 例，就诊时 7 例已进入尿毒症，20 例已为慢性肾衰，均已失去类固醇类激素治疗时机，其余 23 例属轻、中度氮质血症的患者已接受类固醇类激素治疗，随访 1 ～ 14 个月，除 1 例病情持续进展半年进入尿毒症及 1 例失访外，余 18 例至今病情稳定。

类固醇类激素治疗的具体方案，如起始量多少，如何减量，维持多久等，目前尚无定论，仍需在临床中探索。其治疗机理也不清楚，可能与其强大的抑制细胞因子作用及抗纤维化作用密切相关。

（四）中西医结合治疗

1. 结合要点

中西药优势互补：中西药治疗本病各有所长。在出现急性肾功能衰竭时，西医透析等治疗常可使患者转危为安。无尿期用呋塞米等强力利尿剂常可获良效。对间质性肾炎，泼尼松等激素治疗效果满意。中药对促进肾功能的恢复，改善全身情况，有西医治疗不可替代的优点，在治疗中应充分利用中西优势，使中西医治疗有机结合。

2. 方案选介

目前尚未检索到中西医结合治疗本病方案。

（五）其他治疗

1. 针灸治疗

取穴：肾俞、膀胱、关元、气海、足三里。方法：分两个阶段，先让患者俯卧取背部腧穴，每穴温针灸 3 艾段，每段 2.5cm 长，约 20 分钟后起针，然后再让患者仰卧，取腹部穴位及足三里，方法同上，隔日 1 次，15 次为一疗程。

2. 灌肠治疗

灌肠治疗对药物性肾损害有确切疗效，尤其是表现为急慢性肾功能衰竭者。可选用以下方剂。

（1）大黄 10g，蒲公英 30g，生龙骨 30g，生牡蛎 30g，甘草 30g。水煎 250mL，保留灌肠，每日 1 次，10 天为一疗程。

（2）生大黄 30g，土茯苓 30g，败酱草 15g，制附片 10g$^{（先煎）}$，甘草 30g。水煎 250mL，保留灌肠，每日 1 次，10 天为一疗程。

（六）专家诊疗经验

毕增祺认为，中药中毒引起的肾脏损害是一个值得重视的问题。国外研究发现，马兜铃类中药可以引起有特征的小管间质性肾病，但笼统地提出"中药性肾病"这一名词是不严谨甚至是不科学的，因为中药种类很多，容易引起误解。如西药很多也有副作用，其中很多也可以引起肾脏受损，有些是直接肾毒性，有些是属于人体的过敏反应，但我们不会因为某种药如抗生素有时会引起肾损害，而笼统地提出"西药性肾病"。对于那些已知的有肾毒性的中药，应有足够科学证据，以及交代是在何种条件，何种情况下会有肾毒性，哪些是属于个体的过敏反应，哪些是属于用药过量，哪些是属于配伍禁忌，哪些是属于直接肾毒性等，患者原有肾功能的具体情况等也应考虑在内，这些都有待进一步深入研究。中医立法方药十分严谨，所谓君臣佐使，其针对性以及处理病情的层次十分明确，而今，很多人不遵循中医基本理论，滥用"偏方"或用药成"堆"，有时在中药"验方"中还滥加西药。国外近年报告的用中药减肥，引起所谓"中药性肾病"，大概就属于这一类情况。目前，由于药物滥用而引起肾脏损害的问题值得警惕和进一步深入研究。

（七）研究现状

1. 机理研究

裴奇等报告，研究发现木通煎剂口服可导致大鼠急性肾功能衰竭，给大鼠投予木通煎剂口服后，大鼠出现氮质血症及糖尿，肾脏病变以皮髓交界处最为明显，近端小管损害突出，肾小球只表现轻度系膜增殖，整个病变与临床所见十分吻合。

实验研究发现，大鼠口服马兜铃酸 I，剂量 40mg/kg，90% 的动物出现死亡。雌、雄大鼠口服马兜铃酸的 LD_{50} 分别为 183.9mg/kg 和 203.4mg/kg；静脉注射分别为 74.0mg/kg 和 82.5mg/kg。雌、雄小鼠口服马兜铃酸的 LD_{50} 分别为 106.1mg/kg 和 55.9mg/kg，静脉注射分别为 70.1mg/kg 和 38.4mg/kg，小鼠腹腔注射关木通提取物 LD_{50} 为 19.4mg/kg。雄性小鼠口服为 30mg/kg，可降低肾小球滤过率，使血、尿肌酐增加，引起肾衰竭。其动物组织病理学特征为胃贲门浅表性溃疡，肾小管坏死，淋巴器官萎缩。

研究还发现，马兜铃酸在体内有较大的蓄积作用，每日灌服 0.9mg/kg，连续 3 天，第 3 天才在尿中检测出马兜铃酸；口服剂量为 1.35mg/kg，连续 5 天，由各代谢、排泄途径（尿液、胆汁、唾液）排出体外的药量只是给药剂量的 53% 左右。

给大鼠予马兜铃酸提取物或马兜铃酸 I，分析检测到组织 DNA 中有脱氧腺苷马兜铃内酰胺 I［7-（deoxyadenosine-N6-yl）-aristolactam-I，dA-AA-I］的 DNA 加合物，DNA 内出现特异 DNA 加合物是致突变前损伤的一个重要的生物信号，而这种加合物在动物整个生存期都一直存在，这就很好地解释了为何马兜铃酸肾病患者在停用含马兜铃酸制剂后 27 个月仍能检测到 dA-AA-I 加合物。这种特异性加合物是组织癌变前的不可修复的损伤。

张氏等研究不同剂量的马兜铃酸对大鼠肾小管 - 间质的慢性损伤。将实验动物分为 3 组：1）马兜铃酸低剂量组，20 只大鼠，予马兜铃酸 2.5mg/kg·d，腹膜内注射共 12 周；2）马兜铃酸高剂量组，20 只大鼠，予马兜铃酸 5mg/kg·d，腹膜内注射共 12 周；3）对照组，6 只大鼠，予生理盐水腹膜内注射，每只 2mL/d，共 12 周。马兜铃酸高、低剂量组在用药后 1、2、4、8、12 周分别处死 4 只大鼠，对照组动物实验结束时处死，分别进行尿蛋白定量、尿 β_2-MG、肾功能、肾脏病理等方面的检查。结果：马兜铃酸低剂量组在用药后 12 周血 BUN 水平有明显升高（$P < 0.05$）；马兜铃酸高剂量组在用药后 8、12 周血 BUN 水平有明显升高（$P < 0.05$，$P < 0.01$）；而两组动物在用药后各时间点均未见尿蛋白、尿 β_2-MG、SCr 水平明显升高（$P < 0.05$）；肾病理检查可见两组动物 8 ～ 12 周后有轻度肾小管 - 间质损害，尤以高剂量组明显。作者认为，研究中应用的一定剂量和时间的马兜铃酸可诱导大鼠发生慢性肾小管 - 间质损害及 BUN 升高，但诱导实验动物发生慢性肾间质纤维化的时间及条件尚待进一步探讨。

马红梅等建立了体外培养牛肾间质成纤维细胞模型，观察关木通鼠血清和关木通主要毒性成分马兜铃酸及其鼠血清对该模型的毒性影响，并进一步采用高效液相色谱法检测马兜铃酸鼠血清中马兜铃酸及其代谢产物的含量。结果表明：1）关木通及其主要成分马兜铃酸的鼠血清均对牛肾间质成纤维细胞的生长明显抑制，这与慢性马兜铃酸肾病寡细胞性肾间质纤维化的特点相一致；且大鼠服用马兜铃酸后 1 ～ 6h 内作用持续，各时相血药间无显著性差别。2）体外马兜铃酸溶液在实验浓度范围内，连续 3 天均未见对肾成纤维细胞的生长有显著影响。HpLC 检测结果显示，马兜铃酸鼠血清中含量最高的马兜铃酸 I，其吸收转化的代谢速度快，随服药后时间延长，血药浓度呈递减趋势；而含量最低的马兜铃酸 II，吸收较差，血药浓度不稳定；只有马兜铃内酰胺 I 在一定时间内血药浓度相对稳定。可见马兜铃酸鼠血清对肾成纤维细胞的抑制并不随马兜铃酸 I 血药浓度的递减而减弱，提示不同时相马兜铃酸鼠血清对肾成纤维细胞的持续抑制可能与血药浓度相对稳定的马兜铃酸代谢产物马兜铃内酰胺 I 有关。至此我们考虑：关木通真正的肾毒性成分还有其固有的和体内代谢生成的马兜铃内酰胺，其作用位点并不局限于肾小管上皮细胞，至少还有肾间质成纤维细胞。

2. 单味中药的研究

（1）冬虫夏草及其制剂

冬虫夏草及其制剂具有补肺肾，益精气功效。现代药理证实，冬虫夏草能拮抗氨基糖苷类药所致肾脏氧耗下降，可促进肾小管上皮细胞的再生与修复，加快氨基糖苷类药肾损伤肾功能的恢复。冬虫夏草尚能对 CsA 所致的肾缺血、缺氧损伤具有明显保护作用，并改善其肾脏血流动力学；实验研究表明冬虫夏草能保护缺血性肾损伤，延缓肾功能衰竭，尤对肾小管间质具有较明显的防治作用。冬虫夏草可运用于药物性肾损伤的多种疾病，用量 6 ～ 10g/d，隔水蒸服，常用制剂为百令胶囊、至灵胶囊、金水宝。

（2）大黄制剂

大黄制剂具有清热解毒、活血化瘀、泄浊通便之功效。现代研究表明，大黄不仅能抑制细胞的过度增生和肥大，影响各种相关细胞因子及生长因子，还能抑制细胞外基质的结聚，延缓间质纤维化，主要用于慢性肾小管间质疾病。

（3）川芎及其制剂

川芎及其制剂有抗血小板聚集、解痉、增加肾血流量作用，能保护肾小管再吸收的功能，增加肾内前列腺素合成，降低血浆血管紧张素 Ⅱ 水平，对急性肾功能衰竭有保护作用，用量 10 ～ 30g/d，水煎服，常用制剂有川芎嗪针、保肾康片。

（4）丹参及其制剂

丹参及其制剂有改善肾脏血流，促进肾小管上皮细胞修复作用，用量 10 ～ 30g/d，水煎服，常用制剂有丹参针、复方丹参片。

（5）黄芪

黄芪能保护及修复组织损伤，与川芎制剂一起能防治庆大霉素导致的肾小管损伤，用量 30 ～ 60g/d，水煎服，常用制剂有黄芪针。

（6）积雪草

积雪草可抑制成纤维细胞增殖，与制大黄、桃仁组成的复方积雪草可下调肾内 ECM、TGFβ-1、TIMp-1 表达，防治肾硬化，用量 30g/d，水煎服。

3. 马兜铃类中药临床用药安全性研究

胡适林认为，马兜铃药物问题给我们提出了非常紧迫而严肃的问题。近年来国际上所谓"中草药肾病"一说十分流行。国外禁用含马兜铃酸草药主要依据是：比利时一些患者服用同一家诊所开出的减肥药"苗条丸"芬氟拉明、安菲拉酮、波希鼠李皮、颠茄浸膏、乙酰唑胺、防己、厚朴长达数月，有的甚至 3 年，105 名女患者中有 70 个患者需要肾移植或做血透治疗，有些患者患了"中草药肾病"后得了膀胱癌。一些不能解释的间质肾纤维化病例，也被怀疑与使用含马兜铃的食品补剂或植物的制品有关。英国根据两例因治疗湿疹而服用含有马兜铃酸的中药引发所谓"中草药肾病"而需要做血液透析或肾移植，遂于 1999 年 7 月 29 日宣布禁止销售和使用这类草药。美国药品与食品管理局在 2000 年 6 月 9 日晨"至今未收到类似不利事件的报告"的情况下，命令停止进口、制造和销售已知含有和"怀疑含有马兜铃酸的原料和成品"。显然问题出在西方错误地把中药当成可以随意添加的食品补剂或不经辨证论治就可以施用于任何人的草药。从"苗条丸"的配方根本看不出"理、法、方、药"指导原则。中医很少用防己和木通一类药物来治疗湿疹和肥胖症，即使是常规的医疗用药也没有连续长期服用的记录。换言之，药对病症，剂量恰当，短期服用则既治病又不至有害健康，乌头、砒石也可为良药。相反，号称国老，调和诸药的甘草，久服、多服也能引起浮肿、钠潴留，滥用人参亦能致人于非命。不可否认，广防己、关木、青木香、天仙藤、马兜铃等含有马兜铃酸，长期超量服用肯定有害，而且蓄积性强。但问题的另一个重要方面是，马兜铃酸不等于马兜铃（中药广防己、关木通、青木香、天仙藤等的总称），这个看似简单的道理，恰恰是东西方药学思想的根本分歧。无独有偶，美国人长期用麻黄中的麻黄碱来减肥，也发生了肾中毒，甚至还死了人，外国人还是不明白麻黄碱与麻黄其实相差甚远，在此次马兜铃酸事件中仍旧事重提，作为中药危险的依据。中医不仅从来就不用单一成分治病，而且也很少使用单味药物治病。《中国药典》广防己和关木通的日用量分别为 4.5～9g 和 3～6g，如果马兜铃酸的含量低于 0.1%，全部被吸收也只有 4.5～9mg，即 0.05～0.15mg/kg，与所有报道用 3～5mg/kg 马兜铃酸做实验，相差约 50 倍。在法定剂量下是有害还是有治疗作用？很多研究证明，在处方配伍的情况下，某种成分的活性或毒性会受到制约或加强。药物在"肾"处于病理条件时，所谓的副作用是否表现及表现的方式，以及停药后能否修复马兜铃酸对泌尿系统的选择性作用，从一个侧面证实古人凭感觉和经验确定广防己和关木通归肾、膀胱经，是巧合，还是实践使然？这就给我们提出了非常紧迫而严肃的研究课题，审慎地、科学地加以深入研究这类药物的安全性质量后，将能回答和说明那些可能是似是而非或悬而未决的疑虑，以便更好地指导临床用药而不至人云亦云。马兜铃在中医临床上用了几千年，20 世纪 80 年代每年的消耗量约 200 万公斤，若按照每个患者总用量推算，一年有 3000 万人使用过马兜铃，未见有发生肾功能衰竭这类明显的、容易察觉的副作用的记载，这个基本事实不容忽视。最近，西方的一些非华人学者注意到中医使用马兜铃几千年没有发生安全问题的客观事实，并且撰文指出，所有发生马兜铃问题的病例，都与训练有素的中医无关；真正的中医在英国治疗湿疹没有出现所谓的或引起其他副作用。

六、护理与预防

（一）饮食调养

可进清淡饮食，忌食辛辣厚味。发病初期可多饮水。

此外可用以下食疗方法：

1. 绿豆汤

绿豆 30g，加水煮半小时，食豆饮汤，用于各种药物所致肾损害。

2. 土茯苓麦芽粥

土茯苓 30g，生麦芽 30g，加水 2000mL 煮 20 分钟后，弃去药渣，用汤汁取粥食用。有排毒之功。可多服，至病愈。

3. 薏仁生地冬瓜汤

取薏苡仁 30g，生地黄 30g，冬瓜半斤，猪大骨 2 斤，煮 2 ～ 3 小时频服。

（二）劳逸结合

应注意休息，重症患者需要卧床。

（三）精神调养

要保持心境平和。

（四）辨证施护

根据患者阴阳偏胜，调整室温及服药温度。指导患者用食疗方法配合治疗。

（五）预防

预防对本病十分重要，要预防本病的发生应该注意以下几个方面：

1. 合理用药。用药时应分析利弊，掌握用药恰当剂量。

2. 用中医药理论指导中药用药。

3. 加强科普知识的宣传，不要长期超量服用含马兜铃酸成分的中药，对肝肾功能不良及老弱、儿童及存在血容量不足等危险因素者更要慎用。

（六）预后

药物性肾损害预后良好。如能及时诊断及正确治疗，多数药物性肾损害患者肾功能可恢复正常，患者可完全康复。但个别重症肾功能衰竭、病情复杂或原有肾功能不全及老年患者肾功能常难以恢复，表现为进行性肾功能不全，最终发展为终末期肾功能衰竭。此外，本病的预后与导致本病的药物有关，有报道，卡莫司汀、司莫司汀等抗癌药及某些多肽类抗生素可产生不可逆或进行性肾损害。

七、问题与对策

（一）正确认识中药

中药的有毒和无毒是相对的，任何一种药物，都有其规定的安全剂量范围，在过量使用的情况下均会表现出其特定的器官毒性（如肾毒性、肝毒性，或骨髓抑制及生殖抑制作用等）。长期以来人们有一种误解，认为中药是来源于天然的植物，是无毒的且是绝对安全的。而实际上，传统医学对中药的毒性早有记述。《神农本草经》序中记载，药有酸、咸、甘、苦、辛五味，又有寒、热、温、凉四气及有毒、无毒。我们应该认识到药物的有毒或无毒是相对的。影响中药有毒或无毒的因素有很多，包括药物的品种、炮制方法、配伍、剂型、煎制方法、服用方法、剂量及个体体质差异。因此，在临床上必须增强依法（药典）应用中药的概念。就关木通而言，大剂量服用可能是导致其肾毒性的关键因素。中草药是我国医学的宝贵财富，在许多疾病的治疗过程中可以得到较好疗效。马兜铃酸肾病的发现提醒我们必须重视中草药的毒副作用。对中草药的使用既要防患于未然，消除"中草药乃天然药物，没有毒副作用"等世俗观念，又不能"因噎废食"，片面夸大中草药的毒副作用，而忽视治疗疾病疗效好、副作用少的优点。

（二）科学地开展中草药肾毒性的临床研究

目前，国内外一些权威单位开展的有关研究将中草药肾毒性的研究提高到一个重要地位，早期对中草药的毒副反应提出预警性的认识完全必要。但中草药导致肾损害还多限于病例报告，尚缺乏深入研究，有关中草药导致肾损害的发病机制也尚待进一步阐明。早期的个案临床报道只是提出了认识这种现象的一些线索，但由于疾病种类、用药过程、药物的相互作用、个体差异等种种因素的影响，结论的可靠性值得怀疑，缺乏科学的流行病学研究；部分实验研究也忽视了人和动物的种属差异，简单地将动物实验的结果比照人类现象也不尽科学。如关木通比较容易伤害啮齿类动物的肾小管，而人类是属于哺乳类高级动物。所以，重视中草药毒性作用的研究应当避免成为渲染中草药毒性作用的一种手段。

（三）规范管理

管理部门应进行进一步的规范管理工作：

1. 评价检测马兜铃酸的方法。
2. 研究制定马兜铃酸中毒剂量标准。
3. 制定含马兜铃酸复方药品的管理条例。
4. 研究马兜铃酸治疗和预防方法的评价。

参考文献

1 崔太根，王海燕．药典法定剂量关木通对大鼠肾功能及间质结构影响的研究［J］，中华肾脏病杂志．2000，16（2）：106.

2 schmeiser HH, et al. characteri eation of DNAadducts formed by aristolochic acid in target organ of rat by 32P-Postlabelling analysis using different chromatographic procedures［J］. carcinogenesis（cond），1994，15：1187.

3 马红梅，张伯礼，徐宗佩，等．关木通肾毒性机制的实验研究［J］.中药新药与临床药理，2001，12（6）：404-409.

4 陈蕙萍，俞雨生，朱茂艳，等．浮肿、少尿、进行性肾功能减退［J］.肾脏病与透析肾移植杂志，1999，8（1）：82-84.

5 谌贻璞，陈文．马兜铃酸肾病存在4种病理类型［J］.中华肾脏病杂志，2000，16（6）：406-407.

6 谌贻璞，陈文．马兜铃酸肾病的临床病理表现及治疗［J］.中药新药与临床药理，2001，12（6）：391-393.

7 张晓明，郑法雷，李艳，等．马兜铃酸致大鼠慢性肾小管 - 间质损伤的初步研究［J］.中国中西医结合杂志，2001，2（1）：6-9.

8 马红梅，张伯礼，徐宗佩，等．关木通肾毒性机制的实验研究［J］.中药新药与临床药理，2001，12（6）：404-409.

9 马红梅，张伯礼.关木通肾毒害及其防治［J］.中草药，2001，32（4）：369-370.

10 张忠臣，菅向东，杨志银，等.关木通中毒致急性肾功能衰竭一例［J］.新医学，2011，42（5）：347-350.

11 DepierreuxM，VanDammeB，VandenHouteK，et al. Patho logic aspects of a newly deSCribed ne phropathy related to the prolonged use of Chinese herbs［J］.AmJKidneydis，1994，24：172-180.

12 戴小慧.对含马兜铃酸类中药引起毒性反应的情况分析［J］.浙江中医药大学学报，2009，33（3）：427.

13 Vanperseledestrihou，C，VanherweghemJL.The tragic paradigm of Chinese herbs nephropathy［J］.N ephroldial Т ransplant，1995，10（2）：157-160.

14 田中敬雄.関西地方における Chinese herbs nephropathy の多発状況について［J］.日腎会誌，1997，39（4）：438-440.

15 CosynsJP，GoebbelsRM，LibertonV，etal.Organ toxicity and mechanisms：Chinese herbs nephropathy-associated slim ingregimen induces tumours in the forestomach but no interstitial nephropathy in rats［J］.Ar с hivesofToxicology，1998，72：738-743.

16 樊均明，唐嵘.酸中草药及马兜铃酸肾病的循证医学观点［J］.中药新药与临床药理，2001，12（6）：396-399.

17 黄朝兴，邵志平.木通中毒致肾损害的临床特点及与马兜铃酸肾病的联系［J］.浙江中西医结合杂志，2000，10（10）：588-591.

18 王瑛，潘竞先，贾忠建.马兜铃属植物化学成分及生物活性研究进展［J］.天然产物研究与开发，2000，12（6）：84-93.

19 张晓明，郑法雷.马兜铃酸引起的肾脏损害［J］.国外医学·泌尿系统分册，2000，20（3）：101-103.

20 尹广，胡伟新，黎磊石.木通中毒的肾损害［J］.肾脏病与透析肾移植杂志.，1999，8（1）：10-14.

21 张卫华.三种木通利尿作用及其毒性的比较研究［J］.中国药学杂志，1989，24（10）：594-596.

22 王宁生.马兜铃酸的毒性作用［J］.中药新药与临床药理，2001，12（6）：394-395.

23 俞东容，毛黎明.马兜铃酸肾病及其防治［J］.浙江中医学院学报，2002，26（1）：22-23.

24 胡世林，许有玲.从马兜铃酸问题看中药国际化［J］.世界科学技术，2001，3（2）：5-8+63.

（曹田梅）

第五章 肾脏继发病变

第一节 肾性贫血

肾性贫血（anemia of chronic renal failure，ACRF）是指由各种因素造成肾脏红细胞生成素（EPO）产生不足或尿毒症血浆患者中一些毒性物质干扰红细胞的生成和代谢而导致的贫血。早在 1836 年，Richard Bright 首先发现贫血与肾脏疾病有关，现在已知贫血是肾衰的常见并发症。

中医文献中虽无肾性贫血这一病名，但根据该病的病情演变和症状特点，可归于中医"虚劳""肾劳"范畴。因本病多以虚中夹实，正虚邪实为其基本特点，常夹有肿胀、呕逆、癃闭、失血等症，故可酌情按"虚劳""关格""肿胀""血证"等论治。

一、病因病理

（一）中医

1. 病因

本病成因，与感受外邪、饮食不节、情志所伤、劳倦过度以及水肿、淋证、消渴等病迁延不愈转化而来有关。

（1）感受外邪

风热或风寒侵袭，肺失宣降和通调水道，三焦不利，湿浊阻滞，伤及脾土；或久居湿地、冒雨涉水，水湿内侵，困遏脾阳，不能健运水湿或化生气血，均可使脾阳虚衰，久则及肾，以致脾肾阳虚，水湿浊邪不得气化而变生诸证。由于感邪性质不同，或寒化伤阳，或热化伤阴，从而出现阳虚或阴虚之证。

（2）饮食不节

长期嗜食肥甘厚味、辛辣刺激之品，损伤脾胃，湿邪内生，湿郁化热可致湿热郁结，损

791

伤脏腑，阻滞气机；或过食生冷，脾阳被伤，不能健运，脾虚化生气血不足，先天之肾精无以充养等，均可引起脾肾亏虚，湿浊内生，从而产生本病。

（3）劳倦过度

生育过多，房劳过度，肾气内伤，不能化气行水而致水湿内停；或思虑过度，体劳耗气，损伤脾胃，耗伤气血，可引起脾失健运，水湿内聚，遂成本病。

（4）情志所伤

怒伤肝，思伤脾，恐伤肾。若情志不畅，肝气郁结，横逆犯脾，使脾失健运；或气机郁滞，血行不畅而成瘀血；或气郁化火，伤及肝肾，肝肾阴虚，甚则成肝阳化风之证。

（5）他病转化而来

水肿、淋证、消渴等病迁延不愈，导致脾肾虚衰；或妄投苦寒伤胃、辛热伤阴之品；或滥用有毒之物，均可导致脾肾亏虚，不能升清降浊，气化失常，引起湿浊羁留，发为本病。

2. 病机

各种肾病的患者，在各种致病因素作用下，若其先天不足或年老体弱，则邪气容易乘虚而入，耗损肾气而致肾虚；即使素体健康，但病邪缠绵过久或病中不知慎养，强力入房，也可使邪气入肾而致肾虚。随着病情的发展，肾气由虚而衰，肾脏本身生精化血的能力减弱，其余脏腑功能亦随之减退，即容易出现气血虚弱的情况，导致肾性贫血的发生。所以继发性肾脏贫血的根本原因是肾气的虚衰。本病的病机可概括为以下几个方面：

（1）肾精不足，骨髓亏空，精髓不能化血而致血虚。《素问·阴阳应象大论》云："肾生骨髓，髓生肝。"《张氏医通·诸血门》又云："气不耗，归经于肾而为精；精不泄，归经于肝而化清血。"均说明了精髓、精血间的化生关系，故精髓不足可致血虚。

（2）肾阳衰微，命门火衰，不能正常温煦脾土，脾气虚，失于健运，精微气血不能正常化生，而致血虚。《景岳全书·传忠录》曰："命门为元气之根，为水火之宅……脾胃为中焦湿土，非此火不能生。"《医权初编》曰："脾胃虚，诸病皆虚。"说明这种火不生土，气血不生的病理演变。若阳虚日久，损及肾阴，致肾中阴阳俱虚，则进而可致五脏六腑功能衰败，一身阴阳气血俱耗，可出现虚劳重证和阴阳气血失衡的复杂证候。

（3）肾元疲惫，脏腑受累，功能失调，气机壅滞。三焦气化失常，浊毒弥漫，戕伤气血而致血虚，如张景岳所说：肾元气虚则"五脏六腑皆失所恃，而阴阳病变无所不至"。

（4）肾气匮乏，诸气皆虚，气虚推动无力，血行迟滞而为瘀，瘀阻脉道则血不营周，恶血不祛则新血不生，而致血虚。且心气虚则脉道约束无力，脾气虚则血液统摄失调，肝气虚则不能正常调节血量，还可导致失血而使血虚加重。《血证论》指出："气为血之帅，血随之而运行……气结则血凝，气虚则血脱。"即说明了因虚可致瘀，因瘀又可致虚的道理。

总之，正虚邪实为其基本特点。一方面肾病迁延不愈，脏腑功能失调，使体内水湿、湿热、浊毒、瘀血等病理产物滞留，戕伤气血而致贫血。另一方面肾病迁延不愈，脏腑功能减退，特别是脾肾功能减退，而致气血两虚。

（二）西医

虽然近年来研究进展了解到肾脏与红细胞的生成密切相关，但有关肾性贫血的发生机制仍存在一些争论。目前一般认为肾性贫血的发生是由多种因素综合障碍所致。

1. 红细生生成素缺乏或产生相对不足

现在知道大约 90% 以上的红细胞生成素或促红素（erythropoietin，EPO）是由肾组织产生的，肾外组织如肝所产生的 EPO 不到 10%。目前认为，EPO 产生部位在肾远曲小管和肾皮质及外髓部分小管周围毛细血管内皮细胞。肾功能衰竭时 EPO 缺乏无疑是引起贫血的一主要原因。随着肾脏疾病的发展，肾组织不断破坏，EPO 的产生、分泌减少，即使在贫血造成缺氧或氧转运障碍时均不能有效刺激肾脏产生足够的 EPO。一般来说，贫血的程度与肾功能受损的程度呈正相关，但在某些小管间质受累较重时，肾功能的损害程度往往与贫血程度不一致。这主要是由 EPO 产生部位所决定的。近来，EPO 测定的方法不断改进以及放免测定法的建立，许多结果表明肾衰血浆或血清中 EPO 水平正常或高于正常，但与肾功能正常而有相同程度贫血的患者相比，肾功能正常者血中 EPO 水平大大高于肾功能不全者。因此肾衰贫血时 EPO 的相对缺乏是存在的。近来，人们用人类重组红细胞生成素（r-HuEPO）治疗肾性贫血获得满意的效果。

2. 红细胞生长抑制因子

尿毒症血浆中存在着某种抑制红细胞生成的物质，这一认识不断得到证实，它在肾性贫血的发生机制中起着不可忽视的作用。目前认为抑制因子有以下几种：

①精氨和多胺精氨　用不同的方法证实尿毒症血浆中该两种物质水平高于正常，并对鼠肝细胞培养中的红系集落形成有抑制作用，但以后的研究发现这种抑制作用缺乏特异性。

②甲状旁腺激素（PTH）　有关 PTH 对红细胞生成的影响尚有待进一步证实。另有人认为 PTH 的作用在于引起骨的纤维化，破坏了造血微环境，但是体外研究发现 PTH 并不引起成纤维细胞的增殖。

③核酸酶　该酶在尿毒症血浆中增高，纯化的核酸酶可抑制红系集落形成单位（CFU-E），但对红系爆式集落形成单位（BFU-E）无抑制。

④大分子蛋白质　最近有研究发现，尿毒症血浆中大分子蛋白类物质可特异地抑制 BFU-E 的形成，用免疫扩散法测出 CRF 血浆中该抑制因子浓度高于正常人。

⑤有学者认为，尿毒症血浆的抑制作用与前列腺素有关。

3. 红细胞寿命缩短

溶血是红细胞寿命缩短的主要因素。肾脏疾病的溶血一般较轻，红细胞寿命平均为正常的 1/2，并且骨髓的红细胞生长反应也是正常的，可完全弥补溶血所造成的红细胞减少。故溶血不是造成贫血的主要原因。目前认为肾衰患者红细胞寿命缩短的主要原因是一些细胞外因素造成的，因为将患者红细胞输入到正常受者体内时，其红细胞寿命正常，反之，将正常供者红细胞输入到尿毒症受者体内，其红细胞寿命缩短，透析后红细胞寿命恢复正常亦证明此点。有人认为尿毒症患者血浆中存在着某些物质干扰红细胞膜上 Na 泵的功能，引起贫血。

尿毒症患者血浆中可能含有一些干扰红细胞中磷酸戊糖旁路系统酶活性的物质，使NADP生成减少，谷胱甘肽减少，以致不能清除体内的过氧化物，从而引起贫血。铝和硅可抑制超氧化物歧化酶活性，从而引起氧自由基增多，造成红细胞膜脂质过氧化反应，谷胱甘肽可减少红细胞溶解。胍类物质可能也是引起溶血的原因之一。另外，肾衰时可伴有脾功能亢进，脾切除后，贫血有所改善，有人认为PTH可增加红细胞的渗透脆性，导致细胞稳定性和完整性改变。

4. 失血

大约25%的晚期肾衰患者可出现明显的血液丢失，并加重贫血，其主要原因是血小板功能障碍，引起消化道、皮肤出血。

5. 铁和叶酸的缺乏

在慢性肾衰时，铁的缺乏常可发生。这有以下几个原因：1）凝血机制障碍，引起胃肠道出血。2）血透时由于血浆残留于透析膜以及透析器漏血。3）频繁抽血检查。这些都可造成铁的丢失。铁的缺乏只有在铁丢失超过正常饮食中铁摄入情况下才可发生，这多见于血透，尤其是不常输血的血透患者身上，如果每次血透丢失20mL血，而红细胞压积只为25%时，就相当于丢失5mL红细胞和5mg铁。铁缺乏可影响血红蛋白的合成。

相对来说，叶酸缺乏在尿毒症患者身上并不常见。它也多发生于血透患者。原因可能有两个：1）尿毒症患者限制蛋白质饮食而摄入减少。2）透析过程中叶酸的丢失。叶酸缺乏可导致大细胞性贫血。10%的尿毒症患者血浆中叶酸水平低于正常，但组织中没有发现叶酸的缺乏，这可能是由于血清中叶酸结合蛋白量增加的缘故。维生素B_{12}在透析时并不缺乏，这大概是维生素B_{12}与蛋白结合而不被透析的结果。

6. 铝中毒

慢性肾衰患者由于滤过功能障碍，血中铝不能有效排除，高血磷时服用磷结合剂氢氧化铝以及血透时透析液中铝的跨膜污染等，这些都可造成血铝含量增加，引起组织中铝堆积，导致各种疾患，如"软骨病""透析性脑病"和"小细胞性贫血"。目前对铝诱导的小细胞性贫血的机制尚不十分清楚。

（三）中西医结合

近年来，许多学者在中药治疗肾性贫血的机理方面做了大量的工作，认为中药治疗肾性贫血的作用机理主要表现在以下几个方面：1）提高肾组织NAG酶的功能状态，促进EPO的合成释放。2）减轻促红素抑制因子（IE）的作用，提高EPO的反应性。3）清除体内毒素，稳定细胞膜的功能，延长细胞的寿命。4）提高红系造血祖细胞增殖分化能力等。

二、临床表现

（一）症状

一般来说，血清肌酐水平大于308μmol/L（3.5mg/dL）的患者都可伴发贫血，个体之间贫血程度可有较大差异，但每一个体的贫血程度较稳定。多囊肾肾衰患者的贫血比其他原因肾衰引起的贫血轻。同样，伴有高血压的肾衰贫血，红细胞压积要高于血压正常患者，这可能是高血压引起肾缺血，刺激残留肾单位产生更多的 EPO。另外，伴有肾病综合征者贫血程度比无肾病综合征者严重，这可能是大量蛋白丢失，引起 EPO、转铁蛋白和必需氨基酸减少所致。肾衰贫血的临床症状比其他种类贫血轻。这可能是由于肾衰时红细胞内 2，3-DPG 升高，降低了细胞内血红蛋白与氧的亲和力，使氧更易从血液进入组织改善缺氧状态。

（二）体征

患者可见贫血貌，唇甲苍白，或有颜面及双下肢浮肿等。

三、实验室及辅助检查

（一）血象

1. 红细胞

单纯肾性贫血多为正细胞、正色素性，但如果铁、叶酸缺乏则可出现小细胞或大细胞性贫血。血片可见红细胞形态改变。

2. 网织红细胞

网织红细胞计数可降低、正常或轻度升高，溶血时明显升高。

3. 白细胞、血小板

白细胞、血小板的计数多正常。

（二）骨髓象

多数患者骨髓有核细胞和幼红细胞计数正常。

（三）铁代谢及铁储备

肾衰患者血浆铁消失时间正常或延长，铁转换率正常或稍低，铁利用率降低，血清铁浓度正常或升高，铁结合力降低或正常。血清铁蛋白在 50 ～ 200μg/L。一般血清铁蛋白的水平可反映体内铁储备情况，但如有感染，慢性炎症和肝脏病时，血清铁蛋白可增高。所以，最近有人提出测定细胞铁蛋白能更准确地反映铁储备。

（四）其他

血清叶酸水平正常或降低，红细胞内叶酸正常。血清胆红素多正常，溶血指数增高，放射性同位素测定红细胞寿命缩短。

四、诊断

（一）诊断要点

1. 有慢性肾脏病史，肾功能受损，伴有贫血。

2. 贫血多为正常细胞正常色素性。按贫血程度衡量，网织红细胞不增多，白细胞、血小板不减少。

3. 骨髓检查有核细胞计数多正常。按贫血程度衡量，则幼红细胞增生较低下，粒细胞、淋巴细胞和巨细胞系列正常。

4. 一般抗贫血药物治疗无效。

5. 细胞铁利用率减低，红细胞生存期可轻度缩短。

（二）鉴别诊断

1. 缺铁性贫血

本病发展缓慢，常出现原发病的表现。早期常无贫血，当缺铁进一步加重时则出现缺血、缺氧和含铁酶及铁依赖酶活性降低的表现，而肾功能正常。慢性失血和铁的需要量增加是缺铁性贫血的基础。可根据病史、红细胞形态及骨髓检查和骨髓铁染色做出诊断。

2. 再生障碍性贫血

本病临床表现为进行性贫血、出血、感染，多呈全血细胞减少，而肾功能正常。可根据病史、临床表现、血象、骨髓象明确诊断。

（三）诊断思路与误诊防范

贫血为慢性肾衰最常见的症状之一，且贫血程度与肾功能损害程度相关，但是慢性肾衰患者对贫血的耐受能力一般比正常人强，不少患者虽然贫血严重，却无明显的气促、胸闷、头晕等贫血症状，脉搏也不如其他贫血患者增快显著。同时，部分患者由于忽视原发疾病的存在，或原发疾病不典型，病史不清楚，贫血常为肾衰的唯一表现。因此，一些肾衰患者往往认为自己是贫血，一般先到血液科就诊。而有些医生由于临床经验不足，见到有贫血症状，再加上血色素又那么低，往往诊断为缺铁性贫血或再生障碍性贫血等，而忽视肾功能的检查，延误了肾衰的诊治，使一些肾衰患者得不到及时合理的治疗。事实充分证明，贫血患者应常规检查肾功能。

五、治疗

（一）辨证论治

由于肾性贫血本是肾气的虚衰，故治疗的根本大法是补肾培元。肾精充足，自能生髓化血；肾气充盛，诸脏得荫，气血自可源源不断地产生和运布，从而使贫血状况得以改善。这种补肾为主的治法也是本病区别于一般贫血多直接以补气生血取效的地方。但从另一角度看，既然患者存在着较明显的贫血，有较显著的气血亏虚症状，那么尽管为病之标，施治时也必须重视补气血药物的应用。这又是本病与单纯的肾衰、尿毒症治法上的不同之处。同时肾病日久，发展到肾衰贫血的阶段，往往会有体内脏腑失司，气血虚少，阴阳失调，虚实交错的复杂情况，常有水湿、湿热、浊毒、瘀血等邪实的存在。故治肾要不泥于治肾，补血而不限于补血，在补肾补血的同时重视整体调理，辨证施治。当邪实等标证为急时，又当急则治其标。

1. 肾精不足，骨髓空虚

临床表现：面色暗淡无华，神情萎顿，动作迟缓，短气乏力，眩晕健忘，耳鸣失聪，腰膝疲软，脉沉细而弱。男可兼见阳痿，女可兼见不孕，小儿可兼见生长发育迟缓等。

辨证分析：肾藏精，主骨生髓通于脑，开窍于耳。肾精不足则骨髓空虚，骨骼不健，脑海不充，故见腰膝酸软，神情萎顿，眩晕健忘，耳鸣失聪；精亏日久，不能正常化生气血，气血不足，故见面色暗淡无华，短气乏力，脉沉细弱。其余可兼见的阳痿，不孕，生长迟缓等皆是精虚髓亏血少所致。本证在肾性贫血中属虚多实少，且可受补者，故遵《内经》"精不足者，补之以味"的旨意而用血肉有情及味厚之品填补之，若脾胃虚弱不耐峻补，或见水气、湿浊等实邪较重者，即当先调脾胃或先祛实邪。

治法：补肾填精生髓，佐以益气养血。

方药：河车大造丸。胎盘粉 15g^(另冲)，肉苁蓉 15g，熟地黄 24g，天冬 15g，龟甲胶 15g^(烊化)，杜仲 15g，怀牛膝 15g，人参 10g，当归 15g，茯苓 12g。

加减：若眩晕耳鸣较甚，可加磁石、生牡蛎以镇摄潜敛；足痿不用，可加狗脊、川断强壮筋骨，或配服虎潜丸；小便自遗、大便滑脱不禁，可加益智仁、赤石脂以固肾涩肠。

方解：方中用紫河车、龟甲胶、肉苁蓉、熟地黄、天冬、怀牛膝、杜仲等血肉有情及味厚质醇者补肾填精生髓；人参、当归益气养血；茯苓健脾渗湿，并防诸药之壅滞。诸药合用，达到补肾填精生髓、益气养血之功效。

2. 脾肾阳虚，精微不化

临床表现：面色白而虚浮，形寒肢厥，腰酸膝冷，腹鸣便溏，纳呆食少，神疲乏力，气短懒言，脉沉迟细弱，舌质淡、体胖，边有齿痕，苔薄而润。或兼见尿少浮肿，呕吐清涎，目眩心悸等症。

辨证分析：肾阳不足，不能正常温养四肢骨节，故形寒肢厥膝冷；不能充养腰府，故腰酸困重；肾阳衰微，温煦脾土不力，可致脾阳气虚而健运失职，精微气血不能正常化生，故见腹鸣便溏，纳呆食少，神疲乏力，气短懒言，面色不华；脾肾阳虚则气化不及，水湿内停，故见尿少浮肿，呕吐清涎，目眩心悸。其余诸症及脉象、舌象均系脾肾阳虚，精微气血不能化生所致。本证为肾虚及脾，脾虚不能化生气血所致，故治疗中要重视恢复脾胃的运化功能，用药不宜柔静，补血药不必多加。

治法：温补脾肾，化气生血。

方药：附子理中汤合当归补血汤加味。附子 9g，肉桂 6g，党参 18g，干姜 6g，白术 15g，黄芪 18g，当归 12g，茯苓 5g，甘草 6g。

加减：尿少浮肿可加椒目、防己、冬瓜皮以通阳利水；水势较盛，可改用实脾饮以利水消肿；呕吐清涎可加吴茱萸、姜半夏以温胃止呕；目眩、心悸可将桂枝易肉桂，加泽泻以化气蠲饮；腹胀、脘痞可加小量藿香、苏梗、陈皮以理气宽中；若形寒肢腰膝酸冷较甚，当增益补肾之力，可加巴戟天、仙茅、仙灵脾；若卧思睡、时时泛恶、口中尿味，此尿毒上攻，可合大黄附子汤加黄连、竹茹、生姜以泄浊降逆；若证以脾肾气虚为主，而无明显阳衰表现，可选用归芍六君子汤加菟丝子、沙苑子、枸杞子等药治之。

方解：方中附子、肉桂温肾助阳；白术、茯苓、干姜温中健脾；党参、黄芪、当归，益气养血；甘草调和诸药。诸药合用，共奏温补脾肾，化气生血之功。

3. 阴阳耗竭，气血两伤

临床表现：面色苍白而晦暗，形体羸瘦，神疲懒言，短气乏力，唇甲色淡，手足麻木或搐搦，目眩心悸，头晕耳鸣，腰酸膝软，自汗或盗汗，形寒畏冷，稍动则觉五心烦热，脉细数无力，舌瘦少津。

辨证分析：肾为水火之宅，内藏真阴，真阴为机体各种生命活动的根源。罹病既久，则阴必损阳，阳必累阴，导致阴阳俱伤，进而致一身阴阳气血皆虚。阴虚则内热，故盗汗，耳鸣，稍动而五心烦热；阴虚阳亢，风动则眩晕，手足搐搦；阳虚则外寒，故形寒肢冷，面色苍白而晦；气虚则神疲乏力，气短懒言；血虚则唇甲色淡、肢麻心悸；腰膝酸软是肾虚之本象；其余形体羸瘦、脉细数无力、舌瘦少津等皆是阴阳气血俱衰之征。

本证为罹病日久虚损较重者，患者体内的阴阳气血俱不足。临证时当权衡其阳气、阴血的偏颇情况，酌情调整阴药和阳药的比例，不必平均着力，并慎用过于刚燥、峻烈或沉静之品。也可根据"上下交虚治其中"的原则，摒弃阴阳气血并补之法，而单纯从调理中焦脾胃着手，以平和轻灵之剂收功，如可用黄芪建中汤、薯蓣丸等。

治法：阴阳并调，气血双补。

方药：龟鹿二仙丹合八珍汤化裁。鹿角胶 30g$^{（烊化）}$，龟甲胶 30g$^{（烊化）}$，人参 10g，枸杞子 24g，白术 18g，茯苓 18g，当归 12g，白芍 18g，生地黄 24g，炙甘草 10g。

加减：若阳虚偏重，可加巴戟天、菟丝子而减生地黄；虚极欲脱，则先以四逆汤或参附龙牡汤回阳救逆；阴虚偏重，可合二至丸；内热较显，加知母、黄柏；阳亢风动，加白蒺藜、天麻、珍珠母；阴液将竭，则先以生脉饮加味复阴救涸；气虚偏重，增大人参量并加黄芪、黄精；血虚偏重，加桂圆肉、柏子仁、酸枣仁；若夹杂有水气、湿浊而见呕逆、泄痢或尿闭、肿胀等症，则当标本兼顾或先治其标，可酌选方药，如尿闭肿胀可选济生肾气丸加减，呕逆可选金匮肾气丸合半夏生姜汤等。

方解：方中鹿角胶禀纯阳之性，补肾阳而通督脉，龟甲胶得阴气最全，滋肾阴而通任脉，枸杞子既滋阴又补阳可两相助之，三者当重用；人参、白术、茯苓益气健脾；当归、白芍、生地黄养血柔肝；甘草调药和中。共奏调补阴阳气血之功。

4. 肾元疲惫，浊毒戕血

临床表现：面色萎黄晦滞，形瘦爪枯，神倦思睡，气短懒言，腰膝酸软，尿少尿闭，排出无力，大便干结，时躁烦，泛恶欲呕，口中尿臭，舌体瘦，质嫩红，苔黄腻而燥，脉细数尺弱。或见齿衄、鼻衄、皮肤瘙痒等。

辨证分析：肾元疲惫，神气不充故神倦思睡；腰府不健故腰膝酸软；肾气虚开阖失司，故二便闭结；便闭则浊毒无以排泄，充斥体内扰心则躁烦，干胃则呕恶，上冲口中则有尿臭，逸于皮肤则瘙痒，乱于血分则耗血动血而为衄。元气虚衰者气血本不足，浊毒戕血动血更致血虚，故有面色萎黄晦滞，形瘦爪枯，气短懒言，排尿无力等气血虚衰之证；其脉舌亦系虚实夹杂的表现。本证见于肾性贫血晚期，正虚邪实均较显著。虽当正邪兼治，但必分清主次。若病以便闭呕恶为主，则治以黄连温胆汤、大黄附子汤为主；病情稍稳，则治以大补元煎为主。补肾固元是直接复气血，而解毒化浊是间接复气血，若能恰当应用，可望病情得以暂缓。

治法：补肾培元，解毒化浊。

方药：大补元煎合黄连温胆汤加减。人参 10g，熟地黄 24g，山茱萸 12g，枸杞子 12g，当归 12g，黄连 6g，半夏 10g，枳实 10g，附子 3g，大黄 10g，竹茹 20g。

加减：还可加入滑石、通草以开涩利尿。若烦躁较甚，可加莲子心、水牛角，或配入少量安宫牛黄丸；若手足抽动，可加羚羊角、龟甲；齿鼻衄血，可加牡丹皮、青黛；肌肤甲错，皮肤瘙痒，可加桃仁、赤芍、炮山甲、地肤子。

方解：方中附子、熟地黄、山茱萸、枸杞子调补肾中阴阳以固元气；人参、当归益气养血；大黄通腑泄浊；黄连、半夏、枳实、竹茹和胃解毒、降逆止呕。共奏补肾培元、解毒化浊之功效。

5. 气血虚亏，瘀血内结

临床表现：面色黧黑，形羸体瘦。青筋显露，肌肤甲错，神疲乏力，两目干涩，脉细涩而弱，舌质紫暗或有瘀斑。可兼见尿少浮肿，腹满腹水，心悸气短，头晕目眩，纳呆，胁痛，经闭等症。

辨证分析：肾劳日久，气血虚亏，故神疲乏力，两目干涩，气虚推动无力，血亏脉道涩滞，血行迟缓而致血瘀。瘀血阻滞脉络，气血不能正常营养周身，脏腑组织失养，故见面色黧黑，形羸体瘦，青筋显露，肌肤甲错；瘀血内结，水气不化，水气留滞则见浮肿或腹水，瘀血不去则新血不生，故可兼见心悸气短、头晕纳呆、胁痛、经闭等干血痨证。

治法：补气养血，祛瘀生新。

方药：补阳还五汤加减。黄芪 30g，当归 15g，赤芍 10g，川芎 10g，桃仁 10g，红花 6g，生地黄 15g，川牛膝 10g。

加减：若尿少浮肿或有腹水，可加泽兰、益母草、防己、车前子以活血利水；若心悸气短，头目晕眩，可加党参、黄精、桂圆肉以增强补气养血之力；纳呆食少，加白术、山楂、鸡内金以健脾消食；胁痛，加郁金、茜草、柏子仁以柔肝舒络。瘀血之象逐渐减轻后，可改用归脾汤补益为主，酌加赤芍、桃仁、川牛膝等活血药。

方解：方中黄芪补气，当归、生地黄养血，桃仁、红花、赤芍、川芎、川牛膝活血化瘀通络，共成通补兼施之方，以求瘀去新生之效。

（二）辨病治疗

1. 专方专药

（1）滋肾生血冲剂　人参、黄芪、鹿角胶、穿山甲、大黄、水牛角等。

（2）益肾生血胶囊　西洋参、当归、冬虫夏草、大黄、丹参、六月雪、土茯苓。

（3）补肾生血干膏　党参、丹参、制大黄、当归、黄芪、淫羊藿、炮附子等。

（4）保元生血饮　地黄、紫河车、生晒参、当归、丹参、陈皮、半夏、大黄。

2. 中药针剂

（1）黄芪注射液　30mL 加入 5% 葡萄糖注射液 250mL，静脉滴注，每日 1 次。

（2）丹参注射液　20～30mL 加入 5% 葡萄糖注射液 250mL，静脉滴注，每日 1 次。

（三）西医治疗

过去人们对肾性贫血治疗缺乏特异性有效手段，近年来由于人类重组红细胞生成素的应用，使人类在治疗上进了一大步。

1. 人类重组红细胞生成素（rHuEPO）

rHuEPO 是利用 DNA 重组技术人工合成的激素，它的生物活性、免疫学特性与自然 EPO 完全相同，到目前为止尚未发现血中存在这种激素的抗体，故使用安全。rHuEPO 治疗肾性贫血的效果令人满意，治疗 10 天，外周血网织红细胞增多，4 周内血红蛋白和红细胞压积增加，增加速度与 EPO 用量有关，一般 4 周内血红蛋白增加 1～2g/dL 为妥，过快会引起其他副作用。另外，EPO 还可增加血小板计数，但一般不超过正常水平，对白细胞影响不大。EPO 对免疫系统、内分泌系统、肾功能的影响还有待于进一步确定。

（1）rHuEPO

早期 rHuEPO 用量较大，150～300u/kg，1 周 3 次，但引起的副作用相对较多。最近人们逐渐减少用量，并将静脉用药改为皮下，使其更为安全，作用持续时间长，副作用减少。由于个体差异，以及铝、PTH 的影响，患者应用的初始剂量范围较大（15～500u/kg，3 次/周）。目前一般用量为 50u/kg，3 次/周，2 周后增加至 75u/kg，如此直至血红蛋白和红细胞压积达到或接近正常值，然后改用维持量 50～100u/kg，3 次/周，使血红蛋白在 100～120g/L，红细胞压积在 33%～28%。此外，感染、缺铁、骨质纤维化亦影响疗效。

（2）铁剂应用

使用 rHuEPO 之前和治疗过程中均应测定血清铁蛋白以了解铁储备情况，如果存在绝对或相对铁的缺乏，血清铁蛋白小于 50～100μg/L，应口服或静脉给铁，即使铁储备正常也应给予口服铁剂以防用药后引起铁的缺乏。

（3）副作用

①高血压：为主要并发症，发生率为 5%～30%，如果减少 EPO 剂量，减慢红细胞压积上升速度，可减少高血压的发生率。

②癫痫：大约 5.4% 患者应用 rHuEPO 后可有癫痫样发作，高血压脑病可能是其主要原因。故治疗过程中应注意控制血压，防止红细胞压积上升过快。

③头痛：头痛一般随着贫血的纠正而出现，并与 EPO 的剂量过大以及血红蛋白上升过快有关。这可能与血压的上升和血黏度增高有关。

④血液凝固增加：随着治疗后贫血的纠正，血小板功能得到改善及出血时间缩短，可减少潜在的出血，但可能引起血栓形成。有关血管内血栓形成的报道并不一致。在治疗过程中加大肝素用量或用小剂量阿司匹林可减少血栓的形成。

⑤透析器清除降低：随着红细胞压积的增加，透析器对溶质清除减低，血钠、血磷和血肌酐浓度增高。一方面由于红细胞增多干扰了溶质的清除，另一方面透析膜上血凝块的形成也可损害透析器的清除功能。

⑥肌痛和输液样综合征：不少患者在静脉输入 rHuEPO 1～2 小时后可出现肌痛、寒战、出汗等输液样反应，可持续 10～12 小时。这些症状可随着继续给药或间断给药而消除。

2. 雄性激素

雄性激素可刺激红系造血，这种刺激作用可能是直接的，也可能通过增加红细胞生成素而间接促进红细胞生长。雄性激素对肾性贫血改善的疗效欠显著，并存有不少副作用，如血小板减少，食欲增加而致血尿素氮增加，男性化及水钠潴留。目前临床上应用有睾酮酯、19-去甲睾酮和 17-甲基雄性类固醇等三类。临床上可根据具体情况选用。

3. 透析

透析的目的在于清除尿毒症血中一些毒性代谢产物，对贫血只能起缓解作用。一般腹膜透析对贫血的纠正要优于血透，这可能是因为一些中小分子的抑制因子较易通过腹膜而被清除。长期透析患者应注意补充维生素 B_{12}、叶酸和铁剂。

4. 输血

输血只能短期缓解患者的贫血状态，对严重贫血患者效果较好。输血会带来一些其他问题。如：1）增加感染肝炎和其他传染病的机会。2）增加肾移植排斥反应，可增加接触 HLA 抗原或其他移植抗原机会，也有认为多次输血反而增加肾移植成功率。3）抑制骨髓造血。体内存在着红细胞反馈机制。因此，目前认为输血仅应用于那些有明显贫血症状或急需肾移植者。

5. 钴

氯化钴刺激肾脏产生 EPO，它是最早治疗贫血的方法，但由于副作用较大，故目前已不大应用。

6. 铁和叶酸

慢性肾衰血透患者及应用 EPO 治疗时，易发生铁缺乏。铁剂的应用应监测血清铁蛋白以了解铁储备情况，一般 4～6 个月测定一次，它对指导非肠道铁的使用有指导意义。铁蛋白不低于 300μg/L 时，铁的补充一般不需要，若铁蛋白高于 300μg/L 时，应停止补铁，以防组织铁质沉着。静脉给铁一般用蔗糖铁，100mg，每周 1 次，静脉给一般在口服剂效果不佳或有较重的消化道不良反应时才施用。虽然长期血透患者叶酸缺乏并不多见，但仍常规给予口服叶酸，以防止产生大细胞贫血。

7. 肾移植

肾移植是治疗慢性肾性贫血的最有效措施。肾移植成功后，血浆 EPO 水平和红细胞压积均可恢复正常。

8. 其他

铝和 PTH 对肾性贫血的发生起一定作用。因此，继发性甲状旁腺功能亢进严重者可考虑甲状旁腺的部分切除，它有利于减轻骨的纤维化，改善贫血。铝可干扰铁的代谢，从而抑制血红蛋白的合成，故近来有人用去铁胺（desferrioxamine，DFO）治疗铝引起的小细胞贫血有一定疗效。DFO 可螯合红细胞和血浆内铝，使血红蛋白、红细胞压积和平均红细胞体积得以增加。

（四）中西医结合治疗

1. 辨证与辨病结合

由于肾性贫血是各种肾脏疾病的晚期表现，加之机体内不能正常地新陈代谢，故本病病情往往虚实交错，单用祛邪之法虽可暂缓毒邪的蕴结蓄积，但贫血往往随之加重；而补虚虽可改善贫血，但多数药物滋腻碍胃，影响吸收，甚或加重氮质血症。因此既要区别于一般的营养不良性贫血，亦不能等同于单纯的补虚，是肾性贫血治疗的特殊性所在。肾性贫血的病机关键在于脾肾衰败，浊瘀内停。肾性贫血的发生与转归与肾功能密切相关，治疗时应改善肾功能和纠正贫血并重。

2. 中药与西药合用

中药配合小剂量 EPO 能明显改善患者的生活质量，并使肾性贫血很快纠正，疗效优于单纯使用 EPO。

（五）其他治疗

1. 单方验方

（1）广狗肾 2 具，海马 50g，鹿肾 1 对，土茯苓 200g，淡菜 100g，鹿角菜 50g，鲍鱼 50g，发菜 50g，砂仁 50g，杜仲炭 50g，枸杞子 100g，冬虫夏草 50g，酒生地黄 50g。共研细末，每次服 10g，日服 3 次。以淡盐汤送下。本方适用于肾精不足，骨髓亏空，气血虚弱者。（《千金妙方》）

（2）红参 20g，白术 15g，茯苓 15g，半夏 15g，陈皮 5g，白芍 20g，当归 15g，甘草 20g，菟丝子 15g，玉竹 15g，熟地黄 20g，枸杞子 15g。本方适用于脾肾两虚、精微不化之贫血。（《当代名医临证精华·肾炎尿毒症专辑》）

（3）生黄芪 30g，薏苡仁 30g，赤小豆 15g，鸡内金（细末）9g，金橘饼 2 枚，糯米 30g。先以水 600mL 煮黄芪 20 分钟，捞去渣，次入薏苡仁、赤小豆煮 30 分钟，再次入鸡内金，糯米煮熟成粥作一日量，分二次服之。食后嚼服金橘饼一枚，每日服一剂，可连续服三个月。各项检查正常后仍要再服三月以巩固疗效。本方亦适应于脾肾两虚、气血不生者。（《岳美中医案集》）

（4）制狗脊 18g，巴戟天 18g，制首乌 30g，枸杞子 46g，熟地黄 24g，潞党参 30g，潼沙苑 30g，怀牛膝 30g，川断肉 30g，杭白芍 15g，炒川连 9g，黑玄参 24g，肉桂心 0.9g，炒杜仲 24g，西当归 18g，黄酒 3 斤浸一周后服用。本方适于阴阳耗竭、气血两伤者。（《邹云翔医案选》）

2. 中药灌肠

中药灌肠，因其疗效显著，操作简便，临床应用日趋广泛。邹燕勤用蒲公英、生牡蛎、六月雪、生甘草为主灌肠。张西相辨证使用灌肠方，偏阳虚者用清腑降浊Ⅰ号；偏阴虚者用清腑降浊Ⅱ号。李守朝统计了41个中药灌肠方，发现使用频率较高的中药依次为：大黄、牡蛎、蒲公英、六月雪、生甘草。辨证选药为：益气温阳药——肉桂、附片、细辛、黄芪、桂枝；清热解毒药——栀子、蒲公英、六月雪、地榆、半边莲、金银花、毛冬青；潜阳收涩药——龙骨、牡蛎；行气导滞药——木香、川朴、枳实。一般灌肠治疗 7～10 天可见 BUN 下降，在改善肾功能的同时改善肾性贫血。灌肠时需缓慢注入，以保留在 30 分钟以上者效果较好，灌肠后保持患者每日排便 3～4 次为佳。

（六）专家诊疗经验

1. 时振声在治疗上重视脾肾与心肝

时振声认为生血之源在于脾。肾藏精，精血同源，由于肾气不固，精微不断下泄，亦必然逐渐发生贫血。故肾性贫血在一定程度上反映脾肾虚损的情况。同时心主血，肝藏血，营血不足也可出现心肝两脏的虚损，因此肾性贫血在治疗上应重视脾肾与心肝。常用的治疗方法有脾肾双补，气血双补，养心补血，养肝补血等。

2. 聂莉芳分虚损、关格两期治疗

聂莉芳按病机及临床表现将肾性贫血分虚损、关格两期治疗。虚损期以六味地黄丸加人参为基本方；关格期若为寒湿、湿浊中阻者，用香砂六君子汤为基本方，若为湿热中阻者，用黄连温胆汤加大黄为基本方。

3. 刘玉芹以保元泄浊生血为大法

刘玉芹认为，肾性贫血主要是由于肾元亏损、肾用失司，五脏功能失调，尤其是脾失健运、胃失和降，气血生成受阻而又浊邪内停，耗伤气血所致。与一般贫血的中医辨证大不相同。一是虚证面广，它不仅涉及五脏六腑，尤其损及先天肾、命门；二是邪实证候明显，而且贯穿于整个病理过程之中。治疗当以保元泄浊生血为大法，药用地黄、紫河车、生晒参、当归、丹参、陈皮、半夏、大黄等达到保元治本、泄浊治标的目的。一破一立，除旧布新，气血自生。同时强调辨标本缓急，补泻轻重；辨病性阴阳，辨用药温凉。

（七）研究现状

肾性贫血是慢性肾功能不全（CRF）患者生活质量下降的关键。近几年来许多学者在中药治疗肾性贫血方面做了大量的工作，取得了一定进展，现综述如下。

1. 病因病机

多数学者认为根据肾性贫血的病情演变和症状特点，可归于中医"虚劳""肾劳"范畴。正虚邪实为其基本特点。一方面，肾病迁延不愈，脏腑功能失调，使体内水湿、湿热、浊毒、瘀血等病理产物滞留，戕伤气血而致贫血。另一方面，肾病迁延不愈脏腑功能减退，特别是脾肾功能减退而致气血两虚。刘玉芹等认为，肾性贫血主要是由于肾元亏损、肾用失司，五脏功能失调，尤其是脾失健运、胃失和降，气血生成受阻而又浊邪内停，耗伤气血所致。左澄章等认为，肾精不足而致髓枯血少是肾性贫血的病机关键，与现代医学认为促红细胞生成素缺乏是肾性贫血的主要原因的观点相一致。谢惠芬认为，肾性贫血产生的根本原因为久病

肾衰、精耗气竭、骨髓空虚，无以化生血液。米彩云等认为，脾肾阳虚之极而致脾失健运，水谷不能化生精微，血液乏于滋生是导致肾性贫血的原因。夏俊杰等认为，肾性贫血主要是肾气虚衰、脏腑功能失调、气血生成不足，或湿浊、瘀血等病理产物潴留，故单纯气血亏虚者较少见。沈壮雷通过对 18 例 CRF 患者的红细胞膜 Na^+-K^+-ATP 酶的研究，发现其细胞膜离子转运机能存在障碍，推测气机失调可能与肾性贫血有关。总之，均认为肾气虚衰是肾性贫血发生的根本原因。

2. 临床研究

谢惠芬等用滋肾生血冲剂（人参、黄芪、鹿角胶、穿山甲、大黄、水牛角等）治疗肾性贫血 52 例与皮下注射 EPO 治疗 20 例对照，两组疗效无显著性差异，总有效率达 90%。刘玉芹等用保元生血饮（地黄、紫河车、生晒参、当归、丹参、陈皮、半夏、大黄等）治疗肾性贫血 30 例，通过 1 年的观察，总有效率达 76.6%。董欣等用补肾生血干膏（党参、丹参、制大黄、当归、黄芪、仙灵脾、炮附子等）治疗肾性贫血 26 例，总有效率为 61.5%，且血清 EPO 浓度略有增加。路波等用加味八珍汤治疗肾性贫血 27 例，总有效率为 77.5%，Hb、RBC 明显提高（$P < 0.05$）。王颖等用滋阴补肾灵（阿胶、龟甲胶、鹿角胶、黄芪、生晒参、鸡血藤）治疗肾性贫血 32 例，总有效率为 73%。杉山诚用归脾汤治疗肾性贫血 7 例，给药后 4 周及 8 周后，Hb 未见上升，但至第 12 周，Hb 明显上升（$P < 0.05$），且未见归脾汤对肾功能及血压有任何不良影响。张庆怡等以补肾气、益精血为治则，用肾性贫血 I 号冲剂（养阴为主），肾性贫血 II 号冲剂（温阳益肾为主）治疗肾性贫血 30 例，治疗后血 EPO 含量及 Hb 明显升高（$P < 0.05$）。米彩云等用潞党参膏治疗肾性贫血 18 例，总有效率为 67.98%。蒋茂剑用益肾生血胶囊（西洋参、当归、冬虫夏草、大黄、丹参、六月雪、土茯苓等）治疗肾性贫血 27 例，治疗前后 Hb、HCT、RBC 比较有显著性差异（$P < 0.05$），ALB 治疗前后有非常显著性差异（$P < 0.01$）。周婷用补肾填精养血法自拟方（党参、炙黄芪、当归、补骨脂、仙灵脾、鹿角胶、阿胶珠、陈皮、制大黄、六月雪）治疗肾性贫血 21 例，总有效期率 76.2%。王军等用肾衰合剂（制附子、仙灵脾、肉苁蓉、丹参、益母草、红花、当归、熟地黄、制大黄等）治疗肾性贫血 26 例，总有效率 65.3%。金一平用保元汤（人参、黄芪、肉桂、甘草）治疗肾性贫血 12 例，治疗后 Hb 和 RBC 均高于治疗前，Cr 低于治疗前，表明该方能改善贫血和肾功能。沈壮雷用保元大黄汤治疗 CRF36 例，结果显示尿素氮、血肌酐明显降低，Hb 明显升高，且患者生存质量和生活能力改善。张洪义等用补血活瘀法（生晒参、首乌、白芍、丹参、大黄）治疗肾性贫血 78 例，总有效率为 74.36%，并提示疗效与肾功能损害程度呈正相关。黄文政等用扶肾液 1 号（半夏、竹茹、土茯苓、大黄等），扶肾液 2 号（太子参、仙灵脾、丹参、酒军等）交替服用治疗肾性贫血 86 例，总有效率 86.65%。徐大基等用健脾补肾中药配合小剂量 EPO 治疗维持性血透患者，结果治疗 3 个月后患者的贫血状态明显改善，效果与常规剂量 EPO 治疗效果相同，表明健脾补肾中药与 EPO 有协同作用，可明显改善贫血状态。黄光明等研究发现，中药配合小剂量 EPO 能明显改善患者的生活质量，并使肾性贫血很快纠正，疗效优于单纯使用 EPO。张英用中药灌肠治疗肾性贫血 28 例，治疗

前后 Hb 比较，有非常显著性差异（$P < 0.01$），疗效满意。陈卫洪等用蜂花粉治疗肾性贫血 22 例，治疗前后 Hb 比较，差异有非常显著性意义（$P < 0.01$），且与 EPO 治疗组疗效比较，没有统计学差异（$P > 0.05$），故认为蜂花粉治疗肾性贫血有显著疗效，且价格合理。

3. 实验研究

孙万森等用绞股蓝总苷片（GP）防治 CRF 大鼠，结果肾功能明显改善，贫血纠正，和病理组大鼠比较，差异显著（$P < 0.01$ 或 $P < 0.05$）。提示 GP 能改善肾功能，纠正肾性贫血，延缓 CRF 进展的作用。Yokozawa 等观察了马鹿角水提物中的乙醇不溶部分对腺嘌呤诱导的大鼠肾性贫血的影响，治疗组 RBC、Hb、HCT 均明显增加，总蛋白和白蛋白浓度提高，红细胞变形比例明显降低。谢惠芬等研究发现，滋肾生血冲剂能明显升高肾性贫血大鼠 Hb、RBC、EPO、RBC-C_{3b}RR 及肾 NAG 及肾组织 NAG 酶。其机理可能为：1）提高肾组织 NAG 酶的功能状态，促进 EPO 的合成释放。2）减轻促红素抑制因子（IE）的作用，提高 EPO 的反应性。3）清除体内毒素，稳定细胞膜的功能，延长细胞的寿命。王蕾等研究益肾液对实验性大鼠肾性贫血的影响，发现益肾液组较模型组的 Hb、RBC、HCT、ESR、EPO 均明显改善（$P < 0.01$），认为该方虽然升高 Hb 不如 EPO 速度快，然而它调动了机体本身的生血功能，药效持久，且无任何副作用，改善肾性贫血的疗效部分优于 EPO。金一平等研究发现，CRF 贫血与红细胞造血受抑制有关，服用保元汤后，CRF 患者血清对 CFU-E、BFU-E 抑制减弱，Hb 和 RBC 增加，提示该方能改善 CRF 贫血与提高红系造血祖细胞增殖分化能力有关。屈宁等研究发现，补肾生血方可显著降低 CRF 大鼠血肌酐、尿素氮，并通过促进 EPO 基因表达来改善动物的贫血状态。董欣等用补肾生血干膏治疗肾性贫血 26 例，用红系集落（CFU-E）体外培养方法测定 EPO 及血清对 CFU-E 生成的抑制，结果服药 1～2 疗程后，EPO 浓度增加，而血清 CRU-E 生成抑制明显减弱，提示该方可改善贫血程度，可能是通过清除患者体内 CFU-E 生成的抑制物来实现的。

六、调护与预防

（一）积极预防和治疗各种肾脏疾病

肾性贫血的预防，主要是积极预防和治疗各种肾脏疾病，避免其向肾衰、尿毒症发展。

（二）饮食调养

饮食上宜遵循二低（低磷，低蛋白），二高（高必需氨基酸，高热量），二适（适当的维生素，适当的微量元素及矿物质），清淡、易消化的原则，忌食生冷过咸过腻之品，且不可乱服药饵，以免伤脾败胃。常用药粥如下：

1. 参枣汤

人参 6g，红枣 6 枚，共煮内服。对慢性肾炎贫血患者，有提高血红蛋白的作用。

2. 扁豆山药粥

扁豆 15g，山药、粳米各 30g，加水煮粥。适用于慢性肾衰肾性贫血脾虚湿盛、久泻少食者。

3. 参圆汤

人参 6g 加桂圆肉 10 枚，共煮内服，有养血安神功效，适用于慢性肾衰肾性贫血、心悸怔忡者。

4. 荠菜 30 ~ 60g，红枣 6 枚，瘦猪肉 150g 煲汤服。本方适用于各种虚劳贫血证。

（三）调摄情志

调摄情志，怡养情怀，勿使五志过激，保持心境愉快，以免耗伤气血，扰乱脏腑。

（四）生活调理

严格节制或禁止房事，以防戕伤已亏之肾气；慎起居，适寒温，防止外邪侵袭加重病情；对能活动者提倡适当活动，以使四肢气血流通，利于脾胃运化。

七、问题与对策

肾性贫血是 CRF 的主要并发症之一，亦是 CRF 患者生活质量下降的关键。肾性贫血产生的根本原因在于促红素的相对缺乏，EPO 治疗肾性贫血虽然疗效肯定，但因价格昂贵，且有一定副作用，难于广泛推广和应用。加强中医药治疗肾性贫血的研究具有重要的临床意义。目前在肾性贫血的病因病机、临床特点方面达成了共识，在专方专药及实验研究方面积累了一定经验，有一些可喜的苗头。但仍存在许多问题，如大多停留在临床报道方面，缺少对比研究，疗效难于被认同；疗效评定标准不统一，影响了疗效的真实性和客观性，难于推广和重复；各地使用的药物差别较大，且药味太多，不利于有效药物筛选。肾性贫血的病机关键在于脾肾衰败，浊瘀内停，肾性贫血的发生与转归和肾功能密切相关。选药时应改善肾功能和纠正贫血并重，尽量用药简练，以便于有效药物的筛选。同时尽快制定出公认的疗效评定标准，应严格采用随机双盲设立对照组，客观分析，科学统计，便于推广和重复。其次加强实验研究，探索作用机理，互相印证，不断提高疗效，加强全国性合作攻关，进行肾性贫血中药治疗的专题研究，早日开发出治疗肾性贫血的有效方药，从而全面提高 CRF 患者的生存质量。

参考文献

1 邹燕勤，周迎晨，王钢. 中医多途径给药延缓慢性肾衰病程进展的远期疗效［J］. 南京中医药大学学报，1995，11（3）：8-11.

2 张西相，林为民，赵武，等. 中药内服和灌肠治疗慢性肾功能衰竭 130 例［J］. 陕西中医，1996，17（5）：201-202.

3 李守朝. 慢性肾功能衰竭中医治疗进展［J］. 陕西中医，1990，11（1）：40-42.

4 时振声. 时氏中医肾脏病学［M］. 北京：中国医药科技出版社，1997：1.

5 聂莉芳. 肾性贫血的中医治疗体会［J］. 中医杂志，1991，32（2）：19-20.

6 刘玉芹.保元泄浊生血法治疗肾性贫血的体会［J］.中国医药学报，1992，13（4）：41-42.

7 蒋炜.肾性贫血患者应用促红细胞生成素对生活质量的影响［J］.中华肾脏病杂志，1992，8（6）：367-368.

8 申志强.中医肾脏病学［M］.郑州：河南科学技术出版社，1990：10.

9 刘玉芹，高菁，任可，等.保元生血饮治疗肾性贫血的临床观察［J］.北京中医药大学学报，1997；20（1）：62-63.

10 左澄章，火同旺.补肾生髓法治疗肾性贫血的临床观察［J］.江苏中医，1989，（12）：11-12.

11 谢惠芬，檀金川.滋肾生血冲剂治疗肾性贫血的临床及实验研究［J］.中国医药学报，1998，13（4）：37-39.

12 米彩云，索守华.潞党参膏治疗肾性贫血的临床观察［J］.中医药研究，1993，（3）：18-19.

13 夏俊杰.中西医结合治疗肾性贫血89例［J］.实用中西医结合杂志，1992，5（6）：328.

14 沈壮雷.升清降浊法治疗慢性肾功能衰竭22例临床观察及升降失衡证的研究［J］.中医杂志，1984（1）：24-27.

15 董欣，山根兴，张洪娣，等.补肾生血干膏治疗肾性贫血患者的临床研究［J］.中国中西医结合杂志，1997，17（6）：334-335.

16 路波，王东，胡筱娟，等.平补缓泻治疗肾性贫血27例［J］.陕西中医，1997，18（4）：158-159.

17 王颖，刘舒音.滋阴补肾灵治疗肾性贫血的临床观察［J］.长春中医学院学报，1999，15（3）：17.

18 杉山诚.归脾汤治疗慢性肾功能不全患者肾性贫血的效果［J］.日本东洋医学杂志，1994，49（5）：148.

19 张庆怡，丁钰熊.补肾方加全胎液治疗肾性贫血的临床与实验研究［J］.中国中西医结合杂志，1996，16（6）：330-332.

20 蒋茂剑.益肾生血胶囊治疗慢性肾功能不全贫血患者24例［J］.陕西中医，1998，19（4）：156-157.

21 周婷.补肾填髓养血法治疗肾性贫血21例［J］.陕西中医，1999，20（6）：246.

22 王军，赵润璞.肾衰合剂治疗慢性肾衰贫血的临床观察［J］.中国中医药信息杂志，2000，7（5）：52.

23 金一平，宋其昌.慢性肾衰贫血及保元汤作用机理的研究［J］.中华肾脏病杂志，1991，7（5）：277-280.

24 沈壮雷，李乃英，葛小平，等.保元大黄汤治疗慢性肾功能不全的临床研究［J］.中国中西医结合杂志，1994，14（5）：268-270.

25 张洪义，曹式丽，何永生，等.补虚活瘀法治疗肾性贫血临床观察［J］.天津中医，1992（1）：12-13.

26 黄文政，曹式丽，何永生，等.扶肾液治疗86例肾性贫血的临床疗效观察［J］.天津中医，

1997, 14（4）: 145-147.

27 徐大基，李奋，林启展.健脾补肾中药对维持血透患者贫血状态及生存质量的影响［J］.福建中医药，1998，29（1）: 33-35.

28 黄光明，叶任高.中西医结合治疗肾性贫血的临床研究［J］.新中医，1997，29（4）: 23-24.

29 张英.中药灌肠治疗肾性贫血28例［J］.湖北中医杂志，1997，19（5）: 24.

30 陈卫洪，赵银娥，李素云.蝉花粉和促红细胞生成素治疗肾性贫血的疗效分析［J］.实用中西医结合杂志，1998，11（3）: 280.

31 张海云.肾性贫血从泄浊保元论治浅析［J］.陕西中医，2010，31（8）: 1104.

32 王文红.自拟健脾益肾化浊汤治疗肾性贫血40例［J］.中国民间疗法，2012，20（5）: 22-23.

33 孙万森，乔成林，刘锐，等.绞股兰总皂甙片防治慢性肾功能衰竭的实验研究［J］.西安医科大学学报，1998，19（2）: 194-196.

34 Yokozawa T. Animal model of adenine-induced chronic renal failure in rats［J］. Nephron, 1986, 44（1）: 230.

35 王蕾，王绵之.益肾导浊口服液防治肾性贫血的实验研究［J］.北京中医，1999，（4）: 52-53.

36 屈宁，温进坤.补肾生血方药对慢性肾功能不全性贫血大鼠红细胞生成成素基因表达的影响［J］.中国中西医结合杂志，1995，15（4）: 222-224.

37 Eschbach JW. The Anemia of Chronic Renal Failure: Pathophysiology and Effects of Recombinant Erythropoietin1［J］. Kidneo Int, 1989, 35: 134.

38 许璇，王明，王艳靖，等.人参养荣汤治疗CRF贫血大鼠的实验研究［J］.数理医药学杂志，2011，24（4）: 465-467.

39 王新华，张淑君，成秉林.自拟生血方治疗肾性贫血的实验研究［J］.中国中医药科技，2009，16（6）: 446-447.

40 董志刚，马晓燕，姚春雷，等.温肾益精降浊法方药治疗腺嘌呤致大鼠肾性贫血的实验研究［J］.中国中医药科技，2010，17（4）: 302-303.

（刘学耀）

第二节　肾性骨病

早在1883年，Lucas首先描述了伴有蛋白尿的成人佝偻病，后人们逐渐发现慢性肾功能衰竭的患者存在骨骼系统的一系列病变，直到1943年才将其正式命名为肾性骨营养不良症（renal osteodystrophy，ROD），又称肾性骨病，包括慢性肾功能不全时出现的各种临床骨病和钙磷代谢紊乱，以骨质疏松、骨软化、骨性佝偻病、纤维性骨炎、骨硬化、软组织钙化、骨滑脱、骨畸形、骨再生障碍和病理性骨折为临床特征。其可发生在肾脏病变的任何阶段，尿毒症患者 100% 有 ROD 存在。自 20 世纪 60 年代以来，随着各种肾替代疗法的广泛开展，尿毒症患者的寿命逐渐延长，肾性骨病已逐渐成为影响患者生活质量及生存时间的重要并发症之一。因其发病率高、发病机制复杂、临床表现隐匿、治疗存在一定难度而倍受临床医生的关注和重视。

肾脏疾病与骨代谢障碍之间关系密切。2000 多年前，中医学中早就有 "肾主骨"（《素问・五脏生成》），"肾之合骨也"（《素问・五脏生成》），"肾生骨髓"（《素问・阴阳应象大论》）等理论。20 世纪 40 年代，我国学者刘士豪探讨了慢性肾衰的钙磷与骨病的关系，并首先提出了肾性营养不良症的概念。近二三十年来，由于血液净化技术的开展和发展，尿毒症患者的存活率和生活质量明显改善，尿毒症患者的生命得以延长，但肾性骨病并未减少，且由于透析因素的参与，肾性骨营养不良的发生率随着透析时间的延长而增高，铝中毒而致的骨骼变化，透析膜生物相容性导致的骨、关节病变，使慢性肾衰骨病的概念更有扩大与深化。随着透析疗法在我国的发展，肾性骨病的发生率也将随之增加，它已成为慢性肾衰与透析领域的主要问题之一。

一、病因病理

（一）中医

中医认为 "肾主骨"，肾为先天之本，如外邪侵袭或内伤致病导致先天之本——肾受损，肾主骨生髓的功能必然受到连累，影响骨骼的生长发育，导致骨骼的病变，引发骨质疏松、骨软化、骨性佝偻病、纤维性骨炎、骨硬化、软组织钙化、骨滑脱、骨畸形、骨再生障碍及病理性骨折等骨病，在中医内科学里分别归属不同的病症，多属肝肾亏虚，瘀血阻滞所致，治以补益肝肾，强筋壮骨，活血通络为主。

（二）西医

肾性骨营养不良症，简称肾性骨病，乃慢性肾功能不全伴随的代谢性骨病。引起肾性骨病的因素有肾脏排泄和肾脏内分泌功能异常，药物和饮食作用，各种肾替代疗法等。其中维生素 D 缺乏，甲状旁腺功能亢进（甲旁亢）和铝沉积是主要原因。这些因素相互作用导致各种类型的肾性骨病的发生。此外，肾性骨病还受其他因素如年龄、性别和肾病类型的影响。

正常骨组织由大量钙化的细胞间质（骨质）及骨原细胞、成骨细胞、骨细胞、破骨细胞等数种细胞构成。骨质包括有机质（35%）和无机质（65%），前者由成骨细胞分泌形成，含有大量层状平行排列的胶原纤维和少量无定形的基质；后者主要是大量钙盐，化学成分以羟磷灰石结晶为主，沿胶原纤维的长轴分布，共同构成骨板。成骨细胞还可分泌碱性磷酸酶和骨钙素等蛋白质参与骨的矿化。破骨细胞主要来源于骨髓的巨噬细胞，能溶解和吸收骨质，促进骨钙释放。正常骨质的维持主要依靠于骨形成（以成骨细胞作用为主）与骨吸收（以破骨细胞为主）之间的平衡，并受 PTH、维生素 D、降钙素、类固醇激素、生长激素、细胞因子等多种体液因子的调节。通常每日约有 400mg 钙进出骨骼，并伴有少量磷和碳酸氢盐的运转。上述任何因素发生改变均可影响骨代谢和钙磷平衡。

1. 维生素 D 代谢障碍

肾脏是合成维生素 D 活性代谢产物 1, 25（OH）$_2$D$_3$ 的主要器官，1α 羟化酶位于近端肾小管上皮细胞线粒体内。维生素 D 通过调节小肠黏膜细胞内的肠钙蛋白（基因及非基因调节），促进肠钙吸收。同时维生素 D 也促进肠磷吸收。维生素 D 促使骨髓造血祖细胞向破骨细胞分化，释放一种从成骨细胞提取的破骨细胞活性刺激因子，可见维生素 D 是一种高效骨吸收促进物质，是最强的骨钙动员物质之一。此外，维生素 D 促进肾小管钙磷重吸收。所有这些作用使细胞外钙磷浓度升高，促进骨样组织和软骨矿化。肾衰早期 GFR 降至 50 ～ 60mL/min 时，1, 25（OH）$_2$D$_3$ 合成即受损害。此时磷酸盐滞留比肾组织丧失对 1, 25（OH）$_2$D$_3$ 合成的意义更大，故可控制磷摄入以恢复 1, 25（OH）$_2$D$_3$ 合成。肾衰晚期 1, 25（OH）$_2$D$_3$ 因肾脏严重毁损而合成剧减，血浓度很低，控制饮食不再能有效地刺激 1, 25（OH）$_2$D$_3$ 合成。慢性肾衰尤其接受透析治疗患者，除 1, 25（OH）$_2$D$_3$ 缺乏外，其他一些因素如微量元素铝在软骨病发病中也起重要作用。1, 25（OH）$_2$D$_3$ 治疗使血 1, 25（OH）$_2$D$_3$ 维持在正常水平，可防止铝在骨中沉积，而肾衰维生素 D 缺乏可使铝性骨病易感性增高。血 1, 25（OH）$_2$D$_3$ 水平减低与甲旁亢骨病的骨组织学密切相关，可见 1, 25（OH）$_2$D$_3$ 缺乏在甲旁亢骨病中的意义。

2. 磷酸盐代谢障碍

血磷浓度由饮食中磷摄入、GFR 值、肾小管对磷酸盐的重吸收、磷酸盐结合剂的应用以及透析方式决定。肾衰早期血磷、血钙可正常，但以 PTH 分泌增加为代价。随着肾衰逐步严重，肾小管代偿作用逐渐失效，出现高磷血症和低钙血症。机体通过感受细胞内外磷负荷增加，抑制 1, 25（OH）$_2$D$_3$ 合成，降低血钙，刺激 PTH 分泌，血磷升高可直接降低离子钙浓度而刺激 PTH 分泌。血磷升高还阻碍 PTH、维生素 D 在骨中协同作用，抑制 PTH 介导的血钙升高。血磷水平是软骨病的一个重要决定因素。透析性软骨病血磷水平低，而甲旁亢骨病血磷浓度高于正常。可见肾衰晚期的高磷血症有预防软骨病的作用。但血磷与骨矿化的关系尚未确立，提示有其他因素参与作用。慢性肾衰晚期，血磷比血钙波动更大。在骨外软组织钙化发病中，细胞外磷酸盐浓度升高比细胞外钙浓度升高意义更大。

3. 钙代谢障碍

慢性肾衰低钙血症原因复杂，与磷滞留和 1, 25（OH）$_2$D$_3$ 缺乏有关，其他因素有肾小管钙重吸收减少，活性及静止骨表面钙转移失常等。透析治疗时钙的跨膜转移取决于血 pH 值、血浆蛋白浓度、血浆和透析液之间钙浓度梯度。应用低钙透析液会导致骨质疏松，而高钙透析液也不宜采用，乃因高钙透析液会加重骨外钙化，且尽管 PTH 分泌受抑，骨远期效应却不理想。较理想的透析液浓度是 1.5 ～ 1.75mmol/L（6 ～ 7mg/dL）。但最近研究表明，应用高钙透析液能控制高磷血症且无增加高钙血症发生的危险。维生素 D 对骨的作用不仅在于对骨代谢的直接作用，还与血钙、磷、PTH 浓度的变化有关。饮食中钙严重缺乏使慢性肾衰患者对维生素 D 丧失反应，而同时提供适当的饮食则能治愈软骨病。

4. 甲状旁腺激素（PTH）

血 PTH 浓度在肾功能不全早期即升高，升高程度与肾衰程度一致。慢性肾衰时低钙血症常见，是刺激 PTH 分泌的重要因素。但低钙血症并非慢性肾衰继发甲旁亢的必要条件。中度肾衰即 GFR 20 ～ 25mL/（min·1.73m^2）时，甲旁亢可在血钙不低而血磷升高、降低的状况下发生，这与 1，25（OH）$_2$D$_3$ 缺乏使抑制 PTH 分泌的钙调控域值（抑制 PTH 最大分泌量到正常一半的血钙浓度）上移有关；甲状旁腺细胞中有 1，25（OH）$_2$D$_3$ 的胞浆和胞核受体。1，25（OH）$_2$D$_3$ 在 DNA 转录水平调节 PTH 基因，减少 pro-PTH mRNA 的合成，而抑制 PTH 分泌。尿毒症时甲状旁腺细胞的 1，25（OH）$_2$D$_3$ 受体数量减少，致使 1，25（OH）$_2$D$_3$ 对 PTH 分泌抑制作用减弱。1，25（OH）$_2$D$_3$ 缺乏通过两种机制刺激 PTH 分泌，一是通过降低肠钙吸收引起低钙血症，另一种是直接改变 PTH 基因转录。动物实验表明，1，25（OH）$_2$D$_3$ 不仅减少 PTH 合成，且能抑制甲状旁腺细胞增生，故 1，25（OH）$_2$D$_3$ 合成缺陷可能还是刺激甲状旁腺增生的重要因素。因透析疗法不能改善 1，25（OH）$_2$D$_3$ 缺乏，甲状旁腺腺体量和 PTH 基本分泌量（每个甲状旁腺细胞有不受血钙影响的最小分泌率）将随透析时间延长而增加。

甲状旁腺细胞有 β 受体和 H$_2$ 受体，这两种受体的拮抗剂能降低尿毒症血 PTH 浓度，但不伴有骨和矿质代谢的改变，故此作用可能仅为外周激素代谢改变。血镁与血钙类似，能对 PTH 分泌起调节作用，但尿毒症血镁变化不大，故意义也不大。铝能抑制 PTH 分泌。现认为内源性降钙素无拮抗 PTH 对骨的作用，不能抑制甲旁亢骨病。近来研究表明，维生素 A 过多时除血循环维生素 A 浓度升高外，组织内维生素 A 浓度并不增高，故维生素 A 过多不会加重甲旁亢骨病。

PTH 通过成骨细胞上的受体间接升高破骨细胞的数量和活性，促进骨吸收和骨形成。PTH 是甲旁亢骨病的重要决定因素。血 PTH 浓度与反映甲旁亢骨病严重程度的骨组织学指标密切相关。PTH 升高程度与甲旁亢骨病严重程度一致。

5. 铝

摄入人体的铝主要由肾脏排出体外，故肾衰患者处于铝中毒危险中。肾衰时铝主要来源是透析液和磷酸盐结合剂中的铝。透析液铝浓度超过 2μmol/L（54μg/L）时，铝跨膜转移到血中使血铝升高，故必须控制透析液铝浓度低于此值。透析液铝浓度低于 1μmol/L（27μg/L）时，也有铝跨膜转移，但此时肠铝吸收是血铝升高的主要因素，1，25（OH）$_2$D$_3$ 是否影响肠铝吸收尚无定论。

透析患者铝积聚可导致数种疾病，如铝性骨病，透析性脑病，低色素性贫血和关节损害。慢性肾衰时铝在骨和甲状旁腺中的积聚共同导致铝性骨病。在血管中，铝不仅沉积于骨基质，也沉积于成骨细胞线粒体内。体外实验显示，铝对成骨细胞增生，胶原蛋白生成均有直接抑制作用，铝对羟磷灰石结晶形成和生长也有直接抑制作用。铝沉积于矿化骨与骨样组织交界面，有阻碍骨形成骨矿化作用。铝积聚与透析性软骨病密切相关，而动力缺陷性骨病（ABD）可能是软骨病的早期病变。铝性骨病血 PTH 较低，铝能直接抑制 PTH 分泌。铝可能与钙一样通过降低甲状旁腺细胞内降钙素水平，使蛋白酶 C 活性下降而抑制 PTH 分泌；铝也可能与磷类似通过阻止钙向细胞外转移，使胞浆钙浓度升高而抑制 PTH 分泌。肾衰甲状旁腺切除术后易患软骨病，可能系甲旁切术后 PTH 分泌下降，骨转化减弱，铝沉积到矿化骨表面阻碍进一步矿化之故。铝性骨病常伴轻度自发性高钙血症，也可能系铝阻碍钙质沉着使之返回血流，而使血钙升高，铝也可能通过这种高钙血症间接地抑制 PTH 分泌。

6. 其他因素

（1）铁

铁与铝均可沉积于矿化骨——骨样组织交界面。两者均可用玫红三羧酸胺染色，故可能将由铁沉积引起的骨病归因于铝。铁沉积与 ABD 有关。

（2）皮质类固醇

肾移植中广泛应用免疫抑制剂皮质类固醇，使骨形成受抑，而骨吸收或增强或不受影响，故骨量减少，骨折多见。皮质类固醇也与骨坏死有关。

（3）肝素大剂量

肝素会导致骨质疏松。但尚未证实用作血透抗凝剂的肝素是否使骨量减少。

（4）性激素类固醇

雌激素缺乏会使骨重建（bone remodelling）失衡。女性易患骨病，似因性腺功能异常，雌激素缺乏之故。

（5）淀粉样蛋白

慢性肾衰伴随的自发性淀粉样变性与病理性骨折有关。

（6）饮食因素

蛋白质缺乏的饮食限制了机体维生素 C 和维生素 B_6 的摄入，而后两者均为合成骨胶原蛋白所必需。

慢性肾衰尿毒症期（SCr > 445μmol/L，BUN > 20mmol/L，Ccr < 25mL/min）骨病发生率甚高，尤其是维持性透析患者发生率更高。

Massry SG 提出，终末期肾衰和维持性血透患者肾性骨病的发生率为 90% ～ 100%。Smith AJ 等报告尿毒症血透患者 100% 有肾性骨病的病理生理变化。上海第二医科大学瑞金医院肾内科总结 51 例尿毒症血透患者骨病理活检结果，也证实 100% 病例有不同程度不同类型的肾性骨病的病理变化。

慢性肾功能衰竭（CRF）患者的骨病症状，如骨折、骨畸形通常发生于疾病的晚期，但骨组织学的变化可以很早出现。生化研究证明，在 CRF 早期，CRF 为 60 ～ 80mL/min 时，即可出现血清甲状旁腺素（PTH）的升高和甲状旁腺主细胞肥大，即出现了引起骨病的病理基础。据研究，当 CRF 下降至正常的 50% 时，半数以上的 CRF 患者可出现骨组织学异常；当 CRF 下降为 40mL/min 时，开始出现骨矿化异常；当 CRF 低于 40mL/min 时，骨矿化异常伴四环素标记的骨动力学改变。因此 CRF 患者疑有骨病，应及早骨活检，以明确诊断和早期治疗。

低血钙、高血磷、PTH 分泌的亢进、1，25（OH）$_2$D$_3$ 的缺乏及血微量元素铝的沉着是肾性骨病发生的主要病理生理基础。另外酸中毒、降钙素的相对不足，钙调节点的上升，以及饮食影响等也参与其发生。

关于尿毒症骨病的发病机制，近年来又有不少研究。1996 年 11 月美国肾脏病学年会中有报告指出，尿毒症患者维生素 D 受体基因的多态性与 CRF 时继发性甲旁亢的发生与程度有一定关系，该研究用 PCR 方法分析发现，患者维生素 D 受体基因呈 BB 亚型者，很少发生继发性甲旁亢。

Kizer 等克隆出一种上皮细胞钠通道基因，它不仅参与钠离子跨上皮转运，同时还参与骨骼代谢的调节，它通过感知牵张反应诱发阳离子通道的表达，也诱导成骨细胞的表达。Walkr 等通过透析患者的骨活检，发现骨软化型肾性骨病中骨锶含量明显高于其他类型的骨病，动物实验如给肾衰鼠注入锶后，可导致骨软化，推测锶在透析骨病中起一定的作用。

近年还发现，低运转性骨病日趋增加，且骨矿化密度降低，有报告认为可能与大量使用碳酸氢盐透析液有关，发现血碳酸氢盐浓度升高可导致骨运转低下，血碱性磷酸酶、血 PTH 水平及 PTH 对骨的反应性与血碳酸氢盐浓度呈负相关。

7. 分类

（1）高转化骨病（high turnover ostedystrophy）

高转化骨病，又称甲旁亢骨病（hyperparathyroid bone disease）。常见于严重的甲状旁腺功能亢进（PTH）患者。骨活检主要为纤维性骨炎、成骨细胞和破骨细胞增生活跃，骨重建增加，矿化速度、小梁形成和排列不规则，骨组织失去规则的板层结构，甚至形成布纹状骨，骨面积大量增加，纤维增生致整个小梁区以致骨髓发生纤维化，骨小梁可能会有假性囊腔存在。骨小梁上骨量增加的区域常与假性囊腔毗邻，且增粗的骨小梁多由交织骨样组织提前不完全地矿化而成，强度差而易于骨折。生化改变包括血钙降低和血磷、碱性磷酸盐、骨钙素及甲状旁腺激素（iPTH）水平显著升高。骨 X 线检查可发现骨膜下吸收、骨硬化等特征性改变。

（2）低转化骨病（low turnover ostedystrophy）

低转化骨病以骨生成减少和骨矿化障碍为突出表现，据骨活检的改变可分为两型。

①软骨病　以骨矿化障碍为突出表现。骨活检示成骨细胞和破骨细胞数目和活性降低，即软骨病时骨矿化障碍甚于骨形成障碍而致板层骨样组织堆积，骨的生成、吸收、钙化面积减少，基质相对增多。生化检查示血钙正常，血磷、血铝水平升高，碱性磷酸盐、骨钙素及 iPTH 水平降低。X 线主要表现为假性骨折。

②动力缺陷性骨病（dynamic rend bone disease，ABD）　以骨生成显著减少为表现，有铝相关性和非铝相关性两种形式。非铝相关性动力障碍性骨病所占比例有所上升，约占一半，常发生于高龄、治疗继发性 HTP 时用药不当、iPTH 分泌不足、骨生长因子缺乏、低磷等状况。骨组织学改变为骨细胞活性明显降低，成骨细胞面积和骨生成减少，骨前质的形成和矿化受抑制，骨小梁面积减少。生化检查示血磷正常，钙、碱性磷酸盐、骨钙素及 iPTH 正常或轻度降低。此外，骨生成障碍亦与铁负荷超载有关。

总之，低转化骨病包括软骨病和动力缺陷性骨病。它们的共同特征是骨转化率和矿化率降低，铝在体内尤其骨中大量沉积。软骨病时骨矿化障碍甚于骨形成障碍而致板层骨样组织堆积，ABD 时骨矿化障碍与骨形成障碍相平行，故骨样组织量不增加。这两种骨病易发生骨折。软骨病骨骼易变形，总骨量变化不定。ABD 总骨量减少。

（3）混合性骨病

混合性骨病由甲旁亢和矿化缺陷引起，为兼有以上二者骨损害特点的骨病。骨形成率可正常或降低。交织骨样组织与板层骨样组织共存。总骨量变化不定。组织学表现为纤维性骨炎和骨软化并存，多数透析患者（45% ～ 80%）及非透析的终末期肾衰竭患者的骨病变属此类型。

（4）铝性骨病

铝性骨病指铝在骨中沉积引起的一系列骨组织学改变。铝性骨病不同程度地并发于上述三种类型肾性骨病中，尤以低转化骨病的并发率为高，但不能将铝性骨病等同于低转化骨病。

（5）骨外软组织钙化

骨外软组织钙化多因持续性钙磷乘积增高引起。常见部位是皮下、关节周围软组织、血管壁中层、结膜、内脏如心肺等。严重病例可在关节周围形成巨大肿瘤性钙化病影响关节活动，软组织钙化的症状有时先于骨病引起患者注意，先于骨骼病变而被发现，比骨骼病变更能影响患者的长期预后。

二、临床表现

（一）症状与体征

有长期肾脏疾患，慢性肾功能不全的病史，以及骨病有关的症状，是提示骨病存在的临床基础。肾性骨病突出症状是骨痛和近端肌无力。骨痛常为全身性，以下半身持重骨为著，运动或受压时加重，走路摇晃甚至不能起床。肌无力可能与维生素 D 缺乏有关，也可因铝干扰肌肉代谢而加重。骨折多见于低转化骨病和接受糖皮质激素治疗的肾移植患者，甲旁亢骨病骨折少见。其他尚有身高缩短，骨外钙化导致的皮肤瘙痒，带状角膜病和红眼综合征，β_2 微球蛋白呈淀粉样物质沉着引起的腕管综合征。慢性肾衰儿童生长缓慢，且易发生致残性骨骼变形。

常见的直接与间接症状有以下几方面。

1. 顽固的皮肤瘙痒

瘙痒是 CRF 患者常见的症状，顽固的瘙痒往往提示有继发性甲状旁腺功能亢进。这些患者在做甲状旁腺次全切除术后 2 ～ 7 日症状即可消失。

瘙痒的机制目前尚未完全阐明，可能与以下因素有关：1）PTH 水平的增高，影响了中枢与周围神经功能，改变了感觉的阈值；2）皮肤中钙的浓度升高；3）CRF 患者血清组织胺水平升高，它是强力的瘙痒诱导物；4）继发性甲旁亢，迁徙性的钙转移，皮肤钙的增高，刺激皮肤末梢神经引起瘙痒。

2. 自发性肌腱断裂

严重的继发性甲旁亢是造成自发性肌腱断裂的主要原因。由于继发性甲旁亢，活性维生素 D 缺乏，酸中毒等造成胶原合成异常，可引起肌腱弹性组织变性，在某些重力情况下，可致肌腱断裂。

3. 骨痛与骨折

纤维性骨炎和骨软化患者都可有骨骼疼痛，病情进展可形成骨折甚至可致残。诚然，这种情况不常见，但提示骨病已属晚期。疼痛可局限于背的下部、臀部或下肢骨，常为深部不甚固定的疼痛，受压、承重或转移体位可使疼痛加重。偶尔，疼痛突然发生并局限于膝或踝部，提示有急性肌腱炎、关节炎或骨膜炎。

4. 骨畸形

骨畸形见于患有尿毒症的儿童和成人。儿童畸形是因维生素 D 的缺乏，佝偻病或继发性甲旁亢，可见长骨变成弓形。成人骨畸形常见于严重骨软化者，可见腰脊柱侧凸，胸脊柱后凸，及胸廓畸形，严重的有椎体压缩性骨折，身高降低。

5. 生长迟缓

晚期肾衰儿童可因营养不良，维生素 D 缺乏，代谢性酸中毒及骨病致生长迟缓。

6. 皮肤溃疡和组织坏死

少数晚期 CRF 患者可见这一不常见的综合征，表现为指、趾、小腿部等皮肤溃疡。这些患者通常有血管钙化，累及动脉中层使局部溃疡和坏死甚至可累及肌肉，同时常有骨膜下骨吸收。血钙仍正常但血磷增高。若合并感染可致败血症危及生命。局部治疗措施往往无效。大多数患者随着甲状旁腺次全切除，病情得以缓解。

7. 软组织和血管迁徙性钙化

在肾性骨病 PTH 增高，合并血钙、磷增高，钙磷乘积高于 70 时，尚可发现骨骼以外组织的迁徙性钙化，如动脉血管壁、眼睛、内脏器官、关节周围皮肤等的钙化，而出现相应的后果。CRF 患者这些症状的出现，直接或间接地说明可能有肾性骨病的存在，并往往已不是早期了。

（二）X 线表现与同位素骨扫描

甲旁亢骨病典型 X 线表现是锁骨远端和指骨骨膜下侵蚀。假性骨折即 Looser 氏带或 Mikman 征是软骨病特征性的 X 线征象，常见于骨盆和肋骨。ABD 中也可发现骨膜下侵蚀，可能是骨形成降低而不能修复既往的骨膜下侵蚀之故。X 线能有效地检测骨外钙化。尽管早期的研究结论不一致，现一般认为同位素 ^{99m}Tc–MDP 骨扫描对肾性骨病的诊断和分型很有帮助，在骨量增多时同位素吸收增多。

（三）血生化

1. 血钙

晚期肾衰患者血钙浓度降低，透析治疗能使血钙恢复正常或接近正常。血钙浓度在甲旁亢骨病和混合性骨病中低于正常，而在低转化骨病中则正常或较正常偏高。

2. 血磷

晚期肾衰血磷升高，透析治疗能一定程度地纠正高磷血症。软骨病患者的血磷浓度较低。

3. 血碱性磷酸酶（AKP）

AKP源自骨、肝和肠。骨同工酶源于成骨细胞，其活性与成骨细胞活性密切相关。血AKP一般能反映甲旁亢严重程度。但在软骨病中血AKP亦升高。由于AKP骨同工酶只占血总AKP的20%～30%，故骨同工酶升高并非都能从血总AKP值中反映出来。

4. 血清骨钙素（OsteoCalin）和血浆羟脯氨酸

血清骨钙素源自成骨细胞的非胶原性蛋白，血浆羟脯氨酸源于分解的胶原蛋白。血清骨钙素能反映成骨细胞活性，血浆羟脯氨酸与骨吸收的组织学指标密切相关，因而均能反映骨转化的程度。

5. 血PTH

全段PTH分泌后不久即分解成氨基（N）端和羧基（C）端片段，前者有生物活性而后者则无生物活性。肾衰时肾脏排泄C端片段能力下降，故无论PTH分泌是否增加，血iPTH总高于正常。甲旁亢骨病血PTH浓度高于低转化骨病，但不同类型肾性骨病之间血PTH浓度有相当程度的交叉，测定N端片段比测定C端和中间段（M）片段对诊断甲旁亢骨病价值更大。

6. 血1，25（OH）$_2$D$_3$

肾脏是合成1，25（OH）$_2$D$_3$的主要器官，肾衰时血1，25（OH）$_2$D$_3$浓度下降，下降程度与肾衰程度平行。

（四）铝

血清铝浓度是机体铝暴露水平的良好指标，但不是总铝负荷的可靠指标。去铁胺（DFO）试验即静脉内注射DFO后使组织内铝转移入循环，引起血铝升高，较能反映总铝负荷。1，25（OH）$_2$D$_3$治疗可能通过增加含铝磷酸盐结合剂需要量而促进肠铝吸收，降低组织贮存铝，促使组织贮存铝释放，从而使血铝浓度升高。肾衰时骨铝含量高于正常，骨铝含量随血透时间延长而增高。低转化骨病骨铝含量一般高于甲旁亢骨病。1，25（OH）$_2$D$_3$有阻止骨铝积聚作用。

（五）骨病理

非脱钙骨组织学检查包括常规染色、铝染色和四环素双标记。骨组织学参数可用计算机辅助定量。染色铝主要在矿化骨与骨样组织交界面即矿化前沿（minerational front）上呈红色线条状存在。晚期肾衰骨铝染色阳性率约5%，长期透析阳性率约50%。骨铝染色阳性率在低转化骨病中约90%，混合性骨病约50%，甲旁亢骨病为5%～15%。大多数铝染色阳性部位不吸收四环素，可能系高浓度铝阻碍骨形成和骨矿化之故。有些铝染色阳性部位也可吸收四环素，且铝染色线可在矿化骨内的胶质线（cement lines）及甲旁亢骨病矿化前沿上存在，说明由于甲旁亢引起骨转化显著增高，铝在骨中沉积就不一定能阻碍骨矿化和骨形成。骨铝染色可用染色铝表面占总骨小梁表面的百分比来定量，骨铝含量用原子吸收光谱法测定。一般认为，骨铝染色量与骨铝含量、骨样组织量、矿化延缓时间正相关，与骨形成率负相关，骨铝含量接近或超过 50μg/g，骨铝染色才会阳性。因此，在无症状的中度铝沉积患者，骨铝染色不是诊断早期铝性骨病的有效方法。

三、诊断

慢性肾衰骨病的发生率很高，但早期诊断不易。慢性肾衰病史、临床症状及体征、血生化检查、X 线表现、同位素骨扫描和骨矿质密度测定有助于诊断。

（一）骨 X 线检查和骨密度测定

骨 X 线检查是诊断肾性骨病的经典方法之一。骨 X 线可以发现继发性甲旁亢所致的骨膜下吸收、骨质疏松、病理性骨折、佝偻病和骨软化等，以及继发性甲旁亢或 β_2- 微球蛋白淀粉样变所引致的骨囊性病变，因为 X 线仅能对骨皮质进行对比显影，而肾性骨病的病变部位多在骨小梁处；且发生甲旁亢性骨损害时，骨质吸收及非骨样组织沉积可同时存在，因此仅靠 X 线不能明确肾性骨病的组织类型及骨转运率，亦不利于髓病的早期诊断。此外，有人应用骨密度测定来反映骨矿物质的含量，明显提高了肾性骨病骨损害评价的敏感性，但仍然无法明确骨损害系高运转性、低运转性还是铝中毒所致。Torres 等利用 CT 对第四腰椎椎体矿物质和类骨质的 CT 值定量测定来判断肾性骨病的程度，结果低运转型骨病的 CT 值明显低于高运转型骨病，作者认为该方法优于双质子和双能量 X 线吸收光谱检查法，且无创伤，可用于肾性骨病治疗的随访观察。

（二）骨活检和组织形态学检查

由于肾性骨病的临床症状多发生于病程终末期，特别是慢性透析的患者，X 线和同位素检查对于各种类型的骨病鉴别诊断缺乏特异性、临床应用有较大的局限性。骨活检和组织形态学检查不仅能对肾性骨损害做出早期诊断，并能进行分型。因此骨活检被认为是诊断和研究肾性骨病重要的基本方法之一。目前多采用经髂骨穿刺活检获取骨样，经不脱钙染色，来测定一系列骨组织学参数，如骨小梁面积、骨前质面积、骨面积、成骨细胞面积、侵蚀面积、破骨细胞数目等。若取样前口服四环素或其他同族衍生物做荧光标记，采用荧光显微镜来观测所取骨样标本，可观察到骨组织学的动态信息，如矿化率、成骨率、矿化时间、校正矿化率等。结果高运转型骨病矿化率明显升高，而矿化时间缩短及破骨细胞数增加；低运转型骨病其矿化率降低，矿化时间延长，骨小梁面积减少；而铝中毒引起者，具有骨形成和矿化均减少的特点。因此通过骨活检和组织学检查，可以明确肾性骨病的组织学分型及其发病病因，是目前判断骨转运类型及骨髓重建的"金指标"。

（三）核医学检查

20 世纪 50 年代即开始应用钙离子的同位素对肾性骨病的骨转运进行了大量研究，发现慢性肾衰患者的骨生成率增加。但未能对低转运型骨病予充分认识。近来，随着核医学技术的发展，利用 ^{99m}TC 标记的 MDP（methylene diphosphornate）对肾性骨病患者进行骨显像，可发现骨折、假性骨折等局部骨损害，并对高转运型骨病所致纤维性骨炎和低转运性的骨病所致骨软化有鉴别诊断价值。铝中毒所致肾性骨病在骨显像中具有骨组织放射性浓聚，而软组织高浓聚的特点。因此，采用核医学骨显像这一非创伤性检查，对于肾性骨病的诊断和分型具有一定价值。

（四）生物化学指标

1. 甲状旁腺激素（PTH）

放免法测定血清 PTH 水平系近年来肾性骨病研究的重要进展。利用抗 C 端、N 端或中间片断抗体，通过放免法可分别测定 N 末端、C 末端及中间肽链的 iPTH 水平。但血清中 iPTH 水平仅表明该激素分泌水平，并不能作为肾性骨病诊断的标准。近年，有人用双抗体夹心放免法测定完整 PTH 肽水平，但仍然难以确定骨损害系低转运性、混合性或甲旁亢性骨病。因此其对肾性骨病的诊断价值有一定局限性。

2. 碱性磷酸酶

碱性磷酸酶（Alkaline Phosphatase，AKP）是成骨细胞在类骨质矿化过程中合成产生的一个重要产物。近半个世纪来，血清 AKP 的活性一直作为骨矿代谢的指标。骨 AKP 与肝脏及肾脏来源的 AKP 类似，仅部分生化特性如对热稳定性不同，血清 AKP 活性测定，有助于代谢性骨病，如 Paget's 病和甲旁亢性骨病的诊断。但对肾性骨病诊断，其特异性不及骨钙素、X 线检查及组织学发现。近年来，有人报道，骨 AKP 同工酶测定的价值优于 AKP 总酶测定，但目前尚未广泛应用于临床。

3. 骨钙素

骨钙素（Osteoca1cin bone gla protein，BGP）为富含 γ - 羟基谷氨酸基的骨的非胶原蛋白，由成骨细胞合成后，存在于骨基质中，破骨时被释放。研究发现，骨钙素通过限制羟磷灰石结晶的生成，从而抑制骨矿化过程。因此，代谢性骨病患者测定血中 BGP 水平具有一定临床价值。对于不同骨转运类型的肾性骨病，血清 BGP 水平较 AP 更符合骨矿化率的变化，并且与成骨细胞面积和成骨率有一定关系。因此可借助于骨钙素的测定了解骨生成和吸收过程，从而有助于肾性骨病的诊断和研究。

4. α_2-HS 糖蛋白

α_2-HS 糖蛋白（α_2-HS Glycoprotein）由肝脏合成，在骨生成过程中被分解。近年来，α_2-HS 糖蛋白已成为一个令人感兴趣的反映骨转运水平的指标。如 Paget's 病，随着骨转运率的增加，α_2-HS 糖蛋白相应减少。但在代谢性骨病，尤其肾性骨病中的诊断意义还有待进一步探讨。

5. 胰岛素样生长因子 -1

胰岛素样生长因子 -1（Insulin-like Growth Factor，IGF-1）又称生长介素，存在于血液循环，由多种组织细胞合成，包括骨和软骨、成骨细胞、骨间质细胞分泌的 IGF-1，可通过自分泌和旁分泌作用调节细胞生长、分化及某些特殊功能。PTH 可作用于成骨细胞上的受体，促进其合成 IGF-1，而 IGF-1 通过促进有丝分裂及细胞功能状态，促使骨胶原合成增加。因此，IGF-1 可能系成骨过程中的一个重要因子。但是血清 IGF-1 水平与肾性骨病患者骨质形成的相关的诊断意义尚不甚明了。

6. Ⅶ型前胶原扩展肽

Ⅶ型前胶原主要由成骨细胞分泌，用来合成骨样胶原结构。通过放免测定法，测定血清中 N- 端和 C- 端扩展肽链水平，已经成为临床反映骨转运状况的重要方法。但是Ⅶ型前胶原亦可由其他组织合成，因此亦能影响其血清水平，值得注意。体内及体外实验证实，PTH 可促进成骨细胞合成 IGF-1，而增加Ⅶ型前胶原的合成；PTH 还可促进前成骨细胞增生，使Ⅶ型前胶原分子合成增加；而 $1，25（OH）_2D_3$ 对Ⅶ型前胶原的合成有抑制作用。因此，在 Paget's 病，原发或继发性甲旁亢性骨病患者，血清Ⅶ型胶原扩展肽的水平明显升高。最近，有学者报告Ⅶ型前肢原羧基前肽（PICP）较Ⅶ型前胶原 N- 端扩展肽、BGP 和 AP 更能反映骨的形成状况，不过其敏感性相对较差。

7. 破骨指标

测定尿中羟脯氨酸的排泄水平可以了解破骨速度。如 Paget's 病、甲旁亢性骨病、多发性骨髓瘤患者，尿羟脯氨酸水平可显著升高。但由于其存在于多种胶原分子中，在体内可被肝脏代谢，肠道亦能吸收食物中的相应成分，由此在代谢性骨病研究中，测定尿中羟脯氨酸水平，需祛除上述因素影响，因此其诊断特异性较差。

糖基羟赖氨酸和糖基乳糖羟赖氨酸，均系胶原分解的代谢产物。测定其在尿中的浓度，可以间接反映骨质分解代谢状况，并有较好的特异性。Ⅶ型胶原氨基末端肽（酶标法）和羟基末端肽（放免法）测定，亦可以较特异地反映骨胶原的代谢水平。

吡啶盐（pyridinium）样结构亦系骨胶原分解产物，在某些代耐性骨病中，利用高压液相色谱（HPLC）法测定其尿中含量，对于明确破骨程度具有一定临床价值。此外，血中抗酒石酸酸性磷酸酶活性亦是破骨活性的指标。组织学上，破骨细胞释放此酶，代谢性骨病中，破骨增加，血中此酶活性亦随之升高。

综上所述，X 线检查、骨密质、CT 等检查，仍然是目前临床肾性骨病诊断重要而基础的方法。骨组织学检查，其对于肾性骨病早期诊断、病因诊断及分型具有重要指导意义，是目前肾性骨病诊断和分型的金指标，有进一步开展的必要性。而部分血清生物化学指标，包括 PTH、AP、BGP、α-HS 糖蛋白、IGF-1 等，均有助于肾性骨病的骨诊断和鉴别诊断，但是其相应的特异性和敏感性，还有待于进一步探讨。

（五）肾性骨病的自然病程

1. 透析前骨病

透析前肾性骨病的主要类型是混合性骨病。甲旁亢骨病是肾性骨病的最早表现之一。GFR 60mL/min 时 90% 患者骨吸收骨形成增强，GFR 低于 40mL/min 时形成交织骨样组织，低于 30mL/min 时出现骨髓纤维化。女性比男性，儿童青少年比成人易患骨病。间质性肾病引起的肾衰比肾小球或肾血管疾病引起的肾衰，骨病发生率更高，可能由于前者肾小管受损及 1, 25（OH）$_2$D$_3$ 合成受抑更严重。GFR 低于 40mL/min 时出现骨矿化障碍。晚期肾衰低钙血症、低血磷、体内 1, 25（OH）$_2$D$_3$ 缺乏和严重酸中毒，均是软骨病的病因。成人服用含铝磷酸盐结合剂发生铝中毒少见，而服用铝剂，对于儿童青少年而言则易患铝性骨病。

2. 血液透析（HD）

肾性骨病可随 HD 而加重。严重骨病的发生率随血透时间延长而增高。研究表明，HD10 年后所有患者均有严重骨病。糖尿病肾病引起的肾衰，在 HD 中铝沉积较快，且因铝有抑制 PTH 分泌的作用，故比其他肾衰较不易发生甲旁亢。透析液铝含量高的地区，铝性骨病发生率较高。长期 HD 混合性骨病发生率为 45% ～ 80%，甲旁亢骨病发生率为 5% ～ 30%，低转化骨病发生率为 5% ～ 25%。

3. 持续性不卧床性腹膜透析（CAPD）

CAPD 与 HD 比较，骨病的演化无显著差异。CAPD 有数种因素影响骨病性质。首先，每日通过腹膜丢失含与维生素 D 结合的 α$_2$ 球蛋白在内的 5 ～ 12g 蛋白质，使 1, 25（OH）$_2$D$_3$ 及其他维生素 D 活性产物丢失增加。其次，跨膜钙流动变化大，如应用高张液时钙向细胞外液转移显著降低。再次，相当量 PTH 为 CAPD 所清除，从而持续地刺激 PTH 分泌。CAPD 时含铝磷酸盐结合剂需用量少，且可更有效地清除与蛋白质结合的铝，故铝中毒危险性较低。

4. 肾脏移植

肾移植成功后骨病的表现有赖于移植前的骨代谢状态，移植及其治疗造成的新因素。移植后甲旁亢表现为高钙血症（多发于严重甲旁亢骨病）和低磷血症，后者乃因药理剂量的皮质激素及 PTH 直接作用于移植肾的肾小管使 TmP/GFR 下降所致。环孢素有抑制激素骨吸收作用。皮质激素使骨量减少，且与骨折和骨坏死有关。

四、治疗

（一）辨证论治

1. 脾肾阳虚，寒湿瘀阻

临床表现：面色白而虚浮，形寒肢厥，腰酸膝冷，腹鸣便溏，纳呆食少，神疲乏力，气短懒言，肢体沉重，关节疼痛，脉沉迟细弱，舌质淡、体胖、边有齿痕，苔薄而润。

辨证分析：肾阳不足，不能正常温养四肢骨节，故形寒肢厥膝冷；不能充养腰府，故腰酸困重；肾阳衰微温煦，脾土不力，可致脾阳气虚而健运失职，精微气血不能正常化生，故见腹鸣便溏，纳呆食少，神疲乏力，气短懒言，面色不华；脾肾阳虚，寒湿瘀阻，肢体沉重，关节疼痛。其余诸症及脉、舌象均系脾肾阳虚，寒湿瘀阻，精微气血不能化生所致。

治法：温补脾肾，活血通络。

方药：独活寄生汤加减。桑寄生 20g，杜仲、续断、牛膝、枸杞子、威灵仙、当归、白芍各 15g，鸡血藤、牡蛎各 30g，附子 9g，肉桂 6g，党参 18g，白术 15g，黄芪 18g。

加减：若形寒肢腰膝酸冷较甚，当增益补肾之力，可加巴戟天、仙茅、仙灵脾。

方解：方中桑寄生、杜仲、续断、牛膝、枸杞子补肾强筋；附子、肉桂温肾助阳；白术、茯苓、温中健脾；党参、黄芪、当归、白芍益气养血；威灵仙、鸡血藤、牡蛎活血通络；甘草调和诸药。诸药合用，共奏温补脾肾、活血通络之功。

2. 肝肾亏损，骨髓空虚

临床表现：腰脊酸软，不能久立，或眩，耳鸣，遗精早泄，或月经失调，甚至步履全废，腿胫大肉渐脱，舌红少苔，脉沉细数。

辨证分析：肾主骨生髓，肝肾亏损，腰脊筋骨失于濡养，故腰脊酸软，不能久立，甚至步履全废；腿胫大肉渐脱，肝肾亏损，不能濡养头目，故眩、耳鸣；阴津亏损，水亏火旺，故遗精早泄，或月经失调；舌红少苔，脉沉细数，乃肝肾亏损之象。

治法：补益肝肾，滋阴清热。

方药：虎潜丸加减。虎骨（狗骨代替）20g，锁阳12g，当归15g，白芍15g，黄柏、知母、熟地黄、龟甲各12g，干姜3g，枸杞子30g。

加减：热甚去锁阳、干姜，或六味地黄丸加减，若兼见面色萎黄不华，心悸，舌淡，脉细无力，加黄芪、党参、鸡血藤以补养气血。

方解：狗骨壮筋骨利关节；锁阳温肾益精；当归、白芍养血荣筋；黄柏、知母、熟地黄、龟甲、枸杞子滋阴补肾清热；少佐干姜以温胃和中。

（二）辨病治疗

1. 当归注射液8mL，双侧足三里穴位注射。

2. 黄芪注射液30mL加入5%葡萄糖注射液250mL，静脉滴注，每日1次。

3. 丹参注射液20～30mL加入5%葡萄糖注射液250mL，静脉滴注，每日1次。

（三）西医治疗

治疗应在肾功能不全的早期开始，可减缓病程进展，避免甲状旁腺肥大，以防止骨病的不可逆转发展。

治疗目的包括：1）维持正常的血钙、磷浓度，避免继续发生甲旁亢和转移性钙化，减少PTH的分泌，纠正$1,25(OH)_2D_3$的缺乏，其中控制血PTH水平尤为重要；2）延缓肾性骨病的产生或发展；3）减少铝在骨的沉积；4）促进儿童的生长发育；5）纠正代谢性酸中毒。

具体措施包括：

1. 抑制磷酸盐代谢

控制高磷血症可使血钙升高，PTH分泌下降，降低钙磷乘积减轻骨外钙化。方法有限制饮食中磷含量，口服磷酸盐结合剂和通过透析降低血磷浓度。为防止骨外钙化和软骨病，血磷浓度应控制在1.4～2.4mmol/L（4.34～7.44mg/dL）。氢氧化铝曾是广泛采用的结合剂，但因发现铝对骨和中枢神经有毒性而多已放弃。镁盐是有效的结合剂，但对骨矿化和中枢神经有损害，且易引起腹泻和高镁血症，故不宜采用。碳酸钙能在肠道结合磷酸盐，直接升高血钙，抑制PTH分泌，纠正代谢性酸中毒，且无铝中毒危险。但剂量过大会引起腹泻和高钙血症。应用草酸钙可减少高钙血症发生。多聚糖醛酸能有效地控制血磷而无铝中毒和高钙血症的危险。应用酮酸和必需氨基酸可控制血磷且副作用少。

2. 控制钙代谢

肠钙吸收有赖于维生素 D 活性产物。大剂量 $CaCO_3$ 治疗可升高血钙，抑制甲旁亢，改善软骨病。透析液钙浓度与钙跨膜转移及骨量变化有关，应定于 1.5 ～ 1.75mmol/L（6 ～ 7mg/dL）。

3. 维生素 D 治疗

维生素 D 治疗增加肠钙吸收，升高血钙，抑制甲旁亢。因慢性肾衰时肾脏合成 1α 羟化维生素 D 能力缺陷，与维生素 D 缺乏性软骨病比较，肾性骨病对维生素 D 治疗不敏感，而对 1，25（OH）$_2$D$_3$（calcitriol）或 1α（OH）D$_3$（alfacalcidol）治疗敏感。1，25（OH）$_2$D$_3$ 治疗最有效，且作用短暂（对血钙生物作用，1，25（OH）$_2$D$_3$ 为 1.5 日，1α（OH）D$_3$ 为 3、4 日），一旦过量中毒，停药后中毒时间较短。静脉内注射 1，25（OH）$_2$D$_3$ 可达到非钙依赖的对 PTH 分泌直接抑制作用（作用于 PTH 基因），同时也可能使抑制 PTH 分泌的钙调控阈值下降。维生素 D 治疗指征是已形成的甲旁亢骨病如骨膜下侵蚀和广泛骨髓纤维化等。疗效反应是症状消失，血生化、X 线表现和骨组织学改善。治疗剂量，1，25（OH）$_2$D$_3$ 通常 0.25 ～ 1.0μg/d，1α（OH）D$_3$ 0.5 ～ 2.0μg/d。治疗中监测血钙、磷、AKP，以防维生素 D 中毒。疗效反应与骨病类型有关。轻度甲旁亢骨病和轻度混合性骨病疗效良好，铝性骨病疗效差或无效且易发生高钙血症，严重甲旁亢骨病和高血钙甲旁亢骨病疗效也差，故应接受甲状旁腺切除手术，术前要排除铝性骨病。由于维生素 D 治疗不能使骨组织学完全恢复正常，故有指征在早期无症状的骨病患者中应用 1α（OH）D$_3$。研究表明，此期治疗可预防或消除骨病。

4. 甲状旁腺切除（甲旁切）

早在 20 世纪 60 年代就已肯定甲旁切在肾性骨病治疗中的地位。甲旁切手术指征有严重骨病、高钙性甲旁亢骨病和广泛性骨外钙化。甲旁切术后严重骨病的骨转化率下降至正常，有些继续下降而演变成低转化骨病甚至铝性骨病，术前骨铝含量高者危险性更大。甲旁切手术越彻底，铝性骨病越易发生，而部分甲旁切又会使甲旁亢易于复发，持续性 HD 患者尤易复发甲旁亢。故有提倡完全甲旁切，同时将部分腺体自体移植到颈肌或前臂肌内，以便甲旁亢复发时较易再次手术。但异位移植偶见甲状旁腺腺瘤形成或恶变浸润扩散。

5. 控制铝代谢及铝性骨病的治疗

晚期肾衰铝主要来源是 HD 和 CAPD 中的透析液，含铝磷酸盐结合剂和用作血浆置换的蛋白制剂。为防止铝跨膜转移，透析液铝浓度不应超过 0.37mmol/L（10mg/L）。水纯化包括水软化、去离子化和反渗处理等。因血中 80% ～ 90% 铝与转铁蛋白结合，可超滤铝占少数，故水纯化处理作用有限。DF0 能络合与转铁蛋白结合的铝，形成 Al–DF0 复合物，此复合物分子量比 Al– 转铁蛋白分子量小，故可通过肾脏、HD 或 CAPD 排出体外，而降低铝负荷改善铝性骨病。铝从骨中清除伴随血 PTH、AKP 升高，但骨组织学不是恢复正常而是形成甲旁亢骨病的特征。铝中毒与甲旁亢骨病并存时，应先纠正铝中毒，后用维生素 D 或甲旁切治疗甲旁亢骨病。DF0 常经静脉给药，也可经其他途径给药。一般每周 30mg/kg 是较低剂量。常在当周第一次血透最后半小时内经静脉给药。在症状明显患者，疗程一般为数月。DF0 治疗的副作用有过敏反应和低血压，较少见的有短暂性耳聋、急性视力丧失和急性脑病，后者可能系 Al–DF0 复合物，比 Al– 转铁蛋白复合物分子量小，而较易透过血脑屏障，从而加重中枢神经的铝中毒症状。远期副作用有视网膜病变，剂量依赖性的视神经和视黄斑病。DF0 影响视力可能系 DF0 络合其他微量元素如酶功能必需的铜之故。其他副作用有机会菌感染如扩散性曲菌病等。

6. 其他治疗

患尿毒症时，降钙素（CT）能短暂地抑制骨吸收，但远期疗效不佳。二磷酸盐在高血钙甲旁亢骨病中有疗效。24，25（OH）$_2$D$_3$ 主要在肾脏合成，肾衰晚期合成受损。1α（OH）维生素 D 与 24，25（OH）$_2$D$_3$ 合用治疗甲旁亢骨病是否比其中任何一种单独应用更好，现尚有争议。研究表明，24，25（OH）$_2$D$_3$ 治疗软骨病疗效差。放射防护剂 WR–2721（amifostir1）能直接抑制 PTH 分泌则，且似能影响靶器官对 PTH 的反应，故可望用来治疗肾衰甲旁亢骨病。

五、调护与预防

（一）心理护理

骨矿代谢受机体的精神 – 内分泌因素影响，良好的精神状态是精神 – 内分泌功能平衡的保证。因此，要使患者心情愉快，对战胜疾病充满信心。同时向患者宣传肾病常识，认识 ROD 的危害性，使患者积极配合治疗。

（二）饮食护理

高钙、低磷、低蛋白饮食是纠正 CRF 患者钙、磷代谢紊乱，继发甲状旁腺机能亢进的有效措施。含钙量较高的食物有牛奶、绿叶蔬菜、芝麻酱等天然植物，这部分食物易被人体吸收。限制动物内脏和低蛋白饮食可以控制磷的摄入。文献报告称，低蛋白饮食和焯水加工，可使食物中含磷减少 50%。碳酸钙、醋酸钙等碱性钙盐能有效减少磷在胃肠的吸收。

（三）钙剂的选择

除了有较强的结合磷作用外，钙剂还可以补充机体钙的不足，纠正酸中毒。目前常用的钙剂较多，但含钙量差别较大，碳酸钙含元素钙为 40%，醋酸钙为 23%、枸橼酸钙为 21%、乳酸钙为 12%、葡萄糖酸钙为 9%，其中碳酸钙含钙量最多，且便宜、无味，故为首选药物。钙剂最好在进餐时用，能有效地结合磷，口服时与碱性药物（如小苏打）间隔 30 分钟，以免影响钙的吸收。碳酸钙的应用较广泛，一般剂量为 4 ～ 8g/ 日，最高可达 10 ～ 12g/ 日。

（四）维生素 D（1，25（OH）$_2$D$_3$）的应用

1，25（OH）$_2$D$_3$ 的相对或绝对不足均是 ROD 和继发甲状旁腺机能亢进的原因。当 CRF 时，肾单位被大量破坏，维生素 D$_3$ 活化障碍，大量蛋白尿、腹膜透析、户外活动减少、摄入不足，可引起活性维生素 D 的绝对不足，补充 1，25（OH）$_2$D$_3$ 可纠正钙磷代谢失调和 ROD。

此外能促进甲状旁腺维生素 D 受体合成，抑制甲状旁腺增生，纠正 1，25（OH）$_2$D$_3$ 的相对不足，增加成骨细胞内钙离子浓度，控制继发甲状旁腺机能亢进，改善相应的 ROD。1，25（OH）$_2$D$_3$ 的应用有两种：1）小剂量疗法，0.25μg/ 日，适用于轻型骨病、1，25（OH）$_2$D$_3$ 的绝对不足。2）大剂量冲击疗法，2μg3 次 / 周，用于重型纤维性骨炎、1，25（OH）$_2$D$_3$ 的相对不足。

（五）户外活动

1. 增加紫外线照射，促进维生素 D$_3$ 生成。晒太阳可使皮肤中的 7- 脱氢胆固醇经紫外线照射而变成维生素 D，即内源性维生素 D$_3$。ROD 患者应每日户外活动 2 ～ 3 小时，冬季要注意保暖，夏季阳光太强可在树荫下活动，应使较多的皮肤暴露于阳光之下。居室内应使光线充足，常开窗户。

2. 增加骨密度。大量资料表明，长期卧床，运动减少，骨骼释放钙离子增加，尿中排钙离子亦增加。Wait 等认为，骨矿含量与骨压电位成正比，适当活动可增加骨密度。

3. 户外空气新鲜、细菌少，可减少感染机会。常见活动方式有做操、打拳、气功、散步等。

（六）做好 CRF 的常规护理。

参考文献

1 王海燕. 肾脏病学［M］. 第 3 版. 北京：人民卫生出版社，2008：1.

2 林善锬. 当代肾脏病学［M］. 上海：上海科技教育出版社，2001：1.

3 郑法雷，袁群生. 肾性骨病诊治中的新问题及有关进展［J］. 实用医院临床杂志，2006,3（4）: 2-5.

4 刘秀娟，丁仲如，黄国明. 肾性骨病的诊疗进展［J］. 国外医学·泌尿系统分册，2001，21（5）: 233-234.

5 徐启河，刘平. 肾性骨病［J］. 中级医刊，1993，28（2）: 10-11.

6 邱维强. 肾性骨病发病机制与病理类型研究进展［J］. 医学综述，2000，6（5）: 203-204.

7 袁伟杰，叶志斌，金惠敏. 肾脏病营养治疗学［M］. 北京：中国医药科技出版社，2000：12.

8 李景南，杨军. 肾性骨病诊断的研究进展［J］. 国外医学·泌尿系统分册，1995，15（3）: 122-124.

9 张旭红，梅贤良. 肾性骨病的治疗现状［J］. 临床医学，1994，14（1）: 15-16.

10 杨秀珍. 对慢性肾功能衰竭患者行饮食指导应注意的问题［J］. 基层医学论坛：B 版，2006，10（5）: 450.

11 Fourner A, et al. Use of alkaline calcidm salts as phosphate btilder in uremic patients［J］. Kidney Int.1992, S38: 50.

12 张小琴，邱伟兰，梁伟惠. 护理干预对血液透析伴肾性骨病患者生活质量的影响［J］. 广东医学院学报，2014，32（3）: 418-419.

13 邹和群，赖德源，张欣洲．实用临床肾脏病学［M］．北京：中国医药科技出版社，2001：9.

14 李广然，余学清．肾性骨病的诊治进展［J］．国外医学·内科学分册，1998，25（12）：515-519.

15 祝恕德，丁致民，杨启菁，等．不同水平甲状旁腺激素肾性骨病患者对罗钙全的治疗反应［J］．中华医学杂志，1997，77（8）：615-616.

16 刘富．53 例维持性血液透析患者肾性骨病分析［J］．海南医学，2010，21（5）：63-64.

17 刘丽，叶夏云，姜宁西，等．骨密度测定与肾性骨病关系的临床观察［J］．河北医科大学学报，2000，21（3）：161-162.

18 赵显国，李素珍．血透患者肾性骨病 31 例诊断及治疗［J］．河南医科大学学报，1999，34（2）：89-90.

19 Takahashi S，Okadak，Kinosita Y，et al.Oral 1，25（OH）$_2$D$_3$pulse therapy for the treatment of secondary hyperparathyoidism［J］．Nippo Jinzo Cakkai Shi，1993，35：377.

20 池艳春，刘丽敏，郝丽英，等．骨钙素检查在肾性骨病诊治中的应用［J］．哈尔滨医科大学学报，1999，33（3）：220-221.

（李强）

第三节　肾性脑病

肾性脑病主要指慢性肾衰尿毒症患者所伴有的一系列神经精神症状，主要因尿毒症的脑病及周围神经病变所致。根据 1972 年 Babb 提出的"中分子物质"假说，推测神经系统病变与某些中分子物质——神经毒素在体内蓄积有关。神经毒素在体内蓄积，及水、电解质、酸碱平衡失调，致使发生脑内血循环障碍、脑及周围神经细胞的代谢紊乱，从而引起尿毒症性的中枢及周围神经病变。

中医文献中虽无肾性脑病这一病名，但根据该病的病情演变和症状特点，可归于中医"关格""癫痫""厥证""呃逆""中风"等范畴。

一、病因病理

（一）中医

1.病因

本病病因与水肿、淋证、消渴等病迁延不愈转化而来有关，加之忧思恼怒、饮食不节、恣酒纵欲等，造成脏腑气血错乱、阴阳功能失调，最终发为本病。

（1）忧思恼怒

怒伤肝，思伤脾，恐伤肾。若情志不畅，肝气郁结，横逆犯脾，使脾失健运；或气机郁滞，血行不畅而成瘀血；或气郁化火，伤及肝肾，肝肾阴虚，甚则成肝阳化风之证。

（2）饮食不节

长期嗜食肥甘厚味、辛辣刺激之品，损伤脾胃，湿邪内生，湿郁化热可致湿热郁结，损伤脏腑，阻滞气机；或过食生冷，脾阳被伤，土虚而木乘之，肝阳上亢而产生本病。

（3）恣酒纵欲

纵欲过多，房劳过度，肾气内伤，肾精亏虚于下无以敛藏，气血当下不下，反逆行于上，而发本病；或恣酒无度，气血逆行头目遂成本病。

（4）他病转化而来

水肿、淋证、消渴等病迁延不愈，导致脾肾虚衰；或妄投苦寒伤胃、辛热伤阴之品；或滥用有毒之物，均可导致脾肾亏虚，气化失常，肝阳偏亢或血瘀阻络，最终发为本病。

2. 病机

本病病机以本虚标实为特征。本虚主要为气虚、肝肾阴虚；标实为风、火、痰、瘀。临证中急性期的治疗重在治标，兼以扶正，恢复期治则宜标本兼顾。

（二）西医

慢性肾衰的神经系统损害的发病机理迄今仍不十分明了，可能是多种因素综合作用的结果。

1. 毒素潴留、中毒

大多数研究工作表明，某些毒物在患者体内蓄积、中毒，引起了中枢及周围神经病变。于神经系统受损的早期，予以充分有效的透析治疗可使神经病变减轻，成功的肾移植，可使神经病变大为减轻甚或完全消失。但有作者提出，慢性肾衰时，血中某些毒物在血中的浓度尚未达到中毒浓度时，即已出现了神经系统受损的症、征，故推测这些毒物综合作用致使脑及周围神经首先发生代谢紊乱而致病。

小分子量毒物及其代谢产物在肾功能不全时，排出减少并在体内蓄积，抑制了参与脑细胞正常代谢活动的酶系统，使其反应速度减慢，从而致病。这些小分子量毒物包括尿素、肌酐、肌酸、肌醇、酚酸、吲哚酸、胍类、二甲胺、胆胺、硫酸盐、β-羟丁酸等。

动物实验表明，尿素浓度升高可使肌阵挛发作，同时伴某些脑干神经元的电位发放。北京医科大学（现为北京大学医学部，下同）第一医院肾内科报道，以尿素氮升高的程度将慢性肾脏病患者分为氮质血症组及尿毒症组。与正常对照组进行对比，中枢神经以及周围神经受累的症状与体征的发生率，与肾功能受损的严重程度密切相关，提示尿素为一种神经毒素。持异议者认为，只有在尿素浓度高达 500mg/mL 时才出现脑组织摄氮的抑制情况；尿素浓度与症状无关。除尿素外，尚有其他小分子量毒物与神经病变有关。

正常人血浆中酚类浓度不超过 0.1mg/dL。在肾功能不全时，血中酚类浓度明显升高，在脑细胞内蓄积，抑制了一些酶的活性，如谷氨酸脱羧酶、谷氨草酰乙酸转化酶、5-核苷酶、乳酸脱氢酶等。这些酶有维护神经细胞正常代谢的功能。

甲基胍不易通过血脑屏障，致使脑细胞和脑脊液内含量低于血浆，而在周围神经内它的浓度比血浆高数倍，因而致病。当肾功能不全时，血脑屏障和脑的通透性受损，致使甲基胍在脑中蓄积，抑制脑耗氧和某些与呼吸有关的酶的活性。

慢性肾功能不全时，血浆中肌醇含量增高，高肌醇血症可使腓肠神经传导速度减慢，为周围神经受累所致。

700～1000d 的中分子量毒物在血中蓄积，引起脑及周围神经病变。北京医科大学第一医院报道，慢性肾衰患者血、尿及腹水中的中分子量物质含量显著高于正常人及肾功能正常的肾脏病患者。这些患者的脑电图、肌电图及脑诱发电位检查结果异常。透析治疗（血液透析或腹膜透析）后，随着中分子量物质浓度的降低，脑电图、肌电图及脑诱发电位检查结果较透析前有好转，提示中分子量物质的潴留对神经系统有毒害作用。可能的机理是血清内异常的中分子量物质抑制 K^+–Na^+–ATP 酶的活性，使静息电位降低，膜除极过程变慢，因而延缓神经冲动的扩布。

大分子毒物潴留亦可致病。大约 50% 慢性肾功能不全患者和实验性尿毒症动物的血中甲状旁腺激素异常增高，脑钙增高与脑病变、癫痫发作有关。Massary 的研究结果表明，甲状旁腺激素增高是引起神经系统并发症的原因之一。Avnam 等报道，慢性肾功能不全血液透析患者，随着血浆甲状旁腺素浓度升高，运动神经传导速度逐渐减慢，故推测甲状旁腺素潴留与周围神经功能障碍有关。

2. 其他因素

慢性肾功能不全时常并发下述情况，均与脑及周围神经病变的发生与加重有关。

（1）代谢紊乱

代谢紊乱包括电解质紊乱（低钠或高钠血症，高钾血症，高镁血症，高钙血症）；酸中毒或碱中毒；水代谢紊乱（水潴留或脱水）；高血糖或低血糖。

（2）血液透析有关的并发症

血液透析有关的并发症包括透析所致的平衡失调综合征或铝中毒所致的铝性脑病。

（3）高血压或脑血管痉挛

高血压或脑血管痉挛可引起高血压脑病、脑血流减少、脑出血或蛛网膜下血肿。

（4）多种营养物质（如蛋白质、维生素或微量元素）缺乏

营养物质的缺乏，可使周围神经发生脱髓鞘病变，神经传导速度减慢以及脑病变。

（5）酶活性受抑

慢性肾衰患者血中存在一种红细胞转酮酶活性抑制物，可抑制转酮酶，导致维生素 B_1 代谢异常，使中枢及周围神经的髓鞘发生退变，继之轴索变性，使神经传导速度减慢。

（6）药物积蓄中毒

药物积蓄中毒，可引起神经系统损害。

上述诸因素中应重视透析所致平衡失调综合征、铝性脑病及药物对神经系统的损害。平

衡失调综合征多见于血尿素氮甚高的患者，由于透析使血尿素氮迅速下降、酸中毒纠正过快、超滤脱水过快及应用低钠透析液，致使脑内尿素氮、酸性代谢产物因难以通过血脑屏障而相应迅速排出，形成血渗透压下降而脑内高渗，水向脑内移动，引起脑水肿。铝性脑病是由于长期服用铝磷结合剂——氢氧化铝或应用软化水透析，致使铝在体内蓄积引起高铝血症。铝中毒后患者出现语言障碍、发音困难、共济失调、抑郁、记忆力减退、智力减退、痴呆，重者有癫痫发作。患者多同时伴有铝性骨病及铝性贫血。

（三）中西医结合

近年来，许多学者在中药治疗肾性脑病的机理方面做了大量的工作，认为其作用机理主要表现在以下两个方面。

1. 对炎症介质及细胞因子、细胞信号转导途径的影响

多种细胞因子及炎症介质参与了肾脏损伤的过程。内皮素（ET）是由血管内皮细胞产生的一种血管活性肽，对肾脏不仅有强烈的缩血管效应，而且是一种重要致炎症介质。ET 受体拮抗剂尚在实验研究阶段，而目前证实多种中药可抑制 ET 对肾组织的损伤。TGF-β 是目前已知能促进肾小球硬化的主要细胞因子之一。TGF-β 不仅能直接促进 ECM 分泌增加，而且能抑制 ECM 降解。乔保平等在研究复方丹参注射液防治大鼠环孢素 A 慢性肾毒性的机理过程中发现，复方丹参注射液可降低肾组织 TGF-β 及肾素的 mRNA 表达，减轻肾内Ⅳ型胶原的沉积。在中转信号进入细胞的生化途径中蛋白激酶 C（PKC）占据中枢位置。PKC 信号转导途径通过增加肾小球滤过压，促进 ECM 合成，增加内皮细胞通透性等多种机制介导糖尿病肾病早期病变。野黄芪甙原是从中药灯盏花中提取的有效成分 7- 甲氧基黄芪素。李英等研究证实，野黄芪甙原可下调 PKC 活性，明显改善糖尿病大鼠的肾血流量及内皮细胞通透性，抑制 ECM 和系膜增生，减轻肾脏损伤。

2. 对脂质代谢及氧自由基的影响

大量研究揭示，中药可作用于脂质代谢紊乱及氧自由基的产生与清除等不同环节。

二、临床表现

（一）精神症状

慢性肾功能不全时易疲乏，患者注意力不易集中，表情淡漠或易激动，易怒，记忆力减退，定向力减退，反应较迟钝，思考缓慢，工作效率降低，随着肾功能的减退而加重。重症可出现精神错乱、幻觉、幻听、幻视和妄想，强迫性恐怖感（如对死亡恐怖）、人格分离。严重者出现嗜睡。

（二）意识障碍

重症肾功能不全患者可出现意识障碍、嗜睡、谵妄、木僵以至昏迷。肌张力增高呈去皮质状态（上肢肘腕屈曲、下肢伸直）或去大脑强直（上下肢均伸直、手内翻）。

（三）抽搐

可出现肌阵挛，晚期出现强直－痉挛发作，慢性肾衰血液透析患者可因平衡失调综合征出现恶心、呕吐、头痛、抽搐或癫痫发作。

（四）不自主运动

1. 扑翼震颤（asterixis）

此为代谢性脑病的特征性症状，可于脑病早期出现，表现为两上肢伸直，腕关节屈曲，五指分开，手指左右不停摆动，动作快而无节律，似鸟之振翅欲飞之态。下肢亦可出现类似上肢之震颤。于扑翼性震颤出现之前常出现振幅不规则的震颤，可与扑翼性震颤交替出现。

2. 肌阵挛

肌束、肌群或某肢体的一侧或双侧肌肉突然出现急速、不规则的肌肉抽搐，为代谢性脑病常见的症状。

（五）其他脑症状

如单瘫、偏瘫、失语、失用、截瘫、上升性麻痹、共济失调等。

（六）颅神经及脑干症状

如嗅神经病变引起的幻嗅、嗅觉丧失；视神经病变引起的视力减退、视野缺如、偏盲、视力丧失（即尿毒症性黑矇），复视、眼外肌瘫痪、眼球震颤等；面神经病变可引起面肌力弱、舌肌力弱、Hornev 征。

（七）脑膜症状

出现头痛、颈部抵抗和阳性 Kernig 征等脑膜刺激征。

（八）周围多神经病

周围多神经病多出现在中枢病变之前，下肢更著，表现为远端、对称性感觉神经异常，呈袜状分布。"不安腿"为早期表现，患者小腿有难以形容的不适感、蚁走感、酸痛胀痛，多晚间出现，活动或步行后症状可消失。常伴运动神经传导速度减慢和肌震颤。有些患者感双足灼热，称"烧灼足综合征"，多出现于不安腿之后。病情发展可出现震动觉减低、跟腱反射和膝反射消失，继而出现肌萎缩，近端肌力弱，重症出现四肢瘫痪。

（九）自主神经症状

多表现为瞳孔缩小，唾液稀薄且少，口干，心动过速或缓慢，皮肤多汗或干燥等。北京医科大学第一医院肾内科报道 94 例慢性肾脏病患者中，有神经系统临床表现者 74 例，占 78.7%，有中枢神经系统神经精神症（征）表现者 56 例，占 59.5%，有周围多神经病症（征）者 60 例，占 63.83%。60.75% 患者于肾功能减退一年内出现神经精神症状，有周围多神经症（征）者在肾功能减退一年内出现者 37 例，占 61.7%。

三、诊断

本病依据病史、症状、体征及相关理化检查即可诊断。慢性肾衰患者，既往无神经精神病史，在肾功能不全期间出现神经精神症（征），应考虑为肾功能不全的神经系统受损害之表现，经神经系统检查、神经电生理检查可明确诊断。

（一）相关神经电生理检查

1. 脑电图

早期轻度精神障碍时，脑电图正常或轻度异常。血尿素氮超过 21.4mmol/L 时，出现各种异常图形，如低电压、α 节律失调、α 波变慢或解体，并出现间断性阵发性慢活动或广泛 β 活动。慢波增多者占 60.9%，主要分布于双额。当尿素氮超过 53.6mmol/L 以上时，在慢波基础上出现棘波或 δ 波，亦可见三相波。肾功能改善，脑电图异常亦相应好转。

2. 皮层诱发电位

皮层诱发电位也是早期诊断中枢神经受累的敏感指标，包括视觉诱发电位峰 P38 及躯体诱发电位峰 P100 检查。其电位峰潜伏期延长及波幅降低为主要异常所见。

3. 肌电图及神经传导速度

肾功能不全合并周围多神经病者，2/3 呈神经源性损害。严重者为前角神经元和周围神经混合性损害。上肢或下肢运动神经传导速度延缓达 50% 以上，且与血清肌酐浓度升高呈正相关。充分透析治疗或成功的肾移植术后神经传导速度也随之恢复。不充分透析者周围神经病发生率为 53%，而充分透析者仅 14%。肌电图呈神经源性异常在不充分与充分透析两组分别为 55% 及 33%，运动神经传导速度延缓在两组分别为 40% 及 20%。

（二）神经系统症（征）与肾功能及生化指标的关系

1. 中枢及周围神经受累的症状与肾功能的关系是随肾功能恶化，症状出现的越多。

2. 中枢及周围神经受累的体征是随着肾功能的恶化，体征出现的越多。

3. 神经系统受累的临床表现与生化指标的关系是随着肾功能的恶化，生化指标异常（尿素氮及肌酐升高、二氧化碳结合力下降、酸中毒）变化而加重，神经精神症状的发生率亦逐渐增高，但与血钠、血钾、血氯、血钙及血磷的变化无关。

（三）鉴别诊断

1. 高血压脑病

慢性肾衰常合并高血压，当血压急剧升高时，脑的小动脉痉挛并产生脑水肿症状（头痛、呕吐、视乳头水肿等颅压增高症状）。有抽搐、偏瘫、昏迷等症状与脑血管病相似。检查见视网膜动脉痉挛、脑脊液压力增高或呈血性。一般于 1 ～ 2 日后恢复正常，不留任何后遗症，但有再发倾向。继发脑出血者可致死或留有严重后遗症。

2. 透析治疗所引起的神经系统并发症

包括平衡失调综合征，及由铝中毒所致透析脑病、表情痴呆、言语障碍、硬膜下血肿等。

3. 肝性脑病

患者有肝病或门腔静脉吻合术史，血氨升高，昏迷、嗜睡或出现黄疸、肝功能异常，可助鉴别。

4. 继发于全身疾患的神经系统病变

如糖尿病、系统性红斑狼疮等常引起周围多神经病或系统性红斑狼疮性脑病，根据各种原发病的所固有的特殊病史、体征及化验结果则不难做出诊断。

（四）诊断思路与误诊防范

精神异常或神经系统症状体征可见于多种疾病，易发生误诊误治。

四、治疗

（一）辨证论治

1. 肝肾阴虚，风痰上扰

临床表现：久患肾疾，突发头晕耳鸣，腰膝酸软，站立失衡，口眼歪斜，半身不遂或四肢瘫痪。舌红，苔黄，脉弦滑。

辨证分析：患者久病及肾，肾主髓，肾精不足，无以充填脑髓，故见头晕耳鸣；又肾主骨，肾精亏虚故见腰膝酸软，站立失衡；肾为五脏之本，肾病及脾，脾失健运无以运化水湿而内生痰饮，而水不涵木则肝风内动，两者合而为风痰上扰清窍，损伤脑络，故见口眼歪斜，半身不遂或四肢瘫痪。舌红、苔黄、脉弦滑均乃风痰上扰之象。

治法：滋养肝肾，息风化痰。

方药：镇肝息风汤合导痰汤加减。怀牛膝 15g，生龙骨 15g，生白芍 10g，天冬 10g，玄参 10g，生地黄 20g，龟甲 10g，生麦芽 10g，竹茹 10g，代赭石 15g，制南星 6g，茯苓 15g，菖蒲 10g，远志 5g。

加减：肝火盛，加牡丹皮 10g，栀子 12g；大便干结，加大黄 9g。

方解：怀牛膝、生龙骨、生白芍、天冬、玄参、生地黄、代赭石、龟甲等滋养肝肾、镇肝息风；生麦芽、竹茹、制南星、茯苓、菖蒲、远志化痰开窍。

2. 气虚血瘀，经脉闭阻

临床表现：久患肾疾，突发半身不遂，偏身麻木，语言謇涩，肢软无力，面色萎黄。舌淡有瘀斑，脉细涩。

辨证分析：患者久病则气虚，气虚无以推动血行，血脉瘀阻脑络，脑络失于濡养，清窍不利而突发半身不遂，偏身麻木，语言謇涩；又肾主骨，肾气不足，故见肢软无力；血脉瘀阻失养，故见面色萎黄。舌淡有瘀斑，脉细涩均乃气虚血瘀，经脉闭阻之象。

治法：益气活血，化瘀通络。

方药：补阳还五汤加减。生黄芪 30g，当归尾 10g，赤芍 10g，川芎 10g，桃仁 10g，红花 6g，地龙 10g，川牛膝 10g，鸡血藤 30g，全蝎 5g。

加减：气虚甚，加党参 18g；腰膝酸软，加桑寄生 30g。

方解：生黄芪益气为主药，当归尾、赤芍、川芎、桃仁、红花、鸡血藤等活血化瘀；地龙、全蝎通络。

3. 风痰上扰，络脉失和

临床表现：久患肾疾，突发半身不遂，口眼㖞斜，头晕头痛，痰多，舌强语謇，形体肥胖。舌体胖、苔黄腻，脉弦滑。

辨证分析：患者久病及肾，肾为五脏之本，肾病久必及于脾，脾主运化水湿，脾虚则水湿运化失常而内生痰饮，又肾虚而水不涵木，故肝风内动，两者合而为风痰上扰清窍，损伤脑络，故见口眼㖞斜，半身不遂。肾虚日久，又损及心，心气无以推动血行而脉络瘀阻，血脉瘀阻不能濡养，故舌强语謇，形体肥胖。舌体胖、苔黄腻，脉弦滑均乃风痰上扰，络脉失和之象。

治法：祛风除痰，宣窍通络。

方药：牵正散合导痰汤加减。僵蚕 10g，全蝎 3g，白附子 5g，法半夏 10g，制南星 5g，菖蒲 6g，远志 6g，木香 6g，甘草 6g。

加减：痰热甚，加竹茹 12g，黄连 10g。

方解：法半夏、制南星、菖蒲、远志祛风除痰，祛风除痰；木香理气；僵蚕、全蝎、白附子宣窍通络；甘草调和诸药。

（二）辨病治疗

参见急、慢性肾功能衰竭的相关章节。

（三）西医治疗

目前尚无肯定有效的治疗方法，可能有效的防治措施如下。

1. 透析疗法

充分的长程血液透析可使神经系统受累的症状逐渐趋于稳定、逐步改善，轻者可完全恢复正常，但病情严重者则难以恢复，故主张尽早透析，于肌酐清除率降至 10mL/min 时即开始透析，以防透析过晚，因神经病变严重而难以恢复。对于初始透析的患者主张短透、频透以防失衡综合征；避免应用低钠透析液以防血渗透压下降过快；避免用软化水透析而采用反渗水透析，使透析液内铝含量小于 10μg/L，禁服氢氧化铝，以及应用去铁胺驱铝则可避免和治疗由于铝中毒所致的铝性脑病。腹膜透析疗法对中、大分子毒物的清除效果较常规血液透析疗法好。北京医科大学第一医院肾内科报道 16 例尿毒症患者血、尿及腹水中 700～1000d 的中分子量物质含量明显高于正常人组及肾功能正常的肾病患者组，血中中分子量物质含量升高者神经电生理检查结果亦异常，经腹膜透析后血中中分子量物质含量降低，神经电生理检查结果改善，4 例患者腹透前中分子量物质 700d 的平均光密度为 0.28，1000d 的平均光密度为 0.045。腹透 2 月后复查，2 例的 700d 光密度 260nm 分别从 0.45、0.33 降至 0.15 及 0.06；中分子量物质 1000d 光密度 260nm 分别从 0.05、0.06 降至 0.01 及 0.02。患者脑电图由中度异常改变为轻度异常，神经传导速度亦明显恢复。上述结果提示中分子量物质对神经系统有毒害作用，腹膜透析对中分子量物质清除效果较好。近年报道应用高分子膜透析器可增加血液透析对大、中分子量物质的清除，神经病变大为减轻。

2. 肾移植

成功的肾移植可使血中中分子量物质明显减少，直至正常，神经系统病变减轻，脑电图恢复正常。北医大一院肾内科报道一例血透患者经半年治疗，血中中分子量物质未见减少，脑电图仍属中度异常，该患者接受同种异体肾移植术成功，半年后血中中分子量物质1000d者未能测出，700d者含量降至正常范围，脑电图由中度异常变为"边缘状态"。肾移植术后一年复查血中仍未测出1000d中分子量物质，7000d中分子量物质仍属正常范围，脑电图由边缘状态变为正常。

3. 支持治疗

注意纠正营养不良，补充必需氨基酸及相应酮酸，补充维生素及微量元素。应注意纠正可逆因素，如电解质紊乱、脱水、酸中毒、高血压及心力衰竭等。

4. 避免药物毒性

如苯妥英钠、氨基糖苷类抗生素应根据肾功能减量，以避免药物潴留中毒引起神经系统并发症。

5. 对症处理

于抽搐癫痫发作时予以安定注射（10～20mg）有效，但因其作用时间短（15～90min），需同时用长效抗癫痫药物以防再发。在监测血压和心电图的情况下，以每分钟不超50mg的速度注入苯妥英钠1000mg，或缓慢滴注安定100～150mg/24h，亦可获效。利多卡因首剂按1mg/kg量静脉给药，作用持续4～5min，如无效于2min内可重复用药，按0.5mg/kg计量，如抽搐停止，予以30μg/kg维持量。

（四）中西医结合治疗

1. 辨证与辨病结合

中医辨证与西医辨病相结合是目前临床广泛使用的思维方法，合理的结合可使中、西医两种理论体系相互渗透、取长补短，对于开拓思路、增添诊治手段、提高疗效都显示了很大优越性，是中西医结合研究的主要途径。目前，在很多中西医结合诊治肾功能衰竭的研究中，西医的辨病和中医的辨证，特别是中医的辨证，都偏于简单化、机械化，这样并不利于中西医结合治疗急、慢性肾衰。我们主张凭借现代医学检查确立急、慢性肾功能衰竭的诊断，确定分型和分期，及时进行合理的防治。

2. 全身辨治和局部辨治相结合

中、西医学都是研究生命的本质和生、老、病、死的自然规律，但西医学侧重于以局部、客观、分析的观点来认识和治疗疾病，其治疗偏重于针对疾病局部病理改变，而忽视全身机能的调节。而中医学则侧重于以整体、主观、推理的观点来认识和诊疗疾病，治疗偏重于改善机能，却缺乏较强的针对性。所以，中西医结合辨治肾性脑病必须充分发挥中、西医两种医学体系的长处，注重全身辨治和局部辨治相结合。在判断疗效时，中医注重整体而以患者临床症状为依据，西医则较多注重体征、理化检查等客观指标的改善，有时患者经过治疗后自觉症状显著减轻，但客观检查指标却未见明显改善，单以临床症状为依据判断疗效，势必受主观因素的影响较大。因此，在判断肾性脑病临床疗效时，也必须遵循全身辨治和局部辨治相结合的原则，中、西医两种疗效标准互相参考、互相补充。

3. 中药与西药合用

中西药物合用具有以下作用：

（1）协同和增效作用

中西药联用增加疗效的机理，主要在于药代动力学、药效学上的相互协同作用。

（2）减少毒副反应

在肾功能衰竭的治疗中，由于多种原因而引起的药物不良反应、耐药、二重感染及肝、肾功能损害等副作用较常见，特别是老年患者，对治疗药物耐受力较差，更加容易出现毒副反应。因此通过中西药的联合应用来减轻西药毒副作用。

（3）免疫调节作用

有些扶正中药对机体免疫功能具有一定的提升作用，与西药如抗生素等合用，既能有效发挥杀菌杀病毒作用，又能有效地增强患者抵抗力。

（4）中西结合制剂开发和运用

中西结合制剂特别是片剂、合剂、冲剂等，以其携带和服用方便、疗效确切等优点受到欢迎，在我国已经较广泛地应用于呼吸系统疾病、神经系统疾病等的治疗。这就要求联合使用中西药物时，要掌握一定的中西医理论，不得以单一方面的理论作为准则；同时对中药的化学成分应有一定的了解，了解中西药联合应用的增效机制和减毒机制。

（五）其他治疗、专家诊疗经验及研究现状

目前有关肾性脑病的专方、单方及验方，以及专家诊疗经验报道少见，相关资料散见于急、慢性肾衰等其他章节中。

五、调护与预防

（一）积极预防和治疗各种肾脏疾病

肾性脑病的预防，主要是积极预防和治疗各种肾脏疾病，避免其向肾功能衰竭、尿毒症发展。

（二）饮食调养

宜清淡饮食，忌食生冷过咸过腻之品，且不可乱服药饵，以免伤脾败胃。常用药膳：

1. 鲫鱼汤粥 鲫鱼（去鳞与内脏）1～2条，灯心草7～8根，加水同煮取汁，再加米煮熟为粥服食。

2. 野鸭一只（去毛开膛除去内脏），剥皮大蒜子数个填于鸭腹内，煮熟，食肉饮汤。

3. 玉米须10g、玉米粒20粒，蝉蜕3个，蛇蜕1条，水煎服。连服1月为1疗程。

（三）调摄情志

调摄情志，怡养情怀，勿使五志过激，保持心境愉快，以免耗伤气血，扰乱脏腑。

（四）生活调理

严格节制或禁止房事，以防戕伤已亏之肾气；慎起居，适寒温，防止外邪侵袭加重病情；对能活动者提倡适当活动，以使四肢气血流通，利于脾胃运化。

参考文献

1 康志敏，刘英，杨秀川，等.尿毒症患者感觉及运动神经的改变［J］.临床肾脏病杂志，2001，1（1）：14-16.

2 王海燕.肾脏病学［M］.第3版.北京：人民卫生出版社，2008：1.

3 Vanholder RC. Neuropsychiatric Alterations in Uremia. In：Cameron S，Davsion AM. Oxford Textbook ofClinical Nephrology，Vol 2，Oxford Medical Publications，1992：1396-1402.

4 朱世乐，刘平，刘瑞华.尿毒症患者血中中分子量物质含量与神经系统病变的关系［J］.北京医科大学学报，1990，22：88.

5 吴逊，孙相如，孙江玲，等.慢性肾脏疾患的临床神经电生理研究［J］.中华神经精神杂志，1987，20（6）：357-361.

6 Levin NW.Kupin WL. Complications During Hemodialysis［J］. In：Nissenson AR，Fine RN.Clinical Dialysis.2nd ed.Norwalk，Appleton&Lange，1990，520.

7 Kiley JE.Neuroloyical Aspects of Dialysis［J］.In：Nissenson AR，Fine RN.Clinical Dialysis. 2nd ed.Norwalk，Appleton&Lange，1990，535.

（张炜宁　张忠）

第六章　肾脏病常见并发症

第一节　肾脏病激素与免疫抑制剂治疗后副作用

　　糖类肾上腺皮质激素（以下简称激素）在肾脏病中的应用已50多年，使不少疑难重症的病情得到缓解，特别是微小病变型，疗效较好，使其预后大大改观，直至今日，仍广泛应用于临床。细胞毒类免疫抑制剂——氮芥自1948年用于治疗肾病综合征以来，因其毒副作用较大，旋即被激素取代而很少应用。近来，由于单用激素不能解决肾小球肾病的治疗和复发问题，又被启用。但是二者的毒副作用多而严重，特别是长期大量的使用，更使其毒副作用显露无遗。

　　糖皮质激素与细胞毒类药物除对人体的一般毒副作用外，还可促使肾小球硬化，瘀血加重，诱发病毒、细菌感染或两者混合感染，尤其机遇性感染、菌群失调、霉菌感染等，反过来加重病情，又促使加大激素的剂量，而大剂量激素的应用，又促使细菌、病毒更易感染，形成恶性循环，这种恶性循环，常常是引起慢性肾炎病情恶化及死亡的原因。再次是其反跳问题。即使对激素等较为敏感者，亦常常在治疗缓解后，旋即复发，或停用之后，或在撤减的过程中发生，则易造成骑虎难下之势。现代西医对此的治疗则为加大剂量，长期服用，但随着用药时间的延长，各种毒副作用更加明显，对机体的损害程度越重，甚则肾炎未愈而他病又生，给治疗带来困难。另外，激素对垂体－肾上腺轴的抑制又是一不容忽视的问题。因长期应用皮质激素，垂体－肾上腺轴被抑制，一般需要半年至两年才能恢复。所有这些，都给激素及免疫抑制剂的应用带来难以弥补的缺陷。但作为特殊的有效疗法，对慢性肾炎肾病型的治疗效果仍应得到重视。中医药治疗虽有较好的疗效，但往往治疗周期较长，药效发挥缓慢，加之许多针对性的机理尚不十分清楚等亦有一定的不足，二者俱有长短。

　　实践证明，若能合理地应用中西药物，则可使临床疗效大大提高，而无严重的毒副作用。随着我国中西医结合临床肾脏病治疗技术的提高，对于激素及免疫抑制剂配合中医药在肾脏病治疗中的应用已占有一席之地。近年来，国内外学者对此进行了大量的探索，取得了可喜的成绩。目前已逐步从经验总结阶段向规律归纳阶段发展。运用中医药配合激素及免疫抑制剂治疗，以达到：1）对抗、减少不良反应发生；2）加强治疗作用的效果；3）防止治疗有效患者的复发等目的。这是目前中西医结合治疗肾脏病的一大优势，也是我国肾脏病治疗的一个亮点。

一、激素治疗过程中的中医药治疗

激素在应用的过程中，其本身会产生一定的副作用，如长期使用激素可引起肾上腺皮质萎缩或功能不全；骤然停药可致停药综合征；大剂量应用可抑制免疫功能，使淋巴细胞数量减少，进而诱发或加重感染；激素能抑制外周组织中蛋白质的合成，导致四肢肌肉萎缩，软弱无力，皮肤变薄，出现紫纹，呈库欣综合征表现。另外，激素能促进糖原异生，抑制肾小管对糖的再吸收，同时增加肾小球滤过率，引起糖尿及血糖升高，造成类固醇糖尿病等，均需要给予纠正，以使副反应降低到最低限度。那么中药的治疗原则，就应相应地给予照顾，根据其副作用的出现及其正常药理情况，使中药与西药最大限度地配合，既不能产生叠加，又不能相互抑制。相互叠加，则病轻而药重，必伤正气；相互抑制，则减弱药效，甚至毫无效果。总之，应审视药物的作用机理，而后配合应用。

中医把激素毒副作用等古代无记载、又不可言喻的病因称为"毒邪"或"药毒"等。热之极为火，火之极为毒，毒邪一般具有火热之性而耗气伤阴；中医有"正气存内，邪不可干""邪之所凑，其气必虚"之谓，那么，无论是辨病，还是辨证，都应从毒、从虚进行论治。

（一）发病机理

中医认为，肾乃水火之脏，为五脏阴阳之根，"阴平阳秘，精神乃治"。阴阳平衡是维持正常生理活动的基础，对于其发病机理，目前已趋一致。激素类药物相当于中医的"纯阳"之品，长期大剂量应用温热之品则出现阴虚阳亢，肾阴不足则出现脏腑、形体失养，阳亢则易动；在整个激素使用的过程中，体内阴阳由于激素"纯阳"的影响而发生消长、转化，呈肾阴虚→肾阳虚→肾阴阳俱虚的过程。激素撤减阶段，由于大剂量温阳之品应用，出现体内阴阳平衡失调，骤然停药，肾阳失去助养，往往出现脾肾之阳俱虚，而真阴尚亏，又表现出阴阳两虚之候。而中医辨证治疗激素副作用应抓住阴阳平衡这一类关键问题来调整，正所谓"壮水之主，以制阳光，益火之源，以消阴翳"。

细胞毒类免疫抑制剂主要损伤人体的阳气。时振声认为，环磷酰胺、氮芥、哌替唑等，可损伤肾阳，使阳虚表现明显。而李俊彪和陆鸿滨则认为还可伤及血分，致血虚或气血亏虚。熊家明则认为，环磷酰胺先损脾胃阳气和肝血，致肝胃不和，后又出现阴虚，呈现以肾为主的气阴两虚之证。其具体病机随个体差异而复杂纷繁，如体质、年龄、病程、剂量、阶段、病理类型等都可影响其变化。

对于中医药配合激素的治疗，仍应以辨证为主，分辨标本，忌固执一法一方一药，也不宜笼统地将开始使用激素时定为阴虚，撤减激素时定为阳虚，临证关键是整体观念，权衡标本缓急，按"缓则治本""急则治标"，或标本兼顾的原则，灵活地以一法为主，或多法合用，或交替使用。

（二）分期辨治

1. 激素治疗早期的中医药配合

在激素治疗的早期，由于疾病的不同，选用的剂型与剂量各异，中药的治疗可根据患者的表现证候进行论治，即"有是证即用是药"，因激素尚未发挥治疗作用，原有的辨治皆可起到一定的作用。待 2～3 天以后，激素在体内已发挥了应有的作用，可减去原来辨证论治之药，加用利水之品配合激素发挥疗效，选方可以五苓散加减。茯苓 20g，猪苓 15g，泽泻 10g，桂枝 6g，白术 10g，黄芪 10g，防风 10g，丹参 18g，连翘 20g。水煎服，每日 1 剂。

若高度水肿者，可合五皮饮化裁，上方酌加大腹皮 20g，冬瓜皮 10g，桑白皮 12g，鱼腥草 20g。若有腹水者，加葶苈子 12g，牵牛子 9g。应当注意的是，后二味待腹水消失，即应减停。

服激素 1～2 个月后，即使尚未出现明显的柯兴氏征，亦应注意，激素毕竟相当于中医之纯阳药，用之过久，易伤阴液，故在上方的基础上加入滋肾阴之品，如枸杞子 15g 或生地黄 20g，以防损伤肾阴，以中医角度来看，似有从阴引阳之效。实践证明，若在激素服用一段后，适当加入滋肾阴之品，对防止激素副作用具有重要意义，使激素的副作用或迟发或不发。

2. 激素的大剂量治疗期

随着激素大量长期的应用，激素的毒副作用则日益突出，因激素相当于中药的温热之品，用后虽然起到温阳化气的作用，但可损伤肾阴，与体内湿热相合，则又可化火生毒，故予治疗当依其不同表现，恰当选药。

（1）肾阴不足，水湿内停

临床表现：五心烦热，失眠多梦，午后潮热，口干舌燥，全身水肿，或下肢浮肿，或晨起眼睑浮肿等，腰膝酸软，尿赤，舌红，苔厚腻，脉细数。

辨证分析：临床上，大剂量应用激素后，往往使患者出现肾上腺皮质功能亢进的表现。中医学认为，本证的形成，乃因服用辛温燥热之品伤及真阴所致。肾阴亏虚，而虚火妄动，故见五心烦热，潮热等。虚火扰心，则失眠多梦。阴虚失润，虚火上炎，故口干舌燥。肾精亏虚，腰背失养，则腰膝酸软。湿热下注膀胱，则尿赤。湿热相合，水气不利，故见全身水肿或下肢浮肿或晨起眼睑浮肿等。舌脉均为阴虚火旺之象。

治法：滋肾养阴，清热利湿。

方药：六味地黄丸加减。生地黄 15g，山茱萸 10g，山药 12g，云苓 15g，泽泻 10g，牡丹皮 12g，白术 10g，防风 6g，黄芪 15g，知母 12g。

加减：若火旺较为严重者，加黄柏 9g；若有阳亢表现者，加龟甲 12g，牡蛎 20g。

方解：生地黄、山茱萸、山药、云苓、泽泻、牡丹皮为六味地黄丸，专以滋补肾阴。其中生地黄滋阴补肾，尚可养血，山茱萸温补肝肾，收涩精气，山药健脾，是本方之三补。茯苓、泽泻，利水通淋，清泻下焦湿热，牡丹皮凉血清热而泻肝肾之火，是本方之三泻。玉屏风散功在固护体表，加强卫外功能。

（2）湿热内盛

临床表现：面色红或潮红，失眠，多汗，食欲亢进，或头晕头痛，五心烦热，皮肤痤疮，或多发性疖肿，舌苔黄厚而腻，脉数。

辨证分析：因激素的长期应用，辛温助火，与湿热相合而产生一系列的反应。火热内盛，充斥表里，则见失眠、多汗、面色红等。中焦胃火炽盛，则多食善饥。邪热上扰，则头晕而痛。虚火妄动，则五心烦热。湿热外壅，郁于肌肤，热盛血滞，腐肉化脓，故可见皮肤痤疮，或多发性疖肿等。舌苔脉象均为湿热内盛之象。

治法：清热泻火，利湿解毒。

方药：五味消毒饮化裁。地丁草18g，蒲公英18g，生甘草5g，连翘20g，赤芍15g，桔梗10g，知母10g，生地黄15g，泽泻12g。

加减：若热毒重者，加荔枝草、车前草、白花蛇舌草；若大便干结者，加大黄、枳实；若小便黄赤重者，加通草、白茅根；若全身浮肿者，加车前子、玉米须。

方解：方中地丁草、蒲公英、连翘等清热解毒，以治皮肤疮疖。知母、甘草、生地黄滋阴泻火，壮水之主，以制阳光。赤芍与生地黄相配，清热凉血。桔梗合连翘轻清走上走表，则可使药物直达病所，引邪毒从表而解。泽泻清热利湿，利尿消肿。全药共奏清热泻火、利湿解毒之效。

3. 激素的减量阶段和维持阶段

激素开始减量后，因激素用量减少，肾阳失去助养，临床上表现出由阴虚向阳虚逐渐转化，表现为阴阳两虚，常见面色苍白、肢体疲倦、少气懒言、形寒肢冷、头晕耳鸣等，治疗应益气温阳补肾，常用基本方药：黄芪、党参、熟地黄、菟丝子、仙灵脾、巴戟天、枸杞子、茯苓、山茱萸、炙甘草等。激素减量至维持量，患者临床表现由阴阳俱虚变为纯阳虚，此时治疗应在上方基础上加用肉桂、附子等辛热之品以助阳。随着激素剂量的逐渐减少，患者体内阴阳转化由阴虚火旺逐渐转为阳气亏虚，阳气虚则无力推动血的运行，津液无法进行气化，气因运行不畅，出现气滞血瘀、水湿内停，在这一阶段往往可见瘀血、痰湿之证相互夹杂，适当加用丹参、桃仁、红花、当归、川芎等活血药及半夏、苍术、茯苓等燥湿化痰之品常可达到较好疗效。通过临床观察到：温补肾阳具有拮抗外源性激素反馈抑制，防止出现肾上腺皮质激素撤退综合征，有助于减少机体对激素的依赖性，防止病情反跳。

4. 停用激素后

激素的停用与撤减属于中医同一疾病过程中的两个不同阶段。由于本病的影响及长时间纯阳之品应用使体内阴阳平衡失调，正气不足，此时邪气亦弱，常易于感受外邪而出现各种感染。此时治疗应以扶正为主，参以辨证治疗本病，这一阶段常用基本药物有黄芪、白术、防风、太子参、茯苓、丹参等；兼有外感选用金银花、连翘、紫花地丁、黄芩等清热解毒之品。夏季炎热之时，不宜温补肾阳者，以升发少阳之法，用小柴胡汤与五苓散合方。在此阶段还应注意节饮食、适寒温、注意病后调养。

二、免疫抑制剂副作用的中医药治疗

免疫抑制剂的治疗，虽非病因治疗，但在一定条件下，免疫抑制剂也可能阻断免疫过程中的某一环节，而使疾病得到缓解。自1949年氮芥治疗肾病综合征起，目前免疫抑制剂在肾脏疾病的治疗中药物越来越多，使用也越来越普遍，但其共性副作用分别为胃肠道反应、骨髓抑制、肝肾功能损害等，常常影响着免疫抑制剂的顺利进行。中医药的使用在该类患者中应以保障免疫抑制剂的疗程安全完成为目的，减轻其副作用，尽快恢复机体的正常生理功能。

（一）胃肠道反应

临床表现：恶心呕吐，纳差或吞酸，脘腹胀痛，口淡无味，舌淡，苔薄，脉细数。

治法：健脾和胃。

方药：香砂六君子汤和黄连温胆汤加减。木香6g，砂仁6g，陈皮12g，半夏9g，黄连6g，党参15g，白术12g，枳壳6g，茯苓12g，佛手6g，甘草6g。

加减：若呕恶明显者，加竹茹、代赭石；若大便稀溏者，加苍术、薏苡仁。

使用免疫抑制剂最常见的副反应为胃肠道不适，严重影响患者的饮食情况，使营养状态的改善不能达到预期目标，甚至使疗程难以为继。中医认为免疫抑制剂损伤中焦脾胃之气，胃失和降而上逆，胃虚不能纳谷，脾虚腐熟运化水谷不及，纳运失职。

（二）肝功能异常

临床表现：胸脘痞满，食欲减退，恶心呕吐，腹胀，右胁疼痛或身有黄疸，舌淡红，苔黄腻，脉濡缓。

治法：疏肝利湿。

方药：柴胡疏肝散合茵陈五苓散加减。柴胡6g，枳壳4.5g，香附4.5g，川芎4.5g，茵陈30g，白术9g，茯苓9g，泽泻15g，甘草6g。

加减：若呕吐明显者，加半夏、陈皮、竹茹；若丙氨酸氨基转移酶高者，加平地木、五味子、鸡骨草、田基黄。

肝脏作为人体内的"化工厂"，所有药物的代谢皆有赖于肝脏功能的正常，肝功能的异常往往对疗程的完成带来顾虑。中医认为免疫抑制剂损伤中焦脾胃运化功能失常，湿浊内生，纳运失健，日久蕴而化热，困阻中焦，熏蒸肝胆，气机不畅。

（三）粒细胞减少

临床表现：四肢倦怠乏力，少气懒言，易感冒，食欲不振，面色㿠白，心悸失眠，舌淡苔薄白，脉细弱。

治法：补气养血。

方药：十全大补汤加减。黄芪15g，党参12g，茯苓12g，白术10g，川芎6g，当归9g，白芍 9g，熟地黄 12g，首乌 10g，砂仁 6g 等。

加减：若面色萎黄者，加阿胶、紫河车；若腰膝酸软者，加枸杞子、淫羊藿。

免疫抑制剂的使用，常常造成骨髓抑制，影响白细胞的生成，使白细胞的数量明显下降，是较严重的副反应，如不予积极处理，可引起机体抵抗力极度衰弱，感染反复发作甚至并发严重感染，而危及生命。中医认为免疫抑制剂损伤脾胃，纳运失职，气血化源不足，后天失养，不能补养先天，肾精失充而气血生化不足。

（四）不育症

临床表现：腰膝酸软，眩晕耳鸣，少寐健忘，女子经闭经少，男子精子减少，舌偏红，苔少，脉细数。

治法：益肾补精。

方药：左归丸加减。熟地黄 24g，山药 12g，山茱萸 12g，菟丝子 12g，枸杞子 12g，牛膝 12g，鹿角胶 12g，龟甲胶 12g，当归 12g，牡丹皮 10g 等。

加减：若潮热盗汗者，加黄柏、知母；若月经停止者，加土鳖虫、茺蔚子。

免疫抑制剂对生殖系统的损害，使其临床应用受到了一定的限制，但目前研究认为，造成终身不育的病例不多，一般在停药后生殖功能可以恢复。中医认为免疫抑制剂使肾精受伐，加之脾胃受损，后天不能滋补先天，肾精亏虚，腰府失养，清窍失充，虚热内生，扰乱心神，肾之藏精主生殖功能失司。

（五）脱发

临床表现：头晕耳鸣，腰膝酸软，毛发脱落，潮热颧红，舌红，少津，脉沉细。

治法：滋阴养血。

方药：七宝美髯丹加减。何首乌 500g，当归 240g，枸杞子 240g，菟丝子 240g，补骨脂 120g，牛膝 250g，茯苓 500g。碾细，炼蜜丸，每丸重 10g，早晚各服 1 丸，淡盐开水送服。

加减：若虚烦失眠者，加龙骨、牡蛎；若口干渴者，加玉竹、麦冬。

免疫抑制剂所致的脱发须与原发病所致的脱发相鉴别，两者发生的时间有区别，脱发的副作用对于其治疗过程不受影响，主要是对于患者的心理影响，但脱发的发生须注意有无其他副作用同时发生。中医认为长期使用免疫抑制剂，可耗伤肾精，肾藏精生髓，而脑为髓海，肾精匮乏，髓海不足，脑失濡养，腰府失充，阴不敛阳，虚热上炎，毛发失荣。

（六）肾功能损害

临床表现：小便色赤带血，或尿少，或夜尿增多，头昏目眩，腰膝酸软，面色黧黑，舌红、少苔，脉细数。

治法：养阴通络。

方药：少腹逐瘀汤合二至丸。生地黄 20g，当归 12g，川芎 10g，赤芍 10g，红花 6g，六月雪 10g，制大黄 6g，泽泻 12g，旱莲草 10g，女贞子 12g 等。

免疫抑制剂所致的肾功能损害，是在临床治疗过程中重点观察的副作用，也是最为担心的副作用，有引起肾血流量、肾脏滤过率改变及直接损伤肾脏间质、小管等不同机制，一旦发生，常须中止使用。中医认为长期大剂量免疫抑制剂的使用，可耗气伤精，阴精亏虚则虚火内生，灼伤肾络，肾气虚则气化失司，固摄无权，气血运行不畅，髓海腰府失养。

三、其他治疗

1. 电针双侧肾俞穴 15 分钟，可以有效地拮抗外源性激素对下丘脑 – 垂体 – 肾上腺皮质（HPA）轴的反馈性抑制。

2. 电针足三里穴以预防激素所致的肾上腺皮质功能减退和结构改变。

四、中西医结合治疗互补的体会

肾脏病患者如肾炎、肾病综合征患者由于长期患病，体质较差，常常带有一些其他系统的疾病，给激素、免疫抑制剂的使用带来限制，并且可影响其治疗效果。激素、免疫抑制剂的禁忌证及主要副作用又有不同，因此在西药治疗前做好准备工作。一般来说，老年人大剂量激素可造成股骨头坏死的终身残疾，而免疫抑制剂对生殖系统有损害，治疗方法的选择是年龄大者用免疫抑制剂，年龄轻者用激素。对于一些并发症须认真鉴别，属于用药禁忌证者须积极纠正后才能考虑使用激素或免疫抑制剂，如不能纠正者，则需考虑改用其他方法，以免造成更大的危害，如溃疡大出血、精神病发作等。对于肾功能已有损害的患者，由于激素没有直接的肾损害作用，只是由于高分解导致氮质血症加重，如有治疗指征，仍可使用。而免疫抑制剂可造成肾脏的损害，一般出现肾功能不全，则不予考虑使用。中医药在西药治疗前应重点通过辨证论治，改善患者的一般情况或纠正其禁忌证，提高机体对激素、免疫抑制剂的敏感性，为西药的使用积极创造条件。

五、专家诊疗经验

（一）管竞环运用当归六黄汤治疗激素副作用

1. 激素使用初期重滋阴降火

患者常表现面赤，兴奋多语，五心烦热，夜寐不宁，口干咽燥，消谷善饥，舌红少苔，脉细数。证属阴虚火旺。以当归六黄汤合知柏地黄丸加减，以滋阴降火，坚肾固阴，甚至可加龟甲等育阴潜阳。常在激素应用 2 周左右开始加用中药对抗其副作用。若在运用激素的同时就开始预防性应用中药，则效果更好。

2. 撤减激素时宜气阴双补

激素使用 8 周后，患者阴虚症状日趋明显，阴阳互根，阴虚日久损及阳，终致气阴两虚。此时应气阴双补，并在清利基础上加健脾益气温肾之品，目的在于减少机体对激素的依赖性，防止复感外邪。患者多表现体胖乏力，烘热多汗，腰膝酸软，纳呆，舌质淡，脉细数无力。

常用当归六黄汤、归芍六味地黄汤、玉屏风散化裁。

3. 用激素时合并外邪

用激素后阴阳平衡被破坏，邪气易乘虚而入，宜及时祛邪。常见发热，口干苦，尿赤便结，腹痛泻痢，或皮肤疮疖，血白细胞计数偏高，舌苔黄厚腻，舌赤，脉弦数等。在当归六黄汤的基础上，或合五味消毒饮，或合大承气汤加减治疗。湿热偏重者加车前子、栀子、泽泻、冬瓜仁、藿香、佩兰；咽痛者加山豆根、射干、木蝴蝶等；配合使用敏感抗生素等治疗。治疗后患者舌苔黄腻退尽，白细胞计数、体温恢复正常后，继续激素治疗。

（二）时振声分三阶段论治

1. 大剂量激素诱导缓解阶段，多表现以阴虚为主，阴虚阳亢者（以库欣综合征为其典型表现）宜滋阴清热，方用知柏地黄汤加甘草，重用生地黄，或用滋肾汤（益母草、白茅根、生地黄、白芍、当归、川芎、五味子、牛膝、女贞子、旱莲草、黄柏、苍术），不宜多用苦寒之品；阴虚热毒者如肺炎、腹膜炎、丹毒等，宜养阴清热，解毒活血，或清热利湿解毒，方用五味消毒饮加生地黄、玄参、知母、生甘草、牛膝、牡丹皮。

2. 激素减量过程中，常表现为脾肾阳虚，治宜温补脾肾，方用实脾饮、真武汤、右归饮等。在激素撤减过程中加用细胞毒类药物，常可加重阳虚表现，也比其他类型更易感染，治疗当用右归饮、二仙汤加减，若出现感染可用五味消毒饮。若单用细胞毒类药物，则易出现白细胞下降，造血功能不足，多表现为气血双亏，治宜补益气血，方如八珍汤之类。

3. 激素减至最小维持量或停用时，以阴阳两虚最常见，治宜双补阴阳，方用桂附地黄汤，济生肾气汤，二仙汤加生地黄、白芍等。

（三）曾章超清解肾康灵

组成：生地黄 12g，知母 9g，黄柏 6g，牡丹皮 9g，黄芪 15g，太子参 9g，茯苓 12g，淮山药 12g，绣花针 10g，白花蛇舌草 15g。功能：清热解毒，益气滋阴。主治：频繁复发性肾病综合征。方解：方中黄芪、知母、黄柏、牡丹皮、茯苓、白花蛇舌草、绣花针清热解毒，利湿消肿，主升、主出、主开，内可清除湿热瘀毒，外可抵御外邪之入侵，达到祛邪扶正的目的；生地黄、太子参、淮山药凉血益气养阴，主降、主入、主合，内可激发正气，祛邪外出，外可益气固表，抵御外邪。全方共奏清热解毒、益气滋阴之功效。现代药理研究认为，生地黄具有激素样作用，但无抑制肾上腺皮质功能的副作用；知母抗炎作用与泼尼松相近，并具有降低血浆胆固醇的作用；黄芪、太子参、淮山药可以增强网状内皮系统的吞噬功能，提高 CD_4/CD_8 的比值，可增强机体免疫力；绣花针、白花蛇舌草具有调整机体免疫的作用。本方可减少激素副作用，提高频繁复发性肾病综合征患儿免疫力，从而减少感染机会，减少复发次数，并对激素的顺利减量起到过渡作用。

临床应用：在大剂量激素应用阶段，患者表现出阴虚阳亢之象，配合清解肾康灵对预防库欣综合征，减少激素副作用有较好的效果；在激素减量阶段，患者表现出阳虚之象，可以加入补肾温阳之品，如仙灵脾 9g、菟丝子 12g、肉苁蓉 9g 等，减去黄柏、牡丹皮、绣花针、白花蛇舌草等；在激素维持阶段，可以去黄柏，加入补阴益阳之品如菟丝子，平调阴阳，使阴平阳秘，机体康复。

六、研究现状

（一）实验室研究

激素产生副作用，其机理主要是：外源性药物反馈抑制垂体－肾上腺皮质功能，以致下丘脑－垂体－肾上腺皮质轴系统功能紊乱，导致副作用的产生。中医认为下丘脑－垂体－肾上腺皮质轴与中医学的"肾"有密切联系，中医辨证为"肾阳虚"，或"肾阴虚"，或"阴阳俱虚"。沈自尹提出，肾阳虚的患者有垂体－肾上腺皮质系统兴奋低下现象，其24h尿17羟皮质类固醇含量普遍低于正常值，且从实验中证实了下丘脑－垂体－肾上腺皮质轴系统功能紊乱是肾阳虚发病原理中的一个重要环节。蔡定芳用皮质酮造成大鼠"肾阳虚"——下丘脑－垂体－肾上腺胸腺轴的抑制动物模型，以右归饮灌胃，结果表明，温补肾阳的右归饮能有效地保护皮质酮对下丘脑－垂体－肾上腺胸腺轴的抑制。沈自尹等研究证明，滋阴泻火之知母与激素同用，在一定程度上拮抗激素对肾上腺皮质的抑制作用，使皮质的萎缩程度明显减轻。同样，长期使用激素的同时，辅以滋阴药生地黄，可防止激素单独使用时所致的下丘脑－垂体－肾上腺皮质系统轴的功能紊乱，使其处于相对正常的动态平衡。国外的学者也对此进行了探讨。日本汉方医学家以"桂枝茯苓丸"对抗激素性瘀血的病态模型结果表明，桂枝茯苓丸能使激素所致的高血黏度、高血脂得到改善，也可使应用激素所致的肾上腺、胸腺、脾脏重量减轻、血皮质素降低等得到改善。日本近畿大学阿部等认为，并用柴胡制剂能减轻类固醇的副作用，或使之容易停药。在此基础上又发现，实验大鼠因埋入棉球造成肉芽，在使用地塞米松治疗同时加用柴苓汤，可增强地塞米松抗炎效果。

（二）方药研究

洪用森等报道100例原发性肾病综合征患者，在激素撤减至半量时加用温补肾阳的"益肾宁"口服液（仙茅、仙灵脾、熟地黄、补骨脂、附子等），结果显示，此种中西结合的分阶段投药方案，对此类疾病患者撤激素时的肾阳虚证有明显疗效，能促使受外源性激素抑制的血皮质醇提前回升。张三林等提出，六味地黄丸有皮质激素样作用，对激素引起的肾上腺萎缩有一定对抗作用。叶任高等对74例狼疮性肾炎用激素标准疗程时发现，首次大剂量使用激素的患者有肾阴虚表现，可用滋养肾阴药（旱莲草、女贞子、地骨皮、枸杞子、生地黄、知母、龟甲）。在激素撤减过程中，患者会出现肾阳虚、气虚症状，可用温阳药（菟丝子、补骨脂、仙灵脾、肉苁蓉、黄芪、党参）。结果表明，加中药组副作用发生率为37.9%，对照组为77.3%，且加中药组只出现一种不影响治疗的副作用，而对照组全部有一种以上需针对性治疗的副作用。曹恩泽认为，糖皮质激素的副作用与肾阴亏虚、阴虚火旺颇为相似，以滋阴清热方（知母、茯苓、淮山药、益母草、蒲公英、白花蛇舌草）治疗取得满意疗效。沈继泽用金匮肾气丸加减治疗泼尼松引起的精神异常、眩晕、肥胖、多汗等副作用，均收到治愈效果。松本圭佑用十味败毒汤和小青龙汤治疗肾病综合征患者因使用激素所致的类固醇痤疮和寻常性牛皮癣，收到了一定效果。李瑞兰将激素副作用按中医辨证论治分为：1）气虚发热型，用升阳益胃汤治之；2）阴虚火旺型，用天王补心丹治之；3）脾肾阳虚型，用真武汤合苓桂术甘汤治之。沈桂英用桂枝龙牡汤合越鞠丸加减治疗慢性肾炎患者使用激素引起的"类柯兴氏综合征"。郭长亮对激素引起的肾虚表现，用中药与激素同步使用。激素 1 号：生地黄、知母、女贞子、枸杞子等，适用于肾阴虚。激素 2 号：附子、肉桂、仙灵脾、肉苁蓉等，适用于肾阳虚，在撤减或停用激素时用。激素 3 号：何首乌、秦艽、金果榄、汉防己、人参、北五味子、穿山龙、青风藤等，适用于撤除激素后阴阳俱损。杨嗣明运用自拟复方"锁阳冲剂"，对 12 例长期服用激素且有一定依赖性的患者进行治疗，结果激素在 3 周内全部撤除，病情无反复。其药以滋补肾阳为主（巴戟天、附片、肉桂、锁阳）。生脉注射液能显著地增加兔及大鼠血浆皮质酮的含量，其中对大鼠的作用比人参总皂苷强，也能促使人体皮质酮的分泌，但并不影响体内皮质激素分泌的昼夜节律，可预防和治疗免疫抑制剂对垂体－肾上腺皮质的抑制作用。

（三）单味药研究

关于生地黄对糖皮质激素的作用，早在 20 世纪 70 年代就已投入临床应用，80 年代后期，对其机理进行了深入探讨。如查良伦等用生地黄对家兔糖皮质激素受抑模型进行了实验研究，结果表明，家兔单用地塞米松时，血浆皮质酮的浓度明显低于基数组（$P < 0.001$），地黄与地塞米松合用 2、4、6 周时，皮质酮浓度逐渐上升。病理学观察亦显示两药联合应用，对兔的垂体和肾上腺皮质形态学未见明显改变。提示动物在较长期使用糖皮质激素的同时，用滋阴中药地黄，使垂体－肾上腺皮质轴的调节处于相对正常的动态平衡，这样为临床上需较长期应用激素的患者提供一种中西医结合，既能保证激素发挥疗效，又能拮抗激素副作用的治疗措施。知母咸寒，滋阴清热，善治虚火，而又能清实火。田稔秋报告，其用生地黄、知母、甘草配合激素治疗 3 例原发性肾小球肾病和 2 例肾炎肾病，取得了满意的效果，并认为大剂量使用激素，使患者阳盛阴耗，服用时间过长，出现阴虚火旺的征象。中药生地黄滋阴清热，知母泻火保阴，甘草泻火解百药之毒。故而，采用滋阴泻火中药配合激素，不致于出现阳盛耗阴之象，既保证了激素的疗效，又减轻了激素所引起的阴虚火旺的征象。进一步的临床观察表明，在接受上法治疗后，部分病例确可减少激素所引起的阴虚阳亢的副作用，而激素的有效治疗作用未受影响。陈锐群等以三味中药煎剂所做的动物实验表明，生地黄、知母、甘草三味中药具有对抗地塞米松抑制垂体－肾上腺皮质系统而降低血浆皮质酮的作用，均说明上述用法的合理性。

经大量临床观察和实验研究证实，冬虫夏草能促进肾小管上皮细胞的再生与修复，可以加快激素致肾损伤的肾功能恢复，对肾缺血、缺氧损伤具有明显的保护作用。常用量为每日 6 ～ 10g，隔水蒸服，或与其他中药配伍制成散剂或胶囊服用；大黄不仅能抑制细胞的过度增生和肥大，还能抑制细胞外基质的结聚，延缓间质纤维化。不过大黄的煎服法很有讲究，用开水泡服可以促进胃肠蠕动而致腹泻，与其他中药一起水煎不仅促进胃肠蠕动还可以改善胃肠血液循环，若长时间煎熬则有收涩作用，这里一般取前两种煎服法。大黄的用量也因人而异，一般常用量每日 10g 左右；川芎可以增加肾血流量、保护肾小管功能；丹参也可以改善肾血流量，另外还可以促进肾小管上皮细胞的修复；黄芪可以防治肾小管的损伤；积雪草可以防治肾小球的硬化等。这 4 种中药日常用量均为 15 ～ 30g。

1. 现代药理研究证明，补肾药具有多种的作用

（1）增强神经内分泌的调节功能

实验研究证实，常用的补肾药具有调节神经内分泌的作用，如鹿茸精对神经中枢有复杂的调节细胞代谢作用，能显著提高大白鼠脑组织耗氧量，使头顶部受伤的家兔异常脑电波、糖酵解、酶活性得到改善。附子、肉苁蓉、补骨脂能防止或减轻摘除肾上腺动物的体重下降，有激发肾上腺并释放皮质激素的作用，对摘除肾上腺后肾上腺皮质功能低下者，如不耐寒或易疲劳者有明显的防止或纠正作用。六味地黄丸对肾血管狭窄型高血压有明显效果，既能降低血压，又能改善肾功能，而降压系由于其改善肾功能所致。

（2）调节机体抗应激机能

温肾药对下丘脑 – 垂体及其靶腺轴的功能有调节作用，其中对肾上腺轴的影响较大。肾上腺皮质具有强大的抗应激能力，而激素及免疫抑制剂长期大量应用后，常导致抗应激能力下降，在遇到任何应激的情况下，患者都会有生命危险。因此，提高抗应激能力至为重要。实验证明，温肾药附子、肉桂既可使注射甲状腺素造成的实验性甲状腺素过多的动物肾上腺重量下降、垂体增加，又可使灌服甲硫氧嘧啶造成的实验性甲状腺素过少的动物肾上腺减轻、垂体缩小。使完全相反的两种模型均恢复常态，表明温肾药对上述系统具有双向调节的作用。实验还证明，补阳药（附子、锁阳、仙灵脾、菟丝子）能提高 DNA、RNA 的合成率；滋阴药（麦冬、生地黄、玄参、龟甲）能使细胞内 DNA、RNA 合成率降至正常，说明补肾药对整体具有广泛调节作用的物质 RNA 和 DNA 有调节作用。

（3）调整免疫功能

补肾药可调节免疫，已是人所共知的事实，如温补肾阳药（肉桂、仙茅、菟丝子、锁阳、黄精等）能使抗体提前形成，而滋补肾阴药（鳖甲、玄参、天冬、麦冬、北沙参等）能使抗体存在时间延长。而补肾药中如黄精、首乌、杜仲叶、狗脊、锁阳、仙茅、生地黄、熟地黄、桑椹、桑寄生有轻中度的免疫激发作用，认为这些药在体内可能通过下丘脑 – 垂体 – 内分泌腺的功能，促进了有关激素生成，再通过 CAMP 发挥作用，使低下的免疫功能得以恢复。总之，补肾药对激素、免疫抑制剂撤减后的诸多问题，均有裨益。

2. 雷公藤及其制剂的使用

雷公藤，《本草纲目》记为"黄藤"，20 世纪 70 年代末期始用于治疗肾脏疾病。雷公藤的治疗作用机理较复杂，在肾脏疾病中主要起抗炎、免疫抑制作用。临床应用中发现雷公藤有激素替代作用和激素增效作用，对使用激素有禁忌者如糖尿病、高血压、骨质疏松症，可用雷公藤替代激素治疗，对激素长期依赖者，加用雷公藤可提高疗效。此外，激素合用雷公藤后还有助于提高一些肾脏病的远期疗效。激素和雷公藤配合应用，可能减少激素用量或缩短激素应用时间，通常有这样几种方法：激素足量投入，待取效后尽早减量，这时加服雷公藤制剂，在激素撤减完后雷公藤治疗仍在继续；投入激素足量应用的 1/2 ～ 2/3 量，同时加服雷公藤制剂，待取效后优先撤减激素。

（1）雷公藤：带皮全根，每日用量 10 ～ 12g，最大量不超过 15g。去皮根芯木质部，每日用量 15 ～ 25g，最大量不超过 30g。

（2）昆明山海棠：带皮全根，每日用量 15 ～ 20g，最大量不超过 25g。去皮根芯木质部，每日用量 20 ～ 30g，最大量不超过 40g。

作煎剂煎煮时间宜长，头煎宜 1h，时间过短易中毒，时间过长易失效。

（3）雷公藤多苷片（每片 10mg）：每次 20 ～ 40mg，每日 3 次。疗程 3 个月。副作用为白细胞减少、胃肠道反应、皮肤色素沉着，也可能影响性腺功能（女性表现为月经紊乱、闭经，男性精子活力或数量减低）。

（4）火把花根片：每次 4 ～ 5 片，每日 3 次。

以上各口服制剂均应在饭后服用。

雷公藤停药后复发率较高，至少在 50% 以上，为了预防复发，雷公藤取得理想效果后，仍要继续服药 1 年左右。

七、今后发展的新趋向

中西医结合治疗肾脏病是一门较新的学科研究，大量的临床实践经验及实验室研究结果已取得了一定的成绩，目前中西医界已基本认可中西药的配合应用可减轻西药的毒副反应及提高总的治疗效果。然而肾炎、肾病综合征的疗效仍不尽如人意，今后临床研究应重点关注中西医结合治疗难治性肾病的课题，特别是针对一些病理变化较严重的肾脏病的治疗措施进行总结、归纳、创新，如在使用西药治疗过程中，中医药如何保护肾功能方面应有全面的研究。另外，肾脏病理检查已给临床带来了重要的指导作用，但是，由于肾脏病的病理常错综复杂，同一病名可见不同病理变化，不同病理变化可见同一种病，随着肾脏分子病理学的发展及药理分子学研究的深入，治疗的敏感性与否可在分子水平进行认识，中药药理分子学研究的进步也将在分子水平阐明中西药治疗肾脏病相互协同、补充、替代的机理，避免盲目用药所带来的弊端。

参考文献

1 王钢，孔薇，曾安平.肾炎肾病综合征中医治疗［M］.南京：江苏科学技术出版社，2001：3.

2 张振忠，张喜奎，赵明君.慢性肾炎中西医防治［M］.北京：中国中医药出版社，1997：4.

3 陈凯，姜春燕.中药减轻糖皮质激素副作用的研究［J］.中华中医药杂志，2005，20（10）：636.

4 严发敏.激素及其副作用［M］.上海：同济大学出版社，1992：2.

5 金明柱，郑洪新.中医药干预糖皮质激素副作用的研究［J］.辽宁中医药大学学报，2007，9（2）：23-24.

6 刘毅.管竟环运用当归六黄汤治疗激素副作用的经验［J］.河北中医，2001，（8）：577-578.

7 肖相如.中医防治免疫抑制剂治疗慢性肾炎毒副作用的概况［J］.中医药学报，1994，（4）：49-51.

8 时振声，房定亚，聂莉芳.肾炎的中医证治要义［M］.北京：人民卫生出版社，1986：8.

9 蔡定芳，沈自尹，张玲娟，等.右归饮对大鼠下丘脑-垂体-肾上腺-胸腺轴抑制模型的影响［J］.中国免疫学杂志，1994，10（4）：236-239.

10 牛建昭，徐世明.绞股蓝总皂甙对地塞米松所致小鼠肾上腺皮质改变的拮抗作用研究［J］.中国医药学报，1990，5（5）：37-39.

11 温成平，唐晓颇，范永升，等.解毒祛瘀滋阴法配合激素治疗系统性红斑狼疮及其对下丘脑-垂体-肾上腺轴的作用研究［J］.北京中医药大学学报，2007，30（7）：494-497.

12 洪用森.感染性休克综合治疗［J］.浙江中西医结合杂志，1992，（2）：32-33.

13 张三林，张善药，方亚伦.浅谈六味地黄丸的糖皮质激素效应［J］.中成药研究，1988，（5）：20-21.

14 叶任高，任国辉，李惠群，等.中西医结合治疗狼疮性肾炎74例疗效观察［J］.中国中西医结合杂志，1994，14（6）：343-345.

15 沈继泽.以金匮肾气丸为主治疗强的松引起的并发症［J］.中医杂志，1987，（1）：47-48.

16 李瑞兰，刘种德.应用激素产生副反应及并发症的辨证施治［J］.浙江中医杂志，1989，24（8）：355-356.

17 沈桂英，龚权椿.激素治疗慢性肾炎所产生副作用的中医辨治［J］.云南中医中药杂志，1988，（2）：25-26.

18 郭长亮.激素（Hormone）引起肾虚与中药治疗［J］.中医药研究，1990，（5）：42-43.

19 杨嗣明，萧佐桃，吴子明.温补脾肾法帮助激素依赖患者撤除激素的临床观察［J］.江苏中医，1992，13（5）：14-15.

20 谢明映.肾病方防治肾病综合征激素疗法副作用临床观察［J］.四川中医，2002，20（5）：39.

21 刘竹生，陈贤，黄雪萍.益肾汤防治激素副作用临床分析［J］.实用中医药杂志，2007，23（3）：141-142.

（邱　侠　熊国良）

第二节　腹膜透析的常见并发症

腹膜透析（peritoneal dialysis）简称腹透，临床运用已50多年，是利用腹膜作为透析膜，依靠弥散和超滤的作用，以达到清除代谢废物和纠正水电解质失调的目的。腹透技术种类较多，在我国常用手工操作，可分为间歇性腹膜透析（IPD）和持续性不卧床腹膜透析

（CAPD）两种。随着人口老化及腹透技术的改进，腹透患者人数每年以35%的增长率在逐年增加，腹透的并发症日益突出。

一、腹膜炎

一般可分为细菌性腹膜炎、真菌性腹膜炎、结核性腹膜炎和化学性腹膜炎，以细菌性腹膜炎最常见，占70%～95%，通常所说的腹膜炎是指细菌性腹膜炎。腹膜炎是腹透导管拔除和透析失败的主要原因。

（一）病因病理

1. 中医

中医认为，久病致体质虚弱，卫外抗邪能力低下，此时如感受外邪，以热毒、火毒之邪为甚，始于气机不调，继而气滞血瘀，瘀久化热，毒热炽盛化火，火邪性易变，则发生以火毒为中心的诸种变证。总之，其病因病机为虚实夹杂，而以实证突出，不外乎湿阻，气滞，血瘀，热壅，热毒内壅、气血瘀阻。

2. 西医

致病菌通过透析管道、皮下隧道口进入腹腔引起腹膜炎，或肠道细菌经过肠壁，特别是在伴有结肠憩室的老年患者；或血中细菌随血流至腹腔等均可引起腹膜炎。临床上最常见的感染入口是进行透析袋（瓶）交换过程中，透析袋（瓶）和输液装置之间的连接处受污染，此是腹膜炎最常见的病因。腹膜炎的致病菌多为常见细菌，革兰阳性球菌占55%～80%，如表皮葡萄球菌占35%～70%，金黄色葡萄球菌14%；革兰阴性球菌占17%～30%，其中大肠杆菌占80%，绿脓杆菌占4%～5%。

尿毒症患者免疫功能下降，以及腹透患者腹膜防御机制受损，也是容易发生腹膜炎的原因。

（二）临床表现

腹膜炎的诊断标准目前多采用Leehey等人提出的诊断标准，即必须具备下列三项中的两项：

（1）有腹膜炎的症状和体征，如出现腹痛和（或）发热和（或）透出液混浊。

（2）透出液常规检查白细胞 > 100×10^6/L，且中性分叶核粒细胞占50%以上。

（3）透析液中找到致病菌。在判断腹膜炎时应注意除外腹腔脏器的活动性炎症，如活动性结肠炎、阑尾炎、女性盆腔炎等，在这些炎症时，腹透液中的中性粒细胞计数可明显升高。

（三）治疗

必须强调及早治疗，提高腹膜炎的疗效，减少腹膜炎的不良后果。常规治疗包括排出腹内透析液，留作检查，更换透析连接口管道，冲洗腹腔等。

1. 中医治疗

腹膜炎的患者多表现为热毒内壅，气血瘀阻。

临床表现：腹痛拒按，腹胀恶心，腹肌紧张，甚者呕吐，不能进食，发热，透出液混浊，可培养出致病菌，舌淡、苔黄、脉弦。

辨证分析：热毒壅滞肠中，气机不通，故腹痛腹胀，因是实邪致病，故疼痛拒按、腹肌紧张。热毒侵犯胃，胃气不降反升则见恶心，甚则呕吐不能进食。邪热壅盛，故发热。舌淡、苔黄、脉弦为热毒内盛之象。

治法：清热解毒，活血化瘀。

方药：黄连解毒汤合血府逐瘀汤加减。黄连 10g，黄柏 10g，黄芩 10g，金银花 30g，牡丹皮 10g，败酱草 30g，红花 10g，赤芍 10g，甘草 5g。

加减：湿邪重加陈皮、佩兰、白蔻仁；呕吐明显加法半夏、竹茹等。

方解：方中黄连、黄芩、黄柏、金银花、败酱草清热解毒。红花、赤芍活血化瘀。牡丹皮清热凉血。

2. 专家经验

中国中医科学院广安门医院占永力等医师对证属热毒炽盛、湿浊内蕴的腹膜炎，治宜清热解毒、利湿化浊，药用黄芩、金银花、黄连、黄柏、芍药、当归、木香、槟榔、甘草等水煎服，并用清开灵注射液或穿琥宁注射液加入腹透液中或静脉点滴。对于出口感染和隧道炎者则加用四黄膏（黄芩、黄连、黄柏、大黄）外敷。

3. 西医治疗

治疗上强调腹腔内给药，并需给予首剂负荷量，在未获取细菌培养结果之前可先按经验给药，即头孢唑啉，负荷量为 500mg/L，以后每次维持量为 125mg/L，同时联用氨基糖苷类抗生素，如庆大霉素、妥布霉素、奈替米星等，负荷量为 8mg/L，维持量为 4mg/L。此外，腹透液中还要常规加入肝素，1000u/L，在初始治疗 24～48 小时得到细菌培养结果后，针对不同的细菌培养结果选用不同的抗生素。

（1）培养结果为革兰阳性球菌

①肠球菌：停用最初的先锋霉素，改用氨苄西林（125mg/L），加氨基糖苷类抗生素。

②金黄色葡萄球菌：停用氨基糖苷类抗生素，继续用头孢菌素，加利福平 600mg，每日 1 次口服。

③表皮葡萄球菌或链球菌等其他革兰阳球菌时，停用氨基糖苷类抗生素，继续使用先锋霉素。

④对耐青霉素酶的葡萄球菌，若用先锋霉素效果差，可换用万古霉素 30mg/kg，腹腔内给药，每 7 日 1 次。

（2）培养结果为革兰阴性球菌

①假单胞菌属：停用最初的先锋霉素，继续使用氨基糖苷类抗生素，并加用三代头孢（头孢他啶，首剂 250mg/L，维持量 125mg/L）。

②如非假单胞菌属，或继续使用原来的治疗方案；或哌拉西林静脉注射，每天 8g。

③若细菌培养为厌氧菌或多种其他细菌感染，可用甲硝唑口服。

④若上述治疗 96 小时，临床症状改善，继续用药 14 天，若临床症状无改善，腹透液细菌培养仍为阳性，则需拔管继续全身使用抗生素 21 天。

（3）细菌培养结果阴性

应继续初始治疗 96 小时，若临床症状改善，停用氨基糖苷类抗生素，继续用头孢菌素，总疗程 14 天。若临床症状无改善，重新做透出液常规和细菌培养，如为阳性，按细菌的菌种调整抗生素。如仍为阴性，应考虑罕见的病原菌感染的可能，并更改抗生素继续治疗。腹膜炎治疗 14 天无效，应拔除透析管。

（4）细菌培养为真菌

这是一种严重的腹膜炎，多数学者主张尽快拔管，因为透析管的存在使真菌较难消灭。在确诊后即予 5- 氟胞嘧啶和氟康唑联合治疗同时继续 CAPD。5- 氟胞嘧啶首剂为 2g，维持量为每日口服 1g，氟康唑可口服或腹腔内注射 200mg，每日 1 次，若治疗 4 ～ 7 天，症状有改善，则继续用药 4 ～ 6 周，若无效，则立即拔管，然后继续上述抗真菌治疗 10 天。

（5）细菌培养结果为结核性腹膜炎

应立即拔管，同时给予积极的抗结核治疗。

腹膜炎应治疗至临床症状消失，透析液变澄清，透出液细菌培养结果连续 3 次阴性，才能停止治疗，一般 2 周左右。停止治疗后，应每周做 1 次透出液培养，连续数周，以观察腹膜炎有否再发，腹膜炎再发多在停药后 1 周左右。

（四）预防

1. 将 CAPD 改成 IPD，以增加超滤，减轻透析液的混浊程度；改进 CAPD 的技术，采用双袋一体化系统，或用紫外线杀菌系统以消毒输入的透析液以及新型透析管，改善患者营养状态，提高机体的免疫能力，及防治透析液的出口感染及盆腔炎症，都是减少腹膜炎的发生措施。

2. 为了降低腹膜炎的发生率，许多学者研究发现在腹透液中加入中药制剂可增加机体抵抗力，减少腹膜炎发生率。

二、腹痛

出现腹痛时应首先排除腹膜炎的可能，特别是持续性腹痛患者。排除腹膜炎的患者需要寻找引起腹痛的原因。

（一）病因病理

1. 中医

腹痛为外感时邪、饮食不节、情志失调及素体虚弱等原因导致气机郁滞、脉络痹阻及经脉失养而发生的胃脘以下、耻骨毛际以上部位的疼痛症状。腹痛的病因病机不外寒、热、虚、实，四者往往互相错杂，或寒热交错，或虚实夹杂，或为虚寒或为实热。故临床需从实际出发，分析不同的发病机制，做出正确的辨证和治疗。

2. 西医

（1）透析液质量不佳或透析液温度过低或过热，pH 值过低（低于 5.5）。

（2）透析液流入速度过快，刺激腹膜而引起腹痛。用醋酸盐透析液较乳酸盐透析液更多引起入液疼痛。

（3）透析管移位至上腹部可引起胁痛，有时可放射至肩部。

（4）透析几个小时出现的持续性疼痛提示机械性或化学性腹膜刺激。

（5）进入透析液过多或腹腔内进入较多的气体均可引起腹痛。

（二）临床表现

腹膜透析患者出现腹痛，可表现为持续性或间歇性，有的与透析有关，有的与透析无关，可放射至肩膀、腰等部位。

（三）治疗

1. 中医治疗

①寒邪内阻

临床表现：腹痛急暴，得温痛减，遇冷更甚，口和不渴，大便自可或溏薄，舌苔白腻，脉象沉紧。

辨证分析：寒为阴邪，其性收引，寒邪入侵，阳气不运，气血被阻，故腹痛暴急，得温则寒散而痛减，遇冷则寒凝而痛甚。如中阳未伤，运化正常，则大便自可；若中阳不足，运化不健，则大便溏薄。口和不渴是无里热之象。舌苔白腻、脉象沉紧为里寒之征。

治法：温中散寒。

方药：良附丸合正气天香散。高良姜 10g，干姜 10g，紫苏 10g，乌药 10g，香附 10g，陈皮 10g。

加减：如腹中雷鸣切痛，胸胁逆满，呕吐，为寒邪上逆，宜附子粳米汤以温中降逆。如腹中冷痛，手足逆冷，而全身体疼痛，为内外皆寒，宜乌头桂枝汤以散内外之寒。

方解：方中高良姜、干姜、紫苏温中散寒，乌药、香附、陈皮理气止痛。

②湿热壅结

临床表现：腹痛拒按，胸闷不舒，大便秘结或溏滞不爽，烦渴引饮，舌苔黄腻，脉濡数。

辨证分析：湿热内结，气机壅滞，腑气不通，不通则痛，故腹痛拒按，胀满不舒。湿热之邪耗伤津液，胃肠传导功能失常，故大便秘结，或溏滞不爽，烦渴引饮。舌苔黄腻、脉濡数为湿热壅结之象。

治法：泄热通腑。

方药：大承气汤。大黄 10g，芒硝 5g，厚朴 10g，枳实 10g。

加减：如燥热不甚而湿热重者，可去芒硝加黄芩、山栀。如腹痛引及两胁者，可加柴胡、郁金。

方解：方中大黄苦寒泄热，攻下燥屎。芒硝咸寒润燥，软坚破结。厚朴、枳实破气导滞。

③中虚脏寒

临床表现：腹痛绵绵，时作时止，喜热恶冷，痛时喜按，饥饿劳累后更甚，得食或休息后稍减，大便溏薄，兼有神疲、气短、祛寒等症，舌淡苔白，脉沉细。

辨证分析：正虚不足，内失温养，故腹痛绵绵。病属正虚而非邪实，故时作时止。遇热得食或休息，则助正以胜邪，故腹痛稍减。遇冷逢饥或劳累，则伤正以助邪，故腹痛更甚。脾阳不振，运化无权，故见大便溏薄。中阳不足，卫阳不固，故有神疲、气短、怯寒等症。舌淡苔白、脉沉细皆为虚寒之象。

治法：温中补虚，和里缓急。

方药：小建中汤。桂枝 10g，饴糖 10g，芍药 10g，生姜 10g，大枣 10g，甘草 5g。

加减：如见气虚症状明显，可加黄芪补气。若虚寒腹痛见证较重，呕吐肢冷脉微者，用大建中汤以温中散寒。若腹痛自利，肢冷脉沉，则属于脾肾阳虚，宜附子理中丸以温补脾肾。

方解：方用桂枝配饴糖，生姜配大枣，温中补虚。

④气滞血瘀

临床表现：以气滞为主者，证见胁腹胀闷或痛，攻窜不定，痛引少腹，得嗳气或矢气则胀痛酌减，遇恼怒则加剧，脉弦，苔薄。以血瘀为主者，则痛势较剧，痛处不移，舌质青紫，脉弦或涩。

辨证分析：气机郁滞不通，故脘腹胀痛。气属无形，走窜游移，故疼痛攻窜而无定处，嗳气或矢气后，气机稍得疏通，故胀痛酌减。遇恼怒则气郁更甚，故胀痛加剧。肝气不舒，故见脉弦。如日久由气滞而导致血瘀者，因血属有形，则痛处固定不移。舌紫、脉涩均为瘀血之象。

治法：以气滞为主者治以疏肝理气；以血瘀为主者治以活血化瘀。

方药：疏肝理气用柴胡疏肝散。柴胡 10g，香附 10g，陈皮 10g，枳壳 10g，白芍 10g，川芎 10g，甘草 5g。

活血化瘀用少腹逐瘀汤。当归 10g，川芎 10g，赤芍 10g，生蒲黄 10g，五灵脂 10g，没药 10g，延胡索 10g，肉桂 5g，干姜 10g，小茴香 10g。

加减：如属腹部手术后作痛者，可加泽兰、红花以散瘀破血。

方解：柴胡疏肝散中以柴胡、香附、陈皮、枳壳疏肝解郁以止痛；芍药、甘草和里缓急以止痛；川芎行气活血以止痛。少腹逐瘀汤以当归、川芎、赤芍以养营活血；生蒲黄、五灵脂、没药、延胡索以活血化瘀止痛；肉桂、干姜、小茴香以温经止痛。

2. 专家经验

中国中医科学院广安门医院占永力等认为非腹膜炎性腹痛，证属中医气滞湿阻，治宜行气利湿，缓急止痛，药用柴胡、香附、陈皮、枳壳、芍药、川芎、大腹皮、茯苓、甘草；亦可用木香顺气丸。

3. 西医治疗

在腹透中出现腹痛，首先应该找到原因，并祛除之。对症治疗的方法是，在放完腹透液后，注入 1% 利多卡因 20～30mL，15 分钟后再输入透析液，一般能消除疼痛，必要时 4～6 小时后重复注入一次。亦可全身使用止疼药或镇静剂如阿托品或罗通定等。在输液末期出现的疼痛性腹胀可立即引流液体，疼痛可因减少交换液量而缓解。对一小部分存在持续入液疼痛者可通过在腹透液中加入 5mmol/L 碳酸氢钠来提高透析液的 pH 值（由酸性提高到中性）可缓解症状。

三、营养失衡综合征

腹膜可通过 $200A^0$ 大小的物质，故蛋白质、氨基酸、维生素均有可能丧失。长期透析 2～3 月后，可引起低蛋白血症，营养不良，水肿与抗病能力低下，统称为营养失衡综合征。

（一）病因病机

营养失衡综合征属于中医"虚劳"范畴，《素问·通评虚实论》篇认为"精气夺则虚"，腹透患者因长期透析致精微物质外漏，出现脏腑亏虚，气血阴阳虚损等一系列症状。本病因病致虚，因虚成劳，而其病理性质主要为气、血、阴、阳的亏损，其病损部位主要在五脏。但是，由于五脏相关，气血同源，阴阳互根，所以病至后期往往由一虚而渐致多虚，由一脏而累及他脏，使病情趋于复杂和严重，辨证时更要分清虚损的性质和病及的脏腑。

（二）临床表现

患者出现头晕，乏力，全身不适，虚弱感，纳差，嗜睡，严重时昏迷或抽搐。

（三）治疗

1. 中医治疗

治疗当以补益为原则，在进行补益的时候，一是必须根据病理属性的不同，分别采取益气、养血、滋阴、温阳的治疗方法；二是要根据五脏部位的不同而选用方药，以增强治疗的针对性。此外，由于脾为后天之本，是水谷、气血生化之源；肾为先天之本，寓元阴元阳，所以补益脾肾在虚劳的治疗中具有比较重要的意义。

①肺脾气虚

临床表现：短气自汗，声音低怯，平素易感冒，饮食减少，倦怠乏力，面色萎黄，舌淡，苔白，脉细弱。

辨证分析：肺气不足，卫表不固，故短气自汗，声音低怯；肺主皮毛，肺虚则腠理不密，故易感外邪；脾虚失于健运，故饮食减少；脾虚不能化生水谷精微，气血来源不充，形体失养，故倦怠乏力，面色萎黄；舌淡、苔白、脉细弱为肺脾气虚之象。

治法：补脾益肺。

方药：玉屏风散合加味四君子汤。黄芪 30g，白术 10g，防风 10g，党参 15g，茯苓 10g，扁豆 15g，甘草 5g。

加减：如见气阴两虚，出现潮热盗汗者，加鳖甲、地骨皮以养阴清热。气虚及阳出现手足不温者，加肉桂、炮姜以温中散寒。

方解：方中党参、黄芪、白术益气健脾固表；防风；茯苓、扁豆健脾化湿。

②心血亏虚

临床表现：心悸怔忡，健忘，失眠，多梦，面色不华，舌淡，苔薄，脉细。

辨证分析：心血亏虚，血不养心，心神不宁，故致心悸怔忡、健忘、失眠、多梦；血虚不能上荣头面，故面色不华；舌淡、苔白、脉细为血虚之象。

治法：养血安神。

方药：养心汤。党参10g，黄芪15g，茯苓15g，当归10g，川芎10g，五味子10g，柏子仁15g，酸枣仁10g，远志10g，法半夏10g，肉桂5g，甘草5g。

加减：由于脾为后天之本，气血生化之源；又由于血为气母，血虚均伴有气虚的症状，当气虚血虚均明显时，可选用归脾汤以益气补血，健脾养心。

方解：方中党参、黄芪、茯苓益气以生血；当归、川芎、五味子、柏子仁、酸枣仁、远志养血安神；肉桂、法半夏温中健脾，以助气血之生化。

③肝肾阴虚

临床表现：眩晕，耳鸣，甚则耳聋，视物不明，腰酸、肢体麻木，遗精，口干，舌红，少津，脉细。

辨证分析：肝肾阴虚，髓海不足，脑失濡养，故眩晕、耳鸣，甚则耳聋；肝开窍于目，肝阴虚不能上荣于目，故视物不明；阴血不足不能濡养筋脉，虚风内动，肢体麻木；肾阴不足，虚火易动，精关不固，则见遗精；虚火上炎，故口干；舌红、少津、脉细为肝肾阴虚之象。

治法：滋养肝肾。

方药：左归丸合补肝汤加减。当归10g，赤芍10g，川芎10g，生地黄15g，枸杞子10g，山药15g，龟甲20g，牛膝10g，山茱萸10g，菟丝子10g，麦冬10g，酸枣仁10g，甘草5g。

加减：虚火较甚者加知母、黄柏、地骨皮滋阴泻火；精血枯竭可加紫河车填补精血；阴虚而有肝阳上亢者加石决明、菊花、钩藤平肝潜阳。

方解：方中以四物汤养血柔肝补肾，枸杞子、山药、龟甲、牛膝以滋阴补肾；山茱萸、菟丝子补肾填精；麦冬、酸枣仁滋阴养肝。

④脾肾阳虚

临床表现：面色萎黄，神疲乏力，少气懒言，腰酸，畏寒肢冷，食少，便溏或下利清谷，遗精阳痿，舌淡胖，苔白，脉沉细。

辨证分析：脾肾阳虚，运化失健，则食少，长期食少致气血生化不足，不能上濡四肢肌肤，故面色萎黄，少气懒言，神疲乏力；腰为肾之府，督脉贯脊络肾而督诸阳，肾阳不足，失于温煦，故腰酸，畏寒肢冷；阳气衰微，精关不固，故遗精阳痿；气虚中寒，清阳不展，寒凝气滞故便溏或下利清谷；舌淡胖，苔白，脉沉细为脾肾阳虚之象。

治法：温补脾肾。

方药：右归丸合附子理中汤加减。党参15g，白术10g，干姜10g，附子10g，肉桂5g，

855

杜仲 15g，山茱萸 10g，菟丝子 10g，山药 15g，枸杞子 10g，熟地黄 15g，甘草 5g。

加减：遗精甚加金樱子、桑螵蛸、莲须以收涩固精；下利清谷甚时去熟地黄加薏苡仁；阳虚水肿加茯苓、泽泻、车前子以利水消肿；肾阳虚衰，肾不纳气时加入补骨脂、五味子、蛤蚧以补肾纳气。

方解：方中党参、白术、山药益气健脾，燥湿和中；干姜、附子、肉桂温补脾肾之阳；杜仲、山茱萸、菟丝子补益肾气；熟地黄、枸杞子滋阴以助阳，取"阴中求阳"之意。

2. 专家经验

占永力等医师对腹膜透析合并营养不良，表现为食欲不振、水肿、腹胀、大便稀溏、舌质淡、苔白腻、脉细滑，理化检查示血浆白蛋白、转铁蛋白等降低，证属中医脾气亏虚、湿浊中阻，治宜健脾气益气、利湿消导，药用党参、白术、茯苓、半夏、陈皮、炒麦芽、神曲、甘草水煎服。

3. 西医治疗

加强营养，保持合理的优质蛋白饮食（1.2g/kg），高热量（35kal/kg），高维生素。并应大量补充水溶性维生素、叶酸等。必要时可静脉补充氨基酸、白蛋白、脂肪乳等。

四、肺部感染

由于腹水多，横膈抬高，肺底萎缩，分泌物引流不畅，故多诱发肺部感染。

（一）治疗

1. 中医治疗

患者多表现为脾肾虚衰，痰浊壅滞于肺。

临床表现：咳嗽吐痰，心慌胸闷，重时不能平卧，发热，脉滑数，舌淡苔薄黄腻。

辨证分析：脾肾虚衰，气不化水，水湿贮肺而成痰，痰浊壅滞于肺，上冲气道则见咳嗽吐痰；脾肾虚衰，卫外不固，时邪外侵，入里化热，痰热互扰，则见发热；痰热壅盛，内扰心肺，故见心慌胸闷，重时不能平卧；舌淡为脾肾虚衰之象，苔黄腻、脉滑数为痰浊壅肺之征。

治法：健脾化痰，宣肺止咳。

方药：六君子汤合葶苈大枣泻肺汤加减。党参 15g，白术 10g，茯苓 15g，陈皮 10g，法半夏 10g，葶苈子 15g，杏仁 10g，桑白皮 15g，川贝母 10g，桔梗 10g，甘草 5g。

加减：如痰热之症明显，加黄芩、知母、山栀以清泻肺热。痰多胸闷脘痞，加苏子、莱菔、白芥子以降气化痰止咳。寒痰明显者，加细辛、干姜以温肺化痰。

方解：方中党参、白术、陈皮、法半夏健脾燥湿化痰；茯苓健脾祛湿；杏仁、桔梗宣肺止咳；桑白皮清肺止咳；葶苈子泻肺止咳；川贝母化痰止咳。

2. 西医治疗

一旦出现肺部感染，应给予积极有效的抗感染治疗，一般可根据痰培养结果选用抗生素。

（二）预防

在透析间期，鼓励患者多做深呼吸运动及适当活动，可以减少肺部感染的发生。

五、其他

杜义斌等医生观察到持续性不卧床腹膜透析患者常并发消化功能紊乱，表现为腹胀、饮食减少、便秘和／或腹泻等症状，其发生率为74.25%，作者采用中药（基础方：黄芪20g、党参15g、白术10g、茯苓15g、山药15g、木香6g、陈皮6g、法半夏10g、神曲10g、炒麦芽20g。加减如下：腹胀加草蔻仁10g、枳实10g；腹泻加炒扁豆15g、炒薏苡仁15g、诃子5g；食欲差加砂仁5g、炒谷芽20g、鸡内金6g；便秘加火麻仁20g、郁李仁15g、杏仁10g、重者加大黄5g）浓煎口服，每日300mL，结果显示能减轻或消除消化功能紊乱的一系列症状，改善营养代谢。腹膜透析患者可能出现出口处感染和隧道炎，临床主要表现为出口处及皮下隧道部红、肿、触痛、压痛，皮肤呈粉红色，可伴有全身发热等，舌质红、苔黄、脉数。证属中医热毒亢盛，治宜清热解毒。药用金银花、野菊花、紫花地丁、黄芩、麦冬、甘草水煎；同时予四黄膏（黄芩、黄连、黄柏、大黄）外敷。部分CAPD患者会出现血性腹水，多见于女性，临床表现为透出液淡红色，体倦乏力，面色无华，舌质淡，脉细弱，证属中医脾气亏虚，气不摄血。治宜补气摄血。药用党参、白术、黄芪、茯苓、藕节、当归、蒲黄炭、三七粉、甘草水煎服，并配合云南白药或三七粉胶囊口服。

腹膜透析并发症的临床表现复杂，但归纳其病因病机及临床表现，不外乎本虚、标实两个方面，脾肾亏虚为本，热毒、湿毒、水饮、气滞、血瘀为标，故治疗中当分清主次，把握轻重缓急，或以扶正为主，或以祛邪为先，或标本同治，中药的给药方式可灵活多变，或为汤剂，或为丸散剂，或口服，或外敷，或静滴，抑或腹腔内给药。对腹膜透析并发症的治疗还应强调中西医并重，这样才能达到相辅相成、相得益彰的效果。

参考文献

1 王自敏，吕宏生，刘玉宁.中西医临床肾病学［M］.北京：中国中医药出版社，1997：9.

2 钱桐荪.肾脏病学［M］.第3版.北京：华夏出版社，2001：7.

3 王永炎.中医内科学［M］.上海：上海科学技术出版社，1997：6.

4 王钢.肾功能衰竭中医治疗［M］.江苏：江苏科学技术出版社，2002：10.

5 杜义斌，陶尚成.持续性不卧床膜腹透析并消化功能紊乱的中医治疗观察［J］.中国中西医结合肾病杂志，2002，3（1）：32-33.

6 占永力，李秀英，周静媛，等.腹膜透析常见并发症的中医治疗［J］.实用中西医结合肾病杂志，2001，2（3）：183-184.

7 叶任高，黄玉玺.腹膜透析过程中的中医药配合治疗［J］.中国中西医结合杂志，1993，13（2）：122.

8 魏练波，叶任高.慢性肾功能衰竭腹膜透析并发症的中医治疗［J］.中医杂志，1997，38（4）：222-224.

9 熊佩华，李福民.健脾醒胃益气药在腹透治疗肾衰中的应用［J］.江苏中医，1995，16（7）：11.

10 郭大庆，余江毅.中药治疗减少腹膜透析次数的临床观察［J］.中国中西医结合杂志，1996，16（2）：67-69.

11 高秀伦，熊飞.中医治疗尿毒症腹膜透析并发消化道疾病进展［J］.时珍国医国药，2010，21（8）：2112-2113.

12 范立明，黄远航.腹膜透析相关性腹膜炎中西医诊疗进展［J］.现代中西医结合杂志，2010，19（29）：3803-3804.

第三节 血液透析常见并发症

血液透析是一种肾脏替代治疗方法，它利用半透膜原理，将患者血液与透析液同时引入透析器，在透析膜两侧呈反向流动，借助膜两侧的溶质梯度、水压梯度、渗透梯度，通过扩散、对流、吸附清除毒素，通过超滤清除体内多余的水分，同时可补充需要的物质，纠正水、电解质、酸碱平衡紊乱。适用于急、慢性肾功能衰竭，急性药物或毒物中毒及其他如肝昏迷、高钙血症、高钾血症、急性肺水肿、精神分裂症等。血液透析相对禁忌证为休克或低血压、严重的心律失常、心功能不全或冠心病、严重出血倾向、脑血管意外、晚期肿瘤或极度衰竭、精神异常不能合作者。其常见并发症有失衡综合征、心包炎和心包积液、心脏病、高血压、高凝状态、痉挛性疼痛、皮肤瘙痒等。

一、透析失衡综合征

在透析过程中或透析结束后不久出现，以精神、神经症状为主的症候群，总称为失衡综合征。症状常持续数小时至 24h 后渐消失。

（一）病因病理

1. 中医

失衡综合征归属于中医的"呕吐""眩晕"等范畴，是由于正气不足，清浊相干，浊邪上攻于脑引起，引起头痛、头晕、嗜睡甚至昏迷等；浊邪犯胃致失和降，出现恶心、呕吐等症状。

2. 西医

失衡综合征的发生主要与脑水肿有关。

（1）急、慢性肾衰时，血液和脑脊液内的尿毒素物质均增高，处于平衡状态，透析时血液中的尿素氮、肌酐等毒素物质易于被迅速消除，使浓度明显降低，而脑内因血脑屏障的作用，脑脊液中的尿素氮及其他代谢产物浓度下降较慢，使水分渗透到脑组织，造成脑水肿及脑脊液压力过高。

（2）透析时患者的酸中毒已被纠正，动脉血 pH 升高，由于 CO_2 比 HCO_3^- 较易通过血脑屏障，使脑脊液的 pH 值下降，脑细胞内酸中毒使细胞内渗透压增高，致脑水肿。

（3）血液透析时，脑组织可以产生一种特发性渗透物质，使脑脊液渗透压升高而引起脑水肿，该物质的产生可能与脑细胞氨基酸的代谢失衡有关。

其他原因，如透析能纠正酸中毒，使血红蛋白对氧的亲和力增加，组织氧合障碍导致脑组织缺氧；血钠过低、低钠透析时，血钠下降大于 10mmol/L，引起低血钠可发生失衡综合征；低血糖、甲状旁腺功能亢进、脑组织含钙过高，也可引起失衡综合征。

（二）临床表现

常见于急性肾衰，或初次血液透析、透析间期过长的慢性肾衰患者。在体液潴留、氮质血症与酸中毒严重、使用高效能透析器、透析液钠浓度偏低以及年轻患者中更易发生。轻者失衡者表现为头痛、疲倦、无力、恶心、呕吐、烦躁不安、肌肉痉挛、血压升高。中度失衡者表现为间歇性肌肉痉挛、扑翼样震颤、定向力障碍、嗜睡等。重度失衡者表现为惊厥、精神异常、昏迷甚至死亡等。应与高血压脑病、硬脑膜血肿、脑血管意外、透析中高钙血症及硬水综合征等相鉴别。

（三）治疗

1. 中医治疗

①脾虚胃逆，痰浊上扰

临床表现：头痛眩晕，恶心呕吐，烦躁不宁，面色白无华，纳呆，舌苔腻，脉滑。

辨证分析：脾虚运化敷布失常，水液代谢失调，水湿不运，气化失常，导致水湿留滞，聚而为痰，痰浊上扰，清阳不升，出现头痛、眩晕、烦躁不宁；痰浊内阻，胃气不降反升，则见恶心、呕吐；脾为后天之本，气血生化之源，脾虚运化失常，气血生化不足，肌肤失养，则面色白无华；脾气不足，运化乏力，故见纳呆；舌脉象均为提示脾虚胃逆、痰浊内阻。

治法：健脾和胃，化痰泄浊。

方药：黄连温胆汤合半夏白术天麻汤加减。黄连 6g，陈皮 10g，半夏 10g，天麻 10g，白术 10g，茯苓 10g，枳实 10g，炒竹茹 10g。

加减：若水湿内蕴，水肿严重者，加泽泻 15g、猪苓 15g 利水消肿；湿阻中焦，苔黄厚腻者，加佩兰 10g、苏梗 10g、草果 5g。

方解：方中黄连清热利湿、降逆和中为君药；天麻平肝潜阳、息风止痉亦为君药；半夏、陈皮燥湿和中，行气止呕；白术健脾燥湿；炒竹茹降逆止呕。

②肾精不足，肝风内动

临床表现：眩晕耳鸣，腰膝酸软，精神疲乏，手足蠕动或惊厥，舌淡，脉弦细。

辨证分析：久病真阴亏虚，肾精不足，肾主骨生髓，肾精不足，脑髓失养，故眩晕耳鸣；

肾精不足，肾失所养，筋骨失充，则腰膝酸软；肝肾同源，精血互生，肾精不足，肝血亦亏，血虚周身失养，则精神疲乏；肝肾精血不足致肝风内动，肝主筋，故手足蠕动或惊厥；舌脉象为肾精不足、肝风内动之征。

治法：滋养肝肾，平肝息风。

方药：大定风珠加减。白芍 10g，阿胶 10g，生龟甲 15g，生地黄 15g，火麻仁 10g，五味子 5g，麦冬 15g，生鳖甲 15g，陈皮 10g，炙甘草 10g。

加减：如头晕甚并见呕吐、腹满纳呆者，可加砂仁、鸡内金、陈皮理气和胃；如伴见有大便溏薄、面色苍白，可加党参、白术以健脾益气。

方解：白芍、阿胶、生地黄、麦冬、滋养肝肾之阴，五味子配甘草酸甘化阴，生龟甲、生鳖甲为血肉有情之品，更进一步滋补肝肾阴精，诸药配伍，肝肾之阴得复，肝风自平。

③脾肾阳虚，浊阴上逆

临床表现：嗜睡，精神异常伴见四肢厥冷，面色苍白，汗出息微，舌淡，脉沉微。

辨证分析：由于肾阳为一身阳气之根本，脾之健运也有赖于肾阳之温煦，故肾阳不振常病及脾阳，致脾肾阳虚，浊阴内盛。脾为后天之本，气血生化之源，主肌肉四肢，脾阳不足，气血生化不足，四肢失于温养，肌肤失于濡养，则四肢厥冷，面色苍白；阳虚阴盛，故患者嗜睡，精神异常；舌脉象提示脾肾阳虚、浊阴上逆。

治法：温阳泄浊，醒神开窍。

方药：涤痰汤合苏合香丸。茯苓 15g，白术 10g，橘红 10g，青木香 10g，香附 10g，法半夏 10g，竹茹 10g，菖蒲 10g，胆南星 5g，枳实 10g，陈皮 10g。

加减：如痰多昏睡，加郁金、天竺黄、竹沥以增强豁痰透窍之力；如有抽搐，加全蝎、蜈蚣、僵蚕以祛风止痉。

方解：方中法半夏、橘红、茯苓、竹茹、陈皮燥湿祛痰；菖蒲、胆南星开窍豁痰醒神；青木香、香附行气降气以利风痰下行。

2. 西医治疗

对轻度的失衡者可不终止透析，给予改进透析方式及适当的对症处理，对中、重度的失衡应立即终止透析和及时抢救。措施包括：

①静脉注射 50% 葡萄糖 40 ～ 60mL 或 2.5% 氯化钠 40mL，或输注白蛋白。

②症状严重者可给予静脉滴注 20% 甘露醇 125 ～ 250mL，及其他减轻脑水肿的措施。

③对出现癫痫样发作者，可静脉注射安定 10 ～ 20mg，注射过程中应严密观察血压、脉搏、呼吸改变。

④控制血压及其他对症治疗。出现严重失衡综合征时应停止透析，及时抢救。

（四）预防

失衡综合征主要与尿素等毒素清除过快有关，因此是可以有效预防的。具体的预防措施有：

①首次透析时间不超过 3 小时，血液量不宜过大，脱水不宜过多，避免使用大面积、高

效能透析器，使血尿素氮下降小于 30%。

②防止血浆渗透压急剧下降，适当提高透析液钠浓度（140 ～ 145mmol/L）。

③对首次透析或易发生失衡综合征者，更换膜面积较小且生物相容性好的透析器，适当增加诱导透析次数，可降低失衡综合征的发生率。

二、心包炎与心包积液

心包炎和心包积液在血透前后均可出现，在维持性血透患者的发病率为 10% ～ 15%，因出血性心包炎致死者占死因的 5% ～ 6%，是少见但极为严重的并发症。在透析前出现心包炎、心包积液的，对透析的反应一般较好，在维持血透过程中出现者则透析效果差。

（一）病理

1. 中医

中医学没有心包炎和心包积液的病名，但是根据该病的临床表现，可归属于中医"痰饮"病范畴。多是由于感受寒邪、饮食不当或劳欲所伤，以致肺、脾、肾三脏气化功能失调，水谷不得化为精微输布周身，津液停积变生痰饮，支撑胸肺。本病阳虚阴盛、本虚标实，阳气不足为本，水饮停聚为标，无论病之新久，均应辨别二者主次。

2. 西医

透析中发生的心包炎是在原尿毒症性心包炎的基础上，使用全身肝素化抗凝，发生心包腔出血所致。另外与透析不充分、病毒感染、结核、血小板功能异常有关。

（二）临床表现

在透析过程中突然出现发热、胸闷、心前区疼痛、呼吸急促、血压突然下降或右心衰的症状，检查出现心包摩擦音或心音遥远、心界扩大等。

（三）治疗

1. 中医治疗

心气不足，水气凌心

临床表现：心下痞闷、气短喘促不能平卧，面色苍白，四肢不温，舌苔白，脉沉细。

辨证分析：心气不足，水气不化，上凌心胸，胸阳失展，故心下痞闷；胸阳不振，气机受阻，气短喘促不能平卧，阳气不足，故面色苍白，四肢不温；舌苔白、脉沉细为心气不足之征。

治法：化气行水。

方药：苓桂术甘汤加减。茯苓 15g，桂枝 10g，白术 10g，葶苈子 10g，泽兰 10g，泽泻 15g，黄芪 15g，大枣 10g。

加减：如水饮上逆，恶心呕吐者，加半夏、陈皮、生姜以和胃降逆；如肾阳虚衰不能制水致水气凌心，可选用真武汤。

方解：方中桂枝温通心阳，黄芪补益心气，茯苓、白术、大枣健脾被祛湿，泽泻、泽兰化气利水，葶苈子宣肺利水。

2. 专家经验

江西中医药大学附属医院的赵纪生医师对表现为胸闷、胸痛、形寒少气懒言、面色苍白、口唇青紫、舌质淡或紫暗、脉结的患者，治以温阳利水、化痰排浊，处方：桂枝 10g、茯苓 20g、白术 10g、制附片 10g、巴戟天 10g、黄芪 20g、肉苁蓉 10g、陈皮 10g、枳实 10g、石菖蒲 10g、大黄 10g[后下]。

河北省石家庄市中医院的宋炜等对表现为胸闷气短、不能平卧、咳嗽及活动后加重，苔白滑、脉细的患者，治以强心益气利尿，处方：红参 10g[另煎，兑入]、五味子 10g、麦冬 12g、桂枝 10g、茯苓 15g、泽泻 5g、白术 10g、葶苈子 20g、黄芪 20g、甘草 6g，认为该方有强心利尿和消除心包积液的作用，一般服 5 剂后即可收到明显的效果。

3. 西医治疗

主要采取对症治疗，对明显感染者行抗感染治疗，出现心衰征象时给予强心治疗。对大量心包积液的患者需穿刺抽液，抽液后可注入不吸收的类固醇氟羟泼尼松，按每公斤体重 5～10mg。反复出现大量心包积液者可置管引流，必要时外科切开引流。

（四）预防

原有心包炎的患者，应积极治疗，加强透析，有出血倾向的，宜用小剂量肝素化或边缘肝素化疗法；发生出血性心包炎的患者应慎用肝素。

三、心脏病

血液透析中出现的心脏病主要表现为心力衰竭和各种类型的心律失常，这些是血液透析中较常见的危重并发症。

（一）心力衰竭

1. 病因病理

（1）中医

多因年老体衰，或久病体虚，伤及心肾，阳气不足；或由于阳气不足，不能推动血行，血脉瘀涩，引起心血瘀阻；或由于阳虚不能蒸化水液，血液瘀结，脉络不通，"血不利则为水"，可致水湿泛滥。

（2）西医

透析过程中出现心力衰竭可能与下列因素有关：透析前患者存在器质性心脏病、贫血、肺部感染；透析间期水钠潴留过多；血压过高；动静脉内瘘分流的血流量太大；输血、输液过多过快或透析结束时回血太快；透析过程中合并心包填塞、心肌梗死、心律失常、出血；醋酸盐透析液可引起外周血管扩张，抑制心肌收缩力；透析中低氧血症；透析液钠浓度过高等。

2. 临床表现

血透过程中或在透析间期出现心跳加速、呼吸困难、劳动后加重，伴有乏力、疲倦、头昏、心慌、咳嗽、不能平卧，查体两肺底出现湿罗音，颈静脉充盈或怒张，伴或不伴有双下肢水肿。胸片心影扩大，超声心动图提示心功能下降。

3. 治疗

（1）中医治疗

①心肾阳虚

临床表现：心慌气短，动则更甚，不能平卧，腰膝酸软，四肢不温，舌淡胖苔薄白，脉沉细。

辨证分析：心肾阳虚，胸阳不振，气机痹阻，血行瘀滞，故心慌气短，动则更甚，不能平卧；肾阳不足，不能温养腰府四肢，故腰膝酸软，四肢不温；舌淡苔薄白、脉沉细为心肾阳虚之象。

治法：补气温阳。

方药：参附汤加味。红参10g，熟附子10g，桂枝10g，炙甘草5g，补骨脂15g，山药15g，茯苓15g。

加减：若四肢唇甲青紫、大汗出、四肢厥冷、脉微欲绝者，为心阳欲脱，需重用红参、附子，并加用龙骨、牡蛎。若阳损及阴，阴阳两虚则加用麦冬、五味子，以温阳滋阴并用。

方解：方中红参大补元气，熟附子、桂枝、补骨脂温壮真阳，山药、茯苓健脾。

②心血瘀阻

临床表现：心前区刺痛或胸闷阵作，颈静脉显露，唇舌指甲青紫，脉细涩。

辨证分析：气郁日久，瘀血内停，络脉不通，则心前区刺痛或胸闷阵作；血脉阻滞，血行不能，故颈静脉显露；唇舌指甲青紫、脉细涩为心血瘀阻之征。

治法：活血化瘀。

方药：血府逐瘀汤加减。当归10g，赤芍10g，川芎10g，红花10g，柴胡10g，枳壳10g，黄芪15g。

加减：胸痛甚加降香、郁金、延胡索以活血理气止痛；血瘀轻者改用丹参饮。

方解：方中当归、赤芍、川芎、红花均为活血化瘀之品，血行通畅，通则不痛。柴胡疏肝、枳壳理气，一升一降，调理气机，取气为血帅，气行则血行之意；黄芪益气，加强推动血行之作用。

③阳虚水泛

临床表现：周身水肿，以下肢为甚，按之没指，四肢不温，舌淡胖苔白滑，脉沉濡细。

辨证分析：阳虚不能化水，水湿泛滥，流于周身，故见周身水肿、以下肢为甚、按之没指；阳虚四肢肌肤失去温养，则四肢不温；舌淡胖苔白滑、脉沉濡细为阳虚水泛之象。

治法：温阳利水。

方药：真武汤加减。制附子6g，白术10g，茯苓15g，白芍15g，生姜10g，猪苓15g，车前子 15g，泽泻 15g。

加减：如出现面色唇甲青紫、大汗出、四肢厥冷、脉沉细欲绝等心阳欲脱之危象，可用参附汤回阳救逆；若阳损及阴致阴阳两虚者，可加麦冬、五味子以温阳滋阴并重。

方解：制附子温阳；白术、茯苓、猪苓、车前子、泽泻健脾利水消肿。

（2）西医

对容量负荷引起者，应迅速给予超滤，序贯透析，超滤以 1.2～2L/h 为宜；同时合并血压过高时，可酌情使用硝酸甘油或硝普钠静点；给予吸氧、解痉、镇静及洋地黄类强心剂。洋地黄类强心剂使用时，应根据透析时间调整剂量，防止中毒。

4. 预防

透析间期要严格控制水分与钠盐摄入，每日体重增加不超过 1kg；对少尿、无尿、高血压、心脏显著扩大患者透析要充分，每周透析至少 3 次；及时处理心衰的诱发因素，如高血压、感染、严重贫血、心包积液、酸中毒及电解质紊乱等；动静脉内瘘分流较大，宜手术适当结扎分流的血管；避免使用醋酸盐透析液；对透析过程中反复出现高血压或心力衰竭者可改为血液滤过或腹膜透析。

（二）心律失常

1. 病因病理

（1）中医

本病属于中医"心悸"范围，是对心脏搏动的一种不适感，有时患者描述为心累、心慌等。主要是因为气血阴阳亏虚、痰饮瘀血阻滞导致心失所养、心脉不畅，引起患者发作性自觉心中急剧跳动、惊慌不安、不能自主为主要表现的一种病证。病情轻者为惊悸，若终日悸动，稍劳更甚，全身情况差，病情较重者为怔忡。目前临床根据常见的病因病机，本病一般可分为水饮凌心、心血瘀阻、心阳不振、心气不足、心阴亏虚等五类。但临床多见前三型多见。

（2）西医

血液透析患者在透析过程中出现心律失常很常见，其原因有高钾血症、低钾血症、心肌病变、心包炎、心肌钙化、冠心病及洋地黄制剂的毒性作用。

2. 临床表现

患者表现心慌、心悸，伴有胸闷、胸痛，气短，严重者可出现眩晕，并出现心力衰竭或休克。查体发现心律不齐，心电图提示有各种心律失常存在。

3. 治疗

（1）中医治疗

①水饮凌心

临床表现：心悸眩晕，胸脘痞闷，形寒肢冷，小便短少或下肢浮肿，渴不欲饮，恶心吐涎，舌苔白滑，脉弦滑。

辨证分析：水为阴邪，赖阳气化之，阳虚不能化水，水邪内停，上凌于心，故见心悸；

阳气不能达于四肢，不能充于肌表，故形寒肢冷；饮阻于中，清阳不升，则见眩晕；气机不利，故胸脘痞闷；气化不利，水液内停，则渴不欲饮，小便短少，下肢浮肿；饮邪上逆，则恶心吐涎；舌苔白滑、脉弦滑为水饮内停之象。

治法：振奋心阳，化气行水。

方药：苓桂术甘汤加味。茯苓 15g，桂枝 10g，白术 10g，葶苈子 10g，陈皮 10g，甘草 5g。

加减：水饮上逆呕吐甚者加法半夏；如心悸喘甚不能平卧、小便不利下肢肿甚者改用真武汤加减。

方解：茯苓淡渗利水；桂枝通阳化气；白术、陈皮健脾祛湿；葶苈子宣肺利水。

中成药：血透时可以选择使用参附注射液。

②心阳不振

临床表现：心悸不安，胸闷气短，面色苍白，形寒肢冷，舌淡苔薄，脉细弱或沉细而数。

辨证分析：久病体虚，损伤心阳，心失温养，故心悸不安；胸中阳气不足，故胸闷气短；心阳虚衰，血液运行迟缓，肢体失于温煦，故形寒肢冷，面色苍白；舌质淡白，脉象虚弱或沉细而数，均为心阳不足，鼓动无力之征。

治法：温补心阳，安神定悸。

方药：桂枝甘草龙骨牡蛎汤加味。桂枝 10g，龙骨 15g，牡蛎 15g，人参 10g，制附子 10g。

加减：如病情严重，汗出肢冷，喘不得卧者，上方重用人参、附子。或加服黑锡丹以回阳救逆。

方解：方中桂枝、甘草温补心阳；龙骨、牡蛎安神定悸；人参、附子以温阳益气。

中成药：在血透时可以静脉输入参附注射液以温补心阳。

③心血瘀阻

临床表现：心悸不安，胸闷不舒，心痛时作，唇甲青紫，舌质紫暗或有瘀斑，脉结代或涩。

辨证分析：心主血脉，心脉瘀阻，心失所养，故心悸不安；血瘀气滞，心阳被遏，则胸闷不舒；心络挛急则心痛时作；脉络阻滞故唇甲青紫；舌质紫暗有瘀斑、脉结代或涩为瘀血内结、心阳阻遏之征。

治法：活血化瘀，理气通络。

方药：桃仁红花煎加减。桃仁 10g，红花 10g，丹参 15g，赤芍 10g，川芎 10g，延胡索 10g，香附 10g，生地黄 15g，当归 10g。

加减：面白肢冷加入桂枝温通阳气，心悸甚加入龙骨、牡蛎镇心宁神。

方解：方中桃仁、红花、丹参、赤芍、川芎活血化瘀，延胡索、香附理气通脉，生地黄、当归养血和血。

中成药：血透时可配合使用丹参注射液或川芎嗪注射液以活血化瘀。

（2）西医治疗

对出现心律失常的患者在透析时应给予心电监护，根据心律失常类型给予不同的抗心律失常药物，严重心律失常患者应停止透析，顽固性反复发作者，或者合并有严重器质性心脏病患者，可改作腹膜透析。

4. 预防

监测透析前后血钾、血钠、血钙、血镁浓度；纠正电解质紊乱；改善心功能等办法有可能防止心律失常的发生。

四、高血压

透析过程中，有部分患者可出现血压升高。其表现为在透析开始时血压正常，透析 1～2 小时内血压突然升高；或透析前已有高血压，透析中血压明显升高，甚至引起高血压危象。

（一）病因病理

1. 中医

高血压属于中医学"眩晕"范畴。本病的发生，虚者居多，如阴虚则易肝风内动，血少则脑失所养，精亏则髓海不足，均易导致眩晕。其次由于痰浊壅遏，或化火上蒙，亦可形成眩晕。但主要病因病机为肝阳上亢、气血亏虚、肾精不足、痰浊中阻。眩晕的病因虽如上，但往往彼此影响，互相转化，故临床辨证时要分清标本、主次十分重要。

2. 西医

透析过程中发生高血压的原因很复杂，常见的有：失衡综合征；超滤不足，体内水钠过多；精神紧张、恐惧、焦虑，引起交感神经兴奋增高，儿茶酚胺类分泌过多，外周血管收缩；透析过程中输注血细胞、血浆和白蛋白，使血容量增加；超滤太快或过多，激活肾素－血管紧张素－醛固酮系统，使外周血管收缩，心排血量增加；透析液钠浓度偏高；体内降压药被透析排出，引起高血压反跳现象；内皮素分泌过多等。

（二）临床表现

血透患者在透析中或透析间期出现头痛、头晕、气急、疲劳、心悸、耳鸣症状，查体发现收缩压＞140mmHg，舒张压＜90mmHg，严重者出现头痛剧烈、恶心、呕吐、烦躁、视力模糊等高血压危象。

（三）治疗

1. 中医治疗

①肝阳上亢

临床表现：眩晕耳鸣，头痛目胀，每因烦劳或恼怒而头晕、头痛加剧，面时潮红，急躁易怒，少寐多梦，口苦，舌质红，苔黄，脉弦。

辨证分析：肝阳上亢，上冒清空，故头晕头痛；劳则伤肾，怒则伤肝，均可使肝阳更盛，故头晕头痛加剧；阳升则面部潮红，肝旺则急躁易怒；肝火扰动心神，故少寐多梦；口苦、舌质红、苔黄、脉弦，皆是肝阳上亢之征。

治法：平肝潜阳，滋养肝肾。

方药：天麻钩藤饮加减。天麻 10g，钩藤 15g，生石决明 15g，川牛膝 15g，桑寄生 15g，杜仲 10g，黄芩 10g，丹参 15g，茯苓 15g，夜交藤 15g。

加减：肝炎过盛，可加龙胆草、菊花、牡丹皮以清肝泄热；眩晕急剧，泛泛欲吐，手足麻木，甚至震颤，有阳动化风之势者，可加龙骨、牡蛎、珍珠母等镇肝息风。

方解：方中天麻、钩藤、石决明均有平肝息风之效，用以为君；黄芩清热泻火，使肝经之热不致偏亢，是为臣药；川牛膝引血下行，配合桑寄生、杜仲能补益肝肾；丹参活血化瘀，夜交藤、茯神安神定志，俱为佐药。

②气血亏虚

临床表现：眩晕动则加剧，劳累即发，面色苍白，唇甲不华，发色不泽，心悸少寐，神疲懒言，饮食减少，舌质淡，脉细弱。

辨证分析：气虚则清阳不展，血虚则脑失所养，故头晕且遇劳则加重；心主血脉，其华在面，血虚则面色苍白，唇甲不华；血不养心，心神不宁，故心悸少寐；气虚则神疲懒言，饮食减少；舌质淡、脉细弱均为气血两虚之象。

治法：补养气血，健运脾胃。

方药：归脾汤加味。白术 10g，茯神 15g，黄芪 5g，龙眼肉 10g，酸枣仁 15g，党参 15g，木香 5g，远志 5g，当归 10g，川芎 10g，甘草 5g。

加减：若食少便溏，脾胃较弱者，酌加桂枝、干姜以温中助阳；如血虚甚者，可加熟地黄、阿胶、紫河车粉(另冲)以养血生血；如中气不足明显，可换用补中益气汤加减。

方解：方中以党参、黄芪、白术、大枣甘温补脾益气；当归甘、辛、温，养肝而生心血；茯苓、酸枣仁、龙眼肉甘平养心安神；远志交通心肾而定志宁心；木香、川芎活血行气；甘草调和诸药。

③肾精不足

临床表现：眩晕而见精神萎靡，少寐多梦，健忘，腰膝酸软，遗精，耳鸣。偏阴虚者，五心烦热，舌质红，脉弦细数。偏阳虚者，四肢不温，形寒怯冷，舌质淡，脉沉细无力。

辨证分析：精髓不足，不能上充于脑，故眩晕、精神萎靡；肾虚则心肾不交，故少寐、多梦、健忘；腰为肾之府，肾虚则腰膝酸软；肾开窍于耳，肾虚则耳鸣；精关不固则见遗精。偏于阴虚则生内热，故五心烦热，舌质红，脉弦细数；偏于阳虚则生外寒，故四肢不温，形寒怯冷，舌质淡，脉沉细无力。

治法：偏阴虚者治以补肾滋阴；偏阳虚者治以补肾助阳。

方药：阴虚宜服左归丸。熟地黄 30g，山药 15g，枸杞子 10g，山茱萸 10g，川牛膝 15g，菟丝子 15g，鹿角胶 10g，龟甲胶 15g。

阳虚宜服右归丸。熟地黄 30g，山药 15g，枸杞子 10g，山茱萸 10g，杜仲 15g，菟丝子 15g，鹿角胶 10g，当归 10g，肉桂 5g，制附子 10g。

方解：左归丸滋补肾阴，重用熟地黄滋阴以填真阴；枸杞子益精明目；山茱萸涩精敛汗；龟鹿二胶，滋阴补阳，包涵"阳中求阴"之意；菟丝子配牛膝，强腰膝、健筋骨；山药滋益脾肾。右归丸温补肾阳，填精补血，处方立意"阴中求阳"，方中桂、附、鹿角胶均属温补肾阳、填精补髓之类；熟地黄、山茱萸、山药、菟丝子、枸杞子、杜仲俱为滋阴益肾、养肝补脾；当归补血活血，共具温阳益肾、填精补血之功。

④痰浊中阻

临床表现：眩晕而见头重如蒙，胸闷恶心，食少多寐，苔白腻，脉濡滑。

辨证分析：痰浊蒙蔽清阳，则眩晕头重如蒙；痰浊中阻，浊阴不降，气机不利，故胸闷恶心；脾阳不振，则少食多寐；苔白腻、脉濡缓，均为痰浊内蕴所致。

治法：燥湿祛痰，健脾和胃。

方药：半夏白术天麻汤加减。法半夏 10g，白术 10g，天麻 10g，陈皮 10g，茯苓 15g，生姜 10g，甘草 5g。

加减：如眩晕较甚，呕吐频作，加代赭石、竹茹、生姜以镇逆止呕；若脘闷不食，加白蔻仁、砂仁等芳香和胃；如痰阻气机，气郁化火，可用温胆汤以化痰清热。

方解：方中所含二陈汤燥湿祛痰，白术健脾，天麻息风而止眩晕，诸药合用标本兼顾，痰浊祛、眩晕止。

2. 专家经验

河南省石家庄市中医院宋炜等医师对维持性血透患者出现的高血压采用针灸治疗，穴选百会、印堂、神门用补法，合谷、太冲、降压沟、三阴交用平补平泻法，有养血安神、补肾潜阳之功效，一般针刺 10 分钟后血压缓慢下降，30 分钟后血压正常可起针，对于透析中屡发高血压的患者，用鲜柏叶做药枕在透析中枕用，可取得良好的预防效果。

3. 西医治疗

对轻、中度高血压可采用卡托普利、硝苯地平舌下含服，一般 15 分钟见效，也可服用其他降压药如 ACEI、ARB、CCB 等。对严重高血压者可采用硝酸甘油静脉滴注，如血压仍不降，可考虑使用硝普钠 50mg 加入 5% 葡萄糖 500mL 缓慢静脉滴注，根据血压调整滴数。

（四）预防

严格控制钠盐和水分，调整干体重，对明显水钠潴留者，要加强透析，充分脱水，必要时可采有单纯超滤，序贯透析；对顽固性与血液透析相关高血压者，可改做血液滤过；对于超滤引起的高血压，应避免过快和过度超滤；调整透析液的钠浓度。

五、痉挛性疼痛

（一）病因病理

1. 中医

痉挛性疼痛归属于中医学"痉证"范畴。痉证为筋脉之病，筋脉因风寒壅阻经络，气血不畅，失其濡养，或高热失液、亡血、过汗等致阴血亏竭，失其濡养，筋脉拘急而成痉证。结合本章所论述，患者因在透析时失液过多，致筋脉失养，出现痉挛性疼痛。

2. 西医

机制尚未完全阐明。多见于透析时低血压、超滤过多、患者实际体重在估计干体重以下或透析液钠浓度较低引起急性低钠血症时。其次低氧血症及低钙血症也是引起痉挛性疼痛的原因。

（二）临床表现

血液透析过程中发生的疼痛性肌肉痉挛，多见于小腿肌、足部，偶见于上肢部分肌肉，一般发生于透析中、后期，典型者可持续数分钟至数十分钟。其发生率为 10%～15%。

（三）治疗

1. 中医治疗

阴血亏虚

临床表现：素体阴血亏虚，在失液、失血等情况下出现肌肉痉挛性疼痛，头目昏眩，自汗，神疲，气短，舌淡红，脉沉细。

辨证分析：气血两虚，不能营养四肢肌肉，故出现肌肉痉挛性疼痛；血虚不能上奉于脑，则头目昏眩；津血去而元气伤，卫外不固，故神疲气短自汗；舌淡红、脉弦细均为阴血亏虚之征。

治法：滋阴养血。

方药：四物汤合大定风珠加减。当归 10g，川芎 10g，白芍 10g，熟地黄 15g，阿胶 10g，生龟甲 15g，生地黄 15g，火麻仁 10g，五味子 5g，麦冬 15g，生鳖甲 15g、炙甘草 10g。

加减：如头晕、虚烦、失眠者，可加用淡竹叶、菊花、夜交藤以清热安神；如纳呆、腹满者可加用砂仁、鸡内金、陈皮以理气和胃；如大便溏薄、面白无华者可加党参、白术理气健脾。

方解：四物汤补血调血，充养百脉；大定风珠平肝息风，养阴止痉。两方合用，阴血得复，筋脉柔和，则痉疼自除。

2. 西医治疗

出现痉挛性疼痛时可立即给予静推 10% 的葡萄糖酸钙 10mL，或快速静滴生理盐水，剂量据病情而定。

（四）预防

提高透析液钠浓度至 140mmol/L，可以预防痉挛性疼痛的发生。对反复发作者应采用自动超滤控制技术，或于透析前 2 小时口服硫酸奎宁 180～300mg，可预防发作或减轻发作程度。其次，改进血液净化方法，如采用序贯透析、血液滤过可减少痉挛的发生。

六、皮肤瘙痒

尿毒症患者的皮肤瘙痒可能与钙、磷代谢紊乱,在皮肤中微量沉积有关。血液透析时,皮肤转移性钙化加剧而致瘙痒加重;也可能是透析过程中使用的材料使患者产生过敏反应而引起的。注意与老年性瘙痒症、冬季瘙痒症、内分泌性瘙痒症相鉴别。

(一)病因病理

1. 中医

皮肤瘙痒,中医称之为"痒风""隐疹",归属于因"风邪"病理因素所造成,临床辨证分为虚实两端。虚证常因血虚生风,临床症状以皮肤干燥面痒、面色少华为特点;实证有血热及湿热浸渍,以皮肤焮红、口干心烦为特点。但虚实之间常有兼杂,对于尿毒症血液透析患者是多种因素所致,故常虚实并见,只是根据其偏重而定性。

2. 西医

广泛性皮肤瘙痒是尿毒症血液透析患者的一个常见并发症,有报道称临床发生率高达86%。目前认为尿毒症继发甲状旁腺功能亢进是发生皮肤瘙痒的一个重要原因,中分子物质潴留也是引起瘙痒的原因。此外,皮肤表面有含氮物质沉积、皮肤干燥及尿毒症性神经病变均与皮肤瘙痒的发生有关。

(二)临床表现

皮肤瘙痒多见于维持性血液透析患者,表现为周身皮肤瘙痒,一般为阵发性,夜间加重,因搔抓可引起皮肤发红、抓痕和血痂。长期搔抓则可引起皮肤肥厚、苔藓样变、化脓感染等继发性损害。

(三)治疗

1. 辨证论治

①血虚生风

临床表现:皮肤干燥瘙痒,烦躁不安,面色萎黄,舌质淡,苔薄白,脉细。

辨证分析:血虚阴亏、风燥内生则皮肤干燥瘙痒;血虚心神失养则烦躁不安;血虚不能上荣于面,故面色萎黄;舌质淡、苔薄白,脉细为血虚之象。

治法:养血润燥,祛风止痒。

方药:四物汤加减。当归12g,川芎10g,赤芍15g,何首乌15g,蝉衣6g,生地黄10g,丹参10g。

加减:血虚甚,可加阿胶、紫河车以增强补血养血之功。

方解:当归、何首乌、生地黄养血生血,川芎、赤芍、丹参活血祛瘀,蝉衣祛风止痒。

②血热、湿毒浸渍

临床表现:皮肤红而瘙痒,或有丘疹及渗液,口干心烦,舌质红,苔黄腻,脉滑数。

辨证分析:湿热浸淫肌肤则皮肤红而瘙痒,或有丘疹及渗液;血热内盛伤阴则口干心烦;

舌质红、苔黄腻、脉滑数为血热湿毒浸渍之象。

治疗：清热解毒，祛风除湿。

方药：五味消毒饮加减。金银花 15g，菊花 15g，蒲公英 15g，紫花地丁 15g，地肤子 15g，苦参 15g，土茯苓 15g，荆芥 10g，防风 10g，甘草 5g。

加减：脾虚者加白术、茯苓；湿甚者加四妙散。

方解：金银花、蒲公英、紫花地丁、苦参、地肤子清热解毒；荆芥、防风、土茯苓等祛风除湿。

2. 中药药浴

中药热水洗浴，可利用药物、水的温度和沐浴以清洁皮肤，促使汗腺活动增加，汗液分泌增多，增多的汗液冲刷带走了积蓄在皮肤的尿毒素和钙磷沉积物。因此，中药药浴疗法可以取得其他疗法所不能比拟的止痒作用。常有药物有红花、赤芍、白鲜皮、苦参、土茯苓、艾叶、野菊、附片、麻黄、桂枝等。

3. 专家经验

江西中医药大学附属医院赵纪生医师对表现为皮肤干燥瘙痒、烦躁不安、面色萎黄、舌淡苔白脉弦的患者，治以养血润燥、清热解毒，处方：沙参 20g、玄参 20g、生地黄 10g、青蒿 10g、蝉衣 6g、丹参 10g、白鲜皮 10g、地肤子 10g、土茯苓 20g、蒲公英 20g、当归 10g、赤芍 10g。并认为中药治疗维持性血透引起的皮肤瘙痒效果明显。浙江中医药大学附属二院张红梅等医师认为血透患者皮肤瘙痒的发生率略高于腹透患者，究其原因可能与尿毒素刺激、皮肤肥大细胞增殖、皮脂腺萎缩、甲状旁腺功能亢进、周围神经病变、钙磷沉积、血浆 P 物质、内源性阿片样肽，以及透析膜等因素有关。他们采用中药热水浴，药用苏叶 250g、土茯苓 400g、木瓜 65g、细辛 50g 等，以传统方法水煎去渣，然后加水 200L 稀释成药浴，水温 40℃～ 42℃给患者浸泡周身，其间不断揉搓直至皮肤潮红，周身汗出，每周 2 次，6 次为一疗程，对维持性血透患者顽固性皮肤瘙痒具有显著疗效。河南中医药大学第一附属医院刘玉宁医师采用桂枝麻黄各半汤（基本方：麻黄、桂枝、白芍、杏仁、生姜、炙甘草、大枣。气虚者加党参、黄芪；血虚者加当归、何首乌；阴虚者加生地黄、玄参；阳虚者加仙茅、仙灵脾；便秘者加大黄、芒硝；皮肤感染者加白鲜皮、地肤子）治疗尿毒症患者皮肤瘙痒 25 例，总有效率为 84%。

4. 西医治疗

治疗药物有中服活性炭、考来烯胺、抗组织胺药物、利多卡因等，但疗效都不十分确切。

七、高凝状态

透析患者部分可有高黏血症，以致透析过程易出现透析器堵塞，从而降低透析效果，减少透析器的复用次数，增加透析患者的经济负担，甚至导致重要脏器的血栓形成。

（一）病因病理

1. 中医

血液透析所指高凝状态属于中医学的"血瘀"范畴，系由于阳气虚损，鼓动无力，血液运行缓慢，导致血瘀；或由于肝气郁结，疏泄不利，血行受阻致血瘀；或寒入于经脉，血为之凝涩不行；热入营血，血热互结，血为之瘀结。

2. 西医

血液透析患者的高凝状态主要是由于使用促红细胞生成素致血红蛋白及红细胞压积增长过快所引起。

（二）治疗

1. 中医治疗

瘀血阻滞

临床表现：身有刺痛，痛处固定不移，唇色紫绀，肌肤甲错，舌紫暗或有瘀斑，脉细涩。

辨证分析：瘀血内阻，血行不畅，不通则痛，且痛处固定不移；血脉瘀阻，则唇色紫绀；气血瘀阻，脉络阻塞，肌肤失养，故见肌肤甲错；舌紫暗、有瘀斑，脉细涩为有瘀血之象。

治疗：活血化瘀。

方药：血府逐瘀汤加减。桃仁 10g，红花 10g，当归 10g，生地黄 15g，川芎 10g，赤芍 10g，怀牛膝 15g，柴胡 10g，枳壳 10g，甘草 5g

加减：伴气虚者加黄芪、党参以益气行血；伴寒凝者加小茴香、肉桂、干姜以温中散寒。

方解：方中桃红四物汤活血化瘀而养血，四逆散行气和血而舒肝，枳壳升上焦之气而宽胸，牛膝通利血脉，引血下行，互相配合，活血行气，血脉畅通。

2. 西医治疗

增加肝素的用量，可以改善血液高黏状态。口服小剂量阿司匹林、双嘧达莫、波立维等抗凝药物。

3. 专家经验

河北省石家庄市中医院宋炜等医师观察到，让透析患者长期口服丹参、田七及其制剂，透析时用丹参注射液 20 ～ 40mL 或川芎嗪 120mg，血栓通 6 ～ 8mL 加入 5% ～ 10% 葡萄糖中静脉滴注或在炖品中加田七、丹参等，均有利于降低血液黏稠度，减少肝素用量，增加透析器的复用次数。另有专家采用低功率氦氖激光血管内照射，能降低血液黏滞度，改善高凝血症。保肾康为提取中药川芎的有效成分研制而成，除有明显的活血化瘀作用外，还可降低血液黏滞度，减少和防止血栓、栓塞并发症的发生。

八、其他

血液透析毕竟只是一种替代治疗，不能真正代替肾的功能，故为了提高血液透析的效果和减少各种并发症的发生，许多学者对此进行了研究。广州中医药大学第二附属医院肾内科的杨霓芝等研究了 30 例维持性血液透析的患者，发现给患者口服自制的中成药通脉中服液（主要由黄芪、田七等组成）加大黄胶囊能明显提高透析充分性及患者的生活质量。浙江中医药大学附属医院肾科的张史昭等研究了 26 例 66 次中药血液透析，发现在清除尿毒素及代谢产物的治疗上效果明显。广东中山市中医院李燕林等医师采用中药"慢肾康"（药物组成：大黄 6g、地榆 15g、红花 5g、黄芪 20g、丹参 15g）口服，可起到保护维持性血透患者的残余肾功能、延缓肾功能衰竭的作用。广西柳州市工人医院陈少卿医师观察到血透患者配合中药内服（太子参 30g、白术 9g、茯苓 30g、首乌 15g、当归 10g、山茱萸 10g、仙灵脾 15g、陈皮 6g、法半夏 9g、大黄 9g）可提高患者机体抵抗力，减少感染机会和输血次数，改善患者的饮食、睡眠情况。江西省萍乡市中医院刘德章医师对维持性血透患者给予中药灌肠（乌蕨 30g，大黄 20g，大活血 15g，千里光 15g，淡附子 15g，枳壳 10g，槐花 15g，太子参 15g，生牡蛎 30g，加 600mL 浸泡 30 分钟，文火煎取 150mL，睡前排空大便灌肠，每晚 1 次，透析日不用），能使透析间期延长，起到排除毒素、毒物，纠正机体的酸中毒，调节水液平衡的作用，既节省费用又延长患者生命。广西桂林医学院附属医院肾内科尹友生等医师对血透患者给予中药口服（黄芪 15g，党参 12g，淫羊藿 15g，当归 10g，丹参 15g，黄连 6g，牡蛎 20g，蒲公英 25g，茯苓 12g，猪苓 12g，大黄 6g），每日 1 剂，提示中药不但能缓解氮质血症期的病程进展，而且能延缓已进入血透治疗的尿毒症患者病程进展，从而减少血透时间。广州中医药大学第二附属医院肾内科徐大基等医师发现，健脾补肾中药（黄芪、党参、丹参、淫羊藿、何首乌、枸杞子、白术、大黄）能明显改善维持性血透患者的临床症状及营养状态，减少透析患者的感染发生率，配合促红素，在减少 EPO 总用量的情况下仍有明显的改善贫血状态的作用，提示健脾补肾中药与 EPO 合用具有协同作用，并推测健脾补肾中药的协同改善肾性贫血作用可能与改善机体的营养状态有关。

参考文献

1 王自敏，吕宏生，刘玉宁.中西医临床肾病学［M］.北京：中国中医药出版社，1997：9.

2 钱桐荪.肾脏病学［M］.第 3 版.北京：华夏出版社，2001：7.

3 张伯臾，等.中医内科学［M］.第 5 版.上海：上海科学技术出版社，1999.

4 陈建，郭立中，谢福安.临床辨病专方治疗丛书——肾脏病辨病专方治疗［M］.北京：人民卫生出版社，2000：5.

5 王钢.肾功能衰竭中医治疗［M］.江苏：江苏科学技术出版社，2002：10.

6 王质刚.血液净化学［M］.第 3 版.北京：北京科学技术出版社，2010.10.

7 徐大基，等.健脾补肾中药对维持性血液透析患者贫血状态及生存质量的影响［J］.福建中医，1997，28（6）：33.

8 宋炜，等.慢性肾功能衰竭血液透析并发症的中医治疗［J］.河北中医药学报，2000，15（1）：11.

9 赵纪生.慢性肾功能衰竭维持性血液透析并发症的中医治疗［J］.江西中医学院学报，1998（1）：1.

10 李燕林，等.中药"慢肾康"对血液透析患者残余肾功能的保护作用［J］.中国中西医结合急救杂志，1999，6（12）：564.

11 杨霓芝，等.中药对提高尿毒症患者血液透析效果的作用［J］.广州中医药大学学报，1998，15（2）：91.

12 王斐，等.慢性肾功能衰竭并心包炎36例临床分析［J］.长治医学院学报，1999，13（2）：98.

13 谢红浪.慢性肾衰合并心包炎的诊断与治疗［J］.肾脏病与透析肾移植杂志，2002，11（1）：67.

14 杨清华，等.复方丹参滴丸对肾病高凝状态的疗效［J］.临床军医杂志，2000，28（2）：9.

15 吴兆龙.肾小球肾炎（肾病）高凝状态［J］.内科急危重症杂志，1997，3（1）：23.

16 刘玉宁.桂枝麻黄各半汤治疗慢性肾功能衰竭皮肤瘙痒症25例［J］.中医研究，1995，8（5）：38.

17 姜鲁峰.药浴治疗尿毒症皮肤瘙痒32例［J］.安徽中医临床杂志，1999，11（2）：83.

18 张红梅，等.中药热水浴治疗终末期肾病皮肤瘙痒的临床观察［J］.护理学杂志，2000，15（12）：734.

19 向彩春.四物汤治疗慢性肾功能衰竭皮肤瘙痒50例分析［J］.现代中西医结合杂志，2001，10（9）：821.

20 郭培森，等.血液透析常见并发症的中医药防治［J］.中国民间疗法，2003，11（7）：60-61.

21 谢文勇.慢性肾功能衰竭患者血液透析并发症的中医治疗［J］.健康导报：医学版，2014（10）：1-1.

（易铁钢　易无庸）

第四节　肾移植术后

肾移植作为终末期肾脏疾病的最佳治疗手段，发展迅速。据统计，2000年我国肾移植例数仅次于美国，居世界第二。随着组织配型技术的不断成熟以及新的免疫抑制剂的临床应用，目前肾移植已成为最理想的治疗方法。自20世纪80年代环孢素A（CsA）运用以来，肾移植的成功率明显增长，尸体肾移植的存活率在不断提高，但肾移植受者人/肾长期存活率并未得到明显提高，究其原因，肾移植术后发生的免疫排斥是其主要的影响因素。早期发生的急性排斥反应经免疫冲击治疗后可以缓解，不可逆的急性排斥已较少见，但是长期的免疫抑制治疗和机体存在的慢性排斥反应，常因药物的肾毒性和排斥的组织学变化而导致移植肾的功能逐渐丧失。因此，如何调整免疫抑制剂，如何平衡免疫抑制与防治感染，以及如何处理各种免疫抑制剂的应用所带来的不良反应等问题，成为肾移术后所要处理的重要内容。为了更有效地利用移植肾脏获得最长的移植肾寿命，寻找理想的免疫抑制剂及预防慢性排斥反应，是目前广大移植工作者所面临的问题。近30多年来，通过不断的实践，中医中药在预防和治疗肾移植术后并发症方面积累了丰富的临床经验，发掘出冬虫夏草、雷公藤等药运用于肾移植临床，减少了免疫抑制药物的毒性，减轻了移植肾功能的损害，使联合用药方式由三联（CsA＋泼尼松＋硫唑嘌呤）转向加用百令胶囊的四联用药，取得了较好的疗效。

一、组织配型与免疫反应

（一）组织配型

肾移植组织配型是影响移植肾成活率的重要因素，它包括 ABO 及 Rh 血型系统，人类组织相容性抗原系统（HLA）和淋巴细胞毒配型。在肾移植前必须测定供受体的血型，要求同型为最好。在肾源紧张的情况下，O 型可作为普遍供体，AB 型可作为普遍受体，但应严格掌握，避免泛用。HLA 系统目前主要检测人类主要组织相容性抗原，它广泛存在于机体各种组织细胞的表面，具有个体的特异性。HLA 配型能改善并提高移植肾的存活期，已成为选择供受者的主要依据。目前主要检测 HLA-A，HLA-B 和 HLA-DR 6 个位点的抗原，抗原供、受体完全相匹配的，术后移植肾存活率较高，错配的点位越多，存活率越低。淋巴细胞毒配型主要检测受者血清中直接抗供者淋巴细胞的抗体，如出现阳性为移植的禁忌证。

（二）免疫反应

虽然有良好的组织配型，但是仍发生排斥反应。排斥反应是机体对抗移植肾而引起的一系列免疫反应，是目前导致移植肾失去功能的主要原因，患者需终身服用药物来防止排斥反应的发生。依据反应的形态变化及发病机制的不同，分为超急性排斥反应、加速性排斥反应、急性排斥反应和慢性排斥反应四大类。

1. 超急性排斥反应

超急性排斥反应通常发生在移植后 24h 内，甚至发生在手术台上。其病理特点为移植肾血管内皮细胞肿胀，血小板聚集纤维沉着，中性粒细胞浸润，血管栓塞导致局部缺血和组织坏死。临床主要表现为血尿、少尿或无尿，常有移植肾区胀痛、血压升高、血肌酐持续升高，并伴有高热、寒战等全身症状。目前尚无手段控制超急性排斥反应，只能摘除移植肾。

2. 加速性排斥反应

加速性排斥反应一般发生在肾移植术后 2～5 天内。其病理特点为肾小球和肾小动脉广泛性血管病变，毛细血管破裂和纤维素坏死，内皮细胞肿胀坏死，肾皮质坏死，间质出血，造成管腔内损害和出血，是早期引起明显血尿的原因。临床表现为术后肾功能恢复良好，突然发生发烧 39℃以上，伴有乏力、恶心、腹胀、肾区胀痛，并出现明显的血尿，继而少尿发展到无尿，肾功能很快减退和丧失。B 超、彩超、MRI、核素检查可发现阻力指数升高，肾血管界限模糊，核素动脉呈疤痕状。必要时做肾穿刺活检或细针抽吸细胞学检查确诊。同时要排除急性肾小管坏死（ATN）、尿外渗、淋巴囊肿、尿路感染等。

治疗上排除感染因素后，抗排斥治疗必须加强和快速。可用大剂量甲泼尼龙冲击治疗，静脉注射 0.5g，1～3 天内估计结果。如无反应，应尽早使用 CD₃、CD₄ 等抗淋巴细胞制剂，大约 2/3 患者的排斥反应可以得到控制和扭转。对于治疗无效的病例，确诊后应尽早摘取移植肾，恢复血透治疗。

3. 急性排斥反应

急性排斥反应是临床上最常见的排斥反应，绝大多数肾移植患者都有可能发生。一般发生在术后6天至一个月。有数年后出现者，主要与免疫抑制剂的停用或变动有关。病理上分间质型和血管型，分别与细胞免疫及体液免疫有关。早期病理改变为淋巴细胞浸润，基底膜破坏，动脉内皮淋巴细胞黏附。晚期为巨噬、单核细胞浸润，内皮细胞肿胀、坏死。临床表现主要有患者尿量在无特殊原因下突然减少，体重增加，发热，一般在37.5℃～38.5℃，移植肾区肿胀及压痛，血压升高等。随着免疫抑制药的不断改进和问世，典型的临床表现已变得较模糊。发热、血压升高及全身反应的出现率减少了一半左右。必要时行肾穿刺活检检查可确诊。B超检查可发现肾体积增大，肾皮质与肾髓质界线模糊，肾动脉阻力指数升高，血流速度加快。

治疗上应做到早诊断，早治疗。大部分的急性排斥反应早期在积极的抗排斥治疗下都能够逆转，恢复良好的肾功能。措施包括首次治疗的剂量要适当加大，至少要治疗3天以上，调整常规免疫抑制药物的剂量，防治感染等。常用的方法有甲基泼尼松龙冲击治疗，抗淋巴细胞抗体治疗，环磷酰胺静注，调整CsA剂量，局部放疗以及血浆置换等。

4. 慢性排斥反应

慢性排斥反应一般发生在6个月以后。其特点是移植肾功能逐渐下降，是影响患者长期存活的主要因素之一。其排斥反应以体液免疫反应为主，有类似慢性肾炎的发展特点和变化。早期间质纤维增殖，淋巴细胞和浆细胞浸润，轻度肾小球炎改变。晚期肾小球基底膜增厚、硬化、透明样变，肾小管萎缩退化。临床主要表现为血肌酐逐渐升高，伴有血压升高、蛋白尿、贫血等症状。B超检查示肾体积缩小，皮质变薄，肾结构消失，肾脏回声增高。肾组织活检示特征性葱皮样动脉免疫病变。诊断上应排除慢性CsA中毒、肾血管性疾病、慢性肾炎在移植肾的复发等。

治疗上目前尚未有逆转慢性排斥的有效方法。一些抗凝剂及抗血小板药物，可减少或延缓排斥反应的发生。

二、常见免疫抑制剂的应用

免疫抑制剂的不断创新和广泛应用，促进了移植外科的发展，肾移植的长期存活率得到了提高。由于免疫抑制剂对机体免疫系统正常功能的抑制作用，以及药物本身存在的毒副作用，促使人们不断寻找更高效、毒性更低的药物及使用方法。以下就目前较常用的中西医免疫抑制剂做一概述。

1. 硫唑嘌呤

硫唑嘌呤为6-巯基嘌呤（6-MP）的甲硝咪唑取代衍生物。它的作用机制是在体内分解释出6-巯基嘌呤而抑制DNA及RNA的合成，从而抑制淋巴细胞的增殖，对增殖快速的细胞有较强的杀灭作用。对细胞免疫抑制比体液免疫抑制强，对 T 细胞抑制比 B 细胞强。

本品口服后在肠道内吸收迅速，经肝脏分解为 6-MP 和甲基硝咪唑。用药后 1 h 达高峰，3 ～ 4h 后血药浓度降低一半。24h 尿内排泄 50% ～ 60%，约有 10% 以原形从尿中排出。

临床上主要用于预防各种器官移植术后排斥反应。一般与其他免疫抑制药物联合使用，其剂量根据临床上联合用药的种类和剂量、肝肾功能，特别是白细胞计数等情况而定。口服 50 ～ 100mg，每天 1 次。在肾功能不全时，应减少剂量甚至停用，改用其他药物治疗。

骨髓抑制是其最主要的副作用，容易导致白细胞减少或血小板减少，引起感染及出血并发症。血白细胞计数下降的幅度可作为调整药物剂量或停药的指标。约 20% 患者用药后转氨酶和总胆红素升高。还可引起严重的感染、肿瘤等并发症。

2. 皮质类固醇类药物（简称激素）

激素是临床上最早使用的免疫抑制剂。其常用药物包括有泼尼松（Prednisone）、泼尼松龙（Hydroprednisone）、甲基泼尼松龙（Methylprednisone，MP）、地塞米松（Dexamethasone）和氢化可的松（Hydrocortisone）等。

激素在血液中 90% 左右与糖蛋白转移皮质激素及蛋白结合，分解为游离皮质醇而发挥其生物活性作用。大剂量的激素能抑制巨噬细胞的吞噬功能，单核细胞减少，淋巴细胞崩解，通过促进蛋白质分解而抑制蛋白质形成，从而抑制抗体的形成。另外，激素的抗炎作用使毛细血管张力增加，降低毛细血管通透性，使炎症中的充血、渗出、白细胞浸润和吞噬作用显著减轻，从而起到抑制作用。

激素作为早期及常用的免疫抑制剂，在整个移植过程中均不可缺少，作为抗排斥治疗的第一线药物。目前尚无统一的治疗方案，多数学者主张尽可能地使用小剂量，防止不良反应的发生。在免疫诱导期常用大剂量的甲基泼尼松龙（MP），手术当天 1000mg 静注，术后第 1、2 日各 500mg 静注，术后 3 日改口服泼尼松 30mg/d，逐渐减至维持量 5 ～ 10mg/d。在急性排斥反应时，MP500mg/d 静注，连续 3 天。

激素的副作用及其带来的不良反应早已被大家熟悉，不再详述。主要有生长延迟、骨质疏松、伤口延迟愈合、精神异常、糖尿病、高血压、溃疡病、脂肪堆积等。

3. 环孢素 A（Cyclosporin A，CsA）

CsA 是目前肾移植术后应用最主要的免疫抑制剂之一。它与其他免疫抑制剂不同之处在于其可选择性地抑制免疫应答，有选择地抑制活性 T 细胞的增殖，因而只是特异性地抑制宿主抗移植物或移植物抗宿主的排斥反应，对体液免疫功能影响甚微，无骨髓毒性，不会导致白细胞和淋巴细胞的减少。

据统计，使用 CsA 治疗肾移植患者，移植肾 1 年存活率比仅用两联药物（Aza+Pred）治疗患者提高 20% 甚至 30% 以上，5 年存活率亦明显提高。目前多以口服给药为主，早期起始量为 8 ～ 10mg/（kg·d），分两次服用。CsA 的血药浓度的高低与排斥反应的发生、药物的毒性作用等有较大的关系，因此，在治疗过程中应不断地监测血药浓度，及时调整剂量。

CsA 最大的副作用是肾脏毒性，包括对肾小管系统和肾血管系统的损害，特别对肾血管的影响最大。CsA 被认为是一种潜在的强有力的血管收缩内皮因子的诱导剂。它的毒性作用可以使移植肾血管收缩，血管平滑肌内膜增生，血流灌注下降。CsA 对肾小管的损害主要在近曲小管。通过血药浓度的监测，可与排斥反应相鉴别。

其他的副作用包括肝功能损害、感染、高尿酸症、动静脉血栓形成，以及神经、内分泌系统并发症等。

4. 霉酚酸酯

霉酚酸酯商品名骁悉（Cellcept），是一种新型的免疫抑制剂，为几种青霉菌的发酵作用产物。通过抑制淋巴细胞的嘌呤合成代谢，抑制 T 淋巴细胞和 B 淋巴细胞的合成，引起免疫活性细胞的耗竭。具有高效性、选择性、非竞争性、可逆性的特点。

临床上可用于预防排斥反应及治疗难治性的排斥反应。目前，骁悉有替代 Aza 与 CsA 和皮质类固醇类联合应用的趋势，称为"新三联"。其效果佳，毒性低，唯一不足在于价格昂贵。口服剂量 1.0g ～ 1.5g/d，分两次服。如果出现中性粒细胞减少现象则应停药，对 MMF 过敏者禁服。

不良反应较少，主要有腹泻、白细胞减少症、败血症、呕吐等，一般均可耐受。

5. FK-506

FK-506 商品名为普乐可复（Prograf），是一种大环内酯抗生素。大量体外及动物实验表明，FK-506 具极强的免疫抑制作用，其强度为 CsA 的 50 ～ 100 倍，并具有较大的安全性。它对抑制 T 淋巴细胞和 B 淋巴细胞的增殖，免疫球蛋白的产生均有高度的选择性。

目前 FK-506 主要用于移植术后排斥反应的治疗，特别是对顽固性排斥的治疗或 CsA 毒性反应的治疗。需监测血药浓度，同时参考临床上排斥反应和毒性情况调整剂量。

其肾毒性与 CsA 相当，与剂量和时间有关。其他并发症也和 CsA 类似，但严重程度较低。

6. 雷公藤多苷

雷公藤多苷是中药雷公藤的提取物。它在细胞免疫、体液免疫以及整体免疫方面均有作用。雷公藤多苷通过抑制 T 淋巴细胞识别抗原的表达而抑制 T 淋巴细胞增殖，并能显著抑制 T 淋巴细胞的转化率。对 B 淋巴细胞的增殖反应无明显的抑制作用，有人提出雷公藤多苷对体液免疫的抑制作用可能是通过抑制辅助性 T 细胞而实现的。动物实验结果表明，雷公藤能延长移植物的存活期，其免疫抑制作用效果与 Aza 相似，但毒副反应明显要小。

临床上主要代替三联治疗方案中的 Aza。不良反应主要有胃肠道反应、骨髓抑制、月经紊乱、精子活力降低等，一般停药后可恢复。未发现有严重的肝、肾功能和心血管系统毒性作用。

7. 百令胶囊

百令胶囊是中药冬虫夏草经生物技术提炼而成的发酵虫草菌粉制剂，其化学成分及药理作用与天然虫草相似。

冬虫夏草具有明显提高单核 - 巨噬细胞系统的功能，促进机体巨噬细胞的增殖及激活其吞噬活性作用。其提取液对体液免疫低下的小鼠可促进抗体形成，使之恢复正常水平，但对正常小鼠的体液免疫功能无影响。对 Aza 引起的 T 细胞低下有明显的保护作用，对正常小鼠的 T 细胞作用不明显。动物实验证明，冬虫夏草能通过抑制细胞亚群而发挥其对免疫应答的反馈调节作用，使百令胶囊具有双向免疫调节作用。

临床上可用来代替 Aza 预防肾移植术后排斥反应，一般口服剂量为 $1.0 \sim 2.0\text{g/d}$，分 3 次服。

百令胶囊未见有毒副作用，个别有恶心、纳差等反应。

三、肾移植术后中医药治疗

中医对移植肾并无确切的描述，只能依据现代医学观点及其临床的表现特点进行辨证论治。由于肾移植术后最主要的并发症是排斥反应及免疫抑制剂的毒副作用，因此，寻找高效低毒的免疫抑制剂，如何更好地降低免疫抑制药物的毒性及副作用，成为目前研究的重要课题。肾移植术后的中医治疗亦主要在这两个方面，较常用的如前所述的雷公藤、冬虫夏草等。

（一）中医对移植肾的认识

中医对移植肾并无确切的描述，只能依据现代医学观点及其临床的表现特点进行辨证论治。认为肾移植将异体组织置入受者体内后，一方面，受者的肾功能在移植肾的作用下逐渐恢复，水浊之邪外泄，正气恢复；另一方面，随着受者正气恢复，受者的"正气"必将对"非己"异体肾产生一系列的防御，产生排他反应。正邪抗争导致机体内环境产生一系列变化，导致阴阳失调，气血不足，血瘀形成，御邪能力下降等。从其临床表现来看，多认为属本虚标实之证。脾肾阴阳两虚为本，湿浊内盛，气血瘀滞为标。治疗上从肾的生理病理特点出发，采用滋肾健脾，分清化浊，活血化瘀为主，达到标本兼治的目的。有部分学者从安胎理论出发，认为胎动不安，习惯性流产的产生是母体对胎儿的排斥产生的，机体对移植肾产生的排斥反应亦一样。因此，运用补肾安胎的方法补肾固肾、养血安胎，取得较好的疗效。总之，肾移植术后应强调辨病与辨证相结合，重视"虚"与"实"的关系。运用中医中药辨证施治，强调整体治疗，整体调理，因人而异，因势利导，标本兼治。因而能够降低术后急、慢性排斥反应的发生率，减轻免疫抑制剂的毒性反应，提高人/肾的存活率。随着研究的进一步深入，必将产生深远的影响。

（二）肾移植术后的中医治疗

目前，肾移植术后中医药治疗研究重点主要集中在以下几个方面：1）寻找有效的免疫抑制中草药；2）消除或减轻免疫抑制药的毒副作用的研究；3）从整体水平提高肾移植成功率和患者生存质量的研究。因此，术后运用中药加强西药免疫抑制剂特别是 CsA 的作用，减少其剂量。既达到预防排斥反应的效果，又达到消除或减轻免疫抑制药的毒副作用。其主要应用在以下两个方面：

（1）预防排斥反应的治疗

由于肾移植术后不可避免发生排斥方应现象，临床上常需长期服用免疫抑制剂预防排斥方应的发生。目前，常用的是 Aza+CsA+Pred 三联用药方案。其他如 MMF、FK–506 等新一代免疫抑制剂虽效果较好，但价格昂贵，临床难以广泛使用。Aza 及 CsA 的肝肾毒性较大，临床使用容易产生肝功能及肾功能的损害，并发感染、白细胞减少、血栓形成等，降低了人 / 肾长期存活率。如何消除或减轻其毒副作用成为一个重要的课题。依据中医理论，结合现代药理学的研究，发现中药雷公藤和冬虫夏草具有良好的抗排斥作用。在"三联"药物治疗方案中可替代 Aza，在与其他免疫抑制剂合用中显示了良好的效果，减少了肝、肾毒性的发生。

一项 3 年的临床研究表明，雷公藤常用剂量组和双倍剂量组分别与常规"三联"免疫抑制剂合用，对照组单用常规"三联"免疫抑制剂。结果术后 1 年的急性排斥发生率、移植肾存活率、肾功能的保护等方面均显著高于对照组。急排发生的程度亦较轻，主要的副作用为白细胞减少、感染、肝功能损害，主要在双倍剂量组，经减药后皆能缓解。同时，研究尚发现雷公藤与 CsA 合用有协同作用，可减少 CsA 的剂量。此外，雷公藤对慢性肾小球肾炎有显著的疗效，可预防慢性排斥的产生，亦有利于原发病的治疗。

目前，许多移植中心将百令胶囊与传统三联药物合用，变成四联治疗方案，减少了三联药物的剂量及并发症的产生。一组资料（200 例）显示，用百令胶囊代替 Aza 与传统三联治疗方案（CsA+Aza+Pred）比较，百令组 1 年人 / 肾存活率为 97.5%/92.5%，排斥反应发生率16.5%；Aza 组 1 年人 / 肾存活率为 97.0%/87.0%，排斥反应发生率 16%，百令组骨髓抑制及肝功能受损发生率明显下降。此外，百令胶囊尚能增强 CsA 免疫抑制效果，并能减轻 CsA所引起的毒副作用。

在免疫协同方面，小檗碱与 CsA 合用，能明显升高肾移植受者 CsA 血浓度而不增加其毒性，可减少 CsA 的用量，节省了费用。雷公藤与黄芩配伍使用，其抗排斥效力远较单用雷公藤高，且减少雷公藤毒性的作用。

（2）其他并发症的治疗

肾移植术后主要是排斥反应及免疫抑制剂的毒副作用。免疫抑制剂的毒副作用主要有肝、肾功能的减退，发热，白细胞减少，红细胞增多，移植肾区胀痛等。从中医学角度来看，主要是"虚、瘀、毒"这几个方面相互作用的结果，治疗上多采用益肾安胎、活血祛瘀、清热解毒利湿等法则。依据我们的临床观察及相关的临床报道，将肾移植术后常见并发症可分为肝肾阴虚、脾肾阳虚、气阴两虚、气滞血瘀、湿热蕴结等证型辨证治疗。如对长期大量使用激素，产生失眠、烦躁、高血压、眩晕、夜间多汗等"阴虚阳亢"症状，属肝肾阴虚型，可采用杞菊地黄丸加减治疗。对于术后不规则发热，移植区疼痛，肿胀，压痛，面色晦暗，肌肤甲错等气滞血瘀患者，可采用桃仁承气汤加减治疗。对于 CsA 引起的高凝状态，中医属"血瘀"范畴，可给予活血祛瘀汤加减治疗，取得较好的效果。对于术后出现面色少华，气短乏力，腰膝酸软，纳差腹胀等气阴两虚者，可给予参芪地黄汤加减治疗。对并发发热恶寒，咽干或咽喉疼痛，咳嗽痰稠等上呼吸道感染症状者，可给予银翘散加减治疗。对并发尿路感染患者，症见发热，尿频，淋沥不畅，腰腹疼痛不适，可给予八正散加减治疗。亦可参照本书的有关章节进行辨证施治。

参考文献

1 何长民，张训.肾脏替代治疗学［M］.上海：上海科学技术文献出版社，1999：8.

2 Gabriel M，张小东主译.肾移植手册［M］.北京：人民卫生出版社，2001：6.

3 王海燕.肾脏病学［M］.第3版.北京：人民卫生出版社，2008：1.

4 梅全喜，毕焕新.现代中药药理手册［M］.北京：中国中医药出版社，1998：10.

5 桂晓春.中医药在肾移植中的应用［J］.浙江中医学院学报，2000，24（6）：73-74.

6 姜宗培，陈雄辉，邓创惠，等.中西医结合治疗在防治肾移植排异反应中的作用和机制［J］.中国中西医结合肾病杂志，2001，2（2）：77-79+82.

7 季曙明，王庆文，尹广，等.雷公藤防治异体肾移植术后急性排斥反应作用的临床研究［J］.肾脏病与透析肾移植杂志，1998，7（5）：415-420.

8 李馨，吴笑春，辛华雯，等.肾移植受者环孢素A与盐酸小蘗碱合用的临床研究［J］.中国药理学杂志，2001，17（2）：114-117.

9 任杰忠，闵志廉，朱有华.百令胶囊在肾移植术后早中期的应用研究［J］.上海中医药杂志，1999（11）：20-21.

10 刘洲，洪钦国，汤水福，等.血府逐瘀汤治疗肾移植术后红细胞增多症20例疗效观察［J］.新中医，2001，23（6）：20-22.

11 张缠，王光策，王锁刚，等.中医药防治慢性移植肾肾病的新思路［J］.中国中医药现代远程教育，2015，13（3）：148-150.

（林峰）

第七章 肾脏病常见西医症状的诊断与治疗要点

第一节 血 尿

血尿指尿液中含有红细胞，轻者仅在显微镜下发现，重者尿呈红色。无症状镜下血尿，在以人群为基础的调查中为 2.5% ~ 20%。血尿，中医称尿血，亦称"溲血""溺血"，指小便中混有血液或纯下鲜血，排尿时无疼痛的一种疾病。《明医指掌·尿血》："尿血者，小便血也。"《医碥·溲血》说："痛者为血淋，不痛者为溺血。"中医尿血的定义是小便中混有血液和排尿时不痛，故西医指的无痛性血尿和血红蛋白尿均属尿血范畴。

血尿与尿血同中有异。前者根据显微镜下的形态学分类，后者按照患者是否疼痛的自觉症状分类。由于血尿既包括中医所指的无痛性尿血，也包括痛性血淋，故血尿的含义要比尿血广泛。

一、病因病理

（一）中医

尿血多因热扰血分伤及脉络所致，病位在肾与膀胱。其主要发病机理为热蓄肾与膀胱。

1. 阴虚火旺

房事不节，纵情色欲，相火妄动或因忧劳过度，肾阴亏损，阴虚火旺，灼伤膀胱血络，络伤血溢，遂成溲血。《景岳全书》指出："此多以酒色欲念，致动下焦之火而然。常见相火妄动，逆而不通者……甚则见血。"

2. 脾肾两亏

饥饱劳倦伤脾，淫欲过度，久病失养伤肾，脾虚则中气不足，统血无权，血随气陷，肾伤则下元空虚，封藏失职，固摄无力，渗入水道，血随尿出。《内经》云："中气不足，溲便为之变。"

3. 气阴两伤

久病不愈，脏腑失调，反复传变，病及他脏，日久及肾，精血受损，气阴亏耗，阴虚火旺，迫血妄行，络伤血溢，而致尿血且久病不愈。

4. 心火亢盛

《诸病源候论·小便血候》说："心主于血，与小肠合，若心象有热，结于小肠，故小便血也。"

5. 热结膀胱

内外邪热，下注膀胱，伤及阴络，血随尿出。《血证论》中云："热结膀胱，则尿血。"

6. 气滞血瘀

气机受阻，气滞血瘀，瘀久则络破血溢，血渗膀胱而成尿血。

7. 火毒炽盛

火毒内壅，迫血妄行，肾及膀胱之脉络受损，血溢水道而成尿血。

（二）西医

一般来说，90% 的血尿由感染、结石和泌尿系统的恶性肿瘤引起。青少年的血尿以尿路感染、结石和膀胱肿瘤为常见；40 ～ 60 岁的患者中，男性以膀胱肿瘤、肾或输尿管肿瘤多见，女性以尿路感染、结石、膀胱肿瘤常见；超过 60 岁的患者中，男性以前列腺肥大、前列腺癌、尿路感染多见，女性以膀胱肿瘤、尿路感染常见。血尿原因大致可分类如下：

1. 泌尿系疾病

如泌尿器官的炎症、结石、肿瘤、憩室、息肉、畸形或血管异常、外伤等。

2. 尿路邻近器官疾病

如前列腺炎、急性阑尾炎、急性盆腔炎、直肠结肠癌等。

3. 全身性疾病

①感染：如感染性心内膜炎、败血症、流行性出血热、猩红热、钩端螺旋体病、丝虫病。

②血液病：如血小板减少性紫癜、过敏性紫癜、白血病、血友病。

③结缔组织病：如系统性红斑狼疮、结节性多动脉炎。

④心血管病：如急进型高血压病、肾淤血、肾动脉栓塞、肾梗死。

4. 药物与化学因素

如磺胺类、抗凝剂、环磷酰胺、汞剂、甘露醇、斑蝥等的副作用或毒性作用。

5. 其他

如运动后血尿。

二、诊断与鉴别诊断

（一）血尿的确定

1. 诊断标准

新鲜清洁中段尿 10mL，离心沉淀（1500 转 / 分，5 分钟），取尿沉渣镜检。正常人红细胞仅 0～2 个 /HP，若 ≥ 3 个 /HP 则称血尿，表明肾或（和）尿路有异常出血。小量出血呈显微镜下血尿，出血量超过 1mL/L 可呈肉眼血尿。

2. 排除假性血尿

血尿的诊断首先要区别真性血尿与假性血尿。某些食物如辣椒、甜菜和含人造色素的食品等，药物如利福平和苯妥英钠等，血红蛋白和肌红蛋白等，可使尿液呈淡红色或红色，而易误诊为"血尿"，其鉴别点在于肾沉渣镜检时没有红细胞。月经等特殊情况污染了尿标本，或人为的伪造血尿，均可造成血尿假象，注意收集尿标本时的操作，就可排除。

3. 尿隐血试验

尿隐血试验是检测尿液中是否存在游离血红蛋白、肌红蛋白的一种方法，而血尿标本往往有红细胞破坏，使血红蛋白游离，故尿隐血试验可作为间接检测血尿的一种方法。自从电脑尿液分析仪广泛应用于临床之后，尿隐血检查对诊断血尿起了很大作用，但临床医师对尿隐血阳性结果的解释意见不尽一致。

尿中非血红蛋白过氧化物酶类物质可致尿隐血试验假阳性，故有作者把正常值定为"++"以下。研究结果表明，尿隐血试验是较镜检红细胞更敏感的指标，如果尿隐血试验在"++"以下，应反复尿液镜检红细胞，以明确是否为血尿。反复镜检无红细胞者考虑血红蛋白尿及假阳性等。但也有少数尿标本中红细胞无破坏，无游离血红蛋白，故尿隐血阴性也不一定能完全排除血尿。

4. 干化学试纸法与尿沉渣镜检

尿液分析仪（干化学试纸法）只能提供半定量信息，仅说明是否有血尿。这种方法评估血尿的敏感性为 100%，特异性为 60%。假阳性率相对较高的原因是发现了正常人尿中的红细胞（1×10^{12}/L～2×10^{12}/L）。此外，尿液浓缩或稀释也可能影响结果，如清晨尿浓缩时可呈阳性结果，而摄入水分使尿稀释后可能转为阴性。虽然干化学试纸法与尿沉渣镜检结果有较好的相关性，但当出现阳性结果时必须再进行尿沉渣检查以确定之。与之相反，有报道称，尿液镜检时有 90% 的标本已溶血，70% 的标本中一半以上红细胞已溶解，从而会影响镜检的阳性率。在这种情况下，干化学试纸法仍能测得。两种检查方法有互补作用。

（二）血尿的定位诊断

1. 肾小球与非肾小球血尿的判断

（1）管型尿

如能发现管型，特别是红细胞管型更是肾小球血尿的特征，但尿沉渣中红细胞管型数量不多，普通显微镜检查容易遗漏，如能用位相显微镜检查，则较易观察到管型。

（2）尿蛋白测定

血尿伴有明显的蛋白尿常是肾小球血尿。若肉眼血尿，而其尿蛋白＞1g/24h，或定性＞++，则提示肾小球疾病。但必须指出，有些肾小球疾病可无蛋白尿，而仅表现血尿。

（3）尿红细胞形态

用位相显微镜（PCM）观察尿沉渣是确定肾小球性血尿的主要方法，肾性血尿畸形红细胞率＞80%。1982年，Fairley应用相差显微镜检查尿中红细胞形态，以鉴别血尿的来源，Fairley诊断标准如下：

①尿红细胞：1）5个/HP为"+"；2）6～20个/HP为"++"；3）21～50个/HP为"+++"；4）51个以上/HP为"++++"。

②均一红细胞血尿：红细胞外形及大小正常。

③变形红细胞血尿：红细胞大小不等，外形呈2种以上的多样变化。

④混合形血尿：正常、变形红细胞均在"+"以上，以偏多的一种为诊断依据。

⑤判断结果：变形红细胞血尿，或以其为主的混合形血尿，诊断为肾小球性血尿。均一红细胞或以均一红细胞为主的混合形血尿为非肾小球性血尿。

（4）尿红细胞平均容积和分布曲线分析

采用自动血细胞计算仪测定新鲜尿标本红细胞平均容积和分布曲线，如平均容积≤72fl，且分布曲线呈小细胞分布，则说明血尿多源于肾小球。

2. 上尿路与下尿路出血

（1）上尿路出血

多呈暗棕色尿，无膀胱刺激征，有时可见蠕虫样血块；有时伴肾绞痛；有血块者通常不是肾小球疾患，而是输尿管、肾盂出血或肾肿瘤出血。

（2）下尿路出血

尿三杯试验对诊断下尿路出血特别有帮助。嘱患者排尿于3个玻璃杯中，不要间断，第1杯10～15mL，第3杯10～30mL，其余排入第2杯中，做肉眼观察及显微镜检查。如第1杯细胞增多（初段血尿）则为前尿道出血；第3杯红细胞增多（终末血尿），则多为膀胱基底部、前列腺、后尿道或精囊出血；3杯均有不同程度的出血（全程血尿），则为膀胱颈以上的出血。

（三）血尿的根底疾病诊断

1. 肾小球疾病

已确定为肾小球性血尿者，再进一步做相关的筛选性检查，分清其为原发或继发，例如检查血清抗核抗体，抗双链DNA抗体和补体等，以排除狼疮性肾炎等，从而最后明确其根底疾病。肾活检可提供组织学的诊断，对40岁以下血尿患者的诊断尤有价值。随着肾组织形态学检查技术的完善与精确，已使更多的所谓原因未明的血尿得以明确为肾小球疾病。

2. 非肾小球疾病

若为非肾小球性血尿，最常见的病因是肾结石（26%）和泌尿系感染性疾病（24%），仅 2.2%～12.5% 镜下血尿者最终发现有泌尿系统恶性肿瘤。应根据临床上可疑的表现，进行针对性的检查，例如有下尿路菌群者做尿细菌学检查等。对于没有特殊症状的非肾性血尿，检查步骤如下。

（1）腹部平片

90% 的肾结石不透 X 光，对诊断有较大帮助，还可了解肾的形态、大小和位置。应该在静脉肾盂造影前摄全尿路平片。

（2）静脉肾盂造影（IVP）

任何血尿患者不能确诊为肾小球血尿时均应考虑做 IVP。

（3）肾脏超声检查

就诊断肾肿块和肾囊肿的准确性来说，超声检查比 IVP 更好。超声诊断发现肿块的最小限度为 2.5cm。对于多囊肾，B 超较之肾脏体层照片和 CT 扫描，其诊断准确率更高。囊肿直径在 1cm 时已可发现。技术熟练者，可能检出 X 线未能发现的结石。

（4）CT 扫描

在那些 IVP 和 B 超检查正常者中，需考虑做此项检查，对小于 2cm 的肿块，CT 也能检出。可测出肾动脉瘤及肾静脉血栓形成。

（5）膀胱镜检查

如 IVP 不能明确诊断，患者年龄＞40 岁而持续性血尿，则应尽快进行膀胱镜检查。膀胱镜检查特别有助于明确下尿路出血的原因及诊断单侧肾和输尿管血尿，而后者只有在血尿尚未停止时检出率才高。

（6）尿细胞学检查

在怀疑为膀胱、尿道或肾盂肿瘤时，应做此检查，特别是老年血尿患者。

（四）原因不明血尿的诊断

原因不明的血尿是多种疾患引起的一个病症，其病理解剖原因可能为：1）肾的轻微的局灶性感染；2）微细的结石；3）细小的肾肿瘤；4）肾小球疾患；5）肾血管系统的病变；6）早期的多囊肾；7）遗传性出血性毛细血管扩张症；8）泌尿系统以外的原因引起的血尿；9）过敏性肾出血；10）肾毒性药物的使用如磺胺及庆大霉素等；11）心脏病继发肾脏的动脉栓塞。

虽然近年来对血尿的诊断技术有很大提高，许多过去列为不明原因的血尿已获得确诊，但仍有约 5% 的血尿患者，经各种诊断技术检查后不能查出其原因。对这些血尿患者宜定期追踪复查。不明原因血尿的青少年，应每月做 1 次尿液检查，如镜下血尿持续存在，或尿蛋白 ≥ 500mg/24h，则很可能是肾小球疾病。而 50 岁以上者，要密切注意肿瘤的可能性，应每半年做尿常规和尿细胞学检查，每年行 IVP 1～2 次，必要时做膀胱镜检查。如果血尿持续存在，追踪观察应在 3 年以上。有些患者血尿可自行消失，在血尿消失后，仍宜追踪观察 1 年。

（五）临床思维方法

临床上，大约 98% 以上的血尿是由泌尿系统本身病变所引起的，如泌尿系结石、感染（细菌感染或结核感染）、肿瘤、损伤、血管异常或变异、泌尿系息肉、憩室、异物、肾下垂、游走肾、肾梗死、肾皮质坏死、肾乳头坏死、肾动脉硬化、肾静脉血栓形成、溶血性尿毒症综合征、各种原发性或继发性肾炎、遗传性肾炎及药物、毒物、放射线等引起的肾损害等。泌尿系统本身疾病所导致的血尿，临床表现极不一致，因此应进行认真的鉴别诊断。

1. 诊断和鉴别诊断思路

（1）对肉眼血尿患者首先应鉴别是否为真性血尿。女性患者尿中带血，可能是患者处于月经期，或阴道出血，或痔疮出血等尿路以外的血液混入尿中所致，故对女性患者应该注意排除由此引起的"假性血尿"。服用或注射某些药物（如利福平、维生素 B_2 等）或染料（如酚红）等可以使尿色变红，血红蛋白尿可以呈暗红色或酱油色，血卟啉病及铅中毒时也可以出现红色尿液，但在以上情况时均无红细胞出现，因此也称为"假性血尿"。

（2）对真性血尿的患者首先应通过病史调查及实验室检查，确认患者是否为全身出血性疾病或邻近泌尿系统的器官损害所致的血尿。此类患者在临床上除了血尿外，往往可以同时发现其他临床症状：全身出血性疾病可以表现为皮肤及其他脏器的出血，血液检查常有异常的发现；阑尾炎、盆腔炎等均有特定部位的疼痛等炎症表现等。

（3）排除了其他系统疾病导致的血尿后，应在泌尿系统内对血尿的来源进行定位。对有肉眼血尿的患者可以采用尿三杯试验对血尿进行初步的定位，初段血尿常提示前尿道出血，全程血尿提示膀胱颈以上泌尿道的出血，终末血尿则提示膀胱基底部、后尿道、前列腺或精囊出血。

临床上，全程肉眼血尿和镜下血尿常通过尿红细胞形态的分析将血尿分为肾小球性血尿（畸形或多形性红细胞）及非肾小球性血尿（正常或均一性红细胞）。顾名思义，肾小球性血尿通常来源肾小球内，一般多见于肾小球疾病，主要是由于肾小球基底膜的损伤引起的红细胞的漏出；非肾小球性血尿则来源于肾小球以下的泌尿系其他部位，一般多为肾盂、肾盏、输尿管、膀胱等处的炎症、结石、外伤、肿瘤、血管畸形等病变导致的局部血管出血。

（4）对血尿定位后，应进一步进行血尿病因的分析。在肾小球疾病中具有系膜增殖表现的疾病，如肾脏病理表现为毛细血管内增生性肾炎、新月体肾炎、系膜增殖性肾炎、IgA 肾病、膜增殖性肾炎、局灶节段性肾小球硬化等病变者，均可出现肾小球性血尿。此外有基底膜结构明显改变者，如薄基底膜肾病、遗传性肾炎等也可以出现明显的肾小球性血尿。除血尿外，多数肾小球疾病同时可以出现有蛋白尿，由于血尿、蛋白尿的严重程度与肾脏病变的程度没有良好的相关关系，因此对这类患者常需要进行肾穿刺活组织检查以确定肾脏病变的组织学类型，为治疗及预后的判断提供依据。对仅表现为单纯性血尿的患者，目前认为由于大多数患者的病变较轻微，因此可以不进行肾脏的病理检查，但要进行密切的临床随访。

对非肾小球性血尿的患者，应仔细进行泌尿系统影像学检查，必要时可以进行膀胱镜的检查，以证实或排除泌尿系统的炎症、结石、肿瘤及血管病变等情况。

2. 注意事项

（1）红色的尿液不一定是血尿，尿液检查中如果没有红细胞或潜血试验为阴性者就不是血尿。

（2）尿中没有红细胞并不能完全排除血尿。尿渗透压过低或尿液的酸性过度均可以使尿的红细胞发生溶解，但是尿液潜血试验必为阳性结果。

（3）尿液红细胞形态检查的结果是相对的，而不是绝对的。许多因素均可以影响检查结果，如肾小球性血尿为明显的肉眼血尿或患者在服用利尿剂时，红细胞可表现为正常或均一的形态；而非肾小球性血尿在尿液渗透压降低时也可以出现畸形或多形性的红细胞。

（4）血尿标本中有明显的蛋白尿，尤其是以白蛋白为主的肾小球性蛋白尿提示尿中红细胞也来源于肾小球。新鲜尿标本即使发生溶血，尿蛋白量也不会很大，因而肉眼血尿的蛋白量大于 1.0g/24h 或镜下血尿的蛋白量大于 500mg/24h 提示肾小球性血尿。

（5）非肾小球性血尿标本中一般不会出现病理管型，一旦出现，尤其是出现红细胞管型则高度提示血尿来源于肾小球。

（6）对微小病变肾病、膜性肾病患者如发现有血尿或肉眼血尿，首先应警惕是否有肾静脉血栓等并发症的出现，其次应排除其是否同时存在有泌尿系统的炎症、结石、肿瘤或血管畸形所引起的血尿。

三、治疗

（一）西医治疗原则

1. 病因明确者的治疗

病因明确的患者，应针对病因进行治疗。

（1）"良性"再发性血尿

西药方面目前尚无肯定专治"良性"再发性血尿的有效药物。

（2）IgA-IgG 系膜肾病

对于 IgA-IgG 系膜肾病引起的血尿，目前还无有效治疗。激素、免疫抑制药能暂时减轻血尿。

（3）局灶性肾小球肾炎

本病引起的血尿，目前尚无特殊有效疗法。

（4）腰痛血尿综合征

有报告称抗凝治疗对腰痛血尿综合征引起的血尿有效。

（5）急性肾炎，急进性肾炎，肺出血－肾炎综合征

对于上述原因引起的血尿，单纯止血无效，应根据病因治疗。

（6）Aport 综合征（遗传性肾炎）

对于 Aport 综合征引起的血尿，目前无有效疗法。

（7）慢性间质性肾炎（肾乳头坏死型）

慢性间质性肾炎引起的血尿，除去病因及对症处理，无特效止血疗法。

（8）急性泌尿系感染或泌尿系感染急性发作

上述原因引起的血尿，应以抗感染为主，单纯止血无效。

（9）疟疾性肾损害

疟疾性肾损害引起的血尿为血红蛋白尿，应采取抗疟治疗。

（10）肾结核

肾结核引起的血尿应进行抗结核治疗。

2. 诊断未能确立者的治疗

（1）追踪观察

对青少年血尿者，应每月做尿检查；对 40 岁以上的血尿患者，除尿检查外，应每年做 1 次静脉肾盂造影检查。

（2）对症治疗

血尿严重时应卧床休息，适当给予止血剂，必要时可输血，避免使用损害肾脏的药物。止血西药主要有：1）减少毛细血管的通透性：卡巴克洛、路丁、维生素 C；2）加强血小板的黏附性：酚磺乙胺；3）促进血液凝固：维生素 K；4）对抗纤溶解药：6- 氨基己酸。

（二）中医治疗

1. 辨证要点

（1）辨病位

尿血的病位主要在肾与膀胱。

（2）辨外感内伤

由外感所致的尿血，以邪热为主，发病急骤，初起多见发热恶寒等表证；由内伤所致的尿血，一般起病较缓慢，先有阴阳偏盛，气血亏虚或脾肾虚衰的全身症状，其后表现尿血。

（3）辨虚实

尿血之证皆由"火"所致，虚证则有阴虚、气虚、脾虚、肾虚之分。

（4）辨阴阳

尿血以肾阴不足，阴虚火旺证为多见，若病程日久不愈，阴损及阳，轻为阳虚，或阴阳两虚。

（5）辨血色

尿色微红，一般为出血量少；尿色较深，为出血量大；尿色鲜红，属火盛迫血；尿色淡红，为气血亏虚，气不摄血；尿中夹有血丝、血块者，属瘀血内阻之症。

2. 治疗要点

（1）泻火法

火热灼伤阴络是导致尿血的主要原因。外感实火者，宜清热泻火，此即釜底抽薪，直折亢盛之焰，使火去营血自安；内伤虚火者，宜滋阴降火，即所谓"壮水之主，以制阳光"，使阴复火平而血自宁。

（2）补虚法

久病尿血者，易致阴阳气血俱虚，摄纳无权，更致尿血经久不愈。根据"虚则补之""损者益之"的原则，在辨证论治的基础上，或益气养血，或健脾补肾，或温阳摄血，同时适当加入固涩收敛之药，如牡蛎、金樱子等，以增强止血效果。

（3）止血法

根据病情采用凉血止血，活血止血，收敛止血之法，急则治标，对防止阴血重伤，气随血脱之危证，具有相当重要的意义。但在止血的同时，要注意不能留瘀。

3. 分型论治

（1）阴虚火旺

主证：小便频数短赤带血，口干心烦，颧红潮热，舌红少苔，脉细数等。

治法：滋阴清火，凉血止血。

方药：知柏地黄丸。尿血明显者，加大蓟、小蓟各 10g，旱莲草 15g，以凉血止血；如有低热者，可加地骨皮 10g，银柴胡、炙鳖甲各 15g，以滋阴清热；心烦失眠者，加远志 10g，夜交藤、酸枣仁各 15g；头晕目眩者，可加钩藤 15g，菊花 10g。

（2）脾肾两亏

主证：小便频数带血，尿血淡红，纳差，神疲，腰酸痛，舌淡苔白，脉虚弱等。

治法：健脾益气，补肾固摄。

方药：补中益气汤合无比山药丸。尿血量多者，加阿胶 15g，仙鹤草 20g，炒蒲黄 10g；尿血日久不止者，可加牡蛎、金樱子各 15g，以加强固涩之力；畏寒，腰背酸冷，加鹿角胶 15g，狗脊 10g。

（3）气阴两伤

主证：小便频急，尿血色鲜红，神疲乏力，口燥咽干，手足心热，舌淡苔薄白，脉细缓等。

治法：益气养阴，凉血止血。

方药：生脉散。尿血甚可加阿胶、茜草根各 10g；低热加鳖甲 15g，知母 10g；盗汗加浮小麦、糯稻根各 15g。

（4）心火亢盛

主证：小便短赤，尿中带血鲜红，尿道灼热，口舌生疮，舌尖红苔黄，脉细数等。

治法：清心泻火，凉血止血。

方药：小蓟饮子。尿血甚者，加仙鹤草 15g；尿血夹瘀块，尿痛者，加桃仁 10g，琥珀末 2g，大便秘结，加大黄 10g；发热加金银花 15g，连翘 10g；心烦少寐，加川连 5g，麦冬 15g。

（5）热结膀胱

主证：发病急骤，初起多见恶寒发热，口渴喜饮，尿道灼热，尿血鲜红，舌红苔薄黄，脉数等。

治法：清热泻火，凉血止血。

方药：导赤散。尿血多加白茅根 30g，旱莲草 15g，凉血止血；恶寒发热，加金银花 15g，荆芥 10g，清热透表；胸闷，纳呆，尿赤，加滑石 20g，薏苡仁 15g，清化湿浊。

（6）气滞血瘀

主证：尿血暗红或夹血丝，反复发作，少腹刺痛拒按，舌质紫暗，苔薄白，脉沉涩等。

治法：行气，化瘀，止血。

方药：茜根散合蒲黄散。有寒象者，加黑姜、艾叶炭各 10g；有热象者，加生地黄 15g，牡丹皮 10g；少腹有癥积包块者，可加牡蛎、夏枯草各 15g，丹参 30g，莪术 10g，以软坚散结消癥。

（7）热毒迫血

主证：高热不退，汗出口渴欲饮，烦躁不宁，尿血鲜红，舌红苔黄腻，脉弦数等。

治法：泻火解毒，凉血止血。

方药：黄连解毒汤。尿血甚者加牡丹皮 10g，生地黄、藕节各 15g，凉血止血；津少口干者，加石斛、玄参各 15g，花粉 20g，以养阴生津；火毒内炽，加金银花 15g，青黛 10g，清火解毒。

4. 单方验方

（1）白茅根汤

白茅根 30～60g，水煎服，治各种尿血。

（2）二草汤

车前草、旱莲草各 30g，水煎服，用于尿血之阴虚火旺证者。

（3）益气汤

党参 15g，黄芪 15g，阿胶 10g，大蓟、小蓟各 30g，水煎服，适用尿血气虚型。

（4）藕节汤

仙鹤草 30g，藕节 30g，水煎服，日 1 剂。

（5）乌梅丸

乌梅烧存性，研末，蜜丸，每次 6～9g，每日 1～2 次，用于尿血各证。

四、辨证调护

（一）古籍中血尿护理内容

1. 卧床休息。

2. 记录小便次数、颜色浓淡、有无血块、排尿时感觉。

3. 多饮开水，或车前草、淡竹叶、白茅根、麦冬煎汤代茶。

4. 宜食西瓜、橘子、苹果、梨子等水果。

5. 宜食清淡素食类，少食荤油食物。

6. 禁食炙煿肥厚油腻食物。

7. 禁食海腥虾蟹羊肉等食物。

8. 禁食辛辣如酒、葱、韭、大蒜、辣椒。

（二）肾病专科血尿护理内容

1. 饮食

（1）燥烈性食物可加重血尿

中医理论认为"辛温燥热之品，纯阳之物，动火伤气，迫血妄行"，下述燥烈之品，可以加重血尿。

①饮酒过多，尤以烈性酒，可加重血尿。因酒中含醇，能刺激黏膜，扩张毛细血管，使泌尿系器官毛细血管在有炎症的基础上更加扩张，黏膜更加充血，红细胞容易渗出，形成血尿。

②大蒜食用过多，其中含有大蒜素，能刺激黏膜，使有病的泌尿道黏膜更易充血水肿，红细胞渗出增多，容易出现血尿。

③辣椒食用过多，其中含辣脂碱挥发油物质，刺激患者有炎症的泌尿道黏膜更加充血，红细胞更易逸入尿中。

（2）高脂、肥厚、油腻食物过多，易致肾动脉硬化

血尿病因中，肾动脉硬化占有重要位置，对这类血尿患者，饮食护理中宜少进这一类饮食，尤以老年人，更应注意。

（3）食物过敏可导致血尿

例如蚕豆成熟季节，有人吃了新鲜蚕豆，突然出现大量血尿，称为"蚕虫黄病"。乃蚕豆过敏，引起溶血所致。有人只是接触新鲜蚕豆，并未食用，也可出现血尿。护理这一类患者，则禁止食用过敏之物。

（4）红色食物

有的是食物本身具有红色，有的是红色食物染料，进食之后，可使血尿患者尿色变得更红，导致误诊。护理血尿患者，应劝告禁食这一类食物，以免增加鉴别诊断的困难。

2. 药物

（1）口服药

如氨基比林、硝基呋喃妥英、山道年、利福平或大黄（在碱性尿中），容易出现红尿，护士要注意红尿是否由此引起，以免误诊。磺胺类、盐酸氯胍可引起真性血尿。

（2）肌注药

维生素 B_{12} 肌注可以引起红尿，撒利汞肌注也可以引起血尿。

（3）静脉注射药

静脉注入大量甘露醇可以引起血尿，抗凝剂注入静脉过量可以引起血尿，大量丹参静脉输入可以引起血尿，异型输血可以引起血尿。护理时发现红尿，就应想到是否由以上原因

引起。

3. 过劳

（1）长时间剧烈运动，可出现血尿。因剧烈运动时，肾脏血管收缩，致肾脏血流量减少，氧气供应暂时不足，致肾小球毛细血管的通透性增加，从而引起血尿，原有血尿者更加重血尿。护士应劝告这种患者卧床休息，松弛肌肉，加大饮水量。

（2）长时间站立不动，腰肌压迫肾静脉，使肾脏出现短暂瘀血，可以见血尿。气滞血瘀，故生血尿。护士可劝患者坐立交换，不宜久立，有伤肾气。

（三）留置血尿标本注意事项

1. 血尿标本，新鲜为宜，放置时间过长，红细胞就大量溶解，检查就不准确了。

2. 口服、肌注或静脉投入大量碱性药后，不宜马上留尿标本，因红细胞在碱性环境中容易破坏（尿 pH > 8 可使红细胞溶解），检查就不准确。

3. 血尿标本中不宜混入碱性物质，否则容易误诊。

4. 血尿标本不宜在大量饮水之后马上收集，因为水量过多，稀释尿液，使尿比重降低，红细胞在低比重尿中容易破坏，检查就不准确（尿比重 < 1.010 可使红细胞溶解，尿中红细胞数相对减少）。

5. 血尿标本不宜在剧烈运动之后马上收集，因可出现暂时性血尿（尿比重 > 1.035，尿中红细胞数相对增加），可以误诊为病理性血尿。

6. 血尿标本不宜在长久站立之后马上收集，因为可出现暂时性血尿，可以误诊为病理性血尿。

7. 月经期不宜留血尿标本，因为月经可以污染尿液，可以因此而误诊为血尿。

8. 尿量减少时不宜留血尿标本，因为 24h 尿量 < 800mL 时尿中红细胞数相对增加。

（四）特殊检查引起血尿的护理

1. 肾穿刺

肾穿刺可以出现血尿，术后应静卧，避免用力，注意脉搏、血压；注意尿的颜色，发现不正常尿色，应及时与医生联系。术前 4 小时应避免应用抗凝药物，如肝素、阿司匹林、双嘧达莫、丹参注射液、川芎嗪注射液等。

2. 肾囊封闭

肾囊封闭时如果刺伤肾脏，可见血尿，护理要求按肾穿刺。

3. 腹膜后充气造影

进行腹膜后充气造影时，如果刺伤肾脏，可见血尿。护理按上述要求执行。

4. 酚红试验

做酚红试验时尿色可以变红，护士不能按发现血尿报告。

5. 导尿

导尿检查，操作粗暴，或金属导管插入，损伤尿道黏膜，均可引起血尿，护士在术后 24h 内，应注意患者会阴清洁护理，观察尿色变化，防止尿道感染。避免术后应用抗凝药物，以增加出血机会。如果女性会阴黏膜涂布红汞，则可使尿色变红，不应做血尿报告。

6. 膀胱镜检

肾结石碎石术后血尿均属常见，可按泌外科要求进行护理。

7. 肾移植排异反应

肾移植者，一旦尿色异常或伴有腰部胀痛，护士应即时留新鲜尿标本送相差镜检，如果发现大量异型红细胞，揭示有发生排异反应的可能。

参考文献

1 李顺民.31 例尿血病人临床诊治分析［J］.中外名医杂志，2002，4（12）：95.

2 李顺民.复肾汤治疗慢性肾小球肾炎 51 例疗效观察［J］.中国中西医结合肾病杂志，2002，3（11）：648-649.

3 李顺民.邓铁涛教授肾脏病从脾论治经验探讨［J］.中华实用中西医杂志，2001，1（18）：1431.

4 叶任高，李幼姬，刘冠贤.临床肾脏病学［M］.第 2 版.北京：人民卫生出版社，2007：8.

5 王永炎，鲁兆麟.中医内科学［M］.第 2 版.北京：人民卫生出版社，2011：1.

6 谢春，叶任高，李幼姬.血尿定位诊断的系列研究［J］.中山医科大学学报，1996，17（2）：81-85.

7 冯永青.血尿诊断技术应用及检查影响因素讨论［J］.现代中西医结合杂志，1998，7（5）：671.

8 娄永新，李志碧.尿中红细胞形态诊断肾内外血尿及其进展［J］.临床检验杂志，1998，16（6）：376-378.

9 曹珍，薛娟.血尿的诊断新进展［J］.现代中西医结合杂志，1998，7（8）：1166.

10 雷静月，郭希超.尿液红细胞形态与功能的检测及其在血尿病因诊断中的应用［J］.江西医学检验，2001，19（1）：43-44.

11 王韵琴，刘铜林，周建华，等.单纯性血尿病因诊断分析［J］.中华儿科杂志，1994，32（5）：279-281.

12 光辉，雷桂娥.血尿的诊断及其治疗原则［J］.湖北中医杂志，1999，22（12）：553.

13 刘慕松.谈无症状血尿的中医治疗［J］.贵阳中医学院学报，1996，18（4）：38-40.

14 沈庆法，张瑾.血尿的中医治疗［J］.中国医刊，1999，34（1）：48-51.

15 王骁珺，王怡.顽固性肾性血尿的中医治疗［J］.中国中西医结合肾病杂志，2014，（8）：745-746.

16 邹丽红，黄明慧.慢性肾炎血尿的中医药治疗［J］.长春中医药大学学报，2015，31（1）：77-79.

（李顺民）

第二节 蛋白尿

蛋白尿是人体逐渐虚衰，产生其他病症的一种因素。正常人尿中蛋白含量很少，仅为 80 ± 20mg/24h，尿蛋白定性实验呈阴性反应。常规尿蛋白定性实验呈阳性反应，24h 尿蛋白持续 150mg 称为蛋白尿。如果每日尿蛋白超过 3.5g/24h 或 50mg/kg 体重则称为大量蛋白尿。蛋白尿的反复或持久存在，不仅对肾组织有破坏作用，而且对整个机体都有不良影响。过多尿蛋白漏出，加重肾小管缺血、缺氧，导致肾小管变性、萎缩；导致肾小球压力增高，肾小球动脉硬化，肾小球萎缩。长期大量的蛋白尿丢失，血浆蛋白明显降低，血管内胶体渗透压下降，产生水肿甚至腹水。低蛋白饮食时，易产生负氮平衡，导致继发性贫血，严重的负氮平衡可产生恶病质。蛋白尿归属于中医"尿浊""精气下泄"等范畴，可见于"水肿""腰痛""虚劳""肾瘅""消渴"等多种疾病。中医认为无论是肾内还是肾外疾病，蛋白尿的出现是水谷精微不得封藏而外流所致，是病变及肾的重要证据，如《诸病源候论》所云："劳伤肾虚，不能藏于精，故因小便而精微出也。"

一、病因病理

（一）中医

中医对蛋白尿的认识是从精的生成和精的异常外泄来理解的。蛋白尿是因脏腑功能异常，精微物质丢失所致。《素问·金匮真言论》言："夫精者，身之本也。"《素问·六节藏象论》曰："肾者，主蛰，封藏之本，精之处也。"《素问·经脉别论》曰："饮入于胃，游溢精气，上输于脾，脾气散精，上归于肺，通调水道，下输膀胱，水精四布，五经并行。"论述了水液精微在体内的代谢过程。肺主气，宣发肃降，通调水道；肾主水而藏精，气化蒸腾；脾主运化，脾气散精，灌注一身。水液精微在体内的代谢，脾之转输、肺之通调水道、肾之封藏起着重要的作用。当各种原因影响了三脏的功能，皆可形成蛋白尿。虽然，肺、脾、肾三脏的虚弱是蛋白尿形成的基本原因，邪气在蛋白尿形成的病机演变中起着不容忽视的作用。就邪气而言，主要为水湿、湿热和瘀血。

1. 外邪束表，肺气壅塞

肺为水之上源，外合皮毛，外邪犯肺，肺先受之，肺气不宣，水道不通，精微不布，气化不行，肾失封藏，水谷精微失固而出现蛋白尿。

2. 脾气虚弱，统摄无权

脾主升清降浊，布散精微。素体脾虚或药食所伤，致脾虚失于运化，脾气上输之精微不能归于肺而布散周身，径走膀胱；脾气虚弱，统摄无权，精微外泄，而出现蛋白尿。

3. 肾虚不固，膀胱失约

先天不足，或服用某些药物或接触有毒物质，病邪及肾，或久病及肾，肾气亏虚，肾失封藏；或房劳过度，耗伤肾阴，虚火妄动，扰动肾关，膀胱失约，产生蛋白尿。

4. 邪气留滞，湿瘀内阻

外邪内侵，久滞不去或肺、脾、肾三脏失调，湿邪内生，寒化则为寒湿，热化则为湿热。寒湿或湿热壅滞三焦，气机升降失常，清气不升，精微下泄而为蛋白尿。久病入络，湿邪内停，血行滞涩，三焦水道气机失调，精微不循常道而外泄，形成蛋白尿。

（二）西医

1. 生理性蛋白尿

（1）功能性蛋白尿

功能性蛋白尿是一种轻度、暂时性、良性蛋白尿。尿蛋白的主要成分是白蛋白，尿蛋白定量小于 0.5g/24h。祛除原因后尿蛋白迅速消失。引起功能性蛋白尿的主要原因有：

①寒冷性和高温性蛋白尿：健康人在寒冷或高温环境中可出现暂时的、轻度蛋白尿。

②发热性蛋白尿：可能是发热时肾血流灌注增加，肾小球滤过膜通透性增高而致。发热疾病的高峰期出现，热退后蛋白尿消失。

③运动性蛋白尿：可能与运动时肾血流量剧增和血中肾上腺素增高有关。健康人于剧烈运动或劳动后出现蛋白尿；充分休息后蛋白尿消失。高度应激状态也可出现蛋白尿。少数人长时间剧烈运动后，蛋白尿可持续 1 ～ 3 周，24h 尿蛋白可达 1g。

④淤血性蛋白尿：当右心功能不全、心包积液或下腔静脉回流障碍时可出现蛋白尿。这是由于一时性肾静脉淤血所致，肾静脉淤血的改善，蛋白尿随之消失。病变导致持久性严重的肾淤血，肾实质性损害，可出现持续性蛋白尿，但这种蛋白尿不属于淤血性蛋白尿的范畴。

（2）体位性蛋白尿

体位性蛋白尿，又称直立性蛋白尿，是指直立位或脊柱前凸体位时出现的蛋白尿。患者晨起前尿蛋白阴性，起床活动后逐渐出现蛋白尿，平卧休息后蛋白尿转阴。尿蛋白分析为非选择性蛋白尿，24h 尿量＜1g，多见于瘦长体型的年轻人。发生体位性蛋白尿的可能原因是站立时下腔静脉受肝后缘和脊柱压迫，导致暂时性肾淤血或淋巴回流受阻。体位性蛋白尿预后良好，70% ～ 80% 固定而反复发生的体位性蛋白尿者经数年逐渐转为正常，但发展为持续性蛋白尿则表示病情进展。如伴有明显的尿沉渣异常（如血尿）或高血压，则预后差。

2. 病理性蛋白尿

（1）肾小球性蛋白尿

由于炎症、免疫等因素使肾小球滤膜损伤以致孔径增大，或由于肾小球毛细动脉网各层的唾液酸蛋白减少或消失，静电屏障作用减弱，血浆蛋白大量通过 Bowman 囊，超过近端肾小管重吸收能力，引起蛋白尿。尿蛋白可从小量（200mg/24h）至 10g/24h 以上，多数＞2g/24h；如果尿蛋白＞3.5g/24h，可确定为肾小球性蛋白尿。如果病变使滤过膜孔异常增大或断裂，导致机械性屏障受损，血管中各种分子量的蛋白质无选择性的滤出，尿液中常出现大分子量的蛋白质如 IgG、补体 C_3 等，称为非选择性的蛋白尿。如病变仅使滤过膜上负电荷减少，导致电荷屏障受损，仅有白蛋白滤过增多，以中分子量的白蛋白为主，称为选择性蛋白尿。过去认为选择性蛋白尿与肾脏微小病变型有关，非选择性蛋白尿与其他各类肾小球疾病有关，但现在认为以蛋白尿推断肾小球肾炎的病理类型并不可靠。肾小球性蛋白尿见于原发性肾小球疾病如急、慢性肾小球肾炎，隐匿性肾小球疾病，急进性肾炎，肾病综合征等，继发于全身疾病的蛋白尿见于糖尿病肾病、系统性红斑狼疮性肾炎等。

（2）肾小管性蛋白尿

肾小管受损但肾小球滤过膜正常，以致肾小球滤过的小分子量蛋白尿不能被近曲小管充分吸收而出现的蛋白尿。其特点是以小分子量蛋白如溶菌酶、β_2- 微球蛋白免疫轻链蛋白片段为主，尿蛋白量 < 2g/24h，多数在 1g/24h 左右。肾小管性蛋白尿见于各种原因所致的肾小管 – 间质疾病，如肾盂肾炎、间质性肾炎、金属（汞、镉、金等）中毒、镇痛药肾病、抗生素肾损害、先天性多囊肾、巴尔干肾病、肾髓质囊性病、海绵肾、先天性肾小管疾病如肾小管性酸中毒、Fanconi 综合征等。

（3）溢出性蛋白尿

溢出性蛋白尿又称肾前性蛋白尿，肾小管滤过膜无损害，由于血浆中异常蛋白质如单克隆免疫球蛋白的轻链、血红蛋白或肌红蛋白等低分子量蛋白浓度增加，这种异常蛋白质从肾小球大量滤出，肾小管不能完全将其吸收，产生蛋白尿。临床多见于：1）浆细胞病（多发性骨髓瘤、巨球蛋白血症等），瘤细胞产生的免疫球蛋白的轻链出现在尿中的 Bence–Jones 蛋白。2）急性溶血性疾病：血浆内游离血红蛋白增加，可产生血红蛋白尿。3）肌损伤：大量肌红蛋白释放入血，形成肌红蛋白尿。

（4）分泌性蛋白尿

肾组织本身分泌含蛋白的物质进入尿中，正常情况下，肾小管可分泌少量蛋白，如在间质性肾炎、肿瘤、IgA 肾病时，分泌蛋白增多，引起蛋白尿。

（5）组织性蛋白尿

正常人尿中存在极小量的可溶性组织分解产物，此类物质属于低分子量蛋白质和肽类，这些蛋白在患病时增加。肝坏死时，尿中含肝的特异性抗原；X 线照射可引起尿中糖蛋白增多、心肌及骨骼肌受损时可查到尿中肌红蛋白。随着免疫学及生物化学技术进展，分离纯化特异的蛋白质组织，制备特异的抗血清，可研究分析尿中少量特异性的组织蛋白，有助于从尿中识别及测定疾病部位的器官特异抗原；癌肿患者可从尿中发现不正常的蛋白或肽；检测病毒感染宿主细胞所产生的"宿主"细胞。

二、诊断与鉴别诊断

（一）肾小球性蛋白尿

尿蛋白含量一般较多，常在 3g/24h 以上。尿蛋白电泳显示白蛋白为主，占 60% ～ 90%。

临床上多伴血尿、水肿、高血压或肾小球滤过功能减退等，还可伴低蛋白血症和高脂血症。

（二）肾小管性蛋白尿

尿蛋白一般低于 1g/24h，成分以溶菌酶及 β_2- 微球蛋白为主。临床上可伴有多尿、口渴、多饮、肌无力、糖尿及酸中毒等。肾小管功能检查发现受损。

（三）泌尿系统感染

尿路感染时出现蛋白尿的情况也是时常见到的，但此时的蛋白尿有其自身的特点。急性尿路感染时，尿中可有少量或微量蛋白，多属黏液蛋白，尿蛋白定性在（+）以内。患慢性肾盂肾炎时尿蛋白增多，但24h尿蛋白定量仍在 1g 以内。值得注意的是，极少数尿路感染患者继发局灶性肾小球硬化及尿路感染引起的反流性肾病时，可出现大量蛋白尿（≥3.5g/24h），甚至可出现肾病综合征表现，往往与原发性肾小球疾病不易区别，确诊需做肾穿刺活组织检查。

（四）糖尿病肾病

无症状性微量白蛋白尿是糖尿病肾脏早期病变的临床线索，随着病变的发展可出现大量、大分子蛋白尿。糖尿病史、相应的肾小球滤过率增高和糖尿病视网膜病变，早期随着糖尿病控制蛋白尿好转有助于鉴别。

（五）肾淀粉样变

本病多见于 40 岁以上者，男多于女。尿蛋白的出现为此病最早期的临床症状，蛋白尿为大分子、无选择性，多有慢性感染或炎症病史，伴有多系统受累的临床表现。临床遇有下述情况应考虑为本病：

1. 慢性化脓性病变或其他慢性炎症病变，如类风湿性关节炎，发生蛋白尿或肾病综合征。

2. 成人肾病综合征，同时伴见其他器官受累。

3. 肾功能衰竭伴有蛋白尿，血压不增高，X 线显示肾脏轮廓增大或不缩小；伴有耳聋、荨麻疹的家族性地中海热；多发性骨髓瘤出现的大量蛋白尿或肾功能衰竭。

确诊有赖肾活检和病损处皮肤活检。

（六）系统性红斑狼疮

此病累及肾脏可出现无症状性临床蛋白尿，伴有或不伴临床血尿。全身多系统受累及免疫学检查有助于诊断。

（七）多发性骨髓瘤

多发性骨髓瘤为浆细胞增生的恶性肿瘤，患者早期可无特殊症状，仅表现为血沉增快或 M 蛋白、浆细胞增多、蛋白尿。典型患者的临床表现和病理变化为：骨髓瘤细胞增生，浸润和破坏骨组织，造成骨质疏松和溶骨性病变，导致骨痛和不同部位的骨折；恶性增殖的骨髓瘤细胞代替了骨髓中的正常成分，引起贫血、粒细胞和血小板减少，同时产生大量的 M 蛋白，引起血液黏度增加，或沉积于肾小管中，造成肾小管上皮细胞淀粉样变性，发生肾病综合征，严重时导致肾功能衰竭。血液黏度的增加，还将影响中枢神经系统的功能，出现昏迷以及神经功能障碍；骨髓瘤细胞浸润其他组织，当累及脊髓和神经根受压时可引起运动功能障碍甚至截瘫等。

（八）直立性蛋白尿

晨尿无蛋白，起床活动，尤在长期站立、行走、脊柱前凸位时尿蛋白增加。尿蛋白定量一般不超过 1g/24h。多见于瘦长型青年，无自觉症状，肾功能良好。对有直立性蛋白尿的患者应做具体分析，认真检查。间歇性蛋白尿常见于生长发育迅速的青少年，一般多有体位性低血压及指端青紫，预后良好。近年来发现少数持续性蛋白尿患者存在轻微的肾小球病变，因此持续性的直立性蛋白尿一般预后较差。

（九）应激性蛋白尿

应激性蛋白尿常发生于发热、高温作业、过度寒冷、情绪紧张等应激状态时。一旦诱发因素消失，蛋白尿也不再存在，这是功能性应激性蛋白尿的主要特点。

（十）运动性蛋白尿

运动性蛋白尿多见于青少年。常于剧烈运动以后发生，休息迅速消失。蛋白尿的程度与运动量、运动强度及持续时间有密切关系。

三、临床思维方法

（一）蛋白尿的诊断步骤

1. 确定是否为真性蛋白尿，排除以下假性蛋白尿

（1）混入精液或前列腺液、血液、脓液、炎症或肿瘤分泌物以及月经血、白带等，常规尿蛋白定性检查均可呈阳性反应，尿沉渣中可见到多量红、白细胞和扁平上皮细胞，而无管型，将尿离心沉淀或过滤后，蛋白定性检查会明显减少甚至转为阴性。时间放置或冷却后，可析出盐类结晶，使尿呈白色混浊，易误认为蛋白尿，但加温或加少许醋酸后能使混浊尿转清，以助区别。

（2）有些药物如利福平、山道年等从尿中排出时，可使尿色混浊，类似蛋白尿，但蛋白定性反应阴性。

2. 判定蛋白尿是功能性或病理性

功能性蛋白尿一般为暂时性的，尿蛋白量一般 < 1g/24h，蛋白尿以中分子白蛋白为主，发生于剧烈运动后或发热过程中，以及过度寒冷、高温作业、精神紧张等交感神经高度兴奋等状况中，原因祛除后，蛋白尿即可消失。体位性蛋白尿一般 < 1g/24h，可将夜间卧床后晨起前的尿液和站立行动 4 ～ 6 小时后的尿液的蛋白定性检查做比较，连续做 3 天，如前者尿蛋白为阴性，而后者为阳性，则可确定为体位性蛋白尿；若蛋白尿是持续性，或伴有血尿、浮肿或高血压等表现，则不论其尿蛋白量多少，均应视为病理性，须积极找出病因。

3. 确定产生蛋白尿的疾病

能引起蛋白尿的疾病很多，主要有原发性肾小球疾病和继发性肾小球疾病（如结缔组织病所致的肾损害、代谢性疾病所致的肾损伤、血液系统疾病引起的肾损害、肝脏疾病性相关性肾病及肿瘤相关性肾病等）。一般根据病史、查体及实验室检查等资料，进行综合分析，可得出初步诊断。

（1）选择性蛋白尿的意义与临床应用

肾小球毛细血管壁具有过滤作用，血浆蛋白能否通过肾小球滤至尿中，则决定于毛细血管的通透性和血浆蛋白分子的大小，因此肾小球毛细血管壁实际上对血浆蛋白能否通过，存在一个选择性的问题。当肾小球受损较轻时，具有中、小分子量白蛋白滤出，说明肾小球滤过膜的选择性好，称为选择性蛋白尿。当肾小球损伤严重时，则大分子量的蛋白质便出现于尿中，说明肾小球滤膜的选择性差，称为非选择性蛋白尿。

检查尿蛋白的选择性方法有：

①用免疫化学法测患者血和尿中的大分子物质和中分子物质含量，求出它们的蛋白清除率，根据公式计算结果，来评价蛋白尿的选择性和程度。

②用圆盘电泳分离出尿蛋白后，用光密度计对圆盘电泳标本进行扫描并积分，求出大分子蛋白质与中分子蛋白质的比值，来估计蛋白尿的选择性。

③近年来推荐用免疫球蛋白 G 与白蛋白或免疫球蛋白 G 与转铁球蛋白配对，将两组不同蛋白质的肾清除率之比，定为蛋白尿的选择性指数，简称 SPL。此比值 < 0.2 者为选择性蛋白尿，> 0.3 者属非选择性蛋白尿，这是肾脏疾病的特殊生化检查。方法简便，有利于临床使用。

一般肾小球病变轻微者，均呈选择性蛋白尿，如微小病变型肾病，大多呈选择性。而增殖性、局灶性硬化型肾小球肾炎，膜性和膜增殖型肾小球肾炎，则呈非选择性。一般认为高度选择性蛋白尿患者多较非选择性者病变轻，对激素敏感，预后较好，但也不是绝对的，应综合病理检查及临床表现进行判断。

（2）病理性蛋白尿的定位分析

采用尿圆盘电泳的方法尿蛋白进行分子量的测定，根据尿蛋白分子量的大小，对蛋白尿的来源进行初步的定位分析。

尿蛋白的分子量在 10000 ～ 50000 道尔顿的称为低分子量蛋白。低分子量蛋白尿通常见于：一是溢出性蛋白尿，即由于血中的异常蛋白质（如免疫球蛋白的轻链、溶血时游离的血红蛋白、严重挤压伤时出现的肌红蛋白、白血病或肿瘤所致的溶菌酶及 β_2- 微球蛋白等）增多，这些小分子蛋白质可经肾小球滤出，由于溢出量较多，肾小管不能完全将其吸收，从而产生蛋白尿。另一种是肾小管性蛋白尿，即因各种原因引起肾小管损害导致肾小管不能充分重吸收肾小球滤过的小分子蛋白质而产生的蛋白尿。尿中蛋白质以 β_2- 微球蛋白、溶菌酶等小分子蛋白增多为主。肾小管性蛋白尿每日尿蛋白排出量通常在 1g 以下。

尿蛋白的分子量在 50000 ～ 100000 道尔顿的称为中分子量蛋白尿。分子量在 100000 ～ 1000000 道尔顿的蛋白尿称为高分子量蛋白尿。一般情况下，肾小球性蛋白尿可表现为中、高分子量的蛋白尿。此外，在肾小管受到炎症刺激或药物刺激后也可以分泌 IgA 或 / 和 Tamm-Horsfall 蛋白也属于高分子量蛋白，即所谓"分泌性蛋白尿"。

当尿中小分子、中分子及高分子量蛋白质均增多时称为混合性蛋白尿，这种情况提示肾小球和肾小管均有损害，肾脏病变的范围较为广泛。

（3）尿液小分子量蛋白质检测与意义

小分子量蛋白质容易通过肾小球滤过，正常时在肾小管几乎全部被重吸收降解，所以尿液蛋白质量极微。一旦肾小管功能损伤，尿液小分子量蛋白质排出量增多，即所谓肾小管性蛋白尿。尿液中小分子量蛋白有 Clara 细胞蛋白（Clara cell protein）、视黄醇结合蛋白（retinol binding protein；RBP）、α_1- 微球蛋白（α_1-microglobulin；α_1-m）、β_2- 微球蛋白等多种。检测尿中小分子蛋白尿意义在于：1）肾小管病变和损害的早期诊断。当各种原因造成肾小管损害时，哪怕是轻微损害，尿液小分子量蛋白质均有明显增加，可作为肾小管损害的早期诊断和疗效评定的有用指标。2）反映血液小分子量蛋白质的病理性增多：如一些恶性肿瘤（多发性骨髓瘤、慢性淋巴性白血病等）时血液中 β_2- 微球蛋白增多；多发性骨髓瘤时本周蛋白增多；肌肉损伤时，肌红蛋白增多；这些小分子量蛋白质通过肾小管后，在原尿中的浓度超过肾小管的重吸收能力时，终尿中这些小分子量蛋白质亦可明显增加，即所谓溢出性蛋白质。3）反映肾小球的损害：小分子量蛋白质在肾小管内的重吸收，大多数是通过胞饮作用进行，当原尿中任何蛋白质明显增加时，即使肾小管重吸收功能良好，小分子量蛋白质的重吸收都会受竞争性重吸收抑制，使终尿中的小分子量蛋白质明显增多。因而检测尿液小分子量蛋白质，不仅是反映肾小管损害的指标，亦是反映肾小球损伤以及溢出性蛋白尿的灵敏指标。常用于糖尿病肾病、高血压、重金属及药物性肾损害的早期诊断。4）判断肾移植的排斥反应：肾移植无排斥反应时，尿液小分子量蛋白质浓度不高，当出现急性排斥反应，在排斥期前数天即见尿液一些小分子量蛋白（如 β_2-m）明显增加。在排斥高危期，定时测定有一定预示价值。

常用尿液小分子量蛋白质项目有多种，对肾功能损伤的诊断意义近似，临床应用时，可根据需要和实验室条件选择 1～2 项实验即可。

本周蛋白为 1 种低分子蛋白质，为免疫球蛋白的轻链部分，可分为 κ 及 λ 型。多见于多发性骨髓瘤、巨球蛋白血症。在肾小球肾炎、肾盂肾炎、肾小管疾病、肾淀粉样变性、肾功能不全时也可以出现，但多为一过性，与多发性骨髓瘤、巨球蛋白血症的持续性本周蛋白尿有所不同。此外，尿溶菌酶亦是一种小分子特殊蛋白质，分子量为 1.4～1.7 万，正常人尿中应少于 $2\mu g/mL$ 尿。若出现大量尿溶酶，说明肾小管尤其近曲小管受累。

β_2- 微球蛋白排出量取决于肾小管的重吸收能力和血中 β_2-m 的浓度。肾外疾病引起尿液中 β_2-m 排出增多较常见，如多发性骨髓瘤、慢性淋巴性白血病、肝病、肝癌、自身免疫性疾病以及一些病毒感染（EB 病毒、乙肝病毒、丙肝病毒）时，血中 β_2-MG 可增高，尿液中 β_2-m 的排出增多。

尿微量白蛋白测定一般采用放射免疫法，若尿蛋白排泄率为 20～200$\mu g/min$，或尿白蛋白排泄量＞15mg/L 时，可确定为微量白蛋白尿。持续性微量白蛋白尿与糖尿病的并发症动脉硬化、视网膜病变及死亡率呈正相关。因此尿微量白蛋白尿的检测可作为发现早期肾小球损害的一种指标。

尿道出现炎症或泌尿系黏膜受刺激时，黏蛋白分泌增加。实验方法是将尿液强酸化后出现混浊沉淀，再加 10% 的氢氧化钠，若混浊沉淀溶解，表明有黏蛋白存在。而白蛋白、球蛋白尿加强酸不出现混浊。

（4）蛋白尿的定量及病因的确定

除了通过对尿蛋白的分子量进行分析可以对肾脏病变进行初步定位以外，还可以通过尿蛋白的定量对肾脏病变的范围进行初步估计。肾小管性尿蛋白的定量通常小于 2.0g/d；尿蛋白定量高于 2.0g/d 以上时通常由肾小球病变引起的蛋白尿；当尿蛋白定量大于 3.5g/d 并伴有低蛋白血症时称"肾病综合征"，此种情况的原因也多为肾小球病变。

（5）蛋白尿根底疾病的诊断

原发性或继发性肾小球疾病多伴有水肿、高血压、血尿，后者常存在各种继发性疾病的特殊的临床表现。例如：1）代谢性疾病：最常见的是糖尿病，血糖升高伴有视网膜病变；2）风湿性疾病：如系统性红斑狼疮、类风湿、结节性多动脉炎等；3）血液系统疾病：如过敏性紫癜、多发性骨髓瘤、冷球蛋白血症等；4）造成肾小球病变的感染：如梅毒、细菌性心内膜炎、病毒性肝炎等；5）肿瘤：各种肿瘤、白血病等；6）其他：如妊娠高血压综合征；伴有高血压或其他器官动脉硬化表现的蛋白尿，多为肾小动脉硬化性肾病。此外，伴有尿路刺激状、脓尿、菌尿的蛋白尿，多为肾或尿路感染所致。应用过期的四环素、氨基糖苷类抗生素、两性霉素 B 或镇痛剂（长期）后产生的蛋白尿，多为药物引起肾小管 – 间质性肾炎所致。伴有氨基酸尿、葡萄糖尿和大量磷酸盐尿的蛋白尿，则考虑先天性肾小管疾病如 Fanconi 综合征，脑 – 眼 – 肾综合征所致。肾区接受过放射治疗后出现的蛋白尿，应考虑放射性肾炎。溶血性贫血出现血红蛋白尿；多发性肌炎或广泛挤压伤后出现肌红蛋白尿，一般较易确诊。因此，根据患者过去的病史和目前的症状，找出某些继发性疾病的线索，进行与其有关的检查，进一步确定或排除继发性疾病的存在。原发性肾小球肾炎也不是一种病，根据病情变化分为几种类型，不同的类型，治疗方法和预后有很大差异。原发性肾小球疾病又分为：1）急性肾小球肾炎；2）急进性肾小球肾炎；3）慢性肾小球肾炎；4）肾病综合征；5）隐匿性肾小球肾炎（又称无症状性血尿或 / 及蛋白尿。上述分型是根据临床症状和化验为依据进行分型的，为了更明确肾小球病变的性质和程度，根据组织病理改变而订出合理治疗的方向，肾穿刺甚有必要。

（二）蛋白尿分析的注意事项

1.蛋白尿是肾脏病最常见的临床表现之一，但是蛋白尿的多少与肾脏病变程度轻重没有确切的对应关系。即蛋白尿少，肾脏病变不一定轻；蛋白尿多，肾脏病变也不一定就严重。如肾小球微小病变型常出现大量的蛋白尿；而慢性肾小球肾炎病变严重，临床一般为中度甚至轻度蛋白尿。

2.临床上当蛋白尿由少变多时，通常表示肾脏病变的加重；而当治疗后，尿蛋白由多变少时，注意鉴别两种可能：一是治疗有效，蛋白尿减少；二是肾脏疾病恶化，肾小球硬化，有效肾单位减少，使尿蛋白排出减少，出现肾小球功能明显减退。

3. 某些继发性肾小球疾病有时以蛋白尿为首发症状，易误诊为原发性肾小球疾病，此时某些实验室检查指标可提示继发性肾小球疾病的可能，如高 γ 巨球蛋白血症、高丙种球蛋白血症或高免疫球蛋白血症（IgG）；高钙血症；肾功能正常时出现继发性高尿酸血症，特别是女性患者；NS 时，无高脂血症。当发现上述情况时，通过严密的临床观察以及某些特殊的检测手段，如 SLE 的血中找 LE 细胞、抗核抗体、抗双链 DNA 抗体、抗 Sm 抗体测定，多发性骨髓瘤的骨髓穿刺，可进一步确诊继发性肾小球疾病。

（三）实验室检查

1. 血常规

包括血红蛋白、红细胞、白细胞、血小板计数以及白细胞总数与分类。

2. 尿检查

包括蛋白尿定性、24h 尿蛋白定量。

3. 尿蛋白圆盘电泳

分析尿蛋白成分，是肾小球性、肾小管性、溢出性还是混合性蛋白尿。

4. 定量测定尿白蛋白和 β_2– 微球蛋白

白蛋白与 β_2– 微球蛋白的比值，正常值为 50 ～ 200（平均为 100）；肾小管性蛋白尿为 1 ～ 14；而肾小球性蛋白尿为 1000 ～ 14000。

5. 尿沉渣相差显微镜检查

畸形红细胞为主者（＞ 8000/mL）为肾小球性血尿；正常形态红细胞为主者为非肾小球性血尿。此项检查对肾小球疾病诊断有重要价值。

6. 尿单克隆轻链免疫球蛋白测定（应用免疫扩散或免疫沉淀法）

尿单克隆轻链免疫球蛋白测定对多发性骨髓瘤诊断有价值。

7. 血生化检查和免疫学检查

血生化检查包括肌酐、尿素氮、白蛋白、球蛋白、电解质、钙离子、血磷、尿酸、胆红素、碱性磷酸酶、转氨酶、胆固醇、甘油三酯、乳酸脱氢酶等。免疫学检查包括血中各种抗体、补体检查。

8. 放射学检查

放射学检查包括腹部 X 线平片、静脉肾盂造影、逆行肾盂造影以及肾脏断层和肾动脉造影等，对于形态学变化及功能有重要价值。

9. 放射性核素检查

同位素肾图可有助于了解双侧肾血流量排泄功能及有无尿路梗阻。同位素断层扫描可了解肾脏形态及肾内无功能区。

10. 超声波检查

超声波检查系无创伤性检查，对了解肾脏形态、有无结石、肾盂积水及肿瘤颇有价值。

11. 肾活体组织检查

肾活体组织检查可以提供病理形态学资料，为病理形态学诊断、预后和合理治疗提供依据。但它有一定的局限性，所获组织较小，对局灶性病变有时不能做出诊断。许多继发性肾小球疾病单纯依靠肾活检病理形态学有时不能诊断，且属创伤性检查，因此必须严格掌握适应证。

四、治疗

（一）西医治疗

蛋白尿主要是针对原发病进行治疗，祛除病因及对症处理。

1. IgA 肾病蛋白尿的治疗

对蛋白尿超过 1g/24h 者，施以隔日用药的肾上腺皮质激素对蛋白尿的改善有益。对有 IgA 沉积的微小病变肾病则有可能缓解蛋白尿。合并使用环磷酰胺、双嘧达莫和华法林可减轻蛋白尿而对肾小球滤过率无影响；合并使用环孢素 A 也可减少蛋白尿，然也降低肌酐清除率。鱼油制剂具有减少蛋白尿和增加肾小球滤过率的作用。严重 IgA 肾病（肾小球滤过率每月下降 2 ~ 4mL/min）使用大剂量免疫球蛋白静脉滴入期间，可停止肾小球滤过率下降，改善血尿和蛋白尿，可是停药后常复发。对有高血压和重度蛋白尿的病例，使用转换酶抑制剂可减慢肾小球滤过率下降速率和减少蛋白尿，所以在重症 IgA 肾病中，转换酶抑制剂是首选降压药。对血压正常者，转换酶抑制剂能否有效尚不清楚。

2. 肾病综合征蛋白尿治疗

由肾小球肾炎、糖尿病或淀粉样变引起的肾病综合征仍是治疗难题。近年来，一些新的治疗药物和方法被应用于临床，以期减少通过肾小球基底膜的蛋白质。这些方法包括以下几方面：

（1）免疫抑制剂

最早用于治疗成人肾小球肾炎和肾病综合征的免疫抑制剂是泼尼松。临床实践证明，对有些类型的肾小球肾炎可减轻蛋白尿，保护肾功能。随后，其他免疫抑制剂如硫唑嘌呤、环磷酰胺、苯丁酸氮芥等也用于治疗肾小球肾炎，尤其用泼尼松治疗效果差的肾小球肾炎，如局灶性节段性肾小球硬化（FSGS）、膜性肾小球肾炎，取得了较好的疗效，改善了患者的预后。近几年，用于器官移植的免疫抑制剂（环孢素 A、他克莫司、霉酚酸酯）也被用于治疗难治性肾小球肾炎。

环孢素 A 作用于 T 细胞的早期阶段，抑制白介素（IL）2 的产生，对膜性肾病也可显著减少蛋白尿。其作用机制尚不明确，副作用主要是高血压和神经病变。

霉酚酸酯 1993 年用于器官移植，它是次黄嘌呤单核苷酸脱氢酶的非竞争性、可逆性抑制剂，抑制嘌呤合成，从而抑制 T 细胞、B 细胞、平滑肌细胞和成纤维细胞增殖。有临床报道显示，用霉酚酸酯治疗难治性肾小球肾炎如 IgA 肾病，约 75% 患者获部分缓解。

（2）非特异性支持治疗

血管紧张素转换酶抑制剂（ACEI）可降低肾小球滤过率，影响肾小球系膜和肾小球基底膜的滤过系数和大小选择性，从而减轻蛋白尿；血管紧张素Ⅱ（ATII）受体拮抗剂对蛋白尿具有相同的作用和疗效。二类药物合用是否有相加作用，尚未进行过研究。

羟甲基戊二酰辅酶 A 还原酶抑制剂有较强的降血脂作用。他汀类药物还可改善内皮细胞功能，改变血管壁局部的纤溶平衡，增强纤溶活性，减少肾病综合征患者的蛋白尿。

非类固醇类抗炎药可通过降低肾小球滤过率，减轻蛋白尿。但它可抑制前列腺素，产生很多肾脏的副作用，如改变肾脏灌注的血流动力学、加重水肿、高钾血症及肾毒性等，限制了它的应用。

（3）肝素类药物

30 年前已证明，肝素可减轻肾小球肾炎患者的蛋白尿，减轻肾功能不全，这被归因于肝素的抗凝作用。目前，对严重肾病综合征患者多选用低分子量肝素，而不用苯丙香豆素，因为它可减轻蛋白尿，保护肾小球基底膜。

3. 糖尿病性肾病蛋白尿的治疗

糖尿病性肾病尚无特效治疗方法，根据病情可采用下列综合措施。

（1）严格控制糖尿病

包括合理的饮食调节和食物选择，限制蛋白质摄入量至每日 0.6g ～ 0.8g/kg（或热量的 10% 以下），可减少有微量白蛋白尿患者的尿白蛋白排泄率（UAE）。伴浮肿及高血压者应限制钠盐（每日 3 ～ 4g）。在糖尿病性肾病的早期，仅有运动后蛋白尿的阶段，严格控制糖尿病常可使蛋白尿消失。一般认为，早期及临床蛋白尿肾病无须对选择血糖药物有所限制。慢性肾功能不全末期——尿毒症阶段对降糖药物的选择和剂量有特殊要求。糖尿病肾病肾功能不全期应使用胰岛素治疗。多数磺脲类药物或其代谢产物主要从肾脏排出，第二代磺脲类降血糖药格列喹酮和格列奈类药物瑞格列奈（诺和龙）以胃肠道排泄为主，仅 5% 通过肾脏排泄。轻度肾功能减退，肾小球滤过不低于 30mL/min 时尚可使用。α - 糖苷酶抑制剂阿卡波糖（acarbose）不引起血肌酐升高，可用于肾病的早期。

（2）及早防治高血压

由于高血压可以加速肾功能的恶化，因此有效控制血压，减慢肾小球滤过率下降的速度，减少蛋白尿的排出，可以延缓肾功能衰竭的发生。要求把高血压降至 140/80mmHg 以下。可选用钙离子拮抗剂硝苯地平；血管紧张素转换酶抑制剂巯甲基丙脯酸，血管紧张素Ⅱ受体拮抗剂氯沙坦，β 受体阻滞剂美托洛尔、阿替洛尔、普萘洛尔等，效果仍不满意，可加用血管扩张剂如哌唑嗪、利尿剂如呋塞米等。

（3）早期和临床蛋白尿期的治疗

大量研究证实，醛糖还原酶抑制剂和血管紧张素Ⅱ受体拮抗剂可提供除控制血压以外的肾脏保护作用，使糖尿病肾病患者的蛋白尿排出量减少，为目前糖尿病肾病的首选药物。即使血压正常，也可以考虑使用。

　　早期和临床蛋白尿期肾病治疗研究已取得一定疗效，但多数尚处于试用和观察阶段。如研究表明，氨基胍可能通过多种机制延缓糖尿病肾病的发生和发展；临床研究中发现醛糖还原酶抑制剂（ARI）能减轻 IDDM 早期肾病的蛋白尿，但未发现能影响微量蛋白尿患者尿蛋白排量；有人观察长效生长抑素似物奥曲肽（octreotide）对 IDDM 患者肾小球高滤过的影响，发现治疗后肾脏体积缩小，血浆血管内皮生长因子（IGF-1）水平降低。这在糖尿病肾病早期防治中具有重要的地位；钙离子拮抗剂硝苯地平和尼卡地平能明显降低蛋白尿；3-羧-3-甲戊二酰酶（HMG-CoA）还原抑制剂洛伐他汀（洛伐他汀 lovastatin）治疗伴有高血脂的糖尿病肾病，不但有降脂作用，且能减少尿蛋白排出，保护肾脏功能，减轻肾小球硬化症的严重程度；双嘧达莫治疗早期微量白蛋白尿、临床蛋白尿甚至晚期糖尿病肾病，近期疗效满意。

（二）中医治疗

1. 辨证要点

（1）辨虚实

蛋白尿辨证，分辨虚实尤其重要。虚主要表现为脾肾虚损。虚而有热表现为面部烘热，潮热盗汗，失眠遗精等。虚而有寒证见形寒肢冷，面色苍白，小溲清利，下肢水肿。

脾肾虚弱复加外邪入里，而见虚实夹杂最难分辨，在蛋白尿过程中，虚实夹杂有两种情况：脏腑功能虚损兼有外邪入里；外邪入里与内生邪气相合导致脾肾虚损。此时，正虚与邪盛证候结合在一起，辨证时要结合患者全身表现、病史和用药史及原发疾病，辨别虚实。

（2）辨标本

蛋白尿的发生以疾病波及肾脏导致精微下泄，总以肾虚为本。辨证结合原发病，识别虚损脏腑，扶正为主要治则。

本有肾虚而有外邪入里或外邪引动在里之宿疾，此时外邪致病表现为急，以标为主，如风水相搏和风寒束肺证。

本虚标实是蛋白尿的主要证型。如脾肾阳虚，水湿内停，既见脾肾虚寒之征，又见寒湿泛滥之象。正确辨证，治疗以本为主，标本结合方能收到良效。

2. 治疗原则

中医治疗蛋白尿着眼于整体调节，通过调整失调的脏腑功能，改善症状，控制蛋白尿的丢失。治疗方法主要以扶正为主，辅以祛邪。

（1）清补相兼

蛋白尿由于脾不敛精，肾不固精所致，兼有湿热之邪留恋不去时，清热化湿、健脾固肾的药物并用，以疏行气机，疏利小便，达到治疗蛋白尿的目的。

（2）清上固下

清上即清解肺热，宣散肺气以通调膀胱，与固肾摄精方法同用，达到治疗蛋白尿的目的。用于外邪犯肺，肺为邪热壅塞，膀胱气化失常，肾不固精，从而使蛋白外泄。

（3）补中升提

用于由于中气下陷而出现蛋白尿者。张景岳提出"下陷者宜升提"，补肾益气、健脾固涩和升提清阳药物并用，来治疗蛋白尿。

（4）通补任督

长期蛋白尿不消，血浆蛋白降低，脾肾严重亏虚，运用健脾固精、补肾涩精药物不效者，可从调补任督入手，选用血肉有情之品。

3. 分型论治

（1）风水相搏，肺气壅塞

主证：面目浮肿，小便短赤或见血尿，恶寒发热，咽痛，舌尖红，苔薄黄或薄白，脉浮。

治法：通宣肺气，疏散风邪。

方药及加减：麻黄连翘赤小豆汤加减。咽喉肿痛者，加白花蛇舌草、山豆根、射干清热利咽；兼发疖肿、脓疱疮者，加蒲公英、金银花、蝉蜕、苦参清热解毒消肿；血尿加侧柏叶、贯众、地榆、白茅根凉血止血。

（2）风寒束肺，肺气不宣

主证：恶寒重，发热轻，全身浮肿，头面为甚，咳嗽气促，咳痰稀白，小便不利，苔白腻，脉浮紧。

治法：疏风散寒，宣肺利水。

方药及加减：麻黄汤加减。水肿明显者，加浮萍、泽泻、茯苓健脾利水消肿；蛋白尿量多者，加苏叶、蝉蜕、益母草。

（3）脾虚气弱，收涩无权

主证：浮肿，面色萎黄，倦怠乏力，脘腹胀闷，纳呆便溏，苔白腻，脉濡缓。

治法：补中益气，健脾摄精。

方药及加减：参苓白术散加减。消蛋白，重用黄芪，加桑螵蛸、芡实；胸闷腹胀，加大腹皮、厚朴、枳实行气燥湿；水肿加泽泻、猪苓、车前子利水消肿；畏寒、肢冷加桂枝、炙附子温阳散寒。

（4）脾肾阳虚，水湿内停

主证：畏寒肢冷，面色㿠白，周身浮肿，腰以下尤甚，腰部酸痛，纳呆便溏，倦怠乏力，小便清长有泡沫，尿频，余沥不尽，舌体胖润，舌质淡，苔薄，脉沉细无力。

治法：温肾健脾，利水化湿。

方药及加减：术附姜苓汤加减。气虚者加人参、黄芪补益脾肺；小便短少者加桂枝、泽泻以通阳利尿，助膀胱气化。

（5）脾肾气虚，固摄无权

主证：面色虚浮，倦怠乏力，神疲气短懒言，腹胀纳少，腰酸膝软，男子滑精早泄，女子带下清稀，疲劳则尿蛋白增多，苔薄白，脉沉细。

治法：健脾补肾，收敛固涩。

方药及加减：五子衍宗丸加味。气虚甚者加人参、黄精益气填精；腰酸遗精加川断、杜仲、芡实、淮山药补肾摄精；唇甲色暗加当归、女贞子、旱莲草滋阴养血。

（6）真阴亏损，虚火上扰

主证：手足心热，面色潮红，口咽干燥，头痛眩晕，耳鸣，健忘，口干喜饮，遗精带少，舌尖红，少苔或无苔，脉细或数。

治法：滋阴降火，补肾填精。

方药及加减：知柏地黄丸加减。心烦胸闷加柴胡、郁金疏肝理气；蛋白尿长期不降加地龙；水肿加川牛膝、车前子、猪苓活血利水消肿。

（7）阴阳两虚，肾气不固

主证：蛋白尿日久不消，畏寒肢冷，面色苍白，腰酸腿软，舌红，舌体胖大，脉沉细或细数。

治法：滋阴温阳。

方药及加减：济生肾气汤加味。如小便清长量多者，去泽泻、车前子，加菟丝子、补骨脂以温固下元；心悸，唇绀，脉虚数加熟附子，再加甘草、丹参以温阳化瘀。

（8）湿热下注，蕴结膀胱

主证：尿中蛋白增多，下肢浮肿凹陷，口黏口苦或口干而不欲饮水，或见皮肤湿疹疮疖，咽喉肿痛，五心烦热，小便短赤或血尿，大便秘结或黏滞不爽，舌质红，苔黄腻，脉滑数或滑。

治法：清热泻火，利水通淋。

方药：八正散加减。血尿者，加旱莲草、大蓟、小蓟；尿中见脓细胞和管型者，加茜草、紫草、败酱草、白花蛇舌草；腹痛者，加白芍缓急止痛；心下悸，小便不利者，加冬瓜皮、玉米须利水消肿。

（9）气虚血瘀，水湿阻遏

主证：面浮肢肿，腰部酸困，气短，面色萎黄或晦暗无华，肌肤甲错，舌质淡胖或紫暗有瘀斑、瘀点，脉沉细无力或沉涩。

治法：益气活血，化瘀行水。

方药及加减：补阳还五汤加减。如阴虚较明显者，加熟地黄、鹿角胶滋阴填精；浮肿明显者，加茯苓皮、车前子利水消肿；偏血瘀较明显者，加三七以增加活血止血之力；腰痛明显者，加桑寄生、杜仲以增强强腰健肾之力。

（三）单方验方

1. 雷公藤制剂

据报道，雷公藤制剂对各型肾小球疾病引起的蛋白尿均有一定疗效，降蛋白总有效率95%。实验研究发现，雷公藤具有抑制免疫、抗炎和改善微循环作用。其治疗肾炎蛋白尿的效果与抗炎作用及免疫抑制效应有关。

2. 昆明山海棠

昆明山海棠对各型肾小球病引发的蛋白尿的有效率为 46% ～ 62.5%。实验研究发现，昆明山海棠对肾小球滤过率无影响，对动物抗肾血清性肾炎有加速炎症消退的作用。其消除蛋白尿的机制可能与通过活血化瘀作用，明显有效清除了肾小球基底膜上的免疫复合物，改善微循环，增加肾血流量，降低毛细血管通透性有关。

3. 火把花根片

火把花根片具有良好的抗炎作用，能抑制毛细血管通透性，改善肾小球微循环，减少渗出，抑制增生，又不具有糖皮质激素样作用，但有较强的免疫抑制剂的效应。每次 5 片，1 日 3 次。

3. 人工虫草

每日 6g，每日 3 次，30 天 1 疗程。

4. 芝麻核桃散

黑芝麻 500g，核桃仁 500g，共研细末，每次 20g，以温开水送下，服后嚼服大枣 7 枚，每日 3 次，药尽为 1 疗程。对消除蛋白尿有一定疗效。

5. 蝉蜕饮

蝉蜕、地龙、僵蚕、白鲜皮、地肤子、浮萍、汉防己各 15g，水煎饮服。用于蛋白尿初发者。

6. 固肾方

蝉蜕 15 ～ 25g，益母草、小蓟各 50g，首乌、杜仲、核桃肉、补骨脂各 25g，细辛 5g，覆盆子 50g。用于水肿不明显，仅有蛋白尿或肾功能损害者。

7. 黄芪人参汤

黄芪 40g，人参 20g，生地榆、鹿衔草、马鞭草、益母草、海金沙各 50g，贯众、菟丝子、天葵子各 25g，蝉蜕 15g，红枣 8 枚。用于浮肿伴大量蛋白尿者。

8. 芡实合剂

芡实 30g，茯苓 20g，白术 12g，山药 15g，菟丝子 24g，金樱子 24g，黄精 24g，百合 15g，枇杷叶 9g。用于蛋白尿长久不消者。

9. 愈肾汤

生黄芪 30g，炒白术 15g，太子参 15g，丹参 30g，肉桂 5g，淫羊藿 10g，牛膝 20g，当归 10g，川芎 10g，益母草 30g，泽兰 10g，泽泻 15g，猪苓 20g，茯苓皮 20g。上药水煎服，每日 1 剂。具有健脾温肾，活血利水的功效。

五、辨证调护

（一）预防

1. 加强锻炼，保摄阴精

精是生命的基础，人出生后，尤赖阴精充养，从而维持正常的生命活动。由于肾藏精，肾失封藏，即易导致蛋白尿的发生。保阴精可归纳有 3 个方面：

（1）收心神以息相火妄动，因心神不宁则心火易动，会扰动相火而使精气暗耗。

（2）节情欲以防阴精妄耗，由于肾病患者，阴精已耗，尤须注意节情欲，禁房事，以防精竭气散。

（3）调七情以使阴精勿亏，如果情志不畅，怒气伤肝，而相火动，动则疏泄用事，闭藏不得其职，以致阴精流失。而恐更能损伤肾所藏之精。

2. 避免各种诱发因素，慎用肾毒性药物

应用过期的四环素、氨基糖苷类抗生素、两性霉素 B 可引起肾小管 – 间质性肾炎，产生蛋白尿。许多镇痛药几乎都含有非那西汀，它是一种肾毒性药物，可引起间质性肾炎和肾乳头坏死。阿司匹林通过抑制前列腺素的合成，使肾髓质血流减少及肾细胞代谢障碍，造成肾乳头缺血、坏死。还有扑热息痛、氨基比林、阿司匹林、保泰松、吲哚美辛、布洛芬等均可引起急性间质性肾炎。临床上可出现无症状性脓尿、菌尿、多尿、夜尿，亦可表现为急、慢性肾功能不全，因此不要大量、长期滥用镇痛药。

金属肾损害由直接损害或免疫介导引起。汞是具有肾毒性的金属，广泛应用于许多工业，并用于制造汞利尿剂。其急性中毒产生肾小管坏死，导致急性肾功能衰竭。慢性中毒可出现肾病综合征。慢性铅中毒可引起慢性肾功能不全。镉中毒主要是工业接触，多年后出现肾小管功能不全，表现为糖尿、氨基酸尿，浓缩功能损害及肾小管酸中毒，尿中 β_2– 微球蛋白及溶菌酶增多。此外尚有砷、铜、铀、铋、铬等均可损害肾脏，长期接触这些重金属时应注意肾毒性。

（二）护理

1. 心理护理

患者常有恐惧、烦躁、忧愁、焦虑等心理失调表现，这不利于疾病的治疗和康复。护理者的责任心，热情亲切的服务态度，首先给患者安全和信赖感，进而帮助他克服不良的心理因素，解除其思想顾虑，避免情志刺激，培养乐观情绪。《素问·汤液醪醴论》云："精神进，意志治，病可愈。"要做好卫生宣教，预防疾病的复发。

2. 饮食护理

（1）钠盐摄入

水肿时应进低盐饮食，以免加重水肿，一般以每日食盐量不超过 2g 为宜，禁用腌制食品，少用味精及食用碱，浮肿消退、血浆蛋白接近正常时，可恢复普通饮食。

（2）蛋白质摄入

大量血浆蛋白从尿中排出，人体蛋白降低而处于蛋白质营养不良状态，低蛋白血症使血浆胶体渗透压下降，致使水肿顽固难消，机体抵抗力也随之下降。因此在无肾功能衰竭时，其早期、极期应给予较高的高质量蛋白质饮食（1 ～ 1.5g/kg·d），如鱼和肉类等。此有助于缓解低蛋白血症及随之引起的一些并发症。出现慢性肾功能损害时，则应低蛋白饮食（0.65g/kg·d）。

（3）微量元素的补充

尿中除丢失大量蛋白质外，还同时丢失与蛋白结合的某些微量元素及激素，致使人体钙、镁、锌、铁等元素缺乏，应给予适当补充。一般可进食含维生素及微量元素丰富的蔬菜、水果、杂粮、海产品等。

3. 临床护理

大量蛋白尿者应卧床休息；眼睑面部水肿者枕头应稍高些；严重水肿者应经常改换体位，同时给高热量富含维生素的低盐饮食。蛋白从尿中流失，患者抵抗力下降，应加强卫生调护，用生理盐水频漱口，保持室内空气新鲜，地面用 84 液消毒，每日 1 次，并减少陪人等。

4. 病后护理

蛋白尿病后尤其做到起居有常，以及预防感染，控制感染，从而阻止病情的发展，或者减少病后复发。《素问·四气调神大论》说："阴阳四时者，万物之终始也；逆之则灾害生，从之则苛疾不起。"蛋白尿病后，人身阴阳气血虚衰，特别要顺应自然气候变化，保持足够睡眠时间，切勿过度劳累，适当进行锻炼，可保持人体气血正常流通，有利于患者病后的恢复。

5. 辨证食疗

（1）风水相搏，肺气壅塞

赤小豆、冬瓜煲生鱼：取鲜鲤鱼或鲫鱼一条，100 ～ 200g，去内脏和鳞。冬瓜 500g（连皮），赤小豆 15g，加葱头 5 根，清水适量，煲汤服用，不需加盐。功能利水消肿。

（2）风寒束肺，肺气不宣

黄母鸡一只，草果、紫苏各 6g，赤小豆 30g，盐、味精、葱、姜各适量，去鸡内脏，把草果、赤豆洗净后放入鸡腹内，入砂锅，加清水适量，并放葱、姜、味精、盐，用武火烧沸后转用文火炖，至鸡肉、赤豆熟透为上，再加味精搅匀而成。功能散寒利水消肿。

（3）脾虚气弱，收涩无权

取芡实 30g，白果 10 枚，糯米 30g，煮成粥。1 日 1 次，10 日为 1 疗程（食量少者，芡实、糯米可用 15 ～ 20g）。功能健脾固涩。

（4）脾肾阳虚，水湿内停

莲子去皮，去心，米淘净，与大枣、枸杞子放入锅内，武火煎开，文火煮至米烂成粥即可食用。功能补肾益精，健脾养血。

（5）脾肾气虚，固摄无权

取生黄芪、生薏苡仁各 30g，赤小豆 15g，鸡内金末 9g，金橘饼 2 个，糯米 50g。先以水煮生黄芪，去渣，次入生薏苡仁、赤小豆，煮半小时，再入鸡内金末及糯米，煮成粥。分 2

次服之，每日 1 剂。功能补脾益肾，益气固涩。

（6）真阴亏损，虚火上扰

取乌龟 1 只，猪肚 500g。两者洗净切成小块，入砂锅内加水，用文火炖成糊状，不放或放少量盐。早晚各服 1 次，2 天内服完。间隔 1 天，再服 1 剂。功能滋阴清热，益肾补脾。

（7）阴阳两虚，肾气不固

取党参 30g，芡实 20g，猪肾 1 个，食盐、白酒适量。将猪肾剖开，用盐和，白酒搓洗去尿沫，与药共煎汤，每日 1 剂，连服 7 ～ 10 天。功能益气补肾敛精。

（8）湿热下注，蕴结膀胱

将萝卜切成小块，用适量水（以浸没萝卜块为宜）煮烂。每日 1 次，每次 1 小碗萝卜水。功能益气、除湿、化浊。

（9）气虚血瘀，水湿阻遏

取鲜鲤鱼 1 条，去鳞及内脏，切段，益母草 10g，鲜姜 3 片。水煮 1 小时，去渣，煎汤 1200 ～ 1500mL。每次服用约 200mL，每日 2 次。功能益气，活血，利水。

参考文献

1 朱文锋.常见症状中医鉴别诊断学［M］.北京：人民卫生出版社，2006：1.

2 钱桐荪.肾脏病学［M］.第 3 版.北京：华夏出版社，2001：7.

3 关广聚.新编肾脏病学［M］.济南：山东科学技术出版社，2001：2.

4 叶任高，刘冠贤，谢春.肾病诊治精粹［M］.北京：人民卫生出版社，2000：7.

5 陈建，郭立中，谢福安.临床辨病专方治疗丛书——肾脏病辨病专方治疗［M］.北京：人民卫生出版社，2000：5.

6 程庆砾，赵明辉，唐政.肾脏内科疾病误诊误治与防范［M］.北京：科技文献出版社，2003：9.

7 叶任高，沈清瑞.肾脏病诊断与治疗学［M］.北京：人民卫生出版社，1994：8.

8 张振忠.慢性肾炎中西医结合防治［M］.北京：中国中医药出版社，1997：4.

9 田金洲，韩明向.现代中医临床辨病治疗学［M］.北京：人民卫生出版社，2001：4.

10 时振声.慢性肾炎蛋白尿的中医治疗十法［J］.江苏医药，1977，（12）：26-29.

11 陆鸿滨.无症状蛋白尿的中医治疗［J］.中华肾脏病杂志，1985（1）：61.

12 魏明竟.尿液小分子量蛋白质检测的选择［J］.国外医学临床生物化学与检验学分册，2000，21（1）：45-47.

13 牛建英，胡伟新.蛋白尿损害肾脏的机制及其干预措施［J］.肾脏病与透析肾移植杂志，2003，12（1）：66-69.

14 周全，王小琴.中医治疗慢性肾小球肾炎蛋白尿的临床研究［J］.湖北中医药大学学报，2014，16（3）：75-78.

（董彦敏　刘莹）

第三节 水 肿

水肿是指人体血管外组织间隙有过量的体液积聚，产生的主要原因为钠及水潴留。临床可分为心源性、肝源性、肾源性、营养不良性、内分泌性、特发性水肿等全身水肿以及脑水肿、急性肺水肿、淋巴回流受阻所引起的局部水肿。

中医认为，水肿是因感受外邪、劳倦内伤或饮食失调，使肺、脾、肾功能失调，三焦壅滞，膀胱气化不利，津液输布失常，致水液潴留，泛滥于肌肤，引起头面、眼睑、四肢、腹背甚至全身浮肿等为临床特征的病证。《内经》称之为"水""肾风""风水""水胀"等。《金匮要略》将水肿分为风水、皮水、正水、石水，并提出具体的治法和方药。后世医家在此基础上不断发展，形成了中医治疗水肿比较完整的一套辨证论治体系。《丹溪心法》又进一步将水肿分为阴水和阳水，这种分类法一直沿用至今。

一、病因病理

（一）中医

人体水液的运行，有赖于脏腑气化，诸如肺气的通调，脾气的转输，肾气的蒸腾等。反之，由于外邪的侵袭，或脏腑功能失调，或脏气亏虚，使三焦决渎失职，膀胱气化不利，即可发生水肿。

1. 风邪外袭

肺为水之上源，主一身之表，外合皮毛，最易遭受外邪侵袭。风邪外袭，肺失通调，不能通调水道，下输膀胱，以致风遏水阻，风水相搏，流溢于肌肤，发为水肿。

2. 湿毒浸淫

因肌肤痈疡疮毒未能清解消透，疮毒内归脾肺，导致水液代谢受阻，溢于肌肤，而成水肿。如《济生方·水肿》曰："又有年少，血热生疮，变为肿满。"《医学入门》亦指出："阳水多兼食积，或饮毒水，或疮毒所致也。"

3. 水湿内侵

久居湿地，或冒雨涉水，水湿之气内侵，使脾为湿困，而失其健运之职，致水湿停聚不行，泛滥于肌肤，而成水肿。若湿热久羁，或湿郁化热，中焦脾胃失其升清降浊之能，三焦为之壅滞，水道不通，亦成水肿。

4. 饮食劳倦

饮食不节，或劳倦过度，脾气受损，运化失司，水湿停聚不行，泛溢肌肤，而成水肿。

---

5. 房劳过度

生育不节，房劳过度，肾精亏耗，肾气内伐，不能化气行水，遂使膀胱气化失常，开阖不利，水液内停，形成水肿。

关于水肿的病机，历代医家多从肺、脾、肾三脏加以阐述分析，其中以《景岳全书·肿胀》论述扼要。如云："凡水肿等证，乃肺脾肾三脏相干之病。盖水为至阴，故其本在肾；水化于气，故其标在肺；水惟畏土，故其制在脾。今肺虚则气不化精而化水，脾虚则土不制水而反克，肾虚则水无所主而妄行。"说明肺肾之间，若肾水上泛，传入肺，而使肺气不降，失去通调水道的功能，可以促使肾气更虚，水邪更盛；相反，肺受邪而传入肾时，亦能引起同样结果。同时，脾肾之间，若脾虚不能制水，水湿壅甚，必损其阳，故脾虚的进一步发展，必然导致肾阳亦衰；如果肾阳衰微，不能温养脾土，则可使水肿更加严重。因此，肺、脾、肾三脏与水肿的发病，以肾为本，以肺为标，而以脾为制水之脏，实为水肿病机的关键所在。此外，水肿的病机与心、肝两脏也密切相关。肝主疏泄和藏血，肝气郁结可导致血瘀水停，发展为水肿。

（二）西医

1. 心源性水肿

由于心力衰竭致体循环的静脉压增高及毛细血管滤压增加而引起的水肿称为心源性水肿。主要有心功能不全的表现，见于各种心脏病，如肺源性心脏病、风湿性心脏病、高血压性心脏病、冠心病等并发的心力衰竭。

2. 肾源性水肿

肾源性水肿根据发病机理的不同可分为肾炎性水肿和肾病性水肿，两者有时可同时存在。

肾炎性水肿主要是由于肾小球滤过下降，而肾小管对钠、水的重吸收功能正常，致钠水潴留，即"球管失衡"学说。另外，有人认为急性肾炎时由于免疫损害致全身毛细血管通透性增加，血浆蛋白及液体进入组织间隙，也是导致水肿的一个原因。因此肾炎性水肿是一种高血容量性水肿。主要见于急性肾炎、急进性肾炎、慢性肾炎以及血浆胶体渗透压正常的其他肾小球疾病。

肾病性水肿主要是由于大量蛋白尿的产生，导致机体血浆蛋白水平降低（低蛋白血症）、血浆胶体渗透压明显下降，使水分按 Starling 定律由血管移向周围组织间隙。因此，此种水肿的血容量往往是降低的。患者常有血压下降，脉压差小等表现。由于血容量降低，刺激血管内容量感受器及交感神经兴奋，并激活肾素－血管紧张素－醛固酮系统，抗利尿激素分泌增加，从而增加肾小管对钠水的重吸收。继发性钠水的潴留，也是肾病水肿的一个重要机制。主要见于原发性肾小球肾病、慢性肾炎肾病型及其他原因引起的肾病综合征。

上述两种水肿并非完全独立，而是相互联系的，如肾炎水肿亦有蛋白质丢失，胶体渗透压降低；而肾病水肿时，也同样存在球管平衡失调。另外，肾脏疾病时常伴有激素、血管活性物质如前列腺素、心钠素等的异常，它们均可通过影响肾小球滤过率和肾小管功能而间接参与水肿的形成。

3. 肝源性水肿

常由于肝淋巴液形成增多和引流不畅、门静脉高压、低蛋白血症、继发性醛固酮增多和腹水蛋白含量较高等因素形成腹水，严重低蛋白血症可致全身水肿。腹水过多，腹腔压力高，妨碍下肢静脉回流，可加重下肢水肿。常由于肝硬化、肝坏死、肝肿瘤、急慢性肝炎、肝功能衰竭等引起。

4. 营养不良性水肿

慢性消耗性疾病、长期营养缺乏、蛋白丢失性胃肠病、重度烧伤等所致低蛋白血症、维生素 B_1 缺乏，也可产生水肿。

5. 特发性水肿

特发性水肿关键性的变化为毛细血管通透性增加，毛细血管基膜损害，静脉结构不良，血管舒缩神经障碍，雌激素 / 黄体酮不平衡，雌激素过多或相对过多。

6. 其他原因的全身性水肿

主要见于内分泌疾病，如甲状腺功能减退、甲状腺功能亢进、肾上腺皮质功能亢进、经前期紧张综合征等。部分药物亦可导致水肿，如肾上腺皮质激素、雄激素、雌激素、胰岛素、萝芙木制剂、甘草制剂等。

二、诊断与鉴别诊断

（一）水肿的确定

根据水肿的程度可分为隐性水肿（体重增加 3kg）；轻度水肿（体重增加 5kg）；重度水肿（体重增加 5kg 以上）。

（二）鉴别诊断

1. 肾源性水肿

（1）多有原发或继发性肾脏病病史。

（2）水肿首先在组织疏松部位出现，如眼睑或颜面，然后发展至足踝、下肢，以至全身。水肿性质软而易动，晨起明显。

（3）常伴有肾脏病的征象，如高血压、蛋白尿、血尿以及管型尿等。

肾炎性水肿与肾病性水肿的区别在于前者往往有血容量增高的表现，如高血压、循环淤血或肺水肿等，对排钠利尿剂有较好的效果；后者低蛋白血症明显，血容量常减低，少有高血压与肺淤血表现，常有血压低、脉压差小等表现，直接应用利尿剂效果欠佳。

2. 心源性水肿

（1）多有心脏病病史。

（2）水肿首先发生于身体的下垂部位，从下肢逐渐遍及全身，严重时可出现腹水或胸水。水肿形成的速度较慢，性质坚实，移动性较小，常在午后加重，平卧后或晨起时可减轻。

（3）伴有心脏病的征象，如心脏瓣膜杂音等。

（4）测定静脉压明显升高是诊断的重要依据。

3. 肝源性水肿

（1）常有各种慢性肝脏病病史。

（2）全身性水肿不明显，但常有腹水。

（3）肝功能损害的体征和实验室指标异常为诊断依据。

4. 营养不良性水肿

（1）病史：原发性食物摄入不足，见于战争或其他原因（如严重灾荒）所致的饥饿；继发性营养不良性水肿，见于多种病理情况：如继发性摄食不足（神经性厌食、严重疾病时的食欲不振、胃肠疾患、妊娠呕吐、精神神经疾患、口腔疾患等），消化吸收障碍（消化液不足、肠道蠕动亢进、吸收面积减少等），排泄或丢失过多（大面积烧伤和渗出、急性或慢性失血、蛋白尿等）以及蛋白质合成机能受损，严重弥漫性肝疾患、慢性消耗性疾病（肿瘤晚期）等。

（2）水肿轻者仅见于下肢踝部，呈凹陷性，不红肿，病情进展可延及躯干、腹壁、面部、眼睑，甚至两眼不能睁开，严重患者可发生腹水、胸水。

（3）实验室检查可见低蛋白血症、水和电解质紊乱，常伴有其他营养素缺乏症（维生素A、B缺乏），易并发各种急慢性感染和传染病，尤其多见肠道和呼吸道感染。

5. 内分泌性水肿

（1）可有内分泌障碍病史。

（2）水肿一般以颜面部明显，按压不凹陷，不随体位改变而移动。

（3）检查发现特征性表现，如柯兴氏征、甲亢面容、甲减面容，以及有关的内分泌功能试验异常。

6. 特发性水肿

（1）见于有功能性神经精神症状或自主神经系统功能紊乱的 20～40 岁的肥胖女性。

（2）早晨颜面部水肿较明显，下肢皮肤可有凹陷性水肿或仅有紧张感。

（3）常与情感、精神变化有关，与月经无关。

（4）体重活动日差为 1.9±0.8kg。

（5）立卧位水试验可阳性。（见附）

附：立卧位水试验

（1）方法：清晨空腹排尿后，于 20 分钟内饮水 1000mL（或 15～20mL/kg 体重）后，每小时排尿 1 次，共 4 次，并记录每次尿量，第 1 天卧位（去枕）；第 2 天在相同时间内立位重复试验 1 次。

（2）结果：正常人，卧位 4 小时排尿可超过饮水量，立位 4 小时排尿量较卧位少，但多为饮水量的 80% 以上。

特发性水肿：卧位排尿量可正常，但立位时有水潴留，4 小时排尿量平均仅为饮水量的 40% 左右，轻者为 50%～60%，重者低于 40%；若同时测定尿钠，则可发现特发性水肿患者立位时有钠潴留，尿量较卧位时明显减少。

（三）临床思维方法

水肿的病因复杂，根据病史、水肿的表现及各项检查，一般确定是哪种类型的水肿或什么原因引起的水肿不会有很大困难。个别情况表现不典型或多种原因混合存在，也可能造成诊断困难，仔细询问病史、认真进行体格检查、结合实验室检查有助于鉴别。

1. 病史

询问病史可获得有关水肿病因分析、发病过程、诊断和鉴别诊断、治疗及预后等资料。除询问一般病史资料外，对于水肿患者应注意追问以下情况。

（1）过去有无水肿，水肿的发展情况，是持久性或间歇性，目前是趋向好转或恶化。

（2）水肿出现的部位，是全身性还是局限性，如为全身性则应注意询问有无心脏病、肾脏病、肝脏病、营养不良以及内分泌功能失常等病史；如为局限性则往往与炎症感染、创伤、手术、肿瘤、血管疾患和变态反应有关。

（3）最近有否接受过某些制剂或药物治疗，如大量盐水注射、肾上腺皮质激素、睾酮、雌激素等。

2. 体格检查

对水肿患者应进行详细的全身检查，因为许多系统、组织、器官的疾患都可造成水肿。全身检查有助于了解水肿的来源及其特征，也有助于诊断和鉴别诊断。端坐呼吸、心率或脉搏增快，心脏扩大，心室收缩或舒张功能障碍，中心静脉压增高，大静脉淤血，颈静脉怒张，肝脾淤血增大等，提示存在心功能衰竭，水肿是由心脏疾患引起的；脾脏淤血肿大，腹壁侧支循环静脉怒张，门脉高压合并腹水者，提示肝硬化；如表情迟钝，毛发稀少，皮肤粗糙，提示有甲状腺功能低下即黏液性水肿的可能。此外，肝病患者和肾脏病患者的面容及皮肤色素等方面也有不同的表现。

对水肿患者体检时还应注意水肿的表现和以下特征：

（1）水肿的分布

注意是全身水肿还是局部水肿。根据水肿分布的不同可初步提示引起水肿的可能原因。全身性水肿常为对称性，一般以下垂部位最为显著，且多表现在组织松弛的部位，如眼睑、面颊、踝部及阴囊等处。局部性水肿则可发生在身体的任何部位。

（2）水肿的部位特征

晨起时仅表现眼睑或颜面部浮肿者常为肾脏病患者；水肿仅限于胸廓以上伴有静脉扩张充盈者，可见于上腔静脉压迫征，此时应注意其颈腋部有无肿大的淋巴结；如水肿仅限于两侧下肢应考虑全身性水肿患者由于站立体位所致，如仅一侧下肢水肿者往往为静脉血栓、丝虫病、淋巴管阻塞等，常伴有阴囊浮肿。此外，局部性水肿可发生在身体的任何局部，常见为炎症、创伤及变态反应性疾病。炎症及创伤常伴有红、肿、热、痛，此为急性期炎症的特征；变态反应性水肿往往发病急剧，可合并发痒，常有接触史和过敏史。

（3）水肿的指压特性

根据指压可区分为指压性水肿（凹陷性水肿）和非指压性水肿（非凹陷性水肿）两大类。用手指按压水肿部位出现的凹陷，抬手后几秒钟内不消失者称凹陷性水肿。凹陷性水肿在临床上最为常见，而非凹陷性水肿少见，仅见于甲状腺功能低下所致的黏液性水肿及淋巴管阻塞所致的水肿，这些水肿液中含有大量蛋白，因而不表现指压性。

（4）水肿部位的表现

水肿部位由于组织间液增多，因而表现肿胀、皮肤绷紧、弹性降低、组织重量增加。非炎症性水肿还表现水肿部位颜色苍白、温度偏低，在凹陷性水肿的部位皮肤破损处可有组织液溢出。水肿程度加重在一定意义上表示病情加重，但这不是一个确切的指标。水肿本身的轻重程度并不决定预后的好坏，有些疾病的水肿可以表现得很严重，如肾病综合征的患者，但预后不一定就坏，采用合理治疗后可以基本痊愈；有些严重水肿的患者，应用利尿剂后水肿可以迅速消退，但其原发疾病并没有改善。

（5）水肿患者体重的变化

在条件适当控制的情况下多次检测体重，观察体重的增减，是判定患者水肿消长的相当敏感和最有价值的指标，它比临床上通常应用指压观察体表凹陷的程度要敏感得多。特发性水肿患者每天午后开始出现水肿，次日晨起又消退，每天水肿时体重可增长1.4kg，故一日多次测量体重可作为诊断的依据。此外还可在应用利尿剂的前后，称量体重，以了解患者对利尿剂的反应及患者水肿液积聚和消退的程度。

3. 实验室检查

引起水肿原因不同，需要进行的实验室检查也不尽相同。临床常见的水肿往往由于一些重要的系统或器官的疾病所引起，故除水肿的一般实验室检查外，还需要针对其原发病进行检查，以确定水肿的治疗和估计水肿的预后。对于全身性水肿的患者一般应考虑进行下列的实验室检查。

（1）血浆蛋白与白蛋白的测定

如血浆蛋白低于55g或白蛋白低于23g，表示血浆胶体渗透压降低。其中白蛋白的降低尤为重要。血浆蛋白与白蛋白降低常见于肝硬化、肾病综合征及营养不良。

（2）尿检查与肾功能试验

有全身性水肿时，应检查尿内是否有蛋白、红细胞及管型等。如无蛋白尿很可能水肿不是由心脏或肾脏病引起。心力衰竭患者常有轻度或中度蛋白尿，而持久性重度蛋白尿为肾病综合征的特征。持久性蛋白尿，尿中红细胞与管型增多，伴有肾功能明显减退者常提示水肿为肾脏病所致；心力衰竭患者虽亦可有上述表现，但尿检查和肾功能的改变在程度上一般都比较轻。与水肿有关的肾功能试验，常选用酚磺肽亦称酚红（phenolsulfonphthalein）试验、尿浓缩和稀释试验、脲澄清试验等，目的是测定肾脏的排泄机能。

（3）血红细胞计数和血红蛋白含量测定

如血红细胞计数和血红蛋白含量明显减少者应考虑此水肿可能与贫血有关。

（4）计算水和钠盐的每日摄入量和排出量

计算每日水和钠盐的摄入量和排出量，必要时测定血浆氯化钠含量，有助于了解体内水、盐的潴留情况。

（5）B 超检查

根据病情对心、肝、肾及内分泌器官进行有选择的 B 超检查有助于确定水肿的病因及估计预后。

（6）肾活检

对肾源性水肿的诊断、治疗及估计预后有积极意义。

三、治疗

（一）西医治疗原则

1. 肾源性水肿

病因治疗是根本，但奏效缓慢，必须针对发病机制对水肿明显者及时处理，原则如下：

（1）限制钠盐摄入

肾炎或肾病性水肿都有钠、水滞留，都必须限制钠盐摄入，但要适当，因长期禁钠可致低钠血症。

（2）利尿

必要时在限钠同时投以利尿药，可促进钠水排出而缓解水肿，可缓解高血压和减轻心脏负荷。

（3）控制蛋白尿

对肾病性水肿必须控制蛋白尿。

（4）补充血浆蛋白，提高血浆胶体渗透压。

2. 心源性水肿

（1）限制活动及控制钠盐的摄入。

（2）药物治疗

包括利尿剂、扩张血管药、血管紧张素转换酶抑制剂、β - 受体阻滞剂、洋地黄及其他强心剂等。

3. 肝源性水肿

治疗原发病，水肿时限钠、限水、利尿治疗。

4. 营养不良性水肿

供给适当的营养素以补充机体蛋白质和能量缺乏，纠正代谢紊乱，同时治疗原发病。

5. 内分泌性水肿

以治疗原发病为主。

6. 特发性水肿

本病病因复杂，缺乏比较特效的根治法，肥胖者须控制饮食，水肿时低钠饮食，适当用利尿剂治疗。

（二）中医治疗

1. 辨证要点

（1）辨阳水和阴水

阳水：多因风邪外袭，水湿浸渍导致肺不宣降，脾不健运而成。发病较急，每成于数日之间，肿多由上而下，继及全身，肿处皮肤绷急光亮、按之凹陷即起，兼见烦热、口渴、小便赤涩、大便秘结等表热、实证，一般病程较短。

阴水：多因脾肾亏虚，气化不利所致。病多逐渐发生，日积月累或由阳水转化而来。肿多由下而上，继及全身，肿处皮肤松弛、按之不易恢复，甚则按之如泥，兼见不烦渴、小便少但不赤涩、大便溏薄、神疲气怯等里、虚、寒证，病程较长。

阴水和阳水虽有区别，但在一定程度上又可相互转化。如阳水久延不退，正气日渐耗伤，水邪日盛，可转为阴水；若阴水复感外邪，水肿剧增，也可急则治其标，先按阳水论治。

（2）辨外感内伤

水肿有外感和内伤之分，外感常有恶寒、发热、头痛、身痛、脉浮等表证；内伤多由内脏亏虚，正气不足，或反复外感，损伤正气所致。故外感多实，内伤多虚。不过外感日久不愈，其病亦可由实转虚；内伤正气不足，抗病能力下降也容易招致外感。

（3）辨病性

辨水肿应分清寒热，察明虚实。阳水属热属实，阴水属寒属虚，临床上除单纯的热证和寒证外，往往是寒热兼夹，较难辨识。一般而言青少年初病，或新感外邪，发为水肿，多属实证；年老或久病之后，正气虚衰，水液潴留，发为水肿者，多以正虚为本，邪实为标。

（4）辨病势

辨病势就是辨别疾病的发展趋势。如病始何脏，累及何脏；是脾病及肾，还是肾病及脾；是气病及水，还是水停导致气滞；是正复邪退，还是正衰邪盛等。这对治疗和预后都有重要关系。

2. 治疗要点

对于水肿的治疗，早在《内经》中就提出"开鬼门""洁净府""去菀陈莝"三条基本原则，对后世影响深远，一直沿用至今。其具体治法，历代医家都有补充发展，现将常用的治法分述如下。

（1）利尿法

利尿法是治疗水肿病最基本、最常用的方法，常与发汗、益气、温化等法合并运用。

（2）发汗法

本法适用于面部水肿初起而又有肺气不宣表现的患者，或水肿而兼有表证的患者。本法的使用要适可而止，同时要注意与其他治法配合应用。

（3）健脾益气法

本法适用于脾气虚水肿，临床上常与利尿法和燥湿理气法同用。

（4）温化法

本法适用于阳虚水肿，常与利尿法同用。

（5）育阴利水法

本法适用于口燥咽干，舌红少苔，小便黄少，脉细数，或阴虚阳亢，头目眩晕的阴虚水肿患者。

（6）燥湿理气法

本法适用于脾虚不运，腹胀苔腻的患者，也常与利尿法同用。气行则水行，气降则水降，畅通三焦，有助于利尿。

（7）清热解毒法

本法适用于发热，口渴，咽喉肿痛，或身上生疮的水肿患者，常与利尿法同用。

（8）活血化瘀法

本法适用于有瘀血的水肿患者。

（9）泻下逐水法

本法适用于全身严重水肿，体实病急，诸法无效，二便不通，可用本法，治标缓急。

（10）扶正固本法

本法适用于水肿消退，机体正气未复的患者。本法的应用，要注意处理好扶正与祛邪的关系。一般说来，水肿的消退，不等于余邪已尽，病根已除，因此不宜立即放弃祛邪这一治疗环节，而转入纯补之法。如过早补阳则助长热邪，过早补气补阴则助长湿邪，均可引起水肿复发。在水肿消退后的余邪未尽阶段，宜用祛邪而不伤正，扶正而不碍邪的和法治疗，待余邪已尽，再根据气、血、阴、阳的偏损情况，合理进行调补善后。

3. 分型论治

（1）阳水

①风水泛滥

主证：眼睑浮肿，继则四肢及全身皆肿，来势迅速，多有恶寒、发热、肢节酸楚、小便不利等症。偏于风热者，伴咽喉红肿疼痛，舌质红，脉浮滑数。偏于风寒者，兼恶寒、咳喘，舌苔薄白，脉浮滑或浮紧，如水肿较甚，亦可见沉脉。

治法：疏风清热，宣肺行水。

方药及加减：越婢加术汤。可酌加浮萍 15g，茯苓 15g，泽泻 15g，以助宣肺利水消肿。若属风热偏盛，可加连翘 10g，桔梗 10g，板蓝根 30g，鲜茅根 30g；若风寒偏盛，去石膏加苏叶 10g，桂枝 10g，防风 10g；若咳喘较甚，可加杏仁 10g，前胡 10g；若见汗出恶风，卫阳已虚，则用防己黄芪汤加减；若表证渐解，身重而水肿不退者，可按水湿浸渍论治。

②湿毒浸淫

主证：眼睑浮肿，延及全身，小便不利，身发疮痍，甚则溃烂，恶风发热，舌质红，苔薄黄，脉浮数或滑数。

治法：宣肺解毒，利湿消肿。

方药及加减：麻黄连翘赤小豆汤合五味消毒饮。若脓毒甚者，当重用蒲公英 30g，紫花地丁 15g；若湿盛而糜烂者，加苦参 15g，土茯苓 15g；若风盛而瘙痒者，加白鲜皮 30g，地肤子 15g；若血热而红肿，加牡丹皮 15g，赤芍 15g；若大便不通，加大黄 10g，芒硝 10g。

③水湿浸渍

主证：全身水肿，按之没指，小便短少，身体困重，胸闷，纳呆，泛恶，苔白腻，脉沉缓，起病缓慢，病程较长。

治法：健脾化湿，通阳利水。

方药及加减：五皮饮合胃苓汤。若肿甚而喘，可加麻黄 10g，杏仁 10g，葶苈子 10g。

④湿热壅盛

主证：遍体浮肿，皮肤绷急光亮，胸脘痞闷，烦热口渴，小便短赤，或大便干结，舌红苔黄腻，脉沉数或濡数。

治法：分利湿热。

方药及加减：疏凿饮子。若腹满不减，大便不通者，可合己椒苈黄丸，以助攻泻之力，使水从大便而泄；若症见尿痛、尿血，乃湿热之邪下注膀胱，伤及血络，可酌加凉血止血之品，如大蓟、小蓟各 30g，白茅根 30g；若肿势严重，兼见气粗喘满，倚息不得卧，脉弦有力者，转用葶苈大枣泻肺汤合五苓散加杏仁 10g，防己 15g，木通 10g；若湿热久羁，化燥伤阴，症见口燥咽干，大便干结，可用猪苓汤以滋阴利水。至于攻逐，原为治疗阳水的一种方法，即《内经》"去菀陈莝"之意。但只宜用于病初体实肿甚，正气尚旺而确有当下之脉证，症见全身高度浮肿、气喘、心悸、腹水、小便不利、脉沉而有力，应抓紧时机，急则治其标，用攻逐以"直夺其水势"，使水邪速从大小便而去，可用十枣汤。俟水退后，再议调补，以善其后。

（2）阴水

①脾阳虚衰

主证：身肿，腰以下为甚，按之凹陷不易恢复，脘腹胀闷，纳减便溏，面色不华，神倦肢冷，小便短少，舌质淡，苔白腻或白滑，脉沉缓或沉弱。

治法：温运脾阳，以利水湿。

方药及加减：实脾饮。若症见气短声弱，气虚甚者，可加人参 10g，黄芪 30g；若小便短少，可加桂枝 10g，泽泻 15g。

②肾阳衰微

主证：面浮身肿，腰以下尤甚，按之凹陷不起，心悸，气促，腰部酸重，尿量减少，四肢厥冷，怯寒神疲，面色㿠白或灰滞，舌质淡胖，苔白，脉沉细或沉迟无力。

治法：温肾助阳，化气行水。

方药及加减：济生肾气丸合真武汤。若心悸、唇绀、脉虚或结或代，乃水邪上逆，心阳被遏，瘀血内阻，宜重用附子，加桂枝 10g，炙甘草 10g，丹参 30g；若见喘促、汗出、脉虚浮而数，是水邪凌肺，肾不纳气，宜重用人参，加蛤蚧一对，五味子 10g，山茱萸 10g，牡蛎

30g，龙骨 30g。

本证缠绵不愈，正气日衰，复感外邪，症见发热恶寒，肿势增剧，小便短少，此时可按风水论治，但应顾及正气虚衰一面，不可过用表药，以越婢汤为主，加党参 30g，菟丝子 15g。若病至后期，因肾阳久衰，阳损及阴，可导致肾阴亏虚，症见水肿反复发作，精神疲惫，腰酸遗精，口燥咽干，五心烦热，舌红，脉细数等，治宜滋补肾阴为主，兼利水湿，但滋阴不宜过于凉腻，以防匡助水邪，伤害阳气，可用左归丸加泽泻 15g、茯苓 15g。若肾阴久亏，水不涵木，肝肾阴虚，肝阳上亢，上盛下虚，症见面色潮红，头晕头痛，心悸失眠，腰酸遗精，步履飘浮无力，或肢体微颤等，治当育阴潜阳，用左归丸加介类重镇潜阳之品，如加珍珠母 30g、龙骨 30g、牡蛎 30g、鳖甲 15g 等。脾阳虚衰证与肾阳衰微证往往同时出现，而表现为脾肾阳虚，水湿泛滥，因此健脾与温肾两法常同时并进，但需区别脾肾的轻重主次，施治当有所侧重。水肿日久，瘀血阻滞，其治疗常配合活血化瘀法，取血行水亦行之意，近代临床上常用益母草、泽兰、桃仁、红花等，实践证明可加强利尿效果。

4. 单方验方

（1）木香散：木香、大戟、白牵牛各等分，研为细末，每次用糖开水冲服 3～6g。此方多用于体实病实之证，一般以一泄为宜。

（2）大枣 150g，锅内入水，以上没四指为度。用大戟并根苗 30g，煮熟为度，去大戟吃枣，分 4～6 次服，每日 2～3 次。

以上二方，均用于消肿，使用时要注意攻补兼施，中病即止。

（3）卢氏消肿方：牵牛子 65g，红糖 125g，老姜 500g，大枣 60g。共研细末，泛丸，分 3 天服完，每日 3 次，食前服。本方能促使水邪从肠道排除，对于肾病水肿，消肿效果较好。

（4）益母草 125g，晒干，加水 800mL，煎至 300mL，去渣分 4 次服，隔 3 小时服一次。儿童酌情减量。本方用于肾病水肿，小便不通，尿血等证。

（5）商陆 15g，绿豆 30～50g，煮熟去商陆，常服。本方适用于有热象的水肿患者，但应注意毒副反应的发生，一般不宜长用。

（6）加味鲤鱼汤，鲤鱼一条约 500g，生姜 30g，葱 60g，炖汤不放盐，喝汤吃鱼，本方适用于气血虚弱患者，对邪浊上逆之肾水慎用。

（7）鳝鱼 500g，鲜薤白 120g，炖汤不放盐，喝汤吃鳝鱼。本方适用于气血虚弱患者，对邪浊上逆之肾水慎用。

（8）黄芪 30～60g，煎服，每日 1 剂，有利尿消肿、消除蛋白尿作用。

四、辨证调护

（一）古籍中水肿护理内容

1. 注意忌盐。

2. 记录小便次数、量。

3.加强护理，避免褥疮。

（二）肾病水肿护理内容

1.饮食

要注意忌盐限水，食盐的摄入量每日应不多于3g，若水肿极重时，可短期内给无盐饮食，或蘸少量酱油食用。但低血钠者，进盐量不可过于限制。水肿消退后可恢复普通饮食，不要长期过于限盐，同时还要注意，由于利尿药的使用，患者有时可出现低钾血症，可予含钾较高的食物，如香蕉、橘汁、香菇等。要记录患者24h的液体出入量，饮水量应根据患者每日排出尿量的多少决定，通常以前一天的尿量加500mL为宜。若患者有高热、呕吐或腹泻时，应适当增加饮水量。一般情况下，输液量、食物中的汤汁、药液均应计入饮水量范围，同时每日测体重一次，了解水肿的增减情况，有助于临床用药和饮水的调整。

水肿患者一般都有胃肠功能障碍，脾胃运化功能衰弱，因此，患者的饮食应以易消化、营养丰富的膳食为主，避免因饮食不慎，损伤脾胃，而使病情反复。可根据病情不同，选用既有营养又不碍脾胃运化的容易消化吸收的食物调养。病情有所好转之后，切忌暴饮暴食，进食肥甘之品。

2.休息

肾脏的血流量在卧位时是站立时的4倍，所以肾脏病的患者，适当地卧床休息以增加肾脏的血供，改善肾脏的缺血和肾损害，有利于肾脏病的恢复。水肿患者的病室要整洁、安静、室内应冷暖适宜，要有充足的阳光。水肿患者大多阳气亏虚，故极易复感外邪，使病情复发或恶化，因此病室应经常用食醋或苍术熏蒸，或用紫外线照射，进行空气消毒。肾脏患者使用大剂量激素后，机体免疫功能差，不要到人群集中的公共场所去，避免流感的发生。

水肿患者保持皮肤清洁极为重要。若皮肤不洁，又继发疮疖，可使水肿加重，故要经常用温水擦洗，不要用肥皂或酒精。剪短指甲，以免抓破皮肤。保持床铺被褥整洁、干燥、平整，对皮肤皱褶处，要耐心、细心擦净，撒上三石散。阴囊水肿明显者，可用吊带固托。

3.调情志

水肿病大多病程缠绵，日久不愈，患者易滋生恐惧、忧虑、急躁、悲观情绪，往往对治疗缺乏信心。尤其慢性水肿患者，肿势如没有迅速消退易出现消极态度，不利于治疗。因此，对这些患者应多加解释，让他们了解病情配合治疗。

4.药物

肾性水肿患者，要谨慎用药，以防药物伤肾。如庆大霉素、卡那霉素、多黏霉素等对肾脏有损害，中药木通等也有伤肾作用，要避免使用。服药时应少量多次、频频饮下，有恶心、呕吐时，可用生姜擦舌，以和胃降逆止呕。

参考文献

1 方药中，邓铁涛，李克光，等.实用中医内科学［M］.上海：上海科学技术出版社，1985：6.

2 陈建，郭立中，谢福安.临床辨病专方治疗丛书——肾脏病辨病专方治疗［M］.北京：人民卫生出版社，2000：5.

3 贾民谊.症状鉴别诊断学［M］.天津：天津科学技术出版社，2000：1.

4 王永炎，晃恩祥.今日中医内科［M］.北京：人民卫生出版社，2000：1.

5 王永炎.中医内科学［M］.上海：上海科学技术出版社，1997：6.

（何绪屏　汪栋材）

第四节　高血压

高血压是一种以动脉血压升高为特征，可伴有心脏、血管、脑和肾等器官功能性或器质性改变的全身性疾病。通常是指体循环动脉收缩期和（或）舒张期血压持续增高，一般指非同日 3 次测量血压，当收缩压等于或超过 140mmHg 和（或）舒张压等于或超过 90mmHg 时，高血压诊断可成立。在某些疾病中，高血压只是其临床症状之一，称为症状性高血压或继发性高血压，占 10% ～ 20%；而绝大多数高血压病因未明，称为原发性高血压。150 多年前，Richard Bright 就发现肾脏在调节血压方面起着重要的作用。随后 Tigerstedt 等从肾脏提取肾素以及 Goldblatt 的动物实验证明，肾脏与血压调节存在密切联系。肾性高血压是最常见的继发性高血压，约占高血压病因的 5%，包括肾实质性高血压和肾血管性高血压。

根据临床表现，本病多属于中医学"眩晕""头痛""心悸"及"中风"等病范畴。

一、病因病理

（一）中医

前人虽无"高血压"病名，然对本病有一定的认识。《素问·至真要大论》云："诸风掉眩，皆属于肝。"《素问·五脏生成》篇曰："头痛颠疾，下虚上实。"《医学正传·眩运》指出："眩运者，中风之渐也。"明·陶华《伤寒上书·头眩》对上实下虚的眩运提出"急则治痰火，缓则补元气"的治则。对肾虚眩晕，明·张介宾提出"壮水滋阴，以救其本"的治则。总之，历代医家对高血压的病因、病机特点，转归及治则均做了精辟的论述，对本病防治具有重要的指导意义。归纳其病因病机，主要有以下几个方面。

1.肝阳上亢

肝为风木之脏，体阴而用阳，其性刚劲，主动主升，阳盛体质之人，阴阳平衡失其常度，阴亏于下，阳亢于上；或忧郁、恼怒太过，肝失条达，肝气郁结，气郁化火伤阴，肝阴耗伤，风阳易动，上扰头目；或肾阴素亏，不能养肝，水不涵木，木少滋荣，阴不维阳，肝阳上亢，肝风内动，发为本病。

2. 肾精不足

脑为髓之海，髓海有余则轻劲有力，髓海不足则脑转耳鸣、胫酸眩冒。而脑髓的有余不足，取决于肾精的充足与否。肾为先天之本，主藏精生髓，髓聚而成脑。若年老肾精亏虚；或因房事不节，阴精亏耗过甚；或先天不足；或劳役过度，伤骨损髓；或阴虚火旺，扰动精室，遗精频仍；或肾气亏虚，精关不固，滑泄无度，均使肾精不足而致本病。

3. 气血亏虚

脾胃为后天之本，气血生化之源，如忧思劳倦或饮食失节，损伤脾胃；或先天禀赋不足，或年老阳气虚衰，致脾胃虚弱，不能运化水谷，而生气血；或久病不愈，耗伤气血；或失血之后，气随血耗，气虚则清阳不振，清气不升；血虚则肝失所养，而虚风内动，皆能发生本病。

4. 痰浊中阻

饮食不节、肥甘厚味太过，损伤脾胃，或忧思、劳倦伤脾，以致脾阳不振，健运失职，水湿内停，积聚成痰；或肺气不足，宣降失司，水津不得通调输布，津液留聚而生痰；或肾虚不能化气行水，水泛而为痰；或肝气郁结，气郁湿滞而生痰。痰阻经络，清阳不升，清空之窍失其所养，而致本病。若痰浊中阻更兼内生之风、火作祟，痰夹风夹火，则眩晕更甚；若痰湿中阻，更兼内寒，则有眩晕昏仆之虑。

5. 瘀血内阻

跌仆坠损，头脑外伤，瘀血停留，阻滞经脉，而致气血不能荣于头目；或瘀停胸中，迷闭心窍，心神飘摇不定；或妇人产时感寒，恶露不下，血瘀气逆，并走于上，迫乱心神，干扰清空；或久病入络，血瘀络阻等，皆可发为本病。

肾性高血压的病因病机除此之外又与水湿浊毒有关。正气不足，卫外不固，外邪乘虚而入，肺失宣降，不能通调水道，风水泛滥，上干清窍；饮食劳倦，伤及脾胃，或冒雨涉水，久居湿地，水湿内侵，困遏脾气，脾气虚弱，不能制水，水湿内停，上泛清窍；肾病日久不愈，肾阳衰败，蒸化失司，损及脾阳，使脾阳虚弱，健运失职，水湿、精微不化，聚湿为浊，浊毒内蕴，中阻则清阳不升，上泛则蒙蔽清窍等，皆可引起本病。

（二）西医

1. 原发性高血压

迄今为止，高血压病的病因尚未阐明，国际上已经确定高血压发病的危险因素是：体重超重、膳食高盐和中度以上饮酒。目前认为高血压的病因是在一定的遗传因素基础上，由于多种后天因素的作用使正常血压调节机制失常所致。常见的后天因素与年龄、职业、环境、家族、遗传、食盐、体重等因素有关。

（1）精神

人在长期精神紧张、压力、焦虑和烦躁的情况下，可引起高血压。

（2）饮食

膳食高盐、低钾、低钙、低动物蛋白质对血压有不良影响。饮食中的钠盐和脂肪特别是饱和脂肪的摄入量过高，可使血压升高；长期饮酒者高血压患病率升高，而且与饮酒量呈正比。

（3）职业和环境

从事必须高度集中注意力的工作、长期受环境噪音及不良视觉的刺激者易患高血压。

（4）其他

吸烟、肥胖者高血压患病率高。

以上后天因素在一定的遗传背景下，通过神经内分泌系统等途径导致交感神经活动性增强，肾素－血管紧张素系统平衡失调以及血管内皮功能异常，使心排血量或（和）总外周阻力增加，血压升高。

本病早期无明显病理学改变，以全身可逆性的细小动脉痉挛为主。高血压持续及进展即可引起全身小动脉病变，表现为小动脉玻璃样变，中层平滑肌细胞增殖、管壁增厚、管腔狭窄。高血压还可促进动脉粥样硬化的形成和发展，以上病理改变可使许多脏器血液供应障碍而发生病变，以心、脑、肾最显著。

2. 继发性高血压

继发性高血压一般可可概括为以下几类：

（1）肾脏病

①肾血管疾病：由于各种原因导致单侧或双侧肾动脉狭窄而引起高血压。多见于大动脉炎（年轻女性）、动脉纤维组织增生、肾动脉粥样硬化（年龄50岁以上）、肾动脉栓塞、血栓性肾动脉炎、肾动静脉瘘、肾下垂、肾蒂扭曲、肾动脉外压迫、外伤等。

②肾实质病变：如各型肾小球肾炎、慢性肾盂肾炎、先天性肾发育不全、肾肿瘤、肾囊肿、肾积水、肾结石、反流性肾病、肾移植等。

一般认为肾性高血压的发生机制为：

①水钠潴留：肾小球滤过率下降，水钠滤过减少，重吸收增加；肾素、血管紧张素分泌增加，致醛固酮分泌增高，水钠潴留。

②肾素分泌增加：肾实质疾患或肾血管狭窄，均可导致肾素分泌增加，进而血管紧张素活性增加，全身血管收缩而致高血压。

③肾内降压物质减少：肾内前列腺素系统和激肽释放酶缓激肽系统是两个重要的扩血管物质，在肾脏疾患时，两者绝对或相对量均减少。

④交感神经系统功能亢进：可直接增加心排出量和外周血管阻力，并可增加近端肾小管对钠重吸收，致水钠潴留，从而导致高血压。

（2）内分泌疾病

许多内分泌疾病在发病过程中可出现高血压。多见于皮质醇增多症、嗜铬细胞瘤、原发性醛固酮增多症、甲状腺功能亢进以及妇女的绝经期内分泌功能紊乱等。

（3）血管病变

如先天性主动脉缩窄、多发性大动脉炎血管病变可出现高血压。

（4）颅内病变

颅内病变多见于某些脑炎、颅内肿瘤、颅脑创伤而引起的颅压增高者。

（5）其他

如妊娠高血压、肾素分泌瘤、镇痛剂肾病、风湿性疾病及某些遗传性疾病等，也可出现高血压。

二、诊断与鉴别诊断

（一）高血压的确定

1999 年《中国高血压防治指南》采用目前国际上统一标准，将高血压定义为：未服抗高血压药物情况下，收缩压 ≥ 140mmHg 和 / 或舒张压 ≥ 90mmHg。见下表。

血压水平的定义和分类

类别	收缩压 （mmHg）	舒张压 （mmHg）
理想血压	< 120	< 80
正常血压	< 130	< 85
正常高值	130 ～ 139	85 ～ 89
1 级高血压（轻度）	140 ～ 159	90 ～ 99
亚组：临界高血压	140 ～ 149	90 ～ 94
2 级高血压（中度）	160 ～ 179	100 ～ 109
3 级高血压（重度）	≥ 180	≥ 110
单纯收缩期高血压	≥ 140	< 90
亚组：临界收缩期高血压	140 ～ 149	< 90

（二）鉴别诊断

1. 肾性高血压

（1）肾血管性高血压

肾血管性高血压多发生于 30 岁之前或 50 岁之后，无高血压家族史。表现为突然发生并迅速发展的急进型高血压，血压常高达 200/120mmHg，对一般降压治疗反应差，伴腰部或胁腹部疼痛。约 50% 患者于腹部脐上左或右或背部肋脊角区或肾区可闻及血管杂音。以下辅助检查可帮助诊断：肾素活性测量、卡托普利试验、快速静脉肾盂造影 + 快速洗脱试验、放射性核素检查、超声检查、磁共振血管造影、螺旋 CT、血管造影等。

（2）肾实质性高血压

肾实质性高血压发病年龄较早，具有明显的肾脏病史。此类高血压常发生于尿检异常之后或与之同时出现，多伴有明显的肾功能损害，相关肾脏病检查有助于诊断，且多为轻、中度高血压。80%以上为容量依赖型，约10%为肾素依赖型，也可同时存在上述两种因素。容量依赖性是指肾脏病时因排钠功能障碍，体内水、钠潴留于血管内，使血容量扩张而引起高血压，此类患者血浆肾素活性通常是低的。肾素依赖性一般是由于肾素-血管紧张素-醛固酮升高所致。

2. 内分泌疾病引起的高血压

（1）嗜铬细胞瘤

本病常可使血压阵发性或持续性升高，发病时血压骤然升高，伴剧烈头痛、心悸、汗出、面色苍白、恶心、乏力、手脚凉等症，对一般降压药反应差，而服 α-受体阻滞剂疗效好，历时数分钟至数天，发作间期血压可正常。血压增高期，测定尿中肾上腺素、去甲肾上腺素及其代谢产物 3-甲基-4羟苦杏仁酸及苄胺唑啉降压试验，血压正常时做组织胺升压试验有助于诊断。

（2）原发性醛固酮增多症

本病中高血压病程长，进展慢，血压多呈中等度升高。多有夜尿及周期性瘫痪史。实验室检查血钾低，以至心电图出现 U 波，尿钾增多，血浆肾素活性低，血和尿中醛固酮增多，螺内酯试验阳性。

（3）皮质醇增多症

皮质醇增多症患者由于体内糖皮质激素水平过高，使水钠潴留而致高血压，有向心性肥胖、满月脸、多毛、皮肤细薄及紫纹、血糖增高等特征表现。查 24h 尿 17-羟类固醇或 17-酮类固醇增多。地塞米松抑制试验和促肾上腺皮质激素试验阳性。

3. 血管疾病引起的高血压

由于先天性主动脉缩窄，或多发性大动脉炎引起降主动脉或腹主动脉狭窄，上、下肢双侧血压对称，而上肢血压明显高于下肢，超过 40mmHg 时有意义；双侧足背动脉搏动减弱，摸不清甚至消失；在胸、背、腹部动脉狭窄部位可闻及血管性杂音；胸片肋骨切迹；主动脉造影阳性。

4. 颅内疾病引起的高血压

颅内疾病引起的高血压常伴有突出的神经系统表现，通过神经系统的详细检查可明确诊断。

5. 妊娠高血压

多发生于妊娠后期 3～4 个月、分娩期或产后 48 小时内。临床以高血压、水肿和蛋白尿为特征，重者可发生抽搐及昏迷。孕前无高血压或妊娠早期血压不高者有助于诊断。但孕前有高血压病或肾脏病者易发生妊娠中毒症，根据病史可资鉴别。

6. 肾实质性高血压与高血压性肾病鉴别

两者均有高血压和肾实质受损的临床表现,其鉴别要点见下表。

肾性高血压与高血压性肾病鉴别诊断表

	肾性高血压	高血压性肾病
发病年龄	多为青少年	中年以上多见
高血压家族史	无	可见
高血压特征	上升缓慢,中度升高,对降压药物治疗效果差	上升快,重度升高,对降压药物反应较好
尿异常	出现早,明显,蛋白、细胞及管型较多	出现迟,不明显,蛋白少量,细胞和管型少见
高血压与尿异常的关系	先是尿异常,而后血压升高,或两者同时出现	先是高血压,若干年后才出现尿异常
水肿	可有,明显	可无,有者亦轻
贫血	多有,可明显	多无,有者亦轻
低蛋白血症	多有,可明显	多无
肾功能损害	出现早,明显	出现迟,程度轻
血管病变(脑、眼底、心脏)	无或不明显	明显

7. 原发性高血压

排除继发性高血压,病因不明的高血压,称之为原发性高血压,即高血压病。

(三)临床思维方法

继发性高血压的患病率只占高血压人群的 5% 左右,而对高血压人群的诊断治疗意义却非常重大。这主要表现在以下几个方面:1)诊断原发性高血压的前提是除外继发性高血压的可能。2)继发性高血压一旦被确诊,部分病例可治愈。3)继发性高血压即使不能治愈,也能做到有的放矢地合理药物治疗。4)继发性高血压如不能及时发现治疗,则致残率及致死率较原发性高血压更为明显。

继发性高血压的病因,按部位分可从头部到盆腔,从皮肤到内脏,按学科分则可涉及心血管科、呼吸科、泌尿科、神经科、内分泌科及妇产科等,加之高血压为多发病、常见病,几乎是每一位内科医生所经常面对的病种。如果每遇到一个高血压患者都由繁多的种类去排除、分析及确诊,就目前情况而言是不可能的,只能提出以下几点,应在诊治高血压过程中引起注意。

1. 遇到高血压患者,必须想到继发性高血压之可能

只有想到继发性高血压之可能,才会在诊断高血压患者的过程中不仅仅是测血压就给药,而是有意识地了解有关各种继发性高血压的临床特点,并初步确定患者是某种继发性高血压的可疑对象,继而通过一定方法加以排除或确诊,想到继发性高血压的可能正是诊治继发性高血压的开始。

2. 掌握继发性高血压的病理生理特点

必须明确认识到，继发性高血压包括了各种能引起血压增高的疾患，高血压只是这些疾患的临床表现之一。为了解这些疾患除高血压以外的其他临床特点，必须掌握这些疾患的病理生理，才能从病理生理特点推理而知其临床特点，根据这些临床特点再在众多的高血压人群中有的放矢地寻找继发性高血压。只有这样，才可使继发性高血压的鉴别诊断思路更为清晰、系统和灵活。

3. 认真收集与高血压有关的病史

在采集病史时应注意包括以下几点：

（1）高血压家族史。

（2）高血压患病时间，血压的最高、最低值及平时水平。

（3）高血压类型（持续型或阵发型）。

（4）夜尿增多及周期性瘫痪史。

（5）多汗、心悸及面色苍白史。

（6）尿痛、尿急及血尿史。

（7）贫血及浮肿史。

（8）高血压患者对不同类型降压药的反应。

（9）避孕药服用史及性发育史，包括月经来潮史。

（10）吸烟、饮酒史以及精神、工作、睡眠等生活方式的特点。

4. 体检时注意与高血压病因有关的特点

（1）立、卧位血压测定。

（2）四肢血压及血管搏动情况。

（3）如有条件则做 24h 动态血压观察。

（4）体型、面色及四肢末梢温度。

（5）皮肤多汗及毛细血管情况。

（6）有无面部及下肢浮肿。

（7）第二性征的发育情况（包括阴毛、乳房发育等）。

（8）心率及心脏杂音。

（9）血管杂音，包括锁骨上、颈部、耳后、眼部、胸部、上腹部、腰背部及髂窝。

（10）眼底检查。

5. 常规化验要较全面

对于常规化验，有条件者最少包括以下几点：

（1）血常规和尿常规。

（2）血清钾、钠、氯离子浓度测定。

（3）血清尿素氮、尿酸及肌酐含量的测定。

（4）血糖含量测定。

（5）血脂含量测定。

（6）心电图。

（7）超声心动图。

（8）24h动态血压监测。

（9）夜间睡眠呼吸监测。

6. 初步确立某种继发性高血压的可疑对象

除高血压外，每一种继发性高血压均有一定的临床特点，根据这些特点，可确立其为某种继发性高血压的可疑对象。

7. 正确选择特殊检查方法

（1）随着医学技术的进展，不断有愈来愈先进和准确的脏器功能检查及影像检查技术问世，使继发性高血压的鉴别诊断水平得以提高，故正确选择这些特殊检查方法则为继发性高血压准确鉴别诊断的关键，其选择原则为：

①必须有的放矢，不能一味求全，不能为检查而检查。

②先做无创性或创伤小的检查，再考虑有创伤性的检查。

③不能单依靠某一次检查否定临床上可疑的诊断，必须结合临床情况，必要时多种检查综合分析。

④有些特殊检查各有其优缺点，有时可起到互补作用，如同位素方法可查得体积小而多发的嗜铬细胞瘤，而其与周围脏器的关系需CT检查加以完善。

（2）特殊检查包括

①周围血浆肾素活性及肾静脉血浆肾素及醛固酮浓度测定。

②周围血浆儿茶酚胺浓度测定（发作时及不发作时）及腔静脉分段取血查儿茶酚胺浓度。

③24h尿液儿茶酚胺代谢产物测定。

④I ^{131}–胆固醇肾上腺皮质显像及地塞米松抑制试验。

⑤I ^{131}–MIBG肾上腺髓质及嗜铬细胞显像。

⑥CT检查。

⑦MRI检查。

⑧数字减影血管造影（DSA）（腹主动脉和／或肾动脉，肺动脉及头颈部血管，下肢血管）。

三、治疗

（一）西医治疗

1. 继发性高血压的治疗

（1）肾性高血压

①肾血管性高血压：治疗原则是纠正肾动脉狭窄，恢复和维持肾动脉开放通畅，防止肾功能减退或使已受损的肾功能能得到改善和恢复，控制血压，防止高血压的各种并发症。治疗方法包括外科手术治疗、肾动脉扩张术和药物治疗3种。药物治疗中安全有效的药物为钙通

道阻滞剂和 β－受体阻滞剂，慎用利尿剂、扩张血管药、血管紧张素转换酶抑制剂及血管紧张素Ⅱ受体拮抗剂。

②肾实质性高血压：一般分为单侧肾实质性疾病及双侧肾实质性疾病两类，根据原发病的性质又可分为急性及慢性。急性肾实质性疾病所致高血压的治疗主要为容量的控制，包括容量的适当限制及利尿，降压药主要选用钙通道阻滞剂及其他扩血管药，β－受体阻滞剂及血管紧张素转换酶抑制剂也是常用的降压药。慢性肾实质性疾病所致高血压的治疗除以上治疗措施外，尚需限盐。

（2）内分泌疾病引起的高血压

①嗜铬细胞瘤：本病是一种肿瘤，必须通过手术摘除才能治愈。其控制血压主要药物为长效 α－受体阻滞剂，包括酚苄明、哌唑嗪。合并高血压急症时可静脉给以酚妥拉明。如疗效不好可静脉输注硝普钠。

②原发性醛固酮增多症：治疗目的是防止高血压和低 K^+ 血症引起的并发症，减少死亡率。主要的治疗方法包括手术治疗和药物治疗两方面。药物主要有螺内酯、阿米洛利、氨苯蝶啶及赛庚啶等醛固酮拮抗剂和保 K^+ 利尿剂。

③皮质醇增多症：主要是针对病因治疗。在给予肯定治疗以前，可给予一般抗高血压药物治疗，如利尿剂和 β－受体阻滞剂。

（3）妊娠高血压

治疗原则为镇静防抽、止抽；积极降压；根据产科情况确定是否终止妊娠。主要的降压药有硝苯地平和肼苯达嗪。

2. 原发性高血压的治疗

（1）非药物治疗

非药物治疗主要包括减重，采用合理膳食，增加体力活动，减轻精神压力、保持平衡心理等。具体措施见下表。

防治高血压的非药物措施

措　施	目　标
减重	减少热量，膳食平衡，增加运动，BMI 保持在 20 ～ 24
膳食限盐	北方首先将每人每日平均食盐量降至 8g，以后再降至 6g；南方可控制在 6g 以下
减少膳食脂肪	总脂肪＜总热量 30%，饱和脂肪＜10%，增加新鲜蔬菜每日 400 ～ 500g，水果 100g，肉类 50 ～ 100g，鱼虾类 50g，蛋类每周 3 ～ 4 个，奶类每日 250g，每日食油 20 ～ 25g，少吃糖类和甜食
增加及保持适当体力活动 保持乐观心态	如运动后自我感觉良好，且保持理想体重，则表明运动量和运动方式合适 通过宣教和咨询，提高人群自我防病能力。提倡选择适合个体的体育，绘画等文化活动，增加老年人社交机会，提高生活质量
戒烟戒酒	不吸烟，男性每日饮酒＜ 20mL，女性＜ 15g，孕妇不饮酒

（2）药物治疗

当前用于降压的药物主要有五类，即利尿药、β－受体阻滞剂、血管紧张素转换酶抑制剂及血管紧张素Ⅱ受体拮抗剂、钙通道阻滞剂和 α－受体阻滞剂。

（二）中医治疗

1. 辨证要点

（1）辨病位

高血压的病位在心、肝、肾。

（2）辨虚实

首先要注意舌象和脉象。如气血虚者多见舌质淡嫩，脉细弱；肾精不足偏阴虚者，多见舌嫩红少苔，脉弦细数；偏阳虚者，多见舌质胖嫩淡暗，脉沉细、尺弱；痰湿重者多见舌苔厚滑或浊腻，脉滑；内有瘀血者，可见舌质紫暗或舌有瘀斑瘀点，唇暗，脉涩。

（3）辨标本缓急

高血压多属本虚标实之证，肝肾阴亏、气血不足，为病之本；痰、瘀、风、火，为病之标。痰、瘀、风、火都各具特点，如风性主动，火性上炎，痰性黏滞，瘀性留着等，都需加以辨识。其中尤以肝风、肝火为病最急，风升火动，两阳相搏，上干清空，症见眩晕、面赤、烦躁、口苦，重者甚至昏仆，脉弦数有力，舌红、苔黄。

（4）肾性高血压辨证要点

肾性高血压的中医辨证与原发性高血压显著不同。一般认为高血压病证候发展规律是：阳亢→阴虚阳亢→阴虚→阴阳两虚→阳虚，而肾性高血压阳亢症状少见，以阴虚为主要表现，水不涵木，也可出现阴虚阳亢之证，在其发展过程中始终存在"水湿"和"瘀血"的见症，如眼周青黑、唇舌紫暗、尿黄少、浮肿、舌苔黄腻等。因此肾性高血压属本虚标实之证，本虚，初起表现为肾阴虚，逐渐发展为肾阳虚；标实，轻者表现为风水相搏，重者阳虚水泛、痰浊瘀阻。

2. 治疗要点

（1）标本兼治法

以滋肾养肝、益气补血、健脾和胃为主，若肝阳上亢，化火生风者，则清之、镇之、潜之、降之；痰浊上逆则荡涤之；兼外感则表散之；兼气郁则疏理之，均系急则治标之法。由于本病多属本虚标实之证，所以一般常须标本兼顾，或在标证缓解之后，即须考虑治本如滋养肝肾合平肝潜阳，健脾益气合化痰降逆，益气养阴合活血化瘀等，都是常用的标本兼顾之法。

（2）治疗原发病

治疗高血压还要考虑治疗原发病的问题，如脾胃不健，中气虚弱的应重在治疗脾胃，一般原发病得愈，高血压亦随之而愈。不能脱离辨证论治精神，去追求一方一药的疗效，如一见眩晕，便投以天麻、菊花之品终鲜能中病。

（3）肾性高血压治疗要点

肾性高血压的治疗不外乎调整阴阳，补虚泻实。在调整阴阳来说，以填补真阴，滋水涵木，壮水之主，以制阳光为主，且注意补阴配阳，使阳生阴长，达到调和肾之阴阳目的。从补虚泻实来看，虚者以精气虚居多，精虚宜滋肾阴，填精生髓；气虚宜调补脾胃，益气生血。实证又以水停血瘀或浊毒内蕴，阳不化气，清阳被蒙为常见，治宜通阳化气，利水祛浊。如有虚中夹实，因实致虚者，临证应权衡标本缓急，随机应变，或扶正以祛邪，或祛邪以安正。

3. 分型治疗

（1）肝阳上亢

主证：眩晕或头痛，耳鸣，易怒，失眠多梦，脉弦。或兼面红，目赤，口苦，便秘尿赤，舌红苔黄，脉弦数；或兼腰膝酸软，健忘，遗精，舌红少苔，脉弦细数；甚或眩晕欲仆，泛泛欲呕，头痛如掣，肢麻震颤，语言不利，步履不正。

治法：平肝潜阳，清火息风。

方药及加减：常用天麻钩藤饮。若肝火偏盛，可加龙胆草 15g，牡丹皮 15g 以清肝泄热；或改用龙胆泻肝汤加石决明 30g，钩藤 15g 等以清泻肝火；若兼腑热便秘者，可加大黄 10g，芒硝 10g；若肝阳亢极化风，宜加羚羊角 3g（或羚羊角骨 30g）、牡蛎 30g、代赭石 30g 之属，或用羚羊角汤加减（羚羊角 30g，钩藤 15g，石决明 30g，龟甲 30g，夏枯草 10g，生地黄 30g，黄芩 10g，牛膝 30g，白芍 15g，牡丹皮 15g）以防中风变证的出现；若肝阳亢而偏阴虚者，加滋养肝肾之药，如牡蛎 30g、龟甲 30g、鳖甲 30g、首乌 15g、生地黄 30g 之属；若肝肾阴亏严重者，应参考肾精不足证结合上述化裁治之。

（2）气血亏虚

主证：眩晕，头痛，动则加剧，劳累即发，神疲懒言，气短声低，面白少华或萎黄或面有垢色，心悸失眠，纳减体倦，舌色淡、质胖嫩、边有齿印，苔少或厚，脉细或虚大；或兼食后腹胀，大便溏薄；或兼畏寒肢冷，唇甲淡白；或兼诸失血证。

治法：补益气血，健运脾胃。

方药及加减：常用八珍汤、十全大补汤、人参养荣汤等方。若偏于脾虚气陷者，用补中益气汤；若为脾阳虚衰，可用理中汤加首乌 20g，当归 10g，川芎 10g，肉桂 5g 等；若以心悸、失眠、健忘为主要表现者，则以归脾汤为首选；血虚甚者，用当归补血汤，亦可加入枸杞子 20g，山药 20g。

（3）肾精不足

主证：眩晕，头痛，精神萎靡，腰膝酸软，或遗精、滑泄，耳鸣，发落，齿摇，舌瘦嫩或嫩红，少苔或无苔，脉弦细或弱或细数。或兼见头痛颧红，咽干形瘦，五心烦热，舌嫩红，苔少或光剥，脉细数，或兼见面色㿠白或黧黑，形寒肢冷，舌淡嫩、苔白或根部有浊苔，脉弱尺甚。

治法：补益肾精。

方药及加减：常用河车大造丸。可选加菟丝子 15g，山茱萸 15g，鹿角胶 15g，女贞子 15g，莲子 15g 等以增强填精之力。若眩晕较甚者，可选加龙骨 30g，牡蛎 30g，鳖甲 30g，磁石 30g，珍珠母 30g；若遗精频频者，可选加莲须 30g，芡实 30g，桑螵蛸 15g，沙苑子 15g，覆盆子 15g；偏于阴虚者，宜补肾滋阴清热，可用左归丸加知母 15g，黄柏 10g，丹参 30g；偏于阳虚者，宜补肾助阳，可用右归丸，可酌加巴戟天 10g，仙灵脾 15g，仙茅 10g，肉苁蓉 15g。在病情改善后，可根据辨证选用六味丸或八味丸（金匮肾气丸），较长时间服用以固其根本。

（4）痰浊内蕴

主证：眩晕，头痛，倦怠或头重如蒙，胸闷或时吐痰涎，少食多寐，舌胖、苔浊腻或白厚而润，脉滑或弦滑，或兼结代。或兼见心下逆满，心悸怔忡；或兼头目胀痛，心烦而悸，口苦尿赤，舌苔黄腻，脉弦滑而数；或兼头痛耳鸣，面赤易怒，胁痛，脉弦滑。

治法：燥湿祛痰，健脾和胃。

方药及加减：常用半夏白术天麻汤。若眩晕较甚，呕吐频作者，可加代赭石 30g，旋覆花 10g，胆南星 10g，或改用旋覆代赭汤；若舌苔厚腻，水湿盛重者，可合五苓散；若脘闷不食，加白蔻仁 10g，砂仁 5g；若兼耳鸣重听，加青葱 15g，石菖蒲 15g；若脾虚生痰者，可用六君子汤加黄芪 30g，竹茹 10g，胆星 10g，白芥子 10g；若为寒饮内停者，可用苓桂术甘汤加干姜 10g，附子 10g，白芥子 10g，或用黑锡丹；若为痰郁化火，宜用温胆汤加黄连 5g，黄芩 10g，天竺黄 15g，或合滚痰丸；若痰、火、风交炽者，用二陈汤合当归龙荟丸，并可随证酌加天麻 15g、钩藤 15g、石决明 30g 等息风之药；若兼肝阳上扰者，可参考肝阳上亢之法治之。

（5）瘀血阻络

主证：眩晕，头痛，或兼见健忘，失眠，心悸，精神不振，面或唇色紫暗，舌有紫斑或瘀点，脉弦涩或细涩。

治法：祛瘀生新，行血清经。

方药及加减：血府逐瘀汤。若兼气虚，身倦乏力，少气自汗，宜加黄芪 30～60g；若兼寒凝，畏寒肢冷，可加附子 10g，桂枝 10g；若兼骨蒸劳热，肌肤甲错，可加牡丹皮 15g、黄柏 10g、知母 15g，重用干地黄 30g，去柴胡、枳壳、桔梗。

此外，肾性高血压风水泛滥者，用越婢加术汤加减；脾虚水泛用补中益气汤合五苓散加减；浊毒内蕴用温胆汤加减。

4. 单方验方

（1）茯苓 9g，清半夏 9g，白术 6g，白芍 6g，附子 6g，生姜 5g，生龙骨 12g，生牡蛎 12g。治脾肾阳虚型高血压。

（2）生地黄 30g，钩藤 30g，益母草 60g，小蓟 30g，白茅根 30g，夏枯草 60g，山楂 30g，红花 9g，地龙 30g，草决明 30g，浓煎成 160mL，每次服 40mL，每日服 2 次。治瘀血阻络型高血压。

（3）黄芪 30g，代赭石 30g，草决明 30g，党参 30g，茯苓 15g，法半夏 10g，陈皮 6g，白术 10g，甘草 3g。治气虚痰浊阻滞型高血压。

四、辨证调护

1.发病后要及时治疗，注意适当休息，症状严重者一定要卧床休息且有人陪伴或住院治疗。

2.坚持适当的体育锻炼，其中太极拳、八段锦、气功等对预防和治疗本病均有良好的作用。

3.保持心情舒畅、乐观，防止七情内伤。

4.注意劳逸结合，避免体力和脑力的过度劳累，节制房事，切忌纵欲过度。

5.饮食尽可能定时定量，忌暴饮暴食及过食肥甘厚味，或过咸伤肾之品。尽可能戒除烟酒。具有降压作用而又可作为饮食辅助治疗的食物及中药有：芹菜、油菜、生菜、菠菜、紫菜、黄花菜、香菇、木耳、茭笋、茶叶、海带、海蜇、夏枯草、菊花、乌梅、山楂、玉竹、葛根、胖大海、川杜仲、桑寄生、桑椹子、枸杞子、冬虫夏草、当归、川芎、大枣、三七、车前草等。可将这些中药与食物做成可口的食品或饮料，以配合药物治疗。

参考文献

1 林善锬.当代肾脏病学［M］.上海：上海科技教育出版社，2001：1.

2 方药中，邓铁涛，李克光，等.实用中医内科学［M］.上海：上海科学技术出版社，1985：6.

3 陈茂仁，张俊龙.肾脏病学［M］.太原：山西科学技术出版社，1997：1.

4 孟庆春，柯新桥，李顺民，等.内科疑难病中医治疗学［M］.北京：中国医药科技出版社，2002：3.

5 陈建，郭立中，谢福安.临床辨病专方治疗丛书——肾脏病辨病专方治疗［M］.北京：人民卫生出版社，2000：5.

6 刘力生.高血压［M］.北京：人民卫生出版社，2001：9.

7 中国高血压防治指南修订委员会.中国高血压防治指南2010［J］.中华心血管病杂志，2011，39（7）：701-708.

（何绪屏）

第五节　尿路刺激征

尿频、尿急、尿痛三种症状统称为尿路刺激征。它是膀胱尿道受刺激的症状，多在炎症时发生。正常成人日间平均排尿4～6次，夜间就寝后0～2次，如排尿次数明显增多，超过上述范围称之为尿频；尿急是指尿意一来即要排尿的一种感觉；尿痛是指排尿时病损处受刺激所产生的疼痛或烧灼感。尿频、尿急、尿痛可单独出现,但经常同时发生。尿路刺激征隶属于中医"淋证"范畴,病机主要为湿热蕴结下焦。《景岳全书·淋浊》篇亦说:"淋之初病,则无不由乎热剧,无容辨矣……又有淋久不止,及痛涩皆去,而膏液不已,淋如白浊者,此为中气下陷及命门不固之症也。"《诸病源候论》曰:"诸淋者,由肾虚而膀胱热故也。"

一、病因病理

(一)中医

1. 膀胱湿热

多食辛热肥甘之品,或嗜酒过多,酿成湿热;或下阴不洁,浊之邪侵入膀胱,酿成湿热;或外感风寒湿邪入里化热,下注膀胱;或病属他脏传入,如心移热于小肠,致分清泌浊功能紊乱而传入膀胱;肝胆湿热下注,或胃肠积热等传入膀胱;或七情郁结,房劳过度,精竭火动,相火偏亢,湿热蕴结于膀胱,气化失司,水道不利,故发为淋证。

2. 脾肾亏虚

年老体衰,脾肾不足;或因消渴、水肿等,病及脾肾;或疲劳过度、房事不节等原因耗伤脾肾;或热淋病延日之久,耗气伤阴,均可导致脾肾亏虚,脾失健运,中气不足,气虚下陷,肾气不固,膀胱气化失司,故发为淋证。

3. 肾阴亏虚

淋病之久,伤及肾阴;或月经、妊娠、产褥、房劳等因素耗伤肾阴;或渗湿利尿太过,伤及肾阴,阴虚而湿热留恋,膀胱气化不利,故发为淋证。

4. 肝郁气滞

少腹乃是厥阴肝经循经之处,情志怫郁,肝失条达,气机郁结,水道通调受阻,疏泄不利,膀胱气化不利,亦发为淋证而见小便涩滞,淋沥不宣,少腹满痛。

(二)西医

1. 病因分类

(1)泌尿系统疾病

肾脏疾病:肾盂肾炎、肾结核等。

膀胱及尿道或生殖器官疾病:

①感染性炎症:膀胱炎,尿道炎,前列腺炎,尿道旁腺炎,尿道憩室炎,龟头炎,阴道炎,尖锐湿疣等(普通细菌、结核杆菌、真菌、病毒、寄生虫等)。

②非感染性炎症:间质性膀胱炎,放射性膀胱炎,化学性膀胱炎(如环鳞酰胺,避孕剂,肥皂泡浴),性交等。

③结石:膀胱结石,尿道结石,输尿管下 1/3 段结石等。

④肿瘤:膀胱、尿道、前列腺肿瘤等。

⑤异物:膀胱或尿道内异物。

⑥其他：膀胱瘘，疤痕收缩，尿道狭窄（包括尿道口狭窄），肉阜，尿道过小，处女膜伞异常，包茎，尿成分异常（浓缩高酸性尿、磷酸盐尿、草酸盐尿等），雌激素水平低下，尿路畸形（肾发育不全、多囊肾、海绵肾、蹄铁肾、双肾盂或双输尿管畸形或巨大输尿管等）。

（2）膀胱、尿道临近器官疾病：子宫、卵巢、输卵管、结肠、直肠或阑尾的炎症、脓肿、肿瘤等，妊娠子宫（在早期或分娩前）。

（3）精神神经系统疾病：癔症，神经性膀胱等。

（4）全身性疾病：莱特尔氏综合征（Reiter 综合征），贝切特氏病综合征（Behcet 综合征）等。

2. 发病机理

（1）膀胱、尿道受激惹

如肾盂肾炎，膀胱、尿道炎症，结石，肿瘤，异物等刺激和某些药物等刺激膀胱，兴奋尿意中枢而致，出现反射性尿频，这种类型的尿频临床上最常见。

（2）膀胱容量减少

膀胱占位性病变或膀胱炎症浸润、硬化、挛缩以及盆腔肿瘤、妊娠子宫压迫膀胱，使有效容量减少，而日排尿次数增多，同时全日总尿量并不增多，若同时存在病变本身对膀胱的刺激，则尿频更为严重。

（3）膀胱神经调节功能失常

如紧张、恐惧、寒冷、癔症及各种引起膀胱调节功能障碍的周围或中枢神经疾病均可引起尿频，甚或尿急，但无尿痛。

二、尿路刺激征根底疾病诊断

诊断需结合病史、体格检查及实验室检查，进行综合分析，一般可确定诊断。

（一）尿路感染

尿路刺激征突出，可伴发热、腰痛等全身症状，如急性肾盂肾炎常伴一侧/双侧腰痛和背区叩击痛，畏寒，高热。而膀胱炎一般无高热及背区叩击痛。若有不洁性交史，尿频、尿急、尿痛伴尿道口分泌物及红肿，应怀疑淋病或非淋菌性尿道炎。尿路感染的诊断以真性细菌尿为准绳，凡是有真性细菌尿者都可诊断为尿路感染。

1. 尿细菌学检查

清洁中段尿定量培养菌落形成或单位计数＞10/mL 称为有意义的细菌尿。

2. 尿常规

尿液中含有大量的脓细胞即变性白细胞时称为脓尿，又称白细胞尿。临床上初步诊断尿路感染，常依靠临床症状和脓尿。白细胞管型属病理性，是诊断肾盂肾炎及间质性肾炎的重要依据。若尿内出现此类管型，具有诊断价值，可作为区别肾盂肾炎及下尿路感染的依据。

3. 血常规检查

急性肾盂肾炎时，血中白细胞可轻度或中度增高，中性粒细胞也常增多，核左移；血沉可加快。急性膀胱炎时，通常无上述变化。

（二）泌尿系统结核

早期尿频较轻，晚期由于膀胱结核导致膀胱壁纤维化，膀胱容量减少，尿路刺激征明显并伴脓尿、血尿，常有结核病史，潮热、盗汗等全身性结核中毒症状，男性患者如发现有附睾结核更支持诊断。尿结核杆菌阳性可确诊，用抗菌药治疗无效。

1. 尿常规

常为酸性尿，尿蛋白多为 ± ～ +，常有脓尿和镜下血尿。

2. 尿沉渣找抗酸杆菌

尿沉淀涂片抗酸染色可在 50% ～ 70% 的病例中查出结核杆菌，尿结核杆菌检查是诊断泌尿系结核的关键，对治疗有决定性意义。

3. X 线检查

腹平片上肾结核患者有时可见到肾蒂结核、淋巴结钙化或腹腔内钙化淋巴结的阴影。胸片有时可见陈旧性结核征象。

此外，结核菌素试验（PPD）其阳性达 95%。

（三）慢性间质性膀胱炎

患者有长期进行性尿频、尿急和夜尿增多，在膀胱充盈时耻骨上区疼痛明显，有时也可出现尿道及会阴部疼痛，在排尿后得到缓解，血尿偶可出现，在膀胱过度充盈扩张时明显，有的患者在病史中可能有过敏性疾病，反复尿检正常。用膀胱镜进一步检查可发现膀胱顶部有特征性、浅表性出血黏膜溃疡。

（四）神经性尿频

可有尿频、尿急，但无尿痛，尿常规正常。如尿频与中枢神经系统疾病有关或盆腔神经受损伤有关，则应注意此证。

（五）尿道综合征

有尿频、尿急及排尿困难等尿路刺激症状，尤以尿频明显，无阳性体征且反复尿检无异常，又称无菌性尿频 – 排尿困难综合征。如发生在女性患者，应注意外阴局部有无前庭大腺炎刺激因素。

三、临床思维方法

（一）诊断步骤

根据患者主诉及临床观察可确定为尿频，但尿频首先需要与多尿相鉴别。尿频是排尿次数的增多而每次尿量并不多，常伴有尿急、尿痛等症状；多尿是排尿次数及每次尿量均增多，无或有尿急、尿痛等症状。尿频确定后应找寻原发病，如糖尿病、尿崩症等。

1. 问诊

应注意发病年龄，性别，尿频严重程度，呈持续性或间歇性，有无伴其他排尿功能异常（如尿急、尿痛、尿流异常、尿潴留等），尿异常（如血尿、脓尿、乳糜尿等），肾区痛或肾绞痛，膀胱区或尿道疼痛，盆腔器官（如子宫、卵巢、输卵管、结肠、直肠、阑尾等）疾病的表现以及全身感染中毒症状等。此外，还需了解过去有无泌尿道感染史，不洁性交史，抗菌药治疗史，尿路器械检查史，结核病史，尿路结石史，接受放射线史，应用化学药物（如环磷酰胺）史，糖尿病史，地方流行病史，中枢神经系统及盆腔神经损伤史，以及尿频与性生活、月经、应用避孕药、盆浴、妊娠、精神因素的关系等。

2. 体格检查

除全身体检外，特别要注意泌尿生殖系统检查，包括肾大小、形状、硬度、压痛与叩痛，膀胱大小，有无尿潴留、压痛、肿块等；尿道有无结石、肿瘤、压痛、尿道口异常、包茎，有无脓血性分泌物流出，女性尿道旁腺、尿道畸形、处女膜伞，外阴或阴道等有无异常，成人男性的前列腺大小、硬度、结节、肿瘤、压痛，前列腺液异常等。此外还需做全面神经系统（包括阴部神经）检查。

3. 实验室检查

包括尿常规，前列腺液检查，尿细菌学（包括结核菌），寄生虫（血丝虫、蛲虫、滴虫、血吸虫、包虫、阿米巴等）及尿细胞学检查等。

脓尿应考虑尿路炎症，需进一步做尿沉渣涂片染色显微镜下直接细菌计数和冲洗后中段尿培养细菌计数，以确定有无尿路感染。若怀疑淋病时，应取分泌物或离心后尿沉渣涂片革兰氏染色找细菌。或用特异抗体做免疫荧光染色检查，另外也可进行细菌培养。脓尿而尿培养阴性者，可能为病毒、衣原体和结核菌感染。若怀疑为后者，应进一步做 24h 尿沉渣找结核菌或晨尿结核菌培养。

若合并血尿，无论镜下或肉眼血尿均应在相差显微镜下进行红细胞形态分析。均一红细胞血尿应考虑结石、肿瘤、出血性膀胱炎和尿路结核等。

4. 其他检查

做出初步诊断后，可选择下列检查以助确诊。

①肛门直肠指检：可了解直肠、前列腺及其他盆腔器官病变。

②妇科检查：可了解妇科病变及盆腔器官情况。

③B 型超声检查：对膀胱结石、肿瘤、尿潴留等有诊断价值。

④X 线腹部平片：可发现泌尿道结石、金属异物。

⑤膀胱、尿道镜检查：对膀胱或尿道炎症、憩室、结石、结核、肿瘤、异物有诊断意义。

⑥膀胱造影：对膀胱结石、憩室、肿瘤诊断有意义；排尿性膀胱造影对反流性肾病有诊断价值。

⑦肾盂造影：对慢性肾盂肾炎、肾结核、肾结石、肾肿瘤等的诊断有意义。

⑧膀胱内压测定、尿流速度测定、膀胱残余尿等对神经性膀胱诊断有价值。

（二）鉴别诊断

1. 尿路刺激征伴脓尿、血尿、菌尿者可考虑尿路感染，男性要注意有无前列腺炎。

2. 伴血尿者要考虑结石、结核、肿瘤。

3. 伴尿淋沥不尽，膀胱于膨胀时疼痛，而尿常规正常，无菌尿，应考虑慢性间质性膀胱炎，用膀胱镜进一步检查可发现膀胱顶部有特征性、浅表性出血、黏膜溃疡。

4. 膀胱尿道梗阻性病变引起的尿频、尿急、尿痛均在排尿困难症状以后发生，多数伴有非特异性感染。

5. 伴血尿，尿中断及一侧腰痛，或排尿时有剧烈的膀胱区痛或尿道痉挛性痛，肾输尿管结石的可能性大。

6. 伴血尿、尿潴留，如是老年人，要注意肿瘤的可能性。

7. 如有接受放射线治疗膀胱区的病史，要考虑放射性膀胱炎；如有使用环磷酰胺史，则注意化学性膀胱炎。

8. 妊娠期增大的子宫可压迫膀胱，引起尿频，盆腔器官疾病（炎症、脓肿、肿瘤）也可影响膀胱和尿道。

9. 与中枢或盆腔神经受损伤有关者，还应注意神经性膀胱。

10. 全身性疾病，如莱特尔氏综合征——非淋病性关节炎、结膜炎、尿道炎（Reiter 综合征），贝切特氏病综合征——生殖器溃疡、口疮及眼色素层炎（Behcet 综合征），均可引起泌尿生殖系统黏膜损害，出现尿路刺激症状，应根据该两种疾病的临床典型特征进行诊断。

11. 部分患者的尿频可能与精神因素有关，精神越紧张，尿频越明显，但不伴有其他尿路刺激症状。

12. 与多尿、夜尿增多相鉴别。多尿是指成人尿量每日多于 3 升（2.0mL/min），但应排除正常人摄入大量饮料，而排出大量尿液者。夜尿增多是指排尿量失去昼夜的改变，夜间也伴多尿状态。

（1）原发性烦渴（强迫性饮水）而产生的多尿多见于成年女性，先有烦渴多饮，后出现多尿且尿量波动大。

（2）肾性尿崩症临床表现为多饮多尿，持续性低渗尿，伴智力及生长发育障碍。

（3）垂体性尿崩症多见于青年，起病突然，多尿烦渴较重，可有下丘脑垂体损害的表现。

（三）中医类证鉴别

1. 血淋与尿血鉴别

血淋与尿血都是以尿中带血为特点，但尿血多由热伤脉络或脾不统血，肾气不固所致，虽然尿中带血或小便排出纯血，但排尿时无疼痛。血淋多为热伤膀胱血络，气化不利，在尿血的同时伴有小便疼痛难忍，滴沥不畅，尿频而急等症状。

2. 淋证与癃闭鉴别

淋证与癃闭均有排尿困难，此二者有相似之处。不同点：1）癃闭是以排尿困难，小便闭塞，点滴不通为特点；淋证虽也有不同程度排尿困难，但其总尿量正常。2）癃闭虽然尿量少或点滴不通，但排尿时没有尿道疼痛，而淋证无论哪种类型均有明显的尿道疼痛。

3. 膏淋与尿浊相鉴别

二者的共同点都有小便混浊，白如泔浆，上有浮油如脂。但尿浊无小便涩滞不畅，尿痛尿急等症状，而膏淋具有淋证的特异性症状，如尿急、尿痛、涩滞不畅。

四、治疗

（一）西医治疗

1. 尿路感染

针对尿路感染者，应纠正诱因，祛除和控制体内感染病灶，纠正尿路梗阻因素。采用合理的抗菌药物，消灭细菌，辅以全身支持疗法。

如急性膀胱炎常用单剂特效抗生素或三天抗菌疗法可治愈；而复杂性尿路感染，慢性肾盂肾炎急性发作者病情迁延难愈，临床须根据药敏实验选择抗生素并注意足够疗程。常用抗菌药物的选用准则为：对致病菌敏感，在尿内及肾内浓度要高，对肾损害小，副作用亦少。如单一药物治疗失败或严重感染者，临床应联合用药。

2. 泌尿系统结核

对于泌尿系统结核应进行常规抗结核治疗。理想的药物治疗要采用联合用药和彻底治疗的原则，并选用敏感药物。近年来首选药物异烟肼、利福平、吡嗪酰胺、链霉素等杀菌药物，其他药物乙胺丁醇、环丝氨醇、乙硫异烟胺等药物被认为是次选药，适用于对上述药物有耐药、不能耐受或过敏者。

3. 慢性间质性膀胱炎

（1）特殊治疗

对间质性膀胱炎没有特殊疗法，相反可自发缓解。通过治疗有的可症状缓解，有的也可能无效。

醋酸可的松每日 100mg 或泼尼松 10～20mg，口服 3 周后减量，再服 3 周，可取得疗效。

在麻醉或无麻醉下逐步扩张膀胱，有时能增加膀胱容量。膀胱内滴注硝酸银，浓度为 1：5000，逐渐增至 1：100 可取得较好效果。膀胱黏膜梗死时电灼可暂时减轻疼痛。Green-berg 认为经尿道电切局部病灶较电灼效果为好。

（2）一般治疗

可使用全身治疗或局部镇静剂治疗，疗效甚差。若合并尿路感染可使用适当抗生素治疗。

（3）并发症的治疗

对于输尿管狭窄引起进行性肾积水者，在输尿管扩张的方法效果欠佳时，需行输尿管回肠皮肤造口术。

4. 尿道综合征

（1）外科治疗

若检查有尿路结构改变，可采用以下方法改善：尿道扩张术，尿道松解术及其他方法，如尿道冷冻术。

（2）西药

①抗生素：主张短期口服抗生素。

②雌激素：适于雌激素水平低下者及老年，停经的妇女，可采用全身给药和阴道用药。

③其他药物：局部注射氟羟泼尼松龙，可干扰胶原纤维形成，减少疤痕形成。近年来有人用镇静剂、钙离子拮抗剂，结合局部热疗，有心理因素者使用安定片 2.5mg，每日 3 次，谷维素 20mg，每日 3 次，疗效较佳。

5. 神经性尿频

近年来发展较快的是心理治疗和生物反馈疗法，其主要内容是让患者充分认识病情，主动参与治疗，控制排尿，逐渐延长排尿间隔时间，坚持治疗，重建正常的排尿功能。

（二）中医治疗

尿路刺激征隶属于中医淋证的范畴。淋证虽以热淋、石淋、气淋、血淋、膏淋、劳淋来区分，而在临证时，必须详辨虚实。例如气淋由于肝郁气滞者属实，由于气虚下陷者属虚；血淋由于湿热下注，热伤血络者属实，由于阴虚火旺，扰动阴血者属虚。因此，只有辨证准确，庶不致误。

1. 治疗要点

（1）本病急性期为下焦湿热，治疗以清利下焦湿热为主。邪去则正安，不必多虑其是否有虚。即使年老体虚，或素体虚弱，患此疾，只要病情允许，也可先祛其邪后再扶正。

（2）本病病在下焦，热与水结，缠绵难去，临床症状虽已基本消失，仍应服清利湿热之药数剂至 10 余剂，以免留有余邪，以为后患。

（3）本病病机是肾虚膀胱热，膀胱气化失常，水道不利，故利水为治疗的基本原则，水道通利，湿邪才有出路，才不致留邪。

2. 治疗大法

淋证的基本治疗原则是实证以清利为主，虚证以补益为主，虚实夹杂者祛实补虚兼顾。常用治法：

（1）清利湿热

适用于湿热淋类型。代表方为八正散、二妙散、分清止淋丸等。

（2）清热解毒

适用于热毒伤肾，代表方多选用解毒清肾汤。

（3）理气解郁

适用于气淋实证类型。以沉香散、四逆散、天台乌药散为代表方。

（4）升清降浊

适用于膏淋实证类型。代表方为程氏萆薢分清饮等。

（5）通淋排石

适用于石淋类型。多选用石韦散加减治疗。

（6）滋阴降火

适用于血淋劳淋虚证类型。代表方为知柏地黄丸、二至丸等。

（7）健脾固肾

适用于劳淋。可选用无比山药丸加减。

3. 辨证要点

淋证初起多因膀胱湿热，其病在膀胱腑，属于热证。虽一起病亦有虚证者，一般均是虚中夹实。临证时需注意以下几点：

（1）辨明淋证类别

常见的淋证类别较多，但各种淋证中有其自身的病因病机、临床类型以及相应的发展变化规律。因此，辨别其为何种类型，就能抓住淋证的辨证纲领和要点。

（2）审查证候虚实

审查淋证属虚属实极为重要。《证治汇补·淋病》有云："淋有虚实，不可不辨。"辨别淋证虚实的主要依据有发病原因、临床表现和病程长短。

（3）注意标本缓急

淋证不但可以由实转虚，也可以由虚转实而成虚实兼夹，而且各淋证之间也可互相转化。辨淋证标本，应注意三个方面：一是辨正气是否虚亏，二是辨新病还是久病，三是辨原发病和继发病。

4. 辨证施治

（1）热淋

主证：小便短数，灼热刺痛，溺色黄赤，少腹拘急胀痛，或有寒热，口苦，呕恶，或有腰痛拒按，或有大便秘结，苔黄腻，脉濡数。

治法：清热利湿通淋。

方药：八正散。萹蓄15g，瞿麦12g，木通6g，车前子30g，滑石30g，大黄6g，山栀12g，甘草6g。

方解：方中萹蓄、瞿麦、车前子、滑石利湿通淋；大黄、山栀清热泻火；木通利尿通淋；甘草调和诸药。

加减：若大便秘结，腹胀者，可重用生大黄12g，并加用枳实12g、厚朴12g以通腑泄热；若伴见寒热，口苦呕恶者，可合小柴胡汤以和解少阳；若湿热伤阴者，去大黄，加生地黄12g、知母12g以养阴清热；若尿血者，选加大蓟、小蓟各12g，白茅根15g以清热止血。

（2）石淋

主证：尿中时夹砂石，小便艰涩，或排尿时突然中断，尿道窘迫疼痛，少腹拘急，或腰腹绞痛难忍，尿中夹血，舌红，苔薄黄，脉弦数。

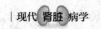

治法：清热利湿，排石通淋。

方药：石韦散加味。石韦 30g，冬葵子 15g，瞿麦 12g，滑石 30g，车前子 30g，金钱草 30g，海金沙 15g，鸡内金 10g，小蓟 15g，萆薢 15g，夏枯草 12g，枳实 12g，延胡索 12g。

方解：方中石韦、瞿麦、滑石、车前子、冬葵子俱为清降通利之药，主入小肠与膀胱经，均有清热利水通淋之效，可使热邪从小便而解。其中瞿麦又入心能除热，石韦、车前子入肺能清源，滑石、冬葵子性滑能利窍，故五药相合，具有较强的清热利尿通淋之功。配炙甘草，取其益气和中，以防五药苦寒耗气而伐胃也。

（3）气淋

①实证

主证：小便涩滞，淋沥不畅，少腹胀满疼痛，苔薄白，脉多沉弦。

治法：疏肝理气，利尿通淋。

方药：沉香散加味。沉香 6g，石韦 15g，滑石 20g，当归 12g，橘皮 6g，白芍 15g，冬葵子 12g，甘草 6g，王不留行 12g。

方解：方以沉香为君，取其辛苦而温，温中行气止痛。臣以陈皮健脾和胃，理气燥湿，石韦、滑石、葵子利水通淋，当归、白芍补血敛阴，王不留行活血通经。甘草益气和中，兼调和药性为使。

加减：胸闷胁胀者可加青皮、乌药、小茴香；日久气滞血瘀者可加红花、赤芍、川牛膝。

②虚证

主证：少腹坠胀，尿有余沥，面色淡白，舌质淡，脉虚细无力。

治法：补中益气，脾肾双调。

方药：补中益气汤加味。人参 10g，黄芪 25g，白术 12g，甘草 6g，当归 12g，陈皮 6g，升麻 6g，柴胡 6g，茯苓 20g，杜仲 12g，枸杞子 12g，怀牛膝 12g。

方解：方中重用黄芪补中益气固表，配伍人参、炙甘草、白术补气健脾，陈皮理气和胃，使诸药补而不滞，共为佐药。并以少量柴胡、升麻升阳举陷，炙甘草调和诸药，亦为使药。诸药合用，使气虚者补之。

加减：若脾虚及肾者，可加用济生肾气丸。

（4）血淋

①实证

主证：小便热涩赤痛，尿色淡红，或夹有血块，疼痛满急加剧，或见心烦，苔黄，脉滑数。

治法：清热通淋，凉血止血。

方药：小蓟饮子。小蓟 30g，生地黄 15g，滑石 15，木通 6g，炒蒲黄 6g，淡竹叶 12g，藕节 15g，当归 12g，山栀 12g，生甘草 6g。

方解：方中小蓟、生地黄、蒲黄、藕节凉血止血，木通、竹叶降心火，利小便，栀子清泻三焦之火；滑石利水通淋，当归引血归经，生甘草泻火止痛。

加减：若血多痛甚者，可加三七、琥珀粉。

②虚证

主证：尿色淡红，尿痛涩滞不显著，腰膝酸软，神疲乏力，舌淡红，脉细数。

治法：滋阴清热，补虚止血。

方药：知柏地黄丸加味。知母 12g，黄柏 12g，熟地黄 15g，山茱萸 12g，山药 30g，茯苓 18g，牡丹皮 12g，泽泻 12g，旱莲草 30g，小蓟 30g，阿胶 12g。

方解：方中熟地黄、山茱萸、山药滋阴，泽泻、牡丹皮、茯苓配合前三药使补而不腻，知母、黄柏清虚热。

加减：若见骨蒸潮热者，加青蒿、鳖甲；若目干涩者，加枸杞子、菊花；小便不利者，加车前草、刘寄奴；有结石者，加金钱草、鸡内金。

（5）膏淋

①实证

主证：小便浑浊如米泔水，置之沉淀如絮状，上有浮油如脂，或夹有凝块，或混有血液，尿道热涩疼痛，舌红，苔黄腻，脉濡数。

治法：清热利湿，分清泌浊。

方药：程氏萆薢分清饮加减。萆薢 15g，车前子 30g，茯苓 30g，莲子心 12g，菖蒲 10g，黄柏 10g，丹参 15g，白术 12g，乌药 12g。

方解：方中萆薢、菖蒲清利湿邪，黄柏、车前子清热利湿，白术、茯苓健脾除湿，莲子心、丹参清心活血通络。

加减：若小腹胀，尿涩不畅者，加乌药、青皮；小便夹血者，加小蓟、藕节、白茅根。

②虚证

主证：病久不已，反复发作，淋浊如脂，涩痛反见减轻，但形体日见消瘦，头昏无力，腰膝酸软，舌淡，苔腻，脉细弱无力。

治法：补虚固涩。

方药：膏淋汤。山药 30g，芡实 30g，龙骨 30g，牡蛎 30g，生地黄 15g，党参 12g，白芍 15g，泽泻 12g，黄芪 15g。

方解：方中党参、山药补脾益气，地黄、芡实滋肾，龙骨、牡蛎、白芍固涩脂液。

加减：若脾肾两虚，中气下陷，肾失固涩者，可用补中益气汤合七味都气丸，益气升陷，滋肾固涩。

（6）劳淋

主证：小便不甚赤涩，但淋沥不已，时作时止，遇劳即发，腰膝酸软，神疲乏力，舌质淡，脉虚细。

治法：健脾益肾。

方药：无比山药丸加减。山药 30g，肉苁蓉 15g，熟地黄 15g，山茱萸 12g，茯苓 15g，菟丝子 12g，五味子 6g，赤石脂 15g，巴戟天 12g，泽泻 12g，杜仲 12g，牛膝 12g，薏苡仁

15g。

方解：方中怀山药、茯苓、泽泻、薏苡仁健脾利湿，肉苁蓉、熟地黄、山茱萸、菟丝子、巴戟天、五味子、怀牛膝益肾固涩。

加减：若脾虚气陷，肛门下坠，少气懒言，加党参、黄芪、白术、升麻；面色苍白，手足不温者，少佐肉桂等温补肾阳之品；有瘀者加丹参、赤芍、蒲黄等。

淋病的治法，古有忌补、忌汗之说。如《证治汇补》说："气得补而愈胀，血得补而愈涩，热得补而愈盛。"《金匮要略》又有"淋家不可发汗"之戒。按之临床实际，淋证畏寒发热往往与小便涩痛同时并见，乃湿热熏蒸，邪正相争所致，与一般表证发热不同，不必一见发热恶寒，即用辛散之剂。因淋证多属膀胱有热，阴液常感不足，而辛散发表，用之不当，不仅不能退热，反有劫伤营分，引起尿血加剧之弊。如淋证确由外感诱发，症见发热、恶寒、咳嗽、流涕者，自可适当配合运用疏风解表之剂，表里同治。至于淋证忌补之说，仅适用于实热之证。诸如脾虚中气下陷，肾虚下元不固，自当运用补脾益气、补肾固涩等法治之，不必有所拘泥。故徐灵胎评《临证指南医案》指出："治淋之法，有通有塞，要当分别。有瘀血积塞住溺管者，宜先通。无瘀积而虚滑者，宜峻补。"

至于淋证日久不愈，血尿缠绵不止，患者面容憔悴、黧黑，甚至腰部或少腹附近扪及肿块者，乃气血瘀阻，形成癥积所致。在临证时应详辨虚实，进行治疗。在处方时，可配合化瘀软坚之法，选用当归、蒲黄、红花、石见穿、白花蛇舌草之类。

总之，淋证虽有五淋之分，但在临证时可归纳为虚、实两大类。实证以下焦湿热为主，治法重在清热利湿。虚证以脾肾亏虚为主，治法重在健脾补肾。诸淋病久，往往虚实错杂，应分清标本缓急，予以适当治疗。

5. 单方验方

（1）取一块鸡蛋大的红糖（乌糖）与一把稻草，青的或者干的均可以，农村积存起来饲牛的麦秸，用两碗水煎成一碗，分早、晚两次空腹服用。或早、晚各煎一碗服用。

（2）对慢性膀胱炎有效的是蕺菜（臭腺草）。用24g蕺菜（鲜品120g），加入一杯水煎至半量，一天分3次，空腹时饮用。

（3）莲藕绞汁一小茶杯，和甘蔗汁一小茶杯混合，一天分3次，空腹时饮用。生莲藕汁与甘蔗汁有清热消炎的功能。

（4）冬葵子或其根，9～12g，加生甘草6g，煎服，一日3次，空腹服。

五、辨证护理

（一）中医淋证护理

1. 观察病情

（1）观察寒热情况

湿热淋证患者在急性发作期，常有恶寒发热或寒热往来，要做好热型热势的观察和测试。

（2）观察排尿情况

疼痛不适、淋涩等症状是淋证的特征，而证型不同，排尿的症状表现也不同。

（3）注意尿血、尿浊的鉴别与诊断

尿血多无疼痛之感，虽亦间有轻微胀痛或热痛，但终不若血淋的小便滴沥而疼痛难忍。尿浊虽然小便混浊，白如泔浆，但排尿时无疼痛滞涩感。

（4）观察小便的量、色以及排尿的次数

应观察小便的量、色及排尿的次数，并做好记录，注意有无异物排除，如血块、凝块、结石等，以助辨证。

2. 辨证施护

（1）热淋

①药物：蒲公英60g，车前草30g，水煎服。或竹叶15g，茶叶5g，泡茶饮。

②饮食方法：可用赤小豆30g、绿豆30g煮汤代茶饮。

（2）石淋

①药物方法：选用肾石通冲剂口服；或金钱草60g，水煎服，每日1剂。

②针灸方法：针膀胱俞、中极、阳陵泉、行间、太溪，用泻法。

③饮食方法：食鸡内金粥。鸡内金30g，粳米适量，煮粥服食；或核桃仁120g，每次服3g，1日3次。

④其他：可依据砂石存在的部位，指导患者做适当的跳跃运动，以促进砂石的排出。

（3）血淋

①药物方法：选用知柏地黄丸口服，或以仙鹤草30g，白茅根30g，白糖20g，水煎服，每日1剂。

②针灸方法：针膀胱俞、阳陵泉、中极、太溪、血海、三阴交。

③饮食方法：可用生地黄粥。以生地黄汁50mL，粳米100g煮粥服食。或用新荠菜250g，粳米100g，煮粥服食。

（4）气淋

①药物方法：选用补中益气丸口服，适用于虚证。赤芍、槟榔各10g，水煎服，每日3次，适用于实证。

②针灸方法：针膀胱俞、阳陵泉、中极、太溪、行间、气海、水道。

③饮食方法：气淋虚证可以用山茱萸15g、粳米100g同煮服食。

（5）膏淋

①药物方法：芥菜花30g，玉米须30g，水煎服，每日1剂。

②针灸方法：针膀胱俞、阳陵泉、中极、太溪、行间，加灸气海、百会。

③饮食方法：选用芡实、茯苓各15g捣碎，加水煮至软烂，再加入适量粳米，煮粥服食，或以芥菜粥，用芥菜30g、粳米适量，煮粥服食。

（二）西医保健指导

1.注意个人卫生，尤其会阴部及肛周皮肤的清洁，特别是女性月经期、妊娠期、产褥期，女婴应特别注意尿布及会阴部卫生，不要憋尿，以免细菌病毒侵袭致病。

2.避免劳累，坚持体育锻炼，增强机体的抵抗力。

3.多饮水、勤排尿是最简便而有效的预防尿路感染的措施。

4.若局部有炎症（如女性尿道旁腺炎、阴道炎，男性前列腺炎等），应及时治疗。

5.如果炎症的反复发作与性生活有关，应注意性生活后即排尿，并口服抗菌药物预防。

6.严格掌握尿路器械检查的指征，减少不必要的导尿和泌尿道器械操作，也可减少本病证的发生。

7.积极治疗糖尿病、结核等原发病，以预防尿路刺激征的发生。

8.定期门诊随访，了解尿液检查的内容、方法和注意事项，正确留取尿液标本，及时送检以助诊断。

参考文献

1 张小荣，牟善初.现代老年肾脏病学［M］.北京：人民军医出版社，2002：6.

2 邹和群，赖德源，张欣洲.实用临床肾脏病学［M］.北京：中国医药科技出版社，2001：9.

3 郭应禄，杨勇.尿失禁［M］.济南：山东科学技术出版社，2003：1.

4 苏冠群.肾脏病诊疗与护理［M］.第2版.赤峰：内蒙古科学技术出版社，2006：2.

5 王自敏，吕宏生，刘玉宁.中西医临床肾病学［M］.北京：中国中医药出版社，1997：9.

6 刘更生，柳长华.肾病实用方［M］.北京：人民卫生出版社，1999：7.

7 程庆砾，赵明辉，唐政.肾脏内科疾病误诊误治与防范［M］.北京：科学技术文献出版社，2001：9.

8 王海燕.肾脏病学［M］.第3版.北京：人民卫生出版社，2008：1.

9 杨霓芝，黄春林.泌尿科专病中医临床诊治［M］.北京：人民卫生出版社，2000：9.

10 林善锬.当代肾脏病学［M］.上海：上海科技教育出版社，2001：1.

11 钱桐荪.肾脏病学［M］.第2版.北京：华夏出版社，2001：7.

12 李秀芝.尿路刺激症状［J］.社区医学杂志，2006，4（11X）：21-22.

13 王飞凤.艾灸法治疗尿路刺激征［J］.中国医药指南，2011，9（15）：304-305.

（刘莹　董彦敏）